内容提要

本书为中医药学高级丛书（第2版）之一，是由全国10多所中医院校、科研机构专家编写而成。本书第一版自2000年出版以来，深受广大读者的喜爱，得到专家、学者的普遍认可和好评。但10年过去，中药药理学的研究有了长足的发展，一些新的知识、新的观点、新的成果、新的进展极待补充，故对该书进行修订。

本书在保持第一版的优势和特色的基础上，博采了近十年国内外中医药理学在教学、科研、医疗等方面的新进展、新技术和新成果。

新版书分上、下两篇共24章，其中上篇6章，下篇18章。上篇重点阐述中药药效学、中药药动学、

中医药学高级丛书

中药药理学

第2版

主　　编　沈映君
副主编　孙建宁　邓文龙　吴清和　曾　南

图书在版编目（CIP）数据

中药药理学 / 沈映君主编 . —2 版 . —北京：人民卫生出版社，2011.2

（中医药学高级丛书）

ISBN 978-7-117-13757-7

Ⅰ. ①中…　Ⅱ. ①沈…　Ⅲ. ①中药学：药理学
Ⅳ. ①R285

中国版本图书馆 CIP 数据核字（2010）第 232134 号

人卫智网	**www.ipmph.com**	**医学教育、学术、考试、健康，购书智慧智能综合服务平台**
人卫官网	**www.pmph.com**	**人卫官方资讯发布平台**

中 药 药 理 学

（第 2 版）

主　　编：沈映君
出版发行：人民卫生出版社（中继线 010-59780011）
地　　址：北京市朝阳区潘家园南里 19 号
邮　　编：100021
E - mail：pmph @ pmph.com
购书热线：010-59787592　010-59787584　010-65264830
印　　刷：保定市中画美凯印刷有限公司
经　　销：新华书店
开　　本：787 × 1092　1/16　　**印张：**65
字　　数：1594 千字
版　　次：2000 年 10 月第 1 版　2024 年 11 月第 2 版第 19 次印刷
标准书号：ISBN 978-7-117-13757-7
定　　价：129.00 元
打击盗版举报电话：010-59787491　E-mail：WQ @ pmph.com
质量问题联系电话：010-59787234　E-mail：zhiliang @ pmph.com

中医药学高级丛书

中药药理学(第2版)编写委员会

主　　编

沈映君

副 主 编

孙建宁　邓文龙　吴清和　曾　南

编　　委（按姓氏笔画为序）

马世平　邓文龙　王家葵　孙建宁　沈映君
余日跃　吴清和　赵　一　赵　晖　宛　蕾
周玖瑶　洪　缨　聂　红　黄国钧　黄　萍
黄兆胜　曾　南

编写人员（按姓氏笔画为序）

于　梅　于海食　马世平　邓文龙　王家葵
王文魁　王　平　厉璐帆　龙晓燕　代　勇
孙建宁　刘　蓉　孙学惠　任永欣　许润春
李文宏　李　旭　李沧海　李欣志　李　锐
李淑雯　沈映君　陈　奇　陈艳芬　吴清和
吴素芬　杜　群　时京珍　余日跃　余应嘉
张　健　张硕峰　张　甦　张　鹍　周　勇
周玖瑶　周丽娟　宛　蕾　林国彪　金沈锐
苗艳艳　杨　丽　侯家玉　赵　一　赵　晖
洪　缨　洪　燕　荣向路　郝颖智　徐秋萍
徐世军　聂　红　唐民科　唐春萍　唐言利
秦旭华　秦文玉　黄国钧　黄兆胜　黄丽萍
黄　萍　黄勤挽　覃仁安　曾　南　彭金梅
熊天琴　谭　莹　蔡　颖　操红缨

中医药学高级丛书

中药药理学(第1版)

编写委员会

主　编

沈映君

副主编

徐秋萍　陈　奇　李　锐

编　委（以姓氏笔画为序）

马世平　邓文龙　王家葵　孙学惠　孙建宁

李　锐　沈映君　陈　奇　侯家玉　赵　一

徐秋萍　黄国钧　黄兆胜

出版者的话

《中医药学高级丛书》(第1版)是我社在20世纪末组织编写的一套大型中医药学高级参考书,内含中医、中药、针灸3个专业的主要学科,共计20种。旨在对20世纪我国中医药学在医疗、教学、科研方面的经验与成果进行一次阶段性总结,对20世纪我国中医药学学术发展的脉络做一次系统的回顾和全面的梳理,为21世纪中医药学的发展提供借鉴和思路。丛书出版后,在中医药界反响很大,并得到专家、学者的普遍认可和好评,对中医药教育与中医药学术的发展起到了积极的推动作用,其中《方剂学》分册获得"第十一届全国优秀科技图书三等奖",《中医内科学》获第16批全国优秀畅销书奖(科技类)及全国中医药优秀学术著作一等奖。

时光荏苒,丛书出版至今已十年有余。十余年来,在党和政府的高度重视下,中医药学又有了长足的进步。在"读经典,做临床"的学术氛围中,理论探讨和临床研究均取得了丰硕的成果,许多新观点、新方法受到了学界的重视,名老中医学术传承与经验总结工作得到了加强,部分疑难病及传染性、流行性疾病的中医诊断与治疗取得了突破性进展。在这种情形下,原丛书的内容已不能满足当今读者的需求;而且随着时间的推移,第1版中存在的一些问题也逐渐显露。基于上述考虑,在充分与学界专家沟通的基础上,2008年,经我社研究决定,启动《中医药学高级丛书》的修订工作。

本次修订工作在保持第1版优势和特色的基础上,增补了近十几年中医药学在医疗、教学、科研等方面的新进展、新成果。如基础学科方面,补充了"国家重点基础理论研究发展计划(973计划)"的新突破、新成果,进一步充实和丰富了中医基础理论,反映了当前我国中医基础学科研究的新思路、新方法;临床学科方面,在全面总结现代中医临床各科理论与研究成果的基础上,更注重理论与临床实践的结合,并根据近十年来疾病谱的变化,新增了传染性非典型肺炎、甲型H1N1流感、艾滋病等疾病的中医理论与临床研究成果,从而使丛书第2版的内容能更加适合现代中医药人员的需求。

本次修订的编写人员,在上一版专家学者的基础上,增加了近年来中医各学科涌现出来的中青年优秀人才。可以说此次修订是全国最具权威的中医药学家群体智慧的结晶,反映了21世纪第1个10年中医药学的最高学术水平。

本次出版共21种,对上一版的20个分册全部进行了修订,新增了《中医急诊学》分册。工作历时二载,各位专家教授以高度的事业心、责任感,本着求实创新的理念投入编写或修订工作;各分册主编、副主编所在单位也给予了大力支持,在此深表谢意。希望本版《中医药学高级丛书》,能继续得到中医药界专家和读者的认可,成为中医药学界最具权威性、代表性的重要参考书。

由于本套丛书涉及面广,组织工作难度大,难免存在疏漏,敬请广大读者指正。

人民卫生出版社

2010年12月

2版前言

中药药理学是在中医药理论指导下，结合中医临床疗效，运用现代科学的方法、技术，同时利用现代研究的成果，阐释中药防治疾病机制的科学。因此该书具有很强的实用性，这不仅对临床医师合理用药，提高疗效具有重要的意义，且对从事中医药教学、科研、新药研发的工作者也具有重要的参考价值。

本书自2000年出版以来，深受读者的关爱，但这10年来，中药药理学的研究发展很快，原书中有些不恰当的地方需要修改，一些新的知识、新的观点、新的成果、新的进展亟待补充，因此促成了本书的修订再版。

本书的目录和体例，仍按原书编排，全书共分24章，上篇6章，下篇18章，附录1个。总论重点阐述研究对象、学科任务、地位及作用和毒理的现代研究概况，以及中药药理研究方法的一般规律等。各论章节中的常用药物与方剂的功能主治主要以《中华人民共和国药典》(2010年版)为参考标准，并将【毒理研究】与【不良反应】分别列项，前者主要反映动物毒理、安全性评价试验的结果，供研究参考，后者则主要记录临床报道的不良反应，指导临床安全用药。本书限于篇幅，仅列出主要参考文献，且以1990年以后的报道为主，文献收集截至2009年12月。全书共收载单味药161个，方剂66首。

在第一版的基础上，本书的编写扩大了编写单位、编写人员，编写人员大多数是该专业教学、科研第一线的富有经验的教师及科研工作者，编写内容力求重点突出，所反映的新进展、新成果则力求客观、科学、正确。

本书的修订得到了人民卫生出版社的大力支持和成都中医药大学以及兄弟单位的帮助与关爱，在此一并致谢。

由于水平和时间有限，错漏之处还望广大读者批评指正，以利再版时补充完善。

编委会

2010年9月

1 版编写说明

中药药理学是在中医药理论指导下，结合中医临床疗效，运用现代医药学技术方法，同时吸收现代医学对中药研究的最新成果，阐释中药防治疾病机理的科学。它是中药现代化的重要组成部分。该学科有很强的实用性，对临床医师的合理用药，提高疗效，以及对从事中医药教学、科研、新药开发的工作者也有重要的参考价值。

本书仍按中药功效分类，全书共 25 章，总论 7 章，各论 18 章。总论重点介绍研究对象、学科地位、发展简史、中药对机体的基本作用、中药药动学、中药毒理学、中药研究的基本方法、影响中药作用的因素以及新(中)药开发药理毒理研究的最新要求等。各论每章分四节，包括概述、常用药物、常用方剂和该类药物的研究思路和新药开发的试验设计要点。全书共撰写单味中药 169 味，常用方剂 68 首。各药的功能主治主要以 1995 年出版的《中华人民共和国药典》为准，并结合中药学、方剂学规划教材。文献收至 1999 年 6 月，本书仅列出主要参考文献，并以 1990 年以后的为主，适当收录部分 20 世纪 90 年代以前的重要文献。

为了进一步重视中药不良反应的防治，本书列专章介绍。本书各论的概述部分主要介绍各类药物的研究现状、存在的问题和今后努力的方向；研究思路和新药开发的试验设计要点部分，均为各专家之己见，仅供参考，实为抛砖引玉之举。

每味药的功效与药理，力图用现代科学研究资料与中药功效挂钩，由于水平有限，不一定恰当，还望读者批评指正。以利再版时补充完善。

本书在编写过程中得到了成都中医药大学国家级重点学科中药学张廷模教授和齐云博士的大力支持帮助，在此一并致谢。

编委会

1999 年 12 月

目录

上篇

下　篇

附　录

上　篇

第1章 导论

一、中药药理学的研究对象与学科任务

中药药理学(pharmacology of Traditional Chinese Medicine,PTCM),是在中医药理论指导下运用现代科学方法研究中药和机体(包括病原体)相互作用及其作用规律的科学。中药是指在中医药理论指导下,用于预防、治疗疾病的各种物质(包括植物、动物和矿物等)。

中药药理学既要研究中药对机体的作用、作用机制以及产生作用的物质基础(化学成分),与此同时也要研究中药进入机体后的变化,即机体对中药的处理(包括中药的吸收、分布、转化和排泄)。因此,研究前者称之为中药药效学(Pharmacodynamics of TCM);研究后者称之为中药药动学(pharmacokinetics of TCM)。

中药药理学是近几十年来形成的一门新兴学科,是中药学的重要组成部分,其任务主要有以下几点:

1. 探讨中药防治疾病的现代科学内涵　探讨中药防治疾病的现代科学道理是中药药理学的一项光荣而又艰巨的任务。运用现代医药学的知识和方法,研究中药的作用性质,作用机制以及体内过程,从新的高度认识中药防治疾病的现代科学机制以及产生药效的物质基础,这不仅大大地丰富了中药学的内容,而且有助于中药理论的发展。

2. 指导临床合理用药,提高疗效　通过中药药理的研究,使医务人员能更准确、更合理地处方遣药,进一步提高临床疗效,目前中药临床诊病已趋向于中、西医双诊断,中药药理的研究资料已成为临床医生处方用药的重要依据。在诊治疾病时,除按传统的理法方药外,若能结合疾病选用有针对性的有效药物,达到辨证施治、辨病论治相结合的目的,可提高临床治疗效果。如在治疗感冒时,可选用一些对感冒相关病毒和上呼吸道常见致病菌有抑杀作用的药物;在治疗病毒性肝炎时,可选用对肝炎病毒有抑制作用的中药;在治疗肿瘤时可选用一些抗肿瘤的中药等。

3. 阐明中医药理论的现代科学本质　通过对典型方剂、药物的药理研究,探讨中医理论现代科学本质。如通过对温热药、寒凉药的实验研究和临床观察研究,探讨中药的基础理论,如四气五味、归经、升降浮沉的现代理论实质;通过壮阳方、药研究阳虚证;通过活血化瘀方、药研究血瘀证;通过解表方药研究表证的现代科学内涵,这已成为阐明中医药理论现代科学实质的一种重要途径。

4. 研究新中药、发展新药源,发现新药材　新中国成立以来,中药新药的研制有了很大的发展,自国家颁布了《新药审批办法》后,进展较快,尤其近年来,我国为与世界接轨已逐步完善了新药申报制度,编写了中药药效、毒理学指南,在中药新药的评审中要求提供详细的药效学、毒理学资料,这是确保中药安全,有效的重要措施,亦可说明中药药理研究在开发新药中具有重要的地位。当前,世界上仍有不少疾病困扰着人类的健康,如肿瘤、病毒感染、心

脑血管疾病等，而中药对某些疾病确有其独特的疗效，如病毒性感染，免疫功能低下以及肿瘤等疾病，因此开发新的中药制剂，造福于人类，也是我们义不容辞的责任。

我国土地辽阔，有丰富的药材资源亟待开发，新的药材资源需要通过药理学和毒理学的研究才能说明其药效和毒性，近年来已有许多新药材通过药理学的研究已用于临床，如绞股蓝具有补气降脂功效，用于高脂血症和延缓衰老；银杏叶具有活血通脉功效，用于心脑血管疾病；穿心莲具有清热解毒功效，已用于湿热泻痢、咽喉肿痛；冬凌草具有清热解毒，祛瘀散结，用于癌肿及急性扁桃体炎等。此外，野生药材的人工栽培品如人参、黄芪等均需要通过化学和药理的研究才能说明其质量优劣。紧缺中药材的代用品如姜朴代厚朴，水牛角代犀角；人工培植牛黄，人工牛黄代天然牛黄，人工麝香代麝香等等都必须通过药理研究证明其确实有效后，才能用于临床，以上都是中药药理工作者与其他学科共同合作的任务。

5. 为方剂配伍和中成药研究提供现代科学依据　用实验药理学的方法，结合中药有效成分的分离提取，为进一步研究中药的配伍应用规律，剂型改革、提高疗效、减少毒副作用提供现代科学实验依据，促进中医药学的共同发展[1-3]。

二、中药药理学的发展简史

(一)古人对药物作用及作用机制的探索

自从有了药物，就有了药物治疗学。古人通过生活实践，认识到大黄的根可以泻下，当病人出现便秘时，便寻找大黄根作泻下药，这种有目的寻找药物治疗疾患的行为，就是药物治疗学的萌芽，也是中药药理学的初步实践。

在历代本草中记载的常山截疟，麻黄平喘，大黄泻下，黄连治痢等内容，这些都是几千年来临床经验的积累，也正属于中药药效学的范畴，因此，可以把古代本草、方书中对中药功效和不良反应的记载作为中药临床药理学的理论依据。

由于受历史条件和科技水平的限制，古人不可能像现代人一样，从细胞、分子水平上来阐释中药防治疾病的机制，但古代医药学家并未放弃对中药作用机制的探索，古人只能结合当时的哲学、文化研究成果，从抽象的角度去阐明中药作用机制，这便是传统中药药性理论，如四气、五味、升降浮沉、归经等。阐释中药起效机制开始较早，在先秦文献《山海经》中就有一些推理，但形成"法象药理"的模式却开始于宋代，大盛于清朝。如宋徽宗赵佶《圣济经》(卷五)取名"药理篇"，篇中提出"物生而后有象，象而后有滋，物物妙理，可得而推。""天之所赋，不离阴阳，形色自然，皆有法象……空青法木，色青而肝，丹砂法火，色赤而主心……触类长之，莫不有自然之理"这种阐释药理的方式，到了金元明清更甚，前人对蝉蜕药理的阐释颇具代表性，"其言能治妇人生子不下及退翳膜侵睛胬肉满者，因其性有善脱之意也；其言能治皮肤疮疥瘾疹者，以其所在壳之意也；其言能治中风不语者，以其蝉声清响之意也；其言能治小儿夜啼者，以其昼鸣夜息之意也。"

清代徐灵胎在其《医学源流论》中对解释药奏效的方式作了归纳，归纳为："或取其味，或取其性，或取其色，或取其形，或取其质，或取其性情，或取其听生之时，或取其所成之地"。这种解释药物作用的机制，其核心是将药物的某些自然特征作为产生药效的本原，并认定这些外观特征与药效间存在着一定的联系。"法象药理"的理论模式客观地讲，实际上是用臆想来补充缺少的事实，用纯粹的想象来填补现实的缺白，因此，有较强的实用主义色彩。但也应看到，前人这种"论理"都是在药物功用确定之后的说理，因此其说理的荒诞无损于对效用的认识，再说，后世医家也并未完全遵照这种“论理”。综上所述，前面已经提及，古人一直想进一步阐释药物奏效机制，但限于当时的科技水平而无法说清，只能根据药物的自然特征进行推理，这无疑也是古人积极思维的一种表现[4,5]。

(二)近现代中药药理学的研究

中药应用于临床已有几千年的历史，但用现代医药学方法来研究中药的作用、作用机制以及产生作用的物质基础等都为时较晚。真正的中药药理学(即利用动物实验，科学地处理数据，分析药物的作用、作用机制及产生作用的物质基础)开始于20世纪20年代。20年代初(1923年)，我国学者陈克恢、赵承嘏先生等率先对麻黄、当归进行了系统的化学成分和药理作用的研究，发现从麻黄中提取的有效成分麻黄碱具有特异性的药理作用，次年(1924年)发表论文：《麻黄有效成分——麻黄碱的作用》，报道了麻黄碱具有拟肾上腺素样作用。这一划时代的论文，不仅震动了国内医药界，而且在世界上也引起了巨大反响，此举揭开了中药药理史无前例的一页，推动了中药药理的研究，形成了中药现代研究的高潮，其后国内药理工作者又开展了草乌、延胡索、五倍子、莽草、海藻、闹羊花等几味中药的研究。随着时间的推移直至新中国成立前夕，国人在艰苦的条件下(人少、力量分散，设备简陋，资金短缺)也尽力作了一些中药药理的研究工作，但其最大的弱点是中药的研究脱离了中医药理论，且很少结合临床和生产实际，更未得到中医师和中药师的配合，因此，研究成果有限，但也不能否认，他们开拓性的工作为以后中药药理的大力开展奠定了基础[1-2]。

近50多年来，由于国家和政府的高度重视，在政策、资金上给予了大力的支持，如新建了许多专门的中药机构，配备了大量的研究人员和设备，使中药药理的研究工作得到了蓬勃的发展，进入了崭新的阶段，取得的成绩是很突出的。主要在强心、降压、抗菌、消炎、驱虫等方面进行了大量的药物筛选，如：发现了具有较高抗菌活性的穿心莲、黄连等中药；20世纪70年代主要从防治老年慢性支气管炎、抗冠心病、抗肿瘤、中药麻醉、肌松剂、止血药、抗肝炎药、抗寄生虫病药、计划生育药等方面进行了探索，发现了治疗气管炎有效的紫金牛、杜鹃花等，抗冠心病，心绞痛的丹参、川芎、复方丹参注射液等，抗肿瘤药莪术、苡仁、长春新碱等，抗生育药棉酚等，抗疟药青蒿素，并逐渐注意在中医药理论指导下开展中药复方的研究。从60年代开始结合中医药理论研究中药和方剂，如在中医“肾”的现代科学实质研究中，研究补肾方剂肾气丸补肾功效的现代药理作用，通过研究证明，肾气丸对垂体-肾上腺轴、垂体-甲状腺轴、垂体-性腺轴等均有兴奋作用，并对机体的免疫功能、心血管功能和代谢紊乱有调整作用。这些研究成果反过来证明肾阳虚证与机体的内分泌功能衰退、免疫功能低下有密切关系。四逆汤具有回阳救逆的功效，主治亡阳证。经现代药理研究发现它具有明显的强心、抗休克、改善微循环等作用，这些结果正好说明亡阳证与休克、心力衰竭、微循环障碍等有关。像这样的研究还很多，不再枚举。近10多年来中药药理的发展更为迅速，不仅注意了单味药及有效成分的研究，更重视中药复方药理，中药药动学，中成药药理，治疗疑难病症(艾滋病、冠心病、高脂血症、肥胖病、肿瘤、病毒感染等)药以及中药不良反应等的研究，并研制开发了不少的中药新药，如冠心Ⅱ号、复方丹参滴丸、康莱特等等，在很多方面有了突破性的进展[1-2]。

中药药理的研究在方法和手段上，也有了长足的进步，现已从器官水平发展到细胞水平、分子水平及基因表达等，并注意汲取现代新方法如：蛋白组学、中药血清药理学、中药血清药化学、中药脑脊液药理学、中药药代、毒代动力学等；新技术的应用有膜片钳、流式细胞技术、印迹法(IBT)、基因芯片、高效液相(HPLC)、聚合酶链反应技术(PCR)、激光扫描共聚焦技术(SLSM)、微透析技术(MD)等[6-8]。采用各学科的优势,使优势互补,协同攻关开展中药、方剂的研究,这种联合研究模式已超越省和国界。

总之,新中国成立60年来,中药药理的研究十分活跃。中药药理的研究其主要目的有三,阐明中药防治疾病的作用机制,弄清其作用的物质基础以及研发新型的中药制剂。中药防治疾病已有数千年的历史,经过如此漫长的历史时期仍不衰败,说明中医药是科学的,一定有其活性物质的存在。经研究附子强心,其主要活性物质是去甲猪毛菜碱等;麻黄平喘,其活性物质主要是麻黄碱、伪麻黄碱;大黄泻下,其活性物质主要是番泻苷;人参大补元气,其活性成分主要是人参皂苷;黄连清热解毒,其有效成分主要是小檗碱等。以上是单味药的作用和活性成分。那么复方又如何呢?中医临床治病绝大多数是以复方出现,复方配伍的规律以及复方的物质基础又是什么?这个问题是很难回答的,不是一个学科能解决的,也不是一两年能完成的,且目前还在起步阶段,必须通过长期的努力方能知晓。

值得重视的是,近年来,中药复方药理的研究日益增多,正在逐渐发展成为中药药理研究的主要内容,阐释中药复方的配伍规律,药效物质基础和作用机制已成为中药复方研究的中心环节。此外,中药在防治心脑血管疾病、糖尿病,抗病毒和抗肿瘤等方面的研究也取得了可喜的进展[8-10]。

如今我国政府明确提出了振兴中医、振兴中药、促进中医药现代化的口号,让我们共同努力,充分运用现代医药学知识,大力汲取、运用现代最新科学技术,为彻底阐明中药防治疾病的现代科学道理和研制更多高水平的中药新药而奋斗,使中医药学这一灿烂的瑰宝为人类的健康事业作出更大更多的贡献。

三、中药药理学的学科地位

中药药理学是连接传统医学与现代医学的纽带,是沟通基础医学和临床医学的桥梁,是中药现代化发展的基础学科,是中药学在我国发展的一个重要分支学科。因此,它是中医药学的重要组成部分。

(一)中药药理学与传统医药学的关系

中药药理学建立在传统医药学基础上,中医学、中药学,方剂学等为中药药理学研究提供理论指导,是中药药理学研究的出发点和归宿。通过中药药理的研究,一方面可验证传统中医药理论;同时,对深化和发展中药功效,修正以及完善中医药理论之不足,也具有重要意义。

如《千金方》记载:"甘草能解百药毒",试验证明,甘草制剂对多种药物中毒(水合氯醛、咖啡因、巴比妥等),动物毒素中毒(蛇毒、河豚毒),细菌毒素中毒(破伤风毒素、白喉毒素)和机体代谢产物中毒等均有一定的缓解作用。甘草中所含的甘草酸与链霉素合用,可减轻后者对前庭神经的毒性,同时又不影响其抗菌效果。研究证实,甘草解毒的主要有效成分是甘草甜素,甘草甜素水解生成甘草次酸和葡萄糖醛酸,后者可与含羧基和羟基的毒物结合形成无毒物排出体外;甘草所含的皮质激素样物质能增强机体对毒素的耐受力;甘草还能提高肝细胞内细胞色素P450的含量,增加解毒作用。通过这一系列的现代科学研究,为甘草"解百药毒"提供了较圆满地现代科学解释。

但是,中医理论多数出自临床经验的积累,由于历史原因,尚缺乏严密、客观的统计学处理。因此,其所上升的理论,必然存在诸多缺陷。中药药理研究决不能绝对盲从中医药理论,对其中存在的缺点和不足,也可通过中药药理的试验结果加以补充、完善和纠正,从而使临床用药更加合理、更加安全。

例如，中医认为常山截疟，中药药理试验也证实常山全碱抗疟效价为奎宁的26倍，其中尤以常山碱丙活性最强。按中医用药习惯，常山、槟榔抗疟相须为用，如截疟常山饮、截疟七宝饮等。但现代研究发现，槟榔碱并无抗疟疾作用，与常山配伍后，也不能增强常山的抗疟作用，相反，可使常山的毒性增加。由此可见，常山与槟榔配伍，作为抗疟药对，实际上是一种不恰当的配伍。又如，麦芽有行气消食、退乳等功效。现代研究证实，麦芽因含淀粉酶和促进胃酸及胃蛋白酶分泌而助消化。而炒麦芽及焦麦芽的消化酶含量却大为下降，故麦芽作为消食药不宜炒焦。

从上看出，通过中药药理的研究，不仅能用现代科学的术语来阐释中药的功效和产生功效的机制及物质基础，还可完善中医药理论。同时，中药药理的研究成就，对深化中药功效，发展中药功效也具有积极的推动作用。例如：葛根的益智，扩张冠脉作用；黄连抗心律失常；夏枯草降血压；山楂强心，降血脂、抗心绞痛；枳实和青皮静脉给药的升压、抗休克作用；草决明降血脂等。中药复方药理的研究和临床观察，发现生脉散、六味地黄丸、四君子丸和补中益气丸等在治疗休克、提高机体的应激能力，改善能量代谢，调节免疫功能和增加内分泌调节功能等方面都有较好的效果。又如云南白药是一常用于跌打损伤的止血定痛要药。经研究发现，在一定条件下可使心肌营养血流量增加以及提高机体的免疫功能等。又如小柴胡汤具有广泛的药理作用，可用于肝胆和消化系统的疾病等；人参败毒散有抗炎及保护肝脏等作用；补中益气汤还有抗男性不育的作用；清宫寿桃丸（蟠桃丸）有抗衰老和清除自由基的作用等，以上例子都是对中药功效的深化和发展[6-11]。

此外，中药药理学与中药炮制学的关系也十分密切，研究中药的药理作用需要炮制工作者提供良好的炮制饮片。相反，中药炮制工艺的改革、无不需要用药理的测试结果作为重要的指标。

（二）中药药理学与现代医药学的关系

中药药理学与基础药理学和临床药理学的关系更为紧密，中药药理学是用以上两个学科的试验方法去研究中药和复方的药理作用，并运用其现代科学术语来阐释中药产生药理作用的机制。因此，药理学是中药药理学的现代科学基础，中药药理学亦可以看成是药理学在我国发展的一个分支学科。中药药理学与植物化学的关系也很密切，中药药理学必须与植物化学结合，才能阐明中药产生作用的物质基础，相反植物化学工作者从中药中所分离、提取出的物质，必须通过药理学的研究，才能证明其是否具有生物活性，是否为有效部位或成分。如古代本草中有"青蒿治疟疾寒热"的记载，植化工作者从青蒿中提出了很多的组分，药理试验证实，青蒿的乙醚提取物中性部分及其稀醇浸膏，对鼠疟、猴疟和人疟均有明显的抑制作用。20世纪70年代我国学者从青蒿中发现了与经典抗疟药奎宁不同的新型抗疟药——青蒿素，具有高效、速效、低毒等特点。其特点是抗疟复发率高，停药8～23天复发率可达70%以上，故只能用于控制症状而无根治作用。为了克服以上缺点，化学家与药理学家配合，对青蒿素进行了结构改造，获得了许多抗疟效价更高的衍生物，并发现青蒿素分子结构中所独有的过氧桥和内酯环是产生抗疟作用的必要基团，此基团破坏抗疟作用消失；相反，若优化这个基团，则有抗疟作用增强的规律，这方面的例子还很多，详见各论。从而说明中药药理学应与各相关学科紧密配合，共同攀登高峰。

中药药理学与生药学、制剂学关系密切，开展中药药理的研究，必须首先弄清楚中药品种的真伪优劣，相反中药材品质的优劣，新药源的寻找，也要靠中药药效来评价。中药制剂工艺的改革，新剂型的发展，都需要以药理试验结果为依据。中药药理研究的成果也要靠制剂学工作者推出产品，为防治疾病服务，并获得经济效益。

四、中药药理学的发展趋势

回顾过去，展望未来，我们工作在新的历史时期，承担着新的历史任务，祖国医药学深受人民群众的喜爱和信赖，它将会长期存在并发展下去，这是历史的必然。过去我们已取得了不少的成绩，为了在过去的基础上做出更多的成就，我们认为，中药药理学作为一门独立的学科，其主要任务是在中医药理论指导下，运用现代医学的研究方法，通过实验验证中药的传统功效，更重要地是在于揭示中药产生功效的机制，前者只是对传统中药功效的验证、认同或继承，后者则是运用现代科学研究的成果阐释中医药防治疾病的道理，这是中医药学发展，也是中药药理学科发展的必然趋势，今后应加强以下几方面的研究：

(一)加强中药复方药理和物质基础(化学成分)相结合的研究

中医治病以复方为主，中药复方(方剂)来自临床，临床又是根据病证立治法，然后在治法的基础上立方遣药，这就是"辨证施治，对症下药"，这是中医药理论的精髓所在，我们认为中药方剂既然有效，肯定存在着产生效应的物质基础即有效成分，因此复方药理与化学成分相结合的研究思路值得重视、加强。因为这种研究思路是直接为临床服务的，我们研究药效和成分的目的，也正是为了提高疗效，并且这种研究思路有利于理论的发展，有利于新产品的开发。过去一段时间里，我们重点研究了单味药的药理和化学成分，这些研究结果也是可贵的，但对中医临床的指导意义远远不够，因为中医的精髓是整体观和复方用药，而单味药不能代替复方，虽然单味药的药理、化学成分研究得比较清楚，但该药在复方中的地位又如何？该药在某方中是君药，但在另一方中则可能为臣药或佐使药，那么所研究清楚的成分在复方中能否体现，是否会发生变化？有待阐明。复方绝不是简单的单味药成分的组合。复方在煎煮过程中会发生复杂的物理、化学变化，也许会产生一些新的有效成分。因此，研究中药，应大力提倡复方药理及其物质基础的研究，一个物质基础稳定的中药或复方是临床疗效可靠的保证[12]，从复方入手，尽管难度很大，但意义十分重大。

(二)重视各类中药间的比较研究

中药或方剂都按功效分门别类，各类药物都存在着一般的作用规律(共性)和特殊的作用规律(个性)，通过代表方和代表药的研究可提示药物作用的规律性，从而了解治法的理论本质和临床症候的用药规律。如解表方药的研究就是如此，研究者以中药药理学为中心，会同中药学、方剂学、生物化学、病理学、微生物学和免疫学、植物化学等多学科，从多方面进行了较系统地实验研究，初步揭示解表法的理论实质和临床表证的用药规律。这种理、法、方、药结合的研究方式值得推行[13]。如清热药归为清热燥湿、清热泻火、清热凉血、清热解毒、清虚药等五类，这五类的共性是什么，个性又是什么？又如补虚药，有补气、补血、补阴、补阳药之分，它们药理作用的共性是什么？个性又是什么？物质基础是否相同等，这些问题都是值得研究的。

(三)加强中医症候动物模型的研究

开展中药药理的研究，离不开合适的中医症候动物模型。尽管新中国成立以来学者们做了不少工作，但成熟的"症候"模型却不多，影响了中药药理的深入研究，在这方面应得到加强。

(四)重视中药有效成分药理作用的研究

中药的有效成分是产生药理作用的物质基础,早期的研究往往局限于认定其一种或几种成分,如从麻黄中提出的麻黄碱,附子中提出的乌头碱,黄连中提出的小檗碱等,认为这些成分就等于以上各药,实际上这是很不全面的,如乌头碱是附子的中毒成分。就拿麻黄来说,它具有发汗、平喘、利尿三大功效,麻黄碱在平喘作用中确实起了主导作用。但麻黄碱不能概括麻黄的所有药理作用,如麻黄的利尿作用以伪麻黄碱作用较强,麻黄的解热、抗病毒、抗菌作用又以挥发油为强,其降血糖作用则与麻黄多糖A、B、C、D有关等。因此,对中药有效成分要作全面分析,这一成分或这些成分在该中药的其他药理作用中不一定都是其物质基础,我们主张复方、单味、有效部位、有效成分以及单体相结合的药理研究,对成分要作全面分析,不能以点代面。

综上所述,中药药理学与传统中医药学和现代医药学的关系是相互依存、相互促进和发展的。中药药理学的理论和技术有助于这些学科的发展。同样,中药药理学的发展也离不开其他学科的合作。中药药理学的研究成果大大地丰富和发展了中药学和方剂学。中药学、方剂学则更是中药药理学的理论依据,是中药药理研究的出发点和归宿。

当今世界,现代医药学的发展迅速,这种发展既是对我国传统医药学的一种挑战,也是一种鞭策。我们必须奋起直追,加快吸取国内外各学科发展的最新成果,充分运用现代医学的研究手段,多学科合作,相互渗透,协同攻关,对中药和复方进行全面深入的研究,相信经过几代人的努力,一定会有新的突破、新的发展,为人类健康事业做出更多的贡献。

(沈映君)

主要参考文献

[1] 沈映君,陈长勋主编. 中药药理学. 上海:上海科学技术出版社,2008,1

[2] 侯家玉,方泰惠主编. 中药药理学. 北京:中国中医药出版社,2007,3

[3] 周金黄. 中药现代化主要问题的思考. 中药药理与临床,1998,14(6):1

[4] 王家葵. 沈映君教授谈中药药理学科建设. 成都中医药大学学报,1996,(1):1

[5] 雷载权,张廷模主编. 中华临床中药学(上卷). 北京:人民卫生出版社,1998,7

[6] 韩萍,等. 葛根粗提物及葛根素对乙醇所致海马细胞HSP70表达的影响. 中华医学杂志,2005,85(4):2930

[7] 孙卫,等. 葛根素对乙型糖尿病大鼠皮肤葛根素的药代动力学研究. 分析化学研究简报,2008,36(10):1391

[8] 沈映君主编. 中药药理学专论. 北京:人民卫生出版社,2009,7

[9] 陈长勋主编. 中药药理学. 上海:上海科技出版社,2006

[10] 邓铁涛. 中药药理与临床研究进展. 北京:中国科技出版社,1995

[11] 王建华,张永祥. 中药药理与临床研究进展(第五册). 北京:军事学出版社,2002,10

[12] 王建华,邓文龙. 中药药理学发展的现状和展望. 中药药理与临床,1996,(1):40

[13] 沈映君. 中药解表方药研究. 北京:中国医药科技出版社,2004,11

第2章

中药药效学

中药药效学是一门研究中药对机体的作用、作用机制以及产生作用的物质基础，阐明中药防治疾病原理的学科，是中药药理学的重要组成部分，也是中药新药研制与开发的主要内容之一。中药药效的发挥与其功效主治、药性理论密切相关。中药的功效，是在中医药理论指导下，对于药物治疗和保健作用的高度概括。中药功效的总结来源于临床应用，反过来又能有效地指导临床用药，这与中药药性理论有关。中药的药性理论及功效主治是中医治病用药规律的总结，是对中药作用性质和功能的高度概括，也是中医药理论体系的重要组成部分。

中药具有成分复杂，药理作用广泛的特点，其功效及主治症候涉及面较广。为准确阐明和验证中药的作用机制，采用现代研究方法开展中药药效学研究时，应紧紧围绕中药的功效主治及药性理论，在中医药理论的指导下进行。根据中药主治症候及药性理论，分析病因病机，选择与主治症候相符的动物模型与实验方法，并设计出合理的实验方案进行研究，一方面可以为中药及其复方的传统功效主治及药性理论提供现代科学依据，达到验证传统中医药理论的目的；同时，对深化和发展中药功效，修正、完善及创新中医药理论也具有重要意义。

一、中药药效作用的基本规律及其特点

中药对机体最基本的作用是扶正祛邪、调节阴阳平衡，调节脏腑功能的失调，以达到治病的目的，即所谓调节阴阳之间的平衡而至"阴平阳秘"。中药通过增强或减弱机体原有功能，使之恢复正常起到防病和治病的作用，既有与合成药物相似的某些基本作用规律，又有其自身的一些作用特点。

（一）中药药理作用与中药功效的关系

大量研究结果表明，中药药理作用与中药功效往往一致，可用现代科学的术语来阐释中药的功效和产生功效的机制及物质基础。如表证是外邪侵犯人体肌肤所引起的症候群，相当于现代医学的上呼吸道感染和传染病初期的症状，因此对解表药的药效作用研究在"表证"这个主治症候的中医内涵的指导下，阐明了其发散表邪的功效与发汗、解热、抗病原微生物等药理作用的相关性。因其多具辛味，挥发油为其主要物质基础之一；清热药作用广泛，从现代医学角度看，与感染性疾病的症状相似，紧扣中医"热证"内涵，以感染性疾病不同发展阶段及病理改变为核心进行药效学研究，阐明了清热药的清热解毒、燥湿等功效与抗病原体、抗细菌内毒素、抗炎等方面药理作用有关；祛风湿药具有祛风、散寒、除湿功效，其抗炎镇痛药理作用是治疗痹症的药理学依据，此类药物多具苦味，因此生物碱是主要物质基础之一；活血化瘀药的改善血液流变学、抗血栓形成及改善微循环的药理作用是其活血化瘀之功效，治疗血瘀证的药理学依据。

中药药理作用与中药功效之间亦存在一定的差异性。如葛根抗心肌缺血、抗心律失常、扩张血管、降压、改善脑循环等作用，与其解肌退热、除烦止渴功效无明显相关性，是其功效的新发现；桔梗对心血管系统的影响、降血糖、降胆固醇等作用与其宣肺化痰、利咽、排脓功效无明显的相关性，这些研究都是对中药功效的深化和发展[1,2]。

因此，中药药效作用研究的基本规律在于以中医药理论为指导，围绕中药的功效主治，结合中医的症候，运用现代的科学方法，最终形成对中药药效作用全面而客观的科学认识。

（二）中药药效作用的特点

1. 中药作用的两重性　中药对机体的作用体现出治疗作用和不良反应的两重性。许多中药的不良反应是可以预知的，是由于药物本身的固有成分或者代谢产物所致，也可能是药物固有作用增强或者持续发展的结果，是由于药理作用的增强所引起。如三七具有止血抗凝作用，但也有引起出血的倾向；人参治疗剂量用来大补元气，也可引起口干、心烦、心慌等；长时间应用雷公藤抗风湿，治疗腰腿疼，可引起肝、肾损伤及妇女不孕症等。另外，部分中药不良反应与患者的个体差异有关，此种不良反应与药物的固有作用、用药剂量、用药时间无关。对于中药不良反应与毒性的认识，传统中药理论中已有有毒无毒、十八反、十九畏、禁忌等概念，已经明示了中药的不良反应和毒性。多数有毒中药治疗剂量与中毒剂量比较接近或者相当，容易引起中毒反应，它们虽具毒烈峻猛之性，但也是治病攻邪的良药。近年来研究人员从有毒的中药中发现了不少具有抗癌、抑菌、抗病毒、抗凝血活性的成分，有望成为治疗癌肿、心血管疾病、白血病、感染性疾病的良药。由此可见，正确认识中药作用的两重性，合理利用好中药的偏性，就能很好的发挥药物的治疗作用。

2. 中药作用的差异性　中药药理学研究以实验为基础，通过观察中药及其复方对实验动物（正常动物和病理模型动物）的作用，揭示与其功效主治相关的药理作用、作用机制和物质基础。因此，中药的作用会表现出种属差异（实验动物与人、实验动物之间）和个体差异。人和实验动物对大多数中药的反应是一致的，如葛根的抗心律失常作用，丹参的抗心肌缺血作用等。然而，动物实验结果尚不能完全代表中药对人体的作用，差异性也同样存在，其影响因素包括实验动物的选择、实验方法的选择、给药途径以及动物的病理状态等，如人口服茯苓煎剂可出现利尿作用，但灌服家兔和大鼠时均未发现有明显的利尿作用；巴豆可引起人体剧烈的腹泻，但对小鼠无此作用。中药作用的个体差异与年龄、性别、精神状态等因素有关。

3. 中药作用的量效关系　药物的量效关系是指在一定剂量范围内，药理效应随着剂量的加大而作用增强。中药作用存在量效关系，但多数中药（尤其是粗制剂）的量效关系具有不稳定性。影响中药作用量效关系的因素较多，如中药成分的复杂性、药物进入人体后各种有效成分发挥作用的靶点、系统以及组织器官的功能状态不同、实验方法学及实验动物的反应性等。现代研究发现中药粗制剂的有效剂量范围往往较窄，难以体现量效关系，但中药有效成分或有效部位作用的量效关系较易体现，且体外试验较体内试验明显。

4. 中药作用的时效关系　中药药理作用存在时效关系，但因存在方法学建立的困难，目前仅有某些中药有效成分或注射剂可通过药物代谢动力学的研究揭示其时效关系（时量关系）。对绝大多数口服中药制剂，如何描述其给药后在体内发挥药理作用的潜伏期、达峰时间、达峰浓度及半衰期等，即中药药代动力学参数的测定，是制约中药现代化发展的瓶颈问题。因此，建立适合于中药药物代谢动力学研究的方法及模式，应引起重视。近来有学者将药效法、毒理法及化学法三者结合，并提出药物动力学-药效学（PK-PD）结合研究模式，这对于中药药物代谢动力学的研究方法将是一种有益的探索。

5. 中药作用的双向性　中药作用常具有双向性的特点，即同一种中药可产生相反的药理作用。中药作用的双向性与中药成分的多样性、用药时机体的生理或病理状态、用药剂量、药用部位、配伍以及外界环境的种种变化等有关。如人参既有升压作用又有降压作用；人参皂苷 Rg 类可兴奋中枢，而 Rb 类可抑制中枢等；甘草对免疫功能也表现出双向性，对抗原反应有增强作用，对异常的免疫反应又有抑制作用。中药的双向调节作用既可使机体从功能亢进状态向正常转化，也可使机体从功能低下状态向正常转化，最终使机体达到平衡状态。因此，这种双向作用体现了中药作用的特点——扶正祛邪、调节平衡，也是中药区别于合成药物作用的一个特点[2]。

6. 中药作用的多效性　中药成分的多样性和复杂性决定了其作用的多效性。如人参含有皂苷、多糖、脂质、挥发油、氨基酸、蛋白质、有机酸和微量元素等多种成分，具有大补元气、复脉固脱、补脾益肺、生津、安神益智等功效。研究结果显示，人参可提高机体的免疫功能、改善学习记忆能力、强心、抗休克、增强骨髓造血、促进核酸和蛋白质的合成，并有抗肿瘤、延缓衰老等作用。是通过多途径、多靶点、多环节和多系统综合发挥作用的，这与化学药物十分不同。多效性产生的主要原因与中药成分的复杂性、多样性有关，也与用药当时机体的功能状态和用药时间等外界的种种因素密切相关。

二、中药的四气与中药药效学

中药四气是指寒、热、温、凉四种不同的药性，又称四性。主要反映药物影响人体阴阳盛衰、寒热病理变化的作用性质，是中药最主要的性能。四性中温热与寒凉属于两类不同的性质。温次于热，凉次于寒，即在共性中又有程度上的差异。因此，中药四性实质上可以看作是寒(凉)、热(温)二性。中医辨证施治的重要原则是“热者寒之，寒者热之”，利用药性之偏，调节人体阴阳之偏，从而达到阴阳之间的相对平衡，使疾病痊愈。

中医寒热病证的表现与机体各系统功能活动变化的关系，与中枢神经系统、自主神经系统、内分泌系统、能量代谢功能有紧密相关。

(一)对自主神经系统功能的影响

寒证或热证病人常有自主神经功能紊乱的症状。寒证病人的主要症状为形寒肢冷，口不渴，小便清长，大便稀溏，咳痰稀薄等。而热证病人出现面红目赤，口渴喜饮，小便短赤，大便秘结等临床表现，以唾液分泌量、心率、体温、呼吸频率、收缩压和舒张压六项定量指标制定自主神经平衡指数。寒证患者表现出唾液分泌量多、心率减慢、基础体温偏低、血压偏低、呼吸频率减慢的变化。说明其自主神经平衡指数偏低，即交感神经-肾上腺系统功能偏低；而热证患者出现相反的变化，表明其自主神经平衡指数偏高，即交感神经-肾上腺系统功能偏高。根据“寒者热之，热者寒之”的治疗原则，对寒证、热证病人分别应用温热药和寒凉药为主的方剂治疗后，随着临床症状的好转，其自主神经平衡指数也逐渐转向正常化。用寒凉药或温热药给动物长期服用后，也观察到类似的自主神经功能紊乱的症状。如以寒凉药(知母、生石膏、黄连、黄芩、龙胆草)饲喂大鼠 2～3 周，可使大鼠心率减慢、尿中儿茶酚胺排出量减少、血浆中和肾上腺内多巴胺 β-羟化酶活性降低，并可使尿中 17-羟皮质类固醇排出量减少，耗氧量降低。

中药四气对自主神经的递质、受体以及环核苷酸水平也有明显的影响。寒证、阳虚证病人副交感神经-M 受体-cGMP 系统的功能亢进，而热证、阴虚证病人的交感神经-β 受体-

cAMP系统的功能偏亢。寒证、阳虚证病人分别服用温热药和助阳药，热证、阴虚证病人分别服用寒凉药和滋阴药后能使失常的cAMP/cGMP比值恢复正常。

(二)对内分泌系统功能的影响

中药四气可明显影响机体的内分泌系统功能。大多数温热药对内分泌系统功能具有一定的促进作用。寒证模型动物的肾上腺皮质、卵巢黄体等内分泌释放功能受到抑制，对刺激反应迟缓。经温热药复方治疗后，反应速度加快，动物血清促甲状腺激素(TSH)含量升高、基础体温升高，动情周期缩短，促黄体生成素释放增多，尿中17-羟皮质类固醇及血液孕酮含量的变化接近正常。进一步研究发现，注射地塞米松造成大鼠下丘脑-垂体-肾上腺皮质轴抑制模型，大鼠血浆皮质酮含量及子宫细胞浆中雌激素受体数目均降低，经温阳药复方(附子、肉桂、肉苁蓉、补骨脂、淫羊藿、鹿角片)治疗后，血浆皮质酮和雌二醇含量明显升高，子宫细胞浆中雌激素受体数目增加，接近正常水平，并且与雌二醇的亲和力提高。提示温热药对下丘脑-垂体-肾上腺皮质轴受抑大鼠的肾上腺皮质、性激素(雌激素)水平、子宫雌激素受体及雌二醇与受体的亲和力等异常改变具有保护和治疗作用。由此可见，动物长期给予温热药，其甲状腺、肾上腺皮质、卵巢等内分泌系统功能增强，相反寒凉药可抑制这些内分泌系统功能。

(三)对能量代谢功能的影响

寒证、热证患者的能量代谢功能有较大的区别，寒证或阳虚证患者基础代谢偏低，热证或阴虚证患者基础代谢偏高。多数温热药可增强能量代谢，多数寒凉药可抑制能量代谢。实验研究中，热性药附子、肉桂、干姜等组成的复方能提高实验大鼠、小鼠的耗氧量；而寒凉药如生石膏、龙胆草、知母、黄柏等组成的复方则明显降低大鼠耗氧量。温热药鹿茸能提高大鼠脑、肝、肾组织耗氧量，促进糖原分解。寒性方药黄连解毒汤可使大鼠肛温降低，且寒冷环境中仍使其体温下降。

中药四气影响能量代谢的作用主要与调节下丘脑-垂体-甲状腺轴功能、Na^{+}-K^{+}-ATP酶活性有关。甲状腺对机体的产热过程影响较大，海藻、昆布等均属寒凉药，具有抗甲状腺作用，可抑制促甲状腺激素(TSH)的分泌。甲状腺激素能增强机体产热效应，其增加组织基础代谢率的作用与诱导Na^{+}-K^{+}-ATP酶(钠泵)的产生有关。寒凉药知母、黄连、黄柏、大黄、栀子等能抑制Na^{+}-K^{+}-ATP酶的活性，已证明知母中的主要皂苷元——知母菝葜皂苷元是一个典型的钠泵抑制剂，对提纯的兔肾Na^{+}-K^{-}-ATP酶有极明显的抑制作用。相反，温热药淫羊藿等可通过兴奋Na^{+}-K^{+}-ATP酶活性，提高细胞贮能和供能物质ATP含量，纠正寒证(阳虚证)病人的能量不足[3]。

(四)对中枢神经系统功能的影响

多数寒凉药具有中枢抑制作用，而部分温热药具有中枢兴奋作用。热证患者常表现出精神振奋、语声高亢，高热惊厥，情绪激动等中枢兴奋症状。寒证患者常表现出精神倦怠、安静、语音低微等中枢抑制状态。寒证患者经温热药物治疗或热证患者经寒凉药物治疗后，中枢神经系统症状可获得显著改善，说明药物的寒热之性能够影响中枢神经系统的功能。给予寒凉药或温热药所造成的"寒证"或"热证"动物模型可出现类似寒证或热证患者的中枢神经系统功能的异常变化，同时脑内兴奋性或抑制性神经递质含量也发生相应变化。如电刺激寒证模型动物(灌服龙胆草、黄连、黄柏、金银花、连翘、生石膏造模)和热证模型动物(灌服附子、干姜、肉桂造模)，观察可见寒证大鼠痛阈值和惊厥阈值升高，说明动物中枢处于抑制状态；反之热证大鼠痛阈值和惊厥阈值降低，说明动物中枢处于兴奋状态。

(五)寒凉药的抗感染及抗肿瘤作用

许多寒凉药,特别是清热解毒药、清热燥湿药如黄连、黄芩、金银花等,都具有一定的抗感染疗效,用于治疗细菌、病毒等病原体引起的急性感染。在抗肿瘤实验中发现,对肿瘤细胞有抑制活性的药物大部分是寒凉药,已证明有抗肿瘤作用的寒凉药有:喜树(喜树碱、羟基喜树碱)、野百合(野百合碱)、鸦胆子(鸦胆子油乳剂)、三尖杉(三尖杉酯碱)、长春花(长春新碱)、青黛(靛玉红)、冬凌草(甲素、乙素)、山豆根(苦参碱)、肿节风(挥发油、总黄酮)等。

此外,在中药四气药效的物质基础研究方面,目前主要在药物化学成分、无机元素、微量元素、化学成分的分子多样性方面进行了研究报道。对 115 味中药的 32 种元素应用模式识别方法进行系统的多变量统计分析,结果表明,与传统药性相符者达 70.43%,进一步证明了中药无机元素含量水平是决定中药四性的物质基础之一。对 176 种中药分析铁、锰、铜、锌四种元素含量及比例与药性的相关性,发现热性中药含锰高,寒性中药含铁高。

近年来基于生物热动力学、系统生物学的最新研究,对中药四气的现代本质作了初步的探索。前者认为中药药性功能实质上是中药与生物机体间的相互作用,伴随着这些相互作用发生的变化和转移均可用热力学方法(如微量量热学)加以检测,用热力学第二定律加以刻画,从而揭示中药四气的现代科学内涵[4-7]。后者则认为借鉴系统生物学的技术方法,多学科的协作将有助于药性理论系统学的研究,药性测定方法和评价体系的建立。有人从理论上提出中药的四气定量方法,明确以"四气指数"作为中药四气定性定量指标概念、测定方法和计算公式,并提出四气的九级定性(半定量)统计学指标[8]。还有学者通过 14C-2-脱氧葡萄糖及放射自显影法研究中药"四性",结果表明,中药四性的寒热温凉之间并不只是作用程度的量的差别,还包含有作用于不同组织器官质的差别[9]。另有学者还提出了元素与中药四性的关系,即化学元素具有四性,一般而言,给出电子而吸收能量的元素表现出寒性,接受电子而放出能量的元素表现出热性[10]。

总而言之,中药四气的研究是一个复杂而系统的工程,在进行理论和实践不断创新的同时应和相关学科如物理化学、植物学、生物学、遗传学、统计学等紧密联系,多层次、多学科交叉、多因素、多靶点、动态地研究中药四气理论[2,11]。

三、中药的五味与中药药效学

五味的本义是指辛、甘、酸、苦、咸五种由口尝而直接感知的真实滋味。作为中药性能中的五味,其含义有二:一是反映了部分药物的真实滋味,是通过口尝而得来的感性认识,其与实际滋味相符;二是代表药物的某种作用,是在大量临床实践经验积累之上推导而得来的,关于药物作用的理性认识,是中药作用规律的高度概括和标志[12]。

现代研究揭示,不同的化学成分是中药辛、甘、酸、苦、咸五味的物质基础。中药之味与其化学成分的分布,不仅表现出一定平行性,而且显示出一定的规律性[13]。中药通过五味-五类基本物质作用于疾病部位,产生药理作用,从而调节人体阴阳、扶正祛邪,消除疾病,即五味-化学成分-药理作用三者之间存在一定规律性。

(一)辛味药

辛味药主要含挥发油,其次为生物碱、苷类等。辛味药主要分布于芳香化湿药、开窍药、温里药、解表药、祛风湿药及理气药中。辛能散、能行,具有发散、行气、活血、健胃、化湿、开窍等功效。现代研究表明以上功效与扩张血管、改善微循环、发汗、解热、抗炎、抗病原体、调整肠道平滑肌运动等作用相关。解表药中辛味药占 88.9%,大多含芳香刺激性的挥发性成分，兴奋中枢神经系统，扩张皮肤血管，促进微循环以及兴奋汗腺使汗液分泌增加，从而起到发汗、解热作用。麻黄、藁本、柴胡的挥发油成分还具有抗病毒作用。理气药大多味辛，主要通过挥发油对胃肠运动具兴奋或抑制作用而产生理气和胃的功效，如青皮、厚朴、木香、砂仁等抑制胃肠道平滑肌，降低肠管紧张性，缓解痉挛而止痛；枳实、大腹皮、乌药、佛手等则兴奋胃肠道平滑肌，使紧张性提高，胃肠蠕动增强而排出肠胃积气；还有的能促进胃液分泌，增强消化吸收功能，制止肠内异常发酵，具有芳香健胃祛风作用，如藿香、白豆蔻、陈皮等。

（二）甘味药

甘味药的化学成分以糖类、蛋白质、氨基酸、苷类等机体代谢所需的营养成分为主。甘味药主要分布在补虚药、消食药、安神药和利水渗湿药中。甘能补、能缓、能和，具有补虚、缓急止痛、缓和药性或调和药味等功效。现代研究表明，以上功效与增强或调节机体免疫功能、影响神经系统、抗炎、抗菌、缓解平滑肌痉挛等作用相关。甘味药还能缓和拘急疼痛，调和药性，如甘草所含甘草酸和多种黄酮类成分都具有缓解平滑肌痉挛、"缓急止痛"的作用。

（三）酸味药

酸味药物，主要含有机酸类成分，其次是鞣质，主要分布于收涩药和止血药中。经药理研究证明，有机酸和鞣质有敛肺、止汗、涩肠、止血、固精、止泻、抗菌、消炎等作用。酸涩药诃子、石榴皮、五倍子等含鞣质较高，通过与组织蛋白结合，使后者凝固于黏膜表面形成保护层，从而减少有害物质对肠黏膜的刺激，起到收敛止泻的作用；鞣质则与出血创面接触，由于蛋白和血液凝固，堵塞创面小血管，或使局部血管收缩，起止血、减少渗出的作用。马齿苋、乌梅等通过抑杀病原微生物发挥收敛作用，且乌梅的抑菌作用与其制剂呈酸性有一定关系，如将其制剂调至中性，对金黄色葡萄球菌的抑制强度则减弱一半。

（四）苦味药

苦味药物主要含生物碱和苷类成分，其次为挥发油、黄酮、鞣质等。苦味药主要分布在涌吐药、泻下药、理气药、清热药、活血药和祛风湿药中。苦能泄、能燥，具有清热、祛湿、降逆、泻下等功效。现代研究表明以上功效与抗菌、抗炎、杀虫、平喘止咳、致泻、止吐等作用相关。如清热药中的苦寒药黄连、黄芩、黄柏、北豆根、苦参等均主要含生物碱，皆具有抗菌、抗炎、解热等作用；栀子、知母等主要含苷类成分，具有抗菌、解热、利胆等作用。另外，50 种有毒中药中苦味药占 46%（23 种），在中药五味中占有较高比例，应引起注意。

（五）咸味药

咸味药主要含有碘、钠、钾、钙、镁等无机盐成分。咸味药数量较少，主要分布在化痰药和温肾壮阳药中，多为矿物类和动物类药材。咸能软能下，具有软坚散结或泻下等功效。现代研究表明以上功效与抗肿瘤、抗炎、抗菌、致泻、影响免疫系统等作用有关。如昆布、海藻内服，用以治疗瘿瘤（单纯性甲状腺肿）[2]。

综上所述，五味-化学成分-药理作用三者之间存在一定规律性。不同的化学成分是中药辛、甘、酸、苦、咸五味的物质基础。中药五味学说是前人在长期的临床实践中总结出来的，是一种用药理论，重在指导临床用药。由于历史条件的限制，这种理论不可避免地存在某些不足，故对此应以功能为核心，以药效为依据来探讨五味的实质[14]。

四、中药的归经与中药药效学

"归"是指药物的归属，即指药物作用的部位。"经"是指经络及其所属脏腑。"归经"是指药物对机体某部位的选择性作用。中药归经理论是中药药性理论的重要组成部分，是历代医家临床遣方用药经验的总结，其与中药的四气五味一同构成了中药的基本理论，对中药的临床实际应用起重要的指导作用。

中药归经理论的现代研究主要从形态学、药理学、化学成分、受体学说、载体学说及靶向给药及对环核苷酸的影响等方面进行。

（一）归经的形态学研究

中药归经与西医学解剖结构之间的定位问题历来受到许多研究者的极大关注。西医学认为，脑是机体至关重要的器官，但传统医学对脑未给予足够的认识。西医学研究表明，许多中药可直接或间接地通过其有效成分对脑产生作用，如直接对中枢产生兴奋或抑制作用；或通过受体及神经递质间接地作用于神经系统；或通过拮抗、清除自由基、阻断神经细胞凋亡的启动、降低肿瘤坏死因子、阻断一氧化氮的毒性途径、降低神经细胞某种基因的表达从而起到保护脑组织、改善脑功能的作用。研究发现，中药的归经作用部分是通过对脑的不同部位的选择体现出来的，因而提示解剖学上的脑应是归经作用对象的组成部分。由此可见，中医理论中的脏腑概念不能等同于现代解剖学上的脏器实体[15]。

（二）归经与药理作用

中药归经理论来源于长期的临床实践，以疗效为基础。所以中药的药理作用同归经之间存在着相关性。429 种常用中药按药理活性分组，统计各组的归经频数，发现两者之间存在相关关系，且与传统中医理论相符合。如现代药理和临床研究证明具有抗惊厥作用的钩藤、天麻、全蝎、蜈蚣等 22 味中药均入肝经，入肝经率达 100%，与不具有抗惊厥作用中药的入肝经率 42.9%有显著差异；与中医“肝主筋”，“诸风掉眩，皆属于肝”的理论相吻合。具有泻下作用的大黄、芒硝、芦荟等 18 味中药入大肠经率亦达 100%，明显高于其他 411 味中药 10.5%的入大肠经率，且与大肠为传导之腑的中医理论相一致。具有止血作用的仙鹤草、白及、大蓟等 21 味中药入肝经率 85.3%，符合“肝藏血”的认识。具有止咳作用的杏仁、百部、贝母等 18 味药，具祛痰作用的桔梗、前胡、远志等 23 味药，具平喘作用的麻黄、地龙、款冬花等 13 味药，入肺经率分别为 100%、100%和 95.5%，符合“肺主呼吸”、“肺为贮痰之器”的论述。对单味药的归经和药理作用的关系进行分析，认为当归对血液循环系统、子宫平滑肌、机体免疫功能的作用，与当归入心、肝、脾经的关系密切；红花入心、肝经与其对血液循环系统和子宫的作用密切相关。

（三）归经与有效成分的分布

分析归经与中药有效成分在体内的分布情况，发现两者存在联系。对 23 种中药的有效成分在体内的分布与中药归经之间的联系进行分析，发现其中 20 种中药归经所属的脏腑与其有效成分分布最多的脏腑基本一致（61%）或大致相符（26%），符合率高达 87%。如放射自显影技术观察到^{3}H-川芎嗪的肝脏、胆囊摄取率最高，这与川芎归肝、胆经的传统理论相符。^{3}H-麝香酮小鼠灌服后，主要分布于心、脑、肺、肾等血液供应充足的组织和器官，并能迅速透过血脑屏障进入中枢神经系统，这与麝香归心经、通关利窍、开窍醒脑的传统认识相符。

（四）归经与微量元素

微量元素的“归经”假说认为微量元素是中药的有效成分之一，是中药归经的重要物质基础之一。对 180 多种中药的微量元素与归经的关系进行统计分析，发现归肝经的中药富含 Fe、Cu、Mn、Zn，是药物发挥造血、保肝、保护视力作用的物质基础之一。补肾中药补骨脂、肉苁蓉、熟地、菟丝子等经测定锌、锰络合物含量较高，由于锌、锰等微量元素在机体的生殖、发育过程中发挥重要作用，可以认为含高量锌、锰是这些补肾中药归肾经的物质基础。

(五)归经与受体学说、环核苷酸

中药的有效成分或有效部位与相应受体具有较强的亲和力,通过激动或阻断受体而产生相应的药理作用,这种亲和力的存在是中药归经理论的基础。

许多中药还可通过调节体内环核苷酸(cAMP、cGMP)浓度或比值而反映出药物对某脏器组织的选择性作用。4 种中药(麻黄、丹参、葛根、大黄)连续 7 天给大鼠灌服,发现每种药物对动物不同组织脏器中环核苷酸水平的影响是不同的,分析发现环核苷酸含量变化显著的脏器,与各药归经的关系十分密切。为探讨揭示中药归经理论的实质,利用动物实验对淫羊藿、肉桂的归经问题进行了研究,研究方法源自环核苷酸水平变化观测法,制备并应用肾阳虚动物模型,以动物肾等组织中微量活性物质 MDA 含量变化为指标,观察了淫羊藿、肉桂对病理状态下组织脏器的选择性影响。实验结果显示,与模型对照组比较,淫羊藿组、肉桂组动物肾组织中 MDA 含量均有明显变化。以上实验结果与传统中医药学对两药归经的认识具有较大相近性。此外,有学者通过对中药归经的实验研究思路和方法的归纳、总结,提出了"病态模型—药物成分分布和生理生化指标检测—药效实验"三结合的实验研究原则[16]。

综上所述,目前中药归经的实验研究取得了一定成果,但仍存在诸多问题,尚需开展进一步的研究工作。如应注意归经理论中所指的脏腑,是中医学中特有的定位概念,其与解剖学器官组织有较大的区别,研究中将两者等同将不利于诠释归经的现代内涵。如将涵盖所有药性的 60 味中药灌服小鼠 1、2、4 小时后,聚类分析不同归经对各组织器官功能的影响来进行中药归经的形态学基础研究,发现一种归经可以作用于多个器官组织,不同归经可以作用于相同的器官组织,同一归经中药在给药后不同时间点作用的器官组织类别有所不同,提示中医脏腑与解剖学器官组织之间不是单纯的一一对应关系,而是一种具有交叉重叠的网络关系。因此对于药物归经的理解,我们更应重视药物产生效应的所在部位。另外,引经和引经药之说作为归经理论的重要组成部分,其与药物配伍之后对药物作用选择性改变的现代实质研究应引起重视,有助于全面阐释中药归经的现代科学内涵[2,11,17]。

(六)归经的载体学说

载体学说是指用载体将药物直接送到病变部位的靶细胞,以提高药物的选择性。如桔梗、远志在天王补心丹中作为引药,其实质是桔梗、远志的主要成分皂苷,作为表面活性剂,增加了该方中其他成分的溶解度,更好地发挥了疗效。又如某些药用酒制或胆汁制,可增加脂溶性,用盐或童便制可使有效成分生成钠盐;玄参、香附或失笑散用醋制是将其有效成分玄参素乙素转变成醋酸盐而入汤剂时溶解度增加以提高疗效。由此可以看出,中药引经药的实质是增加复方中其他药物有效成分的溶解度,促进药用成分的吸收、特异性分布,有利于药用成分直达疾病部位,更好地发挥疗效。药物动力学研究表明,药物在组织器官等部位浓度愈高,其结合性愈强,药物作用的效果也愈佳。所以应用现代药动学的方法研究引经药中的活性成分在体内的特异性分布,可以说明它对作用点或靶器官具有选择性和亲和性[18]。靶向给药是一种使病变部位的药物浓度增大,从而提高药物的利用度的方法。中药归经是有针对性地利用引经药物导向性使药物的有效成分尽量多地到达目的器官。

五、中药的升降浮沉与中药药效学

中药的升降浮沉是药物性能在人体内呈现的一种走向和趋势,即在人体环境里药物作用的部位。向上向外的作用称为升浮,向下向内的作用称为沉降。一般来说,具有解表、透疹、祛风湿、升阳举陷、开窍醒神、温阳补火、行气解郁及涌吐等功效的药物，其作用趋向主要是升浮的；而具有清热、泻火、利湿、安神、止呕、平抑肝阳、息风止痉、止咳平喘、收敛固涩及止血等功效的药物，其作用趋向主要是沉降的。

中药升降浮沉理论的现代研究除不断丰富和发展原有的经典理论外，还集中研究了升降浮沉与中药药理作用的关系及影响药物升降浮沉的因素这两个方面。

研究证实，补中益气汤对子宫脱垂有肯定疗效，它可以选择性提高兔、狗在体或离体子宫肌的张力；单味升麻、柴胡都可显著提高兔离体子宫肌的张力，说明了升麻、柴胡两味药物，可起到向上的升提作用。随着研究的进一步深入，发现在传统的中药升降浮沉理论之外，其亦有特殊性、双向性、不明显性及可变性。花叶类药物质地轻扬，本主升浮，但旋覆花、丁香降气止呕，槐花治肠风下血，番泻叶泻下导滞等，其性沉降而非升浮；子实类药物质地重实，本主沉降，但蔓荆子疏散表邪以清利头目、苍耳子发散风寒通鼻窍等，其性升浮而非沉降。因此中药升降浮沉之特殊性应从其临床发挥的作用方面去理解。有些中药具有升浮和沉降的双向作用趋向，如麻黄发汗、解表具有升浮的特性，又能止咳平喘、利尿消肿而具有沉降的特性；白芍上行头目祛风止痛，具有升浮的特性，又能下行血海以活血通经，又具有沉降的特点；黄芪既能补气升阳、托毒生肌，具有升浮的特性，又能利水消肿、固表止汗，具有沉降的特点。

另一方面，药物升、降，浮、沉的性能与药物的性味、炮炙、质地、配伍等因素密切相关。《本草纲目》中记载："酸咸无升，甘辛无降，寒无升，热无沉"。大多数味辛、甘，性温热者属升浮药；味酸、苦、咸，性寒凉者属沉降药。加工炮制能改变药物升降浮沉的作用趋势。如酒炙提升，盐制则降，姜炒则散，醋炒则敛。大黄经酒炙炒后则能改其通下之性为上行，具有行血通经，祛瘀止痛的功效。延胡经醋炒炙后，增强其收敛止痛的作用。就药物的质地而言，凡花、叶及质地轻松的药物，大多作用升浮，如辛夷、菊花、升麻；凡属于实及质地重浊的药物，大多作用沉降，如苏子、枳实、代赭石。但也有例外，前人有"诸花皆升，旋覆独降；诸子皆沉，蔓荆独升"之说。又有麻黄既可发汗解表，又能止咳平喘、利水消肿；川芎上行巅顶，下通血海，具升降两方面的功效。在配伍用药中，升浮药配伍在大量的沉降药之中，方剂功效随之趋下；沉降药处于大量的升浮药中，方剂的功效也随之趋上[19]。

综上所述，功效主治及药性理论对中药药效学的研究起着重要的指导作用。在中医药理论的指导下，合理认识和利用中药药效作用的特点，遵循其作用的基本规律，围绕功效主治及药性理论开展中药药效学研究，结合现代医学的生理病理，运用先进的科学研究方法，方能全面而深入地阐释中药药理作用的科学内涵所在。中药的功效主治理论与中药药效的关系及对中药药效研究中的指导作用将在各论中阐述。

（吴清和　陈　奇）

主要参考文献

[1] 沈映君．中药药理学．中医药学高级丛书．北京：人民卫生出版社，2000

[2] 吴清和．中药药理学．全国高等中医药院校规划教材．北京：高等教育出版社，2007

[3] 王米渠．寒热性中药对 SD 大鼠的实验研究．浙江中医学院学报，2002，26(6)：43-45

[4] 余惠曼．中药四性的生物热动力学研究-参叶和参花药性的微量量热力学比较．中草药，2001，(10)：34-36

[5] 余惠曼．中药四性的生物热动力学研究-生晒参和红参药性的微量量热学比较．中国中医药杂

志,2002,(15):1045-1047

[6] 周韶华．中药四性的生物热动力学研究-黄连不同炮制品药性的微量热力学比较．中草药,2004,(35):1230-1232

[7] 周韶华．中药四性的生物热动力学研究-左金丸与反金丸寒热药性的微量热力学比交．中国中医药杂志,2004,29(12):1183-1185

[8] 程彬彬．中药四性定性定量方法初探．山西中医,2000,(2):36-37

[9] 俞仲毅．中药四性对组织器官功能的影响的初步探讨．中成药,2006,(4):48-50

[10] 盛良．论化学元素具有寒热温凉四性-论中药四性与现代化学的统一．中国中医基础学杂志,2003,(1):6-7

[11] 朱文锋．中医诊断学．上海:上海科学技术出版社,1995

[12] 姜开运．五味的理论探讨．北京中医药,2008,27(9):722-725

[13] 盛良．中药四气五味和化学成分的关系．现代中医西医结合杂志,2004,(12):2-3

[14] 卢训丛．中药性味归经理论的研究思路与方法．中国中医基础医学杂志,2006,12(11):803-804

[15] 王博．中药归经的形态学基础研究．上海中医药大学学报,2006,(20)1:51-53

[16] 张杰．利用蛋白质组学研究技术开展中药归经理论实质的研究．中国中医药信息杂志,2007,14(1):5-7

[17] 侯家玉．中药药理学．新世纪全国高等中医药院校规划教材．北京:中国中医药出版社,2002.4-10

[18] 陈月娥．利用高通量筛选技术研究中药的归经作用．新中医,2007,39(7):88-89

[19] 苗彦霞．升降浮沉药性理论发微．陕西中医,2007,28(5):597-598

第3章

中药药动学研究

中药药理学既研究中药对机体的作用规律，又研究机体对中药的处理规律，前者称为中药效应动力学（简称中药药效学 Pharmacodynamics of TCM），后者称为中药代谢动力学（简称中药药动学 Pharmacokinetics of TCM）。中药药代动力学，其研究对象是中药，是指在中医药理论指导下，利用动力学的原理与数学处理方法，定量地描述中药有效成分、有效部位、单味中药和中药复方通过各种给药途径进入机体后的吸收、分布、代谢和排泄等过程的动态变化规律，即研究给药后体内中药的位置、数量、疗效与时间之间的关系，并提出解释这些关系所需要的数学关系式的科学。对新药筛选、剂量控制、用药安全有效，尤其是适应国际对中药的生物有效性研究等问题都具有现实意义。但中药成分复杂，药动学的研究困难很多，至今还没有能建立起一套完整的实验方法，中药药代动力学要有所突破，需要寻找更好的研究方法。中药成分复杂，其中有效成分在体内的吸收、分布、代谢和排泄与有效成分单体直接给药后的体内过程不尽相同。因此，在中药药动学研究方法上采用从简到繁，由点到面，从特殊到整体的研究思路，通过现代检测技术定性定量分析体内化学成分，比较活性单体和中药整体进入体内后各成分药动学的差异，进而揭示中药药代动力学规律、各成分之间的关系以及中药复方的配伍规律。

一、有效成分明确的中药药动学实验方法及其经时变化

（一）测定中药君药主要成分或类同指标的成分

测定中药中有效成分的代谢动力学过程，其方法同化学药物并无明显不同，故此仅作简单介绍，读者欲求其详，可阅读有关专著。

1. 给药和采样　药动学研究除可在人体进行外，动物实验常可用狗或大鼠，称重、编号、计算剂量后，采取选定的途径给药，然后根据所测药物的不同选定采样时间采取血样。

2. 样品的前处理　测定前，对样品中的成分进行提取、分离、纯化或使待测组分富集或衍生化，从而改善组分的可测定性。在中药药物动力学研究的化学分析方法中，前处理方法一直是研究中的难点。因为所用的分析仪器对待测样品大都有一定的要求，通常它与分析方法的选择性、精密度和准确性紧密相关，选择一个适宜的前处理方法也是实验成败的关键。样品的采集过程中，尤其注意加入抗凝剂的时间，不可预先给动物静脉注射抗凝剂，一般在采血后用抗凝剂作处理。除蛋白质的方法通常是通过加入蛋白质沉淀剂，使蛋白质沉淀，经离心去除。

3. 生物样本中药物浓度的测定　分析样本为血液、尿液等，通过一定的分析手段，测定生物样本中药物的浓度，并将浓度-时间数据经过数学模型拟定，得到药动学参数，结合药物的生物活性，对药物体内过程进行评价，以此为根据进行药物初步筛选、制定给药方

案和进行剂型改进。对于药物吸收、分布、代谢、消除的细致研究，也可提示药物作用机制，并对筛选更安全、更有效及更经济的新药提供思路和方向。选用的方法应力求灵敏、准确、精密及专一。常用的方法有分光光度法、化学发光法、薄层色谱法、液相色谱法、高效毛细管电泳法、酶免疫测定法、同位素标记法等。其中最常用的是高效液相色谱法（HPLC法），而且联用技术的发展也为血清药物成分的检测提供了更方便、快捷的方法。

方法的选择，应根据药物的理化性质和实验室条件而定。应用前要进行相当时间的摸索，要求分析方法：第一，灵敏度高。以静脉血药浓度为例，最好能检出1%～100%的初始浓度的药量。第二，专一性强。能区别药物代谢产物，并用药物等。第三，重现性好。以变异系数 CV 来表示：$CV=(S/X)100\%$，争取小于5%，至少小于10%。第四，回收率高。生物样本的回收率应大于75%，同时要求方法简便、快速。总之，药物动力学的研究成功，依赖于最佳分析方法和条件的建立。实验观察期最好大于消除半衰期的5倍，不要小于3倍，过短将使参数的估算不准确。

4. 制备血药浓度-时间曲线（药时曲线）　定时连续测定血药浓度，待药物在体内全部清除，测定完毕，将结果输入电脑，选择适当的动力学软件进行拟合，即可确定动力学模型归属，并运算打印出各种参数和药时曲线。近年来，高效液相色谱-质谱联用技术（HPLC-MS、HPLC-MS/MS），计算机程序拟合药动学模型更多的受到广大科研工作者的重视。

（二）中药的体内过程时效与时量关系

药物进入人体后因体内过程ADME（吸收absorption、分布distribution、代谢metabolism、排泄elimination）诸方面的影响，机体内总药量以及各部位药物的量或浓度随着时间的推移而处于一种动态变化之中，此即"时量关系"（T-D关系），以纵坐标为浓度，横坐标为药后时间，体内药量随时间变化的关系（时量关系），可绘制出一条曲线，称时量曲线。药物的效应随时间由体内尤其是靶部位的药量或浓度所决定，此即"时效关系"（T-E关系），若纵坐标为效应，横坐标为药后时间，则用药后产生的药效随时间的变化关系（时效关系）绘制出的曲线，称时效曲线。时量关系和时效关系可统称为经时变化，药动学最重要任务之一就是研究药物经时变化的规律。

1. 中药的时效关系与时量关系　如前述时效关系取决于时量关系，尤其是直接取决于药物靶部位的时量关系，进行靶部位的时量关系研究应较为合适，然而即使是已有检测方法的化学药物，实测靶部位的时量关系研究在人体几乎不可能进行，在动物也极其困难。由于定时采血检测方便可行，所以药动学研究多以检测血药浓度的经时变化（时浓关系），来间接推测药物的时量（体内药量）关系和时效关系。时效关系和时浓关系一般是相对平行而非绝对平行，在某些药物两者可差异很大，因此可以说时浓的研究方法仅只是可行的而不是最理想的，至于完全脱离时效关系的研究，单纯为了时浓关系而进行时浓关系的研究则更是舍本求末了。应当指出，中药的研究有很大的特殊性，与上述情形不同，目前绝大多数中药及其方剂根本无法测定血药浓度，而是借助于药效或毒效手段直接探求中药的时效关系，再间接推算药物的时量关系（少数情况也可以是时浓关系）。从中药无法检测血药浓度来说是个缺陷；但从另一角度来看，这迫使我们想方设法直接研究中药的时效关系，也未尝不是件好事，由此可以使研究工作密切地与中药的效应相关联。中药体内过程的研究模式与化学药物有不同的地方，可概括为：

化学药物:时浓关系→时量关系、时效关系

中　　药:时效关系→时量关系(时浓关系)

2. 几个重要的参数

(1)消除动力学:药物在体内的降解(包括转化与排泄)称为消除(elimination),有两种消除动力学:①单位时间消除率恒定(有固定半衰期)的称为一级动力学。多数药物在治疗量的消除呈恒比消除,消除速率与血药浓度有关,半衰期恒定;②单位时间消除量恒定(无固定半衰期)的称为零级动力学。消除速率与药量或浓度无关,半衰期不恒定,可随给药剂量或浓度而变化。绝大多数药物包括中药都按一级动力学消除;少数药物用量过大时超过了机体消除能力极限,单位时间内只能按最大速度消除恒量药物即零级动力学消除,但当体内药量降解到一定程度时转变为一级动力学消除。研究中药应判明属于何种动力学消除,若为零级消除应找出转变为一级消除的量的关系。

(2)两种经时变化图形:给药后,药物的体内过程即吸收、分布、代谢和排泄共同起作用形成药物的血药浓度变化曲线。初期,药物吸收大于消除,形成曲线的上升部分,称为药物吸收分布相;当药物吸收与消除的速度相等时,达到峰浓度(peak concentration);以后药物吸收小于消除,形成曲线的下降部分,称为药物代谢排泄相。图中曲线处于满意效应的最小有效浓度(minimal effect concentration,MEC)之上的时间段是药物生效和失效的维持时间(duration of effect)。MEC的高度是药物作用的强度(intensity),MEC与最小不良反应浓度(MEC for adverse response)之间的范围是用药的治疗剂量窗(therapeatic dosage window)。从给药开始到MEC的时间称为潜伏期(latent period),因此,吸收、分布、代谢和排泄没有严格的分界线,但在某段时间内以某些过程为优势而已。由时量曲线与横坐标轴围成的面积称为曲线下面积(area under the curve,AUC),它与吸收入体循环的药量成正比例,反映进入体循环药物的相对量。

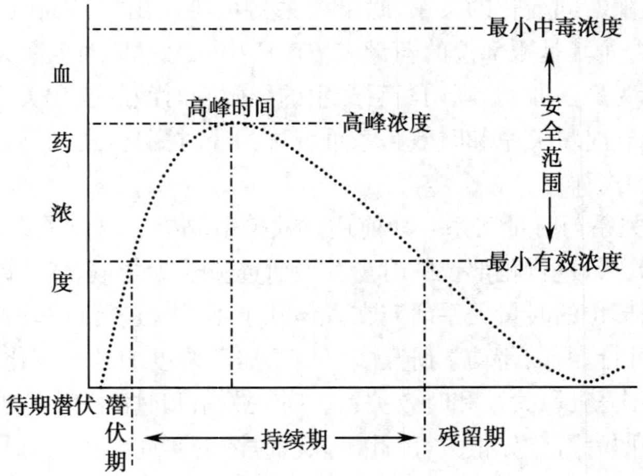

图 3-1　血管外给药的药时曲线示意图

若横轴定为用药后时间,纵轴为药物效应(或体内药量/浓度),因给药途径不同可得两类图形,静注给药时曲线立即达最高点,而后逐渐下降(消除相,或分布相加消除相);而口服或肌注时,因药物吸收一般较缓慢,曲线逐渐上升(吸收相,即使有分布相也往往被掩盖),达高峰后转为下降(消除相),其他给药途径也都有吸收相,但图形一般介于上述两者之间,研究中药时应给出相应图形。图 3-1 为血管外给药的药时曲线示意图。

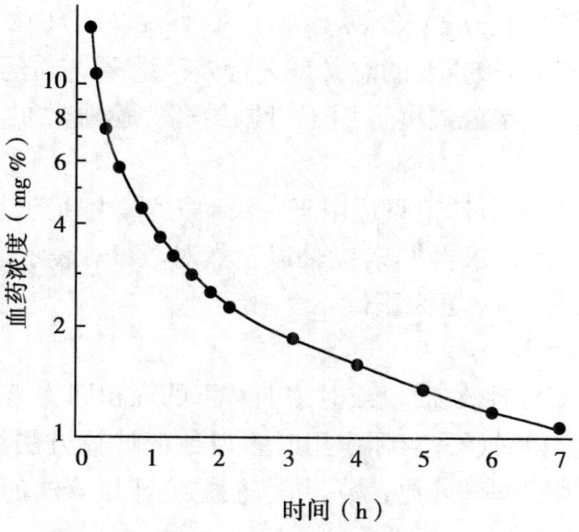

图 3-2　血药浓度时间-时间曲线图

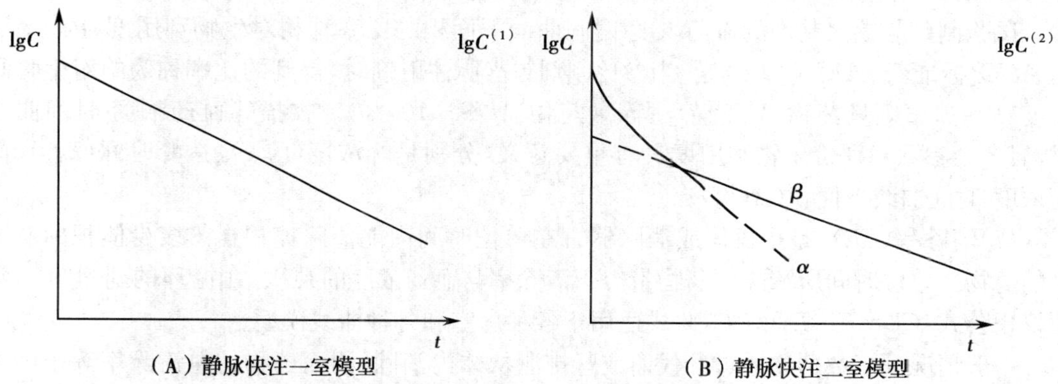

图 3-3　静脉注射给药一室和二室模型药时曲线

(3)房室模型：图 3-2 和图 3-3 中若纵轴取对数，消除相为一直线时称为一房室模型；如果曲线下降段不能转化为一条直线而是左侧有“抬头”时则称为二房室（或多房室）模型，抬头部分为分布相，直线部分为消除相。房室数因药物不同而异，即使同一药物也可因给药途径不同、采点时间早晚而不一样。药物静脉推注时一般呈二房室模型，但若分布相太快太短或采点时间开始过晚，以及分布相太慢以致延及曲线全程时，也可呈一房室模型；药物口服时多因吸收相掩盖了分布相，一般呈一房室模型。但也应注意，房室数的判定与取样点的数目有很大关系，实际应用时可采用药动学软件比较不同房室数下模型的拟合参数加以确定。

(4)表观分布容积(V_d)：是给药剂量或体内药量与血浆药物浓度间相互关系的一个比例常数。其可设想为体内药量按血药浓度均匀分布时所需要的体液的容积。它不具有直接的生理意义，在多数情况下与真实体积无关。其数值的大小能反映该药的分布特性。一般水溶性或极性大的药物不易进入细胞内或脂肪组织中，血药浓度较高，表观分布容积小；而亲脂性药物通常在血液中的浓度较低，表观分布容积较大，往往超过体液总体积。因此，表观分布容积是药物的一个特征参数，对于一种药物，该参数是一个确定的数值。中药药动学研究若能直接检测或间接求出血药浓度，可按下式计算 V_d（式中 D 是给药剂量，F 是生物利用度，C_0 是零时间血药浓度，C 是任意时间血药浓度，X 是任意时间的体内药量，下同）：

$$V_d(mg/kg)=D\times F(mg/kg)/C_0(mg/kg)=X(mg/kg)/C(mg/L),X=C\times V_d$$

V_d除能提示分布特点外，最重要的意义是进行体存量 X 与血药浓度 C 的换算。若了解 AUC 值，则 $V_d=D_0/AUC$。本公式可适用于口服给药完全吸收的情况，此时 D_0 代表口服剂量。

(5)消除速率常数(k)：本节讨论只适用于一级动力学，中药药动学研究不论纵轴取什么单位(药效、量和浓度)，都可以求得 k，若纵轴以自然对数(ln)表示，则消除相直线的负斜率就是 k，因此斜率恒为负值，而 k 恒为正值。

(6)半衰期($t_{1/2}$)：$t_{1/2}=\ln2/k=0.693/k$

(7)曲线下面积(AUC)：时效、时量或时浓曲线下的面积即为 AUC，若为一级动力学，可对曲线方程式进行积分求得 AUC，实际应用时多以数值计算方法获得该参数。AUC 较重要，可计算生物利用度、消除率等其他参数，并且也是统计矩算法的基本参数。实际应用时多以数值计算方法获得该参数。

(8)生物利用度(F)：是指非血管给药的药物进入血液循环的量与所给药量之比。生物利用度反映一个制剂被人体吸收利用的程度，影响因素有人体的生物因素和药物的制剂因素。试验制剂与参比制剂的血药浓度-时间曲线下面积的比率称相对生物利用度(F=受试药 AUC/标准药 $AUC\times100\%$)。当参比制剂是静脉注射剂时，得到的比率称为绝对生物利用度(F=口服等量药物 AUC/静注等量药物 $AUC\times100\%$)。在描述血药浓度-时间曲线时，有 3 个参数对评价生物利用度具有重要意义，分别是峰浓度(C_{max})、达峰时间(t_{max})、血药浓度-时间曲线下面积(AUC)。

(9)消除率(CL)：是指机体或消除器官在单位时间内能清除掉相当于多少体积的血液中的药物。单位时间所清除的药物量等于清除率与血药浓度的乘积。中药不易求得 V_d，常建议用公式：$CL=F\times D/AUC$，此式适用于各种房室和各种曲线模型。

一般情况下多数药物通过肝代谢或肾排泄从体内消除，因而药物的总清除率等于肝清除率 CL_h 与肾清除率 CL_r 之和，$CL=CL_h+CL_r$。其中，肾廓清率是总体廓清率中很重要的部分。每项分钟约有 125ml 血浆在肾脏过滤为超滤液。若药物全部被“滤掉”，则肾廓清率数值与滤液体积相同。药物的肾廓清率公式如下：肾廓清率=单位时间尿药排泄量/血浆药浓度。

(10)有效水平和毒性水平：有效水平和毒性水平只有结合药效学的方法才能进行实测。体内药量或浓度低于有效水平则无效，高出毒性水平则出现中毒，非静脉用药时的经时变化曲线与有效水平相交而形成潜伏期、持效期和残效期的划分，且有峰值和达峰时间的概念；静注时无潜伏期。必须以此两水平为参数标准，才能设计临床合理用药方案。

3. 中药一次用药后的时量关系　获得中药有关药动学参数后，则可用计算方法求出一次用药后任意时间 t 的血药浓度或体存量。

4. 中药多次连续用药的时量关系　讨论仅适于一级动力学消除，多次连续用药情况千变万化，为了简化，可设每次用量和用药间隔(τ)是固定不变的，并按一房室模型处理，且忽略吸收相的影响。

5. 临床合理用药方案的设计　中药临床合理用药方案设计的目的，就是最充分地发挥中药的治疗作用，尽可能地避免不良反应的发生。中药用药方案设计的内容包括：选择剂型和给药途径、确定每次用量和用药间隔时间、决定疗程的长短、配伍用药等。设计时必须的参数有 5 个，即：$t_{1/2}$、V_d、F 值、有效水平和毒性水平。例如多次连续给药时可利用这 5 个参数及有关公式，设计出每次剂量和用药间隔时间，以使稳态峰值不高出毒性水平，稳态谷值不低于有效水平。

二、有效成分不明或缺乏定量分析方法的中药药动学实验方法

中药具有化学成分复杂、有效成分不明、质量控制困难、体内作用机制不清等特点，因而难以选择适当的指标来衡量其在体内的确切过程[1]。所以根据药物的总体生物活性效应来估算其整体在体内的大致过程不失为一有效方法，并具有一定临床指导价值。目前中药多为中药复方制剂，尚不能用化学测定的方法测定血药浓度以了解其在体内的变化，然而辨证论治复方配伍是中医临床用药的精髓，因此，从整体观点出发研究中药，进一步用数学公式模拟体内过程，探索其在体内的命运，对于整理提高祖国医药学遗产是有意义的。

(一)药理效应法

1. 效应半衰期法　包括Smolen氏法和国内的效应半衰期法，两法的原理和步骤基本相同，合于一起介绍。

(1)原理：以中药的药理效应为指标，先分别求出该中药的量效(D-E，本节以X-E表示)关系和时效(T-E)关系，再利用X、T、E之间的三维关系进行转换以求得T-X关系，故又可称作三维转换法。求得T-X关系后，即可按一般药动学方法中的公式绘制T-X曲线，分析模型和计算药动学有关参数。

(2)方法和步骤：

1)选择药理效应的指标。找出能灵敏、定量地反映中药药效的指标是此法的关键。若指标反应迅速(起效快)而且可逆(恢复)，则可在同一对象上连续动态观察(常需要一定数量对象以求均值及标准差)，如血压、心律、眼压、痛阈和瞳孔直径等；若指标反应慢或不可逆(如阿托品散瞳起效虽快但恢复太慢)则每个对象上只能观察一个实验点(这就需要多组对象)，如^{33}Rb的吸收、发汗、消炎、抗感染和退热等。受试对象所需数应视指标的性质、方法、精度及中药效应强弱而定。

2)建立X-E关系。剂量应处于$ED_{15}\sim ED_{85}$之间，因此段量效曲线可作为直线处理，若能转换成直线如反应率取几率单位(probit)，则用量范围可适当扩大。剂量当然皆取对数为横轴。可直接求测X-E关系，也可在测T-E关系的同时间接得出X-E关系(先测定不同剂量的多条T-E关系线，而后纵连各线的峰值而得)。测得X-E关系则可方便地求出ED_{50}值。

3)建立T-E关系。应选择较大剂量(ED_{85}左右)以拉开效应变化的差距，时间为横轴，用药后动态观察T-E曲线变化，可设6～8个时间点，间隔应前密后疏，有的指标可以同一对象上连续观察；有的指标一个对象上只能取得一个数据。

(3)本法的特点及评价：本法优点是指标密切与中药疗效关联，可直接求出药物效应半衰期，故对临床实践有较大意义；利用不同给药途径及不同制剂的AUC可计算绝对和相对生物利用度；与毒效指标结合可求测中药的治疗指数；有助于追踪中药有效成分。本法的主要缺点是对多数中药来说，难于找到灵敏而可靠并能定量反映疗效的恰当药理指标，故适用面较窄。

2. 药效作用期法

所谓药效作用期指药效持续时间而言，在$ED_{20}\sim ED_{80}$范围内按一定比率选3～5个剂量，对同一对象先后给药(间隔时间应为药效作用期的6～7倍)，或对不同对象分组给药，观

察剂量和药效作用期的关系，以对数剂量为横轴就药效作用期作图，若基本成直线则按直线回归求斜率 b_p，则效量半衰期 $t_{1/2(ED)}=0.03\times b_p$。

有研究者认为用类似而更简单的方法可达同样目的，理论上剂量每增加一倍则药效作用期延长一个半衰期，亦即 D×2n 则作用期延长 $n\times t_{1/2}$，故可设 D 及 2D（倍量）两个剂量组，其作用期分为 $p_{(D)}$ 和 $p_{(2D)}$，则 $t_{1/2(ED)}=p_{(2D)}$。

此法优点是简便，适用于中药，但仅当药效作用期明确无误时才适用，且不能提供更多的药动学信息量，指标的选择也较困难。

（二）毒理效应法

1. 急性累计死亡率法　本法由赫梅生等提出，有研究者已用此法估测了很多中药和数十种复方的药动学参数，其他单位也参考此法作了许多研究。

（1）原理：本法采用动物累计死亡率测定药物蓄积性的方法与药动学中多点动态检测的原则结合以估测药动学参数，实际也是体存量、时间和毒性效应进行三维转换而求得 T-X 关系。以急性累计死亡率为指标，适用于各种能使小鼠致死的中药及方剂。

（2）方法及步骤：中药按传统方法浸煎，减压浓缩至适当浓度备用，药液应尽快使用，并力求缩短实验全程，以防药液变质，此点颇为重要。

建立 D-P 直线：小鼠按组间一致原则（首先人为分出性别及体重层次，再随机分配）正确分成 5～7 组（每组 10 只），以几率单位法测 ip LD_{50} 和 D-P（对数剂量-死亡几率单位）直线回归方程式。若想求测口服给药的 F 值，需同时测小鼠的口服给药的 LD_{50}。

设计用药剂量和间隔时间：用药剂量按 D-P 直线斜率之不同而异，建议用 $1/2LD_{90}$，这样理论上两次腹腔注射此量最大累积死亡率为 0.9，可避免小鼠全死情况；用药间隔一般取 0.5、1、2、3、4、6、8、12、24、48、72 小时中的 6～8 个时间点，半衰期短的中药可增设 5、10、15 分钟的时间点。

两次腹腔注射药物观察累计死亡率，将小鼠（雌雄各半为好）分成 6～8 组，每组 20～40 只，各组皆两次腹腔注射确定好的剂量，但用药间隔时间各组不同，观察各组累计死亡率至不再出现死亡为止（中药大多需时 3～5 天），记录死亡时间、死亡情况及雌雄小鼠死亡数。

（3）计算、求测 T-X 关系：D 为腹腔注射剂量，P 为累计死亡几率单位（查表），D_c 为累积死亡率的相当剂量，a 及 b 分别为 D-P 直线截距和斜率，则各组 D_c 计算式为：

$$\lg D_c=(P-a)/b$$

各组第一次腹腔注射后经过用药间隔时间的体存量 $X=D_c-D$，体存百分率（%）=（X/D）100%，就各组间隔时间（横轴）和 X 或 $\lg X$ 作图则得 T-X 曲线，据此可分析中药的消除动力学房室模型，并计算药动学参数，利用中国药理学会推荐的 3p87 程序通过微机计算十分方便。

（4）本法的特点及评价：本法最大优点是有普遍适用性，因为指标是非特异的死亡率，只要腹腔注射浓缩能致死的中药都适用，对那些找不到恰当药效指标的中药几乎是唯一可用的方法；其次本法简便易行，不需特殊设备和试剂；本法能观察到死前症状以推测中药作用性质；死亡时间可反映中药起效快慢；D-P 直线斜率可表明中药效应个体差异大小；能求出中药的生物利用度；可判断毒效的性别差异；与药理效应法结合可测定治疗指数；有助于中药毒性成分的探讨。本法主要缺点是毒效有可能与药效不平行，毒效成分与药效成分不同时差别更大；毒性小的中药如滋补药等难于测出死亡率则不适用；本法计数指标误差较大，量效曲线两头尤其如此。

2. LC_{50}补量法　本法是在急性累计死亡率法基础上改进而成，原理相同，改进处是二次腹腔注射同量药物变为第一次腹腔注射某量基础上，不同时间后，求测降低了的LC_{50}(t)，间隔时间越短LC_{50}(t)，降低量越大，第一次用药后不同时间的体存量$R_t = LC_{50} - LC_{50}$(t)。本法优点是结果更精确，误差小，死亡指标在曲线中段；缺点是所用动物数成倍增加，而且分组、给药及时间把握上更复杂。

（三）微生物法

微生物法又称琼脂扩散法。具有抗菌活性的中药复方制剂，可选用适宜的试验菌株，利用微生物法测定血液或尿样样品的浓度，然后拟合模型，分别计算药动学参数。其原理为：抗菌成分产生的抑菌环大小与其浓度对数呈线性关系，参照对照品的浓度与抑菌环大小的标准曲线，可测知待测样品的浓度。此法测定的是体液总体抗菌数，有简便易行，体液用量少等优点。但特异性不高，机体内外抗菌效应作用机制的差异、细菌选择的得当与否、可在一定程度上影响药代动力学参数的准确性。其他生物测定法也广泛用于测定中药的体液浓度，如利用水蛭素的抗凝活性，用凝血酶凝结测定法、生色底物法、蝰蛇酶凝结时间法等对水蛭素的药动学进行了研究。

在中药体内过程研究中，此类方法有广阔前景，一般步骤是：①给机体用中药制剂后，按药动学要求不同时间多点采血，适当处理后备用；②选择对中药药效易起反应的受试对象或生物标本，如微生物、原虫、离体组织、培养细胞以及正常或病理整体动物；③与“标准品”对照，换算出各血样中中药的有效浓度，取得T-C关系；④分析模型求测药动学参数。

本法关键问题是选择中药的“标准品”以及离体实验中如何避免非特异因素的干扰。

（四）关于中药药动学的几点说明

1. 上述4法所测得的“药量”或“效量”，既指原型药物又包括有效转化产物，且以原型药的等效量表示。所以当不存在有效转化物时与原型药一致，存在时则不一致。

2. 效量$t_{1/2}$与血药$t_{1/2}$的关系：当不存在有效转化物且靶部位在中央室时，$t_{1/2}$可基本一致；虽不存在有效转化物，但靶部位在周边室时，效量数据变化较血浓度者迟而弱，且效量$t_{1/2}$也较血浓度者长；当存在有效转化物时，效量$t_{1/2}$肯定长于血浓度$t_{1/2}$。

3. 中药药动学研究中，具有较大实际意义的药动学参数是消除速率常数和半衰期，除微生物和生物检定法外，一般不能求测血药浓度真值，故不能计算药动学原含义的V_d及CL值。

4. 综上所述，中药药动学参数称为“中药表观药动学参数”或“中药效量动力学参数”为宜。

三、中药药物动力学新学说新方法

随着中药药动学研究受重视程度的提高及先进检测技术的不断问世，中药药动学领域出现了一些新学说与新方法，现将一些重要的学说、方法作一简单介绍。

（一）中药证治药动学

“证治药动学”(syndrome and treatment pharmacokinetics)是我国学者黄熙提出的将“证机体”、方剂理论与药动学结合的新理论，证治药动学包括辨证药动学和复方效应成分药动学。辨证药动学是指同一药物在不同“证”的动物或人体内的药动学参数不同，这种差异明显影响药效和毒副作用。参照辨证药动学参数用药则可使这种差异消失和减轻。辨证药动学研究的目的是探讨中医“证”的生理病理状态对药动学的作用规律，具有中医特色，符合中医药基本理论，更适合中药的药动学研究，并对阐明中医临床用药的辨证施治和提高方剂临床疗效均具有重要的意义。目前，在大量实验依据的基础上，中药证治药动学假说认为，复方进入体内的化学成分：①能定性定量；②数目相对有限；③能代表母方的多靶点效应；④成分之间存在着药动学与药效学相互作用；⑤与机体相互作用可产生新的生理活性物质；⑥能被中医“证”患者的机体独特处置。

对于复方进入体内的化学成分数目相对有限并能代表母方的多种效应，提出如下实验研究思路：①测定方药体内/血清的成分谱，观察方药吸收或进入人体（血清）的化学成分动态分布状态，质的变化和动态数目范围；②在成分谱中确定与母方效应相关成分，即靶成分。靶成分可以是一个或多个，可以是原型，也可以是代谢产物或与机体相互作用形成的新活性物质；③建立靶成分的体内浓度测定方法，研究靶成分的药动学，进行靶成分的治疗药物监测。在上述基础上，研究不同治法系列方剂之间如下的共性和个性：制剂中化学成分与方药体内（血清）成分谱、靶成分及其药动学、靶成分的浓度-效应关系；方剂血清成分谱、靶成分的 TDM、方剂血清成分谱、靶成分与中药七情、归经、四气五味和升降沉浮的关系[2]。

（二）中药胃肠药动学

中药胃肠药动学，是涉及药物、机体和两者之间相互作用规律的研究。中药复方制剂中成分复杂，理化性质也各不相同，每种成分口服进入体内后均既受胃肠道环境（酸、碱性，肠道细菌，消化酶等）的影响，也受其他成分的影响，因此各成分在胃肠道内的溶出速率和吸收不同。中药胃肠药动学是研究复方有效成分在胃肠道内的溶出、吸收、代谢的动力学及其影响因素，较之化学药物的生物药剂学，“中药胃肠药动学”一词，能较明确反映受试物为中药制剂，体内定位在胃肠道，重点在揭示其各有效成分之间协同或拮抗的规律，阐明其在胃肠内的药动学变化。其主要研究中药复方制剂在胃肠道内的动态变化过程，虽然这种变化是机体对药物的最初作用，用它必将影响到复方中各种成分在体内的全过程。通过对药物肠内菌群代谢的研究，有助于发现天然前体药物，揭示中药复方的真正作用成分，推动药物动力学的研究。如用中药血清药理学与中药胃肠药动学相结合的思路和方法研究人参皂苷的肠内菌代谢及其产物吸收。

这是一个较新的研究领域，为促进其发展，不少学者提出了自己的见解，认为中药胃肠药动学应建立规范化技术方法和应用领域；并建议以测定整体动物的药理作用或采用中药血清药理学作为研究方法，用数学公式推导复方效应成分在胃肠道内的综合变化模式，尤其应注意治疗消化道疾病方剂胃肠药动学研究的特殊性。

（三）中药指纹图谱药动学

近年来有学者提出利用中药指纹图谱（fingerprint spectrum）进行药动学研究。指纹图谱的主要峰面积与药效相关，先在体外利用液相色谱等方法测定建立血浆中药物的指纹图谱，作为质控标准，然后通过探讨药物被实验动物或人体吸收入血后的相应指纹图谱的变化得到药动学参数，进行药代研究。

（四）时辰药动学

时辰药动学是基于生物体在生命过程中具有内在的时间演化规律而建立的一门学科。体内许多内外分泌激素、细胞因子等的分泌也都具有时间节律，表现为在血中的浓度曲线随四季、日夜、晨昏的不同而有高低变化的特性，进而外推用以探讨药物在体内的动力代谢过程也是否具有相应的时辰节律，不同时间用药药物的动力学过程可能不同，并进一步导致药效和毒性出现差异。

四、中药生物有效性

(一)中药生物有效性的概念

药物是由物质、生物活性、适用性三个要素构成的体系。药剂学的任务是把具有生物活性的物质制成适宜的剂型，剂型中的生物活性物质进入机体到达作用部位，呈现治疗效应，就是生物有效性。

中药的生物有效性是研究制剂施于机体后药物的量变规律，以及影响的因素，进而阐明药物及其制剂与治疗效应的关系。常通过同种药物不同剂型间或同种药物同种剂型不同厂家或同一厂家不同生产批号产品间的比较进行。制剂生物有效性量化的主要表达方式是生物利用度(Bioavailability)。实践已经证明，同一中药，若剂型改变，即使有效成分相等，临床效果未必相同。这说明制剂中的主药含量并不是决定临床效果的唯一指标，化学等值并不一定生物等效。若选取某种生物指标(如血药浓度、组织药物浓度，尿中药物排泄量或药物在生物体内的代谢浓度等)则可反映药物制剂在体内可能被利用的程度，从而间接地判断疗效。就口服制剂而言，只有吸收的那一部分才能产生药效。

中药生物利用度系指中药的有效成分或其治疗的主要部分，到达体循环的相对速度和程度。生物利用度对中药的有效性、安全性均具有重要的作用，如果血药浓度超越最小中毒浓度就会导致危险，血药浓度达不到最小治疗浓度就不呈现药效。可见掌握生物利用度是制备理想中成药的基础。

由于体内试验难度大，干扰因素多，因此，不可能每种产品、每批产品都进行试验。寻找反映制剂生物有效性的体外测定方法很有必要，目前为各国药典收载的是测定溶出度。溶出度是指固体或半固体药物制剂在适当的介质中，主药成分的溶出速度和程度。

中药的生物有效性系指以中医药理论为指导，结合中医临床疗效，运用现代科学技术方法，研究有效成分在体内的命运以及被机体利用的速度和程度。

中药生物有效性的研究，有助于阐明中医药理论，并促进中药的发展，为优选合理剂型、改进制剂工艺、充分发挥疗效、减少毒副作用，指导临床合理用药，提供科学依据，并推动中药临床药剂学的形成和发展[3]。

(二)中药生物有效性研究的现状和意义

为了能够从实验角度客观地反映中药疗效，近年来已经开始运用药代动力学的理论和技术研究中药的生物有效性，并为生产和临床提供了重要的参考。

1. 中药生物有效性的研究现状　进行中药生物有效性研究时，既要借鉴制剂研究的现代技术和方法，又要保证中医药理论指导下设计出有特色的研究方法。目前，中药生物有效性的研究归纳起来有以下三种情况。

(1)有效成分明确，而且有可供定量检测分析方法的中药，可以按照一般化学制剂研究生物有效性的方法进行。有效成分是中药治病的物质基础。麻黄能够平喘，因其含有麻黄碱，元胡能止痛，因其含有延胡索乙素，大黄泻下力缓，因其不但含有蒽醌类且含有多量的鞣质。因此对制剂中有效成分进行生物有效性研究，可以反映制剂的疗效[4]。矾蜡丸、琥珀矾蜡丸、痔漏无双丸等三种蜡丸皆含有白矾[$KAl(SO_4)_2 \cdot 12H_2O$]，曾有人用 Al^{3+} 为指标，动用转篮法测验其主药白矾的溶出度。

(2)组成成分比较复杂，但能选择其中某个或某类能反映中药制剂药效的化学成分，作为检测指标，进行制剂的生物有效性研究，例如香莲丸中的小檗碱，防风通圣丸中的黄芩苷、总蒽醌，都曾被用作生物有效性的研究。

(3)组方复杂、有效成分不明确或未能建立灵敏、专一定量检测方法的中药，可以从中医整体观点出发，选择药效学指标，定量地反映体内过程。

中药往往含有多种成分，通常发挥的是综合性的药理作用。若进一步分离成单体，用于临床，疗效可能会降低。因此，对某一单体应用血药浓度的方法求得的药动学参数，不一定能反映中药的真实体内过程。在中医整体观指导下研究中药的生物有效性，进而用数学方程式模拟体内过程的研究[5]，已引起中药药剂学和中药药理学界的极大关注。例如，根据体内药量与药理效应对应关系，研究包公藤甲素两种缩瞳剂的生物利用度的“药理效应法”；根据药物剂量与药效强度之间关系研究青蒿素油注射液抗疟作用的效量半衰期法；将药动学中多点动态测定的原理与用动物急性死亡率测定蓄积性的方法结合起来，用数学方程式模拟体内过程，探索中药特别是含有毒组分中药在体内的命运的“药物累积法”等，均能较密切地联系临床实际，估算出安全有效的用药剂量范围，解决中药的安全与有效性问题。

2. 中药生物有效性研究的意义　中药生物有效性的研究，对中药事业发展具有如下作用：

(1)优选药物剂型，为剂型改革提供依据：在处方和用药目的的明确前提下，优选适宜的剂型尤为重要。研究时通常将同一处方的药物制成几种不同剂型，进行体外溶出度和体内生物利用度的测定，从中优选出生物利用度高、溶出度符合用药目的和要求的剂型。如黄连的主要有效成分小檗碱，水中溶解度很小，肌内注射 2～5ml(1mg/ml)很难达到有效抗菌浓度，且因为小檗碱季铵盐难以透过肠壁吸收，所以治肠道感染，黄连素注射液远不如黄连素片或黄连素灌肠液有效。

(2)评价制剂内在质量，分析影响药效的因素：同一处方不同生产来源的同一剂型的制剂，即使主药成分含量相同，但疗效却不一定完全相同。因为制剂的生产条件，辅料的种类、规格与用量，甚至操作的程序和方法等都有可能影响药效的发挥。对制剂的溶出度和体内生物利用度的研究，不仅可较客观地评价制剂的内在质量，并能及时发现存在的问题。如进一步对用不同工艺、不同辅料或不同操作方法生产的同种剂型，进行有计划的对比试验，就可找出影响药效的关键，优选出最佳生产工艺、适宜辅料和合理的操作方法，确保中药质量。如将难溶性穿心莲内酯以 PEG-6000 为载体制成固体分散物，进一步压制成片剂，与未经固体分散法处理的片剂进行溶出度对比，前者明显优于后者。

(3)拟定给药方案，指导合理用药：中药应用后，只有在药物的治疗安全范围内，并在一定时间维持较平稳的波动，才能既充分发挥疗效，又避免副作用和毒性反应。不同药物的治疗安全范围不同，某些毒性较大的药物的治疗安全范围较窄，必需根据其特性，拟定有针对性的给药方案。因此，研究药物在体内的吸收、分布、代谢和排泄，求出药物在体内的吸收常数(Ka)、消除速度常数(K_e)、生物半衰期($t_{1/2}$)、表观分布容积(V_d)、达峰时间(t_p)、最大峰值(C_p)等，绘制血药经时曲线，计算曲线下面积(AUC)，求生物利用度，确定房室模型，推导相应的数学方程式，拟定出包括给药总剂量、给药速度、给药方式及给药间隔时间等内容的合理给药方案。如麻黄和氨茶碱都是常用的平喘药，但实验研究[6]指出，氨茶碱伍用麻黄后，氨茶碱的血药浓度降低，消除速度常数增加，消除半衰期缩短，峰值降低，表观分布容积增加，血药浓度-时间曲线下面积减少。可见，临床将麻黄与氨茶碱同时应用是不合理的。

(三)影响生物有效性的因素

为发挥中药在体内的药效作用,首先要控制支配血药浓度的主要因素,通常认为影响药物吸收的因素常常是影响中药生物有效性的主要因素。影响中药吸收的因素归纳为三个方面,即机体因素,药物因素或剂型因素。

1. 机体因素对中药生物有效性的影响

(1)生理条件:包括性别、年龄、种属、胃排空速度、小肠蠕动和吸收的程度等均可影响中药的生物有效性。

(2)血液循环:血液能影响中药的吸收,故饮酒可促进胃的吸收,而小肠因为有足够的血流量,除动脉转运外,对一般药物吸收影响不大。至于淋巴系统的吸收占比例极小。

(3)胃肠分泌物与黏膜内代谢:胃肠内壁表面存在丰富的黏蛋白,可妨碍某些药物的吸收。胆汁酸对若干难溶性药物起增溶作用,有利于吸收;但也能与一些药物生成不溶性药物,影响吸收。胃肠道内除消化酶外,还有肠内菌丛产生的酶及肠上皮细胞新生时所产生的酶。它们对药物水解或还原起催化作用,而且药物在肠内停留时间越长,这类反应可能性越大。对可溶性药物而言,其吸收的限速阶段为溶出速度。故黏膜内的代谢不可忽视。

2. 药物因素对中药生物有效性的影响

(1)剂型:剂型的种类组成各异,对药物释放的速度和程度都产生不同的影响。

通常剂型与吸收的关系,可以分为药物从剂型中释放溶出与药物通过生物膜吸收两个过程。前一过程以剂型条件为主,后一过程以生理因素为主尤其是与内环境的pH值有关,同时与药物中不同化学成分的解离常数也很有关系。因此,药物的吸收量通常正比于药物从剂型中释放-溶解的量。由于剂型因素的差异,可使制剂具有不同的释放特性,以致影响药物的吸收和疗效,包括起效时间、作用强度、作用部位、持续时间以及副作用等[7]。

(2)粒径:中药的溶解速度随着药物的粉末溶解面积而变化。假如各个粉粒均为球形,则其比表面积(样品具有的总表面积)随粒子的直径减少而增加。

通常一般口服的中药,需要在胃肠液中溶出后才能在体内吸收而显效,所以难溶性药物的粉末愈细,则体内吸收速度就愈快,吸收量也愈多。

传统的中药部分或全部直接应用中药材粉末制成,其中的有效成分,大部分被包裹在尚未击破的细胞内,这些成分溶出之前,首先要透过细胞壁,逐渐扩散到粉粒表面,再转移到溶液或体液中去。这一过程与丸剂等剂型本身的溶散、溶出混杂在一起,十分复杂。

减小中药粉料的粒径,既可以更多地击破药材细胞壁,加速有效成分的溶出度,亦可以增加与胃肠黏膜的接触面积,这是提高中药生物有效性的重要措施之一。

(3)晶型:很多药物的化学成分的结构相同,但可因结晶条件不同而得到不同的晶型,这种现象称为多晶型现象。有机化合物的多晶型现象较为普遍。晶型不同,它们的理化性质如密度、熔点、溶解度和溶出速度都有可能不同。在一定的温度和压力下,多晶型中只有一种是稳定型,其熵值最小,熔点最高,溶解度最小,化学稳定性好。其他晶型为亚稳定型的,熔点低,溶解度大,溶出速度比较快。因此可因晶型不同而呈现不同的生物利用度。通常亚稳型药物生物利用度较高,稳定型药物生物利用度较低,甚至无效。

能引起晶型转变的外界条件有:①干热;②熔融;③粉碎;④结晶条件,如溶剂不同,饱和程度不同都可能产生不同的晶型;⑤混悬,在贮存过程中可能发生晶型转变,甚至在测定药物溶解速度的短时间中亦可能发生晶型转变。

五、中药药动学今后研究的建议

(一)目标及挑战

中药药动学的研究目前处于起步阶段,尚未形成具有特色的体系。中药药动学较多的是参照化学药物研究的方法,选择制剂中某一化学成分测定血药浓度。此法对单一有效成分为原料的中药制剂是可行的,但对于采用此法研究的结果是否能代表成分复杂的中药或其复方整体的药动学规律这一问题,学术界存在着较大争议。

中药药动学研究面临的挑战来自3个方面:①基础理论与传统医学的相关性。②研究方法的难度,研究目标物的微量性和质量的可控性。③世界先进科学技术应用,要求我国的中药药动学研究有较高水平以面对外部世界的挑战。重视中药代谢物的研究对推动中药现代研究也显示其研究价值。对中药发挥药理作用的物质基础和化学本质认识相当困难,许多中药的化学成分,特别是真正的有效成分不很清楚。这些化学物质在治疗用的方剂中含量极微,一般多在毫克水平或更低。中药中化学成分的含量还受多种因素的影响,如产地、种植条件、品种所用部位、收获时间等因素的影响,难以控制其质量的均一性,这些都给研究中药的药动学带来困难。

20世纪80年代中期,有研究者提出遵循中医整体观思想[8],率先提出并用于中药药动学的药物累积法问世,随后这一研究领域开始活跃起来,大批学者采用此法对多种单味药、中药复方等进行了药动学研究并得到了大量有益的结果。由于药物累积法所采用的指标为非特异性的死亡率,部分学者认为这主要反映了药物毒性成分的药动学情况,对毒性与药效不一致的药物,提出以药效为指标的药理效应法,此外还有微生物法,适用于具有抗菌作用的中药。上述三种方法的共同点是:研究过程中所依赖的指标均为生物效应,故总称为生物效应法。其共同的特点在于研究对象不是某一化学成分,因此结果可以反映整个药物在体内的动态变化规律,符合中医的整体观原则,能体现复方中药制剂的综合疗效及其体内命运。其实验方法是通过输入药物剂量这个参数,得到不同时间的反应结果,至于中间可能出现的过程仍属黑箱,具体发生的变化则未能清晰描述。因此对药物的吸收、分布、代谢和排泄等体内过程的具体分析也有困难。

血药浓度法与生物效应法各有优缺点[9],在中药尤其是中药复方制剂药动学的研究中,双方各自的优势正是对方的不足之处,两者可以互补。因此对不同经典名方,按生物效应法,同时选择其中有效成分或指标成分按血药浓度法平行进行药动学研究,综合分析实验结果,以阐明相关性。有研究者曾对几种中药制剂按此思路进行了初步的研究,结果表明,血药浓度法与药物累积法之间有相关性。同时也有学者对生物效应法中的药物累积法和药理效应法、药理效应法与药物溶出度的关系进行探讨,认为存在一定联系。若按平行对照的原则,以中药经典名方为实例,应用血药浓度法和生物效应法,研究制剂中有关成分在动物体内的存在状态、动态变化及其药理效应,并探讨实验方法间相互关系,导出数学规律方程,为建立反映中医药特色、科学描述中药制剂体内转运过程的中药复方制剂药动学研究方法提供依据,保证临床用药的安全、有效解决中药因缺乏药动学研究资料无法出口的难题,指导研究中药新制剂,促进中药新药研究与国际接轨。

(二)建立药物动力学与药效动力学(PK-PD)统一模型

任何药物均须及时抵达作用部位,并维持一定浓度和一定时间,才能与受体结合,产生药理效应。凡欲合理地使用药物,均须了解药物体内的规律。

1. 血药浓度法不足以反映中医方药药动学特征

药物代谢动力学(Pharmacokinetics，简称 PK)定量地研究药物体内过程的动态规律。通常是概括生物样本中的药量与时间的函数关系，建立数学模式，确定有关参数，以便用数学语言定量、简明地描述药物体内的动态规律。由于任何药物发挥药理作用均须及时抵达作用部位，并在一定时间维持一定的血药浓度，才能与受体结合，产生药理效应。所以对一些能取得单体有效成分的中药制剂进行中药药动学研究，采用灵敏的化学方法测定血药浓度，获得的药动学参数是可以描述其动力学特征的。但中药通常都含有多种成分，对于由多味中药组成的复方，其中的化学成分则可以数十，数百甚至上千种计。成分如此复杂的中医方药照搬西药的药动学研究方法，仅测定其中某一指标成分或即使是有效成分的研究结果，难以反映中医方药体内动力学的全貌，这是中医方药研究工作者应达成的共识。

以成分简单的丁公藤注射剂为例探讨单一有效成分及总体成分在体内药动学的特征[10]。丁公藤含东莨菪内酯、东莨菪苷和丁公藤甲素等成分，其中东莨菪苷经水解后可转化为东莨菪内酯。当血清药物不经水解处理，其药-时曲线可出现双峰现象($t_{max}1$=1.08±3.88min，$t_{max}2$=2.45±1.79h)[1]，如果将含药血清用0.002mol/LHCI溶液保温水解30min，所测的成分是总东莨菪内酯，其药-时曲线不出现双峰现象，属动力学二房室模型 $t_{1/2\alpha}$=0.668h，$t_{1/2\beta}$=1.990h[2]。二房室开放式模型为描述丁公藤中总东莨菪内酯在小鼠体内动态变化规律的最佳选择模型，呈一级动力学消除。相关系数 $R=1.000$($S=2.299$)。血药浓度随时间变化的动力学方程为：$C=3714.636e^{-1.038t}+517.346e^{-0.348t}-4231.982e^{-5.308t}$。各项药动学参数如下：$D=881$mg/kg，Co=3471.587μg/ml，$A=3714.636$μg/ml，$B=517.346$μg/ml，$\alpha=1.038h^{-1}$，$\beta=0.348h^{-1}$，$K_a=5.308h^{-1}$，$K_{12}=0.128h^{-1}$，$K_{21}=0.444h^{-1}$，$K_e=0.814h^{-1}$，$t_{1/2ka}=0.131$h，$t_{1/2\alpha}=0.668h^{-1}$，$t_{1/2\beta}=1.990$h，$AUC=4266.8$mg/L·h，$Tp=0.399$h，$C_{max}=2396.1081$mg/L。进一步以血药浓度法与生物累积法分别进行实验研究，结果发现：$K_{血}\gg K_{累}$、$t_{1/2血}$(1.18h)<$t_{1/2累}$(20.6h)、$V_{血}\ll V_{累}$、$AUC_{血}\ll AUC_{累}$……。提示，在通常剂量情况下，体内消除远远快于总成分累积毒性消除，反映了在此条件下，呈现酶饱和状态，肝脏解毒和肾脏排泄的速度缓慢，半衰期明显延长，药物主要分布在周边室，出现蓄积性。可见血药浓度法和药物累积法分别研究丁公藤的动力学规律及其参数是有差异的。

血药浓度法以药物中的某一成分或组分为指标；累积法以总体成分毒性效应所致的死亡率为指标。药物体内的相互作用或转化以及酶饱和动力学因素的影响，都会引起动力学参数的改变。由单一药材丁公藤制备的注射剂，应用血药浓度法与生物效应法测得的药动学参数尚且有差异，组成复杂的中医方药若仅用其中的某一成分测定血药浓度，其结果是远远无法反映在体内的真实过程的。

类似的实验结果同时提示，血药浓度法与药物累积法之间存在一定的相关性[11]，如在体内代谢转化比较快的青藤碱，两法相关性研究表明：$Y=11.845X-137.23$，相关系数 $r=0.9983$。青藤碱10～80分钟血药浓度与主含青藤碱的制剂风痛宁5～50分钟体存量存在明显的线性相关性，这表明药物累积法与血药浓度法具有内在一致性。两者之间既有差异又有联系。

2. 应用同一含药血清平行进行 PK-PD 研究

了解方中各味药的主要有效成分及成分的化学群与药理效应的关系，这将有助于探明中医方药作用的物质基础，阐明其作用原理。由于化学结构和特性，各成分进入体循环的程度亦不同，如果按照血药浓度法，分析中药复方制剂中每个成分的动态行为，将可以得出众多的动力学参数。因此探讨不同类别化学成分血药浓度法与生物效应法即 PK-PD(Pharmacodynamic，简称 PD)模型就具有重要的意义。PK/PD 模型是通过将一个 PK 模型和一个 PD 模型相结合得到的，从而在给药和药物作用间建立起一种定量关系。PK 和 PD 在中医方药动力学的研究中各有特点，双方各自的优势正是对方的不足之处，两者可以互补，故对不同中医方药，应用同一含药血清，按生物效应法，同时选择其中有效成分或指标成分按血药浓度法同步平行进行药动学研究，可以消除实验中由于动物种属、体质、环境……等因素的影响而对结果的干扰，综合分析实验结果，阐明两者间的相关性，有利于对体内过程的客观分析和正确判断。

有研究者曾对多种中药复方制剂按此思路进行过探索，应用同一血清同步进行血药浓度法与药理效应法探讨药物动力学，例如通过对四逆汤的初步研究发现此模型的可行性及两者的相关性，实验中分别测定乌头碱、次乌头碱、新乌头碱及其水解产物在不同时相血中含量，并利用同一血源测定不同时相心肌收缩力等药理效应，从中探讨 PK、PD 之间的相关性[12]。

定量地统一研究药物体内过程与生物效应的动态规律，对于中药复方制剂来说，有一定的困难。这一方面是由于成分复杂同时还可能出现原发和继发反应间血清药物浓度与药效反应间的关系可变性。含药血清本身的复杂性，对实验也会有一定干扰，故必须处理血清防止干扰。有时还会出现血清药物浓度与效应间存在的时滞现象，如片剂经口给药时的特征与剂型的崩解、溶出和吸收部位状态有关，或者药效反应主要由于它的代谢物产生。另一方面也可能因为药代动力学研究过程采样时间与效应动力学中的观察时间不一致等原因而导致结果的可变性。因此，应用同一血清样品先分别进行药代与药效动力学研究，然后建立 PK-PD 模型，通过药量与时间关系，把剂量与药效反应联系起来，是解决上述困难的可行方法。

3. 应用统计矩阵法分析中医方药 PK-PD 模型

药物在体内的过程可以看成是一种随机的统计过程。当药物以不同途径进入机体时，药物化学成分群体也同时进入机体，但由于各种随机因素使不同成分在体内的时间过程不尽相同，有的成分被迅速排泄或代谢，有的则被某个组织摄取而在体内长期驻留。但是，药物成分吸收、分布、代谢或排泄的概率是相同的，故药时曲线也可看成是药物化学成分群在体内不同的驻留时间的概率分布曲线，可用统计学的概率分布曲线的统计参数描述。一般的程序是采用房室模型模拟药物进入机体后的变化规律，确定函数表达式并由此计算出能定量反映药物体内过程的各项参数[13]。

近年来非房室模型分析法有很大进展，其优点是不受房室模型的限制，可通过计算获得主要的药动学参数，如应用卷积法、统计矩法等。统计矩在概率统计中用来表示随机变量的某种分布特征。将统计矩的概念用于药代动力学分析的基础是：当一定量的药物输入机体时，不论是在给药部位或在整个机体内，各个药物分子滞留时间的长短，均属随机变量。药物在体内的命运可以看作是这种随机变量所相应的总体效应，因而药-时曲线是某种概率统计曲线。不论任何给药途径，均具有零阶至二阶三个统计矩，其含义如下：

①零阶矩：血药浓度-时间线下时间从零至无穷大的面积，即 $AUC=\int_0^\infty Cdt$。

②一阶矩：MRT(平均滞留时间)，表示完整药物分子通过机体(包括在机体内药物的释放、吸收、分布和消除过程)所需要的平均时间：

$MRT=\int_0^\infty tCdt/\int_0^\infty Cdt=\frac{AUCM}{AUC}$，式中 $AUCM$ 即 $\int_0^\infty tCdt$。

③二阶矩：VRT（平均滞留时间的方差）表示平均滞留时间的变化程度：

$VRT=\int_0^\infty t^2Cdt/\int_0^\infty Cdt=\int_0^\infty (t\text{-}MRT)^2Cdt/AUC$。

上述阶矩可通过给药后，所得血药浓度-时间数据，用梯形规则经数值积分法算得。

其中 MRT 与半衰期的性质相类似，指的是消除给药量的 63.2%所需要的时间。如静脉给药后用一房室描述：

$MTR_{iv}=t_{0.632}\approx\frac{1}{k}$，$k=\frac{1}{MRT_{iv}}$，$t_{1/2}=0.632MTR_{iv}$。

用统计矩描述药物的体内过程，不受数学模型的限制，其计算主要依据血药浓度-时间曲线下面积 AUC，另外释药与吸收这两个连续而实际上不同的过程，统计矩法可给以区别研究。由于有一些药物的药代动力学特征不易用房室模型处理，这种非房室药代动力学分析或统计矩药动学理论，比经典的隔室模型有更多优点[14]，对中药复方药动学尤为适宜。

药物与机体是一对矛盾，但毕竟处于同一的"统一体"中，主要有效成分及成分的化学群是中医方药发挥治疗效应的物质基础。研究中医方药在体内的效应动力学，用 PK-PD 模型表达中医方药的体内过程，对中医方药进行治疗监测，是中医药与世界药学接轨的有益尝试。

（周玖瑶　余应嘉　李　锐　王　平）

主要参考文献

[1] 周莉玲，等. 中药制剂动力学研究探讨. 中成药，1986，(1)：3

[2] 裴莉霞. 中药药物动力学研究集粹. 中医药学刊，2005，23(1)：121

[3] 贺福元，等. 中药(复方) 药动学研究现状及研究方法探讨. 中草药，2005，36(10)：1582

[4] 周爱香，等. 以抑制肠蠕动亢进作用再探麻黄汤、桂枝汤、银翘散、桑菊饮的药效动力学. 中药药理与临床，1993，(2)：35-36

[5] 周燕文，等. 丁公藤注射液在家兔体内药代动力学研究. 中国中药杂志，1997，22(3)：179

[6] 张淑芳，等. 中药麻黄对氨茶碱血药浓度及药动学参数的影响. 中国医院药学杂志，1986，6(3)：1

[7] 刘雅敏，等. 小活络丸中乌头碱的溶出度研究. 中成药，1993，15(7)：2

[8] 孙瑞元，等. 以药效指标进行中药药动学研究. 中药药理与临床，1988，4(1)：3

[9] 李杰，等. 中药药效/药动学(PK/PD)研究进展. 亚太传统医药，2008，4(2)：68

[10] 周莉玲，等. 丁公藤注射液药动学试验中的相关性研究. 中成药，1999，21(9)：439

[11] 周莉玲，等. 青藤碱制剂药动学试验中药物累积法与血药浓度法的相关性研究. 中成药，1996，18(9)：1

[12] 金若敏，等. 附子、四逆汤抗实验性心率减慢药效动力学研究. 中成药，1992，14(5)：29

[13] 曾衍霖. 群体药代动力学与新药开发. 中国临床药理学杂志，1994，10(4)：239

[14] 李耐三. 中药药动学的特点和参数指导的问题. 中药药理与临床，1991，7(6)：44

第4章

中药毒理学

中药毒理学主要研究中药对机体所产生的不良反应，产生原因，毒性成分，中毒机制及其防治等知识。

中医药事业近50多年来随着社会条件的改善和科学的进步有了很大的提高和发展，具有几千年临床实践、具有独特理论、具有民族特色的诊疗系统是我国医疗卫生保健事业的重要组成部分，其有效性和安全性是无可置疑的；随着医疗保健和人民生活水平的提高，以及对外交流的增多，中药、中成药走出了国门，踏入了世界医林，对人类健康作出了重大的贡献。

由于西药的毒副作用和化学合成新药的研发难度越来越大，耗资多，在全球掀起"回归大自然"的浪潮里，中药、中成药受到世界各国的青睐，中药的疗效也得到了进一步的认可。一些不法分子正是利用人们对中药的信赖和喜爱，为了某种目的而夸大其辞地宣扬什么"中药是纯天然物质，无毒性、无副作用"。近来，"中药有病能治病，无病能健身"等广告虽然有所控制，但仍不少见，中药及其制成品的滥用导致出现的毒副作用与日俱增，这造成很多患者对中医药认识产生了误区，事实上由中药引起的毒副作用甚至死亡，自古以来确有所论述。有研究者收集了1982～1995年期间，有关中药不良反应的报道800多篇，共3000多例产生不良反应及中药品种460多种，其中单味药239种（占51.96%），中成药和中药制剂221种（占48.04%）。因中药不良反应致死者267例，其中属单味药229例（占85.76%），中药制剂10例（占3.74%）[3,4]，还有人报道1997—2006年中药不良反应的检出文献量1274篇，有效文献量905篇，1997年中药不良反应的报道52篇，2006年138篇，比1997年多了两倍，中药注射剂不良反应报道总量290篇，1997年6篇，2006年59篇，比1997年上升近9倍，可见，中药不良反应的报道呈上升趋势，其中对中药注射剂不良反应的报道上升趋势尤为明显。

随着中药在国际上的应用增多，由于对中药的特性，用法认识相对不足或使用不当，国外也出现了某些不良反应报告，其中影响最大的是含马兜铃酸中药所致的肾功能衰退，不少国家为此采取了限制该类中药使用的严厉措施，给中药带来了不少的负面影响。因此，加强中药不良反应研究势在必行[1-10]。近年来，有关部门已引起了一定的重视和采取了一定的措施，也出版了关于中药不良反应的著作，但力度尚不够，为了进一步的提高中药疗效，减少和防止不良反应的发生，达到合理使用，安全使用中药的目的，仍有必要介绍这方面的内容，本章将分以下几节叙述。

一、中医学对中药毒性的认识

中药的毒性是中药药性的组成部分，为古今中医药界公认的事实。中药的毒性是古人最早认识的药物的特性（属性），关于中药毒性认识，可以追溯到远古时代有关中药起源的传说——“神农尝百草之滋味，水泉之甘苦，……一日而遇七十毒”。《周礼·天官司冢宰》云："医师掌医之政令，聚毒药以供医事"，东汉；郑玄注云："毒药，药之辛苦者，药之物恒多毒"。表明先祖对毒的认识，认为毒是与中药治疗作用密切相关的特征内涵，毒与药是相通的，这方面的记载也很多，如《医学问答》云："夫药本毒物，故神农辨百草谓之尝毒，药之治病，无非以毒拔毒，以毒攻毒。"[3,11,12]张景岳云："药，谓草木虫、禽兽之类，以能治病，皆谓之毒，药以治病，因毒为能，所谓毒者以气味之有偏也……气味之偏者，药饵之属也，所以去人邪气……"。上述说明，古人之所以将毒作为药物的代称，是因为毒反映了中药的偏性和治病功能。而人体之所以发生疾病是由于阴阳偏盛偏衰的结果。古代医家李东垣说："一阴一阳之谓道，偏阴偏阳之谓疾"，中药之所以能治病，就是利用药物的偏性（毒），调节人体阴阳的偏性，从而达到阴阳之间的相对平衡，使疾病痊愈。所以说凡药皆有毒（偏性）的说法是完全正确的。只是毒的大小不同而已。这就进一步说明了毒（偏性）是中药最基本的性能、用之得当，可发挥治疗效应，用之不当则对机体也可发生种种损害，即现代医学所称的"不良反应"，可以看出毒（偏性）也是中药对机体产生损害性的内在因素，因此对中药毒性也应一分为二，毒性既是中药性能的特征，又是产生不良反应的基础，我们决不能将两者对立起来看：西药也一样，它们也有偏性，如咖啡因可使中枢兴奋，巴比妥可使中枢抑制，其偏性前者为兴奋，后者为抑制，对中枢抑制的患者而言，就可利用咖啡因兴奋中枢的偏性达到治病的目的。相反，对中枢过度兴奋的患者（失眠），也可利用巴比妥类抑制中枢的偏性达到治疗的效果。以上是两药不同的基本性能，用之不当在一定条件下也可转变，如剂量过大或误用等也可产生不良反应（即毒性），如咖啡因剂量过大可引起大脑过度兴奋而致惊厥；巴比妥类催眠药剂量过大或误用可使呼吸深度抑制麻痹而死亡。可见，不论中药或是西药皆有毒性，药效是药物的性能，毒性（不良反应）也是由药性所引发。过去我们对中药的药效研究多一些，而对中药不良反应的认识和研究尚不足，因此对中药、中成药、中药新制剂在临床广泛应用时所出现的种种不良反应我们必须正视它。重视中药不良反应的研究，我们认为这是从更高的一个层次认识和发展中药，我们不但要继承古人对中药的认识，也要继承古人对不良反应的认识，且在古人认识的基础上，对古人已认识的中药不良反应进行科学阐释．对古人未认识到的不良反应，也要进行深入研究。研究其产生毒性的原因，毒性成分（部位）和中毒的靶器官、中毒机制以及中毒的防治等；这就是提高，就是在继承基础上的发展。努力减少和防止不良反应的发生，进一步指导临床合理用药，安全用药，使中药发挥其最大疗效，为人类健康作出更大的贡献。

值得提出的是，有人将毒和毒性作为两种概念来认识，所谓毒，是指影响机体正常生理功能和细胞代谢的有害物质。毒性则是专指对机体的伤害性能。而我们的认识如上所述，古人所说中药毒既是药性，又是产生不良反应的基础。

二、中药不良反应的概念与类型

什么是药物的不良反应，广义的讲，是指用药后机体所出现的各种不良现象。在这里要介绍几个概念，WHO对药物不良反应（Adverse Drug Reaction，ADR）的定义：是为了"预防、诊断或治疗人的疾病，改善人的生理功能，而给予正常剂量的药品时所出现的任何有害且非预期的反应"。我国《药品不良反应监测管理办法》中药品不良反应含义为：合格药品在正常用法用量下出现的与用药目的无关的或意外的有害反应。中药不良反应是指中药（包括中草药，中药饮片）及其制剂（中成药）在正常用法和用量的情况下，产生除治疗作用以外的非预期且有害于机体的反应。

不良反应的类型包括药物的副作用，毒性反应，依赖性，成瘾性，特异质反应，致畸作用，致癌作用和致突变作用等。

(一)副作用(Side reaction)

是指在治疗剂量下所出现的与治疗目的无关的作用，对机体危害性不大的不良反应。如当归有活血养血润肠之功效，当用其养血活血功效时，润肠则成为副作用，可引起轻泻或使慢性腹泻者症状加重。常山有截疟、涌吐痰饮之功效，当治疗疟疾时，截疟为其治疗作用，涌吐则成其副作用；麻黄有发汗、平喘、利水，升高血压，中枢兴奋等作用，对支气管哮喘患者，平喘为其治疗作用，其他作用便成了副作用；相反，对低血压患者，升高血压是治疗作用，其他又成了副作用。中药的副作用可表现在多个方面，这是由于其成分复杂，药理作用多样，因此其副作用是存在的，尤其是单味药的应用更为突出，而中药通过组方后，副作用可明显减轻。

(二)中药的毒性反应(Toxic reaction)

指剂量过大或用药时间过长所引起的机体生理、生化、功能和结构的病理变化。因剂量过大而立即发生的毒性反应称为急性毒性(Acute toxicity)，多损害循环、呼吸和神经系统，也可因长期用药体内药物蓄积过多而逐渐发生，称为慢性毒性，常损害肝、肾、造血器官和内分泌器官的功能。致畸胎(Teratogenesis)、致癌(Carcinogenesis)、致突变(Mutagenesis)三致反应属于中药慢性毒性中的特殊毒性反应。毒性反应一般比较严重，应该尽量避免。

1. 急性毒性反应　中药剂量过大或误用等均可引起中毒，《本草经》中记载有“莨菪多服令人狂走”、“麻蕡多服令人见鬼狂走”等。据现代临床观察，因各种原因引起中药急性中毒的发生率日益增多，致死病例也不鲜见。临床表现在以下各方面：

(1)心血管系统：主要表现为心悸胸闷，发绀，心动过速，心动过缓，心律失常，传导阻滞，血压升高或下降，循环衰竭死亡等。可见上述反应的中药有川乌，草乌、附子、乌头、雪上一枝蒿、万年青、夹竹桃、北五加皮、罗布麻叶、洋金花、莨菪、华山参、垂盆草、黄丹、铅粉、山豆根、蟾蜍、麻黄等；中成药有乌头碱药酒、喉症丸、牛黄清脑片、六神丸、穿心莲片、牛黄解毒丸等。

(2)呼吸系统：主要表现为气紧、咳嗽咯血、哮喘、呼吸困难、急性肺水肿、呼吸肌麻痹或呼吸衰竭等。可见的中药有苦杏仁、桃仁、白果、草乌、肉桂、商陆、雄黄、全蝎等；常见中成药有柴胡汤、复方甘草片、消咳喘等。

(3)神经系统：主要表现为唇舌和肢体发麻、眩晕、头痛、烦躁不安、牙关紧闭、抽搐、惊厥、意识模糊、昏迷、瞳孔缩小或散大，甚至死亡等。可见的中药有马钱子、乌头、川乌、草乌、附子、丹参、蟾蜍、雪上一枝蒿、雷公藤、北豆根、广豆根、苦参、天仙子、麻黄、细辛、厚朴、朱砂、艾叶、马桑、天南星、火麻仁等；常见中成药有舒筋活络丹、龙虎丸、强力补等。

(4)消化系统：主要表现为恶心，呕吐、食饮不振、腹胀、腹痛、腹泻、便秘、消化道出血、黄疸、肝大、肝功能损害、中毒性肝炎，甚至死亡。可见上述反应的中药有瓜蒂、苦杏仁、川乌、草乌、附子、蜈蚣粉、雷公藤、广豆根、北豆根、艾叶、斑蝥、木通、益母草、沉香粉、山慈姑等；中成药有复方宣乌片、安络丸、牵正散等。

(5)泌尿系统：主要表现为腰痛、水肿、尿频、尿少甚至尿闭，尿毒症、急性肾功衰竭甚至死亡。可见的中药有斑蝥、木通、雷公藤、蜈松粉、甘草、千年健、鱼胆、苦楝皮等；中成药有速效伤风胶囊、复方斑蝥散、中华跌打丸、云南白药等。

(6)造血系统：主要表现为白细胞减少、粒细胞缺乏、溶血性贫血、再生障碍性贫血、紫癜，甚至死亡等。可见上述反应的中药有洋金花、芫花、斑蝥、狼毒等；中成药有十滴水、雷公藤片等。

此外，从中药中提取的有效成分直接灌胃或采用注射给药，所引起的毒性反应更为多见，且较严重。如青蒿素灌胃给药，可引起动物的肝、脑损害；钩藤总碱灌胃给药，可引起肾脏损害；独活中所含的花椒毒素口服或腹腔注射，可引起肝损害和肾上腺出血；青黛所含的靛玉红灌胃给药，可引起肝毒和胃肠道损害；虎杖等所含的白藜芦醇苷腹腔注射可引起肝毒和骨髓抑制；蓖麻中所含的蓖麻毒蛋白腹腔注射可引起卵巢和睾丸出血坏死，并可引起下丘脑、垂体、肾上腺、胰腺等出血坏死和退行性病变；棉籽及棉酚可致生精上皮变性，坏死和精子变异；秦艽中所含的秦艽碱甲腹腔注射可致肾损害；延胡中所含的延胡索乙素灌服或龙葵中所含的澳洲茄碱灌胃给药均可引起肾脏的损害等。

2. 慢性毒性反应　中药或中成药经长期服用或重复多次用药所出现的不良反应，称为慢性毒性或长期毒性。古人在这方面也有所记载。如《名医别录》载有葶苈、射干、芫花"久服令人虚"、淫羊藿"久服令人无子"、矾石"久服伤人骨"；《开宝本草》载有胡葱"久服伤神损性，令人多忘，损目明，尤发痼疾"；《食疗本草》中也记载有葫(大蒜)"久服损眼伤肝"，此外《本草经》还有"下药多毒，不可久服"的告诫。现代医学临床也确实发现有些中药或中成药反复应用或长期服用对机体可产生慢性毒性，其表现涉及面也广，如牛黄抱龙丸反复应用可致腹泻；大活络丸连服数日致上消化道出血；活络丹加制附子煎服，每日1次，12天后，心悸胸闷、心电图显示频发室性期前收缩；黄花夹竹桃等含有强心苷类中药长期应用可导致洋地黄样心脏中毒；云南白药连续服用可致血小板减少，皮肤斑瘀点、牙龈出血或鼻衄；有新生儿因患"鹅口疮"涂敷冰硼散0.5g，每日2次，7天后消化道和皮肤出血，最终因循环衰竭而死亡；雷公藤、昆明山海棠等长时间服用，除对肝、肾脏功能有损害外，对生殖系统也有明显的损伤作用；黄药子煎剂、小柴胡汤等长期服用可致肝损害，且有致死病例；含甘草制剂长期服用可致低血钾、高血压和水肿等，有人称此为甘草性假醛固酮增多症；用朱砂挂衣做成的中成药长期服用，可致汞中毒，表现为失眠、多梦、记忆力减退、蛋白尿和肾脏损害。以上说明，中药、中成药长期服用亦可引起慢性中毒，这种慢性毒性正如金元医家张子和所说"凡药有毒也，非止大毒，小毒，虽甘草、苦参，不可不谓之毒，久服必有偏性，气增而久，夭之由也"。

3. 中药的特殊毒性反应

(1)依赖性：由于反复用药，长期用药，患者产生精神依赖，一旦停药出现戒断症状(兴奋、失眠、出汗、呕吐、震颤，甚至虚脱、意识丧失等)，若给予适量药物，症状立即消失，这种现象称为依赖性。有个别中药和中成药长期用药亦可产生依赖性(或成瘾)。如有报道21例患者因患习惯性便秘，长期服用番泻叶(5～9g开水泡服，有的患者用药长达11年之久)，停服则出现戒断症状，表现为焦虑不安、失眠、瞳孔散大、厌食、体温升高、呼吸加快、血压升高、体重减轻等，其戒断症状类似吗啡依赖性的前驱症状，但程度较轻，此戒断症状可用其他药物如润肠丸等缓解或消除；另有报道有患者因患慢性扁桃体炎口服牛黄解毒片，每天4片，咽痛减轻，为使病症治愈，自购药物，长期服用，当连续服用1年后自行停药，即出现咽痛加剧，口周、鼻翼疱疹，全身不适，兴奋失眠，食欲下降，上腹烧灼感，大便秘结等症。当再服牛黄解毒片后，上述症状迅速缓解，只好继续服药，至今30年中，试图停药多次，均出现戒断症状而被迫继续服药，此外，风油精长期服用亦可出现精神依赖。因此对这些能产生依赖性的中药、中成药应严加控制管理[13,14]。

(2)致畸、致癌、致突变:中药长期应用亦可产生致畸、致癌、致突变的作用。如雷公藤为免疫抑制中药,广泛用于类风湿性关节炎、慢性肾炎和红斑性狼疮等自身免疫性疾病的治疗,但长期接触,可使人体外周淋巴细胞染色体畸变。动物试验也证实,雷公藤的剂量超过25mg/kg,可使小鼠染色体畸变。细辛挥发油有致突变作用。黄樟醚、半夏、板蓝根,喜树、花椒等均可引起染色体畸变。

有报道,在动物饲料或饮水中混入不同剂量的常用中药如槟榔、款冬花、紫草、藿香、诃子、细辛、石菖蒲等,长期喂饲,可引起肿瘤的生长,如肝血管内皮肉瘤、肝癌、恶性纤维间质肿瘤等。

(三)中药的过敏反应

1. 过敏反应表现　由于机体受到某些中药或中成药成分刺激后,体内产生了抗体,当该药再次进入机体时,发生抗原抗体的结合反应,造成组织损伤或生理功能紊乱。中药、中成药亦可产生过敏反应,发生率与日俱增,有报道能引起过敏反应的中药、中成药已达210种以上,其表现有轻有重,轻者表现皮疹、斑丘疹、红斑等,重者表现为剥脱性皮炎、过敏性休克等,致死者已不鲜见。能引起过敏反应的中药在150种以上,如荆芥、防风、桂枝、柴胡、羌活、辛夷、葛花、牛蒡子、蝉蜕、白芷、蒲公英、生地、青黛、山豆根、夏枯草、地肤子、鱼腥草、金银花、大青叶、板蓝根、穿心莲、苦参、黄芩、黄连、两面针、三颗针、黄柏、四季青、白蒺藜、青蒿、大黄、番泻叶、追风草、没药、枸杞、延胡索、刺五加、天花粉、金钱草、魔芋、鸦胆子、白芥子、冬虫夏草、竹黄、红花、远志、芍药、沉香、乳香、丹参、三七粉、白芍、斑蝥、莲子、瓦楞子、牡蛎、熟地、黄丹、铅粉、桃仁、川续断、红参、陈皮、水蛭、藜芦、藤黄、僵蚕、蜈蚣、全蝎、菖蒲、生黄芪、狼毒、红矾、天麻、甘草、人参、蚕蛹、桑寄生、补骨脂、菟丝子、白木耳、夜交藤、玉蝴蝶、金樱子、山药、天麻、龙骨、桑椹、银杏、酸枣仁、阿胶、鳖甲、炮甲、皂刺、茯苓、半夏、白英、冰片、雄黄、月季花、洋金花、黄药子、荠草子、红娘子、金果榄、土贝母、雷公藤、昆明山海棠、白花丹、假桐子、马桑果、羚羊角粉、土鳖虫、罂粟壳、土茯苓、大腹皮、地锦草、七叶一枝花、雪上一枝蒿、丁香、臭梧桐叶、鹅不食草、北五加皮、马尾千金草、三品一条枪、含砷石膏、马兜铃、马钱子、冬葵子、天仙子、地瓜子、何首乌、威灵仙、莨菪子、华山参、吕宋果、博落回、海金沙、野芋头、马桑、朱砂、砂仁、樟丹、旋覆花、蓖麻仁、天花粉、穿山甲、密陀僧、红茴香、八角枫等;能引起过敏反应的中成药在60种以上,如:六神丸、七厘散、川芎茶调散、大黄苏打片、鹿茸精、云南白药、喉症丸、靛玉红、首乌片、风油精、桔梗片、磁朱丸、三黄片、附子理中丸、舒筋活络丸、牛黄解毒丸、消咳喘、急支糖浆,天王补心丹、冰硼散、蛇胆川贝液、藿香正气水、冠心苏合丸、三七伤药片、四季青片、鼻炎宁冲剂、紫金龙、六应丸、跌打丸、木瓜丸、痔疮宁、云香精、沉香化滞丸、天麻密环菌片、白果酊、安神补心丸、牛黄解毒片、云芝肝泰、蛇胆陈皮粉、蒲地兰消炎片、活血壮筋丹、黄荆油胶丸和板蓝根注射液、大青叶注射液、茵栀黄注射液、当归注射液、穿心莲注射液、寄生注射液、双黄连注射液、清开灵注射液、苦黄注射液、参麦注射液、黄芪注射液、灯盏细辛注射液、脉络宁注射液、穿琥宁注射液、β-七叶皂苷注射液、莪术油注射液、刺五加注射液、红花注射液、蟾蜍注射液、苦蝶子注射液、天花粉注射液和复方地龙注射液等40多种注射剂。

2. 中药过敏反应机制　中药为什么能产生过敏、众所周知,过敏反应亦称为变态反应、有四种类型:速发型、细胞毒型、免疫复合物型和迟发型,它们都是因机体受抗原半抗原物质刺激而产生的抗原-抗体反应或抗原致敏淋巴细胞反应。能诱发过敏反应的抗原物质很多,如蛋白质、多肽和多糖等大分子物质具有完全抗原性、称全抗原;许多小分子药物或其代谢产物作为半抗原，在体内与蛋白质结合成为全抗原。目前认为凡结构中具有生化活性基团的化学物质都可以是半抗原。中草药成分复杂、品种繁多，其中不少具有抗原性，如动物药中的蛋白质、植物药中的多糖以及小分子物质、黄柏等中的小檗碱，金银花中的绿原酸，茶叶中的茶碱，颠茄中的莨菪碱等，均可诱发不同类型的过敏反应。其中以注射剂所致的过敏反应发生率最高，并以过敏性休克最严重，死亡率高。产生过敏性休克的原因是由于抗原首次进入具有特异质的机体后，在体内产生 IgE 类抗体。IgE 分子具有亲细胞性，其极易与嗜碱性粒细胞和肥大细胞膜上的 Fc 受体结合，使细胞致敏。当这些细胞再次接触相同的抗原时，抗原与细胞上两个邻近的 IgE 分子的 Fc 端桥联，使细胞活化脱颗粒，释放多种过敏介质如组胺、血小板激活因子、白细胞三烯 C_4，D_4，E_4（亦称慢反应物质）、前列腺素 D_2 等这些物质即可在数秒钟至数小时内出现剧烈的局部反应或全身反应。临床表现为荨麻疹，血管神经性水肿，过敏性休克等症状。此种变态反应谓速发型变态反应。

从以上看出，中草药中只要含有生物活性基团的化学成分都有致敏的可能性。这就是为什么中草药过敏反应屡有发生，而且每年都有新品种引起过敏反应报道的主要原因。

三、中药毒性成分和中毒机制

毒性反应是指药物引起机体生理生化功能和结构的病理变化。中药之所以能产生效应或毒性均与其物质基础即化学成分有关。不同的化学成分可在不同的组织或器官上表现出不同的反应。中药的毒性以急性毒性尤为突出，临床报道屡见不鲜，死亡病例亦不少见。下面具体介绍常见中毒成分和中毒机制；

（一）中毒成分为生物碱类的中药

这类中药很多，生物碱既是中药的活性成分，又是中药的毒性成分，含生物碱类有以下几种：

1. 乌头碱　含乌头碱类中药有附子，川乌、草乌、雪上一枝蒿、铁棒锤，落地金钱，搜山虎，中成药有大，小活络丹、壮筋丸、舒筋活络丸等。其主要毒性成分是二萜类双酯型生物碱，如乌头碱，中乌头碱，次乌头碱等，乌头碱中毒量一般为 1～2mg，致死量为 2～4mg，4～6mg 可使人速死。近年来由于乌头类中毒者近 3000 人以上，死亡者数十例，究其根本原因是与所含乌头碱有关。乌头碱主要损害循环系统和神经系统（中枢和外周），前者主要导致各种心律失常，严重者可出现心室扑动、心室颤动，甚至心脏骤停等，后者主要引起中枢神经功能紊乱，严重者可出现昏迷，抽搐和精神失常等。其机制是它能兴奋迷走神经，释放大量的乙酰胆碱，抑制窦房结功能降低窦房结的自律性，出现窦性心动过缓，严重者出现窦性停搏，抑制房室结功能，引起房室传导阻滞；还可直接作用于心室使心室内异位节律点兴奋性增高和产生折返激动，引起多源多形室性期前收缩等．乌头碱类中药中毒可用阿托品等拮抗，多用阿托品 1～5mg/次肌注，静注或静脉滴注，若出现阵发性心动过速．则首选利多卡因亦可联用苯妥英；伴传导阻滞者，可用利多卡因和阿托品进行抢救。

2. 番木鳖碱（士的宁）　含士的宁的中药有番木鳖和马钱子等，以士的宁的毒性最大，它能兴奋脊髓、延髓，大脑，尤其脊髓兴奋最为突出，表现为阵发性强直痉挛，角弓反张，呼吸肌痉挛，麻痹，服量大时可直接作用于心肌，使心搏骤停。士的宁的中毒量为 5～10mg，致死量为 30～100mg。中毒时可立即吸入麻醉药以及用镇静催眠药等解救。

3. 阿托品类生物碱　含此类生物碱中药有天仙子、曼陀罗、闹羊花、颠茄、华山参、虎茄、山莨菪等，此类生物碱能阻断节后胆碱能神经支配的效应器上的 M-胆碱受体而呈现广泛的药理作用。这类中药中毒，多因循环衰竭和呼吸衰竭而死亡，死亡率较高。阿托品的最小致死量为 2～10mg。本类药物中毒时可用拟胆碱药如毛果芸香碱和抗胆碱酯酶药如新斯的明等拮抗，中毒早期可用高铁血红蛋白形成剂解救，如可用亚硝酸盐-硫代硫酸钠法，还可用 4-二甲基氨基苯酚(4-DMAP)疗法等。

4. 比咯里西啶类生物碱　含此类生物碱的药物有千里光、猪屎豆、农吉利、天芥菜等。该类生物碱有肝毒性。它们在肝脏脱氢后生成具有一个或多个高活性亲电子中心的吡咯衍生物，这些衍生物在肝脏很快与一些亲核性成分形成结合型吡咯，水溶性结合型，吡咯既可从尿排出，又可在肝脏被局部大分子吸附作为烷化剂引起肝细胞病变，使肝细胞 RNA 酶活性下降，RNA，DNA 的合成减少，DNA 横断裂，具有迟发性肝损害作用，可导致肝出血、瘀血、变性、坏死，肝性脑病致死。

5. 秋水仙碱　含此类生物碱的中药有山慈姑、花慈姑、芒花、野百合、秋水仙等，秋水仙碱是典型的细胞有丝分裂毒素，使细胞分裂在中期停止，但选择性低，对骨髓有抑制作用，可引起白细胞缺乏和血小板减少等药源性血液病，过量可引起急性中毒，严重者常因休克，呼吸麻痹而死亡，其最小致死量为 6mg。

此外，还有含麻黄碱的麻黄，含苦栋碱的苦栋子，含雷公藤碱的雷公藤和昆明山海棠，过量均可中毒。生南星、生半夏中毒与含生物碱、黏液质、尿黑酸等有关，这些成分对神经系统有强烈的抑制作用，对皮肤黏膜有强刺激性。误服后口腔、咽部、食管肿胀、溃烂、严重时引起窒息死亡。

(二)中毒成分为苷类的中药

含苷类的中药大致可分为 4 种：

1. 强心苷　强心苷也是不少中药的活性成分，过量也成为毒性成分，含强心苷的中药有：万年青、夹竹桃、福寿草、罗布麻、香五加、蟾蜍等，过量强心苷可刺激窦房结或心肌细胞，导致心肌传导阻滞，心律失常；并能抑制心肌细胞膜上的 Na^+、K^+-ATP 酶的活性，促使心肌细胞大量失钾，提高心肌的兴奋性和自律性，还能抑制脑细胞对氧的利用；刺激延髓呕吐中枢，引起胃肠功能紊乱；此外，还能促使 Ca^{2+} 内流，引起心肌细胞滞后去极化，诱发异位节律，导致心律失常，常见的有房室传导阻滞，室性心动过缓或心室颤动等，中毒时根据中毒程度采用补钾、利多卡因、维拉帕米、阿托品及洋地黄抗体等解救。

2. 氰苷　含氰苷的中药有苦杏仁、桃仁、枇杷仁、李子仁、白果，亚麻子、大枫子、瓜蒂、木薯等，中毒是由于其所含的氰苷，氢氰酸等，氰苷水解生成氢氰酸和氰离子，氰离子有剧毒，它可迅速与细胞线粒体中呼吸链上氧化型细胞色素氧化酶的三价铁结合，形成氰化高铁型细胞色素氧化酶，阻断电子传递，从而使组织细胞不能得到充足的氧，生物氧化作用不能正常进行，“造成细胞内窒息”。由于中枢神经系统对缺氧最敏感，故中毒时脑先受损，呼吸中枢麻痹是氢氰酸主要的死因。氢氰酸的致死量为 50mg，吸入气中每升含氢氰酸 300ppm 也可致死。此外，氢氰酸对中枢神经系统有直接的损伤作用，使之先兴奋，后抑制、麻痹，终因呼吸麻痹死亡。

3. 皂苷　含皂苷的中药有木通、黄药子，商陆等，皂苷主要对局部有刺激作用，并能抑制呼吸，损害心脏、肾脏、尚有溶血作用。

4. 黄酮苷　含黄酮苷的中药有芫花，广豆根等，其作用主要是刺激胃肠道，对肝脏的损害，可引起恶心、呕吐和黄疸症状。

(三)中毒成分为萜和内酯类的中药

含萜和内酯类的中药有艾叶、马桑、千金子等，其毒性主要是对局部强烈的刺激作用，内服对胃肠道有刺激作用，并对中枢神经系统有抑制作用。《开宝本草》中介绍千金子种子含脂肪油，有毒成分为环氧续随子醇苯乙酸二乙酸酯，此外，含有殷金醇棕榈酸酯以及续随子醇二乙酸苯甲酸酯等，内服除对胃肠刺激外，可引起肝损害，中毒时可出现剧烈呕吐，头晕，严重者可发生呼吸衰竭。外用对皮肤有刺激性，引起体温变化等。此外，用代谢组学研究发现雷公藤甲素也是环氧化二萜内酯的化合物，具有明显的肾毒性。

(四)中毒成分为毒蛋白的中药

含毒蛋白的中药有苍耳子、相思子、蓖麻子和望江南等，其毒性主要是对胃肠道有强烈的刺激和腐蚀作用，能引起广泛出血，表现为剧烈呕吐、呕血、血尿、甚至惊厥、死亡，这些植物蛋白均为细胞毒，能抑制细胞内蛋白质等生物大分子的合成而杀死细胞，中毒者最终死于呼吸衰竭。

巴豆中毒与其含巴豆油有关，巴豆油毒性大，内服1滴巴豆油即可出现中毒症状，20滴巴豆油即可致死。巴豆油主要含毒性球蛋白，能溶解红细胞，使局部细胞坏死。内服可使消化道腐蚀出血，并损坏肾脏而尿血；外用过量可致皮炎。动物实验表明巴豆油是胃癌诱导剂。

(五)中毒成分为鞣质的中药

含鞣质的中药有五倍子、诃子、石榴皮等引起的中毒与其含水解型鞣质有关。水解鞣质有直接致肝脏毒，长期大量应用可致肝小叶中心坏死、脂肪肝、肝硬化等。

(六)中毒成分为重金属的中药

含这类成分的中药，中成药含量超标已引起国内外的关注，它是影响中药出口和中医药国际声誉的一个重要问题。摄入重金属量稍大或长期摄入少量汞、砷、铅，在体内蓄积到一定量均可引起中毒。如朱砂、轻粉、白降丹和三仙丹、红升丹等主要含有汞化合物。汞化合物对人体具有强烈的刺激性和腐蚀性作用，并能抑制多种酶的活性，引起中枢神经和自主神经功能紊乱，中毒后可出现精神失常，胃肠道刺激症状和消化道出血，严重时可引发急性肾衰竭而死亡。含汞中药对肾脏的损害最为突出，汞剂还可从呼吸道吸入，消化道吸收，外用可从皮肤，黏膜等途径侵入人体。

砒霜、雄黄、雌黄、三品一条枪和枯痔散等含有砷化物，砒霜为剧毒，含三氧化二砷，雄黄含硫化砷。砷可由呼吸道、消化道进入人体内。急性中毒者有口腔，胃肠黏膜水肿、出血、坏死等。砷化物主要经肾脏排泄、无机砷在排出前在体内呈甲基化，可加重肾损害。砷为细胞原浆毒，抑制机体酶系统，损害神经细胞和胃肠道黏膜。成人中毒量为10～20mg，致死量为0.1～0.2g。

黄丹、铅粉、铅霜、黑锡丹和红丹含有铅化合物。铅是多亲和性毒物，作用于全身各个系统，主要损害神经、造血，消化和心血管系统，中毒有急、慢性之分，急性中毒以消化道症状为主，慢性中毒是长期持续服所致，其代谢产物主要沉积在胃组织内，由肾和肠道排出。对肾血管有损害作用，可引起少尿或无尿、血尿、管型尿和肝肾功能损害。

砷、汞、铅都能与体内含巯基的酶结合。使之失活，阻止细胞的氧化呼吸和正常代谢，导致细胞损伤，中毒者多死于肾功能衰竭。砷汞中毒时可用二巯基丙磺酸钠等解救，铅中毒可用依地酸二钠钙解救。

(七)中毒成分为马兜铃酸的中药

含马兜酸的中药有关木通、广防已，马兜铃，天仙藤、朱砂莲、细辛、川木香、青风藤、川木通等，中成药制剂有龙荟凡、龙胆泻肝丸、妇科分清丸、排石冲剂、铁打丸、安阳精制膏、八正丸、当归四逆丸、冠心苏合丸、辛荑丸等。马兜铃酸具有很强的生理作用，也有很强的肾毒性和致癌性。近年来，国际上有关中药毒性的风波迭起，其中以马兜铃酸致肾衰最为严重，现已被定义为马兜铃酸肾病(aristolochic acid nephropathy，AAN)。马兜铃酸引起肾脏损害的特点是广泛的肾间质形成，其致病机制不是很清楚，目前有许多假说，如细胞毒假说，免疫反应假说、缺血说、AA-DNA 加合物(AA-DNA adducts)致病假说等等，目前以细胞毒假说较为认可，该假说认为马兜铃酸具有“胞浆毒”的特性，长期滞留细胞内带来慢性肾损害，它能通过以下途径导致各型 AAN，短期内大剂量马兜铃酸作用于肾小管上皮细胞，可致该细胞坏死及凋亡，出现急性 AAN，小剂量马兜铃酸作用于肾小管上皮细胞，可使该细胞变性和萎缩，出现肾小管功能障碍 AAN。小剂量马兜铃酸反复作用于肾小管上皮细胞，也可激活该细胞，甚至致其转分化。活化的肾小管上皮细胞可释放 TGF2β 等因子，通过细胞间“串话”(corss talking)作用于肾间质成纤维细胞，激活后者分泌细胞外基质，导致肾间质纤维化；转分化成肌成纤维细胞的肾小管上皮细胞，还能直接分泌细胞外基质，加重肾间质纤维化。马兜铃酸还能通过肾小管进入肾间质，直接刺激及激活间质成纤维细胞，分泌细胞外基质，导致肾间质纤维化。后两种途径都参与慢性 AAN 的形成。从以上看出中药有毒无毒是相对的，任何药物都有其规定的安全剂量范围，过量使用均可出现毒性，含马兜铃酸的中药也不例外，关木通的剂量中国药典规定，最大剂量不超过 3～6g，而临床报道引起急性 AAN 的剂量在 15～100g，多数在 30g 以上，且多见单味药用。

此外，班蝥、红娘、青娘等中毒与其含斑蝥素有关。斑蝥素刺激性很强，外用致水疱，溃疡。口服可致肠黏膜坏死、便血。吸收后可引起肾脏损害。

以上仅为部分中药的中毒成分和中毒机制，许多中药中毒的机制还不清楚，有待深入研究[15～30]。

四、引起不良反应的主要原因

中药、中药制剂或中成药产生不良反应的原因很多、也很复杂，从所见资料看出，产生不良反应的原因大致归为三方面，即药物因素、机体因素和其他因素，以下分别介绍。

(一)药物因素

1. 品种混乱　中药品种繁多，经历代本草不断增加，至今已逾万余种，这些药材来源复杂，其中同名异物或异物同名的也不少。因此，品种混乱的现象较为普遍，不少药材的基原有数种甚至几十种，如白头翁就有 16 种，石斛有 20 多种植物来源，不同基原的药材其所含的化学成分有差异，所出现的生物活性及毒性也就不同。中药因品种混乱而引起的不良反应已不少见，如传统药材山豆根，在我国南、北两地因药用习惯不同，品种也不同。北方习用防已科植物蝙蝠葛的根茎(又称北豆根)；南方习用豆科植物柔枝槐的根(又称广豆根)。广豆根的毒性明显大于北豆根。20 世纪 70 年代北方某地区因患流感，而误将南方调入的广豆根当北豆根入药，配制成感冒片，感冒汤，结果发生 200 多人集体中毒；又如黑龙江地区有人曾将当地产的大叶柴胡代替柴胡，配成丸、散剂服用，结果造成中毒和死亡事故。大叶柴胡有毒、急性中毒时，可致痉挛及中枢兴奋等。故同属植物中也不能随便替代，以免中毒。再如，有人因腰腿痛，自服大量木通煎剂，其中 5 例服 60～65g，1 例服 120g，结果均因急性肾功衰竭而死亡。究其原因，可能与同名异物有关，古代所用的是木通科植物木通，而今《中国药典》2010年版收载的是马兜铃科植物东北马兜铃的藤茎即关木通，毛茛科植物小木通的藤茎即为川木通。关木通因含马兜铃酸，对肾脏有一定毒性。还有不少例子限于篇幅，不再列举，总之为减免不良反应的发生，用药时一定要注意药品的基原。

2. 剂量过大　当今社会不少人片面认为中药无毒或毒性很小，在服用中药过程中认为用量多一点，时间长一点无关紧要。就目前资料所见，超剂量服药是引起中毒、死亡的主要原因。有资料统计表明，在中药引起的不良反应例子中有60%以上是由于超剂量服用所致。古人张景岳在《本草正》中曰："无药无毒……若用之不当，凡能病人者，无外毒也。即如家常便饭，本皆养人之正味，其或过用，误用亦能毒人，而况以偏味，偏性之药乎？但毒性有大小，用有权宜，此不可不察耳。"

超剂量用药所致不良反应甚多，略举几例：某女，32岁，因患神经官能症自用甜瓜蒂50g水煎服，服药10分钟，即出现剧吐，继而大汗淋漓，面色苍白，四肢发冷，心音低弱等中毒症状，瓜蒂用量一般是3～6g。有人过量服用积马散致马钱子中毒。曾报道8例因服云南白药超量，引起头晕、眼花、心悸吐泻、烦躁不安、舌及全身发麻，胸闷气短，口唇青紫，步履不稳，大汗淋漓，血压下降等。茵陈是一味安全度较大的中药，但超量服用也可致死，如某女因患无黄疸型传染性肝炎，服用茵陈枣汤（茵陈60g，枣18枚），服药第4天出现心悸、昏迷抽搐、心脏停搏死亡。中毒的主要原因是茵陈剂量已超过常用量（9～15g）的3倍。甘草大剂量服用，可致假性醛固酮增多症，低血钾、甚至诱发肝性脑病，严重者可致代谢性碱中毒。川乌、草乌过量中毒更不用说。在中药急性毒性反应中很多患者是由于超剂量服药所致，提示临床用药应严格掌握剂量。

3. 剂型改变　中药随剂型的改变，其理化性质以及药效，毒性也可能随之而变。一些中药，在其有效成分、药效、毒理、疗效等不很清楚的情况下，尤其在缺乏科学的、有效的质量控制情况下制成针剂，应用时常发生不良反应。如灵芝不良反应甚为少见，而将其制成注射剂后，仅西安地区就发生了27例过敏性休克反应。柴胡、板蓝根、红花、鱼腥草、天麻、地龙，双黄连、复方丹参、参麦、茵栀黄等制成注射剂后，不良反应的发生率和严重程度均明显高于传统使用的剂型。中药注射剂是我国自主研发的新剂型，由于其成分复杂，干扰因素较多导致质量不稳定，尚须进一步的改进生产工艺，提高药品纯度和剔除无活性成分，提高其质量标准。中药剂型的改革是非常重要的，但要有科学依据，要做到安全、有效、制剂稳定、质量可控。如不遵循科学，则可造成不可弥补的损失。

4. 炮制不当或未经炮制　中药通过炮制可以降低毒性，减少副作用，增强疗效。中药若不经炮制或炮制不当入药，也是产生不良反应的重要原因。中药经过炮制处理后，药性和临床疗效会发生很大的变化。这种变化的机制过去主要注意炮制前后化学成分含量变化和药理活性的变化。近年来，学者们认为，只有搞清楚中药炮制过程中化学成分的变化及其机制，才能进一步的了解炮制的目的和改进炮制工艺和制定质量标准。中药在加工炮制过程中，化学成分的变化是比较复杂的。川乌、草乌、附子等因含乌头碱类双酯型生物碱，对心脏有较强毒性，其炮制的目的在于减毒，解毒的机制主要是双酯型生物碱在炮制过程中先使其结构中的苯甲酰基被水解而脱落，然后进一步水解脱去乙酰基而成乌头胺．与此同时，也伴随脱氧作用，生成塔拉乌头胺而使毒性降低。此外，川乌、草乌、附子在炮制过程中，乌头碱类生物碱8位上的乙酰基在较缓和的加热条件下被一些脂肪酰基置换，生成毒性较小的脂生物碱（lipo-alkaloid）类而解毒。因此，含乌头类的方剂，先煎久煎以破坏其毒性成分是很有道理的，若与其他药同煎，煎煮时间短，则毒性成分不能有效的破坏，用之易引起中毒甚至死亡。

关于半夏的记载，生半夏“戟人咽”，“令人吐”，对黏膜有强烈的刺激作用，而制半夏相反有镇吐作用。经现代研究资料表明，半夏中有毒成分为3,4-二羟基苯甲醛和2,5-二羟基苯甲酸，不溶或难溶于水，加热蒸煮易被消除，而止吐的有效成分能溶于热水，且不为煮沸破坏，故半夏经炮制后不仅毒性大减，且药性也发生了变化。

又如由于炮制不当引起不良反应，有报道，以含没药的方剂，患者服后，胸腹难受、并引起呕吐，经查系没药炮制不过性，改用炮制过性的没药后，不良反应即消失。

以上说明中药炮制的重要意义，它是中医控制中药质量的一种行之有效的方法，若不遵循炮制技术或不科学的处理中药则会产生种种不良反应。

5. 药物不纯或受污染　药物不纯或药物受到各种物质的污染后使用均可产生不良反应，如蜜蜂采集了雷公藤、钩吻、曼陀罗、博落回和毛茛等有毒植物的花所酿之蜜，用后可引起中毒甚至死亡。蜂蜜中毒时有报道。矿物类药物，若矿床中含有砷等有毒元素，用后也可引起不良反应。

中药材本身来自高山或农田、来源广而杂，包装和储运等都不很规范，容易造成霉变，虫蛀、发酵、发芽、泛油等变化；中成药加工亦不够规范化，生产过程中控制不佳就易造成污染，这些被污染的中药服用后易导致不良反应。如有人用复方白及散、双紫粉治疗宫颈炎而导致破伤风，究其原因，是药物制剂中污染了破伤风杆菌；又如王某，42岁，医务人员，因感冒自服感冒苏风丸1粒，次日，四肢出现红色风疹块，奇痒。后将此药丸进行细菌培养，结果发现，杂菌8万个/克，霉菌9千个/克，药物受污染所致的皮肤过敏反应。患者过去曾多次服用该药无毒副作用。

6. 方剂配伍不当　中医临床用药，多以方剂为主，一个方剂所用药味，少则几个，多则几十个，其功效应当是该方剂中所有药物的群体效应，若配伍不当，不仅降低疗效，还可能增加毒性。如有人用全蝎，天龙，蜈蚣，蟾蜍皮和罂粟壳等组成方剂治疗浅表性胃炎，引起复合中毒，究其因是组方失当所致。

7. 中西药联用不当　近年来出现中西药共同伍用的制剂，由此所引起的不良反应已时有报道。如用黄芪、生地、花粉及优降糖组成的消渴丸，应用后出现了低血糖性昏迷；还有中西药联合同时应用，可出现不良反应，如石膏，海螵蛸，龙骨，牡蛎等含钙量高，不宜与强心苷同用。如报道，一冠心病左心衰患者，用毒K后加服龙骨等中药，引起了心律失常，及房室传导阻滞的现象；又如青霉素不宜与黄芩、黄连注射液配伍注射，因配伍后会发生沉淀反应，降低药效；氯霉素不宜与茵陈合用，因为茵陈中所含的6、7-二甲氧基香豆素，挥发油和黄酮类物质，可拮抗氯霉素的抗菌作用，这方面报道还有不少。因此，盲目的联用中西药物，不仅可相互产生拮抗，降低药效，而且还可引起严重的毒副作用，甚至危及生命，故应引起临床医生的足够注意。

8. 用法不当　疾病有寒热虚实之分，药物有寒热温凉之性，药物不同，使用方法则异，用法不当，就会导致不良反应，如细辛“若单用末不可过半钱匕，多则闷塞，不通则死”故素有“辛不过钱”之说。有患者服细辛15g治头痛、牙痛，引起昏迷、惊厥等严重反应，如果将细辛放入汤剂中应用，即使重用40g也未见不良反应。

9. 药不对证　中医治病，最讲究辨证施治，对症下药。即指用药要因人因病因证因地因时而异，对症下药，随证加减，这是中医中药治病的精髓。同一药物，对证使用，可以治病，若不对证使用则可导致不良反应。如补益类药物，人们认为长服对人只有好处不会产生毒副作用，像这样的不对证补而导致不良反应者，屡有发生。如人参长期服用亦能引起不良反应。明代医药学家李时珍早就说过，药物“用之得宜，皆有功力，用之失宜，参术亦能为害”。中药不良反应有很多由于药不对证所致。现举 1 例，某女，48 岁，因头晕心慌，咳痰不利，于早上 5 时服瓜蒂散（内含瓜蒂，赤小豆各 9g），水煎液一付，服后即感上腹不适，恶心，呕吐，腹泻；下午 5 时入医院，入院时血压 150/120mmHg（20/16kPa），心率 80 次/分，痛苦表情；下午 6 点，突然面色青紫，呼吸微弱，神志丧失，四肢厥冷；当晚 9 点呼吸，心脏停搏而死亡。尸解发现胰腺出血，肺、肝、脾瘀血、心肌纤维断裂。分析其原因，是因为药不对证所致，瓜蒂散只宜用于上焦实邪有上越之势，病情危急而身体强壮者．而患者既非实邪，又非急症，不该用瓜蒂散。

人参大补元气，只宜用于气虚体弱者，实热症和身体强壮者服之非但无益，反而产生不良反应。某男 33 岁，自煎红参 40g，一天服完，当晚即呕吐，抽搐，昏迷，经抢救无效死亡。某女 44 岁，嚼服红参 4g，次晨，面部水肿等。

此外，中药的煎煮方法不当，煎煮时间不对，给药方法不妥以及药品管理不善等均可导致不良反应而造成严重后果。

（二）机体因素

1. 个体差异重视不够　由于患者间存在着个体差异，如种族、年龄、性别、本质、生理状态、病理状态、精神状态等均存在着差异，因此对药物的敏感性、反应性、耐受性均有所不同。同时，病人体质强弱，病情轻重，病程的长短以及有无兼证等都与中药的性味功效密切相关，若在用药时不加注意，也易引起不良反应。如过敏体质患者用药易致过敏反应，儿童为稚阳之体，易受药物的干扰，很多大补的药物如鹿茸等不宜使用，老年人因各系统的生理功能衰退，药物在体内的代谢慢，排泄也慢，因此对药物的敏感性和耐受性与青年人不一样，如用青年人同等剂量的药物，老年人易发生不良反应。同理，孕妇也不宜用峻下逐水药，如不注意以上情况，易出现不良反应。

2. 免疫缺陷　有免疫缺陷的患者，在使用某些药物时，也可导致一些特殊的不良反应，如在新加坡临床发现黄连，黄柏所含的小檗碱能引起具有免疫缺陷的新生婴儿发生溶血性黄疸，且有致死病例。这种病例属于遗传性的特殊个体。体内缺乏 6-磷酸葡萄糖脱氢酶（G-6PD），出现的是一种特殊的不良反应。因此临床用药应引起足够的重视。

（三）其他因素

除以上因素可影响不良反应的产生外，还可受到地理条件、气候寒暖、饮食起居，给药时间、给药环境等的影响。近年来根据生物活动表现的昼夜节律，体温、皮质激素分泌等昼夜波动，对药物的作用也有影响，如有报道乌头碱的急性毒性以午（13：00）时给药最高；戌时（21：00）给药最低。又如雷公藤的醋酸乙酯提取物在 24 小时内不同时辰给药，观察给药后 1 周内的死亡率，发现以中午 12 点给药者死亡率最高，20 点至次晨 8 点给药者死亡率最低[31－33]。

五、中药不良反应的预防

中药不良反应虽然表现形式多种，但大部分中药所致的不良反应是可以预防和避免的，对如何预防和减免不良反应的发生[34－38]，现提出如下意见：

(一)提高中药不良反应的宣传力度,加强群众的自我保护意识

中药能有效的防治疾病,改善体质,已为人所共识,但其所引起的不良反应却往往被忽视,加之有关媒介的不实宣传,对中药不良反应存在着片面的理解和错误的认识,如中医药治疗属于"自然疗法,安全","药食同源"等等,前面已谈不再赘述。因此,正视中药不良反应的存在,重视对不良反应的正确宣传,临床治疗用药中所发现的不良反应,要认真分析研究,及时报道并提出防治措施,是十分紧要的。据报道,英国药源性疾病患者占住院患者的5%,美国为14%,而我国竟高达37.5%。据统计,我国每年约有500多万住院患者,其中至少250万人入院后出现的不良反应与不合理用药有关。资料显示,在中国现有的180万聋哑儿童中,有60%以上是由于不合理用药所致。因此,应大力普及中药常识,提高群众对不良反应的认识,是非常重要的,是药三分毒,患者应严格遵照医嘱用药,加强自我保护意识。

(二)加大对中药不良反应监测管理的力度

2005年底,国家和地方各级药品不良反应监测管理中心已全部建立,根据《药品不良反应报告和监测管理办法》要求,建立了国家药品不良反应监测信息网络,标志着我国药品不良反应监测已正式步入了全国的法制化轨道。我们认为国家应进一步的完善药品不良反应的相关法规,采取强有力的措施,加大对药品不良反应的监测和监管力度。

(三)正确诊断,合理用药

中药治病的特点是辨证施治,对症下药,因此,用中药一定要以中药基本理论为指导,对病人的病症要作出正确的诊断,才能合理的对症下药。在用药过程中要注意观察病人的体质,了解药物反应史。严格掌握中药的用量,用法等。

(四)应以优质的中药饮片、制剂提供给临床

中药炮制是中药的特色,中药通过炮制可降低毒性,减少副作用,过去因中药未经炮制直接上临床,出现过血的教训,优质的中药饮片可减少不良反应的产生,还可提高疗效。建议国家有关部门在国内建立大型的中药饮片集团,所有中药饮片统一发放,以保证优质中药饮片应用于临床。

(五)加强毒性、毒理学和毒代动力学的研究

随着中药的广泛应用,其所出现的不良反应虽已日益受到重视,但对其为什么会产生不良反应,产生不良反应的机制和化学成分是什么,什么剂量下会产生毒性,目前国内研究得还不够,因此加强中药安全性和不良反应深入系统的研究,尤其是中药多种成分,多种单味药配伍的相互影响,如化学成分变化,药效和毒理的变化等是非常必要和重要的。在此再强调研究中药中毒的物质基础、作用机制、临床表现、毒代动力学的变化,解毒措施和防治办法等是非常必要的,这将大力推动中药毒理学科的发展。逐步建立一些中药安全性评价中心,重点进行有关工作也是摆在国人面前的重要职责和任务。

(六)加强对中成药说明书的管理

药品说明书是医生和患者用药的依据,具有法律性,因此,药品说明书应详细注明成分,实事求是地写明功能,主治,不良反应,注意事项和禁忌证。中成药自购药占很大比例,药品说明书的规范和定期修订非常重要,生产企业一定要将"不良反应"和"注意事项",告诉公众,以减少不良反应的发生。

(七)制定药品不良反应导致损害的补偿法规

国际上,如美国、德国和日本等已制定了药害补偿法和救济法,有些国家还设立了由企业参与设立的药品不良反应基金，有的国家则通过医疗保险途径来补偿。时至今日，我国尚无专门的因药品不良反应损害而承担责任的法律，国家应尽快对药品不良反应补偿立法，确保人民大众的健康权。

(沈映君)

主要参考文献

[1] 张世臣．重视中药不良反应监测工作，开创中药安全性研究新局面．中药新药临床药理，1997，8(4)：195

[2] 李连达，等．积极开展中药毒理学研究．中药新药与临床药理，1998，1(4)：199

[3] 崔瑛，等．试论中毒的性能特征．河南中医，1997，17(15)：313

[4] 张双春，等．乌头药物中毒2604例文献综述．北京中医杂志，1993，(3)：56

[5] 袁惠南．1990年国内主要医药期刊有关中药不良反应文献综述．中国中药杂志，1991，165(10)：628

[6] 袁惠南．1991年国内主要医药期刊有关中药不良反应文献综述．中国中药杂志，1992，17(11)：691

[7] 杨建萍．中药不良反应分析及对策．甘肃医药，2008，27(2)：22

[8] 李凤玲，等．1997-2006年中药不良反应文献计量学分析．中国中医药信息杂志，2008，18(增刊)：152

[9] 吴雪玉．2001-2006年常见中药不良反应文献分析．黑龙江医药，2007，20(4)：334

[10] 汤瑞瑞，等．论我国中药不良反应现状及其预防和监管．时珍国医国药，2009，20(2)：492

[11] 刘树民，等．中药毒性理论及研究进展．世界科学技术—中医药现代化，2003，5(3)：45

[12] 梁琦，等．中药毒性及其内涵．中西医结合学报，2009，7(2)：101

[13] 杨玉福．21例长期服用番泻叶致依赖性报告．中国中药杂志，1992，17(3)

[14] 刘志敏．牛黄解毒片的不良反应．中成药，1998(2)：40

[15] 林强．5种毒药的中毒机理及炮制原理．海峡药学，2006，5(2)：22

[16] 李庆虹，等．中药毒性研究进展．中华中医药杂志 2007，22(5)：300

[17] 孙园媛，等．中药毒理性研究概况．航空航天医药，2003，14(4)：253

[18] 吴春福，等．常用中药的DNA毒性研究．临床药物治疗，2009，7(2)：9

[19] 李建新，等．中药毒性的代谢组学研究(1)：雷公藤甲素肾脏毒性．亚太传统医药，2007，3(7)：41

[20] 蒋贵仲，等．中药中马兜铃酸的毒性研究进展．中国农学通报，2008，24(9)：84

[21] 秦秋．含马兜铃酸中药毒性作用机理阐明．药物不良反应杂志，2006，8(1)：72

[22] 彭学运，等．中药致肝损害文献计量学分析．时珍国医国药，1999，7(5)：392

[23] 周燕文，等．中药注射剂不良反应．中药新药与临床药理，1997，8(1)：46

[24] 陆爱华．双黄连注射液致过敏性休克2例报告．实用中医药杂志 1997，(4)：37

[25] 张惠霞，等．3414例中药注射剂不良反应分析．药物警戒，2006，3(4)：232

[26] 李敬东，等．常用中药注射液致死原因与防治措施．山西医药杂志，2009，39(3)：275

[27] 李新生，等．6种清热解毒中药注射不良反应资料分析．陕西中医，2006，26(9)：1142

[28] 董宙，等．正确认识中药注射剂不良反应与药品质量的关系．临床药物治疗杂志，2009，7(2)：42

[29] 范明杰．中药注射剂的安全性研究与评价．齐鲁药事，2007，26(10)：608

[30] 刘斌．中药炮制过程中化学成分的变化及其机理．中草药，1997，28(9)：566

[31] 程晓卫，等．毒性中药的致毒原因及减毒应用．国医论坛，2009，24(1)：46

[32] 李波，等．中药毒性产生的原因及减毒方法．中药杂志，2006，4(2)：107

[33] 朱敬，等．中药不良反应发生原因及其预防．药物警戒，2007，4(2)：107

[34] 叶祖光．中药毒理学研究思路．世界科学技术—中医药现代化,2003,5(6):34
[35] 笪红远．中药毒理学研究进展．中医药理与临床,2005,21(6):87
[36] 张文玉．对中药不良反应相对问题的探讨．山东中医杂志,2007,26(1):53
[37] 陈玉琴,等．常见中药不良反应症状及原因分析．淮海医药,2008,26(3):254
[38] 王蕾．中药不良反应的主要原因．中国医药指南,2008,6(15):270

第5章

影响中药药理作用的因素

影响中药药理作用的因素有诸多方面。药物因素包括药材、制剂、剂量和配伍等，机体因素包括生理因素和病理因素。此外，还有环境因素等，这些因素对中药药理作用都会产生明显的影响。

一、药 物 因 素

(一)药材

1. 品种　中药品种从《本草经》记载的365种，经历代本草不断扩充，发展到现在已达到11000多种，以植物药为主。其中有很多同名异物，因此存在品种混淆的现象，例如将同科同属的几种植物，甚至不同种属的植物作为一种药来用的现象相当普遍。古人很重视这种现象，《本草纲目》中就有"一物有谬，便性命及之"的断言，可见品种错误，治病无效，反而有害。药物的品种与药理作用关系密切。

如不同品种的大黄其泻下作用有明显不同。掌叶、唐古特大黄等正品大黄中其有效成分蒽醌含量以结合状态为主，游离状态仅占小部分。两者之比约为2～10∶1，这些种类的大黄有明显泻下作用。而一些混杂品种，如华北、天山、河套大黄等，其游离状态的蒽醌含量常稍高或接近于结合状态，此类大黄的泻下作用很弱。从测定的半数有效量(ED_{50})来看，正品约为326～493mg/kg，非正品大黄大于3500mg/kg，甚至大于5000mg/kg时尚不引起明显泻下(表5-1)。就止血作用而言，道地大黄的止血有效率高于混杂品种，致吐、腹胀、腹痛等副作用也明显超过混杂品种[1]。又如金钱草，据现代文献记载其品种有9科14种之多，但各品种间的利尿作用、利胆作用均有不同程度的差异。江苏、江西金钱草利尿作用显著，无利胆作用；四川金钱草利胆作用显著而无利尿作用；广金钱草既有利尿作用又有利胆作用[2]。可见品种对药理作用有重要影响。

2. 产地　中药，包括植物药、动物药和矿物药，均来自自然界。在长期的生存竞争及与自然界双向选择的过程中，与产地生态环境之间建立了千丝万缕的联系，各种中药材均占据其特定的分布区，而不同产地的同一药材药效迥异。古人很早就注意到药材与产地的联系。宋《本草衍义》云："凡用药必择所出土地所宜者，则药力具，用之有据。"唐《新修本草》序中亦云："离其本土，则质同而效异。"说明产地与药理作用、临床疗效有重要关系：即药材的产量、质量有一定的地域性，只有在特定地域才能生产出优质药品，这样就逐渐形成了"道地药材"的概念，如浙药、川药、广药、怀药、关药等。

产地对药材药效的影响是多方面的。产地本身就是一个多因素的复杂体，其中温度、湿度、土壤、光照、大气以及生物之间种群竞争等诸多因素影响着药材的品质，如高温高湿的土壤环境有利于无氮物质的合成，而不利于蛋白质和生物碱的合成；高温低湿的环境有利于蛋白质、生物碱的积累，而不利于碳水化合物和脂肪的合成[3]。

表 5-1　不同品种大黄蒽醌含量与泻下作用关系

品种		蒽醌含量(%) 结合状态	游离状态	总量	泻下作用 ED_{50} (mg/kg)
正品大黄	掌叶大黄	0.87	0.14	1.01	326～493
		1.69	0.28	1.97	
		2.00	0.52	2.52	
		1.92	0.16	2.08	
		2.91	0.17	3.08	
		4.44	0.75	5.19	
	唐古特大黄	3.16	1.20	4.36	437～1027
		0.82	0.32	1.14	
		0.94	0.30	1.24	
	药用大黄	1.69	1.31	3.00	678
		2.13	1.24	3.31	
非正品大黄	藏边大黄	1.50	1.44	2.94	未测
	河套大黄	1.29	1.61	2.90	3579
	华北大黄	0.32	0.38	0.70	>5000
	天山大黄	0.90	1.20	2.10	>3500

产地不同，同一植物所含的有效成分不完全相同，从而使药理作用产生差异，临床疗效不稳定。如党参由于产地不同被称为潞党参、文党参和板党参，其药理作用也有所差别，潞党参的降体温作用及抗角叉菜胶所致水肿作用显著，板党参有一定的镇痛作用，而文党参镇痛作用显著。又如芍药苷首先是从芍药根中分离出来的主要有效成分，具有镇静、解痉、抗炎、抗应激性溃疡、扩张冠状动脉、对抗急性心肌缺血以及抑制血小板聚集等多方面的药效，而且毒性小，临床上已试用于治疗冠心病。白芍历来以亳、杭、川为道地，亳芍主产于安徽亳县、涡阳，杭芍主产于浙江建德、临安，川芍主产于四川中江。为了比较不同产地白芍药材的质量，对不同产地白芍中的芍药苷含量进行测量。实验结果表明，以芍药苷含量而论，亳芍、川芍确实优于杭芍。由此可见，不同产地的同种药物其有效成分含量亦不同[4]。

以上均说明产地对中药有效成分的重要影响，而有效成分含量决定药理作用的强弱，可见产地对药理作用有重要影响。

中药材的最佳产地不是一成不变的，由于产地的扩大，新产区的发现，原产地野生环境变化，使品种灭绝，而次于新产区；药材的生态变异及新种分化，使其在沿袭的同时处于变化之中，始终重复着一个确认-沿袭-变革-发展-肯定的模式，但是产地对药物的药理作用的影响是始终不变的。

3. 采收季节　古代本草有关采收季节的论述很多，对此历代医家也很重视，如《千金翼方》中记载："夫药采取，不知时节……虽有药名，终无药实，故不依时采收，与朽木不殊……。"民间谚语"当季是药，过季是草"、"三月茵陈四月蒿，五月六月当柴烧"等也说明了中药适时采收的重要性。

药物的作用与其有效成分的含量有关。中药药用部位根、茎、叶、花、全草等在生长发育的不同时期，其有效成分的含量有明显差异。如药用枸骨叶中含有熊果酸等多种成分，熊果酸具有安定、降温、抗菌、抗炎、降酶、抗癌等作用。测定不同采集期样品中熊果酸的含量，结果表明 4 月份采集的枸骨叶中熊果酸含量偏低，并与其他月份采集之样品差别较大，而其他月份间差异很小。为其在何季节采收提供了合理依据[5]。

又如朝鲜淫羊藿的主要活性成分为黄酮和多糖类化合物，黄酮类成分含量的高低对其药物作用和临床疗效有直接影响。应用高效液相色谱法测定不同采收期淫羊藿苷和淫羊藿定 A,B,C 的相对含量，同时用紫外分光光度法测定了其总黄酮的含量，结果表明朝鲜淫羊藿中几种主要黄酮苷类和总黄酮的含量均以 5 月花期为最高，7 月以后则明显降低，总黄酮含量降至一半以下，而淫羊藿苷的含量不足最高含量的 1/3，其最佳采收时间以花期前后为佳[6]（表 5-2）。可见采收时间对药物的质量有着重要影响。

表 5-2　不同采收期朝鲜淫羊藿中黄酮类成分含量（%）

采集时间	淫羊藿苷	淫羊藿定 A	淫羊藿定 B	淫羊藿定 C	总黄酮
5 月	1.41±0.01	0.35±0.004	0.39±0.01	0.76±0.03	12.06±0.15
7 月	0.26±0.01	0.13±0.005	0.19±0.005	0.24±0.01	5.92±0.07
9 月	0.40±0.01	0.15±0.002	0.31±0.004	0.46±0.01	6.69±0.11
10 月	0.12±0.003	0.05±0.001	0.10±0.005	0.15±0.01	5.71±0.07

一般而言，根茎类药材宜在晚秋季节地上部分枯萎或春初发芽前收获，此时植物生长缓慢，根及根茎中贮藏的各种营养物质丰富，有效成分的含量最高，如党参、葛根、天花粉、大黄、玉竹等。叶类、全草类药材以花前盛叶期或花盛开期采收最好，如臭梧桐、薄荷、益母草等。花类药材多半是在花含苞欲放或初开时采收，如槐花、金银花等，有少数花宜在花盛开时采摘，如菊花、旋覆花等。果实、种子类药一般在充分成熟后采收，如栝楼、枸杞等，此时其中营养物质、有效成分含量相对较高，也有少数如青皮、梅子应在未成熟时采收。树皮类药如厚朴、杜仲、川楝皮宜在春或夏初剥取，此时树汁多宜剥皮。根皮类药及藤木类药如牡丹皮、地骨皮、忍冬藤、红藤以秋末冬初采收为宜。

4. 贮藏条件　中药的贮藏保管条件直接影响药材质量。如贮存保管不当，药物可发生霉烂变质、走油、虫蛀等现象，直接影响药理作用和临床疗效。故中药的合理贮藏，对保证中药材的质量和临床疗效有重要意义。所以，要选择适宜的堆放场所，要干燥、通风、避免日光直射等。并应注意贵重药材（人参、西洋参、冬虫夏草等）、芳香类药材（沉香、肉桂、丁香等）和胶类药材（阿胶、鹿角胶等）的保管。

不同的贮藏时间和温度、湿度，往往对药物所含成分有明显影响。如小檗碱是中药三棵针的主要成分，具有清热、保湿功效，实验发现随着贮藏时间的延长，其提得率逐渐降低。在见光、避光两种条件下贮存 3 年者，其小檗碱含量分别降低 54.1%和 39.88%，有效成分损失严重。又如刺五加贮藏时间超过 3 年或在高温（40～60℃）、高湿度（相对湿度 74%）、日光照射等条件下贮存 6 个月，其中所含丁香苷几乎消失殆尽。故药材贮藏不当或保管不善会直接影响药物有效成分的多少，从而影响药效。

（二）制剂

1. 炮制　中药炮制是中药传统的一项制药工艺。中药在应用前或制成各种剂型前都要进行一般或特殊的炮制，其化学成分的质和量都会发生改变，其药理作用亦随之改变。

《本草蒙筌》曰："酒制提升；姜制发散；入盐走肾而软坚；用酸注肝而住痛；乳制润枯生血；蜜制甘缓益元……"。由此可见中药炮制关系到增效、减毒、方便等方面，并涉及中药性味、升降、归经等基本理论。炮制可从以下方面影响药理作用：

(1)降低毒性：中药成分复杂，有些药物常常有效成分和毒性成分同时存在，通过炮制可使后者消除或减少，毒副作用也随之而减弱。如半夏为天南星科植物三叶半夏的干燥块茎，是中医临床上最常用的有毒中药之一，具止咳化痰、降逆止呕、消痞散结的功效。在历代中医药理论文献中，半夏均记载为有毒，其毒性主要表现为强烈的刺激性，若炮制不当或服用生品会对所接触的嘴唇、咽喉、口腔、胃肠道黏膜产生强烈的刺激性，导致针刺样的刺痛感和口舌肿胀、咽喉刺痛甚或失音，呕吐、腹泻等。为了使半夏的毒性降低，历代中医药文献均记载了炮制方法以解毒。研究表明，以药典规定的明矾浓度和碱液浓度浸泡生半夏，并采用电子显微镜扫描观察、氧化还原滴定法测定草酸钙含量、家兔眼刺激性实验等。结果显示生半夏经过药典规定的8%明矾水浸泡或以10%的Na_2CO_3浸泡后，刺激性成分草酸钙针晶被锈蚀溶解，不溶性草酸钙含量从1%以上急剧下降到0.5%以下，半夏的刺激性也随之下降；半夏炮制后草酸钙含量降低到0.5%以下几乎不引起刺激性[7]。

(2)增强疗效：通过炮制可改变药物有效成分的组成、含量和理化性状，从而影响甚至改变其药效；也可改变药物有效成分的溶解度，直接影响煎液中该成分的含量。如牡蛎现代常用的炮制品有生牡蛎和煅牡蛎两种。煅制目的为使质酥松易于粉碎，并使一部分钙盐受热分解，变成钙的氧化物，从而增强制酸及收敛作用，也有利于有效成分的煎出。在0.6mol/L HCl所致大鼠胃溃疡模型上进行生牡蛎、煅牡蛎1号(900℃，1小时)和煅牡蛎2号(350℃，8小时)的抗实验性胃溃疡的药效学比较，结果表明煅牡蛎1号浓缩煎液(5g/ml)1ml能非常显著地对抗0.6mol/L HCl致大鼠胃溃疡形成作用，溃疡抑制率达94.8%($P<0.01$)，而相同剂量生牡蛎溃疡抑制率为23%，煅牡蛎2号则无抑制作用。上述结果表明牡蛎经1号工艺煅制后明显提高抗实验性胃溃疡活性[8]。再如延胡索的有效成分为生物碱，水煎液溶出量甚少，醋炒后，延胡索中生物碱与醋酸结合呈易溶于水的醋酸盐，故水煎液中溶出的总生物碱含量增加，镇痛作用加强。又如杜仲中含杜仲胶多，生杜仲煎出的有效成分甚少，炮制后则胶质破坏，故炒杜仲煎剂降压作用较生杜仲煎剂强。上述均说明炮制的增效作用。

(3)加强或突出某一作用：如生大黄主要有泻下作用，炮制后的制大黄出现较强抗菌作用。因为生大黄泻下的主要成分为结合型蒽醌苷，其中以番泻苷的泻下作用最强，其游离蒽苷不具致泻作用，是抗菌成分(如大黄酸、大黄素、大黄酚等)。酒大黄中结合型蒽苷损失1/4，大黄炭中结合型蒽苷减少4/5，故酒炒大黄泻下效力降低30%左右，酒炖大黄泻下效力降低95%左右，大黄炭几乎无泻下作用。而抗菌作用等均有所增强[9]。

(4)利于贮藏，保持药效稳定：许多中药的有效成分为苷类，如苦杏仁中含有苦杏仁苷，白芥子中含有白芥子苷等。这些药物大多同时含有分解苷的酶，如不经炮制处理，苷类在共存酶的作用下将被分解成苷元和糖而失效。如苦杏仁中止咳平喘的有效成分苦杏仁苷具有不稳定性，在贮存过程中因受温度、湿度等因素的影响，易被苦杏仁酶分解，使其含量降低。适当的炮制方法既能减少苦杏仁苷在炮制过程中的损失，又能使苦杏仁苷含量在贮存期间保持稳定，从而使苦杏仁炮制品的质量和疗效保持稳定[10]。又如白芥子的有效成分芥子苷内服后在胃肠道中缓慢水解，释放出芥子油发挥疗效。芥子油有刺激作用，可促进消化液分泌而起健脾助消化的作用，并能反射性增加支气管分泌而祛痰。但芥子苷能被药材中共存的芥子酶水解。故须炒制"杀酶保苷"以避免疗效降低。经测定炒芥子中芥子苷含量为

3.19%，生品中含量为2.50%，生品与炒品相比芥子苷损失22%。这些都说明了炮制有利于药物的贮藏和保持药效稳定。

2. 制剂　常用剂型有汤剂、丸剂、冲剂、片剂等，随着药学事业及制药工业的不断发展，中药剂型有了很大改进，中药软胶囊剂、气雾剂、中药搽剂、膜剂、口服液及中药栓剂等新剂型已广泛应用于临床，不仅改变了传统的给药方法，提高了药物疗效，也发现了一些新的作用。无论是中药制剂工艺变更还是中药制剂变更，都会影响中药的药理作用。

(1)中药制剂工艺变更对疗效的影响：中药制剂工艺与疗效的关系十分密切。中药制剂的研究在处方决定后，首先要进行与质量研究相结合的制备工艺研究，在得到稳定的工艺以后，才能制备出质量可靠、能充分发挥疗效的样品，以保证在中药制剂的药理、毒理、临床、质量标准及质量稳定性的研究中获得可靠的结果。工艺不合理，会影响中药制剂的疗效，如有些含有以挥发性有效成分为主的处方，采用水煎煮较长时间的提取方法，使挥发性成分大量逸失，如桂皮酚醛、丹皮酚等，影响疗效。又如有些药味中的主要有效成分遇热不稳定，如长时间加热提取、浓缩、干燥，会使有效成分遭到破坏，影响疗效。因此工艺制备研究是中药研究中十分重要的组成部分，与疗效关系密切。

中药制剂生产工艺及原料辅料的变更，引起制剂有效成分含量和药物释放度的改变，从而影响到药物质量和临床疗效的变化，如采用热回流法生产的藿香正气水成品分装放置3个月无沉淀产生，澄明度好，色泽佳；采用渗滤法生产的成品分装放置40天左右即有沉淀析出，药液色较淡，热回流生产的藿香正气水总固体增加，疗效提高，现在又改成软胶囊，既提高了疗效，又便于携带。

(2)中药制剂变更对疗效的影响：中药制剂中的有效成分在体内的吸收，通常要经过两个过程，首先药物要从制剂中释放，溶解于体液中，然后才能通过生物膜吸收进入血液，一般情况下药物的吸收量与药物从制剂中的释放量成正比关系。药物由于制剂因素上的差别而有不同的释放特性，可影响体内药物的吸收、作用强度、起效和持续时间、毒副作用等。如川芎茶调散制成口服液对质量有一定影响，由散剂改为浓缩丸和片剂也有一定缺陷，而袋泡剂和水丸较为理想。因其未经提取，保有原药材全部有效成分[11]。依药物溶解速度，有下列规律：口服液＞冲剂＞散剂＞丸剂。传统的水丸、大蜜丸溶解速度慢，溶出率较低。故传统中药制剂剂型改革势在必行。

(三)剂量、煎煮方法

1. 中药剂量在中医文献中分布特点分析　经过大量的方剂分析，附子、大黄、人参、杏仁、当归、甘草等20味药的汤剂、散剂剂量在中医文献中的分布不是常态的(以某味药的某个剂量在中医文献中的出现频率为纵坐标，剂量为横坐标作图)，这种非常态分布在图上表现出如下共同特点：

一般都有3个集中区，可以划为山字形曲线，中间1个集中区数量最多，与一般所说的常用剂量范围较接近，称为中剂量，两侧2个集中区，分别称为大剂量和小剂量范围。相邻2个剂量范围相差1个数量级，大剂量与小剂量相差一般可达2个数量级；散剂剂量比汤剂剂量平均约小1个数量级；小儿剂量比成人剂量略小，但分布趋势却均与汤剂相同[12]。

2. 中药剂量对药理作用的影响

(1)量小则效小，量大则效大：一般说来，中药剂量之大小，决定疗效大小及显效与否，量小则效力小，量大则效力大。如活血化瘀类药，量小则行气活血，量大则活血化瘀，甚或破血逐瘀。

(2)用量不同,其效亦异:许多药物由于用量不同而表现出不同甚至相反的作用,如黄芩小剂量能降压、利尿,大剂量则有升压、抗利尿作用。人参小剂量对中枢有兴奋作用,大剂量则抑制中枢。故用量不同,其效亦异,此即中药的双向调节作用。又如常用之甘草,小剂量(3～6g)应用,主要有调和诸药之功;中剂量(9～15g)则能清热解毒,清肺利咽;大剂量(15～30g)则常用于解毒和治疗腹痛转筋等,因剂量不同而表现出不同的药理作用[13]。

3. 煎煮方法对药理作用的影响 中药最习用的剂型是水煮煎汤,目前汤剂仍是应用最多、最广泛的剂型。对汤剂的煎煮方法历来要求很多。汤剂讲究火候,一般来说解表药火力要强,时间要短;补益药火力要温和,时间需长些。根据药物性质和临床用药目的的不同,又有"先煎"或"后下"等具体要求。如龙骨、牡蛎宜先煎;大黄、薄荷宜后下等。不同煎煮方法对中药药效具有重要影响。煎煮方法不同,常影响药效或煎液中活性成分的含量。如用3种不同方法煎煮的大承气汤,其中活性成分的含量不同,药理作用亦不同。在经典法(后下大黄)煎制的大承气汤中,大黄酸及总蒽醌的溶出量比混煎法(不分先后4味药同时煎煮)分别多14%和11%。对小鼠的致泻作用(表5-3)、肠内容物的推进作用以及对大鼠离体肠蠕动的增强作用,经典法皆显著强于其他两法煎制者[14]。又如大黄有多种煎煮方法,对其10种不同煎煮法进行致泻作用和抑菌比较,结果表明后下大黄和加酒浸1宿后轻煎大黄其蒽苷溶出率最高,泻下作用最强,随着煎煮时间延长,蒽苷转变成苷元,泻下作用减弱,抗感染作用增强[15]。

表5-3 三种大承气汤对小鼠致泻作用(X±SD)

组别	剂量(ml/20g)	动物数	排便次数	排尿次数
盐水组	1	9	0.4±0.17	1.1±0.4
经典组	1	11	3.3±0.5**	3.7±0.6*
后下组	1	11	2.1±0.4**	2.3±0.4
混煎组	1	11	1.8±0.4*	1.3±0.3

注:与生理盐水组比:*$P<0.05$;**$P<0.01$

(四)配伍

中药配伍是中医用药的主要形式,即按病情的需要和药物性能,选择两种以上药物配合应用,以达到增强药物的疗效,调节药物的偏性,减低毒性或副作用。中药配伍的基本内容是"七情",即:单行、相须、相使、相畏、相杀、相恶、相反。具体而言如下:

1. 相须、相使

配伍中的相须,即两种功用相似的药物配合应用,可相互增加疗效。相使,即性能功效方面有某些共性,或性能功效虽不相同,但是治疗目的一致的药物配合应用,而以一种药为主,另一种药为辅药,辅药能提高主药疗效。黄芪、当归相使配对,仅由此两味药组成的复方称当归补血汤,具有益气生血功效,是治疗劳倦内伤、气虚血弱、阳浮外越的名方。黄芪专固脾胃之表,大补脾肺之气以资化源,并用当归合营养血,配伍精当,既可单独使用,又能作为基础药对配伍组方。近年来主要从化学与药理学指标为切入点来研究当归补血汤配伍比例及其效用。

采用反相高效液相色谱法测定不同比例配伍的当归补血汤中阿魏酸的煎出率,并观察它们对小鼠吞噬功能和免疫器官的影响。结果表明当归补血汤按经典的黄芪和当归(5∶1)

配伍时，阿魏酸的煎出率最高；当归和黄芪按1∶5和5∶1配伍时其阿魏酸的煎出率均明显高于1∶1配伍者。药理实验亦表明：当归-黄芪（1∶5）配伍时对小鼠的廓清速率和吞噬指数的提高明显强于其他比例配伍者，除当归-黄芪（1∶1）合煎的补血汤外，其他比例配伍者均能明显提高小鼠的胸腺指数，尤以当归-黄芪（1∶5）配伍时作用最强。当归-黄芪不同配伍比例（5∶1，1∶1，1∶5）均有良好的抗实验性大鼠肝纤维化作用，但芪归5∶1方组较其他配比组的综合疗效较佳，在改善模型大鼠肝组织脂质过氧化损伤、抑制肝脏Ⅰ型胶原表达、改善血清肝功能等方面优于其他两种配伍比例组。利用HPLC-DAD提供的色谱和光谱信息，对当归-黄芪配伍及当归、黄芪单味药的色谱指纹图谱流出组分进行对比分析，结果显示配伍组色谱指纹图谱中的18个色谱峰，10个组分来源于当归，11个组分来源于黄芪，其中5个组分为当归和黄芪的共有组分，2个组分为新物质。采用色谱技术和计算机方法，对当归补血汤复方与其单味药所有化学成分的比较发现，黄芪与当归有很多共同的化学成分，但含量不一样，将当归补血汤与黄芪、当归对比研究发现，当归补血汤配伍后没有主要化学成分的产生或消失，但有含量上的变化。采用拟合定量技术对黄芪、当归的特征物质组分进行了分析。结果显示，黄芪与当归物质组分的溶解度相互有一定的影响。联用反相高效液相色谱（RP-HPLC）与二极管阵列检测器（DAD）技术分离黄芪、当归及两者配伍发现，黄芪和当归用量变化时，配伍组的物质组分的质变现象不同。黄芪用量变化时，黄芪和当归的物质组分共存时浓度有变化。当归含量变化时，黄芪和当归的物质组分没有消失或增加。利用高效液相色谱法和比色法，测定了当归和黄芪配伍比例分别为1∶1，1∶3，1∶5，1∶7，1∶10时的阿魏酸、藁本内酯、黄芪甲苷、芒柄花素、毛蕊异黄酮及总多糖的含量。结果显示在5个比例中，当归∶黄芪（1∶5）比例的阿魏酸、黄芪甲苷、芒柄花素、毛蕊异黄酮及总多糖含量均高于其他比例，而藁本内酯的含量显著降低。目前研究结果显示，当归补血汤组方配伍精当，组方严谨，黄芪、当归5∶1经典配比的综合效果较好[16]。

2. 相畏、相杀

相畏，是一种药物的毒性反应或副作用，能被另一种药物减轻和消除。相杀，即一种药物能够减轻或消除另一药物的毒性或副作用。古有记载"附子得甘草性缓"。附子与甘草配伍能减毒增效早就为人们认识，甘草主要含以甘草酸为代表的三萜皂苷类成分（如甘草酸）、黄酮类（如甘草素、异甘草素）和香豆素类化合物。甘草中黄酮类化合物对于附子中的乌头碱诱发的心律失常有很好的拮抗作用。有研究表明，甘草总黄酮能延长乌头碱诱发的小鼠心律失常的潜伏期，减少氯仿诱发的小鼠心室纤颤阳性率，增加哇巴因诱发豚鼠出现室性期前收缩、心室颤动和心脏停搏所用剂量。进一步研究显示，甘草类黄酮和异甘草素能使乌头碱诱发的动物心律失常的持续时间明显减少，表明其有抗乌头碱诱发大鼠心律失常作用。乌头碱致心律失常与其能兴奋自主神经，促进Na^+通道开放有关。从而推测甘草黄酮类化合物抗心律失常的作用机制可能与抑制心肌细胞Na^+通道有关。以HPLC法测定甘草与附子配伍前后水煎液中甘草黄酮含量。结果表明甘草与附子配伍煎液的黄酮含量（1.85%）明显高于甘草单煎液（1.18%），其溶出率分别为83%，52.9%。附子配伍甘草后甘草黄酮溶出率增加，其抗心律失常作用也会随之增加，这可能也是附子甘草配伍后能降低附子毒性的一个重要方面。甘草黄酮含有多个羟基，显酸性，易于与附子中的生物碱（包括酯型生物碱）发生沉淀反应。附子与甘草合煎后生成的沉淀中除有酯型生物碱成分，甘草皂苷类成分，还有甘草黄酮类成分。黄酮类成分与酯型生物碱生成沉淀，从而可降低药液中酯型生物碱含量，起到降低附子毒性的作用[17]。

3. 相恶、相反

相恶，就是一种药物的功效能被另一种药物削弱或破坏，或两者的功效均降低或丧失，如黄芩能减低生姜的温性。在白虎加人参汤中，知母，人参都有降血糖作用，但两药合用却使降血糖作用减弱甚至消失。相反，即两种药物合用后，可产生毒性反应或副作用。实验证明，甘草与芫花合用 LD_{50} 减小，毒性增大。因此，相须、相使配伍，在药效上发挥了增效协同作用，相畏、相杀配伍能减低或消除毒性，以上均为用药之所求；相恶配伍在药效上产生拮抗作用，相反配伍则出现较多的不良反应或增强毒性，这两种配伍为用药之所忌。为了用药安全，避免毒性副作用的发生，七情中的相反、相恶是配伍禁忌中应当遵循的原则。

中药十八反和十九畏是古人总结出来的用药配伍禁忌经验。十八反：甘草反大戟、芫花、甘遂、海藻。藜芦反人参、丹参、沙参、玄参、苦参、细辛、芍药。乌头反半夏、栝蒌、贝母、白蔹、白及。十九畏：硫磺畏朴硝、水银畏砒霜、狼毒畏密陀僧、巴豆畏牵牛子、丁香畏郁金、牙硝畏三棱、人参畏五灵脂、肉桂畏赤石脂、川乌或草乌畏犀角。

十八反药理研究显示，以生甘遂粉和生甘草水煎剂配伍给正常小鼠和家兔灌胃，对其腹泻程度的影响不明显。但两药配伍后，能提高皮下注射四氯化碳造成病理性肝损伤的小鼠和家兔的腹泻率，而且明显加重其腹泻程度甚至出现水样腹泻；肝损伤严重的家兔，则死于持续水泻和脱水与电解质紊乱。显示生甘遂粉和生甘草煎剂配伍后，主要加重肝损伤动物的腹泻程度，产生超越甘遂导泻作用的强度。瓜蒌与黑附片、炙川乌、炙草乌配伍后，毒性反应均重于相应之单味煎剂组。瓜蒌与黑附片合用后，单味黑附片对离体蛙心的兴奋作用消失，代之以收缩振幅下降；与炙川乌合用后，1%瓜蒌川乌合剂减轻了单味炙川乌煎剂对离体蛙心的抑制作用，2.5%和5%的瓜蒌川乌合剂对心脏的抑制作用比单味煎剂出现更快，但合剂与单味炙川乌煎剂对离体蛙心的抑制轻度一致，最终使蛙心停于舒张状态。瓜蒌草乌合剂与单味炙草乌煎剂对离体蛙心的作用似有拮抗趋势。从心电图测定的结果看，合剂与相应之单味煎剂有不同程度的拮抗作用。镇痛实验结果显示，小鼠服合剂后，多数对电刺激的反应性降低，痛阈升高，而单味瓜蒌和小剂量黑附片并无镇痛作用。

十九畏药理研究显示：红参五灵脂的煎煮浓缩液给小鼠灌胃，没有发现其增加毒性的作用。与红参组、五灵脂组没有区别；在抗疲劳和耐缺氧的实验中，两药合用能使小鼠游泳时间缩短，耐缺氧时间缩短，药效均低于单一品种作用。十九畏中的某些药物合用，可能发生影响药效的化学变化，如由于赤石脂的吸附作用及其酸性的影响，使肉桂有效成分在煎液中的浓度明显降低而失去疗效。

目前较为一致的看法是：①十八反、十九畏不是绝对禁忌。在古籍配方中反、畏药物同用的例子屡见不鲜，如治疗瘿瘤的海藻玉壶汤中海藻与甘草同用，女金丸中含肉桂与赤石脂，甘遂半夏中甘遂与甘草伍用。②十八反、十九畏的理论在特定条件下是正确的，在剂量不同、病理状态等条件下，可产生不同程度的毒性增强或不利于治疗的作用，如炙川乌和半夏配伍，对正常动物的毒性无明显增强作用，但可使脾虚小鼠心律失常加重。白蔹和乌头伍用，白蔹的抑菌作用成倍减弱。③十八反、十九畏的研究尚不够全面，尚未对十八反、十九畏所属的全部药对进行配伍关系的系统研究，不能以个别的反、畏配伍的实验结果就否定十八反、十九畏的理论，应通过系统研究，做出确切判断，不至于因十八反、十九畏禁忌范围过广而影响临床用药，又不至于疏于防范而影响病人的身体健康或生命安全。

二、机 体 因 素

机体的生理状况和病理状况的差异，也是影响中药药理作用的重要因素。

（一）生理状况

生理状况包括体质、年龄、性别、情志、遗传等，对药物药理作用的发挥均有影响。体质虚弱、营养不良者对药物的耐受性较差，用攻、泻、祛邪药物时宜适当减量。

年龄不同对药物的反应也不同。婴幼儿处于发育阶段，各器官系统尚未发育完善，而老年人的肝肾等器官系统功能逐渐减退，都会影响药物有效成分的吸收、代谢和排泄，对药物的耐受性较差，用药量应相对减少。另外老年人体质多虚弱，祛邪攻泻之品，不宜多用，而幼儿稚阳之体，不可峻补，滋补药不宜多用。性别不同对药物的反应也有差异。女性在月经、怀孕、分娩、哺乳等时期，对不同药物的敏感性不同。如月经期应不用或少用峻泻药及活血化瘀药等，以免导致月经过多或出血不止。红花、大戟、麝香、地龙等能兴奋子宫；半夏有致畸作用，孕期均应避免服用，以免导致流产和对胎儿发育造成不良影响。此外，情志、精神状态等也会影响药物作用的发挥。病人的精神状况与药物的疗效密切相关。

（二）病理状况

机体所处的病理状况不同，对药物的作用也有影响，如肝病患者的肝脏功能低下，药物容易积蓄中毒。肾功能低下的患者排泄功能减弱，药物或其代谢产物不易排出体外，也可致蓄积。此外，机体的功能状态不同，药物的作用可能也不同。如黄芩、穿心莲等，只对发热病人有解热作用，对正常体温并无降低作用。玉屏风散能使机体低下的免疫功能增强，又能使过亢的免疫功能趋向正常。当归能使痉挛状态的子宫平滑肌舒张，也能使弛张状态的子宫平滑肌收缩力增强，呈现双向调节作用。人参大补元气，补脾益肺，生津安神，适用于气虚证。实证、热证而正气不虚者，用之不但无益，反而有害。

三、环 境 因 素

环境因素，如地理条件、气候寒暖、饮食起居、家庭环境等，对人的健康和药物的药理作用均有较大的影响。环境因素影响人的精神情志时，可直接影响药物的治疗效果。根据生物活动表现的昼夜节律，发现药物的作用也常呈现这种昼夜节律变化。

中医学历来重视时间因素在疾病发生、发展及治疗上的作用。中医时间医学的历史可追溯至2000多年以前《内经》中“天人相应”思想，当时已认识到人体阴阳消长的昼夜节律和四时节律，并用以探讨人体生理病理与四时日月关系。至东汉时期《伤寒论》中明确提出了择时治疗和服药的原则。中医时间医学用整体观察的中医学传统研究方法，侧重于对人体节律的宏观研究和临床应用，为祖国医学的发展做出了重大贡献。

研究发现，正常雄性大鼠昼夜生长激素水平存在峰谷值变化，峰值和谷值出现时间分别为08：00和02：00，睾酮(T)峰值和谷值出现时间分别为20：00和08：00。肾阳虚大鼠的生长激素、睾酮水平均较正常降低，各时间点中尤以14：00和20：00下降为显著，峰、谷值比较无显著性差异，节律几乎消失，近似直线。肌注氢化可的松（氢考）所致肾阳虚小鼠的血清皮质醇昼夜节律平均值和峰值较正常明显降低，并且其峰值呈现倒置状态[18]。分别用氢考Ⅰ型（肾上腺皮质激素过多）、氢考Ⅱ型（肾上腺皮质功能抑制）方法塑造雄性SD大鼠“阴虚”、“阳虚”病理模型，多点取样，动态观测。发现，正常大鼠血中ACTH、皮质酮(CS)均具有明显的昼夜节律，峰相位分别在301.67度（20：00）和9.05度（00：36）；阴虚大鼠

ACTH、CS仍保持昼夜节律,但与正常大鼠比较,ACTH节律的振幅、中值有一定的下降趋势,而CS昼夜节律的振幅、中值有一定的升高趋势;阳虚大鼠ACTH、CS的昼夜节律消失,与正常组比较,振幅、中值减小;阳虚大鼠ACTH、CS昼夜节律峰相位明显超前于阴虚大鼠节律峰相位[19]。进一步研究发现,肾虚患者的红细胞免疫黏附活性不仅较正常人低,而且有节律的异常波动,表现为C3b受体花环率不能在酉时应时而潮,在卯时却达到高峰,红细胞免疫复合物花环率呈一条直线,节律消失[20]。

环境有时辰节律,机体的生理活动也随昼夜交替,四时变更而呈现周期性变化。药物的效应和毒副作用也常随之变化而有所差异。如^{3}H-天麻素于不同时辰给大鼠用药,发现体内过程呈现昼夜变化。戌时(20∶00)给药,吸收快,见效快,作用明显;辰时(8∶00)给药,血药达峰最迟,药效差;丑时(2∶00)给药,血药浓度-时间曲线下面积最小,反映生物利用度低。淫羊藿具有性激素样作用,可使雌性小鼠子宫增重,雌二醇(E_2)含量升高,也能使雄性小鼠血清睾酮(T)含量升高,卯时作用强于酉时[21];右归丸卯时、酉时服用均能使氢化可的松致肾阳虚雌性大鼠子宫增重,血清E_2、孕酮(P)含量升高,卯时服药对大鼠子宫增重、E_2、P含量升高程度强于酉时[22]。雷公藤的醋酸乙酯提取物的急性毒性试验以中午12∶00的动物死亡率最高,20∶00至次晨8∶00给药动物死亡率最低。另外,参附注射液小鼠静脉注射的LD_{50},0时给药为9.862g/kg,12时给药为8.308g/kg。

上述例子均说明了时辰因素对药理作用的重要影响。中医学"天人相应"观认为,人体的阴阳存在昼夜节律性变化,现代时间医学用科学实验证实了人以及其他生物的确存在昼夜节律性。因此在临床实践的基础上,结合现代科学的理论与手段发掘中医时间医学的科学内涵,指导临床科学合理用药具有重要的意义。

(徐秋萍　孙建宁)

主要参考文献

[1] 焦东海,等. 道地与非道地大黄临床疗效与副作用的对比观察. 中国中药杂志,1990,15(7):53
[2] 南方协作组. 常用中药材品种整理和质量研究(第一册). 福建:福建科学技术出版社,1994,800
[3] 丁贵祯. 试论中药材产地. 中草药,1995,26(6):326
[4] 胡世林,等. 不同产地白芍中芍药苷和丹皮酚的含量测定及比较. 中国中药杂志,1994,19(6):328
[5] 郭亚健,等. 不同采集期枸骨叶中熊果酸含量测定. 中国中药杂志,1995,20(10):591
[6] 陈翠萍,等. 朝鲜淫羊藿中黄酮类成分在不同采收期的含量变化. 中国中药杂志,1996,21(2):86
[7] 吴皓,等. 半夏炮制解毒机制的研究. 中国中药杂志,2007,32(14):1402
[8] 聂淑琴,等. 生牡蛎与煅牡蛎抗实验性胃溃疡作用的比较研究. 中国中药杂志,1994,19(7):405
[9] 刘若庸,等. 炮制对大黄功效及副作用的影响. 河南中医药学刊,1994,9(6):12
[10] 高家鉴,等. 苦杏仁不同炮制品常规贮存一年后苦杏仁苷含量比较. 中国中药杂志,1992,17(11):658
[11] 秦正光. 中药剂型及给药途径对疗效的影响. 湖南中医杂志,1993,9(2):29
[12] 吴文博. 关于中药剂量的新思考. 中医药信息,1993,(5):27
[13] 张浩,等. 浅谈中药剂量与疗效的关系. 陕西中医函授,1992,(2):5
[14] 顾维彰,等. 不同煎法对大承气汤中的大黄蒽醌类溶出量及药理作用的影响. 中草药,1985,16(1):8
[15] 陈馥馨,等. 大黄十种不同煎煮法的部分药效学比较研究. 中成药,1990,12(7):2
[16] 张永祥主编. 中药药理学新论. 北京:人民卫生出版社,2004

[17] 梁生旺，等．中药配伍前后的化学变化研究及分析方法．河南中医学院学报，2007，22(1)：44

[18] 周仕明，等．真武汤对阳虚小鼠肾上腺皮质醇昼夜节律的影响．山东中医学院学报，1995，20(1)：46-47

[19] 刘旭光，等．阴虚阳虚大鼠促肾上腺皮质激素及皮质酮昼夜节律的差异研究．四川中医，2002，20(1)：6

[20] 廖品东，等．肾虚患者红细胞免疫黏附活性昼夜节律异常变化及意义．中国实验临床免疫学杂志，1990，2(2)：36

[21] 王非，等．择时服用淫羊藿对性激素水平的影响．中医杂志，2001，42(10)：619

[22] 王非，等．择时服用右归丸对肾阳虚大鼠性激素水平的影响．中国中医药科技，2006，13(6)：374

第6章

中药药理研究方法

一、概　　述

中药药理是药理学的一门分支学科。中药药理学科的内容和任务为阐明中药的作用和机制，指导临床合理用药与研制开发新中药，故研究方法应与之密切联系。中药新药的研究与西药有某些共同点，但也有其特殊性，研究的难度更大。药理研究有各种方法，从对新药研究要求来分，有药学研究（包括中药材品质研究、制剂学研究、质量标准研究、质量稳定性研究、对照品研究）、药理学研究（包括一般药理学研究和主要药效学研究）、毒理学研究、药物代谢动力学研究（简称药动学研究）、临床研究（疗效与不良反应研究）等。

中药药理研究方法多采用现代医学的多学科手段，指标涉及生理学、生化学、免疫学、病理学及分子生物等。由于中药的特殊性，特别要注意探索建立一些较好的符合中医药理论，具有中医药特色的动物模型、实验方法和临床研究手段及评价指标。除实验室的一些方法外，在用于临床前，应做临床前毒性监测及安全性试验，然后再进行临床研究。

由于本书已有中药药效学（包括中药的四性、五味、归经与升降浮沉等研究）、中药毒理学、中药药动学、中药新药的药效和毒理学研究（包括研究方法）等专章介绍，本章只着重对中药药理研究方法具有共性原则性的内容加以论述，适当引荐一些具有代表性的中药药理研究方法的实际示例，以供参考。

（一）简史

中药的使用已有几千年的历史，从研究方法角度来考虑，大体可分为经验感知、化学药理与中药药理三大阶段。

1. 经验感知　“神农尝百草”可谓典型，为古代人们在生活实践中与疾病作斗争积累经验，并同中医药理论结合而形成本草学，其中麻黄治喘，当归调经，黄连治痢，大黄导泻等沿用至今，这些经验均为人直接感受与体验而来。

2. 化学药理　20世纪初中药研究基本上是按西方药学思想提取其成分，测定对器官功能的影响。其中最著名的是陈克恢教授等从麻黄提得麻黄碱，并发现其对心血管系统有拟肾上腺素的作用，从而成为临床治病的“西药”，与18世纪西方药学家从阿片得到吗啡，从曼陀罗花得到阿托品等相似，以后20～40年代研究较多的中药还有当归、乌头、延胡索、黄连、常山等数十种，这些工作无疑作出了贡献，但不足之处为很少结合中医药理论，对中医临床用药缺乏直接的指导意义。

3. 中药药理　20世纪后期我国中药药理学者总结经验教训，提出中药现代化要保持其特色，强调以中医药理论指导研究途径与方法，重视中药复方及综合研究，创造各种“证”的动物模型来研究中药的作用，整体论、辨证论治，以药探理、结合临床等。中医治则如清热解毒、活血化瘀、扶正固本、通里攻下，一些方剂如冠心Ⅱ号（含川芎、丹参、红花、赤芍和降香）

治疗冠心病，对四物汤、补中益气汤、六味地黄丸等进行了较系统而深入的研究，还有结合中药炮制从药理方面探讨其增效减毒阐明炮制方法与机制等，取得了很大成绩，受到国内外的重视。中药药理对发掘、整理与提高中医药有很大作用，应视为中药研究的主流，但还必须结合化学有效成分，研究药动学、临床药理学，深入探讨作用机制等才较全面。

回顾历史，展望未来，中药经历着中、西医药两大理论体系，各自对中药进行着适应时代的现代科学研究。虽然从表面看，研究对象均为中药，研究方法均属现代科学，研究结果均为可用于临床防治疾病的药物。但是，只要按不同医药学理论体系指导与分析研究药物，显然效果迥异，历史经验值得注意[1-5]。

(二)中药药理研究方法的特点

中药药理除与药理学具有共性外，有其特殊性。随着科学与时代的发展，认识可有不同的变化，综观历代研究，至少可归纳如下几点：

1. 以中医药理论为指导来阐明中药药理　例如研究中药的药性、配伍等，体现在中药功效分类有解表药、清热药、温里药、理气药、活血化瘀药、安神药、补益药等。这与按机体各系统、组织器官和病原体或化学成分与结构的分类概念是不同的。

2. 中药药理研究的对象为中药　因为中医临床多用中药复方，当然也包括单味药及单体。中药复方涉及"理、法、方、药"诸方面，即便单味药也包含多种成分，还须注意炮制、配伍、辨证论治，以及品种、药用部位、采收季节、地点等。这比一般药物研究更复杂和困难。

3. 中药药理的药效学是以证为基础　中医治病，注重理法方药之间的联系，"方从法出，法因证立"。中药药理多需建立证的动物模型来研究，这也是与一般药理有很大差异之处。例如肾阳虚表现为下丘脑-垂体-肾上腺皮质轴的功能下降，运用肾阳虚证的动物模型给予补肾阳药治疗后得以恢复。这样既论证了药理作用，又对中医肾阳虚与补肾阳药的实质有所了解，阐明了中医药理论，有利于保持与发展中医药特色，同时也是向中西医结合迈开了可喜的一步。

中药的研究不同于西药，因为中药有数千年临床应用的基础，而西药则多采取化学药效与毒理筛选。例如中医对温病进行辨病与辨证认为，毒、热、瘀在温病过程中是相互搏结的，于是对凉膈散(含大黄、芒硝、甘草、连翘、栀子、黄芩、薄荷)对内毒素所致小鼠血瘀模型微循环的影响进行了实验研究，凉膈散煎剂20g/kg灌胃，连续3天，对内毒素复制的小鼠血瘀模型肠系膜微循环障碍有明显的改善作用[6]。凉膈散是清热通便，清上泻下之剂，以清热解毒为主要功效。该实验发现凉膈散对内毒素引起的肠系膜微循环障碍有明显的改善作用，也提示该方有良好的化瘀功效，这对论证与发展凉膈散是温病治疗的常用方，指导临床实践是很有意义的。

(三)中药药理研究注意事项

由于中药药理的特点，在进行研究时必须注意如下几点：

1. 中药质量标准化　中药生药品种复杂，必须经过品种鉴定，最好结合药化分析，制定质量控制标准，以保证所测试中药的质量，以获可靠结果。药用部位、产地、采集季节、贮藏、加工炮制等是可能影响其成分和药理作用的因素，在实验研究前，须注意中药质量标准化。

2. 以中医药理论为指导与保持特色　中药药理目前虽尚无统一模式，但总结经验，一般认为必须注意中医药特色及科学化与现代化，这也是正确处理继承与发展的关系。因为若脱离了中医药理论与传统经验，则往往丢掉中医药特色；如不注意科学化与现代化，则不能适应时代的要求，中医的辨证论治与中药复方的特点应予重视。结合其特点，中药药理多开展创制各类与临床各证相似的动物模型来研究中药及其复方的药理作用，既对中医药理论有所阐明，探讨其实质，又有利于保持与发扬中医药特色，向中西医药结合迈进。

3. 加强药理与药化的配合　对中药或复方进行初步研究时，可用粗制剂综观其整体药理作用，但确定各有效成分，阐明作用机制，改进制剂，降低毒性，提高疗效，质量控制等分离提取各化学成分，需采取综合与分析相结合的研究方法。尤其对中药复方的研究，拆方研究，如何组方，各药相互关系与剂量配比等应予深入研究，例如冠心苏合丸（含青木香、檀香、苏合香、冰片、乳香、朱砂），经药理实验以扩张冠脉增加冠脉流量为指标，发现方中苏合香、冰片作用显著，其他成分不显，故精简改变剂型为苏冰滴丸，类此成功的事例不少，可作为较成熟的经验。但值得注意的是复方研究中发现的某种成分并不能完全代表原方，例如当归芦荟丸（含当归、芦荟、胆草、木香、黄芩、黄柏、栀子、大黄、青黛、黄连及麝香11味药）在临床上治疗慢性粒细胞性白血病有效，拆方研究后发现青黛是有效药，于是又从青黛中提取成分得到靛玉红（Indirubin），临床疗效有所提高，但有胃肠道副作用，溶解度小，口服吸收差。为了提高其疗效，降低毒副作用，对靛玉红进行结构改造，获得甲异靛（Meisoindigo），在理论和临床应用方面均有重大意义，说明在治疗慢性粒细胞性白血病方面，靛玉红、甲异靛可代替原方[7]，但需注意尚不能代表原方在其他方面的疗效，因为原方尚能治肝胆实火而致的眩晕、胁痛、惊悸、抽搐、谵语、发狂、便秘，溲赤等适应证，均非靛玉红、甲异靛单用所能奏效。

4. 基础理论与开发应用研究相结合　近年来随着中药新药审批办法的颁布，新药审批制度逐步完善，将中药新药的研究推向高潮。但值得注意的是中药学是一门具有较完整理论体系的学科，不仅有实用性，而且有理论性与系统性，故需注意中药基本理论的研究，对中药药性及临床理论和实践进行多途径、多学科、多层次的深入研究，丰富和完善中医药理论，使基础和应用研究相互促进，共同发展。

5. 实验必须密切联系临床　中医药理论是临床实践的产物，是同疾病作斗争经验的累积，经过历代医药学家总结，对中药的功效与主治，作用特点等都进行了反复验证，因而是可信的。中药药理实验一定要结合临床实践。过去研究单味药较多，而对临床常用的复方研究较少，应予加强。中药理论总结来源于人（病人），而大部分药理实验则以动物为对象，人与动物在生理病理等方面不尽一致，故对药物的反应不一定相同。如巴豆对人有腹泻作用，但对小鼠却不致泻；雷公藤对人体有毒，而对羊则无毒性；丹皮中提取的丹皮酚，对实验性高血压动物有降压作用，但对人高血压则无明显作用，五苓散（含猪苓、泽泻、白术、茯苓、桂枝）对人水湿内滞证利水作用好，对正常动物利尿作用往往不显著；还有人类一些致病因素如喜、怒、忧、思、悲、恐、惊等在实验动物中目前尚难模拟；中医临床多辨证论治，中西医则采取辨病与辨证相结合，现代中药药理多采用"证"的模型来研究中药的功效，如清热药用于"热证"，补益药用于"虚证"等，但由于动物模型与人类疾病不一定完全相符，还需进一步深入研究。还有中药，尤其是复方对主要活性成分研究较少，这是薄弱环节，也影响到药动学、质量控制及研究的深入，应予加强。故中药药理研究必须以中医药理论为指导，以临床实践为基础，以现代科学技术为研究方法，处理好继承与发展、基础与应用和实验与临床的关系，施行临床与基础、方剂与单药化学与药理、中西医理论以及创制新中药制剂几个结合，才能日益发展，不断提高[7,8]。

(四)中药药理研究的步骤

1. 确定研究范围或选题　科研任务来源可有国家、省部，各厅局、协作、社会、单位自选及特殊等途径。中药药理研究可选择复方、有效部位、有效成分等。如果是复方，最好是有质量标准，适应证明确，疗效显著者。重大专项应在主管部门的直接领导下，成立由医学科学专家和科研管理专家组成的计划制定组，有计划、有步骤进行工作。

2. 研究所用制剂及给药途径　中药粗品和精提并用，但不应忽视中医临床习用的汤剂及其固有疗效，一般初提用粗品，深入研究时应以精制品或有效化学单体较好，为此中药药理研究应与中药化学提取密切结合。给药途径密切结合临床。为了结合中医理论研究，对汤剂口服方式发生的药理反应，必须密切观察。但由于汤剂溶出成分少，口服对某些成分吸收差，见效慢，疗效不稳定，故分析药理反应及研究作用机制时受一定限制，其他用药方法和途径视具体药物或方剂研究要求而定。

3. 用药剂量　在安全的前提下药理作用才有临床应用意义。同时应观察药物的量效关系，分组测试至少3个不同剂量，动物试验给药剂量一般为 LD_{50} 的1/5～1/10，或选用治疗指数（TI＝半数致死量 LD_{50}/半数有数量 ED_{50}）为3以上者，其药理作用才有选择性意义。

4. 研究方法及指标　中药药理研究要本着既重视实验基础研究，又不可忽视中医药临床经验及其独特的理论体系，特别要注意探索建立符合中医药理论，具有中医药特色"证"的动物模型、实验方法和临床研究手段及评价指标。例如治疗高血压中药的药效学除观察自发性高血压大鼠（SHR）、肾动脉狭窄高血压大鼠或犬、DOCA盐型高血压大鼠等模型动物的急性降压或慢性治疗实验外，还要根据临床常见的证型，如治疗肝阳偏亢型高血压的药物，除观察血压、心电图等指标外，并应观测垂体-肾上腺轴内分泌的变化，如儿茶酚胺、17-羟皮质类固醇等；治疗阴虚阳亢型高血压的药物，则应进行交感-β受体-环核苷酸系统功能水平的测定，必要时可测血内肾素、血管紧张素、cAMP/cGMP等[3]。这与西药降压药的实验要求有所不同，观察指标更多，更复杂，难度大，也可说是中药的特色。

5. 临床前安全性实验研究　中药新药研究根据类别的要求还需进行一般药理（安全药理）研究；急性毒性试验：包括半数致死量（LD_{50}）测定或最大给药量（MTD）的测定；长期毒性试验；特殊毒理试验：包括致突变、生殖毒性、致癌、药物依赖性试验；皮肤、黏膜用药，注射剂需进行制剂安全性试验，例如刺激性、过敏性、热原、无菌、溶血等[9]。

6. 药代动力学研究　研究药物在体内的吸收、分布、代谢及排泄，测定并计算各项参数，如血药浓度-时间曲线（药-时曲线）、分布相、平衡相、消除相、半衰期（$t_{1/2}$）、药物与血浆蛋白的结合等。药效评价包括健康动物试验、病理模型动物试验、健康人体试验及病人临床试用四个阶段。中药及复方由于成分复杂，目前对药物动力学尚难以像对西药药代动力学那样要求，这是薄弱环节，应积极解决。

（五）中药药理研究的类型

中医药历史源远流长，学派林立，因此，在中医药（包括中药药理）研究中，要明确所属研究范畴，科研重在创新，一般可分以下类型[10]。

1. 经验阐明型　中医药是几千年来人们同疾病作斗争的经验总结，是属直觉而获得的理论，并为临床实践所证实，但从科学方面来考察，还需要进行验证，使其更具有说服力。例如，青蒿截疟在近2000年前的葛洪《肘后方》即已述及，而青蒿鳖甲汤是无法证明截疟效果的，但用现代科学来证实青蒿（Artemisia annua L）中含有效成分青蒿素（Qinghaosu，Artemisinine）（1972年）对疟原虫（plasmodia）病原体有抑杀作用[11]，故能截疟，这就用现代科学证实了青蒿截疟经验的正确性并令人信服。青蒿素新化学结构的发现与修饰，则属创造发明型。因为过去未见，且成效显著。

2. 整理综合型 中医药是我国的优秀遗产，学说繁多，且近年来研究飞速发展，提供了大量素材，这就要求对已产生的知识或文献进行分析整理，使之系统化。有些还要去粗取精，去伪存真。例如对中药药性、归经理论的探讨，活血化瘀、扶正固本治则的研究等。

3. 应用基础型 药物是防治疾病的物质基础，治疗疾病，保护健康是医药学的最终目标，应用基础研究包括中药研究的全过程。例如研究靛玉红(Indirubin)治疗慢性粒细胞白血病(血癌)，取得了可喜的成绩。

4. 创造发明型 创新是科学研究的主体，关系其学科能否生存。就中药药理来说，据中医药理论体系创制各种“证”的动物模型，如大黄致脾虚，氢化可的松致阳虚，乙酰苯肼致血虚等，给中医药基础理论及应用研究带来了新的活力。也有用从败血性温病患者血中培养分离出大肠杆菌制备的菌液，对家兔静脉注射，复制大肠杆菌暴发性败血性温病卫气营血证的动物模型来探讨中药药理。还有参附汤能明显提高小鼠耐缺氧能力，兴奋大脑，方中人参既能增强附子功能，又可减弱附子毒性等拆方研究均富于创造性，体现了中药药理的特色。

(六)中药药理研究的设计原则与方法

科研设计主要是保证科研工作建立在可靠的科学方法基础上，使反映研究成果的资料具有科学性。研究课题确定后，如何按科研要求做好科研设计，是能否取得预期成果的关键。科研设计的基本原则是充分运用使研究观察的对象相对稳定，有关影响因素得到排除，本质的事物得到暴露，水平高低、真假、优劣得到比较，也就是运用固定、排除、暴露与比较的方法。因此，就中医药学研究常涉及到的几个基本问题归纳如下，以供参考。

1. 明确研究目的和意义 实验设计，首先应考虑研究目的和意义，根据研究的中心问题，进行实验内容设计。在中医药研究中要特别注意如何发扬其特色的问题。通过研究能使中医药的整体观点，理、法、方、药和辨证论治特色得到发扬；或某中药或复方在防治某些疾病方面有独特的功效，或其化学组分结构新颖，能开发出系列新产品，创造新的治疗途径与方法等；注意探索基础理论与规律性的事物，例如中医药对阴虚、阳虚同cAMP/cGMP关系的研究，其结果既为中医阴虚、阳虚辨证提供了客观指标，又为中西医结合提供科学的治疗方法，这样就有可能为课题的深入研究创造条件。

2. 观察对象的条件应力求一致 基础科研常以动物为对象，各种条件还较易控制。而临床科研一般以病人为对象，临床上病种与病症较多，其病情轻重、类型与条件很不一致。如无选择地作为研究对象，往往难以作出科学结论。因此，应根据科研设计要求，有条件地选择病种、证型。要选择诊断明确，分型、分期、证型等均按医学统一标准或公认和接受的标准，最后按不同条件的对象，分别进行观察和统计、分析和处理，这样才有可比性，符合科学原理。在我国新药审批办法中规定，新药的主要药效作用各项实验均应有空白对照与已知药物对照，条件应等同，结果需经统计学处理。

3. 确定实验方法、项目和指标 要客观反映实验与治疗方法的效果如何，其所采用的药物、制剂、方法、项目与指标等一定要相对固定，尤其是复方，其药味与剂量不能多变，否则就很难作出明确的结论。临床用药辨证论治，必需要有严格的对比。寻找和建立客观指标是科研工作重要的一环，要具有特异性和先进性，要有明确的规定和说明，要注意选择能反映被研究问题的本质和关键指标。中药的药理作用及其机制能用客观方法定性与定量地加以测定，取得准确可靠的数据，加以统计学分析。

4. 确定实验对象的数量 中药药理基础实验研究对象包括正常动物、麻醉动物及病理模型动物；既有整体体内试验，也有局部离体器官、组织、细胞或生物活性介质的体外试验等。中药实验研究应尽可能研究各种接近中医临床证的动物病理模型，按中医药治则，观察中药药理与疗效，但也不排除对正常动物或离体组织器官等的作用分析。由于动物实验和临床观察有一定差别，因此考虑用不同动物多种方法测试。要根据实验研究目的、方法与指标的要求决定实验动物、样本及数量。计量资料，一般小动物（大、小鼠）每组10～20只，较大动物（兔、狗）每组6～8只是基本的，动物性别分组宜等同，总量应符合统计要求。

5．剂量的估计与换算　实验研究新中药或复方，往往缺乏资料可查。实验动物和人临床用药剂量如何估计与换算是个问题，通常可采用下列公式：

$$d_B = d_A \times \frac{R_B}{R_A} \times \frac{\sqrt[3]{W_A}}{\sqrt[3]{W_B}} \quad 或\ d_B = d_A \times \frac{K_B}{K_A}$$

式中d_B是欲求算的B种生物（包括人）的kg体重剂量，d_A是已知A种生物（包括人）的kg体重剂量；W_A、W_B是已知动物A、B的体重，R_A、R_B是A、B动物的体型系数，K_A、K_B是折算系数。

折算系数按标准体重计，小鼠20g、大鼠200g、豚鼠400g、兔1.5kg、猫2kg、猴4kg、犬12kg、人70kg。体型系数计算较繁，但适用性强，可用于非标准体重者。现列表介绍不同种生物的剂量折算各种系数（见表6-1）。

表6-1　不同种生物的剂量折算各种系数

生物种类	小鼠	大鼠	豚鼠	家兔	猫	猴	犬	人
R（体型系数）	0.06	0.09	0.099	0.093	0.082	0.111	0.104	0.11
K（折算系数）	1.00	0.71	0.62	0.37	0.30	0.32	0.21	0.11

药理实验中通常概括为："人体志愿者的初试剂量为犬最大有效量ED_{95}（mg/kg）的1/10"，反之，也可将犬的初试剂量为人临床有效量的10倍进行实验研究。在国家药品监督管理局发布的《新药审批办法》中，对中药传统的用法应按习惯用量或临床常用剂量作为主要依据，一般也可参考动物试验剂量，制定出预测剂量。然后用其1/5量作为初试剂量；对于动物实验有毒性反应或注射剂的剂量，可取预测量的1/10～1/5量作为初试剂量。主要药效研究各种试验至少应设三个剂量组，剂量选择应合理，其中一个剂量应相当于临床剂量的2～5倍。

另外，实验研究常用大鼠、小鼠等小动物，很多中药制剂毒性甚小，无法测出LD_{50}时，可用最大给药量或最大耐受量（*MTD*）的测定来观察动物对这些中药制剂的耐受量，对其安全性作出估价，为临床用药及药效学的研究提供科学依据。

$$小鼠\ MTD\ 倍数 = \frac{\dfrac{每只小鼠的耐受药量}{20g（小鼠平均体重）} \times 50000g（成人平均体重）}{成人每日用药量}$$

一般认为以小鼠能耐受人口服用量100倍以上的药物急性毒性较小、安全[12]。

6．实验设计中对照、重复与随机

实验研究的科学性在于客观地反映事物的本质，如何能具体表达，一般公认需采取对照、重复与随机，称为三大原则。

（1）对照：事物都是相对地存在，没有比较，就没有鉴别，科研设对照组是区别事物的重要方法。对照组与实验组之间除用以实验的药物处理的区别之外，其他条件应尽量一致，以减少误差，也才有可比性。

根据实验研究内容的不同，可选用不同的对照形式，常用的方法有4种。

正常动物对照：不复制疾病动物模型进行对照观察。其目的在于评价复制动物模型是否成功。

阴性对照：即除不用被研究的药物外，对照组的动物或人要经受同样的处理，如给予生理盐水或不含药物的溶媒，有人称安慰剂。

阳性对照：或称标准对照，指以已知经典有效药物在标准条件下与实验药物进行对照，以对比其优劣。

组间对照：系在实验组间分几个剂量组互为对照及与各对照组进行对比，以便说明量效关系。一般设3个剂量组。其中也有用自身作给药前后对比者，但最终还需作组间对照来说明问题。

(2)重复：能在相同或类似条件下，把实验结果重复出来，才算是可靠的实验。重复实验除增加可靠性结果外，也可了解实验变异情况，变异性愈大，则实验可靠性愈差。为了提高实验的重复性，要求实验本身具有足够例数的重复实验数据，同时应尽量减少干扰因素对实验的影响，例如动物或患者、药物、仪器等将可能控制的因素设法控制一致。实验条件控制得越严，其重复性将提高。通常药理实验往往是先在严格控制的条件下进行小规模实验，对实验条件及影响因素取得经验后，再扩大实验。

(3)随机：就是按机遇均等的原则来进行分组。其目的是使一切干扰因素造成的实验误差减少，而不受实验者主观因素或其他偏性误差的影响。随机化的手段可采用编号卡片抽签法、随机数字表或采用计算器的随机数字键。近年来提倡"均衡下的随机"，即先将能控制的主要因素，例如实验动物的体重、性别等，或患者的年龄、性别、体征等先行均衡地归类分档，然后在每一档中随机地取出等量动物或患者分配到各组，使一些难控制因素在动物如活动、饥饱、疲劳程度及性周期等得到随机化的安排，以提高实验研究的可比性。

实验研究的类型多种多样，各有不同的特征和目的，故设计方法也很多。按实验研究目的区分，有绝对性实验和相对性实验(又称比较实验或对照实验)。绝对性实验是用实验技术测量研究对象的某个特征或某项指标在实验条件下的绝对值的变化，如高气压下的心内压的改变，低温条件下各组织器官耗氧的改变等，此类实验研究平时较少；相对性实验是两个或两个以上实验组给以不同处理，比较观察不同处理的效应。每组测得的绝对值要与其他组的绝对值相比较才有意义，此类实验研究在医药方面应用较多。有关具体设计方法请参阅中药药理研究方法学专著[12]。

二、中药药理的研究方法

科学研究成败与方法密切相关。如何以中医药理论为指导，运用现代科学方法来研究中药药理，值得探讨。中药药理研究的方法是多种多样的，并无固定的模式，且随科技的发展而不断前进与创新，兹将带有共性又具有代表性研究方法加以介绍，以供参考。

(一)筛选法(Screening method)

由于单味中药往往含有多种成分，中药复方就更多，各种成分一般具有各自不同的药理作用，其中还包含相反的作用，例如大黄既含有致泻成分约20种，包括蒽醌类和二蒽酮类及其苷类，如番泻苷(Sennoside)，8-葡萄糖-大黄酸蒽酮(Rhein-8-monoβ-D-glucoside)等，又含有止泻成分鞣质，如没食子酰葡萄糖(Glucogullin)、α-儿茶素(α-Catechin)、没食子酸(Gallic acid)、大黄四聚素(Tetrarin)及其水解物；人参皂苷 Rb 类有中枢抑制作用，而 Rg 类有中枢兴奋及抗疲劳作用等等，如此复杂的成分与作用是西药化学单体所没有的，这也是中药药理特色。所以必须了解单味药或复方作用的主次，然后再进一步分析。中药药理除系统研究外，最常用的是筛选法，而筛选法有多种，可分为：

1. 广筛法　是指无特定指标的广泛筛选。该法不受中药主治、中医药理论的限制。其优点为研究面广，发现问题多，常能发现一些新的药理作用，可为进一步研究提供参考，但广筛法为较粗浅的药理学方法，工作量大，盲目性多，筛选效率不高。实际广筛也有不同类型：有通过多种实验方法以发现某中药或复方的药理活性，常用小鼠观察神经系统的药理作用；用麻醉大鼠观察药物对血压、心率、呼吸(幅度、频率与胸腹式)的影响，初步了解药物对心血管和呼吸系统的作用；用豚鼠的离体气管、肠管或子宫观察药物对平滑肌的影响。有选用简便、可靠的方法，明确某项指标，从大量的药物中筛选出具有某种特殊作用的药物。例如通过对癌细胞生长抑制筛选出具有抗癌作用的中药如青黛(有效成分靛玉红)、海南粗榧(有效成分三尖杉酯碱)等；对疟原虫鼠疟的抑制筛选出具有抗疟作用的中药如青蒿(有效成分青蒿素)；具有抗菌作用的中药黄连、黄柏(均含有效成分小檗碱)等均为较成功的事例。

日本高木敬次郎亦曾提出多指标的药理研究方法[13]。用小鼠观察神经系统，用大鼠观察呼吸、血压和心率，用豚鼠观察离体平滑肌等的药物作用，用一些简单方法预测 61 项药理指标。同时利用药物 LD_{50} 表示作用强弱，将获得有效作用所需的药物浓度低于 LD_{50} 的 1/10者，定为 4 分；LD_{50} 的 1/5～1/10 者定为 3 分；1/2～1/5 者为 2 分；>1/2 者为 1 分；有作用倾向者为 0.5 分，以分析比较药物的作用谱。从药理学观点 3 分以下者得出药理作用意义较小或无实用价值，因毒性大。如桔梗粗皂苷，显示 4 分的药理作用有抗炎、扩血管、降血压、抑制呼吸、祛痰、抑制胃液分泌、抗消化性溃疡等；具有 3 分的有镇痛、解热、镇咳、抗过敏、抗胆碱样作用等，并有较强的溶血和局部刺激作用。以初筛结果为依据，可进一步作有关药理如抗炎等研究。

2. 定向法　是指根据中药或复方的功能与主治进行定向筛选。此筛选法因有中医药理论和临床治病经验为依据，成功率较高，工作量较少。但首先需深入钻研有关中医药理论，密切结合临床实践，然后用现代科技进行实验研究设计，观察有何药理作用，分析其作用的主次，进而选择关键指标，重点突破，探讨实质或作用机制，这样有利于结合与发展中医药学，也便于中西结合，有所创新。例如黄芪的功效是多方面的，但其补气、扶正是主要功效，可用以防治体虚易感(感冒、化脓性感染等)。而黄芪抗菌作用不强，可设想其作用与提高机体免疫功能有关，选用呼吸道分泌型抗体 A(SIgA)等为指标，结果证实确能使 SIgA 含量升高；对病毒诱生干扰素有促进作用；还可增强吞噬细胞的吞噬功能。中医“虚证”免疫功能低下，而黄芪对“虚证”者的免疫促进效果更为显著，对抗体生成细胞有促进增生或调节作用，这样对中医药理论与实践就有所阐明与发展。另外，人参具有“开心益智”，临床用于失眠健忘。研究人参对中枢神经脑功能活动的影响，可调节兴奋和抑制过程的平衡，发现人参具有增强学习记忆的作用[14]。我国 20 世纪 50～60 年代主要结合中药的功效在强心、降压、抗菌、驱虫、镇痛、抗炎、利尿、解热等方面筛选寻找新的有效中药或成分，其中成效较显著的如青蒿(含青蒿素)抗疟，延胡索(延胡索乙素及罗通定)镇痛，青黛(靛玉红)治慢性粒细胞白血病，黄连(小檗碱)抗菌等；70 年代主要从防治疾病的角度例如冠心病、慢性支气管炎、肿瘤、肌松与中药麻醉、计划生育等方面进一步筛选，其中较显著的如冠心Ⅱ号方(含川芎、丹参、红花、赤芍和降香)治疗冠心病，满山红(杜鹃素)治疗慢性支气管炎，海南粗榧(三尖杉酯碱)

抗癌，棉酚为男性节育药等，取得了巨大成绩。但综观全局，也应认识到由于结合中医药基础理论，复方不够，与药化研究及结合中医临床应用不够，故从中药药理的根本任务阐明中药作用和机制，指导中医临床用药和研制开发新中药有限，其中尤为重要的是丰富与发展中医药学方面成效很有限，这是值得注意的问题。因而，筛选法着重在研制开发新药方面应用较多，对创造与发展中医药理论的促进较少。

(二)结合中药特点研究法

中药不同于西药单体，中药的产地、采集季节、时间、加工炮制和贮藏保管等对其有效成分的含量与药效有一定影响；中药的四气(性)五味、归经、升降浮沉；中医药基本理论阴阳五行、脏腑经络、八纲辨证；以及传统经验总结十八反、十九畏、妊娠禁忌等。由于这些内容在本书均各有专章论述，在此仅作研究方法的讨论，作为中药药理此方面应是研究的重点，而且若能研究得深透，作出肯定性结论，均为具有特色的内容，可算是填补国内外空白与创新。过去在这方面，尤其是新中国成立后做了不少工作，成绩应予肯定，但由于此为基础理论性研究，涉及面广，难度较大，不易见效，加以受西药研究方法的影响，成效很有限，究其原因：①实验多用粗制剂如汤剂(煎剂)口服或体外培养，质量未标准化，影响因素多，有时难以重复；②由于过分偏重于新药研究因而削弱了中药基础理论的研究；③中药研究规模过大，由于缺乏统一管理与合理安排，因此有很多低水平、多余的重复研究，甚至出现矛盾现象，难以定论。在总结过去经验的基础上，应注重中药基本理论的研究，对中药药性及临床理论进行多途径、多学科、多层次的深入探讨，把应用性研究与基础研究结合起来。因此，“九五”期间中医药科研的主要任务中仍规划中药基础研究，包括中药理论(性味、归经、配伍、炮制、地道药材等)研究、中药物质基础(有效成分)研究、中药药理作用及作用机制研究、中药毒理学研究、药物代谢动力学研究等等。另外，也提出一些具体要求，例如在“九五”期间重点进行71种中药材的质量标准研究；选择五个疗效确切、使用方便、社会需求大、药味相对简单、有一定现代科学研究代表性的中药复方进行研究，同时，选择1～2种高效、优质的中药复方药物推入国际市场等，说明我国对中药研究(包括中药药理)已进入规范化、系统化、标准化时代。

20世纪60年代左右开始结合中医药理论来研究中药及方剂，例如以肾气丸(含干地黄、山药、山茱萸、泽泻、茯苓、牡丹皮、桂枝、附子)、右归丸(含熟地、山药、山茱萸、枸杞子、杜仲、菟丝子、附子、肉桂、当归、鹿角胶等)为代表的助阳剂，在临床上对肾阳虚证有确切的疗效。实验研究证明右归丸、肾气丸都对垂体-肾上腺轴、垂体-甲状腺轴和垂体-性腺轴有兴奋作用。对机体的免疫功能、心血管功能、脂质代谢和糖代谢的紊乱有调整作用，反证了肾阳虚的内分泌功能衰退和免疫功能缺陷等实质[15]。类似的还有黄连解毒汤(含黄连、黄芩、黄柏、栀子)，具有抗菌解毒作用，为清热的基础。当归补血汤(含黄芪、当归)具有促进造血，增强免疫作用，说明气血相关。四君子汤(含党参、白术、茯苓、甘草)，具有增强消化吸收，促进代谢和提高免疫作用为治脾虚的实质。玉屏风散(含黄芪、白术、防风)具有增强免疫，诱生干扰素减轻细胞病变，为益气、固表、治虚的基础。但这些研究结合拆方与药效成分分析不够，故对中药药理作用及机制，对中药的构效关系规律探讨得不够深入，有待进一步深入研究。

(三)临床适应证分析法

中药复方多遵循“理、法、方、药”与“君、臣、佐、使”的原理组方，为了从中药复方中分析某一种药物的主要作用，比较简便的可采用该法。例如芍药为主的常用复方，如芍药甘草汤、排脓汤、小建中汤、桂枝加芍药汤、当归芍药汤、四逆散、真武汤、附子汤、桂枝茯苓丸、黄芩汤等，可将各方成分和临床适应证列表出来，每出现1次，记1分，然后积分，便可初探出芍药的主要适应证，然后设计药理实验指标。

芍药治疗的主要适应证为腹痛、肌挛等。这样便于结合临床用药经验来选择药理研究指标，减少盲目性。作者于20世纪50年代筛选中草药中的镇痛药[16]，曾从49种中草药中论证与筛选出洋金花(中药麻醉剂)、延胡索、汉防己等用于镇痛，通过药理实验其命中率远比盲目筛选要高得多，可见中医药学理论和实践的可贵[17]。现在先进的电脑技术可利用临床适应证分析法，更为简便地来筛选分析大量的中药与复方。类似的临床适应证分拆法对麻黄进行分析的结果显示，喘咳的比分最高，也符合中医临床应用的实际。

(四)中药药理综合研究法

中药药理研究是一项系统工程，必需采取综合研究法有组织有计划地进行，成效才能显著。过去多采用分析法零散地进行，研究难以系统而深入，所获知识多片面而肤浅，有时甚至出现相反结果，难以掌握。过去对植物药研究就是对成分分离提纯、确定结构，合成改造，有些也不结合药理与临床，结果也不知提取物有何作用，“束之高阁”，不能体现其价值。近代认识到这种研究脱离实际，成效不大，且浪费大量人力物力，现采取首先肯定临床疗效，然后药理与药化结合进一步研究，还要用生物生理、生化、病理、分子生物学、内分泌学、免疫学、基因工程等方法进行综合研究，实际上也是综合与分析相结合的方法，工作才得有大幅度进展与初见成效。我国最有成效富于创新的抗疟新药青蒿素及其衍生物的问世就是在全国抗疟研究指导委员会组织全国有关单位各专业人员发挥集体智慧创造出来的，后又与世界卫生组织(WHO)结合，走向世界。其中也脱离不了中医药理论指导与临床实践。公元341年葛洪所著《肘后备急方》中青蒿截疟的记载给予了明确的启示：“青蒿一束，水2升，榨汁内服治疟”(说明生用有效，与青蒿中抗疟有效成分青蒿素不耐热的科学实验相符)。类此事例有青黛所含靛玉红治慢性粒细胞白血病，雷公藤所含雷公藤皂苷治自身免疫性疾病，冠心Ⅱ号方防治冠心病心绞痛，以及日本对小柴胡汤广泛深入的研究均为采用中药药理综合研究法成功的范例。

(五)证型药理法

中医的“证”是一个复杂的概念，涉及到多系统、多脏器、多种组织的病变。为使各种“证”的动物模型尽可能准确模拟出中医临床的“证”，应采用多种致病因子、多种动物、多种指标和多种方法来进行研究[18,19]。运用“证”型药理法来研究中药与复方比较易于探讨中药的作用及其机制，也有利于阐明中医药理论，这可谓中医药特色。

按照现代控制论和系统论的观点，对于“证”可理解为它是一个概念性统一体；按现代医学认识，“证”是机体在致病因素作用下的全身性抗病调控反应的综合临床表现。这种反应是产生各种证型的病理生理学基础。“证”可以揭示病的本质变化。生物医学上的未知数很多，若单纯强调辨病论治，则有很多疾病至今病因未明，故西医药往往束手无策；而辨证论治是中医药体系的核心，病与“证”密切相关，故中药与复方对病的治疗范围就更为宽广，从而中医药对一些疑难杂症或病因病机未明者均可辨证论治。当然，若能辨病与辨证论治相结合，临床疗效更佳。

自20世纪60年代初用糖皮质激素制作“阳虚”动物模型以来，已取得了系列进展，加强对“证”的动物模型的研制，对中医“证”的动物模型研究越来越多，如脾虚、阳虚、阴虚、气虚、脉微欲绝、血虚、血瘀、肝郁、寒证、热证、温病卫气营血诸证、里实证、心气虚、心阴虚、心衰气脱、肝肾阴虚等。目前对于证的研究主要是研究证的复制问题和证的实质。

研究证可以将传统中医宏观、定性、抽象、模糊的概念用微观、定量、具体的研究来代替，这不仅能进一步认识中医“证”的本质，还能了解药物的作用机制，并使中医辨证施治有一个客观标准。“证”是中药复方药理研究的基础，离开“证”的中药复方药理研究是无本之木，无源之水，中药复方药理研究是保持“证”客观化和规范化的有效方法；中药复方药理与“证”的研究具有统一性，两者相辅相成。目前虽然动物模型很多，但“证”的本质还远未阐明，动物模型只能反映“证”的一方面或一部分，但不是全部。因“证”是一个复杂的概念，它可涉及到多系统、多脏器、多种组织的病变。以阴虚和阳虚证动物模型及补阴和补阳药研究法的举例如下：

1. 阴虚和阳虚证动物模型及补阴和补阳药研究法　常用的有皮质激素“阴虚”型：大剂量肾上腺皮质激素可致虚损现象。早期阴虚，后期阳虚，成年小鼠或大鼠给予可的松或氢化可的松 1～1.25mg/(只・天)，灌胃或隔天肌内或皮下注射，4～5 天处死动物，动物血浆 cAMP 水平与反应性升高。甲亢“阴虚”型：临床甲亢多出现阴虚证，动物给予大剂量甲状腺素可致阴虚。三碘甲状腺原氨酸钠(T_3)0.9mg/(kg・d)，灌胃连续 5 天；大鼠 0.5mg/kg 皮下注射，隔天 1 次共 3 次；甲状腺素(T_4)成年大鼠 2.5mg/(kg・d)，灌胃连续 21 天；小鼠 3mg/只加利舍平 20mg/(只・天)，灌胃连续 21 天；左旋甲状腺钠小鼠 0.4mg/(只・天)，皮下注射连续 5 天。动物均可出现体重减轻，体温升高，心率加速，躁动不安，饮水与耗氧量增加，肝脾核酸合成增加，外周微循环血流加速，血浆和肾组织 cAMP 水平升高，心肌、肾和脑 β-受体数量增加。这些“阴虚”证用滋阴药生地龟板合剂、鳖甲、麦冬、玄参等治疗可以得到改善。用助阳药附子、肉桂等则使之恶化。甲亢“阴虚”型动物模型，基本上与甲亢临床患者表现及各项指标变化相符。

2. 利舍平“阳虚”型　小鼠皮下或肌内注射利舍平 4.75mg/kg 后数十分钟可致皮肤温度下降，形寒肢冷的“阳虚”症状，提示阳虚与肾上腺素能神经递质合成障碍与不足有关。助阳药附子、肉桂、干姜、仙茅、肉苁蓉、山茱萸等对利舍平化动物模型下丘脑的去甲肾上腺素、纹状体多巴胺、脑干 5-羟色胺含量有提高作用，对 Na^+、K^+-ATP 酶和线粒体 ATP 酶的活性尤有明显影响，表明它们并非通过递质的贮存和运输机制来提高利舍平化小鼠脑内单胺递质的含量。可能与这些中药中存在 β-受体激动剂有关。

3. 甲减“阳虚”型　切除动物甲状腺 2～3 个月后，或小鼠喂服甲状腺素合成抑制剂他巴唑溶液 0.3mg(0.3ml)/(只・天)，每天 1 次，连续 12 天。动物甲状腺素合成和分泌减少，动物体内 T_3、T_4 含量降低，出现形寒肢冷，饮水量减少，体重减轻，耗氧量下降，下丘脑、垂体、肾上腺、子宫、卵巢或睾丸、心肌等组织出现退行性病变，cAMP/cGMP 比值下降，细胞对 M-胆碱能激动剂卡巴胆碱反应性增高，补肾助阳药如右归丸(含熟地、山药、山茱萸、枸杞、鹿角胶、菟丝子、杜仲、当归、肉桂、附子)、附子肉桂合剂、参附汤(含人参、熟附子)可改善上述症状，保护组织损害。甲减“阳虚”型动物模型也基本上与临床患者阳虚证相符，血清 T_3、T_4 降低，用助阳药治后则增高。有关证型药理法很多，如心气虚证模型、脾气虚证模型、脾不统血证模型、肾阴虚证模型、肾阳虚证模型、脾阴虚证模型、脾阳虚证模型、胃寒证模型和胃阳证模型等实验方法，可参考有关资料[20]。

总之，中药药理研究必须以中医药理论并结合临床实践为指导，运用现代科技方法来研究，研究重点应为临床常用复方，探索科学规律，丰富与发展中医药理论，并阐明其实质，形成具有中国特色的中药药理学与中西医药结合的药理学。为此必须采取临床与基础，方剂与单药、化学与药理、中西医理论以及创制新中药几个结合，宏观整体与微观分析，系统研究[21]的方法进行。中药药理研究具体方法很多，是多种多样的，本章只能择要介绍，以抛砖引玉。国内已有此类专著，如李仪奎《中药药理实验方法学》（上海科学技术出版社，1991年出版，2007年再版），陈奇《中药药理研究方法学》（人民卫生出版社，1993年出版，2006年再版），对中药药理实验研究有较全面的介绍。科学技术在不断进步，有待更多的发明创造以丰富与促进中医药学的发展。

（六）含药血清法

用动物的含药血清进行药理实验的方法通称为“含药血清方法”。该法始于1987年日本Iwama H等所进行的一个新的药理试验法（J. Ethnopharmacology，1987，21：45）[22,23]，发表用动物含药血清研究中药的论文，并认为用该方法研究中药的在体作用是一个实用的体外实验系统，其最大的优点是实验结果与在体实验结果的一致性，它不仅能反映药物中可吸收部分的直接作用，且能反映药物成分在机体作用下形成的代谢产物和药物诱生的机体内源性物质的间接效果。国内近几年也有用该方法进行试验的报道，但是作为一套科学的、规范化的、可以推广的血清药理学研究方法还存在诸多问题，如制备含药血清过程中给药剂量的问题[24]。

给药剂量＝临床常用量×动物等效剂量系数（按体表面积）×培养基内血清稀释度。从实验结果分析，通过给予SD大鼠不同剂量（大剂量组给药1.2g/100g体重，小剂量组给药0.6g/100g体重，连续灌胃3天，每日2次，于第3天喂药后1小时，心脏抽血，无菌分离血清，经56℃、30分钟灭活后，－20℃保存备用）。苦参、仙鹤草常规煎剂观察含药血清对H_{22}肝癌腹水癌细胞体外生长的影响，探索该方法中制备含药血清过程的给药剂量。结果发现，以上述参考公式计算给药剂量得到的含药血清对肿瘤细胞体外生长有抑制作用（$P<0.05$），而以参考公式计算给药剂量1/2得到的含药血清无明显作用（$P>0.05$）。提示参考公式计算给药剂量来制备含药血清具有一定的合理可行性。有建议含药物血清在反应体系中的稀释度为1∶4[25]。

总之，含药血清方法可以作为中药体外研究的方法之一，但由于该法至今研究尚处于初始阶段，中药复方实验尚少，尤其值得注意的是要与中医药理论与临床实践相结合，有待进一步丰富与发展。

（七）脑脊液药理研究方法

脑脊液药理研究方法是利用体外细胞培养的方法，观察“含药脑脊液”对中枢神经系统药效研究的方法。以3种不同浓度观察血清、中药血清、脑脊液、中药脑脊液对于星形胶质细胞和神经元的影响。经苔盼蓝染色和LDH检测证明正常血清和中药血清在3种浓度均出现对细胞的毒害作用，且在同一浓度时，两组之间没有明显的差异。而正常脑脊液组和中药脑脊液组与空白对照组相比，未见明显差异，MTT检测证明中药脑脊液组吸光度（A）明显高于其余各组。提示脑脊液和中药脑脊液对星形胶质细胞没有毒害作用。表明利用脑脊液进行中药对中枢神经系统的药效观察明显优于血清，提出“脑脊液药理学”的概念；观察到中药可诱导星形腔质细胞产生神经营养作用。这为脑卒中后神经元的保护治疗提示了一种思路，同时由于其易于操作，将具有良好的应用前景[26]。

（八）影像药理研究方法

影像药理研究方法是将影像学与药理学相结合，用影像学的理论、方法、技术研究药理作用的实验方法。该方法利用影像学的手段，同时结合解剖学、病理学、生物化学等学科的相关知识来研究药物对机体器官生理病理功能及细胞代谢活动的影响。它是在严格控制的条件下，在整体、器官、组织、细胞及分子水平上，观察药物的作用。例如中药归经的研究，检测中药有效成分在体内的分布，多采用同位素示踪、放射性自显影技术等方法，通过观察中药中某种活性成分在体内脏器的分布特点来说明中药活性成分的体内分布与中药归经的关系，已成为阐明药物归经理论重要的现代化科学手段之一，为中药归经理论提供了新的实验科学依据[27]。

三、单味中药的药理研究方法

单味中药的药理研究方法的具体方法前已述及，下列几点原则提供参考。

1. 结合中药基本内容进行药理研究　中药基本内容包括很多方面，根据中药单味药的药性，即寒、热、温、凉四性(气)来研究。中医八纲辨证(寒热、表里、虚实、阴阳)中，寒热为重要的两纲，中药的药性与其对应，为临床用药的重要依据之一。药物的功效是其中组成物质参与机体生化反应的结果，因此表现药物功效的药性，药理作用应有其共同的物质基础，当然每味中药更有其特殊的物质基础。这方面的研究还不多，有些报道颇有启发性。如附子、细辛、吴茱萸、花椒、高良姜、丁香等热性药，具有祛寒、回阳救逆的功效，均含强心有效成分之一的消旋去甲乌药碱(dl-Demethyl coclaurine，Higenamine)，其结构与儿茶酚胺类(Catecholamines)类似，含儿茶酚胺的中药更多，如麻黄中的麻黄碱(Ephedrine)，陈皮、枳壳中的昔奈福林(Synephrine)等。儿茶酚胺类为肾上腺素(Adrenaline)类物质，其作用颇似中药的热性作用，如祛寒、温里、助阳、补气与提高交感-肾上腺轴功能，促进代谢、强心、升压、中枢兴奋等作用有关。用于寒证，“寒者热之”，使寒象减退，机体得以平衡。而寒性药如汉防己、锡生藤、山豆根、黄连、黄柏等，具有清热、解毒、凉血、泻火等功效。这些中药的有效成分可归异喹啉类(Isoquinolines)，具有抗菌、扩张血管、降低血压、增加冠脉血流量、松弛肌肉、降低交感-肾上腺轴功能，降低代谢等作用，这些基本上可归纳为中医药理论的寒性作用，用于热证。“热者寒之”，使热象减退，同样，机体得以平衡。这些化学成分含在相应热性药或寒性药内的事实及其药理作用是具有一定的启发性的。至于中药的五味、归经、升降浮沉、配伍等也可按此设想进行研究。

2. 中药单味药化学成分与药理作用的系统研究　既要研究中药单味药的整体化学成分与药理作用表现，但也要进一步分析单味中药各化学成分的药理作用，因为只研究单味中药整体综合作用，而不进行分析研究，则认识问题只能停留在表面，无法深入探讨其机制，即为什么会有这样或那样错综复杂的药理作用，也就难以阐明其功效的实质。例如人参中至少含有15种皂苷，而人参皂苷有人参二醇型、人参三醇型与齐墩果酸型三种类型，但分析其药理作用并不相同，人参二醇对中枢抑制，有扩张血管作用；而人参三醇则对中枢兴奋，具有强心作用，作用相反。麻黄中含多种生物碱，其中左旋麻黄碱具有中枢兴奋，收缩血管，升高血压，加汗腺分泌(发汗)、缓解平滑肌痉挛(平喘)等作用，而麻黄次碱(麻黄定，Ephedine)则有降压等与麻黄碱相反的作用，麻黄根碱甲、乙(Ephedadrine A，B)亦具降压作用。大黄中含鞣质(主要为没食子酸)有致便秘作用，而大黄酚苷则有泻下作用等等，类似事例很多，因此，若不进行化学与作用的分析是很难进一步阐明这些药物作用的。为此必须纵观中药的综合与分解作用才较全面。

3. 中药药理研究必须结合临床　过去中药研究采取与天然药物或化学药物等同的技术路线，分析其化学成分，药理研究也脱离临床，例如延胡索早在20世纪20年代即开始研究，分离得到多种生物碱单体，但未结合临床研究其药理作用，不知这些生物碱有何功效，直至 50 年代才结合延胡索用于止痛而进行镇痛试验，结果得以证实，但中间隔了数十年。类似事例较多，如当归、乌头、黄连、仙鹤草、防已、贝母、鸦胆子等，分离提取其成分，由于脱离临床研究其化学与药理，结果收效甚微，这是经验教训。50 年代后逐步认识到中药研究必需结合临床，化学与药理结合才有了明确的方向，例如治疗慢性气管炎的中药的蔊菜其祛痰镇咳成分为蔊菜素；北五味子中抗肝炎降低谷丙氨酸氨基转移酶（ALT）的有效成分为 γ-五味子素、五味子素、五味子醇及五味子酯等成分；穿心莲中所含的穿心莲内酯、新穿心莲内酯及脱氧穿心莲内酯等均具有抗菌作用，可用于抗感染抗炎等，这些均为较成功的例证，此类还有很多，如汉防已含多种生物碱有镇痛作用；栝楼中天花粉蛋白与芫花根含芫花萜、乙、丙、丁等有引产作用；喜树根及果中所含喜树碱有抗癌作用等。

4. 从分子药理学的途径研究中药　在生命活动中，机体存在着各种调节系统，如神经内分泌和免疫系统，其调节作用的微量物质有神经介质、激素、微量元素、酶、受体等。中药可通过受体、酶、免疫等方面发挥直接或间接作用。这种途径更接近中药调节作用的特点，且有利于中西医药在微观理论基础上结合与统一。

（1）从调节 cAMP/cGMP 研究中药：cAMP（环磷酸腺苷）与 cGMP（环磷酸鸟苷）均为细胞激素第二信使，是激素、神经介质、药物效应的中间环节。当 cAMP/cGMP 比例失调，机体即发生病变。

cAMP 含量受磷酸二酯酶（PDE）活性影响，因 PDE 为 cAMP 转变为 5 AMP 的酶，PDE 抑制剂可成为控制 cAMP/cGMP 比值的药物（见图 6-1）。

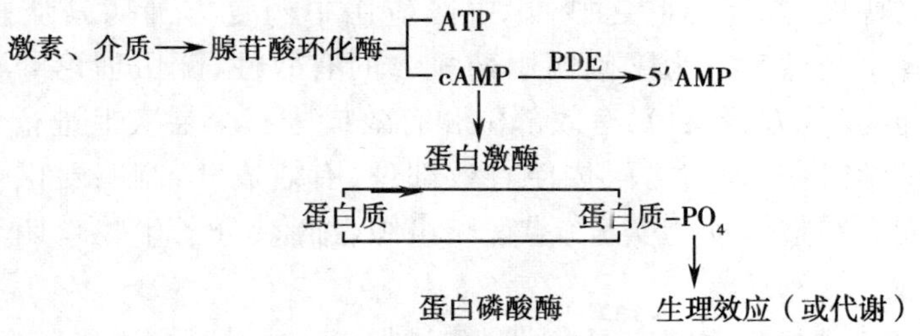

图 6-1　cAMP 与生理效应的关系

日本学者三川潮研究了 250 种中药发现，远志、甘草、桂皮、荆芥、知母、连翘及其所含成分有较强的抑制 PDE 活性，亦即可使 cAMP 含量升高，例如甘草能增加胃黏膜中 cAMP 水平，通过调节 cAMP/cGMP 比值有利于抑制肿瘤细胞。肝气郁结常用的理气药木香、香附、陈皮、枳壳、砂仁、厚朴、槟榔等具有降低 cGMP 作用，亦即提高 cAMP/cGMP 比值而发挥理气作用。

（2）从抑制 PG 合成，研究中药：前列腺素（PG）为调节人体正常功能较重要激素，其含量应与环氧化酶（Oxidocyclase）保持平衡，若比例失调即可致病，例如痛经时 $PGF_{2\alpha}$ 升高；PGE_2 在炎症升高；TXA_2 与心绞痛有关。厚朴、生姜、香附等中药有抑制 PG 合成作用与治疗痛经、解热镇痛有关（见图 6-2）。

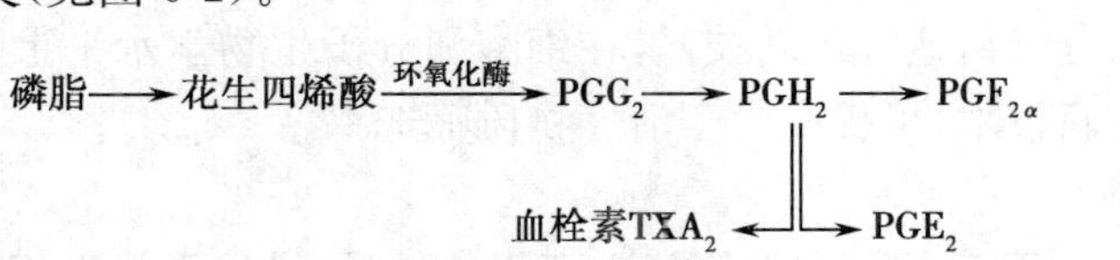

图 6-2　前列腺素与环氧酶的关系

可见通过对PG抑制实验，可发现活性成分及阐明中药的某些作用机制。

(3)从影响免疫功能研究中药：人体免疫可分非特异性免疫和特异性免疫(包括细胞免疫和体液免疫)两大类。中医药治病“扶正祛邪”与免疫功能密切相关，例如人参、黄芪、茯苓、枸杞子、何首乌、麦冬、女贞子等扶正固本、益气补肾药均含多糖体，能促进淋巴细胞转化，增加淋巴细胞、T细胞、网状内皮细胞，增加白细胞或血小板，诱生干扰素等提高机体细胞免疫功能，以防治疾病。补阳药如仙茅、菟丝子、肉桂、黄精有促进抗体形成的作用；补阴药如天冬、北沙参、玄参等有延长抗体存在时间的作用。人参、五味子能使抗体增加，以纠正虚证(阳虚、阴虚)所致免疫功能低下，从而防治疾病。

四、复方中药的药理研究方法

中药复方是按“主药、辅药、佐药、使药”(即君药、臣药、佐药、使药)的组方原则，由两种或两种以上的单味中药组合而成，并作为一个整体而起作用。从所含成分来分析，实际上单味中药也可算复方，故在药理研究采用综合与分析两种方法有类似之处，难以截然分开，但复方中药更有其特殊性，即药味多、成分多、功效多，更适于中医辨证论治的特色，因此，复方中药在中药药理研究中更具有特别重要的地位，对阐明中医基本理论和用药经验也有着重要意义。目前，复方中药的药理研究方法主要分为全方研究和拆方研究两大类。

(一)全方研究

“药有个性之特长，方有合群之妙”。中医应用中药复方治病是从整体医学角度出发，作用部位是多个靶器官。为了阐明中药复方的有效性，配伍理论的科学内涵以及整体性，有必要在药物(复方、药材)、有效部位和有效成分三个层次上进行全方的药理研究工作，并结合药理学研究，确定君臣佐使有效部位、有效成分，阐明君臣佐使配伍理论的化学物质基础，同时在整体动物实验、器官和组织、细胞、分子生物学四个水平上开展中药药理研究工作。

中药复方实验工作中应重视应用多学科先进技术。中药复方现代科技的发展需要多学科交叉和渗透，甚至产生新的学科。在中药复方配伍规律的化学成分含量变化研究中，现代制剂学、药物化学、分析化学、分子光谱学、质谱学、色谱学、X射线衍射、软电离质谱技术等，都是不可缺少的。采用动物模型观察有关指标是研究中药复方药理作用与机制的常用方法。除了利用整体动物功能水平、组织和细胞反应、生物化学指标测定外，一些先进的技术如细胞因子、神经递质等生物活性因子测定、离子通道、基因、受体功能分析手段已被引入中药药理学研究领域。细胞重组技术、核酸探针和分子杂交技术、聚合酶链反应、杂交瘤和单克隆抗体技术等分子生物学技术用于中药对基因表达与调控也成为热点。基因芯片、蛋白芯片、组织芯片等芯片的综合应用，为阐明中药复方组方原理提供了重要的科学技术手段。在讨论基因组学研究成果与中医相关病症的关系中，可采用中药复方对其进行调整。采用原位、微区、瞬时、单细胞及活体的在线监测、时间分辨、分子分辨等时空实时监测技术及其微透析、超微电极、分子雷达等最新技术，在细胞和分子生物学水平上建立中药药效活性成分筛选的新方法与新技术，可提高中药活性物质筛选率。

(二)拆方研究

1. 拆方研究的主要目的　①阐明复方配伍的科学性；②寻找发挥增效减毒作用的最佳组合；③确定复方中主要药物或活性物质；④寻找复方中药物的最佳剂量配比关系；⑤精简

方剂。通过拆方研究可筛选出针对某一药效的主要药味或组分;使组方得到精简,药效更为明确,这是目前从中药复方创制新药的常用方法;⑥为方剂剂型改革提供理论依据及思路。

2. 拆方研究的思路与方法

(1)单味研究法:此法是将中药复方各组成药物分别与全方进行比较,从中发现起主要作用的药物,并揭示各味药物在复方中的地位,各药物之间的协同、拮抗等配伍关系。

(2)药对研究法:药对在药效方面起着相互促进、相互制约、相互依赖和相互转化的作用。作为中药复方的核心部分,研究中药复方有必要重视药对的研究,药对研究有利于探索复方的配伍规律。

(3)撤药分析法:撤药分析法是在全方药效评价的基础上,分别从复方中撤出一味或一组药物后进行实验,用以判断撤出的药味对原方功效影响的研究方法。

(4)药物分组研究法:①按君臣佐使的组方原则进行的分组研究法;②根据中药性味关系的分组研究法;③根据中药功效的分组研究法;④根据药对的分组研究法;⑤根据有效部位或成分的分组研究法。

(5)正交设计法:该法是按一定的正交设计表,将一个方剂中的药物(因素)和剂量(水平)按一定规律设置,然后遵循这种规律性设计,以最少的试验次数,得出尽可能最佳的配伍关系和最佳应用剂量,并可分析主要药物、次要药物以及药物之间的交互作用。但是此种方法由于受正交表的限制,在因素、水平比较多的时候,试验次数较多,工作量亦大。

(6)正交t值法:该法按正交设计原理及F值与t值的特点关系,试验分三步进行(主药分析、辅药交互分析、剂量选择),改进正交表形式,便于分析两药间的协同或拮抗作用,适用于研究较为复杂的中药复方。如对活血祛瘀复方的研究便成功地运用了正交t值法。

(7)均匀设计法:该法是将数论和多元统计相结合的一种试验设计方法,将中药复方的药物(因素)和多剂量(水平)按一定的均匀设计表进行安排。均匀设计的实验次数与各因素所取水平数相等,有利于进行量效实验,而无由于增加试验的水平数导致正交设计中试验次数随水平数呈平方增长的现象。此方法具有均匀分散性,试验设计简单,在同样因素、水平下,试验次数要比正交试验少得多,是研究中药复方的一种好方法。但此方法计算量大,须有相关的统计分析软件在计算机上完成,且得到的回归方程不一,须进行分析选出与实际相符者。

(8)计算机直接试验设计:直接试验设计是在正交试验和均匀试验的基础上研制的一种试验方法。此方法不同于均匀试验设计之处在于不拘泥于表格,优中选优,方案的均匀性优于均匀试验,其他计算方法与均匀试验大体相同,试验次数少于正交试验。是分析中药复方的一种理想方法,有学者用此方法研究中药补中益气汤取得了很好的结果。

(9)球面对称设计法:球面对称设计法是在总结球面设计及其他设计方法优点的基础上提出来的一种筛选试验的方法。其优点是试验次数少,试验精度高,并适合于多因素、多水平的试验,比正交设计试验法更简化,比均匀设计更全面,并且得到的关系式可以确定在试验范围内的任何试验点的预测值。其缺点是设计比较复杂,并需有丰富的专业知识来确定各因素的范围[28-30]。

(10)复方中药配伍研究法。

3. 拆方研究的举例

(1)复方中药配伍研究法的举例:

1)中药配伍的目的与药理作用:两种或两种以上药物配伍联合应用的目的在于有意识地应用较小量的单味药物以达到较大的共同疗效,并减少各药物的不良反应。不恰当的联合用药可能由于药物相互作用(Drug interactions),使预期的疗效降低和(或)出现意外的毒性反应。这在西药可以说很多,有物理化学性的相互作用,如两性霉毒 B 与青霉素、四环素类、氨基苷抗生素注射剂发生沉淀;有药动学(Pharmacokinetic)的相互作用,主要是并用的药物改变了另一药物的吸收、分布、血浆(或组织)蛋白结合,代谢转化、排泄等过程所引起。如苯妥英并用异烟肼或氯霉素,苯妥英可因代谢被抑制,血中浓度可高达中毒程度;有药效学(Pharmacodynamic)的相互作用,如普萘洛尔对抗肾上腺素在β-受体的作用等。由于药物间不利的相互作用,西药往往强调单味药应用。

随着中药复方药效与毒性实验研究的深入开展,对传统方剂配伍规律的研究也正在引起人们的注意。中药间合理的配伍组合是方剂的核心,也是复方不同于单味药的奥秘所在。"药有个性之特长,方有合群之妙用","方之既成,能使药各全其性,亦能使药各失其性"。方剂不是简单地针对病人各种症状的一群药物机械相加,而是在中医药理论指导下,按一定组方原则配伍的有机组合。因此,深入地对复方组成进行分析研究,阐明方内各组分在疗效中所起的作用,对指导临床处方遣药,提高疗效,减低毒性,将产生重要影响。根据方剂配伍实验研究,可发挥下列几方面的作用。

其一,协同作用:药物配伍组成方剂,主要目的在于增强协同作用,提高疗效,使全方发挥更好的治疗效果。方剂配伍实验研究的多数结果表明,方中药味相伍常相辅相成,提高功效。例如血府逐瘀汤(含桃仁、红花、当归、生地黄、川芎、赤芍、牛膝、桔梗、柴胡、枳壳、甘草)在临床上能治高脂血症,实验证明方中的理气药能降低高脂血症大鼠的血清总胆固醇、甘油三酯;方中的活血药在降低肝总胆固醇、肝指数等方面更为突出,全方呈现较好疗效[31]。白虎汤(含生石膏、知母、甘草、粳米)有显著的解热作用,单用知母可使内毒素致热家兔体温下降 0.7℃,而单用石膏仅下降 0.3℃,石膏、知母合用则下降 1.2℃,从知母中提出的芒果苷能使发热体温下降 1.1℃,故为知母解热有效成分,而石膏退热则与钙离子有关[32]。补中益气汤(含黄芪、甘草、人参、当归、橘皮、升麻、柴胡、白术)主治脾胃气虚,中气下陷。拆方实验发现升举清阳的升麻、柴胡二药对肠管蠕动无明显影响,但从全方中减去此二药时,促进肠蠕动效果则明显减弱,且不持久,表明升麻、柴胡与方中其他药物有协同效果。此类协同作用复方配伍中很多,如黄连与连翘相配,对金黄色葡萄球菌的抑菌力比单用黄连强 6 倍以上。当归配川芎可明显增强对子宫张力的抑制作用及对血黏度的降低作用等。关于协同作用的机制各药均有其特点,概言之,功效相同的药物配伍,相互增强疗效,中医药理论为"相须";若功效不同,以一药为主,其他药为辅来提高主药的疗效为"相使"。研究药物协同作用的方法,对中药复方多采用拆方比较药物增减的变化进行分析。可采用多种指标、方法与层次(整体、组织器官、细胞等水平)来进行实验研究。

其二,拮抗作用:方中诸药相伍也能相反相成,临床应用于降低毒副作用,若由于拮抗作用而发生降低疗效,则不是配伍用药的目的。四逆汤(含附子、甘草、干姜)临床用于回阳救逆,抗休克(感染中毒性休克、心源性休克等),心肌梗死、心力衰竭等症。四逆汤可使心收缩力经短暂下降后逐渐增强,在强度和持续时间上均超过附子。在实验性缺血或失血性休克家兔试验中,附子有强心、升压效应,但可导致异位心律失常,甘草不能增强心脏收缩幅度,但能升压，干姜则无明显的生理效应，三者相合的四逆汤，其强心升压效应大于各个单味药，且能减慢窦性心律，避免附子引起的异位心律失常，降低毒性。实验还表明，熟附片与甘草、干姜同煮后生物碱含量不起重大变化，但乙酰基量降低一半，提示可能附子生物碱发生了性质上的改变，另外，附子与四逆汤于灌服、注射时毒性的差异提示四逆汤中毒性成分不易自消化道吸收。这显示了中医方剂配伍及剂型选择的丰富有效经验。截疟七宝饮（含常山、厚朴、槟榔、草果、青皮、陈皮、炙甘草）具有截疟功效，其中常山为抗疟主药，但有较明显的致吐作用，组成截疟七宝饮复方实验对鸽子的致吐作用比单用常山小3～4倍，经拆方研究，发现槟榔是拮抗常山呕吐反应的主要药物。另外，生姜拮抗半夏、天南星之毒，蜂蜜拮抗乌头之毒在中药炮制中常加利用。药物配伍后，一药减弱另一药的功效中医药称为“相恶”，为药效拮抗的配伍；而药物间一药减弱另一药的毒性，则称为“相杀”。

其三，调动作用：调动作用是近年来方剂配伍研究中观察到的有意义现象，也可谓中药配伍的特色。例如养阴清肺汤（含生地、麦冬、甘草、玄参、贝母、丹皮、薄荷、白芍）中和白喉毒素的实验发现，该方中单味药白芍、麦冬、玄参、贝母的中和作用较强，其余4味较差。原方轮流减去一味，仍有明显中和能力，没有一味药物可以有力地影响全局；但在抗菌方面，生地、丹皮、白芍、甘草的抑菌杀菌作用较高，超过全方，玄参、薄荷、麦冬、知母作用低于原方，在原方中轮流减去一味，抗菌作用均比原方下降，其中以减去玄参为最甚，由于单味玄参的抗菌作用并不强，提示玄参在方中有调动其他药物效能的作用。补中益气汤（含黄芪、甘草、人参、当归、橘皮、升麻、柴胡、白术）中升麻、柴胡对肠管蠕动无明显作用，但全方减去升麻、柴胡，则促蠕动作用明显减弱；茵陈蒿汤（含茵陈、栀子、大黄）中大黄对该方的利胆效能；泻黄散（含藿香叶、山栀仁、石膏、甘草、防风）中防风对该方的抗炎作用等均类似玄参等的调动作用。关于调动作用的机制还有待进一步深入研究。

其四，双向作用：双向作用为同一药物对机体某一功能合适剂量时使之兴奋，超大剂量使之抑制；或同一药物对机体若干功能，有的呈现兴奋，有的呈现抑制效应。或同一方剂同一剂量下，对偏亢和偏抑的机体某一功能状态均可使之趋向正常水平的作用，这又是中药药理的特色。例如玉屏风散（含防风、黄芪、白术）其功效为补脾实卫，益气固表，有助于机体免疫功能。将常规饲养的小鼠以溶血空斑试验（PFC）值的中位数为界，分成高于中位数值的免疫功能偏亢组和低于中位数值的偏抑组，均给予玉屏风散，结果可使偏抑组的PFC值升高，使偏亢组的PFC值下降[33]。桂枝汤（含桂枝、芍药、甘草、生姜、大枣），使用同一剂量与给药途径，可使小鼠病毒感染引起汗腺分泌减少，而使安痛定引起的汗腺分泌亢进；对大鼠酵母性体温升高和安痛定性体温低下；对小鼠新斯的明性肠蠕动亢进和肾上腺素性肠蠕动减慢；对小鼠病毒感染引起的血清溶血素、凝集素效价和T细胞值的降低，以及左旋咪唑引起的相应体液、细胞免疫指标的提高，均能分别使之趋向于正常水平[34]。这些都是方剂调和或调节平衡的药理学表现。关于双向调节的机制虽尚未完全了解，具体药物应具体分析，但中药的多成分性与机体的反应在很大程度上取决于当时的功能状态、调节平衡等因素。人参等中药适应原样作用（Adaptative effect）例如对血压、神经、激素的调节作用多与此有关。

其五，逆转作用：药物或方剂有些也可使病理逆转为正常，这在过去往往是认为不可能的，但随着科技的进步与研究的深入，产生了不同的认识。在恶性肿瘤分子生物学研究中，逆转录酶打破了DNA→RNA→protein中心法则，使真核基团的制备成为可能。DNA分子的修复、基因工程（基因克隆分Gene Clon、DNA分子克隆等），有可能使病理细胞恢复为正常细胞，或产生新的功能，利用人工合成的基因转移到大肠杆菌中，结果大肠杆菌能制造胰岛素便是典型的例子[35]。一些中药如黄芪、云芝组成的方剂可诱导机体产生干扰素治疗肝炎；绿茶、丹参等逆转病理细胞正常化而抗癌等[36]，虽然研究还很粗浅或不成熟，但已有一定苗头。

2)应用正交设计法研究中药复方配伍关系：该法是用正交表作为因素分析的一种高效设计法，在中药复方各组分对疗效的影响分析中方便而实用。例如某中药复方由甲、乙、丙、丁药组成，每药选用大、中、小 3 个剂量。欲分析各药对复方疗效的影响，可应用“$L_9(3^4)$正交表”，L 是正交表的符号，9 表示作 9 次实验，3^4表示 4 种因素（甲、乙、丙、丁 4 味中药），各 3 个水平（大、中、小 3 个剂量）。按理有 $3^4=81$ 种组合，即应进行 81 次实验，但用正交设计作 9 次实验即可解决问题，为高效率的实验设计。

中药方剂及含多种成分的中药制剂有较大的特殊性。正交设计以严谨而巧妙的分组安排，对中药组方分析其中哪些是主要的，哪些是次要的，哪些起独立作用，哪些有相互影响，并可提示最佳组合，在中药药理中具有重要的地位，为最常用的设计与统计法。

全面分析的正交设计工作量大，一般只用于 3～4 味药物，2～3 个水平的分析。正规的以实际误差进行全面分析的正交设计：例如研究甲、乙、丙 3 药组方的药效即 3 个因素；2 个水平即 1 水平为小剂量，2 水平为大剂量；实验共 8 组，每组 6 只动物。数据如下表 6-2：

表 6-2　三因素二水平正交表（示例）

组合号	组合情况			实验数据						共计	$\bar{X}\pm S(n=6)$	S^2
	甲	乙	丙									
1	1	1	1	6	6	8	7	7	7	41	6.8333±0.7528	0.5667
2	1	1	2	5	5	5	5	6	6	32	5.3333±0.5164	0.2899
3	1	2	1	6	8	7	7	7	7	42	7.0000±0.6324	0.3999
4	1	2	2	6	6	6	6	7	5	36	6.0000±0.6324	0.3999
5	2	1	1	3	5	5	4	4	4	25	4.1667±0.7528	0.5667
6	2	1	2	4	4	4	4	5	5	26	4.3333±0.5164	0.2667
7	2	2	1	8	8	8	8	9	9	50	8.3333±0.5164	0.2667
8	2	2	2	9	7	7	8	8	8	47	7.8333±0.7528	0.5667

计算误差的自由度：f_0＝总例数 N－组合数 G＝48－8＝40

误差的均方：j_0＝各组标准差平方之和$\sum S^2$/组合数 G

$$=(0.7528^2+0.5164^2+\cdots+0.7528^2)/8=0.4125$$

计算各列的自由度：$f=1$

各列的自由度均方：j＝差值 D^2/总例数 N

计算各列的 F 值：$F=j/J_0$

列 Lg(2^7)正交表：T_1＝各因素 1 水平值之和，T_2＝各因素 2 水平值之和。

f_0由 F 值表查 $F_{0.01}$，$F_{0.95}$，各列均方计算如下，填入下表 6-3。

表 6-3

正交表列号		1	2	3	4	5	6	7	实验结果
因素		A(甲)	B(乙)	A×B	C(丙)	A×C	B×C	A×B×C	(小计值)
组合号	1	1	1	1	1	1	1	1	41
	2	1	1	1	2	2	2	2	32
	3	1	2	2	1	1	2	2	42
	4	1	2	2	2	2	1	1	36
	5	2	1	2	1	2	1	2	25
	6	2	1	2	2	1	2	1	26
	7	2	2	1	1	2	2	1	50
	8	2	2	1	2	1	1	2	47
T_1		151	124	170	168	156	149	163	
T_2		148	175	129	141	143	150	146	N=48
$D=T_1-T_2$		3	−51	41	17	13	−1	7	$f_0=40$
$J=D_2/N$		0.2	54.2	35.0	6.0	3.6	0.02	1.0	$J_0=0.4125$
$F=J/J_0$		0.48	131.4	84.8	14.5	8.5	0.05	2.4	$F_{0.05(1.40)}=4.08$
P		—	***	***	***	***	—	—	$F_{0.01(1.40)}=7.31$

结论:①乙药(B)是主药,大剂量效果较小剂量好;($T_2$175>$T_1$124)。②丙药(C)是矫正药,小剂量时组方效果好;($T_1$158>$T_2$141)。③甲药(A)是调理药,单独用药剂量与药效关系不大,(D=3),但与乙药、丙药均有交互作用,如表 6-4(D 分别为 41、17)。其中甲、乙两药间交互作用更强,(D41>17)。交互作用的分析:甲药在小剂量下对乙药药效影响不大,(D=5),但甲药大剂量可使乙药的大剂量作用明显增强;(97>78)而使乙药的小剂量药效反而减弱;(73>51)其间交互作用有非常显著意义。④三药的最佳组合为:甲药大剂量(A_2),乙药大剂量(B_2),丙药小剂量(C_1)。

表 6-4

交互使用分析	乙药小剂量	乙药大剂量	大小剂量药效之差
甲药小剂量	41+32=73	42+36=78	78−73=5
甲药大剂量	25+26=51	50+47=97	97−51=46

正交设计的特点与不足:①设计严谨巧妙,分析每一因素时,其他因素的影响均自动抵消;②充分利用了所有实验信息;③以实验的实际误差来判断各因素的显著性,符合正规的统计原则;④每组实验可进行 5~10 只动物的实验,可解决生物学实验波动较大的问题,重复稳定性较好;⑤可提示最佳组合,最佳剂量,最佳条件,并可预测其实验结果;⑥正交设计与中医药理论脱节,建议将按中医药理论指导下的不同治法或君臣佐使配方的拆方分析有机地结合起来,可能是一条复方拆方分析的较好路子。

(2)中药复方加减药味量效分析法的举例:比较桂枝汤和桂枝去芍药汤、桂枝加桂汤、桂枝加芍药汤的实验药理作用差别。兹就其中桂枝汤等 4 种组方镇静作用进行比较。桂枝汤(含桂枝 9g、芍药 9g、炙甘草 6g、生姜 9g、大枣 4 枚)组方严谨,然病有兼证,法有兼治,方有加减,为了探讨桂枝汤加减后的药效变化,设计了以下几组用药方案:①桂枝汤 17.5g/kg;

②桂枝去芍汤 13.69g/kg；③桂枝加桂汤 20.0g/kg；④桂枝加芍汤 21.0g/kg，上述剂量相当于临床中效剂量，减半为小剂量，加倍为大剂量，进行加减药味量效关系的拆方研究。方法为小鼠灌胃给药后 1 小时，腹腔注射戊巴比妥钠阈催眠剂量，观察动物入眠率，用直线回归法计算回归方程式，并进行等效量的对比。结果桂枝汤 Y'＝ 41.92±4.37X，r＝0.99；桂枝去芍汤 Y'＝24.17－11.67X，r＝－0.99；桂枝加桂汤 Y'＝43.38±12.5X，r＝0.87；桂枝加芍汤 Y'＝14.56－5.33X，r＝－0.99。

从量效回归方程求得的桂枝汤等四方临床中效剂量的药理作用比较，见表 6-5。

表 6-5 桂枝汤等四方临床中效剂量的药理作用比较

药理作用指标	对照	桂枝汤	桂枝去芍汤	桂枝加桂汤	桂枝加芍汤
镇静作用(入眠率%)	38.1	56.4	53.3	65.2	60.0
镇痛作用(扭体数)	20.1	9.7	16.0	7.9	7.5

临床中效剂量下各组药效的比较，各组间可进行差别显著性测定，结果表明桂枝加桂汤呈现明显的镇静作用，而桂枝加芍汤则呈现明显的镇痛作用。

(3)中药复方方解研究的举例：对中药复方进行方解是一项重要而又复杂的工作，现可利用计算机对中药复方进行解析[37]。其基本思路是以中药的性味归经为特征，运用模糊数学中的聚类分析法，对中药复方中作用不同的几个药群(即君、臣、佐、使药)进行分类，依此探讨中药复方的组方规律，具有理论意义和实用价值。

1)对中药的性味归经进行量化处理：性味归经是中药的基本特征。性味归经的异同，决定其功能和作用的异同。据此可将复方中诸药分成君、臣、佐、使作用不同的几个药群。中药的药性有寒热温凉之分。约定性寒者在寒项下取特征为 1，其余各项为 0；性热者在热项下取特征为 1，其余各项为 0……依此类推。性平者各项均记 0.25。大寒、大热者分别在寒热项下记 1.2；微温、微寒者分别在温、寒项下记 0.80。

药味有酸苦甘辛咸之分。约定具有某味者，在该味下取特征为 1，其余各项为 0。味微者记 0.8。此外，淡味附于甘，涩附于酸，分别在项下记 0.5。

归经有心、肝、脾、肺、肾、心包、胆、胃、大肠、小肠、膀胱、三焦 12 条。若某药归 N 条经，则约定在这 N 条经下，各记 1/N，其余均为 0。

2)计算复方中诸药间的相似系数：并将其构成模糊相似矩阵 R；设($X_{i1}, X_{i2}, \cdots, X_{im}$)和($X_{j1}, X_{j2}, \cdots, X_{jm}$)分别为 i 和 j 两种中药的性味归经数量化特征，则：

$$R_{ij}=\frac{\sum_{k=1}^{m} X_{ik}\cdot X_{jk}}{\sqrt{\sum_{k=1}^{m} X_{ik}^2 \cdot \sum_{k=1}^{m} X_{jk}^2}}, R=\begin{Bmatrix} r_{11}, & r_{12}, & \cdots, & r_{1n} \\ r_{21}, & r_{22}, & \cdots, & r_{2n} \\ \cdots, & r_{ij}, & \cdots, & \\ r_{n1}, & r_{n2}, & \cdots, & r_{nn} \end{Bmatrix}$$

3)将模糊相似矩阵 R 改造成模糊等价矩阵 R^*：

$R^1 \cdot R^1 = R^2, R^2 \cdot R^2 = R^4, \cdots$，当某一步出现 $R^k = R^{2k}$ 时，R^k 便是模糊等价矩阵 R^*。

4)取定一个阈值 $\lambda \in [0,1]$，作等价矩阵的 λ 截矩阵，然后由 λ 截矩阵分类。整个运算可在 IBM-PC 机上实现。

兹以万氏牛黄清心丸的分析为例来说明：万氏牛黄清心丸含牛黄、黄连、黄芩、栀子、郁金、朱砂 6 味中药组成。将其性味归经量化特征，计算方中诸药间的相似系数 R_{ij}，并将其构成模糊相似矩阵，再将其改造成模糊等价矩阵，见表6-6。

表6-6　万氏牛黄清心丸的计算机辅助分析

分析	指标	牛黄	黄连	黄芩	栀子	郁金	朱砂
性味归经	寒	0	1	1	1	1	0.8
	热	0	0	0	0	0	0
	温	0	0	0	0	0	0
	凉	1	0	0	0	0	0
	酸	0	0	0	0	0	0
	苦	0	1	1	1	1	0
	甘	1	0	0	0	0	1
	辛	0	0	0	0	1	0
	咸	0	0	0	0	0	0
数量化特征	肺	0	0	0.2	0.33	0.33	0
	大肠	0	0.17	0.2	0	0	0
	心包	0	0	0	0	0	0
	三焦	0	0	0	0.33	0	0
	心	0.5	0.17	0	0.33	0.33	0
	小肠	0	0	0.2	0	0	0
	脾	0	0.17	0.2	0	0	0
	胃	0	0.17	0	0	0	0
	肝	0.5	0.17	0	0	0.33	0
	胆	0	0.17	0.2	0	0	0
	肾	0	0	0	0	0	0
	膀胱	0	0	0	0	0	0
模糊相似矩阵	牛黄	1	0.071	0	0.069	0.116	0.584
	黄连	0.071	1	0.963	0.916	0.787	0.405
	黄芩	0	0.963	1	0.913	0.764	0.332
	栀子	0.069	0.916	0.963	1	0.798	0.457
	郁金	0.116	0.787	0.764	0.798	1	0.382
	朱砂	0.584	0.405	0.332	0.457	0.332	1
模糊等价矩阵	牛黄	1	0.457	0.457	0.457	0.457	0.584
	黄连	0.457	1	0.963	0.916	0.798	0.457
	黄芩	0.457	0.963	1	0.916	0.798	0.457
	栀子	0.457	0.916	0.916	1	0.798	0.457
	郁金	0.457	0.798	0.798	0.798	1	0.457
	朱砂	0.584	0.457	0.457	0.457	0.457	1

［资料来源：苏薇薇，中国中药杂志，1997，22(3)：186］

取 $\lambda=0.80$,方中药物分成 4 类:①牛黄;②黄连、黄芩、栀子;③郁金;④朱砂。

中医理论认为:温热病,痰热壅盛,邪入心包,内闭心窍,致心失清灵,窍闭神昏,高热烦躁,谵语惊厥,四肢抽搐等症,治宜清热解毒,豁痰开窍,清心安神。方中牛黄甘凉,清心解毒,豁痰开窍,为主药;辅以黄连、黄芩、栀子苦寒泻火,清热解毒,助牛黄以泻心火;配郁金辛香去秽,豁痰开窍;朱砂清热镇心安神。诸药合用,共奏解毒泄热,豁痰开窍,清心安神之功效。该方的计算机聚类分析结果与中医的组方原则相吻合。

运用模糊数学中的聚类分析法,借助于计算机对中药方剂多因素进行分析,结果符合传统中医药理论。该法可应用于中医临床处方分析和中成药组方规律的研究。

(赵　一　林国彪　孙建宁)

主要参考文献

[1] 中华人民共和国卫生部制定发布．新药审批办法《有关中药部分的修订和补充规定》(1992 年 9 月 1 日起施行)

[2] 中华人民共和国药品监督管理局发布．新药审批办法(1999 年 5 月 1 日施行)

[3] 中华人民共和国卫生部药政管理局．中药新药研究指南(药学、药理学、毒理学),1993 年

[4] 中华人民共和国卫生部制定发布．中药新药临床研究指导原则,1993 年

[5] 周金黄．展望新世纪中药学的前景．中药药理与临床,1995,11(6):61

[6] 余林中,等．凉膈散对小鼠内毒素血瘀模型微循环的影响．中药药理与临床,1996,12(2):1

[7] 中国医学科学院药物研究所编著．中草药现代研究(第一卷)．北京:北京医科大学、中国协和医科大学联合出版社,1995,227

[8] 刘海林,等．医学科研项目招标工作指南．北京:华夏出版社,1987,1

[9] 中华人民共和国卫生部制定发布．中药新药临床研究指导原则(第一辑)．1993,28

[10] 石小枫．试论中医药研究中的几个问题．中药药理与临床,1991,7(2):42

[11] QACRG,Antimalaria studies,qinghaosu,CMj,1979,92(12):811

[12] 陈奇．中药药理研究方法学．北京:人民卫生出版社,1993,33,119,511

[13] 高木敬次郎．国外医学．药学分册,1975,(1):34;代谢,1973,10(5):474

[14] 王本祥．人参的研究．天津:天津科学技术出版社,1985,112,140

[15] 陈奇．中成药名方药理及临床应用．深圳:海天出版社,香港:雅艺出版社,1991

[16] 赵一,等．49 种中药镇痛作用的初步探讨．军事医学杂志,1958,1(1):1

[17] 赵一．关于中药复方药理学研究方法的管见．广西中医药,1984,7(2):43

[18] 王琦,等．证实质近三十年研究进展．中西医结合杂志,1985,5(7):440

[19] 楚立,等．关于中药药理研究中"证"的动物模型的复制．中草药,1987,18(10):468

[20] 黄国钧,黄勤挽．医药实验动物模型——制作与应用．北京:化学工业出版社,2008:794-822

[21]赵一．中药系统研究的讨论．中成药研究,1980,(5):6

[22] Iwama H,et al. Effect of Sbosaikoto,japanese and Chinese traditional herbal medicinal mixture on the mitogenic activity of lipopoly saccharide:A new pharmacological testing method,j. Ethnopharmarcology,1987,21:45

[23] 李仪奎．中药药理实验方法学．上海:上海科学技术出版社,1991

[24] 王力倩,等．血清药理学方法研究探索．中药药理与临床,1997,13(3):29

[25] 周明眉,等．中药血清药理学的方法学研究—反应系统中含药血清加入量的研究．中药药理与临床,1998,14(6):43

[26] 梅建勋,等．中药脑脊液药理学研究方法的初建——对中药影响星形胶质细胞神经营养作用的观察．中草药,2000,31(7):523

[27] 许建阳，等．影像药理学——中药及其复方药理研究的新学科．武警医学，2004，15(4)：306
[28] 许建阳，等．论中药复方研究方法．中西医结合学报，2005，3(5)：347
[29] 王丽静，等．中药复方拆方研究的思路与方法．中成药，2008，30(9)：1343
[30] 姜涛，等．中药复方药物研究中的试验设计方法概述．中华现代中医学杂志，2008，4(4)：331
[31] 余冬严，等．血府逐瘀汤对气滞血瘀型高脂血症降脂作用的临床观察与实验研究．中西医结合杂志，1988，(10)：601
[32] 王爱芬，等．白虎汤的研究．药学通报，1981，(3)：61
[33] 易宁育，等．中医扶正方剂玉屏风散的药理研究—对抗体形成细胞数及环核苷酸含量的影响．中药通报，1981，(1)：33
[34] 富杭育，等．桂枝汤对体温和肠蠕动双向调节作用的实验研究．中国医药学报，1990，(2)：34
[35] 谭骏，等．基因工程原理及实验操作技术．北京：科学技术文献出版社，1994
[36] 张力图，等．茶多酚对饮用糖水基因毒性的抑制作用．广西医科大学学报，1997，14(2)：30
[37] 苏薇薇．中药方剂的计算机辅助分析．中国中药杂志，1997，22(3)：186

下 篇

第7章

解表药

一、概述

凡以发散表邪、解除表证为主要功效的药物（或方剂）称为解表药（剂）。本类药物多味辛，质轻扬，主要归肺、膀胱经，偏行肌表，一般都具有促进肌表发汗的作用，通过发汗达到发散表邪，解除表证，防止疾病传变的目的。部分药物还兼有利水、止咳平喘、透疹及祛风除湿、止痛等作用。

解表药主要用治外感表证。部分药物还用于水肿、喘咳、麻疹、风疹、风湿痹痛、疮疡初起等证而兼有表证者。

所谓表证，是指外邪（外界的各种致病因素）侵犯人体的浅表部位（皮肤、肌肉、经络）所出现的症候群，与现代医学疾病中的上呼吸道感染（感冒、流感等）及多种传染病初期的症状表现相似。表证的临床表现主要有恶寒（或恶风）、发热、头身痛、骨节酸痛、无汗或有汗、鼻塞、喷嚏、流涕、咽喉痒痛、咳嗽、苔薄白、脉浮等。在以上症状中以恶寒症状尤为重要，它是诊断表证的重要依据。中医基本理论中强调"有一分恶寒，便有一分表证"，可见恶寒症状在诊断表证中的重要意义。恶寒症状的产生，中医理论认为是由于六淫之邪客于肌表，卫气被遏，失其正常的"温分肉，肥腠理"的功能，肌表得不到正常的温煦，故出现恶风寒的症状。

现代医学研究证明，恶寒症状的产生是由于皮肤血管收缩，血流量减少，皮肤温度下降刺激冷感受器，信息传入中枢而引起。并且认为机体受凉是上呼吸道感染的发病原因之一，寒冷刺激作用于机体，除皮肤血管收缩外，也可使上呼吸道黏膜血管反射性地收缩，致黏膜局部缺血，抵抗力下降，从而使原先存在于上呼吸道的病原体（如病毒、细菌等）乘机侵入黏膜上皮细胞生长繁殖，导致炎症反应而出现种种临床症状。表证具有起病急、病程短的特点。

根据表证临床症候的性质，将其分为表寒证和表热证。前者又依据有汗或无汗进一步区分为表实证和表虚证。恶寒重、发热轻、无汗、脉浮、苔薄白等寒象较明显者为表寒实证，麻黄汤主之；发热、恶风、自汗、脉浮等寒象较轻者为表寒虚证，桂枝汤主之。表热证的特点是发热重、恶寒轻、口渴、咽痛、舌质红、苔薄黄、脉浮数等热象较明显者，银翘散主之。

表证有寒热虚实之分，解表药根据其药性和功效的不同，可分为发散风寒药和发散风热药。发散风寒药多属辛温，辛能发散，温可祛寒，故又名辛温解表药，主治风寒表证。部分药物还可用于治疗具有风寒表证的咳喘、水肿、麻疹、疮疡初起及风湿痹痛等，代表药物有麻黄、桂枝、荆芥、防风、细辛及羌活等；发散风热药多属辛凉，辛能发散，凉可退热，又名辛凉解表药，主治风热表证。部分药物还可用于治疗风热所致目赤多泪，咽喉肿痛，麻疹不透及风热咳嗽等，代表药物有柴胡、葛根、牛蒡子、薄荷、菊花及桑叶等。

现代药理研究认为，解表药之所以能治疗各种表证，主要与下列药理作用有关：

1. 发汗作用　祖国医学认为本类药物一般都有发汗或促进发汗的作用，通过发汗使表邪由汗而解，此即《内经》所谓的"其在皮者，汗而发之"，可见发汗是中医治疗表证的重要方法之一。解表药中以发散风寒药类的发汗作用较强，如麻黄汤即为一典型的发汗方剂。所谓发汗，就是使病人出汗或微似出汗，也即汗腺分泌汗液。发汗是蒸发散热的方式之一，也是机体维持正常体温的一种方式，发汗还可帮助机体排泄部分代谢产物。生理学中将发汗分为温热性发汗和精神性发汗两种方式。前者是指机体受到体内外温热性刺激(如发热或外界温度高于正常体温)时，除手、足掌外，全身汗腺都出现汗液分泌；精神紧张或情绪激动引起的出汗，称为精神性出汗，出汗部位主要在手、足掌心及腋窝、额部。日常生活中的出汗常以混合形式出现，如劳动或运动等。

据已有研究资料认为，解表药引起的出汗多属温热性出汗。其依据是辛温解表药服后一般多有温热感；古人用辛温解表方剂麻黄汤、桂枝汤很强调"温服"和"温覆"，后世有所谓"仲景用麻黄，但取其发汗，故药皆温服，温覆以取汗"，说明温热的刺激可使血管扩张，汗腺兴奋而出汗。同时，温热的刺激有利于解除寒冷刺激引起的上呼吸道黏膜血管收缩，改善局部血液循环，恢复局部抗病能力。实验证明，麻黄水煎液、麻黄碱、麻黄挥发油、麻黄水提物及麻黄汤、桂枝汤等皆能促使实验动物出汗，且发现其发汗作用与中枢状态和外周神经有关。生姜的挥发油及其辛辣成分(姜酚及姜烯酚)能使血管扩张，促进血液循环。如受寒后煎服热生姜汤则感觉全身温暖，说明生姜能改善血液循环而协助发汗；桂枝也因能扩张末梢血管，促进体表的血液循环而增强麻黄的发汗作用。

2. 解热、降温作用　发热是表证的常见症状。是因六淫之邪客于皮毛肌表，阻遏卫气正常宣发所致。现代医学认为发热是因致热原(细菌、病毒、毒素等)作用于机体，使体温调节中枢上调所致。大多数解表药(方剂)具有不同程度的解热作用，能使实验性发热动物的体温降低，如柴胡、桂枝、细辛、羌活、荆芥、防风、葛根、白芷、紫苏、浮萍、生姜及银翘散、桑菊饮、麻杏石甘汤、桂枝汤、九味羌活汤、柴葛解肌汤及新加香薷饮等；有些药物还能使正常动物的体温下降，如麻黄挥发油、柴胡皂苷、葛根素、桂枝煎剂、桂皮醛、荆芥油、藁本中性油、细辛挥发油、薄荷精油等。关于其解热和降温作用机制尚不清楚，可能与多个环节有关，如有的通过发汗；有的扩张皮肤血管，增加散热；有的抑制中枢 cAMP 或 PGE_2 的合成使致热物质减少；有的通过抗炎；有的通过抗菌、抗病毒等作用消除病因而使发热的体温降低，也可能是药物作用于以上多个环节群体效应的结果。

3. 镇静、镇痛作用　不论风寒、风热表证，头痛、身痛是其基本症状。研究表明，中药学教材记载的 28 种解表药，除麻黄外其余药物均有不同程度的镇静作用。此外，桑菊饮、柴葛解肌汤、升麻葛根汤也有明显的镇静作用。其镇静作用表现为小鼠的自主活动减少或使巴比妥类药物所致动物的睡眠时间延长等。本类药物中的绝大多数药物及部分有效成分均有镇痛作用，如柴胡、桂枝、升麻、生姜、细辛、白芷、防风、荆芥、羌活、蔓荆子、薄荷、藁本、桑叶、菊花、辛夷、麻黄以及桂枝汤、九味羌活汤、麻黄汤、抗感冲剂等对动物实验性疼痛模型均有明显的抑制作用，其镇痛的部位或成分有细辛挥发油、柴胡皂苷、α-薄荷酮和桂皮醛等。此外，辛温解表剂麻黄汤、桂枝汤、九味羌活汤、香薷饮也有明显的镇静、镇痛作用。药物镇痛作用部位有的在中枢，有的在外周。

4. 抗炎、抗过敏作用　咳嗽、咳痰也是表证的基本症状，是由呼吸道的炎症所致。实验证明，本类药物中的绝大多数药物及方剂，如柴胡(皂苷)、升麻、防风、白芷、藁本、荆芥、细辛、羌活、蔓荆子、生姜、麻黄、桂枝、薄荷、辛夷、苍耳子以及银翘散、桑菊饮、九味羌活汤、麻杏石甘汤、桂枝汤对多种炎症反应均有明显的抑制作用。

皮肤的疾患，如荨麻疹等，因其具有善行数变的临床特点，中医认为这些疾病是由风邪所致，而解表药长于祛风散邪，故临床多用，且疗效卓著。现代医学认为此类疾病与过敏反应有关。本类药物中的不少药物，如麻黄、桂枝、生姜、辛夷、柴胡、蝉蜕、荆芥、防风、羌活、紫苏以及小青龙汤、麻黄汤、麻杏石甘汤、葛根汤等分别对各型变态反应有抑制作用，其作用机制较复杂，有的可阻止过敏原进入体内，有的可阻止肥大细胞脱颗粒，有的可阻止生物活性物质作用于效应器官，有的可抑制抗体产生等。上述作用是其治疗过敏性炎症和过敏性疾患(过敏性鼻炎、哮喘等)的重要机制。

5. 免疫调节作用 中医学认为邪气侵犯机体，正邪相争，初起病变在表，表卫不固，继之传变入里。解表方药的主要作用在于透表达邪，以防传变。解表药的这一功效，与代表机体卫气的免疫功能关系密切，中医学中有所谓“正气存内，邪不可干”、“未病先防”、“已病防传”等理论，这些理论是中医防治疾病一贯遵循的指导思想。实验证明，寒冷刺激作用于机体可使免疫功能下降，柴胡、葛根、苏叶、防风以及桂枝汤、银翘散、麻黄汤、麻杏石甘汤等在一定剂量下均能促进巨噬细胞的吞噬功能，从而提高机体的抗病能力，麻杏石甘汤和桂枝汤还能提高血清溶菌酶的含量，有利于表邪的解除。同时不少解表剂如桂枝汤、羌活胜湿汤等有免疫调节作用。研究还发现许多解表方剂能促进抗内毒素抗体的产生，从而加速对内毒素的清除，这也可能是其透表达邪的重要机制之一。

6. 止咳、祛痰、平喘作用 咳、痰、喘是机体感受“外邪”后常见的呼吸道症候。实验证明：大多数解表单味药、有效部位及复方均有镇咳、祛痰、平喘作用，如麻黄、白芷、紫苏叶、柽柳、细辛挥发油、桂皮油、柴胡皂苷及薄荷醇等均有明显的镇咳作用；麻黄、荆芥、紫苏叶、葱白、薄荷、细辛挥发油、桂皮油能促进气管排泌而呈现祛痰作用；麻黄、荆芥、紫苏叶、藁本、苍耳子等有平喘作用。解表剂如麻黄汤、小青龙汤、麻杏石甘汤等能使实验性咳嗽模型动物的咳嗽次数明显减少，促进气管的排泌活动和解除支气管平滑肌痉挛。究其机制，可能与对抗外周的致痉物质，或作用于中枢，或作用于受体而达到止咳、平喘、祛痰的作用，这些作用无疑是解除表证的现代科学依据。

7. 抗菌、抗病毒作用 表证是由“外邪”客表所致。外邪指外感六淫(风、寒、暑、湿、燥、火)即指外界的致病因素，细菌、病毒、低温、高温等均可视为外邪，体外实验表明，大多数药物如辛温解表药麻黄、桂枝、荆芥、防风、细辛、羌活、白芷、生姜、香薷、辛夷、葱白、柽柳；和辛凉解表药柴胡、薄荷、菊花、升麻、桑叶、蔓荆子、牛蒡子等对多种细菌如金黄色葡萄球菌、肺炎球菌、溶血链球菌、大肠杆菌、伤寒杆菌以及某些皮肤致病性真菌的生长均有一定的抑制作用；麻黄、桂枝、紫苏叶、防风、藁本、香薷、辛夷、薄荷、蔓荆子、浮萍以及麻黄汤、桂枝汤、小青龙汤、九味羌活汤等对呼吸道病毒也有一定的抑制作用。

综上，可认为解表药的抗菌、抗病毒、发汗以及提高机体的抗病力是其发散表邪的药理学基础；镇静、镇痛、解热、抗炎、抗过敏、止咳、祛痰等作用则有利于缓解或消除表证的临床症状。

几千年来本类药物作为临床常用的方药，为保障人民的健康作出了巨大的贡献。就一个普通感冒而言，虽然总体分为风寒感冒和风热感冒两大类型，但还有许多亚型，因此所用药物各有侧重，治法上亦有很大差异，是用辛温解表或是用辛凉解表或是针对其亚型选用扶正解表药，或祛暑解表药，都需要经过周密的辨证方能确定。在治疗感冒这种疾病上，可认为中医学的认识优于现代医学，目前西医在治疗感冒时既不分型更不辨证，所有感冒用药千篇一律，主要采用解热镇痛药加抗菌或抗病毒药，由于至今西药尚缺乏有效的抗病毒药且抗菌药耐药性问题日益严重，致使一个普通感冒也显得棘手。因而，深入研究开发疗效确切、可针对不同类型治疗感冒的新型中药制剂显得非常重要，它不仅能突出我国医药的特色，而且倘若这些新型的中药制剂能真正占领市场，同时走出国门，为世人所接受，将为我国取得巨大的社会和经济效益，也让我国传统医学在治疗感冒病上与现代医学接轨，为世界医学作出新的贡献。

解表药的现代研究起步较早，近几十年来取得了长足的进步。如单味药的研究已能在器官水平上阐明一些问题，其中以麻黄、柴胡研究较深入；葛根的研究已突破了传统的功效，研究主要集中在心血管系统和益智等方面，上述药物也都已作成各种制剂广泛应用于临床，获得良好效果。在复方研究方面，方剂学教材中所载的 15 个解表大方，大部分得到了不同程度的研究，研究资料较丰富的有桂枝汤、麻黄汤、银翘散、小青龙汤、九味羌活汤、麻杏石甘汤等，但部分方剂的研究深度尚待深入。20 世纪 80 年代以来通过两类解表方药较系统的对比研究，也发现了一些规律，提高机体非特异性免疫功能、促进体液免疫、促进肝脏 RNA 合成以及抗菌力不强等是多数解表剂的共性。其中发汗、镇痛、抗低体温、促进 VMA 排泄以及提高细胞免疫功能等，是辛温代表方(麻黄汤)的特点，也是其治疗风寒感冒的药理学基础；解热、抗炎、抑制细胞免疫、降低糖代谢水平等是辛凉代表方(桑菊饮等)的所长，也是其治疗风热感冒的现代科学依据。

综观解表方药的研究现状，我们认为今后应进一步加强以下几方面的研究：

1. 加强解表药作用机制的研究　目前部分解表单味药和方剂(特别是临床使用频率较低的药物)的研究很多仅触及皮毛，虽能印证部分中医药理论，但很不深入，因机制不详而致说服力不强。

2. 加强解表药单味、复方功效与有效部位和(或)有效成分结合的研究　解表方药既能防治疾病，从理论上讲就有其代表这一作用的物质基础(即有效成分)，因此在研究解表药单味、复方传统功效的同时，同步结合研究有效部位和(或)有效成分，可为解表药在临床上使用准确、量化提供理论依据。

3. 加强解表方药系统性的现代研究　目前解表方药的研究，无论是单味药还是方剂均表现出研究系统性不足及不平衡的特点，常用药物如麻黄、柴胡等的研究资料丰富，研究范围不仅涉及药效，亦涵盖药动学，研究对象从生药-有效部位-有效成分依次开展，研究水平体现在整体-器官-组织-细胞多个层次。经典方如麻黄汤、桂枝汤的研究除功效研究外，还涉及方剂配伍、组分配伍等的研究；相反对于一些非常用单味药或方剂如柽柳、香苏饮等的研究则鲜见报道。长此以往，会阻碍解表方药性-药效传统认识相关的现代科学阐释，不利于功效类似药物现代药理作用共性与个性的比较，不利于其规律的发现。

4. 加强“表证”的动物模型研究　如何借鉴目前中医症候动物模型建立的思路与方法技术，去进行“表热证”、“表寒证”、“表虚证”、“表实证”及“暑湿表证”、“虚证”合“表证”动物模型的研究，不仅可推动解表方药的深入研究，也能进一步阐释“表证”、“发汗解表”的现代内涵。

(曾　南　沈映君)

二、常用药物

(一)发散风寒药

麻 黄

本品为麻黄科植物草麻黄(*Ephedra sinica* Stapf.)、中麻黄(*E. intermedia* Schrenk et C. A. Mey.)或木贼麻黄(*E. equisetina* Bge.)的干燥草质茎。主要含多种生物碱和少量挥发油。生物碱中主要有效成分为左旋麻黄碱(L-ephedrine),占总生物碱的80%～85%;其次为伪麻黄碱(D-pseudo-ephedrine),以及微量的L-N-甲基麻黄碱(L-N-methyl-ephedrine)、D-N-甲基伪麻黄碱(D-N-methyl-pseudo-ephedrine)、去甲基麻黄碱(L-nor-ephedrine)、去甲基伪麻黄碱(D-nor-pseudo-ephedrine)和麻黄次碱(麻黄定,ephedine)等;挥发油中含I-α-松油醇(I-α terpineol),2,3,5,6-四甲基吡嗪(2,3,5,6,-tetramethylpyrazine),L-α-萜品烯醇等,此外尚含鞣质、黄酮苷、多糖和杂环化合物等。麻黄味辛、微苦,性温。归肺、膀胱经。

【功效与药理】

1. 发汗解表 麻黄为辛温发汗解表的要药,长于发散风寒表邪,《神农本草经》载:"麻黄主中风,伤寒头痛,温疟。发表出汗,去邪热气,止咳逆上气,除寒热,破癥坚结聚。"《本草经疏》又云:"麻黄,轻可去实,故疗伤寒,为解肌第一。专注中风伤寒头痛,温疟,发表出汗,去邪气者,盖以风寒湿之外邪,客于阳分皮毛之间,则腠理闭拒,荣卫气血不能行,故谓之实,此药轻清,故能去其壅实,使邪从表散也。"从上看出其发汗解表的功能主要与以下作用相关。

(1)发汗作用:麻黄的发汗作用为几千年临床实践所证实。麻黄味辛发散,性温散寒,能开腠理,透毛窍,发汗解表以散风寒,为辛温解表峻品,历代医家利用其发汗作用治疗风寒束表、腠理闭塞、肺气不宣,发热无汗的表实证。麻黄的发汗作用,近代研究表明,麻黄水煎剂、麻黄挥发油、麻黄碱均有发汗作用,也曾有人观察到在一般情况下,麻黄的有效成分麻黄碱虽不能诱发人体出汗,但当人体处于温热环境中,用麻黄碱50～60mg,经过0.5～2.0小时后,汗腺分泌确比未用麻黄碱者更多更快,这与古人用药经验相符合,如服用麻黄汤后加以温覆就能使周身出汗,若不温覆则汗出不多。近年来报道大鼠口服麻黄水溶性提取物,在75～300mg/kg的范围内,呈现剂量依赖性发汗作用[1]。麻黄水煎液给大鼠灌服(5.4～10.0g/kg)均可见足跖部汗液分泌增加,配伍桂枝后发汗作用进一步加强[2]。麻黄的发汗作用与中枢神经系统功能状态有关,麻醉状态下,发汗作用明显减弱,而M受体兴奋药毛果芸香碱的发汗作用则不受影响,说明两者发汗机制有所差异。麻黄的发汗机制可能是由于其阻碍了汗腺导管对钠离子的重吸收,而导致汗液分泌增加;也可能是兴奋中枢的有关部位和外周α受体有关[2]。此外,研究发现麻黄生品、蜜炙麻黄以及在相同炮制工艺条件下不加炼蜜炒制的清炒麻黄在相同给药剂量(4g/kg)下,均能显著增加大鼠足跖部汗液分泌量,其中以麻黄生品作用最强;进一步研究表明,生品麻黄不同提取部位(剂量7g/kg)的发汗作用强弱依次是挥发油、醇提部位、水提部位、生物碱部位,其中挥发油和醇提部位与空白组对照比较具有极显著性差异,生物碱部位几乎没有发汗作用。初步认为生品麻黄发汗作用的主要药效部位是挥发油和醇提部位。并发现炮制对挥发油部位能产生显著影响,是其发汗作用在炮制后缓和的主要原因[3]。

从上看出,麻黄通过发汗,使全身皮肤血管扩张,皮肤黏膜血流量增加,恶寒症状自然消失，从而达到散寒解表之目的。发汗作用还有利于散热，足够的汗量可使升高的体温下降。

(2)解热抗炎作用：发热和炎症是机体对感染的一种防御反应，如不加以控制往往不利于外邪的清除。实验证明，麻黄挥发油、麻黄配桂枝的馏出液和蜜沫麻黄煎液等，对实验性发热动物(兔、大鼠)有解热效果[2,5,6,7]。麻黄挥发油和萜松醇对正常小鼠体温有降低作用；但亦有报告麻黄能使正常动物的体温略为升高。麻黄水提物、醇提物口服或腹腔注射后，能明显降低腹腔毛细血管的通透性，抑制鸡胚囊膜肉芽组织的形成，并能抑制由致炎物右旋糖酐、角叉菜胶等引起的炎症反应。其抗炎作用可被酚妥拉明、普萘洛尔的前给药所阻断。且发现，麻黄碱的抗炎作用与其抑制花生四烯酸的释放和代谢有关[1,7]。伪麻黄碱的抗炎作用最强，甲基麻黄碱、麻黄碱次之。近年来还从麻黄中分离出杂环化合物，如噁唑烷酮类ephedroxane具有抗炎活性[8]。抗炎作用有利于上呼吸道炎症的消退。另外，在研究其抗炎活性成分与甘草配伍关系的实验中发现，麻黄与甘草配伍共煎液中麻黄碱(含伪麻黄碱)的含量增加了14.52%，甲基麻黄碱(含甲基伪麻黄碱)的含量增加了64.0%；甘草酸含量增加了13.50%；而甘草苷含量降低了19.38%。小鼠二甲苯致耳廓肿胀试验证明，甘草与麻黄配伍后抗炎作用较甘草、麻黄单煎液明显增强，从而在主要成分的变化程度上揭示了甘草与麻黄配伍过程中的增效机制[4]。

(3)镇静、镇痛作用：表邪侵犯人体后，可出现头痛、身痛、烦躁等症状，本品能减轻这些症状。研究表明，麻黄挥发油164.6mg/kg，给小鼠腹腔注射，可明显延长戊巴比妥钠的睡眠时间，显著降低戊四氮的惊厥率和死亡率，但对士的宁和苯甲酸钠咖啡因所致惊厥无影响。故认为麻黄挥发油的镇静作用可能在脑干。

麻黄挥发油274.3mg/kg及麻黄水煎液对热刺激小鼠有明显的镇痛作用[7,9]。

(4)抗菌、抗病毒作用：麻黄煎剂和麻黄挥发油对金黄色葡萄球菌，甲、乙型溶血链球菌，流感嗜血杆菌，肺炎双球菌，炭疽杆菌，白喉杆菌，大肠杆菌，奈瑟双球菌等均有不同程度的体外抑制作用[7,10]。采用瑞典产2277型热活性检测仪，通过测定不同浓度的麻黄生物碱液对金黄色葡萄球菌代谢作用的热功率-时间曲线，计算细菌生长的速率常数，描绘细菌生长速率常数与药物浓度之间的关系，获得麻黄生物碱液对金黄色葡萄球菌代谢作用的最佳抑菌浓度为1.125mg/ml[11]。

麻黄挥发油对流感病毒(亚甲型)有明显的抑制作用，对甲型流感病毒PR_8株感染的小鼠有治疗作用[7]。麻黄抗菌、抗病毒作用是其发散表邪的现代科学依据。

2. 宣肺平喘　麻黄辛而微苦，善开宣肺气，偏于散风寒而平喘。《本草纲目》中记载："麻黄乃肺经专药，故治肺病多用之。"其止咳、平喘之功效，仍沿用不鲜。从现代研究证明，该功效主要与呼吸系统有关。

(1)平喘作用：中医理论认为喘咳是与肺失宣肃有关。麻黄辛散逐邪力强，可外开皮毛之郁闭，使肺气宣畅，呼吸调匀；且麻黄有苦降之性，因此又能复肺金清肃下降之常，使逆气下降，喘息平息。现代医学研究认为哮喘(支气管哮喘)是一种发作性的肺部过敏性疾病。呼吸道肾上腺素β_2受体功能低下或副交感神经功能亢进是其发病的主要原因之一。麻黄平喘，沿用千年，但其作用及机制的研究，直至20世纪20年代才开始进行。大量的实验研究证明，麻黄碱、伪麻黄碱及麻黄挥发油是其平喘的有效成分。近年来又从草麻黄中分离出两种新的平喘成分2,3,5,6-四甲基吡嗪及L-α-萜品烯醇。其平喘机制主要通过以下环节：①促进肾上腺素能神经和肾上腺髓质嗜铬细胞释放去甲肾上腺素和肾上腺素而间接发挥拟肾上腺素作用。②因其化学结构与肾上腺素相似，亦可直接与支气管平滑肌上的β-肾上腺素受体结合，激活细胞上的腺苷酸环化酶，催化ATP形成cAMP，使支气管平滑肌松弛。③阻止过敏介质的释放。麻黄水提物和乙醇提取物能抑制过敏介质（5-HT，SRS-A）的释放。④促进肺部PGE的释放，直接活化腺苷酸环化酶或抑制该酶的分解，使细胞内cAMP含量增加而达到松弛支气管平滑肌的作用。⑤直接兴奋α-肾上腺素受体，使末梢血管收缩，有利于支气管黏膜肿胀的减轻，对哮喘的治疗和预防有效。⑥抑制抗体的产生[1,6,10,12]。进一步研究表明，麻黄水提物4g/kg对卵蛋白致哮喘模型豚鼠肺内炎症反应有减轻作用，降低BALF中白细胞总数、嗜酸性粒细胞数、IL-5浓度，提示其平喘作用机制与抑制IL-5的表达和炎性细胞聚积有关，但并不能有效抑制STAT1的表达和信号传导异常[13]。此外，不同炮制方法会影响麻黄的平喘效应，研究发现对2%氯化乙酰胆碱和0.4%组胺（2∶1）混合液所致的豚鼠哮喘反应，平喘作用由强至弱依次为蜜炙麻黄、生品麻黄和清炒麻黄，蜜炙麻黄与麻黄生品比较具有极显著性差异，进一步研究发现蜜炙麻黄不同提取部位的平喘作用强弱依次是生物碱、挥发油、醇提部位和水提部位，其中炮制对生物碱和挥发油部位含量的影响直接影响其平喘作用强度[3]。

麻黄碱性质稳定，口服后大部分以原形由尿排出，小部分经脱氨氧化，排泄较慢。其平喘作用与肾上腺素相比显效较慢，作用温和、持久，且可口服。

（2）镇咳祛痰作用：咳嗽吐痰多因肺失宣降，痰湿壅滞之故，麻黄有宣肺之功，苦降之性，故可止咳。麻黄虽以平喘见长，化痰力微，但与祛痰化饮药物配伍，也可达到祛痰之目的，经现代研究发现，麻黄水提物和麻黄碱给小鼠、豚鼠等灌服，对SO_2和机械刺激所致咳嗽反应均有抑制作用，其镇咳强度约为可待因的1/20，复方效果更佳。萜品烯醇也是镇咳的有效成分之一。麻黄挥发油0.4ml/kg，灌胃尚有一定的祛痰作用，它能促进气管排泌酚红[10]。

（3）抗过敏作用：众所周知哮喘、风疹块（荨麻疹）、水齐（丘疹性荨麻疹）、游风（血管神经性水肿）等病证的皮肤瘙痒，多因风寒或风热之邪壅阻于肌肤之间，不得宣泄所致。麻黄能外达肌表，宣郁透邪，与相应药物伍用，可收祛风止痒之效。以上疾病与过敏、炎症等也确实有关。

二硝基苯基-BSA（DNP-BSA）被动皮肤过敏试验显示，麻黄对IgE介导性血管渗透性增强有抑制作用，进一步研究发现其对肥大细胞株（RBL-2H3细胞）中cAMP含量有增加作用，而发挥抑制IgE介导的组胺释放作用，从而抑制变态反应。但是，麻黄的主要成分麻黄碱类对组胺释放没有影响[14]。麻黄煎剂1g/kg能显著提高卵黄免疫小鼠血清卵黄抗体效价，但对SRBC免疫小鼠血清抗体效价未见明显影响，提示麻黄具有上调体液免疫的作用[15]。麻黄中所分离的麻黄$_{-9905}$能减轻二硝基氯苯所致的小鼠耳廓肿胀，使胸腺萎缩，调整二硝基氯苯所致的血液中CD4/CD8的失调，表明麻黄对细胞免疫有一定抑制作用[16]。麻黄的抗过敏作用与免疫调节作用为其治疗过敏性疾患提供了可靠的实验依据。

3. 利水消肿　麻黄外开腠理，发汗祛邪可使肌肤水湿从外散；加之上开肺气，又能通调水道而利水湿，因此它是宣肺利尿之要药。经研究证实，麻黄确有一定的利尿作用，且以其有效成分D-伪麻黄碱的作用最明显。如给麻醉犬静脉注射D-伪麻黄碱0.5～1.0mg/kg，尿量可成倍增加，一次给药作用可维持30～60分钟；家兔静脉注射D-伪麻黄碱0.2～1.0mg/kg，亦可见尿量明显增加，但当剂量增至1.5mg/kg以上时，尿量反而减少。其利尿作用机制，初步认为是由于扩张肾血管而使肾血流增加有关，也有认为是阻碍肾小管对钠离子重吸收的结果[17]。

麻黄的利尿作用与其利水消肿的功效相吻合。

4. 其他作用

(1)中枢兴奋:麻黄对中枢神经系统有兴奋作用,其有效成分是麻黄碱,治疗剂量既能兴奋大脑皮质和皮质下中枢,引起精神兴奋、失眠等症状,亦能兴奋中脑、延髓呼吸中枢和血管运动中枢。

(2)强心、升高血压:麻黄碱因能兴奋肾上腺素能神经和直接兴奋心肌β_1和血管平滑肌α_1受体而呈现正性肌力、正性频率作用;并能使血管收缩,血压升高。其升压特点是作用缓慢、温和、持久、反复应用易产生快速耐受性。产生耐受性的机制,一般认为是受体逐渐饱和以及递质逐渐耗损之故。近用放射性配基法实验证明,豚鼠离体肺组织在连续给予麻黄碱后,其β受体的亲和力明显下降,也是原因之一。

(3)抑制肠肌收缩:麻黄碱(Eph)对离体豚鼠回肠的自发收缩有抑制作用,也能减弱乙酰胆碱和5-羟色胺的收缩效应。但肠肌经河豚毒素处理后,Eph能激发收缩效应。说明Eph对肠肌具有直接抑制作用,可能是通过β受体兴奋之故。对胆碱能神经-肠平滑肌的接头前α_2受体也有一定激动作用[18]。

(4)抑制腹泻:为寻找具有对抗5-羟色胺(5-HT)活性的传统中药,对66种中药的粗提物进行随机筛选发现,麻黄等5种中药显示出最有效力的抑制由5-羟色胺酸(5-HTP)引起的小鼠腹泻活性。其可能机制至少有三种:①抑制芳香氨基酸脱氨基酶催化5-HTP转化为5-HT;②阻断5-HT与胃肠道受体结合;③抑制胃肠道蠕动。但其分子机制还有待阐明[19]。

(5)降血糖:麻黄提取物和L-麻黄碱具有抑制高血糖作用,麻黄、麻黄生物碱、L-麻黄碱均能促进链佐星(STZ)所致萎缩的胰岛再生,提示麻黄能使糖尿病模型小鼠胰岛再生,恢复胰岛素的分泌,从而纠正血糖过高。另外,研究发现麻黄可促进由葡萄糖转化的脂肪合成,并可抑制去甲肾上腺素促进脂肪分解的作用,其作用机制与胰岛素有类同之处,但该作用非麻黄碱所致[19]。麻黄多糖A、B、C、D、E有降血糖作用。

此外,麻黄水提物能明显降低肾衰竭大鼠血中尿素氮、肌酐的浓度[20]。麻黄提取物的水溶液静脉注射能促进实验兔胆汁分泌,呈现利胆作用[21]。麻黄水提液、麻黄多糖、麻黄碱具有拮抗实验大鼠高胆固醇血症的作用[22],麻黄水煎剂能明显降低去卵巢肥胖大鼠的体重,降低血脂和胰岛素水平,增加血中雌激素水平[23]。热水提取法获得的麻黄水溶性多糖对邻苯三酚的自氧化产生较强的抑制作用,表明麻黄多糖可清除氧自由基,具有抗氧化作用。麻黄中黄酮类物质具有清除二苯代苦味酰肼自由基(DPPH)的活性,这种作用与活性成分中羟基数目、羟基结构存在密切关系[24]。

综上所述,麻黄发汗解表、宣肺平喘、利水消肿的功效与现代研究资料一致,通过发汗、抗菌、抗病毒开泄腠理,祛除风寒表邪;通过解除支气管平滑肌的痉挛、抗炎、抗过敏、解热、镇痛、镇咳、祛痰、抗菌、抗病毒、减轻支气管黏膜肿胀等作用而达到宣肺平喘;通过利尿、发汗达到消除水肿。

【主治】风寒感冒,胸闷喘咳,风水浮肿。

【现代应用】

1. 支气管哮喘　麻黄碱片剂口服,15～30mg/次,45～90mg/d,可预防和缓解支气管哮喘。麻黄雾化剂吸入治疗小儿支气管哮喘、哮喘性支气管炎、支气管肺炎100例有效。麻黄膏(麻黄和白胡椒粉7∶3组成)贴肺俞穴,每日1张,对288例小儿咳喘患者有效[17,18]。

2. 防治某些低血压症　如用麻黄碱皮下或肌内注射15～30mg/次,45～60mg/d,可预防腰椎麻醉引起的低血压症等。

3. 鼻塞　由鼻黏膜肿胀(如过敏性鼻炎、鼻黏膜肥厚等)所引起的鼻塞，常用0.5%～1%麻黄碱溶液滴鼻可消除鼻黏膜肿胀。

4. 缓解荨麻疹和血管神经性水肿的皮肤黏膜症状　可用麻黄碱片剂口服。以麻黄为主的复方如麻黄附子细辛汤治疗老年皮肤瘙痒有效[19]。有人用单味麻黄15g水煎剂，每日1剂，连服数剂，治季节性皮炎42例，据称有效[20]。

此外，以麻黄为主的复方治疗慢性腹泻、小儿遗尿、脑卒中后遗症、耳鸣、缓慢性心律失常、偏头痛、慢性乙型肝炎合并免疫性肝炎、肾病综合征伴胸腔积液等均称有效[23,30]。

注意：麻黄不宜与西药酶制剂，强心药，解热镇痛药和氨茶碱等合用[23,24]。

【毒理研究】麻黄毒性较小，其所含的麻黄碱毒性较伪麻黄碱大，能引起小鼠眼球突出，举尾反应和发绀，眼眶内出血等。

【不良反应】截至2003年，美国食品药品监督管理局(FDA)已收到1.6万余例因麻黄碱作为食品添加剂引起的不良事件报告，其中包括1200例严重不良反应报告，禁止销售含麻黄碱类的膳食补充剂。截至2004年，FDA已收到的800多例含麻黄碱的非处方药品引起的不良反应，其临床症状多表现为心肌梗死、心律失常、癫痫和意识丧失等，甚至出现死亡。除了心血管系统和神经系统的不良反应报道外，麻黄近年来在临床应用中导致肝损害的病例在国外也不断有报道[33]。

主要参考文献

[1] 刘志译．麻黄的成分、药理和生化研究．国外医学．中医中药分册，1981，3(4)：12

[2] 沈映君，等．麻黄、桂枝药对的发汗解热作用的实验研究．中药药理与临床，1985，1(1)：21

[3] 钟凌云，等．炮制对麻黄发汗、平喘药效影响研究．中药药理与临床，2008，24(6)：53

[4] 孟翔宇，等．麻黄-甘草药对配伍前后主要药效成分及抗炎活性的变化．应用化学，2009，26(7)：801

[5] 刘兴群．麻黄的药理作用及其临床应用．中西医结合杂志，1989，9(4)：255

[6] 黄金炜，等．蜜沫麻黄与蜜麻黄中麻黄碱含量测定及药理作用研究．中成药，1990，12(4)：19

[7] 曹伟春．解表类单味药在"解表"方面的药理作用研究进度．中医药信息，1991，(5)：40

[8] 张清德，等．麻黄生物碱的衍生物与应用．中国药学杂志，1992，27(3)：174

[9] 沈映君，等．解表方药的研究思路与实践．中医杂志，1992，(5)：51

[10] 袁文学．麻黄挥发油的药理研究．药学通报；1986，21(4)：235

[11] 聂毅，等．中草药麻黄和益母草中的生物碱对金黄色葡萄球菌代谢作用的微量量热法研究．化学世界，2005，(3)：133

[12] 骆永珍摘译．麻黄抗支气管哮喘作用的研究．国外医学·中医中药分册，1984，(3)：42

[13] 熊瑛，等．麻黄水提物对哮喘豚鼠气道炎症和气道上皮细胞STAT 1信号传导影响．西部医学，2008，20(5)：913

[14] 怡悦摘译．麻黄的IgE介导性抑制变态反应作用：抑制RBL-2H3细胞释放组胺及增加cAMP含量．国外医学·中医中药分册，2005，27(3)：179

[15] 王晓虹，等．中药麻黄单剂对小鼠体液免疫的影响．中国医疗前沿，2009，4(2)：10

[16] 陈荣明，等．麻黄中不同提取物对细胞免疫的影响．南京中医药大学学报(自然科学版)，2001，17(4)：234

[17] 沈映君主编．中药药理学．上海：上海科学技术出版社，1997，12：30

[18] 束怀德，等．麻黄碱对神经肌肉的传递作用．中国药理学报，1987，8(4)：313

[19] 林文津,等. 麻黄的研究进展. 基层中药杂志,2002,16(6):48

[20] 张军摘译. 降低尿毒症毒素,麻黄的一种新作用. 国外医学·中医中药分册,1996,18(5):47

[21] 蒋明,等. 麻黄对脂肪细胞脂质代谢影响的实验研究. 中国中药杂志,1999,24(5):302

[22] 张蕊,等. 麻黄对高脂食大鼠胆固醇的影响. 南京中医药大学学报,2006,22(6):404

[23] 司金超,等. 麻黄对去卵巢肥胖大鼠体质量、血脂、血糖及激素水平的影响. 中国临床康复,2006,10(47):210

[24] 马勇,等. 麻黄研究进展. 吉林中医药,2008,28(10):777

[25] 周玉萍,等. 麻黄雾化剂治疗小儿哮喘证 100 例. 中医杂志,1994,(1):62

[26] 舒忠民. 麻黄膏外用治疗小儿风寒咳喘 288 例. 广西中医药,1987,(1):8

[27] 吴自力. 麻黄附子细辛汤治验. 北京中医,1996,(1):60

[28] 蔡抗四. 麻黄用于顽癣痹证等. 中医杂志,1992,(4):5

[29] 范盎然,等. 麻黄药理作用及其临床应用进展. 山西中医,2008,24(4):44

[30] 赵嫦玲,等. 浅论麻黄的临床应用. 长治医学院学报,2007,21(1):61

[31] 马兴民,等. 麻黄与西药联合应用的利弊. 陕西中医,1991,12(8):373

[32] 徐永昭. 中药麻黄与西药的相互作用. 中西医结合杂志,1989,9(4):250

[33] 潘国华,等. 国外对麻黄及其制剂的安全性评价. 药物警戒,2007,4(2):111

桂 枝

本品为樟科植物肉桂(*Cinnamomun cassia* presl)的干燥嫩枝。其成分含挥发油(桂皮油),含量 0.43%~1.35%,油中主要成分为桂皮醛(cinnamic aldehyde)、桂皮酸(cinnamic acid),并含少量醋酸桂皮酯(cinnamyl acetate)、醋酸苯丙酯(phenylpropyl acetate)。此外,尚含反苷桂皮酸、香豆素、鞣质、黏液质及树脂等。桂枝味辛、甘,性温。归心、肺、膀胱经。

【功效与药理】

1. 发汗解肌 桂枝辛温行散,透达营卫,善于外行肌腠,祛除风寒,而奏解表之功。《本草备要》中记载:桂枝能“发汗解肌”,《医学启源》也说:“其用有四:治伤风头痛,一也;开腠理,二也;解表,三也;去皮风湿,四也。”桂枝的这些功效与以下作用有关。

(1)解热、镇痛作用:桂枝水煎剂及其有效成分桂皮醛、桂皮酸钠可使由伤寒、副伤寒菌致热的家兔体温降低,并能使正常小鼠的体温和皮肤温度下降,其解热和降温作用可能是由于皮肤血管扩张,促进发汗使散热增加所致。近来发现桂枝煎剂 4.25g/kg、2.12g/kg、1.06g/kg 灌服,对酵母性发热大鼠和安痛定所致低体温大鼠均有解热和升温作用,说明桂枝对体温有双向调节作用[3]。桂枝煎剂及桂枝水提物加总挥发油的混合物给小鼠灌服,对热刺激引起的疼痛反应有明显的抑制作用[1,2]。桂枝复方的镇痛作用更好。

(2)镇静、抗惊厥作用:桂枝具有明显的镇静、抗惊厥作用。桂枝的总挥发油、水提物及其有效成分桂皮醛可使小鼠自主活动减少,巴比妥类催眠药的催眠作用增强,对抗苯丙胺所致中枢神经系统过度兴奋,并能延长士的宁所致强直性惊厥的死亡时间,减少烟碱引起的强直性惊厥及死亡的发生率,还可抑制小鼠听源性惊厥等[1,2,4]。桂枝提取液对毛果芸香碱所致癫痫模型离体海马脑片的群峰电位有明显降低作用,提示其对中枢神经系统的突触传递过程有明显抑制效应,是其抗癫痫作用机制之一[5]。

(3)抗炎、抗过敏作用:桂枝有明显的抗炎、抗过敏作用。桂枝煎剂、总挥发油等对角叉菜胶、蛋清、二甲苯等所致急性炎症有明显的抑制作用,且能明显抑制小鼠腹腔毛细血管通透性亢进,桂枝总挥发油尚能抑制小鼠棉球肉芽肿。桂枝按 50mg/kg 给豚鼠灌服每天 1 次,连续 4 周,对柯萨氏病毒诱导的多发性肌炎有良好的治疗作用[6]。究其抗炎机制与抑制组胺生成,PGE 的合成释放、清除自由基等有关[2,4]。桂枝挥发油对 LPS 所致急性肺损伤模型大鼠肺组织中高度活化的核因子 κB 信号通路及异常升高的蛋白酪氨酸激酶(PTK)有显著的抑制或拮抗作用,提示核因子 κB 信号通路是桂枝挥发油抗炎作用的主要靶点之一,其对 PTK 活性的抑制可能是抗炎机制之一[7,8]。另有研究表明,附子与桂枝配伍在抗炎、镇痛、抗自由基损伤等方面具有显著的协同增效作用。其中发挥镇痛、抗自由基损伤作用的最佳配伍比例同为附子-桂枝 9∶4;发挥抗炎作用的最佳配伍比例为附子-桂枝 3∶2[9]。

桂枝尚能抑制 IgE 所致肥大细胞脱颗粒释放介质,还能抑制补体活性;总挥发油对过敏性炎症模型大鼠佐剂性关节炎有抑制作用[1,4],表明桂枝有抗过敏作用。以透明质酸酶抑制率为指标考察桂枝中的抗过敏活性成分,发现缩合类单宁为其强抗过敏组分[10]。

(4)抗菌、抗病毒作用:体外实验证明,桂枝浸出液滤纸片对金黄色葡萄球菌、白色葡萄球菌、铜绿假单胞菌、变形杆菌、甲型链球菌、乙型链球菌具有明显抑制作用;桂枝蒸馏液对大肠杆菌、白色念珠菌、金黄色葡萄球菌、枯草芽孢杆菌有抑制杀灭作用;桂枝挥发油对金黄色葡萄球菌,大肠杆菌在一定浓度范围时有良好的杀菌效果。此外,对流感病毒亚洲甲型京科 68-1 株和孤儿病毒($ECHO_{11}$)均有抑制效果[11-14]。桂枝解热,镇痛,镇静,抗惊厥以及抗炎,抗病原体作用与其发汗解肌的功效相吻合。

2. 温通经脉　桂枝辛温,善入血分,为温通血脉之要药。《本草备要》中记载:桂枝能"温经通脉,发汗解肌",《名医别录》云:"(主)心痛,胁痛,温筋通脉,止烦,出汗"。经现代研究认为该功效与心血管系统等有关。

对心血管的作用:桂枝水煎剂 20g/kg 能使小鼠心肌营养血流量增加[2];且有扩张外周血管作用;桂枝水煎液加芳香水混合液 20g/kg 给小鼠灌服对"寒凝血瘀"所致的肛温下降及微循环障碍有明显的改善作用。桂枝能加速体温恢复,耳壳微循环血流速度恢复[15];桂枝蒸馏液(1.5ml/L)能降低大鼠离体心脏再灌注室颤发生率,改善心功能,如能恢复心率,提高心室最大收缩速率及左室功能指数,同时伴心肌摄氧量增加。其作用机制为抑制心肌缺血再灌注时冠脉流量的减少及心肌细胞乳酸脱氢酶和磷酸肌酸激酶的释放,减少心肌脂质过氧化产物的生成,提高超氧化物歧化酶的活力[16];桂枝还能增加冠脉流量。以上结果,为桂枝温经通脉提供了实验依据。

3. 其他作用　桂枝水煎液具有一定的利尿作用,可明显降低良性前列腺增生模型大鼠的前列腺湿重和前列腺指数,并明显改善前列腺组织病理表现[17]。桂枝的桂皮醛成分有抗肿瘤作用,如给小鼠注射 50μg/ml,对 SV_{40} 病毒所致肿瘤的抑制率为 100%。桂皮醛能促进胃肠蠕动,增加消化功能,有芳香健胃之效。桂皮酸还有利胆作用。此外,桂皮醛在体外对血小板聚集有抑制作用,并有抗凝血酶作用[2]。桂枝煎剂能通过抑制凋亡基因 Bax mRNA 表达而抑制心肌细胞凋亡,从而延缓或部分逆转 MRL 心肌损害的发生、发展,是其应用于系统性红斑狼疮治疗的药理依据之一[18]。

【主治】风寒感冒,脘腹冷痛,血寒经闭,关节痹痛,痰饮,水肿,心悸,奔豚等证。

【现代应用】

1. 预防流行性感冒　复方桂枝气喷剂(桂枝加香薷)喷咽喉部,1 日 2 次,观察 177 例,有一定疗效。

2. 风湿性关节炎　以桂枝为主,治疗 200 例肢体痹痛患者,桂枝用量 12～20 克,根据病情适当加药,每日 1 剂,2 周为 1 疗程,结果近期治愈者 57 例,显效 77 例,有效 58 例,无效 8 例[19]。

3. 癫痫　柴胡桂枝汤重用白芍，经治疗433例，获较好疗效[20]。

此外，桂枝与有关药物配伍可治疗多种疾病，如心性、肾性水肿；溃疡病，冻疮，低血压，肿瘤等[1,20]。

主要参考文献

[1] 沈映君主编．中药药理学．上海：上海科学技术出版社，1997.31

[2] 中华本草编委会．中华本草精选本(上册)．上海：上海科学技术出版社，1994.463

[3] 陈红，等．桂枝汤及方中单味药对体温双向调节作用的研究．中国实验方剂学杂志，1998，4(1)：13

[4] 渡边裕司，等．桂皮醛的中枢作用．国外医学·中医中药分册，1986，8(1)：26

[5] 徐淑梅，等．桂枝对致痫大鼠海马CA1区诱发场电位的影响．中草药，2001，32(10)：916

[6] 信者旭华，等．柴胡及桂枝治疗多发性肌炎的实验研究．中国中西医结合杂志，1998，18(6)：256

[7] 徐世军，等．桂枝挥发油对LPS致大鼠急性肺损伤模型核因子KB信号通路的影响．中药药理与临床，2007，23(4)：31

[8] 徐世军，等．桂枝挥发油对LPS致急性肺损伤大鼠模型蛋白酪氨酸激酶活性的影响．成都中医药大学学报，2007，30(4)：28

[9] 孙雪莲，等．附子与桂枝配伍对大鼠佐剂性关节炎的实验研究．现代中西医结合杂志，2008，17(14)：21

[10] 聂奇森，等．桂枝中抗过敏活性成分的研究．时珍国医国药，2008，19(7)：1594

[11] 富杭育，等．桂枝汤功能的实验研究．中医杂志，1990，(12)：41

[12] 韩爱霞，等．桂枝体外抑菌作用研究．时珍国医国药，2004，15(11)：743

[13] 黄晓晖，等．中药桂枝提取物杀灭微生物效果研究．广东药学院学报，2001，17(4)：300

[14] 万里江，等．桂枝挥发油的提取及抗菌试验的考察．海峡药学，2008，20(12)：32

[15] 吕超，等．桂枝温经通脉作用的实验观察．上海中医药杂志，1993，(12)：34

[16] 郭丽瑛，等．桂枝蒸馏液对离体灌流鼠心缺血再灌注损伤的保护作用．北京中医药大学学报，1997，20(2)：22

[17] 洪寅，等．桂枝不同提取物对大鼠良性前列腺增生的影响．中国中西医结合外科杂志，2007，13(1)：21

[18] 刘贵京，等．桂枝对MRL小鼠心肌细胞凋亡及Bax mRNA基因表达的影响．中国中医基础医学杂志，2009，15(4)：277

[19] 王绪辉．桂枝为主治疗肢体痹痛的临床与实验研究．中医杂志，1988，(12)：47

[20] 王浴生，等主编．中药药理与应用．北京：人民卫生出版社，1998.894

紫　苏

本品为唇形科植物紫苏[*Perilla frutescens*(L.)Britt]的干燥叶(或带嫩枝)。主要含挥发油(紫苏醛)，尚含有黄酮类化合物(芹菜苷元、木犀草素等)及糖类、鞣质类、β谷甾醇等。紫苏味辛，性温。归肺、脾经。

【功效与药理】

1. 解表散寒　《滇南本草》中记载：紫苏"发汗，解伤风头痛，消痰，定吼喘。"可用于风寒感冒，咳嗽痰多。其解表散寒功效与解热、镇静、镇咳、平喘、抗炎、抗过敏、抑菌、增强免疫等作用有关。

(1)解热：家兔灌胃紫苏煎剂或浸剂2g生药/kg，对伤寒混合菌苗致发热体温有微弱解热作用[1]。紫苏水提浸膏25g生药/kg和紫苏挥发油3.56g/kg对过期伤寒副伤寒菌苗致热家兔均有明显解热作用[2]。

(2)镇静:紫苏叶水提物 4g/kg 或紫苏醛 100mg/kg,能显著延长环己巴比妥诱导的睡眠时间。大鼠灌胃水提物亦能减少动物运动量,其镇静有效成分初步认为是紫苏醛、豆甾醇组分及莳萝油脑(dill-apiol),其中莳萝油脑的 ED_{50} 为 1.57mg/kg[1]。

(3)抑菌:10%浓度以上的紫苏水浸液,12.5% 水煎液和乙醇提取液对白色念珠菌、新型隐球菌以及红色毛癣菌、石膏样小孢子癣菌、絮状表皮癣菌有较好的抑菌效果[3]。紫苏的石油醚和醋酸乙酯提取物对金黄色葡萄球菌和大肠杆菌的生长具有明显抑制作用,正丁醇提取物则无抗菌活性。进一步分离得到的 3,3′-二乙氧基迷迭香酸、黄示灵、咖啡酸、迷迭香酸 4 种化合物均具有抑制金黄色葡萄球菌和大肠杆菌生长的活性,其中迷迭香酸和新化合物 3,3′-二乙氧基迷迭香酸的抗菌活性较强[4]。紫苏醛和柠檬醛为其抗真菌(皮肤丝状菌)的主要活性成分,两者有协同作用[5]。紫苏(1∶20)在体外对孤儿病毒($ECHO_{11}$)有抑制作用[1]。

(4)镇咳、平喘:紫苏能减少支气管分泌物,缓解支气管痉挛。其化学成分石竹烯具松弛气管、镇咳祛痰作用,另一成分沉香醇具有平喘作用[1]。紫苏脂肪油 5g/kg、2.5g/kg 灌胃给药,能抑制氨水引起的小鼠咳嗽反应,腹腔注射给豚鼠能对抗 2%乙酰胆碱与 0.1%磷酸组胺等量混合液引起的哮喘反应[2]。

(5)抗炎、抗过敏:紫苏水提液能通过抑制肿瘤坏死因子生成发挥抗炎作用,且可以减轻巴豆醇乙酯和花生四烯酸引起的炎症反应。紫苏提取物粗品的大孔树脂 70%乙醇洗脱液冷冻干燥品能显著抑制透明质酸酶活性,显著降低小鼠皮肤蓝斑的吸光值,明显抑制巴豆油所致小鼠耳廓肿胀,显著拮抗组胺所致的大鼠皮肤毛细血管通透性增加,体现出了较强的抗炎、抗过敏作用[6]。另一成分紫苏糖肽能剂量依赖性抑制致敏肥大细胞组胺的释放,显示出抗过敏价值[7]。紫苏提取物对小鼠搔痒动作(皮下注射化合物 48/80 诱发)呈现剂量依赖性抑制作用[5]。

(6)对免疫功能的作用:紫苏叶乙醚提取物可增强脾细胞免疫功能,乙醇提取物和紫苏醛有免疫抑制作用。紫苏叶热水提取物 25mg/kg 对 ConA 和化合物 48/80 诱导的大鼠肥大细胞组胺释放有中度抑制作用。紫苏叶提取物具有干扰素诱导活性[8]。紫苏叶汁可使 MDP 及 OK432 处理过小鼠血中的肿瘤坏死因子(TNF)水平明显下降。

2. 行气和胃 紫苏能醒脾宽中,为行气止呕之良药。《本草正义》谓"紫苏开胸膈,醒脾胃,宣化痰饮,解郁结而利气滞。"其行气和胃功效与兴奋胃肠运动、止呕作用有关。

(1)兴奋胃肠运动:紫苏能促进消化液分泌,增强胃肠蠕动。紫苏酮是促进小鼠小肠运动的有效成分,其口服的 ED_{50} 为 11.0mg/kg,体外实验亦证明其能兴奋小肠环状肌而促进肠内容物通过小肠[1]。紫苏叶提取液能明显减轻吸入 CCl_4 引起的大鼠小肠黏膜绒毛的损伤程度,对肠黏膜有保护作用[10]。31.25~250μg/ml 紫苏叶油,剂量依赖地促进肢体缺血-再灌注大鼠(胃肠动力障碍模型)离体结肠平滑肌细胞收缩,机制与促进细胞外 Ca^{2+} 内流(L 型 Ca^{2+} 通道)有关[11]。

(2)止呕:紫苏水提浸膏 25g/kg 和紫苏挥发油灌胃给家鸽,能明显减少洋地黄酊引起的家鸽呕吐次数,表现出显著止呕作用,水提浸膏作用较优[2]。

3. 其他作用

(1)止血:紫苏注射液(2g 生药/ml)对动物局部创面有收敛止血作用,有效成分可能为缩合鞣质类。家兔、小鼠、大鼠实验也证明紫苏注射液能明显缩短凝血时间、出血时间,收缩微血管[1]。

(2)抗凝血：紫苏体内外实验均能对抗 ADP 和胶原引起的血小板聚集，体外还可使血浆中 TXA_2 浓度降低，提示其抑制血小板聚集与抑制血小板合成和释放 TXA_2 有关。研究认为紫苏的抗凝血活性成分是分子量为 30 000 至 10 000 的多糖和(或)多酚[1]。亦有研究表明紫苏注射液(≥80mg/ml)能明显延长大鼠、家兔的凝血时间[12]，并能明显改善犬血管搭桥术后犬的血液流变学参数，降低血液黏度[13]。

(3)降血脂：紫苏子油连续给予高脂动物 30 天，使 TC、TG、LDL-C 明显降低，升高 HDL-C/TC 比值，并能使红细胞变形指数升高。其降脂作用与所含 α-亚麻酸有关[14,15]。紫苏叶提取物连续给药 4、8 周，能显著降低高脂血症模型家兔血清 TC、TG、LDL-C、MDA 的含量，提高血清 HDL-C 的含量和 SOD 的活性，减轻肝脏脂肪变性程度[16,17]。

(4)抗氧化：紫苏提取物对过氧化氢引起的兔溶血反应和体外给药对温育小鼠肝匀浆脂质过氧化物(LPO)的生成表现出抑制作用，且作用强于维生素 C[18]。在测定紫苏各酚性成分含量基础上，采用体外抗氧化实验，发现紫苏 75%乙醇和 50%丙酮提取物的 DPPH 清除能力、总还原力和抗脂质体氧化能力增强，显示出良好的抗氧化活性，紫苏提取物中总黄酮、原花色素含量与其抗氧化能力之间呈正相关[19]。

(5)保肝：紫苏提取液可显著地延长急性酒精中毒小鼠的醉酒潜伏时间、拮抗乙醇引起的肝脏损伤，此作用可能与其下调肝组织中 IL-6 等基因的表达有关[20]。紫苏提取物对由 CCl_4 和乙酰氨基酸诱发的急性化学性肝损伤小鼠模型，表现出降低小鼠血清 ALT、AST 活性、TG 含量，升高肝脏 SOD、GSH-Px 活性，降低 MDA 含量及明显减轻肝组织损伤程度的作用[21]。

(6)抗肾小球膜细胞增殖：采用静脉注射兔的抗鼠胸腺细胞血清(ATS)诱发大鼠膜增殖性肾小球肾炎模型，紫苏叶煎剂作为饮水口服给药 8d，能显著减少大鼠肾小球细胞总数、细胞核抗原(PCNA)阳性细胞及抗大鼠单核细胞/巨噬细胞抗原(ED-1)阳性细胞的总数，其大鼠含药血清能降低体外培养的小鼠肾小球细胞增生水平，提示紫苏煎剂是通过抑制肾小球单核细胞/巨噬细胞的渗透作用和抑制循环生长因子的生成而发挥抑制肾小球膜细胞的增殖的作用，迷迭香酸是紫苏煎液体外抑制细胞增殖作用的主要代表成分[5,22,23]。

【毒理研究】湖北紫苏叶挥发油小鼠灌胃给药的 LD_{50} 为 3.10g 生药/kg(99%的可信限为 2.83～3.39g 生药/kg)[25]。紫苏 3 位取代呋喃类化合物紫苏酮、白苏酮、异白苏酮和紫苏烯能致动物广泛肺水肿和大量腹腔渗出物，与霉烂甘薯的有毒成分甘薯苦醇中毒症状极为相似。前三者小鼠腹腔注射的 LD_{50} 均小于 10mg/kg，约在 24 小时内死亡。紫苏醇具有毒性和刺激性致敏作用。紫苏酮分别给雄山羊和安格斯小母牛静脉注射 19mg/kg、30mg/kg 可致死，但口服 40mg/kg 仍可存活。紫苏的水提物有致突变作用，活性成分碱性条件下稳定[1]。

【主治】风寒感冒，咳嗽呕恶，妊娠呕吐，鱼蟹中毒等证。

【现代应用】

1. 上呼吸道感染　紫苏叶与干姜(10∶1)制成 25%苏叶液，每次服 100ml，每日 2 次，10 日为一疗程，治疗慢性气管炎 552 例，4 疗程后能明显改善咳、痰、喘症状[1]。

2. 寻常疣　洗净的鲜紫苏叶(或加食盐)外擦患处，每日 1 次，一般 3～6 次可治愈。对多发性疣，先治母疣，可促使其他疣消退[1]。

3. 子宫出血　紫苏水提取液(生药 2g/ml)制成止血纸(1g 纸浸 5ml 药液)或止血棉球

或止血纱布，再以60℃烤箱烘干备用。用时取本止血剂贴敷出血处即可[5]。

4. 其他 苏叶、黄连水煎服或冲泡代茶治疗妊娠恶阻，可止呕吐，并增进食欲。单用大剂量紫苏或配生姜可用于解鱼蟹毒。紫苏配黄连用于口臭病，紫苏配陈皮用于功能性消化不良，紫苏提取物制剂对花粉症有效[1,5,24]。

主要参考文献

[1] 王本祥主编．现代中药药理学．天津：天津科学技术出版社，1995.72

[2] 王静珍，等．紫苏与白苏药理作用的研究．中国中药杂志，1997，22(1)：48

[3] 刘小琴，等．紫苏、白苏的抑菌实验．天然产物与研究，2000，12(1)：43

[4] 郭群群，等．紫苏抗菌活性成分的研究．高等学校化学学报，2006，27(7)：1292

[5] 全香花，等．紫苏叶的药理作用及临床应用概况．中医药信息，2003，20(2)：21

[6] 董玲婉，等．紫苏药理作用研究进展．中国药业，2008，17(1)：61

[7] 史青摘译．紫苏糖肽的抗过敏作用．国外医学·中医中药分册，2003，25(1)：39

[8] 阴健，等主编．中药现代研究与临床应用．北京：学苑出版社，1993

[9] 杜德极．日本对紫苏抗炎和抗过敏的研究．中药材，1995，17(12)：37

[10] 张子义，等．紫苏叶对大鼠小肠黏膜的影响．中日友好医院学报，1997，11(2)：145

[11] 刘蓉，等．紫苏叶油对肢体缺血-再灌注大鼠离体结肠平滑肌细胞的作用．中草药，2007，38(6)：898

[12] 周华，等．紫苏抗凝血作用的实验研究．山西中医，2000，16(3)：46

[13] 徐在品，等．紫苏叶注射液对犬血管搭桥术后犬的血液流变学影响．中国兽医杂志，2009，45(8)：82

[14] 徐章华，等．紫苏子油对大鼠血脂及血液流变性的影响．营养学报，1997，19(1)：11

[15] 郭英，等．紫苏油对实验性高脂血症形成的影响．中国公共卫生学报，1997，13(1)：44

[16] 谭健民，等．紫苏叶提取物对高脂血症家兔血脂及脂质过氧化的影响．安徽农业科学，2008，36(18)：7701

[17] 徐在品，等．紫苏叶提取物对家兔脂肪肝的影响．黑龙江畜牧兽医(科技版)．2009，(5)：100

[18] 姚秀玲，等．紫苏提取物对过氧化氢引起的溶血反应和小鼠肝匀浆脂质过氧化物生成的抑制作用．天津中医学院学报，2005，24(3)：126

[19] 冯蓉洁，等．紫苏提取物抗氧化活性及酚性成分的研究．时珍国医国药，2009，20(5)：1165

[20] 史继静，等．紫苏提取液对小鼠急性酒精中毒的作用及机制．世界华人消化杂志，2008，16(36)：4098

[21] 王虹，等．紫苏提取物对化学性肝损伤保护作用的研究．营养学报，2009，31(3)：277

[22] 龚苏晓摘译．紫苏对大鼠膜增殖性肾小球肾炎的抑制作用．国外医学中医中药分册，2002，24(1)：35

[23] 方素萍摘译．紫苏对小鼠肾小球膜细胞增殖的抑制作用及其活性成分定量分析．国外医学·中医中药分册，2002，24(1)：35

[24] 陈新俊．紫苏的临床应用．时珍国药研究，1998，9(2)：131

[25] 文莉．湖北紫苏叶挥发油的小鼠急性毒性试验．中国药师，2006，9(11)：1034

细　辛

本品为马兜铃科植物北细辛 *Asarum heterotropoides* Fr. Schmidt var mandshuricum (Maxim.) kifag、汉城细辛 Asarum sieboldii Miq. var. seoulense Nakai 或华细辛 Asarum sieboldii Miq. 的带根干燥全草。前两种习称“辽细辛”。主要有效成分为挥发油，不同产地、不同品种，不同季节采收的细辛挥发油含量差异较大，全草 2.39%～3.80%，叶 0.65%，

根茎与根4.06%，主要成分有甲基丁香油酚(methyl engenol)、黄樟醚(safrole约占8%)、细辛醚(Asaricin约占2%)及优香芹酮等多种化合物，此外细辛尚含有去甲乌药碱、多种氨基酸和无机元素。细辛性味辛、性温，有小毒。归肺、肾、心经。

【功效与药理】

1. 祛风散寒、止痛　本品辛香走窜，祛散风寒，达表入里，用于风寒感冒，阳虚外感，头痛，牙痛，痹痛之证。其祛风散寒、止痛功效与镇静、解热、抗炎、镇痛、抑菌等作用有关。

(1)镇静：1.5%华细辛挥发油腹腔注射给小鼠(0.2ml/kg)及豚鼠(2ml/kg)，能使动物活动减少，安静，行走稍有不稳，小鼠出现翻正反射消失，呼吸轻度减慢。辽细辛挥发油0.06ml/kg腹腔注射小鼠，可产生明显镇静作用，翻正反射消失，随剂量加大，中枢抑制作用加强，0.8～1.2ml/kg可致呼吸停止而死亡。辽细辛油0.045～0.24ml/kg对阈下剂量的戊巴比妥钠和水合氯醛均有协同催眠作用。小鼠腹腔注射华细辛油亦可明显延长硫喷妥钠的睡眠时间[1,2,3]。

(2)解热：辽细辛油灌胃对因温热刺激、伤寒及副伤寒甲乙混合菌苗和四氢β-苯胺所致人工发热家兔均有解热作用；大鼠腹腔注射辽细辛油0.12ml/kg与0.24ml/kg 1小时后，对啤酒酵母引起的人工发热呈现出解热作用，并可维持5小时以上，同样剂量腹腔注射后30分钟可降低正常大鼠肛温。1.5%华细辛1.2ml/kg腹腔注射对由伤寒菌苗致热家兔有明显的解热作用，2ml/kg腹腔注射对正常豚鼠亦有一定降温作用[1,2,3]。

(3)镇痛：辽细辛挥发油镇痛作用较强，0.5ml/kg灌胃对电刺激家兔齿髓神经所致的疼痛有抑制作用，镇痛强度与安替比林0.5g/kg相当。小鼠醋酸扭体法和热板法实验表明辽细辛油腹腔注射0.06～0.51ml/kg有明显镇痛作用[1,2,3]。细辛酊剂与维拉帕米合用，能协同镇痛作用[4]。

(4)抗炎：辽细辛油抗炎作用明显，腹腔注射0.12～0.96ml/kg对角叉菜胶引起的大鼠足肿胀有明显抑制作用，此作用在切除肾上腺的大鼠亦能看到，与醋酸可的松40mg/kg相似。辽细辛油明显减少炎症组织和渗出液中白细胞含量，但对5-HT和PGE_2含量影响不明显，对组胺、PGE_2引起的足肿胀无抑制作用，但能对抗组胺或PGE_2引起的毛细血管通透性增高，对5-HT引起的毛细血管通透性增加无明显影响，表明辽细辛油对抗组胺和PGE_2的致炎作用与对抗两种介质增加毛细血管通透性有关。辽细辛油亦能抑制大鼠白细胞游走反应及棉球肉芽组织增生，并使胸腺萎缩，降低正常大鼠肾上腺内VitC含量，其对切除肾上腺大鼠的足肿胀抑制程度比正常鼠低，提示细辛油有ACTH样作用，其抗炎作用原理除增强肾上腺皮质功能外，抑制炎症介质的释放、毛细血管通透性的升高、白细胞游走及结缔组织增生亦为其作用环节。大鼠腹腔注射细辛挥发油，可抑制棉球肉芽肿的形成，并使机体内必需微量元素Cu、Zn分布发生改变，血清Zn浓度降低，Cu浓度升高，肝组织中Zn浓度升高，Cu浓度降低，从而认为微量元素Zn、Cu可能是细辛挥发油中的有机物质发挥抗炎作用的基础，毛细辛这种作用更为突出。华细辛水提液对大鼠甲醛性及蛋清性关节炎有一定抑制作用[1,2,3,5,6]。

(5)抑菌：细辛醇浸剂，挥发油体外对革兰阳性菌、枯草杆菌及伤寒杆菌有抑制作用；煎剂对结核杆菌和伤寒杆菌亦有抑制作用。细辛挥发油中的黄樟醚体外有较强的抗真菌作用[1,2]。

2. 通窍　本品辛温走窜，芳香浓烈，宣泄郁滞，上达巅顶，通利九窍，为通窍止痛要药，又具通关开窍，苏醒神志之作用及宣通心脉，散寒止痛之功效，《本经》谓其“主咳逆，头痛脑动，百节拘挛，风湿痹痛，死肌……明目，利九窍。”上述功效与其对心血管系统的作用、抗组胺及变态反应等作用有关。

(1)影响心血管系统：细辛醇提液0.1～0.4ml/kg使狗左心室内压(LVP)、平均动脉压(MAP)升高，心排出量增加，心率加快。细辛中所含去甲乌药碱对麻醉犬具有同样作用，使用肾上腺素β受体阻断剂后其改善泵血功能和心肌收缩性能的作用绝大部分被取消，但仍显著增加心排出量。辽细辛小剂量兴奋离体蛙心，大剂量抑制，并停搏在舒张期。辽细辛油对蟾蜍内脏血管灌流量显示有增加作用。细辛液10ml/kg给小鼠腹腔注射，使耳廓微循环减慢或停止，血管轻度收缩[1,2]。

(2)抗组胺及抗变态反应：细辛中分离出的甲基丁香油酚、N-异丁基十二碳四烯酰胺和去甲乌药碱明显抑制组胺所致离体豚鼠回肠的收缩。细辛水和乙醇提取物能使速发型变态反应总过敏介质释放量减少40%以上。细辛水煎液50mg/kg明显降低分离的豚鼠外周血中淋巴细胞α醋酸萘酯酶百分率；溶血空斑试验、巨噬细胞功能试验和白细胞移动抑制试验表明小鼠口服细辛水浸出液后免疫功能明显受到抑制，抑制作用与其影响实验小鼠体淋巴细胞亚群的分布和β-内啡肽的产生有关[2,7]。中药细辛提取物细辛脂素与环孢素(CsA)有相似的免疫抑制作用，能够产生保护受体器官作用；细辛提取物体外抗排斥反应时IL-2和IFN-γ降低的同时使IL-4升高可能与提高移植耐受有关[8,9]。

3. 温肺化饮　细辛温肺化饮功效与其平喘作用有关。细辛挥发油能松弛组胺、乙酰胆碱引起的离体气管痉挛，其所含甲基丁香油酚对豚鼠离体气管有显著松弛作用(ED_{50}为10^{-6}g/ml)。北细辛醇浸剂亦可增加离体肺灌流量[2]。

4. 其他作用

(1)神经传导阻滞：50%细辛使蟾蜍坐骨神经传导中的神经动作电位下降，传导速度减慢，神经表面膜电位降低[2]。

(2)抗氧化、抗衰老：细辛能有效减少氢化可的松造模小鼠组织内LPO含量，提高SOD活性，避免有害物质对组织细胞结构和功能的破坏作用。采用D-半乳糖制备衰老小鼠，细辛能对抗模型鼠血浆NO含量、脑组织NOS、全血CAT活性的异常降低，降低MDA含量，提高老龄小鼠心、肝组织中GSH-Px活性[10]。

此外，细辛具有增加脂类代谢、升高血糖、抗肾病变等作用[2,11]。

【毒理研究】华细辛煎剂小鼠灌胃和静脉注射的LD_{50}分别为12.375g/kg及0.778g/kg。华细辛油的小鼠腹腔注射MLD为200mg/kg，LD_{50}为247mg/kg。辽细辛油对蛙、小鼠、家兔等均呈现先兴奋、后抑制，随意运动及呼吸减慢，反射消失，呼吸麻痹而死亡的表现。辽细辛油腹腔注射小鼠的LD_{50}为(1.02±0.04)ml/kg。未成年大鼠腹腔注射辽细辛油18日，生物化学及病理切片检查结果与对照组之间无明显差异。细辛挥发油中的黄樟醚毒性较大，掺入饲料中，两年后使28%大鼠发生肝癌[1,2]。单叶细辛水提液的LD_{50}及其可信限为(22.65±0.6)g/kg；单叶细辛挥发油的LD_{50}及其可信限为(0.59±0.03)ml/kg。

细辛根散剂的LD_{50}为6.5229g/kg，而细辛全草散剂的LD_{50}为11.7052g/kg，说明细辛根散剂的毒性较大。实验表明小鼠灌服细辛散剂后主要毒性反应为呼吸困难、发绀、抽搐、烦躁等，致死原因可能是对神经系统和呼吸系统的影响，这与《证类本草》所记载的细辛“多即气闷塞不通者死”基本吻合[10]。研究也表明，家兔大剂量灌服细辛散剂后，引起家兔呼吸先兴奋后抑制的病理变化，并观察到叹气样呼吸，表明细辛散对呼吸中枢有抑制作用[15]。

长期服用(4周)细辛(0.18g/kg、0.95g/kg、1.72g/kg)对大鼠的饮食和体重没有明显的影响,对大鼠肺组织形态学的影响主要在肺的呼吸部,能引起大鼠肺换气功能障碍,导致低氧血症,引起Ⅰ型慢性呼吸衰竭,不会产生延迟性毒性反应[16]。

【主治】风寒感冒,头痛,牙痛,鼻塞鼻渊,风湿痹痛,痰饮喘咳。

【现代应用】

1. 上呼吸道感染　肌内注射紫辛注射液首次4ml,以后每次2ml,每日1～2次,可用于治疗感冒、流感等上呼吸道感染[2]。

2. 口腔溃疡　细辛粉末9～15g,与水和蜂蜜调成糊状,摊在纱布上,贴在脐部,至少3天,溃疡面可结疤愈合[2]。

3. 缓慢性心律失常　以细辛为主治疗60例缓慢性心律失常患者,总有效率93%[12]。

4. 局部麻醉　以3%细辛挥发油制成注射剂,用于局部浸润麻醉和神经阻滞麻醉,进行五官科及眼科手术52例,有效率96%,如细辛麻醉液加入1‰肾上腺素溶液,能适当延长麻醉时间,减轻手术后的组织肿胀反应[2]。

5. 头痛　穴位加痛点注射10%细辛注射液,每次选2～4个穴位点,每个穴位注射0.5～1.0ml,每日1次,能治愈偏头痛、肌挛缩性头痛、神经性头痛、外伤性头痛[2]。

6. 肠梗阻　细辛与番泻叶配伍使用,采用灌肠方式或口服给药,能治疗急性粘连性肠梗阻、低位梗阻、高位梗阻患者。

此外,细辛与川椒配伍,浸于米醋中,外用可治疗鹅掌风[13]。细辛研末外敷可治疗肌注所致局部肿痛[2]。细辛亦可用于腰椎间盘突出症的辅助治疗[14]。

【不良反应】细辛对肾脏有一定毒性,肾功能不全者慎用[2]。

主要参考文献

[1] 谢伟,等. 细辛挥发油的化学与药理作用. 宁夏医学杂志,1995,17(2):121

[2] 王本祥主编. 现代中药药理学. 天津:天津科学技术出版社,1995.50

[3] 谢伟. 毛细辛挥发油的中枢抑制、解热镇痛和抗炎作用. 中国药理学通报,1993,(5):389

[4] 陈超,等. 细辛与verapamil镇痛协同作用的实验研究. 中国药理学通报,2003,19(3):337

[5] 钱立群,等. 细辛挥发油对实验性炎症大鼠血清、肝脏中锌、铜含量的影响. 中草药,1996,27(5):290

[6] 钱立群,等. 宁夏毛细辛挥发油对实验性炎症大鼠血清、肝脏中铜、锌含量的影响的研究. 宁夏医学杂志,1995,17(4):193

[7] 章育正,等. 苍耳子和细辛的免疫抑制作用. 上海免疫学杂志,1993,(6):334

[8] 张丽丽,等. 细辛脂素体外免疫抑制作用的实验研究. 中华心血管杂志,2003,31(6):444

[9] 张丽丽,等. 细辛脂素对心脏移植急性排斥反应的作用研究. 中华器官移植杂志,2004,25(4):251

[10] 刘兴隆,等. 细辛药理研究概况. 江苏中医药,2005,26(7):59

[11] 高学敏,等. 细辛的临床应用和毒性反应. 中医杂志,1993,34(8):456

[12] 曲家珍,等. 细辛治疗缓慢性心律失常. 中医杂志,1993,34(8):454

[13] 沈洁,等. 细辛的临床应用. 湖北中医杂志,1998,10(2):48

[14] 徐荣禧. 细辛在骨伤科临床应用. 中国中医骨伤科,1996,4(1):49

[15] 周祯祥,等. 细辛散剂对家兔呼吸运动及膈神经电活动的影响. 湖北中医杂志,2005,27(4):3

[16] 蔡青,等. 细辛长期毒性对大鼠肺组织形态学及动脉血气的影响. 湖北中医杂志,2007,29(3):3

生 姜

本品为姜科多年生草本植物姜 *Zingiber officinale* Rosc. 的根茎。主要含有挥发油 0.25%～3%，挥发油中主要成分为单萜类物质，如单萜类的α莰烯、β水芹烯，β倍半萜类的α姜烯、β红没药烯等37种成分，其中倍半萜烯类占50%～60%。尚含有辛辣成分姜辣素，可分为姜酚类、姜烯酚类、姜酮类、姜二酮类、姜二醇类等不同类型，姜辣素成分中的30%以上是6-姜醇。此外，还含有二苯基庚烷类化合物、游离氨基酸、淀粉和树脂状物质。生姜味辛，性温。归肺、脾、胃经。

【功效与药理】

1. 解表散寒　生姜为辛温发散之物，可用于外感风寒感冒，《名医别录》谓其"除风邪寒热，伤寒头痛鼻塞，咳逆上气"，其解表散寒功效与解热、镇痛、抗炎、镇静催眠、抗惊厥及抑菌作用有关。

(1)解热：生姜对动物正常体温无影响，但对注射酵母的发热大鼠，其挥发油 0.375ml/kg，有效成分6-生姜酚或6-姜烯酮 1.75～3.5mg/kg 均表现出明显解热作用[1]。

(2)镇痛：生姜油能明显抑制醋酸致小鼠扭体反应，显著提高热板法中小鼠的痛阈值。鲜姜注射液5g或10g生药/kg腹腔注射，能显著提高热板法中小鼠痛阈值。大鼠 Randall-Selitto 法和小鼠扭体法表明有效成分生姜酚或姜烯酮 1.75mg/kg 静脉注射或 70～140mg/kg 灌胃，有明显镇痛作用[1]。

(3)抗炎：鲜姜注射液5g和10g生药/kg腹腔注射，能抑制大鼠蛋清或甲醛性足肿胀[1]。生姜油(1.5、0.75ml/kg)能明显抑制二甲苯引起的小鼠耳肿胀及纸片引起的小鼠肉芽肿组织增生，并拮抗DNCB引起的小鼠迟发性超敏反应，生姜油(1.0ml/kg、0.5ml/kg)明显抑制大鼠蛋清性足肿胀[2]。生姜油0.5ml/kg、1.0ml/kg连续灌胃给予弗氏完全佐剂所致的AA模型小鼠14天，能明显减轻模型小鼠的的继发性足肿胀，降低胸腺和脾脏指数，抑制 $CD4^+$ 细胞异常增加和 $CD8^+$ 细胞异常减少，表现出抗佐剂性关节炎的作用，机制与降低血清IL-1β水平及抑制炎症局部前列腺素的合成有关[3,4,5]。有效成分姜烯酮 280mg/kg 灌胃，能抑制大鼠角叉菜胶性足肿胀[1]。

(4)镇静催眠：生姜油和有效成分生姜酚或姜烯酮腹腔注射、静脉注射或灌胃方式给药，均能减少小鼠自发活动次数，并显著延长戊巴比妥钠或环己烯巴比妥诱导的睡眠时间。生姜酚亦能对抗去氧麻黄碱所致小鼠中枢兴奋[1]。

(5)抗惊厥：生姜油0.24ml/kg和0.3ml/kg腹腔注射能明显对抗戊四氮惊厥，但对印防己毒素和士的宁惊厥无效。生姜酚和姜烯酮可分别延长马钱子碱和戊四氮所致小鼠惊厥死亡时间[1]。

(6)抑菌：生姜水浸剂和提取物体外对金黄色葡萄球菌、伤寒杆菌等多种致病菌有显著抑制作用[1]。生姜水浸液在1∶1浓度和1∶4浓度时体外对痢疾杆菌、大肠杆菌、蜡样芽孢杆菌、金黄色葡萄球菌的生长有抑制作用[6]，10%生姜与0.05%或0.1%醋酸合用能协同抑制引起食品发霉腐烂微生物的繁殖[7]。一定浓度的生姜乙醇提取物对沙氏琼脂培养基中的皮肤癣菌(红色毛癣菌等)有极为显著的抑菌和杀菌作用[8]。

2. 温中止呕

(1)止吐：生姜浸膏抑制末梢性催吐药硫酸铜所致犬的呕吐，服10%～50%姜汁30ml也有效，但对中枢催吐药阿朴吗啡致犬呕吐及洋地黄所致家鸽呕吐无效。姜油酮和姜烯酮的混合物对硫酸铜致呕吐反应有抑制作用，生姜酚和姜烯无效[1]。生姜水蒸气蒸馏物、醇提物及压榨物(姜汁)灌胃10ml/kg,对顺铂、硫酸铜及运动病引起的水貂呕吐反应有止呕作用,但各提取物对阿朴吗啡引起的呕吐无效,其机制可能与5-HT_3受体及P物质有关[9]。

(2)促进胃液分泌:10%生姜煎剂使幽门结扎大鼠胃液分泌量、胃液总酸度及总酸排出量显著增加。50%生姜煎剂100ml冲洗巴甫洛夫犬口腔,或胃内灌注25%生姜煎剂200ml,均能促进胃液分泌[1]。

(3)抗溃疡:10%生姜煎剂大鼠灌胃能显著抑制盐酸性和应激性胃黏膜损伤,用吲哚美辛阻断PG合成后,生姜保护作用消失,提示其保护机制可能与促进胃黏膜释放内源性PG有关。生姜丙酮提取物及姜烯和6-生姜酚亦对盐酸-乙醇所致胃黏膜损伤有显著抑制作用。生姜提取物灌胃小鼠能预防应激性溃疡[1]。生姜煎剂40.0、10.0、2.5g/kg灌胃,能明显抑制小鼠冷水水浸的应激性胃溃疡,对利舍平诱发的小鼠胃溃疡、幽门结扎与乙醇诱发的大鼠胃溃疡均有保护性作用,其能缓解胃液分泌,降低胃酸总排出量,但对胃蛋白酶的分泌无明显影响[10]。

(4)保肝利胆:生姜蜂蜜封存液和生姜油对大鼠四氯化碳性肝损伤有一定治疗作用,能降低血清SGPT,减轻肝细胞的脂肪变性和坏死程度[1]。生姜油2.0、1.0、0.5ml/kg预防灌胃给药5天,对四氯化碳和对乙酰氨基酚引起的小鼠急性肝损伤有保护作用,能降低模型动物血清ALT、AST水平,降低血清和肝组织MDA含量,提高SOD活性,减轻肝脏的病理损害[11]。进一步研究发现,生姜油萜烯类、姜油酮类及姜酚类和姜烯酚类三个不同部位0.7ml/kg连续灌胃7天,也对上述两种小鼠急性肝损伤分别有一定的保护作用(降低血清ALT、AST水平),其中以萜烯类部位效果最好[12]。生姜油三个不同部位的大鼠含药血清,对CCl_4体外诱导的大鼠肝细胞损伤模型,分别能不同程度地降低细胞上清液中ALT、AST水平,抑制MDA的生成,提高SOD活力,表现出保肝效应,其中仍然以萜烯类部位效果较好,可认为生姜油的保肝效应与抗氧化作用有关[13]。生姜丙酮提取液及生姜酚对大鼠有明显利胆作用[1]。

3. 化痰止咳

(1)对呼吸道平滑肌的作用:豚鼠气管螺旋条和肺灌流实验表明,生姜汁有收缩支气管平滑肌的作用,且不被阿托品、酚妥拉明拮抗,但易被异丙肾上腺素和氨茶碱取消,提示其收缩呼吸道平滑肌作用与阻断β受体有关[14]。

(2)镇咳:姜烯酮有镇咳作用,其静脉注射的ED_{50}为1.75mg/kg[1]。

4. 其他作用

(1)影响心血管系统:

1)强心:麻醉开胸犬心脏注射6-姜醇1mg/kg,能使心脏收缩力增加30%,持续4分钟,注射等同剂量8-姜醇,则心收缩力增加50%,持续30分钟,10-姜醇亦有同样作用。8-姜醇$10^{-6}\sim3\times10^{-5}$mg/ml对豚鼠离体左右心房可引起正性肌力作用,并有剂量依赖关系,姜醇不影响慢性内向电流,但激活骨骼肌和心肌肌浆内质网的Ca^{2+}-ATP酶,增加心肌细胞肌浆内质网摄取Ca^{2+}而加强心肌收缩力,故认为姜醇为一有前途的强心剂[1,15]。

2)对血管和血压的作用:姜酚、姜醇可抑制去甲肾上腺素和PGF_{2a}引起的小鼠肠系膜静脉收缩反应,还明显抑制PGD_2、TXA_2、U-4669、LTC_4、LTD_4、PhE引起的小鼠肠系膜静脉收缩反应和大鼠主动脉的收缩反应。姜酚、姜醇对血压的影响呈多相反应,开始血压迅速下降,继而升高,后期又出现降压作用,姜酚降压作用可被阿托品、迷走切除、毁损脊髓所阻断,其升压作用不受α-受体阻滞剂、Ca^{2+}拮抗剂、神经节阻断剂的影响。健康人咀嚼生姜1g(不咽下),收缩压和舒张压分别平均升高 1.48kPa 和 1.87kPa[1,15]。

3)抗血栓形成:生姜水提物可抑制 ADP、肾上腺素、胶原、花生四烯酸引起的血小板聚集,明显抑制血小板血栓素生物合成和血小板环氧化酶产物的合成;亦能明显抑制大鼠主动脉前列腺素(PGF_{2a}、PGE_2 和 PGD_2)的合成及 6-酮 F_{1a} 和 TXB_2 的合成。志愿者每日口服生姜 5g,连续 7 天,发现生姜对 TXB_2 的生成有明显抑制作用[1,15]。生姜醇提物不能降低血瘀模型大鼠全血黏度,但可降低其纤维蛋白黏度;对 ADP、乙醇引起的血小板聚集有抑制作用[16]。生姜水提醇沉液能明显抑制家兔血小板自发性聚集和 ADP 诱导的血小板聚集。生姜提取物姜总酮(TKG)10、20mg/kg,使大鼠颈动脉血栓形成时间明显延长,TKG 20、40mg/kg 使胶原和肾上腺素诱导的小鼠病死率减少,提示 TKG 有较强抑制血栓形成的作用[17,18]。临床研究发现,生姜液具有明显保护血小板、降低血小板聚集的作用,其中对服用华法林的患者血小板聚集率下降更加明显[19]。

4)抗脑缺血:生姜水提物 1.2g/kg 灌胃预处理,对阻塞大脑中动脉所致的脑缺血模型大鼠的神经功能缺损程度和脑梗死体积有明显减轻作用,表现出增强大鼠脑缺血耐受能力的作用[20]。生姜水提物 0.4、0.2、0.1g/kg 剂量灌胃给药 3 天,能显著提高结扎双侧颈总动脉反复缺血再灌注模型小鼠脑组织中 Na^+、K^+-ATP 酶、Ca^{2+}-ATP 酶和 SOD 活性,显著降低 MDA 含量[21]。生姜水提物 0.2、0.1、0.05g/kg 剂量灌胃给药 3 次,对 Pulsinelli 四动脉阻断法造成大鼠全脑缺血 10 分钟再灌流 180 分钟损伤模型(CIR),能显著延长模型大鼠凝血酶时间,降低纤维蛋白原含量和脑组织含水量[22]。采用反复结扎与开放双侧颈总动脉的方法复制大鼠 VD 模型,发现生姜水提物(0.2、0.1、0.05g/kg)连续灌胃给药 20 天,能明显提高 VD 大鼠 Morris 定位航行能力和空间搜索能力,显著提高纹状体 AChE 活性,显示出抗血管性痴呆作用[23]。生姜汁对局灶性脑缺血模型(MCAO)大鼠的神经功能障碍、学习记忆能力降低、被动性条件反射减弱及脑梗死面积均表现出显著的保护作用[24]。

(2)抗氧化:生姜液对次黄嘌呤-黄嘌呤氧化酶体系产生的超氧阴离子及紫外线照射 H_2O_2 体系产生的羟自由基有显著清除作用,这可能与其含有具有酚羟基结构的姜酚、姜酮和姜烯酮成分有关。生姜水提取液能清除 O_2^- 自由基、抑制小鼠肝脏(整体和离体)脂质过氧化反应,减轻经 O_2^- 诱导的透明质酸解聚作用,显示出良好抗氧化活性。生姜石油醚提取物能明显对抗 O_2^- 对 RBC 的氧化作用,荧光偏振法测定表明其对 RBC 有保护作用,能增加膜流动性;荧光法表明其对 OH 有很强清除作用,在 2.09g/L 时抑制率和清除率分别为 92.41%和 97.39%,并抑制小鼠肝微粒体的脂质过氧化作用,表明其为一种高效抗氧化剂[25]。采用四血管结扎法和低血压法复制家兔急性完全性脑缺血模型,发现生姜能明显提高脑缺血再灌注损伤大脑组织的总抗氧活性[26]。以邻苯三酚在碱性条件下自氧化产生的超氧阴离子自由基(O_2^-)对人工细胞膜的过氧化损伤为研究模型,发现生姜对人红细胞膜有明显的保护作用[27]。多种体系的自由基清除实验证明,生姜黄酮具有极强的清除自由基的能力,其抑制 $ABTS^+$、DPPH·、·OH、O_2^-·的 IC_{50} 值分别为 1.3、23.2、40.1、84.0μg/ml[28]。微量(0.16ml/L)生姜挥发油还能抑制黄腐酸(FA)刺激软骨细胞产生过氧化氢,为其治疗大骨节病提供了药理依据。

(3)抗运动病:生姜液灌胃、生姜液腹腔注射有明显抑制大鼠异食高岭土的作用;姜素 7.2mg/kg、3.6mg/kg 对犬运动病有明显的预防作用[29]。生姜透皮贴能使运动病模型大鼠(旋转刺激诱导)海马组织中 NO、MDA 含量显著下降,SOD 活力增加,提示其能减少氧自由基,缓解脑缺血缺氧,保持中枢神经系统的兴奋性起到抗运动病的作用。生姜与常用抗运动病药物的作用机制不同，其对前庭系统无明显抑制作用，推测其作用环节可能在外周胃肠自主神经系统，生姜乙醇提取液使家兔在体胃运动幅度短暂抑制。生姜液对离体大鼠胃底条运动幅度有先兴奋后抑制作用，同时抑制胃底条运动频率[29,30]。生姜粉能明显减少旋转刺激所引起的血管加压素血浆水平升高及胃电节律失常，但并不影响由静脉注射血管加压素所致的恶心及胃电节律失常，提示生姜预防运动病可能是通过抑制异常运动刺激所导致的中枢与内分泌一些释放因子（如 ADH、胃泌素、胃动素、皮质醇等）的异常升高而发挥的[29]。

(4)抗肿瘤：生姜乙醇提取物可明显抑制 Datlon 淋巴腹水瘤细胞和人淋巴细胞生长，显著抑制中国大田鼠卵巢细胞和 Vero 细胞生长，明显抑制 DNA 对胸腺嘧啶核苷酸的摄取。生姜在模拟胃液条件下对亚硝化反应有明显阻断作用，其抑制亚硝酸合成的有效成分对热稳定，沸水中加热相当长时间仍保持强活性[1]。生姜提取物对小鼠移植性肉瘤 S_{180}、艾氏腹水癌实体生长具有明显的抑制作用，但对小鼠 S_{180} 腹水型、艾氏腹水癌、肝癌 H_{22} 腹水型的生存期无显著延长作用。生姜醇提物 40g/kg、10g/kg 灌胃给药，以脏器指数、巨噬细胞吞噬率、溶血素等为指标，发现其能明显提高 HepA 荷瘤小鼠的免疫功能；以心、肝、肾脏的 Na^+、K^+-ATP 酶、Ca^{2+}-ATP 酶和钙调素（CaM）的水平为指标，发现其能明显逆转 HepA 荷瘤鼠 ATPa 酶活性低下和钙稳态失衡的状态[31]。

(5)降血脂：生姜以 1％和 0.5％的浓度混于饲料给予大鼠，可显著降低模型大鼠血清低密度脂蛋白胆固醇、总胆固醇、甘油三酯及载脂蛋白 B 水平，但对高密度脂蛋白胆固醇和载脂蛋白 A 无影响[32]。其降血脂作用与抗氧化活性有关，能增强机体防御氧化应激损伤的功能[33,34]。

此外，生姜提取物对 X 射线损伤小鼠具有显著的保护作用，表现在升高白细胞数目、提高脾淋巴细胞转化功能与血清 IgG 含量、降低睾丸中葡萄糖-6-磷酸脱氢酶（G-6-PD）活性及提高乳酸脱氢酶（LDH）活力、对抗红细胞的损伤等方面，作用与抗氧化效应有关[35]。生姜油 100μl 体外能迅速杀灭日本血吸虫尾蚴，被杀灭的血吸虫尾蚴感染小鼠后均未检获血吸虫成虫，感染率为 0％[36]。生姜油预先涂抹于小鼠皮肤上，然后感染日本血吸虫尾蚴，发现生姜油涂抹皮肤有防御日本血吸虫感染的作用，并对皮肤无明显毒副作用[37]。

【毒理研究】鲜姜注射液小鼠静脉注射的安全系数为成人临床用量的 625 倍以上，无局部刺激性，溶血试验阴性。生姜油小鼠腹腔注射 LD_{50} 为 1.23ml/kg，灌胃为 3.45ml/kg，死亡前小鼠先后出现活动减少，共济失调，肌肉松弛，静卧，最后呼吸麻痹死亡。生姜酚小鼠静脉注射、腹腔注射、灌胃的 LD_{50} 分别为 50.9mg/kg、109mg/kg、687mg/kg；姜烯酮小鼠静脉注射、腹腔注射、灌胃的 LD_{50} 分别为 255mg/kg、59.1mg/kg、250mg/kg[1]。依据 GB15193-2003《食品安全性毒理学评价程序和方法》，发现生姜水提物和生姜醇提物对两种性别的小鼠经口毒性灌胃达 66.67g/kg，两周内动物未见明显中毒症状，无动物死亡[38]。

【主治】风寒感冒，胃寒呕吐，寒痰咳嗽。

【现代应用】

1. 风寒感冒　生姜 5～10g 水煎加红糖适量趁热服用，可治风寒感冒[1]。

2. 风湿痛、腰腿痛　鲜生姜制成 5％～10％注射液，行痛点或反应结节注射，用于风湿痛、慢性腰背痛治疗，有效率达 83％，尤以对风湿痛疗效更佳，有效率达 92.5％[1,15]。

3. 水火烫灼伤　生姜捣汁，用药棉蘸汁敷于患处，烫灼伤轻者，敷药 1 次，重者以姜汁保湿润 36 小时，即可停药。用于水火烫灼伤 400 余例均获效，且止痛迅速，适用面广，无刺激[15]。

4. 腹泻 姜艾汤(生姜、艾叶各2g)治疗小儿泄泻116例,治愈92例[1]。

5. 蛔虫性肠梗阻、胆道蛔虫症 鲜姜汁与蜂蜜1∶2组成合剂,每人每次20ml,每1～2小时1次,共治疗蛔虫性肠梗阻400余例,治愈率97%以上。姜蜜合剂治疗胆道蛔虫病所致腹痛102例,有效98例[1]。姜蜜合剂治疗单纯性肠梗阻314例,痊愈309例,有效率为98.7%[15]。生姜与蒜、醋配伍,研末成泥状,敷于脐窝上亦可治疗胆道蛔虫病,好转占83%[39]。

6. 疟疾及急性菌痢 鲜生姜捣烂平铺纱布上,敷穴位上并固定,治疗疟疾40例,能控制发作,使血中疟原虫阴性。生姜46g、红糖31g,捣为糊,分3次服,7天为一疗程,治疗急性细菌性痢疾50例,治愈率70%,用药后症状消失平均时间为5.16天[15]。

7. 眉棱角痛 鲜姜30～50g,生半夏30～60g为一剂方,沸水泡后或武火煎半小时后频服,治愈眉棱角痛108例,1～3剂治愈59例,4～6剂治愈32例,8剂以上治愈17例。

此外,生姜粉口服或鲜姜片贴于内关穴,可防止晕车、晕船[15]。宇航员和海军学员服用姜粉,能明显减轻眩晕症状。生姜配合梅花针可治疗斑秃[15,40];生姜亦能治疗面瘫、牙痛、神经性呕吐、呃逆及过敏症[15]。

主要参考文献

[1] 王本祥主编. 现代中药药理学. 天津:天津科学技术出版社,1995.65

[2] 王贵林,等. 生姜油的抗炎作用. 中药药理与临床,2006,22(5):26

[3] 王贵林,等. 生姜油对小鼠佐剂性关节炎的作用. 中药药理与临床,2007,23(5):94

[4] 朱路,等. 生姜油对佐剂性关节炎小鼠血清IL-1β和IL-4的影响. 时珍国医国药,2007,18(11):2736

[5] 王贵林,等. 生姜油对佐剂性关节炎小鼠关节液前列腺素E_2的影响. 长江大学学报(自科版),2006,3(4):245

[6] 李静,等. 大蒜、生姜水浸液对体外细菌抑制的对比研究. 中国调味品,2008,(12):27

[7] 关洪全,等. 生姜与醋酸协同抗菌作用的实验研究. 中国中医药信息杂志,2000,7(8):23

[8] 王颖,等. 生姜的研究进展. 中国药业,2006,15(9):62

[9] 赵德雪,等. 生姜对呕吐模型水貂止呕作用的研究. 中国药事,2006,20(10):601

[10] 刘辉,等. 生姜煎剂对试验性胃溃疡保护性作用的研究. 中华实用中西医杂志,2001,1(14):721

[11] 耿涛,等. 生姜油对急性肝损伤的保护作用研究. 中成药,2007,29(8):1123

[12] 沈洪,等. 生姜油不同部位对小鼠急性肝损伤保护作用的比较. 中成药,2008,30(9):8

[13] 沈洪,等. 生姜油不同部位对肝损伤模型大鼠肝细胞保护作用的比较. 时珍国医国药,2009,20(1):89

[14] 刘善庭. 等. 生姜对呼吸道平滑肌作用的实验研究. 济宁医学院学报,1996,19(4):26

[15] 彭平健. 生姜的药理研究和临床运用. 中国中药杂志,1992,17(6):370

[16] 陈昆南,等. 生姜醇提物抗凝血作用的进一步探讨. 中药药理与临床,1997,13(5):30

[17] 高本波,等. 姜总酮对血小板功能及血栓形成的影响. 中国药理学通报,1996,12(3):288

[18] 高本波,等. 姜总酮对实验性血栓形成的影响. 潍坊医学院学报,1996,18(3):200

[19] 宓庆梅,等. 生姜液对血小板保护作用的临床研究及途径. 检验医学,2007,22(5):664

[20] 吴智兵,等. 生姜水提物和内毒素诱导脑缺血耐受的比较研究. 中国中医药信息杂志,2006,13(7):29

[21] 王军,等. 生姜水提物对脑缺血再灌注损伤的保护作用. 中医药临床杂志,2007,19(1):23

[22] 张关亭，等．生姜水提物对全脑缺血再灌注大鼠凝血功能的影响．中医研究，2007，20(4)：418

[23] 王军，等．生姜水提物对血管性痴呆模型大鼠的影响．医学研究杂志，2008，37(8)：33

[24] 李荣，等．生姜对局灶性脑缺血模型大鼠的影响．中国现代药物应用，2008，2(13)：1

[25] 王桥，等．生姜石油醚提取物对四种氧自由基体系抗氧化作用的研究．中国药学杂志，1997，32(6)：343

[26] 何丽娅，等．生姜对脑缺血再灌注损伤时总抗氧化活性的影响．中药药理与临床，1996，12(5)：36

[27] 阎淑莲，等．中药对红细胞膜流动性影响的研究．首都医科大学学报，1997，18(1)：18

[28] 莫开菊，等．生姜黄酮的抗氧化活性研究．食品科学，2006，27(9)：110

[29] 黄明方，等．生姜抗运动病研究进展．中国航海医学与高气压医学杂志，2006，13(3)：192

[30] 钱东生，等．生姜抗运动病药理作用研究．中国中西医结合杂志，1992，12(2)：95

[31] 朱玉真，等．生姜醇提物对荷瘤鼠心肝肾脑和红细胞膜 ATPase 活性的影响．中华实用中西医杂志，2002，2(15)：744

[32] 倪淑华，等．生姜对大鼠血脂代谢影响的研究．中国老年学杂志，2006，26(1)：98

[33] 刘宁，等．生姜对高血脂大鼠脂质过氧化作用的研究．卫生研究，2003，32(1)：22

[34] 倪淑华，等．生姜对高脂大鼠抗氧化作用的研究．中国老年学杂志，2008，28(15)：1479

[35] 杨湘山，等．生姜提取物对 X 射线损伤小鼠肝脏脂质过氧化的影响．现代预防医学，2007，34(3)：436

[36] 边藏丽，等．生姜油杀灭日本血吸虫尾蚴的实验研究．时珍国医国药，2007，18(5)：1058

[37] 边藏丽，等．生姜油预防日本血吸虫尾蚴感染的实验研究．时珍国医国药，2009，20(2)：282

[38] 王菲，等．不同生姜提取物的急性毒性研究．食品研究与开发，2009，30(1)：138

[39] 朱志云，等．姜蒜醋泥治疗胆道蛔虫症临床疗效观察．河北医学，1997，3(2)：16

[40] 哈力甫．梅花针配生姜治疗斑秃 39 例临床观察．中国民间疗法，1995，(5)：30

荆　芥

本品为唇形科植物荆芥 Schizonepeta tenuifolia Briq. 的干燥地上部分。主要有挥发油类、单萜类、单萜苷类、黄酮类、酚酸类等成分，其中挥发油含量丰富，油中主要成分为右旋薄荷酮(d-Menthone)、胡薄荷酮、异薄荷酮、异胡薄荷酮、柠檬烯等成分，但应注意，由于荆芥分布较广泛，因产地、生长环境、采收时间等的差异，其所含的挥发油的种类和含量不尽相同。荆芥味辛，性微温。归肺、肝经。

【功效与药理】

1. 发表散风　荆芥辛散气香，长于发表散风，且微温不烈，药性和缓，表寒表热皆可用之，故《本经》谓其“主寒热……”。荆芥发表散风功效主要与其对中枢神经系统、呼吸系统及免疫功能的作用有关。

(1)对中枢神经系统的作用[1,2]：①解热：荆芥煎剂或浸剂 2g 生药/kg 剂量灌胃给药，对伤寒混合菌苗引起的发热家兔有微弱解热作用；荆芥挥发油 0.5ml/kg 灌胃，对正常大鼠有降低体温作用；薄荷酮、胡薄荷酮灌胃给皮下注射内毒素的发热大鼠，未见明显退热作用。荆芥内酯聚乳酸乙醇酸纳米粒(SCH-PLGA-NP)对酵母致热大鼠具有明显的解热作用。②镇静：荆芥油 0.5ml/kg 灌胃家兔，能使家兔自发活动减少，四肢肌肉略有松弛。③镇痛：小鼠热板法表明荆芥水煎剂 15g/kg 有显著镇痛作用。小鼠热板法与扭体法实验表明，荆芥酯类提取物灌胃给药、SCH-PLGA-NP 静脉注射给药具有明显的镇痛作用[2,3]。

(2)对呼吸系统的作用[1,4]：①平喘：荆芥挥发油能直接松弛豚鼠离体气管平滑肌，并对抗乙酰胆碱或组胺引起的气管平滑肌收缩；荆芥挥发油能抑制过敏豚鼠肺组织和气管平滑肌释放慢反应物质(SRS-A),并能对抗SRS-A引起的豚鼠回肠收缩作用;荆芥挥发油以喷雾或灌胃方式给药均能对抗乙酰胆碱与组胺混合液所致的豚鼠哮喘反应,延长引喘潜伏期,减少抽搐动物数。②祛痰:小鼠酚红试验表明荆芥油0.5ml/kg灌胃或腹腔给药具有祛痰作用。

(3)对免疫功能的作用:荆芥油对致敏豚鼠平滑肌的SRS-A释放有抑制作用,对大鼠被动皮肤过敏反应(PCA)亦有一定抑制作用。荆芥穗有明显抗补体作用,从中分离的单体成分薄荷酮、长叶薄荷酮、橄榄内酯、橙皮素、香叶素及毛地黄黄酮作用却较弱[5]。

2. 透疹消疮 《本经》谓荆芥"主寒热、鼠瘘、瘰疬生疮……",《本草纲目》称其"散风热、清头目、利咽喉、消疮肿、治项强、目中黑花及生疮阴颓……。"荆芥透疹消疮功效与抗炎、抗菌抗病毒作用有关。

(1)抗炎:荆芥水煎剂20g生药/kg能明显抑制巴豆油混合致炎剂引起的耳部炎症;14g生药/kg能明显抑制醋酸致小鼠腹腔毛细血管通透性的升高[6]。荆芥挥发油对二甲苯致小鼠耳廓肿胀、醋酸致小鼠腹腔毛细血管通透性增高、花生四烯酸致大鼠足肿胀、角叉菜胶致大鼠急性胸膜炎、小鼠棉球肉芽肿等多种炎症模型均表现出良好抗炎作用,对流感病毒性肺炎也表现出治疗作用。其作用机制与拮抗白三烯活性、抑制PLA_2活性、减少前列腺素释放、抑制致炎细胞因子IL-1和TNF合成、抑制TLR信号转导通路的重要接头分子Myd88和关键分子TRAF6的蛋白表达及抗氧化作用有关[7-10]。荆芥酯类成分、SCH-PLGA-NP对小鼠耳廓肿胀度和腹腔毛细血管通透性的增加有明显抑制作用,表明具有显著的抗急性炎症作用[2,11]。荆芥与防风配伍共同提取的挥发油,也能抑制二甲苯致小鼠耳廓肿胀、小鼠腹腔毛细血管通透性、角叉菜胶致大鼠胸膜炎等急性炎症;以及小鼠棉球肉芽肿慢性炎症、大鼠弗氏完全佐剂关节炎肿胀和小鼠耳异种被动皮肤过敏反应等过敏性炎症,为该药对的临床应用提供了药理学依据[12]。

(2)抗菌抗病毒:荆芥煎剂体外对金黄色葡萄球菌和白喉杆菌有较强抗菌作用,对炭疽杆菌、乙型链球菌、伤寒杆菌等多种致病菌亦有一定抑制作用。荆芥醇提物、荆芥穗总提取物、荆芥油对甲型流感病毒A/PR/8/34(H1N1)感染小鼠具有保护作用,能降低死亡率、减轻肺指数,荆芥穗的水提物作用不明显[13,14]。荆芥挥发油对流感病毒A_1型(H1N1)鼠肺适应株FM1感染所致的病毒性肺炎小鼠表现出保护作用,作用机制与抑制TLR信号转导通路的重要接头分子Myd88和关键分子TRAF6的蛋白表达有关[15]。

3. 炒炭止血 荆芥炒炭长于理血止血,可用于多种出血症。其作用主要体现在影响血液系统。

(1)止血:荆芥炭混悬剂和荆芥炭挥发油具有止血作用。荆芥炭提取物止血作用的活性部位主要为脂溶性提取物(StE),一定剂量内其对数剂量与小鼠凝血和出血时间的倒数呈显著性线性关系;小鼠、家兔口服StE后止血作用明显,维持6～12小时[16]。其止血作用是通过体内促凝血及抑制纤溶活性的双重途径达到,且高剂量时不引起DIC[17]。

(2)对血液流变学的作用:荆芥炭提取物StE显著提高实验大鼠的全血比黏度(高切、低切)和血细胞比容,对血浆黏度和RBC电泳时间影响不明显,但动物红细胞数有上升趋势[18]。荆芥内酯类提取物也能显著降低大鼠全血比黏度和红细胞的聚集性,表现出改善血液流变学的作用[19]。

(3)影响血小板聚集:荆芥炭提取物StE体内用药对ADP诱导的血小板聚集作用不明显,体外用药0.625mg/ml时产生强烈促进作用,高于5.0mg/ml剂量时则呈抑制作用;StE

对实验性血栓形成影响不显著，高剂量似有抑制倾向，提示 StE 对血液系统表现出双向性，既有较强止血作用，又在高剂量时出现活血倾向[20]。

4. 其他作用

抗氧化：荆芥甲醇提取物分离而得的藤黄菌素及若斯马林酸相关化合物有较强抑制过氧化脂质（LPO）和脂质氧化酶活性的作用[21]。荆芥炭提取物（StE）可明显提高大鼠血浆 PGE 含量；对肝脏匀浆由 Fe^{2+}-Ascorbic acid 系统诱导提高的脂质过氧化呈抑制作用，可明显降低被诱导体系中 MDA 含量，表现出抗氧化作用[22]。

此外，荆芥挥发油体外对人肺癌 A549 细胞株有杀伤作用，可诱导细胞凋亡[23]。

【毒理研究】荆芥油灌胃小鼠的 LD_{50} 为（1.1±0.3）ml/kg[4]；荆芥炭脂溶性提取物腹腔注射小鼠的 LD_{50} 为 1.967g/kg[24]。家兔灌胃荆芥油 0.15ml/kg，每日 1 次，连续 20 天，主要脏器功能形态无明显毒性反应[4]。

【主治】感冒、头痛、麻疹、风疹、疮疡初起。炒炭后治便血、崩漏、产后血晕等。

【现代应用】

1. 流行性感冒　荆防合剂可用于治疗流行性感冒患者。

2. 急性上呼吸道感染（扁桃体炎、支气管炎等）　用荆防合剂或荆防饮治疗有较好疗效[25,26]。

3. 皮肤病　荆芥穗细粉撒布受治皮肤表面，荆芥与其他药物配伍外用或内服可治疗麻疹、荨麻疹、脚癣等皮肤病[27]。

4. 空气消毒　荆芥与苍术组成的复方，在 $1m^3$ 试验柜中，按 240mg/h 速度蒸发 90 分钟，能将空气中金黄色葡萄球菌杀灭 100%。$70m^3$ 室内有人情况下，同样速度蒸发药液 60 分钟，杀灭空气中自然菌 69.73%[28]。

【不良反应】荆芥内服可引起过敏反应，表现上腹不适、腹痛、恶心、呕吐、胸闷、皮肤疼痛、瘙痒、瘀血及皮疹等[29,30]。口服荆芥后食鱼、虾也可致过敏反应[31]。

主要参考文献

[1] 吴婷，等．荆芥现代研究概况．江苏中医药，2004，25(10)：64

[2] 张丽，等．荆芥内酯聚乳酸乙醇酸纳米粒的抗炎、镇痛及解热作用．中国药科大学学报，2008，39(5)：433

[3] 祁乃喜，等．荆芥酯类提取物对小鼠的镇痛作用．南京中医药大学学报，2004，20(4)：229

[4] 卞如濂，等．荆芥油的药理研究．浙江医科大学学报，1981，10(5)：219

[5] HiRoshi Hikino. 荆芥和连翘的化学及药理研究．国外医学·中医中药分册，1991，13(4)：28

[6] 李淑蓉，等．荆芥与防风的药理作用研究．中药材，1989，12(6)：37

[7] 曾南，等．荆芥挥发油抗炎作用研究．中药药理与临床，1998，14(6)：24

[8] 曾南，等．荆芥挥发油抗炎作用机制的实验研究．中药材，2006，29(4)：359

[9] 曾南，等．荆芥挥发油对白三烯拮抗活性的实验研究．中医药学刊，2006，24(6)：1033

[10] 解宇环，等．挥发油对 LPS 所致大鼠急性肺损伤模型肺组织中 NF-κB，IκB，TNF-α 和 IL1-β 含量的影响．时珍国医国药，2007，18(12)：2882

[11] 卢金福，等．荆芥酯类成分对小鼠急性炎症的影响．南京中医药大学学报，2003，19(6)：350

[12] 葛卫红，等．荆芥、防风挥发油抗炎作用的实验研究．成都中医药大学学报，2003，25(1)：55

[13] 徐立，等．荆芥醇提物抗病毒作用的实验研究．中医药研究，2000，16(5)：45

[14] 倪文澎，等．荆芥穗提取物对甲型流感病毒感染小鼠的保护作用．中医药学刊，2004，22

(6):1151

[15] 解宇环,等. 荆芥挥发油对流感病毒性肺炎小鼠 Myd88、TRAF6 蛋白表达影响. 中药药理与临床,2007,23(5):98

[16] 丁安伟,等. 荆芥炭提取物止血活性部位研究. 中国中药杂志,1993,18(9):535

[17] 丁安伟,等. 荆芥炭提取物止血机理的研究. 中国中药杂志,1993,18(10):598

[18] 丁安伟,等. 荆芥炭提取物对大鼠血液流变学的影响. 南京中医学院学报,1994,10(4):37

[19] 卢金福,等. 荆芥内酯类提取物对大鼠足跖汗腺及血液流变学的影响. 中国药科大学学报,2002,33(6):502

[20] 丁安伟,等. 荆芥炭提取物对血栓形成及血小板聚集功能的影响(简报). 中国中药杂志,1994,19(7):412

[21] 柳泽利彦. 荆芥中抑制脂质氧化酶及过氧化脂质产生的化学成分研究. 国外医学·中医中药分册,1992,14(3):56

[22] 丁安伟,等. 荆芥炭提取物对 PGE 及脂质过氧化作用的影响. 南京中医药大学学报,1998,14(5):282

[23] 臧林泉,等. 荆芥挥发油抗肿瘤作用的研究. 广西中医药.2006,29(4):60

[24] 丁安伟,等. 荆芥炭止血作用研究(Ⅰ)——荆芥及其提取物止血量效关系的研究. 中国医药学报,1988,3(6):20

[25] 杜怀棠,等. 荆防针治疗风寒表证发热临床疗效观察. 中医杂志,1985,(10):39

[26] 邵继棠. 荆防饮的临床应用. 湖北中医杂志,1985,(2):17

[27] 杨志新. 韩树国老中医用醋泡荆芥等中药治手足癣 54 例疗效. 承德医学院学报,1998,15(2):133

[28] 施倚云,等. 苍术复方消毒剂对空气中微生物杀灭效果的检测. 中国消毒学杂志,1995,12(2):114

[29] 谢中志. 服荆芥、羌活等药物引起过敏反应 1 例报告. 四川中医,1998,3,1(2):53

[30] 朱德梓. 荆芥引起过敏反应一例. 山东中医杂志,1989,8(1):11

[31] 侯昕. 服荆芥后食鱼、虾致过敏反应二例. 中国中医杂志,1990,1(2):54

防 风

本品为伞形科多年生草本植物防风 *Saposhnikovia divaricata* (Turcz.) Schischk. 的根。根含挥发油 0.3%~0.6%,主要成分为辛醛(Octanal)、β-没药烯(β-Bisabolene)、壬醛(Nonanal)、T-辛烯-4-醇(T-Octen-4-ol)等,此外还含有色原酮类、聚乙炔类、多糖类、有机酸类和香豆素类化合物等。防风味辛、甘,性微温。归膀胱、肝、脾经。

【功效与药理】

1. 解表祛风 本品辛温发散,气味俱升,以辛为用,功善疗风,既散肌表风邪,又除经络留湿,止痛功良,微温不燥。《本经》中记载:"主大风头眩痛、恶风,风邪目盲无所见,风行周身,骨节疼痹。"防风解表祛风功效与解热、镇静、抑菌、抗病毒及影响机体免疫功能等作用有关[1~3]。

(1)解热:防风 95%乙醇提取物大鼠腹腔注射给药,能显著降低伤寒、副伤寒甲乙三联菌苗致热大鼠体温,防风水煎液对酵母、蛋白蛋白胨及伤寒、副伤寒甲菌苗精制破伤风类毒素混合制剂致热大鼠有解热作用。防风水煎液对三联疫苗(百日咳、白喉、破伤风疫苗)致热家兔,在 1~2 小时内解热作用明显。防风中的阿米醇苷对酵母致热大鼠有一定退热作用,肌内注射给药后,升麻素苷 0.5 小时开始起效,退热作用可持续 3~4 小时[4]。

(2)镇静:防风水煎剂给小鼠灌胃,明显减少小鼠自发活动次数,并与阈下催眠剂量戊巴比妥钠有协同作用。防风的甲醇提取物可以延长戊巴比妥催眠小鼠的睡眠时间[4]。

(3)抑菌、抗病毒:平板法体外抑菌实验中,防风对金黄色葡萄球菌、乙型溶血性链球菌、肺炎双球菌及两种酶菌(产黄青酶、杂色曲酶)等均有抑制作用。防风水煎液及其复方有一定抑制流感病毒 A_3 作用[4]。

(4)影响免疫功能:防风煎剂 40g/kg 灌胃小鼠,连续 4 天,提高腹腔巨噬细胞的吞噬功能;防风水提液显著提高氢化可的松致免疫功能低下小鼠的巨噬细胞吞噬百分率和吞噬指数,脾脏指数亦明显增加,表明防风水提液能明显提高机体非特异性免疫功能[5]。防风多糖能提高 NK 细胞的杀伤活性,促进 IL-2 对 NK 细胞的激活,提高 NK 细胞活性,在一定范围内显著增加 IL-2 诱导的 LAK 细胞杀伤活性,增强脾淋巴细胞的杀伤活性[4]。

(5)抗过敏:防风对致敏豚鼠离体气管、回肠平滑肌过敏性收缩以及 2,4-二硝基氯苯所致的豚鼠迟发型超敏反应均有明显抑制作用。对卵白蛋白所致的豚鼠过敏性休克有一定的保护作用。荆防挥发油对弗氏完全佐剂所致的大鼠关节炎肿胀、小鼠被动异种皮肤过敏反应有明显抑制作用。防风对药物所致小鼠皮肤瘙痒、组胺所致豚鼠局部瘙痒、组胺引起的毛细血管通透性增加及二甲基亚砜所致豚鼠耳肿胀均有抑制作用[4]。

2. 胜湿　防风能祛风散寒,胜湿止痛,适用于风寒湿痹,肢节疼痛,筋脉挛急者。其胜湿止痛功效与抗炎、镇痛作用有关。

(1)抗炎:防风水煎剂和醇浸剂能抑制大鼠蛋清足肿与巴豆油致小鼠耳廓肿胀,亦能降低小鼠腹腔毛细血管通透性。防风与荆芥合提挥发油对二甲苯所致小鼠耳廓肿胀、醋酸所致小鼠腹腔毛细血管通透性增高、角叉菜胶致大鼠胸膜炎、棉球肉芽肿胀均有抑制作用,其抗炎作用对正常小鼠和去肾上腺小鼠都很明显,且能降低炎症模型中 PGE_2 的含量,表明其抗炎作用不依赖于肾上腺轴,而与抑制炎症介质的产生有关。防风中的升麻素苷和 5-O-甲基维斯阿米醇苷均能明显抑制二甲苯引起的皮肤肿胀,降低炎症反应[4]。

(2)镇痛:电刺激鼠尾法表明,小鼠灌服 50%防风乙醇浸出液,能明显提高痛阈。小鼠醋酸扭体法、热板法、鼠尾温浴法都表明防风镇痛作用显著,纳洛酮能拮抗其镇痛作用,表明其镇痛部位主要在中枢。小鼠醋酸扭体法亦表明防风挥发油有良好镇痛效果。防风中的升麻素苷和 5-O-甲基维斯阿米醇苷对腹膜化学刺激及温度刺激引起的小鼠疼痛均有明显的抑制作用,并能显著提高小鼠的痛阈值。色酮类化合物 Divaricarol、Ledebouriellol、亥茅酚苷及甘油酯类均能抑制小鼠扭体反应,亥茅酚苷在小鼠压尾和炎症致痛实验中有提高痛阈值作用,且镇痛作用被纳洛酮拮抗[4]。

3. 止痉　防风祛风止痉,用于破伤风证。炒用防风,亦可用于腹痛泄泻。其止痉功效与抗惊厥、降压、抑制平滑肌作用有关。

(1)抗惊厥:对小鼠皮下注射戊四氮或士的宁所致的惊厥,防风能使动物惊厥发生潜伏期延长,但对电惊厥无对抗作用[2,3]。

(2)降压:防风草中的防风草内酯对麻醉狗有降压作用,并能抑制离体蛙心收缩,对血管紧张素转化酶(ACE)有较弱抑制作用[5,6]。

(3)抑制胃肠运动:防风能抑制小鼠小肠推进运动,在 5～15g/kg 剂量范围内呈现剂量依赖性,但在大于 15～25g/kg 剂量范围内则表现出随剂量的增大作用减弱;防风对胃排空也有不同程度的抑制作用,与剂量相关性的表现恰好与对小肠运动的影响相反[7]。

4. 其他作用

(1)抗凝血、止血:防风中聚乙炔类化合物可抑制人类血小板中花生四烯酸的代谢,浓度为2～200μg/ml时,能抑制HHT(12-羟5,8,10-十七碳三烯酸)和thromboxane B2的形成,IC_{50}(半数抑制浓度)为3.03～4.8×10^{-5}mol/L和2.38～2.65×10^{-5}mol/L[5]。防风正丁醇萃取物能明显延长小鼠的凝血时间和出血时间;防风正丁醇萃取物可显著降低大鼠全血高切黏度、低切黏度、血浆黏度、纤维蛋白原含量、血球压积以及全血还原黏度,而对血沉方程K值最大聚集率以及1分钟聚集率均无影响;正丁醇萃取物还能明显抑制家兔血小板的黏附功能,抑制颈-静脉旁路中血栓的形成,并可抑制chandler法形成的体外血栓,缩短湿血栓长度,减轻湿重、干重,实验结果提示防风正丁醇萃取物能通过抑制凝血因子、血小板和毛细血管的功能、影响红细胞和纤维蛋白原的含量与功能发挥抗凝作用。防风中的升麻素苷和5-O-甲基维斯阿米醇苷对ADP诱导的单位血小板聚集均有明显抑制作用,后者还能延长血液凝固时间[4]。

防风超临界(SFE)提取物可以明显缩短小鼠出血时间和大鼠凝血酶原时间及凝血激酶时间,有延长大鼠优球蛋白溶解时间的趋势,并具有促血小板聚集的趋势,起始其可能具有促凝血、降低纤溶活性的作用[8]。香豆素类成分补骨脂素临床用于各种出血证的治疗,具有较好的止血效果[4]。

(2)抗肿瘤:防风多糖JBO-6对S_{180}荷瘤小鼠的脾指数有明显增加作用,对荷瘤小鼠的胸腺细胞、脾细胞及B细胞增殖均有明显改善作用;对荷瘤小鼠腹腔巨噬细胞的吞噬作用、细胞毒作用及NK细胞活性有改善作用。防风多糖体外对S_{180}细胞生长无抑制作用,但体内对S_{180}移植瘤有明显抑瘤作用,100mg/kg的抑瘤率达69.1%[9,10]。防风能抑制胃癌SGC-7901细胞生长(IC_{50} 24g/ml),通过使SGC-7901细胞的p16、p21编码基因蛋白表达上调,使PCNA、C-Met编码基因蛋白表达下调来发挥抑制作用[11]。

(3)耐缺氧、抗氧化:小鼠断头致急性脑缺氧实验表明防风有提高耐缺氧能力的作用。体外MDA Ph-Vitc诱发大鼠肝微粒体脂质过氧化实验表明,防风能显著抑制脂质过氧化物的形成[12]。采用DPPH法发现防风挥发油对自由基的清除率为45%,表现出抗氧化活性[13]。

【毒理研究】防风煎剂小鼠灌胃的LD_{50}为(213.8±25.4)g/kg;防风水提取液腹腔注射的LD_{50}为(112.8±8.06)g/kg;防风醇浸剂腹腔注射的LD_{50}为(11.80±1.90)g/kg,皮下注射LD_{50}为(59.04±12.75)g/kg[5]。

【主治】感冒头痛,风湿痹痛,风疹瘙痒,破伤风。

【现代应用】

1. 感冒　防风、黄芪、白术三药组成的防感片,能明显降低感冒发病率[5]。

2. 慢性支气管炎　防感片治疗210例慢性支气管炎,患者发病率明显降低,病程缩短,免疫功能测定高于对照组[5]。

3. 术后肠胀气　42例术后肠胀气患者,服用防风、木香二药煎剂,全部治愈。

【不良反应】防风有引起过敏反应1例的报道,停药后即痊愈[14]。

主要参考文献

[1] 张贵君,等. 我国生药防风近10年的研究概况. 时珍国药研究,1997,8(1):73

[2] 马红. 防风近年研究概述. 中草药,1994,25(8):438

[3] 王建华,等．中药防风的研究概况．中国药学杂志,1992,27(6):323

[4] 窦红霞,等．防风的化学成分和药理作用研究进展．中医药信息,2009,26(2):15

[5] 王本祥,主编．现代中药药理学．天津:天津科学技术出版社,1995.59

[6] 刘国生．中药防风草中防风草内酯的降压作用．国外医学·中医中药分册,1996,18(1):54

[7] 刘振清,等．中药防风抑制小鼠胃肠运动的实验观察．中国中西医结合消化杂志,2008,16(5):305

[8] 高英,等．防风超临界提取物的止血作用．中草药,2005,36(2):452

[9] 张丽,等．防风多糖JBO-6对荷瘤小鼠免疫功能的影响及抗肿瘤作用的实验研究．中国实验临床免疫学杂志,1997,9(15):53

[10] 周勇．等．防风多糖抗肿瘤免疫促进作用的实验研究．中国肿瘤生物治疗杂志,1997,4(3):234

[11] 孙晓红,等．中药防风对胃癌SGC-7901细胞生长及基因表达的研究．北华大学学报(自然科学版),2009,10(2):127

[12] 马红,等．防风耐缺氧及抗脂质过氧化的实验研究．中药药理与临床,1996,12(6):21

[13] 钟才宁,等．防风挥发油的提取工艺及抗氧化活性研究．安徽农业科学,2008,36(16):6795

[14] 金殿有．防风研究现状．中医药信息,1990,(4):39

羌 活

本品为伞形科植物羌活 *Notopterygium incisum* Ting ex H. T Chang 和宽叶羌活 *Notopterygium forbesii* Boiss 的干燥根茎及根。主要含挥发油 α-蒎烯(α-pinene)、β-蒎烯、柠檬烯及 α-水芹烯(α-phellanclrene)等、香豆素类化合物、茴香酸对羟基苯乙酯、阿魏酸等有机酸及有机酸酯、β-谷甾醇、多种氨基酸和糖类等。羌活味辛、苦,性温。归膀胱、肾经。

【功效与药理】

1. 散寒祛风　羌活辛温,气雄而散,发表力强,主散太阳经风邪及寒湿之邪,用于风寒感冒,头身疼痛。《汤液本草》谓:"羌活气雄,治足太阳风湿相搏,头痛、肢节痛,一身尽痛者,非此不能除。"其散寒祛风功效与解热、镇痛、抗过敏、抗菌抗病毒、影响血流动力学有关。

(1)解热:2%羌活注射液 2ml/kg 腹腔注射给酵母发热家兔,表现出明显解热作用,羌活挥发油大鼠 1.328ml/kg 灌胃及 0.133ml/kg 腹腔注射,对 15%酵母混悬液致大鼠发热体温有明显解热作用[1]。

(2)镇痛:羌活水提物、醋酸乙酯提取部位及正丁醇提取部位均能抑制醋酸引起的小鼠扭体次数,醋酸乙酯提取部位的镇痛作用略强于正丁醇提取部位,进一步研究发现小鼠口服紫花前胡苷 10、40、80mg/kg 都有明显的镇痛作用,认为紫花前胡苷为中药羌活镇痛作用的有效单体化合物。此外,经醋酸扭体实验筛选,认为羌活醇也是中药羌活的止痛成分[2]。

(3)抗过敏:小鼠灌胃 1.328ml/kg 和腹腔注射 0.133ml/kg 羌活挥发油连续 10 天,可抑制 2,4-二硝基氯苯(DNCB)所致的迟发性过敏反应[1]。羌活水提物诱导相和效应相给药均显著地抑制了 PC1-DTH 诱导的肝损伤,羌活水提物对胶原诱导的 Jurkat 细胞分泌基质金属蛋白酶及迁移功能亦有显著的抑制作用,因此羌活水提物抑制迟发型变态反应及炎症反应的作用可能与下调基质金属蛋白酶从而抑制白细胞的迁移功能有关[3]。

(4)抗菌抗病毒:羌活含有的 falcarindiol 对金黄色葡萄球菌有抑制作用,对标准菌的最小抑菌浓度为 16μg/ml,对于盐酸土霉素无效的从特应性皮炎患者皮肤采集的病原性皮肤金黄色葡萄球菌,falcadnidol 则表现出显著抗菌作用,提示羌活对特应性皮炎有防治作用[4]。浅部真菌接种菌量的计数控制实验表明羌活水提物在 5%浓度即对部分致病性浅部真菌产生抑制作用，平均 MIC 为 1.88%，提示可作为广谱抗浅部真菌中草药[5]。羌活对流感病毒鼠肺适应株 A/FM/1/7(H1N1)感染的小鼠肺炎模型，能明显延长小鼠的平均存活时间，杀灭小鼠肺内的流感病毒、降低血凝滴度[6]。

(5)对血流动力学的作用：羌活水煎醇沉制剂 0.25g/kg、0.5g/kg 使麻醉犬和麻醉猫脑血流量增加，且不加快心率，不升高血压，为其临床治疗脑血管疾病提供了理论依据[7]。羌活 75%醇提物 3g/kg、10g/kg 灌胃大鼠，能延长电刺激大鼠颈总动脉的血栓形成时间和凝血时间[9]。

2. 除湿止痛　羌活辛散祛风，味苦燥湿，性温散寒，以去除风寒湿邪，通利关节而止痛。《用药法象》中记载："治风寒湿痹，酸痛不仁，诸风掉眩，颈项难伸。"羌活除湿止痛功效与抗炎、镇痛作用有关。

羌活挥发油灌胃或腹腔注射给小鼠，均可显著抑制二甲苯耳部炎症、角叉菜胶及右旋糖酐足肿胀[1]。羌活水提液 1.5、4.5、6.0g/kg 灌胃给药，对小鼠二甲苯耳部炎症、小鼠腹腔毛细血管通透性升高、小鼠纸片性炎症、大鼠蛋清性足肿及弗氏完全佐剂大鼠足肿胀均有明显抑制作用，并能促进佐剂型关节炎模型大鼠全血白细胞吞噬功能和全血白细胞转化，提高红细胞免疫功能，明显降低模型动物血浆黏度[8]。羌活 75%醇提物 15g/kg 灌胃给药，抑制角叉菜胶足肿胀持续 5 小时，但对二甲苯性小鼠耳肿胀和醋酸引起的腹腔毛细血管通透性增高仅有抑制趋向[9]。

3. 其他作用

(1)抗心律失常：羌活水溶性部分口服给小鼠、大鼠和家兔，能对抗乌头碱、氯仿-肾上腺素诱导的心律失常，延长发生潜伏期及缩短持续时间，宽叶羌活水提物作用较弱[1]。羌活水提物 20g/kg 亦可显著延缓由氯化钙诱导的大鼠室颤发生[7]。羌活抗心律失常的主要部位存在于小分子中[2]。

(2)抗心肌缺血：羌活挥发油能扩张冠脉，减慢心率，增加心肌营养性血流量，对大鼠注射脑垂体后叶素引起的急性心肌缺血有明显保护作用[2]。

(3)抗氧化：羌活及宽叶羌活的甲醇提取物 1 次灌胃，对小鼠未显示抗脂质过氧化作用，连续 5 天给药则明显抑制因 CCl_4 引起的肝脏 MDA、TBA-RS、共轭键荧光物质生成量的增多，其中羌活提取物的抑制作用比宽叶羌活强，作用差异可能与两者所含香豆素类、酚类物质不同有关[10,11]。

(4)促透皮作用[12,13]：采用改良 Franz 扩散池进行体外透皮实验，以裸鼠皮为渗透屏障，发现 5%羌活挥发油对大黄藤素有较强的促透皮作用，但其效果略弱于 5%氮酮。此外，5%羌活挥发油对士的宁也有明显的体外促透皮作用。

【毒理研究】羌活挥发油灌胃小鼠的 LD_{50} 是(6.64±0.8276)ml/kg；羌活水溶部分灌胃小鼠的最大耐受量为 12g/kg[1]。羌活水提液灌胃小鼠的最大耐受量为 40g/kg，腹腔注射是 12.5g/kg[2]。

【主治】风寒感冒头痛，风湿痹痛，肩背酸痛。

【现代应用】

1. 心律失常　脉齐液(羌活提取物 1g 生药/ml)治疗各种原因的期前收缩 74 例，每日 60～105ml，连用 7～14 日，总有效率 58.1%[1]。

2. 感冒发热　羌活与蒲公英、板蓝根配伍，可用于治疗感冒；羌活配伍板蓝根也用于小儿感冒发热[1]。

羌活与其他药物组方，可用于治疗冠心病心绞痛、腹泻、痛经、霉菌性阴道炎、白癜风、病毒性角膜炎等疾病[7]。

主要参考文献

[1] 王本祥主编．现代中药药理学．天津:天津科学技术出版社,1995.86

[2] 李云霞,等．中药羌活化学成分及药理作用研究进展．辽宁中医学院学报,2004,6(1):22

[3] 孙业平,等．羌活水提物对迟发型变态反应及炎症反应的影响及其机制．中国药科大学学报,2003,34(1):51-54

[4] 佐藤规子．羌活中抑制金黄色葡萄球菌的活性成分．国外医学·中医中药分册,2002,24(4):249

[5] 王昊,等．10 种中药对致病性浅部真菌的抑菌实验研究．中医杂志,1997,38(7):431

[6] 郭晏华,等．中药羌活的抗病毒研究．时珍国医国药,2005,16(3):198

[7] 李珍娟,等．羌活的药理作用及临床新用概述．实用中医药杂志,2004,20(2):108

[8] 王一涛,等．羌活的药理学研究．中药药理与临床,1996,(4):12-15

[9] 张明发,等．羌活镇痛抗炎抗血栓形成作用．中医药研究,1996,(6):51

[10] 杨秀伟．羌活的脂质过氧化抑制作用．国外医学·中医中药分册,1993,15(1):37

[11] Yang XW. 比较羌活和宽叶羌活地下部分的抗脂质过氧化作用．国外医学·植物药分册,1992,7(4):178

[12] 马云淑,等．羌活挥发油对大黄藤素体外经皮渗透的影响．中成药,2008,30(9):1298

[13] 李莲华,等．羌活油对士的宁体外促透皮作用研究．中药材,2009,32(2):273

白 芷

本品为伞形科多年生草本植物白芷 *Angelica dahurica*(Fisch. ex Hoffm.)Benth. et hook. f. 或杭白芷 *A. dahurica* (Fisch. ex Hoffm.) Benth. et hook. f. var. formosana (Boiss.)Shan et Yuan 的干燥根。主要化学成分为香豆素及其衍生物、挥发油两大类成分，如欧前胡素、异欧前胡素、氧化前胡素、白当归素、比克白芷素、壬基环丙烷、α-蒎烯、月桂酸乙酯等。白芷味辛，温。归肺、胃经。

【功效与药理】

1. 祛风除湿，通窍止痛　白芷辛散祛风，温燥除湿，芳香上达，又可通窍，能散肺、胃、大肠三经风湿之邪，尤以胃经为主。足阳明胃经，上行头目，故善治外感风邪之头目昏痛、眉棱骨痛及牙痛、鼻渊流涕等症。《本草求真》云："白芷，气温力厚，通窍行表，为足阳明经祛风散湿主药。故能治阳明一切头面诸疾，如头目昏痛、眉棱骨痛，暨牙龈骨痛，面黑瘢疵者是也。……"其功效与以下作用有关。

(1)镇痛[1-6]：现代药理学研究显示，口服白芷煎液、白芷总香豆素、白芷挥发油对小鼠生理性疼痛模型(热板法)和内脏痛模型(醋酸扭体法)表现出显著的抑制作用。白芷水煎剂预防给药，对蜜蜂毒诱发的大鼠原发性热痛敏和原发性机械痛敏及甲醛诱致的双相性自发缩足反射均有抑制作用，但治疗给药效果不明显，表明白芷能有效躯体依赖性，利于长期给药。镇痛作用物质基础与机制研究方面，白芷挥发油的报道居多，香豆素类有少量报道。目前研究认为白芷总挥发油镇痛作用的发挥可能与调节机体单胺类神经递质含量、增加中枢前阿黑皮素 mRNA 表达阳性细胞数、内源性镇痛物质含量、激活内源性镇痛系统等有关，但其作用并不由内源性阿片受体所介导。白芷香豆素侧脑室注射给药，明显延长小鼠热板痛反应潜伏期；灌胃给药 4d 能不同程度地抑制小鼠甲醛实验第一和第二时相反应，并使甲醛所致伤害性疼痛模型小鼠血清 NO 含量和脑中 β_2 内啡肽(β_2EP)含量明显下降，提示其镇痛作用部位既在中枢也在外周，镇痛机制可能与抑制 NO 的合成或释放有关。

(2)抗炎[1,4,7]：白芷水提物、醇提物、醚提物均具有良好的抗炎作用。白芷香豆素灌胃给药，能显著抑制巴豆油所致的小鼠耳肿胀、冰醋酸引起的小鼠腹腔毛细血管通透性增强和角叉菜胶所致的小鼠足肿胀。白芷中的白当归素能剂量相关性地抑制 IL-β 所诱导的人肺上皮 A549 细胞 PGE_2 的释放，该作用与选择性抑制 COX-2 表达和 COX-2 酶活性有关，白当归素的抗炎机制还与抑制 NF-κB 活性相关。白芷另一成分戊烯氧呋豆素能通过阻断 COX-2 的表达和抑制微粒体前列腺素 E 的合成(mPGES)来减少 PGE_2 的释放。白芷的醋酸乙酯部位具有抑制 NO、PGE_2、TNF-α、COX-2、iNOS、NF-κB 生成的作用。综上，白芷的抗炎作用机制与抑制多种炎症介质的释放有关。

(3)解痉[8,9]：白芷的醚溶性成分能使家兔离体小肠的正常活动受到抑制，还能对抗毒扁豆碱、甲基新斯的明和氯化钡所致的强直性收缩。异欧前胡素对兔回肠也有解痉作用，并降低兔子宫收缩力和蚯蚓肌紧张性。其解痉作用亦是其镇痛作用的基础之一。

(4)抗组胺[2,8]：抗组胺实验发现，从白芷中分得的佛手柑内酯、水合氧化前胡素、白当归素具有抑制组胺释放的作用，而珊瑚菜内酯、氧化前胡素无明显作用。滇白芷中滇白芷总香豆素对组胺恒压喷雾所致的豚鼠哮喘反应有明显抑制作用。

2. 消肿排脓 白芷可用于疮疡肿毒，与其抗炎、抗病原微生物、抗肿瘤等作用有关。

(1)抗病原微生物[2,9,10,11]：川白芷水煎剂体外对多种细菌，如大肠杆菌、痢疾杆菌、变形杆菌、伤寒杆菌、铜绿假单胞菌、霍乱杆菌、人型结核杆菌、金黄色葡萄球菌等均有抑制作用。川白芷 0.5% NaOH 提取物对大肠杆菌的抑制作用最为明显，其 MIC 为 6.25g/L，对沙门菌、无乳链球菌、金黄色葡萄球菌的 MIC 分别为 12.50、25.00、25.00g/L。70%乙醇提取液能抑制克鲁斯氏锥虫表边毛体的形成，水浸剂对奥杜盎氏小芽胞癣菌等致病真菌也有一定抑制作用。用白芷等中药提取物、镁盐、异噻唑啉酮制成的防霉剂能破坏菌体的细胞结构，对多种霉菌有高效杀灭抑制作用。白芷提取物能通过减少 TNF-α 的分泌，对肝损伤起保护作用，而降低脂多糖和 D-氨基半乳糖诱导的败血症性休克小鼠死亡率。

(2)抗肿瘤[2,3]：白芷强烈抑制 12-O-四癸酰基佛波醇-13-乙酰酯(TPA)促进 ^{32}Pi 掺入培养细胞磷脂中的作用，其中有效成分欧前胡素和异欧前胡素在 50μg/ml 时即有明显作用。此外对动物放射性皮肤损害有保护作用，白芷提取物对钙通道阻滞剂受体和 β 羟基-β 甲基戊二酸辅酶 A 及肝药物代谢酶有抑制作用。白芷及白芷有效成分欧前胡素均可为抑制毒激素-L 所致的大鼠体内 FFA(自由脂肪酸)的释放，提示白芷能抑制毒激素-L 诱导的脂肪分解反应，从而阻遏肿瘤恶病质的发生发展。白芷中分离出的麦角固醇过氧化物对 3 种肿瘤细胞均有很强的抑制活性，3-羟基-p-甲基-1-烯-6-酮对 B16F10 细胞增殖有抑制作用。

3. 其他作用

光敏作用[1,2,4]：白芷富含香豆素类成分，其中线型呋喃香豆素(如欧前胡素、花椒毒酚、异欧前胡素、珊瑚菜内酯)具有光敏作用。实验证明，欧前胡素、花椒毒酚、异欧前胡素、珊瑚菜内酯、别欧前胡素、氧化前胡内酯、异氧化前胡内酯等 7 种呋喃香豆素具有光毒活性，以欧前胡素的活性较强；花椒毒酚、异欧前胡素、珊瑚菜素次之；别欧前胡素、氧化前胡内酯、异氧化前胡内酯最弱，其他 4 种成分没有光毒活性。其中的花椒毒酚、珊瑚菜素、氧化前胡内酯、异氧化前胡内酯 4 种是新发现的光毒活性成分。当其进入体内后，一旦受到日光或紫外线照射，可使受照射部位的皮肤发生日光性皮炎，出现红肿、色素增加、表皮增厚等表现，该特点被用于光化学疗法治疗银屑病。白芷制剂加黑光照射治疗银屑病的疗效与 8-甲氧基补骨脂素相当，其机制之一与白芷所含欧前胡素和异欧前胡素等呋喃香豆素类物质能与细胞内DNA结合有关，通过抑制银屑病患者表皮细胞中DNA的合成，致使迅速增殖的银屑病表皮细胞回复至正常的增殖率，从而使皮损治愈。

此外，还有研究报道显示白芷挥发油具有良好的抗过敏作用；白芷所含呋喃香豆素类成分(如花椒毒素、欧前胡素、水合氧化前胡素等)能增强肾上腺素和ACTH所诱导的脂肪分解作用，抑制胰岛素诱导的由葡萄糖合成甘油三酯的作用，可发挥促进脂肪分解和抑制脂肪合成作用。

【毒理研究】小鼠灌胃给药，白芷挥发油的LD_{50}为5.86kg生药/kg，白芷水煎液的最大耐受量(800g生药/kg)为人用剂量的1600倍。

【主治】感冒头痛，眉棱骨痛，鼻塞，鼻渊，牙痛，白带，疮疡肿痛。

【现代应用】

1. 头痛及其他疼痛[4,9]　白芷在治疗头面部疼痛(偏头痛、眉棱骨痛、头痛、牙痛和三叉神经痛等)及疮疡肿痛方面，是不可或缺的一味良药。经适当配伍可以广泛用于全身各部位的疼痛病症。其镇痛疗效显著，尤其在血管神经性头痛的中医药治疗中被广泛应用。白芷配羌活、细辛治风寒头痛；配石膏、知母治牙齿痛。白芷、冰片粉置鼻前庭或复方白芷注射液(白芷、细辛、防风)肌内注射，治疗头痛、牙痛和三叉神经痛共78例，均可迅速缓解疼痛；白芷、菊花各9g水煎服，可治疗感冒及副鼻窦炎引起的头痛。白芷还可广泛应用于软组织挫伤、骨质增生、肌肉劳损、风湿性肌炎、骨折、类软骨炎、肩周炎、肋间神经痛等疾病的疼痛治疗。

2. 皮肤病(银屑病、白癜风、面部色斑、痤疮)[4,9]　口服白芷制剂加黑光照射治疗银屑病，临床治愈近半数，总有效率在90%以上。实验研究证实，白芷内服外加黑光照射两种因素在一起才能抑制银屑病表皮细胞的DNA合成，使其恢复正常的增殖率，两者缺一均无抑制作用。白芷治疗银屑病的有效成分主要为欧前胡素，其次为异欧前胡素。杭白芷酊剂或软膏外用，每日中午于患处涂药后立即或隔10～20分钟加日光照射5～30分钟，治疗白癜风患者321例，总有效率61.05%。照射时间不可过长，否则会引起局部红斑、水肿、丘疹、水疱或糜烂、渗液，并伴痛、痒。有研究报道，白芷对酪氨酸酶活性的抑制率为35.14%。以中药白及、白芷进行面部皮肤按摩和石膏倒模治疗痤疮患者50例，总有效率98%。中药面膜(白芷、当归等)治疗痤疮患者154例、黄褐斑患者97例、手足皲裂患者69例，有效率分别为86.36%、90.92%、95.6%。

此外，白芷的祛斑、止痒、除臭等作用可使其用于多种皮肤病证，如癣症、湿疹、口疮、外伤皮损、乳头皲裂、烧烫伤及蛇虫咬、蜇伤等的治疗。白芷配伍冰片、滑石粉研成细末涂撒于腋窝，对腋臭有效。白芷能健美肌肤，使皮肤润泽，配蒲公英对黑头粉刺有松动作用，对角质层有软化作用。白芷配伍王不留行还可治头皮屑过多。

3. 各种炎症[4,9]

(1)溃疡病及结肠炎：白芷配伍冬青叶、川楝子治疗溃疡病患者70例，总有效率97%，其中有龛影者62例，治疗后有58例消失，占93.3%。

(2)鼻炎、鼻息肉：以白芷为主制鼻炎粉外用，治疗急、慢性鼻窦炎患者数十例，取得了很好的疗效；以白芷、黄芩各30～60g，根据症状不同配以其他中药(例如鼻塞流涕加苍耳子9～12g)，水煎服，治疗额窦炎患者72例，治愈62例；辛防白滴鼻液(辛夷、防风、白芷、苍耳子)分别治疗急性、过敏性鼻炎患者63例和32例，有效率分别为93.7%和84.5%。用白芷配伍苍术、乌梅、五味子熏鼻，可治疗鼻息肉。

【不良反应】白芷制剂加黑光照射治疗银屑病时，患者不良反应有轻微头晕、恶心、上腹不适及皮肤瘙痒等；有5.3%的患者转氨酶轻度升高；此外，治疗后的姐妹染色单体互换率(SCE)明显高于治疗前，提示此法可能有潜在致癌危险。因白芷酊剂外用会增加皮肤对长波紫外线的敏感性，加强紫外线的作用引起日光性皮炎，应予以注意。

主要参考文献

[1] 张富强，等．白芷的化学与药理研究进展．南京中医药大学学报(自然科学版)，2002，18(3)：190

[2] 何开家，等．白芷化学成分及其药理研究进展．现代中药研究与实践，2008，22(3)：59

[3] 吴媛媛，等．白芷的药理作用研究进展．时珍国医国药，2009，20(3)：625

[4] 郑辉，等．白芷的药理作用与临床应用研究进展．医药导报，2009，28(1)：83

[5] 彭小莉，等．白芷的抗持续性伤害作用的评价：蜜蜂毒模型和福尔马林模型的比较研究．神经解剖学杂志，2004，20(1)：48-54

[6] 王海莉，等．白芷香豆素的镇痛作用部位及其机制．中国老年学杂志，2009，29(15)：1902

[7] 李永超，等．白芷的药理作用研究进展．国外医药·植物药分册，2007，22(4)：161-163

[8] 杜兴旭，等．中药白芷香豆素类成分的研究进展．井冈山学院学报(自然科学版)，2005，26(2)：120

[9] 徐术，等．白芷的活性成分研究与临床应用进展．中国药房，2005，16(6)：467

[10] 陈谊，等．中药土贝母、川白芷提取物的体外抑菌试验．黑龙江畜牧兽医，2009，(3)：109

[11] 姜英子，等．白芷对败血症性休克小鼠的保护作用．时珍国医国药，2006，17(12)：2494

(二)发散风热药

柴 胡

本品为伞形科植物柴胡 *Bupleurum chinense* DC. 或狭叶柴胡 *Bupleurum scorzo-nerifolium* willd. 的干燥根。其成分主要含柴胡皂苷、甾醇(主要为α-菠菜甾醇，尚有豆甾醇等)、挥发油(柴胡醇、丁香酚、己酸、γ-十一酸内酯、对-甲氧基苯二酮等)和多糖等。地上部分主要含黄酮类、少量皂苷类、木脂素类、香豆素类等成分。柴胡味苦，性微寒。归肝、胆经。

【功效与药理】

1. 发表退热 柴胡性轻清上升，宣透疏散。长于透表泄热，和解少阳，为治外感发热，邪在少阳，寒热往来的主药。《名医别录》云：柴胡"除伤寒心下烦热，诸痰热结实，胸中邪逆，五脏间游气，大肠停积水胀及湿拘痹挛，亦可作浴汤"。《日华子本草》记述其能"消痰止嗽"，主"天行温疾，热狂乏绝"等病证。《滇南本草》也云柴胡为"伤寒发汗解表要药，退六经邪热往来"等。其功效与以下作用有关。

(1)解热降温：《本草纲目》记载："盖热有在皮肤、在脏腑、在骨髓，非柴胡不可"，明确指出柴胡是治疗多种发热性疾病的重要药物。近代研究证明，柴胡煎剂、注射液、醇浸膏、挥发油、粗皂苷以及复方柴胡搽剂等制剂对伤寒、副伤寒疫苗、大肠杆菌液、发酵牛奶、酵母液及内生性致热原等引起的动物实验性发热，均有明显的解热作用，且能使正常动物的体温降低。解热的主要成分是柴胡皂苷、皂苷元A和挥发油。但柴胡皂苷服用剂量须大，方有解热降温之效；小剂量对发热体温并无明显影响。柴胡总挥发油中的丁香酚、己酸、γ-十一酸内酯和对-甲氧基苯二酮等是其解热的主要有效成分。由于挥发油具有毒性低、解热效果好等优点，已作为注射液广泛应用于临床[1]。柴胡确切的解热作用与其疏散退热之理论相吻合。

柴胡解热作用机制，有学者认为是病原体被抑制或杀灭而产生的一种结果.柴胡不能直接抑制由致热物质所引起的体温中枢调定点升高所产生的发热效应，但能抑制病毒对机体的损伤，增强机体对抗原的处理作用[1]。研究发现，柴胡注射液 250mg/kg（1/5LD_{50}）给家兔耳缘静脉注射，对内生性致热原所致家兔的发热效应有明显抑制作用；同时脑脊液中 cAMP 含量也明显低于发热对照组，表明柴胡注射液中的总挥发油可能直接作用于下丘脑体温调节中枢，并通过某种途径抑制神经元内 cAMP 的产生或释放，体温调节中枢的调定点上移受到抑制，致使体温下降[2]。也有研究认为柴胡注射液、水提物的解热效果差[3]。

（2）抗炎[1,4,5]：柴胡具有显著的抗炎作用，柴胡皂苷是其抗炎的有效成分，能对多种炎症过程包括炎性渗出、毛细血管通透性升高、炎症介质释放、白细胞游走和结缔组织增生等产生抑制作用。血小板活性因子被认为是引起过敏和炎症反应的重要介质，研究表明柴胡皂苷 d 是血小板活性因子的抑制剂，而柴胡皂苷 a、c 的抑制作用不明显。在柴胡皂苷抗炎作用的构效关系研究中，有学者认为柴胡皂苷抗炎药理作用在于它的苷元部分，苷元基本母核中环氧齐墩果烯骨架及 4 位碳原子上的侧链-CH_2OH 在抗炎功效上发挥重要作用。亦有研究认为柴胡皂苷抗炎作用与强的松龙相似，可使大鼠肾上腺重量增加，胸腺重量减少，提示其通过刺激肾上腺，促进肾上腺皮质激素合成、分泌糖皮质激素来实现抗炎作用。但柴胡皂苷治疗急性胰腺炎则是通过对胰蛋白酶的抑制来实现的。

（3）镇静、镇痛：柴胡煎剂、总皂苷及柴胡皂苷元对中枢神经系统有明显的抑制作用，能使实验动物的自发活动减少，条件反射抑制，并能延长环己巴比妥的睡眠时间；拮抗去氧麻黄碱、咖啡因和去氧麻黄碱对小鼠的中枢兴奋作用。电生理研究发现，柴胡皂苷注射液 1ml/kg 腹腔注射，可延长猫的睡眠时间，特别是慢波睡眠Ⅱ期和快动眼睡眠期[6,7]。临床也证实，正常人口服柴胡粗制剂后可出现嗜睡、颈部活动迟钝、动作欠灵活等中枢抑制现象。

关于柴胡的镇痛作用早在马王堆汉墓帛书《五十二病方》中，即有单味柴胡煎服治头痛的记载。现代研究表明柴胡对用小鼠尾压刺激法、热板法和醋酸扭体法等所引起的疼痛反应均有较明显的抑制作用。电击鼠尾法证明，柴胡皂苷明显提高痛阈值，其镇痛作用可部分被纳洛酮和阿托品所拮抗。

（4）抗癫痫：柴胡注射液能明显抑制毛果芸香碱致痫家兔与大鼠模型的脑电活动，提示柴胡具有抗痫作用[8]。柴胡皂苷部分、挥发油部分对小鼠最大电休克（MES）模型有明显拮抗作用，水溶性部分则有效对抗小鼠 PTZ 模型，提示柴胡皂苷、挥发油部分可能有抗癫痫的强直阵挛发作作用，水溶性部分可能对失神发作起拮抗作用[9]。进一步研究表明，柴胡皂苷 a（saikosaponin a，SSa）能对抗小鼠 PTZ 致痫，对小鼠的强直性惊厥发生有较好的保护作用[10]，且对 IL-6 诱发的大鼠脑电痫性活动，大鼠高频（100 Hz）脑电波的功率和波幅的增大具有抑制作用[11]，SSa 还能明显抑制 PTZ 诱导的体外培养大鼠海马星形胶质细胞 TNF-α 释放及肿瘤坏死因子受体 1（TNFR1）的高表达，体内给药对 PTZ 致痫大鼠海马区 TNFR1 的高表达也有抑制作用，可认为是 SSa 抗癫痫的机制之一[12,13]。

（5）抗病毒、细菌内毒素[3,4,14,15]：柴胡临床常用于治疗病毒性流感和病毒性呼吸道感染，如流行性腮腺炎，疗效迅速可靠，不出现并发症，未见毒副作用；近年柴胡被用于治疗病毒性心肌炎，也取得良好的疗效。依据柴胡的临床应用，提示其具有较好的抗病毒作用。实验研究表明，柴胡对鸡胚内流感病毒有显著的抑制作用，能显著降低鼠肺炎病毒所致小鼠肺指数增高，阻止肺组织渗出性变性，降低肺炎病毒所致小鼠的死亡率。柴胡体外对呼吸道合胞病毒的增殖具有抑制作用，柴胡水提成分体外有抗人乳头瘤病毒作用。柴胡能对抗地塞米松对巨噬细胞吞噬活性的抑制作用。柴胡能抑制病毒对机体的损伤，增强机体对抗原的处理。柴胡皂苷 a、d 和二次生成的柴胡皂苷 b_1、b_2、b_3、b_4 对 Na^+、K^+-ATP 酶有很强的抑制作用，能引起能量和水盐代谢的变化而发挥抗病毒作用。柴胡与黄芩伍用后抗流感病毒和肺炎病毒的作用亦相当显著[16]。

柴胡还具有抗细菌内毒素作用，主要物质基础为柴胡总皂苷。体内抗内毒素实验表明，柴胡提取液能明显缩短血管内弥散性凝血(DIC)大鼠的部分凝血活酶时间、凝血酶原时间、凝血酶时间，降低总胆红素及丙氨酸转氨酶的水平，增加血小板的数量；对注射组菌内毒素的小鼠，柴胡提取液能提高其生存率，延长平均生成时间。体外实验表明，浓度大于 25%的柴胡提取液对细菌内毒素有明显的破坏作用。柴胡对内毒素致热家兔亦有很好的解热作用。

(6)促进免疫[1,14,17-19]：柴胡热水提取高分子组分、柴胡多糖、柴胡果胶多糖等能促进机体的免疫功能。如柴胡多糖能增加库否(Kupffer)细胞吞噬功能，能明显增加巨噬细胞、自然杀伤细胞(NK)的功能；能提高病毒特异抗体滴度；能提高淋巴细胞的转化率和皮肤迟发性超敏反应。柴胡果胶多糖可促进脾细胞多克隆性 IgG 生成，该多糖可通过 IL-6 促进抗体生成。柴胡多糖对辐射损伤的小鼠具有非常显著的保护和增强免疫功能的作用。柴胡皂苷 a(SSa)、d(SSd)、f(SSf)也具有免疫调节作用，能增加小鼠胸腺和脾脏重量，提高 T、B 细胞的活性以及 IL-2 的分泌水平，SSd 与 SSa 还能使小鼠血浆 IgA 和 IgG 的水平提高，尤以 SSd 的活性为强。

2. 舒肝解郁　柴胡善疏肝解郁，宣畅气血，故为肝郁气滞之胸胁胀痛，月经不调的常用药物。这些功效主要与影响肝、胆、胃有关，表现如下：

(1)保肝、利胆和降血脂[1,4,14]：柴胡、醋炙柴胡、柴胡醇、柴胡皂苷、柴胡皂苷 a、b_1、b_2、c、d 等对多种原因(四氯化碳、乙醇、伤寒疫苗、卵黄、霉米、酒精、D-半乳糖胺及 α-萘硫氰酸酯等)引起的动物实验性肝损伤均有一定的治疗作用，能使 AST、ALT 的活性降低，肝组织的损伤减轻。柴胡皂苷对肝细胞的保护作用机制主要与以下几方面有关：①降低细胞色素 P450 活性，减少肝细胞坏死，促肝细胞再生；②刺激垂体-肾上腺皮质系统，增加内源性糖皮质激素的分泌，提高细胞应激能力；③降低脱氢酶的辅酶细胞色素 C 还原酶的活性，降低激素样副作用的反应；④活化巨噬细胞，促进抗体、干扰素的产生；⑤促进蛋白质合成，增加肝糖原，降低过氧化脂质，促进肝细胞再生；⑥增强 NK 细胞和 LAK 的活性。此外，柴胡还能抑制小鼠肝细胞的凋亡，柴胡皂苷对 CCl_4、D-氨基半乳糖、脂多糖与卡介苗所致小鼠慢性肝损伤有显著修复保护作用。柴胡可通过抑制肝星状细胞(FSC)分泌胶原蛋白，抑制 FSC 的增殖和合成肝内细胞外基质(ECM)以及保护肝细胞三方面作用防止肝纤维化，进而防治肝硬化的产生。柴胡皂苷 d(SSd)对二甲基亚硝胺(DMN)所致的实验性肝纤维化大鼠有一定的保护作用，其机制可能与改善纤溶功能，清除过氧化脂质和提高体内 NO 水平有关[20]，SSd 体外对乙醇损伤大鼠原代培养肝细胞也有保护作用，其机制与清除自由基、抑制脂质过氧化有关[21]。

柴胡水浸剂和煎剂有明显的利胆作用，能使实验动物的胆汁排出量增加，使胆汁中胆酸、胆色素和胆固醇的浓度降低，并以醋炙柴胡利胆作用最强。超临界流体萃取法(SFE)所提取的柴胡有效部位对部分肝切除小鼠的肝再生有显著促进作用，并可显著增加小鼠胆汁分泌量[22]。

柴胡对正常动物的血脂水平无明显影响，但柴胡皂苷肌内注射能使实验性高脂血症动物的胆固醇、甘油三酯和磷脂水平降低，其中以甘油三酯的降低尤为显著；还能加速胆固醇-

C^{14}和其代谢产物从胆汁和粪便排泄。影响脂质代谢的主要成分认为是皂苷 a、d 和皂苷元 A、D。此外，发现柴胡醇，特别是 α-菠菜甾醇能使饲喂高胆固醇动物的血浆胆固醇水平降低，并能对抗硫脲嘧啶所致家兔基础代谢降低，具有恢复正常的作用。

(2)抗抑郁：柴胡有一定的抗抑郁作用，作用机制与影响脑内单胺类神经递质代谢及抗氧化等作用有关。柴胡正丁醇提取部位和水提取部位连续给药 22d，能显著提高慢性应激抑郁模型大鼠血清谷胱甘肽过氧化物酶(GSH-Px)、过氧化氢酶(CAT)、超氧化物歧化酶(SOD)活力，降低血清丙二醛(MDA)含量，其含药血清对小鼠脾淋巴细胞有增殖作用[23]。柴胡能通过降低慢性应激抑郁模型大鼠脑组织中前额叶 5-羟色胺和多巴胺含量而发挥抗抑郁作用[24]。柴胡能增加束缚四肢法所制备的肝郁证模型大鼠脑内 NA、DA 含量，表现出“疏肝解郁”之功效[25]。柴胡皂苷 A 可使孤养加不可预见性刺激所诱发的抑郁症模型大鼠脑中的高香草酸、去甲肾上腺素、多巴胺及 5-羟色胺的含量升高[26]。

3. 升举阳气　升阳主要指升发脾阳，脾气上升，可将水谷之精微之气上输于肺，以荣养其他脏腑，若脾虚，中气下陷，就可出现内脏下垂(如肾下垂、子宫脱垂、脱肛等)和慢性腹泻等。柴胡有升阳举陷之功，可治阳气下陷之疾。经现代研究证明，柴胡能兴奋子宫及其周围组织，并能调节胃肠运动功能，如柴胡粗皂苷能明显增强乙酰胆碱对豚鼠离体小肠和家兔离体肠肌的收缩作用；同时有资料表明，柴胡复方制剂对乙酰胆碱、氯化钡、组胺等所致的肠肌痉挛又有对抗作用。其对子宫及胃肠道功能的影响可能是其升举阳气的部分药理学机制。

4. 其他作用

(1)抗溃疡：柴胡粗皂苷对动物应激型、幽门结扎型、醋酸型、组胺性溃疡均有防治效果；柴胡多糖对乙醇、吲哚美辛、盐酸-乙醇所致实验性胃黏膜损伤也有明显的保护作用，其对胃黏膜的保护作用似与内源性的前列腺素(PG)无关。其作用机制可能与柴胡皂苷元抑制类固醇灭活酶有关。

(2)抗肿瘤[1,14,27,28]：柴胡提取物对人肝癌 SMMC-7721 细胞线粒体代谢活性、细胞增殖以及小鼠移植 S_{180}实体瘤有明显抑制作用；柴胡能使人肝癌细胞 BEL-7402 细胞内长春新碱(VCR)浓度升高，可以增加 VCR 在 BEL-7402 细胞内的积聚浓度，部分逆转 BEL-7402 细胞的巨噬细胞消失反应(MDR)；柴胡皂苷 d 可使白血病细胞 K562 的细胞数、分裂指数均下降，抑制其增殖；作用于人急性早幼粒白血症细胞(HL60)，可上调 HL60 细胞糖皮质激素受体 mRNA 表达，并抑制细胞生长。SSd 能够改善二乙基亚硝胺(diethylnitrosamine，DEN)所致实验性肝癌大鼠血清各项肝功指标，增加体重，明显减轻大鼠肝细胞的变性坏死，降低死亡率。SSd 对肺癌细胞株 A549 的增殖也有明显的抑制作用及诱导凋亡的作用，可能通过 bcl-2 和 C-myc 基因表达下调，Fas 蛋白表达上调实现。以上结果为临床应用柴胡治疗癌症、白血病提供了充分的科学依据。

(3)护肾作用[1,29]：近年来，学者们在多种肾炎模型上观察了柴胡皂苷的药物疗效。柴胡皂苷能使嘌呤霉素氨基核苷(PAN)肾病模型大鼠的尿蛋白明显减少，明显降低血清总蛋白、白蛋白含量，呈剂量依赖表现，同时明显改善大鼠肾小球上皮细胞足突排列及其底膜的不规则状态。大鼠抗肾小球底膜(GBM)肾炎模型大鼠服用柴胡皂苷后，均有减少尿蛋白，改善低蛋白血症和高脂血症的表现，并有抑制血小板凝集倾向，组织分析表明有抑制细胞增生，改善肾组织病理变化的作用。在抗肾小球基底膜型肾炎及 Heymann 肾炎的大鼠模型中，柴胡皂苷 d 在疾病早期、晚期 2 个阶段给药，发现可减轻尿蛋白，降低血脂，减轻肾小球病理变化；肾小球内 IgG、C_3的沉积较对照组显著减少；血清中促肾上腺皮质激素、皮质酮、肾组织中糖皮质激素受体(GR)均有所增高。提示柴胡皂苷d可能通过刺激HPA轴,增强糖皮质激素的功能,抑制花生四烯酸等代谢产物的生成,从而抑制了炎症的发生。

【主治】感冒发热,寒热往来,疟疾,胸胁胀痛,月经不调,子宫脱垂,脱肛。

【现代应用】

1. 发热 普通感冒,流感,扁桃体炎,急性支气管炎,肺炎,疟疾;癌症等引起的发热,用柴胡注射液,柴胡口服液,柴胡糖浆等注射,口服或滴鼻均可收到较满意的退热效果[30,31]。

2. 病毒性肝炎 柴胡注射液(2g生药/ml)10～20ml加入50%葡萄糖液静注或5%葡萄糖液250～500ml静滴,每日1次,10天为1疗程,有效率可达95%以上。

3. 高脂血症 用柴胡加适量罗汉果混合水煎2次,每次2小时,煎出液过滤澄清后口服,每次20ml(含干柴胡3g),每日3次,3周为1疗程,可使血脂(甘油三酯和胆固醇)下降。

4. 流行性腮腺炎 柴胡注射液肌内注射,每次2ml,每日2次,疗效较好。

此外,柴胡及柴胡注射液对单疱病毒性角膜炎,急性胰腺炎,多形红斑,扁平疣,寻常疣等均有一定的疗效[6]。

【不良反应】本品毒性小。口服较大剂量可出现嗜睡、工作效率降低,并出现深睡等中枢抑制现象。还可出现食欲减退、腹胀等现象。柴胡注射液主要不良反应有晕厥、过敏、过敏性休克,其他严重不良反应较少[32]。柴胡煎剂和柴胡皂苷还有溶血作用,应予以注意。

主要参考文献

[1] 谢东浩,等. 柴胡皂苷类化学成分及药理作用研究进展. 南京中医药大学学报,2007,23(1):63-65

[2] 李稻,等. 柴胡注射液对家兔内生致热原性发热及脑脊液cAMP含量变化的效应. 中国病理生理杂志,1990,6(2):14

[3] 王胜春,等. 柴胡的清热与抗病毒作用. 时珍国医国药,1998,9(5):418

[4] 田利鲜. 柴胡的药理作用和临床运用. 湖北中医杂志,2008,30(1):59

[5] 张锐,等. 柴胡抗炎及免疫药理学研究进展. 中国兽药杂志,2006,40(3):28-31

[6] 王浴生,等主编. 中药药理与应用. 北京:人民卫生出版社,1998. 911

[7] 孙兵,等. 柴胡皂苷对猫睡眠节律电活动调制的实验研究. 中草药,1994,25(2):83

[8] 徐淑梅,等. 柴胡对癫痫模型电活动的调制. 中国应用生理学杂志,2002,18(3):294

[9] 刘燕,等. 柴胡三种萃取物的抗惊厥作用研究比较. 中医药学报,2002,30(6):21

[10] 谢炜,等. 柴胡皂苷a对戊四氮诱导小鼠痫性发作的影响. 安徽中医学院学报,2006,25(1):24

[11] 谢炜,等. 侧脑室注射IL-6对大鼠脑电活动的影响及柴胡皂苷a的干预作用. 安徽中医学院学报,2007,26(3):34

[12] 谢炜,等. PTZ致痫大鼠海马TNFR1动态表达变化及柴胡皂苷a的干预作用. 山东中医药大学学报,2008,32(5):416

[13] 谢炜,等. 柴胡皂苷a对PTZ诱导大鼠海马星形胶质细胞TNF释放及其受体表达的影响. 中华中医药杂志,2008,23(7):647

[14] 李芳,等. 柴胡的药理研究进展. 时珍国医国药,2004,15(2):120

[15] 李劲,等. 柴胡对人乳头瘤病毒杀灭作用的实验研究. 中国中西医结合皮肤性病学杂志,2005,4(3):171

[16] 王胜春,等. 柴胡与黄芩伍用清热与抗病毒作用. 中草药,1997,29(1):27

[17] 张丽娟摘译. 柴胡皂苷-d的免疫调节作用. 国外医学·中医中药分册,1995,17(2):40

[18] 岩永省吾,等. 柴胡热水提取高分子组分的物性与免疫增强活性. 国外医学·中医中药分册,1995,17(2):93

[19] 贺玉琢译. 柴胡果胶多糖对淋巴细胞功能的调节作用. 国外医学·中医中药分册,1999,21(3):59

[20] 万方,等. 柴胡皂苷d对肝纤维化大鼠TPA、PAI、MDA及NO影响的研究. 中国药房,2007,18(24):1847

[21] 李素婷,等. 柴胡皂苷-d对乙醇损伤原代培养大鼠肝细胞的保护作用及其机制研究. 时珍国医国药,2008,19(11):2752

[22] 杨错,等. 柴胡对小鼠肝再生及胆汁分泌作用的研究. 中医药学刊,2005,23(11):2066

[23] 杨小莹,等. 柴胡提取物对慢性应激抑郁大鼠脂质过氧化及淋巴细胞增殖的影响. 中国药科大学学报,2007,38(5):442-445

[24] 张峰,等. 柴胡对大鼠慢性应激抑郁模型脑单胺类神经递质及其代谢物含量的影响. 山东中医药大学学报,2005,29(3):224

[25] 张虹,等. 柴胡对肝郁证大鼠脑内单胺类神经递质的影响. 中国免疫学和神经病学杂志,2006,13(3):180

[26] 戈宏焱,等. 柴胡皂苷A对抑郁模型大鼠脑中单胺类神经递质及其代谢产物含量的影响. 高等学校化学学报,2008,29(8):1535-1538

[27] 程延安,等. 柴胡皂苷-d对DEN致大鼠实验性肝癌形成的影响. 现代肿瘤医学,2009,17(3):406

[28] 代光明,等. 柴胡皂苷D对肺癌A2549细胞增殖、凋亡的影响及机制探讨. 西南师范大学学报(自然科学版),2009,34(3):75

[29] 杨润梅,等. 柴胡对四种不同肾病模型的作用研究. 中国现代实用医学杂志,2006,19(1):10

[30] 赵时雨,等. 柴胡口服液治疗外感发热100例临床观察. 河南中医,1991,(4):17

[31] 李柏,等. 柴胡注射液对癌症发热患者的疗效观察. 江苏中医,1993,(3):42

[32] 林博明. 柴胡注射液的不良反应. 海峡药学,2006,18(5):217

薄 荷

本品为唇形科植物薄荷 *Mentha haplocalyx* Briq. 的干燥地上部分,主要含挥发油,薄荷干茎叶中含挥发油1.3%～2%,称薄荷油(又称薄荷素油)。油中主含左旋薄荷醇占62%～87%,还包括左旋薄荷酮、异薄荷酮、胡薄荷酮、胡椒酮、胡椒烯酮、二氯香芹酮、醋酸薄荷酯等30多种物质。黄酮类,包括薄荷异黄酮苷、异瑞福灵、木犀草素-7-葡萄糖苷等。有机酸,包括迷迭香酸、咖啡酸等。此外,还含有多种氨基酸及其他成分。薄荷味辛、性凉。归肺、肝经。

【功效与药理】

1. 宣散风热,清利头目　薄荷辛凉,辛以发散,凉以清热。清轻凉散,为疏散风热常用之品,可用于治疗风热感冒或风温初起,邪在卫分,头痛,发热,微恶风寒者。《医学衷中参西录》谓"其力能内透筋骨,外达肌表,宣通脏腑,贯穿经络,服之能透发凉汗,为温病宜汗解者之要药。""温病发汗用薄荷,犹伤寒发汗用麻黄也。"薄荷宣散风热、清利头目之功效与其发汗解热、抗菌、抗病毒、镇静等作用有关。

(1)发汗解热:内服小量薄荷能引起皮肤毛细血管扩张,促进汗腺分泌,增加散热,因而有发汗解热作用。这一作用可能是通过兴奋中枢而实现的。

(2)抗菌作用:薄荷精油对于常见病原菌都有很好的抗菌活性,最低抑菌浓度范围为5.00%～0.039%[1]。

(3)抗病毒作用:在体外蚀斑抑制实验中,薄荷油对单纯疱疹病毒的两种亚型(HSV-1和HSV-2)均显示较强的抑制作用,IC_{50}分别为0.002%和0.0008%[2]。

(4)抗炎作用:浓薄荷水能明显抑制由二甲苯所致小鼠耳肿胀,并对蛋清所致大鼠足跖肿胀有明显的抑制作用,表明浓薄荷水有明显的抗炎作用[3]。

(5)镇静作用:镇静作用有利于缓解头痛,眩晕等症状。圆叶薄荷和欧薄荷的精油能明显延长戊巴比妥钠诱导的睡眠时间。自发活动测定也显示,这两种精油对中枢神经系统有抑制作用。

薄荷醇对戊巴比妥的中枢抑制作用有一定的量效关系,含4.5%薄荷醇的戊巴比妥溶液可使小鼠的入睡时间明显缩短,急性死亡率增加,但对睡眠的持续时间无明显影响。而含1.5%和0.5%薄荷醇的溶液对戊巴比妥的中枢抑制作用无明显影响。

2. 利咽 薄荷的利咽作用,可能与其抗菌作用、抗病毒作用、对咽喉黏膜的局部刺激作用以及减少泡沫痰形成等作用有关。

给麻醉的兔吸入薄荷醇蒸气(81mg/kg),能使呼吸道黏液的分泌增加,分泌物的比重减小。薄荷醇能减少呼吸道的泡沫痰,使有效通气道增大。鼻炎、喉炎使用薄荷醇可使痰液稀释易排出,表现出利咽作用[4]。

3. 透疹 本品具有透疹之功,可用于麻疹不透,风疹瘙痒。这可能与其具有扩张皮肤毛细血管,改善局部血液循环,促进汗腺分泌,抑制病原微生物等药理作用有关。

4. 疏肝解郁 《本草新编》曰:"薄荷,不特善解风邪,尤善解忧郁。薄荷入肝胆之经,善解半表半里之邪,较柴胡更为轻清。"《本草求真》云:(薄荷)"功专入肝与肺,古方逍遥,用此以为开郁散气之具。"薄荷的疏肝解郁之功,与其对肝胆及胃肠、子宫平滑肌功能的影响分不开。

(1)保肝作用:每日灌胃给予薄荷提取物(石油醚萃取,10g生药/kg),连续8天,对D-氨基半乳糖所致小鼠急性肝损伤有明显的保护作用,可降低血清中AST及ALT水平[5]。

(2)利胆作用:含薄荷挥发油多的丙酮干浸膏组的利胆作用比50%甲醇干浸膏组强,这主要是挥发油的主要成分薄荷醇有很强的利胆作用,薄荷醇的羟基乙酰化后,其利胆作用减弱,这说明羟基是利胆的关键基团。给大鼠灌服薄荷醇(260mmol/kg)3~4小时后,胆汁排出量增加约4倍,随后减少。给同等剂量薄荷酮5小时后,胆汁排出才达高峰,增加50%~100%。薄荷的丙酮或50%甲醇提取物,可显著增加胆汁酸的分泌量。给大鼠50%甲醇提取物,30分钟内胆汁酸最高分泌量为0.36ml,而投相同量的丙酮提取物,胆汁酸分泌量为0.60ml,与对照组比较,胆汁量约增加3.0倍,并可有持续性利胆作用。

(3)溶石排石作用:体外溶石的研究实验表明,37℃时混合型胆结石在薄荷油中可促进其溶解,同时发现薄荷油不仅能溶胆固醇层,也能作用于色素层[6]。国外研究发现,薄荷醇能有效提高10~12mm胆结石完全溶解的效率(提高15%)。

(4)对平滑肌的作用:肝郁气滞有时表现为消化功能紊乱或妇科疾病。在离体状态下,薄荷醇对家兔、豚鼠的回肠、子宫活动的张力、强度有明显抑制作用;在5种激动剂的作用下,薄荷醇也呈明显的抑制作用。在体小鼠墨汁移动试验中,薄荷醇组与对照组比较,墨汁移动速度并无明显的差异;薄荷醇用量加倍后,墨汁移动速度降低50%,与对照比较差异显著。其作用机制似乎涉及M受体、H受体和钙通道。氯化钡作为肠及子宫肌兴奋剂,其作用与Ca^{2+}相似,Ba^{2+}可自由进出钙通道充当Ca^{2+}的作用,薄荷醇能抑制氯化钡的作用,可能是阻滞钙通道所致。

5. 其他作用

(1)抗早孕、抗着床:日本大耳白兔孕后第 6 天或第 9 天宫腔内分别给予不同剂量的薄荷油,于第 12 天处死,观察胚珠变化,测定给药前及处死前雌、孕激素和 HCG 水平。结果显示,给药组的血浆孕酮及雌二醇水平与对照组无显著差异,HCG 水平显著下降;给药组组织切片镜下观察,其胎盘组织有不同程度变性坏死,滋养层细胞变性坏死尤为明显,表明薄荷油有抗早孕及抗着床作用。

印度民间用薄荷叶控制生育,给成年雄小鼠(26～32g)用药 20 天后,雌雄虽进行了交配,但却未引起受孕。发现雄性小鼠精子数明显减少,睾丸、附睾重量明显减轻,输精管直径变细,但精子形态未见改变。

(2)促进透皮吸收:在中药透皮吸收促进剂中,薄荷醇和薄荷油近年来发现其具有促进药物渗透作用,常用于皮肤外用制剂中。薄荷醇可显著提高酮康唑的经皮渗透,24 小时 3%薄荷醇可以使酮康唑的透皮吸收率增加 2.16 倍[7]。

(3)对亚硝酸盐的清除作用及抗氧化作用:实验研究表明,薄荷对亚硝酸盐具有显著的清除作用。65%的乙醇,料液比 1∶20(g∶ml),60℃水浴,浸提 2 小时的薄荷提取物对亚硝酸盐清除作用最佳,清除反应 30 分钟时清除率最大[8]。另有研究发现,薄荷的蒸馏水、50%乙醇和 95%乙醇 3 种溶剂的提取物对羟基自由基均有较好的清除作用,且随着提取物溶液浓度的增大,抗氧化能力也逐渐增强[9]。

此外,薄荷醇及其衍生物具有杀蚊活性,薄荷叶精油中的最主要成分薄荷醇,对密斑按蚊(LC_{50}和KD_{50}分别为 0.36 和 0.54μg/ml)和致倦库蚊(LC_{50}和KD_{50}为 0.50μg/ml)都显示出很好的杀灭活性,这些活性都大于薄荷叶精油中的其他次要成分。对其衍生物左旋薄荷醇上的羟基进行结构修饰改造,可提高杀蚊活性[10]。薄荷油有很强的体外杀灭人体蠕形螨的作用,尤其对皮脂蠕形螨的杀灭作用显著,薄荷油对人体蠕形螨的杀灭机制主要通过神经毒性和直接毒杀作用,造成虫体破裂脱水而死亡[11]。

【毒理研究】一次性口服大剂量薄荷油可造成小鼠、大鼠急性肝脏毒性,大鼠剂量为 2.4ml/kg,给药后 24～48 小时大鼠 ALT 等肝功能指标随之升高达到高峰。光镜下观察,大鼠肝组织出现不同程度的肝细胞水肿和脂肪变性,甚至出现片状坏死、小叶结构不清;电镜下观察,肝细胞胞浆内可出现大量脂滴、线粒体肿胀、内质网扩张、核糖体脱失,甚至肝细胞核溶解等超微结构变化,与四氯化碳组肝病变相似。小鼠口服薄荷油的 LD_{50} 为 3.0ml/kg[12-14]。

国外对肝毒性机制的研究表明,薄荷油中所含的胡薄荷酮可能是导致肝毒性的成分。胡薄荷酮在薄荷油中含 0.5%～1.5%,具有左旋和右旋两种异构体,在肝微粒体酶作用下,右旋胡薄荷酮体内主要经 CYP1A2 代谢生成薄荷呋喃,快速而大量地削弱谷胱甘肽(GSH),并与某些蛋白共价结合,直接对肝细胞产生毒性作用。而左旋胡薄荷酮则不能生成薄荷呋喃。胡薄荷酮在肝脏还可氧化为其他产物,也可能参与了肝损伤过程[15]。

【主治】感冒发热,风温初起有表证,头痛目赤,咽喉肿痛,麻疹不透,风疹瘙痒;肝郁气滞,胸闷胁痛。

【现代应用】

1. 胆囊炎　从薄荷油的药理作用来看,它是治疗胆囊炎较为理想的药物。胆舒胶囊为天然植物中提取的薄荷油单一成分中药制剂。临床研究证实,对胆囊炎、胆石症和胆道感染有较好的临床疗效[16]。

2. 肠应激综合征 由于薄荷醇具有钙离子拮抗剂的特性，因此薄荷具有止痛、麻醉和抗痉挛的作用。目前国外薄荷最常见的医学用途，是利用它的解痉作用治疗肠应激综合征[17]。国外随机双盲交叉临床研究提示，一定剂量的薄荷油能够缓解肠应激综合征患者症状，且不良反应少。薄荷油治疗肠应激综合征疗效显著，平均有效率达58%(39%～79%)。薄荷油和平滑肌解痉药疗效相似[18]。肠溶衣的薄荷油可以有效地治疗一些过敏性结肠综合征，还能通过灌肠适当缓解作钡餐灌肠患者的肠痉挛，但大剂量会产生明显的毒副作用[19]。

【不良反应】口服薄荷油的主要不良反应是烧心。绝大部分是由于薄荷油在上胃肠道的不正确释放，导致下食管扩约肌的松弛从而加重反流导致。为减少这些不良反应，应该使用合适的缓释制剂[20]。

主要参考文献

[1] 王微，等．薄荷精油抗菌活性研究．植物研究，2007，27(5)：626

[2] Schuhnlacher A, *et al*. Virucidal effect of peppermint oil on the enveloped viruses herpes simplex virus type1 and type2 in vitro. Phyto-medicine，2003，10(6-7)：504

[3] 梅全喜，等．浓薄荷水抗炎作用实验研究．药物研究，2008，17(21)：11

[4] 梁呈元，等．薄荷化学成分及其药理作用研究进展．中国野生植物资源，2003，22(3)：9

[5] 彭蕴茹，等．薄荷非挥发性提取部位的药理活性研究．中药材，2008. 31(1)：104

[6] 田青平，等．混合型结石在纯的薄荷油中的溶石研究．山西医科大学学报，2000，31(1)：36

[7] 朱建平，等．薄荷醇促进酮康唑透皮吸收的研究．华西药学杂志，2000，15(1)：36

[8] 高春燕，等．薄荷对亚硝酸盐清除作用的研究．食品工业科技，2009，30(4)：98

[9] 周蓉，等．薄荷提取物的抗氧化性研究．安徽农业科学，2007，35(31)：9847

[10] 杨巍民编译，薄荷醇衍生物的杀蚊活性．世界农药，2008.30(4)：33

[11] 赵亚娥，等．薄荷油体外抗蠕形螨效果及杀螨机制．昆虫知识，2007，44(1)：74

[12] 刘红杰，等．薄荷油致大鼠肝毒性机制研究．毒理学杂志，2007，21(4)：329

[13] 刘红杰，等．薄荷油致小鼠肝毒性时-量关系及其机制研究．时珍国医国药，2007，18(12)：2954

[14] 刘红杰，等．薄荷油致大鼠肝毒性时-量关系及对肝细胞超微结构的影响．中国药理学通报，2008，24(1)：84

[15] Engel W. In viva studies on the metabolism of the monoterpene pulegone in humans using the metabolism of ingestion-correlated amounts(MICA) approach: explanation for the toxicity differences between (S)-(－)-and(R)-(＋)-pulegone. J Agric Food Chem，2003，51(22)：6589

[16] 黄欣，等．胆舒胶囊治疗胆石症的疗效观察．中国全科医学，2005，8(1)：55

[17] 王成益译．植物提取物薄荷的药理和在肠功能障碍中的作用．中国临床营养杂志，2005，13(5)：304

[18] Davies SJ. A novel treatment of postherpetic neuralgia using peppermint oil. Clin J Pain，2002，18(3)：200

[19] 杨坤杰．美国发现薄荷油新用途．中医药国际参考，2007，3：25

[20] Hans-Gunther Grigoleit，等．植物提取物薄荷的药理和在肠功能障碍中的作用．中国临床营养杂志，2005，13(5)：304-306

葛 根

本品为豆科植物野葛 *Pueraria lobata* (willd.)ohwi. 或甘葛藤 *P. thomsonii* Benth. 的干燥根。其化学成分主要为黄酮类化合物，含量为0.06%～12.30%，包括葛根素、大豆苷、大豆苷元等；还含有葛根苷类，如葛根苷 A、葛根苷 B、葛根苷 C 等；三萜皂苷及生物碱类成分。另含尿囊素(Allantion)、β-谷甾醇、淀粉及微量元素锌、铜、铁等。葛根味甘、辛，性凉。归脾、胃经。

【功效与药理】

1. 解肌退热，生津止渴　葛根味甘辛性凉，轻扬升散，为治表证发热，头痛，项强不舒的主药，也可用于消渴，如《名医别录》载其能“疗伤寒脑卒中头痛，解肌发表，出汗，开腠”。《神农本草经》云：葛根“主消渴，身大热，呕吐，诸痹，起阴气，解诸毒”。葛根的以上功效与以下作用有关。

(1)解热作用：葛根醇浸液灌胃给药，对伤寒混合菌苗致热家兔有较强的解热作用，有人认为葛根粉能使皮肤血管扩张，促进散热，并能使呼吸运动加强，增加水分排出而使体温下降。野葛醇浸膏 1.25g/kg，甘葛醇浸膏 2.5g/kg 以及葛根素 0.2g/kg 腹腔注射，对雌性大鼠皮下注射致热剂 2,4-二硝基苯酚(15mg/kg)所致的体温升高有明显抑制作用，其中以野葛和葛根素作用较突出，其特点是起效快，解热作用以 3～5 小时最明显，体温可降到正常以下，而甘葛的解热作用较弱，且作用时间短，结果提示葛根素是其解热成分之一[1]。

(2)降血糖作用：葛根能治消渴证，中医学中的消渴，多与糖尿病有关。中医认为糖尿病多由过食肥甘厚味，致脾胃运化失司，积热内蕴，化燥耗津，发为消渴，病位在脾胃，糖尿病人常有善饥多饮，口渴舌燥之证。《本草纲目》载，“元素曰：升阳生津，脾虚作渴者，非此不除”之说。现代研究证明，葛根素是葛根降糖的有效成分，葛根素可使四氧嘧啶性高血糖小鼠的血糖明显下降，血清胆固醇含量减少，当选用最低有效剂量的葛根素(250mg/kg)与小剂量(无效量)阿司匹林(50mg/kg)组成复方后，降血糖作用可加强，可维持 24 小时，并能明显改善高血糖小鼠的耐糖量。葛根素对肾上腺素性的高血糖无效。进一步研究证实，葛根素可调节链佐星糖尿病模型大鼠的 β 内啡肽水平从而降低血糖；可降低糖尿病大鼠血清晚期糖基化终产物(AGEs)和单核细胞趋化蛋白(MCP)水平，减轻心肌的病变程度；还可通过激活 α_{1A} 肾上腺素受体，增加葡萄糖摄取从而改善 IR，提示葛根素能从多方面逆转胰岛素抵抗(IR)所致的心血管并发症[2]。作为降血糖，葛根常与天花粉、麦冬、生地等配伍，效果更佳。

2. 活血通脉　葛根的活血作用始于唐代。《本草拾遗》中记载：“葛根生者破血，合疮，堕胎”，《日华子本草》也说其能“排脓破血”，然而古人所记述葛根破血功能多与疗疮有关。现代大量的实验和临床研究证明，葛根具有良好的活血通脉功效，主要与对心脑血管系统和血液系统等方面的作用有关。具体表现如下：

(1)对血管的作用[2,3]：①抑制血管平滑肌细胞增殖。血管平滑肌细胞(VSMCs)的异常增殖，是高血压、高脂血症、动脉粥样硬化等血管增殖性疾病的共同病理基础。葛根素治疗能明显增加球囊损伤术后血管直径和内膜/中膜面积，提示葛根素对 VSMCs 过度增殖有明显的抑制作用。体外实验证实，葛根素可抑制血清诱导的 VSMCs 增殖，能抑制凝血酶诱导的大鼠 VSMCs 增殖，且呈剂量依赖性，其机制可能与抑制凝血酶受体 mRNA 表达及抑制 c-fos 与 bcl-2 基因表达有关。兔葡萄糖调节蛋白 94 基因片段在动脉粥样硬化斑块组织中的表达水平增高，该基因可能是葛根素抑制细胞增殖的作用靶点之一。②舒张血管。葛根素具有良好的血管舒张作用，能显著抑制去氧肾上腺素引起的大鼠胸主动脉血管环收缩，可能与抑制 α 肾上腺素受体介导的细胞外钙离子内流有关。葛根素呈现内皮依赖性舒血管效应，该作用与一氧化氮(NO)系统及三磷酸腺苷(ATP)敏感的钾通道有关。也有学者认为，葛根素还可通过环磷酸腺苷(cAMP)途径产生非内皮依赖的血管舒张效应。③保护内皮功能与调节内皮血管活性物质释放。研究发现葛根素可抑制肿瘤坏死因子和白介素诱导的黏附分子表达，具有防治血管病变形成的作用。葛根素对内皮损伤具有一定的保护作用，当浓度达到100μg/ml时，可明显增加同型半胱氨酸诱导损伤的内皮细胞活力，减少细胞损伤；还能逆转球囊剥脱的主动脉内皮损伤，但对内膜增生的程度无明显影响。此外，抑制促凝因子的释放及活性，增加抗凝血物质的释放，从而改善微循环，是葛根素发挥保护内皮功能的另一重要机制。葛根素能提高冠心病患者血浆纤溶系统的活性，抑制血栓形成。葛根素还能降低不稳定心绞痛患者的血小板膜蛋白CD63、溶酶体膜蛋白CD62P、纤溶酶原激活物抑制剂和C反应蛋白的水平，发挥抗血小板聚集、增加纤溶酶原活性因子的活性以及抑制炎性反应的作用，有效地防治不稳定心绞痛。葛根素还能调节血管活性物质的分泌，重建内皮细胞所释放的血管收缩与舒张物质的平衡。实验发现成年大鼠注射葛根素后，心、脑、肝、肾的NO分布明显增多。此外，葛根素能促进急性心肌梗死模型大鼠的血管形成，其机制可能与提高一氧化氮合酶(NOS)活性，增加NO含量有关。糖尿病伴内皮损伤的模型大鼠注射葛根素后，内皮细胞线粒体肿胀程度减轻，空泡变性减少，血浆内皮素(ET)含量明显降低，NO和NOS水平显著上升，其机制与调节NO与ET的动态平衡，提高血管自身保护作用有关。临床研究表明，冠心病和心绞痛患者采用葛根素治疗后，ET水平明显降低，血浆NO的含量则显著增高，提示葛根素具有改善缺血心肌再灌注损害的作用。急性心肌梗死患者使用葛根素治疗后，ET、肾素和血管紧张素Ⅱ的水平恢复至正常，提示葛根素对维持三者的平衡具有重要的作用。

(2)改善脑循环和微循环作用[4]：近年来用葛根治疗突发性耳聋、偏头痛，疗效显著，对高血压患者的头痛、项强、头晕、耳鸣症状可见明显改善，但多数病人的血压下降不明显。目前认为上述疾病和症状的发生，是与中枢性血管功能紊乱或血管痉挛有关。将葛根总黄酮注入颈内动脉能使麻醉犬的脑血流量增加，脑血管阻力降低，显示葛根有扩张脑血管的作用。若用乙酰胆碱或去甲肾上腺素引起脑血管功能改变时，葛根又可使脑血流量恢复到给药前水平，说明它能使异常的脑循环恢复正常。临床研究也证实葛根有改善脑循环的作用，如给高血压动脉硬化患者肌注葛根总黄酮后，病人脑血流图改善，这种改善作用并非单向扩张血管增加血流量，而是双向性的，从脑电图观察，能使低幅波升高，使异常波趋于正常。应用激光多普勒血流仪研究证明，葛根的有效成分葛根素10mg/kg静脉注射，无论对正常金黄地鼠脑微循环还是对局部滴加去甲肾上腺素引起的微循环障碍都有明显的改善作用，主要表现为增加血管运动的振幅，提高局部微血流量，葛根素52mg/kg静脉注射尚能改善异丙肾上腺素引起的小鼠微循环障碍，使毛细血管前小动脉的管径增加，流速加快，其作用优于罂粟碱；临床研究发现，用100%葛根注射液或葛根素肌注治疗视网膜动脉阻塞，可见视网膜循环时间缩短，暗适应红光视网膜电图α波谷数增多，白光及红光振荡电位子波数和总幅值增加，视力明显提高，说明葛根、葛根素均有改善视网膜微循环的作用[5]；葛根素50mg/kg给麻醉犬静脉注射后，可见脑血流量增加，认为是颅内动脉扩张所致[6]；此外，用葛根素静脉注射100mg，治疗突发性耳聋患者，可在听力改善的同时，甲皱微循环也得到改善，表现为血流速度加快，血管形态得到改善[7]。加之葛根尚能减弱去甲肾上腺素的升压反应，以上这些作用都可能是其改善头痛、项强的重要原因。葛根素腹腔注射24、48mg/kg，对易脑卒中型自发高血压大鼠(SHSRSP)实验性脑缺血引起的脑卒中有明显的保护作用[8]，葛根素腹腔注射24、48mg/kg，对大鼠脑缺血有明显的改善作用[9]。

(3)扩张冠脉，保护缺血心肌[2-4]：葛根总黄酮和葛根素有明显的扩张冠状血管的作用，能使正常和痉挛状态的冠脉扩张。葛根的多种制剂(水煎剂、醇浸膏)及其成分总黄酮、葛根素和大豆苷元均能对抗神经垂体素引起的大鼠心肌缺血，总黄酮还能对抗神经垂体素引起的冠状动脉痉挛，这些作用可能都是其扩张冠脉血管的结果。其改善冠脉循环的作用在临床也得到了证实。如葛根能缓解心绞痛，改善心电图缺血反应。葛根素静脉注射能使犬中度缺血区的心肌血流量明显增加，进入侧支血流增多，但对严重缺血区心肌影响不明显。对停搏 140 分钟的全心缺血心肌的超微结构，葛根素具有良好的保护作用；葛根素还能抑制大鼠背根神经节细胞河豚毒素不敏感性钠内流(TTxr)，由于心肌细胞也存在 TTxr，这可能是葛根素对缺血心肌保护作用的电生理学基础[10]。葛根素还能明显减少缺血引起的心肌乳酸的产生，降低缺血与再灌流时心肌的氧消耗量与心肌水含量，也能改善缺血再灌后心肌超微结构[11]。在复制的 30%体表面积Ⅲ度烫伤动物模型中，发现葛根素能抑制严重烫伤大鼠心肌组织 MDA 和 MPO 的生成，从而对烫伤早期心肌起到保护作用。葛根素与地高辛(EG)合用发现其能显著改善心力衰竭大鼠的心功能及血流动力学异常，明显降低鼠心力衰竭时 ANP 及 AngⅡ的浓度。葛根素还能减缓压力超负荷兔心力衰竭的发生，其机制可能是减少了心钠素(ANP)和血管紧张素Ⅱ(Ang Ⅱ)的释放。在常氧条件下，葛根素注射液使心肌细胞内游离钙离子浓度明显下降；但在缺氧条件下，能延缓缺氧引起的心肌细胞内游离钙离子浓度的增加，从而阻止心肌内钙超载，发挥心肌保护作用。葛根素还对心肌细胞离子通道有影响，在 500 毫秒去极化的实验条件下，葛根素使不同去极化水平时的 I_{KI}瞬间电流及稳态电流均明显下降，且呈剂量依赖关系，表明葛根素对大鼠心肌细胞离子通道的作用主要是抑制 I_{KI}。

(4)抗心律失常作用[2-4]：葛根乙醇提取物、葛根黄酮和大豆苷元对乌头碱、氯化钡、氯化钙、氯仿-肾上腺素和急性心肌缺血等所致的心律失常有明显对抗作用。葛根素可显著对抗豚鼠哇巴因中毒引起的室性期前收缩及室性心动过速，但对乌头碱引起的大鼠心律失常无明显对抗作用。黄豆苷元、葛根素和葛根乙醇提取物有预防和对抗实验性心律失常的作用。给大鼠灌服黄豆苷元 500mg/kg，或 200～300mg/kg 黄豆苷元的固体分散物，能对抗乌头碱、氯化钙、氯化钡所致的心律失常，给小鼠和大鼠灌服黄豆苷元(500mg/kg)和相应剂量的葛根素或葛根乙醇提取物能对抗氯仿和急性心肌缺血所致的心律失常，其作用机制，初步认为是上述成分影响了细胞膜对钾、钠、钙离子的通透性而降低心肌兴奋性之故。不同浓度的葛根素均能延长豚鼠乳头肌细胞动作电位时程(APD)、能抑制延迟整流钾电流，提示葛根素延长 APD、抑制延迟整流钾电流的作用可能是其抗心律失常的电生理机制。然而，葛根素在发挥抗心律失常的同时，亦可诱发心律失常，这可能与其明显增加钠通道电流从而提高 0 相除极速度，增加折返冲动传导的速度有关。

(5)改善血液流变性和抗血栓形成[3,4]：体内外研究表明，葛根素能抑制 ADP 诱导的大鼠血小板聚集，体外还能抑制 ADP 与 5-HT 联合诱导的家兔、绵羊及正常人血小板聚集。葛根素能明显改善糖尿病患者的血流状态、管袢形态、袢周状态和全血黏度、血浆比黏度、红细胞聚集指数、纤维蛋白原含量，使微血管扩张、微循环灌注增加。葛根素注射液对老年不稳定型心绞痛病人血液黏度也有明显降低作用，并使血浆内皮素-1(ET-1)水平显著降低[12]。葛根总黄酮 500～1000mg/kg 对大鼠连续灌胃给药 7 天，能显著降低全血黏度、血小板黏附率，抑制 ADP 诱导的血小板聚集；还能明显抑制 ADP 诱导的小鼠体内血小板血栓形成[13]。

(6)降低血压、减慢心率、降低心肌耗氧量[4]:①葛根对正常和高血压动物均有一定的降压作用,静脉注射葛根浸膏、总黄酮、葛根素及其脂溶性部分 PA 和水溶性部分 PM,均能使正常麻醉狗的血压短暂而明显的降低,口服葛根水煎剂(1g/kg)、酒浸膏(1g/kg)或总黄酮和葛根素对高血压狗也有一定的降压作用。PM_2引起正常狗血压升高,说明葛根除含有降压物质外,还含有升高血压的物质,葛根醇浸膏、总黄酮、PA_3、PA_5的降压作用不受阿托品的影响。而PM_5的降压作用被阿托品阻断,葛根浸膏能对抗异丙肾上腺素引起的血压升高。因葛根素能完全抑制肾上腺素对腺苷酸环化酶的激活作用,有学者认为葛根是β受体阻断剂,降压作用是β受体阻断的结果。②葛根还具有减慢心率的作用。葛根黄酮和葛根素使正常和心肌缺血狗的心率明显减慢。③葛根总黄酮和葛根素引起血压降低,心率减慢,总外围阻力减少,左心室压力和右心室压力上升,最大速率降低,从而降低了心肌耗氧量,同时又使冠脉血管扩张,冠脉血流量增加,阻力降低而增加氧的供给,使氧的供求平衡得到改善,有利于临床上用于心绞痛的治疗。

3. 益智 《内经》云:"心者,君主之官也,神明出焉"。《难经》曰:"心藏神"。神,主要是指人的思维活动,人的气血充盈,才能神识清晰,思维敏捷。若心气或心血不足,则可导致心烦、失眠、记忆力下降和健忘证。古代医家王清任在《医林改错》中谈及"小儿无记性者,脑髓未满,高年无记性者,脑髓渐空。"可见心之气血不足,肾之精气亏损,脑之髓海失充是引起记忆障碍的关键。现代研究证明,葛根有改善学习记忆能力的作用,如用小鼠跳台法和避暗法实验发现,小鼠连续灌胃给予 60g/kg 葛根水煎液后,不仅能促进记忆获得,并能对抗东莨菪碱所致的小鼠记忆获得障碍,还能拮抗 40%乙醇所致的小鼠记忆再现障碍[14]。葛根醇提物、葛根总黄酮灌服或皮下注射给药,能对抗东莨菪碱所致的记忆获得障碍和 40%乙醇所致的记忆再现障碍;葛根醇提物给大鼠灌服 3、6g/kg,连续给药 5 天,尚能对抗东莨菪碱所致的大鼠操作式条件反射的抑制[15]。葛根总黄酮的 400、800、1200mg/kg 给小鼠灌服 7 天,能对抗东莨菪碱、亚硝酸钠、乙醇、氮气吸入、双侧颈总动脉阻断再灌流引起的记忆障碍;500、1000mg/kg 连续灌服 42 天,可显著改善 D-半乳糖所致亚急性衰老小鼠的记忆功能。Y-形迷宫试验发现,灌服葛根黄酮 400、800、1200mg/kg 可剂量依赖性地对抗东莨菪碱引起的自主选择能力降低[16]。葛根总黄酮 500、1000mg/kg,连续灌服 7 天,能显著对抗反复性脑缺血大鼠脑组织含水量、Ca^{2+}及丙二醛(MDA)的含量升高,Ca^{2+}-ATPase 及超氧化物歧化酶活性降低[17]。葛根素能明显改善 Alzheimer 病(AD)大鼠学习记忆能力,右侧杏仁核注射 p-淀粉样肽(Ap)制备 AD 大鼠模型,用 Y-形迷宫检测大鼠学习记忆能力,结果发现与假手术组相比,AD 模型组大鼠迷宫试验成绩下降,海马色氨酸 404 位点 tau 蛋白过度磷酸化阳性细胞数明显增加,胆碱乙酰转移酶(ChAT)阳性细胞数明显减少,而葛根素对上述变化均有对抗作用,提示其改善学习能力作用可能与其抑制 tau 蛋白过磷酸化反应、减轻胆碱能神经元损伤、增加 ChAT 活性和功能、催化 Ach 合成有关。葛根素还可改善慢性低O_2高CO_2大鼠学习记忆能力并提高其脑内胆碱乙酰转移酶(ChAT)活性[3]。葛根素具有神经保护及抗痴呆作用,其机制可能是下调脑组织 $A\beta_{1-40}$ 和 Bax 表达,抑制 β-淀粉样肽的神经毒性,减轻脑皮层和海马神经元凋亡。葛根素明显降低脑损伤大鼠红细胞醛糖还原酶活性,抑制糖化产物的形成,降低脑组织中 AGEs 及脑细胞内钙的含量,保护海马神经细胞线粒体结构的完整性,说明葛根素对脑神经细胞损害具有保护作用[3]。葛根异黄酮对甲基-苯基-吡啶离子(MPP^+)诱导的 PC12 细胞凋亡具有抑制作用,下调 Bax 和上调 Bcl-2 mRNA 表达可能是其作用机制之一,结果表明葛根异黄酮有抗多巴胺能神经损伤作用[18]。

以上研究结果说明，葛根及其有效成分有改善学习记忆的功能，其益智机制可能是多方面的，如葛根有改善脑循环，抗缺氧，脑神经细胞保护作用。目前认为脑内乙酰胆碱是促进学习记忆的递质，M-胆碱能突触为记忆突触。葛根醇提物、葛根素能显著对抗东莨菪碱所致的中枢递质的变化及酶的活性，提高脑内胆碱乙酰转移酶（ChAT）活性也是葛根益智的机制之一[3,15]。

4. 其他作用

（1）降血脂：葛根素 500mg/kg 能明显降低血清胆固醇。对饮酒大鼠所致血清载脂蛋白A-Ⅰ降低以及甘油三酯升高，葛根口服液均有明显的对抗作用。葛根素能直接抑制低密度脂蛋白（LDL）的氧化修饰，具有浓度依赖性，从而降低 ox-LDL 水平，亦可抑制金属离子诱发的高密度脂蛋白（HDL）的氧化过程，对心血管系统起到保护作用。葛根素调控血脂的作用机制与降低丙二醛（MDA）水平和提高超氧化物歧化酶（SOD）活性，增强清除自由基能力有关。另有研究表明，葛根素具有确切的主动脉保护作用，与其降低 LDL、升高 HDL 及降低主动脉基膜粘连蛋白 B1 的 mRNA 表达有关[2]。

（2）抗氧化：葛根异黄酮、葛根素、葛根黄酮等有抗氧化作用。葛根异黄酮 10～1000mg/kg 可明显抑制小鼠肝、肾组织及兔脑组织匀浆在振荡温度条件下引起的脂质过氧化产物丙二醛、LPO 的升高，且呈剂量效应关系。体内实验证明，白兔经液氮冷冻引起脑损伤或脑水肿后，葛根异黄酮对降低了的血、脑组织中 SOD 活性有显著的改善作用[19-21]。以体外培养的新生小牛胸主动脉血管内皮细胞（VEC）为材料，发现葛根黄酮的加入能使糖基化终产物（AGEs）（4g/L）作用于 VEC 24 小时后所导致的细胞增殖率、乳酸脱氢酶（LDH）、MDA 及脂褐素（LPF）含量的异常升高接近或恢复到正常，表明葛根黄酮可作为外源性氧自由基清除剂[4]。葛根素可显著提高竭力游泳训练运动模型大鼠的抗自由基氧化功能，显著升高大鼠血清 SOD、GSH-Px 活性、T-AOC，而 MDA 含量明显降低[22]。

（3）抗肿瘤：葛根有明显的抗肿瘤作用。采用^{3}H-TdR 掺入法及 MTT 染色法实验发现，葛根提取物、总皂苷、多糖、葛根素、大豆苷元对 P_{388} 白血病的^{3}H-TdR 掺入率均有不同程度的抑制作用，并以总皂苷的作用最强，认为葛根体外抗癌组分为皂苷[23]。葛根总黄酮前后用药 90 天，对小鼠胃癌、大鼠肺癌均有明显的抑制作用，其作用机制与提高 NK 细胞、SOD 及 P450 的活性有关。大豆苷元可抑制白血细胞 HL-60 的增殖，在 10～20mg/ml 浓度范围内明显抑制黑色素瘤 B16 细胞的增殖。葛根提取物对 ESC 癌、S_{180} 肉瘤及 Lewis 肺癌均有一定的抑制作用[4]。

（4）解酒作用[24,25]：葛根在唐代已用来“解酒毒”，如《千金要方》以鲜葛根捣汁治酒醉不醒者。宋代《本草衍义》以葛根粉治酒醉者，曰：“病酒及渴者，行之甚良”。饮酒过度者多烦渴，损伤脾胃者又可出现纳差、呕吐等症。葛根能“主呕吐”（《神农本草经》）、“开胃下食，止烦渴”（《药性论》），故对醉酒者，有对症之效。众多的研究证明葛根提取物具有抑制大小鼠酒精吸收量、加速酒精代谢、提高对酒精的耐受量、降低死亡率和减少对肝脏损害等作用，其中以总黄酮为主要有效成分。葛根解酒毒的作用机制是服用葛根后，可对抗乙醇代谢中起主要作用的乙醇脱氢酸活性减低的作用，有利于乙醇在体内的分解代谢，从而可以解酒毒。此外服用葛根后能提高肝细胞浆胞中谷胱甘肽活性水平，有利于机体解毒能力的发挥，保护肝细胞免受自由基、亲电子化合物和毒物的损害，从而可减轻乙醇的毒性。葛根素治疗急性酒精中毒可能通过以下作用机制实现：①降低血液黏度，改善血液流变学指标，改善微循环，有利于加速血液流动，防止红细胞聚集，有助于预防和消除微血栓；②扩张血管，降低血管阻力，增加脑血流量，改善微循环从而促进受损脑细胞的功能恢复；③抑制还原型辅酶Ⅰ，从而改善肝细胞代谢，减少体内各种毒性物质的蓄积，发挥促醒作用。

【体内过程】正常人口服葛根素36小时后仅有0.78%以原形自尿中排出，72小时后自粪便排出73.3%，说明口服吸收差。健康人静脉注射葛根素(5mg/kg)，高效液相色谱荧光检测法测得其在体内的分布快而广，消除快，无代谢饱和现象，但有种属代谢差异及不易蓄积的特点。葛根素静脉注射5小时后，其血浆中浓度已很低，为维持有效血药浓度可视病情再给予静滴维持量较为合理[26,27]。小鼠口服PF(葛根黄酮)(空腹12小时)不同剂量(2.4、0.2g/kg)后，体内血药葛根素在15～30分钟达高峰，2h后开始下降。血药浓度随给药剂量增加而增高。小鼠不禁食情况下口服葛根黄酮，则血药葛根素的达峰时间后移，约在0.5～1小时出现。磷脂的乳化作用可提高葛根素在离体肠管吸收量的2～4倍，并明显增强葛根素改善家兔血液流变和微循环的作用，认为除与磷脂提高葛根素的生物利用度有关外，还可能与磷脂有利于葛根素通过生物膜进入靶器官内有关[28]。有实验表明葛根素通过腹腔注射能透过血房水屏障，进入房水，为葛根素全身用药治疗眼部疾病提供了实验依据。小鼠口服新工艺制备的葛根黄酮后30分钟，心、脑、肝、肾中均有分布，且药物浓度由高到低依次为肾＞肝＞脑＞心，在大鼠体内为肾＞脾＞心＞肝＞肺＞脑，其在脑中的分布虽然较低，但其代谢较缓慢[28]。

大鼠口服葛根素(100mg/kg)48小时后，尿中含有葛根素和四种主要代谢物，即大豆黄素4,7-二-O-硫酸盐，大豆黄素7-O-β-D-葡萄糖醛酸苷，大豆黄素4-O-硫酸盐，大豆黄素排泄量为给药量的3.6%。胆汁中也含有葛根素和两种主要代谢物，分别为葛根素4′-O-硫酸盐和葛根素7-O-β-D-葡萄糖醛酸苷，表明葛根素在体内被部分水解成苷元，尿中主要排泄物仍为葛根素[29]。小鼠口服葛根素制剂，其主要排泄途径为肠道；给药后24小时自粪便中排出剂量的35.7%。由尿中只排出剂量的1.85%。人及大鼠静脉注射葛根素制剂，主要由肾脏清除，粪便和胆汁的排泄量均很少[28]。

小鼠、大鼠、兔口服葛根素制剂后，葛根素在体内的药-时过程为二室模型。小鼠、狗、糖尿病患者静脉滴注葛根素制剂，葛根素滴眼液给家兔一次滴眼后，其在体内的药时过程为线性动力学过程，符合开放式二室模型[28]。小鼠口服葛根提取物后15分钟血液中即可检出葛根素，在体内呈二室模型分布，其主要药动学参数：$t_{1/2\alpha}=1.0156h$；$t_{1/2\beta}=15.0984h$；$C_{max}=456.6376mg/L$；$T_{max}=1.2427h$；$AUC=5824.7144mg/h/ml$，表明葛根提取物口服后葛根素在小鼠体内吸收快、消除慢[30]。

但是，在葛根黄酮及葛根素的药代动力学研究报道中会发现一些内容的不一致，原因可能是测试条件、样品处理方法及单一成分和复方的区别等造成的。因此，在进行体内过程研究中，应注意实验动物种属、实验动物的生理或病理状态、不同的给药方式和剂量、中药单一成分和复方等影响因素[28]。

【毒理研究】葛根素给大鼠和兔分别以516.7、273.1mg/kg腹腔注射和静注，用药两周，观察30天后的血象，肝功及病理组织学(心、肝、肾)检查均未见异常改变[29]。用Ames试验，染色体畸变分析，微核测定，致畸试验，精子畸形试验等观察葛根素的作用，无致突变和致畸作用[31]。小鼠对葛根的最大耐受量＞37.5g/kg，相当于成人用量0.5g/kg的75倍以上，安全性非常高，可谓无毒。小鼠急性毒性试验表明葛根素静脉给药LD_{50}为700～800mg/kg；大鼠慢性毒性试验表明每天肌内注射葛根素10、15mg/kg共3个月，多项生理指标均未见异常[24]。

【主治】外感发热头痛，项强，口渴，消渴，麻疹不透，热痢，泄泻；高血压颈项强痛。

【现代应用】

1. 偏头痛 葛根片(含100mg葛根素/片)口服，有效。

2. 突发性耳聋 葛根素100mg加0.9%生理盐水10ml静注，每日1次，连续7天，30例患者甲皱微循环改善，听力均有不同程度的提高[7]。

3. 冠心病、心绞痛 葛根注射液300mg，加生理盐水250ml静滴，每日1次，硝酸酯用量不变或减少，疗程两周，葛根素在缓解心绞痛和改善心肌缺血方面均有显著疗效，较单纯西药组好[32,33]；对不稳定型心绞痛也有较好效果[34,35]。50例冠心病心绞痛患者用葛根素治疗取得明显效果，经治疗后血、尿常规检查无异常，心率、血压无异常变化，仅1例心绞痛严重者，加用0.5mg硝酸甘油含服后血压轻度下降，但在1小时内恢复正常[3]。

4. 高血压病 葛根片治疗伴颈项强痛的高血压病，能明显改善症状。

5. 心肌梗死 葛根对心肌细胞起着良好的保护作用，具有更好的扩冠作用，从而增加冠状动脉供血，使得心肌缺血得到改善，达到治疗目的[3]。30例心肌梗死患者用葛根素治疗后，可见心肌氧耗指数下降，磷酸肌酸激酶含量降低，心电图明显改善，心肌梗死范围减小[11]。

6. 脑血栓 葛根素注射液400mg加入5%葡萄糖液500ml静滴，每天1次，14天为1疗程，治疗150例脑血栓形成患者，基本痊愈68例，显著进步32例，无变化15例[36]。

7. 慢性单纯性青光眼 用1%葛根素点眼，每日2次，疗程1个月，有降低眼内压作用，所治的33例患者均取得较好效果[37]。

8. 椎-基底动脉供血不足 葛根素可扩张血管，改善微循环，可增大血液灌流量。75例椎-基底动脉供血不足性眩晕患者应用葛根素后效果显著[3]。

9. 心力衰竭 治疗组(100例)在常规治疗的基础上加用葛根素500mg加入5%葡萄糖150～250ml中静脉输注，每日1次，10天为1个疗程。结果经治疗1～2个疗程后，治疗组总有效率为94%，对照组为72.62%[38]。

此外，葛根素对高黏血症、高脂血症、外伤性视神经萎缩、高血压、肺心病急性加重期，以及葛根对颈椎病，软组织损伤均有一定的效果[3,4,39]。

【不良反应】葛根素注射液在临床应用中，文献报道有引起药物热、过敏性药疹、过敏性休克、速发性喉头水肿、阵颤、过敏性皮疹、面部血管水肿、消化道出血、溶血反应、肾绞痛、血红蛋白尿、丙氨酸转氨酶升高、心脏停搏、窦房结抑制等不良反应，其不良反应的潜伏期有长有短，临床应用时应注意密切观察，一旦出现需立即停药和对症处理，以减少不良反应的发生及危害[40]。

主要参考文献

[1] 周远鹏，等. 不同品种葛根药理作用的比较性研究. 中国中药杂志，1995，20(10)：619

[2] 郑炜，等. 葛根素心血管作用机制的研究进展. 中国药师，2008，11(2)：171

[3] 黄筑燕，等. 葛根药理及临床研究进展. 光明中医，2007，22(6)：63

[4] 陈文杰. 葛根药理作用及临床应用研究进展. 中国现代医药杂志，2008，10(12)：142

[5] 谷万章，等. 葛根素对视网膜动脉阻塞治疗机制的研讨-视网膜微循环与血液流变学变化的分析. 实用眼科杂志，1990，8(1)：9

[6] 陈连壁,等. 葛根素对犬脑血流的影响. 中国中药杂志,1995,20(9):560

[7] 蔡正华,等. 葛根素注射液对突发性耳聋患者甲皱循环的影响. 中国中西医结合杂志,1994,14(2):98

[8] 赵爱平,等. 葛根素延缓易中风型自发高血压大鼠缺血性痉挛的发作和死亡. 中国中药杂志,1998,23(7):431

[9] 王磊一,等. 葛根素对大鼠急性脑缺血的保护作用. 中国中药杂志,1997,22(12):752

[10] 吉宏龙,等. 葛根素抑制大鼠背根神经细胞河豚毒素不敏感性钠电流. 中国药理学报,1996,17(2):118

[11] 朱庆磊,等. 葛根素的药理学和临床应用研究进展. 中草药,1997,28(11):693

[12] 李阳,等. 葛根素注射液对老年不稳定型心绞痛病人血浆内皮素及血液流变学的影响. 中西医结合心脑血管病杂志,2007,5(7):572

[13] 禹志领,等. 葛根总黄酮对血液黏度、血栓形成及血小板功能的影响. 中药材,1997,20(9):468

[14] 邹莉波,等. 部分中药对动物学习记忆功能的影响. 中药药理与临床,1990,6(5):16

[15] 邹莉波,等. 葛根醇提物及总黄酮对动物学习记忆功能的影响. 中药药理与临床,1990,6(6):18

[16] 禹志领,等. 葛根总黄酮对小鼠记忆行为的影响. 中国药科大学学报,1997,28(6):350

[17] 禹志领,等. 葛根总黄酮对脑缺血的保护作用. 中国药科大学学报,1997,28(11):310

[18] 牛英才,等. 葛根异黄酮对 MPP+诱导的 PC12 细胞凋亡的保护作用. 中国药理学通报,2009,25(1):112

[19] 张光成,等. 葛根异黄酮的抗氧化作用. 中药材,1997,29(7):358

[20] 辛洪波,等. 葛根素对氧自由基的清除作用. 中国病理生理学杂志,1991,7(2):199

[21] 陶莉莉. 近年来对葛根的研究进展概述. 湖南中医杂志,1999,15(1):59

[22] 龚志刚,等. 葛根素对运动大鼠血清自由基代谢及运动能力的影响. 江西师范大学学报(自然科学版),2008,32(1):142

[23] 杜力军,等. 新工艺制备葛根黄酮的药代动力学研究. 中药药理与临床,1997,13(2):19

[24] 周吉银,等. 葛根总黄酮及葛根素解酒的药理研究进展. 中国医院药学杂志,2007,27(9):1280

[25] 张东华,等. 葛根的化学成分、药理作用和临床应用研究. 首都医药,2007,6:44

[26] 金昔陆,等. 葛根素在大鼠、家兔、犬中的药物动力学. 中国药理学报,1992,13(3):284

[27] 王淑君,等. 葛根中主要成分的药代动力学研究. 中草药,1996,27(11):697

[28] 郭莹,等. 葛根素的药代动力学研究概况. 时珍国医国药,2006,17(6):1083

[29] 张军,等摘译. 葛根素在大鼠尿和胆汁中的代谢物. 国外医学·中医中药分册,1996,18(3):46

[30] 胥秀英,等. 小鼠血浆葛根素的含量及其药代动力学研究. 时珍国医国药,2007,18(12):2960

[31] 史纪兰,等. 葛根素致突、致畸作用评价. 中国药理学和毒理学杂志,1992,6(3):223

[32] 王玮,等. 葛根素抗冠心病心绞痛的疗效评价. 中国中西医结合杂志,1999,19(5):310

[33] 陈学林,等. 葛根素治疗冠心病心绞痛的临床评价. 临床心血管病杂志,1997,13(3):167

[34] 赵志明,等. 葛根素治疗不稳定性心绞痛的临床研究. 中国中西医结合杂志,1998,18(5):282

[35] 黎明江,等. 葛根素注射液治疗不稳定型心绞痛 201 例. 辽宁中医杂志,1997,24(2):66

[36] 温跃才. 葛根素注射液治疗脑血栓形成 150 例. 湖南中医杂志,1998,14(3):44

[37] 康汝秀,等. 葛根治疗慢性单纯性青光眼 33 例临床观察. 中国中医眼科杂志,1992,2(2):77

[38] 徐志芳,等. 葛根素注射液治疗充血性心力衰竭 100 例. 中西医结合心脑血管病杂志,2006,4(1):83

[39] 吴朝云,等. 葛根的现代应用. 安徽中医学院学报,1995,14(1):68

[40] 王国团,等. 葛根素注射液的不良反应综述. 新疆中医药,2008,26(1):70

菊 花

本品为菊科植物菊 *Chrysanthemun morifolium* Ramat. 的干燥头状花序。菊花含挥发油(如樟脑、龙脑、醋酸龙脑酯等),黄酮类成分(如木犀草素,木犀草素-7-葡萄糖苷,刺槐素等)、水苏碱、胆碱、腺嘌呤、维生素 B_1 及维生素 A 样物质、氨基酸、微量元素。菊花味辛甘、苦,性微寒。归肺、肝经。

【功效与药理】

1. 散风清热　菊花体轻达表,气清上浮,性凉能清热,具有散风清热之功,可用于风热感冒。这与菊花的抗病原微生物作用及解热等作用有关。

(1)抗病原微生物:体外实验表明,菊花水浸剂或煎剂(1∶1～1∶5)对金黄色葡萄球菌、乙型溶血性链球菌、大肠杆菌、宋内氏痢疾杆菌、变形杆菌、伤寒杆菌、副伤寒杆菌、铜绿假单胞菌、人型结核杆菌、霍乱弧菌都有抑制作用[1,2]。高浓度在体内有抗流感病毒(PR_8)及抗钩端螺旋体的作用[3]。菊花水浸剂(1∶4)对某些常见皮肤致病性真菌亦有抑制作用[4]。小鼠体内抑菌实验表明,新鲜全草(地上部分)加水蒸馏所得的挥发油,对金黄色葡萄球菌、大肠杆菌、福氏痢疾杆菌等有较强的抑菌作用,对铜绿假单胞菌作用很弱,对肺炎双球菌无效[5]。

菊花中的 Luteolin(木犀草素)和 Luteolin-7-glucoside(木犀草素-7-葡萄糖苷)对病毒的逆转录酶有抑制作用,以 Luteolin 的作用最强[6]。用 70%丙酮对菊花进行提取浓缩,再以己烷、氯仿、醋酸乙酯和水分配提取。其中醋酸乙酯、正丁醇提取物具有抑制 HIV 逆转录酶和 HIV 复制的活性。从醋酸乙酯提取物中得到的金合欢素-7-O-β-D-吡喃半乳糖苷是抗 HIV 的活性成分[7]。另有报道,Lee 等从菊花中得到的一个黄酮葡萄糖酸酐(芹菜素-7-O-β-D-(4′-咖啡酰)-葡萄糖酸苷),也具有较强的抑制 HIV 的活性[8]。

此外,体外实验表明,亳菊的醋酸乙酯总提物(80μg/ml)对培养基中红细胞感染疟原虫的百分率有明显降低作用,浓度为 100μg/ml 时作用更显著[9]对感染疟原虫的小鼠,腹腔注射亳菊的乙醇提取物及氯仿分离物,结果显示 1.4g/kg 醇提物及 0.8g/kg 氯仿分离物,能在给药第 5 天抑制疟原虫生长[10]。

(2)解热作用:菊花浸膏灌胃,对人工发热家兔有解热作用。其解热作用可能与中枢抑制作用有关[5]。

(3)抗炎作用:菊花提取物给小鼠腹腔注射,对组胺所致毛细血管通透性增强有抑制作用,减少台盼蓝扩散。其提取物 10mg 相当芦丁 2.5mg 抗炎作用[3]。

2. 平肝明目　《本草正义》中记载:"凡花皆主宣扬疏泄,独菊花则摄纳下降,能平肝火,熄内风,抑木气之横逆。"本品平肝熄风作用可用于肝阳上亢,肝风内动的头晕头痛、目眩、耳聋等,这与其改善机体的血液循环、降血脂等作用有关。另外,本品还可配伍用于肝肾不足之病症,这可能与其抗氧化、延缓衰老作用相关。

(1)对心血管系统的作用:菊花水煎醇沉制剂对离体兔心有显著扩张冠脉、增加冠脉流量的作用。对在体犬心也有增加冠脉流量和心肌耗氧量的作用[11],菊花制剂对实验性冠脉粥样硬化兔的离体心脏,也能增加冠脉流量和提高心肌耗氧量[12]。总之,菊花制剂能扩张冠脉,减轻心肌缺血状态,虽有心肌收缩力加强与耗氧量增加的作用,但仍以扩张冠脉占优势[13]。给小鼠腹腔注射菊花制剂,能提高其对减压缺氧的耐受性[14]。杭菊酚性部分对豚鼠离体心脏冠脉流量增加约 40%,超过同剂量丹参的增加量。杭白菊酚性部分亦有提高小鼠对低压缺氧耐受性的作用[15]。

测定心肌对同位素 ^{131}Cs 的摄取量来判定心肌损伤或缺血情况,发现野菊花和白菊花均能使梗死和供血不足的心肌对 ^{131}Cs 的摄取量增加,故认为其对心肌梗死有改善作用[16]。

(2)对脂质代谢的影响:给 SD 大鼠饲以高脂饲料,用菊花水提液灌胃,能够抑制血清胆固醇及甘油三酯的升高[17],给大鼠口服菊花水煎剂既能抑制(肝微粒体羟甲基戊二酰辅酶A)HMGR 的活性,又能激活胆固醇-7-羟化酶的活性。(分别代表肝脏中胆固醇合成代谢和分解的速度。)因此,菊花既可抑制胆固醇的合成,又能促进其分解,从而使血中非固醇水平下降[18]。对于正常的基础饲料组大鼠,菊花提取物能保持血清总胆固醇基本不变,而提高有保护作用的 HDL 浓度,降低有危害作用的 LDL 浓度,在高脂膳食情况下具有抑制血胆固醇和甘油三酯升高的作用[19]。

(3)抗氧化作用:给小鼠分别灌服相同剂量的四大怀药(牛膝、地黄、山药、菊花,)45 天后测定血中 SOD(超氧化物歧化酶)、CAT(过氧化氢酶)和 GSH-Px(谷胱甘肽过氧化物酶)的活性及血中 LPO(过氧化脂质)的含量。结果显示,四大怀药 GSH-Px 的活性和 LPO 含量降低[13,20]。杭白菊酒精浸提物的水溶部分再经萃取得到氯仿、醋酸乙酯、正丁醇三种萃取物及水溶部分,四种组分都能不同程度地清除受光照的核黄素体系中的超氧阴离子,且在一定范围内与浓度呈正相关。其中醋酸乙酯和正丁醇萃取物的清除作用较强,清除能力与其黄酮、多酚含量基本一致[21]。

将人红细胞置入超氧离子自由基损伤体系中,同时加入不同量的菊花水提物,借助荧光探针 DPH(1,6-二苯基-1,3,5-已三烯)等,发现菊花提取物对膜流动性的降低有保护作用[22]。

(4)延缓衰老:用浸泡过药液的新鲜桑叶饲养家蚕,观察四大怀药(牛膝、地黄、山药、菊花)合剂及各单味药对家蚕幼龄期的影响。结果显示,合剂组家蚕龄期较对照组明显延长,同时家蚕的身长、体重较同龄对照组增加缓慢,食桑量亦减少,生长发育正常。说明寿命长短与生长发育、饮食量关系密切。四药合剂的效果明显优于各单味药物,显示四药配伍的作用优于各药的单独作用[23]。

另外,四大怀药配伍煎剂灌服小鼠能显著降低小鼠脑线粒体单胺氧化酶的活性。

3. 其他作用

(1)凝血作用:菊花制剂腹腔注射,能缩短家兔的出血时间和凝血时间,炒炭后作用更强[24]。另有报道,菊花提取物在体外对牛凝血酶凝聚人体纤维蛋白原时间无显著影响[25]。

(2)驱铅作用:将昆明种雄性小白鼠随机分为 3 组:①阴性对照组:不给予铅染毒,也不给予菊花茶灌胃;②染毒组:15mg/kg 醋酸铅腹腔注射染毒,隔天 1 次,共 11 次,22 天;③实验组:铅染毒(方法同染毒组)当天开始每天 1 次 1.2ml 菊花茶灌胃,共 22 次。结果:染毒组的血铅和骨铅明显升高,分别达到 7.8048μmol/L 和 182.32μg/g,而实验组血铅和骨铅均低于染毒组,较染毒组分别下降 36.5%和 33.4%,均具有统计学意义[26]。

(3)抗肿瘤作用:菊花挥发油中含有较多的β-榄香烯,而β-榄香烯具有广谱抗肿瘤等广泛的药理作用[27]。另有报道:菊花当中的芹菜苷配基(aglycone)具有诱导人白血病 HL-60 细胞周期停止于 G_2/M 期的作用,从而起到抑制肿瘤细胞增殖的作用[28]。金合欢素对腹水型肝癌和 S_{180} 癌细胞的 DNA 合成有明显的抑制,其抑制机制可能是对 DNA 模板损伤[29]。槲皮素对不同的癌细胞具有细胞毒作用。它能有效诱导微粒体芳烃羟化酶、环氧化物水解酶,使多环芳烃和苯并芘等致癌物质通过羟基化,水解失去致癌活性,起到抗癌的效果[30,31]。

此外,菊花能够降低转氨酶,其所含多糖还具有抗辐射作用、其芹菜素具有镇静作用[32]。

【毒理研究】小鼠急毒试验，煎剂灌胃(100g/kg)，多数(80%)能存活；同剂量浸膏灌胃无死亡[12]。全草挥发油小鼠腹腔注射的 LD_{50} 为(1.3475±0.1311)g/kg，小鼠每日腹腔注射全草挥发油 0.4mg，连续 10 天，血常规、肝功无异常。家兔一次肌注 4.8mg 不引起局部病变，对体温也无影响[12]。

【主治】风热感冒，头痛，眩晕，目赤肿痛，眼目昏花。

【现代应用】

1. 高血压　菊花、银花各 24～30g(头晕为主者加桑叶 12g，动脉硬化，血清胆固醇高者加山楂 12～24g)，混匀为 1 日量，分 4 次沸水冲泡 10～15 分钟当茶饮。不可煎熬。观察 46 例，有 35 例血压降至正常，其余症状有明显好转[33]。

2. 冠心病、心绞痛　白菊花加温水浸泡过夜，次日煎两次，每次煎半小时，除去沉渣，混合两次药液再浓缩，每日服两次，每次 25ml。每天服量相当于生药 30～50g。两个月一个疗程，共治疗冠心病 61 例，对心绞痛症状的总有效率为 80%[3]。

3. 皮肤病

(1)疔疮：鲜白菊 500g(连根叶)，鲜蒲公英 60g，白酒 50ml，上药洗净，捣汁、挤汁半碗，热酒冲服。药渣敷患处，疔头不敷，再盖被睡卧出汗。一般 1～3 剂可愈。无鲜品时，可用干白菊 150g，干蒲公英 30g，入水加酒煮服。不饮酒者，水煮。疗效满意[34]。

(2)寻常疣：菊花 30g，30 度白酒 100ml 浸泡 3 天后弃渣，浸出液可加适量开水，白糖炖服。1 天 1 次，3 天一疗程。停药观察 3 天，若不见效，再服第二个疗程。5 个疗程无效者，弃用此法[35]。

4. 眼疾　取菊花 15g、黄柏 15g，捣细，冷开水煎煮 3 次，合并取药液 250～300ml 治疗流行性结膜炎，可用药液冲洗患眼或用直接滴眼，亦可用小酒杯倒入药液直接按在患眼上浸洗，5 次/天。睡前可用无菌纱布浸药液湿敷于患眼上，第 2 天早上揭去，效果更佳。120 例患者全部治愈，无 1 例并发症发生。其中 1 剂治愈 93 例，2 剂治愈 27 例，治愈率为 100%[36]。

5. 小儿便秘　菊花、银花各 13g，甘草 8g，轻煎取二汁为茶频饮。两岁以下 100～200ml，两岁以上服 300ml，日 1 剂。治疗 180 例小儿便秘，均在服药后 24 小时内顺利排出软便。

【不良反应】临床应用，除个别人有轻度上腹痛、腹泻外，一般无其他反应[3]。但有引起过敏反应的报告[37]。

主要参考文献

[1] 重庆医学院第一附属医院内科中医中药研究组，等．192 种中药及草药抗菌作用研究(初步报告)．微生物学报，1960，8(1)：52

[2] 刘寿山．中药研究文献摘要(1820—1962 年)．北京：科学出版社，1963.653

[3] 江苏新医学院．中药大辞典(下册)．上海：上海人民出版社，1977.2008

[4] 曹仁烈，等．中药水浸剂在试管内抗皮肤真菌的观察．中华皮肤科杂志，1957，(4)：286

[5] 郑虎占，等．中药现代研究与应用(卷五)，北京：学苑出版社，1998.4093

[6] 徐强，等．日本中药研究的动向-日本药学会第 109 届年会报告综述．中国中药杂志，1990，15(2)：55

[7] HU CQ. 金合欢素-7-O-β-D-吡喃半乳糖苷-从菊花中得到的抗 HIV 成分及其有关的类黄酮的构

效关系. 国外医药·植物药分册,1995,10(2):83

[8] Lee J S. Kim H J. A new anti-HIV flavoniod glucurcnide from Chrysanthemum morifolium. Lett Planta Med,2003,69:859

[9] 吴艳,等. 毫菊醋酸乙酯提取物对人工培养恶性疟并疟原虫的效应. 海南医学,1995,6(4):216

[10] 赵灿熙,等. 毫菊乙醇提取物及氯仿分离物对红内期疟原虫的效应. 海南医学,1996,7(1):2

[11] 浙江医科大学生理教研组,等. 冠心病研究资料汇编,1975.61

[12] 浙江医科大学生理教研室. 菊花制剂对冠脉作用的实验研究. 新医药学杂志,1979,(2):60

[13] 李献平,等. 四大怀药延缓衰老的研究. 中西医结合杂志,1991,11(8):486

[14] 生理学教研组. 菊花制剂对冠脉作用的实验研究. 浙江医科大学学报,1978,7(4):5

[15] 杨学运,等. 中药杭白菊酚性部分的药理作用探讨. 浙江医科大学学报,1989,18(6):282

[16] 陈克云,等. 放射性同位素^{131}Cs 对丹参、白菊花、野菊花治疗实验性心肌梗塞的初步观察(简报). 浙江中医药,1979,(10):377

[17] 胡春,等. 菊花提取物对实验动物抗疲劳和降血脂作用的研究. 食品科学,1996,17(10):58

[18] 王树立,等. 菊花等 15 种中药对大鼠胆固醇代谢的影响. 生物化学杂志,1987,3(4):319

[19] 李英霞,等. 菊花的药理研究进展. 时珍国医国药,1998,9(6):580

[20] 刘世昌,等. 四大怀药对小鼠血液中谷胱甘肽过氧化物酶活性和过氧化脂质含量的影响. 中药材,1991,14(4):39

[21] 苏祝成. 杭白菊浸提液的不同萃取分离物对氧自由基清除作用研究. 食品科学,1995,16(2):60

[22] 胡春,等. 菊花提取物对人红细胞膜的保护研究. 食品科学,1996,17(2):7

[23] 李献平,等. 四大怀药对家蚕寿命及生长发育的影响. 中国中药杂志,1990,15(9):51

[24] 山东中医药研究所药理组. 30 种中药炒炭前后止血作用研究. 药学通报,1965,11(12):562

[25] 欧兴长,等. 126 种中药抗凝血酶作用的实验观察. 中草药,1987,18(4):21

[26] 冯昶,等. 菊花茶实验性驱铅作用研究. 劳动医学,1999,16(3):164

[27] 翟延晖,等. β-榄香烯抗肿瘤机理研究进展. 湖南中医学院学报,2002,22(4):64

[28] Huang H Y,Zha X L. Development in research of antitumor effect of flavones compounds. Chin J New Clin Rem,2002,21(7):428

[29] 李君山,等. 雪莲花类药材的化学与药理研究进展. 中国中药杂志,1998,8(8):312

[30] 项光亚,等. 金丝桃细胞毒作用和抗肿瘤作用研究. 药学实践杂志,2001,19(1):16

[31] Brownson D M,Azios N G,Fuqua B K,et al. Flavonoid effects relevant to cancer. Nutr. ,2002,132(11 Suppl):3482

[32] 刘婵. 芹菜素对中枢神经作用的研究进展. 国外医学·神经病学神经外科学分册,2005,32(3):264

[33] 黑龙江省双城县人民医院. 银菊饮治疗高血压病临床报道. 新医药学杂志,1972,(2):32

[34] 杨绍鑫. 菊蒲饮治疗疔疮. 四川中医,1984,2(3):29

[35] 谢小琛. 菊花浸出液治疗寻常疣. 福建中医药,1985,16(1):63

[36] 赵玉良,等. 菊花黄柏液治疗天行赤眼 120 例. 光明中医,2003,18(104):55

[37] 宋志刚. 服怀菊花出现过敏反应一例. 中国中药杂志,1996,21(2):123

升 麻

本品为毛茛科植物三叶升麻(关升麻)*Cimicifuga heracleifolia* Kom.、兴安升麻(北升麻)C. dahurica(Turcz.)Maxim. 或升麻(西升麻、川升麻)C. foetid L. 的干燥根茎。升麻属植物成分主要有三萜及其苷类(包括 9,19-环羊毛脂烷型四环三萜及其苷类,约 100 多种)、苯丙素类化合物(普遍含有阿魏酸、异阿魏酸等咖啡酸衍生物,具有较强的抗炎活性)、色酮类(升麻素、升麻素糖苷等)、挥发油(已知 21 种化合物,主要成分为棕榈酸,占所鉴定化合物的55.01%)及其他类型。升麻味辛、微甘,性微寒。归肺、脾、胃、大肠经。

【功效与药理】

1. 发表透疹 《本草正义》中记载:"升麻能发散阳明肌腠之风邪,透表发汗,其力大,惟表邪之郁遏者宜之。"升麻的解表透疹之功可能与其解热、镇痛等作用有关。

(1)解热作用:北升麻甲醇提取物1g/kg或异阿魏酸1~2g/kg灌胃,可使正常大鼠体温下降;对伤寒-副伤寒混合疫苗所致大鼠发热也有解热作用[1]。

(2)镇痛作用:单穗升麻提取物(2g/kg)灌胃,对醋酸引起的小鼠扭体反应及压尾刺激均有镇痛作用。北升麻提取物(1g/kg及5g/kg)灌胃,只对小鼠扭体反应有抑制作用[1]。

2. 清热解毒 升麻的清热解毒之效可能与其抗菌、抗病病毒、抗炎、抗过敏作用有关。

(1)抗菌作用:实验表明,升麻对金黄色及白色葡萄球菌乙型链球菌、白喉杆菌、伤寒杆菌、铜绿假单胞菌、埃希大肠杆菌、志贺痢疾杆菌有体外抑制作用。升麻醇提液中分离得到的白色结晶(升麻素)体外试验证明,其对白色念珠菌、石膏样毛癣菌、红色毛癣菌、新型隐球菌、狗小芽孢菌、铁锈色小孢子菌、发癣毛癣菌、石膏样小孢子菌、絮状表皮癣菌、羊毛状小孢子菌、热带念珠菌等真菌有抑制作用,其最小抑菌度,除铁锈色小孢子菌为300μg/ml外,均为100μg/ml。对石膏毛癣菌感染的豚鼠体癣有较好疗效,且对大鼠皮肤无刺激性[1]。

(2)抑制核苷运转和抗病毒作用:从升麻根茎分离的24个三萜化合物能抑制植物血凝素(PHA)刺激的淋巴细胞的核苷的转运。构效关系表明,侧链上的半缩醛结构、12位氧代、B环上的环丙烷及C-7(8)双键与活性有关;其中cimicifuoside抑制活性最强,4ng/ml时可引起50%被抑制。兴安升麻总皂苷(Cd-S)也能抑制体外PHA刺激的淋巴细胞对胸腺嘧啶脱氧核苷的转运,并在体外对猴免疫缺陷病毒(SIV)具有抑制作用。

(3)抗炎作用:以2g/kg异阿魏酸、北升麻提取物或单穗升麻提取物给大鼠灌胃,对角叉菜胶或右旋糖酐所致足肿胀均有抑制作用。北升麻对炎症后期(即肉芽增生)也具有明显抑制作用[1]。

3. 升举阳气 《本草纲目》中记载:"升麻引阳明清气上行"。升麻升举阳气之功常用于配伍治疗胃下垂、脱肛、子宫脱垂等气虚下陷之证。升麻对消化道及生殖系统平滑肌紧张性及收缩性的调节作用,可能是其重要药理基础之一。

(1)对大白鼠子宫平滑肌的作用:升麻对未孕子宫及膀胱呈兴奋作用,对妊娠子宫则有抑制作用。含升麻的补中益气汤能使离体豚鼠子宫张力显著增高,对整体兔及犬的子宫亦表现兴奋作用。

(2)对大鼠胃肠平滑肌的作用:升麻提取物CS_5(10^{-7}、10^{-5}、10^{-3}g/ml)对胃平滑肌不具兴奋作用,但能轻度增强氯乙酰胆碱(10^{-3}g/ml)及血管收缩素(3×10^{-7}g/ml)引起的收缩作用,而又不影响两者对直肠肛门部肌肉的收缩效应。CS_5可抑制儿茶类物质对乙酰胆碱的对抗效应。

4. 其他作用

(1)抗肿瘤:从兴安升麻提取的24-O-乙酰升麻醇-3-O-β-D-木糖苷,可有效抑制人肝癌细胞株HepG2的增殖,并且可将其阻滞在G_2/M期,同时伴随G_0/G_1期细胞数下降,S期细胞数增多。随着作用时间的延长,G_2/M期细胞逐渐增多,到24小时出现少量凋亡细胞。研究显示,其诱导的肿瘤细胞凋亡和细胞周期阻滞与半胱氨酸天冬氨酸蛋白酶家族的激活、抗凋亡蛋白Bcl2表达的改变以及细胞周期素依赖性激酶cdc2和细胞周期蛋白B的下调直接相关[2]。升麻总苷对人肝癌细胞株HepG2具有较强的抑制作用,半数抑制浓度IC_{50}为

21mg/L，但对原代培养正常小鼠肝细胞的抑制作用较弱，IC_{50}为105mg/L。升麻总苷在25mg/L可阻滞HepG2细胞于G_1期，在50、100mg/L时，可将其阻滞于G_2/M期。升麻总苷可明显抑制小鼠肝癌H22的生长，具有良好的抗肿瘤活性，并呈现一定的剂量依赖性[3]。从升麻中提取的三萜皂苷化合物，对MDA-MB-453的半数抑制浓度IC_{50}值为5.7mg/L，具有较高的抑制活性[4]。升麻总苷对A549、HepG2、HL60、Eca-109、MDA-MB231肿瘤细胞的半数抑制浓度（IC_{50}）分别为20.3mg/ml、27.1mg/ml、21.2mg/ml、23.4mg/ml和32.7mg/ml。小鼠口服升麻总苷100mg/kg和200mg/kg可明显抑制S_{180}移植瘤(抑瘤率分别为42.8%和54.6%)和裸鼠移植人肺腺癌A549的生长（T/C值分别为58.1%和52.2%)，采用病理切片和流式细胞技术对A549肿瘤细胞检测显示，升麻总苷可诱导体内肿瘤细胞凋亡，体内外均具有抗肿瘤活性[5]。

(2)抗骨质疏松：升麻中三萜类成分具有抗骨质疏松活性，升麻提取物(含升麻三萜苷71.2%)表现出良好的骨保护效应，可以有效地拮抗去卵巢后雌激素降低引起的骨质量下降，同时提高去卵巢大鼠的骨密度和骨矿物质含量，且对大鼠去卵巢后血清E_2水平和子宫指数无明显影响[6]。

【主治】风热头痛，齿痛，口疮，咽喉肿痛，麻疹不透，阳毒发斑，脱肛，子宫脱垂等。

【现代应用】

1. 带状疱疹　升麻30～50g煎浓汁，用纱布浸药汁湿敷患部，3～5天可愈。

2. 胃下垂、膈肌痉挛　辨证选穴，穴位注射胃升液(升麻、黄芪制成100%注射液)4ml，治疗胃下垂有效。主要穴位有脾俞、胃俞、提胃、胃上。升麻、柴胡、枳壳各等分，共研细末，每次4g，温开水冲服，治呃逆56例，疗效较好。

3. 治疗绝经期综合征　以升麻皂苷为主要成分的中药新药——希明婷片应用于妇女更年期综合征的治疗。临床研究报道口服希明婷片(200mg/d，疗程1个月)，观察治疗前、后潮热出汗、烦躁易怒等围绝经期综合征Kapperman评分变化，发现希明婷治疗1个月后，围绝经期综合征症状均明显改善[7]。另有报道使用希明婷(50mg片，每次1片，每日3次)，连服4周，观察治疗前后潮热、烦躁易怒、失眠、腰膝酸软等围绝经期综合征相关症状评分的改变。使用希明婷治疗4周后，患者潮热、汗出和眩晕等症状明显改善[8]。

【不良反应】升麻常见的不良反应主要包括胃肠道刺激、头痛、头晕、恶心等。

此外，原产北美的升麻属植物总状升麻*Cimicifuga racemosa*(Turcz.)Maxim.，又名黑升麻，国外药理研究较多。

总状升麻提取物可明显抑制抗IgE诱导的被动皮肤过敏反应，其作用机制可能与抑制组胺释放和调控肥大细胞中某些细胞因子基因的表达有关[9]。总状升麻异丙醇提取物能够有效地降低大鼠卵巢摘除造成的骨量流失，改善骨骼形态，增加大鼠骨密度，可用于治疗骨质疏松[10]。总状升麻提取物能够显著减少卵巢摘除大鼠的骨矿物流失，降低脂肪蓄积和血清中瘦素(leptin)的水平，但是对子宫质量和雌激素受体调节基因的表达无影响[11]。

在欧美市场总状升麻提取物(商品名：REMIFEMIN®)作为雌激素替代药物较为广泛的用于绝经期综合征的治疗。最新的研究结果表明，升麻虽然没有类雌激素作用，但仍可缓解妇女绝经期出现的失眠、情绪紊乱和潮热等现象[12]。

近年来国外总状升麻导致肝损害的相关报道较多，英国2006年5月共收到总状升麻可疑不良反应31例，其中22例为肝脏不良反应，包括肝功能异常15例，各型肝炎6例，肝衰竭1例。多数患者肝功能通常在停药后逐渐恢复。2006年7月欧洲药品管理局所属草药产品委员会收到的42例肝毒性报告。2006年底,澳大利亚收到16例与总状升麻有关的肝毒性报告,其中3例患者接受了肝移植手术[13,14]。

主要参考文献

[1] 林玉萍,等. 升麻属植物的化学成分与生物活性研究. 天然产物研究与开发,2002,14(6):58

[2] 田泽,等. 24-O-乙酰升麻醇-3-O-β-D木糖苷对HepG2细胞的细胞毒性及其作用机制. 中国药学杂志,2007,42(7):505

[3] Tian Z, *et al*. Antitumor activity and mechanisms of action of total glycosides from aerial part of Cimicifuga dahurica targeted against hepatoma. BMC Cancer,2007,31(7):237

[4] Einbond LS, *et al*. Growth inhibitory activity of extracts and compounds from Cimicifuga species on human breast cancer cells. Phytomedicine,2008,15(6/7):504

[5] 曹丽,等. 兴安升麻总苷抗肿瘤药效研究. 中国中医药信息杂志,2008,15(12):31

[6] 李春梅,等. 升麻提取物对去卵巢所致大鼠骨质疏松症的作用. 中草药,2005,36(11):1686

[7] 方超英,等. 希明婷片治疗女性围绝经期综合征的临床观察. 中国妇幼保健,2009,24(6):838

[8] 刘培淑,等. 希明婷片治疗女性围绝经期综合征的临床研究. 山东大学学报(医学版),2008,46(8):791

[9] Kim C D, *et al*. Inhibition of mast cell-dependent allergy reaction by extract of black cohosh(Cimicifuga racemosa). Immunopharmacol Immunotoxic,2004,26(2):299

[10] Nisslein T, *et al*. Effects of an isopropanolic extract of Cimicifuga racemosa on urinary crosslinks and other parameters of bone quality in an ovariectomized rat model of osteoporosis. J Bone Miner Metab,2003,21(6):370

[11] Seidlova W D, *et al*. Pharmacology of Cimicfuga racemosa extract BNO 1055 in rats: bone, fat and uterus. Maturitas,2003,44(Suppl 1):S39

[12] Boekhout AH, *et al*. Symptoms and Treatment in Cancer Therapy-Induced Early Menopause. Gynecol Oncol,2006,11(6):641

[13] 金华. 等. 黑升麻肝毒性报告引起各国药政部门的关注. 国外医药·植物药分册,2006,21(6):249

[14] 编辑部编译. 黑升麻相关肝损害. 药物不良反应杂志,2006,8(6):468

三、常 用 方 剂

桂 枝 汤

本方来源于《伤寒论》,由桂枝、芍药、炙甘草、生姜、大枣组成。

【功效与药理】

1. 解肌发表　桂枝汤是仲景群方之冠,乃滋阴和阳,解肌发汗调和营卫的第一方。《医宗金鉴·删补名医方论》中记载:"凡中风、伤寒、杂证、脉浮弱、汗自出而不解者,皆得而主之。其他但见一二证即是,不必悉具矣。"因此本方是治疗太阳病中风表虚证的主方。其解肌发表功效与抗病原体、抗炎、发汗等作用有关。

(1)抗病毒作用:病毒作为外邪侵入人体可以致病。桂枝汤有较强的抗病毒作用。灌服桂枝汤煎剂8.81、17.63、35.75g/kg,每日1次,连续5天,能明显抑制由流感病毒亚洲甲型鼠肺适应株FM_1滴鼻感染($2LD_{50}$)所致肺炎模型小鼠的肺部炎症反应,使肺指数(肺重/体重)明显降低,肺组织中增殖的病毒颗粒显著减少,单核巨噬细胞的吞噬功能明显增强,且量效关系显著[2]。体外抗病毒实验观察桂枝汤对副流感病毒-Ⅰ,RSV,dV3,AdV7,$ECHO_{11}$,CoxB4,CoxB5,CoxB6,HSV-Ⅰ,HSV-Ⅱ共10株病毒致细胞病变作用的影响,发现桂枝汤4mg/ml时对副流感病毒-Ⅰ,AdV4,AdV7以外的7株病毒致细胞病变有不同程度的抑制作用,当增至8mg/ml时,对所试10株病毒均有不同程度的抑制作用。此外,大鼠含桂枝汤血清对所试HSV-Ⅰ,HSV-Ⅱ,CoxB4,CoxB5等病毒致细胞病变有延续作用,且血清在一20℃保存3个月后仍有此作用[1]。正交设计法组方分析结果表明,在抑制流感病毒在肺内增殖方面以全方合煎优于分煎;桂枝汤中以芍药的作用最强,大枣次之。甘草、生姜同芍药有协同作用,姜、甘草间亦有协同;而生姜同桂枝、大枣有拮抗作用。在促进病鼠RES吞噬活性上,又以大枣作用最佳,甘草次之。大枣、生姜、芍药同甘草有协同作用,桂枝、生姜间亦有协同;而芍药又有拮抗大枣的作用[3]。进一步研究发现,给予桂枝汤药后,啜粥、温覆确实能使其抑制流感病毒性肺炎的作用明显强于单纯给药,提示药后啜粥、温覆能提高桂枝汤的药效[4]。

(2)抗炎作用[1-3]:桂枝汤煎剂17.63g/kg给小鼠灌服,对角叉菜胶性足肿胀、二甲苯所致皮肤毛细血管通透性增加均有明显的抑制作用。组方分析研究发现,全方合煎抗炎作用最强,拆方研究表明方中桂枝是抗炎作用的主要药物,其他药味有协助桂枝抗炎的作用。桂枝汤于致炎前3天开始灌胃给药,可显著抑制佐剂性关节炎大鼠的急性足爪肿胀和继发性足肿胀,明显抑制继发性关节炎关节液中IL-1β、TNF-α的活性,表明桂枝汤具有防治佐剂性关节炎的作用,作用机制之一可能与抑制炎症细胞因子和炎症介质生成有关。

(3)解热作用[5,6]:桂枝汤有明显的解热和降温作用。动物实验表明桂枝汤灌服对啤酒酵母、霍乱、伤寒、副伤寒甲乙四联菌苗、白细胞介素1、干扰素和肿瘤坏死因子等所致动物实验性发热有明显的解热作用,使体温恢复正常,且有量效关系。此外,桂枝汤口服还能使正常动物的体温降低。桂枝汤对酵母致大鼠发热模型有明显解热作用,能降低模型动物血清IL-1、TNF-α、血浆和下丘脑PGE_2水平,为其解热机制之一。

(4)镇静、镇痛作用[1,7]:桂枝汤具有较强的镇静、镇痛作用。《伤寒论》中记载:"太阳病,头痛,发热,汗出,恶风,桂枝汤主之"。桂枝汤能使小鼠的自主活动减少,并能增强戊巴比妥钠对中枢的抑制作用;热板法和醋酸扭体法实验表明,桂枝汤能延长痛反应时间和减少扭体次数,明显提高痛阈值,量效关系明显。桂枝汤全方合煎的镇痛作用强于分煎。还有资料报道,小鼠对疼痛刺激反应的敏感性,以及桂枝汤的镇痛作用都有显著的昼夜节律性变化。

(5)抗菌作用:桂枝汤有一定的抗菌作用。桂枝汤水煎剂体外对金黄色葡萄球菌、甲型链球菌、枯草杆菌、变形杆菌和铜绿假单胞菌均有一定的抑制作用;若在桂枝汤中加入一定量的TMP,则对变形杆菌、枯草杆菌的抑制作用可提高4倍和8倍;对表皮葡萄球菌、链球菌、铜绿假单胞菌和大肠杆菌的抑制作用可提高1倍;对金葡菌抑制作用反而减弱。拆方研究发现方中以甘草的抑菌效果最强,桂枝、白芍居中,生姜最弱[8]。

(6)镇咳、祛痰、平喘作用:桂枝汤煎剂17.5g/kg给小鼠灌服,能延长氨水刺激诱致的咳嗽时间;增加气管内酚红的排泌量;豚鼠灌服桂枝汤,能使组胺刺激所致实验性哮喘发生的潜伏期延长[9]。

2. 调和营卫 桂枝汤是解肌发表,调和营卫的祖方。本方主治风寒束表,营卫不和之证。所谓营卫不和,正如《伤寒论》所说,太阳中风,其病机是卫强营弱所致。中医认为,营为阴,卫为阳。正常情况下,卫阳固护于外,营阴安守于内,两者是相互协调的,今因风邪犯于肌表，经脉不利，故头痛项强；风邪犯表，卫阳奋起抗邪于外，则发热，即所谓"阳浮者，热自发"；营阴失去卫阳的正常固护，阴液不能自守，则汗出，即又所谓"阴弱者，汗自出"；阳浮阴弱（也即卫强营弱），两者失去协调，导致营卫不和，而桂枝汤是调和营卫的第一方。现代研究资料证明，桂枝汤对机体的许多功能具有双向调节作用，具体表现在以下方面：

（1）对体温的双向调节作用[1,10,11]：在桂枝汤的体温双向调节研究中，首先在实验动物身上制备病理状态的体温变化，即发热和低体温大鼠模型，前者采用皮下注射酵母法，后者采用安痛定腹腔注射法。然后，将桂枝汤灌胃给予病理模型动物，观察动物体温的变化，同时应用西医学研究等技术手段，观察动物下丘脑组织中与体温调节密切相关的生物活性物质的含量或表达变化，揭示桂枝汤干预体温调节的分子机制。结果表明，桂枝汤对动物体温具有双向调节作用，既使发热机体解热，也使体温偏低机体升温。

机制研究中，核素示踪技术测定法发现发热大鼠下丘脑组织中15-羟基前列腺素脱氢酶（15-PGDH）活性降低，桂枝汤剂量依赖性地对抗该酶活性的降低，并促进发热大鼠体温恢复正常，两者呈正相关。相反，低体温大鼠体内，该酶的活性有升高趋势，桂枝汤降低该酶活性并加速体温恢复正常，两者呈弱相关。在探讨发热和低体温大鼠下丘脑可溶性一氧化氮合酶（NOS）活性的变化与桂枝汤对之影响的研究中，发现发热大鼠NOS的活性显著升高，而低体温大鼠NOS的活性明显降低，均与体温变化呈正相关，桂枝汤剂量依赖性地对抗发热大鼠下丘脑NOS活性升高，与其解热作用平行；但在低体温模型上可进一步降低该区NOS活性，与抗低体温作用呈负相关。此外，在模型大鼠下丘脑组织磷酸化cAMP反应元件结合蛋白（pCREB）活性、前列腺素E_2（PGE_2）含量及环加氧酶（COX）活性、腺苷酸环化酶（AC）活性与环磷酸腺苷（cAMP）含量等指标观察的实验中发现，桂枝汤能使发热大鼠的pCREB活性降低，低体温大鼠的pCREB活性变化不明显；使发热大鼠下丘脑PGE_2含量明显降低，低体温大鼠PGE_2含量明显增高，对两种模型大鼠下丘脑细胞中COX活性的影响不明显；桂枝汤显著抑制cAMP含量，相反对低体温大鼠可显著增强其下丘脑中AC活性，升高异常降低的cAMP含量。另有报道表明，桂枝汤能拮抗神经降压素（NT）的降体温作用；能抑制5-羟色胺（5-HT）脑室注射引起的发热反应，并在解热和抗低体温同时，显著降低发热大鼠下丘脑中5-HT含量，升高代谢产物5-羟吲哚醋酸（5-HIAA）含量，反之升高低体温大鼠下丘脑5-HT含量、降低5-HIAA含量；桂枝汤能通过促进下丘脑中过量的去甲肾上腺素或乙酰胆碱的灭活，拮抗或部分拮抗它们的降体温或发热作用；桂枝汤可部分通过干扰蛙皮素受体及其功能，发挥解热效应，如上调受体或提高结合活性。

在桂枝汤有效部位A（Fr. A）双向体温调节作用的研究中发现，Fr. A在双向调节体温的同时，明显拮抗低体温大鼠下丘脑热休克蛋白70（HSP_{70}）含量的降低，对发热大鼠下丘脑HSP_{70}含量具有一定的降低作用。对桂枝汤中分离获得的化学单体邻甲氧基桂皮醛的研究发现，不同浓度的邻甲氧基桂皮醛与体外培养的大鼠脑微血管内皮细胞共同孵育，采用内源性致热因子IL-1刺激后，其表现出剂量依赖地下调COX-1、COX-2活性及PGE_2含量。

（2）对汗腺分泌的双向调节作用[1,12]：桂枝汤对汗腺分泌有双向调节作用。桂枝汤对正常及汗腺分泌进行性受抑的流感病毒感染小鼠，有促进其发汗的作用，表现出维持时间短、起效快等特点，有利于散热。以阿托品与安痛定肌注大鼠造成其汗腺分泌受抑和亢进的病理模型，应用桂枝汤后，也能分别增强和抑制汗腺分泌。

（3）对免疫功能的双向调节作用[1,13,14]：桂枝汤对正常动物的非特异性免疫功能无明显影响，但对流感病毒感染所致病毒性肺炎小鼠，随病情加重，免疫功能降低，桂枝汤可改善感染动物的免疫功能,使血中炭粒廓清率基本维持在正常水平,且呈量效关系。桂枝汤对迟发型超敏反应有明显的抑制作用;但能促进抗内毒素抗体的产生,还能提高小鼠对高温环境的耐受能力。近年来,进一步研究表明,桂枝汤对痹证小鼠T淋巴细胞具有调节作用,免疫荧光标记流式细胞仪计数发现,模型小鼠全血中CD^{3+}、CD^{4+}、CD^{8+}T细胞在应用桂枝汤后数量均降低,脾脏来源的T淋巴细胞对丝裂原刀豆蛋白A(ConA)激活的增殖反应系数应用桂枝汤后降低,B淋巴细胞对丝裂原细菌脂多糖(LPS)激活的增殖反应系数应用桂枝汤后无变化。结果提示桂枝汤能减少痹证小鼠外周血中T淋巴细胞数量且对脾脏中淋巴细胞的功能具有抑制作用。桂枝汤可以明显升高痹证(胶原诱导免疫性关节炎)小鼠肠黏膜免疫系统中降低的CD^{4+}、CD^{8+}T淋巴细胞及SIgA数量,说明桂枝汤可以增强痹证小鼠肠道黏膜免疫功能,从而可能诱导免疫耐受和免疫抑制。桂枝汤含药血清能阻断LPS和Poly刺激的小鼠巨噬细胞RAW2647的TLR3高表达,阻断TLR3胞内信号转导的MyD88依赖和非依赖两条途径,抑制相关基因表达产物TNF-α、IFN-β过度分泌,具有TLR3拮抗剂样作用。桂枝汤也可直接作用于接头蛋白MyD88、TRAM和TR IF,影响TLR4信号转导的MyD88依赖和非依赖性途径,抑制TNF-α、IFN-β的过度分泌。以脾虚动物模型为研究对象,发现桂枝汤能提高脾虚大鼠血清IgG、IgM的含量,同时降低脾虚大鼠血清补体C3的含量,使其达到正常水平;桂枝汤可使脾虚大鼠NF-ATcmRNA的表达下调,进而IL-a mRNA的表达也下调,同时IFN-y mRNA的表达上调,使Th1和Th2分化趋于平衡。

(4)对胃肠运动的双向调节作用[1,14]:桂枝汤可抑制新斯的明引起的小鼠胃排空加快、肠推进加速;也可拮抗阿托品引起的胃排空减慢、肠推进减弱,使两种偏亢或偏抑的胃肠功能状态趋于正常,但对正常动物却无明显的影响。桂枝汤胃肠调节的机制与影响胃动素、胃泌素、生长抑素及血管活性肠肽(VIP)水平有关。桂枝汤有效部位B(Fr. B)对胃肠运动亦有双向调节作用,Fr. B可拮抗阿托品所致胃肠运动受抑大鼠的下丘脑和空肠组织cAMP含量及蛋白激酶A(PKA)、蛋白激酶C(PKC)活性与胃窦组织PKA活性的降低,相反对新斯的明致胃肠运动亢进大鼠,Fr. B可升高胃窦组织PKA活性、下丘脑和空肠组织PKC活性,对cAMP含量无明显影响。

(5)对血压的双向调节作用[1,14]:无损伤大鼠尾脉搏测压法发现桂枝汤能明显降低自发性高血压大鼠血压,并能明显升高复方降压片所致低血压大鼠的血压。进一步研究发现,桂枝汤有效部位A部分(Fr. A)和E部分(Fr. E)明显降低自发性高血压大鼠的血压,B部分(Fr. B)明显升高复方降压片所致低血压大鼠的血压,是其发挥血压双向调节作用的物质基础,而影响大鼠血管的活性物质内皮素(ET)、神经降压素(NT)、血管活性肠肽(VIP)等含量则是其发挥血压双向调节作用的机制之一。

对以上各系统的双向调节作用是桂枝汤调和营卫的药理学依据。

此外,桂枝汤还具有抗过敏、降血糖、增加心肌血流量、改善胃肠消化传导和解痉止痛等药理作用。动物模型还显示,该方能有效地防治佐剂性关节炎、颈椎病和慢性胰腺炎。

【体内过程】以发汗、解热等药效法探讨了桂枝汤药物动力学参数。发现桂枝汤给动物灌服(5.0g/kg)发汗作用的最低起效剂量为0.47g/kg,相当于临床等效剂量的效应消除半衰期为2.62小时,效应维持时间为8.95小时,效应达峰时间为1.64小时[15]。以酵母性发热大鼠的解热效应探讨了桂枝汤的药动学参数,桂枝汤解热的最小起效量为0.42g/kg,作用维持时间10.6小时,体内相当药量的消除半衰期为1.34小时[16]。桂枝汤灌服对新斯的明诱发小鼠肠蠕动亢进抑制的最低起效量为0.186g/kg,相当于临床等效剂量的效应消除半衰期为 5.87 小时,效应维持时间为 33.74 小时,效应达峰时间为 2.89 小时[17]。

中药复方药动学的研究难度较大,从以上药效动力学参数初步可以看出桂枝汤不同的效应具有不同的药动学参数,这些参数为临床不同目的的用药提供了一定的参考价值。

【主治】外感风寒表虚证。头痛发热,汗出恶风,鼻鸣干呕,苔白不渴,脉浮缓或浮弱者。

【现代应用】

1. 普通感冒、流行性感冒、呼吸道炎症等[18]　上百例临床资料报道,效果较好。

2. 出汗异常　用本方加味治绝育术后自汗、盗汗、低热、外感多汗、局限性多汗症以及黄汗症均有一定的疗效。

3. 颈椎病、肩周炎　用本方加葛根治颈椎病有效。本方加草乌浸酒治肩周炎有效。

4. 过敏性疾病　桂枝汤对荨麻疹、多形红斑、皮肤瘙痒、过敏性鼻炎等过敏性疾患有效。

5. 妇科病　本方对产后感冒、高热、妊娠反应、阴痒等均有疗效。

此外,桂枝汤或加减方对阵发性心动过速,病毒性心肌炎,多发性动脉炎,软组织损伤,冻疮,面瘫,神经性头痛、下肢静脉曲张等均有一定的疗效[19,20]。

主要参考文献

[1] 张保国,等.桂枝汤现代药效学研究.中国中药杂志,2007,32(7):557

[2] 沈映君主编.中药药理学.上海:上海科技出版社,1997

[3] 曹伟春.桂枝汤的药理作用研究进展.中成药,1991,13(8):33

[4] 富杭育,等.啜粥、温覆对桂枝汤疗效的影响.中医药学报,1990,5(1):28

[5] 富杭育,等.桂枝汤对白细胞介素 1、干扰素、肿瘤坏死因子所致发热的作用.中药药理与临床,1994,(3):1

[6] 程先宽,等.不同折算剂量桂枝汤对酵母致大鼠发热模型的影响.中医杂志,2009,50(3):852

[7] 宋建国.中药方剂桂枝汤的时间药理学.中国中药杂志,1994,19(3):178

[8] 彭宣宪,等.桂枝汤抗菌作用的实验研究结果.中国医药学报,1998,13(1):72

[9] 贺玉琢,等.桂枝汤的药理研究(七).中药药理与临床,1991,7(1):1

[10] 龚蓉,等.桂枝汤对体温双向调节作用研究进展.中医药导报,2005,11(3):70

[11] 胡彦武.桂枝汤对体温双向调节作用机理的研究进展.时珍国医国药,2005,16(12):1312

[12] 滕晶.桂枝汤双向调节作用药理研究及临床应用概况.山东中医药大学学报,2004,28(5):493

[13] 卢长安,等.桂枝汤的药理学研究(六).中药药理与临床,1990,6(1):2

[14] 殷越,等.桂枝汤双向调节作用的研究进展(二).中医药信息,2009,26(6):76

[15] 富杭育,等.以发汗的药效法再探麻黄汤、桂枝汤、银翘散、桑菊饮的药物动力学.中药药理与临床,1992,8(5):1

[16] 富杭育,等.以解热的药效法初探麻黄汤、桂枝汤、银翘散、桑菊饮的药物动力学.中药药理与临床,1992,8(1):1

[17] 富杭育,等.以抑制肠蠕动亢进作用再探麻黄汤、桂枝汤、银翘散、桑菊饮的药物动力学.中成药,1993,15(1):35

[18] 陈奇主编.中成药名方药理与临床.北京:人民卫生出版社,1998.99

[19] 刘俊德,等.桂枝汤Ⅰ临证运用举隅.河北中医,1999,21(5):163

[20] 吴振成,等.桂枝汤治疗下肢静脉曲张 224 例疗效观察.山东医药,2009,49(47):3

九味羌活汤

本方出自《此事难知》,由羌活、防风、苍术、川芎、白芷、细辛、生地黄、黄芩和甘草组成。

【功效与药理】

解表除湿

(1)解热:采用注射酵母混悬液、角叉菜胶诱导大鼠发热,九味羌活汤丸剂、袋泡剂与喷雾剂表现出明显的解热效应;采用五联疫苗、酵母或三联菌苗制备家兔发热模型,九味羌活汤水提液、喷雾剂灌胃给药,解热作用显著;采用2,4-二硝基酚致大鼠与家兔发热,九味羌活汤浸膏灌胃给药解热作用明显[1,2,3,4]。中药血清药理研究表明,在内毒素诱导兔单核细胞产生内生致热原过程初期,加入含九味羌活丸的血清能抑制兔单核细胞内 Ca^{2+} 内流及DNA合成,从而抑制内生致热原的产生,这可能是其解热作用的机制之一[5]。

(2)镇痛:本方水提物和醇提物20g/kg能抑制醋酸致小鼠扭体反应,减少扭体次数;热板法实验表明其醇提物25g/kg能显著提高小鼠痛阈值;亦有报道该方水提物10、5g/kg及九味羌活浸膏9、4.5、2.25g/kg,能明显减少醋酸致小鼠扭体反应次数及提高热板刺激的痛阈值[1,3]。九味羌活丸喷雾剂(感痛宁)5、2.5g/kg能显著提高大鼠后肢加压性疼痛的痛阈值,减少醋酸致小鼠扭体反应次数[2]。

(3)抗炎:九味羌活汤醇提液30g/kg明显抑制小鼠巴豆油耳肿胀及大鼠蛋清性足肿胀[1]。其喷雾剂(感痛宁)对大鼠角叉菜胶性足肿胀与小鼠巴豆油耳肿胀亦有显著抑制作用[2]。九味羌活浸膏9、4.5、2.25g/kg对巴豆油所致的小鼠耳廓肿胀及醋酸所致的小鼠腹腔毛细血管通透性的增加均有显著抑制作用[3]。

(4)镇静:九味羌活汤10、5g/kg明显减少小鼠自主活动次数[1]。

(5)调节免疫:抗内毒素抗体产生实验表明,九味羌活汤明显促进抗体产生,加速机体对内毒素的清除[1]。

(6)抑菌:九味羌活汤水煎剂对金黄色葡萄球菌、表皮葡萄球菌、大肠杆菌、铜绿假单胞菌、普通变形杆菌、福氏志贺氏菌、微球菌、黏质沙雷氏菌的体外抑菌实验结果显示,该水煎剂的最小抑菌浓度分别为0.008、0.016、0.25、0.25、0.031、0.063、0.016、0.25g生药/ml,提示九味羌活汤对多种细菌有抑制作用[4]。

【主治】恶寒发热,无汗,头痛口干,肢体酸痛等证。

【现代应用】

1. 感冒发热　九味羌活汤治疗感冒发热210例,4剂为一疗程,有效率94.7%[6]。另有报道,九味羌活汤加减治疗风寒感冒、风热感冒、暑湿感冒均有效,各型临床疗效比较无显著性差异。其脑卒中热感冒去苍术、细辛,加银花、连翘、板蓝根;暑湿感冒去细辛、黄芩、生地,加银花、连翘、藿香、滑石。水煎2次,共取汁600ml,分3次服,每日1剂,疗程3天[7]。

2. 坐骨神经痛　九味九分散治疗坐骨神经痛38例,痊愈27例[1]。

3. 带状疱疹后遗神经痛　用九味羌活汤加减治疗36例患者,其中肝经郁热者加柴胡、丹皮、龙胆草以加强疏肝、清利湿热作用;脾虚湿蕴者加白术、茯苓、黄芩加强健脾利湿作用;气滞血瘀者加丹参、黄芪以培本固元、活血行气。每日1剂,分3次服用,每次约150ml,7天为1疗程,其中25例患者临床疼痛消失,且停药1个月以上无复发,4例疼痛次数明显减少,疼痛程度明显减轻[8]。

4. 疖肿　加减九味羌活汤(羌活、防风、苍术、白芷、黄芩、生地、甘草、独活、栀子、蒲公英、鱼腥草)治疗疖肿57例,服药1~2个疗程后,疖肿消散或溃后愈合,全身症状消失,半年内未复发者34例,疖肿愈后复发,但数量少,症状减轻者19例[8]。

5. 痹证　46例痹证应用九味羌活汤加味治疗，总有效率为95.7%，胃肠道反应发生率为6.5%，半年内复发率为40.9%[9]。

主要参考文献

[1] 陈奇主编．中成药名方药理与临床．北京：人民卫生出版社，1998.102

[2] 王晓阳，等．九味羌活丸喷雾剂(感痛宁)的药理研究．中药药理与临床，1997，13(3)：8

[3] 卿玉玲，等．九味羌活汤解热镇痛作用研究．中药药理与临床，2006，22(3、4)：21-23

[4] 张保国，等．九味羌活汤药效学研究及临床加味运用．中成药，2007，29(10)：1498

[5] 杨奎，等．含香薷、羌活胜湿汤和九味羌活丸血清对内生致热原产生的影响．中药药理与临床，1995，(4)：1

[6] 傅振强，等．九味羌活汤治疗感冒发热210例临床观察．中西医结合实用临床急救，1995，2(5)：212

[7] 岳超．九味羌活汤治疗感冒60例．实用中医药杂志，2007，23(2)：85

[8] 袁世清，邓中甲．九味羌活汤的应用举隅．中医药导报，2006，12(4)：33

[9] 杨百京．九味羌活汤加味治疗痹证46例．四川中医，2004，22(1)：49

小青龙汤

本方来源于《伤寒论》，由麻黄、白芍、细辛、干姜、甘草、桂枝、半夏、五味子组成。

【功效与药理】

1. 解表散寒

(1)解热：以家兔大肠杆菌内毒素、2，4-二硝基苯酚及大鼠内毒素三种发热模型观察了小青龙汤的解热作用，实验表明，加有生石膏、地龙的小青龙全方对三种模型的降温作用优于去石膏、去地龙的小青龙方，提示地龙及石膏的加入可增强小青龙汤的解热作用[1]。小青龙糖浆对角叉菜胶致热大鼠也表现出解热作用[2]。

(2)抗炎：小青龙糖浆14.4、3.6g/kg对角叉菜胶所致的大鼠足跖炎性肿胀具有显著抑制作用[2]。

2. 温化寒饮，止咳平喘

(1)平喘[3,4,5]：小青龙汤灌胃给予，能明显对抗乙酰胆碱和组胺混合液、或磷酸组胺喷雾所致的豚鼠哮喘；对卵白蛋白所致大鼠哮喘模型，能显著减少大鼠气道阻力，增大肺动态顺应性，减少血嗜酸性粒细胞数。体外实验亦表明，该方能直接松弛豚鼠离体气管平滑肌，拮抗组胺、乙酰胆碱和氯化钡引起的气管平滑肌痉挛。病理组织学检查显示，小青龙汤能改善黏膜水肿、管腔阻塞程度，能阻断基层细胞增生和平滑肌增生。

平喘机制研究发现，主要与影响免疫炎症反应、气道结构重塑及气道神经调节系统方面有关。小青龙汤通过对组胺的拮抗作用而抑制Ⅰ型变态反应的速发相(IPR)，通过对细胞因子的拮抗作用或抑制病理性细胞因子抑制Ⅰ型变态反应的迟发相(LPR)，从而起到免疫调节和抗炎作用；小青龙汤可增强炎症损伤的神经生长因子的修复功能；能通过降低IL-4 mRAN表达水平，间接降低IL-4含量，从而减轻黏膜变应性炎症。卵白蛋白(OVA)致敏哮喘小鼠肺组织内Th1/Th2比值明显降低，小青龙汤可逆转失衡的Th1/Th2比值，并与糖皮质激素有协同作用。小青龙汤可降低哮喘患者外周血中嗜酸性粒细胞及血中IL-5的水平，提示该方可影响哮喘的炎症反应。其次，小青龙汤能使卵白蛋白造模大鼠血清NO及支气管-肺泡灌洗液(BALF)中ET-1的含量明显降低，而NO、ET-1等则是参与气道炎症与高反应性形成的主要活性物质，提示小青龙汤可干预气道重塑机制，但对气道重塑的其他病理环节影响的研究较少。在气道神经调节系统方面，发现小青龙汤能显著提高卵白蛋白致敏哮喘模型大鼠肾上腺糖皮质激素受体(GCR)水平、肺组织β肾上腺素能受体(β-AR)数量、cAMP水平及血浆皮质酮(B)含量，提示该方可通过改善下丘脑-垂体-肾上腺皮质功能、上调β_2-AR数目及其功能、影响细胞信号调控系统等方面发挥平喘作用。

(2)抗过敏：本方提取物5～100mg/kg在豚鼠注射卵蛋白(EA)前1.5小时灌服，可使豚鼠被动皮肤过敏反应(PCA)滴度呈量效关系下降。其提取物亦能抑制卵蛋白致敏的离体豚鼠肠管的舒尔茨(Schultz)和戴尔(Dale)反应，且认为其作用的发挥与抑制过敏介质的释放有关。本方能强烈对抗化合物48/80所致的豚鼠腹腔肥大细胞的脱颗粒，抑制抗EAIgE血清与致敏肥大细胞共孵所致的脱颗粒，稳定肥大细胞膜作用。小青龙1000μg/ml浓度时，明显抑制嗜酸细胞的生成率；40～200μg/ml显著抑制卵白蛋白(ovA)、人免疫球蛋白G(KIgG)或人分泌型免疫球蛋白A(hsIgA)刺激嗜酸性粒细胞的脱颗粒，提示其能有效治疗过敏反应[6]。小青龙汤对维A酸刺激RBL-1细胞(大鼠嗜碱细胞性白血病细胞)所致的LTC4合成酶增高无抑制作用，推测小青龙汤抗过敏作用机制与影响LTC4产生无关[7]。

(3)止咳[2,8]：小青龙糖浆7.2、3.6g/kg剂量对浓氨水所致的小鼠咳嗽反应有明显抑制作用。小青龙汤超微饮片及传统饮片均能延长氨水喷雾法致小鼠咳嗽的潜伏期，与同剂量传统饮片组相比，超微饮片组的咳嗽潜伏期有延长趋势。

3. 其他作用

抗促癌作用：以强力促癌剂12-O-十四烷酰法佛醋酸酯-13(TPA)诱发出现的EB病毒早期抗原(EBV-EA)为指标进行实验，发现小青龙汤100μg/ml浓度即有100%抑制率，10μg/ml浓度亦有70%抑制率，其中麻黄、甘草起主要作用。服用小青龙汤的小鼠，其TPA涂布所致的皮肤肿瘤、皮下注射4-硝基喹啉-N-氧化物(4NQO)所致肺癌及DEN腹腔注射所致肝癌的发生率明显低于对照组，表明小青龙汤有抑制促癌剂的作用[9]。

【主治】外寒内饮证。

【现代应用】

1. 支气管哮喘　小青龙汤具有良好的平喘、抗过敏作用，临床被广泛用于治疗喘息性疾病，研究表明该方不仅能缓解哮喘的急性发作症状，且对患者血液中嗜酸性粒细胞及白介素-5水平有降低作用[3]。据报道，小青龙汤作为基本方，其中痰浊壅盛，咯吐不爽者可减去五味子加用三子养亲汤以降气豁痰；如出现畏寒肢冷等肾阳亏虚，肾失摄纳之证可加用制附片以温肾扶阳，纳气平喘；如见脘闷苔腻，痰湿内蕴之证则可加用平胃散；咳甚者加炙紫菀、款冬花以止咳化痰；偏于痰热者，加用石膏。汤剂100ml，每天2次，连续服用10天，治疗寒哮110例，总有效率93.64%[10]。小青龙汤治疗外寒内饮型哮喘256例，每日1剂，日服2次，平均4剂，完全痊愈214例(83.59%)，缓解13例(5.08%)，无效5例(1.95%)[11]。小青龙汤加金银花、杏仁治疗变应性哮喘198例，20周为一疗程，疗效为72.4%[12]。小青龙汤治疗小儿哮喘101例，每日1剂，7日为一疗程，总有效率95%[13]。

2. 急、慢性支气管炎　小青龙汤每日1剂，水煎2次服，连续服用7天为一疗程治疗慢性支气管炎急性发作56例，总有效率92.85%[14]。小青龙汤每日1剂，水煎2次服，连续服用30天为一疗程。60例慢性支气管炎患者服用两个疗程，能明显降低患者血液黏稠度，疗效满意[15]。

3. 感冒　159例感冒病例，其中属外寒挟水饮者，用本方治疗，疗效较好[16]。

4. 过敏性鼻炎　近年来，小青龙汤在过敏性疾病(过敏性鼻炎、过敏性结膜炎等)的治疗中获得满意疗效。有报道，小青龙汤对变应性鼻炎患者自觉症状喷嚏、流涕和鼻塞的改善率分别为59.5%、50.0%和62.3%，对检查指标鼻黏膜肿胀、水样分泌物、鼻诱发反应和鼻涕中嗜酸性粒细胞数的改善率分别为36.3%、51.8%、40.0%和35.6%[17,18]。

【不良反应】应用小青龙汤时，偶有消化道症状（胃部不适、嗳气、腹泻等）或皮肤瘙痒症（停止给药后迅速消失）。小青龙汤与地高辛合用致室性期前收缩1例，停用本方，只服地高辛，期前收缩未再出现。阴虚血虚严重者不宜用本方，应用中曾发现头痛如劈，心悸汗不止、气冲头面，衄血不止者[16]。

主要参考文献

[1] 黄志力，等．生石膏及地龙对小青龙汤解热的增强作用．中药药理与临床，1997，13(5)：12-15

[2] 苗爱蓉，等．小青龙糖浆的药理作用．陕西中医，2001，22(10)：622

[3] 朱晓宏．小青龙汤现代药理研究及临床应用概况．国医论坛．2007，22(6)：52

[4] 王世聪，等．小青龙汤治疗支气管哮喘研究进展．福建中医学院学报，2009，19(2)：71

[5] 黄坚，等．用血清实验法观察小青龙汤对离体豚鼠气管平滑肌的作用．中药药理与临床，1995，11(6)：12

[6] 大久保喜雄，等．小青龙汤与麦门冬汤对嗜酸性粒细胞生存及脱粒的作用．日本东洋医学杂志，1994，44(4)：1-7

[7] 小林育子，等．柴朴汤、小青龙汤抗过敏作用的研究．日本小儿科学会杂志，1994，28(2)：117

[8] 蔡光先，等．小青龙汤超微饮片与传统饮片药理作用对比研究．中国医药学报，2004，19(12)：729

[9] 木岛孝夫，等．汉方方剂的抗促癌作用(第2版)．小青龙汤对小鼠皮肤及肺促癌剂的抑制效果．药学杂志，1994，114(4)：248

[10] 王莉莉，等．小青龙汤治疗寒哮110例疗效观察．实用中医内科杂志，2008，22(1)：28

[11] 田丰，等．小青龙汤治疗外寒内饮型喉饮256例．安徽中医临床杂志，1997，9(6)：293

[12] 计惠民．小青龙汤加金银花、杏仁治疗变应性哮喘198例的临床效果．国外医学·中医中药分册，1997，19(2)：32-33

[13] 刘洪新．小青龙汤治疗小儿哮喘101例临床观察．四川中医，1995，13(5)：43

[14] 刘淦新．小青龙汤治疗慢性支气管炎急性发作56例疗效观察．国际医药卫生导报，2006，12(4)：83

[15] 余南省，等．小青龙汤治疗慢性支气管炎血液流变学观察．中国药业，1999，8(8)：25

[16] 陈奇主编．中成药名方药理与临床．北京：人民卫生出版社，1998.86

[17] 唐有为．日本汉方治疗变应性鼻炎的研究进展．国外医学·中医中药分册，2000，22(3)：140

[18] 邢彦霞，等．小青龙汤对过敏性疾病的有用性．国外医学·中医中药分册，2005，27(5)：294

银 翘 散

本方来源于《温病条辨》，由连翘、银花、苦桔梗、薄荷、竹叶、生甘草、荆芥穗、淡豆豉、牛蒡子和芦根组成。

【功效与药理】

1. 辛凉解表　银翘散是清代温病学家吴鞠通所创制的方，适用温病初起，邪在卫分的表热证。医家叶天士在《外感温热篇》中说："温邪由口鼻而入，首先犯肺"。肺主气，属卫，外合皮毛，主表。温病初起，首先犯肺，病因于热，故外证但热不寒，或微恶寒。这种风热表证用本方即可达到辛凉解表，轻清宣达之效。经现代研究认为，该功效与以下作用有关：

(1)解热作用：银翘散具有确切的解热作用。动物实验表明，银翘散煎剂、袋泡剂、丸剂、滴鼻剂、颗粒剂、蜜丸等对多种致热原如伤寒菌苗、三联疫苗、五联疫苗、内生性致热原、2，4-

二硝基苯酚和啤酒酵母等所引起家兔或大鼠实验性发热均有明显的解热作用[1-4]。在银翘散的解热作用机制研究中，基本排除了其通过对内毒素的灭活解毒而产生解热作用的可能性。进一步研究发现银翘散能够解除致热原对大鼠温度敏感神经元的作用，证明该方为中枢性解热药，且其作用机制不全同于解热镇痛药物。此外，通过以伤寒副伤寒甲乙混合菌苗作为激活物，观察银翘散对体外培养单核细胞（mononuclear cell，MNC）合成释放内生性致热原（endogenous pyrogen，EP）的影响，结果表明其对EP合成无明显影响，提示银翘散的解热作用可能在于阻断EP产生以后的环节[5-7]。以对鲜酵母所致发热大鼠的解热效应为指标，发现银翘散解热作用的最小起效剂量为0.18g/kg，作用期为6.4小时，体内生物相当药量的消除半衰期为1.1小时[8]。

传统记载中，对银翘散的服用方法作了详细的说明，认为“香气大出，即取服，勿过煮”，这一煎法是取得疗效的关键。为有效指导该方的临床应用奠定基础，有学者观察了银翘散在不同煎煮时间下对致热大鼠体温及下丘脑cAMP含量的影响，结果提示银翘散对背部皮下注射20%酵母混悬液所致的大鼠发热具有明显的解热效应，其效果以煮沸后3～6分钟为优，解热作用与降低发热大鼠下丘脑组织中cAMP的含量有关[9]。

（2）镇痛作用：本方有镇痛作用。动物实验表明，银翘解毒颗粒剂、丸剂、片剂滴鼻剂等可明显提高小鼠热板法的痛阈值和减少醋酸所致的小鼠扭体次数[1～4]。

（3）对汗腺分泌的影响：银翘散煎剂给大鼠灌服，可促进汗腺分泌，但起效慢，维持时间较长，一般在药后1.5～2.0小时到达峰值，效应消除半衰期为3.90小时[10]。关于银翘散的发汗作用也有认为作用较弱的报道。

2. 清热解毒　银翘散对不少感染性疾病均有较好疗效，与其抗菌、抗病毒、解热、抗炎、抗毒素等作用有关。

（1）抗菌、抗病毒作用：银翘散浓缩袋泡剂、煎剂体外对金葡菌、乙型溶血性链球菌、甲型链球菌、肺炎球菌、卡他球菌、白喉杆菌、大肠杆菌、铜绿假单胞菌等体外有一定的抑制作用，体外对流感、登革热、合疱和单疱等病毒，均呈不同浓度的抑制作用[3]。银翘散煎剂连续给药5天对甲3（H3N2）亚型流感病毒小鼠肺炎有抑制作用，降低肺指数，但对小鼠感染甲3（H3N2）亚型流感病毒的死亡保护作用和延长生命作用并不明显[11]。银翘散对甲1型流感病毒、流感病毒FM1、流感A_2病毒感染的小鼠具有保护作用，能提高存活率、延长平均存活时间和减少肺炎性病变[12,13]。银翘散对以狗肾传代细胞（MDCK）为载体的体外试验显示，银翘散对甲1型流感病毒FM1株、Kumamoto流感A_2（H2N2）病毒株并无明显的抑制作用，且对接种于人肺KMB17、MDCK、Hep-2、Hela细胞上的鼻病毒R14型、流感病毒A型FM1株、呼吸道合胞病毒、腺病毒7型所导致的细胞病变无明显抑制作用，结合体内抗病毒有效结果，提示银翘散的抗病毒作用可能是通过提高宿主的抗病毒功能而产生作用[14,15]。流感病毒亚洲甲型鼠肺适应株（FM1）感染胸腺缺陷小鼠，银翘散可通过降低血清中IFN-γ的表达发挥减轻炎性损伤的作用[16]；同样病毒株感染快速老化小鼠（SAM）造成急性呼吸道感染模型，银翘散表现出降低炎性因子TNF-α及升高IFN-γ在血清中的浓度来减少炎性损伤[17]。此外，鸡胚法显示银翘散对H9亚型、H5亚型禽流感病毒的直接灭活、治疗和预防浓度分别是31.25、15.625、62.5mg/ml。在MDCK细胞上银翘散对H9亚型禽流感病毒直接灭活、治疗和预防浓度分别是7.812、125、125mg/ml，对H5亚型禽流感病毒直接灭活、治疗和预防浓度则分别是15.62、125、250mg/ml[18]。

（2）抗炎作用：银翘散煎剂、片剂、袋泡茶、滴鼻剂和银翘解毒颗粒剂等均有明显的抗炎作用。如本方对致炎剂组胺、前列腺素E所致小鼠皮肤毛细血管通透性增加有明显的抑制作用,以抗组胺性渗出为佳。但对醋酸及5-羟色胺所致皮肤或腹腔毛细血管通透性亢进作用不明显。本方煎剂、袋泡茶、颗粒剂、丸剂、片剂对大鼠蛋清性足肿胀和巴豆油或二甲苯所致小鼠耳廓肿胀均有明显的抑制作用。有实验以抑制二甲苯所致小鼠皮肤毛细血管通透性增高为指标,测得银翘散灌服抗炎的最低剂量为1.5g/kg,药效半衰期为4.53小时,达峰时间为2.31小时,作用维持时间为16.23小时[19]。

(3)对免疫功能的影响:炭粒廓清试验表明,银翘散能使小鼠吞噬指数和吞噬系数增加,但对抗环磷酰胺所致的小鼠体液免疫抑制无明显对抗作用[20]。银翘散具有增强小鼠非特异性免疫功能和细胞免疫功能的作用,提高小鼠的游泳耐力时间和免疫抑制小鼠网状内皮系统的吞噬功能、外周血 CD_4^+ T细胞的数量及免疫器官指数,且以煮沸后3分钟效果为佳[21]。

【主治】风热感冒,发热头痛,咳嗽、口干、咽喉疼痛。

【现代应用】

1. 普通感冒　用银翘散粗末治疗风热感冒1150例,服药1天后,热度普遍下降,感冒症状迅速减轻,平均2.7天痊愈。用银翘散袋泡剂治疗效果也好。

2. 流行性感冒　用银翘散治疗流感50例,服药后症状明显减轻,体温很快下降,平均2～4天痊愈。

3. 肺炎、急性支气管炎　银翘散能明显改善本病的症状,缩短病程[7]。

4. 急性传染病　用本方煎剂治麻疹、流行性腮腺炎、乙型脑炎、流脑、出血热、登革热、猩红热、钩端螺旋体病、风疹、急性结膜炎、睑腺炎、小儿急性肾炎等均有一定的治疗效果[7,14]。

5. 多种皮肤变态反应性疾病　如药物性皮炎、荨麻疹、牛皮癣、湿疹和水痘,用本方加减均可收到较好效果[7,14]。

此外,本方对疖肿,痤疮,急性子宫内膜炎,产褥热,急慢性胃炎,小儿急性肾炎、小儿手足口病等均有一定的疗效。

【不良反应】不良反应少。有报告银翘解毒片可致严重的过敏反应[22],因此临床用药应引起足够的重视。

主要参考文献

[1] 唐湘娟,等. 银翘滴鼻剂药理作用的研究. 湖南中医杂志,1999,15(2):51

[2] 刘广南,等. 银翘散颗粒剂、袋泡剂、汤剂和丸剂药理作用比较研究. 中药药理与临床,1999,15(6):2

[3] 潘竞锵,等. 银翘散浓缩袋泡剂抗炎解热镇痛抗菌和抗病毒作用. 广东药学,2003,13(1):43

[4] 张自强,等. 银翘散的解热作用研究. 黑龙江畜牧兽医,2004,(10):65

[5] 杜力军,等. 银翘散解热机制研究Ⅱ. 中药药理与临床,1992,8(1):8

[6] 杜力军,等. 银翘散解热机制研究Ⅲ. 中药药理与临床,1992,8(5):6

[7] 陈巧谋,等. 银翘散的临床应用与药理实验研究. 湖南中医药导报,2003,9(9):37-39

[8] 富杭育,等. 以解热的药效法初探麻黄汤、桂枝汤、银翘散、桑菊饮的药物动力学. 中药药理与临床,1992,8(1):1

[9] 刘亚娴,等. 银翘散在不同煎煮时间下对致热大鼠体温及下丘脑cAMP含量的影响. 中华中医药学刊,2008,26(2):245-248

[10] 富杭育，等．以发汗的药效法再探麻黄汤、桂枝汤、银翘散、桑菊饮的药物动力学．中药药理与临床，1992，8(5)：1

[11] 盛丹，等．不同治法体内抗甲3(H3N2)亚型流感病毒作用的实验研究．河南中医，2007，27(2)：25

[12] 郝欧美，等．银翘散提取物对小鼠流感病毒肺炎治疗作用的实验研究．世界中西医结合杂志，2009，4(9)：630

[13] 孙志波，等．银翘散对流感病毒FM1感染小鼠的保护作用．中国实验方剂学杂志，2009，15(7)：69

[14] 陈明华．银翘散的药理与临床研究进展．中国医学杂志，2005，5(5)：242-244

[15] 谢斌，等．银翘散对多种呼吸道病毒作用体外实验研究．中国热带医学，2006，6(1)：16

[16] 朱露莎，等．银翘散对流感病毒FM1感染胸腺缺陷小鼠血清中IFN-γ、IgG含量的影响．亚太传统医药，2009，5(2)：13

[17] 李庆国，等．银翘散对流感病毒感染快速老化小鼠血清中TNF-α及IFN-γ动态表达的影响．中国医院用药评价与分析，2009，9(1)：51

[18] 李艳华，等．银翘散体外抗禽流感病毒的研究．东北农业大学学报，2008，38(7)：90-93

[19] 富杭育，等．以抗炎的药效法再探麻黄汤、桂枝汤、银翘散、桑菊饮的药物动力学．中药药理与临床，1993，9(1)：1

[20] 冯劲立，等．三种解表方法对小鼠免疫功能影响的实验研究．世界中西医结合杂志，2007，2(5)：268

[21] 刘亚娴，等．银翘散在不同煎煮时间下对免疫抑制小鼠的免疫调节作用．中医杂志，2008，49(12)：1112

[22] 区鹤龄．口服银翘解毒片致过敏性休克1例．江西中医药，1990，21(2)：42

麻杏石甘汤

本方出自《伤寒论》，由麻黄、杏仁、石膏、甘草组成，具有辛凉宣泄，清肺平喘的功效，用于“汗出而喘，无大热者”。

【功效与药理】

1. 解表清热　本方证为外感风寒，身热不扬，咳逆气急甚则鼻翼煽动。可用于上呼吸道感染、急性支气管炎、支气管肺炎、大叶性肺炎等伴有炎症的呼吸系统疾病。这与本方具有抗菌、抗病毒、抗炎等作用密切相关。

(1)抗菌：气管内接种法给家兔接种肺炎双球菌Ⅰ型(菌号2319，菌液浓度10^9个/ml，剂量0.25ml/kg)，造成邪热壅肺证动物模型。给动物灌服生理盐水或麻杏石甘汤(每天2次，共两天)。血液细菌培养结果显示，模型组细菌转阴率为0%，治疗组转阴率为75%[1]。麻杏石甘汤煎剂金黄色葡萄球菌、伤寒杆菌、白色葡萄球菌等有一定的抗菌作用，其中，对金黄色葡萄球菌具有较强的杀菌作用，对伤寒杆菌具有微弱的杀菌作用，对白色葡萄球菌仅表现出抑菌作用[2]。本方的主药之一麻黄，体外试验对金黄色葡萄球菌，铜绿假单胞菌，甲、乙链球菌等多种细菌有抗菌作用[3]。

(2)抗病毒：在治疗给药和预防给药两种方式中，麻杏石甘汤煎液250、125mg/ml对鸡胚中的流感病毒的血凝滴度的抑制倍数在4以上，对A型流感病毒的MDCK细胞的治疗指数(TI)分别为2.78、1.71[4]，也可显著降低A型流感病毒的MDCK细胞的凋亡百分率，下调其G_1/G_0期细胞比例，上调其S期、G_2、M期细胞比例以及细胞增殖指数(PI)值[5]。麻杏石甘汤对流感病毒感染小鼠病毒性肺炎模型具有显著的保护作用，可以降低肺指数，增高脾指数和胸腺指数，有效减轻小鼠肺部炎症损害，其作用与降低肺组织TNF-α、TNF-β和

MPO含量，提高SOD含量和调整小鼠T细胞亚群百分率有关[6-7]；采用细胞培养技术、血凝试验和MTT法研究麻杏石甘汤在4种给药方式中对流感病毒血凝滴度和流感病毒感染的MDCK细胞活性的影响，结果表明麻杏石甘汤通过直接杀伤病毒、干预病毒吸附、抑制病毒增殖、保护宿主细胞而发挥抗流感病毒作用[8]。

(3)解热、抗炎：气管内接种肺炎双球菌，造成家兔邪热壅肺证动物模型，麻杏石甘汤治疗组与模型组相比，有如下变化：①体温的变化，治疗组攻菌后8小时，体温升高到高峰，20小时后体温明显下降。模型组攻菌8小时后，体温继续上升，20小时时体温达高峰，此后才开始下降，在56小时体温尚未恢复正常，与治疗组比较差异显著。②血液指标的变化，攻菌后血液白细胞、中性粒细胞、全血黏度、血浆黏度均明显升高。攻菌后56小时，治疗组上述指标均有明显恢复，显著好于模型组[1]。还有报道，麻杏石甘汤10ml/kg对伤寒-副伤寒三联菌所致发热家兔有明显的降温作用，给药1小时后即起效，较对照组降低1.27℃[9,10]；且原复方的作用较单味石膏、模拟麻杏石甘汤的作用强[11]。对本方煎煮方法的研究报道指出，以家兔细菌性发热为观察指标，先煎麻黄者第一、二煎的药液均有较好解热作用；四药混煎者，第一煎药液解热作用较好，第二煎药液则无解热作用。同时发现，煎出液中麻黄碱及苦杏仁苷的煎出量均以先煎麻黄者高[12]。麻杏石甘汤对皮下注射2,4-二硝基苯酚(30mg/kg)引起的大鼠发热有明显解热作用[13]。麻杏石甘汤8.8g/kg对10%酵母混悬液所致大鼠发热也有退热作用，维持时间达5小时[14]。

肺炎合剂Ⅱ号(加味麻杏石甘汤)煎剂(10g/kg)，能抑制甲醛引起的大鼠足肿胀，对大鼠棉球肉芽肿也有抑制作用[15]。麻杏石甘汤(煮散)对二甲苯/巴豆油所致小鼠耳肿胀和蛋清所致大鼠足肿胀炎症均有明显抑制作用[8,13]。

2. 宣肺平喘　麻杏石甘汤除有直接的止咳平喘作用外，还有抗过敏作用。因此，对过敏性哮喘具有标本兼顾的双重治疗效果。

(1)止咳平喘：以镇咳作用为指标，对麻杏石甘汤的研究表明，口服麻杏石甘汤提取粉末，对(猪毛)物理刺激雄性豚鼠气管内壁引起的咳嗽有明显抑制作用[13]。麻杏石甘汤灌胃，对SO_2、氨水引起的小鼠咳嗽均有抑制作用，对电刺激狗气管黏膜引起的咳嗽也有明显抑制作用[16-18]。肺炎合剂Ⅱ号(加味麻杏石甘汤)对氨水刺激小鼠引起的咳嗽、电刺激猫喉上神经及机械刺激麻醉猫气管黏膜所致的咳嗽，均有抑制作用[15]。可见，本方对多种刺激引起的多种动物咳嗽模型均有明显抑制作用。

麻杏石甘汤煎液能显著延长磷酸组胺所致豚鼠引喘潜伏期[20]；卵蛋白诱导BAL/c小鼠哮喘模型研究表明，本方具有显著缓解哮喘模型气道炎症反应的效果，该作用与升高血浆及肺组织中SOD、GPx的含量，降低MDA含量、抑制IL-4、IL-5的蛋白表达和GATA-3和STAT-6的基因表达有关，提示麻杏石甘汤能通过调整体内的氧化与抗氧化系统，通过GATA-3、STAT-6等转录因子之调节Th2反应而改善哮喘的气道炎症[21-23]。

麻杏石甘汤灌胃，对豚鼠药物性喘息有明显保护作用，可使其引喘潜伏期明显延长。当药液浓度为0.2g/ml时，对组胺、乙酰胆碱、5-羟色胺、氯化钡所致的豚鼠离体气管平滑肌痉挛有明显拮抗作用[17]。

本方中麻黄的挥发油及生物碱，能促进肾上腺素能神经末梢和肾上腺髓质释放去肾上腺素，作用于支气管平滑肌引起舒张。麻黄水提物及醇提物能抑制过敏介质(5-HT、SRS-A)的释放。总之，麻黄通过多个环节发挥平喘作用[18,19]。杏仁中的杏仁苷经消化酶或苦杏仁苷酶分解，逐渐产生微量氢氰酸，可轻度抑制呼吸中枢，使呼吸运动趋于安静而发挥止咳平喘作用[18]。

(2)抗过敏反应:麻杏石甘汤既对致敏肥大细胞的脱颗粒有抑制作用,又对致敏肠管释放组胺有抑制作用,还能缓解因抗原刺激而增强的肠管蠕动[24]。肺炎合剂Ⅱ号能显著抑制抗原引起的卵蛋白致敏的豚鼠肺组织释放组胺。离体气管螺旋条试验证明,其对组胺、乙酰胆碱引起的豚鼠气管平滑肌收缩有对抗作用[15,25]。麻杏石甘汤能显著抑制大鼠被动皮肤过敏反应(PCA)的颜料渗出,其含药血清能明显抑制 RBL-2H3 细胞脱颗粒,并能抑制 RBL-2H3 细胞释放组胺、肿瘤坏死因子及白细胞因子。提示麻杏石甘汤的抗过敏作用与抑制肥大细胞的脱颗粒及炎性物质释放有关[26]。

用台湾常见过敏质 Dermatophagoides Preronyssinus(D. P)对雄性天竺鼠(Dunkin-Hartley)进行致敏。再喷雾 D. P 激发其产生过敏性气喘。麻杏石甘汤可抑制 EAR(激发立即型呼吸道反应)期呼吸道阻力的增大,降低支气管及肺泡冲洗液中炎性细胞(多形核白细胞)数,但对嗜酸性粒细胞数无影响[27,28]。

3. 其他作用 麻杏石甘汤温浸液能可逆性地抑制离体蛙心的活动;小剂量能升高大鼠和猫的血压,大剂量则有降压作用[2]。

麻杏石甘汤能提高小鼠巨噬细胞的吞噬率,提高血清溶菌酶含量,促进淋巴细胞转化,但对正常小鼠血清抗体的形成无影响[29]。本方可增强非特异性免疫而抑制过敏反应,促进特异性抗体形成,增强机体网状内皮系统免疫功能和促进吞噬细胞的吞噬功能;抑制细胞免疫,抑制中和抗体的产生[30]。

麻杏石甘汤与等剂量的麻黄比较,能明显减少小鼠自发活动次数;以戊巴比妥钠睡眠时间为指标,与等剂量的生麻黄相比,麻杏石甘汤 20、10、5g/kg(以生麻黄计)均有显著降低中枢兴奋作用,且有量效负相关关系,其中麻杏石甘汤 10、5g/kg(以生麻黄计)组能完全消除麻黄的中枢兴奋性,提示麻杏石甘汤有降低中枢兴奋性的作用[31-32]。

【主治】表邪未解,肺热咳喘证。

【现代应用】本方是备受后世重视的经典方剂之一,所治病症涉及内、儿、鼻喉、皮肤、肛肠等科。然而由于祖国地域广阔,南北差异大,且每个人的体质和生理状况不同,疾病的发生、演变错综复杂,故在临床实践中,常是在辨证的基础上对此方进行加减化裁后,施于特定患者的具体疾病中。

1. 肺炎 以宣肺清热法为主,以麻杏石甘汤加味,治疗小儿肺炎 300 例,在退热、平喘、止咳等方面均较西药组为快[33]。麻杏石甘汤加黄芩、板蓝根、鱼腥草等治疗婴幼儿病毒性肺炎 120 例,结果治愈 108 例,占 90%;好转 8 例,占 61.67%;无效 4 例,占 31.3%,总有效率为 96.16%[34]。麻杏石甘汤加味(麻杏石甘汤加蝉蜕、莪术、虎杖等)治疗小儿急性肺炎 32 例,结果治愈 18 例,好转 13 例,未愈 5 例,总有效率 83.33%[35]。

2. 咽炎、支气管炎及哮喘 麻杏石甘汤加板蓝根、连翘、蒲公英治疗急性咽炎 50 例,有效 47 例。麻杏石甘汤加味(麻杏石甘汤加法半夏、黄芩、鱼腥草等)治疗急性支气管炎 69 例,7 天为一个疗程,结果痊愈 52 例,有效 15 例,无效 2 例,总有效率 97.10%[36]。麻杏石甘汤加味治疗小儿哮喘 248 例,年龄从 3 个月到 10 岁,疗程短者 2 天,长的达月余。治愈 215 例(86.69%),好转 28 例(11.29%),无效 2 例(2.02%)[37]。

3. 皮肤病 麻杏石甘汤加味治疗急性荨麻疹、玫瑰糠疹、皮肤瘙痒症、幼儿风疹、接触性皮炎等皮肤病,疗效满意[38]。麻杏石甘汤加味(麻杏石甘汤加水牛角、槐花、生地等)治疗寻常型银屑病 57 例,治疗 2 月后评价疗效,结果痊愈 20 例,显效 28 例,有效 6 例,无效 3

例，总有效率94.7%，而迪银片对照组痊愈10例，显效16例，有效4例，无效8例，总有效率78.9%[39]。麻杏石甘汤治疗皮肤划痕症150例，治愈率50.17%，总有效率85.13%[40]。

主要参考文献

[1] 张剑勇，等．温病邪热壅肺证的动物实验研究．甘肃中医学院学报，1990，7(1)：47

[2] 李星，等．麻杏石甘汤颗粒汤剂与传统汤剂间抑菌作用的比较研究．贵阳中医学院学报，2007，29(6)：10

[3] 王浴生主编．中药药理与应用．北京：人民卫生出版社，1983：1082

[4] 张薇，等．麻杏石甘汤体外对抗A型流感病毒作用的实验研究．实用预防医学，2007，14(5)：1351

[5] 卢芳国，等．麻杏石甘汤对A型流感病毒感染的犬肾传代细胞凋亡的影响．医学研究生学报，2009，22(2)：185

[6] 李玲，等．麻杏石甘汤对A型流感病毒感染小鼠的免疫保护作用．中医药学报，2010，38(2)：25

[7] 赵武能，等．麻杏石甘汤及其加味对A型流感病毒感染小鼠T细胞亚群的影响．实用预防医学，2007，14(2)：278

[8] 卢芳国，等．麻杏石甘汤体外抗A型流感病毒作用靶点的研究．湖南中医药大学学报，2008，28(2)：5

[9] 杨群智，等．石膏再生前后，石膏及麻杏石甘汤之退热作用研究．中成药研究．1984，(6)：21

[10] 王春胜，等．麻杏石甘汤的清热解毒作用．中成药，1996，18(12)：32

[11] 吴炳辅，等．石膏、麻杏石甘汤、模拟麻杏石甘汤之退热作用研究．中成药，1992，14(5)：26

[12] 史久良，等．中药汤剂实验研究(八)——麻杏石甘汤先煎后下等法效果初步探讨．哈尔滨中医，1965，8(1)：29

[13] 陈永辉，等．麻杏石甘煮散的解热抗炎实验研究．中医研究，1995，8(10)：20

[14] 马以泉，等．麻杏石甘汤药理作用研究．药物研究，2005，14(4)：32

[15] 刘慧人，等．肺炎合剂Ⅱ号(加味麻杏石甘汤)的药理研究．北京医学院学报，1979，(1)：69

[16] 细谷英吉，等．关于汉方方剂的构成的药理学研究(1报)．国外医学·中医中药分册，1984，6(1)：52

[17] 李诗梅摘译．用SO_2气诱发小鼠咳嗽模型研究L-麻黄碱、苦杏仁苷和麻杏石甘汤的镇咳效果．中草药，1988，19(8)：45

[18] 吕秉森摘译．研究中医古方组成——麻杏石甘汤．中成药研究，1987，(4)：47

[19] 沈映君主编．中药药理学．上海：上海科学技术出版社，1997，24，142

[20] 梁文能，等．麻杏石甘汤治疗支气管哮喘的药效学研究．时珍国医国药，2007，18(8)：1949

[21] 黄建明，等．麻杏石甘汤对哮喘小鼠气道炎症的影响．福建中医药，2003，34(4)：38

[22] 黎同明，等．麻杏石甘汤对哮喘模型小鼠氧自由基代谢的影响．广州中医药大学学报，2006，23(6)：500

[23] 黄丰，等．麻杏石甘汤调节哮喘模型小鼠Th1/Th2反应的机制初探．中药材，2008，31(10)：1519

[24] 陈奇．中成药名方药理与临床．北京：人民卫生出版社，1998.73

[25] 李建春，等．麻杏石甘汤对Ⅰ型变态反应影响的实验研究．辽宁中医杂志，1983，(8)：43

[26] 黄丰，等．麻杏石甘汤对肥大细胞脱颗粒的影响．中成药，2008，30(11)：1582

[27] 叶宗高，等．麻杏石甘汤拆方对过敏性气喘的研究．新中医，1998，30(4)：40

[28] 叶宗高，等．麻杏石甘汤及其减石膏、甘草对过敏原激发气喘天竺鼠呼吸道阻力与炎细胞的影响．安徽中医学院学报，1998，17(1)：51

[29] 向希雄，等．麻杏石甘汤免疫药理实验研究．湖北中医杂志，1993，15(3)：48

[30] 肖林．具有免疫作用中药的药理研究进展．中成药研究，1987，(3)：25

[31] 张秀明，等．麻黄、炙麻黄及麻杏石甘汤对小鼠自主活动的影响．中药材，2010，33(2)：236

[32] 张秀明，等．麻黄、炙麻黄及麻杏石甘汤对小鼠戊巴比妥钠睡眠实验的影响．南方医科大学学报，2010，30(1)：121

[33] 林启声．小儿肺炎500例辨证分型及治法探讨．福建中医药，1988，(1)：21

[34] 杨永福．加味麻杏石甘汤治疗婴幼儿病毒性肺炎120例．贵阳中医学院学报，2005，27(4)：19

[35] 袁斌，等，麻杏石甘汤加味治疗小儿急性肺炎32例临床观察．江苏中医药，2006，27(7)：38

[36] 王利，等．麻杏石甘汤加味治疗急性支气管炎68例．时珍国医国药，2008，19(5)：1223

[37] 王桂琴．运用麻杏石甘汤加味治疗小儿咳喘248例．辽宁中医杂志，1987，(1)：25

[38] 张剑勇，等．麻杏石甘汤研究概况．陕西中医学院学报，1992，15(4)：39

[39] 张华，孟辉，黎俏梅．麻杏石甘汤加味治疗寻常型银屑病57例．新中医，2005，37(11)：71

[40] 付国俊．麻杏石甘汤治疗皮肤划痕症150例临床观察．河北中医药学报，2002，17(4)：16

葛根芩连汤

本方出自张仲景《伤寒论·太阳篇》，由葛根、黄芩、黄连、炙甘草4药组成，有解表清里、升清止利之功，原用于“邪热下痢”证，主要表现为身热、下利。

【功效与药理】

1. 解表散寒　本方为表里同治之剂，但以清里热为主，《伤寒贯珠集》云“其邪陷于里者十之七，而留于表者十之二，其病为表里并受之病，故其法亦表里双解之法。葛根解肌于表，芩连清热于里，甘草则合表里而并和之耳。盖风邪初中，病位在表，一入于里，则变为热矣。故治表者，必以葛根之辛凉；治里者，必以芩连之苦寒也。”又《医方集解》谓葛根是“治泻主药”。本方的解表清里功效与其清热、抗病原微生物以及对胃肠道功能的调节作用有关。

(1)解热：葛根芩连汤对内毒素引起的家兔发热有明显的解热作用，给药2小时即产生解热效应。给药4小时对照组仍发热，给药组体温平均降低0.9℃[1]。由本方制成的灌肠液，对静脉注射大肠杆菌内毒素(10ng/kg)所致的家兔发热有明显的解热作用[2]。给静脉注射五联疫苗(2mg/kg)诱导发热的家兔灌服100%葛根芩连汤药液(5g/kg)，在给药后2、4、6小时测体温，结果在给药2小时家兔体温已下降(平均降0.5℃)，解热效果明显($P<0.05$)。其解热作用强度与复方阿司匹林及复方氨基比林相当[3]。

葛根芩连汤对内毒素和灭活细菌悬液所致的大鼠发热也有解热作用。给大鼠灌服葛根芩连汤(18g/kg)后30分钟，皮下注射内毒素(400μg/kg)致热，并在20、40、60、120分钟测肛温，与生理盐水组比较，药物组体温明显下降[4]。采用皮下注射2ml灭活埃希氏大肠杆菌(ATCC44113)悬液造成大鼠发热模型，以6小时体温反应指数(TRI_6)和平均最大体温反应高度(ΔT)为指标，运用正交设计方法设置每组大鼠给药的药味配伍，结果表明，黄芩是降低发热大鼠的TRI_6值和ΔT值的主要药物，葛根起增效作用，黄连和炙甘草则表现为拮抗效应[5]。

(2)抑菌：体外抑菌试验表明，葛根芩连汤灌肠液或煎剂，对福氏痢疾杆菌和伤寒杆菌有较强的抑制作用[2]；对伤寒杆菌、甲副伤寒杆菌的最低抑菌浓度为7.7～15.5mg/ml[5]；对金黄色葡萄球菌、肺炎双球菌、痢疾杆菌的最低抑菌浓度分别为100%煎剂的1/128、1/16、1/32[3]。葛根芩连汤水煎液对埃希氏大肠杆菌的最低抑菌浓度为1/8，拆方配伍研究结果表明，黄连与黄芩2药在全方中起抑菌作用，炙甘草与葛根无明显抑菌作用[7]。

体内实验也显示其具有抑菌作用。先给小鼠灌服100%葛根芩连汤煎剂0.5ml/只，次日腹腔注射细菌液0.5ml/只(预试动物60%～100%死亡菌量),结果48小时内动物死亡率为:痢疾杆菌组死亡20%,肺炎双球菌组死亡40%,金黄色葡萄球菌组死亡50%,说明本方在小鼠体内对痢疾杆菌、肺炎双球菌的抑制作用较强[3]。小鼠腹腔注射50%痢疾杆菌肉汤(18小时)培养液0.5ml/只,并立即给药(2次/24小时),观察24小时内动物死亡情况。结果显示,葛根芩连灌肠液对感染动物有一定保护作用[2]。葛根芩连汤对鼠伤寒杆菌也有较好的抑菌作用,选用$C_{57}BL$小鼠,以鼠伤寒杆菌活菌液(2个MLD)口服感染后24小时,用本方治疗,连续给药7天。结果对照组在感染第11天死亡率为100%,给药组到感染第14天,死亡率仅为50%;血液及肝、脾的细菌数显著少于对照组;粪便培养给药组10只动物有4只转阴;腹腔巨噬细胞吞噬功能和杀菌百分率给药组较对照组显著提高[8]。家兔盲肠分流术后将福氏2a志贺氏菌(2457T)直接结肠内接种制备菌痢兔模型,从菌痢模型肠组织内与肠内容物细菌学计数可知,葛根芩连汤中黄连、黄芩均能显著减少肠内容物细菌计数,但两者相互拮抗,单味药黄连作用为优。在对结肠炎指数(CI)的影响中,以炙甘草为优[9]。

(3)抗病毒:体外实验显示,葛根芩连汤对人轮状病毒有抑制作用,葛根芩口服液不同稀释浓度和人轮状病毒W株处理CV-1细胞单层培养细胞,同时设立正常细胞和病毒对照孔,以病毒对照孔细胞病变达75%来判断药物的抑毒作用,结果口服液浓度在62.5mg/ml时有抑病毒作用[10]。临床研究发现,用葛根芩连汤治疗轮状病毒腹泻患儿,3天内患儿粪便中病毒转阴率为71.3%～72.7%,3天内对病毒性腹泻治愈率达75.8%[11]。

(4)影响胃肠道:给空腹小鼠灌服葛根芩连灌肠液30分钟后,腹腔注射副伤寒菌苗0.2ml,记录4小时内小鼠腹泻反应率。结果显示,葛根芩连灌肠液对内毒素所致小鼠腹泻有抑制作用[2]。运用正交设计方法,用番泻叶造成小鼠腹泻模型,研究葛根芩连汤各配伍与抗腹泻药效之间关系,研究结果表明,在葛根芩连汤配伍降低小肠推进率的影响中,以黄连与炙甘草作用为主,葛根与黄芩能拮抗黄连的作用,炙甘草则增强黄连的作用。在减少腹泻小鼠腹泻指数方面,主要作用药物为黄连,黄芩拮抗黄连,葛根能增加黄芩的作用,而炙甘草与黄芩黄连配伍后能增强黄连的作用[12]。

小鼠小肠推进试验结果显示,葛根芩连口服液组的小肠推进率为48.2%±5.9%,对照组推进率为55.4%±8.5%,差异明显($P<0.05$)[10]。另外的报道也表明,葛根芩连汤对小鼠小肠推进运动有抑制作用(45.4%±8.5%),与对照组(59.1%±5.4%)比较差异显著($P<0.05$)[7]。胃排空试验认为,葛根芩连口服液对小鼠胃排空有促进作用[10]。

离体肠管收缩试验显示,葛根芩连汤能使家兔离体肠肌松弛,并能对抗乙酰胆碱对肠管的兴奋作用[2]。

2. 其他作用

(1)抗缺氧:将葛根芩连汤水醇法提取液配制成浓度为50%,pH为5.2的药液,小鼠腹腔注射(10ml/kg),对小白鼠:①常压下缺氧;②腹腔注射0.1%氰化钾(10mg/kg)引起的中毒性缺氧;③腹腔注射2%亚硝酸钠(200mg/kg)导致的中毒性缺氧;④腹腔注射异丙肾上腺素(7.5mg/kg)引起耗氧增加而导致的缺氧;⑤结扎颈总动脉导致的缺氧,均有不同程度的对抗作用,使小鼠的存活时间延长[13]。

(2)抗心律失常:葛根芩连汤水醇法提取液,浓度50%,pH 5.2,供作以下试验:①静脉注射药液(100mg/kg),对乌头碱(20μg/kg)所致大鼠心律失常发生率由7/7下降到

2/7，死亡率由 7/7 下降到 0/7。②给家兔静脉注射药液（50mg/kg），对 0.01% 肾上腺素（静脉注射，0.5ml/kg）引起的室性期前收缩发生率由 6/6 下降至 1/6。③给大鼠静脉注射药液（100mg/kg），对氯化钙所致的室颤发生率及死亡率均由 8/8 降至 2/8。④腹腔注射药液（100mg/kg）能降低小鼠因吸入氯仿而导致的心室颤动。⑤葛根芩连提取液还能减慢正常大鼠和小鼠的心率，使大鼠心率由 436.6±37.3 降至 370.4±36.5；小鼠心率由 672.0±71.7 降至 611.8±65.2，均有明显差异。⑥此药液还能防止异丙肾上腺素引起的大鼠心率增加。总之，葛根芩连提取液对多种心律失常动物模型均有一定对抗作用[14]。

(3)降血糖：葛根芩连汤具有降低正常和多种糖尿病模型动物的血糖等药理作用。葛根芩连汤口服能降低小剂量链佐星联合高脂、高热量饲料喂养造成 MD 大鼠模型空腹血糖和口服葡萄糖耐量试验后 2 小时血糖的升高，改善病鼠糖耐量减退，降低 MDA 含量，提高 SOD 活性[15]；葛根芩连汤口服给药能显著抑制 D-半乳糖诱导大鼠糖耐量减退模型口服葡萄糖耐量试验 2 小时血糖的升高，说明葛根芩连汤能改善 D-半乳糖致胰岛素抵抗模型大鼠的糖耐量减退[16]。采用地塞米松诱导大鼠胰岛素抵抗、糖耐量减退模型得到相似的结论[17]。葛根芩连汤能提高大鼠葡萄糖输注率和 10% 果糖水喂养 MS 模型大鼠葡萄糖耐量，降低血糖、血清胰岛素浓度、游离脂肪酸和 LDL 水平，提高 HDL 水平，具有改善代谢综合征的作用，总黄酮和总生物碱为主要药效物质基础[18]。

【体内过程】采用高效液相色谱法测定葛根芩连汤煎剂中葛根素不同时间点于兔血中的含量，WinNonlin 软件计算药动学参数，结果表明葛根芩连汤在兔体内过程符合二室开放模型，主要药动学参数分别为，AUC（单）=（70.66±3.54）(min·μg)/ml，AUC（全）=（231.87±17.06）(min·μg)/ml，T_{max}（单）=（23.93±0.32）分钟，T_{max}（全）=（27.789±0.078）分钟，C_{max}（单）=（0.29±0.01）μg/ml，C_{max}（全）=（0.36±0.08）μg/ml[19]。

【毒理研究】急性毒性试验，灌胃给小鼠葛根芩连汤药液，1 天内给药 40g/kg，连续观察 7 天，无死亡及毒性反应，可见小鼠最大耐受量在 40g/kg 以上[2]。

葛根芩连汤水醇提取液静脉注射，序贯法测得小鼠的 LD_{50} 为 13.5g/kg[20]。给大鼠静脉注射葛根芩连药液 1g/kg（2.5 分钟注射完），出现心率减慢，心电图 P-R 间期延长，T 波升高等心脏毒性[21]。

【主治】外感表证未解，邪热入里。

【现代应用】

本方是临床常用方剂之一，通过加减化裁可以用于多种原因引起的以泄泻为主要症状的多种疾病。

1. 肠伤寒及副伤寒　葛根芩连汤水煎液饭后 1 小时服，每日 1 剂，共治疗伤寒及副伤寒 200 例，并设氨苄及诺氟沙星治疗 50 例为对照组。以 15 天为一个疗程。疗效标准：1 个疗程后症状体征消失，血清培养或肥达氏反应转阴，白细胞恢复正常者为显效；2 个疗程后症状体征消失，实验室检查转阴者为有效。结果，中药组显效 116 例，有效 82 例，总有效率 99%；西药组显效 15 例，有效 32 例，总有效率 94%[22]。

2. 痢疾　用葛根芩连汤治疗急性菌痢 40 例，其中 36 例痊愈，3 例显效；在 28 例细菌培养阳性者中，18 例转阴；脓血便消失时间平均 2.8 天；里急后重消失时间 3.5 天；腹痛消失时间 4.5 天；退热消失时间 1.2 天[23]。

3. 腹泻　葛根芩连汤加味治疗婴幼儿秋冬季腹泻 22 例，并设抗生素治疗对照组 27

例，以3日内止泻率和平均止泻天数为观察指标。结果中药组止泻率为100%，止泻天数为(1.5±0.7)天；抗生素对照组止泻率为62.9%，止泻天数(3.3±1.3)天[24]。在常规补液、纠正电介质紊乱对症治疗的基础上加用葛根芩连汤治疗婴儿秋季腹泻52例，平均见效时间(3.5±1.4)天，优于西药单纯对症治疗的(5.2±2.6)天；总有效率前者为96.15%，后者为75.00%[25]。

4. 嗜酸性胃炎　以葛根芩连汤为基础方，有风疹块者加用薄荷、蝉衣；午后、傍晚伴低热者加用青蒿、银柴胡。水煎服，1日1剂。共治30例，临床症状消失、血常规及胃肠道X线显示正常者27例，临床症状基本消失者2例，无效1例[26]。

主要参考文献

[1] 许俊杰．古典清热方对家兔体温的影响．中药通报，1986，11(1)：51

[2] 谭毓治，等．葛根芩连灌肠液药理作用研究．江西中医学院学报，1991，(2)：39

[3] 佟丽，等．葛根芩连汤解热抗菌作用的研究．中药通报，1987，12(6)：49

[4] 谭毓治，等．九个方剂对大鼠实验性发热的影响．中国中药杂志，1989，14(5)：50

[5] 余林中，等，葛根芩连汤配伍与解热药效关系研究．中国中药杂志，2004，29(7)：663

[6] 夏中伟，等．葛根芩连汤抗伤寒杆菌活性和体外配伍抗菌药的实验观察．实用中西医结合杂志，1996，9(7)：394

[7] 伍杰勇，等．葛根芩连汤拆方对埃希氏大肠杆菌抑菌作用比较研究．中药药理与临床，2003，19(2)：13

[8] 谢鸣．中医方剂现代研究(上)．北京：学苑出版社，1997．455

[9] 余林中，等．葛根芩连汤配伍对实验性菌痢药效比较研究．第一军医大学学报，2005，25(9)：1132

[10] 刘家骏，等．葛根芩连口服液的止泻作用．中药药理与临床，1993，9(6)：5

[11] 王耀红，等．小儿病毒性腹泻的临床及病原学研究．中西医结合杂志，1990，10(1)：25

[12] 余林中，等．葛根芩连汤配伍抗腹泻药效实验研究．中成药，2005，27(3)：300

[13] 李在，等．葛根芩连汤的抗缺氧作用．辽宁中医杂志，1987，(6)：37

[14] 李在，等．葛根芩连汤的抗心律失常作用．吉林中医药，1986，(6)：30

[15] 周艳，等．葛根芩连汤对2型糖尿病大鼠的降血糖抗氧化作用．中国新医药，2003，2(6)：17

[16] 潘竞锵，等．葛根芩连汤拮抗D-半乳糖诱导大鼠糖耐量减退作用．广东药学，2004，14(1)：31

[17] 潘竞锵，等．葛根芩连汤对抗地塞米松诱导大鼠胰岛素抵抗作用．广东药学，2003，13(6)：27

[18] 赵瑛，等．葛根芩连汤与其有效部位群对代谢综合征大鼠作用的比较中药药理与临床，2009，25(4)：7

[19] 谭晓梅，等．葛根芩连汤配伍葛根素在兔体内药动学的研究．中药药理与临床，2006，22(5)：1

[20] 李在，等．葛根芩连汤的药理作用研究．中药药理与临床，1990，6(5)：14

[21] 秦建祥．葛根芩连汤药理与应用．中成药，1992，14(4)：38

[22] 朱可奇，等．葛根芩连汤治疗伤寒及副伤寒200例临床观察．江西中医药，1992，23(2)：20

[23] 解放军83医院传染病科．葛根芩连汤治疗急性细菌性痢疾40例临床分析．江苏中医，1960，(5)：33

[24] 白秀玲．加味葛根芩连汤治疗婴幼儿秋冬季腹泻22例．临床医学，1989，9(4)：172

[25] 李清．加味葛根芩连汤治疗婴幼儿秋季腹泻52例．实用中医药杂志，2009，25(4)：215

[26] 汪建国．葛根芩连汤治疗嗜酸性胃炎30例．湖北中医杂志，1990，(1)：9

防风通圣散

本方出自《宣明论方》，由防风、荆芥、连翘、麻黄、川芎、当归、白芍、白术、山栀、大黄、薄荷、芒硝、石膏、黄芩、桔梗、甘草、滑石组成。

【功效与药理】

1. 疏风解表 本方为表里双解剂，主治表里俱实证。其疏风解表作用与该方解热、抗炎等作用有关。

防风通圣颗粒 20、10g/kg 剂量对 2,4-二硝基苯酚、角叉菜胶致热大鼠及足肿胀大鼠有显著解热、抗炎作用，作用与同剂量的防风通圣丸相当，其中抗炎作用维持时间较短[1]。防风通圣散治疗麻疹患者 20 例，连续 7 天，患者血清中白细胞介素-6（IL-6）和肿瘤坏死因子（TNF-α）水平均明显低于治疗前水平，提示对炎性细胞因子生成的抑制作用是其治疗炎性免疫性疾病的机制之一[2]。

2. 泻热通便 高血压、肥胖症、习惯性便秘、痔疮等，属风热壅盛，表里俱实者，均可治之。

（1）促进排便：防风通圣颗粒 6、3g/kg 剂量能提高正常小鼠的排便数量，使大便软化，并提高排尿量，能提高小鼠小肠炭末推进率及肠容积，作用与同剂量的防风通圣丸相当，表现出增强机体肠道排泄功能的作用[1]。

（2）降糖、降脂：KKA^y 遗传性糖尿病小鼠连续 4 周自由摄取含有 4.5%防风通圣散的饲料，从第 1 周开始体重及摄食量、血糖值、饮水量较对照组明显减少，第 4 周血清胰岛素浓度呈上升倾向，尿量明显减少，表明防风通圣散不仅可以改善糖尿病的多饮，且对多尿及高血糖也有效[3]。本方丸剂浸液灌胃给药，能使蛋黄乳液造模的小鼠血清胆固醇显著降低，皮下注射无效，对肝脏胆固醇无影响，推测本方主要是抑制了外源性胆固醇的吸收[4]。防风通圣丸 4g/kg 能明显降低高血脂大鼠血清总胆固醇（TC）及低密度脂蛋白胆固醇含量（LDL-C），明显提高血清高密度脂蛋白胆固醇（HDL-C），对甘油三酯含量（TG）无明显影响[5]。

（3）减肥：4.7%防风通圣散饲料喂养 4 周龄雌性谷氨酸钠（MSG）肥胖小鼠连续 8 周，结果表明防风通圣散使 MSG 样型小鼠体重降低，摄食量变化不明显，使腹膜后脂肪重量减轻，肩胛间区的棕色脂肪组织（BAT）重量变化不显著，但使 BAT 线粒体（MT）细胞色素 C 的氧化酶活性增高，BAT 产热指标二磷酸鸟苷（GDP）的结合能和总 GDP 结合能增加，提示本方减肥机制与活化 BAT 有关[6]。

（4）抗血栓：本方对兔体外血栓形成有明显抑制作用，有益于肥胖症时降低血黏度[4]。

（5）抗心律失常、降低血压：本方能减慢心率，降低心肌收缩力，降低血压，降压效应可能与兴奋心脏血管 M-胆碱受体有关。本方能降低机体耗氧量，对抗氯仿诱发的心室颤动和乌头碱诱发的心律失常，提高机体对利多卡因中毒的耐受量，提示本方对心脏具有保护作用[4]。

【主治】风热壅盛，表里俱实证。

【现代应用】

1. 扁平疣 扁平疣患者 47 例，服用本丸 20 日，结果显效 34 例，平均服药 18 天，随访获效者 3 个月未复发[7]。以防风通圣散治扁平疣 141 例，每日 10g，总有效率为 87.2%[8]。

2. 斑秃 本方生药酒浸一夜焙干研细末，每次 6g，开水送服，另一醇酒 1 斤，半夏 60g，浸一夜后涂搽患处，每日早晚各 1 次，能治疗斑秃[4,8]。

3. 面部蝴蝶斑、痤疮 本方治疗面部蝴蝶斑 89 例，病程半年至 17 年不等，1 个月为 1 疗程，结果痊愈 49 例[4]。本方丸剂每次 6g，每日 2 次，连续 1～2 个月，对面部痤疮患者获得满意疗效，对伴有月经障碍的痤疮患者效果尤佳[9,10]。

4. 肥胖症 60 例单纯性肥胖症服用防风通圣丸，每次 6g，3 次/日，餐前 0.5～1h 服用，

2个月为一个疗程。患者在质量变化值、食欲降低指数、质量指数，以及TG、HDL、脂肪肝叶的变化观察，均取得较好的疗效，且无明显不良反应[11]。防风通圣丸还是治疗抗精神病药所致肥胖的一种安全、有效的药物[12]。

5. 荨麻疹 防风通圣丸单用及与氯雷他定或地塞米松联合使用，对慢性、顽固性等荨麻疹治疗效果良好[13-15]。

6. 小儿多发性睑腺炎 防风通圣散(丸)2～6g，根据患者年龄及体重，酌情内服，每日2次，7天为1疗程。辅以氦氖激光外照射，每日2次；局部点用抗生素眼药水，每日4～6次，治愈率89.83%[16]。

主要参考文献

[1] 杜晓敏，等．防风通圣颗粒主要药效学研究．山东医药工业，1999，18(5)：1

[2] 缪锋，等．防风通圣散对麻疹患者血清中相关细胞因子的影响．中国中西医结合杂志，2006，26(7)：654

[3] 贺玉琢摘译．白虎加人参汤、防风通圣散及五苓散对糖尿病KKAy小鼠血糖、饮水量及尿量的影响．国外医学·中医中药分册，2003，25(4)：234

[4] 任艳玲．防风通圣散的临床应用及药理研究．中成药，1997，19(4)：42

[5] 武玉鹏，等．防风通圣丸降血脂作用的实验研究．山西中医，2006，22(6)：54

[6] 徐如堂．防风通圣散减肥作用的基础研究：对肥胖小鼠棕色脂肪组织的活化作用．国外医学·中医中药分册，1995，17(3)：33

[7] 何敏．防风通圣散的临床新用近况．时珍国药研究，1994，5(1)：38

[8] 陈奇主编．中成药名方药理与临床．北京：人民卫生出版社，1998．118

[9] 李政设．防风通圣丸治疗痤疮50例观察．实用中医药杂志，1998，14(12)：23

[10] 刘秀丽，等．防风通圣丸治疗面部痤疮32例．职业与健康，2002，18(8)：121

[11] 钱江，等．防风通圣丸治疗单纯性肥胖症60例．中国美容医学，2005，14(2)：223

[12] 彭永红，等．防风通圣丸治疗抗精神病药所致肥胖．光明中医，2008，23(11)：1718

[13] 韩君，防风通圣丸与地塞米松联用治疗荨麻疹98例临床报告．中国民康医学，2008，20(8)：748

[14] 蒋国印，等．防风通圣丸治疗顽固性荨麻疹30例临床观察．河北中医，2004，26(12)：886

[15] 林沛君，等．防风通圣丸联合氯雷他定治疗慢性荨麻疹疗效．海南医学，2008，19(1)：54

[16] 牛俊波．防风通圣散治疗小儿多发性麦粒肿118例．浙江中医杂志，2008，43(4)：224

川芎茶调散

本方来源于《太平惠民合剂局方》，由川芎、荆芥、白芷、羌活、甘草、细辛、防风、薄荷组成。

【功效与药理】

疏风止痛：本方具有疏风止痛的功效，主要治疗风邪外袭，循经上犯头部，阻遏清阳之气产生的头痛证，治宜散风邪、止头痛。由于方中药多辛温，一般认为风寒头痛为其所主；而认为本方应主治风热头痛者，理由是薄荷用量重，为本方主药，且清茶调下，而茶性苦寒[1]。近年来中医根据临床实践，将本方辨证加减，无论风寒、风热头痛具有应用，甚至可用于各种内伤头痛[2]。药理研究证明，川芎茶调散疏风止痛的功效与其镇痛、镇静、抗炎、解热等药理作用有关。

(1)镇痛：本方袋泡剂(25g/kg)、煎剂(50g/kg)灌服给药，对热板法所致的小鼠疼痛有较好的镇痛作用。袋泡剂(20、40g/kg)、煎剂(40g/kg)灌服给药，对醋酸法所致小鼠疼痛也有良好的镇痛作用。两试验中均于给药后15分钟达到最大镇痛效果，以后逐渐减弱，作用维持2～3小时。其镇痛作用有较好的量效关系，且袋泡剂作用强于煎剂[3,4]。

(2)镇静：川芎茶调散袋泡剂、煎剂(剂量均为33g/kg)灌服给药后，与硫喷妥钠有显著协同作用：当两种剂型剂量均为40g/kg时，灌服给药与戊巴比妥钠也有明显协同作用，使小鼠翻正反射消失的潜伏期缩短，睡眠时间延长，且可使阈下催眠剂量的戊巴比妥钠致小鼠发生睡眠[3,4]。

(3)抗炎：本方袋泡剂(25、50g/kg)、煎剂(50g/kg)灌服能显著抑制二甲苯所致小鼠皮肤毛细血管通透性亢进，也能显著对抗醋酸所致小鼠腹腔血管通透性增加；袋泡剂(50g/kg)灌服后能降低组胺及5-羟色胺所致大鼠皮肤毛细血管通透性亢进，但对PGE_2所致炎症无明显的影响；袋泡剂、煎剂灌服给药对蛋清(剂量分别为30g/kg)、角叉菜胶(剂量分别为20g/kg)所致大鼠脚肿也有显著抑制效果，提示本方具有显著的抗炎作用。但由于对去除肾上腺后的大鼠抗炎作用消失，表明其抗炎作用有赖于肾上腺的完整存在。对于羧甲基纤维素钠所致大鼠炎性病灶的白细胞聚集，本方无显著抑制作用，提示其抗炎作用以急性炎症的早期阶段为佳。这与本方临床用于某些急性感染的治疗相符合[3～5]。

(4)解热：对2,4-二硝基苯酚所致大鼠发热模型，本方袋泡剂(20,40g/kg)、煎剂(40g/kg)灌服后具有较强解热作用，给药后30分钟作用即很显著，且可持续2小时以上，袋泡剂作用强于煎剂[3,4]。

(5)对缺氧耐力和器官血流量的影响：川芎茶调散袋泡剂、煎剂(剂量均为40g/kg)灌胃给药，能显著延长闭塞窒息所致小鼠死亡的时间。断头法实验表明，上述剂量也可提高受试动物脑的耐缺氧能力，但在^{86}铷的摄取率实验中，本方无论一次性给药或每日1次连续给药5次，对心、肾、脑等重要器官的营养性血流量均无显著影响[3,4]。

(6)对神经递质等的影响：临床头痛病人的D-木糖吸收率降低，皮质素、VIP、SP亦均下降，表明头痛病人有生理生化功能减退的现象。通过对22例偏头痛患者川芎茶调散治疗前后对比观察显示：用本方加减治疗后，血浆VIP和SP明显升高，与治疗前比较具有极显著性差异($P<0.001$)。已知VIP是一种舒张血管的肽能神经递质，SP是与疼痛有关的神经递质，两者水平升高，可使血管痉挛缓解，引起内源性阿片样物质释放，起到镇痛作用。对VIP和SP水平的影响，可能是本方加减镇痛作用机制之一[5,6]。

【毒理研究】动物实验中，本方以50g/kg剂量，每日2次，连续给小鼠灌服3天，给药后动物安静、少动，余无异常表现。幼年小鼠灌服17g/kg，每日1次，连续8天，除见小鼠生长较快、脾脏重量增加外，对摄食活动及胸腺、心、肝、肾、肾上腺、睾丸及子宫的重量均无明显影响。上述脏器外观检查也无明显异常，表明本方毒性不大[1,3]。

【主治】外感风邪头痛。偏正头痛或巅顶作痛，恶寒发热，目眩鼻塞，舌苔薄白，脉浮者。

【现代应用】

1. 头痛　本方临床加减或与西药合同广泛用于偏头痛的治疗，效果良好[6～9]。以本方加减治疗血管神经性头痛数例，总有效率90%以上，其中对风邪上犯型疗效最佳[10,11]。川芎茶调散加减方每日1剂，水煎取汁200ml，复渣再煎，再取200ml，早晚各服200ml；另加盐酸氟桂利嗪胶囊10mg，每晚1次口服，治疗血管性头痛有效[12]。神经性头痛、血管神经性头痛、三叉神经痛等多种头痛疾病的治疗。川芎茶调散加减后还可用于治疗三叉神经痛[13]、紧张性头痛[14]、内伤头痛[15]。腰椎间盘造影后头痛[16]等疾病。

2. 鼻渊、急性额窦炎　加味川芎茶调散治疗鼻渊患者896例，治疗6～18天，痊愈480例，显效306例，好转50例，无效60例[17]。川芎茶调散加减治疗急慢性额窦炎180例，每日1剂,水煎分两次服,10天为一疗程,效果良好[18]。

3. 梅尼埃病　川芎茶调散合半夏白术天麻汤治疗梅尼埃病60例,对照组用5%～7% $NaHCO_3$ 200ml,静脉滴注1次/天,并加用地塞米松0.75～1.5mg,3次/天,654～210mg,肌内注射,3次/天。治疗组与对照组比较有显著差异[19]。

4. 颈椎病、枕大神经痛　川芎茶调散提取浓缩丸治疗颈椎病60例。每日3次,每次2g,服药2～3个月为1疗程。结果治愈27例,显效9例,有效17例[20]。本方亦可用于枕大神经痛(由颈椎病、高颈髓肿瘤及炎症导致的后颈部与枕部的发作性疼痛疾病)[21]。

5. 周围性神经麻痹　川芎茶调散加味治疗54例周围性神经麻痹,内服同时,以本方加茶调敷患侧面部地仓、颊车等穴位,疗程一般为5～36天,痊愈50例[22]。

川芎茶调散还用于脑外伤综合征[23]、帕金森病运动障碍[24]、荨麻疹、过敏性鼻炎、小儿支气管炎、眶下神经痛[25]、风湿性关节炎[26]、牙痛[27]、脑供血不足[28]等疾病的治疗。

【不良反应】本方内服有时可引起麻疹、猩红热样药疹。长期服用偶有嘴唇肿胀等不良反应[4]。

主要参考文献

[1] 邓文龙．中医方剂的药理与应用．重庆:重庆出版社,1990.48

[2] 姚秀琴．川芎茶调散加味治疗内伤头痛19例．山东中医杂志,1989,8(2):23

[3] 邓治文,等．川芎茶调散袋泡剂的药理研究．中药药理与临床,1992,8(1):11

[4] 陈奇,等．中成药名方药理与临床．北京:人民卫生出版社,1998

[5] 谢鸣．中医方剂现代研究．北京:学苑出版社,1997.1205

[6] 张炳厚,等．川芎茶调散类方治疗偏头痛虚证168例．北京中医药大学学报,1994,17(4):36

[7] 杨全慈,等．川芎茶调散加减治疗偏头痛57例．安徽中医学院学报,1999,18(1):31

[8] 屠敖荣,等．川芎茶调散加味合西比灵治疗偏头痛61例．安徽中医药临床杂志,1998,J0(3):129

[9] 陈方焘,等．中西医结合治疗偏头痛54例．山东中医杂志,1997,16(5):217

[10] 谈娴娴．川芎茶调散加减治疗血管神经性头痛52例．浙江中医杂志,1998,33(2):61

[11] 王道轩,等．加减川芎茶调散治疗血管神经性头痛56例．河南中医药学刊,1994,9:(5):21

[12] 郑葆红．川芎茶调散加减治疗血管性头痛临床观察．中国现代医生,2009,(12):101

[13] 陈小玲,等．三叉神经痛的辨证论治．新中医,1997,29(3):61

[14] 温小平．川芎茶调散合甘麦大枣汤治疗紧张性头痛31例．江西中医药,2003,34(7):19

[15] 王鲁闽．加减川芎茶调散加味治疗内伤头痛86例．河南中医药学刊,2000,15(5):52

[16] 刘兆宁．川芎茶调散加减治疗腰椎间盘造影后头痛．山东中医杂志,1999,18(5):209

[17] 王彦君,等．加味川芎茶调散在治疗鼻渊中的应用．中国中西医结合耳鼻咽喉科杂志,1997,5(1):41

[18] 张艳泓,等．川芎茶调散加减治疗急慢性额窦炎的临床疗效．中国药业,2001,10(12):25

[19] 张川波．辨证治疗美尼尔氏综合征60例临床观察．湖南中医药导报,1997,3(2-3):52

[20] 王哲身,等．川芎茶调散精丸治疗颈椎病60例分析．中成药,1991,13(1):23

[21] 张纯,等．川芎茶调散加减治疗枕大神经痛．四川中医,1988,6(6):38

[22] 张万能．川芎茶调散治疗周围性神经麻痹54例．浙江中医杂志,1989,24(6):255

[23] 朱寿鸿．川芎茶调散加减治疗脑外伤后综合征52例．广西中医药,2009,32(2):50

[24] 静间奈美他．等．川芎茶调散治疗帕金森病运动障碍的疗效．日本医学介绍,2002,23(4):186-187

[25] 郑建民．川芎茶调散临床应用．甘肃中医,1997,10(3):11

[26] 王心好．川芎茶调散新用．江西中医药，1996，27(6)：38
[27] 冯来福．川芎茶调散加减治疗牙痛一得．甘肃中医，1996，9(5)：26
[28] 王侃．川芎茶调散临床新用．甘肃中医学院学报，1995，12(1)：43

四、解表方药的研究思路

解表方药是临床常用的一大类方药，不仅能治疗上呼吸道感染，还能治疗其他多种疾病，如何深入开展这类药的研究，提出如下一些思路。

1．遵循中医药理论，按理法方药四位一体的研究模式　即结合表证的病因、病机、临床症候特点和治法特点，选择解表药中的代表方和代表药，如辛温解表方药中的麻黄汤、桂枝汤及麻黄、桂枝等；辛凉解表方药中的银翘散、桑菊饮及薄荷、葛根等。首先依据其主要临床应用外感疾病的主要症状（如恶寒、发热、头身疼痛、咳嗽等）和致病因素（如病原微生物等）来设计实验指标，从发汗、解热、抗炎、抗病原微生物、镇痛、镇静等方面进行研究，使得试验结果能阐释其"辛散解表"治疗表证的性效与应用；其次，因解表方药的临床应用范围较广，可根据个别方药的功效及临床应用特点，从抗过敏、止咳化痰平喘、免疫调节、对消化道的影响、对心血管系统的影响、对代谢的影响等方面入手，体现药物的个性，同时有利于发现其新的用途。研究中，还应注意病证结合、方证对应和方病对应的研究模式，选择针对性强、灵敏度高的指标与方法，进一步探索其作用规律、作用特点。

2．解表复方（方剂）、单味、有效部位、有效成分与药效相结合的研究模式　中药复方是中医临床治病的主要形式和手段，是中医药学的重要组成部分。复方是单味用药的发展，是在中医药理论指导下，按照中药配伍的理论和治则精制而成的，因此其作用明显优于单味药。解表方剂中一些经典古方如桂枝汤、九味羌活汤、小青龙汤、银翘散、麻杏石甘汤等，经过长期的临床实践证明，疗效确切，至今仍广为运用。如何对其进行深入的研究，有研究者认为应结合中药化学与方剂学的知识与手段，通过全方拆方、组方规律的系统研究，发现其独特的作用与物质基础，如桂枝汤的系统研究，发现其调和营卫的现代科学实质与其对体温、汗腺、肠蠕动、血压等多方面的双向调节作用有关，它能使过高、过低的生理功能活动恢复正常，且化学研究初步表明桂枝汤有效部位 A 部分（Fr. A）、E 部分（Fr. E）与 B 部分（Fr. B）参与上述双向调节作用。另外，对银翘散的 8 种配伍成分进行研究，发现甘草和牛蒡子的提取物对感染流感 A_2 病毒的小鼠具有最强的抗病毒活性，而其他提取物作用不明显。但将牛蒡子素（arctigenin）和甘草甜素分别应用时，其抗病毒作用又弱于银翘散，提示银翘散的各种成分在抗病毒作用方面可能有协同作用。虽然中药的成分复杂，导致研究的难度较大，但此研究思路与模式对阐释复方组成、药效等的科学性、合理性具有重要的作用。

3．建立"表证"的动物模型　"表证"动物模型应根据"表证"的中医理论和临床特点，在一定条件下，用实验动物再现人体疾病的特征，以便观察疾病的规律和防治方法。"证"是中医学的特有概念，建立"表证"动物模型也就是要模拟临床症候建立不同的"表证"动物模型，如表寒证、表热证、表虚证、表实证、感冒夹湿证（胃肠型感冒）等。现有资料表明，这一领域虽不属空白，但资料不多。如大鼠皮下注射经过处理的新鲜啤酒酵母液，可见 2～3 小时的低温时相，动物表现为耸毛、蜷缩、四肢发冷、耳壳苍白、肛温下降 1.5℃左右，3 小时后恢复正常，随即体温逐渐升高，7～8 小时发热达高峰，可维持数小时，这一体温变化过程类似中医所说的表寒化热，因此可将低温时相视作"类表寒证"模型，发热时相视作"类表热证"模型，通过药物的反证得到了证实。研究发现辛温方麻黄汤、香薷饮可对抗"类表寒证"动物的体温下降；而辛凉方银翘散、桑菊饮的作用与之相反，使低体温时相的下降幅度加大。此外，辛温方麻黄汤在一定剂量下对多种致热原引起的发热动物体温均无明显的解热作用，且见脑脊液中 cAMP 浓度上升；而辛凉方银翘散、桑菊饮的解热作用则非常明显，表明合理的动物模型有利于探索药物作用的规律，因此加强症候动物模型的研究是非常必要的。

4. 针对不同类型“表证”的解表方药实验设计要点

(1)风寒感冒：用于该证治疗药物的主要药效学研究宜重点放在发汗、扩血管、微循环、抗病毒、提高机体抗病能力的作用上，然后再选择抗菌、抗炎、解热、镇痛等指标，并对较突出的作用适当进行一些机制分析。

1)发汗作用：可选用大鼠足跖部汗液着色法、汗液定量测定法或汗腺上皮组织形态观察法。在感染动物或正常大鼠上观察药物对汗腺分泌的影响。三种方法以着色法简便易行。阳性对照药可选用毛果芸香碱。

2)抗病毒作用：上呼吸道感染一般由呼吸道病毒所致，故应选择与上感有关的病毒(如鼻病毒、流感病毒等)作体内外抗病毒试验。体外试验可选择几种病毒致细胞病变试验和空斑抑制试验；体内试验作小鼠流感病毒性肺炎等试验。阳性药可选用利巴韦林，以观察药物的祛邪作用。

3)扩血管、改善微循环作用：风寒感冒常有“恶寒重”的症状，选择扩张血管(如离体血管灌流等)和改善微循环(可用肠系膜或眼结膜微血管观察)的试验。

4)对机体防御功能的影响：当机体防御功能降低时，易受到致病因子的侵袭，因此提高抗病能力有利于机体抵御外邪。可选用非特异性免疫功能指标(如炭粒廓清试验、溶菌酶、干扰素的含量测定等)，还可选一些抗应激的指标如抗寒冷应激、抗高温等试验。

5)对“类表寒”动物模型的影响：用新鲜啤酒酵母液或一定量的肺炎球菌液给大鼠皮下注射可造成 2～3 小时低温时相，作为“类表寒”模型，造模后给药观察体温的变化。

6)解热作用：发热是表证的常见症状，因此选择“类表热”的模型进行试验，致热原可选用内生性致热原、啤酒酵母、过期疫苗等，动物宜选用家兔、大鼠。试验过程中可测脑脊液中 cAMP、PGE_2、Ca^{2+} 等的浓度，并适当作一些解热机制的探讨。阳性药可选阿司匹林等。

7)抗炎作用：“表证”症状与炎症这一病理反应密切相关，故应做抗炎实验，如大、小鼠足跖肿胀、二甲苯(或巴豆油)所致耳肿胀、小鼠腹腔毛细血管通透性实验、棉球肉芽肿等实验，致炎物质常用角叉菜胶、甲醛、新鲜蛋清、组胺等；抗炎机制的研究可从花生四烯酸代谢(COX-2、PGE_2、LTB4 等)、抗氧化、促炎细胞因子(IL-1、TNF-α 等)、核转录因子信号转导途径等角度进行研究。

8)镇痛作用：应选用合适的疼痛模型，不能千篇一律均做醋酸扭体法、热板法的试验，这就需要创制或引进一些疼痛模型，如头痛、关节痛等模型，有针对性地观察药物镇痛的作用部位、作用强度等。此外，也可开展致痛物质的测定(中枢、外周)及机制的探讨。阳性药可选用阿司匹林、曲马多、吗啡等。

(2)风热感冒：风热感冒常在病毒感染的基础上可能合并有细菌感染。因此，主要药效学试验宜以抗病毒、抗菌、解热、抗炎为重点，然后再选择镇痛、抗毒素等其他试验。

1)抗病毒作用：试验项目见上。

2)抗菌作用：应作体内外抗菌试验。体外抑菌试验中，选择常见的上呼吸道致病菌 10 种以上，用双倍稀释法、纸片法或灵敏度更高的试验方法进行观察。阳性药可选用青霉素、庆大霉素等。整体动物体内实验，可进行小鼠致死性金黄色葡萄球菌、肺炎双球菌等感染的保护作用实验。

3)解热作用:宜用内毒素、菌苗、内生性致热原等所致的动物发热模型,观察解热效应,也可作一些机制探讨。

4)抗炎作用:采用多种炎症模型,进行炎症介质的测定等机制探讨实验,同前。

5)抗毒素作用:可作抗内毒素血症的试验。

(3)虚人感冒:应重点突出扶持正气的作用,即突出对免疫功能的影响,实验应在虚证动物模型上选择以上有关的试验指标进行观察。

(4)感冒夹湿(胃肠型感冒):除了选择以上有关的试验指标外,应增加胃肠功能试验。

综上所述,外感表证的试验设计应紧紧围绕药物的功能主治,多指标地观察,才能作出综合判断,除了选择针对性较强的试验外,应依据最新理论、技术进行机制分析,使解表方药的药效学研究更上一层楼。

(曾　南　沈映君　王文魁　徐世军　刘　蓉
金沈锐　秦旭华　任永欣　代　勇)

第8章

清热药

一、概　　述

凡以清解里热，治疗里热证为主要功效的药物，称为清热药。清热药药性寒凉，多入胃、肺、肝、大肠经。根据清热药的功效应用的不同，可概分为清热泻火药、清热解毒药、清热凉血药、清热燥湿药及清虚热药等五类，但一个药物常同时具有多种性能。清热泻火药主清气分大热，适用于壮热、汗出、口渴、烦躁、谵语、发狂、小便短赤、舌苔黄燥、脉洪实有力等里热炽盛之证，主要有石膏、知母、天花粉、栀子、夏枯草、莲心、芦根、寒水石等药物；清热燥湿药主要具有清热燥湿作用，常用于烦热口苦、黄疸、泄痢、小便黄赤及痈肿疮毒、关节肿痛、湿疹等湿热内蕴或湿邪化热之证，主要有黄芩、黄连、黄柏、龙胆草、苦参、秦皮等药物；清热解毒药能清火热、解热毒，主要适用于温热病、疮痈、疖肿、丹毒、斑疹、咽喉肿痛、痄腮、痢疾等热毒病症，主要有金银花、连翘、大青叶、板蓝根、贯众、山豆根、射干、蒲公英、野菊花、穿心莲、白头翁、鸦胆子、败酱、白鲜皮、鱼腥草、白头翁、重楼、肿节风、紫花地丁、金荞麦等药物；清热凉血药能清解营分、血分之邪热，主要用于温病热入营血，症见舌绛、烦躁、神昏谵语或血热妄行之吐血、衄血、血热发斑等，主要有犀角、生地黄、玄参、牡丹皮、赤芍药、紫草等药物；清虚热药具有凉血退虚热作用，主要用于骨蒸潮热、手足心热或夜热早凉、低热不退等阴虚内热之证，主要有青蒿、地骨皮、葎草等药物。

里热证是一个重要而常见的中医证型，主要包括了现代医学的多种急性传染、感染性疾病，也包括了许多重要的非感染性疾病，如某些肿瘤、白血病、心血管疾病、变态反应疾病及内分泌代谢性疾病等，以发热不恶寒、口渴、口苦、尿黄、舌红苔黄、脉数为基本症候。其病因多为病原微生物所致急性感染，其基本病理过程有发热、急性炎症、血液循环障碍、神经-内分泌-免疫功能紊乱等。里热证最常见于温病化热、入营期，温病化热期相当于急性传染感染性疾病之症状明显期，以毒血症所引起的症状及由于高热而引起的体液与电解质代谢紊乱为主，实质脏器显示混浊肿胀及功能紊乱，此期可见多种传染感染性疾病之特异性病变。入营期相当于急性传染感染性疾病之极盛期，除各种传染感染性疾病之特殊病变进一步深化外，中枢神经系统之变性、坏死较为突出，凝血系统紊乱以及血管壁的中毒性损害进一步发展。

归纳中药药理学研究结果，可认为清热药治疗里热证的疗效原理可能与其所具有的下述作用有关。

1. 抗病原微生物作用　病原微生物是引起传染、感染、感染变态反应等里热症候的条件。实验研究表明，许多清热药对多种病毒、细菌、真菌、螺旋体、原虫等有不同程度的抑制作用，配伍或组成复方抗菌作用范围可以互补、扩大以至协同增效。如有报告在人胚肾原代单层上皮细胞培养上研究了150种常用各类中药对流感病毒、副流感病毒、孤儿病毒、腺病毒的影响，结果发现有效药物多属清热解毒药。另对艾滋病毒作用筛选性研究也发现清热药如紫花地丁、黄连、紫草、虎杖、穿心莲、金银花、千里光、贯众、夏枯草、螃蜞菊等有抑制作用。清热药中具有较强及较肯定抗病毒活性的药物有黄柏、虎杖、贯众、连翘、螃蜞菊、喜树果等，它们分别对流感病毒、腺病毒、流行性乙型脑炎病毒、肠道病毒(Cox、$ECHO_{11}$、脊髓灰质炎病毒)、单纯疱疹病毒及乙肝病毒抗原等具有明显灭活、抑制作用，或是具有较高的抗病毒效价，或是经多个实验室研究结果相似，并经临床研究认为对相应病毒感染有效。清热药对致病性细菌影响的研究甚多，许多报告都认为清热药大多具有较为广谱的体外抗菌活性，一些清热药组成复方后抗菌活性增强。但一般而言，清热药在体外的抗菌作用并不强，在常用剂量下很难于体内达到抗菌最低浓度，因而似对全身感染而言鲜能起效，但对一些局部感染，如肠道感染、皮肤感染等仍可达抗菌浓度。一些清热药成分则具有较强的抗菌活性，如黄连、黄柏、三棵针中之小檗碱及其他一些生物碱如巴马亭、小檗胺，另如原白头翁素、丹皮酚、鱼腥草素、鹿蹄草素、地锦草素、秦皮乙素、葎草酮、蛇麻酮、矾松素等。

另一方面，病原体本身之能形成感染尚需要有多种条件，首先是于体内的定居，这是感染得以形成的首要条件，研究表明八正散能抑制致病性大肠杆菌在尿道上皮细胞的黏附，黄柏复方能消除白色念珠菌在小鼠肠道的定居。还有研究表明，黄连、蒲公英、大蒜等在亚抑菌剂量能破坏细菌的超微结构。另外，对于细菌R质粒的消除，菌膜与群体感应等的影响，都可能影响感染过程而取得新的临床疗效。

2. 抗细菌毒素作用　病原微生物毒素是其致病力的重要组成部分，如内毒素是革兰阴性杆菌的主要致病因子。一些清热药有抗病原微生物毒素作用，如曾报告玄参、地锦草、马鞭草等在体外能中和白喉毒素，黄连素能拮抗霍乱毒素的致泻作用，射干有抗透明质酸酶作用，金荞麦有抗金葡菌凝固酶及溶血毒素作用，黄连及黄连素也均可降低金葡菌溶血素和凝固酶效价，黄连、知母等于亚抑菌浓度即可减少金葡菌凝固酶的形成。对于细菌内毒素，一些清热药或能对抗其毒性作用，或能直接使内毒素生物活性降低，导致内毒素结构崩解破坏、抗原性消失，如银花、连翘、黄芩、牛黄、熊胆等。许多清热药均能抑制内毒素所致发热，还有一些清热药可抑制内毒素所致TNF、IL-1、IL-6、NO、PAF等生成。

3. 解热作用　发热是里热证最重要的临床表现之一，许多清热药对不同致热原所致发热有不同程度的解热作用，如石膏、知母、黄芩、黄连、栀子、大青叶、金银花、连翘、玄参、紫草、丹皮、穿心莲、犀角、牛黄、地骨皮、青蒿等，但这些药物解热作用的机制尚不明晰。已有研究提示可能与抑制花生四烯酸代谢、抑制内生致热原生成、抑制下丘脑体温调节中枢热敏神经元活性等有关。

4. 抗炎作用　急性炎症是里热证的主要表现和病理过程之一，许多清热药具有显著的抗炎作用。炎症反应可概分为早、中、晚三期，即血管反应、细胞反应及组织增生三个阶段。早期炎症的主要表现是毛细血管扩张、通透性亢进、渗出和水肿；中期炎症主要是白细胞向炎灶聚集及血小板聚集；晚期炎灶则以炎灶屏障形成和组织增生为特点。里热证的主要病理是早、中期炎症。清热药抗炎作用的主要特点是以抑制早期炎症为强；对中期炎症则因药而异，有的抑制，有的增强，大多无明显影响；对晚期炎症的抑制作用常弱或无。如银花、连翘、射干、重楼、大青叶、穿心莲、黄连、黄柏、黄芩、紫草、龙胆草、丹皮、秦皮、生地、牛黄、鱼腥草、金荞麦、大蒜等均有显著抗炎作用。值得注意的是由于微炎症概念的出现及其重要的病理意义，清热药物新发现的众多重要作用与此相关，这方面深入研究的结果将大为扩展对清热药作用的认识。

5. 抑制血小板聚集、抗凝血作用　温热病发展至一定阶段常见血小板功能亢进、内外凝血系统激活、血液流变性改变等血瘀证表现，此即所谓热瘀互结。一些清热药对此有明显影响，如赤芍具有较强的抑制血小板聚集、抗血栓形成、改善血液流变性作用；四季青有效成分原儿茶醛对多种致聚剂所致血小板聚集均有较强抑制作用；板蓝根能显著抑制 ADP 所致家兔血小板聚集，尿苷、次黄嘌呤、尿嘧啶等是其主要有效成分；野菊花能显著抑制 ADP、胶原及金葡菌所致大鼠血小板聚集；穿心莲全草有显著抑制血小板聚集作用，有效成分可能为黄酮类化合物。清热药的抑制血小板聚集、抗凝和改善血液流变性等作用有利于缓解热瘀互结，避免热邪入营血。

6. 对免疫功能的影响　机体免疫功能状态对感染过程有重要的影响，尤其在感染发病及转归上起重要作用，炎症反应可认为是最原始的免疫反应，并是免疫反应的起始和效应阶段的重要组成，免疫反应还是感染变态反应的病理学基础。曾有许多研究表明清热药能增强机体抗感染免疫能力，抑制变态反应，如曾报告黄连及黄连素、黄芩、栀子、金银花、大青叶、穿心莲、野菊花、鱼腥草、白花蛇舌草等能提高白细胞对异物的吞噬能力；蒲公英、大青叶、大蒜、白花蛇舌草等能促进单核巨噬细胞系统的吞噬活性；败酱、山豆根、白花蛇舌草、重楼、黄柏、银花等能促进抗体生成；黄连、黄芩、银花、蒲公英、白花蛇舌草、螃蜞菊等能促进细胞免疫。另一方面，许多清热药及其成分又能抑制多型变态反应，如黄芩能抑制过敏介质释放并对抗其作用，黄连、丹皮能抑制肥大细胞脱颗粒，金荞麦能抑制被动皮肤过敏反应，丹皮可抑制免疫溶血反应中补体的下降及 Arthus 反应，穿心莲能抑制迟发型超敏反应等。但由于许多研究都存在着方法学问题，因此对其结果的引述宜慎重，并值得进一步确证和深入。近有有关中药清热药成分对免疫功能影响的研究，发现如紫草萘醌、丹皮酚、青蒿素及其衍生物、苦参和山豆根生物碱、穿心莲内酯等具有抗变态反应活性。随着对免疫系统认识的深入，清热药对黏膜免疫、细菌位移、抗菌肽、防御素等影响的研究将有可能从新的角度发现其抗感染机制。

7. 对感染-应激反应的影响　感染是一种很强的应激刺激，应激贯穿着感染过程的始终，机体应激反应的状况决定着预后，应激反应的基础是神经-体液-肾上腺皮质功能。研究表明，穿心莲有效成分制剂穿琥宁能促进肾上腺皮质功能，其作用部位可能在皮层下中枢；秦皮也可兴奋肾上腺皮质功能。

8. 保肝、利胆作用　肝脏是多种病原体及其毒素的最重要清除场所，也是其攻击损伤的一个主要器官，温病可见肝脏的非特异性损伤，热入营血可见肝的出血和坏死，肝脏损伤可大为增高机体对感染及内毒素的敏感性，并可能在多种温热病症候的发展和结局上有重要意义。研究表明，许多清热药具有显著的保肝作用，如连翘、栀子、黄芩、龙胆草等。另一方面，许多胆道疾病，如阻塞性黄疸、脓性胆管炎等均可呈典型里热症候，利胆有可能对其有缓解功效，研究表明，银花、茵陈、穿心莲等有显著的利胆作用。

9. 抗肿瘤、抗蛇毒、降压等作用　癌的发生与毒邪有关，其病程中有呈热毒为患阶段；蛇伤显然属中医"毒邪"范畴。许多清热药具有抗癌、抗蛇毒作用，如青黛之靛玉红、重楼之皂苷、山豆根和苦参的生物碱、紫草的萘醌类化合物、大蒜之含硫化合物等具有不同程度的抗癌活性，重楼、穿心莲、苦参、龙葵等有显著的抗蛇毒作用。高血压可呈肝阳上亢，曾报告许多清热药有显著降压效果，如黄芩、黄连，但对中药粗制剂非经口给药尤其是静脉给药所出现的降压效果结论宜慎重。

10. 其他作用　清热药及其所含主要有效成分还具有广泛的其他药理活性，如山豆根、苦参生物碱之抗心律失常作用，虎杖的降血脂作用，四季青之扩冠效果，黄连素、黄芩苷之降血糖作用等。

综观本类方药研究的现状，可见清热药具有广泛的药理活性，作为清热药总体而言，其抑制病原微生物生长繁殖、拮抗病原微生物毒素以消除病因；解热、抗炎、抗过敏、改善血凝及循环功能以消除里热症候；促进抗感染免疫、兴奋神经体液调节、保肝等以增强机体抗感染能力等共性，表明清热药是一类以作用于机体为主的抗感染药物，随着对感染特别是复杂、难治性感染机制的深入了解，现代医学中感染性疾病的非抗病原体治疗法的实质研究将为清热药药理研究提供重要的价值。

虽然对清热药的药理学研究已积累了大量资料，但还存在下述主要问题：

(1)缺乏五类清热药作用的比较性研究，以致迄今虽可大致归纳出清热药总体的作用概貌，却尚不能总结出五类不同功效清热药各自作用的特点。

(2)作用机制的研究有待深入。迄今大多研究表明的是作用的有无和强弱，关于作用机制的研究相对较少，而机制的阐明对于更好地给临床应用提供参考，深入揭示清热药作用的特点都是很有价值的。

二、常用药物

(一)清热泻火药

生石膏

本品为硫酸盐类矿物硬石膏族石膏。生石膏主含硫酸钙($CaSO_4 \cdot 2H_2O$)，此外尚含多种常量及微量元素，如铜、铁、铝、镁、硅，以及钛、锰、锶、铅、硫等。生石膏味甘、辛，性大寒，归肺、胃经。

【功效与药理】

1. 清热泻火　生石膏甘辛性大寒，《本草经疏》谓："辛能解肌，甘能缓热，大寒而兼辛甘，则能除大热"。生石膏清热泻火功效主要与其具有的解热作用有关。

石膏为中医治疗气分大热的要药，由生石膏配伍知母、甘草、粳米组成的白虎汤为用于气分大热或阳明热盛而呈身大热、汗大出、大烦渴、脉洪大之要剂，且热象越显著，生石膏用量越大。石膏对实验性发热影响的研究结果颇有争议，一些报告认为石膏有解热作用，而另有些研究却未能证实其解热效果。近年之多个研究均表明石膏对实验性发热有明显的解热作用，如报告白虎汤可使发热家兔退热 1.3℃，知母退热 0.7℃，石膏知母合用退热 1.2℃。另有实验也表明白虎汤有明显的解热作用，生石膏煎剂解热作用较弱。含石膏的另一主要常用名方麻杏甘石汤灌服对伤寒菌苗所致家兔发热也有显著的解热作用，可使发热体温下降 1.27℃，单味石膏下降 0.82℃。有研究表明生石膏对正常家兔体温无明显影响，但对大肠杆菌内毒素所致家兔发热，灌服生石膏煎剂或其水煎醇沉法制备之静注液则均有显著的解热作用，但对发热的潜伏期、热峰时间及发热持续时间无明显影响[1]。山东平邑产石膏之白虎汤对菌苗致发热家兔的解热作用较湖北产石膏者为强[2]。对于静注消毒牛奶引致之家兔发热，石膏煎剂之上清液灌服可促使发热消退，不同产地的石膏解热作用强度有不同[3]。对于内毒素发热家兔，石膏煎剂灌服在发生明显解热作用同时，可见脑脊液中 cAMP 含量显著下降，两者呈明显的正相关[4,5]。还有研究表明，对于内毒素所致家兔、大鼠发热及2,4-二硝基酚所致大鼠发热，小青龙汤加石膏及地龙有显著的解热作用，拆方表明石膏在该方的解热功效中有重要作用，石膏的加入显著增强了该方的解热效果[6]。清瘟败毒饮的解热作用因生石膏用量的增加而作用增强[7]。麻杏甘石汤中石膏可减小固定大鼠体表干热损失量，与麻黄配伍可抑制体温升高[8]。至于生石膏解热作用的有效成分，有研究表明，白虎汤、生石膏及氧化钙灌胃均有明显解热作用，静注时解热作用更强，测定给药后家兔血钙水平，则三者灌服均可见血钙增加，白虎汤的退热效果与血钙水平上升密切相关，去钙白虎汤灌服时不增加家兔血钙浓度，也无退热效果，这一结果表明白虎汤退热作用与石膏所含钙密切有关，而肠道对石膏中钙吸收的多少则可明显影响其退热效果。另有研究表明白虎汤中知母的解热有效成分为芒果苷，纯硫酸钙无解热作用，推测石膏的解热作用可能来自其所含硫酸钙以外成分。还有研究表明单纯钙剂无明显退热作用，等等。近有用生石膏静注的研究表明，石膏可反转大肠杆菌内毒素所致发热猫视前区-下丘脑前部(PO/AH)温敏神经元放电频率的下降和冷敏神经元放电频率的升高，表明石膏可能在中枢神经元水平发挥解热效果[9]。生石膏与葛根素配伍也具有相似的PO/AH作用但两者合用作用增强[10]。另有报告，对于热应激小鼠，生石膏灌服可保护小肠绒毛损伤[11]。

2. 除烦止渴　生石膏甘辛除热，热除则津液复而渴止；另一方面，石膏清热，甘寒不峻，故还适用于阴虚烦渴证，石膏除烦止渴功效主要与其具有的止渴、降血糖等作用有关。

(1)对“口渴”的影响：烦渴是气分大热主症之一，临床上石膏对此有较好除烦止渴功效，以饮水量判断大鼠“口渴”状态及其改善情况的实验表明，当用“禁水”、皮下注射TTG或20%蛋白胨水溶液以引起发热，皮下注射呋塞米或乙酰唑胺引起大量利尿而致脱水，以及给以高渗盐水引致细胞内脱水等多种方法造成大鼠“口渴”状态时，石膏上清液均能明显减少大鼠的饮水量，表明石膏可显著改善异常的“口渴”状态。

(2)降血糖作用：白虎加人参汤有明显的降血糖作用，可降低四氧嘧啶性糖尿病大鼠的血糖水平，该方组成药中仅人参、知母单用时有降糖作用，但人参配伍石膏，或知母配伍石膏时其降血糖作用均得增强，而人参知母配伍则降糖作用反而减弱，人参用量越大，作用越弱，但倘于人参知母配伍中加入石膏，则可使已被减弱的降糖作用恢复，且在一定范围内因石膏用量增加而降糖作用增强，似表明石膏在这里起着一种特殊的调和效应。

3. 其他作用　曾报告1∶1的石膏Hank's液在体外可明显增强肺泡巨噬细胞对白色葡萄球菌死菌及胶体金的吞噬能力，并能促进吞噬细胞的成熟。

用2.5%的石膏上清液代水给大鼠自由饮用1个月，可见垂体、肾上腺、颌下腺、前列腺、胰腺及睾丸等组织中之钙含量降低，而脾脏、胸腺的钙含量则上升，对于摘除甲状腺、甲状旁腺的大鼠则见胸腺钙含量上升，脾脏钙含量减少。有认为脾、胸腺钙含量的升高似表明此二器官功能亢进，即所谓“补脾阴”，而其他器官钙的降低，则似乎意味着对已处功能亢进而呈内热状态的抑制。

石膏上清液尚能促进血液凝固，缩短血凝时间。对于家兔离体小肠和子宫，小量石膏使其收缩幅度加大，但剂量过大则反抑制之，使紧张性降低，收缩幅度减小。对于小鼠小肠推进能力，石膏上清液也能抑制之，此外，石膏尚能明显抑制小鼠胆汁排泄，并对大鼠有利尿作用。

有研究表明，石膏注射液静注，可使电刺激隐神经C类纤维所致猫大脑皮层体感区诱发电位(C-CEP)峰-峰值明显衰减甚至消失，但对A类纤维所致A-CEP无明显影响，提示其具有选择性中枢镇痛作用[3]。

【体内过程】以钙测定为指标对石膏于肠道吸收情况的研究表明，当注入石膏上清液于十二指肠盲囊60分钟后，于胆管未结扎大鼠钙吸收达90%，而于胆管结扎大鼠钙吸收仅

50%～70%，表明胆汁可促进石膏中钙吸收。小鼠离体空肠及大鼠或猫的离体小肠实验表明，石膏中钙的吸收较之其他钙盐如硫酸钙、氯化钙、葡萄糖酸钙、辛酸钙等者为多。石膏上清液给大鼠静注，可使血清钙含量迅速上升，至6小时最高，16小时恢复正常值。

【毒理研究】石膏毒性甚小，临床用至每剂250g也未见毒性反应。生石膏水煎剂给小鼠静注的LD_{50}为14.7g/kg或16.7g/kg，石膏煎煮后残渣再用水煎测得之LD_{50}与首煎者相近。有报告服用含高量砷的石膏引致中毒死亡者，值得注意。

【主治】生石膏适用于外感热病，高热烦渴，肺热咳喘，胃火亢盛，头痛，牙痛。

【现代应用】

1. 急性热病　生石膏是中医治疗温病的常用药，对于多种原因所致之高热不退，大热烦渴有较好疗效，中医温病常用多个要方均以石膏为主药之一，如白虎汤、清瘟败毒饮及竹叶石膏汤等。以石膏为主药之一的其他方剂或验方治疗多种急性热病也有良好疗效。传统用法石膏宜用于"大烦渴、大热、大汗出、脉洪大"四大见症者，但实际应用则不必全俱，只要对证即可，不论是一般感染，或重症感染，以至风湿热痹等均可用之取效。

2. 大骨节病　曾报告用石膏口服治疗各种病情与年龄的大骨节病患者有良效，以止痛效果为明显，并可缓解肌肉痉挛，改善关节伸屈度，使肌肉松软。

3. 其他　生石膏还常与其他药物配伍内服治疗多种疾病，如用石膏蔓荆子合剂减轻海群生反应，以石膏浮萍汤治疗疥疮，以石膏姜汤治疗支气管哮喘，以石膏牡蛎散治疗自汗症等。

主要参考文献

[1] 梁强，等．生石膏对发热兔解热作用的实验研究．中国医科大学学报，1991；20(1)：16

[2] 孙蓉，等．山东平邑石膏药用的初步药理研究．山东中医学院学报，1993；17(4)：48

[3] 朱武成，等．山东地产石膏药用初探．时珍国药研究，1997；8(5)：418

[4] 孟凡会，等．石膏对家兔白细胞致热原性发热效应和膜脊液环核苷酸含量变化的影响．中国病理生殖杂志，1991；7(4)：378

[5] 孟凡会，等．中药石膏对家兔内毒素性发热效应和脑脊液环核普酸含量变化的影响．中国中西医结合杂志，1995年基础理论研究特集，326

[6] 黄志力，等．生石膏及地龙对小青龙汤解热的增强作用．中药药理与临床，1997；13(5)：12

[7] 于征淼，等．清瘟败毒饮对兔全身炎症反应综合征IL-1、6、10、18、TNF-α、IFN-γ的影响．中药药理与临床，2009；25(1)：3

[8] 左风摘译．麻黄、杏仁、甘草、石裔及其配伍对体温和体液的影响．国外医学中医中药分册，2000；22(1)：47

[9] 王艳，等．生石膏对致热原作用下猫PO/AH温敏神经元放电的影响．中国应用生理学杂志，2008；24(3)：320

[10] 范书铎，等．葛根素、生石膏配伍对致热原作用下猫PO/AH温敏神经元放电的影响．中国应用生理学杂志，1997；13(1)：71

[11] 何欣，等．石膏水提物在高温下对小鼠小肠结构的影响．北京农学院学报，2006；21(4)：40

知　　母

本品为百合科植物知母 *Anemarrhema asphodeloides* Bge. 的根茎，除去须根者称毛知母，除去外皮者称知母肉。知母主含皂苷及其苷元，如知母皂苷(timosaponin)、菝葜皂苷元(sarsasapogenin)，另含芒果苷(mangiferin)及异芒果苷(isomangiferin)等。知母味苦、甘，性寒。归肺、胃、肾经。

【功效与药理】

1. 清热泻火 《本草纲目》谓:“知母之辛苦寒凉,下则润肾燥而滋阴,上则清肺经泻火”。《本草新编》谓:“知母泻肾中之热,而亦泻胃中之热”。知母清热泻火功效与其抗病原微生物、解热及对神经内分泌等的作用有关。

(1)抗病原微生物作用:体外试验知母对伤寒杆菌、痢疾杆菌、白喉杆菌、肺炎球菌、葡萄球菌等以及铜绿假单胞菌、大肠杆菌等细菌有明显抑菌作用[1],菝葜皂苷元的MIC(mg/ml)对痢疾杆菌为0.031、大肠杆菌、铜绿假单胞菌0.063,金葡菌为0.125[2]。曾报告知母乙醇、乙醚等提取物对结核杆菌 $H_{37}RV$ 有较强的抑制作用,MIC为1∶8000或1∶64000,后者有血清存在时为1∶16000,而皂苷无作用。对于小鼠实验性结核杆菌感染,饲以含知母的饲料可使病变有所减轻,但死亡率未见降低。此外,知母对某些致病性皮肤真菌及白色念珠菌也有一定抑制效果。知母所含一些化合物具有显著抗病毒、细菌、真菌作用,如芒果苷对结核杆菌的MIC为200μg/ml;异芒果苷具有显著的抗单纯疱疹病毒作用,于25~250μg/ml浓度于不同给药时间均可抑制HSV-I的致细胞病变作用,但芒果苷作用较弱,芒果苷及异芒果苷均可阻止HSV-I在细胞内的复制。

(2)解热、抗炎作用:曾报告知母皮下注射对大肠杆菌所致家兔发热有解热作用。另报告石膏与知母均有解热作用,两者合用解热效果增强,知母解热有效成分为芒果苷。知母对二甲苯所致小鼠耳肿胀和HAC所致小鼠腹腔毛细血管通透性亢进均有一定抑制作用[3],芒果苷50mg/kg灌服或腹腔注射对角叉菜胶性大鼠脚爪水肿及棉球性肉芽肿均有显著抑制作用。另有资料认为知母总多糖部位为知母主要抗炎成分[4],

(3)对交感神经系统的影响:对于用温热药造成的热证模型,以知母为主药的复方(知母、黄柏、石膏、龙胆草)能抑制大鼠交感神经-肾上腺系统,知母、黄柏、石膏、龙胆草或知母、石膏以及单味知母,均可使大鼠心率减慢。生知母及盐知母均能抑制异丙肾上腺素所致小鼠心率增加[5];知母、黄柏及单味知母可使肾上腺重量明显减轻;知母配黄柏、配石膏或单味知母也能使肾上腺DβH活性显著降低,表明知母可通过改变中枢递质或其他因素,使大鼠中枢抑制活动增强,抑制交感神经中枢而使心率减慢,同时抑制肾上腺DβH活性使CAs合成和释放减少,交感神经肾上腺系统功能活动降低。

(4)抑制钠泵:知母中提得的菝葜皂苷元是 Na^+、K^+-ATP酶抑制剂,体外试验对组织切片耗氧率或提纯的兔肾 Na^+、K^+-ATP酶都有强烈的抑制作用,抑制率达88.6%。整体试验中给予甲状腺激素可致大鼠肝、肾及小肠黏膜 Na^+、K^+-ATP酶显著升高,但脑组织者无明显变化,同时灌服菝葜皂苷元可使肝、肾 Na^+、K^+-ATP酶恢复至正常水平,小肠者还低于正常,对脑无明显影响,并能使肾切片耗氧率的显著增高也恢复至正常水平。酶抑制动力学研究表明,菝葜皂苷元对兔肾 Na^+、K^+-ATP酶抑制的曲线与哇巴因形状相似而较弱,两者均于1mol/L达最大抑制,其 IC_{50} 菝葜皂苷元为 9.0×10^{-6}M,哇巴因为 3.2×10^{-7}M,菝葜皂苷元的抑制性质为对 Na^+、K^+-ATP均为混合性抑制,哇巴因对ATP为反竞争性抑制,磷脂不抑制哇巴因,但多种磷脂却可不同程度地降低菝葜皂苷元对 Na^+、K^+-ATP酶的抑制。此外,对PNP酶活性也有明显抑制作用,1mol/L的哇巴因可完全抑制之,而菝葜皂苷元1mol/L抑制率为68.5%。对整体大鼠红细胞钠泵的研究表明,菝葜皂苷元可显著抑制甲状腺激素所致大鼠红细胞摄取 Rb^+ 能力的亢进,且大鼠的甲亢表现也见改善。但用知母皂苷2mg/kg给健康人试服,其红细胞钠泵呈多相性变化,多数可见钠泵抑制,但部分可于抑制前1～2小时有短暂上升。

(5)对βAR-MchoR细胞调控机制的影响：知母水煎剂灌服可使氢考或甲高模型鼠注射异丙肾上腺素后血浆cAMP峰值明显降低，βAR的RT值也明显为低，而灌服生地龟板合剂者有类似作用，但灌服附子、肉桂合剂者βAR的RT值及cAMP系统对异丙肾上腺素的反应性反而均明显更为升高。对于"甲高"模型的M受体RT降低，则知母可显著提高之。知母能使甲亢模型小鼠β受体cAMP系统对异丙肾上腺素显著增强的反应性及显著增加的肾脏β受体最大结合容量降低至接近正常水平，但对β受体的亲和力无影响，知母尚能降低甲亢模型的耗氧率，但不影响血清T_3、T_4水平[6]。菝葜皂苷元有知母水煎剂相似的作用，能使"甲高"小鼠脑βAR受体RT的升高下调趋于正常水平，但对亲和力KO无影响，此外知母、菝葜皂苷元均可明显对抗甲高小鼠体重的明显下降，表明知母对βAR下调作用的机制，主要是使异常升高的受体分子生成速率减慢。

2. 生津润燥　知母苦寒清热，泻火存阴，另可滋肾水而益肺胃。知母生津润燥功效与其降血糖等作用有关。

(1)降血糖作用：曾报告知母水提物对正常家兔、四氧嘧啶糖尿病家兔和小鼠以及胰岛素抗血清所致糖尿鼠均有降血糖作用，并可使小鼠血中酮体减少。知母多糖灌胃可使小鼠血糖及肝糖原含量明显降低，并可使四氧嘧啶高血糖小鼠血糖降低，腹腔注射也有明显效果，但对血脂含量无明显影响[7]。知母对正常大鼠不促进葡萄糖氧化，但可促进横膈、脂肪组织等对葡萄糖的摄取，使横膈中糖原含量增加，但肝糖原含量下降。体外试验知母60℃水浸液对大鼠小肠α-糖苷酶活性有较强的抑制作用[8]，有效成分为芒果苷，知母总酚对STZ及四氧嘧啶小鼠血糖升高有显著抑制作用，对STZ糖尿病大鼠其降糖作用有明显量效关系[9]。

(2)对肾上腺皮质及肾上腺皮质激素的影响：给家兔灌服地塞米松造型前5天或同时给予知母、生地、甘草的单味、双味或三味合煎也均可使血浆皮质酮含量明显上升，尤以知母作用为强，知母粗提物总皂苷也有类似作用；但如无皮质激素存在则均无此作用，仅单味生地可使兔血皮质酮浓度显著降低。知母上述作用机制与其抑制肾上腺皮质激素在肝中的分解代谢有关。但另有报告对于连续肌注氢化可的松所致家兔外周血淋巴细胞β受体密度升高，5.5mg/kg知母总皂苷可使其显著降低，但对血浆皮质激素浓度无明显影响；临床接受强的松治疗的原发性肾病综合征患者每日口服知母皂苷100mg，1日3次，可明显拮抗心率加快、多汗、失眠多梦及痤疮等副作用[10]。

3. 其他作用

(1)改善学习记忆：知母可提高衰老早期动物脑M受体含量，其机制为纠正衰老动物相对减慢的M受体的合成而提高脑M受体数。知母皂苷元具有相似作用，能明显提高老年小鼠降低的脑M受体数，同时使K和Pr升高，且以Pr提高为优势，提示其主要作用为相对加快受体的合成以调节衰老动物降低的脑M受体数[11]。知母皂苷及知母皂苷元能改善衰老及脑血管结扎性"痴呆"动物的学习记忆能力，其机制与上调衰老动物脑内M受体的合成，特别是M_2受体[12]，上调N受体表达，增强ChAT，抑制Ach E活性以及调节β受体-cAMP、M受体-cGMP的平衡和改善脑内自由基代谢等有关[13]。知母皂苷还能抑制β-淀粉样肽所致AD模型大鼠海马内p53及其后续的DKK表达增加而改善AD大鼠脑内神经元的tau蛋白过度磷酸化[14]及神经元的凋亡[15]。知母水提液及其含药血清对醛糖还原酶有较强的抑制作用[16,17]。对于老年大鼠，知母皂苷元能促进其学习记忆能力，但对东莨菪碱所致青年小鼠记忆障碍却无明显影响，对脑胆碱酯酶活力也无明显影响，表明其改善学习记忆能力作用不是通过阻滞M受体或抑制ChE活力[18]。

(2)对心血管系统的影响：对于高脂饲料所致实验性动脉粥样硬化鹌鹑，知母皂苷60、120、240mg/kg灌服2周，可明显降低血清TC、TG、LDL的含量，提高HDL/LDL比值，减小动脉粥样斑块的面积并减轻其病变程度[19]；知母能明显拮抗ISO所致小鼠心率加快与心肌肥厚，降低腹主动脉结扎小鼠清醒态心率并增加其跑步能力[20]。另有报告，知母皂苷能抑制血管平滑肌的增殖及凋亡增强[21]；知母皂苷可下调血管内皮细胞血管紧张素酶原基因、肾上腺素α2A受体基因和内皮素转换酶-1基因的表达[22]。

对于缺血再灌注所致大鼠脑缺血性损伤，知母皂苷具有明显的保护作用，能减轻神经症状，减小脑梗死范围，减少脑组织含水量，其机制可能与减少自由基损伤、减轻炎症反应与减少内皮素-1的释放等有关[23,24]。

(3)抗癌作用：知母皂苷能使新生大鼠AFP下降，且使肝中AFP mRNA降低近1倍，而对ALB mRNA影响不大，表明其可能是调节癌发育基因表达的调节因子。对于人肝癌移植裸大鼠的生成期，饲以含0.04%的知母皂苷水液可明显延长之，肿瘤组织生长较缓慢，但无显著差异，且生存期与肿瘤生长无相关，表明知母皂苷不是在于对肿瘤的直接抑制，而是对宿主代谢的调节和纠正。由于恶性肿瘤与细胞膜钠泵密切有关，肿瘤细胞和宿主细胞中钠泵活性均明显增高，知母是Na^+、K^+-ATP酶的抑制剂，抑制钠泵活性可能有助于癌瘤生长的抑制和宿主的存活，也有助于减少机体能量消耗。初步临床试验也见口服知母皂苷可使肝癌病人RBC钠泵有所降低，长期服用也有较好的姑息疗效。

(4)抗溃疡作用：知母煎剂5g/kg灌服对大鼠水浸捆缚应激性胃溃疡的发生有显著抑制作用。芒果苷50～200mg/kg腹腔注射，能显著抑制大、小鼠自发活动，显示明显镇静效果，此外还有明显利胆作用。异芒果苷则尚有明显的镇咳、祛痰、强心、利尿作用。

此外，知母成分AnⅠ及AnⅡ还有强的抗血小板聚集活性，能显著抑制ADP、5HT及花生四烯酸所致家兔及人血小板聚集，对人血小板聚集IC_{50} AnⅠ为2.0×10^{-4}mol/L，AnⅡ为2.0×10^{-5}mol/L。知母成分9714及其代谢产物能抑制ADP、胶原等诱导的血小板聚集[25]。知母皂苷元对维A酸致小鼠骨质增生有一定防治作用，其机制可能与减缓雌激素水平降低及抑制骨高转换有关[26]。对于溴酸钾所致小鼠肝、肾损伤，知母总黄酮有明显拮抗作用，其机制可能与抗氧化作用有关[27,28]。

【主治】用于外感热病，高热烦渴，肺热烦咳，骨蒸潮热，内热消渴，肠燥便秘。

【现代应用】多种急性传染、感染性疾病均可用知母进行治疗，最常用者为白虎汤，在白虎汤中，以石膏清热泻火，以知母清热、生津、除烦。白虎汤为治温病气分大热要方，对于流行性乙型脑炎、流行性出血热、钩端螺旋体病、肺部感染以及其他多种感染有一定疗效，临床报告甚多。石知注射液治疗流行性出血热有较好疗效。

主要参考文献

[1] 杜镇，等．知母体外抑菌作用研究．时珍国医国药，2008，19(5)：1158

[2] 韩云霞，等．不同炮制方法对知母体外抗菌活性的影响．中国药业，2008，17(2)：25

[3] 陈万生，等．知母抗炎作用初探．药学情报通讯，1993，11(3)：14

[4] 陈万生，等．知母总多糖的抗炎作用．第二军医大学学报，1999，20(10)：758

[5] 郭志力，等．知母不同炮制品滋阴作用研究．中国中医基础医学杂志，2008；14(5)：386

[6] 刘洁,等. 知母对甲亢模型β受体-cAMP系统的调节作用. 中药药理与临床,1996,(4):16

[7] 王靖,等. 知母多糖降血糖活性研究. 中草药,1996,27(10):605

[8] 刘志峰,等. 5种中药体外α-糖苷酶抑制作用的观察. 山东中医杂志,2004,23(1):41

[9] 黄芳,等. 知母提取物的降血糖作用. 中国生化药物杂志,2005,26(6):332

[10] 来起之,等. 知母皂苷对糖皮质激素副作用的影响. 实用医学杂志,2001,17(7):583

[11] 何路明,等. 知母皂苷元对老年小鼠脑M受体上调机理的研究. 上海第二医科大学学报,1996,16(5):346

[12] 胡梅,等. 知母活性成分ZMS对老年大鼠脑M受体的调节作用. 中华核医学杂志,2001,21(3):158

[13] 邓云,等. 知母及其有效成分改善脑功能药理作用研究进展. 中国药理学通报,2008,24(5):576

[14] 钟雷,等. 知母皂苷B对大鼠海马注射13-AP(25-35)致tau蛋白磷酸化的影响. 南方医科大学学报,2006,26(8):1106

[15] Liu Z,et al. Saponins from Anemarrhena asphodeloides Bge. protect neurons from amyloid 13-protein fragment 25-35-induced apoptosis. Chin J Pharmacol Toxicol,2006,20(4):295

[16] 赵惠仁,等. 知母等40种中药对猪晶状体醛糖还原酶的抑制作用. 徐州医学院学报,1995,15(3):235

[17] 顾锦华,等. 中草药醛糖还原酶抑制剂筛选模型的建立. 南通大学学报(医学版),2005,25(5):329

[18] 宇红,等. 知母皂苷元对青年小鼠学习记忆及其大脑胆碱酯酶活力的影响. 中药药理与临床,1997,13(4):15

[19] 韩兵,等. 知母皂苷的降脂及抗动脉粥样硬化作用. 上海中医药杂志,2006,40(11):68

[20] 胡宇驰,等. 知母、黄芪对小鼠实验性心肌肥厚及应激反应能力的影响. 中国中药杂志,2003,28(4):369

[21] Xiao SZ, et al. Inhibitory effects of saponins from Anemarrhena asphodeloides Bunge on the growth of vascular smooth muscle cells. Biomed Envir Sci,2006,19:185

[22] 李泽松,等. 心血管相关基因芯片的制备及其在知母皂苷作用机理研究中的应用. 药学学报,2003,38(7):496

[23] 邓云,等. 知母皂苷化合物对脑缺血再灌注大鼠的保护作用. 北京中医药大学学报,2005,28(2):33

[24] 吴非,等. 知母总皂苷对大鼠脑缺血及再灌注损伤的保护作用. 中国药学杂志,2006,41(9):668

[25] 邓云,等. 知母有效成分体内外给药对血小板聚集的抑制作用. 中国药理学通报,2005,21(12):1460

[26] 杨茗,等. 知母皂苷元对维A酸致小鼠骨质疏松的防治作用. 中国天然药物,2006,4(3):219

[27] 江涛,等. 知母总黄酮对溴酸钾诱导小鼠肾损伤的保护作用. 中国药理学通报,2006,22(12):1517

[28] 李满妹,等. 知母总黄酮对溴酸钾诱发小鼠肝损伤的保护作用. 中草药,2008,39(2):252

栀 子

本品为茜草科植物栀子 *Gardenia jasminoides* Ellis 的干燥成熟果实。主含环烯醚萜苷类,如栀子苷(gardenoside,jasminoidin)、去羟栀子苷(京尼平苷,geniposide)、京尼平-1-龙胆双糖苷(genipin-1-β-D-gentiobioside)和山栀苷(shanzhiside)等。味苦,性寒。归心、肺、三焦经。

【功效与药理】

1. 泻火除烦　朱震亨谓本品"泻三焦火,清胃脘血,治热厥心痛,解热郁,行结气"。本品泻火除烦功效与其解热、镇静、镇痛等作用有关。

(1)解热作用：本品生或炮制品的醇提物灌胃，对酵母所致发热大鼠有明显解热作用，以生品作用为强[1]。腹腔注射栀子醇提液可使小鼠体温显著下降，此作用可持续近10小时。大鼠腹腔注射也可产生同样明显的降体温效果[2]。

(2)镇静催眠作用：栀子醇提物灌胃或腹腔注射均可使小鼠自发活动减少，给药后1.5至3小时作用达高峰，并能明显增强环己巴比妥钠的催眠作用，使小鼠睡眠时间显著延长，表明有镇静作用。但栀子对苯丙胺诱发的小鼠活动亢进及戊四氮、士的宁引起的惊厥和电惊厥无对抗作用。另外，CO_2超临界萃取所得之栀子油能抑制小鼠自发运动，诱导小鼠入睡，协同戊巴比妥以及具有抗戊四氮惊厥等作用。

(3)镇痛作用：皮下注射京尼平0.5g/kg，能抑制腹腔注射醋酸引起的小鼠扭体反应，提示其有镇痛作用，但小鼠热板法和甩尾法实验栀子醇提物均无明显镇痛效果。

2. 清热利尿　《丹溪心法》谓本品"大能降火，从小便泄去……"本品清热利尿功效与其抗菌、抗炎、保肝利胆及胰腺保护等作用有关。

(1)抗炎作用：栀子的乙醇、醋酸乙酯、甲醇提取物涂于小鼠耳壳，对二甲苯致小鼠耳壳肿胀均有明显抑制作用；后两者涂于大鼠足爪，对甲醛所致亚急性足肿胀有明显的抑制作用，涂药后48小时作用最明显。对外伤所致小鼠和家兔实验性软组织损伤也有明显治疗效果。以京尼平苷配制的霜剂涂耳，对二甲苯和巴豆油致小鼠耳肿胀均有明显抑制作用[3]。外涂时京尼平可能与皮肤表面的氨基酸及肽类物质反应生成蓝色素而发挥抗炎镇痛活性[4]。口服给药栀子甲醇提取物能显著抑制醋酸所致小鼠毛细血管通透性亢进、角叉菜所致大鼠足肿胀和棉球肉芽组织增生[5]，栀子水煎液对巴豆油所致小鼠耳肿胀及醋酸所致小鼠腹腔毛细血管通透性增高也均有显著抑制活性，但经炒黄、炒焦后作用减弱或消失，主要与其主要成分京尼平苷的降低有关。栀子总苷是其抗炎镇痛主要成分[6]。此外，栀子对免疫性炎症也有明显抑制作用，栀子对Ⅱ型胶原蛋白引致的大鼠关节炎模型能剂量依赖地抑制其肿胀，抑制骨膜细胞增生，降低血中IL-1β与及TNF-α及滑膜细胞IL-1β的分泌[7]。栀子对DNCB所致小鼠耳迟发性超敏反应性炎症也有明显抑制效果[8]。

(2)保肝利胆：栀子可明显降低血清总胆红素水平，并明显降低四氯化碳、硫代乙酰胺所致SGPT升高，对D-半乳糖胺所致小鼠肝损伤可使血清AST活性降低，肝细胞坏死、变性减轻[9]，栀子不同炮制品对四氯化碳所致小鼠急性肝损伤也有明显保护作用，以生品作用为强，炒炭无效[10]。D-半乳糖胺所致大鼠爆发性肝炎，栀子水煎液灌胃有明显保护作用，可降低死亡率。对异硫氰酸α-萘酯大鼠急性黄疸模型，栀子灌胃可使血清胆红素、谷丙转氨酶和谷草转氨酶均明显降低。栀子正丁醇提取物对其引起的肝组织灶性坏死、胆管周围炎和片状坏死等病理变化有明显保护作用。栀子黄色素是其保肝有效部位之一[11]。栀子还对CCl_4所致大鼠的肝纤维化有抑制作用，作用环节主要在抑制胶原增生。

临床上患者口服栀子水煎液后，经胆囊X光片显示，用药后患者的胆囊都有明显收缩，容积变小，长径和宽径缩小，说明栀子水煎液能促进胆囊收缩，加速其排空[12]。大鼠灌胃栀子提取物对血清和肝匀浆内碱性磷酸酶活性及乳酸脱氢酶活力无明显影响，对血清谷草转氨酶也无影响，但可使结扎胆总管后升高了的酶活性降低，连续给药还可使大鼠血清胆红素的含量降低。京尼平灌胃、静注或十二指肠给药，均可使大鼠胆汁分泌增加，以十二指肠给药效果为最显著。十二指肠给药京尼平苷为利胆有效成分，但西红花苷无明显作用。对于高脂高蛋白饲料所致地鼠胆固醇结石京尼平苷预防给药能减少结石成石率和成石指数[13]。

(3)对胰腺的作用:对于实验性急性出血性坏死性胰腺炎大鼠,栀子可明显改善胰、肝、胃、小肠血流,并降低早期死亡率[14]。胰导管逆行注射去氧胆酸钠制备的大鼠实验性胰腺炎模型可见胰腺细胞的荧光偏振度明显升高,膜流动性降低,胰腺细胞膜结构和功能均发生显著改变。栀子水煎液灌胃可使上述胰腺细胞膜的结构和功能趋于正常,并能降低胰腺炎时升高了的胰腺细胞的线粒体、溶酶体膜脂的荧光偏振度,使之接近正常,表明栀子水煎液对胰腺细胞膜、线粒体膜、溶酶体膜均有稳定作用[15]。栀子对实验性急性胰腺炎的治疗机制还与减轻胰腺组织毛细血管通透性亢进、减轻胰腺细胞氧化代谢和溶酶体功能、保护胰腺细胞膜功能、改善胰腺血液灌注、抑制血中炎性介质 TNF-α、IL-6[16]、NO[17]、髓过氧化物酶[18]释放、抗过氧化[19]、抗内毒素[17]等作用相关。另有报告,对于蛙皮素(cerulein)引起的急性胰腺炎小鼠,栀子能减轻其严重程度及胰腺炎相关肺损伤,减轻胰腺水肿、中性粒细胞浸润,降低血清淀粉酶和脂酶、血清细胞因子等水平和多种炎症介质的 mRNA 表达等有关[20]。

(4)抗病原体作用:体外及整体试验表明,栀子具有明显的抗病毒活性。在体外栀子提取物 ZG 能明显抑制对甲型流感病毒、PIV-1、RSV、单纯疱疹病毒-1 型(HSV-1)、HSV-2 等病毒的致细胞病变作用;对于小鼠流感病毒性肺炎模型,可降低小鼠死亡率、延长存活时间[21]。对 HSV-1 的作用主要在阻止病毒对 Hep-2 细胞表面的吸附[22],改善细胞膜的流动性从而维持细胞的正常功效[23],而此可能与膜电位和膜 Na^+、K^+-ATP 酶活性等能态来源无关[24,25]。栀子提取物对于实验性疱疹病毒性角膜炎有明显的治疗作用[26],其作用靶点可能是病毒复制晚期参与病毒颗粒组装且同时作为重要的功能蛋白在病毒感染早期发挥转录调节功能的 HSV-1 的结构蛋白 VP16,通过对 VP16 表达的抑制、提高 IFN-γ 的表达和抑制 HSV-1 对细胞膜吸附而发挥抗病毒作用[27]。对于柯萨奇病毒 B3(CVB3),栀子水煎剂能显著抑制病毒吸附与增殖[28],并抑制 CVB3 所致小鼠病毒性心肌炎心肌组织病毒量和减少病变面积[29]。栀子还能抑制丙型肝炎病毒于裸鼠体内的复制[30]。

栀子水提物能与内毒素活性中心脂质 A 有较高的特异性结合力,药效导向分离得到其有效成分京尼平苷(CJ-1),CJ-1 于 0.5、1.0、2.0mg/L 可显著抑制 0.2μg/L LPS 介导的鲎试剂凝胶化,于 50～200mg/L 可显著抑制 100μg/L 的 LPS 介导的 RAW 264.7 细胞 TNF-α 的释放[31]。

栀子水煎液对多种皮肤癣菌,如毛癣菌、黄癣菌、小芽孢癣菌有抑制作用。腹部感染日本血吸虫尾蚴小鼠,以栀子煎液和青蒿素混合液灌胃治疗,能使小鼠减虫率明显高于单用青蒿素组,肝脏未发现虫卵结节,多数虫体滞留在肝脏,虫体活动力差,有死虫。

3. 其他作用

(1)对消化系统的作用:栀子乙醇提取液可使兔、大鼠离体肠管的紧张度增加,蠕动减少,阿托品可阻断之。但高浓度栀子乙醇提取液反使肠肌松弛,以致小肠蠕动完全被抑制。京尼平苷或京尼平静注能抑制大鼠自发性胃蠕动及毛果芸香碱诱发的胃收缩,但作用维持时间短。幽门结扎大鼠十二指肠内给药,京尼平可减少胃液分泌,降低总酸度。栀子对兔离体胃及十二指肠肌条有明显兴奋作用[32]。有报告栀子 10g/kg 灌胃可使大鼠血中胃泌素(GAS)明显升高而 PGE_2 明显下降,而胃黏膜的胃动素(MIL)与 GAS 均明显降低,但 PGE_2 影响不大[33]。对于无水乙醇、阿司匹林及吲哚美辛所致小鼠胃黏膜损伤及阿司匹林致大鼠急性胃黏膜损伤,栀子总苷均有显著的保护作用,此作用与其增加胃黏膜血流量,促进 NO 水平及 NOS 活性、降低 ICAM-1 在胃组织的表达及抗氧化等作用有关[34]。

(2)对心脑血管系统的影响：对于大鼠局灶性脑缺血再灌注模型，栀子腹腔注射能改善神经功能缺损，降低脑组织 Na^+、K^+-ATP 酶活性，明显升高缺血再灌注 24h 脑组织的 SOD 活性，降低 MDA 含量，促进脑组织神经生长因子的表达。栀子总环烯醚萜苷早期应用对于自体血注入制备的大鼠脑出血模型能使脑水肿体积减小，神经功能改善，NF-κB 活性抑制[35]；栀子苷还可使脑缺血再灌注损伤小鼠脑消失的 5691Da 蛋白恢复，缺血后新出现的 5373Da、15103Da 高表达降低[36]。栀子醇提取液淋巴腔注入对在体蛙心有明显抑制作用，对离体蛙心使收缩幅度减小。猫和家兔腹腔注射栀子醇提物在降压的同时，可使心跳的频率减慢，但对心肌收缩力无明显影响。家兔腹腔注射栀子醇提液可使心电图 R-P 间期延长。兔和大鼠腹腔注射栀子醇提取物或猫胃内和十二指肠内注入栀子水煎液均能产生明显的降压效果，作用可持续 3～5 小时以上，栀子降压作用部位可能在延髓副交感神经中枢。另有报告，栀子醇提液可抑制肠系膜小动脉、脑组织小动脉、冠状小动脉及肾小动脉对去甲肾上腺素及高 K^+ 所致收缩反应，提示栀子降压作用可能与 α 受体拮抗及钙通道阻滞有关。

【体内过程】栀子颗粒剂灌胃所得大鼠血浆的药动学符合一室模型，其 $t_{1/2}$ 为(42.10±7.81)分钟，T_{max} 为(38.33±10.80)分钟，C_{max} 为(0.26±0.09)mg/L，AUC_{0-24} 为(30.35±12.32)mg/(L·min)；在柴芩承气汤中同量栀子的药动学参数发生明显改变，$t_{1/2}$ 明显延长，Tmax 缩短，C_{max}、AUC_{0-24} 大幅升高[37]。

【毒理研究】栀子醇提物对小鼠的 LD_{50} 灌胃为 107.4g/kg，腹腔注射为 17.1g/kg。大剂量栀子及其有效成分对肝脏有一定毒性作用，以山栀乙醇提取物给小鼠腹腔注射连续 4 日，可使环己巴比妥睡眠时间显著延长，肝脏呈灰绿色。山栀乙醇提取物 4g/kg 或京尼平苷 250mg/kg 灌胃，每日 1 次共 4 日，大鼠肝微粒体酶 P_{450} 含量以及对硝基苯甲醚脱甲基酶活性分别降至对照组的 30%和 35%以及 67%和 72%，给药组大鼠肝脏呈灰绿色。早期也发现大鼠连续服用京尼平 50mg/kg。5 周后，肝、脾等脏器均染成青色。栀子水提物(得率 10%)0.5、1.0、2.0g/kg 掺入饲料中自由摄入 30 天，大剂量组可见大鼠体重增加减少，雄鼠肝、脾、肾、睾丸指数明显增高。栀子水提物、醇提物(均相当生药 9g/kg)及栀子苷 0.28g/kg 连续灌胃 3 天，除外观可见毒性表现外，均可见肝重量及肝指数增高，血清 ALT、AST 及 TBIL 均明显升高，病理可见肝明显肿胀坏死，胆管明显增生，胆管周围炎细胞浸润，表明栀子苷可能是栀子肝肾毒性的主要成分[38,39]。280mg/kg 栀子苷对不同月龄不同种属大鼠均呈现相似毒性。但相当大鼠剂量的栀子苷给小鼠灌服(560mg/kg)却未见明显的肝毒性[40]。

【主治】用于热病心烦，黄疸尿赤，血淋涩痛，血热吐衄，目赤肿痛，火毒疮疡；外治扭挫伤痛。

【现代应用】

1. 黄疸　以栀子、黄柏、泽泻为主药的栀子柏皮汤加味治疗湿热型黄疸 108 例，97 例显效。茵陈蒿汤重用栀子、大黄治疗急性病毒性肝炎高胆红素血症疗效显著，报告治疗 60 例，显效 40 例。

2. 急性卡他性结膜炎　用栀子泡水当茶饮治疗急性卡他性结膜炎 58 例，显效 60.3%，有效 29.3%。

3. 关节软组织损伤　生栀子散外敷治疗急性关节扭伤 300 例，可明显消肿止痛。栀黄散(生栀子、生大黄等份)外用治疗关节扭伤也有显著疗效。另报告用栀子药粉加薄荷脑制成的膜剂治疗跌打损伤 126 例，止痛消肿效果显著。

主要参考文献

[1] 张学兰,等．炮制对栀子部分成分及解热作用的影响．中药材,1995,18(3):136

[2] 周素文,等．水栀类与山栀类栀子药理作用比较实验．中国医院药学杂志,1991,11(2):55

[3] 姚金胜,等．栀子抗炎、治疗软组织损伤有效部位的筛选研究．中国中药杂志,1991,16(8):489

[4] 赵维民,等．栀子兰色素可能为栀子粉末外用抗炎消肿时的活性物质．天然产物研究与开发,2002,12(4):41

[5] 朱江,等．栀子的抗炎镇痛作用研究．中草药,2000,31(3):198

[6] 吴虹,等．栀子总苷的抗炎镇痛作用研究．中国中医药信息杂志,2006,13(7):31

[7] 朱江,等．栀子对类风湿性关节炎大鼠血清 IL-1β 和 TNF-α 的影响．中成药,2005,27(7):801

[8] 宋智琦,等．中药黄柏、茯苓及栀子抗迟发型超敏反应作用的实验研究．中国皮肤性病学杂志,1997,11(3):143

[9] 陈明,等．栀子提取物保肝利胆作用的实验研究．中医药临床杂志,2006,18(6):610

[10] 张学兰,等．栀子不同炮制品护肝作用比较研究．中成药,1996,18(2):18

[11] 张德权,等．栀子黄色素对四氯化碳肝损伤小鼠的影响．营养学报,2002,24(3):262

[12] 朱振家,等．栀子提取物京尼平苷和西红花苷利胆作用的研究．中草药,1999,30(11):841

[13] 朱振家,等．京尼平苷对地鼠胆固醇结石形成的影响．中草药,2001,32(6):530

[14] 玉杰,等．栀子对大鼠出血性坏死性胰腺炎早期内脏血流的影响．中国中药杂志,1993,18(7):431

[15] 贾玉杰,等．栀子对急性胰腺炎大鼠胰腺细胞亚细胞器的保护作用．中国中西医结合杂志,1996,16(6):355

[16] 毛卫,等．栀子提取液对大鼠急性胰腺炎时 TNF-α 和 IL-6 改变的影响．中国中西医结合外科杂志,2003,9(6):448

[17] 王艳蕾,等．栀子对重症急性胰腺炎胰腺细胞结构和功能的影响及其与 NO、内毒素、氧自由基的关系．陕西医学杂志,2007,36(1):22

[18] 毛卫,等．栀子提取液治疗急性重症胰腺炎的疗效及其对髓过氧化物酶的影响．肝胆胰外科杂志,2003,15(3):156

[19] 毛卫,等．栀子提取液对重症胰腺炎大鼠过氧化损伤的影响．中国中西医结合外科杂志,2004,10(2):93

[20] Wonseok J, et al. Gardenia jasminoides protects against cerulein-induced acute pancreatitis. World J Gastroenterol,2008,28;14(40):6188

[21] 王意忠,等．栀子提取物抗病毒试验研究．中国中药杂志,2006,31(14):1176

[22] 郭姗姗,等．栀子提取物 ZG 对单纯疱疹病毒 1 型细胞吸附的影响．病毒学报,2006,22(3):198

[23] 王秀坤,等．栀子提取物 ZG 对单纯疱疹病毒 1 型感染后细胞膜流动性的影响．中华微生物学和免疫学杂志,2006,26(11):1005

[24] 郭姗姗,等．栀子提取物 ZG 对副流感病毒 1 型感染后宿主细胞膜的影响．病毒学报,2007,24(5):384

[25] 郭姗姗,等．栀子提取物 ZG 对单纯疱疹病毒 1 型吸附后宿主细胞膜电位的影响．中华微生物学和免疫学杂志,2007,27(8):709

[26] 黄洋,等．栀子提取物 T9 对单纯疱疹性病毒角膜炎的药效学研究．中国保健・医学研究版,2007,15(8):1

[27] 时宇静,等．栀子提取物对抗单纯疱疹病毒 1 型感染小鼠 VP16 mRNA 和 IFN-γ mRNA 的影响．病毒学报,2009,25(1):41

[28] 马伏英,等．栀子等中药抑制柯萨奇 B3 病毒的体外实验研究．新乡医学院学报,2006,23(1):33

[29] 马伏英,等. 栀子等中药治疗小鼠病毒性心肌炎实验研究. 实用儿科临床杂志,2006,21(5):300

[30] 唐智敏,等. 以丙型肝炎病毒体内感染裸鼠模型筛选20种常用清热解毒类中药. 中国中西医结合杂志,2003,23(6):447

[31] 杨东,等. 栀子抗内毒素组分的制备及活性初步分析. 第三军医大学学报,2008,30(8):706

[32] 杨淑娟,等. 栀子对兔胃平滑肌体外运动的影响. 中国应用生理学杂志,2007,23(4):471

[33] 李飞艳,等. 常用苦寒药对大鼠胃肠激素影响的研究. 湖南中医药大学学报,2007,27(1):9

[34] 马燕,等. 栀子总苷对小鼠实验性胃黏膜损伤的保护作用. 时珍国医国药,2005,16(5):386

[35] 杨奎,等. 栀子总环烯醚萜苷对脑出血大鼠血肿周围NF-κB表达的影响. 中药药理与临床,2007,23(6):26

[36] 宋元英,等. 中药不同组分对小鼠缺血脑组织蛋白表达谱的影响. 中国中西医结合杂志,2006,26(6):526

[37] 刘志强,等. 中药山栀的特殊肝脏毒性. 浙江医科大学学报,1988,17(5):221

[38] 杨洪军,等. 栀子对大鼠肝毒性的实验研究. 中国中药杂志,2006,31(13):1091

[39] 王波,等. 栀子对大鼠肝肾毒性的病理学观察. 中国实验方剂学杂志,2007,13(5):45

[40] 李德凤,等. 京尼平苷对SD大鼠,Wistar大鼠与ICR小鼠肝毒性的比较研究. 中国实验方剂学杂志,2007,13(4):31

天 花 粉

本品为葫芦科栝楼属植物栝楼 *Trichosanthes kirilowii* Maxim.、日本栝楼 T. japonica Regel 或双边栝楼 T. rosthornii Harmas 的根。主含皂苷约1%、甾醇以及天花粉蛋白(trichosanthin)。味甘、微苦,性微寒。归肺、胃经。

【功效与药理】

1. 清热生津 《本草汇言》曰:"天花粉退五脏郁热,如心火盛而舌干口燥,肺火盛而咽肿喉痹,脾火盛而口舌齿肿,痰火盛而咳嗽不宁。若肝火之胁胀走注,肾火之骨蒸烦热……并能治之"。天花粉"其性甘寒,善能治渴,……乃治渴要药也。"天花粉清热生津功效主要与其抗病原微生物作用、降血糖等作用有关。

(1)抗病毒作用:天花粉去蛋白热提取物1∶128~1∶2048浓度能明显抑制柯萨奇病毒3型(CVB3m)病毒所致HeLa细胞病变,腹腔注射对CVB3m所致小鼠病毒性心肌炎能明显延长动物存活时间,降低小鼠血清中病毒滴度,其作用机制可能与抑制病毒复制和/或穿入过程有关[1]。天花粉蛋白GLQ_{223}和TAP_{29}对艾滋病(ADIS)患者的细胞内人类免疫缺陷病毒(HIV)有较强的抑制复制和蔓延作用,并可降低感染细胞和无感染细胞的比率,感染HIV病人的新鲜血液和GLQ_{223}接触3小时病毒的应答即被阻断,其抗HIV活性包括全部急性和慢性感染细胞,也包括全部淋巴、单核吞噬细胞系统。^3H胸腺核苷结合法测定,在慢性感染HIV的H_9T细胞中抑制HIV在50%细胞内蔓延所需天花粉蛋白的浓度约为0.17μg/ml,低于影响未感染细胞浓度的50~60倍,提示它的毒性较低。TAP_{29}在抑制HIV ID_{50}的100倍浓度亦不出现对宿主细胞DNA和蛋白质合成的毒性[2,3]。

(2)抗菌作用:天花粉煎剂在体外对溶血性链球菌、肺炎双球菌和白喉杆菌有一定抑制作用;对伤寒杆菌、铜绿假单胞菌、痢疾杆菌及金黄色葡萄球菌的作用较弱。

(3)对降血糖的影响:曾报告天花粉提取液给正常兔服药后可见血糖上升,对饥饿兔这一作用表现更为明显,且可使饥饿兔的肝糖原和肌糖原的含量均有所增加,天花粉40%乙醇提取液对于正常兔及四氧嘧啶糖尿病兔亦未见有降糖作用和对症的治疗效果,但从天花粉分离出的5种聚糖天花粉蛋白 trichosans A、B、C、D和E则均可降低正常小鼠血中葡萄糖水平，trichosan A 尚有降低四氧嘧啶诱发的小鼠高血糖的作用。另有报告，对于胰岛素与人红细胞胰岛素受体的结合，天花粉无明显影响[4]。

2. 消肿排脓 《医学衷中参西录》指出，天花粉“解一切疮家热毒”，有“消肿毒，排脓生肌生肉”。本品可用治痈疽疮毒，脓未成能消，脓成能溃，脓溃后能生津。其消肿排脓功效除与抗病原微生物作用有关外，还与抗癌作用有关。

天花粉蛋白具有显著的抗癌作用[5]。天花粉蛋白可选择性地损伤绒毛膜上皮癌细胞和黑色素瘤细胞，对 Jar 细胞 G_1 期和 S 期均有抑制作用，能明显降低绒癌细胞分泌 HCG 和黄体酮，癌细胞出现形态学改变并大量死亡。还可延长植入 Jar 细胞裸鼠的存活期，对 Hela 人宫颈癌细胞增殖的抑制作用较弱。天花粉蛋白局部瘤组织内注射或腹水癌模型腹腔注射，都能明显地抑制大鼠癌肉瘤 Walker256、小鼠网织细胞肉瘤(腹水型)、小鼠宫颈癌(腹水型)和小鼠自发性乳腺癌细胞的生长。腹腔注射 5mg/kg 对小鼠实验性肝癌腹水型也有治疗作用，可减少腹水量，延长存活期；对移植性肝癌实体瘤的抑制率为 36～38.9%[6]。对肝癌、艾氏腹水瘤和 S_{180} 肉瘤也有效，但对网状细胞白血病无治疗效果。对于急性早幼粒细胞白血病细胞 NB_4 与结肠癌细胞株 SW-1116 的凋亡天花粉蛋白可显著抑制之[7,8]，对于 HeLa 细胞，天花粉蛋白可阻止其于 S 期，并通过 caspase-3 而诱导凋亡[9]。MTT 法试验天花粉蛋白对 Eca-109 食管癌细胞的增殖具有剂量-时间效应，并诱导其凋亡，其机制可能为影响了细胞周期和 survivinw 表达[10]。与蓖麻毒蛋白 A 链的作用机制相似，天花粉蛋白也是 RNA N-糖苷酶型的核糖体失活蛋白，在网状细胞溶解产物系统中，能强烈抑制蛋白质生物合成。天花粉蛋白本身对 BEL_{7402} 人肝癌细胞的毒性甚低，当其通过二硫键与抗肝癌单克隆抗体 hepama-1 耦联后制备的免疫毒素(TCS-hepama-1)则对人肝癌细胞的毒性较天花粉蛋白增强 50 倍，其对移植人肝癌的裸鼠可使肿瘤消失。天花粉多糖也有抗癌活性，绒癌细胞培养其抑制增殖的 ID_{50} 为 700μg/ml，结晶天花粉蛋白为 3.3μg/ml。有认为天花粉多糖的抗癌作用与提高机体的白细胞分泌和腹膜细胞渗出，使得降低了的抗体形成功能得到恢复有关。

3. 其他作用

(1)致流产和抗早孕作用：天花粉蛋白粗制剂皮下注射对孕期 10～12 天小鼠抗早孕有效率在 75%以上。给孕期 30 天以上的犬肌注能使胎犬死亡并娩出。给孕期 14 天左右的兔肌注或阴道内给药也有致流产作用。天花粉蛋白和利舍平、睾丸酮三者合并用药，对小鼠、大鼠和兔抗早孕的成功率均为 100%。天花粉蛋白的致流产作用原理为：天花粉蛋白直接作用于胎盘滋养层细胞，并有一定的细胞专一性；能选择性地使胎盘合体滋养层细胞变性坏死，解体的细胞碎片留在血窦中引起凝血，造成循环障碍和进一步的大量组织坏死；大量纤维蛋白阻塞绒毛间隙，并在近底蜕膜处形成闭塞带。胎盘绒毛的损伤反映在功能方面，即绒毛膜促性腺激素和类固醇激素迅速下降到先兆流产的临界水平以下。由于胎盘形态和功能严重损伤的结果，破坏了母体和胎儿之间的内分泌联系和代谢物的交换，使胎儿死亡。还可能通过某种机制引起前列腺素合成增加，发动宫缩而导致流产。天花粉蛋白能使小鼠离体子宫、兔在位子宫及慢性子宫瘘管收缩增强，并能提高子宫对垂体后叶素的敏感性，天花粉蛋白可促进妊娠后期大鼠子宫 $PGF_{2\alpha}$ 的合成与释放[11]，对假孕兔子宫可增强自发活动，并增强子宫肌条对 15-Me-$PGF_{2\alpha}$ 和催产素的反应[12]，故认为其对子宫平滑肌有直接兴奋作用也可能是导致流产的因素之一。

对性激素诱发排卵的未成年小鼠，天花粉蛋白并不影响其成熟的卵泡、黄体、卵母细胞和卵巢的重量，但可促进滤泡脱落和抑制排卵的卵母细胞、降低雌二醇和孕酮的水平。天花粉蛋白无论在试管内或小鼠子宫内都呈现对滋养层细胞的损伤作用，可致子宫内膜基质增殖力低下和腺体异常，故推测此期抗早孕环节主要为影响胚胎在子宫内膜着床。另报道尚与其抑制蜕膜有关，有可能是通过对抗体内黄体激素的作用而发挥抑制蜕膜反应的。

天花粉蛋白用于动物流产试验和孕妇引产，母体血浆或尿中HCG、雌二醇、雌三醇、孕酮、催乳素、雌二醇受体和孕酮受体均有不同程度的下降，孕酮和雌二醇与它们相应的受体之间的结合常数也降低，而动物子宫或孕妇羊水中PGE和$PGF_{2\alpha}$则显著升高。

(2)对免疫功能的影响：天花粉对机体免疫功能有显著影响，特别是天花粉蛋白，天花粉的免疫作用与其抗肿瘤及引产作用紧密相关。天花粉煎剂4g/kg灌胃、天花粉多糖200mg/kg或天花粉蛋白6mg/kg注射，均能明显提高小鼠NK细胞杀伤活性[13]。天花粉蛋白能增强淋巴细胞免疫与红细胞免疫[6,14]，其增强红细胞免疫的机制与增强红细胞CR1活性相关[15]。对于艾氏腹水癌荷瘤小鼠，天花粉蛋白在使小鼠存活期延长的同时可促进红细胞C3b受体失活、免疫复合物花结形成，表明增强其黏附免疫复合物的能力与抗癌活性相关[16]。对于粒细胞急性白血病患者血细胞，天花粉蛋白也可促进其免疫黏附能力[17]。采用红细胞C3b受体花环、免疫复合物花环及红细胞黏附肿瘤细胞花环试验，对于卵巢癌患者，天花粉蛋白也均可使CR1天然免疫活性增强[18]。此外，采用单克隆抗体直接免疫荧光法制备或流式细胞术的研究表明对正常人外周血淋巴细胞CD_4^+、CD_{20}^+百分比增高，CD_8^+下降，而CD_4/CD_8比值增大，提示可增强体液免疫功能[19]。另有研究表明，天花粉蛋白可促进小鼠输卵管、子宫肥大细胞的增多和成熟[20~22]，以及引起致敏大鼠心及腹腔肥大细胞组胺释放[23]。

【体内过程】据^{131}Ⅰ天花粉粗提物在孕妇或猕猴体内的分布与排泄、间接荧光标记抗体法或整体放射自显影法追踪妊娠小鼠体内不同时间的天花粉蛋白抗原或^{125}Ⅰ标记的天花粉蛋白分布动态、放射免疫法测定孕妇血清或孕猴体内天花粉蛋白抗原成分的分布，以及恶性葡萄胎患者静脉滴注^{131}Ⅰ天花粉粗提物等试验结果，提示天花粉蛋白肌注后10分钟即在血清中出现，4小时后局部存留量约为给药量的3/5，24小时后只有给药量的3/10左右。肌注1小时后以肾皮质和肠内粪便含量最高，其次为胎盘组织，而肝、脾、肺中含量较低，超过16小时则表现为游离碘的分布特点。子宫肌、胎儿肝组织及红细胞亦均含有天花粉蛋白，但羊水中并无渗入。血清中天花粉蛋白于肌注后4小时达高峰，此时血循环中出现的瞬时最大总量近似于肌注量的5%，第8小时已递减一半，第24小时仅有高峰量的1/7。肌注16小时后，除肾皮质外其他组织中含量均已很少。经尿排泄的高峰出现时间与血高峰浓度出现的时间基本一致，且未被降解。静脉给药在血液循环中消失一半所需的时间约为1小时，先是肝脏内浓度很高，而后肾脏与胆汁中含量上升。24小时内经尿总排出率可达67%。羊膜腔内注射时母体血清中检测不出天花粉蛋白，经尿排出量甚少，大多保留在腔内，直到流产时才随羊水排出体外。流产后测定羊水、羊膜、平滑绒毛和胎盘中^{131}Ⅰ标记的天花粉蛋白，随解剖学位置由内向外含量逐渐降低，且胎儿血清中也含有一定量。结合酶标定位法检测孕鼠体内天花粉蛋白的结果可认为：天花粉蛋白肌注容易吸收，各器官的细胞都有分布，未见进入胎盘屏障与血脑屏障迹象。天花粉蛋白的转运与进入各细胞所需的时间不长，2～4小时达高峰。浓度顺序是：肾脏近曲小管壁细胞＞子宫壁平滑肌细胞＞肝细胞＞心肌纤维＞胎盘细胞＞神经细胞。子体细胞中亦有分布。同一类型的细胞含量不是相等的，分布多少与细胞损伤程度也无密切关系。天花粉蛋白在细胞内存留时间不长，敏感细胞是在它作用相当时间之后才发生病理变化。经静脉给药，开始集中在肝脏，而后经肾脏和胆汁排泄，药物及其代谢产物从体内清除更为迅速。羊膜腔内给药，天花粉蛋白只能缓慢地透过羊膜和胎盘屏障，进入母体血液循环的量甚小，故全身副作用也比静脉给药及肌注为轻。虽然天花粉蛋白对细胞的结合专一性并不很强，但无论静脉给药、肌注或羊膜腔内注射，其在胎盘上均有一定的选择性积累，且能迅速进入胎儿组织。

【毒理研究】

成年雌犬25只肌注不同剂量的天花粉蛋白粗制剂，0.2～2.0mg/kg组可出现精神萎靡、食欲减退以至拒食，经2～5天逐渐恢复，心电图有暂时性ST段降低，2～3天后亦恢复。非蛋白氮无明显变化，少部分犬的谷丙转氨酶轻度升高，并出现全身毛细血管和小静脉扩张瘀血，肝、肾实质细胞轻度变性。在3～4mg/kg组大部分犬经1～2周后严重衰竭而死亡，心电图ST段随病程逐步降低，T波明显倒置，个别出现多发性期前收缩现象，非蛋白氮急剧升高，同时有血钠、血氯下降，血钾升高，二氧化碳结合力降低，呈代谢性酸中毒。谷丙转氨酶升高。多种脏器(包括肾上腺皮质)有出血点，肾脏近曲小管大片坏死。有的出现肝实质细胞小灶性坏死。两组动物用药后均有白细胞总数升高，可达3万～4万/mm^3，中性粒细胞百分率可增加到90%，一般经一周左右降至正常。脑电图观察可见天花粉蛋白对中枢有中等度抑制现象，给兔、猴肌注或静注后，均出现类似戊巴比妥钠引起的病理性慢波。家兔股四头肌局部刺激试验结果：局部有程度不等的充血及散在点状出血，但无坏死现象。小鼠皮下注射天花粉蛋白粗制剂LD_{50}为0.6mg/只，透析天花粉蛋白为0.29mg/只，结晶天花粉蛋白为0.236mg/只。

对人天花粉蛋白有较强的抗原性，注射给药可引起过敏，甚至有极少数医务人员或药剂生产人员因接触天花粉蛋白而引起严重过敏。注射给药可引起肥大细胞脱颗粒与组胺释放，并产生特异性IgE抗体和IgG抗体，激活皮肤和外周血嗜碱性粒细胞，反复用药作用增强。天花粉引产儿可见胸腺结构不清楚、细胞膜断裂、细胞器严重破坏。

【主治】主治热病烦渴，肺热燥咳，内热消渴，疮疡肿毒。

【现代应用】

1. 糖尿病　6例糖尿病每服天花粉9克，每天3次，连服3～7天，能缓解症状并使尿糖下降。以天花粉为主的治疗糖尿病组方颇多，据称均获一定近期效果。有降血糖作用的天花粉聚糖trichosan A尚未用于临床。

2. 肺热痰咳、阴虚燥咳　天花粉配麦门冬、北沙参、桔梗等在热病盛期辅白虎汤，后期辅竹叶石膏汤，可清热降火、生津润燥。用于某些呼吸道感染性疾病，如急性支气管炎、肺炎等，能使症状缓解。

3. 痈疽疮毒　天花粉对脓已成未成的痈疽疮毒均有较好疗效，治乳腺炎可用天花粉配穿山甲、皂角刺和银花等(仙方活命饮)。又可配连钱草捣烂外敷治疗流行性腮腺炎。单味天花粉调水涂布，用于皮肤湿疹也有一定效果。

4. 葡萄胎、绒毛膜上皮癌　天花粉蛋白肌注能使胎块组织变性坏死，一般3～4天后可排出全部或部分葡萄组织。天花粉蛋白静滴对恶性葡萄胎有显著疗效，43例中治愈42例，死亡1例。对绒毛膜上皮癌也有一定疗效，但对Ⅳ期绒癌的效果差。天花粉蛋白加手术综合治疗恶性滋养叶肿瘤19例，17例根治。

5. 宫外孕　天花粉蛋白肌注，配合非手术性中西医结合疗法治疗宫外孕有较好效果，多数病例于用药后数日病情稳定，包块缩小，尿妊娠试验转阴，用非手术疗法治疗子宫外孕加用天花粉蛋白疗效可达93.8%。尚有报告用天花粉蛋白作胎囊内注射治疗输卵管间质部妊娠取得成功者。对腹腔妊娠或部分植入性胎盘患者用天花粉蛋白肌注后再作腹部手术，胎盘能顺利剥离取出，且出血量亦少。

6. 抗早孕、引产

(1)中期妊娠流产：天花粉蛋白用于中期妊娠流产的临床报道甚多，早期的粗制品已停用而为结晶性精制品所取代，常用量为1.2～2.0mg。给药也由肌注和羊膜腔内注射扩展至宫腔或宫颈内注射等途径。不同给药途径的效果基本相同，但不良反应以羊膜腔内＜宫腔内＜宫颈内＜肌注。据上海市万余例的资料，成功率为97.3%，平均流产时间为6天14小时，失败率及副作用肌注给药均高于羊膜腔内给药，流产时间亦以后者较短。流产时一般出血较少，87.5%的病例在50ml以下，超过300ml者仅占1.5%左右。天花粉蛋白肌注大部分病例胎盘坏死、出血及硬变，胎盘滞留、粘连或残留的发生率高于羊膜腔注射组；而羊膜腔注射则以卵膜残留的发生率为高。

(2)抗早孕：天花粉蛋白宫腔内给药和睾酮、利舍平肌注于112例孕期90天以内的孕妇，完全流产者占86.6%，不完全流产者占11.6%，2例无效。用于抗早孕及中期流产100例，合并应用地塞米松宫腔内注射或肌注的完全流产率分别为96.2%和94%。结晶天花粉蛋白对337例早孕引产成功310例，引产时间均值为(126±38)小时，引产时间长短与年龄、胎次呈正相关，宫注较肌注为快；与孕周、血红蛋白、用药前血压和心率呈负相关，提示从缩短引产时间考虑，对年龄大、多胎次、孕周小、血红蛋白低者，可多选择宫腔内注射；对孕周大、年龄小可多选用肌注。另有称用天花粉配急性子、大贝母、川牛膝、红花、炒枳实和炒冬葵子等，每日一剂，每剂三煎，分三次服至子宫出血为止，100例早孕成功率为77%。

(3)过期流产及死胎：天花粉蛋白用于29例死胎，除1例中央性前置胎盘外，均引产成功；对73例过期产有效率达95.9%，均未见大量出血等严重并发症，出血量减少，流产时间缩短，过期流产平均为4天左右，死胎流产平均为3天左右。仅少数过期流产病例因胎盘排出不完整需刮宫处理。

【不良反应】

报告天花粉每服9g，日服3次，连用1个月，对少数病例可致轻度恶心和腹泻。

天花粉蛋白有较强的抗原性，注射给药可引起过敏，甚至有极少数医务人员或药剂生产人员因接触天花粉蛋白而引起严重过敏。注射给药可引起肥大细胞脱颗粒与组胺释放，并产生特异性IgE抗体和IgG抗体，激活皮肤和外周血嗜碱性粒细胞，反复用药作用增强。

188例曾用天花粉蛋白流产者的血清抗体在6年内仍继续存在，效价亦未见有逐年降低的趋势，且肌注给药的血清抗体效价明显高于羊膜腔内给药者。

天花粉蛋白常见的副作用有：发热、头痛、皮疹、咽喉痛、周身酸痛和颈项活动不利等。在发热的同时，白细胞数可升高到10000/mm^3以上，中性粒细胞百分比可增加到90%以上。肌注可致局部红肿疼痛，注射侧腹股沟淋巴结肿大并伴有压痛。这些全身和局部反应一般在数天至一周内均可逐步自行消退。加用长效促皮质激素或肾上腺皮质激素可减轻副作用。临床副作用与引产时间长短无关。

天花粉蛋白偶见的不良反应有：神经血管性水肿、病理性心电图或心率失常、血压下降、鼻出血或流产前后出血过多、肝大、腹胀、蛋白尿等。鼻血不止和流产前后大出血的发生率分别为1%和1.7%左右。曾报道天花粉蛋白引起过敏性休克和肱动脉血栓及其他严重反应,如急性肺水肿、脑水肿、脑组织出血和心肌损害等。

主要参考文献

[1] 丁媛媛,等. 天花粉热提取物抗柯萨奇B组病毒感染的研究. 上海第二医科大学学报,2002,22(1):22

[2] Mc Grath MS,et al. GLQ223:an inhibitor of human immunodeficiency virus replication in acutely and chronically cells of lymphocyte and mononuclear phagocyte lineage. Proc Nat Acad Sci USA,1989,86:2844

[3] 周光炎,等. 天花粉蛋白治疗艾滋病——安全性、疗效与机制. 上海免疫学杂志,1992,12(2):116

[4] 刘国良,等. 天花粉、黄精、玄参、知母水提液对正常人红细胞胰岛素受体的影响. 中西医结合杂志,1991,11(10):606

[5] Shaw PC,et al. Recent advances in trichosanthin,a ribosome-inactivating protein with multiple pharmacological properties. Toxicon,2005,45(6):683

[6] 高福莲,等. 天花粉对人胎胸腺超微结构的影响. 新乡医学院学报,1992,9(4):286

[7] 罗文达,等. 天花粉蛋白诱导NB4人白血病细胞凋亡研究. 中国实验血液学杂志,2005,13(2):278

[8] 王英俊. 天花粉蛋白对结肠癌细胞株SW-1116凋亡的影响. 中国现代医生,2007,45(4):15

[9] 何金峰,等. 天花粉蛋白抑制HeLa细胞生长及诱导细胞凋亡之机制探讨. 解剖学报,2006,37(3):309

[10] 陈玉龙,等. TCS对Eca-109的增殖抑制作用及其机制初探. 天津医药,2009,37(3):173

[11] 陈敏星,等. 注射用天花粉对妊娠后期大鼠子宫收缩的作用. 中国医药工业杂志,1992,23(4):168

[12] 陈敏星,等. 天花粉对假孕兔子宫收缩的作用. 中国医药工业杂志,1993,24(6):257

[13] 田维毅,等. 天花粉及其组分对小鼠NK细胞杀伤活性的影响. 贵州医药,2001,25(11):982

[14] 郭峰,等. 天花粉对小鼠艾氏腹水癌的疗效和对红细胞免疫功能的影响. 中西医结合杂志,1989;9:418

[15] 郭峰,等. 中药天花粉对人红细胞免疫功能的影响. 解放军医学杂志,1998,23(5):455

[16] 刘晓平. 天花粉对荷瘤小鼠红细胞免疫功能的影响. 中国药理学通报,1991,7(1):74

[17] 邬伟秀,等. 天花粉对红细胞免疫黏附粒细胞性白血病细胞的影响. 上海免疫学杂志,1995,15(4):248,205

[18] 郭峰,等. 天花粉对卵巢癌患者红细胞天然免疫活性促进作用的实验研究. 中南药学,2004,2(6):329

[19] 周广宇,等. 天花粉蛋白对淋巴细胞亚群的免疫调节作用. 吉林大学学报(医学版),2003,29(3):289

[20] 陆佰荣,等. 天花粉对小鼠输卵管肥大细胞的作用研究. 齐齐哈尔医学院学报,2001,22(10):1108

[21] 龚凤英,等. 天花粉对小鼠子宫肥大细胞影响的组织化学研究. 解剖学杂志,1999,22(1):54

[22] 龚凤英,等. 小鼠子宫肥大细胞在给天花粉后定量、组化,电镜的研究. 解剖科学进展,1997,3(3):254

[23] 王振南,等. 色甘酸钠、硝苯啶对致敏大鼠心脏及腹腔肥大细胞释放组胺的影响. 中国药科大学学报,1990,21(4):239

(二)清热燥湿药

黄　芩

本品为唇形科植物黄芩 *Scutellaria baicalensis* Georgi 的根。主含黄酮类成分,已分离出约 40 种黄酮,主要有黄芩苷(baicalin)、黄芩素(baicalein)、汉黄芩素(wogonin)、汉黄芩苷(wogonin-7-0-glucuronide)、千层纸素 A(oxoxylinA)等。味苦,性寒。归肺、胆、脾、大肠、小肠经。

【功效与药理】

1. 清热燥湿,泻火解毒　《本草经疏》谓本品"其性清肃,所以除邪;味苦所以燥湿;阴寒所以胜热。故主诸热,邪热与湿热也"。黄芩清热燥湿,泻火解毒功效主要与其具有的解热、抗炎、抗过敏,抗病原微生物及解毒作用等有关。

(1)解热作用:黄芩对酵母、伤寒菌苗等所致家兔发热有解热效果[1]。酵母菌所致发热大鼠的实验表明,12 种中药水提液灌服,仅黄芩、黄柏及豆根有解热作用,药后 1 小时体温即显著下降,维持 3 小时以上,作用强度与 50mg/kg 阿司匹林相似或更强。对于 2,4-二硝基酚、酵母和内毒素所致大鼠、家兔的发热,黄芩多种提取物均有解热效果,黄芩醇提物作用强于水提物,黄芩总黄酮及黄芩苷均有显著解热作用。含黄芩药物血清对于伤寒菌苗发热家兔单核细胞内生致热原生成中 DNA 合成和 Ca^{+2} 内流能明显抑制[2];对于内毒素所致发热大鼠,黄芩苷腹腔注射可翻转内毒素所致下丘脑中 PGE_2 和 cAMP 的影响[3]。不同产地的黄芩解热作用有不同。

(2)抗炎作用:黄芩有抗炎作用[4,5]。黄芩水煎剂灌服,能抑制二甲苯所致小鼠耳肿胀,连续灌胃 5 天,5、10g/kg 黄芩煎剂可显著抑制角叉菜胶所致大鼠足肿,减少羧甲基纤维素囊中白细胞的游出,并抑制大鼠巴豆油性气囊的形成。对于大鼠的酵母性脚肿胀,40g/kg 黄芩水提液灌服有显著抑制作用。黄芩 70%甲醇提取物及黄芩素、黄芩苷及汉黄芩素均能明显抑制醋酸所致小鼠腹腔毛细血管通透性亢进及化合物 48/80 所致大鼠脚爪水肿,但对角叉菜胶性脚肿及肉芽组织增生无效。黄芩甲醇提取物能抑制大鼠棉球性肉芽肿[6],抑制醋酸所致小鼠腹腔毛细血管通透性亢进和甲醛所致大鼠足肿胀。对于佐剂性关节炎,黄芩能抑制其原发和继发性损伤[7]。对于前列腺中注入角叉菜胶、大肠杆菌或消痔灵注射液所形成的急性与慢性前列腺炎模型,黄芩总苷 120、200mg/kg 灌胃均有改善作用[8]。研究表明,黄芩及其所含多种黄酮类化合物可在多种环节上作用于花生四烯酸(AA)代谢。对于大鼠腹腔多形核白细胞的 AA 代谢,几种黄芩黄酮均有抑制作用,黄芩素抑制 5HETE 及内过氧化物转化之 HHT 的 IC_{50} 分别为 7.13μM 和 55.3μM;而黄芩苷对 HETE 的抑制作用弱,对 HHT 无影响;汉黄芩素和 2′,3,5,6′,7-五羟基酮抑制 HHT 的 IC_{50} 分别为 14.6μM 和 50μM。对于在 A_{23187} 刺激下大鼠腹腔巨噬细胞合成 PGE_2 的增高,黄芩苷也有显著的抑制作用,10μg/ml 浓度时有显著效果,100μg/ml 浓度时 PGE_2 生成较无 A_{23187} 刺激的正常巨噬细胞合成者还显著为低。对于大鼠血小板的脂氧酶活性,黄芩苷有强烈的抑制作用。另一方面,有报告黄芩能显著抑制 15-羟前列腺素脱氢酶活性,从而减少 PGE_1 和 PGE_2 的失活,升高 PGE_1 及 PGE_2 水平,此后两者又促进 cAMP 的生物合成。还有报告黄芩素对白三烯 B4 有显著抑制作用[9]。综上可见,黄芩及其所含黄酮类化合物的抗炎作用机制与对 AA 代谢的多个环节都有不同程度的抑制作用,其最终整体效果是对 AA 代谢多种产物生成及失活酶过程影响的综合结果。

(3)抗过敏作用:黄芩对变态反应有不同程度的抑制作用,尤以对Ⅰ型变态反应作用为明显，有效成分为黄芩苷、黄芩素及其他黄酮类化合物，它们能明显抑制致敏豚鼠离体回肠及离体气管对抗原激发所致过敏性收缩，对 Schulz-Dale 反应黄芩素的作用较黄芩苷为强。黄芩素、黄芩苷均可抑制组胺和 SRS-A 的释放。此外，口服黄芩苷 50mg/kg 1 周，对蛋清致敏豚鼠吸入抗原所致过敏性休克也有明显保护效果。对于豚鼠、小鼠的被动全身过敏反应及豚鼠被动皮肤过敏反应，黄芩素与黄芩苷也均有显著抑制作用，且以黄芩素为强。黄芩水或甲醇提取物 100、200mg/kg 灌服，对大鼠被动皮肤过敏反应的抑制率分别为水提物 46.4%、66.8%，甲醇提取物 82.6%、98.6%。关于黄芩抗Ⅰ型过敏反应的作用机制，研究表明，黄芩素有一定抗组胺和乙酰胆碱作用；黄芩苷、黄芩素均不影响抗原、抗体的结合，但能显著减少致敏豚鼠肺切片与抗原反应时化学介质的释放，此一作用通过抑制巯基酶活性而介导。另有实验表明，黄芩所含多种黄酮能显著抑制化合物 48/80 所致大鼠腹腔肥大细胞脱颗粒，汉黄芩素、汉黄芩苷、黄芩素、2′,5,6′,7-四羟基黄酮、2′,3,5,6′,7-五羟基黄酮及 2′,5,5′,7-四羟基-6′,8-二甲氧基黄酮的抑制率(%)分别为 82、67、74、80、98 及 78%，色甘酸钠为 99%；IC_{50}分别为(μM)40.0、140.0、52.1、17.7、15.5 及 19.5，黄芩苷无作用，黄芩新素Ⅱ的抑制率为 98%。对于卵白蛋白致敏所致大鼠哮喘模型，黄芩灌胃可降低肺组织 MDA 水平[10]；对于卵白蛋白致敏所致豚鼠过敏反应，黄芩苷有一定脱敏作用[11]，黄芩还可抑制 IL-4 和 TNF-α 刺激下人嗜酸性粒细胞趋化因子的表达，其作用强度为黄芩素＞木蝴蝶素 A＞黄芩苷＞黄芩黄酮Ⅱ，其中黄芩素的 IC_{50} 为 1.8μg/ml[12]。除Ⅰ型变态反应外。黄芩对佐剂性关节炎的继发性损害也有明显抑制作用，能显著抑制佐剂所致骨质退化和破坏的增强。此外，还与抑制细胞因子分泌，释放和核因子的转录活性，抑制 NO 及一些黏附分子的合成有关。

(4)抗病原微生物作用：有大量报告表明黄芩具有显著而广谱的抗生作用，如在体外能抑制金黄色葡萄球菌、肺炎双球菌、溶血性链球菌、脑膜炎双球菌、痢疾杆菌、白喉杆菌、炭疽杆菌、变形杆菌、霍乱弧菌、结核杆菌以及钩端螺旋体等的生长，对于一些特殊致病菌，如幽门螺杆菌[13]、致龋菌[14]、衣原体[15]等黄芩或其主要成分也有明显作用。对于多种真菌，如堇色毛癣菌等 10 余种皮肤真菌、白色念珠菌等也报告有制菌效力。此外，黄芩对于某些病毒也有一定抑制效果，如流感病毒、鼻病毒、呼吸道合胞病毒、柯萨奇病毒[16]。有研究表明黄芩苷、黄芩苷元均能抑制免疫缺陷病毒逆转录酶(HIV-1 RT)，在 H_9 细胞培养中能抑制 HIV-1 的复制，并保护小鼠白血病感染。对 HIV-1 和小鼠白血病病毒(MLV)逆转录酶[17]，黄芩苷元的作用较黄芩苷为强。由于黄芩及其所含黄酮体外抑菌活性都较低，其于体内均难以达有效抑菌浓度，故黄芩临床广泛用于多种急性感染疾病功效的机制似很难用其抗菌活性加以解释。有研究表明，黄芩甲醇提取物于体外对大肠杆菌、铜绿假单胞菌、金葡菌、乙型链球菌和葡萄球菌有抑菌作用，其 20g 生药/kg 灌胃的含药血清仍有抗菌作用。另外，黄芩能消除大肠杆菌及痢疾杆菌的 R 质粒[18]，黄芩水煎液还能消除铜绿假单胞菌的生物被膜，而大为增强头孢他啶的杀菌作用[19]。上述研究表明黄芩是从多个方面产生抗病原微生物作用。

(5)抗内毒素作用：黄芩有抗内毒素作用，体外试验黄芩水煎液、乙醇提取物以及总黄酮和黄芩苷均可中和内毒素，抑制内毒素引致的鲎细胞溶解物凝胶化，与水煎液相比，乙醇提取液作用为强；对内毒素攻击所致小鼠死亡的保护也以乙醇提物为强[20]。黄芩苷是黄芩抗内毒素作用主要成分之一，25mg/kg 黄芩苷静注后 10 分钟注射内毒素，可大为拮抗内毒素所致家兔发热；对于卡介菌敏化小鼠，黄芩苷 100mg/kg 腹腔注射可明显降低内毒素攻击所致小鼠死亡率；黄芩苷灌服还可降低内毒素所致小鼠血清 TNF-α 和 NO 的增高[21]。在人脐静脉内皮细胞培养上，黄芩苷还可抑制内毒素所致 E-选择素和 NO 的增高[22]。

(6)解毒作用：黄芩醇提物静注可显著对抗士的宁所致蛙、猫、犬等惊厥，能减低惊厥强度，降低死亡率。有效成分为黄芩苷，而黄芩素无抗士的宁毒性效果，黄芩苷皮下注射可明显提高士的宁对小鼠的半数致死量。对于四氯化碳中毒小鼠肝糖原含量，以给葡萄糖醛酸者为最高，黄芩苷次之，黄芩素为低，故认为黄芩的解毒效果可能与其所含葡萄糖醛酸有关。

2. 其他作用

(1)保肝作用：黄芩有明显的保肝作用，黄芩煎剂、黄芩苷对于四氯化碳所致急性肝损伤、D-半乳糖胺所致大鼠暴发性肝炎以及异烟肼与利福平、酒精和卡介苗＋内毒素所致动物肝损伤模型均有明显拮抗作用，并可抑制 TNF-α 和放线菌素 D 所致体外培养大鼠肝细胞的凋亡[23]。黄芩醇提取物对胆管结扎或 CCl_4 所致大鼠肝纤维化有抑制作用。对于利福霉素钠＋异烟肼注射所致小鼠肝损伤，黄芩苷 50、100 和 200mg/kg 灌服能降低肝指数，抑制 ALT、AST 的增高，减轻病理改变[24]。黄芩苷元对 CCl_4 肝损伤小鼠，在 ALT、AST 与病理改变改善同时也可见肝 MDA 明显下降。另有研究表明，黄芩苷 100mg/kg 灌服 7 天，可使小鼠肝微粒体细胞色素 P450 含量显著增加，并使 ADM、ECD 及 AHH 3 种酶活力增强，在 6 种 P450 同工酶中，黄芩苷可选择性诱导 1A1、2B1 及 2C11 同工酶[25]。黄芩还有利胆作用，其乙醇提取物及黄芩苷、黄芩素可促进家兔胆汁分泌。煎剂 0.5g/kg 静注也可使麻醉犬胆汁分泌增加，总胆管结扎所致兔血胆红素升高，静注黄芩苷可使之下降。

(2)对心血管及血液的影响：黄芩有显著的降压活性，其多种制剂、多种给药途径及对不同的动物均表现降压效果，如黄芩浸剂 1g/kg 口服、煎剂 60mg/kg 静注、浸膏 0.5g/kg 静注、醇提物 1g/kg 口服、肌注或静注均可使麻醉犬血压降低，黄芩苷 10～20mg/kg 静注也使血压下降。

黄芩水浸液灌服，对家兔的实验性动脉粥样硬化有预防效果。对喂饲高脂饲料所致高脂血症大鼠，黄芩新素Ⅱ可明显降低血清总胆固醇、肝组织甘油三酯；汉黄芩素降低肝组织甘油三酯并升高血清 HLD 水平。对于灌服乙醇诱导的高脂血症大鼠，黄芩黄酮也有显著降血脂作用，100mg/kg 灌服，汉黄芩素使血清甘油三酯明显下降，黄芩苷使游离脂肪酸下降，黄芩素使血清 HDL 明显升高，黄芩素及黄芩苷还均能显著降低肝组织的胆固醇和甘油三酯浓度。而对脂肪组织的脂解，汉黄芩素及黄芩素均显著抑制肾上腺素的脂解作用，汉黄芩素、黄芩素及黄芩苷抑制去甲肾上腺素的脂解作用，黄芩苷抑制多巴胺的脂解作用。对于大鼠睾丸组织，汉黄芩素可抑制肾上腺素所致脂解作用，而黄芩素及黄芩苷抑制 ACTH 的脂解作用，黄芩新素Ⅱ能抑制肾上腺素和 ACTH 的脂解作用，并能抑制葡萄糖向脂肪的转化。

黄芩所含多种黄酮有强的抑制血小板聚集作用，黄芩素、汉黄芩素、千层纸素、黄芩新素Ⅱ及白杨素于 1.0mmol/L 浓度能抑制由胶原诱导的血小板聚集；白杨素、黄芩素、汉黄芩素还能抑制由 ADP 或 AA 诱导的血小板聚集；黄芩素及黄芩苷能抑制由凝血酶诱导的纤维蛋白原转化为纤维蛋白，及人脐静脉内皮细胞黏附分子表达[26]。对于由内毒素所致大鼠急性 DIC，黄芩的醋酸乙酯、甲醇或水提物有一定对抗作用，前者能使血小板数减少抑制 29%，纤维蛋白元减少抑制 57%，FDP 升高抑制 50%。此外黄芩醋酸乙酯提取物对红细胞膜尚有显著稳定作用，但对纤维蛋白原凝固时间及纤溶活化无影响。对于冠脉结扎所致大鼠缺血心肌，黄芩素 40、80、160mg/kg 静注有明显的保护作用[27]。

(3)抗氧化作用:黄芩具有显著的抗氧化作用,能抑制过氧化脂质的生成,清除自由基,有效成分为其所含多种黄酮。应用电子自旋共振法和自旋捕获技术研究发现,对于羟自由基、超氧阴离子自由基、烷过氧自由基及DPPH自由基,黄芩素、黄芩苷、汉黄芩素、汉黄芩苷均有明显作用,且以黄芩苷、黄芩素的作用为强。黄芩苷、黄芩素、汉黄芩素、汉黄芩苷、黄芩新素Ⅱ等于2.5×10^{-4}M对维生素C-$FeCl_2$或NADPH-ADP诱导的肝组织生成过氧化脂质都有显著的抑制作用,表明其对酶促和非酶促途径生成过氧化脂质均能抑制之。对于大鼠离体肝、心、肾、脑等组织的脂质过氧化,黄芩水煮醇沉物均有显著抑制作用,且随浓度增加,抑制作用增强,并明显提高小鼠全血GSH-Px的活性。对于过氧化亚硝酸盐($ONOO^-$)所致内皮细胞损伤,黄芩苷表现为强的抗氧化剂和iNOS及COX-2的抑制剂[28];减轻慢性支气管炎大鼠的肺,黄芩可使肺组织匀浆MDA含量降低[29]。

(4)抗肿瘤作用:黄芩具有抗肿瘤作用,黄芩的多种提取物及其主含黄酮类成分黄芩苷、黄芩素、汉黄芩素等于体内外对多种肿瘤细胞均有抗肿瘤活性[31]。黄芩乙醚提物对L_{1210}细胞有细胞毒作用,IC_{50}为10.4μg/ml,从中提得之黄芩新素Ⅱ之IC_{50}为1.5μg/ml。对于人膀胱癌ku-1细胞黄芩苷的IC_{50}为3.4μg/ml,对EJ-1细胞为4.4μg/ml,对雄激素敏感的人前列腺癌LN-Cap的ED_{50}为(60.8±3.2)μmol/L,对雄激素不敏感的JCA-1则为(46.8±0.7)μmol/L;黄芩素有类似于黄芩苷的作用。在移植性肿瘤的体内试验,黄芩提取物对鼠膀胱癌MBT-2、黄芩素对裸鼠人前列腺癌Du-145均显示显著效果。黄芩黄酮抗肿瘤作用的机制可能与调节花生四烯酸代谢、影响细胞周期、诱导凋亡及抗新生血管生成等有关[30]。

(5)防治白内障作用:黄芩对实验性白内障有显著防治效果,对于半乳糖性白内障大鼠黄芩煎剂灌服可明显延缓、减少白内障的形成。黄芩对醛糖还原酶(AR)有显著的抑制作用,黄芩素对大鼠或牛晶状体AR的IC_{50}(M),对大鼠为2.0×10^{-7},对牛为4.6×10^{-7};汉黄芩素对大鼠为2.7×10^{-7},对牛为1.2×10^{-7}。国内报告对32种黄酮类化合物对AR抑制作用筛选,以黄芩苷元及异金丝桃苷醋酸盐的作用为强,其于10^{-5}M时的抑制率分别为100%及94%,IC_{50}分别为3.5×10^{-6}M及2.2×10^{-6}M。对于链佐星所致糖尿病大鼠,黄芩苷150mg/kg灌服对血糖无影响,但红细胞中山梨醇含量显著下降,这一下降是通过黄芩苷对AR抑制而实现的。

(6)降血糖作用:黄芩素具有明显的α-葡萄糖苷酶抑制活性,尤以对蔗糖酶的作用为强,但黄芩苷作用甚弱;对灌服葡萄糖所致高血糖的体内试验,黄芩素对血糖升高无抑制作用,而黄芩苷表现为抑制血糖升高活性[31]。黄芩煎剂对糖尿病肾病大鼠通过改善肾自由基代谢紊乱和抑制肾小球高滤过等机制改善糖尿病大鼠的肾脏病变[32]。

(7)对中枢神经系统的作用:黄芩黄酮具有脑细胞保护作用,对于H_2O_2所致人成神经瘤细胞SH-SY5Y的过氧化损伤[33],以及维生素C-$F3^{2+}$、AAPH及NADPH所致大鼠大脑皮质线粒体过氧化损伤、线粒体肿胀和膜流动性降低[34]。10μmol/L的黄芩素、黄芩苷和汉黄芩素有显著保护作用。黄芩素、黄芩苷于小鼠Vogal冲突试验[35]以及小鼠强迫游泳及悬尾不动时间试验[36]等研究均表现抗焦虑作用。曾有报告黄芩具有一定镇静作用,应用黄芩总黄酮的研究表明,在30～300mg/kg抗焦虑有效剂量下未见中枢抑制作用,也对肌肉协调与运动能力无明显影响。

(8)抗放射作用:黄芩水提物腹腔注射,能提高对^{60}Co全身照射小鼠的生存率与平均存活时间,同时可见白细胞、血小板增加,其主要有效成分为所含酚性苷。

(9)对生殖系统的影响:黄芩苷可降低孕小鼠流产率,上调血孕酮含量,促进着床期

IFN-γ分泌，胚泡附植后又降低 IFN-γ含量，并调节着床和妊娠期 Th1/Th2 细胞因子的平衡。黄芩对自发和催产素引起的小鼠子宫收缩有抑制作用，炒黄芩作用强于生黄芩。黄芩素对子宫内膜异位症大鼠有治疗作用，其作用机制可能与抑制 TNF-α、IL-6、IL-8 生成，抑制 ICAM-1、Bcl-2 表达等有关[37]。

(10)对消化系统的影响：黄芩煎剂能抑制离体兔肠，煎剂及醇提物能抑制在位犬小肠；对乙酰胆碱所致离体小鼠小肠痉挛，汉黄芩素有解痉作用而黄芩素无效，黄芩乙醇提物并能拮抗毛果芸香碱所致犬小肠兴奋。黄芩常用于治疗胰腺炎的复方中，实验表明，黄芩及其所含黄酮具有显著的抗胰蛋白酶活性，黄芩的醋酸乙酯、甲醇提取物于 100μg/ml 浓度对胰蛋白酶的抑制为 83%及 76%，所含黄酮中以黄芩素作用最强，其 IC_{50} 为 5×10^{-7}。

此外，黄芩素能抑制 3T3-L1 小鼠前脂肪细胞向脂肪细胞分化，抑制脂肪酸合成酶活性。黄芩苷对病期不同、皮损面积不同的银屑病患者均有一定疗效，体外试验表明，黄芩苷能浓度依赖地抑制 LTB_4 所致正常人或银屑病患者 PMN 的趋化反应，此作用随作用时间延长而增强，但对 PAF 所致者无明显效果。

【体内过程】黄芩及其所含主要有效成分黄芩苷、黄芩素的药动学曾进行过许多研究。黄芩水煎剂灌服大鼠血浆中黄芩苷和汉黄芩苷浓度存在双峰现象，黄芩苷口服清除率大于汉黄芩苷[38]。以大鼠在体胃肠吸收模型研究结果表明，黄芩苷仅在胃有少量吸收，而黄芩素在胃和小肠中吸收良好[39]。黄芩苷在肠内经菌群代谢为黄芩素而被吸收，被吸收或静注的黄芩素在体内可还原为黄芩苷，并被小肠分泌排出。胆汁不但可以分泌黄芩苷，而且可促进黄芩素吸收。黄芩素的吸收与剂量相关，20～100mg/kg 黄芩素灌服，代谢产物黄芩苷的药动学呈线性关系，而剂量于 100、200mg/kg 则呈非线性[40]。黄芩苷体内体外抗氧化作用的时效关系与血清中黄芩苷的时量关系呈正相关。在链脲佐菌素糖尿病大鼠，黄芩提取物中黄芩苷和汉黄芩苷于体内 Cmax1、Cmax2、$AUC_{0\sim5}$ 均明显增加，粪便悬浮液中黄芩苷降解也加快。黄芩总苷静注于大鼠，5 分钟即可于皮层检出；药后血中黄芩苷于 60 分钟已近底线，而皮层浓度逐渐上升，至 120 分钟达峰值。人口服黄芩苷 1.0g，尿液中发现了 3 个主要代谢产物：5,6,7-三羟基黄酮-6-O-葡萄糖醛酸苷、5,7-二羟基-6-甲氧基黄酮-7-O-葡萄糖醛酸苷和 5、6、7-三羟基黄酮-7-O 葡萄糖醛酸苷。黄芩苷 80mg/kg 灌胃于家兔眼晶状体中 15 分钟、30 分钟浓度分别为(1.069±0.153)μg/ml 与(4.765±0.876)μg/ml 而达峰，以后迅速下降，于 2 小时达第二峰值(2.975±0.875)μg/ml。

【毒理研究】黄芩口服毒性甚小，煎剂给小鼠灌服达 163.3g/kg 也不引起死亡。兔口服煎剂 10g/kg、静注醇提物 2g/kg 不致死。犬一次口服浸剂 15g/kg 或每次 5g/kg，一日 3 次，连服 8 周无明显毒性，但可见粪便稀软。黄芩素给 ICR 小鼠灌服最大给药剂量 15g/kg 未引起动物死亡。黄芩苷注射液小鼠静注的 LD_{50} 为(2.74±0.26)g/kg。黄芩提取物 0.32、1.25 和 5g/kg 灌服无母体毒性、胚胎毒性、发育毒性和致畸性，也未见有致突变性。

【主治】湿温、暑温胸闷呕恶，湿热痞满，泻痢，黄疸，肺热咳嗽，高热烦渴，血热吐衄，痈肿疮毒，胎动不安。

【现代应用】

黄芩为清热燥湿要药，且其功效广泛，因而临床广用于多种疾病的治疗，但少有单用者，以其为主药的名方甚多，现代制剂也不少，前者如清热利湿的黄芩汤、葛根芩连汤，清热解毒的三黄泻心汤、黄连解毒汤，清热安胎的当归散，清热止血的黄芩散等，后者如银黄注射液或口服液、双黄连注射液等。

1. 急性感染性疾病

(1)上呼吸道感染:黄芩以其清热及抗过敏功效广用于上呼吸道感染的临床,对于普通感冒、流感以及急性扁桃体炎、支气管炎等均有较好疗效,如曾有报告以黄芩煎剂治小儿急性上呼吸道感染、急性气管炎及扁桃体炎 63 例,有效 51 例,体温多在 3 日内恢复正常。银黄注射液或口服液、双黄连针用于多种上呼吸道感染有良好疗效。

(2)肺部感染:急性肺部感染治疗常以黄芩配伍他药治疗有较好疗效,如报告用双黄连注射液治小儿肺炎有效率达 92.5%,治愈率 80.8%。以《保婴撮要》黄芩清肺饮(黄芩、栀子、大黄)制备之清肺液治实热型肺炎 438 例,在退热、咳嗽消失、啰音消失、X-线吸收情况及有效率均与抗生素对照无显著差异。

(3)肝炎:多型肝炎常用药之一为黄芩,黄芩苷即有明显降酶、保肝效果,如曾报告黄芩苷对急性黄疸性肝炎、无黄疸性肝炎及慢性活性肝炎均有降酶、改善症状效果。另报告用黄芩苷肌注或静滴治疗急性、慢性活动型、慢性迁延型、亚急性重型等病毒性肝炎 128 例,与对照组比较,黄芩苷对急性、慢活肝及慢迁肝疗效均为优,黄芩苷治疗能使肝功较快恢复,降酶率及降浊率均明显高于对照,并可见部分患者双链皮试反应增强,免疫球蛋白均值下降,补体 C_3 明显升高。采用以黄芩为主的复方治疗肝炎的报告甚多,疗效均佳。

(4)肠炎、菌痢:黄芩为清热燥湿止痢常用要药,习配葛根应用,如葛根芩连汤,也配芍药应用,如黄芩汤,临床报告甚多,疗效颇佳。

(5)钩端螺旋体病:对流感伤寒型钩体病患者,以黄芩配伍银花、连翘、板蓝根、紫花地丁共为煎剂治疗有较好疗效,后改为黄芩、银花、连翘三药制为片剂称银翘黄芩片治疗,疗效仍佳,能使体温迅速下降,诸症缓解,对其他临床型别钩体病也有一定疗效。

(6)胆道感染:急性胆道感染常以大小柴胡汤化裁治疗,黄芩配伍大黄、柴胡等疗效较佳,报告以黄芩苷静滴治急性胆道感染 72 例,显效 45 例,有效 20 例。

此外,黄芩煎服曾用于猩红热的预防,黄芩煎剂喉头喷雾治疗流行性脑脊髓膜炎带菌者有一定疗效,黄芩还用于一些眼科感染及炎症,如配银花作结膜下或球后注射及肌注治疗角膜溃疡、巩膜炎、视乳头炎、球后视神经炎等前、后眼部疾病有效。用 3%的黄芩苷眼药水治疗沙眼。治疗睑腺炎也有良效。此外,还有用黄芩、黄芩苷治疗肾盂肾炎、预防白喉、黄芩复方治疗急性泌尿感染、急性淋巴结和淋巴管炎、传染性单核细胞增多症、霉菌感染、外科感染、骨科感染、前列腺炎、病毒性脑炎等的报告。

2. 妇产科疾病　黄芩有安胎功效,方如当归饮、白术散等,但鲜见研究报告,而争论诚多。报告用黄芩配伍枸杞子代茶饮治恶阻 200 余例有效。

3. 出血　黄芩用于多种出血的治疗,如衄血、咯血、吐血、下血等,黄芩配黄连可降火止血,方如大黄黄连黄芩泻心汤治胃热吐血其效甚佳,治肺热咯血也有较好效果。

4. 银屑病　黄芩苷对病期不同、皮损面积不同的银屑病患者均有较好疗效。体外试验表明,黄芩苷能浓度依赖地抑制 LTB_4 所致正常人或银屑病患者 PMN 的趋化反应,此作用随作用时间延长而增强,但对 PAF 所致者无明显效果。

主要参考文献

[1] 尹华熙,等. 黄芩的解热作用研究. 中药药理与临床,2007,23(6):51

[2] 赵红艳,等. 黄芩苷对发热大鼠下丘脑 PGE2 和 cAMP 含量的影响. 中国应用生理学杂志,2002,18(2):139

[3] Lin CC, et al. The anti-inflammatory activity of Scutellaria rivularis extracts and it's active components, baicalin, baicalein and wogonon. Am J Chin Med, 1996, 24(1): 31

[4] Chou TC, et al. The antiinflammatory and analgesic effects of baicalin in carrageenan-evoked thermal hyperalgesia. Anesth Anak, 2003, 97(6): 1724

[5] 杨凌,等. 黄芩提取物的抗炎免疫作用研究. 中国药房, 2007, 18(24): 1856

[6] 朱伟,等. 黄芩有效成分 SBM 对炎症模型及免疫功能的影响. 中国药理学通报, 2008, 24(9): 1147

[7] 戴岳,等. 黄芩总苷对大鼠急慢性前列腺炎影响的实验研究. 中医药学刊, 2003, 21(3): 386

[8] 侯艳宁,等. 黄芩苷抗炎的机制. 药学学报, 2000, 35(3): 161

[9] 邢嵘,等. 黄芩对大鼠支气管哮喘发病机制影响的研究. 中医药学刊, 2003, 21(12): 2097

[10] 吴梅,等. 黄芩苷作为一种抗生物制剂的过敏反应的研究. 微生物学免疫学进展, 2007, 35(4): 48

[11] 王毅摘译. 黄芩中黄芩黄素对人皮肤成纤维细胞分泌的嗜酸性粒细胞趋化因子的抑制作用. 国外医学中医中药分册, 2002, 24(1): 26

[12] 张金艳,等. 中药黄连、黄芩对四种细菌的体外抑菌活性研究. 中国医学检验杂志, 2004, 5(6): 544

[13] 周学东,等. 黄芩对三种主要致龋菌生长、产酸及产胞外多糖的影响. 华西医科大学学报, 2002, 33(3): 391

[14] 刘煜德,等. 黄芩苷抗肺炎衣原体致动脉内皮细胞损伤研究. 辽宁中医杂志, 2006, 33(12): 1645

[15] 王雪峰,等. 不同提取方法的黄芩制剂体外抗柯萨奇病毒 B3m 和保护细胞作用的比较研究. 中国药学杂志, 2006, 41(23): 1788

[16] 赵 晶,等. 黄芩苷衍生物的合成及抗人免疫缺陷病毒活性研究. 药学学报, 1988, 33(1): 22

[17] 梅林,等. 中药黄芩的血清抑菌活性试验研究. 医学研究杂志, 2009, 38(1): 10

[18] 陈群,等. 黄芩对去污染小鼠体内痢疾杆菌 R 质粒消除试验研究. 中国微生态学杂志, 1992, 4(1): 10

[19] 孔晋亮,等. 黄芩水煎液对铜绿假单胞菌生物被膜清除作用的体外研究. 中华结核和呼吸杂志, 2006, 29(5): 347

[20] 雷玲,等. 黄芩的抗内毒素作用研究. 中药药理与临床, 2007, 23(3): 46

[21] 李敬,等. 黄芩中黄芩苷的抗内毒素作用. 医药导报, 2006, 25(12): 1237

[22] 邝枣园,等. 黄芩苷对 E-选择素和一氧化氮的影响研究. 中医药学刊, 2005, 23(2): 276

[23] 张压西. 黄芩及其有效成分对实验性肝损伤的防护作用. 中西医结合肝病杂志, 2006, 16(2): 128

[24] 王新华,等. 黄芩苷对异烟肼和利福霉素钠肝损伤小鼠的保护作用研究. 中国药房, 2007, 18(28): 2175

[25] 侯艳宁,等. 黄芩苷对小鼠肝细胞色素 P450 的选择性诱导. 药学学报, 2000, 35(12): 890

[26] 杨佳 摘译. 黄芩苷元对凝血酶及凝血酶受体激动肽诱导人脐静脉内皮细胞黏附分子表达的作用. 国外医学中医中药分册, 2002, 24(6): 347

[27] 钱生勇,等. HQS 对大鼠实验性缺血损伤心肌的保护作用. 甘肃中医学院学报, 2007, 24(2): 15

[28] 何宝坤 摘. 黄芩苷对过氧化亚硝酸盐引起内皮细胞损伤的细胞保护机制. 国外医药. 植物药分册, 2007, 22(1): 33

[29] 黄雷,等. 黄芩对慢性支气管炎大鼠肺一氧化氮和丙二醛的影响. 中药药理与临床, 2004, 20(1): 17

[30] 汤立建,等. 黄芩黄酮类成分抗肿瘤作用及机制研究进展. 中国中药杂志, 2007, 32(1): 21

[31] 横江俊一. 黄芩抑制糖类分解酶的活性. 国外医学中医中药分册, 2004, 26(3): 184

[32] 陈丽,等. 黄芩对糖尿病大鼠肾脏病变的影响. 中国糖尿病杂志,2003,11(6):433

[33] 高中洪,等. 黄芩黄酮对 H_2O_2 导致的神经细胞损伤的保护作用. 中国药理学通报,2000,16(5):589

[34] 高中洪,等. 黄芩黄酮对自由基引起的大鼠脑线粒体损伤的保护作用. 中国药理学通报,2000,16(1):81

[35] Liao JF, et al. Anxiolytic-like effects of baicalein and baicalin in the Vogel conflict test in mice. Eur J Pharmacol,2003,464(2):141

[36] 王卫星,等. 金丝桃苷等10个天然黄酮类化合物的抗抑郁活性筛选研究. 中草药,2007,38(6):900

[37] 张军,等. 黄芩素治疗子宫内膜异位症的作用研究. 时珍国医国药,2007,18(4):895

[38] 路通,等. HPLC法同时测定灌胃黄芩水煎剂后大鼠血浆中黄芩苷和汉黄芩苷的质量浓度及药动学研究. 中草药,2005,36(6):870

[39] 刘太明,等. 黄芩苷和黄芩素大鼠在体胃、肠的吸收动力学研究. 中国中药杂志,2006,31(12):999

[40] 刘太明,等. 黄芩苷和黄芩素的大鼠在体肠吸收特性. 中国药学杂志,2006,41(23):1784

黄 连

本品为毛茛科植物黄连 *Coptis chineses* Franch.、三角叶黄连 C. deltoidea C. Y. Cheng et Hsiao 或云连 *C.* teeta Wall. 的根茎。黄连含大量生物碱,主要有小檗碱(berberine)、黄连碱(coptisine)、巴马亭(掌叶防己碱 palmatine)、药根碱(jatrorrhizine)、表小檗碱(epiberberine)以及甲基黄连碱(worenine)、非州防己碱(columbamine)、木兰花碱(magnoflovine)等。其中以小檗碱含量为最高,雅连、云连中均含4%以上。黄连味苦,性寒。归心、脾、胃、肝、胆、大肠经。

【功效与药理】

1. 清热燥湿,泻火解毒 《本草正义》谓"黄连大苦大寒,苦燥湿,寒胜热,能泄降一切有余之湿火,而心、脾、肝、肾之热,胆、胃、大小肠之火,无不治之。上以清风火之目病,中以平肝胃之呕吐,下以通腹痛之滞下,皆燥湿清热之效也"。黄连清热燥湿、泻火解毒功效主要与其具有的抗病原体、抗细菌毒素、抗炎、解热、抗腹泻等作用有关。

(1)抗病原体作用:黄连具有广谱的抗病原体作用,有效成分主要为生物碱,如小檗碱、药根碱、巴马亭等,小檗碱的抗病原体作用与黄连大体一致,但小檗碱不能代表黄连的全部作用。

大量研究表明,黄连在体外有较强的抗细菌作用,能显著抑制葡萄球菌、链球菌、肺炎球菌、霍乱弧菌、炭疽杆菌和各型痢疾杆菌的生长,对枯草杆菌、肺炎杆菌、百日咳杆菌、白喉杆菌、鼠疫杆菌、布氏杆菌、大肠杆菌、变形杆菌、伤寒杆菌等也有一定抑制效果,但对铜绿假单胞菌效果较差。此外,对结核杆菌及钩端螺旋体也有显著抗菌作用。不同黄连品种、不同产地的黄连抗菌作用有差异[1];不同炮制方法处理的黄连其抗菌作用也有明显差异[2],如姜黄连、萸黄连的抗菌强度增大[3]。黄连配伍为复方时的抗菌作用一般有所增强,并延缓耐药性的产生,如黄连解毒汤、三黄注射液等[4];但也有无明显改变或降低者[5],如白头翁汤。对于多重耐药的大肠杆菌E102株的R质粒,黄连作用24小时可消除2.42%,作用48小时则消除率可达22.57%[6]。黄连所含多种生物碱都具有显著体外抗菌作用[7],小檗碱为最主要抗菌成分[8],大量研究表明小檗碱具有广谱的体外抗菌效果,有报告其于低浓度时抑菌,高浓度时杀菌;另报告小檗碱抗痢疾杆菌作用强度与磺胺相近,但其作用不受血清的影响。小檗碱的抗药菌株产生较多，且无完全交叉耐药性，如小檗碱单用时金葡菌、链球菌、痢疾杆菌都易发生抗药性，甚至细菌可利用小檗碱，小檗碱与青霉素、链霉素、金霉素及异烟肼、对氨基水杨酸等也无交叉耐药性。另有研究报告，小檗碱对大肠杆菌及福氏Ⅱa痢疾杆菌 D_{14} 株的R因子有消除作用，硫酸小檗碱于100μg/ml浓度时对 D_{14} 株R因子的消除率48小时为1%～1.2%，120小时为2.1%～2.5%；小檗碱使耐卡那霉素和氯霉素的大肠杆菌RS-2菌株R因子的消除可能是通过与DNA形成复合物而使细菌附着体DNA自我复制功能抑制所致。除小檗碱外，其他生物碱也具有显著抗菌活性，如有报告巴马亭的抗菌作用略低于小檗碱或与其相似。黄连或其有效成分虽在体外有较强抗菌活性，但对实验性感染其保护效果常不佳，如曾报告黄连灌服，不能使白喉杆菌感染豚鼠免于死亡，也不能减免局部反应的发生，对兔及豚鼠的实验性结核病也无明显效果，也不能保护豚鼠或地鼠的实验性钩端螺旋体感染，且许多黄连复方对实验性感染也鲜有效果，仅见有黄连或小檗碱对实验性霍乱等有效的少数报告，如对金葡菌、A型溶血性链球菌感染小鼠的保护作用[9]。对于某些特殊病原菌黄连也有显著抗菌活性，如厌氧菌[10]、幽门螺杆菌[11]等。

黄连对其他多种病原体也有显著抑制作用，如报告黄连、小檗碱对鸡胚试验中PR8株、甲型56-S8株、亚甲型FM1株、乙型Lee株、丙型1233株等流感病毒，以及新城鸡瘟病毒、柯萨奇病毒等有抑制作用。黄连对白色念珠球菌的MIC为50mg/ml[12]，对人型支原体的 MIC_{50} 为75mg/ml[13]。

黄连抗病原体作用的机制现尚未阐明，已有资料表明其与影响细菌代谢[14]、DNA合成[15]等有关。超微结构观察表明，于MIC浓度，黄连可引起金葡菌中隔变形、弯曲、宽窄不匀，细胞质及拟核中染色颗粒消失，核糖体出现高电子密度团块。石膏癣菌于40%黄连液中作用7日，可见真菌细胞腔明显皱缩，反折入胞浆内呈室样，胞浆完全为电子薄区占据，细胞器消失。并能使大肠杆菌的菌体增大，呈多形性和纤丝状。另曾有研究表明，小檗碱能强烈抑制酵母菌和细菌糖代谢中间环节丙酮酸的氧化脱羧过程，其抗菌作用可被维生素 B_6、维生素PP、对氨苯甲酸等所拮抗；于偏碱介质中小檗碱可抑制大肠杆菌色氨酸酶系统及粪链球菌的酪氨酸脱羧酶，此作用可被维生素 B_6 拮抗，小檗碱还抑制细菌的蛋白质、核酸代谢，如其能显著抑制肺炎球菌对 ^{13}C-苯丙氨酸、^{14}C-胸腺嘧啶核苷、^{14}C-尿嘧啶核苷的摄取；小檗碱能使霍乱弧菌的RNA及蛋白质合成抑制。小檗碱抑制细菌核酸合成与浓度有关，于100～500μg/ml浓度能显著抑制核酸前体的掺入，并随浓度而增强，最高可达90%；而于低浓度反而促进前体掺入，10μg/ml可使其增加10%～50%。另有研究表明，霍乱弧菌于小檗碱中培养8小时，其摄入量的75%结合于细菌脂质部分而使脂肪酸结构改变。综上可见，黄连可能通过多种途径影响病原体而达抗菌效果，其也可能系一种细菌细胞膜的毒物。

(2)抗细菌毒素作用：小檗碱有抗细菌毒素作用，研究表明，小檗碱可对抗霍乱弧菌和大肠杆菌所致肠分泌亢进、腹泻和死亡，并能对抗霍乱肠毒素所致肠绒毛的水肿，显著抑制皮下注射霍乱毒素所引起的局部炎症。有研究发现黄连与大肠杆菌共孵则促进其内毒素的释放[16]。

(3)抗炎作用：黄连的甲醇提取物对多种致炎物所致大鼠脚爪水肿及肉芽肿形成均有显著抑制作用，局部用药也可显著抑制炎性肉芽肿的发展。受精鸡胚试验表明黄连所含多种生物碱均有显著抗炎活性，如小檗碱、药根碱、黄连碱等。另有实验表明，小檗碱30、60mg/kg灌服，可使醋酸所致小鼠腹腔毛细血管通透性亢进抑制10.6%及35.5%；20、50mg/kg皮下注射对组胺所致大鼠皮肤毛细血管通透性亢进也有抑制作用；4、8mg/kg皮下注射，还能使二甲苯所致小鼠耳壳肿胀抑制 73.9%及 84.1%。另如前述,小檗碱还能显著对抗霍乱毒素局部注射所致炎症。

(4)解热作用:黄连是中医清热泻火要药,但其对实验性发热的影响尚鲜报告,黄连复方具有不同程度解热作用的研究报告则较多,如大黄黄连解毒汤、葛根芩连汤、连朴饮等。

(5)抗腹泻作用:在《神农本草经》中即指出黄连主治"肠澼腹痛下痢",刘完素称:"古方以黄连为治痢之最"。黄连治痢效果除与其具有的抗菌作用有关外,还与其具有的抗腹泻作用有关。整体实验表明,黄连能显著抑制小鼠、家兔的胃肠运动[17],灌服小檗碱对正常小鼠胃肠对墨汁的推进能力无明显影响,但于 40mg/kg、80mg/kg 可显著对抗蓖麻油、番泻叶等所致小鼠腹泻。另外,对于霍乱弧菌及大肠杆菌所致肠道分泌亢进、腹泻及死亡小檗碱均有显著对抗作用,对前者的效果与其能对抗霍乱肠毒素所致炎症及肠绒毛水肿有关[18]。小檗碱可抑制小肠黏膜分泌,抑制豚鼠回肠正常电解质分泌[19],抑制豚鼠结肠平滑肌钙离子激活钾通道和延迟整流钾通道的开放,抑制大鼠结肠上皮细胞基础膜 $I_{K(Ca)}$ 和 $I_{K(cAMP)}$ 的开放。

(6)降血糖作用:黄连有明确的降血糖作用[20]。黄连煎剂 1、2.5、5 及 10g/kg 灌服可引起正常小鼠血糖剂量依赖性下降。小檗碱 50mg/kg 灌服 1 次或连续给药 7 日也均能降低正常小鼠血糖,1 次给药于药后 2～4 小时作用最强,且对葡萄糖和肾上腺素所致实验性高血糖症小鼠有降血糖效果。对于自发性糖尿病 KK 小鼠及四氧嘧啶性糖尿病小鼠,50mg/kg 小檗碱连续给药半月也有显著效果,能改善 KK 小鼠的葡萄糖耐量。小檗碱降血糖作用的机制与胰岛素无关,而与其能抑制肝脏糖原异生和(或)促进外周组织中葡萄糖的酵解有关。另有报告,小檗碱对高脂饮食所致胰岛素抵抗大鼠可改善其对胰岛素的敏感性,并升高肝糖原,但对血糖、胰岛素、血脂等无明显影响[21]。对于 D 半乳糖诱导的大鼠血糖升高和糖耐量降低,黄连能显著抑制之[22];对高热卡饮食所致胰岛素抵抗大鼠模型,黄连可使空腹血糖下降,空腹胰岛素降低,胰岛素敏感性增高,SOD、GSH-Px 活性升高,应激标志物 p-c-Tun/JNK 水平及肝组织中内质网应激标志物 GRP78/Bip mRNA 水平下降,表明黄连可改善内质网应激状态[23]。此外,对于链脲佐菌素诱发的大鼠糖尿病性白内障模型,小檗碱滴眼有显著的预防和治疗作用[24]。

2. 对心血管系统功能的影响

(1)降压作用:前曾有许多报告表明小檗碱静注于麻醉犬、猫、大鼠、蛙及清醒大鼠均有明确的降压作用,且因剂量加大而降压作用强度及持续时间也随之增加,重复给药无快速耐受现象发生,降压时未见心脏抑制,但伴有脾、肠、肾及四肢容积增加。后有研究表明,正常大鼠静注小檗碱 1mg/kg 共 3 次,或 10mg/kg 1 次,其降压作用以舒张压为最,次为收缩压,再次为左室压,后负荷及心率降低同时伴有心肌收缩力增强,表明小檗碱静注时降压作用主要在于心率减慢及外周阻力降低。除小檗碱外,黄连所含其他多种生物碱也有降压作用,如巴马亭、药根碱、木兰花碱等。巴马亭 10mg/kg 静注,可引起麻醉兔及猫血压显著下降,重复给药降压作用增强而无快速耐受现象发生。灌服或腹腔注射也可产生持续时间较长的显著降压。

(2)抗心律失常作用:动物实验及临床研究均表明小檗碱具有显著的抗心律失常作用。曾报告用心电图观察发现小檗碱可拮抗肾上腺素和去甲肾上腺素所致兔心律失常,抑制去氧麻黄碱、二甲氧基去氧麻黄碱所致心律过速。后有较多研究均表明小檗碱有抗心律失常作用,如 4、6mg/kg 静注,可显著降低 $CaCl_2$ 诱发的小鼠室性期前收缩(VE)、室性心动过速(VT)及室性颤动(VF)的发生率;恒速静滴 1μg/min 可增加乌头碱诱发小鼠 VE、VT、VF

及心室停搏的用量；2、4mg/kg 静注对 $BaCl_2$、肾上腺素诱发的大鼠室性心律失常、$CaCl_2$ Ach 诱发的小鼠房颤(扑)也均可拮抗之，并可使诱发家兔心室颤动的电刺激阈值由 8V 增加至 17V；小檗碱静注还可提高电击所致猫、犬室颤阈值，降低冠脉结扎所致心肌缺血性室性心律失常大鼠的死亡率及犬室性期前收缩、心室颤动的发生率。小檗碱抗心律失常作用与其具有的降低心肌自律性、延长动作电位时程及有效不应期、消除折返冲动、抑制心肌快 Na^+ 内流及可能的 Ca^{2+} 通道阻滞等作用有关。

(3)对缺血心肌的保护效果：曾报告 4×10^{-6} 的小檗碱在使离体猫心兴奋的同时使冠脉流量增加 20%～40%，但浓度过高反而抑制。后有研究发现在猪冠状动脉条标本上小檗碱对高 K^+ 所致收缩能显著松弛之。于 0.2mg/(kg·min)可保护心肌缺血性损伤，改善梗死后衰竭的心室功能。对于慢性心肌梗死犬，小檗碱静注可显著延长其 QTC 间期、右室有效不应期、左室正常区有效不应期及左室梗死区有效不应期，缩小梗死心肌有效不应期差异和左室有效不应期离散性，抑制程控刺激所诱发的心动过速与心室纤颤的比率，并能防止梗死后因急性心肌缺血所致自发性心室纤颤。降低心肌耗氧量是小檗碱抗心肌缺血的原理之一。实验表明，小檗碱能增强小鼠对常压和减压状态的耐缺氧能力，皮下注射时可减慢小鼠整体耗氧的速度，延长闭塞缺氧所致小鼠存活时间，但灌服无效。而对于异丙肾上腺素所致小鼠对常压闭塞缺氧耐受力的降低，则无论皮下注射或灌服均能显著对抗之。此外，小檗碱还能延长小鼠断头张口动作持续时间及氰化钾中毒小鼠存活时间，表明小檗碱能显著提高小鼠心、脑及整体耐缺氧能力。另有实验小檗碱于 0.02mg/(kg·min)即可显著降低衰竭心脏的心肌耗氧量，于 0.2mg/(kg·min)可降低正常心肌耗氧量。

(4)抗脑缺血作用：黄连复方如黄连解毒汤对脑缺血性疾病有一定疗效，实验表明黄连所含多种生物碱，如小檗碱、小檗胺、四氢小檗碱等均有显著的抗脑缺血效果。小檗碱对大鼠和小鼠的实验性脑缺血均有显著保护作用，小檗碱 20mg/kg 腹腔注射，能显著抑制局灶性脑缺血再灌注大鼠大脑皮质及海马组织 c fos mRNA 的高表达，降低病灶侧海马和皮层组织的水、钙含量[25]。小檗碱对体外培养新生大鼠神经细胞内静息游离钙$[Ca^{2+}]i$ 无明显影响，但能剂量依赖地抑制去甲肾上腺素和 H_2O_2 引起的$[Ca^{2+}]i$ 升高，IC_{50} 为 39.9 和 17.9μmol/L，高剂量小檗碱还能抑制高 K^+ 引起的$[Ca^{2+}]i$ 升高[26]。

3. 对血液系统的影响

小檗碱具有显著的抗血小板聚集作用，能抑制 ADP、花生四烯酸、胶原及钙离子载体 A_{23187} 所致家兔的血小板聚集及 ATP 释放，尤以对胶原所致者作用为强，其抑制聚集和释放作用的半数有效量 IC_{50} 分别为 0.12 及 0.08mmol/L。对于正常人及血小板高聚集率患者，小檗碱也能显著降低 ADP 和肾上腺素所致血小板聚集。小檗碱抗血小板聚集的机制与其增加血小板内 cAMP 含量、抑制血小板内 α_2 受体、钙拮抗作用及抑制膜磷脂释放花生四烯酸等作用有关。实验表明，2.45×10^{-5}mol/L 浓度的小檗碱可使大鼠血小板内 cAMP 含量增高；小檗碱能抑制血小板内 α_2 受体从而可能通过竞争性地占据血小板内富含之 α_2 受点位置而抑制血小板功能；此外，小檗碱还能拮抗 A_{23187} 诱导的血小板聚集和释放作用，抑制血小板膜磷脂对花生四烯酸的释放。

4. 对消化系统的影响

(1)对胃肠运动的影响：较多实验表明小檗碱对胃肠平滑肌的影响与剂量有关，如低浓度兴奋离体豚鼠回肠，引致痉挛，而高浓度时则有解痉效果。其兴奋作用似来自其增强胆碱能神经作用，而解痉则系抗乙酰胆碱所致。低浓度小檗碱可增强前列腺素所致离体豚鼠回肠收缩，较高浓度则反抑制之。小檗碱还可抑制乙酰胆碱、卡巴胆碱、组胺、徐缓激肽、氯化钡等所致离体豚鼠回肠痉挛及5-HT所致兔离体子宫收缩，但却增强氯化钙所致去极化豚鼠回肠收缩，且高浓度小檗碱也不减弱氯化钙的这一效应。

(2)抗胃溃疡作用：黄连及小檗碱均具有抗实验性胃溃疡作用，50%甲醇的黄连提取物1g/kg灌服，对盐酸-乙醇所致大鼠胃黏膜损伤有显著的保护效果，小檗碱对大鼠水浸应激性溃疡形成也有显著抑制效果。

(3)利胆作用：早年曾报告小檗碱有利胆作用，能促进胆汁形成，麻醉猫实验可见有利胆效果。后有研究表明，对于实验性高胆红素血症大鼠，2.5mg/只的小檗碱灌胃，可促进胆汁中结合型胆红素排泄，但不影响二磷酸尿苷葡萄糖醛酸转移酶的活性。小檗碱能于1.5小时内将胆汁排泄量增加2倍，药根碱的作用较弱但持久。

5. 其他作用

许多双苄基异喹啉生物碱有不同程度抗肿瘤活性，小檗碱及其类似物也具有抗癌作用，如在体外试验中小檗碱对艾氏腹水癌和淋巴瘤NK/LY细胞有一定抑制作用；还能通过抑制黄酶而抑制腹水瘤细胞呼吸，但不影响其糖分解；小檗碱还可抑制癌细胞对羧胺的利用从而抑制嘌呤及核酸的合成；对于肉瘤180，于体外试验中小檗碱有剂量依赖性直接抑制效果，能抑制其DNA、RNA、蛋白质、脂类等的合成，其机制在于抑制葡萄糖的利用及其与核酸的相互作用。但在整体试验中小檗碱的作用多弱或无[27]。黄连中其他生物碱，如巴马亭、药根碱、尖刺碱等能强烈抑制小鼠腹水癌细胞对氧的摄取。小檗胺对多药抗药的MCF7/Adr和KBv200细胞可增加其对ADR和VCR的敏感性，且作用呈剂量依赖性，并增加MCF7/Adr细胞内ADR的积累[28]。0.1%黄连甲醇提取物可促进5FU的透皮吸收。

小檗碱对乙酰胆碱具有剂量依赖性双向作用，小剂量时增强之，大剂量则减弱之；小檗碱于犬、马血清及兔脑匀浆能抑制胆碱酯酶活力；小檗碱还有一定抗放作用，对^{60}Co照射所致小鼠死亡有保护效果。此外还曾有报告小檗碱有局麻、抗利尿、降低眼内压、刺激ACTH分泌等作用。巴马亭可引起幼年小鼠胸腺萎缩，降低大鼠肾上腺中维生素C的含量，表明能刺激垂体ACTH分泌，其作用机制可能系组胺释放所致。此外，巴马亭还有强的抗胆碱酯酶活性。

【体内过程】黄连中生物碱口服后从口腔、食管即开始被吸收。于胃黏膜吸收迅速而消除较慢[29]。大鼠肠外翻模型，黄连中小檗碱和巴马亭在肠均为线性吸收，以空肠为优，其次为回肠和结肠[30]。黄连碱和小檗红碱于人源Caco-2模型也呈良好被动吸收[31]。以剂型而论，黄连的超微粉体和纳米粉体在大鼠的吸收较常规粉体为优。但作为季胺生物碱，小檗碱、巴马亭等生物利用度低[32,33]，而在糖尿病大鼠，以小檗碱等5种黄连生物碱在正常和链脲佐菌素糖尿病大鼠，灌服后则相对为高[34]，黄连与其他一些药物配伍，如吴茱萸[35]、厚朴[36]、生地黄[37]等可促进其吸收。

【毒理研究】有报告黄连水煎剂给小鼠灌胃3g/kg以上即可见有动物死亡，测得LD_{50}为4.89g/kg(4.38～5.47g/kg)[38]，另报告黄连3g/kg灌服可引起肝功能改变[39]。但还有报告黄连的LD_{50}灌服为(17.22±1.75)g/kg，小檗碱灌服对小鼠的LD_{50}为392mg/kg，腹腔注射为24.3mg/kg，静注对大鼠、小鼠、豚鼠和兔的MLD在27.5～250mg/kg之间。15mg/kg静注于麻醉兔可引起全心抑制，16只家兔中4只出现结性心律；0.1%的小檗碱给犬静脉恒速滴注，初始时可见心脏兴奋，至180～270分钟则出现血压下降、心肌抑制而死亡。另有报告，黄连对大鼠离体血红细胞渗透性无明显影响，黄连和小檗碱对实验性G6PD缺陷大鼠红细胞渗透脆性也无明显影响，也不引起溶血，孕小鼠服用黄连和小檗碱，胎仔血清总胆红素、ALT 和血红蛋白定量等也无明显差异[40]。

【主治】黄连主用于湿热痞满，呕吐，泻痢，黄疸，高热神昏，心火亢盛，心烦不寐，血热吐衄，目赤吞酸，牙痛，湿温，痈肿疔疮。外治湿疹，湿疮，耳道流脓。

【现代应用】

1. 感染性疾病

(1)肠道感染：黄连及其所含主要生物碱于肠道保持相对高浓度，故肠道感染是黄连及小檗碱的最主要适应证，大量的研究报告均表明黄连对急性菌痢、急性胃肠炎有很好疗效，小檗碱早已成为对此病的常用药物，疗效也佳，此外，黄连对霍乱、肠伤寒以及胆道感染也有一定疗效。小檗碱对霍乱有一定疗效，有报告于其初期黄连疗效较佳，小檗碱对轻、中度患者能控制腹泻。曾报告黄连及小檗碱对肠伤寒均有一定治疗作用，如以黄连药粉 2g 每 4 小时服一次或小檗碱 3.6～9g 分 4～6 次服用，以后者疗效为优，但另有报告小檗碱或香连丸治疗伤寒带菌者无效。

(2)呼吸系统感染：黄连作为多种中医传统方剂及现代中成药的主要组成药物用于多种呼吸道感染的治疗，如上呼吸道感染、支气管炎、肺部感染以及多种呼吸系统感染病，据称疗效尚可。另曾有用黄连或小檗碱单独治疗某些上述疾病的报告，如用黄连粉或小檗碱治疗大叶性肺炎或支气管肺炎、小檗碱口服加气管滴入治肺脓肿、小檗碱喷雾治疗急慢性支气管炎、黄连治疗白喉、百日咳等。对于病毒性呼吸道感染如小儿肺炎、流感等可用黄连复方进行治疗，也曾有用黄连制剂治疗麻疹的报告。

(3)五官科感染：多种五官科感染应用小檗碱、黄连或黄连复方局部治疗有较好疗效。眼科炎症如结膜炎、睑缘炎、睑腺炎以及角膜炎、沙眼等用黄连局部应用有效，可用黄连浸液、煎剂滴眼或眼浴，但常配以硼砂应用，还可用小檗碱溶液行离子透入法治疗。中耳炎用黄连制剂局部治疗有显著疗效，如曾报告以黄连配伍硼砂治疗急性化脓性中耳炎 63 例、慢性中耳炎 12 例、弥散性外耳道炎 2 例均有较好疗效。曾报告用 0.1%小檗碱作下鼻甲注射或 10%黄连液浸纱条填塞鼻腔治疗萎缩性鼻炎能使嗅觉恢复，分泌物减少。用黄连、黄连硼砂、小檗碱等作上颌窦内注射治疗上颌窦炎有一定疗效，小檗碱液浓度为 0.1%或 0.2%，黄连液浓度 30%，黄连硼砂为 10%加 3%。急慢性扁桃体炎可用小檗碱局部治疗，用 0.1%小檗碱作扁桃体内注射治疗慢性扁桃体炎 102 例有效率为 88.2%，小檗碱喷雾治疗急性扁桃体炎也有效。

口腔、颌面感染性炎症也可用黄连制剂进行治疗，报告用小檗碱口服治疗口腔颌面部炎症的有效率为 81%。对于疮疹性口炎、复发性口炎、口腔黏膜溃疡用黄连复方溃疡面局部应用疗效佳，奋森氏口腔炎用 10%黄连硼砂局部应用或黄连液漱口也有疗效。

(4)外科感染：黄连也是中医感染性外科疾病常用药物，对于皮肤化脓性感染，如痈、疖、痞、脓肿、淋巴腺炎、瘰疽以及乳腺炎等可用黄连制剂局部敷贴并内服以治疗之。另报告治多发性疖肿用如意金黄散外敷，芩连解毒汤内服有较好疗效。黄连解毒汤内服加外洗治疗 81 例脓疱疮全部治愈。

另曾有一些报告用黄连制剂治疗肾盂肾炎、败血症、布鲁氏菌病、钩端螺旋体病、猩红热、麻风病等均有一定疗效。多种妇科炎症，如阴道炎、附件炎、宫颈糜烂也均可用黄连复方治疗。对于烧伤，黄连制剂外用不仅能抗感染，还能减少渗出，促进结痂。如报告用黄连煎剂外敷治疗Ⅱ度烧伤，用黄连地榆粉、复方黄连解毒膏治疗烧伤其效也佳。

2. 糖尿病 小檗碱有降糖作用,临床研究表明黄连制剂对糖尿病有明显疗效,如金芪降糖片。

3. 心血管系统疾病 小檗碱、黄连的心血管药理研究结果促进了其在这方面的临床研究,尽管小檗碱口服吸收很差,血药浓度甚低,但临床治疗效果却也佳良,如心律失常、高血压、充血性心衰等。

(1)心律失常:小檗碱对快速型心律失常有较好疗效,报告用小檗碱口服,每次 0.6～1.0g,每日 3～4 次,治疗室性期前收缩及房性期前收缩患者。另报告用 0.4g,每日 4 次口服治疗室性期前收缩和房性期前收缩,2～4 周的总有效率为 77.8%。

(2)高血压:曾报告大剂量小檗碱口服治疗高血压有一定疗效,如每日从 0.75g 至 4g 口服治疗原发性高血压与急性肾性高血压等。另报告单用小檗碱每日 0.6g、1.2g 及 1.8g 治疗高血压患者 88 例,显效率分别为 70%、80%及 93%。

4. 胃炎、胃溃疡 报告用黄连食醋白糖山楂饮治疗萎缩性胃炎 24 例,经胃镜复查可见 21 例胃黏膜萎缩性病变消失,空腹胃液总酸度、游离酸度均恢复正常。用小檗碱 0.5g1 日 3 次口服治疗胃十二指肠溃疡,20～30 日的治愈率为 67.6%。

5. 其他疾病 黄连的多种复方制剂还可用于其他多种疾病,如用黄连阿胶汤治疗焦虑症、顽固性失眠 108 例均获近期疗效。

主要参考文献

[1] 陈淑清,等. 不同产地黄连的体外抑菌活性与镇静作用. 华西药学杂志,1990,5(3):168

[2] 赵满靖. 黄连不同炮制品的体外抑菌实验研究. 中国现代临床医学杂志,2007,6(4):3

[3] 王红,等. 黄连不同炮制品体外抗金葡菌和痢疾杆菌实验. 山东医药工业,2002,21(1):48

[4] 严梅桢,等. 黄连与黄芩、甘草配伍前后对金黄色葡萄球菌生长抑制作用的观察. 中国中药杂志,1998,23(6):375

[5] 王桂红. 黄连与药物配伍对抑菌作用影响的研究. 中医药学刊,2001,19(4):400

[6] 陈群,等. 黄连对大肠杆菌 R 质粒消除作用的实验研究. 中国中西医结合杂志,1996,16(1):37

[7] 杨勇,等. 4 种黄连生物碱的抑菌作用. 时珍国医国药,2007,18(12):3103

[8] 金建玲,等. 含小檗碱中药的抑菌活性与小檗碱含量的关系. 中医药学报,2005,33(5):19

[9] 陈国良,等. 金地蓝消毒片对小鼠感染模型的体内抗菌作用观察. 安徽医学,2002,23(5):5

[10] 苏瑞云,等. 黄连提取液对乳牙感染根管消毒作用的研究. 中华口腔医学杂志,1993,27(5):302

[11] 李娟,等. 抗Ⅰ型幽门螺杆菌 IgY 和黄连及太子参联合抗活性空泡细胞毒素 A^+ 和细胞毒素相关蛋白 A^+ 幽门螺杆菌的实验. 中国临床康复,2006,10(19):78

[12] 刘强,等. 黄连体外抗白色念珠菌的实验研究. 中国药业,2004,13(10):26

[13] 傅琳玲,等. 黄连等单味中药对人型支原体的药敏试验. 中华皮肤科杂志,2007,40(11):700

[14] 王建涛,等. 微量量热法研究黄连素对细菌的代谢作用. 曲阜师范大学学报,2006,32(4):99

[15] 贾海骅,等. 中药复方及黄连对肺炎球菌 DNA 合成的抑制作用. 中国中医基础医学杂志,1999,5(10):33

[16] 常明向,等. 黄连、赤芍及大黄对大肠杆菌内毒素释放的影响. 中成药,2007,29(5):752

[17] 张媛,等. 黄连与附子对小鼠胃肠运动的影响. 时珍国医国药,2008,19(10):2456

[18] Taylor CT, *et al*. Berberine inhibits ion transport in human colonic epithelia. *Eur J Pharmacol*, 1999,368(1):111

[19] 黄晓东,等. 小檗碱治疗分泌性腹泻的实验研究. 中药药理与临床,2001,16(3):15

[20] 叶菲,等. 中药黄连及其复方对实验动物血糖的影响. 中国实验方剂学杂志,1999,5(3):23

[21] 高从容,等．黄连素增加胰岛素抵抗大鼠模型胰岛素敏感性的实验研究．中国中西医结合杂志,1997,17(3):162

[22] 林佳,等．黄连对 D-半乳糖诱导大鼠血糖和糖耐量减退影响的实验研究．中国临床医药研究杂志,2005,(139):15045-15047

[23] 杨小玉,等．黄连解毒汤和黄连单煎剂对胰岛素抵抗大鼠氧化应激和内质网应激的影响．中国医院药学杂志,2008,28(17):1433-1437

[24] 何浩,等．小檗胺滴眼剂防治糖尿病性白内障的研究．北京医科大学学报,1997,29(4):326-328

[25] 吴俊芳,等．小檗碱对局灶性脑缺血大鼠原癌基因 c-fos 表达的影响．中国临床药理学与治疗学杂志,1998,3(1):1-4

[26] 吴俊芳,等．小檗碱对培养大鼠神经细胞内游离 Ca^{2+} 的影响．药学学报,1997,32(1):15-18

[27] 黄林清,等．小檗碱抗肿瘤作用的实验研究．中国药理学通报,1997,13(2):189

[28] 田晖,等．双苄基异喹啉类生物碱粉防己碱与小檗胺逆转多药抗药性的比较研究．药学学报,1997,32(4):245-250

[29] 叶富强,等．黄连生物碱在小鼠胃黏膜的动态分布．中国医院药学杂志,1999,19(11):643-645

[30] 董宇,等．黄连提取物在大鼠肠外翻实验中的吸收研究．中国中药杂志,2008,33(9):1056-1060

[31] 马莲,等．盐酸黄连碱和小檗红碱在人源 Caco-2 细胞单层模型中的吸收研究．中国中药杂志,2007,32(23):2523-2527

[32] 盛美萍,等．盐酸小檗碱在 Beagle 狗静脉注射和口服药动学研究．中国药理学通报,1993,9(1):64-67

[33] Lu T, *et al*. Simultaneous determination of berberine and palmatine in rat plasma by HPLC-ESI-MS after oral administration of traditional Chinese medicinal preparation Huanglianjiedu decoction and the pharmacokinetic application of the method. *J Pharm Biomed Anal*, 2006, 40(5):1218-1224

[34] 俞森,等．黄连中 5 种小檗碱型生物碱在糖尿病大鼠体内的药动学．中国药科大学学报,2008,39(6):526-529

[35] 王静,等．黄连、吴茱萸药对中盐酸小檗碱在大鼠体内的药代动力学研究．药物分析杂志,2009,29(5):755-759

[36] 孟斌,等．黄连与厚朴配伍对盐酸小檗碱在大鼠体内药动学的影响．中成药,2009,31(6):943-945

[37] 王晓强,等．黄连与生地黄不同比例配伍对小檗碱在大鼠体内药动学的影响．中国中药杂志,2007,32(17):1795-1797

[38] 邱赛红,等．常用苦寒药的急性毒性实验研究．中南药学,2004,2(1):37

[39] 邱赛红,等．9 味苦寒药对小鼠胃肠运动与肝肾功能影响的实验研究．湖南中医学院学报,2004,24(5):1

[40] 高晓山,等．黄连致溶血性黄疸毒性及其防治研究综合报告．中国中药杂志,2002,27(1):70-71,74

黄　柏

本品为芸香科植物黄皮树 *Phellodendrn chinense* Schneid. 或黄檗 *P. amurense* Rupr. 的树皮,前者习称川黄柏,后者习称关黄柏。主含生物碱,含量约 1%～3%,主要有小檗碱(berberine)、巴马亭(掌叶防己碱,palmatine)、药根碱(jatrorrhizine)、木兰花碱(magnoflorine)等,另含黄柏碱(phelldendrine)、蝙蝠葛碱(meruspermine)、N-甲基大麦芽碱(candicine)等;苦味质成分主要有黄柏内酯(obakulactone)、黄柏酮(obakunone);甾体成分有 β-谷甾醇(β-sitosterol)、菜油甾醇(campesterol)、7-去氢豆甾醇(7-dehydrostigmasterol)。味苦,性寒。归肾、膀胱经。

【功效与药理】

1. 清热燥湿，泻火解毒 《本草经疏》谓本品"主五脏肠胃中结热。盖阴不足，则热始结于肠胃；黄疸虽由湿热，然必发于真阴不足之人；肠痔漏，亦皆湿热伤血所致；泄痢者，滞下也，亦湿热干犯肠胃之病；女子漏下赤白，阴伤蚀疮，皆湿热乘阴虚流客下部而成；肤热赤起，目热赤痛口疮，皆阴虚血热所生病也"。《药品化义》曰："黄柏，味苦入骨，是以降火能自顶至踵，沦肤彻髓，无不周到，专泻肾与膀胱之火。"黄柏清热燥湿，泻火解毒功效主要与其具有的抗病原微生物作用、抗炎、抗痛风及降压作用等有关。

(1)抗病原微生物作用：在体外黄柏水煎剂或醇浸剂对多种致病性细菌有不同程度的抑制作用，如金黄色葡萄球菌、白色葡萄球菌、柠檬色葡萄球菌、溶血性链球菌、肺炎双球菌、炭疽杆菌、霍乱弧菌、白喉杆菌、枯草杆菌、大肠杆菌、铜绿假单胞菌、伤寒杆菌、副伤寒杆菌、脑膜炎双球菌、粪产碱杆菌等，对各型痢疾杆菌(福氏、宋内氏、志贺氏及施氏痢疾杆菌)的抑制作用强[1-5]。对肺炎支原体的 MIC 为 0.97～1.95mg/ml[6]。以黄柏为主药之一的一些中医名方，如黄连解毒汤、白头翁汤等也具有广谱抗菌作用。在黄连解毒汤中、黄柏、黄连抗菌活性可产生协同效果，但在白头翁汤中，黄柏与该方其他组戎药的抗痢疾杆菌作用则既未见协同增效，也未见有拮抗作用发生。此外，黄柏对结核杆菌、钩端螺旋体等也有较强的抑制或杀灭作用，但对豚鼠的实验性结核杆菌感染无效。近有研究，黄柏还能显著抑制变形链球菌的生长。所含之多种季胺生物碱是黄柏抗菌有效成分，如小檗碱、巴马亭、药根碱等均有较强的抗菌活性，巴马亭的抗菌活性与小檗碱基本相同或略低。用微量量热法研究黄柏总生物碱、小檗碱的抗菌活性发现其对大肠杆菌的耐药性产生慢且易于消除[7]。黄柏抗菌作用的原理与其对细菌呼吸及 RNA 合成的强烈抑制有关，黄柏还能明显减少金黄色葡萄球菌毒素的生成，并促进白细胞对细菌的吞噬。复方黄柏于 0.05%即可损伤石膏样毛癣菌超微结构，作用 3 小时出现细胞皱缩，电子密度增高，并有不规则空泡出现。作用 24 小时则可引起部分细胞膜破坏，胞质外流，进一步与核膜、线粒体等细胞器结合并使之溶解破坏，细胞崩溃死亡。复方黄柏尚能消除白色念珠菌在卡他霉素处理小鼠肠道的定居，但单味黄柏转阴率不高。另有报告黄柏能抑制肾盂肾炎大肠杆菌的黏附能力[8]。综上可见，黄柏抗菌作用机制可能涉及病原微生物本身及其感染过程的多个环节。

此外，黄柏还有抗流感病毒等作用。对于乙肝表面抗原，黄柏还有明显的选择性抑制作用，此作用并非所含鞣质所致，其所含小檗碱、巴马亭、黄柏碱等也均无这一作用。

黄柏在体外对多种皮肤致病性真菌都有较强的抑制作用，如堇色毛癣菌、絮状表皮癣菌、犬小芽孢子菌、奥杜盎氏小孢子菌、许兰氏毛癣菌、腹股沟表皮癣菌等。对白色念珠菌、阴道滴虫也有显著抑制活性，巴马亭与药根碱都有强的抗白色念珠菌活性。此外，20%黄柏乙醇提取物与毛囊蠕形虫接触 0.5 分钟即可杀死，1.5 分钟全部杀死[9]。

(2)抗炎作用：黄柏及其所含小檗碱受精卵法试验具有显著抗增生作用。黄柏及其炒制品灌服，能抑制巴豆油所致小鼠耳肿胀，减少 HAC 所致小鼠腹腔毛细血管通透性亢进，酒制、盐制品作用相近，但炒制品随温度的升高抗炎作用减弱[10]。

(3)抗变态反应作用：黄柏水煎剂对 2,4-二硝基氯苯所致小鼠耳接触性皮炎具有显著的抑制作用且呈一定量-效关系[11]，并可降低血清 IFN-γ 水平，抑制腹腔巨噬细胞产生 IL-1 及 TNF-α，抑制脾细胞产生 IL-2[12]。对于小鼠脾细胞膜的流动性，在无 ConA 刺激时黄柏水提物可提高之，所含成分巴马汀也提高之，但小檗碱与药根碱则抑制之；在 ConA 刺激下则均降低膜流动性[13]。表明黄柏的免疫抑制作用可能与降低淋巴细胞膜流动性有关。对于空肠弯曲菌免疫所致小鼠自身免疫病模型，大补阴丸可诱导其胸腺细胞凋亡，此作用因方中黄柏的用量增加而增强[14]，其降低 IL-2 水平、增高 IL-4 水平作用也与黄柏用量相关[15]，表明在大补阴方免疫调节作用中黄柏起重要的作用。

(4)抗痛风作用：黄柏水煎剂能降低高尿酸血症小鼠血清尿酸水平，抑制小鼠肝脏黄嘌呤氧化酶活性[16]，黄柏苍术合用也能显著降低高尿酸血症小鼠血清尿酸水平[17]。

(5)降压作用：黄柏流浸膏或醇提液碱性物质腹腔注射均具有显著的降压效果。黄柏 2g/kg 灌服能使睾丸切除高血压大鼠血压降低，由黄柏配伍仙茅、淫羊藿、巴戟天、知母、当归组成的二仙合剂十二指肠给药，对麻醉猫及慢性肾性高血压犬也有一定降压作用，黄柏为此方降压主药。黄柏所含多种成分，如小檗碱、黄柏碱、巴马亭等都具有不同程度的降压活性。小檗碱作用见"黄连"条下；黄柏碱静注，对兔、猫、犬等均可引起降压，并能增强肾上腺素及去甲肾上腺素的升压反应，抑制人工窒息及刺激迷走神经向中端所致之升压反应，抑制刺激节前纤维引起的猫瞬膜收缩。巴马亭灌服，腹腔注射或静注均有明显降压效果，其降压机制与小檗碱类似，与阻断神经节、抑制血管中枢及抗交感等神经介质有关。药根碱的降压效果则可能与抗交感神经介质有关。此外，木兰花碱也有降压作用。黄连解毒汤也有显著降压效果，黄柏为其降压主药之一，从中已分得具有 α-肾上腺素及 β-肾上腺素的活性物质。

2. 其他作用

黄柏灌服，能抑制小鼠及大鼠的胃排空，抑制大鼠胃液分泌，增加胃液 pH 值，降低总酸度及总酸排出量，抑制胃蛋白酶活性[18]。黄柏对胰蛋白酶活性也有抑制作用，能使酶活性降低 34%～87%，此作用与其所含小檗碱无明显关系。对于盐酸-乙醇所致大鼠实验性胃溃疡，黄柏 50%甲醇提物有显著保护作用，小檗碱也有效，但总提取物抗溃疡活性比小檗碱为强[19,20]。对于肠平滑肌，黄柏可增强家兔离体肠管收缩，其所含小檗碱也增加收缩幅度，黄柏酮也兴奋肠平滑肌，黄柏内酯则反使肠管弛缓。此外，曾报告黄柏水提液可促进饥饿家兔胆汁及胰液分泌。后有实验表明黄柏确有利胆作用，能促进胆汁分泌，并促进胆红素的排出。体外试验黄柏能显著抑制大鼠晶状体醛糖还原酶活性，其乙醇提取物的 IC_{50} 为 107μg/ml[21]。

【体内过程】用小鼠急性死亡率法估测黄柏煎剂的药代动力学参数为按一级动力学消除，呈二房室模型，β 相 $t_{1/2}$ 为 12.4 小时。

【毒理研究】有报告黄柏小鼠腹腔注射的 LD_{50} 为 2.7g/kg，另报告 MLD 为 0.52g/kg。盐酸巴马亭小鼠腹腔注射的 LD_{50} 为(136±8)mg/kg，黄柏碱为 69.5mg/kg。

【主治】用于湿热泻痢，黄疸，带下，热淋，脚气，痿躄，骨蒸劳热，盗汗，遗精，疮疡肿毒，湿疹瘙痒。盐炙黄柏滋阴降火，用于阴虚火旺，盗汗骨蒸。

【现代应用】

1. 感染性炎性疾病

(1)肠炎、菌痢：黄柏对肠炎菌痢有较好疗效，急性、慢性者均可治之。如报告以黄柏浸膏治疗急性菌痢 31 例，全部治愈，平均 2.8 天退热，3.9 天大便复常，3.2 天菌培养转阴。另以黄柏治慢性菌痢 40 例，也均获治愈。此外还可用黄柏液灌服治之。但常以复方进行治疗，如白头翁汤。

(2)泌尿生殖系统炎症：黄柏善治下焦湿热，对多种泌尿生殖系统炎症有较好疗效，如用黄柏通淋汤治尿道感染 45 例有良效，用黄柏液作直流电导入治疗慢性前列腺炎 115 例其效颇佳。黄柏也常用于宫颈炎的治疗，如报告以黄柏矾倍散外治 108 例有良好疗效。另黄柏还用于霉菌性或滴虫性阴道炎的治疗。

(3)五官科炎症：多种五官科急慢性炎症均可用黄柏配伍其他药物治疗，如急性结膜炎、慢性上颌窦炎、慢性化脓性中耳炎等，此外如用黄柏细辛散治口疮、用黄柏液雾化吸入治疗慢性咽炎等都有较好疗效。

2. 皮肤科疾病 黄柏配伍苍术而成之"二妙散"是清热燥湿，治湿热下注，筋骨疼痛，脚膝无力，或足膝红肿，或带下黄白量多的名方，但对多种渗出型湿疹也有较好疗效，以黄柏或二妙散为主药的多种复方治婴幼儿湿疹、阴囊湿疹等疗效颇佳。如以二妙散加黄芩、苦参治急性糜烂性湿疹、以黄柏、苦参加味治肛门湿疹其效均佳。

此外，对于烧烫伤、褥疮、昆虫性皮炎等，以黄柏或其配伍治疗有较好疗效。

主要参考文献

[1] 田健，等．黄柏等几种中草药对葡萄球菌的体外抗菌作用．中国现代药物应用，2008，2(15)：12

[2] 李仲兴，等．用新方法进行黄柏对 224 株葡萄球菌的体外抗菌活性研究．中医药信息，2000，(5)：33

[3] 陈蕾，等．黄柏体外抑菌作用研究．时珍国医国药，2006，17(5)：759

[4] 梁莹．黄柏抑菌效果的实验研究．现代医药卫生，2005，21(20)：2746

[5] 鲁晓晴，等．三种中草药制剂对肠道致病菌体外抗菌作用的研究．中国消毒学杂志，2008，25(3)：270

[6] 孙艳平，等．8 味中药提取物体外抗肺炎支原体的试验研究．陕西中医，2008，29(6)：727

[7] 王彩萍，等．微量量热法研究大肠杆菌对黄柏中活性成分和泰乐霉素的耐药性．曲阜师范大学学报，2006，32(1)：91

[8] 陈锦英，等．中草药对致肾盂肾炎大肠杆菌黏附特性的抑制作用．天津医药，1994，(10)：579

[9] 张荣波，等．黄柏提取物体外抑杀毛囊蠕形螨活性研究．中国药理学通报，2006，22(7)：894

[10] 南云生，等．炮制对黄柏部分药理作用的影响．中药材，1995；18(2)：81

[11] 宋智琦，等．中药黄柏、茯苓及栀子抗迟发型超敏反应作用的实验研究．中国皮肤性病学杂志，1997，11(3)：341

[12] 吕燕宁，等．黄柏对小鼠 DTH 及其体内几种细胞因子的影响．北京中医药大学学报，1999，22(6)：84

[13] Lo Yanning，et al. Effects of phellodendron and its main components on the cell membrane fluidity. 中国病理生理杂志，2006，22(1)：156

[14] 赵向忠，等．不同剂量黄柏的大补阴丸(汤)对 CJ 小鼠胸腺细胞凋亡的影响．皖南医学院学报，2004，23(2)：98

[15] 赵向忠，等．不同剂量黄柏组方大补阴丸(汤)对 CJ 小鼠 IL-2/IL-4 免疫调节作用的初步研究．皖南医学院学报，2005，24(3)：461

[16] 杨澄，等．盐制对黄柏抗痛风作用的影响．中国中药杂志，2006，30(2)：145

[17] 潘志，等．黄柏与苍术提取物对高尿酸血症小鼠血尿酸的影响．时珍国医国药，2008，19(1)：112

[18] 廉莲，等．黄柏及其炮制品对小鼠及大鼠胃肠功能的影响．中华中医药学刊，2008，26(3)：994

[19] 内山务，他．黄柏抽出物の抗溃疡效果．藥學雜志，1989，109(9)：672

[20] 上川浩，他．黄柏提取物的抗溃疡效果(2)．国外医学中医中药分册，1994，16(1)：29

[21] 徐庆，等．三种植物提取物对醛糖还原酶活性的抑制作用．实用预防医学，2008，15(1)：66

秦 皮

本品为木犀科植物苦枥白蜡树 *Fraxinus rhynchophylla* Hance、白蜡树 *F. chinensis*

Roxb、尖叶白蜡树 *F. chinensis* Roxb. var. acuminata Lingelsh 或宿柱白蜡树 *F. stylosa* Lingelsh. 的枝皮或干皮。主含香豆精类化合物秦皮甲素（马粟树皮苷，七叶灵，七叶苷，esculin，aesculin）、秦皮苷（白蜡树苷，fraxin）、秦皮素（白蜡树内酯，秦皮亭，fraxetin）等。味苦、涩，性寒。归肝、胆、大肠经。

【功效与药理】

1. 清热燥湿　《汤液本草》谓本品“主热痢下重”。《药性论》谓本品“主明目，去肝中久热，两目赤肿疼痛，风泪不止”。本品清热燥湿功效主要与其抗病原微生物作用、抗炎抗过敏作用及促进尿酸排泄等作用有关。

（1）抗病原微生物作用：体外试验本品煎剂对多种致病性细菌有不同程度的抑制效果，如金黄色葡萄球菌、大肠杆菌、痢疾杆菌等。秦皮乙素为秦皮抗菌主要有效成分，曾报告其 MIC 对金黄色葡萄球菌为 1∶2000，对卡他球菌为 1∶2500，对大肠杆菌为 1∶1000，对福氏痢杆菌为 1∶2000；秦皮甲素 1～2∶1000 时对金黄色葡萄球菌、卡他球菌、甲型链球菌、奈氏球菌等也均有抑制作用。近有研究也表明秦皮甲、乙素对肠道中的 O_{157} 大肠杆菌有显著抑制效果[1]。秦皮对伤寒杆菌感染所致小鼠死亡有明显保护效果[2]。另有用新的抗菌作用研究方法研究对 308 株临床菌株的影响，也发现秦皮对金葡菌与表皮葡萄球菌作用较强[3]。不同基原的秦皮其体外抗菌活性有不同[1,2]。

秦皮还有一定抗病毒作用，如抗流感病毒、疱疹病毒[4]等，对于家兔实验性单纯疱疹性角膜炎有明显防治作用。

（2）抗炎作用：秦皮、秦皮甲素、秦皮乙素都具有明显的抗炎作用。对于豚鼠紫外线红斑及组胺所致毛细血管通透性增高，秦皮甲素、乙素皆能显著抑制之；但对缓激肽所致者则无效。秦皮甲素 10mg/kg 腹腔注射，能显著抑制大鼠的鹿角菜胶性、右旋糖酐性、5-HT 性及组胺性脚爪水肿，也能抑制甲醛性脚肿，并能明显抑制棉球所致大鼠肉芽组织增生。秦皮乙素 100 或 200mg/kg 腹腔注射，也对大鼠蛋清性及右旋糖酐性脚爪水肿有显著抑制效果，秦皮苷 10mg/kg 腹腔注射也可显著抑制鹿角菜胶、右旋糖酐、组胺、甲醛等所致大鼠脚爪水肿，其作用强于秦皮甲素，但对 5-HT 及缓激肽性脚肿胀的抑制强度则弱于秦皮甲素。实验表明，由于秦皮乙素腹腔注射可使大鼠肾上腺中维生素 C 的含量显著下降，表明秦皮抗炎作用的原理可能与其能兴奋肾上腺皮质功能有关。另有研究秦皮乙素对于肠黏膜微血管内皮细胞可降低其 NO 及 ICAM-1 的分泌，近一步研究发现秦皮乙素可因抑制基质金属蛋白酶活性及其合成与分泌而对骨关节及软骨有明显保护作用。秦皮冲剂能明显降低实验性骨关节炎家兔关节软骨中的基质金属蛋白酶和关节液中的 NO、PGE_2，减轻骨关节炎[5]。

（3）抗痛风作用：早年曾报告秦皮苷有利尿作用，并能促进家兔及风湿病患者尿酸排泄。秦皮甲素多种给药途径也均可促进大鼠及兔尿酸排泄，促进尿酸排泄的机制与兴奋交感神经系统、抑制肾脏对尿酸的重吸收等有关。近年发现秦皮对痛风有确定疗效，其有效成分为总香豆素，对于微晶型尿酸钠混悬液诱发的大鼠急性痛风模型及兔的急性痛风性关节炎模型，秦皮总香豆素均有明显抑制作用。对于甲嗪酸诱导的小鼠和大鼠高尿酸血症模型，秦皮甲素注射能显著降低血尿酸水平，但口服无明显作用，秦皮甲素于小鼠或大鼠肝匀浆也未见对黄嘌呤氧化酶或黄嘌呤脱氢酶的抑制[1]。

（4）对花生四烯酸代谢的影响及抗过敏作用：对于克隆的肥大细胞瘤细胞的 5-脂氧酶和 12-脂氧酶，秦皮乙素抑制作用的 IC_{50} 分别为 4×10^{-6} M 和 2.5×10^{-6} M。但在较高浓度其不但不抑制，反而增强 PG 合成。秦皮乙素并能抑制小鼠乳癌细胞的白三烯合成。对于致敏豚鼠离体肠系膜血管在卵白蛋白攻击下所致强烈收缩，秦皮乙素与槲皮素于 6.5μmol/L 均能显著拮抗之，使灌流量基本保持不变，表明秦皮乙素对过敏反应释放的白三烯所致血管收缩具有明显的保护作用。

2. 其他作用

(1)保肝作用：秦皮甲醇提取物对四氯化碳所致小鼠急性肝损伤有明显保护作用，能降低血清 ALT，同时升高 SOD，降低 MDA[6]。秦皮乙素对对乙酰氨基酚、四氯化碳和叔丁基过氧化氢诱导的大鼠肝损伤有明显保护作用[1]。此外，秦皮乙醇提取物还对实验性脂肪肝的形成有明显抑制，可使大鼠肝分泌型 TG 及 ApoB 和肝细胞微粒体膜 VLDL 中的 TG 和 ApoB 明显降低，表明其抗脂肪肝作用可能与抑制 TG、ApoB 的生成与转运有关[7]。

(2)对血管及血小板聚集的影响：秦皮乙素可抑制由 Ras 介导的血管平滑肌增殖，减轻血管成形术后的血管狭窄；秦皮乙素还可抑制由 Cu^{2+} 或 NO 供体介导的低密度脂蛋白的氧化修饰。从日本秦皮中分得的 3-甲氧基-4-羟基-苯乙醇、对羟基苯乙醇及 2,6-二甲氧基对苯醌以及秦皮乙素在体外均有显著抑制血小板聚集作用，IC_{50} 分别为：对花生四烯酸(100μm)所致者 13.9、119.3、145.2 及 62.2μM；对胶原(15μM)所致者分别为 30.5、157.4、48.5 及 71.6μM；阿司匹林分别为 32.3μM 及 20.0μM。但对 ADP(10μM)所致家兔血小板聚集则仅 2,6-二甲氧基对苯醌有效，IC_{50} 为 80～100μM。此外，秦皮甲素还有显著的抗血凝作用。

(3)抗肿瘤作用：秦皮乙醇提取物于体外能显著抑制人乳腺癌细胞 MCF-7(ER^+)和 MDA-MB-231(ER^-)的增殖，且呈一定量效关系，95%乙醇提物作用 72h 对前者的 IC_{50} 为 221μg/ml，后者为 251μg/ml，低浓度乙醇提物作用差[8]。秦皮乙素、甲素体内外均呈明显抗肿瘤活性，在体外，秦皮乙素对 A549 肺癌细胞、黑色素瘤细胞、人 T 淋巴细胞性白血病细胞及人胃癌细胞等均有明显抑制，并能抑制 HL-60 白血病细胞增殖，促进其凋亡；还可增强紫杉醇所致 HepG2 人肝癌细胞凋亡。秦皮乙素和秦皮甲素均能抑制 1,2-二甲肼诱导的大鼠结肠 DNA 氧化损伤和肿瘤生长[1]。

(4)镇咳、祛痰：秦皮乙素及甲素 320mg/kg 均有显著镇咳作用；酚红排泌法两者均有祛痰作用；组胺喷雾致喘豚鼠秦皮乙素有平喘作用，0.25%的秦皮乙素对离体豚鼠气管有平滑肌松驰作用，并可对抗组胺所致痉挛。另分得一种称为结晶 3 号的成分有好的镇咳作用。

(5)镇静、抗惊厥及镇痛：秦皮甲素、秦皮乙素腹腔注射或灌服 100mg/kg，能显著延长环己巴比妥所致小鼠睡眠时间，苷元作用为强。秦皮乙素还可对抗小鼠电惊厥，延缓士的宁、戊四的氮等所致小鼠惊厥。秦皮乙素还有显著镇痛作用，其腹腔注射 100mg/kg 的镇痛效力约与 25mg/kg 的可待因或 500mg/kg 的阿司匹林相似。

(6)对肠平滑肌的影响：秦皮乙素对家兔离体肠肌于 1∶2500 浓度即有抑制作用，使收缩幅度变小，延缓期延长、频率减少，但秦皮甲素未见明显影响。

近年发现秦皮乙素可降低细胞内钙螯合剂 BAPTA/AM 所致小鼠神经毒性，秦皮甲素能对抗多巴胺引起的 SH-sy5y 人神经母细胞瘤细胞的细胞毒性，秦皮素还能保护鱼藤酮诱导人神经细胞瘤细胞的细胞毒性。秦皮乙素具有显著抗氧化作用，秦皮甲素作用较弱。秦皮乙素能清除脂质过氧化、光、DPDH 等氧自由基所致组织损伤。秦皮所含香豆素类成分可抑制抗 Fas IgM、TNF-α、IL-1β 等炎性细胞因子介导的成骨细胞凋亡，促进骨形态发生蛋白 2 和 4(BMP-2,4)介导的成骨细胞成熟分化[1]，因而具有抗骨质疏松作用。秦皮甲素能抑制大鼠眼晶状体的醛糖还原酶。此外，秦皮甲素溶液可吸收紫外线，可保护皮肤避免日光损伤。

【体内过程】秦皮甲素口服后主要于小肠上部吸收，注射可出现于肾脏尿液及胆囊，表明可通过肠及肾排泄，另还可出现于肾上腺、睾丸及脑。大鼠灌服或注射从尿粪中以原形排出，豚鼠则主要在体内破坏。利用秦皮甲素、乙素与β-环糊精形成化合物发生荧光增敏作用原理进行的药代动力学研究结果表明，当给家兔灌胃秦皮水煎剂时，测得秦皮甲素、乙素在兔体内符合二房室模型，吸收速率 K_a 分别为 $1.55h^{-1}$ 和 $2.08h^{-1}$，消除速率 β 为 $7.06h^{-1}$ 和 $5.58h^{-1}$；甲素的 K_{21} 为 $0.145h^{-1}$，K_{12} 为 $0.37h^{-1}$，乙素则为 $0.148h^{-1}$ 和 $0.12h^{-1}$。$t_{1/2}$(Ka)甲素为 0.45 小时，乙素为 0.33 小时，而 $t_{1/2}$(β)为甲素为 9.81 小时，乙素为 12.21 小时，*AUC* 甲素为 18.33μg/(h·ml)，乙素为 27.1μg/ml。两者在体内的分布均为心、肝、肾相似而肺略低，两者相比则甲素略高而乙素略低[9,10]。

【毒理研究】秦皮毒性很低，秦皮甲素及乙素毒性也小。对于小鼠，灌服之 LD_{50} 值秦皮甲素为 11.5g/kg，秦皮乙素为 2.398g/kg，但有报告腹腔注射 3g/kg 不致死，静注之 MLD 为 250mg/kg，中毒表现两者相似，为镇静、惊厥、昏迷，终因呼吸麻痹而死亡。秦皮苷及秦皮素也可抑制小鼠及兔的中枢神经，并致呼吸停止而死亡。秦皮乙素 1g/kg 每天灌服 1 次，连续 2 周，未见毒性反应。

【主治】热痢，泄泻，赤白带下，目赤肿痛，目生翳膜。

【现代应用】

1. 菌痢　秦皮对菌痢有较好疗效，以其为主要组成之一的白头翁汤是中医治痢传统名方，疗效颇佳，配伍研究发现白头翁汤组成各药均对菌痢有良效，合而为方后疗效并未见有明显增强。单以秦皮煎剂或秦皮乙素治疗菌痢也有较好疗效。如以煎剂治小儿菌痢 50 例，治愈 80%，体温复常 1.9 天，以秦皮素 50～100mg/kg 分 2～3 次口服治 77 例小儿菌痢，有效 70%以上。秦皮乙素 5mg/kg/日治 67 例，痊愈 41 例，有效 11 例，15 例无效。另用秦皮配伍清热解毒等药而成之秦皮合剂治疗急性菌痢 30 例，显效 12 例，有效 14 例，有效率 86.6%，大便转阴率为 66.7%，有较好疗效。

2. 慢性气管炎　曾用秦皮液喷雾或浸膏片口服治疗慢性气管炎共 530 例有一定疗效，以对近期控制喘息症状疗效最为显著。

3. 眼科疾病　秦皮清热明目，可用于多种眼科疾病的治疗。急性结膜炎可用本品配草决明、木贼等煎水洗眼或配黄连、竹叶煎服。用秦皮 1∶1 滴眼液治天行赤目效果良好。另以本品制备之滴眼液对单纯疱疹性角膜炎也有很好临床效果。

4. 其他疾病　有报告将秦皮制为雾剂于肺癌痰液检查前喷雾，而可使痰液顺利咳出。

主要参考文献

[1] 方莲花，等．秦皮的药理作用研究进展．中国中药杂志，2008，33(23)：2732

[2] 杨天鸣，等．秦皮抗菌作用研究．西北国防医学杂志，2003，24(5)：387

[3] 李仲兴，等．用新方法进行秦皮对 308 株临床菌株的体外抑菌活性研究．中医药研究，2000，16(5)：15

[4] 王育良，等．中药抗单纯疱疹病毒的实验研究．中国中医眼科杂志，1995，5(2)：78

[5] 刘世清，等．秦皮对兔实验性骨关节炎的基质金属蛋白酶-1 和一氧化氮及前列腺素 E_2 的作用．中国临床康复，2005，9(6)：150

[6] 尹明浩，等．秦皮提取物对小鼠急性肝损伤保护作用的实验研究．时珍国医国药，2007，18(3)：590

[7] 杨宗辉，等．秦皮提取物对实验性脂肪肝的治疗作用及其机制．中国老年学杂志，2007，27(6)：517

[8] 陈晓蕾，等．淫羊藿、秦皮醇提取物体外抗乳腺癌细胞增殖的研究．中国药房，2007，18(5)：1124

[9] 汪宝琪，等．秦皮甲素、乙素在兔体内的药代动力学研究．沈阳药科大学学报，1998，15(1)：3

[10] 庞志功，等．用胶束荧光法研究秦皮甲素和乙素在兔体内脏的分布．中国药科大学学报，1996，27(9)：571

苦 参

本品为豆科植物苦参 *Sophora flavescens* Ait 的干燥根。主要含有生物碱和黄酮类，生物碱主要有苦参碱(matrine)、氧化苦参碱(oxymatrine)、槐果碱(sophocarpine)、槐胺碱(sophoramine)及槐定碱(sophoridine)。味苦、性寒。归心、肝、胃、大肠、膀胱经。

【功效与药理】

1. 清热燥湿、杀虫　李时珍认为："苦参、黄柏之苦寒，……苦燥湿，寒除热也。热生风，湿生虫，故又能治风杀虫"。《本草正义》谓本品"大苦大寒，退热泄降，荡涤湿火，其功效与芩、连、龙胆皆相近，而苦参之苦愈甚，其燥尤烈，故能杀湿热所生之虫，较之芩、连力量益烈"。苦参清热燥湿杀虫功效主要与抗病原微生物作用、解热抗炎作用、免疫抑制作用及止泻作用有关。

(1)抗病原微生物作用：苦参水提物体外对多种细菌具有明显的抗菌活性[1,2]。苦参生物碱、黄酮为主要抗菌有效成分。苦参碱于体外对痢疾杆菌、大肠杆菌、变形杆菌、乙型链球菌及金黄色葡萄球菌均有明显的抑制作用。苦参及苦参总碱在体外细胞培养物上及小鼠体内均有显著的抗柯萨奇B组病毒(CVB)作用[3]，体外可抑制CVB的致细胞病变作用，体内可抑制CVB_3所致病毒血症，抑制病毒于心肌中的增殖，延长感染鼠存活时间，抗病毒机制与抑制蛋白质合成有关[4,5]。

苦参水煎液能抑制毛癣菌、黄癣菌、小芽胞癣菌和红色表皮癣菌等多种皮肤真菌的生长，苦参醇浸膏于体外能杀灭白色念珠菌与阴道滴虫[6,7]。苦参水煎剂能杀死贾第氏鞭毛虫，引起虫体滋养体脱壁、死亡。其乙醇提取物及生物碱、黄酮均是杀虫有效成分[8,9]。此外，苦参还有抗血吸虫尾蚴感染[10]及杀灭鱼体车轮虫的作用。

(2)解热作用：苦参注射液、氧化苦参碱腹腔注射均有显著解热作用，能使发热体温显著降低，苦参注射液或氧化苦参碱静脉注射对四联菌苗引起的家兔发热也有明显的抑制作用。

(3)抗炎作用：苦参有显著的抗炎作用，所含生物碱为主要抗炎成分。苦参注射液、氧化苦参碱腹腔注射，能抑制大鼠蛋清性足肿胀，苦参碱15、25mg/kg肌内注射，可明显抑制巴豆油诱发小鼠及大鼠耳壳肿胀、角叉菜胶诱发的大鼠鼠爪肿胀及腹腔注射醋酸诱发的炎性渗出。有报告苦参碱对大鼠棉球性肉芽组织增生无明显影响，但另有报道，苦参碱肌注，可抑制大鼠肉芽组织增生。由于苦参碱及氧化苦参碱对摘除肾上腺小鼠仍有显著抗炎效果，提示其抗炎作用与垂体-肾上腺系统无明显关系。

(4)免疫抑制作用：苦参有免疫抑制作用。苦参水煎剂灌胃，可显著抑制ConA及LPS所致小鼠脾细胞增殖反应，对小鼠脾细胞生成IL-2活性及腹腔巨噬细胞产生IL-1活性也均有显著抑制作用，表明其对T、B淋巴细胞及巨噬细胞均有显著抑制作用[11]。对马血清所致豚鼠过敏性休克，苦参液注射可降低过敏性休克的死亡率，表明对Ⅰ型变态反应有抑制作用。氧化苦参碱皮下注射，连续5日，可显著抑制小鼠腹腔巨噬细胞的吞噬能力，苦参碱对小鼠脾脏T细胞增殖的IC_{50}为0.55～0.65mg/ml，抑制白细胞介素2产量的浓度IC_{50}是

0.1mg/ml，提示苦参碱可抑制T细胞功能。用肿瘤相伴免疫试验(TCI)，对依赖T细胞的抗绵羊红细胞抗体反应、血清溶菌酶活性、碳粒清除试验等比较苦参所含5种生物碱的免疫抑制作用，结果表明，苦参碱的免疫抑制作用较强，而槐果碱作用较弱。另有报告，氧化苦参碱对小鼠脾脏T、B淋巴细胞及细胞因子呈双相调节作用。还有报告，苦参总碱50～200μg/ml于体外能明显诱导小鼠脾细胞干扰素的生成，并明显对抗氢化可的松对干扰素生成的抑制作用，且此作用与药物浓度相关[12]。苦参及氧化苦参碱对小鼠脾细胞不影响IgE的形成，但氧化苦参碱明显抑制肥大细胞脱颗粒，稳定细胞膜[13]；对PC所致小鼠DTH，苦参煎剂主要抑制致敏T淋巴细胞释放淋巴因子及继后的炎症反应[14]，抑制IL-2、IL-1的生成[15]。

(5)止泻作用：苦参碱25、50、100mg/kg灌服，能显著延长灌服炭末小鼠首次黑便排出时间，明显延缓蓖麻油所致小鼠湿粪排出时间，减少小鼠排粪量，但对小鼠小肠推进功能无明显影响[16]。

2. 其他作用

(1)抗肿瘤作用：苦参煎剂具有明显抗肿瘤和促进肿瘤细胞分化等作用[17～21]，如抗S_{180}、艾氏腹水癌，抑制H_{22}肝癌腹水癌细胞生长，诱导白血病细胞HL-60凋亡，诱导K562红白血病细胞和人早幼粒白血病细胞分化等。所含生物碱及黄酮都是抗癌有效成分，含苦参血清对H_{22}细胞生长也有明显抑制作用，且有细胞毒活性，对S_{180}和艾氏腹水癌有明显抑制作用。多种苦参生物碱均有抗肿瘤作用，对于小鼠艾氏腹水癌，苦参总生物碱和苦参碱、脱氧苦参碱、氧化苦参碱等均有较显著的抑制作用，以氧化苦参碱的作用最强，给小鼠腹腔注射氧化苦参碱375mg/kg可使荷瘤小鼠生命延长率达128.9%。以上各种生物碱及以不同比例组成的混合碱对小鼠肉瘤S_{180}也有不同程度的抑制作用。苦参碱、氧化苦参碱及混合生物碱对小鼠实体性宫颈癌U_{14}也有抑制作用。流式细胞仪的研究表明，苦参碱对人肝癌SMM C-7721细胞株可使其G_1/G_0期和G_2/M期细胞DNA含量轻度减少，人参皂苷Rb1则轻度增加，二物合用时DNA则明显减少，但对S期细胞DNA含量无显著影响。抑制血管生成可能也是苦参总碱粒肿瘤作用的机制之一。

(2)抗心律失常及心肌缺血作用：苦参总碱静脉注射，能显著提高乌头碱诱发的大鼠心律失常及心脏停搏用量，推迟心律失常发生的时间，使引起豚鼠室性心动过速、心室纤颤及心脏停搏哇巴因用量明显提高，对氯化钡诱发的大鼠心律失常及氯仿、肾上腺素诱发的猫心室颤动也有一定的对抗作用。静注苦参碱也能显著对抗乌头碱、氯化钡、结扎冠脉所致大鼠心律失常，苦参碱还能减慢离体豚鼠、兔右心房自动频率，增加收缩力，使左房最大驱动频率降低，抑制乌头碱、哇巴因和儿茶酚胺(肾上腺素、去甲肾上腺素、异丙肾上腺素)诱发的心房节律失常，但苦参碱未显示钙拮抗作用。此外，氧化苦参碱、槐定碱、槐胺碱及槐果碱也有抗实验性心律失常作用，但作用较弱。苦参碱型生物碱抗心律失常作用的电生理学基础可能包括降低异位节律点自律性及消除折返冲动(减慢传导)两个方面。对犬急性心肌缺血性心室颤动，苦参碱可显著提高DET，延长ERP[22]。此外苦参碱及氧化苦参碱抗心律失常作用还与β受体阻断作用有一定关系。另外，苦参总黄酮也有抗实验性心律失常作用[23]。临床研究表明，苦参抗心律失常的电生理机制与延长心脏不应期，降低心脏器官兴奋性有关[24]。

苦参水煎醇沉液对家兔腹腔注射正常心电图无明显影响，但能减轻静脉注射垂体后叶素引起的急性缺血性心电图改变。苦参总碱静脉注射可使大鼠垂体后叶素引起的T波低平出现率降低，还能对抗脑垂体后叶素引起的犬和兔冠脉流量降低。槐定碱静注，对戊巴比妥钠所致实验性心衰豚鼠，可明显增大 LV、±dp/dtmax、LVSP、MAP 及 HR，降低 LV-EDP，并提高心肌组织 Ca^{2+} 含量。表明槐定碱可改善心衰豚鼠心脏功能，其机制可能与增加心肌组织 Ca^{2+} 含量有关[25,26]。此外，苦参水提液还可增强小鼠对低氧的耐受能力[27]。

(3)平喘作用：对组胺所致豚鼠"哮喘"，苦参煎液、苦参总碱、苦参结晶碱等灌胃均有显著平喘作用并能维持较长的作用时间。在体外，苦参碱能拮抗组胺引起的豚鼠离体气管收缩。

(4)抗胃溃疡作用：苦参及苦参碱对小鼠水浸应激性溃疡有保护作用。苦参素灌胃，能抑制盐酸乙醇引起的大鼠胃溃疡，但腹腔注射给药无效，吲哚美辛不能阻断苦参素灌胃产生的抗溃疡作用，提示苦参抗溃疡作用的机制系其对胃黏膜的直接保护作用。另有报告，40mg/kg 的苦参碱灌胃，对多种实验性胃溃疡模型均有不同程度的保护作用。保护作用强度为对盐酸型＞吲哚美辛型＞应激型＞结扎型＞乙醇型，对盐酸型胃溃疡效果最好也表明其可能是在于苦参碱的直接作用[28]。苦参甲醇提物对 HCl-乙醇所致大鼠急性胃黏膜损伤有明显保护[29]。

此外，苦参对 TNBs/乙醇引致的大鼠溃疡性结肠炎有保护作用，可减少炎细胞渗出、促进溃疡愈合[30]。苦参具有较强的抗瘙痒作用，对注射 5-HT 所致小鼠瘙痒及 NC 小鼠的自发性瘙痒均能明显抑制之[31]。苦参还能抑制角朊细胞增殖[32]和杀灭精子[33]。

【体内过程】家兔体内苦参碱和氧化苦参碱的药动学过程符合二室模型，$t_{1/2}\alpha$ 分别为 4.4 分钟和 5.8 分钟，$t_{1/2}\beta$ 分别为 79.2 分钟和 29.6 分钟；V_d 分别是 3.93L/kg 和 1.94L/kg。氧化苦参碱大鼠体内药动学过程与家兔体内过程相似。

【毒理研究】苦参急性中毒的主要表现是对中枢神经系统的影响，苦参总碱 0.5～1.82g/kg 灌胃，小鼠出现间歇性抖动和痉挛，进而出现呼吸抑制，数分钟后心脏停搏，呼吸麻痹是苦参中毒致死的主要原因。苦参总碱小鼠腹腔给药 LD_{50} 为(147.2±14.8)mg/kg，灌胃给药 LD_{50} 为(586.2±80.46)mg/kg；苦参碱小鼠肌内注射的 LD_{50} 为(74.15±6.14)mg/kg；氧化苦参碱小鼠肌注 LD_{50} 为(256.74±57.36)mg；苦参总黄酮小鼠静脉注射的 LD_{50} 为(103.1±7.66)g/kg。亚急性毒性实验结果显示，苦参注射液，苦参混合生物碱静脉注射和腹腔注射，均未显示明显毒性作用，小鼠体重、血象和脏器基本正常。给犬肌内注射苦参结晶碱 0.5g，每日 1 次，连续 2 周，多数动物出现食量减少，体重减轻，但肝、肾功能和血象无明显毒性改变。以苦参总碱 40～60mg 静注，40 例病人中有 2 例出现期前收缩，1 例出现 ST-T 段改变，停药后可以恢复。

【主治】用于热痢便血，黄疸，尿闭，赤白带下，阴肿阴痒，湿疹，湿疮，皮肤瘙痒，疥癣麻风；外治滴虫性阴道炎。

【现代应用】

1. 急慢性肠炎　苦参流浸膏片治疗急性菌痢 114 例，总有效率为 62%。苦参粉调成糊状敷脐治疗急性菌痢的有效率 95%，平均治愈时间为 6.3 日。

2. 滴虫性阴道炎　将苦参粉末配伍硼酸、枯矾等阴道局部外用，治疗滴虫性阴道炎 176 例，治愈率 71.5%，复方苦参散治疗霉菌性阴道炎也有一定疗效。

3. 淋病　报告用苦参煎汤内外合治治疗淋病 38 例，治愈率 84.2%，与用西药常规治疗的治愈率相似[15]。

4. 肝炎　用苦参素注射液肌注治疗慢性乙型肝炎 45 例，肝功复常率为 62.5%，

HBeAg 和 HBV-DNA 转阴率分别为 42.2%和 46.7%，并可见外周血 T_4、T_4/T_8 比值明显回升[16]。

5. 心律失常　苦参总碱 60mg 肌内注射，每日 2 次，4 周为 1 疗程，32 例心律失常患者总有效率为 84.4%，期前收缩 26 例，11 例恢复窦性心律。

6. 哮喘　苦参胶囊，苦参结晶碱气雾剂以及苦参片等治疗支气管哮喘和喘息型慢性支气管炎 223 例，总有效率可达 87.68%至 91.58%。

主要参考文献

[1] 邸大琳，等．苦参体外抑菌作用的研究．时珍国医国药，2006，17(1)：1974

[2] 杨洁，等．苦参提取物对表皮葡萄球菌的体外抗菌活性研究．中华医院感染学杂志，2007，17(11)：1357

[3] 刘昌星，等．苦参抗柯萨基 B 组病毒的初步研究．上海第二医科大学学报，1991，11(2)：140

[4] 刘晓玲，等．苦参系列生物碱体外抗 CVB3 病毒活性．沈阳药科大学学报，2006，23(11)：724

[5] 陈曙霞，等．苦参对感染柯萨奇 B3 病毒乳鼠搏动心肌细胞的保护作用．中华实验和临床病毒学杂志，2000，14(2)：137

[6] 章顺意，等．不同浓度的苦参抗阴道滴虫的实验研究．天津中医学院学报，1998，17(1)：39

[7] 周新蓓，等．苦参不同溶剂提取物对白色念珠菌体外抑制作用的研究．中国现代药物应用，2008，2(7)：29

[8] Zhu Yanhong，et al. Preliminary studies on the effects of a Chinese herb-radix sop horae flavescentis on trophozoites of giardia lamblia in vitro. Chin J Parasit Dis Con February，2005，18(1)：19

[9] 吴玲清，等．苦参乙醇提取物体外抗贾第虫药物作用的观察．首都医学院学报，1994，15(4)：261

[10] 白雪，等．苦参预防日本血吸虫尾蚴感染初步研究．时珍国医国药，2008，19(4)：946

[11] 冯亚珍，等．苦参对小鼠免疫功能的抑制作用．河南中医，1997，17(5)：277

[12] 朱莉，等．苦参总碱对小鼠脾细胞产生干扰素的影响．上海第二医科大学学报，1998，18(3)：204

[13] 殷金珠，等．苦参治疗Ⅰ型变态反应性疾病的机制研究．北京医科大学学报，1993，25(2)：84

[14] 徐强，等．数种中药对迟发型变态反应的影响．中药药理与临床，1993，(4)：30

[15] 冯亚珍，等．苦参调节免疫功能的实验研究．中华实验和临床病毒学杂志，1998，12(2)：192

[16] 辛顺妹，等．苦参碱的止泻作用研究．中成药，1998，20(5)：30

[17] 徐建国，等．苦参煎液对人早幼粒白血病细胞的诱导分化研究．中国中药杂志，1990，15(10)：49

[18] 司维柯，等．苦参诱导 K562 细胞分化的研究．中草药，1997，28(9)：309

[19] 孙明瑜，等．苦参总黄酮体内外抗肿瘤作用实验研究．中西医结合学报，2008，6(1)：15

[20] 王力倩，等．用血清药理学方法研究中药苦参、仙鹤草的抗肿瘤作用．中国中医药科技，1995，2(5)：19

[21] 刘姬艳，等．苦参总碱对血管生成抑制作用的初步研究．杭州师范大学学报(自然科学版)，2008，7(6)：453

[22] 曾建新，等．苦参碱对犬急性心肌缺血室颤的影响．中国药理学通报，1996，12(6)：574

[23] 王继光，等．苦参总黄酮抗实验性心律失常作用的研究．中药药理与临床，2001，17(5)：13

[24] 蒋树中，等．苦参抗心律失常作用电生理机制研究．现代中西医结合杂志，2004，13(21)：2812

[25] 夏玉叶，等．槐定碱对实验性心衰豚鼠心功能的影响．中国医药工业杂志，1998，29(3)：114

[26] 夏玉叶，等．槐定碱的药理作用研究进展．中国药学杂志，1997，32(7)：391

[27] 徐晓燕，等．苦参水提物对心肌低氧小鼠的保护作用．医药导报，2008，27(5)：520

[28] 白音夫，等．苦参碱对大鼠实验性胃黏膜损伤的保护作用．中草药，1996，27(12)：729

[29] 李育浩，等．苦参补中健胃作用的药理学实验研究．广州中医学院学报，1992，9(2)：83

[30] 曹正吾,等. 苦参对慢性结肠炎及实验大白鼠结肠坏死作用观察. 武警医学,1993,4(5):270
[31] 季艳艳摘译. 苦参对小鼠急慢性瘙痒的抑制作用. 国外医学中医中药分册,2004,26(5):306
[32] 田荻,等. 四种苦参生物碱对人角朊细胞增殖的影响. 实用中西医结合杂志,1997,10(11):1110
[33] 杜俊杰,等. 苦参碱的体外杀精子作用. 西安医科大学学报,1996,17(3):388

(三)清热解毒药

金 银 花

本品为忍冬科植物忍冬 *Lonicera japonica* Thunb. 的干燥花蕾或带初开的花。同属植物红腺忍冬 *L. hypoglauca* Miq.、山银花 *L. confusa* DC. 或毛花柱忍冬 *L. desysthla* Rehd. 等的干燥花蕾或带初开的花曾也作金银花用,现改名为山银花。主含多种绿原酸类化合物,另含黄酮类化合物如木樨草苷,另含挥发油。金银花味甘,性寒。归肺、心、胃经。

【功效与药理】

1. 清热解毒 《滇南本草》谓本品:"清热,解诸疮,痈疽发背,丹流瘰疬"。《本草正》记载本品"善于化毒,故治痈疽、肿毒、疮癣、杨梅、风湿诸毒,诚为要药"。本品清热解毒功效主要与其抗菌抗病毒、抗细菌毒素、解热、抗炎等作用有关。

(1)抗病毒作用:在人胚肾原代单层上皮细胞培养上金银花能抑制流感病毒京科 68-1 株、孤儿病毒 $ECHO_{11}$ 及单纯疱疹病毒的致细胞病变作用;鸡胚试验于感染病毒前或后给药均能明显抑制流感病毒增殖,但对副流感病毒无效;金银花还能保护感染流感病毒小鼠免于死亡,并明显抑制流感病毒所致小鼠肺部炎症,降低感染鼠肺中病毒血凝素的效价及细支气管内病毒特异性荧光颗粒,表明金银花水提物于体外、体内均显示抗病毒活性。近年研究也表明,金银花体外对腺病毒[1]、疱疹病毒[2]、伪狂犬病毒、巨细胞病毒[3]、鸡新城疫病毒[4]、禽流感病毒[5]等均有不同程度的抑制作用。

(2)抗菌作用:迄今许多报告表明金银花在体外对多种致病性细菌有不同程度的抑制作用,少数报告在体内也有一定疗效,这些细菌包括引起中医热毒证的金黄色葡萄球菌、溶血性链球菌、肺炎球菌、脑膜炎球菌,引起肠道急性感染的伤寒杆菌、副伤寒杆菌、志贺氏、福氏、施氏痢疾杆菌以及大肠杆菌、铜绿假单胞菌、变形杆菌、霍乱弧菌等。金银花于体外对多种临床分离菌株也有一定抗菌活性,有报告其于 40g/kg 可保护金葡菌、肺炎球菌所致小鼠感染,可延长存活天数,降低致死率[6]。银花对口腔病原菌如变形链球菌[7]、幽门螺杆菌[8]等有抗菌作用;对双歧杆菌、乳酸杆菌于高浓度时抑制之而于低浓度则促进其繁殖。另有报告金银花对鸡大肠杆菌引致鸡雏死亡也有保护作用。另外在体外金银花还对某些皮肤真菌有一定抑制作用。金银花的抗菌活性水浸剂强于煎剂,煎剂经高压灭菌处理后抗菌活性降低。但有实验金银花经热烘制后抗痢疾杆菌、变形杆菌作用明显增强,对白色葡萄球菌的抑制也呈增强趋势,对金葡菌则没有。金银花在体外可使敏感细菌菌体膨大而革兰染色性质不受影响。于体外复制的绿脓假单胞菌生物膜形成,银花水煎剂能抑制该菌的黏附能力及生物膜的形成,并能破坏已形成的生物膜,还可增强头孢他啶对生物膜内该菌的清除效果[9]。此外,有报告银花还可于体内外试验中消除铜绿假单胞菌 R 质粒[10]。

(3)抗细菌毒素作用:金银花是清热解毒代表药物,除病原微生物外,微生物毒素也是"热毒"的一个物质基础。金银花有一定的抗内毒素作用[11]。金银花腹腔注射可明显减少铜绿假单胞菌内毒素所致小鼠死亡,其蒸馏液静注对铜绿假单胞菌内毒素所致家兔的白细胞下降和核左移等有明显对抗作用。金银花注射液在体外无明显的直接抗内毒素活性,但对内毒素所致家兔发热则有明显解热作用,对内毒素所致 DIC 家兔肾小球微血栓的检出率及密度则均可减少之，表明金银花有一定的拮抗内毒素毒性作用的效果。大鼠含银花的药血清对内毒素所致大鼠腹腔巨噬细胞、原代小胶质细胞NO的释放具有显著抑制作用[12]。此外，银黄口服液对于大肠杆菌肠毒素所致小鼠小肠积液量及乳小鼠肠道水肿均有显著的抑制效果，银花连翘对大肠杆菌所致家兔肠袢液体蓄积，及Na^+、K^+的净分泌和菌数均有显著抑制，且对前者的作用强于后者，表明其可能对大肠菌热敏肠毒素的生成或毒性有明显作用[13]，表明具有一定的抗大肠杆菌外毒素效果。上述结果表明金银花的抗细菌毒素作用可能在其清热解毒功效的发挥上具有一定意义。

(4)解热作用：发热是“热毒”症候的另一重要表现，金银花具有一定的解热作用[14,15]，对于酵母所致大鼠发热，20g/kg银花煎剂具有明显解热作用[14]。银花静注，对内毒素、IL-1β[15]所致家兔发热也有明显解热作用。银花对于IL-1β作用下热敏神经元的放电频率能增加之，而对冷敏神经元的放电频率则减少之[16]。另有报告，济银花、密银花以及灰毡毛忍冬对酵母所致大鼠发热其解热作用无明显差异[17]。

(5)抗炎作用：急性炎症是“热毒”症候的一个重要表现，金银花具有显著的抗炎作用，曾报告注射给药时可明显抑制新鲜鸡蛋清、角叉菜胶等所致大鼠脚爪水肿，能明显抑制巴豆油性肉芽囊大鼠的炎性渗出和炎性增生。银花水提物显著抑制角叉菜胶所致大鼠足肿胀时还可显著降低渗出液中PGE_2、组胺、5-HT与MDA含量，但不影响肾上腺中维生素C含量，表明银花的抗炎机制与抑制炎性介质合成释放有关[18]。二甲苯所致小耳肿胀试验结果表明，不同品种及产地金银花抗炎作用有差异。

2. 凉血止血　金银花临床用于治热毒血痢及妇人崩漏，习以炒炭入药。所含绿原酸、咖啡酸等有显著止血作用，能使凝血及出血时间缩短。由于绿原酸类物质不能耐高热，一般认为加热可使绿原酸破坏而药效降低，但有以小鼠体外凝血时间测定的实验表明，20g/kg金银花煎剂灌服时以于200℃烘烤15分钟或220℃烘烤10分钟样品的止血作用为强。

3. 其他作用

(1)利胆、保肝作用：金银花总黄酮对BCG+LPS所致免疫性肝损伤小鼠血清中ALT、AST、肝匀浆中MDA的升高有显著抑制作用，同时升高SOD，并显著抑制TNF-α和NF-κB p65在肝中的表达；改善肝组织的病理学改变，降低肝匀浆中NO、NOS水平[19]。金银花本身的利胆作用尚未见研究，但其所含多种绿原酸类化合物则具有显著的利胆作用，可增进大鼠胆汁分泌，如绿原酸曾被认为是茵陈的利胆代表成分，咖啡酸也有显著利胆作用。

(2)降血糖、降血脂作用：对于四氧嘧啶所致高血糖小鼠，银花能降低血糖；对于正常小鼠、四氧嘧啶糖尿病小鼠与高脂血症小鼠，金银花能使TC降低，HDL-C升高，AI明显降低[20]。另报告金银花提取物可降低蔗糖与四氧嘧啶性小鼠血糖，对高脂血症小鼠、大鼠则可使血清及肝组织TG水平降低[21]。曾报告金银花在体外可与胆固醇相结合而阻止其于肠道中吸收，灌服金银花煎剂可降低血中胆固醇水平，对正常家兔有降血脂作用。

(3)抗氧化作用：金银花含高含量的以绿原酸为代表的多酚类化合物，具有显著的抗氧化作用。生物化学发光试验，金银花多种品种、多种溶媒提取物对O_2^-、·OH、H_2O_2三种自由基系统均具显著清除作用；金银花水煎液灌胃，大鼠血浆中T-AOC、GSH-Px、GSH、SOD明显增高，MDA明显下降，而对NO、NOS未见明显影响。正常人RBL肝细胞增高，金银花对其H_2O_2所致过氧化损伤有保护作用、其机制与抑制HSP-70和NF-κB表达，阻抑NF-κB信号转导和提高细胞内抗氧化防御酶素水平等有关[22]。金银花的抗氧化成分与所含绿原酸类成分、SOD、POD及CAT有关。金银花提取物对于油脂的抗氧化也有显著效果。

此外，对于 ADP 诱导的兔血小板聚集，金银花水提物的 IC_{50} 为 0.028g/ml，在其所含有机酸中绿原酸作用弱[23]；对于 H_2O_2 所致人脐静脉内皮细胞损伤，绿原酸仅有预防性保护作用，而咖啡酸、异绿原酸类成分有剂量依赖性保护作用。金银花对紫外线照射诱导的人黑色素瘤细胞 A375-S2 凋亡有明显保护作用，所含绿原酸、4-O-咖啡酰奎尼酸等作用较强[24]，对于人黑色素瘤细胞 A357 的酪氨酸酶活性及黑素生成也有剂量相关的抑制作用。金银花所含绿原酸对模拟人体胃液条件下亚硝酸的清除及 N-亚硝胺合成的阻断呈一定的量-效关系。此外，银花水提醇沉物对家兔离体小肠运动呈显著抑制。

【体内过程】绿原酸于人体可被吸收，有报告其吸收率约为服入量的三分之一[25]。

【毒理研究】有报告金银花水煎剂灌服对小鼠的 LD_{50}，密银花为(81.19±0.041)g/kg，济银花为(72.95±0.040)g/kg[26]，按食品安全性评价，金银花未有明显毒性。金银花水浸液灌服对家兔、犬等均无明显毒性，对呼吸、血压、尿量等也均无影响，小鼠皮下注射金银花浸膏的 LD_{50} 为 53g/kg。绿原酸对幼大鼠灌服的 LD_{50} 大于 1g/kg，腹腔注射大于 0.25g/kg。咖啡酸小鼠腹腔注射的 LD_{50} 为 1583mg/kg。家兔静注每日 14mg/kg，连续 10 天，对心、肝、肾功能及病理切片均未见明显毒性。小鼠骨髓嗜多染红细胞微核试验和鼠沙门氏菌/哺乳动物微粒体酶试验、小鼠精子畸变试验及抗早孕试验也均未见明显毒性[27,28]。

【主治】主治痈肿疔疮，喉痹，丹毒，热血毒痢，风热感冒，温病发热等。

【现代应用】

1. 急性感染性疾病　金银花以其清热解毒之功广用于多种急性感染性疾病，如感冒、流感、急性上呼吸道感染、肺炎、急性菌痢、钩端螺旋体病、急性皮肤感染等。常用剂量 12～18g，热毒甚者可达 30g 或以上。以金银花为主的多种复方对于感冒、流感、上呼吸道感染有良好疗效，如银翘散。以本品配伍大青叶、荆芥、薄荷等而成的"热毒清"治疗小儿外感热病 200 例等均获较好疗效。另报告以本品配黄芩治疗小儿肺炎 100 例，痊愈 84 例，好转 16 例，2 日内退热者 44 例，3 日内退热者 20 例。以金银花配五连翘、黄芩的金银花合剂治疗流感伤寒型钩体病可使患者迅速退热，症状改善而痊愈。

2. 五官科感染性疾病及炎症　报告以本品配伍连翘、黄连等治疗眼眩赤烂 43 例，治愈 35 例，显效 6 例。以本品配伍蒲公英、桑白皮等而成之银花复明汤治疗 20 例重症虹膜睫状体炎，显效 10 例，有效 8 例。

3. 皮肤病　多种呈热毒表现的皮肤疾病可用金银花进行治疗，如报告用本品配合野菊花制备的软膏用于面部湿疹及寻常痤疮的治疗总有效率为 76.7%。

主要参考文献

[1] 李永梅，等．金银花的抗腺病毒作用研究．华西药学杂志．2001，16(5)：327

[2] 王志洁，等．金银花在体内外抗人Ⅰ型疱疹病毒的实验研究．中国中医基础医学杂志．2003，9(7)：39

[3] 王昕荣，等．金银花抗豚鼠巨细胞病毒的体外实验研究．中国妇幼保健，2005，20(17)：2241

[4] 邵红，等．七种中药抗鸡新城疫病毒作用的研究．黑龙江畜牧兽医，2006，(7)：89

[5] 王国霞，等．黄芪、金银花提取物体外抗禽流感病毒的试验研究．中国兽医学杂志，2005，(3)：4

[6] 王清，等．金银花提取物抗菌作用的实验研究．中国医药导刊，2008，10(9)：1428

[7] 孙延波，等．金银花对口腔病原性微生物体外抑菌试验的研究．中国中药杂志，1996，21(4)：242

[8] 李波清，等．中药联合应用体外抗幽门螺杆菌的实验研究．中国病原生物学杂志，2008，3(12)：892

[9] 陈一强，等．金银花水煎液及联合头孢他啶对铜绿假单胞菌生物膜的体外影响．中华微生物学和免疫学杂志，2004，24(9)：738

[10] 王云，等．马齿苋、金银花提取液对铜绿假单胞菌PA11株R质粒体内消除作用的比较．中国微生态学杂志，2000，12(4)：197

[11] 邓文龙，等．热毒平的抗内毒素作用研究．中药药理与临床，1995，(2)：16

[12] 崔晓燕．金银花提取物含药血清对正常及LPS刺激的大鼠腹腔巨噬细胞释放NO的影响．河北医科大学学报，2008，29(6)：861

[13] 吴立夫，等．金银花连翘提取物对大肠杆菌热敏肠毒素的拮抗作用．畜牧兽医学报，1996，26(5)：475

[14] 林丽美，等．金银花、连翘及银翘药对水煎剂的抗炎、解热作用研究．中国中药杂志，2008，33(4)：474

[15] 杨玲．金银花清热解毒的实验研究．浙江中医杂志，1998，(6)：282

[16] Dong J，et al. *Lonicera japonica*-induced inhibition of interleukin-1 beta thermogenesis and E-type prostaglandin receptor-3 expression in the preoptic area of rabbits. Neur Regener Res，2008，3(2)：204

[17] 雷志钧，等．灰毡毛忍冬与正品金银花解热作用的比较研究．湖南中医学院学报，2005，25(5)：14

[18] 崔晓燕，等．金银花提取物的抗炎机制研究．中国药房，2007，18(24)：1861

[19] 胡成穆，等．金银花总黄酮对免疫性肝损伤小鼠的影响．安徽医药，2008，12(4)：295

[20] 潘竞锖，等．金银花能降低小鼠血糖血脂水平．广州医药，1998，29(3)：59

[21] 王强，等．金银花提取物对血脂与血糖的影响．中药药理与临床，2007，23(3)：40

[22] 樊宏伟，等．金银花及其有机酸类化合物的体外抗血小板聚集作用．中国医院药学杂志，2006，26(2)：145

[23] 王琦，等．金银花中抗紫外线照射诱导的细胞凋亡作用的活性成分．中国现代中药，2008，10(12)：23

[24] 张弘，等．双花对人黑素细胞增殖及黑素合成的影响．中国热带医学，2008，8(8)：1319

[25] Margreet RO，et al. Chlorogenic acid and coffeic acid are absorbed in humans. J Nutr，2001，131：66

[26] 雷志钧，等．灰毡毛忍冬与正品金银花安全性比较．中成药，2006，28(5)：759

[27] 张玖，等．金银花的食品安全性毒理学评价研究．中国医学生物技术应用杂志，2003，(2)：63

[28] 张代平，等．金银花含片毒性试验研究．海峡药学，2006，18(4)：55

连　翘

本品为木犀科植物连翘 *Forsythia suspensa*(Thunb.)Vahl. 的果实。秋季果实初熟尚带绿色时采收，蒸熟、晒干者称“青翘”；果实熟透时采收，晒干习称“老翘”。连翘主含木脂体及其苷、苯乙醇苷、五环三萜、黄酮及挥发油等多类成分，如连翘酯苷、连翘苷(phillyrin)等。连翘味苦，性微寒。入肺、心、小肠经。

【功效与药理】

1. 清热解毒　《本经》载本品“主寒热，鼠瘘，瘰疬，痈肿恶疮，瘿瘤，结热”。《药品化义》中记载本品“总治三焦诸经之火，心肺居上，脾居中州，肝胆居下，一切血结气聚，无不调达而通畅也”。本品清热解毒功效主要与其抗病原微生物、解热作用等有关。

(1)抗病原微生物作用：许多研究表明连翘在体外对多种病原菌有显著的抑制作用，如金黄色葡萄球菌、溶血性链球菌、多型痢疾杆菌、伤寒杆菌、变形杆菌等。一般而言，连翘对葡萄球菌等作用为强，对大肠杆菌等为弱[1,2]，乙醇提取物作用强于水提物[3]。连翘在抑制细菌生长的同时可见部分细菌菌体膨大，并可连续改变AcrA基因的编码序列而抑制重复耐药大肠杆菌的生长[4]。现知连翘所含挥发性成分及非挥发性成分均有一定抗菌活性，如连翘酯苷A的MIC对金葡菌为1875μg/ml、乙型溶血性链球菌为1250μg/ml、肺炎杆菌为0.38μg/ml，而对藤黄八叠球菌为5mg/ml。连翘酯苷B有强抗真菌作用。而连翘种子挥发油于生药中含量高，具有较强的抗病毒、抗细菌作用，其对乙型链球菌和金葡菌的MIC分别为1∶512和1∶1024，传代20代无耐药性产生，并能对抗金葡菌凝固酶所致血凝作用，对乙型链球菌所致小鼠感染有明显的保护，对于静脉感染金葡菌家兔，连翘子挥发油 0.8ml/kg 静注 4 日，可使家兔血中细菌明显减少，且可减少家兔体重的丧失，表明有一定保护效果。连翘果皮挥发油也有显著抗菌效果，并能抑制白色念珠菌的生长。连翘挥发油不仅可显著抑制多种细菌与真菌，并有望用于油酯酸败的防腐剂[5]。

鸡胚试验，连翘对亚洲甲型流感病毒和鼻病毒有抑制作用。连翘子挥发油在 1：65536 稀释的情况下仍能抑制流感病毒亚甲型京科 68-1 株的复制，20%连翘子挥发油乳剂 0.2ml/只皮下注射，能明显降低流感病毒滴鼻感染所致小鼠死亡率，连翘子挥发油对Ⅰ型副流感病毒也有抑制活性。除挥发油外，连翘的其他成分也具有抗呼吸道合胞病毒及单纯疱疹病毒等作用[6,7]。

连翘并有抗内毒素作用，能拮抗内毒素所致溶血，提高家兔对内毒素的致死耐受性，促进小鼠内毒素血症降低[8]，使大肠杆菌内毒素性腹膜炎大鼠血浆中 IL-1、TNF-c 降低[9]，此作用还与干扰 LPS-TLR4 跨膜信号转导通路[10]等有关。

(2)解热作用：连翘具解热作用。曾报告 4g/kg 灌服可抑制枯草浸液所致家兔发热。连翘、连翘提取物及连翘及银花的提取物都具有一定的解热作用[11,12]，连翘酯苷是其解热活性成分[13]。连翘注射液能显著拮抗内毒素所致家兔发热。

2. 消肿散结 《本草正义》中记载本品“能散结而泄化络脉之热”。连翘为“疮家要药”，连翘具有显著的抗炎和保肝作用。

(1)抗炎作用：连翘能显著抑制炎性渗出、水肿，如抑制大鼠蛋清性脚肿，抑制巴豆油性肉芽囊的渗液量，对炎性屏障形成非但不抑制反而增强之，能明显减少^{32}P标记的红细胞从囊内的渗出。近年来报告连翘多种提取物，如水溶性提取物、挥发油等均具明显抗炎活性[11,14,15]。琼脂扩散法测弹性蛋白酶活力发现连翘可明显抑制之，且随药浓度增加而作用增强，7.5mg 的连翘可使 0.095U 的弹性蛋白酶完全失活[16]，由于体内弹性蛋白酶主要来源于中性粒细胞及肺泡巨噬细胞，它可分解肺弹力纤维而在慢性阻塞性肺疾病的发病上有重要意义，连翘的此一作用可能在肺气肿等的治疗上有一定意义。

(2)保肝作用：对于四氯化碳所致大鼠急性肝损伤，连翘有明显保护作用，能使 SGPT 及 AKP 明显降低，并能减轻肝细胞的变性、坏死，促进肝细胞内肝糖原、核糖核酸含量恢复正常，但对正常大鼠、小鼠肝功能未见明显影响[17]。另有报告 3g/kg 连翘煎剂灌服每日 1 次，连续 6 天，对大鼠肝药酶 $Cyp1A^2$抑制，cyp3A4 诱导，而对 cyp2E1 影响不明显[18]。

3. 镇吐 连翘可用于止呕吐，实验表明连翘有显著镇吐作用，连翘煎剂灌服对洋地黄所致鸽的呕吐及阿扑吗啡所致犬的呕吐均有明显效果，镇吐机制可能在于连翘能抑制延髓催吐化学感受区。

4. 其他作用

(1)抗过敏作用：致敏豚鼠肺切片在抗原刺激下过敏介质的释放可因连翘乙醇提液 10^{-3}g/ml 而明显减少，提示连翘可能具有抗过敏作用。

(2)抗肿瘤作用：MTT 法试验连翘醇提物对人肝癌细胞株 SMMC-7721、人肠癌细胞株 LoVo、人胃低分化腺癌细胞株 BGC-823 和小鼠肝癌细胞的 IC_{50} 分别为 1.03、2.40、1.18、0.73μg/ml，对 H_{22}小鼠肝癌的抑制率可达 53.24%[19]，并增加 TNF-α，降低 IL-8[20]。

(3)减肥作用：连翘苷 15、45mg/kg 灌服，对营养性肥胖小鼠有一定减肥作用[21]。

【体内过程】大鼠在体肠吸收试验表明连翘苷在大鼠消化道内无吸收，SDS、半胆盐、冰片、卡波姆等也不能促进其吸收[22]。

【毒理研究】连翘煎剂灌服对小鼠之LD_{50}为172.21g/kg;腹腔注射之LD_{50}为(20.96±1.82)g/kg,LD_{95}为28.32g/kg。连翘注射液腹腔注射时对小鼠的LD_{50}为(24.85±1.12)g/kg,连翘壳煎液皮下注射为29.37g/kg,连翘心在30g/kg以上;青翘壳为13.23g/kg,青翘心为28.35g/kg。有报告连翘酯苷在体外培养CHO细胞染色体畸变试验和微核试验中,在静注0.4、0.8g/kg剂量下呈阳性,但可能不足通过对损伤DNA,而是通过抑制DNA合成、抑制拓朴异构酶、细胞毒性等非DNA损伤所致[23]。

【主治】用于痈疽,瘰疬,丹毒,风热感冒,温病初起,温热入营,高热烦渴,神昏发斑,热淋尿闭。

【现代应用】对于急性呼吸道感染,温病初期或邪在上焦,如感冒、流感、急性扁桃体炎、上呼吸道感染等,常用方如银翘散、桑菊饮、双黄连注射液等。单用连翘子油治疗急性扁桃体炎也有效果。倘热邪入里而见高热、烦渴或发斑疹,则须用连翘配伍清热泻火、清热凉血之品。对于急性皮肤化脓性感染,如疮疡痈肿、疔疖丹毒,均可以本品配伍清热解毒之品治之,脓疱疮可用连翘解毒汤,褥疮可用本品配银花、蒲公英、丹皮等;赤游瘢毒,连翘一味,煎汤饮之。对于其他急性感染,如胆道感染可用清胆注射液,急性传染性肝炎可用本品煎服,可使转氨酶迅速下降。眼眩赤烂可用加减除湿汤治疗。用连翘注射液治疗内毒素血症20例,不仅可使发热迅速下降,而且血中内毒素浓度也迅速下降。

主要参考文献

[1] 李仲兴,等. 连翘对金黄色葡萄球菌及表皮葡萄球菌的体外抗菌活性研究. 天津中医药,2007,24(4):328

[2] 赵子剑,等. 连翘及其制剂生物检定的方法学考察. 中国医院药学杂志,2008,28(24):2146

[3] 刘世旺,等. 连翘乙醇提取物对细菌生长曲线的影响. 安徽农业科学,2007,35(24):7383

[4] 任玲玲,等. 连翘对大肠埃希菌多重耐药基因AcrA的影响研究. 动物医学进展,2008,29(5):43

[5] 魏希颖,等. 连翘种子挥发油抑真菌及在猪油脂酸败过程中的作用. 天然产物研究与开发,2005,17(5):625

[6] 刘软姻,等. 中药连翘有效成分体外抗单纯疱疹病毒的实验研究. 湖北中医学院学报,2004,6(1):36

[7] 田文静,等. 连翘抑制呼吸道合胞病毒作用的实验研究. 哈尔滨医科大学学报,2004,38(5):421

[8] 马守江,等. 连翘注射液的抗内毒素作用及疗效观察. 中药药理与临床,1992;8(特刊):170

[9] 傅强,等. 连翘提取物抑制内毒素诱导的炎症反应的实验研究. 天津医药,2003,31(3):161

[10] 傅颖珺,等. 连翘抗内毒素作用及其对LPS-TLR4信号通路的影响. 医药导报,2007,26(增刊):92

[11] 胡竟一,等. 连翘的抗炎解热作用研究. 中药药理与临床,2007,23(3):51

[12] 林丽美,等. 金银花、连翘及银翘药对水煎剂的抗炎、解热作用研究. 中国中药杂志,2008,33(4):473

[13] 冯淑怡,等. 连翘酯苷抗感染、解热作用研究. 现代生物医学进展,2006,10(6):73

[14] 郭际,等. 连翘挥发油抗炎作用的实验研究. 四川生理科学杂志,2005,27(3):136

[15] 况玲,等. 金银花、连翘对成纤维上皮细胞炎症反应模型的作用. 现代中西医结合杂志,2008,17(34):5275

[16] 李长城,等. 连翘、丹参、当归和川芎嗪抑制弹性蛋白酶活力的对比观察. 中国中药杂志,1990;15(9):47

[17] 徐春媚,等. 连翘护肝作用的实验研究. 黑龙江医药科学,2001,24(1):10,12

[18] 闫淑莲,等. Cocktail探针药物同时评价连翘对肝细胞色素P450的影响. 中国药学杂志,2003,38(10):761-763

[19] 胡文静,等. 连翘乙醇提取物抗肿瘤作用的实验研究. 南京中医药大学学报,2007,23(6):379

[20] 张明远,等. 连翘醇提物对H22肝癌小鼠的抑癌作用. 中国误诊学杂志,2008,22(8):5322
[21] 赵咏梅,等. 连翘苷对小鼠减肥作用的显微观察. 天然产物研究与开发,2007,19:277
[22] 李芸霞,等. 大鼠在体吸收连翘苷的机理研究. 华西药学杂志,2005,20(5):387
[23] 万旭英,等. 连翘酯苷冻干粉的遗传毒性试验. 毒理学杂志,2007,21(4):318

蒲 公 英

本品为菊科蒲公英属植物蒲公英 *Taraxacum mongolicum* Hand.-Mazz. 或碱地蒲公英 T. sinicum Kitag. 的全草。主含蒲公英甾醇(taraxasterol)、蒲公英素(taraxacerin)、蒲公英苦素(taraxacin)、芹菜素(apigenin)及其葡萄糖苷、芸香苷(rutinoside)、菊淀粉、多糖及树脂等。味甘、苦,性寒。归肝、胃经。

【功效与药理】

1. 清热解毒 《本草正义》中记载本品"其性清凉,治一切疔疮、痈疡、红肿热毒诸症,可服可敷,颇有应验"。本品清热解毒功效与其抗菌、抗病毒等作用有关。

(1)抗菌作用:蒲公英对多种病原微生物均有抑制作用。K-B纸片扩散法研究表明蒲公英水浸液对金黄色葡萄球菌、变形杆菌、甲型链球菌、乙型链球菌均有抑制作用[1]。采用琼脂稀释法研究表明,蒲公英水提醇沉液对100株凝固酶阴性葡萄球菌的MIC_{50}和MIC_{90}分别为0.036g/ml和0.288g/ml[2]。另有研究表明蒲公英所含成分T-1体外有抗丙型肝炎病毒作用[3]。超微结构观察可见蒲公英可引起金黄色葡萄球菌细胞膨大,细胞壁增厚、拟核、核糖体均聚集成块状等形态学改变。30g/kg煎剂给大鼠灌胃4天,收集各天尿液并测定其抗菌效力,证明尿尚能保持一定的抗菌作用,提示蒲公英的抗菌成分吸收良好,且不易被降解。

(2)抗病毒作用:本品煎剂或水提物能延缓$ECHO_{11}$及疱疹病毒引起的人胚肾或人胚肺原代单层细胞的病变,但对流感京科68-1株、副流感仙台株、腺病毒3型及鼻病毒17型等呼吸道病毒均无抑制作用。

(3)抗内毒素作用:本品提取液在体外可中和内毒素,使其活性降低[4]。

2. 消肿散结 《本草正义》中记载本品"治乳痈乳疖,红肿坚块,尤为捷效"。《本草求真》中记载本品"凉血解热,故乳痈、乳岩为首重焉"。本品消肿散结功效除与其抗菌、抗炎作用有关外,还与保肝、抗癌、抗溃疡等作用有关。

(1)保肝作用:蒲公英水提液0.3g/L对四氯化碳损伤原代培养大鼠肝细胞有明显的保护作用,镜下显示琥珀酸脱氢酶活性增强,酸性磷酸酶活性下降,糖原增加;电子显微镜观察发现肝细胞膜、线粒体膜结构完整,粗面内质网大都平行排列,线粒体数量增加,溶酶体膜完整,表明蒲公英拮抗四氯化碳所致肝损伤可能是通过保护肝细胞膜和细胞器膜这一途径实现的[5]。

(2)抗肿瘤作用:蒲公英的多糖部分有抗肿瘤作用,活性成分命名为Tof-CFr,用小鼠足跖反应法进行试验,于接种艾氏肿瘤细胞或MM_{46}肿瘤细胞后,腹腔注射Tof-CFr可抑制足跖的厚度增加,并见给药时间越往后越为有效。对小鼠蹊部皮下接种S_{180}或MM_{46}肿瘤细胞也有抑制作用,但若于接种前1～10天行前期给药则无效。Tof-CFr活化巨噬细胞的作用可能是其抗癌作用机制之一。

(3)抗溃疡作用:蒲公英水提液体外对幽门螺杆菌甲硝唑耐药株和敏感株的MIC为6.25～800mg/ml,甲硝唑耐药株与敏感株间无明显差异[6]。体内实验表明,蒲公英水提液0.5、1.25、5.0g/kg灌胃连续5天,对无水乙醇所致的小鼠胃黏膜损伤有不同程度的保护作用[7]。

3. 利水通淋　蒲公英尚有利尿效果，或认为对人体的利尿作用可疑，只对肝源性(门脉性)水潴留有效，其作用机制可能与含钾量较高有关。

4. 其他作用

(1)对免疫功能的影响：蒲公英提取物0.6、1.2、3.6g/kg灌胃30天，各剂量组均可增强小鼠的脾淋巴细胞增殖能力、NK细胞活性及巨噬细胞吞噬指数水平；1.2、3.6g/kg剂量组可提高小鼠抗体生成细胞数和巨噬细胞吞噬率[8]；蒲公英粗多糖灌胃能提高小鼠脾脏指数和胸腺指数。蒲公英对环磷酰胺或氢化可的松造成的免疫抑制有改善作用，蒲公英水提液3.3g/kg灌胃20天，可改善环磷酰胺所致小鼠T-淋巴细胞活性降低、免疫器官的重量减轻、迟发性变态反应及巨噬细胞吞噬功能降低的免疫低下状态[9]。蒲公英能抑制环磷酰胺诱发的染色体畸变和微核率，促进细胞的增殖。其水提液0.25、1.25、5.0g/kg灌胃10天，能增加小鼠骨髓淋巴细胞有丝分裂指数，拮抗环磷酰胺对骨髓淋巴细胞增殖的抑制；能降低由于环磷酰胺引起的小鼠骨髓淋巴细胞染色体畸变率，其抑制率分别为39.62%、58.49%、54.72%，同时对环磷酰胺诱发的微核率也有明显的抑制效应[10]。另外，蒲公英匀浆5.0、10.0、20.0g/kg灌胃连续28天，可对抗环磷酰胺诱发的小鼠骨髓细胞微核的发生[11]。

(2)抗氧化作用：蒲公英水提液灌胃40天，可提高D-半乳糖所致衰老大鼠脑组织SOD活性，减少MDA含量，抑制MAO活性，表明蒲公英可增强机体内源性抗衰老物质活性，从而抑制自由基对细胞的损害[12]。蒲公英水提液13g/kg灌胃30天，可降低D-半乳糖所致衰老小鼠脑组织MAO活性，提高NE、DA、5-HT含量[13]。蒲公英总黄酮13g/kg灌胃30天，可提高对D-半乳糖衰老模型小鼠脑组织SOD活性及去甲肾上腺素(NE)、多巴胺(DA)、5-羟色胺(5-HT)含量；降低MAO活性和MDA、LPF含量[14]。经NBT法研究表明，蒲公英黄酮类提取物和其中的芦丁均有体外清除超氧阴离子作用。

【毒理研究】本品煎剂口服小鼠LD_{50}未能测得。兔每日灌服煎剂30g/kg 3天，可见肝细胞及肾小管上皮细胞轻度浊肿、肾小管变窄，余无明显改变；连服7天，白细胞总数亦无明显异常。蒲公英注射液的小鼠急性LD_{50}：腹腔注射为(156.3±9.0)g(生药)/kg，静注为(58.9±7.9)g(生药)/kg。小鼠和兔亚急性毒性试验，尿中可出现少量管型，肾小管上皮细胞浊肿。小鼠骨髓细胞微核试验显示蒲公英水提液2.5、5.0、10.0g/kg灌胃无诱变性[15]。

【主治】主治疗疮肿毒，乳痈，瘰疬，目赤，咽痛，肺痈，肠痈，湿热黄疸，热淋涩痛。

【现代应用】

1. 上呼吸道感染、扁桃体炎、咽喉炎　可用单味30～60g煎服。蒲公英片治疗上呼吸道感染100例，在48小时体温恢复正常者80例；也可与其他清热解毒药等配伍为复方应用。

2. 急性乳腺炎　适用于早期红肿坚实，脓肿尚未形成者。本品30g(鲜品倍量)每日1～2剂，水煎服；或取鲜品500g捣榨取汁，微火炖温，加酒适量内服收效甚速。

3. 疮疖痈肿等急性皮肤感染　单用本品或随证组方煎服，或用鲜品捣制为糊外敷均有较好疗效。鲜蒲公英汁滴耳可治中耳炎。配菊花或野菊花或金银花头煎内服，二煎趁热洗患眼，治疗单纯性结膜炎、眼睑缘炎、睑腺炎。

4. 胆囊炎、黄疸性肝炎　国外用蒲公英提取物治疗慢性胆囊痉挛及结石症，可提高胆汁流量并使疼痛缓解。国内报道治疗急性胆囊炎有一定疗效。用蒲公英煎剂或注射液治疗急性黄疸性肝炎 86 例、非黄疸性肝炎 24 例，对于肝功能及黄疸指数的恢复有显著效果。

本品还可用于治疗胃炎、阑尾炎及消化道溃疡、骨髓炎、肾盂肾炎、高脂血症等。

主要参考文献

[1] 吕俊华，等．蒲公英体外抑菌作用研究．时珍国医国药，2003，13(4)：215

[2] 宋振民，等．蒲公英提取物对凝固酶阴性葡萄球菌的体外抗菌活性研究．中成药，2007，29(4)：584

[3] 邵辉．蒲公英活性成分 T-1 的药理学研究及临床探讨．天津中医，2002，19(4)：59

[4] 高淑娟，等．几种清热解毒中药抗内毒素作用的比较实验．天津中医，1992，(3)：42

[5] 金政，等．蒲公英对四氯化碳损伤原代培养大鼠肝细胞的保护作用．延边大学医学学报，2001，24(2)：94

[6] 胡伟，等．蒲公英对幽门螺杆菌体外抑菌作用的实验研究．胃肠病学，2006，11(6)：365

[7] 权伍荣．蒲公英提取物对小鼠胃黏膜损伤的恢复作用．延边大学农业学报，2008，30(4)：276

[8] 吴小丽，等．蒲公英提取物对小鼠免疫功能的调节作用．南京医科大学学报，2005，25(3)：163

[9] 俞红，等．蒲公英对小鼠免疫功能的影响．贵阳医学院学报，1997，22(2)：137

[10] 朱蔚云，等．蒲公英对环磷酰胺致小鼠骨髓细胞突变作用的抑制研究．癌变．畸变．突变，2003，15(3)：164

[11] 俞红，等．蒲公英营养价值及其小鼠微核试验抗突变作用分析．贵州医药，2004，28(8)：762

[12] 金政，等．蒲公英对衰老大鼠脑组织氧自由基相关指标的影响．中国中医科技，2002，9(2)：99

[13] 隋洪玉，等．蒲公英对衰老模型小鼠脑组织单胺氧化酶及单胺类神经递质含量的影响．中成药，2007，29(8)：1223

[14] 隋洪玉，等．蒲公英总黄酮提取液对衰老模型小鼠脑组织单胺氧化酶及单胺类神经递质含量的影响．黑龙江医药科学，2006，29(4)：61

[15] 庞竹林，等．蒲公英水煎液对小鼠骨髓嗜多染红细胞微核的影响．吉林中医药，1996，(4)：42

穿 心 莲

本品为爵床科植物穿心莲 *Andrographis paniculata* (Burm. f.)Nees 的地上部分。穿心莲主含内酯、内酯苷及黄酮类化合物。味苦，性寒。归心、肺、大肠、膀胱经。本品系从东南亚引入，现我国广大地区多有栽培。在印度本品作为苦味健胃剂、解热剂、变质药、驱虫药，用于痢疾、肠炎腹泻、糖尿病等。

【功效与药理】

1. 清热解毒　穿心莲大苦而寒，寒能清热，苦能燥湿、解毒，本品清热解毒功效与其具有的抗病原微生物、解热、抗炎及抗蛇毒等作用有关。

(1)对病原微生物的影响：有以对痢疾杆菌的抑制作用及治疗急性菌痢临床疗效的比较研究发现穿心莲黄酮部分在体外对痢疾杆菌有明显抑制作用，而内酯部分无作用；但临床研究却表明内酯部分有良好疗效而黄酮部分效果差。穿心莲多种内酯单体在体外均无抗菌活性，而用于治疗多种急性感染疗效良好。内酯类化合物大剂量给家兔灌服于不同时间取血均未能发现它们能于体内转变成有效的抗菌物质；在肺炎球菌、金黄色葡萄球菌、大肠杆菌及钩端螺旋体的实验治疗中穿心莲内酯类化合物也均未能显示明显的保护效果。有研究表明，穿心莲内酯对铜绿假单胞菌的生长无明显抑制作用，但能明显抑制其绿脓菌素的分泌、胞外蛋白水解酶和弹性蛋白酶的活性[1]；在 50～200μg/ml 穿心莲内酯作用下，铜绿假单胞菌 PAO1 株外排泵 Mex AB-OprM 外排 mRNA 表达明显降低[2]；穿心莲内酯还能抑制白色念珠菌生物膜的形成，并减低其早期黏附及菌丝生长[3]，表明穿心莲治疗多种急性感染的疗效机制很可能主要不在于其具有的微弱抗菌作用。此外，体外实验表明，穿心莲有一定抗病毒作用，如单纯疱疹病毒[4]、合胞病毒[5]、EB病毒[6]以及HIV[7]病毒等。

(2)解热作用：穿心莲有一定解热作用，穿心莲浸膏[8]、穿心莲内酯[9]、含内酯与黄酮的提取物[10]以及穿心莲多种其他单体成分对内毒素、伤寒副伤寒菌苗等所致发热家兔，或酵母、2,4-二硝基酚所致发热大鼠均有显著解热效果。多种穿心莲内酯及其衍生物注射剂也对家兔有不同程度的解热活性，如穿琥宁注射液、穿心莲甲素注射液等。

(3)抗炎作用：穿心莲有明显抗炎作用[8,11,12]。穿心莲单体成分脱氧穿心莲内酯、穿心莲内酯、穿心莲新苷及脱水穿心莲内酯(甲、乙、丙、丁素)灌服1g/kg能显著抑制二甲苯、醋酸所致小鼠皮肤或腹腔毛细血管通透性亢进，减少巴豆油性肉芽囊中急性渗液量，抑制大鼠蛋清性脚肿，但对肉芽组织增生无明显影响。抗炎作用以丁素作用最强，丙素和甲素次之，乙素最弱。穿心莲内酯成分的水溶性衍生物注射液也多具有显著抗炎活性，且作用有增强，穿琥宁注射液125、250mg/kg皮下或腹腔注射，对二甲苯、组胺、醋酸等所致小鼠皮肤或腹腔毛细血管通透性增高、大鼠蛋清性脚肿胀及巴豆油性肉芽囊渗液均有显著抑制作用，穿心莲甲、乙、丙、丁素及穿琥宁注射液的抗炎机制均与肾上腺皮质有关。此外，穿心莲内酯磺化物注射液(喜炎平)抗炎强度与穿琥宁相似，而穿心莲甲素注射液的抗炎作用约为其一半。穿心莲的抗炎机制还与抑制TNF-α诱导的ICAM-1表达上调和内皮-单核细胞黏附性增强[13]等有关。

(4)抗蛇毒作用：穿心莲于印度用于蛇伤，实验表明穿心莲有显著的抗蛇毒作用。穿心莲乙醇提取物腹腔注射能显著延长眼镜蛇毒中毒小鼠呼吸衰竭和死亡时间。由于此提取物可致犬血压下降，此作用可为毒扁豆碱所增强而为阿托品所阻断，而不受抗组胺药及β-受体阻断剂的影响。此提取物能抑制在位蛙心，阿托品也可阻断之。其还能使豚鼠回肠收缩，毒扁豆碱可增强之而阿托品则阻断之，抗组胺药则不影响，提取物对蛙腹直肌无作用，可见穿心莲对烟碱受体无影响，而呈毒蕈碱样作用，这可能是其抗毒作用的一个机制。

2. 凉血

(1)保肝、利胆作用：穿心莲在印度医学中广泛用于抗肝毒。实验表明，穿心莲内酯对四氯化碳、D-半乳糖胺及对乙酰氨基酚所致肝损伤均有显著对抗作用，100mg/kg的穿心莲内酯能使四氯化碳所致血清谷草转氨酶、谷丙转氨酶、碱性磷酸酶、胆红素和肝甘油三酯的升高下降，但穿心莲的甲醇浸膏反有毒性，促进肝损伤大鼠死亡。另有报告，穿心莲内酯对大鼠、豚鼠具有显著利胆作用，能防止对乙酰氨基酚所致胆汁含量和体积的减少，促进胆汁、胆盐和胆酸的排泌，作用有剂量依赖关系。

(2)抗血小板聚集作用：穿心莲全草水提黄褐色粗结晶APN有显著的抗血小板聚集作用，患者口服穿心莲该制剂能显著抑制ADP所致的血小板聚集，口服该制剂后3小时血小板聚集率即显著被抑制，整个服药期间抑制作用均存在，口服该制剂后并使ELT显著缩短，但对KPTT、PT、TT无明显影响[14,15]。血栓弹力图各参数中对反应时间及凝固时间无明显变化，但血栓最大幅度Ma明显变小，表明穿心莲该制剂有强而迅速的抗血小板聚集作用，此作用与其阻抑血小板的排泌反应有关。该制剂对内、外凝血系统影响不大，但可增强纤溶系统活力。

(3)抗动脉粥样硬化作用：穿心莲中提得的黄酮成分API_{0134}具有显著的防治动脉粥样硬化、缺血-再灌注损伤[16]及可能具有的防止冠脉腔内成形术后再狭窄等作用。API_{0134}能预防粥样硬化血管狭窄，其机制可能与其能拮抗氧化修饰低密度脂蛋白对主动脉内皮细胞的损伤、提高动脉硬化家兔血NO、cGMP含量和SOD活性而降低ET和LPO含量、显著拮抗 mmlDL(轻度氧化低密度脂蛋白),促进单核细胞表达 PDGF-B(血小板源生长因子)和 bFGF(碱性成纤维细胞生长因子)及促 SMC(平滑肌细胞)增殖、以及显著抑制 AS 兔主动脉壁 PDGF-B 及 C-sis mRNA、C-myc mRNA 基因表达,逆转内皮素所致 VSMC(血管平滑肌细胞)增殖、阻止其由静止期进入 DNA 合成期和有丝分裂期,逆转内皮素引起的 PDGF-B、bFGF 及 c-sis 和 C-myc 的 mRNA 表达增强等有关[17~20]。

(4)降血糖作用:穿心莲有一定降血糖作用,穿心莲内酯 50、100mg/kg 灌胃 14 天,可明显降低链佐星糖尿病小鼠血糖,提高血清和胰组织的 SOD,降低 MDA 含量[21]。

3. 其他作用

(1)对免疫系统功能的影响:穿心莲对免疫功能的影响较为复杂,不同制剂的作用也有不同。曾报告穿心莲水煎剂在体外能提高人外周血白细胞吞噬金黄色葡萄球菌的能力,穿心莲甲素注射液、喜炎平注射液也均可增强吞噬细胞功能;对鼠伤寒沙门氏菌液滴鼻感染所致细菌性肺炎小鼠,穿心莲内酯 100、200mg/kg 腹腔注射可降低肺炎指数,增强支气管肺泡灌洗液中巨噬细胞吞噬率、溶菌酶活性和 T 细胞百分率[22],表明穿心莲的上述制剂抗感染的临床疗效可能与其能增强机体非特异抗感染免疫能力有关。新穿心莲内酯在 30~150μmol/L 强度可明显抑制佛波豆蔻酸乙酯(PMA)所致小鼠骨髓细胞定向分化巨噬细胞的呼吸暴发,抑制 LPS 诱导的小鼠巨噬细胞增殖及 NO 合成,抑制小鼠淋巴细胞增殖[23,24]。小鼠灌服穿心莲新内酯仍可抑制 BCG 刺激下小鼠腹腔巨噬细胞 NO 的生成率,但穿心莲内酯无明显作用。穿心莲内酯在少量 sIL-2 的协同下可明显促进 LAK 细胞增殖[25],穿心莲内酯可明显抑制 ConA 诱导的 IFN-γ 和 IL-2 生成[26]、脾 T 淋巴细胞增殖以及 LPS 诱导下 B 淋巴细胞增殖。另有报告穿心莲总内酯灌服可提高小鼠细胞毒性 T 淋巴细胞的杀伤活性[27]。

(2)抗癌作用:脱水穿心莲内酯琥珀酸半酯对瓦克癌 256 有一定抑制作用,其精氨酸复盐能抑制大鼠乳腺癌 SHZ-88 细胞株的生长,随浓度增大,抑制作用增强,并能抑制其 DNA 合成,^{3}H-TdR 掺入抑制 ED_{50} 约为 295μg/ml。但另有报告,穿心莲内酯、脱氧穿心莲内酯及地下部分分离得到的黄酮成分具有较强的促急性骨髓性白血病 M1 细胞分裂活性。穿心莲黄酮 APN 本身对小鼠 S_{180} 生长无影响,但却可显著增强环磷酰胺的抗肿瘤效果,而又可缓解其所致白细胞降低的速度和程度,表现出增效减毒效果[28]。

(3)终止妊娠作用:穿心莲的多种制剂对于多种实验动物、采取多种给药途径时均能显示明显的终止妊娠效果,但以腹腔注射、静脉注射时效果为佳,宫腔内注射效果也佳,且用量小。外源性孕酮或黄体生成释放激素均可完全或明显对抗穿心莲的致流产效果,提示穿心莲可能具有对抗体内孕酮的作用。

【体内过程】

^{3}H 穿心莲内酯静注于小鼠后于体内分布迅速而消除较慢,分布速率常数 α 为 0.189 分,消除速率常数 β 为 0.0026。给小鼠灌服 0.66mg,30.75 分钟即达吸收高峰,血浓峰值为 16μg/ml,利用率为 44.1%;灌服药物后 24 小时从尿粪排出 89.7%,48 小时排出 94.25%,其中尿为 48.97%,粪为 45.28%,排出物大多系代谢产物。穿心莲内酯、脱氧穿心莲内酯、新穿心莲内酯和脱水穿心莲内酯大鼠灌服,其体内过程与代谢并不相同,其中,甲素、丁素在尿和粪中仅可见原形;乙素则可检测到甲素、丁素及 1 未知化合物,丙素粪中可见原形与苷元,尿中检测到三个未知峰[29]。

脱水穿心莲内酯琥珀酸半酯 100mg/kg 静注于家兔后分布、消除均迅速,$t_{1/2\alpha}$ 为(1.90±

0.0193)小时，$t_{1/2\beta}$为(2.802±0.875)小时，AUC为(747.55±110.6)(μg·h)/ml；C_0为(557.2±58.21)μg/ml、Vc为(0.327±0.0296)L/kg、VB为(1.274±0.319)L/kg、CL为(0.323±0.0463)L/(h·kg)，但灌服1000mg/kg仍无吸收，生物利用度极低，可能为被胃酸破坏或肝脏所迅速代谢[30,31]。

在制剂中，穿心莲胶囊、穿心莲丸大鼠灌胃，穿心莲内酯的生物利用度Cmax分别为2.23mg/L和1.08mg/L；T_{max}分别为0.57小时和0.96小时；$AUC_{0\to 24h}$分别为8.39(mg·h)/L和3.94(mg·h)/L，表明胶囊的生物利用度优于丸[32]。以脱水穿心莲内酯为指标的研究表明穿心莲片在小鼠胃肠道吸收快，13分钟左右血浆中达峰，但消除较慢[33]，于大鼠相似，38分钟血药浓度达峰，于人同样表现为吸收迅速，达峰快，消除半衰期长[34]。

【毒理研究】穿心莲毒性较小，穿心莲浸膏灌服对小鼠的LD_{50}以穿心莲内酯计算为13.19g/kg，穿心莲根总黄酮给小鼠静注的LD_{50}为1.15g/kg±0.28g/kg。穿心莲数种内酯或制剂对小鼠的LD_{50}值为：总内酯灌服为13.4g/kg，甲、乙、丙、丁素灌服分别为＞20、＞40、＞20及＞20g/kg，穿心莲甲素注射液(穿心莲内酯亚硫酸氢钠加成物)静注为1.075～1.145g/kg，穿琥宁注射液(脱水穿心莲内酯琥珀酸半酯)腹腔注射(0.675±0.030)g/kg、静注(0.600±0.020)g/kg。亚急性毒性试验，穿心莲内酯1g/kg灌服，每日1次连续7天，对大白鼠或家兔无明显毒性，10mg/kg静注于兔或30mg/kg于未孕及中孕家兔子宫角作宫腔内注射对主要脏器及子宫内膜形态结构均无不良影响。穿琥宁注射液84mg/kg腹腔注射每日1次，连续10日对大鼠未见明显毒性作用。

【主治】主治感冒发热，咽喉肿痛，口舌生疮，顿咳劳嗽，泄泻痢疾，热淋涩痛，痈肿疮疡，毒蛇咬伤。

【现代应用】

1. 肠道感染　穿心莲对急慢性肠炎、菌痢、肠伤寒及肠道滴虫均有一定疗效，但以对急性菌痢及急性肠炎疗效为佳，以穿心莲配伍其他清热解毒燥湿之品疗效更高。

2. 呼吸道感染　多种治疗上呼吸道感染的中药成药均以穿心莲为主药，临床应用甚广，穿心莲甲素注射液治疗急性扁桃体炎129例，显效65%，有效27%；治疗肺炎49例，显效71.4%，有效18.4%。穿心莲内酯磺化物(AS)注射液治疗肺部感染有良好疗效，111例肺炎及20例慢性气管炎继发肺部感染患者总有效率为91.2%。穿琥宁注射液对病毒性肺炎及上感疗效较佳，455例患者有效率达90.2%，平均退热时间为3.1天。有报告剂量加大至600mg/d静滴疗效满意。穿心莲甲、乙、丙素对流感等呼吸道感染也有较好疗效。

3. 湿疹、荨麻疹、神经性皮炎、带状疱疹等皮肤疾病　可用穿心莲配伍其他中草药煎洗，并配服穿心莲制剂。如用穿心莲甲素注射液治疗82例湿疹有较好临床疗效，用穿心莲注射液治疗顽固性荨麻疹也有一定效果。

4. 五官科炎症　急性结膜炎、化脓性中耳炎、慢性鼻炎鼻窦炎、慢性咽炎等用穿心莲制剂均有一定疗效。

主要参考文献

[1] 李洪涛，等．穿心莲内酯对铜绿假单胞菌QS毒力因子的影响．中国中药杂志，2006，31(12)：1015

[2] 李洪涛，等．穿心莲内酯对铜绿假单胞菌PAO1株MexAB-OprM外排泵mRNA表达的影响．中华传染病杂志，2007，25(6)：338

[3] 汪长中，等．穿心莲内酯体外抗白念珠菌生物膜作用的初步研究．中国真菌学杂志，2008，3

(3):134

[4] 刘妮,等．穿心莲水提取物的抗Ⅰ型单纯疱疹病毒作用．热带医学杂志,2006,6(10):1098

[5] 钟琼,等．穿心莲提取物体外抗呼吸道合胞病毒作用的研究．湖北中医学院学报,2005,7(2):23

[6] 刘晓红,等．穿心莲提取物和阿昔洛韦对EB病毒抗原表达抑制作用的对比实验．中国感染与化疗杂志,2007,7(6):445

[7] 巢志茂摘译．穿心莲中新的穿心莲内酯醚及抗HIV活性评价．国外医学中医中药分册,2005,27(5):310

[8] 徐志勇,等．穿心莲软胶囊与穿心莲片的药理作用及急性毒性实验研究．广州中医药大学学报,2005,22(5):401

[9] Maday S,et al. 穿心莲内酯的镇痛解热及抗溃疡作用．国外医药．植物药分册,1996,11(3):133

[10] 朱忠,等．穿心莲制剂抗感染作用的研究．福建医学院学报,1986,20(1):6

[11] 陈国祥,等．穿心莲胶囊的抗炎作用研究．现代中西医结合杂志,2001,10(11):1004

[12] 伍小波．穿心莲抗炎作用的药物动力学研究．中国兽药杂志,2005,39(1):22

[13] 刘国生摘译．穿心莲内酯抑制肿瘤坏死因子-α诱导的ICAM-1表达上调和内皮-单核细胞黏附性增加．国外医学中医中药分册,1999,21(2):41

[14] 单秀芹,等．穿心莲抗血栓作用的临床研究．实用中西医杂志,1993,6(4):22

[15] 张玉金,等．穿心莲提取物抗血小板聚集作用的临床及实验研究．同济医科大学学报,1993,22(4):245

[16] 郭志凌,等．API_{0134}对缺血-再灌注心肌氧自由基和钙超负荷的作用．同济医科大学学报,1997,26(2):109

[17] 王宏伟,等．API_{0134}对氧化修饰低密度脂蛋白损伤内皮细胞的影响．中药药理与临床,1996,12(1):27

[18] 王宏伟,等．穿心莲成分API_{0134}对动脉粥样硬化家兔血清一氧化氮、血浆内皮素和脂质过氧化物的影响．中国中西医结合杂志,1997,17(9):547

[19] 王宏伟,等．API_{0134}对LDL诱导单核细胞表达PDGF-B、bFGF及平滑肌细胞增殖的抑制作用．中国病理生理杂志,1998,14(1):14

[20] 王宏伟,等．穿心莲提出物对动脉粥样硬化家兔动脉壁PDGF-B、c-sis和c-myc基因表达的影响．同济医科大学学报,1998,27(1):46

[21] 杨苹,等．穿心莲内酯对链脲菌素糖尿病小鼠血糖及抗脂质过氧化作用的影响．时珍国医国药,2009,20(5):1111-1112

[22] 吕世明,等．穿心莲内酯对小鼠呼吸道非特异性免疫的影响．中国兽医杂志,2009,45(3):61

[23] 刘峻,等．新穿心莲内酯对体外活化小鼠巨噬细胞的影响．中国天然药物,2005,3(5):308

[24] 刘峻,等．新穿心莲内酯对小鼠巨噬细胞呼吸爆发及淋巴细胞增殖的影响．中国新药与临床杂志,2005,24(3):206

[25] 陈牧,等．穿心莲内酯与r IL2促进LA K细胞生长及细胞表型变化的研究．深圳中西医结合杂志,2001,11(1):8

[26] Bvorgos RA,et a1. Andrographolide inhibits IFN-gamma and IL-2 cytokine production and protects against cell apoptosis. Planta Med,2005,71(5):429

[27] 李满妹,等．穿心莲二萜类化合物对B16细胞致敏小鼠CTL杀伤活性的影响．中国药理学通报,2007,23(5):688

[28] 王坤,等．穿心莲对环磷酰胺抗肿瘤的增效作用．右江民族医学院学报,1994,16(4):8

[29] 祝晨,等．穿心莲二萜内酯代谢产物初步研究．亚太传统医药,2005,(4):80

[30] 李克敏,等．脱水穿心莲内酯在大鼠的药代动力学．中药药理与临床,1990,6(1):38

[31] 张志勇,等．脱水穿心莲内酯琥珀酸半酯单钾盐在家兔体内的药动学研究．华西药学杂志,

1991,6(3):129

[32] 洪馨,等. 穿心莲胶囊与穿心莲丸生物利用度的比较研究. 中药新药与临床药理,2000,11(1):8

[33] 蔡文涛,等. 穿心莲片中脱水穿心莲内酯在小鼠血浆中的药动学. 湖北大学学报(自然科学版),2005,27(4):398

[34] 韩凤梅,等. 穿心莲片中脱水穿心莲内酯在大鼠血浆中的药代动力学. 中华中医药杂志(原中国医药学报),2005,20(4):206

大 青 叶

本品为十字花科植物菘蓝 *Isatis indigotica* Fort. 的叶为大青叶;蓼科植物蓼蓝 Polygonum tinctorium Ait. 的叶称蓼蓝。菘蓝主含靛蓝(indigo)、靛玉红(indirubin)等。大青叶味苦,性寒。归心、胃经。蓼大青叶性味功效相似而应用略有不同。

【功效与药理】

1. 清热解毒 《本草经疏》中记载"大热之气,寒以取之,此之谓也。时行热毒,头痛大热口疮为胃家实热之证,此药乃对病之良药也"。本品清热解毒功效与其抗病原微生物作用及抗炎解热作用等有关。

(1)抗病毒作用:大青叶具有一定的抗病毒作用。采用鸡胚法对不同种质的15种大青叶水提醇沉提取物进行抗流感病毒检测,结果大多数样品对甲型流感病毒A1京防86-1株有明显的抑制作用,无论是与病毒直接作用还是治疗和预防作用均为有效,直接作用普遍稍强于治疗和预防作用[1]。大青叶抑制HSV-I的生物合成和直接杀灭病毒;其各提取部位对HSV-I有直接灭活作用,但各部位均不能阻止HSV-I侵入细胞,正丁醇部位能显著降低HSV-I脑炎小鼠死亡率[2]。采用细胞病变法和MTT法观察发现大青叶乙醇提取物体外抗豚鼠巨细胞病毒的抑制率为96.28%[3]。对于柯萨奇病毒B3(CvB3)所致小鼠病毒性心肌炎,大青叶煎剂灌胃可见心肌病变积分较感染对照组明显减轻,心肌坏死灶数量和范围显著减少,炎细胞浸润减轻[4]。

大青叶所含4(3H)喹唑酮能抑制流感病毒和柯萨奇病毒。有研究表明,当感冒病毒A/NWS/33和B/Lee感染H292细胞时,靛玉红能够抑制病毒T细胞的表达和分泌(RANTES);靛玉-3-肟具有间接抑制RANTES的作用,可以通过抑制核酸转录调节分子NF-κB中IκBa和p38MAP两种激酶的活性来抑制RANTES表达,从而使大青叶在RANTES的表达显示免疫调节活性来达到抗病毒的作用[5]。

(2)抗菌作用:大青叶具有抗菌作用,对金黄色葡萄球菌、白色葡萄球菌、甲型链球菌、乙型链球菌有明显抑菌作用,以对金黄色葡萄球菌效果更明显[6]。大青叶醇沉物对大肠杆菌、痢疾杆菌、肺炎球菌、金黄色葡萄球菌的生长均有明显抑制作用,且逐级提取法可使其抗菌成分富集[7]。

(3)抗内毒素作用:大青叶有显著的抗内毒素作用,大青叶氯仿提取物的1%溶液稀释64倍后仍有破坏内毒素作用,40EU/kg内毒素经其作用后注入家兔不产生典型的致热反应[8]。大青叶正丁醇萃取部位亦能直接中和降解内毒素,显著降低内毒素的致热性,显著降低ACTD敏化小鼠的死亡率[9]。

(4)解热作用:大青叶醇沉物灌胃给药对干酵母所致的大鼠发热及内毒素所致的家兔发热均有明显的降温作用[10]。

(5)抗炎作用:大青叶醇沉物对二甲苯所致的小鼠耳肿胀及蛋清所致的大鼠足肿胀有明显的抑制作用[10]。大青叶中总有机酸可能是大青叶抗炎的有效组分之一[11]。

2. 其他作用 大青叶水煎剂在0.4～1.6mg/ml时能促进ConA活化的正常小鼠的淋巴细胞分泌IL-2，辅助Tc细胞和B细胞的分化和增殖，但对小鼠腹腔巨噬细胞分泌TNF-α水平无影响[12]。大青叶水煎剂对小鼠脾淋巴细胞的增殖反应具有上调作用，并促进与ConA、LPS对小鼠脾淋巴细胞的增殖，并促进小鼠腹腔巨噬细胞的吞噬功能。

【主治】用于温邪入营，高热神昏，发斑发疹，黄疸，热痢，痄腮，喉痹，丹毒，痈肿。蓼大青叶用于温病发热，发斑发疹，肺热喘咳，喉痹，痄腮，丹毒，痈肿。

【现代应用】大青叶临床上用于多种病毒性疾病的治疗，如上呼吸道感染、乙型脑炎、传染性肝炎等，但罕有单用者，常与其他清热解毒药、清热凉血药组成复方应用。对于多种细菌性感染也有一定疗效，如扁桃体炎、急性菌痢、肠炎、牙周炎、宫颈炎等。此外，男性尖锐湿疣、单纯疱疹性角膜炎、扁平疣等也有良好疗效。

主要参考文献

[1] 刘盛，等．不同种质板蓝根和大青叶的抗甲型流感病毒作用．第二军医大学学报，2000，21(3)：204

[2] 方建国，等．大青叶抗单纯疱疹病毒Ⅰ型的活性研究．中国中药杂志，2005，30(11)：1343

[3] 刘海智，等．大青叶抑制巨细胞病毒致细胞病变的药效实验初探．中国优生与遗传杂志，2006，14(1)：58

[4] 李小青，等．黄芪和大青叶治疗小鼠病毒性心肌炎的对比研究．中国当代儿科杂志，2003，5(5)：440

[5] Nai K M, et al. Inhibtion of RANTES expression by in influenza virus-infected human bronchial epithelial cells. Biochem Pharm，2004，67：167

[6] 张连同，等．大青叶体外抑菌作用研究．时珍国医国药，2002，13(5)：283

[7] 郑剑玲，等．大青叶和板蓝根提取物的抑菌作用研究．中国微生态学杂志，2003，15(1)：18

[8] 刘云海．大青叶抗内毒素的实验．中药材，1994，17(6)：36

[9] 方建国，等．大青叶抗内毒素活性部位筛选．中草药，2004，35(1)：61

[10] 史国举，等．大青叶醇沉物药理作用的实验研究．河南中医学院学报，2006，125(21)：15

[11] 吴启南，等．大青叶中有机酸药理作用研究．南京中医药大学学报．2008，24(3)：187

[12] 赵红，等．大青叶水煎剂调节小鼠免疫细胞分泌IL-2，TNF-α的体外研究．陕西中医．2003，23(8)：757

板 蓝 根

本品为十字花科植物菘蓝 *Isatis indigotica* Fort. 的根。主含靛苷(indican)、靛蓝(indigo)、靛玉红(indirubin)、菘蓝苷B(isatan B)、尿苷(uridine)、次黄嘌呤(hypoxanthine)、尿嘧啶(uracil)、水杨酸(salicylic acid)、青黛酮(qingdainone)、胡萝卜苷(daucosterol)等。味苦，性寒。归心、胃经。

一些地区还以爵床科植物马蓝 Baphicacanthus cusia(Ness.)Bremek 的根作板蓝根用，习称南板蓝根，相应菘蓝根习称北板蓝根，性味归经两者均同。

【功效与药理】

1. 清热解毒 《本草便读》记载本品："能入肝胃血分，不过清热、解毒、辟疫、杀虫四者而已"。本品清热解毒、辟疫功效主要与其抗病原微生物作用、抗内毒素作用、解热作用和抗炎作用等有关。

(1)抗病原微生物作用：体外与整体动物试验方法研究结果均表明，板蓝根有明显的抗病毒作用，如流感病毒、腺病毒、流行性腮腺炎病毒、单纯疱疹病毒、柯萨奇病毒、巨细胞病毒、出血热病毒、鸡新城疫病毒、猪繁殖与呼吸综合征病毒以及猪细小病毒等[1-10]。板蓝根对流感病毒的神经氨酸酶也有明显抑制作用[11]。

流感病毒 FM1 感染鸡胚试验或甲型流感病毒株 H_3N_2 感染的犬肾传代细胞（MDCK）试验中，板蓝根均有明显的直接抗病毒作用，并能预防与治疗流感病毒的感染。对流感病毒株 FM1 滴鼻感染小鼠，板蓝根腹腔注射可明显降低小鼠死亡率、降低肺指数[3,12]。以抗流感病毒作用的抗病毒活性成分研究表明，表古碱（epigoitrin）为主要抗病毒成分[1]，但以其他病毒为指标时可能存在多种抗病毒作用成分[4,8,13]。

体外试验表明，板蓝根对多种细菌也有一定抑制作用[14,15]。有报告板蓝根口服对大肠杆菌感染的小鸡死亡有明显的保护作用；板蓝根多糖腹腔注射对鼠伤寒沙门菌感染有明显保护效果[16]。

（2）抗内毒素作用：板蓝根、四倍体板蓝根[17]及其毛状根[18]，板蓝根注射液及板蓝根中分离的多种组分[19]，如氯仿提取物（F_{02}）及其 F_{022} 部分[20]均有抗内毒素作用，体外试验能抑制鲎试剂的凝胶化，镜下可见内毒素结构破坏，能保护内毒素攻击所致正常或敏化小鼠的死亡，抑制内毒素发热，抑制内毒素所致巨噬细胞分泌 TNF-α、IL-6 及 NO 的生成，抑制 LPS 诱导鼠单核细胞分泌的 P38 丝裂原活化蛋白激酶活性；抑制 LPS 刺激鼠肝、脾、肾组织中膜突蛋白 moesin mRNA 的表达，对于内毒素所致家兔的急性血管内凝血也有明显保护作用，减少肾中血栓的形成[21-29]。板蓝根抗内毒素的主要有效成分有 4(^{3}H)-喹唑酮、3-(2′-红羧基苯基)-1(^{3}H)喹唑酮、苯甲酸、丁香酸、邻氨基苯甲酸、水杨酸等，板蓝根中高极性部位本身抗内毒素作用弱，但可增强 F_{022} 的抗内毒素活性[30]。

（3）解热作用：板蓝根部位Ⅳ ig 给药 3 日，能显著降低内毒素所致家兔发热，0.17g/kg（相当生药 10g/kg）的作用与 200mg/kg 的阿司匹林相近。预先静注 F_{022} 后 10 小时静注 LPS，可显著抑制体温反应指数（TRI_4）和最高升温（$\triangle T_{max}$）[31]。但 F_{022} 与内毒素于体外混和可取消内毒素的致热活性[31]。4(^{3}H)-喹唑酮、3-(2′-红羧基苯基)-1(^{3}H)-喹唑酮[31]、苯甲酸、丁香酸、邻氨基苯甲酸和水杨酸等提前 10 分钟静注也均有类同效果。

（4）抗炎作用：板蓝根乙醇提取后经溶剂系统分离得到的 5 个不同极性化学部位中，以 20g/kg 生药剂量灌服，总提取物及高极性部位 2、4、5 均具有显著的抗二甲苯所致小鼠耳肿胀作用[32]。板蓝根 70％乙醇提取物对二甲苯所致小鼠耳肿胀、角叉菜胶所致大鼠足肿胀、醋酸致小鼠腹腔毛细血管通透性亢进以及大鼠棉球肉芽肿等均有抑制作用，板蓝根含片也有一定抗炎作用。

2. 凉血消斑　板蓝根对 ADP 诱导的家兔血小板聚集有显著抑制作用，所含尿苷、次黄嘌呤、尿嘧啶、水杨酸等对 ADP 诱导的家兔血小板聚集也都表现出一定的抑制活性。

3. 其他作用

（1）免疫增强作用：体外试验，板蓝根注射液能上调人肺腺上皮细胞 β-防御素 2 的表达，于 100μg/ml 浓度刺激 8 小时表达量最高[33]。板蓝根注射液 2mg/ml 能抑制甲酰肽和酵母多糖诱导的人外周血中性粒细胞的化学趋化，但对单核细胞则无明显影响。另有试验表明，板蓝根凝集素灌胃 30 天可促进小鼠胸腺淋巴细胞分裂。

（2）抗癌作用：板蓝根有一定抗癌作用，板蓝根注射液对小鼠 Friend 红白血病细胞 3CL-8 在体外有明显杀伤作用[34]。有报告其有效组分为一种高级脂肪酸组成，该组酸含 3 个含 20 个碳的高级脂肪酸，其注射给药时能抑制 S_{180} 的生长，延长 H_{22} 肝癌的生长期[35]，对人肝癌 BEL-7402 细胞增殖抑制的 IC_{50} 为 0.6mg/ml，诱导耐药肿瘤细胞逆转[36]。另从板蓝根中提出的脂溶性成分板蓝根二酮 B 能抑制肝癌 BEL-7402 与卵巢癌 A2780，IC_{50} 为 8.2μg/ml 和 7.8μg/ml，抑制端粒酶活性，促进逆转肿瘤细胞向正常细胞转化[37]。

(3)抗氧化作用：板蓝根多糖灌服，能明显降低高脂饲料大鼠血清胆固醇及甘油三酯含量，并降低 MDA 含量。板蓝根的高极性流分具有显著的抗自由基活性。

【体内过程】板蓝根总生物碱 50mg/kg 灌服，其有效成分表古碱（含量占 12.8%）于正常和酵母致发热大鼠体内的主要药动学参数为 $t_{1/2}$（4.94±0.84）小时和（5.71±0.091）小时，C_{max} 为（4.01±0.21）μg/ml 和（4.15±0.25）μg/ml，AUC 为（28.37±2.42）（μg·h）/ml 和（30.35±2.58）（μg·h）/ml，表明于正常或发热动物药动学行为无明显差异[38]。但板蓝根水提液、总生物碱及表古碱单体在正常大鼠口服主要药动学参数有明显差异，水煎剂口服时 $t_{1/2}$ 明显延迟，C_{max} 减低，AUC 与总碱相似而显著低于单体[39]。丁香酸静注于兔药动学行为为二室模型，腹腔注射的生物利用度为 86.27%。

【毒理研究】有报告板蓝根煎液能明显诱发小鼠骨髓嗜多染性红细胞微核和小鼠精子畸形[40]。

【主治】主治温毒发斑，舌绛紫暗，痄腮，喉痹，烂喉丹痧，大头瘟疫，丹毒，痈肿。

【现代应用】

1. 上呼吸道感染　板蓝根及以其为主药的多种制剂是治疗上呼吸道感染，尤其是病毒性感染的常用药物，如板蓝根片、板蓝根冲剂及板蓝根注射液（201 注射液）。临床则常以大剂量板蓝根煎服或随证配为复方以治之，如以本品配伍羌活、柴胡、黄芩之板羌柴芩汤治外感发热、以本品配伍银花、连翘、黄芩及其他辛凉解表药之感冒方治疗流感、以本品配伍栀子等制备之板栀注射液治疗多种呼吸道感染，以及以本品配伍金银花、大青叶、连翘、甘草治疗小儿腮腺炎等，均有一定疗效。

2. 急性传染性肝炎　板蓝根为急性肝炎常用药物，其煎剂、糖浆剂，冲剂及注射液都曾报告有效，能较快消除症状，促进肝功恢复。对乙型肝炎、慢性迁延性肝炎也有一定疗效。但临证仍以复方治之为多且效佳。

3. 其他全身性感染　用板蓝根治疗流行性乙型脑炎的报告颇多，均认为有一定疗效，且注射给药疗效为佳，如报告重型乙脑肌注板蓝根治愈率为 88.2%，而口服治疗 12 例效差。板蓝根能使体温较快下降，其他症状也随之好转，且认为越早应用疗效越好。此外，板蓝根还配于复方中用于治疗流行性脑脊髓膜炎、白喉、胆囊炎、小儿夏季热等。

4. 皮肤科疾病　板蓝根对多种病毒性皮肤病有较好疗效，对于带状疱疹，可用复方板蓝根注射液治疗，也可用板蓝根注射液外用。对于扁平疣疗效也佳，外涂、口服、注射及静脉注射均可，还可用于治疗寻常疣。板蓝根对水痘疗效较佳，能迅速退热，并使痘疹很快结痂。

5. 五官科疾病　板蓝根对疱疹性口腔炎有良好疗效，可促使黏膜再生，溃疡愈合。板蓝根对口腔黏膜溃疡也有良效，如复发性口腔溃疡。对于红眼病，用板蓝根注射液或滴眼液滴眼治疗有良好疗效。对于慢性泪囊炎，可用 4%的板蓝根煎液作泪道冲洗。

6. 其他疾病　曾报告以板蓝根注射液局部骨膜注射治疗泰齐氏病 18 例，在病灶疼痛及压痛消失时间、病灶隆起消失时间等方面均优于利多卡因局部骨膜封闭治疗，经治疗后 6 个月病灶隆起未消者利多卡因 13 例，而板蓝根者仅 2 例。

主要参考文献

[1] 徐丽华，等．板蓝根中的抗病毒活性成分．中国天然药物，2005，3(6)：359

[2] 柏健，等．板蓝根抗病毒活性部位的筛选研究．中药新药与临床药理，2007，18(1)：12

[3] 杨海霞，等．板蓝根提取液体内抗流感病毒作用的研究．天津医科大学学报，2007，13(1)：19

[4] 赵玲敏，等．菘蓝的4种有效成分及配伍组合抗腺病毒作用的研究．中药新药与临床药理，2005，16(3)：178

[5] 方建国，等．板蓝根体外抗单纯疱疹病毒Ⅰ型作用．中草药，2005，36(2)：242

[6] 赵玲敏，等．菘蓝的4种单体成分抗柯萨奇病毒作用的研究．武汉大学学报(医学版)，2005，26(1)：53

[7] 李闻文．板蓝根抗肾综合征出血热病毒的研究．实用预防医学，2005，12(6)：1448

[8] 孙秀霞，等．板兰根抗病毒有效部位研究．中国药理学通报，2007，23(6)：835

[9] 王学兵，等．板蓝根多糖对PRRSV的体外抗病毒试验．西北农业学报，2009，18(1)：198

[10] 钟华，等．黄芪和板蓝根对猪细小病毒的体外抑制作用．西北农林科技大学学报(自然科学版)，2008，36(10)：48

[11] 李寒冰，等．基于神经氨酸酶活性检测的板蓝根品质的生物评价．药学学报，2009，44(2)：162

[12] 李颖，等．板蓝根提取物抗流感病毒FM1的作用．中国医疗前沿，2008，3(8)：32

[13] 李寒冰，等．基于化学荧光测定的板蓝根抗病毒效价检测方法的建立．光谱学与光谱分析，2009，29(4)：908

[14] 汤杰，等．板蓝根抑菌抗炎活性部位的评价．中国医院药学杂志，2003，23(6)：327

[15] 赵艳玲，等．板蓝根不同提取部位抑菌活性的生物热动力学研究．中国中西医结合杂志，2006，26(7)：628

[16] 夏新中，等．板蓝根多糖对宿主抵抗鼠伤寒沙门菌感染能力的影响．武汉大学学报(医学版)，2007，28(3)：348

[17] 王寅，等．四倍体菘蓝体外抗内毒素、抗病毒作用评价．中国中药杂志，2000，25(6)：327

[18] 李博华，等．四倍体菘蓝毛状根的抗内毒素作用．第二军医大学学报，2000，21(3)：201

[19] 刘云海，等．板蓝根抗内毒素活性物质筛选．中南药学，2004，2(6)：326

[20] 林爱华，等．板蓝根 F_{022} 部位抗内毒素活性研究．中国中药杂志，2002，27(6)：439

[21] 刘云海，等．板蓝根抗内毒素机制研究．中国药科大学学报，2003，34(5)：442

[22] 胡娅．板蓝根对内毒素致HL-60细胞释放TNF-α和IL-8的影响．现代生物医学进展，2008，8(2)：305，288

[23] 刘云海，等．板蓝根对内毒素致炎性因子的影响．中国药科大学学报，2001，32(2)：149

[24] 刘云海，等．板蓝根对脂多糖诱导P38丝裂原活化蛋白激酶的影响．医药导报，2004，23(11)：799

[25] 胡娅，等．板蓝根对脂多糖致HL-60细胞产生TNF-α及TACE的影响．长江大学学报(自科版)，2006，3(2)：216

[26] 林剑国，等．板蓝根抑制脂多糖诱导的p38蛋白激酶活性研究．中华微生物学和免疫学杂志，2003，23(9)：739

[27] 刘云海，等．板蓝根有效部位F022对脂多糖刺激小鼠组织膜结构伸展刺突蛋白mRNA表达的影响．医药导报，2006，25(1)：1

[28] 林剑国，等．板蓝根有效成分对脂多糖刺激小鼠体内组织moesin mRNA表达的影响．中国医院药学杂志，2002，22(10)：579

[29] 方建国，等．板蓝根清热解毒实质研究．中草药，2008，39(3)：321-324，346

[30] 林爱华，等．板蓝根高极性部位增强 F_{022} 抗内毒素活性的研究．时珍国医国药，2006，17(2)：156

[31] 林爱华，等．板蓝根 F_{022} 部位对内毒素致家兔发热模型的解热作用．中药新药与临床药理，2005，16(6)：420

[32] 汤杰，等．板蓝根抑菌抗炎活性部位的评价．中国医院药学杂志，2003，23(6)：327

[33] 陈铁，等．板蓝根诱导人肺腺上皮细胞β-防御素-2基因表达的研究．四川医学，2008，29(3)：257

[34] 单凤平．50%板蓝根注射液对小鼠 Friend 红白血病细胞 3CL-8 体内外的杀伤作月．中草药，1994，25(8)：417

[35] 侯华新，等．板蓝根高级不饱和脂肪组酸体内抗肿瘤实验研究．中药新药与临床药理，2002，13(3)：156

[36] 侯华新，等．板蓝根高级不饱和脂肪酸对耐药肝癌细胞株 BEL-7404/ADM 逆转作用实验．中国现代应用药学杂志，2002，19(5)：351

[37] 梁永红，等．板蓝根二酮 B 体外抗癌活性研究．中草药，2000，31(7)：531

[38] 黄芳，等．板蓝根总生物碱中表古碱在发热大鼠体内的药动学-药效学结合模型研究．中草药，2007，38(10)：1514

[39] 黄芳，等．板蓝根不同提取物中抗病毒成分表古碱在大鼠体内的药代动力学．中国药科大学学报，2006，37(6)：519

[40] 庞竹林，等．板蓝根对试验性小鼠遗传毒性的影响．广州医学院学报，2000，28(3)：41

鱼 腥 草

本品为三白草科植物蕺菜 *Houttuynia cordata* Thunb. 的全草，以鲜品入药疗效为佳，也以干品供用。鱼腥草主含挥发油及黄酮类成分。鱼腥草味辛，性微寒。归肺经。

【功效与药理】

1. 清热解毒 《本草纲目》记载本品能"散热毒痈肿"，本品清热解毒功效主要与其抗病原微生物作用、抗内毒素作用、解热与抗炎等作用有关。

(1)抗病原微生物作用：多种体外实验方法均表明鱼腥草对多种致病性细菌、分枝杆菌、钩端螺旋体、真菌及病毒有不同程度的抑制作用，如金黄色葡萄球菌、白色葡萄球菌、溶血性链球菌、肺炎球菌、卡他球菌、白喉杆菌、变形杆菌、志贺氏、施氏、福氏及宋内氏痢疾杆菌、肝炎杆菌、猪霍乱杆菌、结核杆菌以及非发酵菌[1]。对于病毒，鱼腥草在体外对流感病毒、孤儿病毒、巨细胞病毒[2]、鼠肝炎病毒[3]、腮腺炎病毒[4]等有明显抑制作用，鱼腥草注射液对感染甲型流感病毒 H1N1 小鼠能减轻肺部损伤和血凝滴度，降低死亡率[5]。鱼腥草抗菌有效成分主要为挥发油[6]，故鱼腥草鲜汁抗菌作用较强[7]，干品或久煎后抗菌活性降低。

癸酰乙醛是鱼腥草挥发油中的主要抗菌物质，其对多种细菌、抗酸杆菌、真菌等均具显著抑制作用，合成的癸酰乙醛亚硫酸加成物不仅性质稳定，并保留了癸酰乙醛的抗菌活性，且具有类似的特殊香味称合成鱼腥草素。实验表明，合成鱼腥草素对多种革兰阳性及阴性细菌均有明显抑制作用，以金黄色葡萄球菌及其耐青霉素菌株、肺炎双球菌、甲型链球菌、流感杆菌等为敏感，卡他球菌、伤寒杆菌次之，大肠杆菌、铜绿假单胞菌、痢疾杆菌等则不敏感。对金葡菌及其耐青霉素菌株的 MIC 为 62.5～80μg/ml，流感杆菌为 1.25mg/ml，结核杆菌 H_{37}RV 株于普拜氏液体培养基上为 16μg/ml 而在改良苏通氏半固体培养基上则为 25μg/ml，合成鱼腥草素并能明显延长感染结核菌小鼠的生存时间，对白色念珠菌、新型隐球菌、孢子丝菌、曲菌、着色霉菌、红色癣菌、叠瓦癣菌、石膏样小孢子菌、铁锈色小孢子菌及鲨癣菌的 MIC 为 2mg/ml。合成的鱼腥草素异烟腙对结核杆菌的 MIC 为 0.78～3.1μg/ml，每鼠腹腔注射 1mg 能使结核杆菌感染小鼠存活天数大为延长，拌食给药疗效更显著。

(2)解热作用：鱼腥草注射液腹腔注射，对酵母所致大鼠发热有明显解热作用，其机制与抑制下丘脑中 cAMP 含量升高和促进腹中隔区精氨酸加压素(AVP)的释放有关[8]。

(3)抗炎作用：鱼腥草煎剂对大鼠甲醛性脚肿有抑制作用，对于二甲苯所致小鼠耳肿胀和醋酸所致小鼠腹腔毛细血管通透性亢进[9]鱼腥草也有明显抑制作用。鱼腥草对环氧酶有强的抑制作用，50μg/ml 的己烷、氯仿或甲醇提取物对环氧酶的抑制率为 98.99%或 89%，从己烷部分获得的化合物 X 于同一浓度的抑制率为 94%。对于油酸所致大鼠急性肺损伤，鱼腥草静注能提高 PaO_2，减轻肺水肿，降低肺动脉压，抑制 TNF-α 的表达[10]。鱼腥草素也有显著抗炎作用，能抑制巴豆油、二甲苯所致小鼠耳肿胀或皮肤毛细血管通透性亢进，对醋酸所致腹腔毛细血管染料渗出也有显著的抑制作用。鱼腥草所含槲皮素、槲皮苷及异槲皮苷等黄酮类化合物也具有显著抗炎作用，能显著抑制炎症早期的毛细血管通透性亢进。

(4)抗内毒素作用：鱼腥草注射液体外有直接抗内毒素作用，并能明显降低内毒素所致 DIC 家兔肾小球微血栓的检出率，减少微血栓密度。对内毒素所致大鼠心肌损伤鱼腥草注射液有明显保护作用[11]。

2. 利尿通淋　《医林纂要》中记载本品能“行水”，《分类草药性》中记载本品能“治五淋，消水肿”。研究表明鱼腥草因含大量钾盐及含槲皮素等而具有利尿作用，其作用与扩张肾血管，增加肾血流量等有关。

3. 其他作用

(1)对机体免疫功能的影响：曾报告鱼腥草煎剂于体外能促进人外周血白细胞吞噬金黄色葡萄球菌的能力。合成鱼腥草素可提高慢性气管炎患者全血白细胞对白色葡萄球菌的吞噬能力。鱼腥草注射液皮下注射可显著增加大鼠外周血 ANAE 阳性淋巴细胞百分率[12]，鱼腥草还可明显增加大鼠外周血中性粒细胞的吞噬率。对于人外周血中性粒细胞的化学发光值鱼腥草注射液可显著增加之，而对单核细胞者无明显作用，表明可增强中性粒细胞的氧化杀菌能力[13]。还有资料表明鱼腥草可显著增加小鼠玫瑰花结形成细胞、红细胞凝集素效价及溶血素效价，显著增强天然杀伤细胞活性。鱼腥草对 X-线和环磷酰胺所致小鼠外周血白细胞减少有明显恢复作用，上述结果均提示，鱼腥草的免疫增强效果在其对多种感染性疾病的治疗中有一定价值。

(2)抗过敏作用：鱼腥草挥发油具有显著的抗过敏作用，在卵白蛋白攻击前先用鱼腥草油 100μg/ml 接触 5 分钟，可大为降低攻击所致致敏豚鼠回肠收缩的幅度；鱼腥草油皮下注射 200mg/kg 4 天，可明显拮抗喷雾卵白蛋白所致致敏豚鼠过敏性哮喘的发生；对于 SRS-A 所致豚鼠离体回肠收缩，鱼腥草油有显著拮抗作用，对于 SRS-A 所致豚鼠肺条收缩，鱼腥草油的 ID_{50} 为 66μg/ml；鱼腥草油 100mg/kg 静注能显著拮抗 SRS-A 所致豚鼠肺溢流增加作用，表明鱼腥草油对 SRS-A 有显著拮抗作用。此外，对组胺、乙酰胆碱所致豚鼠离体回肠收缩鱼腥草油也有显著对抗作用，ID_{50} 分别为 31μg/ml 及 51μg/ml。对于豚鼠离体气管平滑肌，鱼腥草油有直接的舒张作用，ED_{50} 为 19μg/ml，而舒张离体肺条平滑肌的 ED_{50} 则为 13μg/ml。上述结果表明鱼腥草油抗过敏效果既与其能抑制过敏介质的释放，又与拮抗过敏介质的作用及对平滑肌的直接松弛作用有关。有报告对于 2，4-二硝基氯苯和醋酸制备的溃疡性结肠炎大鼠，鱼腥草注射液灌肠有治疗作用[14,15]。

(3)肾保护作用：鱼腥草煎剂对链脲佐菌素诱导的糖尿病大鼠，可降低 24h β2 微球蛋白、尿白蛋白排泄率和肌酐清除率，抑制肾小球肥大，减少 TGF-β1 的表达，增加 HGF 表达[16]。对于牛血清白蛋白造模所致肾病大鼠，鱼腥草注射液可使 24h 尿蛋白排出减少，肾组织病理损伤减轻[17]。

【体内过程】大鼠灌服合成鱼腥草素 0.2g/kg，于胃肠道中消除半衰期为 3.5 小时。静注 20mg/kg 20 分钟后，体内以肺分布最高，心、肝、肾次之，血清中最低，注射后 2 小时或灌服 0.5g/kg 后 2 小时，于体内各组织及血清中均未能测得，此由于各组织均可迅速代谢鱼腥草素。离体组织温孵实验中肾 1 小时可代谢药物的 77%～83%，肺、肝、心、血清等每小时代谢率在51%～64%之间。鱼腥草素于血中能与血清蛋白发生可逆性的结合。无论静注或灌服，鱼腥草素于尿中排泄均甚少，粪中则无。可见合成鱼腥草素自胃肠道吸收较慢，进入各组织后能被迅速代谢，故于血或各组织中维持的时间均短。还有报告给家兔静注合成鱼腥草素后血药-时曲线分快慢两个时期，曲线在23小时处有一明显转折，属于二房室开放模型，分布及消除均较慢，$\alpha t_{1/2}$为3.68小时，$\beta t_{1/2}$为75.81小时，中央室分布容积为14.53ml/kg。

【毒理研究】鱼腥草毒性甚小。合成鱼腥草素对小鼠灌服的LD_{50}为(1.6±0.081)g/kg，每日静注75～90mg/kg，连续7天不致死，但于注射前期有行动失调、痉挛等表现，继续注射上述表现不再出现。犬静滴38或47mg/kg无明显异常反应，解剖主要脏器无病变。犬每日口服80或160mg/kg连续30天，对动物食欲、血象及肝肾功能等均无明显影响，但可引起不同程度的流涎及呕吐。

【主治】主治肺痈吐脓，痰热咳喘，热痢，热淋，痈肿疮毒。

【现代应用】

1. 急性感染性疾病　鱼腥草对多种急性感染性疾病有较好疗效，可用鲜品煎服、捣泥外敷，也可入复方，还有鱼腥草注射液、复方鱼腥草片、鱼腥草素片及注射液等可供选用。

(1)急性呼吸道感染：鱼腥草对于急性上呼吸道感染，急慢性支气管炎、支气管肺炎、大叶性肺炎及肺脓疡均有较好疗效。如单用鱼腥草注射液静滴治疗急性发热210例，1日内退热者占50%，1～3天退热者占32.9%。鱼腥草素治疗呼吸道炎症114例据称有良好疗效。但单味鱼腥草终嫌力薄且难照顾全部症候，故以鱼腥草配伍其他清热解毒药治疗疗效更佳。对于急慢性气管炎，用本品注射液治疗有效，报告用鱼腥草注射液治疗急性支气管炎72例与用洁霉素治疗的疗效相似[18]。合成鱼腥草素是慢性气管炎的常用药物，既可控制感染，又有一定增强免疫力效果。对于多型肺炎，鱼腥草及鱼腥草注射液也有较好疗效，如小儿肺炎、大叶性肺炎、迁延性肺炎、机化性肺炎等。用鱼腥草治疗小儿肺炎的报告很多，有较好疗效，可用鱼腥草注射液肌注或雾化吸入[19]。口服合成鱼腥草素治小儿肺炎91例，治愈72例。鱼腥草主治之一为肺脓疡，其煎剂、合剂、注射液或复方制剂均有良效。

(2)五官科炎症：鱼腥草在五官科感染及炎症多有应用，用鱼腥草液治疗单纯疱疹性角膜炎有较好疗效。对耳鼻喉科炎症疗效显著，如用鱼腥草蒸馏液滴耳治慢性化脓性中耳炎100例，痊愈95例，滴鼻治萎缩性鼻炎33例，有效31例。

(3)外科及皮肤科感染或炎症：鱼腥草用于预防或治疗外科术后感染，鱼腥草素TMP溶液作膀胱内冲洗以防治宫颈癌术后尿路感染、用鱼腥草注射液代替抗生素用于胃次全切术等均有一定效果。还可用于治疗输液性急性静脉炎及皮肤疮疖等。

(4)其他传染、感染性疾病：以鱼腥草片或注射液于接触疫水期间给予，可预防钩端螺旋体病发生，单用鱼腥草或鱼腥草配伍青蒿治疗钩体病也有一定疗效。

2. 前后阴生殖系统肛肠疾病　合成鱼腥草素治疗宫颈糜烂有较好疗效。另报告以复方鱼腥草素栓治疗宫颈糜烂679例，疗效益佳。报告用鱼腥草注射液98例初诊为子宫内膜炎或/及附件炎的患者进行159次宫腔推注声学造影诊治观察，不仅使声像图指征清晰，利于诊断，同时又达到了治疗的目的。

3. 支气管扩张咯血　报告以鱼腥草注射液于穴位注射治疗100例，治后1天内止血者37例，2天止血者25例；近期治愈93例，显效3例，有效1例，无效仅3例。平均止血时间2.4天。

4. 癌性胸水 鱼腥草注射液常规抽胸水后注入20ml，3个月以上无复发而获显效者4例，胸水减少1半以上，胸水基本稳定者5例，无效2例。鱼腥草注射液伍用顺铂胸腔注射其效也佳。

主要参考文献

[1] 高峰，等．鱼腥草对非发酵菌抑制作用的研究．云南中医中药杂志，1995，16(6)：43

[2] 王昕荣，等．鱼腥草体外抗巨细胞病毒的实验研究．医药导报，2007，26(6)：579

[3] 易文龙，等．双黄连、鱼腥草注射液抗鼠肝炎病毒3型的体外实验研究．东南大学学报(医学版)，2006，25(4)：228

[4] 李文，等．鱼腥草提取液抗流感、腮腺炎病毒效果观察．预防医学文献信息，1999，5(4)：347

[5] 郝莉，等．鱼腥草注射液抗甲型流感病毒实验研究．中国中医急症，2007，16(6)：713

[6] 南海燕，等．超临界 CO_2 萃取鱼腥草挥发油的药理作用研究．海峡药学，2006，18(3)：46

[7] 洪佳璇，等．鲜鱼腥草提取物抗菌作用的实验研究．中国中医药科技，2007，14(6)：418

[8] 王慧玲，等．鱼腥草对致热大鼠下丘脑cAMP和腹中隔区精氨酸加压素含量的影响．中国临床药理学与治疗学，2007，12(1)：78

[9] 张俭，等．鱼腥草制剂抗炎动物模型的建立及研究．时珍国医国药，2007，18(6)：1290

[10] 李风雷，等．鱼腥草对油酸性急性肺损伤大鼠肺组织TNF-α表达的影响．中国病理生理杂志，2003，19(4)：547

[11] 王海华，等．鱼腥草注射液抗内毒素性心肌损伤作用的实验研究．中国病理生理杂志，2004，20(3)：387

[12] 宋志军，等．鱼腥草、田基黄和丁公藤注射液对大鼠免疫功能的影响．中草药，1993，24(12)：643

[13] 王潮临，等．鱼腥草等中草药对外周血中性粒细胞和单核细胞化学发光影响的研究．广西医科大学学报，1997，14(2)：20

[14] 江学良，等．鱼腥草治疗溃疡性结肠炎大鼠对结肠压力的影响．世界华人消化杂志，1999，7(7)：581

[15] 魏艳静，等．鱼腥草注射液对溃疡性结肠炎大鼠治疗作用研究．第三军医大学学报，2005，27(23)：2356

[16] 王芳，等．鱼腥草对链脲佐菌素诱导糖尿病大鼠肾脏TGF-β1和HGF的影响．中华实用中西医杂志，2006，19(6)：619

[17] 钟瑜，等．鱼腥草注射液对肾病大鼠尿蛋白及TGF-β1的影响．中国中医急症，2005，14(8)：766

[18] 冯丽伟．鱼腥草注射液治疗痰热咳嗽120例．中国中医急症，1998，7(2)：74

[19] 翁端怡，等．鱼腥草注射液雾化吸入治疗小儿肺炎临床观察．实用中西医结合杂志，1996，9(12)：713

贯 众

本品为鳞毛蕨科植物绵马鳞毛蕨 *Dryopteris crassirhizoma* Nakai 的根茎及叶柄基部，又称绵马贯众或东北贯众。紫萁科植物紫萁 *Osmunda japonica* Thunb. 的根茎及叶柄基部又称紫萁贯众。东北贯众含绵马酸类(filicic acids)、黄绵马酸类(flavaspidic acids)及微量的白绵马素(albaspidin)、新绵马素(dryocrassin)、东北贯众素(dryocrassin)以及鞣质、挥发油、树脂等。味苦，性微寒。有小毒。归肝、胃经。

【功效与药理】

1. 清热解毒 《本草正义》谓本品为"苦寒沉降之质，故主邪热而能止血，并治血痢下血，甚有捷效。皆苦以燥湿，寒以泄热之功也"，本品清热解毒功效主要与其抗病原微生物作用有关。

贯众有显著的抗病毒作用，曾有报告试管稀释法试验中绵马鳞毛蕨水煎剂于1：800～

1600能抑制各型流感病毒，另还有一些报告表明贯众对多型流感病毒于鸡胚试验中不论先感染病毒后给药，或先给药后感染病毒均有明显抑制作用。在人胚肾或人胚肺原代单层上皮细胞培养上，贯众对流感病毒、副流感病毒、腺病毒、脊髓灰质炎病毒、柯萨奇病毒、埃可病毒[1]、流行性乙型脑炎病毒及单纯疱疹病毒等均有明显抗病毒作用。此外，贯众还能抑制乙肝表面抗原、HIV等。有用东北贯众所作的研究表明，其水、酒精提取物均能抑制流感病毒京科68-1株、$ECHO_{11}$病毒、疱疹病毒等对原代人胚肾培养细胞的致病变作用，但对副流感病毒、鼻病毒、腺病毒、单纯疱疹病毒无影响，对流感病毒和疱疹病毒为直接杀灭作用。贯众酒精提取物在鸡胚试验中于病毒感染后1小时同途径给药可抑制流感病毒和副流感病毒仙台株的增殖，但于感染前6小时异途径给药则无预防效果；对于流感病毒感染小鼠的肺部病变能呈量效关系地明显抑制之，并可降低肺组织中病毒血凝效价；免疫荧光法观察病毒于鼠肺内增殖周期的研究发现贯众可使病毒颗粒增殖受阻；并能降低感染动物死亡率，延长病鼠存活时间。以其配伍金银花、芍药而成之抗感冲剂具有强而广谱的抗病毒作用，能抑制流感病毒、副流感病毒、肠道$ECHO_{11}$病毒及疱疹病毒的致细胞病变作用，抑制病毒在肺内的增殖，缓解流感病毒性肺炎严重程度。

对于致病性细菌，贯众也有显著而广谱的体外抗菌作用，如对痢疾杆菌、伤寒杆菌、大肠杆菌、铜绿假单胞菌、变形杆菌以及金黄色葡萄球菌等。贯众抗菌作用以阳性球菌为敏感[2]，应用老年肺部感染患者痰中分离的金黄色葡萄球菌抗菌的作用研究表明贯众乙醇提取物的醋酸乙酯部分分离组分的MIC、MBC分别为4.29、8.58μg/ml[3]。对部分耐甲氧西林的金葡菌东绵马贯众也有明显作用[4]。由本品配伍银花、芍药而成之抗感冲剂能抑制流感杆菌、大肠杆菌、铜绿假单胞菌、痢疾杆菌、肺炎双球菌、金黄色葡萄球菌等的繁殖生长，并可降低金黄色葡萄球菌感染小鼠的死亡率。

贯众抗病毒作用的有效成分尚不清楚，但东北贯众的抗菌成分则与其所含间苯三酚类化合物有关，如绵马素、白绵马素、绵马酚、黄绵马酸等于0.98～15.6μg/ml浓度即能抑制金黄色葡萄球菌的生长，绵马酚对小鼠、大鼠的实验性葡萄球菌感染还有治疗作用；绵马酚对乳酸杆菌和酵母菌均有强的抑制作用，其对乳酸杆菌的抑菌及杀菌最低浓度分别为4μg/ml及25μg/ml，绵马素则分别为16μg/ml及100μg/ml；黄绵马酸对细菌、真菌也有显著抑制作用。

2. 杀虫驱虫 《本草汇言》曰："贯众，杀虫化症之药也"。欧洲绵马为古老的驱虫药，自1750年于欧洲开始应用，1825年后即广为生产，继之收载于英、德、瑞士、日本及美国药典，作为绦虫及十二指肠虫的驱虫药，主含绵马素、黄绵马素等类化合物，其驱绦作用虽强，但因毒性太大，现已少用。本品于日本药局方第Ⅳ版及第Ⅴ版均作为欧绵马的最佳代用品。国内研究本品在体外对猪蛔虫、水蛭、蚯蚓等有效，但需于16%浓度才能抑制猪蛔虫。绵马类药材所含多种间苯三酚类化合物均有显著的驱虫作用，如绵马素(aspidin)、黄绵马酸(flavaspidic acid)、绵马酚(aspidinol)、新绵马素、白绵马素、去甲绵马素(desaspidin)及间苯三酚酮(phloropyrone)等。绵马素等驱绦作用机制在于其能使虫体麻痹，不能附着肠壁，可随继服泻药而排出体外。如绵马素、绵马酚等均对无脊椎动物平滑肌具显著毒性，能使绦虫或钩虫麻痹变硬而达驱虫效果，黄绵马酸的作用相同但较弱。本品煎剂或其复方还能驱牛肝蛭、牛片形吸虫及阔吸盘吸虫。本品还有强的抗血吸虫作用，其原生药粉可促使小鼠血吸虫肝移，有效成分为东北贯众素，其能明显促使小鼠及兔血吸虫肝移，并有杀虫作用。

3. 其他作用

(1)兴奋子宫作用：早年曾报告贯众煎剂有强的兴奋子宫活性。后有研究本品可兴奋豚鼠离体子宫,使收缩频率及紧张度均增加,幅度则减小,剂量加大可致痉挛性收缩,但洗去药液后子宫可恢复正常,其对兔离体未孕子宫作用类似。继从中提得一种绵马酸类混合物,于8.9μg/ml 即可引起豚鼠离体子宫发生痉挛性收缩,其作用较麦角新碱为强,作用时间维持也久,有时可达1小时,每只豚鼠静注1mg,可使在体子宫明显兴奋。对于大鼠子宫,东北贯众在体外试验中也有明显兴奋作用[5]。

(2)抗早孕及堕胎作用:东北贯众提取物注射、灌服或阴道给药对小鼠均有抗早孕效果,对大鼠、兔等也有类似效果,对小鼠中、晚孕则可使胎鼠娩出而堕胎,而孕鼠仍健康如常,16天孕小鼠灌服0.5g/kg于24~41小时内100%堕胎。

(3)抗癌作用:东北贯众有显著的抗癌活性,其提取物腹腔注射对宫颈癌14、肉瘤180、脑瘤22及ARS腹水型均有显著抑制作用,抗瘤率或生命延长率为30.2%~62.2%。提得贯众B(为总间苯三酚类化合物)为抗癌有效成分,56mg/kg腹腔注射对ARS腹水型小鼠的生命延长率为168%,且有部分小鼠不长腹水而长期存活。60~80mg/kg腹腔注射对宫颈癌14、Lewis肺癌、MA_{737}乳癌、P_{388}腹水型也有效,抑制率为46.2%~65.5%,但对S_{180}和艾氏实体瘤无效。灌服时对MA_{737}乳腺癌的抑制率为58.2%。另有报告,东北贯众素60~70mg/kg腹腔注射时对小鼠Lewis肺癌及P_{388}白血病也均有显著抑制作用,至于其抗癌作用机制,研究表明东北贯众素在杀伤癌细胞的同时却不损伤宿主的骨髓造血细胞;药物于体外接触瘤细胞后,可引起DNA单链断裂、DNA合成受阻,并可使线粒体损伤,干扰细胞的呼吸,提示其有异于一般化疗药物。

(4)雌激素样作用:东北贯众提取物灌服可使幼小鼠子宫增重,成年小鼠阴道涂片法也证明该提取物有雌激素样活性,去卵巢肥胖鼠饮用贯众水煎剂可抑制其体重增加,升高血清雌激素水平。贯众有保肝作用[6]。

【毒理研究】不同品种的贯众毒性相差较大。曾有报告东北贯众其注射液对小鼠的LD_{50}为(1.7±0.021)g/kg。东北贯众酸沉物对小鼠的LD_{50}为560mg/kg,东北贯众素为640mg/kg,主要出现胃肠道反应。贯众B给小鼠灌服的LD_{50}为(854±92)mg/kg,腹腔注射为(191±2)mg/kg。从东北贯众中提得的绵马酸混合物对体重为18~22克小鼠的LD_{50}皮下注射为420mg/kg,灌服为670mg/kg,但对体重为40克以上的妊娠小鼠灌服500mg/kg绝大多数动物未见任何毒性表现;犬口服100mg/kg或200mg/kg间隔4天共两次,或肌注75或200mg/kg连续12天,仅个别动物见肝、肾有轻度损伤,各脏器及视神经等均正常,动物视力也正常,妊娠犬则有终止妊娠表现,似提示其毒性不大。然而欧绵马则毒性大,可引起腹泻、消瘦、精母细胞变性、失明等。

【主治】主治风热外感,温病发斑,吐血,衄血,便血及崩中下血。

【现代应用】

1. 病毒性疾病 贯众主用于多种病毒感染性疾病,如感冒、流感及上呼吸道感染的防治、以贯众泡于水缸中饮用其水以防感冒流感、燃点贯众艾叶香以预防多种呼吸道传染及感染等,临床报告较多,但尚需进一步研究以确定其效果。

2. 妇产科出血 多种贯众制剂曾用于妇产科出血,如用本品注射液可于药后10分钟左右出现宫缩,对于月经过多、过期流产、人工流产后大出血、引产后胎盘残留、产后大出血等均有良效,宫颈注射较宫体或肌内注射效果快而强。

主要参考文献

[1] 董杰德,等．四种中草药抗柯萨奇及埃柯病毒的实验研究．山东中医学院学报,1993,17(4):46

[2] 罗海华，等．贯众提取液对革兰阳性球菌的抑菌作用．热带医学杂志，2003，3(2)：169

[3] 赵薇，等．贯众中活性组分对金黄色葡萄球菌抑制作用的研究．中国老年学杂志，2009，29(8)：954

[4] Kwon DY，et al. Antibacterial effect of Dryopteris crassirhizoma against methicillin-resistant Staphylococcus aureus. Fitoterapia，2007，78(6)：430

[5] 朴梅子，等．东北贯众对子宫平滑肌的作用．吉林中医药，1996，(5)：36

[6] 韦四煌，等．贯众提取物的保肝降酶作用．航空军医，2004，32(3)：109

山 豆 根

本品为豆科植物越南槐 *Sophora tonkinensis* Gapnep 的根及根茎，豆科植物柔枝槐 *S. subprostrata* Chun et T. Chen 的根也作山豆根用，习称广豆根。山豆根主含生物碱、黄酮、咖啡酸衍生物等，主要成分有苦参碱(matrine)、氧化苦参碱(oxymatrine)、槐果碱(sophocarpine)等。味苦，性寒；有毒。归肺、胃经。

【功效与药理】

1. 清热解毒 《本草经疏》谓本品“甘所以和毒，寒所以除热，凡毒必热必辛，得清寒之气，甘苦之味，则诸毒自解，故为解毒清热之上品”。本品清热解毒功效主要与抗炎解热和抗病原微生物等作用相关。

(1)抗炎、解热作用：本品煎剂灌服，对二甲苯所致小鼠耳肿胀、醋酸所致小鼠腹腔毛细血管通透性亢进以及组胺所致大鼠皮肤毛细血管通透性亢进等均有显著的抑制作用[1]。本品所含苦参碱、氧化苦参碱、槐果碱等均具有显著的抗炎作用。苦参碱对醋酸所致小鼠腹腔毛细血管通透性亢进、巴豆油所致小鼠耳部水肿、蛋清或角叉菜胶所致大鼠足肿胀及棉球肉芽肿均有明显抑制作用，切除肾上腺后苦参碱的抗炎活性仍存，表明其抗炎原理与垂体-肾上腺皮质系统无明显关系。此外，苦参碱还能抑制马血清的热变性，并能稳定红细胞膜。对于急性渗出性炎症的抗炎作用苦参碱强于槐果碱，氧化苦参碱更弱；但在最适剂量下的抗炎作用强度则以苦参碱为最弱，氧化苦参碱最强。氧化苦参碱 50mg/kg 腹腔注射可使正常大鼠体温显著降低，于 10mg/kg 即可使四联菌苗引致家兔的发热明显下降，表明有解热作用。

(2)抗病原微生物作用：山豆根水煎剂、醇提物及总生物碱于体外有一定抗菌作用[2,3]。也能抑制白色念珠菌的生长，水煎剂的 *MIC* 为 25mg/L，强于北豆根[4]。0.1%的苦参碱对痢疾杆菌、变形杆菌、大肠杆菌、金黄色葡萄球菌、铜绿假单胞菌等有明显抑制作用，氧化苦参碱抗菌作用较弱。山豆根水煎剂还有较强的抗柯萨奇 B_5 病毒作用。

(3)保肝作用：山豆根有保肝降酶作用，对于四氯化碳所致家兔和小鼠的急性肝损伤、D-氨基半乳糖所致小鼠肝损伤均有明显保护效果，可使 SGPT 降低、肝细胞坏死减轻。山豆根总生物碱制备之肝炎灵注射液对 CCl_4 及 D-半乳糖胺所致小鼠肝损伤也均有显著保护效果，能使 SGPT、SGOT 显著降低，改善肝组织的病理损伤[5,6]。山豆根注射液精制品肝灵于接种 HBV 第 5 周起肌注，可使感染乙肝病毒的树鼩 SGPT 明显下降，HBV 标志物转阴率上升，但肝组织病变改善不明显。

2. 其他作用

(1)抗肿瘤作用：山豆根有抗肿瘤作用，其水浸、温浸剂或水提取物灌服或腹腔注射对多种实验性肿瘤有抑制作用，如小鼠宫颈癌 U_{14}、肉瘤 S_{180}、大鼠腹水型吉田肉瘤、腹水实体肝癌等。山豆根提取物对于肿瘤乏氧细胞具有选择性毒性，对小鼠 LA_{795} 肺腺癌细胞系乏氧细胞的毒性为有氧细胞的 36 倍，此比值随药物浓度加大而加大。流式细胞术研究发现山豆根对 Eca-109 细胞 DNA 合成有显著抑制作用[7]。柔枝槐水浸剂对人肝癌 SMMC-7721 细胞增殖有显著抑制，降低线粒体代谢活性[8]。越南槐总生物碱灌胃，对小鼠 S_{180}、ESC 及 H_{22} 抑瘤活性弱而毒性较大[9]。山豆根所含多种生物碱为其抗肿瘤有效成分，苦参碱、氧化苦参碱、槐果碱等对实验性肿瘤均有明显抑制作用。

(2)抗心律失常作用：山豆根总生物碱腹腔注射或肌注，对由乌头碱、洋地黄毒苷、氯仿-肾上腺素、氯化钾等所致实验动物的心律失常均有明显对抗作用。其所含多种生物碱如苦参碱、氧化苦参碱、槐果碱等均具有明显抗心律失常作用。

(3)对血脂及血液流变学的影响：苦参碱 50mg/kg 灌服可显著降低高脂饲料所致实验性高脂血症大鼠血清甘油三酯含量，减轻肝的脂肪性变及一定的升高高密度脂蛋白效果，并能显著改善血液流变性，降低血黏度，加快红细胞电泳时间。

(4)平喘作用：苦参型生物碱多具有显著平喘作用，如苦参碱、氧化苦参碱、槐果碱等。氧化苦参碱的平喘作用强度与氨茶碱相似，但作用持续时间较长。槐果碱的平喘作用则较苦参碱、氧化苦参碱为强，其肌注对乙酰胆碱、组胺引喘的 ED_{50} 为(1.79±0.90)mg/kg，强度为氨茶碱的 74 倍，治疗指数为 31 倍。

(5)对免疫功能的影响：有报告山豆根灌服可提高小鼠 Meth 肿瘤细胞中和活性，提高小鼠 IgM、PFC 数及血清 IgM、IgG 水平。山豆根制剂及其所含数种生物碱均有较强的免疫药理活性，但报告作用强度及性质时有不同。苦参碱还有明显的升白作用，20mg/(kg·d)肌注对 X-线照射所致白细胞降低家兔能明显促进白细胞上升。

(6)对中枢神经系统的影响：山豆根有明显的中枢抑制作用，有效成分主要为其所含生物碱。苦参碱、氧化苦参碱、槐果碱等均具有镇静、镇痛及降低体温作用。如氧化苦参碱、槐果碱能减少小鼠自发活动，协同阈下剂量戊巴比妥钠、水合氯醛或氯丙嗪的中枢抑制作用，拮抗苯丙胺或咖啡因所致中枢兴奋，但不能对抗戊四氮性惊厥，对士的宁所致惊厥则反有易化作用，增加士的宁性惊厥死亡数。苦参碱、氧化苦参碱和槐果碱还能明显抑制醋酸所致小鼠扭体次数，延长烫尾法小鼠痛反应时间，氧化苦参碱、槐果碱等尚可降低正常大鼠体温，作用可持续 5 小时。

(7)解痉作用：山豆根所含多种生物碱均有明显解痉作用，苦参碱在有钙或无钙介质中对离体豚鼠或大鼠肠肌标本均能显著对抗组胺、乙酰胆碱和氯化钡的兴奋作用。在豚鼠回肠标本上金雀花碱也有抗组胺及抗 5HT 作用。

(8)抗溃疡作用：山豆根有抗溃疡作用，其醇提水不溶部分能抑制胃液分泌，对大鼠幽门结扎性溃疡、应激性溃疡、醋酸性溃疡等均有明显效果，对于小鼠水浸应激性溃疡，山豆根口服也有明显效果，苦参碱的作用类似。此外，山豆根所含异戊烯查耳酮也具有抗胃溃疡活性。广豆根素(Sophoranone)具有强的抗胃溃疡及抑制胃液分泌作用，广豆根酮(sophoradin)作用次之。

【体内过程】苦参碱静注于家兔符合二室模型。能迅速于体内分布，分布相半衰期 $T_{1/2}\alpha$ 为 4.4 分钟，15 分钟左右达平衡，消除相半衰期 $t_{1/2}\beta$ 为 79.2 分钟，表观分布容积 V_d 为 3.93L/kg。氧化苦参碱给小鼠灌服，在胃肠道中逐渐转化为苦参碱吸收，大鼠静注氧化苦参碱后血液浓度呈双指数下降，表明药物于体内分布广，消除快。氧化苦参碱于家兔的 $t_{1/2}\alpha$、$t_{1/2}\beta$ 及 V_d 分别为 5.8 分钟、29.6 分钟及 1.94L/kg。人口服氧化苦参碱后 24 小时排出 51.4%，以转化物苦参碱为主。

【毒理研究】传统未见有认为山豆根有毒。但近年临床有关山豆根中毒乃至死亡者时有所见，1976 年天津药检所报告 66 例，至 1983 年已达 200 余例，至 1985 年版中华人民共和国药典于山豆根项下明确指出"有毒"。主要毒性症状为恶心、呕吐、腹痛、腹泻，有时呕吐十分剧烈；头晕眼花、恶寒、出汗、四肢颤抖、抽搐、昏迷；或见心跳加快，或见呼吸抑制，血压下降。可因呼吸衰竭，肺水肿等死亡。山豆根一般用量3～10克，超过10克易致毒性反应，成人100克可致死，10岁患儿60克也致死，但也有报告低至6克也出现毒性反应者。毒性反应发生率有报告称313例用豆根者出现中毒反应34例。另有认为山豆根与大黄配伍颇易发生毒性反应，以头昏眼花、足软无力、手指颤抖为典型症状。山豆根致中毒的毒性成分尚不十分清楚，中毒与山豆根品种基源有无关系也不清楚，故临床应用以慎为宜。有报告称服用量与中毒反应相关，1次用量3～5g者无中毒发生，6～9g者中毒反应4.7%，10～12g者17.6%，1次用量15～20g者中毒反应发生率50%。有研究认为，超量山豆根中毒可引起大脑基底神经核和海马的病理改变[10]。

【主治】用于火毒蕴结，咽喉肿痛，齿龈肿痛。

【现代应用】

1. 感染性疾病　山豆根为中医喉科要药，主治喉痈、喉风、喉痹等，《外科集验方》以本品配白芍治喉风急证；《仁斋直指方》山豆根丸以本品配大黄等治积热咽喉闭塞肿痛；《慈幼新书》山豆根汤以本品配射干、玄参等治咽喉发肿，痰涎稠浊，疼痛难堪，发为肉鹅者；《永类钤方》单用本品醋磨噙之治喉中发痈等。

2. 肝炎　山豆根对乙肝、慢活肝有一定疗效。山豆根制备之注射液商品名肝炎灵，主要有效成分为苦参碱，临床用治慢活肝402例，显效54.2%，总有效率91.8%，临床降酶迅速，并能提高血清白蛋白，降低球蛋白，对HBsAg和HBeAg也有一定转阴作用。另一组由四家医院进行的研究734例患者肌注2～3疗程，结果显效54.5%，有效89%。对于乙肝慢活肝17例单项DNA-P阳性患者经肝炎灵肌注2月治疗后，15例转阴，2例滴度增高，2例停药后DNA-P反跳，SGPT随之增高，再用肝炎灵后DNA-P转阴。提示山豆根对HBV复制可能有抑制作用，并可能有保护肝细胞和明显降酶作用。其精制品称肝灵注射液，治疗乙肝慢活肝也有一定疗效。肝炎灵注射液以改善乏力、腹胀、黄疸等为著，且SGPT、SGOT下降复常也明显快于对照，但两组表面抗原、e抗原、核心抗体等阴转率无明显差异。苦参碱治疗急性黄疸性肝炎[11]、慢性乙型肝炎也均有良好疗效[12]。氧化苦参碱治疗丙肝疗效也佳[13]。

3. 乙脑　56例乙脑患儿在常规中西医结合治疗的基础上加用广豆根注射液治疗，结果显效32例，有效19例，总有效91%，广豆根治疗组体温下降、抽搐昏迷持续时间及程度，以及并发症、后遗症等均较对照组疗效明显为优。

4. 心律失常　报告以山豆根每剂40克为主分型治疗心律失常11例，结果治愈7例，好转3例，无效1例。氧化苦参碱每次50mg治疗心律失常也有明显疗效。

主要参考文献

[1] 杜士明，等．山豆根水提物抗炎作用研究．中国药房，2008，19(18)：1371

[2] 胡庭俊，等．山豆根提取物的制备与体外抗菌及清除自由基作用的试验．广西畜牧兽医，2009，25(3)：136

[3] 丁风荣，等．山豆根体外抑菌作用研究．时珍国医国药，2002，13(6)：335

[4] 吴达荣，等．北豆根、山豆根水煎液对白色念珠菌的抗菌作用．医药产业资讯，2006，3(9)：118

[5] 赵雪英，等．肝炎灵对四氯化碳中毒性肝损伤的保护作用研究．中成药，1997，19(1)：33

[6] 蒋国良,等. 肝炎灵对D-半乳糖胺中毒性肝损伤的保护作用的实验研究. 苏州医学院学报,1997,17(2):230

[7] 黄明宜. 山豆根对Eca-109细胞株细胞周期的作用. 医学研究通讯,2002,31(8):35

[8] 肖正明,等. 山豆根水提物对体外培养人肝癌细胞增殖及代谢的影响. 山东中医药大学学报,2000,24(1):62

[9] 姚仲青,等. 山豆根总生物碱抗肿瘤作用的初步研究. 南京中医药大学学报,2005,21(4):253

[10] 王晓平,等. 中药山豆根的神经毒性:从人到动物. 自然杂志,2001,24(5):286

[11] 冼建中,等. 苦参碱注射液治疗黄疸型病毒性肝炎疗效观察. 实用医学杂志,1997,13(1):33

[12] 辛顺妹,等. 口服苦参碱治疗动物肝损伤及临床应用初步观察. 中药药理与临床,1998,14(1):42

[13] 李继强,等. 氧化苦参碱治疗慢性丙型病毒性肝炎的初步研究. 中国中西医结合杂志,1998,18(4):227

白 头 翁

本品为毛茛科白头翁属植物白头翁 *Pulsatilla chinensis*(Bge.)Regel的根,本品主含毛茛苷(ranunculin)及其分解产物、三萜皂苷。白头翁味苦,性寒。归胃、大肠经。

【功效与药理】

1. 清热解毒,凉血止痢　白头翁为治痢名药,《伤寒论》即用白头翁汤治热痢下重,《伤寒蕴要》谓本品"热毒下痢紫血鲜血者宜之"。本品清热解毒,凉血止痢功效主要与其抗菌、抗阿米巴原虫、杀滴虫等作用有关。

(1)抗菌作用:白头翁鲜汁、煎剂、乙醇提取物等于体外均有明显的抗菌作用,以对金黄色葡萄球菌、铜绿假单胞菌为敏感,对痢疾杆菌、枯草杆菌、伤寒杆菌、沙门氏菌等也有显著抑制作用。以本品配伍黄连、黄柏、秦皮而成之白头翁汤及其组成四药对志贺氏、施氏、福氏及宋内氏等痢疾杆菌均有明显抑制作用,但各组成药间未见有协同或拮抗效果。白头翁汤可显著降低内毒素造型家兔血浆内毒素的含量,并明显降低PGE_2、5-HT,升高血皮质醇水平,与清热药合用时作用增强[1]。白头翁的抗菌有效成分为原白头翁素及白头翁素,原白头翁素的*MIC*对大肠杆菌为$1.2\times10^{-5}\sim3\times10^{-5}$,金黄色葡萄球菌为$1.67\times10^{-5}$,志贺氏痢疾杆菌为$1.67\times10^{-6}$、结核杆菌为$2.5\times10^{-6}$,其他一些细菌在$1.67\times10^{-5}\sim2.5\times10^{-5}$之间。白头翁素对白喉杆菌、葡萄球菌、链球菌、大肠杆菌、结核杆菌等的*MIC*在$8\times10^{-5}\sim2\times10^{-6}$之间。白头翁素的抗菌活性还与链霉素有协同作用。

(2)抗阿米巴原虫作用:曾报告白头翁煎剂及其皂苷于体外有抗阿米巴原虫作用,白头翁煎剂于1∶60、皂苷于1∶500时能减少阿米巴原虫的繁殖,培养液中已出现有圆缩的囊前型。而煎剂于1∶40、皂苷于1∶200浓度时能完全抑制阿米巴原虫的生长。感染大白鼠的治疗实验每日给煎剂1g(生药)/kg或皂苷1g/kg连续6日,均能抑制大白鼠体内阿米巴原虫的生长。

(3)对其他病原体的抑制作用:白头翁对阴道滴虫有杀灭作用,曾报告市售七个品种来源的白头翁在体外抗滴虫试验中仅毛茛科正品白头翁有效,60%乙醇浸膏或水液于5%浓度时5分钟即可杀灭滴虫,流浸膏对阴道黏膜刺激性很大,但以丙酮、乙醚相继提取所得部分刺激性小,对滴虫仍然有效。另报告白头翁生药粉杀灭阴道滴虫的*MIC*为2mg/ml。白头翁、白头翁汤还对某些皮肤真菌、酵母菌、锥虫、白色念珠菌等有不同程度的抑制作用。白头翁素也有强烈的杀真菌作用。另有报告,白头翁对流感病毒所致小白鼠感染有弱的抑制作用,白头翁水浸液能延长感染流感病毒PR_8株小鼠的存活时间,减轻肺部损伤。虽有报告某些具有抗菌、抗病毒及抗癌活性的化合物均含α,β不饱和的γ内酯结构,但毛茛苷的类似作用尚未见报告。

(4)抗炎作用:0.2%白头翁素凝胶剂(耳壳涂药)对二甲苯致小鼠耳肿胀有明显的抑制作用,抑制率为48.9%,且本身对耳壳无刺激性。白头翁总皂苷100mg/kg和200mg/kg连续灌胃7天对巴豆油所致小鼠耳肿胀和角叉菜胶所致小鼠足肿胀有明显的抑制作用[2]。

白头翁醇提物2g/kg连续7天灌胃对葡聚糖硫酸钠诱导的大鼠结肠炎有一定作用:给药组大鼠结肠组织中TNF-α阳性细胞数明显减少,IL-6和PGE_2也显著降低,提示白头翁醇提物通过抑制三种炎症介质和细胞因子的释放来减轻结肠的损害[3]。

2. 其他作用

(1)抗肿瘤作用:曾有报告白头翁能抑制植物种子发芽,毛茛苷类似物有抗肿瘤作用。毛茛苷在体外对KB细胞、Bel_{7420}细胞克隆形成有明显抑制作用,0.1μmol/L即有效,IC_{50}分别为0.21μmol/L及0.35μmol/L,而浓度为2μmol/L时两种细胞的克隆形成被完全抑制。毛茛苷对L_{1210}细胞大分子生物合成的抑制以对DNA为重,IC_{50}为0.35μmol/L,对RNA影响轻微,对蛋白质合成无明显影响,于15μmol/L浓度对DNA、RNA及蛋白质合成的抑制分别为87.2%、56.2%及11.7%。毛茛苷能促进超氧自由基的生成,10μmol/L浓度使O_2^-生成增加22.42%,100μmol/L时促进率达208.48%,且过氧化氢酶及超氧化物歧化酶可使毛茛苷抑制DNA合成的作用部分解除,3000IU/ml的过氧化氢酶或0.25mg/ml的SOD可使毛茛苷的^{3}H-TdR掺入抑制分别降低37.57%和50.26%,表明毛茛苷细胞毒作用的机制与其能抑制DNA聚合酶作用下的DNA合成及促进超氧阴离子自由基生成有关。然而体内抗肿瘤试验中毛茛苷仅显示弱的效果[5]。毛茛苷有较强的抗诱变作用,能显著抑制丝裂霉素所致沙门氏菌TA_{100}和TA_{102}的回复突变,且作用呈浓度依赖关系,抑制率可达72%,对甲基磺酸甲酯抑制率可达60%,对卡铂为36.6%,但对NaN_3无影响。对于丝裂霉素所致小鼠PCE微核,300mg/kg的毛茛苷可使其微核发生率下降54.5%,表明毛茛苷可能有促进DNA修复的功能。另有研究表明原白头翁素也有较强的抗诱变作用。

(2)保肝作用:白头翁正丁醇提取物对CCl_4致肝损伤模型小鼠有保护作用,可降低血清ALT、AST水平,明显降低肝脏指数,并显著降低肝组织MDA、XOD水平,提高GSH活力;病理观察发现该提取物可保护肝组织结构,减轻CCl_4对肝脏的损伤[4]。

【体内过程】毛茛苷于体内、外均可被代谢转化,并降低其抗肿瘤作用。体外试验中大鼠肝微粒体及胞浆液均可使毛茛苷抑制L_{1210}细胞DNA合成作用减弱,分别可下降46%和12%;模拟肝脏代谢条件下,与肝微粒体酶共孵1小时,可使33.69%的毛茛苷消失,而发现原白头翁素出现,表明毛茛苷于体内可能于肝脏转化为原白头翁素。

【主治】主治热毒血痢,阴痒带下,阿米巴痢。

【现代应用】

1. 细菌性痢疾　单味白头翁对于菌痢即有较好疗效,如曾报告用白头翁鲜品180~300g水煎分3~4次服,治疗急性菌痢67例,平均2天痊愈。但一般多采用复方。白头翁汤是传统治痢名方,对于急性菌痢的治愈率一般在90%以上,并以症状改善快,适应面广(可用于小儿、老人、孕妇),无明显毒副作用为特点。

2. 阿米巴痢疾　白头翁及以白头翁为主的复方对急、慢性阿米巴痢疾及阿米巴性肝脓疡均具一定疗效。曾有报告认为其疗效比依米丁(吐根碱)、药特灵、卡巴胂等为优,副作用小。

3. 颈淋巴结核　白头翁对颈淋巴结核有较好疗效,配以夏枯草疗效有所提高。

4. 癌症　原白头翁素静注，据称对肺部鳞癌、未分化癌及黑色素瘤等有一定效果。

白头翁治疗腮腺炎据称疗效很好，其法为将鲜品切碎或干品为末，炒鸡蛋服或冲服。还有用白头翁治腮腺混合瘤的报告。

主要参考文献

[1] 宋崇顺，等．白头翁汤与清热解毒药相配伍的实验研究．中国中医基础医学杂志，1998，4(3)：23

[2] 宁玉明，等．白头翁凝胶剂的体外经皮渗透及小鼠抗炎试验．中国医院药学杂志，2006，26(12)：1488

[3] 张文远，等．白头翁醇提物对葡聚糖硫酸钠诱导大鼠结肠炎的抗炎作用机制研究．中华消化杂志，2004，24(9)：568

[4] 王单，等．白头翁提取物对 CCl_4 小鼠肝损伤的保护作用．现代中药研究与实践，2008，22(5)：34

[5] 章荣华，等．白头翁对二甲基肼诱发小鼠大肠癌的防治作用和机制研究．中药药理与临床，1999，15(5)：33

（四）清热凉血药

生　地　黄

本品为玄参科地黄属植物地黄 *Rehmannia glutinosa*（Gaertn.）Libosch. 和怀庆地黄 *R. glutinosa* Libosch. f. hueichingensis(Chao et Schih.)Hsiao 的干燥根茎，新鲜者称鲜地黄。主要含环烯醚萜苷类、低聚糖等，如β-谷固醇、甘露醇、梓醇（catalpol）、地黄素（rehmannin）、地黄低聚糖。鲜地黄味甘、苦，性寒。归心、肝、肾经。生地黄味甘，性寒。归心、肝、肾经。

【功效与药理】

1. 清热凉血，养阴生津　《本经逢原》中记载本品“内专凉血滋阴，外润皮肤荣泽，病人虚而有热者宜加用之”。《本草经疏》称本品为“补肾家之要药，益阴血之上品”。本品清热凉血，养阴生津功效与其对机体神经内分泌功能、血液及心血管功能的影响有关。

(1)对实验性阴虚证的影响：地黄为滋阴要药，生地对于甲亢型阴虚证和肾上腺皮质激素型阴虚证模型的多种病理改变有明显的改善效果。如显著改善甲亢等阴虚患者交感肾上腺素能神经兴奋症状，使血浆 cAMP 含量趋向正常，但生地对 T_3、T_4 水平无明显影响。对于甲状腺素诱发的大鼠心肌肥厚和心、脑线粒体 Ca^{2+}、Mg^{2+}-ATP 酶活力的显著升高，生地黄煎剂灌服均可明显抑制之，此可能因地黄能保护缺血细胞线粒体及其 Ca^{2+} 转运酶，从而使细胞线粒体避免了缺血损伤和 ATP 耗竭[1]。

对于肾上腺皮质激素阴虚证，生地或其配伍能拮抗地塞米松对家兔垂体-肾上腺皮质系统的抑制作用，使血浆皮质酮浓度升高。病理学观察显示两药联合使用时兔的垂体和肾上腺皮质形态学未见明显改变，表明生地能减轻糖皮质激素对垂体-肾上腺皮质系统功能和形态的影响。生地黄对于皮质酮所致小鼠糖皮质激素过剩性阴虚证模型，腹腔巨噬细胞对 IFN-r 诱导的 Ia 抗原高表达，可明显抑制之。

(2)降血糖作用：体外研究表明地黄寡糖可促进前脂肪细胞增殖，抑制其向脂肪细胞分化，对地塞米松诱导的 3T3-L1 脂肪细胞胰岛素抵抗有明显改善作用，提示地黄寡糖既可增强细胞对葡萄糖的摄取和利用，又不会引起脂肪聚集[2]。地黄寡糖 100mg/kg 腹腔注射 15 天，可明显降低四氧嘧啶所致糖尿病模型大鼠血糖水平，增加肝糖原含量，降低肝葡萄糖-6-磷酸酶活性；其对正常大鼠虽无明显影响，但可部分预防葡萄糖及肾上腺素引起的血糖升高，提示地黄寡糖不仅可调节实验性糖代谢紊乱，亦可调节生理性高血糖状态[3]。地黄寡糖

250mg/kg 灌胃给予 60 天，可明显逆转老年或去胸腺大鼠由于糖代谢紊乱而引起的肝糖原含量、血浆胰岛素水平增高和血浆皮质酮下降[4]；200mg/kg 灌胃给予 22 天，可使高脂饲料合并链脲佐菌素诱导的 2 型糖尿病模型大鼠和葡萄糖-肾上腺素诱导的高血糖模型大鼠血糖和肝脏葡萄糖-6-磷酸酶活性降低，增加肝糖原和胰岛素含量[5]；200mg/kg 灌胃给予 7 天及 14 天，可使四氧嘧啶所致妊娠糖尿病模型大鼠血糖降低，胰岛素水平升高。以地黄水提物 0.6～2.4g/kg 灌胃可使高热量饲料合并链佐星所致 2 型糖尿病模型大鼠抵抗素(resistin)mRNA 表达显著降低，提示地黄可通过抑制脂肪组织抵抗素基因表达，降低胰岛素抵抗水平，改善脂质代谢紊乱，从而降低高血糖[6]。

2. 生血作用

《本草经百种录》称本品"专于补血，血补则阴气得和而无枯燥拘牵之疾矣"。本品生血功效与其促进造血功能作用有关。生、熟地黄均可促进血虚动物红细胞、血红蛋白的恢复，加快骨髓造血细胞 CFU-S、CFU-E 的增殖、分化。生地水煎液灌胃 10 天对放血所致贫血模型小鼠可改善动物状态，提高红细胞和血红蛋白量，促进骨髓多能造血干细胞和红系造血祖细胞的增殖，但其作用强度不及熟地黄[7]。地黄促进造血的作用与其所含糖类和苷类物质有关，地黄低聚糖 10～40mg/kg 可促进小鼠骨髓造血祖细胞包括粒单系祖细胞、早晚期红系祖细胞的增殖与分化，使 CFU-GM、BFU-E 及 CFU-E 显著增加。对于快速老化模型小鼠 SAMP8，地黄低聚糖也可使其 CFU-S、CFU-GM、CFU-E 和 BFU-E 明显增多，外周血中降低的 WBC 数明显增加，表明地黄低聚糖可影响小鼠造血的整个过程。小鼠血清集落刺激活性试验表明其可促进集落刺激因子的产生，增加祖细胞的增殖分化，增强造血功能[8,9]。另有报道，地黄苷 D 20～60mg/kg 可明显升高甲状腺素和利舍平所致血虚模型小鼠白细胞数、血小板数、网织红细胞数和骨髓 DNA 含量，提示其具有促进造血作用[11]。此外，鲜地黄汁、鲜地黄煎液和干地黄煎液均可在一定程度上拮抗阿司匹林所致小鼠凝血时间延长，且鲜地黄汁的作用明显强于干地黄。地黄注射液腹腔注射，能使接受 600r 照射大鼠血小板损伤减轻，回升加快，表明地黄有抗放射损伤作用。

3. 其他作用

(1)增强机体免疫功能：鲜地黄汁、鲜地黄水煎液能使甲状腺素所致类阴虚小鼠的脾脏淋巴细胞碱性磷酸酶的表达增加，鲜地黄汁还可增强 ConA 诱导的脾脏淋巴细胞转化；干地黄水煎液对该模型小鼠脾脏 B 细胞功能也有明显的增强作用，但弱于鲜地黄汁[12]。本品所含地黄苷 A 可提高环磷酰胺所致白细胞减少模型小鼠的白细胞数量，促进 B 淋巴细胞抗体生成，刺激 T 淋巴细胞转化成致敏淋巴细胞[13,14]。另有报道显示怀地黄多糖可拮抗 D-半乳糖所致衰老模型小鼠脾脏和胸腺的萎缩，使胸腺皮质厚度及细胞数、脾小结及淋巴细胞数超过正常水平，且可使环磷酰胺所致免疫抑制模型小鼠腹腔巨噬细胞吞噬百分率、吞噬指数显著升高，显著促进溶血素、溶血空斑形成和淋巴细胞转化，提示其对低下的免疫功能有显著的兴奋作用[15]。此外，地黄寡糖可提高老年或去胸腺大鼠脾淋巴细胞增殖率[4]。

(2)抗肿瘤作用：地黄多糖 b 20mg/kg 灌胃或腹腔注射，均可抑制 S_{180} 在小鼠体内的生长，腹腔注射尚可抑制 Lewis 肺癌、B_{16} 黑素瘤和 H_{22} 肝癌，同时可提高荷瘤小鼠脾脏 T 淋巴细胞增殖、改善肿瘤引起的 IL-2 水平降低、部分阻抑肿瘤对脾脏天然杀伤细胞和细胞毒性 T 细胞的抑制作用，由于体外试验显示其无直接抑瘤作用，推测地黄多糖 b 的体内抑瘤效应与其提高免疫功能有关[10,17]。低分子量地黄多糖 20、40mg/kg 腹腔注射给予荷瘤小鼠，可增加肿瘤组织 c-fos 基因和抗癌基因 p53 表达，降低 c-myc 基因表达，体外试验结果与此类似，提示地黄多糖可通过调节肿瘤相关基因的表达而影响肿瘤细胞的增殖、分化和凋亡[18]。

(3)强心利尿作用：地黄有强心作用，对衰弱心脏作用更为明显。生地黄水提物2、4g/kg灌胃可对抗异丙肾上腺素致大鼠脑缺血而造成的脑组织中钙-镁-ATP酶(Ca^{2+}-Mg^{2+}-ATPase)活力异常升高，从而防止脑组织的缺血性损伤和ATP耗竭，提示地黄中可能有钙拮抗活性物质[19]。麻醉犬静注地黄浸膏可使尿量增加，利尿原理可能与其强心及扩张肾血管作用有关。地黄利尿作用的有效成分为梓醇苷(catalposide)和去对羟基苯梓醇苷，而前者比后者作用强。

此外，小白鼠实验表明，地黄能显著加强阈下剂量戊巴比妥钠的催眠作用；地黄煎剂对小鼠实验性四氯化碳中毒性肝炎有保护作用；地黄水煎剂和醇浸剂10g/kg灌服5日，对大鼠实验性甲醛性关节炎有显著的消肿作用。地黄还可增强小鼠血中谷胱甘肽过氧化物酶(GSH-Px)的活性，降低过氧脂质(LPO)的含量。

【主治】鲜地黄主治热风伤阴，舌绛烦渴，发斑发疹，吐血，衄血，咽喉肿痛。生地黄主治热病舌绛烦渴，阴虚内热，骨蒸劳热，内热消渴，吐血，衄血，发斑发疹。

【现代应用】生地为养阴要药，除阴虚内热、骨蒸、消渴、吐衄、发斑发疹等外，也常用于高血压病、糖尿病、传染性肝炎、血小板减少性紫癜等，对于一些难治性疾病，如免疫性疾病、席汉氏综合征、功能性子宫出血等也有明显疗效。如大剂量生地煎剂治疗风湿性关节炎可使关节疼痛减轻，肿胀消退，关节功能恢复，结节红斑消退，体温渐降，血沉恢复正常，停药后无反跳现象，治疗类风湿性关节炎亦有一定疗效。还用于红斑性狼疮、脊柱炎、慢性肾炎等。此外，地黄对支气管哮喘、荨麻疹等疾病的一般症状也有改善效应，用地黄治疗席汉氏综合征10例，经3～5个月治疗，子宫恢复正常者3例，1例恢复月经，2例恢复生育能力，10例尿17羟皮质类固醇和17酮类固醇排出量均见增加。

主要参考文献

[1] 陈丁丁，等．地黄煎剂消退L-甲状腺素诱发的大鼠心肌肥厚并抑制其升高的心、脑线粒体Ca^{2+}，Mg^{2+}-ATP酶活力．中药药理与临床，1997，13(4)：27

[2] 郭晓农，等．地黄寡糖对3T3-L1脂肪细胞增殖及胰岛素抵抗的作用．中国中药杂志，2006，31(5)：403

[3] 张汝学，等．地黄低聚糖对实验性糖尿病与高血糖大鼠糖代谢的调节作用．中药药理与临床，1996，12(1)：14

[4] 张汝学，等．去胸腺对大鼠糖代谢的影响及地黄寡糖对其的调节作用．中国药理学通报，2002，18(2)：194

[5] 曾艳，等．地黄寡糖在2型糖尿病大鼠模型上的降血糖作用及机制．中国药理学通报，2006，22(4)：411

[6] 吕秀芳，等．地黄水提液对2型糖尿病大鼠胰岛素抵抗及resistin基因mRNA和蛋白表达的影响．中国中药杂志，2007，32(20)：2182

[7] 袁媛，等．怀地黄补血作用的实验研究．中国中药杂志，1992，17(6)：366

[8] 刘福君，等．地黄低聚糖对小鼠免疫和造血功能的作用．中药药理与临床，1997，13(5)：19

[9] 刘福君，等．地黄低聚糖对快速老化模型小鼠造血功能的影响．中国药理学通报，1997，13(6)：509

[10] 刘福君，等．地黄寡糖对samp8小鼠造血祖细胞增殖的作用．中国药理学与毒理学杂志，1998，12(2)：127

[11] 于震，等．地黄苷D滋阴补血和降血糖作用的实验研究．辽宁中医杂志，2001，28(4)：240

[12] 梁爱华,等. 鲜地黄与干地黄止血和免疫作用比较研究. 中国中药杂志,1999,24(11):663

[13] 于震,等. 地黄苷A对环磷酰胺致小鼠白细胞减少症的影响. 中草药,2001,32(11):1002

[14] 王军,等. 地黄苷A对"阴虚"及免疫功能低下小鼠的药理作用. 中国药学杂志,2002,37(1):20

[15] 苗明三,等. 怀地黄多糖免疫兴奋作用的实验研究. 中国中医药科技,2002,9(3):159

[16] 陈力真,等. 地黄多糖b对正常及S180荷瘤小鼠T淋巴细胞功能的影响. 中国药理学与毒理学杂志,1994,8(2):125

[17] 陈力真,等. 地黄多糖b的免疫抑瘤作用及其机理. 中国药理学与毒理学杂志,1993,7(2):153

[18] 魏小龙,等. 低分子质量地黄多糖体外对Lewis肺癌细胞p53基因表达的影响. 中国药理学通报,1998,14(3):245

[19] 陈丁丁,等. 地黄煎剂抑制异丙肾上腺素诱发的缺血大鼠脑 Ca^{2+},Mg^{2+}-ATP酶活力升高. 中药药理与临床,1996,12(5):22

牡 丹 皮

本品为毛茛科植物牡丹 *Paeonia suffruticosa* Andr. 的干燥根皮。主含芍药苷(paeoniflorin)、牡丹酚苷(paeonoside)、牡丹酚原苷(paeonolide)、苯甲酰芍药苷(benzoylpaeoniflorin),羟基芍药苷(oxypaeoniflorin)、苯甲酰羟基芍药苷(benzoyloxypaeoniflorin)、丹皮酚新苷(apiopaeonoside)以及牡丹酚(paeonol)。味苦、辛,性微寒。归心、肝、肾经。

【功效与药理】

1. 清热凉血 《本经》中记载本品"主寒热",《本草经疏》中记载本品"其味苦而微辛,其气寒而无毒。辛以散结聚,苦寒除血热,入血分,凉血热之要药也"。牡丹皮清热凉血功效主要与抗炎、抗过敏、解热、抗菌、降血糖等作用有关,还与其对血液系统的影响有关。

(1)抗炎、镇痛作用:丹皮水提取物、丹皮总苷和丹皮酚对炎症均有不同程度的抑制作用。丹皮水煎液可抑制二甲苯所致小鼠耳肿胀,角叉菜胶、甲醛、蛋清等所致大鼠足肿胀。其抗炎作用不依赖于垂体肾上腺皮质系统[1]。丹皮总苷可抑制角叉菜胶诱导的大鼠急性足肿胀和二甲苯诱导的小鼠耳肿胀;在致炎前1小时或致炎后第12天给药,对佐剂性关节炎大鼠原发性或继发性炎症反应均有明显抑制作用[2]。丹皮酚不同途径给药也对多种急性渗出性炎症有明显的抑制作用,0.5、1.0g/kg灌胃给药对内毒素致小鼠腹腔毛细血管通透性升高有显著的抑制作用,丹皮酚抗炎作用也不依赖于垂体-肾上腺系统,也无可的松样作用[3],丹皮酚100、200mg/kg灌胃还可明显减轻AA大鼠的炎症反应,降低其血清中白细胞介素1、2、6及肿瘤坏死因子的含量[4]。

丹皮水煎液灌胃,可提高热板法致痛小鼠的阈值,减少醋酸所致小鼠扭体的次数[5]。丹皮酚50或100mg/kg皮下注射,可提高热板法致痛小鼠的阈值、减少醋酸所致小鼠扭体的次数、抑制甲醛所致小鼠疼痛反应,丹皮酚起效较慢,但持续时间长,适用于慢性钝痛的治疗[6]。

(2)抗过敏作用:牡丹皮水煎液灌胃对大鼠PCA、RCA,Arthus型足肿胀等变态反应均有抑制作用,能抑制补体经典途径溶血活性,但不影响旁路溶血活性和小鼠血清溶血素生成,对天花粉所致颅骨膜肥大细胞脱颗粒也无明显影响[1]。丹皮总苷对绵羊红细胞(SRBC)引致的小鼠迟发型超敏反应(DTH),腹腔注射丹皮酚有明显抑制作用,丹皮酚还能抑制二硝基氟苯(DNFB)引起的小鼠耳廓接触性皮炎。对于豚鼠Forssman皮肤血管炎,丹皮酚腹腔注射有显著抑制作用,对大鼠反向皮肤过敏反应(RCA)丹皮酚亦有明显抑制作用,还能显著抑制牛血清白蛋白(BSA)诱导的大鼠Arthus型足肿胀。

(3)解热作用:丹皮酚200mg/kg腹腔注射30分钟后可使正常小鼠体温分别降低

2.9℃，对三联疫苗引起的发热有解热作用。

(4)抗菌作用：丹皮提取物对白色和金黄色葡萄球菌、溶血性链球菌、肺炎球菌、枯草杆菌、大肠杆菌、伤寒杆菌、副伤寒杆菌、痢疾杆菌、变形杆菌、铜绿假单胞菌、百日咳杆菌及霍乱弧菌等有一定抑制作用，对铁锈色小芽胞杆菌等 10 多种皮肤真菌也有一定抑制作用，丹皮酚是抗菌有效成分之一。

(5)降血糖作用：丹皮多糖及丹皮多糖-2b 可降低多种糖尿病动物模型的血糖水平，丹皮多糖灌胃给药，可使正常小鼠或葡萄糖诱发的小鼠高血糖水平降低[7]。

2. 活血化瘀　本品为凉血化瘀主要药物，《本经》中记载本品"除症坚，瘀血，留舍肠胃"，《药性论》中记载本品能"治女子经脉不通，血沥腰疼"。本品活血化瘀功效与抗血小板聚集、抗心肌缺血、抗心律失常及降血压等作用有关。

(1)抗缺血再灌注性损伤作用：丹皮酚 2.5、5.0、10mg/kg 十二指肠给药能明显减小心肌梗死面积，降低心肌梗死程度，减少心肌酶的释放，同时可以提高血清中 SOD 的活力，降低血清中 MDA 的含量，减轻脂质过氧化损伤的程度[8]。丹皮酚对多种不同脏器的缺血再灌注模型动物均有保护作用，主要是通过抗氧化、稳定膜结构等途径使机体细胞免受损伤。丹皮酚灌胃或腹腔给药，能缩小缺血再灌注模型大鼠心肌梗死范围，降低缺血再灌注损伤大鼠心肌组织 MDA 含量和血清中肌酸磷酸激酶(creatine phosphokinase，CPK)浓度，并明显保护心肌组织 SOD 活性和心肌细胞超微结构[9]。其次，丹皮酚注射液腹腔注射，可降低心肌缺血再灌注模型大鼠线粒体膜胆固醇/磷脂的比值，减少心肌细胞游离脂肪酸含量，改善 Ca^{2+}-ATP 酶活性，调节线粒体膜脂的流动性，保护心肌细胞膜脂结构[10]。另外，丹皮酚 50mg/kg 腹腔注射，可使脑缺血再灌注模型沙鼠增高的外周 WBC、脑实质中小胶质细胞降低；而丹皮酚注射液 100mg/kg 腹腔注射，可改善线栓法缺血再灌注大鼠神经功能缺损表现，降低中性粒细胞浸润，抑制 ICAM-1 的表达，从而减轻了神经元的损伤[11]。

(2)降血脂、抗动脉粥样硬化作用：凤丹皮水煎液 5.0g/kg 灌胃，可降低高脂血症模型大鼠血清 TC、LDL-C，血液流变学指标全血黏度、血浆黏度、血小板聚集率及纤维蛋白原水平；滇丹皮水煎液 5.0g/kg 灌胃给药，仅可降低 LDL-C、纤维蛋白原水平[12]。

调节脂质代谢是丹皮酚抗 AS 的基础之一。丹皮酚 0.3、0.6g/kg 可明显降低实验性 AS 模型鹌鹑血清总胆固醇(TC)、甘油三酯(TG)、低密度脂蛋白(LDL)、极低密度脂蛋白等含量，升高高密度脂蛋白亚型(HDL2)；提高载脂蛋白 apoA1/$apoB_{100}$、HDL/TC 比值，减少主动脉壁及肝脏 TC 含量，缩小斑块面积，抑制主动脉脂质斑块形成[13]。研究发现，丹皮酚 0.15、0.3g/kg 灌胃给药，可明显抑制高脂大鼠血清、主动脉及肝脏脂质过氧化反应，0.3g/kg 减少高脂大鼠血浆 LDL 的氧化修饰，且 40～1000μg/kg 剂量丹皮酚对健康人血清 LDL 的体外氧化反应有显著抑制作用[14]。丹皮酚抗 AS 作用还与抑制平滑肌细胞异常增生及保护血管内皮细胞有关，可呈浓度依赖性地抑制人血管平滑肌细胞的增殖并对高脂血清刺激的平滑肌细胞异常增生有显著的抑制作用；对大鼠血管平滑肌(VSMC)也观察到相似的结果。

(3)抗心律失常作用：丹皮酚具有抗心律失常作用，对钙通道的阻滞作用是其主要的作用机制之一。丹皮酚 80、160mg/kg 腹腔注射，能不同程度地降低心肌缺血再灌注模型大鼠心室颤动及室性心动过速的发生率，缩短其持续时间；且使心律失常分数下降 33%及 55%[15]。应用膜片钳全细胞技术研究发现，丹皮酚(50～400μg/ml)呈浓度依赖性地阻滞单个豚鼠心肌细胞钙通道电流(I_{Ca})，同时，能降低体外培养乳鼠心肌细胞搏动频率，对心肌细胞快相(5分钟)和慢相(120分钟)^{45}Ca摄取均有显著抑制作用[16]。

(4)改善微循环作用:丹皮酚0.5、0.7g/kg灌胃,可使肾型高血压犬血压第10天开始下降,持续9～14天;对肾性高血压大鼠也有相同作用。丹皮酚5mg/kg腹腔注射,能降低肾上腺素+冰水应激所致急性微循环障碍大鼠血清ET-1含量,增加血清NO的含量,抑制血管内皮损伤和血栓形成,防止内皮细胞脱落,对物理性血管损伤具有明确的保护作用[17]。丹皮酚溶液局部滴加于肠系膜上,可加快单个红细胞运行速度,增加毛细管管径,改善微循环。

3. 其他作用

(1)保肝作用:丹皮总苷50～80mg/kg灌胃,对CCl_4、D-Gal、乙醇所致化学性肝损伤有保护作用,降低ALT、AST水平,减轻肝脏变性和坏死程度,促进肝脏糖原合成和提高血清蛋白含量,降低肝匀浆脂质过氧化产物丙二醛(MDA)的含量及提高血清和肝脏谷胱甘肽过氧化物酶活力,且可缩短CCl_4小鼠戊巴比妥钠后的睡眠时间[18]。另外,丹皮总苷50、100mg/kg灌胃对BCG和LPS所致免疫性肝损伤有保护作用,可显著降低小鼠血清ALT和AST活性,降低其血清与肝组织中LPO含量,并减轻其增大的脾脏指数[19]。

(2)对中枢神经系统的影响:丹皮流浸膏375、500mg/kg灌胃对多种实验性癫痫模型及小鼠自发活动有明显的抑制作用,可剂量依赖性对抗小鼠MES及戊四氮、士的宁、氨基脲所致小鼠惊厥作用[20]。丹皮总苷60～80mg/kg灌胃或腹控注射给药,可呈剂量依赖性对抗小鼠最大电惊厥(MES)及戊四氮、士的宁、氨基脲所致小鼠化学性惊厥,并可增强苯巴比妥抗惊厥作用[21]。丹皮酚具有镇静、催眠、抗惊厥、解热等作用。

(3)抗肿瘤作用:丹皮酚在体、内外对人白血病细胞K562、人乳腺癌基因细胞T6-17、肝癌细胞BEL-7404、移植性肝癌HepA、人白血病肿瘤细胞株K562/ADM细胞、宫颈癌细胞系HeLa、人大肠癌细胞株HT-29细胞等多种肿瘤细胞具有增殖抑制作用。丹皮酚在非细胞毒性剂量(12.5μg/ml)下能降低阿霉素(ADM)、柔红霉素(DAU)、长春新碱(VCR)及长春碱(VLB)对多耐药(MDR)肿瘤细胞株K562/ADM细胞半数抑制浓度(IC_{50}),且能提高细胞内化疗药物的浓度,呈现协同抗肿瘤作用,其与5-氟尿嘧啶、丝裂霉素、顺铂联用对HT-29产生较强的抑制作用[22]。丹皮酚还能逆转肿瘤多药耐药性,对多种化疗药物有增敏作用。丹皮酚可通过调节肿瘤相关基因的表达而影响肿瘤细胞的增殖、分化和凋亡。

【体内过程】丹皮酚在肠道各部位的吸收速率按空肠、回肠、十二指肠、结肠顺序下降,药物在肠道内的吸收呈现一级吸收动力学过程,丹皮酚的吸收半衰期为1～2小时,其吸收机制为被动扩散[23]。正常小鼠一次性灌胃50mg/kg丹皮酚,体内药动学过程符合单室模型一级吸收,药物进入体内迅速分布,代谢消除也较快[24]。

【主治】主治温毒发斑,吐血衄血,夜热早凉,无汗骨蒸,经闭痛经,痈肿疮毒,跌扑伤痛。

【现代应用】丹皮主用于温病热毒发斑,吐血衄血,方为犀角地黄汤。近也用于多种证见血热阴虚的复杂疾病,原发性血小板减少性紫癜等,对于皮肤瘙痒症、湿疹类皮肤病等也有疗效。

主要参考文献

[1] 巫冠中,等. 丹皮的抗炎作用. 中国药科大学学报,1990,21(4):222

[2] 汤文路,等. 丹皮总苷抗炎作用的研究. 安徽医科大学学报,1999,34(1):11

[3] 巫冠中,等. 丹皮酚的抗炎作用及其机制. 中国药科大学学报. 1989,20(3):147

[4] 许兰芝,等．丹皮酚对佐剂性关节炎大鼠的炎症反应及细胞因子水平的干预作用．中国临床康复,2005,9(39):120

[5] 李世林．牡丹皮镇痛抗炎作用的实验研究．中国中医基础医学杂志,2006,12(1):40

[6] 刘雪君,等．丹皮酚的镇痛作用和无耐受性研究．中国药理学通报,1993,9(6):464

[7] 刘超,等．丹皮多糖对正常及高血糖小鼠的降糖作用．安徽中医学院学报,1998,17(7):45

[8] 冯巧巧,等．丹皮酚对麻醉犬冠脉结扎致心肌梗死的保护作用．中国生化药物杂志,2008,29(5):320

[9] 张卫国,等．丹皮酚抗大鼠心肌缺血再灌注损伤与抗膜脂质过氧化作用．药学学报,1994,29(2):145

[10] 张卫国,等．丹皮酚对大鼠心肌缺血再灌注损伤的线粒体膜脂的保护作用．中草药,1994,25(4):193

[11] 孙文芳,等．丹皮酚对大鼠脑缺血再灌注损伤的保护作用．中国临床康复,2006,8(16):3088

[12] 巫志峰,等．不同产地牡丹皮提取物的降血脂作用研究．时珍国医国药,2008,19(12):2962

[13] 戴敏,等．丹皮酚抗鹌鹑实验性动脉粥样硬化作用．中国中药杂志．1999,24(8):488

[14] 戴敏,等．丹皮酚对脂质过氧化反应及低密度脂蛋白氧化修饰的抑制作用．中国中药杂志,2002,25(10):625

[15] 张广钦,等．丹皮酚对抗大鼠心肌缺血再灌注心律失常作用．中国药科大学学报,1997,28(4):225

[16] 唐景荣,等．丹皮酚对体外培养乳鼠心肌细胞^{45}Ca摄取的影响．中国药理学与毒理学杂志,1991,5(2):108

[17] 杨骅,等．丹皮酚对急性微循环障碍大鼠血管内皮细胞分泌的ET-1和NO的调控．海峡药学,2008,20(6):47

[18] 梅俏,等．丹皮总苷对化学性肝损伤保护作用机制．中国药理学通报,1999,15(2):176

[19] 张安平,等．丹皮总苷对小鼠免疫性肝损伤的保护作用．中国药理学通报,1997,13(5):435

[20] 王瑜,等．牡丹皮流浸膏对实验性癫痫及小鼠自发活动的影响．安徽医科大学学报,1998,33(1):8

[21] 王瑜,等．丹皮总苷抗实验性癫痫的研究．中国药理学通报,1997,13(3):268

[22] 计春燕,等．丹皮酚抑制人大肠癌细胞增殖及其与化疗药物的协同作用．中国肿瘤临床,2005,32(9):513

[23] 汤继辉,等．丹皮酚大鼠在体小肠吸收动力学研究．中国实验方剂学杂志,2006,12(7):35

[24] 孙言才,等．丹皮酚在小鼠体内的药动学研究．中国医院药学杂志,2006,26(5):543

赤　芍

本品为毛茛科植物芍药 *Paeonia lactiflora* Pall. 或川赤芍 *Paeonia veitchii* Lynch 的根。主含芍药苷(paeoniflorin),另含苯甲酰芍药苷(benzoylpaeoniflorin)、芍药内酯苷(albiflorin)、芍药新苷(lactiflorin)、氧化芍药苷(oxypaeoniflorin)、芍药花苷(paeonin)、牡丹酚苷(paeonoside)、苯甲酸、牡丹酚(paeonol)、β-谷甾醇(β-sitosterol)以及鞣质、挥发油等。味苦,性微寒。归肝经。

【功效与药理】

1. 清热凉血　《药品化义》中记载本品:"味苦能泻,带酸入肝,专泻肝火。盖肝藏血,用此清热凉血"。本品清热凉血功效与其抗血小板聚集、抗凝血、抗血栓形成、激活纤溶等作用有关。

(1)抗凝血作用:赤芍及其所含有效成分能显著抑制血小板聚集活性。赤芍水煎剂、芍药苷等对ADP、胶原、花生四烯酸等所致血小板聚集均有显著抑制效果,但并不使血小板数明显降低。报告对ADP诱导的血小板聚集，赤芍煎剂可使其用量由(7.3±0.5)μg/ml增加到(174.9±94.2)μg/ml。赤芍精还能使高脂饲料饲养之大鼠血小板内cAMP显著升高，此可能是其能抑制血小板聚集的机制之一。对于葡聚糖所致大鼠红细胞聚集，六个产地赤芍中四种有显著的抑制作用，而以道地多伦赤芍作用为强[1]。

赤芍具有显著的抗凝血作用。赤芍水煎醇沉液于体外能显著延长家兔血浆白陶土部分凝血活酶时间(KPTT)、凝血酶原时间(PT)及凝血酶时间(TT)，于10mg/ml浓度即有显著作用，并随浓度增大而作用增强。赤芍3g/kg静注，也能显著延长家兔的KPTT、PT及TT。赤芍的抗凝作用不依赖于ATⅢ，而可能系对凝血酶的直接抑制所致。1mg赤芍约相当于2.0×10^{-3}单位肝素的抗凝活性[2]。赤芍煎剂也可显著抑制大鼠血浆及纤维蛋白原凝固，500mg/ml可使血浆或纤维蛋白原不凝，表明对内源和外源凝血系统以及凝血酶均有浓度依存性抑制作用。赤芍总苷为赤芍抗凝作用有效部位[3]。不同产地赤芍的抗凝血活性有一些差异，有研究6种产地赤芍药材中以道地多伦赤芍作用为佳，野生赤芍优于栽培赤芍[4]。

赤芍水煎剂具有较强的防治血栓形成作用。赤芍煎剂灌服，能显著抑制大鼠体外血栓形成，延长血栓形成时间，减轻血栓湿重和干重，减少血栓长度。对于高脂饲料所致血凝亢进的大鼠赤芍总苷于体外能显著抑制血栓形成[5]，灌服给药能显著延长小鼠、大鼠的凝血时间，缓解ADP所致小鼠肺栓塞，抑制电刺激及动、静脉旁路大鼠血栓形成。静脉给药能显著抑制小鼠凝血时间，降低复合诱导剂所致小鼠肺栓塞死亡率，缩短角叉菜胶所致鼠尾血栓长度，延长电刺激所致大鼠动脉血栓形成时间[6]。

赤芍煎剂可促进纤维蛋白溶解，但对80℃受热的纤维蛋白无作用，表明赤芍不能直接溶解纤维蛋白，而是通过激活纤溶酶原变成纤溶酶而促进纤维蛋白溶解。赤芍灌服也能明显缩短大鼠优球蛋白溶解时间。此外，赤芍还能显著抑制尿激酶对纤溶酶原的激活作用，而赤芍本身的纤溶酶原激活作用也减弱，表明赤芍与尿激酶有相互抑制作用。

此外，赤芍总苷对肾上腺素＋冰水应激所致血瘀大鼠能降低血液黏度、纤维蛋白原含量和红细胞聚集指数，减少红细胞压积。临床上赤芍精可显著改善高粘滞血症冠心病患者的血液流变性，200～500mg静滴10日，可使低、中切速下的全血粘度显著降低，红细胞电泳时间明显缩短。赤芍煎剂灌服10天，可显著提高小鼠红细胞膜的流动性。

(2)抗心肌缺血与动脉粥样硬化作用：赤芍有明显的扩张冠脉、抗心肌缺血作用。赤芍注射液可使大鼠离体心脏冠脉流量和电刺激引致室颤的心脏冠脉流量增加。赤芍还可增加犬的冠脉流量，降低冠脉阻力。对于垂体后叶素所致大鼠急性心肌缺血，赤芍能明显抑制心电图ST-T段的升高。赤芍扩张冠脉时对心率无明显影响，可增加小鼠心肌营养性血流量，降低犬心肌氧耗量。赤芍所含主要有效成分为赤芍总苷，3.0、6.0mg/kg静注对冠状动脉和结扎所致急性心肌缺血犬可增加心肌血流量，降低冠脉阻力，减少心肌耗氧量，降低心肌氧摄取量和心肌耗氧指数[7]，明显降低心肌缺血程度，减少心肌缺血范围和梗死面积，降低心肌缺血的血清酶学指标和游离脂肪酸含量，增高SOD和谷胱甘肽过氧化物酶活性[8]。对于异丙肾上腺素诱导的大鼠心肌缺血损伤，赤芍总苷静注可降低早期心肌细胞凋亡率和促凋亡基因Bax及其蛋白的表达，而增高Bcl-2及其蛋白的表达，增高Bcl-2/Bax蛋白比值[9]。对于异丙肾上腺素所致体外培养的乳鼠心肌细胞损伤，赤芍总苷对细胞的搏动加速，存活率下降，GOT、LDH和CK的显著升高都有明显改善作用，抑制超氧化物歧化酶的降低和MDA、NO的升高[10]，降低心肌细胞凋亡。另一有效成分d-儿茶精也可显著增加豚鼠和犬的冠脉流量，降低冠脉阻力，并对垂体后叶素所致心肌缺血有显著的保护作用，但对心肌耗氧量无明显影响。

赤芍还有明显降血脂和抗动脉粥样硬化作用，对于高胆固醇饲料所致实验性动脉粥样硬化家兔，赤芍浸膏 5g(生药)/kg 口服，可显著提升高密度脂蛋白胆固醇 HDL-Ch 及 HDL_2-Ch，显著降低总胆固醇 TC、低密度脂蛋白胆固醇 LDL-Ch 和极低密度脂蛋白胆固醇 VLDL-Ch，并显著降低 TC/HDL-Ch、TC/HDL_2-Ch、LDL-Ch/HDL-Ch 和 LDL-Ch/HDL_2-Ch[11]。高脂饲料所致实验性动脉粥样硬化家兔，赤芍可使主动脉斑块面积减少，并可见主动脉中膜所含总胆固醇、Ca^{2+} 及磷脂均显著为低，血浆 TXA_2 升高和 PGI_2 下降幅度明显减少，变化出现的时间明显后移，TXB_2/6-酮-$PGF_{1\alpha}$ 比值趋于平衡，血浆 LPO 显著降低并趋于正常，由于赤芍组兔血脂中 HDL 显著升高而 LDL 显著降低，而血清 Ca^{2+} 水平无明显改变，表明赤芍抗动脉粥样硬化的机制可能与改变脂蛋白组成、减少 Ca^{2+} 沉积于动脉壁、抑制 LPO 生成、调节 TXA_2/PGI_2 平衡以及赤芍的抑制血小板聚集和提高 cAMP 等有关。

(3)抗脑缺血作用：赤芍总苷对断头和结扎双侧颈总动脉所致小鼠脑缺血模型，能延长断头小鼠喘气时间，减轻脑水肿，抑制脑毛细血管通透性亢进，75mg/kg 的作用与白芍总苷类似。体外试验中对培养大鼠神经细胞的缺糖、缺氧、自由基、咖啡因、NO 及 NMDA 以及 KCl 等毒性损伤，赤芍总苷均有明显的保护作用。对于 KCl 及 NMDA 诱导的 P12 细胞钙超载损伤也有显著保护作用[12]。此外，对于神经生长因子(NGF)诱导的 P12 细胞分化神经样突触，赤芍总苷 12.5～200mg/kg 有明显协同作用。

(4)抗病原微生物及抗内毒素作用：赤芍具有抗内毒素作用，体外中和试验表明赤芍水煎剂能抑制鲎试剂凝胶化，使内毒素含量降低，并抑制内毒素所致小鼠 RAW 264.7 细胞 TNF-α 的释放[13,14]。赤芍灌服给药，能减少内毒素攻击所致小鼠死亡。赤芍抗内毒素作用有多个有效成分，其中赤芍总苷为一有效部位。对于内毒素所致急性肺损伤，赤芍静注有显著的保护作用，能抑制肺组织病理损伤及肺重量增高与肺灌洗液中蛋白含量与中性粒细胞升高，动脉血气分析改善，其作用机制与抑制肺组织 iNOS 异常高表达和增加 eNOS[15] 及诱导型血红素氧化酶(HO-1)表达有关。

赤芍有一定抗病原微生物作用，体外试验赤芍对痢疾杆菌、伤寒与副伤寒杆菌、铜绿假单胞菌、大肠杆菌、变形杆菌以及葡萄球菌、链球菌、肺炎球菌、百日咳杆菌、霍乱弧菌等均有显著抑制作用。对流感病毒、副流感病毒、疱疹病毒及某些肠道病毒有一定抑制作用，以兔肾细胞进行的防治试验表明，赤芍水提物能抑制单纯疱疹病毒Ⅱ型的生长，并能直接杀伤病毒[16]。

2. 散瘀止痛　早在《神农本草经》中即记载本品“主邪气腹痛，除血痹，破坚积，寒热疝瘕，止痛……”。《名医别录》更称本品能“通顺血脉，缓中，散恶血，逐贼血，……中恶腹痛，腰痛”。本品散瘀止痛功效与其保肝、镇痛、镇静、解痉、抗胃溃疡及抗肿瘤作用有关。

(1)保肝作用：赤芍具有保肝作用。对于大剂量 D-半乳糖胺所致大鼠急性重度肝损伤，赤芍静注可使死亡率有所降低，肝萎缩程度明显减轻；赤芍还可显著减轻 D-半乳糖胺所致大鼠血清 ALT 的大幅度上升，光镜及电镜观察也可见赤芍可明显保护此时肝细胞膜和细胞器的损伤，减轻肝细胞变性坏死与间质炎性细胞浸润；此外，临床及实验研究均可见赤芍可改善肝炎后肝纤维化变化，促进肝纤维组织的重吸收。对 CCl_4 所致肝纤维化大鼠，赤芍煎剂灌服可使 ALT 及透明质酸 HA、Ⅳ型胶原 IVC、Ⅲ型前胶原 PCⅢ及层黏连蛋白 LN 水平降低，组织学明显改善[17]。此外，赤芍对脂肪肝形成也有明显抑制效果。赤芍保肝和抗肝纤维化的机制可能与其能改善肝微循环、降低门脉压等有关。

(2)解痉及抗胃溃疡作用:赤芍总苷的主要成分为芍药苷,芍药苷能抑制胃、肠、子宫等平滑肌痉挛,如能抑制大鼠、豚鼠的胃和肠管运动,拮抗乙酰胆碱所致痉挛,0.2~0.4g/kg静注可对抗毛果芸香碱所致大鼠在体胃肌紧张性收缩,对抗垂体后叶素所致在体子宫收缩。芍药苷还能显著抑制大鼠应激性溃疡的形成。

(3)抗炎作用:芍药苷具有显著的抗炎作用,能显著抑制大鼠角叉菜胶性脚肿和右旋糖酐性脚肿。牡丹酚则有较强的抗炎作用,对多种致炎剂所致毛细血管通透性亢进、渗出和水肿以及免疫性炎症均有显著抑制作用。赤芍水提物于致敏当日起开始灌服0.2g/kg对DNCB或PC所致小鼠迟发型超敏反应无明显影响,但于攻击后连续灌服则可显著抑制PC-DTH,表明其作用在于影响效应相而对诱导相无明显影响[18]。

(4)对中枢神经系统的影响:芍药苷具有显著的镇静、抗惊、镇痛及解热作用。芍药苷能显著延长环己巴比妥所致小鼠翻正反射消失时间。对于戊四氮所致小鼠惊厥,芍药苷可显著抑制之,但对电惊厥无明显效果。芍药苷具有较弱的镇痛作用,能明显抑制醋酸所致小鼠扭体反应。

(5)对肿瘤的影响:赤芍总苷有明显的抑瘤作用,120mg/kg灌服对小鼠S_{180}的抑瘤率为42.81%,同时可见脾脏增大,并防止荷瘤鼠胸腺萎缩。对于HepA肝癌小鼠,赤芍总苷120mg/kg、240mg/kg的抑瘤率分别为28.90%和38.75%,肿瘤细胞凋亡指数显著增加。另外,赤芍总苷灌服对S_{180}荷瘤鼠能促进TNF-α和IL-2分泌,上调IL-4,可能在其抗肿瘤作用中有一定意义。

【体内过程】赤芍提取物小鼠灌服,芍药苷于血中浓度为(42.28±4.43)mg/ml。大鼠肠吸收试验表明,赤芍提取物灌服其所含芍药苷在肠道呈一级动力学过程,吸收机制为被动扩散,芍药苷于整个肠道均有吸收。芍药苷11.25mg/kg静注于犬,体内过程符合二房室动力学模型,$t_{1/2}\alpha$为(6.29±1.80)分钟,$T_{1/2}\beta$为(133.41±84.89)分钟,表观分布容积为(0.54±0.10)L/kg,肾清除率为(3.41±1.01)ml/(kg·min),芍药苷部分以原形经尿和胆汁排泄,前20分钟内尿累积排泄量为给药量之36.85%,7小时达79.33%,胆汁中累积排泄量仅为3.77%。

【毒理研究】赤芍水提醇沉液静注对小鼠的最大耐受量为50g/kg,猫的最小致死量大于180g/kg。芍药苷静注对小鼠的LD_{50}为3.53g/kg,腹腔注射为9.53g/kg。在临床赤芍毒性轻微,报告重用赤芍成人用至120g、4~10岁小儿日量40g以治疗重度黄疸型肝炎,赤芍注射液静注或肺动脉注射等均未见毒副作用。

【主治】主治温毒发斑,吐血衄血,目赤肿痛,肝郁胁痛,经闭痛经,癥瘕腹痛,跌扑损伤,痈肿疮疡。

【现代应用】赤芍主治温毒发斑与吐衄,如犀角地黄汤;另用于经闭痛经等,如芍药甘草汤。近年于多种肝病治疗有良好疗效[20],尤以对重度黄疸性肝炎及肝纤维化疗效为佳。对于重度黄疸,赤芍用量须重,有报告可达每剂150g。另如报告以本品每日100g(可高达150g)配伍丹参30g,治急性黄疸型肝炎,可使黄疸平均13.6日迅速消退,诸症及生化指标改善恢复。还有报告以赤芍60~120g,配伍当归等治疗肝硬化黄疸60例,结果显效32例(53.3%)。对于肝炎后肝纤维化,赤芍可促进纤维化组织学的改善,肝穿刺活检可见纤维组织减少,肝细胞坏死明显减轻。另外,赤芍对慢性肺心病、肺动脉高压症有较好疗效[9],报告用赤芍浸膏片口服治疗肺心病代偿期患者30例,结果70%的患者肺血流图转阳,肺动脉平均压和肺血管阻力明显下降，心电图和心阻抗微分图改善，心排出量增加，全血黏度、血浆黏度和红细胞压积均有降低。赤芍注射液静脉注射治疗疗效尤佳。

主要参考文献

[1] 廖福龙，等. 用扫描仪评价不同产地赤芍提取物对红细胞聚集的抑制作用. 中国血液流变学杂志，2001，11(3)：175

[2] 邓常青，等. 赤芍抗凝血作用的实验研究. 中药药理与临床，1991，7(1)：20

[3] 伍章保，等. 赤芍总苷抗凝血作用机制研究. 安徽中医学院学报，2007，26(3)：39

[4] 李文，等. 六种产地赤芍对大鼠抗凝血及抗血小板聚集作用的比较. 中国实验方剂学杂志，2001，7(6)：30

[5] 孙大军，等. 赤芍总苷对实验性血栓形成的影响及其作用机制. 中国老年学杂志，2006，26(8)：1080

[6] 徐先祥，等. 赤芍总苷静脉给药抗血栓形成作用研究. 中药药理与临床，2005，21(5)：26

[7] 金阿梅，等. 赤芍总苷对犬心肌血流量及心肌耗氧的影响. 中华中西医学杂志，2006，4(2)：30

[8] 刘芬，等. 赤芍总苷对犬急性缺血心肌的保护作用. 中国临床康复，2005，9(31)：136

[9] 沈贤，等. 赤芍总苷对大鼠缺血损伤心肌细胞凋亡的保护作用. 中国药理学通报，2007，23(10)：1300

[10] 莫晓燕，等. 赤芍总苷对体外培养乳鼠心肌细胞损伤的保护作用. 中国临床康复，2005，9(43)：190

[11] 张永珍，等. 赤芍和硝苯啶对慢性高脂血症兔血浆 TXB_2 和 6-酮-$PGF_{1\alpha}$ 的影响. 中西医结合杂志，1990，10(11)：669

[12] 何丽娜，等. 赤芍总苷对氯化钾及N-甲基-D-门冬氨酸诱导的PCl2细胞钙超载损伤的保护作用. 中国临床药理学与治疗学，2000，5(2)：120

[13] 雷玲，等. 赤芍的抗内毒素作用研究. 中药药理与临床，2006，22(6)：32

[14] 魏利召，等. 赤芍拮抗内毒素活性的实验研究. 中国临床药理学与治疗学，2005，10(3)：326

[15] 陈畅，等. 赤芍对大鼠内毒素性急性肺损伤保护作用机制的研究. 中国急救医学，2005，25(1)：38

[16] 刘妮，等. 赤芍提取物的抗疱疹病毒Ⅱ型作用. 广州中医药大学学报，1999，16(4)：308

[17] 李延昌，等. 赤芍抗肝纤维化的实验研究. 中国中西医结合杂志，2003，23(10)：767

[18] 徐强，等. 数种中药对迟发型变态反应的影响. 中药药理与临床，1993，9(4)：30

紫　草

本品为紫草科植物新疆紫草 *Arnebia euchroma* (Royle) Johnst.、紫草 *Lithospermum erythrorhizon* Sieb. et Zucc. 或内蒙紫草 *Arnebia guttata* Bunge 的干燥根。主含多种萘醌类色素，如紫草素(shikonin)、乙酰紫草素、去氧紫草素(deoxyshikonin)、β、β-二甲基丙烯阿卡宁(β、β-dimethylacrylalkannin)、消旋乙酰紫草素(dl-acetylshikonin)。味甘、咸，性寒。归心、肝经。

【功效与药理】

1. 凉血、活血、解毒　李时珍称本品“其功长于凉血活血，利大小肠。故痘疹欲出未出，血热毒盛，大便闭涩者宜用之”。《本草经疏》中记载本品为“凉血之要药”。本品凉血活血，解毒透疹功效主要与抗病原微生物作用、抗炎抗过敏作用、解热作用与抗肿瘤作用有关。

(1)抗病原微生物作用：紫草水、醇及油溶液对多种病原细菌有明显抑制作用，如变形杆菌、溶血性链球菌、金黄色葡萄球菌、铜绿假单胞菌、大肠杆菌、痢疾杆菌等。紫草抗菌的有效成分主要为萘醌类化合物。新疆紫草、内蒙紫草具有更广的抗菌谱和更强的抗菌效力，且醇提物优于水提物，高浓度醇提物优于低浓度提取物[1,2]。从软紫草水溶性成分中分离的四种单体化合物有较强的抗艾滋病毒（HIV）作用，其抑制参数（TI）大于5。含左旋紫草素的紫草二氧化碳超临界萃取物在0.75～6mg/ml浓度范围内对副流感病毒有直接抑杀作用，且可抑制其对鸡胚的致细胞病变作用[3]。

（2）抗炎及抗过敏作用：紫草醇提物对甲醛所致大鼠足肿胀、柔红霉素所致大鼠足肿胀、醋酸所致小鼠腹膜炎、大鼠棉球肉芽肿等急慢性炎症均有一定抑制作用[4]。紫草素10mg/kg皮下注射可显著抑制巴豆油所致小鼠耳肿胀和酵母所致大鼠足肿胀，在10^{-4}～10^{-7}M范围内可浓度依赖地抑制白细胞对白三烯B4（LTB4）和5-脂氧酶（5-HETE）的生物合成。乙酰紫草素5mg/kg腹腔注射、皮下注射或灌胃给予大鼠，可显著抑制甲醛所致足肿胀。但将右旋紫草素或紫草素注入棉球后植入大鼠皮下可促进肉芽形成，这被认为与紫草促进伤口愈合有关[5]。

（3）解热作用：紫草水煎液灌胃，对肌注牛奶所引起的家兔实验性发热有缓和的解热作用，虽然不能阻止体温升高，但可促使发热消退。云南产紫草水煎液灌胃，对伤寒及副伤寒混合疫苗引起的家兔体温升高有降低作用。紫草素及乙酰紫草素10mg/kg腹腔注射，可使正常小鼠体温降低，对发热也有解热作用。

（4）抗肿瘤作用：紫草有明显的抗肿瘤作用，主要有效成分为其所含萘醌色素，如紫草素，紫草素5、10mg/kg能延长小鼠腹水型肉瘤180存活时间，其作用机制与诱导肿瘤细胞凋亡、激活促细胞分裂原激活蛋白激酶（mitogen-activated protein kinase，MAFK）、抑制蛋白酪氨酸激酶和DNA拓扑异构酶的活性等多种途径有关[6]。乙酰紫草素对小鼠移植性肝癌也具有明显的抗肿瘤活性[7]。

2. 其他作用

（1）保肝作用：新疆紫草水溶性提取物和脂溶性提取物对酒精、四氯化碳或D-氨基半乳糖所致肝损伤模型小鼠有保护作用，可降低血清ALT、AST活力，减轻脾脏、肝脏系数，降低肝组织中MDA、NO含量，提高肝组织中SOD、GSH-Px含量，改善肝脏病理性损伤程度[8,9]。此外，紫草素还可通过直接抑制肝脏中过氧化脂质以减轻肝脏的过氧化损伤[10]。

（2）抗生育作用：紫草水浸膏和醇浸液灌胃对小鼠的抑胎率分别为43%及100%。以10%紫草药饵给小鼠灌胃连续16周，可使小鼠卵泡减少，输卵管上皮出现不定泡及脂肪性变。紫草的石油醚提取物皮下注射可使小鼠胎盘出现坏死、液化吸收，或者出现子宫充血，并有胎仔排出或吸收的胎盘痕迹，小鼠妊娠终止。紫草的抗生育作用可能与其兴奋子宫、阻断垂体促性腺激素及绒毛膜促性腺激素及激素受体表达等作用有关。

（3）止血作用：6种紫草水、醇提液10g/kg灌服连续3日，对小鼠断尾出血均有不同程度的止血作用，水提液止血作用强度依次为：软紫草＞露蕊滇紫草＞滇紫草＞密花滇紫草＞紫草＞黄花软紫草，其中前4种作用显著；醇提液作用强度依次为：黄花软紫草＞露蕊滇紫草＞软紫草＞滇紫草＞密花滇紫草＞紫草，前5种作用显著。对于肝素所引起的大鼠凝血时间延长，腹腔注射紫草素10mg/kg、乙酰紫草素10mg/kg均可使血浆再复钙时间明显缩短。紫草油还具有促进创面愈合作用，其原因与促进碱性成纤维细胞生长因子（basic fibroblast growth factor，bFGF）mRNA表达有关[11]。

(4)对免疫功能的影响：紫草不同组分具有不同的免疫药理活性，有报告紫草可改善丝裂霉素 C 所致小鼠巨噬细胞及淋巴细胞功能抑制，如改善腹腔巨噬激活能力，增强淋巴细胞母细胞转化活性，提高 NK 细胞毒等。紫草萘醌提取物腹腔注射，能显著增强脾细胞 NK 毒性，增加 NK 活性的机制为增加杀伤细胞的频率。

(5)镇静作用：紫草素、乙酰紫草素 10mg/kg 腹腔注射，能明显延长环己烯巴比妥钠引起的小鼠睡眠时间，对雌性小鼠的作用较雄性者显著。但两药均不能对抗士的宁、印防己毒素等引起的痉挛性抽搐。

【体内过程】^{3}H-紫草素静注于小鼠，药对曲线符合开放三室模型，$t_{1/2}\beta$ 8.79 小时，V_d 为 8.91L/kg，于胆汁及肝中含量最高，肺、脾、心、皮肤次之，睾丸、肌肉、脑含量最小。仅小部分以原形从尿、粪排出。灌胃及肌注符合开放二室模型，血浆达峰时间分别为 7.62 分钟和 5.78 分钟，$t_{1/2}\beta$ 为 11.1 小时及 10.5 小时，生物利用度为 34.3%及 64.7%[12]。

【毒理研究】新疆紫草的石油醚、醋酸乙酯、乙醇和水分提取物灌胃小鼠的最大耐受量分别为 2.0g/kg、12.5g/kg、19.5g/kg 和 23.4g/kg[13]。紫草醇提取物亚硫酸氢钠静脉注射小鼠 LD_{50} 为 1.3g/kg，醇提取物吐温 80 溶液 2g/kg 灌胃给予小鼠不引起死亡或可见的毒性反应[4]。紫草水煎液灌胃可导致小鼠骨髓嗜多染红细胞微核率、胚胎肝嗜多染红细胞数微核率升高，提示其具有潜在的遗传毒性[14]。

【主治】用于血热毒盛，斑疹紫黑，麻疹不透，疮疡，湿疹，水火烫伤。

【现代应用】紫草主要用于血热毒盛而疹透不良的外感热病，以及皮肤感染、过敏性疾病。近年也多用于皮肤病，如玫瑰糠疹、接触性皮炎、荨麻疹和婴儿臀红症等。对于口腔黏膜病、烧伤、单纯疱疹性角膜炎以及宫颈糜烂等也多有疗效。

主要参考文献

[1] 杨荣，等．6 种紫草的药理活性比较．中国医药学报，1992，7(3)：34

[2] 赵雪梅，等．紫草不同提取物抗炎及抑菌作用实验研究．时珍国医国药，2008，19(7)：1603

[3] 罗学娅，等．左旋紫草素抗副流感病毒作用．中草药，2005，36(4)：568

[4] 楼雅卿，等．紫草醇提取物对动物实验性炎症过程的影响及毒性实验．北京大学学报(医学版)，1979，(2)：83

[5] 辻村昌江．紫草成分对皮下肉芽形成的促进作用．国外医学．中医中药分册，1998，20(3)：56

[6] 黄河，等．紫草素及其衍生物的抗肿瘤作用．肿瘤防治杂志，2005，12(1)：75

[7] 赵颖，等．乙酰紫草素对小鼠肝癌移植性肿瘤的抑制作用初步研究．四川生理科学杂志，2008，30(3)：120

[8] 买尔旦·马合木提，等．新疆紫草提取物对小鼠急性酒精性肝损伤的保护作用．中国药物与临床，2007，7(4)：284

[9] 买尔旦·马合木提，等．新疆紫草提取物对 D-氨基半乳糖致小鼠急性肝损伤的保护作用．中国中药杂志，2006，31(19)：1646

[10] 周少波，等．紫草素拮抗肝脏氧化损伤的研究．哈尔滨医科大学学报，1996，30(6)：524

[11] 裴宪武，等．紫草油对创面组织修复及 bFGF mRNA 表达的影响．中国中西医结合杂志，2005，25(10)：892

[12] 王文杰，等．紫草素抗炎及对白三烯 B_4 生物合成的抑制作用．药学学报，1994，29(3)：161

[13] 戴冰，等．新疆软紫草四种溶媒系统提取物紫草素含量测定及急性毒性的实验研究．中国中医药科技，2005，12(3)：168

[14] 李啸红，等．中药紫草的遗传毒性实验研究．中国生育健康杂志，2003，14(3)：167

水 牛 角

本品为牛科动物水牛 *Bubalus bubalis* Linnaeus 的角。含胆固醇、氨基酸、蛋白质和钙盐。味苦、性寒。归心、肝经。

【功效与药理】

1. 清热解毒、凉血　水牛角作为犀角的代用品具有清热解毒，凉血，定惊功效。该功效主要与其解热、抗内毒素、抗感染、抗炎等作用有关。

(1)解热作用：对于静注疫苗所致发热家兔，耗牛角、水牛角、藏羚羊角、羚羊角、广角、犀角等6种动物角类药材超细粉灌服，均显示一定的解热作用[1]。对于酵母所致发热大鼠，水牛角粉、水牛角热提液及冷浸液也均有明显解热作用，其中热提取液作用强于冷浸液，热提液中大、小分子量物质均有解热作用而中分子量物质则无[2]。

(2)抗内毒素作用：水牛角、犀角水煎剂5g/kg、10g/kg连续灌胃6天，对内毒素所致小鼠死亡有明显的保护作用；1g/kg、3g/kg灌服3天，对内毒素所致DIC大鼠血小板数下降及白陶土部分凝血活酶时间(KPTT)、凝血酶原时间(PT)、凝血酶时间(TT)等的延长均有显著拮抗作用，两者作用强度相似[1]。

(3)抗感染作用：水牛角连续给药2周，对大肠杆菌、乙型溶血性链球菌感染所致小鼠死亡有明显保护作用，但对金黄色葡萄球菌感染无明显效果。

(4)抗炎作用及对肾上腺皮质功能的影响：曾有报告水牛角可显著抑制大鼠蛋清性脚肿胀。后报告水牛角对二甲苯所致小鼠耳肿胀也有明显抑制作用，表明有抗炎作用。水牛角能引起大鼠肾上腺中维生素C含量下降，尿中17-羟、17-酮甾体激素排出量增加，表明水牛角可增强肾上腺皮质功能。阻断垂体可导致其引起大鼠肾上腺中维生素C下降的作用消失，表明其作用在垂体或垂体以上部位，增强肾上腺皮质功能可能是水牛角解毒功效的机制之一。

2. 定惊　水牛角有一定镇静作用，实验表明其能明显延长戊巴比妥所致小鼠睡眠时间，犀角也有相同作用，但水牛角及犀角对戊四氮、咖啡因等所致小鼠惊厥死亡无明显对抗效果。

3. 其他作用

(1)强心作用：曾报告水牛角提取物及煎剂可增强低钙致衰的蟾蜍离体心脏的收缩力，使之恢复正常，增加用药剂量，可使蟾蜍心脏停止于收缩期。另报告水牛角煎剂混悬剂无论对正常和缺钙的蟾蜍离体心脏均有强心作用，其中对缺钙的心脏作用明显。对离体兔心水牛角煎剂也可使收缩增强，并停止于收缩期。但另报告家兔静注水牛角提取物，5分钟后出现R-R间距离增大，由0.24秒变成0.29秒，显示负性心率作用。

(2)对血液系统的影响：家兔静注水牛角提取物1小时后白细胞总数明显下降，5小时后逐渐恢复正常，红细胞无明显变化，白细胞分类计数中性粒细胞数显著降低，淋巴细胞比数明显增多。但亦有实验结果水牛角使中性粒细胞数增加，而淋巴细胞减少。还有水牛角可增加血小板计数，缩短凝血时间[3]的报告。

(3)对免疫功能的影响：对环磷酰胺所致小鼠外周血白细胞降低，水牛角可显著拮抗之，并可显著拮抗环磷酰胺所致小鼠胸腺萎缩，但对脾重减轻无明显作用。另曾报告，水牛角可增强小鼠RES对血中炭粒的廓清，家兔静注可见淋巴小结和脾小结增生活跃。

【毒理研究】

水牛角毒性很低，测得其水煎液对小鼠的最大耐受量为100g(生药)/kg，犀角者为133g

(生药)/kg。

草乌与犀角属于“十九畏”之一，实验表明水牛角具有一定的镇痛、抗炎等作用，当与草乌合用时可见作用有减弱[4]。

【主治】温病高热，神昏谵语，发斑发疹，吐血衄血，惊风，癫狂。

【现代应用】作为犀角的代用品，水牛角广泛用于临床。水牛角也用于多种疾病，如应用水牛角片治疗血小板减少性紫癜有一定疗效，可见血小板增加，出血倾向明显改善。还有试用于精神分裂症、肝炎以及暑热症等的报告。

主要参考文献

[1] 胡春萍，等．牦牛角等6种角类药超细粉对发热家兔的影响．医学动物防制，2006，22(4)：235

[2] 刘睿，等．水牛角主要药效学评价及解热活性物质基础研究．南京中医药大学学报，2007，23(5)：297

[3] 韩俊艳，等．水牛角水解物的止血作用研究．实用药物与临床，2004，7(3)：17

[4] 毛晓健，等．草乌水牛角配伍的实验研究．云南中医学院学报，1997，20(3)：1

(五)清虚热药

青　蒿

本品为菊科植物黄花蒿 *Artemisia annua* L. 的地上部分。主含倍半萜类的青蒿素(artemisinin)、青蒿酸(artemisic acid)、青蒿内酯(artemisilactone)、青蒿醇(artemisinol)等及黄酮香豆素类成分及挥发性成分。性寒，味苦、辛。归肝、胆经。

【功效与药理】

1. 截疟　青蒿截疟见于多个中医典籍，《补缺肘后方》中记载“青蒿一握……绞取汁，尽服之”，治疟疾寒热。《纲目》青蒿酒记载“青蒿捣汁，煎过，如常酿酒饮”，治虚劳久疟。本品截疟功效与其抗疟原虫作用有关。

青蒿素是青蒿的抗疟有效成分，青蒿素具有强烈的抗疟原虫作用，主要作用于红内期，对疟原虫红前期和组织期无效。青蒿素不干扰叶酸代谢环节，而是作用于疟原虫的膜系结构，首先是食物泡膜、表膜、线粒体膜，其次是核膜、内质网，另外对核内染色体物质也有一定的影响，通过干扰表膜-线粒体功能，阻断宿主红细胞为疟原虫营养的供给，但对感染小鼠的红细胞表面结构无影响。青蒿素也可使恶性疟出现类似的形态改变，核膜和限制膜的膜间隙水肿并增宽，内质网呈泡状肿胀，但线粒体膜结构在青蒿素作用下没有明显病理改变，这也造成了对青蒿素敏感程度的不同。另外，青蒿素灌胃1小时后即可使恒河猴血中食蟹猴疟原虫发生形态改变，细胞质断裂成块或团，随之细胞核由圆形变成杆状，最后成碎块，环状体的变化较滋养体晚。青蒿素抗疟复发率较高，0.2g/kg 灌胃3天治疗猴疟近期复发率为71%。青蒿素0.2g/kg 灌胃治疗食蟹猴疟原虫感染恒河猴，药后9日即可查见疟原虫。延长疗程、改变给药途径、复方配伍可降低复发率。

2. 清热解暑除蒸　《本草新编》中记载本品“专解骨蒸劳热，尤能泄暑热之火”。青蒿清热解暑退蒸功效与抗病原微生物、解热、抗炎等作用有关。

(1)抗菌、抗病毒作用：青蒿水煎液体外对金黄色葡萄球菌、表皮葡萄球菌、卡他球菌，炭疽杆菌、白喉杆菌、铜绿假单胞菌、痢疾杆菌，结核杆菌等有抑制作用。青蒿酸乳剂对枯草杆菌、金黄色葡萄球菌、白色葡萄球菌有一定的抑制作用，*MIC* 为0.5～1.0mg/ml。青蒿挥发油对多种皮肤癣菌有抑菌和杀菌作用。青蒿水提物体外可明显抑制2-型单纯疱疹病毒

(HSV-2)的致细胞病变作用,IC_{50}为1.45mg/ml[1]。青蒿素0.05g/kg腹腔注射,对流行性出血热病毒有较强的抑制作用。此外,青蒿素还有抗流感病毒作用。

(2)抗吸虫、焦虫、弓形虫作用:小鼠实验表明青蒿素对血吸虫成虫具有明显的杀灭作用,其促使虫体"肝移"的时间虽较缓慢,但杀虫作用较迅速,对雌虫的作用更为明显。青蒿酯及蒿甲醚治疗感染血吸虫的小鼠和兔疗效达90%左右。对大鼠华支睾吸虫,青蒿素灌胃200mg/kg减虫率为100%。青蒿素、青蒿醚对抗环形泰勒焦虫和双芽巴贝斯焦虫的效果很好,具有杀灭红细胞配子体、减少细胞破裂及虫体代谢产物的致热作用。成纤细胞蚀斑试验青蒿醇提取物能抑制刚地弓形虫在组织培养中的繁殖。

(3)解热作用:青蒿水提物对正常大鼠有明显的降低体温作用。对鲜酵母所致大鼠发热青蒿(花前期)的醋酸乙酯提取物及正丁醇提取物均有明显的退热作用。青蒿全草水提取物、正丁醇提取物、醋酸乙酯提取物均能提高动物耐高温的作用。用蒸馏法制备的青蒿注射液,对百白破三联疫苗致热的家兔有明显的解热作用。

(4)抗内毒素作用:青蒿醇渗漉液灌胃,可降低内毒素所致大鼠肝线粒体LPO、溶酶体ACP、血浆内毒素和TNF-α浓度,升高肝线粒体SOD活性,降低内毒素休克小鼠的死亡率,减轻肝、肺的组织病理损伤。青蒿素0.24、0.48g/kg灌胃给药可提高内毒素性小鼠的生存率,延长平均生存时间,升高内毒素所致大鼠肝线粒体SOD水平,降低LPO、酸性磷酸酶(ACP)含量和血浆LPS的浓度;同时,对内毒素所致肝、肺和肾损伤有保护作用,可降低肝微粒体细胞色素P450、细胞色素B5水平和血清TNF的含量[2]。

(5)抗炎、镇痛作用:青蒿水提取物对大、小鼠酵母性足肿胀有明显的抗炎作用,莨菪亭是抗炎成分之一。对小鼠蛋清性足肿胀和二甲苯性耳部炎症,青蒿水提取物均有明显的抑制作用。对小鼠甩尾反应及醋酸所致扭体反应,青蒿水提取物能明显延长痛阈反应时间和减少扭体反应次数,具有一定的镇痛作用。

3. 其他作用

(1)抗癌作用:青蒿的不同提取物及制剂对多种瘤株有抑制作用[3]。青蒿油乳注射液体外可抑制人肝癌细胞株SMMC-7721的增殖,IC_{50}为175μg/ml[4];100μg/ml青蒿油作用24小时,诱导肝癌细胞凋亡[5]。青蒿素对多种肿瘤细胞均具有抑制作用,青蒿素50mg/kg灌胃可提高Lewis肺癌小鼠存活率,下调Lewis肺癌小鼠瘤周和瘤内VEGFR-3和LYVE-1的表达,减少肺转移结节数,缩小病灶体积。青蒿素抗肿瘤机制主要有诱导凋亡、二价铁离子介导的细胞毒作用、自由基介导的细胞毒作用、抑制血管生成等多个方面。

(2)对免疫功能的影响:青蒿的多种提取物对人补体、中性粒细胞氧化及T淋巴细胞增殖均呈抑制作用[6]。对皮质激素所致免疫功能低下的动物,青蒿素可使降低的淋巴细胞转化率增高,又可使升高的血浆cAMP降低;在高疟原虫血症时,又可使低下的血浆cAMP升高。青蒿素有促进脾Ts细胞增殖功能,从而起到抑制IgG的作用。

(3)对心血管系统的影响:离体兔心灌注青蒿素可使心率减慢,心肌收缩力降低,冠脉流量减少。口服或静注青蒿素,也有减慢心率作用。青蒿素对乌头碱、冠脉结扎和电刺激所诱发的大鼠心律失常均有显著抗心律失常作用,并能改善垂体后叶素所致大鼠ST段变化及心率变慢[7]。青蒿素静注于兔有降压作用,但不影响去甲肾上腺素的升压反应,阿托品和苯海拉明亦不影响青蒿素的降压作用,说明青蒿素无肾上腺素α受体阻断作用,亦无拟胆碱作用或组胺释放作用。对兔主动脉条片仅有微弱的舒张作用。由此认为青蒿素的降压作用主要是它对心脏的抑制作用所致。

【体内过程】青蒿素吸收快，分布广，排泄快，代谢迅速。^{3}H-青蒿素对小鼠灌胃血中放射性1小时达到高峰，4小时降到峰值1/2以下；1小时胆汁放射性最高，实质脏器依次为肾、肝、心、肺、脾、肌肉、骨骼、脑；^{3}H-青蒿素皮下注射整体放射自显影也得到相同结果。大鼠静脉注射青蒿素10分钟肝脏浓度最高，5小时脑中浓度显著增高，但维持时间短，给药16小时后即下降到5小时的1/2；肌内注射后半小时即显著吸收，以肝、脑、骨、血液含量较高，16小时后大部分药物基本消失[8]。青蒿素50mg/kg家兔灌胃 C_{max}＝1.359μg/ml、t_{max}＝0.83小时、AUC＝12.45μg/(ml·h)[9]。青蒿素10mg/kg狗肌内注射，C_{max}＝0.2μg/ml、t_{max}＝2小时[10]。

【毒理研究】

青蒿油乳剂灌胃小鼠 LD_{50} 为(2.10±0.08)g/kg；亚急性毒性试验结果，动物主要脏器组织形态学观察未见明显改变。不同动物、不同给药途径的毒理研究发现，青蒿素毒性较低，小鼠灌胃、肌注、静脉注射 LD_{50} 分别为3.8、0.838、0.631g/kg，大鼠、鸽、豚鼠、家兔、猫、狗灌胃MTD均在1.0g/kg以上，毒性反应主要表现为活动抑制、呼吸减慢，动物死亡原因主要为抑制或麻痹；大鼠与家兔1.0g/kg灌胃，连续14天，未见毒性反应[11]。

沙门氏菌/哺乳动物微粒体酶实验、小鼠骨髓多染红细胞微核实验表明青蒿素无诱变性[12]。青蒿素7.5、15、30mg/kg于大鼠妊娠7～17天连续灌胃给药，青蒿素中、高剂量组出现胚胎致死毒性，胚胎着床后损失率分别为31.8%和66.0%；低、中、高剂量组的骨骼畸形率分别为16.7%、15.4%、23.5%；高剂量组延缓胎仔发育，胎仔体重、体长、尾长均低于对照组。

【主治】用于暑邪发热，阴虚发热，夜热早凉，骨蒸劳热，疟疾寒热，湿热黄疸。

【现代应用】青蒿素是疟疾的有效治疗药，应用含青蒿素的多种制剂治疗疟疾疗效甚佳，如青蒿稀醇浸膏片（青蒿片）、青蒿素（片剂、油剂、胶囊剂、栓剂）制剂等，如用青蒿素片剂、油剂、油混悬剂、水混悬剂治疗1265例疟疾（恶性疟527例，间日疟738例），临床治愈1261例，余4例恶性疟在用药后72小时体温转正常，120小时疟原虫密度减小。另外，青蒿治疗发热、青蒿挥发油治疗慢性气管炎、青蒿油搽剂治皮肤真菌病、青蒿油外搽治疗神经性皮炎、鲜青蒿搓烂塞鼻治鼻衄等均有疗效。近用青蒿素肌注治疗日本血吸虫病、青蒿素治疗红斑狼疮等均有良好前景。

主要参考文献

[1] 张军峰，等．青蒿提取物抗单纯疱疹病毒活性研究．天然产物研究与开发，2003，15(2)：104

[2] 谭余庆，等．青蒿提取物抗内毒素实验研究．中国中药杂志，1999，24(3)：166

[3] 潘凤，等．青蒿不同溶剂萃取粗提物对结肠癌HT-29、LoVo细胞NF-κB活性的影响．临床肿瘤学杂志，2008，13(3)：213

[4] 陈扬，等．青蒿素类抗疟药研究进展．药学学报，1998，33(3)：234

[5] 郭燕，等．青蒿素对小鼠Lewis肺癌移植瘤生长和淋巴管生成的影响．第四军医大学学报，2006，28(4)：357

[6] Kroes BH，et al. 黄花蒿提取物对人体补体、中性粒细胞氧化和T淋巴细胞增殖的作用．国外医学中医中药分册，1997，19(1)：31

[7] 王慧珍，等．青蒿素抗心律失常作用的研究．中国药理学通报，1998，14(1)：94

[8] 李锐，等．青蒿素药理作用初步研究(二)．新中医，1980，(1)：37

[9] 殷玉娟,等．青蒿素自乳化制剂的制备及其在家兔体内的药动学研究．第二军医大学学报,2008,29(7):822

[10] 宋振玉,等．青蒿素及其两个活性衍生物在狗体内药代动力学研究．药学学报,1986,21(10):736

[11] 赵一,等．青蒿素的毒性实验报告．广州中医药,1979,(1):45

[12] 李广义,等．青蒿素诱变性的检测报告．中医杂志,1981,(6):67

三、常用方剂

白虎汤

本方来源于《伤寒论》,由生石膏、知母、甘草、粳米组成。

【功效与药理】

1. 清热泻火　本方为清热泻火之代表名方。白虎汤清热泻火功效主要与其解热、抗感染等作用有关。

(1)解热作用:白虎汤有显著的解热作用[1-5]。对内毒素所致发热家兔,白虎汤有明显的解热作用,如报告一剂白虎汤可使发热家兔体温下降 1.3℃。但对白虎汤解热的主要组分及机制的分析研究则有不同结果:有报告单用知母可使体温下降 0.7℃,而单用石膏仅下降 0.3℃,石膏、知母合用则下降 1.2℃,并从知母中分离出芒果苷,芒果苷能使发热下降 1.1℃,故认为芒果苷为知母解热有效成分,而石膏退热则为硫酸钙以外的成分。另有实验表明,对于酵母及 2,4-二硝基酚所致大鼠发热白虎汤有明显退热作用,白虎汤去石膏后退热作用不明显,单味石膏以及用煅石膏或 $CaSO_4$ 入方的白虎汤均无退热作用[2]。对于白虎汤组方中石膏的作用,有研究表明生石膏煎剂作用较弱,但氯化钙灌胃也有一定解热效果,而静脉注射时解热作用强。白虎汤、单味石膏及氯化钙灌胃后均见家兔血钙增加,但个体差异很大,白虎汤退热与血钙水平增加量密切相关,凡钙量增加超过 0.499mmcl/L(2mg%)者均有较好退热效果,静脉注射氯化钙时血钙增加达 0.7984mmol/L(3.2mg%)时实验动物全部退热,去钙白虎汤灌服不增加家兔血钙浓度,也无退热效果。上述结果提示,白虎汤退热作用与石膏所含钙密切有关,而肠道对石膏中钙的吸收多少则是影响退热作用强弱的重要因素。用硫酸钙或氯化钙口服时,解热作用均差且个体差异大,此乃因口服时受机体对钙吸收的生理限制以及机体通过反馈调节血钙浓度的能力不尽相同。但用十二指肠盲囊大鼠的实验表明,胆管未结扎之盲囊注入石膏液 60 分钟后其中 90%以上的钙已被吸收,胆管结扎者仅吸收 50%～70%。小鼠离体空肠及大鼠或猫的离体小肠实验证明,石膏中钙的透过率与吸收率比其他钙盐(如硫酸钙、氯化钙或葡萄糖酸钙)为高。现在已知钙离子有很强的中枢作用,能抑制产热中枢、渴感中枢、出汗中枢等,因而白虎汤在解热的同时,还可抑制出汗和烦渴感,从而解除白虎汤证的大热、大汗和大渴。有人认为,脑内钠/钙比例升高可引起高热不退,服用白虎汤后,由于 Ca^{2+} 的吸收,将导致脑内钠/钙比例降低,从而使高热消退。后有研究表明,白虎汤煎剂 20g/kg 灌胃对内毒素所致大鼠发热未见明显解热效果,而达原饮、甘露消毒丹等 8 方均有不同程度解热作用[2]。另有研究应用白虎汤灌服[4]或用白虎汤 5g/kg 腹腔注射[5]对内毒素所致家兔发热有解热作用。综上可见,虽然临床可见白虎汤在顿挫气分大热上有一定效果,实验研究中白虎汤的解热作用也多有报告,但也有一些不能证明其解热作用的研究结果,特别是白虎汤组方中石膏作用的研究报告。另有研究表明对于热休克大鼠肝、肺组织中热休克蛋白 70 HSP70 mRNA 的表达白虎汤能明显增强[6]。

(2)抗感染作用:流行性乙型脑炎病毒皮下感染小鼠的治疗实验表明,于攻毒后24小时开始灌服白虎汤,可显著降低实验小鼠的死亡率,对照组死亡率为94.7%,而白虎汤组为63.2%,攻毒量增大时作用降低。体外试验白虎汤对鸡毒支原体的*MIC*为0.094g/ml,主要作用于细胞膜[7]。

2. 生津止渴　用禁止饮水、内毒素所致发热、给予利尿剂、喂饲食盐以及用热辐射等方法造成大鼠"口渴"状态时,石膏确可减少其饮水量,即可减轻"口渴"症状。利用盐酸奥昔布宁导致腮腺腺泡萎缩和功能降低的副作用造成大鼠口渴模型,用白虎加人参汤同时予以治疗,可见大鼠腮腺导管分泌增多,改善口渴状态[8]。

【主治】白虎汤主用于阳明经热盛或温病热入气分,证见身大热,汗大出,大烦渴,脉洪大或滑数之"四大症"者;也用于胃火亢盛之头痛、牙痛、消渴等。

【现代应用】

1. 急性感染性疾病

(1)流行性乙型脑炎:白虎汤为治疗该病的主方之一,能较快抑挫高热、降低病死率及后遗症发生率,此类临床报告甚多。一般而言,本方宜用于乙脑之邪在卫气分者,倘邪入营血或有兼证当随证加减。

(2)流行性出血热:发热期是本病治疗的关键,而此时多见白虎汤证,故首推白虎汤。如有报告用本方为主治疗130例,其中休克及肾衰者10例,死亡仅1例,治疗组以发热下降幅度大及全身中毒症状(尤其是精神症状)的改善为优,40℃以上的患者2天内有91.5%降至正常。

(3)钩端螺旋体病:钩体病多有气分大热,此时用白虎汤为主重加清热解毒之品治疗有一定疗效,以对流感伤寒型为佳,对肺出血型也可配伍应用。

(4)肺炎:肺炎多有气分大热表现,白虎汤可用于细菌性或病毒性肺炎的治疗,如报告用大剂量白虎汤治疗大叶性肺炎、以白虎汤为主治疗支气管肺炎或麻疹合并肺炎等均有一定疗效。

(5)其他感染性及发热性疾病:据报告白虎汤联合抗生素治疗甲型副伤寒可增强疗效,控制复发。白虎汤还曾用于流行性脑脊髓膜炎、败血症等的治疗,据称有一定疗效。此外,也用于流感、肠伤寒、疟疾、痢疾等病的治疗。

2. 糖尿病　糖尿病常用人参白虎汤,但本方仍有一定疗效,如报告用本方加减治疗21例,95%的病例均有效,对有多饮、多食及多尿之"三多"症患者疗效较好。有报告用白虎加党参等治疗老年糖尿病92例,获显效者5例,好转38例,总有效79%[9]。

以白虎汤为主或其加减方还广泛用来治疗多科疾病,如以白虎汤加减治疗急性脑出血,对临床疗效和神经功能缺损的恢复有明显效果[10];对于重症脑颅损伤患者应用白虎汤保留灌肠,可促使体温下降,长期生存质量提高[11]。对于癌性发热患者服用白虎汤可使发热消退[12]。

主要参考文献

[1] 文小平,等. 白虎汤退热的药理研究近况. 上海中医药杂志,1994,(1):45

[2] 夏怡,等. 石膏及白虎汤清热泻火功效的实验研究. 现代中药研究与实践,2009,23(2):48

[3] 谭毓治,等. 九个方剂对大鼠实验性发热的影响. 中国中药杂志,1989,14(5):50

[4] 刘健．白虎汤加减灌肠对温病气分热证退热作用研究．云南中医中药杂志，2008，29(11)：53

[5] 陈扬荣，等．白虎汤降低家兔气分证体温的观察．安徽中医学院学报，1993，12(2)：49

[6] 王洪琦，等．清热复方对热休克大鼠肝、肺组织热休克蛋白基因表达的调控作用．广州中医药大学学报，2004，21(1)：37

[7] 邹璐，等．白虎汤对鸡毒支原体体外抑制作用及其超微结构的影响．中兽医医药杂志，2007，(6)：5

[8] 山田朗，等．汉方药对盐酸羟丁宁所致腮腺组织学变化的效果．国外医学中医中药分册，1995，17(4)：34

[9] 刘永寿．白虎加人参汤治疗老年糖尿病 92 例．河北中医，1992，14(6)：14

[10] 王俊卿，等．白虎汤加减治疗急性脑出血 60 例临床观察．中国中医急症，2008，17(5)：593，617

[11] 张赟华，等．早期白虎汤保留灌肠治疗重型颅脑损伤疗效观察．中国中医急症，2009，18(5)：697，707

[12] 杨波．白虎汤治疗癌性发热 42 例．广东医学杂志，2004，25(11)：1262

泻 心 汤

本方来源于《金匮要略》，由大黄、黄连、黄芩组成。

【功效与药理】

1. 泻火解毒，燥湿泻热　本方泻火解毒，燥湿泻热功效主要与其抗病原微生物作用、泻下作用、抗胃溃疡作用及降血氮作用等有关。

(1)抗病原微生物作用：本方及其加减方有较强的抗病原微生物作用，早年和近年均曾报告本方能抑制葡萄球菌、痢疾杆菌的生长[1]。三黄丸对弗氏痢疾杆菌、大肠杆菌等也均有显著抑制作用。有报告以大肠杆菌为对象研究了本方抗菌作用的配伍关系，结果表明本方中黄连、黄芩均有明显抗菌活性，而大黄则不明显，但三药中任何两药合用或三药合用为方时抑菌作用均增强，实验发现泻心汤组成药物成方后抗菌作用明显增强，如单独用黄连在20%浓度时有杀菌作用，但泻心汤则于 7%时即可杀菌。泻心汤单味浓缩颗粒配伍与全方煎剂的抑菌作用大致相似[1]。

另有研究以金黄色葡萄球菌、表皮葡萄球菌、大肠杆菌及铜绿假单胞菌为指标的抗菌试验结果表明，泻心汤的 *MIC* 分别为 6.25、6.25、100 和>100mg/ml；多次灌服 12g/kg 泻心汤后 15 分钟大鼠血清对表皮葡萄球菌有抑制作用，此与大鼠服用泻心汤后 15 分钟大黄蒽醌类和黄芩黄酮类成分达峰时间相似；而其他时间及对其他细菌作用均弱[2]。泻心汤煎煮中出现的沉淀物与水煎液及上清液相似，均对金葡菌与大肠菌有不同程度的抑制作用[3]。

(2)抗内毒素作用：泻心汤具有明显的抗内毒素作用，体外试验泻心汤药液可使内毒素明显降低，大鼠含药血清具有相似作用。对于内毒素所致大鼠发热，泻心汤可明显抑制之[4]。泻心汤及其拆方抗内毒素活性由强到弱的顺序为：大黄-黄芩、大黄、全方、黄芩、大黄-黄连、黄连-黄芩，即单味药中活性最强的是大黄，而配伍中活性最强的是大黄-黄芩药对，其活性甚至强于全方[5]。在大黄、黄芩药对中，其正丁醇部位作用强于水溶性部位和氯仿部位[6]。对于卡介苗增敏小鼠，其抗内毒素注射所致小鼠死亡，以黄芩总黄酮与大黄总游离蒽醌以不同比例配伍者为强，黄芩总黄酮与大黄总结合蒽醌相配者作用弱[7]。对于 LPS 所致小鼠血清 NO 浓度，泻心汤能显著降低之，大黄为主要药物，黄芩次之，黄芩与大黄有协同作用[8]；对于 LPS 所致巨噬细胞对 NO 的分泌抑制作用，黄芩总黄酮与结合蒽醌配伍后作用强于总黄酮与游离蒽醌的配伍[9]。对于内毒素所致大鼠肺损伤，黄芩总黄酮、大黄总游离蒽醌或结合蒽醌及总黄酮与游离或结合蒽醌的合用均可抑制胞质中的IkB2的降低，而大黄总游离蒽醌及其与总黄酮合用还可抑制NF-κB p65的核位移[10]。另外，黄芩总黄酮与大黄结合蒽醌(3∶4)还可抑制LPS诱导的巨噬细胞NO合成、NOS mRNA表达，且与其抑制TLR4 mRNA表达相关[11]。

(3)抗炎作用：泻心汤具有明显抗炎作用，对于二甲苯所致小鼠耳肿胀，泻心汤及其配方颗粒剂均有明显抑制作用[12,13]，泻心汤还可抑制角叉菜胶、蛋清所致大鼠足肿胀，抑制醋酸所致小鼠腹腔毛细血管通透性亢进[14]。泻心汤煎煮沉淀物具有与煎液相似的抗二甲苯致鼠耳炎症、角叉菜胶致大鼠气囊炎症等作用[3]。

(4)泻下作用：泻心汤有泻下作用，可促进小鼠肠道推进功能，全方作用较三药单煎作用为强[15]。三黄泻心汤及其配方颗粒剂均可明显促进小鼠肠道推进功能[12,13]。

(5)止血与抗胃溃疡作用：本方用于心胃火炽、迫血妄行所致吐衄有良好疗效，但止血机制未明，显然与其所含三药均具有不同强度的止血效果有关，其抗炎、抗过敏及抗胃黏膜损伤等作用也均有利于对多种上焦出血的治疗。在本方中，以大黄对上消化道出血的止血作用最为突出。实验表明，泻心汤灌服可显著缩短正常小鼠的出血时间和凝血时间，显著缩短血浆复钙时间，家兔血浆鱼精蛋白副凝试验(3P试验)呈阳性，而对凝血酶原时间无明显影响，表明其具有明显的促凝血或止血作用，其对凝血系统的影响可能主要作用于内凝系统[16]。泻心汤及其配方颗粒也均可缩短小鼠断尾止血时间[12]。另有实验表明，泻心汤可促进ADP诱导的小鼠急性肺栓塞，显著延长其呼吸喘促持续时间，也表明其主要作用于内凝系统。拆方研究发现，泻心汤组成各药作用各异，对于ADP致小鼠急性肺栓塞，以大黄的加重作用最强，黄连、黄芩二药无作用；对小鼠凝血时间，也以大黄作用为主，黄连则反延长之；对家兔血凝复钙时间的作用也主要来自大黄；而体外试验对家兔血小板聚集全方有显著抑制作用，黄连、黄芩均抑制之而大黄促进之[17]。

泻心汤有显著的抗胃黏膜损伤和抗胃溃疡作用，对小鼠水浸应激胃溃疡、利舍平诱发小鼠胃黏膜出血和溃疡发生及大鼠幽门结扎性胃溃疡形成均有明显抑制作用，使溃疡点数和溃疡总面积明显为小[2]。对于乙醇、阿司匹林及牛磺胆酸盐所致大鼠胃黏膜损伤也有显著保护作用，泻心汤可促进胃黏膜前列腺素合成，吲哚美辛预处理则可拮抗其促PGs合成作用。泻心汤还能显著增加正常动物胃黏膜电位差。胃内灌流试验泻心汤对组胺、碳酰胆碱的刺激胃酸分泌作用无影响，但可明显抑制五肽胃泌素和α-去氧葡萄糖引起的胃酸分泌。对于灌服大剂量燥热药加吲哚美辛乙醇制备的小鼠热盛胃出血模型，泻心汤可显著减少胃出血的点数，拮抗其血小板的降低和凝血时间的延长，以及血清NE、DA的增加，而对5HT无明显影响，提示泻心汤能抑制该模型增强的交感-肾上腺髓质功能[18,19]。而对于白菜、猪脂加吲哚美辛乙醇综合处理所致脾胃虚寒胃出血模型的凝血时间、胃溃疡指数及胃黏膜损伤等明显减轻[20]，但对血清NE水平低下泻心汤却无提升作用，也不影响DA水平，但5HT水平却低于模型组，提示泻心汤不能改变脾胃虚寒证交感-肾上腺髓质系统功能低下状态，反可抑制这一模型的副交感神经活动[21]。

应用食管十二指肠吻合术建立的反流性食管炎模型，给予泻心汤及泻心汤与栀子甘草豉汤合方均可增加大鼠体重，降低食管系数，改善食管大体及病理组织平行，并显著降低食管中MDA含量，提高SOD活力，合方效果为最佳[22]。

(6)降血清氮质作用：有人筛选了65种中医方剂对血清成分的影响，发现有6种方剂可使血中尿素氮降低而使总胆固醇升高，其中一种即三黄泻心汤。经拆方研究发现，泻心汤组成三药大黄、黄连和黄芩腹腔注射时，可使大鼠血清尿素氮分别下降为对照的58%、64%和84%，而以大黄的作用为最强；胆固醇升高率分别为20%、27%及5%。不同给药时相的研究表明，大黄在给药后2小时其血清尿素氮呈一过性增加后，从第4小时开始减少，在第6～8小时比对照低47～26%，第16小时反增加22%，此结果与泻心汤相似。黄连则从第4小时开始降低，6～8小时较对照减少24%～27%，至第8小时即恢复。经进一步分离发现，大黄之降尿素氮的有效成分为大黄鞣质，给大黄鞣质后8小时血清尿素氮降低约30%，其对尿素循环的多种酶均无显著影响，但可特异性地提高谷氨酰胺合成酶的活性，并抑制禁食大鼠因机体蛋白质分解而致之血清尿素氮上升，提示大黄鞣质系通过抑制机体蛋白质分解，提高氨对谷酰胺生成的利用率而使尿素氮含量降低。实验还发现大黄鞣质可抑制腺嘌呤所致肾功能不全大鼠之肾重量的增加，使血尿素氮和肌酐降低，临床试用于慢性肾功能衰竭患者也取得疗效。

2. 其他作用

(1)对心血管系统及血液系统的影响：泻心汤具有降压和改善高脂血症的效果。临床应用三黄丸有一定降血压效果，实验证明单用黄连、黄芩及大黄均无降压作用，但合为三黄丸后，却有降压作用。初步查明，三黄丸中含有某些可影响调节血压的酶系统成分，如增强酪氨酸酶活性，抑制组氨酸脱羧酶及透明质酸酶活性等。临床用本方治疗Ⅰ期高血压，能降低血压、显著降低血管阻力，此与本方能显著降低去甲肾上腺素浓度及肾素-血管紧张素-醛固酮系统活性有关。对于茶碱所致血压升高的麻醉大鼠，泻心汤有剂量依赖性降压作用，其中大黄作用强，黄芩作用弱而黄连未见作用，体外试验表明泻心汤及黄连具有强的血管松弛活性[23]。对于去氧肾上腺素和KCl预收缩的大鼠主动脉环，泻心汤水提液均有非内皮依赖的、且与NO无关的浓度依赖性舒张作用[24]。此外，本方还有显著降血脂的效果，能使低密度脂蛋白胆固醇(LDH)、胆固醇和甘油三酯等降低。对高脂饲料制作的大鼠高脂血症模型，泻心汤能降低其TC和LDL-C水平，升高HDL-C水平[25]，降低ox-LDL水平，降低血清MDA和NO，升高SOD，改善AS大鼠主动脉内膜，减少血管白细胞凋亡[26]。

三黄丸能使苯肼所致家兔之动脉硬化有一定改善作用，可降低血清胆固醇及磷脂，减轻苯肼所致红细胞、血红蛋白及白细胞的降低，组织病理检查也可见兔的动脉硬化有一定程度的减轻，但对注射肾上腺素所致者则无明显影响。其后的研究表明三黄丸还能降低正常家兔的血脂，并可使高胆固醇饲养兔的血胆固醇/总磷脂的比值下降到正常值。对于切除甲状腺的家兔，其血胆固醇/总磷脂比值上升，给予三黄丸3周后也可使其恢复正常，但对于肝功能障碍的家兔则上述作用消失。若将药液和健康兔的空肠或肝组织在体外孵育后再给予，其降血脂作用可再现，表现三黄丸的降血脂作用与肝脏、空肠的某些因素有关。进一步拆方分析发现，单味黄连、黄芩、大黄均无降血脂作用；黄连、黄芩合用，可使胆固醇水平下降；黄连、大黄合用可使血中中性脂肪减少；黄芩、大黄合用则使总脂质和中性脂肪均降低；而三药合用，则降血脂作用因大黄用量而变化，大黄量少，作用弱，大黄用量增大，作用增强，至三者等量时(即三黄丸)降血脂作用最强。本方的上述降压、降血脂效果是临床用于高血压、高脂血症的重要药理基础。临床用本方治疗高脂血症有效，以本方配伍小柴胡汤治疗的患者可见趋脂蛋白APO-A-Ⅰ和C-Ⅱ增加，而APO-B减少，高密度脂蛋白(HDL)有所上升而低密度脂蛋白(LDL)有所下降，也表现对脂质代谢异常的轻度改善效果。

(2)抗脑缺血作用：夹闭双侧颈总动脉所致大鼠缺血再灌注模型，泻心汤灌服可明显改善脑细胞病理形态，降低血清及脑组织 MDA，增高脑 SOD，降低血清及脑组织 NO 含量，抑制脑中 NOS 活性[27,28]。

(3)降血糖作用：泻心汤能降低正常小鼠及四氯嘧啶高血糖小鼠的血糖，对地塞米松致胰岛素抵抗大鼠糖耐量减退模型，泻心汤也有明显的改善作用，能降低空腹及给予葡萄糖后2小时的血糖，降低空腹胰岛素水平，提高胰岛素敏感指数，降低胰岛素抵抗指数；同时降低病鼠的 TC、TG、LDL-C，但也降低 HDL-C[29,30]。此外，对于肥胖大鼠血糖、胆固醇和低密度脂蛋白明显降低，胰岛素与瘦素水平也明显为低，同时可见动物体重及腹腔脂肪明显减少[31]。

(4)抗缺氧作用：对于小鼠常压缺氧，泻心汤腹腔注射可显著延长窒息死亡时间及异丙肾上腺素所致小鼠心肌缺氧死亡时间，对于氰化钾和亚硝酸钠所致细胞缺氧及结扎双侧颈总动脉所致小鼠脑缺氧死亡时间，也均能显著延长之[32]。

【体内过程】小鼠口服泻心汤后血浆中检测到黄芩苷、汉黄芩苷及另一黄酮类成分，而以黄芩苷含量最高，血浆中黄芩苷的主要药动学参数与服用量的大小相关[33]。大鼠灌服泻心汤后黄芩苷、汉黄芩苷于血中迅速达峰且存双峰现象，黄芩苷、黄芩素、汉黄芩苷、汉黄芩素均可从尿中排泻，但排泄量仅占给药量的 1/10，肾匀浆可将黄芩苷转变化黄芩素[34]。泻心汤和单味大黄灌服后所含大黄酸的血浆浓度-时间曲线均符合二室模型，但 $t_{1/2\beta}$，C_{max} 及 AUC 均显著为高[35]。芦荟大黄素、大黄酸、大黄素、大黄酚及大黄素甲醚均可从肾脏排泻，尿中排泻量仅占给药量的 1/10[36]。泻心汤灌服，小檗碱、巴马丁及黄连碱也均可从尿中排出[37]。另外，作为泻心汤煎煮时的沉淀物，其中黄芩苷的吸收率明显高于黄芩煎液和黄芩苷[38]。

【主治】主治心胃火炽，迫血妄行，以致吐衄便秘，或三焦实热，高热烦躁，神昏便秘，面红目赤，口疮痈肿，湿热黄疸，霍乱等症。

【现代应用】

本方主要用于热毒炽盛而致之高热神昏，大便秘结，脉沉实有力；或热毒迫血妄行之吐血、衄血；或湿热内蕴而致之黄疸、脉滑数；或热毒上攻所致之面赤目肿、口舌生疮、齿龈肿痛以及痈疮肿毒等。有人综述历代医书记载，三黄丸对上部充血性病变、五管科急性炎症、胸部感染、腹腔诸般炎症性病变、虫积、食积、结石、水便淋痛、肛痔便秘以及各种因血热妄行或瘀阻引起的出血发斑、外科疮疡肿痛等证，只要是热证、实证均可治疗。近代主要用于多种急性感染性疾病及上消化道出血，在日本则用于心脑血管疾病的治疗。

1. 感染性疾病　本方对感染性疾病而呈三焦热盛者，特别是急性感染性疾病，随证化裁，疗效较好，对多种慢性炎性疾病，也有一定疗效，如曾报告对急性化脓性脑脊髓膜炎、痢疾、肺炎、急性扁桃体炎、乙型脑炎及化脓性阑尾炎术后感染均有较好疗效。有人观察 350 例多种感染性炎症，结果表明对一般炎症均有一定疗效，对菌痢、慢性肠胃炎、结核、扁桃体炎、胸膜炎等疗效较好，对膀胱炎、尿道炎、子宫附件炎等也有效，尤以对急性胃肠炎、扁桃体炎为佳，总有效率为 87.5%，220 例发热患者 1 天内退热者占 21.8%，2 天内退热者 30.5%，3 天内退热 20%，4 天者为 18.2%，总有效达 95.9%。用治伤寒 55 例，治愈 48 例，进步 2 例，无效 5 例，平均 3 天开始退热，9.1 天热退尽，平均治愈时间为 16.2 天。

2. 出血　《金匮要略》指出："心气不足，吐血衄血，泻心汤主之"。陈修园称此方为"吐衄之神方"。对于因热甚而迫血妄行之吐血、衄血、便血、尿血等多种出血，本方均有较好疗效，尤其对上消化道出血疗效为佳，此所谓唐容川之"泻心即是泻火，泻火即是止血"者也，但经近代临床发展对辨证不属热甚迫血妄行者，疗效也佳。成都中医药大学以本方制备为冲剂，称“血宁”冲剂，治疗溃疡病或炎症所致之上消化道出血103例，结果痊愈86例，显效10例，有效2例，无效5例，对照组72例以去甲肾上腺素口服或酚磺乙胺注射治疗，治愈38例，显效18例，有效12例，无效4例，“血宁”组疗效较西药治疗组显著为高，大便潜血转阴时间也较西药显著缩短，血宁组仅4.82天，对照组为7.13天。分型比较可见胃热型与脾虚型疗效无显著差异。

对于肺出血本方也有较好效果，报告用本方为主随证加减治疗急性肺出血105例，经X-线检查属肺结核者60例，支气管扩张者34例，肺癌者6例，另5例为心血管疾病；辨证分型属阴虚火旺者42例，肺热壅盛者36例，肝火犯肺27例；24小时出血量为60～500ml。结果服药后2～3天止血者53例，4天以上止血者44例，4天以上血未止而改西药治疗者8例。

3. 心脑血管疾病　本方全方有一定降压作用，临床用于高血压症有效，适用于颜面潮红、便秘、眼结膜出血等实证表现者。报告用本方提取物1.5～2.5g/d治疗77例Ⅰ期高血压患者，连续2年，数月后血压从20/14kPa（150/105mmHg）降至18.1/11.6kPa（136/87mmHg），心率从76降至70次/分，并见血容量有所增加，末梢血管总阻力显著减小，不安、头痛、颈强直、心悸、胸闷及便秘等症状也有改善。将本方与钙拮抗剂并用治疗6例，认为可增强疗效。在日本，本方还广用于血管硬化、脑出血、脑血栓形成、高脂血症等的治疗。

4. 免疫性疾病　报告用本方加黄芪而成之四黄汤治疗进行期寻常性银屑病64例，结果皮损全部消退或仅残留个别损害而基本痊愈者40例，皮损消退70%以上属显效者12例，皮损消退30%以上属好转者6例，无效6例，有效率达91%。40例基本痊愈者一年内复发6例，其中半年内复发2例，再治仍有效。治疗前T淋巴细胞计数高于60%者仅5例，占8%，低于30%、40%、50%、60%者分别为27、15、11及6例，经治疗3月后升高10%～30%者47例，占73.4%，无效11例，6例降低5%～10%。以上表明本方有一定提升T淋巴细胞计数的作用，且47例增高者治疗有效率达97.9%；T淋巴细胞计数升高与症状好转、皮损消退相一致。

泻心汤还广泛用于治疗多种病症而呈三焦积热等表现者，如治疗宫颈糜烂、多种眼疾、鹅口疮毒、耳疖、口鼻生疮、脂溢性脱发等头面部疾患，三叉神经痛、失眠、精神分裂症等神经精神性疾患，呕吐、食滞脘痛以及顽固性呃逆等胸腹病症等凡方证相合，皆可取效。

【不良反应】日本人用本方热水提取物制备为颗粒剂，治疗77例高血压患者时观察到4例出现胃肠道不良反应，其中腹泻者3人，另见头晕者2人。

主要参考文献

[1] 张秀桥，等．三黄泻心汤两种汤剂体外抗菌实验研究．湖北中医杂志，2007，29(7)：51
[2] 谭波，等．泻心汤的抗菌作用研究．上海中医药大学学报，2007，21(2)：48
[3] 李建荣，等．泻心汤配伍沉淀物的药效学研究．中国实验方剂学杂志，2004，10(5)：27
[4] 熊玉霞，等．泻心汤抗内毒素有效部位的初步筛选．中草药，2006，37(12)：1844
[5] 熊玉霞，等．泻心汤及其拆方抗内毒素作用研究．中药药理与临床，2007，23(1)：7
[6] 王平，等．大黄-黄芩药对抗内毒素有效部位的筛选．成都中医药大学学报，2006，29(3)：56
[7] 杨娜，等．泻心汤有效组分不同配比对内毒素致小鼠死亡率的影响．中成药，2008，30(6)：919
[8] 马秉亮，等．泻心汤不同配伍抗炎作用比较研究．中草药，2007，38(11)：1690

[9] 熊玉霞,等．泻心汤有效组分及其配伍配比对大鼠腹腔巨噬细胞释放一氧化氮的影响．中药材,2007,30(1):66

[10] 杨娜,等．泻心汤有效组分不同配伍对内毒素肺损伤大鼠 NF-κB 及 IκB 表达的影响．中国药理学通报,2007,23(11):1441

[11] 孟宪丽,等．泻心汤有效组分配伍对脂多糖诱导的大鼠腹腔巨噬细胞活化的影响．中药药理与临床,2007,23(5):27

[12] 张秀桥,等．三黄泻心汤传统饮片汤剂与中药配方颗粒汤剂药效比较．中药材,2002,25(2):117

[13] 李静华,等．三黄泻心汤不同剂型的抗炎及泻下作用研究．时珍国医国药,2006,17(8):1439

[14] 马越鸣,等．泻心汤在急性炎症动物模型上的抗炎效应．中国药理学通报,2006,22(11):1393

[15] 刘葆琴,等．泻心汤中组方药物抑菌．泻下药理初步探讨．黑龙江中医药,1990,(4):49

[16] 刘保林,等．三黄泻心汤治疗上消化道出血的实验研究．中药药理与临床,1998,14(1):16

[17] 刘保林,等．三黄泻心汤及其组方对凝血系统的影响．中药药理与临床,1996,12(2):5

[18] 宋建平,等．泻心汤对热盛胃出血模型的影响．河南中医,1998,18(2):31

[19] 宋建平,等．泻心汤、柏叶汤对热盛胃出血模型小鼠血清 NE、DA 及 5-HT 的影响．中国中医药科技,1998,5(3):159

[20] 李瑞琴,等．柏叶汤与泻心汤对脾胃虚寒胃出血模型的止血及胃黏膜损伤的保护作用研究．浙江中医杂志,1999,(3):122

[21] 宋建平,等．柏叶汤、泻心汤对脾胃虚寒胃出血模型血清 NE、DA 及 5-HT 的影响．中国中医基础医学杂志,1998,4(2):57

[22] 马艳红,等．栀子甘草豉汤、大黄黄连泻心汤及其合方对反流性食管炎模型大鼠氧化应激影响．山西中医,2009,25(1):49

[23] 怡悦 摘译．三黄泻心汤及其组成生药的降压作用．国外医学中医中药分册,2003,25(1):55

[24] 许东元,等．三黄泻心汤水提取液对大鼠离体胸主动脉环的舒张作用及机制．四川中医,2008,26(10):11

[25] 舒华．泻心汤对实验性高脂血症大鼠的影响．中国医药指南,2008,6(13):10

[26] 吴智春．《金匮要略》泻心汤对实验性动脉粥样硬化大鼠主动脉细胞凋亡的影响及其机制研究．山东中医药大学学报,2003,27(3):205

[27] 王晶,等．三黄泻心汤抗大鼠脑缺血再灌注损伤的实验研究．中国中医药科技,2003,10(6):338

[28] 王晶,等．三黄泻心汤抗大鼠脑缺血再灌注损伤作用机制的研究．山东中医药大学学报,2002,26(4):306

[29] 韩超,等．泻心汤对正常和多种糖尿病模型动物的降血糖作用．中国实验方剂学杂志,2000,6(4):33

[30] 韩超,等．泻心汤改善地塞米松致大鼠胰岛素抵抗作用的实验研究．中成药,2008,30(8):1216

[31] 丁国锋,等．三黄泻心汤对肥胖大鼠血清瘦素及胰岛素水平影响的实验研究．中西医结合心脑血管病杂志,2007,5(3):215

[32] 李在,等．四种泻心汤抗缺氧作用的实验观察．解放军医学杂志,1989,14(6):441

[33] 严东明,等．小鼠体内泻心汤中黄芩苷药代动力学．中成药,2007,29(4):493

[34] 闫晶超,等．泻心汤黄酮类成分在大鼠体内的药代动力学研究．药学学报,2007,42(7):722

[35] 辛颖,等．三黄泻心汤及大黄中大黄酸在大鼠体内的药代动力学．中国实验方剂学杂志,2009,15(3):56

[36] 吴家胜,等．大鼠体内泻心汤蒽醌类成分尿排泄动力学研究．中成药,2008,30(12):1736

[37] 谭波,等．大鼠口服泻心汤及其配伍组方中原小檗碱类成分尿排泄动力学．中国药理学通报,2008,24(5):644

[38] 李建荣,等．泻心汤沉淀物代谢产物的研究Ⅰ．中国中药杂志,2005,30(21):1673

黄连解毒汤

本方来源于《外台秘要》，由黄连、黄柏、黄芩、栀子组成。

【功效与药理】

1. 泻火解毒　本方集最强之泻火解毒药而成，黄连解毒汤泻火解毒功效主要与抗病原微生物作用、抗细菌毒素作用、解热抗炎作用及对免疫功能的影响有关。

(1)抗病原微生物作用：黄连解毒汤具显著的抗菌作用，除一般常见的感染菌之外，对于一些特殊细菌也有显著抑制作用。如对产超广谱β-内酰胺酶(ESBLs)大肠埃希菌及持续高产 AmpC 酶肺炎克雷伯菌的 *MIC* 均为 125mg/L[1]；对幽门螺杆菌的 *MIC* 为 1.6mg/ml，其作用机制为抑制细菌在胃上皮的附着和繁殖[2]。另外，考虑到肺炎衣原体感染与动脉粥样硬化的关系，研究发现黄连解毒汤对于肺炎衣原体(Cpn)感染所致家兔动脉粥样硬化模型，黄连解毒汤能抑制其病理进程，明显减轻 AS 指数和 hs-CRP，但对 Cpn-IgG 无明显影响，表明其作用可能主要来自拮抗 Cpn 感染引发的炎症过程而发挥作用[3]。对于白色念珠菌，黄连解毒汤的 MIC_{50} 为 3.125mg/ml，而对其生物膜的 $SMIC_{50}$ 和 $SMIC_{80}$ 分别为 3.125mg/ml 和 6.25mg/ml[4]。本方组成药间在抗菌作用上有协同效果，如黄连、黄柏之抗菌力可因协同而增强；黄连、黄柏及黄芩配伍对结核杆菌之 *MIC* 可达 1∶12800，含血清时为 1∶2000。细菌对黄连解毒汤较之小檗碱难于形成耐药性，对单味黄连产生耐药性的细菌可在原抑菌浓度的 32 倍环境中生长，但对黄连解毒汤耐药者仅能于 4 倍抑菌浓度生长。曾报告黄连解毒汤对金黄色葡萄球菌所致小鼠感染有保护作用，能降低死亡率。后有试验表明，以黄连解毒汤煎剂 25g/kg 灌服，能降低金黄色葡萄球菌腹腔感染所致小鼠的死亡率，对照组死亡率为 90%，于攻毒同时给药本方组死亡率仅 30%，若于攻毒前一天给药则死亡率为 67%。有报告，黄连解毒汤的体外抗菌作用与由各单味药颗粒冲调剂相比无明显差异。黄连解毒汤皮肤用药可透皮吸收，吸收后小鼠血清有明显抗菌作用，并能保护金黄色葡萄球菌感染所致小鼠死亡，使豚鼠口腔唾液中菌群数改变[5]。

(2)抗细菌毒素作用：细菌毒素是其致病力的一个重要因素，本方及其主药黄连对细菌毒素均有显著对抗作用，黄连解毒汤及黄连均可降低金黄色葡萄球菌溶血素、凝固酶的效价，且黄连在低于 *MIC* 的浓度即可减少金黄色葡萄球菌凝固酶的形成，但对已形成的凝固酶活力无明显影响。黄连素还可拮抗霍乱毒素的致泻作用。黄连解毒汤对内毒素有直接的灭活作用，并使内毒素超微结构崩解[6]，但有报告黄连解毒汤对内毒素所致小鼠死亡无明显保护[7]。黄连解毒汤对内毒素发热有对抗作用，还能对抗内毒素所致低血糖症和体温的严重降低，并可使内毒素血症时肾、脑等重要生命脏器的营养性血流量增加，炎性细胞吞噬异物活性下降的幅度减小，以上结果提示本方对内毒素所致多种病理损伤均有对抗效果。

(3)解热作用：黄连解毒汤具显著的解热效果，对内毒素所致家兔发热，黄连解毒汤的解热作用起效较慢，但持续时间长，给药后 6 小时发热兔体温仍继续下降。黄连解毒汤提取物(1g 相当于生药 5g)灌服，对皮下注射酵母所致大鼠发热有显著抑制作用。还能显著抑制伤寒、副伤寒菌苗和内毒素所致小鼠体温升高。对内毒素所致家兔温病模型的营血分证的舌红苔燥伤阴之症，黄连解毒汤腹腔注射可显著改善之，使高热顿挫，饮水量减少。对于灌服中药和皮下注射松节油所致体温超过 39℃的实热证大鼠，黄连解毒汤能抑制其 IL-2 的降低，抑制其 CD_4^+ 下降，CD_8^+ 升高和 CD_4^+/CD_8^+ 降低[8]。而对于热休克大鼠，黄连解毒汤则可促进其肝、肺组织中热休克蛋白 70 表达的增高[9]。

(4)抗炎作用及对免疫功能的影响:黄连解毒汤有显著抗炎效果。对于二甲苯所致小鼠耳肿胀及醋酸所致小鼠腹腔毛细血管通透性亢进,黄连解毒汤口服均有显著抑制作用。另报告黄连解毒汤还能显著抑制鹿角菜胶性、卵清蛋白性及甲醛性大鼠足肿胀,抑制血管通透性亢进。对于鹿角菜胶所致气囊炎症小鼠,黄连解毒汤能抑制其白细胞游出,减少 PGE_2 的生成;对于脂多糖诱导的小鼠腹腔巨噬细胞 IL-1 和 NO 的生成黄连解毒汤可抑制之[10],而对脂多糖+半乳糖胺所致小鼠血清 TNF-α、IL-6 的升高也均可降低之[11],但对 IL-2 则可提高之。对于正常人外周血在 LPS 刺激下的 IL-8,黄连解毒汤可促进其生成,其中栀子、黄芩也可促进其生成,而黄连、黄柏则抑制之。黄连解毒汤含药大鼠血清,可显著降低 LPS 刺激 RAW264.7 细胞诱导的 TLR_4、MyD88、TRAM 的高表达,但对聚肌胞所诱导者则又对 TRAM 和 TRIM 表达明显降低之,提示黄连解毒汤可能阻断 TLR_4 的生物合成,阻断 TLR_4 胞内信息传导的 MyD88 依赖和非依赖两条途径以显示 TLR_4 拮抗剂样作用,也可能直接作用于接头蛋白 TRAM 和 TRIF 而影响 TLR3 信号转录的 MyD88 非依赖途径而抑制 IFN-β 的过度分泌[12]。

黄连及小檗碱、黄芩等均可显著提高实验性金黄色葡萄球菌败血症犬外周血白细胞吞噬细菌的能力,并保护动物免于死亡,栀子也有显著作用,脓毒血症患者服药后也可见其白细胞吞噬作用加强。黄连解毒汤及小檗碱还能增强小鼠及兔网状内皮系统的吞噬活性,其增强吞噬活性效果与黄连及黄连解毒汤对细菌毒素形成及抗毒作用密切有关。研究表明由四物汤和黄连解毒汤合用而成的温清饮对苦基氯所致小鼠耳迟发型超敏反应(DTH)诱导期有显著抑制作用,但对效应期作用弱,而对局部移植物抗宿主反应(GVH-R)则呈剂量依赖性抑制,拆方发现四物汤对 DTH 的二次免疫反应有明显抑制作用而对 GVH-R 的作用弱,但黄连解毒汤则不仅对 DTH 有抑制活性,对 GVH-R 也呈剂量依赖性抑制,进一步拆方研究发现在黄连解毒汤 4 组成药中,以黄柏的免疫抑制活性为最强[7]。进一步用二硝基氟苯诱发的小鼠耳接触性皮炎研究表明黄连解毒汤的这一作用的机制之一为对淋巴细胞增殖的抑制[13]。由于急性炎症是热、毒的重要表现,许多急性感染性疾病多伴有变态反应因素参与;吞噬功能是机体清除病原微生物异物及其毒素的最为重要的能力,因此,黄连解毒汤及其组成药物的抗炎、抗过敏及增强吞噬细胞功能的作用均有利于对急性感染的治疗。

2. 清化湿热　黄连解毒汤对四氯化碳、乙酰氨基酚所致肝损伤有显著保护效果,能抑制 ALT、AST 的升高,并抑制 TG 的积蓄。对于 D-半乳糖胺所致大鼠肝损伤,黄连解毒汤也有明显保护作用,可抑制肝细胞损伤、中性粒细胞浸润及甘油三酯蓄积[14]。对于葡聚糖硫酸钠(DSS)和 TNB(2、4、6-二硝基苯磺酸)诱发的实验性结肠炎,黄连解毒汤有明显的抑制作用,这些结肠炎所表现的肠道炎症及潜血与泻下等与人类溃疡性结肠炎(UC)十分相似,且符合"湿热"表现,对 DSS 所致小鼠结肠炎黄连解毒汤组成药物中黄芩作用强,并显著抑制 IFN-γ 和 IL-12 的生成;黄连、黄柏作用弱,栀子未见明显作用[15]。对于大鼠 TNBs 性结肠炎,黄连解毒汤也有显著疗效,使结肠炎性主要指标(结肠黏膜损伤指数和 MPO 过氧化物酶)显著降低,减少 MDA 含量,提高 SOD、GSH-Px 活性[16]。

3. 其他作用

(1)降压和抗脑缺血作用:有人研究了 51 个常用汉方的提取物对大鼠心率及血压的影响,结果仅小建中汤、补中益气汤、归脾汤及黄连解毒汤 4 方静脉注射时可引起血压下降。非经口给药时黄连解毒汤的降压作用可被 β 受体阻断剂所拮抗,表明本方中含有肾上腺素能β-活性物质。黄连解毒汤的降压作用以黄连、黄柏为最强，去黄连、黄柏后作用消失，但去黄芩后则作用最强，单去黄连则出现快速耐受性。本方之降压机制不是通过对末梢的乙酰胆碱及儿茶酚胺的影响，但能增强乙酰胆碱的作用。

临床上本方均系口服，实验表明对于正常大鼠经口长期给予本方虽对血压无明显影响，但连续3周后可见体温显著降低，降体温作用主要来自黄芩。在人运动负荷时，黄连解毒汤的降体温活性尤为显著。热应激加甲吡酮造成高血压症大鼠(MHR)每日给予本方1g/kg可见明显的降压效果，作用迅速，给药翌日即可见血压下降，5～7日即能使血压恢复至正常范围，对此模型单独给予黄柏提取物也有预防效果，但小檗碱无效。黄连解毒汤及黄柏降压作用的另一特点是仅使过高的血压降至正常，而不会使其降至正常水平以下，这与许多降压化学药物是不同的。有人报告以本方提取物0.3%浓度的饮料供4周龄之脑卒中易发性大鼠SHRSP饮用(相当于300mg/kg)，结果对照鼠随加龄高血压症迅速进展，其血压从4周龄的15.06kPa(113mmHg)左右上升到12周龄时的26.67kPa(200mmHg)以上。饮用黄连解毒汤的SHRSP鼠开始血压也随增龄上升，但至9周后可见血压之继续升高受到抑制，于9、13、15及19周给药组血压均较对照显著为低，但对心率无明显影响，此时黄连解毒汤组血钠升高，对照组为(132±0.6)mEq/L，给药组为(136±1.2)mEq/L；给药组β-脂蛋白(0.99±0.088)g/L则较对照组(1.25±0.066)g/L显著为低。对于自发性高血压大鼠的高血压危象，用黄连解毒汤治疗者大鼠血中尿素氮和血清三酸甘油酯水平明显减低，并发的血管及肾损伤明显改善。对于实验性慢性脑缺血大鼠，黄连解毒汤能增加缺血区边缘脑组织的血流量。本方还可使SHRSP鼠之脑卒中发作减少。然而，本方对于自发性高血压大鼠SHR无明显影响，而对于因DOC(去氧皮质酮)及盐负荷所致之高血压大鼠，本方反使病情恶化。

另有实验表明，与正常血压的大鼠相比，自发性高血压大鼠SHR之大脑纹状体、视丘、海马等部位对于尼群地平(^{3}H-nitrendipine)之最大结合率(B_{max})增加，当从4周龄开始给予黄连解毒汤服用至10周龄，虽未见有血压的明显降低，但却能抑制上述部位^{3}H-nitrendipine结合率的增加，而给予钩藤散者，其血压上升及^{3}H-nitredipine结合率增加均被显著抑制。nitrendipine在心、脑、骨骼肌中的结合部位是钙离子通道，故上述结果表明SHR脑中纹状体、视丘、海马等部位之钙通道增加，而这种增加与SHR高血压的发病和持续有关。黄连解毒汤的上述抑制效果提示它能改善中枢神经系统功能的异常，这或许正是用本方治疗脑卒中后遗症的部分药理基础。对于脑缺血缺氧性损伤，黄连解毒汤有明显的保护作用。双侧颈总动脉结扎及$NaNO_2$所致小鼠存活时间黄连解毒汤能明显延长之，该方不影响常压闭塞所致小鼠耗氧速度，但可提高小鼠对氧的利用能力[17]。黄连解毒汤精提物可明显减轻三氯化铁所致单侧大脑中动脉阻塞(MCAO)大鼠的神经症状，减少梗死范围；降低双侧颈总动脉结扎(CCAO)大鼠血脑屏障毛细血管通透性及脑组织中信息量总含量；延长小鼠双侧颈总动脉反复缺血再灌注(CCAORR)张口喘气时间，降低脑指数，减少脑水肿[18]；提高小鼠耐缺氧能力、改善复发性脑梗死大鼠脑组织的能量代谢障碍[19]；体外试验显示，对H_2O_2所致培养新生大鼠皮层神经细胞损伤，黄连解毒汤含药血清可减少LDH的漏出率，提高细胞活性，降低MDA及NO的生成[20]。对于大鼠干燥血凝块颈动脉注射制备的大鼠复发性脑梗死模型(MCI)脑脂质过氧化损伤有显著保护作用，可提高脑匀浆SOD、Cu-Zn、SOD、CAT、GSH-Px和GSH-ST，提高GSH含量、降低MDA、LD与LDH活性[21]。对于培养大鼠皮层神经元的缺糖缺氧损伤[22]、一氧化碳损伤[23]和谷氨酸损伤，黄连解毒汤含药血清均有明显保护作用，其作用机制与抗 NO 含量和抗过氧化作用有关。在分析黄连解毒汤脑保护作用的药物基础时，发现在大鼠脑微血管内皮细胞缺氧/多氧损伤模型，栀子苷、黄芩苷、小檗碱均有保护作用，其作用机制与抑制 NF-κB 蛋白表达和核位移有关[24,25]。另外，对于β-淀粉蛋白所致大鼠老年性痴呆模型，黄连解毒汤可改善其学习记忆能力，降低升高的 TNF-α、INF-γ 和 IL-2 的含量[26]。

(2)降脂和抗动脉粥样硬化作用：已有研究表明黄连解毒汤单次给予即可剂量依赖地显著抑制家兔实验性血栓形成，抑制 ADP 诱导的家兔血小板聚集。正常人的试验表明，黄连解毒汤有显著的抗血小板聚集作用，以对肾上腺素刺激者作用最强，其次为胶原。血清血栓形成促进因子Ⅱ、花生四烯酸，对血小板释放能力影响的顺序是肾上腺素、ADP、胶原、血清血栓形成促进因子Ⅱ、花生四烯酸，此外，尚能抑制凝血酶刺激时血栓素 B_2 的产生。后有实验表明，黄连解毒汤可显著延长小鼠体外凝血时间，延长家兔血浆凝血酶原时间、白陶土活化部分凝血活酶时间及凝血酶时间[27]，而显示显著的抗血栓作用。黄连解毒汤含药血清能抑制人脐静脉内皮细胞(HUVEC)增殖和对中性粒细胞的黏附能力[28]，抑制 HUVEC 非致炎及 LPS/INF-α 条件下对中性粒细胞的黏附[29]。黄连解毒汤剂量依赖性抑制血管平滑肌细胞内膜的形成、增殖和移行，其主要作用来自于黄芩、黄连水溶性成分[30]。有人根据黄连解毒汤及其组成药的作用以及临床情况认为黄连解毒汤可能对动脉粥样硬化有明显效果[31,32]。

(3)降血糖作用：黄连解毒汤能降低正常及四氧嘧啶糖尿病小鼠的血糖[33]，黄连解毒汤对糖尿病鼠可降低血糖及糖耐量，并降低 TC、TG、ApoB，升高 HDL-C、ApoA[34]。黄连解毒汤改善糖耐量的机制可能与其提高脂肪和肌肉组织中 $GLUT_4$ 蛋白表达和转导信号有关[35]。对于实验性 2 型糖尿病大鼠，黄连解毒汤可使 IL-4、IL-10 提高[36]、IL-1β、IL-6、INF-α、CRP 降低[37]；保护糖尿病早期血管内皮损伤[38]、调节胰岛素抵抗大鼠脂质代谢、降低瘦素和抵抗素水平[39]、促进胰岛素抵抗大鼠脂肪组织胰岛素受体和胰岛素受体底物 1 酪氨酸磷酸化表达水平[40,41]，以及抗脂质过氧化等[42]有关。

(4)对中枢神经系统功能和应激的影响：黄连解毒汤有改善记忆作用，黄连解毒汤灌服对东莨菪碱所致记忆获得障碍、亚硝酸钠致记忆巩固障碍和乙醇所致记忆再现障碍均有显著改善作用，对于脑缺血再灌注损伤性障碍和 D-半乳糖致衰老小鼠的记忆障碍也均有明显改善作用[43]。黄连解毒汤能显著改善正常小鼠及单侧颈总动脉结扎后的脑血流量，减少鼠脑脂质过氧化物的生成，显著降低急性脑缺血大鼠脑含水量及过氧化脂质生成，延长小鼠断头后的喘气时间，对正常大鼠脑脂质过氧化生成也有明显抑制作用，提示改善血液供应、耐缺氧、抑制脂质过氧化等可能是其能改善学习记忆的机制之一。

黄连解毒汤可剂量依赖性延长环己巴比妥所致小鼠睡眠时间，与氯丙嗪合用时此作用更强[44]。有实验资料指出，黄连解毒汤能增加小鼠高级神经的兴奋过程，但对抑制过程影响不明显。黄连解毒汤对于长期单独孤单小鼠戊巴比妥钠引致睡眠时间能明显延长。黄连解毒汤可拮抗 MBB-IH 病毒小鼠模型，使 DCP(distance from control point)DOPAC 和 $DCP_{5\text{-}HIAA}$缩短，组成药物中黄连、黄芩、栀子缩短前者而黄连、黄芩缩短后者，提示黄连解毒汤可能具有苯二氮䓬样作用[45]。

黄连解毒汤可能通过对 CNS 的影响而影响应激功能，对于恐怖应激小鼠，黄连解毒汤可抑制其血清中肾上腺皮质类固醇浓度的升高，并抑制下丘脑的多巴胺代谢[46]。对于丁苯那嗪服药后小鼠，黄连解毒汤可增加小鼠的自发活动，使家兔脑电呈高幅慢波化，表明黄连解毒汤可促进病变的恢复及应激失调的修复[47]。

(5)抗溃疡作用:黄连解毒汤具有显著的抗胃黏膜损伤及抗胃溃疡作用[48]。黄连解毒汤对实验性胃溃疡的形成,如小鼠捆束应激性胃溃疡、灼烧性胃溃疡等有明显抑制作用,并能显著拮抗乙醇、盐酸-乙醇、阿司匹林、牛磺胆酸盐、化合物 48/80 等所致的胃黏膜损伤,明显抑制由乙醇、阿司匹林诱发的胃黏膜电位差的降低,维护胃黏膜屏障的完整性。黄连解毒汤能抑制牛磺胆酸盐引起的钠离子向胃腔内、氯离子向黏膜内流量的增加,但不影响胃黏膜前列腺素的合成,却可显著抑制化合物 48/80 所致胃黏膜组织 LPO 的上升及 SOD、GSH-Px、过氧化氢酶的降低,以及黄嘌呤氧化酶和中性粒细胞髓过氧化物酶活性作用[49],表明其抗胃溃疡和胃黏膜损伤机制与其抗脂质过氧化作用有关。此外,黄连解毒汤对组胺、碳酰胆碱所致胃酸分泌无明显影响,对五肽胃泌素刺激的胃酸分泌有一定抑制作用,但却能显著抑制 α-脱氧葡萄糖引起的胃酸分泌,表明其机制可能还与其对迷走神经系统的影响有关。进一步研究表明,黄连解毒汤对巴氯芬(baclofen)的刺激胃酸分泌无抑制作用。但却对 DN_{1417} 刺激胃酸分泌作用呈剂量依赖性抑制,此作用可被儿茶酚胺 α_2 受体阻断剂氟哌啶醇、育亨宾所拮抗,而 β 受体阻断剂普萘洛尔和 α_1 受体阻断剂哌唑嗪等则对此无影响,表明黄连解毒汤的抑制胃酸分泌部分作用是通过 α_2 受体发挥作用。

(6)抗肿瘤作用:黄连解毒汤有抗肿瘤作用,对于小鼠 H_{22} 肝癌实体瘤,5.5、16.5 和 49.5g/kg 的抑瘤率分别为 17.78%、28.73%和 45.45%,20%的黄连解毒汤含药血清对人结肠癌 Swille、人乳腺癌 MCF-7、人肺腺癌 SPC-A-1 和人胃癌 SGC-7901 也均有显著抑制作用[50]。但含药血清所含主要化学成分与其组成药所含成分间有较大差异[51]。黄连解毒汤 70%醇提物可明显逆转 S_{180} 肿瘤细胞多药耐药(MDR)相关基因表达产物 D170、LRP、TOPOⅡ的过度表达[52],显著增强凋亡基因 Fas 的表达率,耐药肿瘤细胞凋亡率,并降低细胞黏附因子 CD_{54} 的表达[53]。对于 H_{22} 荷瘤小鼠,黄连解毒汤可增强其体内 NK 细胞的杀伤功能及 IL-4 含量[54]。对于阿霉素所致肝、肾等 LPO 升高有明显抑制。

(7)抗氧化作用:黄连解毒汤具有抗氧化作用,前述许多研究结果均表明本方具有的抗氧化作用在其药效研究中起重要作用,研究表明,体外试验黄连解毒汤能明显抑制小鼠红细胞的自氧化或 H_2O_2 所致红细胞溶血,抑制小鼠肝匀浆自发性或 Fe^{2+}-VitC 诱发的脂质过氧化反应,清除 H_2O_2 所产生的羟自由基[55]。以化学发光法研究 H_2O_2 及碱性邻苯三酚体系产生 O_2^- 的清除作用发现黄连解毒汤多种交叉配伍均有明显抗氧化作用,而以全身为最强[56]。抑制脑缺血小鼠大脑皮质及海马组织中的 MDA 含量,提高 SOD、GSH-Px 和 CAT 活力,显著增加脑中 GSH 含量[57]。

【体内过程】以抗氧化作用为指标的黄连解毒汤血清药理学研究对小鼠肝匀浆体外 MDA 生成试验的结果表明,全方及黄连、黄芩、黄连+黄芩后含药血清均可呈剂量依赖性抑制 MDA 的生成,*E*max 分别为 80%、70%、79%及 81%;t_{max} 分别为 180、120、5 及 15 分钟[58]。大鼠灌服黄连解毒汤,小檗碱、黄芩苷呈一室开放模型,栀子苷呈二室开放模型;小檗碱、黄芩苷和栀子苷的 T(peak)分别为(119±49)分钟、(200±27)分钟、(99±29)分钟,C_{max} 为(7.55±2.84)μg/ml、(113.65±14.34)μg/ml、(5.02±1.52)μg/ml[59]。对于链脲佐菌素诱导的大鼠,黄连解毒汤口服后黄芩苷和汾黄芩苷的 $C_{max}1$、$C_{max}2$ 及 $AUC_{(0\to24)}$ 明显增加,黄芩苷的 $t_{1/2}$ 显著延长,黄芩苷在糖尿病大鼠粪便中降解加快[60]。

【主治】主用于三焦热盛,证见壮热烦渴,口燥咽干,错语不眠,或吐衄发斑,痈肿疔毒,舌红苔黄,脉数有力。另也用于湿热黄疸、痢疾等病证的治疗。

【现代应用】

1. 急性感染性疾病 曾报告用本方治疗金黄色葡萄球菌脓毒血症、败血症等，在血培养转阴、体温下降及治愈率方面均有显著疗效。如报告以本方加味治疗40例脓毒血症，以对血培养阴性之多数转移性脓肿患者效佳，25例均获痊愈。12例流行性脑脊髓膜炎，用本方以开水冲服为主治疗，3剂愈者4例，4剂愈者2例，5剂愈者5例，6剂而愈者1例，均无后遗症。此外，报告三黄合剂或三黄汤加减治疗急性扁桃体炎疗效也佳。还有用本方去栀子而成之三黄汤（黄连、黄柏、黄芩）保留灌肠为主治疗急性菌痢150例，结果平均11小时退热，大部分患者灌肠两次后即可见脓血便消失，便次显著减少，平均灌服6次（每日3次），平均住院日仅2.75天。

2. 慢性感染性炎性疾病 对于慢性感染性炎性疾病有实热表现者黄连解毒汤也有良好疗效。如用本方去栀子加虎杖而成之加味三黄汤灌肠治疗慢性盆腔炎128例，结果临床治愈95例，显效19例，进步9例，仅5例无效，总有效率达96.1%。另报告用本方去栀子之三黄散局部治疗宫颈糜烂100例，其中Ⅰ度者10例，Ⅱ度者76例，Ⅲ度者14例，合并滴虫性阴道炎、老年性阴道炎、宫颈息肉者共8例，糜烂面渗血者4例，结果治愈61例，好转38例，仅Ⅲ度1例无效。

3. 心脑血管疾病

（1）高血压：实验研究中本方虽对某些高血压模型有一定降压效果，但临床上高血压症多呈肝阳偏亢、肝肾阴虚及阴阳两虚等表现，故宜用本方者不多。但在日本，本方属高血压症之常用方，适于颜面红赤，无便秘的中间证患者；临床也有用本方治疗获效者。

（2）脑血管病及脑血管障碍后遗症：黄连解毒汤对脑卒中后遗症有良好疗效，96例脑血管障碍发病后1个月以上临床症状稳定之脑栓塞、颅内出血及一过性脑缺血发作患者服用本方提取物2.5g，1日3次，连续8周，结果在4周或8周时自觉症状改善者分别为54.2%或60.4%，精神症状改善者为38.5%或44.8%，神经症状改善者分别为24%或34.4%，总有效率分别为60.4%或72.9%。国内报告用黄连解毒汤加味治疗缺血性脑卒中120例，获基本痊愈者48例，显效38例，有效29例。

4. 其他疾病

一些皮肤疾病，特别是皮肤科免疫性疾病可有火毒表现，故可用本方治之。报告用本方加味治疗大疱型多型红斑11例，获痊愈者6例，显效3例，有效1例，一般经治20天左右可以见效。曾报告用本方加味治疗银屑病11例，均获临床治愈。日本用本方加温清饮治疗寻常型银屑病58例，结果获显效者13例（22.4%）、有效8例（13.8%）、有效以上36.2%，略有效以上58.6%。黄连解毒汤治疗掌跖脓疱症49例，疗效属于极有效者5例（10%），有效者20例（41%）。

【不良反应】报告用本方提取物治疗掌跖脓疱症时49例患者中呈胃肠障碍者2例，便秘者1例，腹泻1例，但均轻微，继续服药症状消失。

主要参考文献

[1] 刘平，等．黄连解毒汤对产酶菌的抑菌作用．中国微生态学杂志，2007，19(1)：32

[2] 杜旭 摘译．黄连解毒汤对幽门螺杆菌的抗菌作用．国外医学中医中药分册，2003，25(2)：98

[3] 吴辉，等．清热解毒法对肺炎衣原体感染致兔动脉粥样硬化的干预作用．广州中医药大学学报，2006，23(2)：151

[4] 汪长中,等．黄连解毒汤对体外白念珠菌生物膜形成的影响．热带病与寄生虫学,2007,5(2):82

[5] 李海权,等．中药透皮吸收抗菌活性的测试及对实验动物口腔菌群的影响．中国微生态学杂志,2006,18(1):41

[6] 戴锡珍,等．黄连解毒汤体外抗内毒素作用的实验研究．中国中医基础医学杂志,2000,6(5):31

[7] 王华东,等．复方中药对内毒素引起的小鼠死亡率和多器官损伤的影响．暨南大学学报(医学版),2004,25(2):129,139

[8] 张国华,等．黄连解毒汤对实热证大鼠 T 细胞亚群和 IL-2 活性的影响．广西中医学院学报,2002,5(3):8

[9] 王洪琦,等．清热复方对热休克大鼠肝、肺组织热休克蛋白基因表达的调控作用．广州中医药大学学报,2004,21(1):37

[10] 王利津,等．黄连解毒汤的抗炎作用机理研究．中国中药杂志,2000,25(8):493

[11] 邝枣园,等．黄连解毒汤对细胞因子的影响．辽宁中医杂志,1999,26(8):374

[12] 赵保胜,等．黄连解毒汤含药血清对 Toll 样受体 3、4 型及其下游信号转导通路的影响．中国实验方剂学杂志,2007,13(5):15

[13] 史青 摘译．黄连解毒汤在小鼠接触过敏反应中的免疫药理效应．国外医学中医中药分册,2003,25(2):93

[14] 贺玉琢 摘译．黄连解毒汤对进行性 D-半乳糖胺肝损害的抑制作用．国外医学中医中药分册,2003,25(6):352

[15] 李晓娟 摘．黄连解毒汤各组分对葡聚糖硫酸钠所致小鼠结肠炎的作用．国外医药 · 植物药分册,2001,16(4):165

[16] 廖泽云,等．黄连解毒汤对大鼠结肠炎组织损伤的影响．实用医药杂志,2006,23(11):1349

[17] 徐静华,等．黄连解毒汤对小鼠急性脑缺血、缺氧的影响．沈阳药科大学学报,2003,20(3):132

[18] 吴彦,等．黄连解毒汤有效部位对实验性脑缺血的保护作用．中药材,2004,27(5):357

[19] 吴彦,等．黄连解毒汤有效部位对动物脑缺血缺氧的保护作用．中国现代应用药学杂志,2004,21(6):451

[20] 吴彦,等．黄连解毒汤对过氧化氢诱导大鼠皮层神经元损伤的保护作用．中国医院药学杂志,2005,25(2):142

[21] 吴彦,等．黄连解毒汤有效部位对多发性脑梗死大鼠脂质过氧化损伤的影响．北京中医药大学学报,2004,27(6):47

[22] 吴彦,等．黄连解毒汤有效部位对培养大鼠皮层神经元缺糖缺氧损伤的保护作用．中国药理学通报,2004;20(8):936

[23] 吴彦,等．黄连解毒汤有效部位对一氧化氮诱导大鼠皮层神经元损伤的保护作用．中国药科大学学报,2005,36(1):59

[24] 袁拯忠,等．黄连解毒汤有效成分对缺氧/复氧时脑微血管内皮细胞的保护作用．中国中药杂志,2007,32(3):249

[25] 袁拯忠,等．黄连解毒汤有效成分对缺氧/复氧时脑微血管内皮细胞核因子-κB 的影响．中国中药杂志,2008,33(6):660

[26] 方青,等．黄连解毒汤对 AD 大鼠的治疗作用及对细胞因子含量的影响．中国中药杂志,2004,29(6):575

[27] 付晓春,等．黄连解毒汤的抗血栓作用研究．沈阳药科大学学报,2001,18(6):425

[28] 方素萍,等．黄连解毒汤含药血清对血管内皮细胞增殖及黏附中性粒细胞能力的影响．中国实验方剂学杂志,2001,7(3):31

[29] 方素萍,等．黄连解毒汤含药血清对 LPSTNF-α 诱导的人中性粒细胞与血管内皮组胞间黏附的影响．中国实验方剂学杂志,2001,7(2):31

[30] 齐海宇 摘．黄连解毒汤抑制大鼠血管平滑肌细胞新生内膜形成、增殖和移行．国际中医中药杂志,2006,28(4):235

[31] 许扬,等．黄连解毒汤及配伍成分的降脂及抗动脉粥样硬化作用．中国实验方剂学杂志,2008,14(2):74

[32] 许扬,等．黄连解毒汤对冠状动脉粥样硬化性心脏病的作用及前瞻性研究．中国中医基础医学杂志,2008,14(1):78

[33] 代培良,等．黄连解毒汤降血糖作用的实验研究．河南中医学院学报,2004,19(2):36

[34] 陆付耳,等．黄连解毒汤与黄连素对2型糖尿病大鼠葡萄糖和脂质代谢影响的比较研究．华中科技大学学报(医学版),2002,31(6):662

[35] 陈广,等．黄连解毒汤对2型糖尿病大鼠靶组织葡萄糖转运子4的影响．中西医结合学报,2007,5(4):412

[36] 谭炎炎,等．黄连解毒汤对2型糖尿病大鼠细胞因子IL-4和IL-10水平的影响．微循环学杂志,2005,15(3):44,49

[37] 谭炎炎,等．黄连解毒汤对2型糖尿病大鼠血清炎性介质和标志物水平的影响．中国医院药学杂志,2005,25(12):1113

[38] 肖雁凌,等．黄连解毒汤对2型糖尿病大鼠血管内皮功能的影响．中国中药杂志,2005,30(22):1767

[39] 丁来标,等．黄连解毒汤对胰岛素抵抗大鼠瘦素和抵抗素的影响．中国中西医结合杂志,2006,26(3):232

[40] 叶爱丽,等．黄连解毒汤对胰岛素抵抗大鼠脂肪组织胰岛素受体及其底物信号转导的影响．中国中西医结合杂志,2006,26(10):909

[41] 叶爱丽,等．黄连解毒汤对胰岛素抵抗大鼠骨骼肌IRS-1表达及酪氨酸磷酸化水平的影响．中医杂志,2005,46(9):695

[42] 韩雪山,等．黄连解毒汤对链脲佐菌素所致大鼠心肌损伤的保护作用研究．中国林副特产,2004,(2):38

[43] 邵兰,等．黄连解毒汤及其提取部位益智作用．沈阳药科大学学报,1998,15(1):35

[44] 佐佐木健郎．黄连解毒汤对投予氯丙嗪小鼠海索比妥睡眠持续时间的影响．国外医学中医中药分册,1995,17(5):18

[45] 怡悦 摘译,杜贵友 校．MBB-1H小鼠病态模型的应用及黄连解毒汤对其的影响．国外医学中医中药分册,2001,23(4):225

[46] 佐佐木健郎．黄连解毒汤对条件恐怖应激负荷小鼠的抗应激作用．国外医学中医中药分册,1995,17(5):27

[47] 祝部大辅,等．黄连解毒汤对丁苯那嗪负荷后自主运动量及自主脑波的影响．国外医学中医中药分册,1995,17(5):19

[48] 末永敏彰,等．黄连解毒汤与三黄泻心汤对大鼠胃黏膜保护作用的产生机理．国外医学中医中药分册,1992,14(5):7

[49] 同心．黄连解毒汤对应激诱发性胃黏膜损害有预防作用．国外医学中医中药分册,2001,23(4):256

[50] 孙健,等．黄连解毒汤抗肿瘤作用的实验研究．中国中药杂志,2006,31(17):1461

[51] 孙健,等．黄连解毒汤及其含药血清的化学成分及抗肿瘤作用对比研究．中国中药杂志,2006,31(18):1526

[52] 李贵海,等．黄连解毒汤70%醇提物对小鼠S_{180}细胞MDR相关因子表达的逆转作用．中草药,2007,38(7):1050

[53] 刘明霞,等．黄连解毒汤70%醇提物对MDR模型小鼠细胞凋亡及相关因子表达的影响．中药

材，2009，32(8)：1270

[54] 周阿高，等．黄连解毒汤对荷瘤小鼠免疫调节作用的实验研究．中国实验方剂学杂志，2007，13(3)：56

[55] 王利津，等．黄连解毒汤的抗氧化作用研究．中国药科大学学报，2001，32(1)：51

[56] 谢云峰，等．黄连解毒汤交叉配伍对氧自由基清除作用的研究．中成药，2000，22(10)：677

[57] 徐静华，等．黄连解毒汤对脑缺血小鼠的抗氧化作用研究．中药药理与临床，2002，18(6)：2

[58] 宋珏，等．以血清药理学方法研究黄连解毒汤对小鼠的药效动力学．中草药，2005，36(5)：709

[59] 肖学凤，等．黄连解毒汤中三种成分在大鼠体内的药代动力学研究．中国医药导报，2008，5(3)：13

[60] 邓远雄，等．黄连解毒汤中黄芩苷和汉黄芩苷在糖尿病大鼠体内的药动学．中草药，2008，39(2)：227

六 神 丸

本方来源于《雷允上诵芬堂方》，由珍珠粉、犀牛黄、麝香、雄黄、冰片、蟾酥组成。

【功效与药理】

1. 清热解毒，消痈止痛　本方为治喉症要药，外敷痈疖其效也甚佳。本方清热解毒，消痈止痛功效主要与抗炎作用、解毒作用、抗病原微生物作用、镇痛及局部麻醉作用有关。

(1)抗炎作用：急慢性喉部炎症及痈疖等均属典型局部炎性病变，实验表明本方具有强的抗炎作用。曾报告对醋酸引致小鼠腹腔毛细血管通透性亢进 50%抑制剂量 ID_{50} 的 mg/kg 值为六神丸 12.7、牛黄 3.5、麝香 4.2、蟾酥 1.9、雄黄 20、珍珠粉 32、龙脑 188。六神丸组成药物以不同比例配伍时 ID_{50}(mg/kg)分别为：牛黄：麝香(1.5：1)为 3.4，牛黄：蟾酥(1.5：1)为 3.2，蟾酥：麝香(1.5：1)为 3.4，牛黄：麝香：蟾酥(1.5：1：1)为 1.4，而雄黄：珍珠粉：龙脑(1：1.5：1)为 114，提示蟾酥牛黄、蟾酥麝香配伍时为相加作用，麝香牛黄配伍为增强作用，而蟾酥牛黄麝香 3 药配伍时抗炎活性呈明显增强。另外，由于六神丸之 ID_{50} 值较蟾酥牛黄麝香 3 药配伍时为大，似可认为雄黄珍珠粉和龙脑对前 3 药的抗炎活性起着拮抗效果。国产六神丸对巴豆油所致小鼠耳的急性炎性水肿，腹腔注射时 80mg/kg 的六神丸与 100mg/kg 的氢化可的松有相近似的显著抑制效果，对大鼠蛋清性足肿胀，国产六神丸腹腔注射也有显著的抑制效果，84mg/kg 六神丸的作用与 250mg/kg 水杨酸钠几乎相等。对炎症中期的白细胞游走，Boyden 微孔滤膜法以六神丸构成的生药每药 10μg/ml 浓度进行实验，可见麝香抑制作用最强，为 30.2%±0.9%，牛黄作用较弱，为 14.8%±1.8%，蟾酥反而促进游走，为－20%±6.7%。但上述药物的不同配伍产生的合用效果有所不同，麝香牛黄合用时呈拮抗效应，抑制率为 18.5%±4.4%；蟾酥与麝香配伍时可能系两药作用相反，合用时作用抵消所致，抑制率仅 6.4%±4.7%；而蟾酥牛黄合用反使作用增强，抑制率为 26.7%±3.4%；蟾酥麝香牛黄 3 药合用时抑制率为 15.4%±4.4%。关于上述 3 药组分的活性，实验发现麝香所含肽类物质抑制率达 34.2%，牛黄肽类为 16.2%，蟾酥肽类为 2.4%，它们间也呈一种复杂的影响，如麝香肽类与牛黄肽类合用时仅为 2.9%，与蟾酥肽合用为 3.2%，而牛黄肽类与蟾酥肽类合用时也仅 5.9%，但蟾酥肽类与牛黄合用之抑制率达 35.5%，牛黄肽类与蟾酥合用为 13.1%。甲醛滤纸球法测六神丸及其组成药物对大白鼠肉芽肿形成抑制的 IC_{50} 为 569mg/kg，氢化可的松为 35.7mg/kg，牛黄、麝香、蟾酥分别为 433，388 及 159mg/kg，麝香蟾酥(1：1)为 176mg/kg，麝香牛黄(1：1.5)为 129mg/kg，而麝香、牛黄、蟾酥(1：1.5：1)为 69.4mg/kg，可见麝香牛黄及麝香牛黄蟾酥两个配伍均呈显著的增强协同效果。综上可见，六神丸具有强的抗炎症作用，但以对炎症早期之毛细血管通透性亢进及中期之白细胞游走的抑制作用为强，而对炎症晚期之增生的抑制作用弱，这一抗炎作用特点与氢化可的松相反，且与本品主要用于早期炎症相符。另外，不同的配伍实验表明六神丸的抗炎主要药物为蟾酥、麝香、牛黄。

(2)解毒作用：六神丸具有显著的解毒效果，小鼠实验六神丸可明显减少内毒素静注所致小鼠死亡率。5家药厂生产之六神丸均有明显抗内毒素效果，可降低内毒素所致大鼠死亡，对于大剂量内毒素所致大鼠体温的剧降，5种六神丸也有显著的对抗效果。此外，本品还能抑制内毒素所致大鼠血浆cAMP含量的增高和肝细胞溶酶体指示酶酸性磷酸酶的升高。心肌细胞的病理检查结果发现，对于内毒素所致之间质细胞增生、局灶性坏死、炎性浸润、心肌退变等毒性损害也有显著的对抗效果，上述结果表明六神丸对大肠杆菌内毒素所致小鼠及大鼠休克死亡以及内毒素所致体温变化、血浆cAMP升高、肝细胞溶酶体酶释放和心肌损害均有显著的抑制对抗效果，提示本方对内毒素毒性有明显的对抗作用，其抗内毒素活性的机制之一可能与其具有膜稳定效果有关。日本还研究了六神丸主要组成药对内毒素所致血液系统病变及缺血性心脏障碍的影响，当静注内毒素时，由于海格曼因子(Ⅻ因子)的活化而产生凝血酶，从而引起急性弥散性血管内凝血(DIC)，血栓的形成导致血小板计数和纤维蛋白原减少，凝血酶原时间延长，纤维蛋白降解产物(FDP)增加，在心脏可引起冠脉血流减少而形成缺血性心脏障碍，心电图可见心率减慢，ST波上升；在肝脏还会出现出血性坏死等损害。在攻毒2小时后灌服蟾酥、牛黄，可显著对抗心率的减慢；而给药后1小时再攻毒，蟾酥能显著抑制血小板及纤维蛋白原量的减少，牛黄及麝香则仅能显著抑制血小板的减少，蟾酥和牛黄还能显著抑制肝出血性坏死灶的形成。

(3)抗病原微生物作用：体外试验表明，六神丸制备之六神含片与细菌作用2分钟即可见显著杀菌效果，对金葡菌的杀菌率为60%，对乙型溶血性链球菌为55%，对大肠杆菌为52%，作用时间延长，杀菌率有所增加。但六神含片对金葡菌、乙型溶血性链球菌所致小鼠实验性感染死亡未见明显保护作用。鸡胚试验表明，无论预防给药或治疗给药，六神丸及含片对流感病毒A_3均有显著防治效果[1]。对于烙烧加滴金葡菌液复制的家兔角膜溃疡模型，用六神丸制备之眼膏可减轻眼的刺激症状，促进溃疡愈合[2]。

(4)镇痛及局部麻醉作用：本方主治咽喉肿痛，除抗炎作用外，还有显著的镇痛作用。小鼠醋酸扭体法的实验表明，六神丸能显著抑制小鼠的疼痛反应，其90mg/kg的镇痛作用与哌替啶10mg/kg相似。本品所含蟾酥具有显著的局部麻醉作用，当噙化本品时，蟾酥释出对咽喉产生局部麻醉效果，这也是本丸及其类方对咽喉肿痛有迅速止痛效果的原因之一，同理，将本丸于牙痛等局部应用时也能迅速产生良好止痛效果。

2. 对心血管功能的影响

(1)对心脏的影响：八木氏法体外心脏实验表明，六神丸有显著的强心效果，组成生药除龙脑外，均能使心肌收缩亢进，以蟾酥为强，其作用与全方相似，于10^{-8}g/ml即有强心效果，而于10^{-6}g/ml时呈强烈的心肌活性。对家兔的乳头肌，仍以六神丸及蟾酥作用为强，在10^{-6}g/ml时表现强心作用，而在10^{-4}g/ml时呈强的增进收缩效果，表现六神丸的显著强心作用主要来自蟾酥。以乳头肌标本研究六神丸组成各药物间的配伍效果表明，蟾酥、麝香、牛黄、雄黄4药配伍时对乳头肌的剂量反应曲线与六神丸几乎相合，提示此4药的组合是六神丸产生总体强心效果的重要因素。对慢性给予六神丸的健康人，可见与地高辛的作用相似，均能使安静时PEP/ET减少，急性给药时多数也减少，表明也可增加心脏收缩性能。但对于家兔心脏及猪离体冠状血管，六神丸反使灌流量减少，冠脉收缩，蟾酥的作用也相似。对于正常动物的心率，口服蟾酥 25mg/kg、牛黄 30mg/kg 时心率分别增加 20%和 15%。

(2)对血压的影响：200μg/kg 六神丸可使血压短暂下降，无快速耐受现象，剂量达 400μg/kg 时，血压于下降后出现一个短暂的上升，以相应剂量的蟾酥试验也呈现类似表现，提示六神丸对血压的影响主要来自蟾酥。国产六神丸十二指肠灌入时对在体家兔心脏也有增强心肌收缩力效果，且收缩幅度随药物剂量增大而增强。对猫的心电图，15mg/kg 六神丸可使 R-R 间期延长，以至 P-R 间期也延长，并出现 T 波低平，ST 段下降等，使猫血压先明显上升，随即明显下降，并可见呼吸加快。王氏也发现六神丸在 1.5mg/kg 时可使家兔心率减慢，剂量增至 3～5mg/kg 时部分动物出现期前收缩、房室传导阻滞，15mg/kg 时所有家兔均出现房室传导阻滞、期前收缩和室速。正常人慢性服用六神丸，可见安静时血压显著下降，心率无明显改善，但定量运动负荷双倍乘积的增量 ΔDP 也减少，运动负荷的分时摄氧量 ΔVO_2 显著增加，一次心跳摄氧量的增量 ΔVO_2/HR·kg 也显著增加，表明六神丸能使安静时平均血压降低，并能改善循环系统对运动的效率。

3. 抗肿瘤作用

六神丸能明显抑制和杀伤 L_{7212} 白血病细胞，可缓解、减轻其对小鼠肝脾的浸润，延长生存时间[3-5]。对于 H_{22} 肝癌六神丸有明显的抑制作用，能明显减小肿瘤重量，延长生存时间，联合顺铂能一定程度提高抑瘤效果，且其保护白细胞、血小板的作用明显[6,7]。对于 S_{180} 肉瘤，六神丸不仅能明显抑制瘤重生长，降低肿瘤间质微血管密度，还能明显降低肉瘤组织中 VBGE 及碱性纤维母细胞生长因子(b-FGF)，表明六神丸的抑瘤作用与其抑制肿瘤血管生成有关[8,9]。对于人乳腺癌 MCF-7 细胞，六神丸含药血清有明显的抑制作用，可破坏其正常形态，作用随含药血清浓度而增高，并可抑制其 b-FGF 及 MMP-9 荧光浓度，也表明六神丸的抗肿瘤作用是通过抗肿瘤血管生成机制实现的[10,11]。对于 HL-60 细胞，六神丸能显著抑制之，六神丸及六神丸含药血清处理的 HL-60 均可见典型的细胞凋亡形态，其凋亡在一定范围内也呈时间、浓度依赖关系，表明引起细胞凋亡可能是六神丸治疗白血病的机制之一[12,13]。在引起 HL-60 细胞凋亡时可见凋亡相关基因 Bcl-2、C-myc mRNA 表达水平下降，Bax mRNA 水平上升，在六神丸组成药物中，蟾蜍是导致凋亡的主要药物[14]。六神丸还可促进 caspase-3 表达[15]。腹腔注射环磷酰胺建立的微小残留白血病模型，六神丸仍能明显损害其生成时间，改善外周，凋亡细胞明显增多[16]。对 NB_4 白血病细胞凋亡，六神丸也可显著促进之[17]。临床对于急性白血病患者应用六神丸治疗，可见 P170 蛋白阳性表达数、阳性表达率及表达指数明显降低，TopoⅡβ 明显增高，但 TopoⅡα 无明显差异，表明六神丸可通过降低 P170 表达、提高 TopoⅡβ 表达未逆转白血病细胞的多药耐药[18]。

此外，有报告每日灌服六神丸 90mg/kg，连续 7 天，能使小鼠腹腔巨噬细胞吞噬百分率及吞噬指数均显著增高，表明本方能增强机体非特异性免疫功能。

【主治】主治烂喉丹痧，喉风，乳蛾，咽喉肿痛，痈疽疮疖等。

【现代应用】

本方主治咽喉肿痛诸疾，并用治疗外科疔疮疖肿等有较好疗效。近年又扩大用于多种内科疾病有效，以至用于多种内科急症的治疗。由于本品药性峻猛，服量也小，且有明显毒性，难于加量以增效，故一般仍宜与其他方药合用，以增强疗效。

1. 口腔咽喉疾病　口腔咽喉疾病患者噙化本品时，既可发挥即时的局部麻醉止痛消炎等效果，又可发挥黏膜及胃肠道吸收后的全身效果，故疗效颇佳。

(1)咽喉疾病：本品主治咽喉肿痛，治疗慢性咽炎、喉炎及扁桃体炎疗效颇佳，报告较多，尤以对慢性咽炎疗效为良，曾有称其治愈率为70%，对扁桃体手术后的喉痛用青霉素及磺胺类药物无效者，以及轻度音哑之慢性喉炎而声带无器质性疾病者均有效，对急性扁桃体炎也有止痛效果。报告以本品噙化治急性扁桃体炎150例，平均3～4日治愈。本品加全蝎治急性扁桃体炎32例，24小时有效者23例，48小时7例[19]。另报告用六神丸制为水剂直接喷药于病变部位，治疗喉痹148例，痊愈69.6%，显效27.7%，较之用六神丸吞下含服治疗之53例疗效为佳，且咽部致病菌阳性率明显减少[20]。临床观察到本品对咽喉部炎症有明显的止痛作用，咽部溃疡患者用后疼痛也大为减轻。口腔溃疡局部用药，95例患者治疗3天，痊愈者75例，好转20例[21]。

(2)牙科疾病：局部应用或噙化六神丸，对牙痛有良好的止痛效果。以本丸1～2粒置痛牙之牙龈处，待溶化后平涂药液于牙龈面上，治疗牙龈炎、牙髓炎等所致牙痛有较好止痛效果，一般经5～10分钟局部出现麻木感，牙痛即可随之减轻或消失，用治龋齿疼痛及龋齿合并感染等也有良效。另报告以本品治疗急性冠周炎223例，显效99例，有效60例，与抗生素治疗之202例疗效相当[22]。对急性冠周炎六神丸的疗效优于甲硝唑，给药2～3天多数病人即可获显效[23]。急慢性牙髓炎局部用药疗效也颇佳[24]。还有用本品为牙髓失活剂者，报告治疗100例，获良效者80例，有效者16例，仅4例失败[25]。

2. 皮肤科疾病　六神丸可用于痈疽疮疖的治疗，可内服，但外敷则更佳。曾有人指出对于面部疖肿，因本品之麝香、冰片、蟾酥等均为香窜之品，可致疔疮走黄。其后有人指出此说不妥，因无论六神丸，还是麝香、冰片、蟾酥对疖肿治疗均有其效，走黄之说不符传统经验。据报告六神丸外用治睑腺炎、外敷治寻常疣、内服治丘疹性荨麻疹、寻常型痤疮有一定疗效。另有报告，六神丸外涂加口服治疗带状疱疹、用本品局部治疗阴茎尖锐湿疣其疗效也佳。

3. 内科疾病　取本方清热解毒，消肿止痛以及开窍醒神之义，而试用于多种内科疾病，有一定疗效。

(1)内科急症：曾报告用本品治疗热病引起之休克及心衰、早期之呼吸衰竭、哮喘、冠心病心绞痛等有一定疗效，日本用六神丸治疗心动过速、气短有效，并可改善其伴随症状。另报告在综合治疗的基础上加用六神丸治疗流行性出血热155例，显效77.1%，未用六神丸的84例，显效26.2%，明显提高了越期率，降低病死率，尤以早期应用疗效为佳[26]。

(2)白血病：试用大剂量本品治疗10例，其中急性白血病3例，1例急性粒细胞性白血病获完全缓解，另有急性淋巴细胞性及急性单核细胞性白血病各1例均无效。慢性粒性白血病7例，获完全缓解者1例，部分缓解者1例，进步5例。另以六神丸并用HOAP方案(高三尖杉酯碱、长春新碱、阿糖胞苷、强的松)治疗急性非淋巴细胞性白血病21例，获完全缓解者17例，部分缓解者2例，完全缓解率达81%。本治法中六神丸不仅对白血病有效，更重要在于可防治感染，使合并感染发热者较不用六神丸者明显减少。六神丸用量为每日90粒，有口腔、咽部感染者应增至每日180粒。还有用本品抗白血病复发的报告，168例获完全缓解的白血病患者每日30～180粒分2～3次口服，15～21天1疗程，结果1、2、3年生存率在86.31%～61.3%之间[27]。

(3)其他疾病：应用六神丸灌肠治疗溃疡性结肠炎，临床症状改善率达93%，黏膜改善

90.6%,32例治愈25例。用六神丸外敷治疗阑尾周围脓肿47例,有效率91.5%。六神丸口服治疗乳腺小叶增生50例,1～3月痊愈36例,有效12例。

【不良反应】

本品有显著毒性,服之不当或过量,常可致明显毒副作用,甚至有致死者,报告颇多[28-34]。不良反应主要为消化道症状及过敏两种表现。如用本品治白血病在服用大剂量时(90～180粒/日)出现腹痛、腹泻、恶心、呕吐等消化道刺激症状,少数患者服常量也可致严重胃肠道刺激症状,过量时还见有心律不齐者,上述毒性可能主要由蟾酥引起。过敏反应则呈多样性,有皮炎、紫癜、脱毛以致过敏性休克和死亡者。还有引致肝功损伤的报告。

毒理研究表明,六神丸具有较强的毒性,小鼠灌服本品之LD_{50}为(656.6±99.2)mg/kg。家兔按成人口服量之12.5及50倍灌服连续20天,仅见大剂量组心肌细胞横纹消失,细胞肿胀,呈颗粒样变性,部分心肌细胞浆呈均质性等改变,停药7天后恢复,对动物的一般情况,活动、体重增长以及肝、肺、脾、肾等均无明显影响。六神丸给犬灌服,间隔2天提高一个给药剂量,结果,六神丸剂量大于1.8mg/kg可出现呕吐、活动减少,随剂量加大,毒性反应增强,包括剂量依赖性心率减慢、S-T振幅降低和T波倒置等;16～48.6mg/kg时红细胞及血红蛋白增高,血小板增高;ALT、白蛋白及胆固醇均升高,48.6mg/kg有一只犬死亡。六神丸1mg/kg、3mg/kg以胶囊剂给药28天,3mg/kg为无明显毒性反应剂量。

主要参考文献

[1] 孙兆泉,等. 六神含片抗流感病毒及细菌感染作用的实验研究. 湖南中医药导报,1997,3(5):23

[2] 秦裕辉,等. 六神眼膏治疗角膜溃疡的实验. 中国中医药科技,1997,4(4):210

[3] 唐由君,等. 六神丸及其加味抗急性白血病的实验研究. 山东中医学院学报,1989,13(6):51

[4] 唐由君,等. 传统抗癌中成药对急性白血病(L_{1210})的实验研究. 山东中医学院学报,1989,13(6):65

[5] 唐由君,等. 传统抗癌中成药抗急性白血病(L_{7212})的实验研究. 中西医结合杂志,1990,10(12):734

[6] 苏延峰,等. 六神丸与六君子汤对荷瘤鼠的抑瘤效果及鼠存活时间的影响. 实用医药杂志,2004,21(5):442

[7] 丁诗语,等. 六神丸对H_{22}肝癌抑瘤及减毒效果的实验研究. 实用医药杂志,2005,22(7):619

[8] 张春荣,等. 六神丸对鼠S_{180}生长的抑制作用与抑制血管生成的关系. 中国预防医学杂志,2005,6(4):327

[9] 李炜,等. 六神丸抗肿瘤血管生成的实验研究. 中医药学报,2006;34(4):25

[10] 黄振东,等. 六神丸含药血清诱导HL-60细胞凋亡实验研究. 山东中医杂志,2006,25(3):187

[11] 李炜,等. 六神丸抗肿瘤血管生成的体外实验研究. 山东中医杂志,2006,25(6):403

[12] 戴锡孟,等. 六神丸诱导HL-60细胞凋亡的实验研究. 新中医,2004,26(3):76

[13] 于志峰,等. 六神丸诱导HL-60细胞凋亡的实验研究. 中医研究,2005;18(6),14

[14] 戴锡孟,等. 六神丸诱导白血病细胞凋亡及调控凋亡相关基因的实验研究. 辽宁中医杂志,2003,30(6):431

[15] 李炜,等. 六神丸逆转灯盏细辛抑制MCF-7细胞凋亡作用的实验研究. 河北中医,2006,28(12):940

[16] 于志峰,等. 六神丸治疗微小残留白血病凋亡机制的实验研究. 中医研究,2000,13(5):18

[17] 戴锡孟,等．六神丸诱导 NB4 细胞凋亡的实验研究．山东中医杂志,2004,23(12):734

[18] 史哲新,等．六神丸逆转白血病细胞多药耐药作用及相关机制研究．天津中医药大学学报,2007,26(1):11

[19] 刘志超．全蝎合六神丸外治扁桃体炎 32 例．江苏中医,1994,15(4):22

[20] 盖国忠,等．六神喷水剂治疗急性喉痹的临床观察．中国中医急症,1995,4(3):143

[21] 侯天礼．六神丸治口腔溃疡 95 例临床疗效分析．吉林医学,2009,30(13):1346

[22] 朱丹．六神丸与甲硝唑分别用药治疗急性冠周炎的疗效对比．中医药学报,2000,(5):29

[23] 孟宪朝．六神丸为主治疗急性冠周炎的临床疗效观察．重庆医药,1989,18(6):29

[24] 樊勤,等．六神丸治疗急慢性牙髓炎的疗效观察．亚太传统医药,2008,4(11):97

[25] 刘长民．六神丸失活恒牙牙髓 100 例．陕西中医,1991,12(4):161

[26] 邵德田,等．六神丸结合西药治疗流行性出血热 155 例临床观察．河南中医,1989,(1):28

[27] 唐由君,等．六神丸抗急性白血病复发．中医杂志,1993,(2):110

[28] 袁惠南,等．六神丸所引起的不良反应．中成药,1990,12(9):24

[29] 胡明灿．六神丸的不良反应及其探讨．中西医结合杂志,1991,11(9):563

[30] 于刚,等．六神丸过量致房颤伴二度房室传导阻滞．实用心电学杂志,2000,9(2):122

[31] 赵巍．六神丸急性中毒 1 例报告．中医药临床杂志,2009,21(4):327

[32] 许世辉,等．六神丸常见中毒反应及治疗措施．安徽医药,2001,5(3):197

[33] 齐卫红,等．Beagle 犬经口给予六神丸急性毒性研究．毒理学杂志,2007,21(4):303

[34] 齐卫红,等．Beagle 犬重复给予六神丸 28d 及恢复期 14d 毒性研究．毒理学杂志,2007,21(4):304

紫 雪 丹

本方来源于《温病条辨》,由石膏、寒水石、滑石、磁石、犀角屑、羚羊角屑、青木香、沉香、玄参、升麻、甘草、丁香、朴硝、硝石、麝香、朱砂等组成。

【功效与药理】

1. 清热解毒　本方清热解毒功效主要与解热、抗炎、抗白血病等作用有关。

(1)解热作用:本方临床用于高热有效,实验表明本方有明显的解热作用。对于家兔的内毒素所致发热,给予紫雪丹可见有较迅速的解热效果,2 小时内与复方阿司匹林的作用相比无显著差异,但 4 小时时则优于复方阿司匹林,此时体温下降 1℃,6 小时后作用减弱。紫雪及紫雪口服液灌服,对酵母所致大鼠发热及二硝基酚所致家兔发热均有明显的解热作用[1]。以人工麝香取代天然麝香的紫雪散 2g/kg 灌服,对酵母引致大鼠发热和伤寒菌苗引致家兔发热均有明显解热作用[2]。本方变方新雪丹也对伤寒菌苗所致发热家兔有解热作用。另有实验表明,对于伤寒、副伤寒三联菌苗所致家兔发热,新雪丹 0.62g/kg 灌服已有一定解热作用,3.10g/kg 则有迅速而显著的解热效果。对于酵母所致大鼠实验性发热,新雪丹 1.24g/kg 灌服即有显著解热作用,6.2g/kg 新雪丹作用更强[3]。

(2)抗炎作用:紫雪丹的抗炎作用未见报告,实验表明,新雪丹有显著抗炎作用,对于二甲苯所致小鼠耳部炎症,2.48g/kg 灌胃即有明显抑制作用,但剂量增至 12.4g/kg,抗炎作用仅略有增强。对于大鼠棉球性肉芽肿,新雪丹 1.24g/kg 即可见显著抑制,剂量增至 6.2g/kg,作用也仅略有增强[3]。

(3)抗白血病作用:紫雪散略可减轻小鼠脑膜白血病细胞浸润[4],对白血病小鼠 L_{7212} 骨髓细胞增殖动力学改变有一定改善,使 S 期细胞比率较对照组高[5],并使降低的 L_{7212} 白血病小鼠 NK 细胞活性有所恢复[6]。

2. 镇惊开窍

本方临床用于高热烦躁、抽搐痉厥有效,实验表明本方具有显著的镇静抗惊作用。对于小鼠的自发活动,紫雪丹抑制率为57%,与三溴合剂比较无显著差异,但作用持续时间更长。对于戊四氮所致小鼠惊厥,紫雪丹的抑制率为70%,与苯巴比妥的作用无显著差异。对士的宁所致小鼠惊厥及电惊厥,以人工麝香代替天然麝香制备的紫雪散也有明显的抗惊作用,能延迟惊厥时间,降低死亡率[2]。另有研究表明,紫雪和紫雪口服液对戊巴比妥钠所致小鼠翻正反射消失鼠数、潜伏期及睡眠时间均无明显影响,但均可显著延长士的宁所致小鼠惊厥发作的潜伏期,延迟惊厥死亡时间,两者间作用无明显差异[1]。

【主治】主治温热病,邪热内陷,热入心包,证见高热烦躁,神昏谵语,抽搐惊厥,斑疹吐衄,口渴唇焦,尿赤便秘以小儿热甚所致惊厥。

【现代应用】

1. 急性感染性疾病　本方主要用于多种高热感染而伴有神经系统症状者,有明显的退热止惊效果。但由于本方价昂而药量少,倘于大剂清热泻火、凉血泻下之品中配用本品,则益佳。

(1)流行性乙型脑炎、流行性脑脊髓膜炎:对于乙脑患者,当在热入心包,神昏谵语,手足抽搐,角弓反张,或兼痰热壅闭,脉络不通之际,即可以紫雪丹清热息风,并兼解毒开窍。由于乙脑病情变化甚速,于惊厥先兆时及早应用紫雪,不但不引邪入里,反而可防止病情进一步发展,报告52例,用药后均见热渐降而神转清。

(2)外感高热证及急性上呼吸道感染:《阎氏小儿方论》称本方可治"……一切热毒,喉痹肿痛及疮疹毒气上攻咽喉,水浆不下等"。曾报告用紫雪丹治疗急性扁桃体炎20例,有良好效果,痊愈者18例,1例有效,另1例因并发扁桃体周围脓肿无效。另有报告用去朱砂的紫雪口服液治疗外感高热证102例,其中上感76例,肺部感染35例,其他细菌性感染、病毒性感染13、9例,结果(1.48±2.21)小时体温开始下降,(234.23±18.36)小时体温复常。紫雪口服液和紫雪散治疗的显愈率分别为80.4%及80.6%,对血象异常的改善也有显著效果[7]。应用紫雪丹治疗重症腮腺炎患者30例,可见发热消退快、脑膜刺激症与腮腺肿大次之;血淀粉酶以及脑脊液蛋白及细胞数均较对照明显为佳[8]。由于本方药源紧缺,价格也昂贵,乃有宗本方之意而改方为新雪丹者,即紫雪丹去犀角、羚羊角、朱砂、滑石、丁香、木香、玄参、甘草、加牛蒡、穿心莲、珍珠层粉、山栀、竹叶卷心、人工牛黄,并改麝香为龙脑,此方重于清热解毒利咽,而芳香开窍之力较逊。主治温邪热毒所致高热、咽喉肿痛、咳嗽等,用治肺炎、上呼吸道炎、咽炎、扁桃体炎及感冒等发热患者,显效45.5%,有效90.3%。

(3)肝性脑病:暴发性肝炎除高热外,均多见严重神经精神症状,对于急性肝坏死肝性脑病患者应用凉开法已成常规,习用安宫牛黄丸、至宝丹、紫雪丹、苏合香丸等,有开窍醒脑功效,此类报告甚多。然有人通过30余例经中药治疗获效的病例分析,似以本方及神犀丹效为优。

2. 神经精神性疾病　本方因能镇惊开窍,故也多用于多种神经、精神性疾病的治疗,对于感染中毒性精神病而见邪热上扰,蒙蔽清窍者,可用清营汤合本方治之。

3. 其他疾病　应用小剂量紫雪治疗口服降糖药无效的2型糖尿病患者78例,达良好控制者7.7%,一般控制者44.9%,控制不良但有明显改善者37.20%[9]。报告用紫雪散为主治疗磷化锌中毒10例均获痊愈[10]。

【不良反应】紫雪口服液灌胃对小鼠的最大耐受量超过 80ml/kg，即相当于紫雪 12g/kg 以上，紫雪灌服对小鼠的 LD_{50} 为(7.187±1.46)g/kg。腹腔注射对小鼠的 LD_{50} 紫雪为(3.70±0.48)g/kg，紫雪口服液为(4.95±0.47)g/kg[1]。

主要参考文献

[1] 王钦茂，等．紫雪口服液和紫雪的药理作用及急性毒性试验．安徽中医学院学报，1992，11(4)：50

[2] 张红梅，等．紫雪散及改良方的药效学比较．中国药学杂志，1999，34(8)：529

[3] 陈克敏，等．新雪丹的解热与抗炎作用．中药新药与临床药理，1996，7(2)：53

[4] 陈泽涛，等．传统急救中成药对 L_{7212} 小鼠脑膜白血病防治作用的病理观察．中国实验方剂学杂志，1996，2(4)：15

[5] 陈泽涛，等．传统急救中成药对白血病小鼠 L_{7212} 骨髓细胞增殖动力学的影响．山东中医学院学报，1994，18(5)：352

[6] 陈泽涛，等．传统急救中成药对白血病小鼠 L_{7212} NK 细胞活性的影响．山东中医学院学报，1995，19(4)：254

[7] 方琦，等．紫雪口服液(减朱砂)治疗外感高热证 102 例．实用中西医结合杂志，1997，10(1)：81

[8] 李蔚青．紫雪丹治疗重症腮腺炎 30 例临床观察．济宁医学院学报，2002，25(4)：56

[9] 周旭生．小剂量紫雪治疗 2 型糖尿病口服降糖药无效 78 例．中国中西医结合杂志，2003，23(3)：218

[10] 祝长春，等．紫雪散治疗磷化锌中毒 10 例．河南中医，1993，13(6)：268

四、清热方药的研究思路

(一)清热方药的研究思路

1. 指导思想　作为中药药理学的一个重要内容——清热方药的药理作用及其机制的研究，理应首先按照中医药学中关于里热证相关病证及其治疗的论述，并立足于相关病因、病机、症候的现代生理、病理、生化学研究结果，应用合适的方法手段，多层次(整体、器官、细胞亚细胞及分子)地阐明清热方药的作用及作用机制，揭示清热方药对以急性感染性疾病为主的一大类疾病的疗效原理及其特点，发现清热方药药理作用的共性和个性，总结和完善清热法的治法原理，阐明清热五法的差异和共同点。在研究方法上，既可将理、法、方、药四位一体地同步进行系统研究，也可仅选择上述某一方面或某一点进行深入研究，应当提倡的是寻找同类方药共性或个性的比较性研究。在研究选题上，既可进行旨在阐明方药作用及作用机制的研究，也可进行旨在揭示方药作用特点而进行的基础或开发性研究。在实验手段上既应鼓励应用高(先进、高级仪器)、细(针对某一作用点或环节)、微(微观，亚细胞或分子水平)、精(高灵敏度)方法进行研究，又应当欢迎应用常规手段进行的基础性作用及作用机制研究，特别是要鼓励那些经仔细设计、应用经典方法对有合理可靠质量控制的方药样品所进行的基本药效及作用谱的研究。因为由于科学和人们认识的进步，当现在我们回头用严格的眼光来审视既往的研究结果时，不能不认为或由于条件和方法学的问题或由于研究者的认识和技巧问题，已有的一些研究结果在作用的有无和强弱上都可能与客观存在有一定距离，因而有必要在科技进步的基础上进行重新评价，因为方药的基本、主要作用是其最重要的内涵和参数，是其治疗疾病的根本，这一点务必要建筑在最可靠、经得起重复和再现的基础上。

2. 方剂、药物、部位和(或)成分相结合的研究　一个中药可以含有大数量的各种类型的化合物，因而一味中药所含的某一个化学部位或成分往往难于代表该中药整体；方剂是中医用中药治病的主要形式，可以设想，一个方剂的作用可能是其所含各中药及其所含多种成分作用的总和和最终表现，因而对一个中药的药理作用必须至少从三个层次来认识，这就是一个中药本身的作用、该中药所含有效物质基础即多种有效成分的作用、及在方剂中该中药所能表现出来的作用。与此相应，中药作用的研究最好是中药及其有效成分和含该中药代表方剂相结合的平行研究，这样的研究结果将更接近于中医临床用药实际。另外，由于中药多系天然来源的药物，其所含成分受太多因素的影响，因而对中药单一成分的药理研究值得重视。

3. 药证结合研究　辨证施治是中医一大特点，尽管中医本身认为有病证症存在，但毕竟中医以对证治疗为主。与此相应，倘对证的实质，即证的病理生化基础不甚了解或很不了解，又怎么可能阐明中药的治疗作用及原理呢？从另一角度看，中药药理作用的研究，也是反推证本质的一种方法。显然，无论研究证的模型和证的本质或是研究中药对证的作用都是值得欢迎的。然而倘把气力放在药证对应的综合性研究，即在证的模型上研究中药的作用和用中药的作用来反证证的本质，显然是更值得鼓励的。作为里热证已有许多模型，由于急性传染感染性疾病和中医温病或里热证间有着天然的十分紧密相关，因而从证的模型看，里热证模型可能是最成功的中医证的模型之一。但应当看到，现有里热证模型虽与中医临床实际间存在着宏观的多方面相似性，但对里热证的微观病理生化改变则尚研究不多，如不同发热模型的病理过程和病理介质、不同炎症模型中各炎性介质的出现顺序、所起作用及其与免疫防御功能的关系等均有待阐明。与此相应，不同类型清热药对同一发热、炎症的里热证模型作用的异同也亟待比较研究。药证相合的对应研究有可能在阐明清热药作用的共性和五类不同清热药作用的个性方面有重要价值，也有可能从此发现清热药作用的某些重要特点。

4. 对细胞因子作用的研究　多种细胞因子在急性传染感染性疾病的发病和加重过程中起重要作用，这些细胞因子很可能是不同病原体感染（如革兰阴性菌、阳性菌、病毒……）发病过程的一个共同的病理通路，作为中医治疗急性传染感染性疾病时不是首先区分病原体而是“辨证”并确有疗效，提示清热药对细胞因子的作用很可能是一个共同的且有异于传染感染性疾病的西医抗病原体治疗不同的另一有效治法。需要注意的是作为细胞因子本身的意义往往具有两面性，故当研究清热药对细胞因子的诱生、释放、对细胞因子作用的影响或对其于体内命运的影响时，需要注意剂量-效应关系的研究及与临床实际的相关性研究。

5. 要重视对病原体影响的深入研究。病原体是急性传染感染性疾病的病因，既往的大量研究已得出结论：大多数清热方药对多数细菌或其他病原体不具有有临床意义的抗病原微生物作用。似乎清热药对急性传染感染性疾病治疗取效的原因主要在于其对机体抗病能力的影响，而非对病原体的直接影响。随着现代医学微生物学研究的进展，似有必要对清热药对病原体的作用进行深入的再评价，如对细菌感染过程，即黏附、生长繁殖和释放毒素的影响，亚抑菌剂量对病原体生长代谢的影响，对病原体毒素和侵袭力的影响，对耐药性形成相关机制，如R因子、菌膜形成与群体感应的影响等。根据现今对急性传染感染性疾病治疗的现状，清热方药本身及其与抗菌药物合用时对病原体影响的研究也是有意义的。

(二)清热方药的实验设计思路

由于清热方药具有的广泛的药理作用,其中一些作用是这类药物治疗急性传染感染性疾病的药效基础,同时清热方药还可能具有的其他方面的作用也是开拓清热方药用于非感染性疾病的重要基础。清热药的前期药理作用研究旨在揭示和阐释其治疗急性传染感染性疾病的原理,但由于科技的进步和人类认识自然客观存在能力的提高,许多前所未曾记载或未闻的东西将被发现,事实上迄今清热方药已发现了许多重要的新作用和新用途。如果说中医药先贤们主要靠个人的大医品质和勤奋、聪明去认识和领悟清热方药的作用和治疗能力,而于今的现代中医药科技工作者除应努力继承发扬前辈们的品德素质和知识积累外,还应充分应用现代生物医学科技成果特别是中药药理学的研究方法去深入揭示清热方药的药理作用谱及其特点。据此,拟对用于治疗急性传染感染性疾病为主的清热中药的试验研究提出若干设计思路。

1. 抗病原微生物作用　除常规的抗病原体作用的体外、体内实验之外,建议要注意亚抑菌剂量时对细菌形态、繁殖、毒力等的影响;注意对细菌感染成立过程各阶段的影响,如对细菌于黏膜表面的黏附能力的影响;对细菌耐药性形成相关机制,如R因子、菌膜形成与群体感应的影响。

2. 抗病原微生物毒素作用　近时比较注意的是抗内毒素作用的研究,由于在革兰阳性细菌、阴性细菌、病毒等多种急性传染感染性疾病的发病和发展过程中内毒素特别是肠源性内毒素具有普遍的意义,因而探讨清热方药的抗内毒素作用是一个有意义的工作,如可能,在研究中应努力弄清其抗内毒素作用的主要机制:是直接灭活,或是对抗内毒素导致的细胞因子的生成或其全身瀑布反应的影响,或是增强机体对内毒素的清除解毒,或是增强肠道屏障功能从而防止肠原性内毒素的侵入血流。

由于许多细菌的外毒素和代谢产物也是其重要的致病能力之一,因而探讨清热方药在这方面的影响还是有意义的。

3. 解热作用　发热是里热证的重要表现,已有多种发热模型供选择应用。尽管不论何种发热模型都最终归结到内生致热原、TNF及干扰素等途径,且尤以前者为最常见,但毕竟不同原因的发热其始发原因、发热过程和特点有不同,因而恰当地选择致热原是重要的,传统的伤寒菌苗虽价格便宜易得,但缺乏量化是重要不足,而选用合适的细菌内毒素作为致热剂显然更为合理且好用。另外,角叉菜胶、酵母菌等均属稳定可用,由于许多感染中体温的升降往往代表着病情和患者感受,因而一、二种解热明确的药物的研制是极有价值的。

4. 抗炎作用　炎症是急性感染性疾病的最重要病理过程。传统的炎症早中晚分期现仍有实用价值而自然应当注意和沿用,并应注意清热方药抗炎作用的有无及特点。药物对炎症中期即细胞反应期的影响当引起充分注意,炎性细胞向炎灶聚集并被激活而进行大量的吞噬这一事实表明炎症的中期阶段既是机体最基本的保护性反应,又是机体免疫反应的起始阶段,根据清热方药临床疗效的一般特点,提示加强清热方药在这方面的研究很可能能发现一些中药作用中有特点的东西。再者,炎症介质是形成炎症的重要生化基础,清热药对炎性介质影响的研究还少,应当鼓励进行这方面的工作,因为这很可能又是清热中药作用的一个特点。

5. 对免疫防御功能的影响　按对清热方药属性和功效的印象,清热方药对机体免疫防御功能的影响就总体而言当属抑制为主,既往的研究结果却并非如此,报告抑制者、增强者、调节者或无大影响者均有，尚难看出一种规律性的东西。认真思索起来这些结果可能是一种客观存在的反映，但显然个中也有方法学的问题。免疫学的突破性飞速发展只是近几十年的事，而在其发展的同时其所建立和应用的方法也就迅速被采用于中药作用的研究，与这些方法在建立初期尚不甚完善特别是对影响该方法结果及对结果的解释还在探索的情况相应，在这些方法上进行的清热方药作用研究所得结果就难免带来由于方法学本身及研究者实验条件和知识范围的影响，因此在恰当衡量这些研究结果的同时应当提倡在而今用已较成熟的免疫学方法对清热方药作用进行再评价。而作为新药的开发研究，则更应在严格的条件下进行其免疫药理作用研究。作为以急性感染性疾病为主要适应证的清热类新药的开发，其对免疫防御功能的影响可能是其治疗作用，也可能是副作用，也既可能是其临床取效的药理学基础，也可能是不利于治疗而临床上应当避免的作用。在研究方法的选择上似应首先确定在与临床相同给药途径的条件下对机体免疫反应最主要几个方面作用及其总体表现，即作用谱的研究。其次，由于机体免疫功能各元素间总是相互影响，存在一个“网络”，常常有牵一发而动全身的情况，因而对某方面的作用很可能还会继发性的产生影响与其紧密相关的另外方面的作用，因而当发现某一方药对免疫某一环节有明确作用后，应对其紧密相关的其他免疫学方面进行探讨，如发现某一方面对巨噬细胞有明确的促进增强作用，则自然要考虑到在增强的同时对巨噬细胞对抗原信息的处理和传递，以及对巨噬细胞激活后多种在感染性疾病过程中有较大意义的细胞因子的影响。再者，要注意量效关系的研究，没有量-效关系的药理研究结果难于给临床应用提供较准确的剂量参考，因而没有量-效关系的药物在临床上很难恰当应用。需注意的是这里说的量-效关系可以是一个较宽的范围，也可以是一个较窄的范围，实验中做不出量-效关系时可以把剂量范围加以缩小，以寻求出现量-效关系。与此相应在免疫药理作用研究中不要简单武断地就下一个“调节”作用的结论。在针对免疫防御功能方面的研究中，建议注意黏膜免疫与细菌位移、注意抗菌肽与防御素、注意抗过敏等方面。

6. 对神经体液系统的影响　神经体液调节对感染过程有重要影响，已有一些实验结果说某些清热方药可以增强神经体液调节，清热新药研制中药物对这一方面的影响虽然不太可能是其主要的治疗作用基础，但也不可忽视，药物对感染应激反应的影响有可能影响病情和结局。

7. 对血液系统的影响　里热证从起始或发展到一定阶段都可能出现血瘀症候，而呈热瘀交结状态。及时凉血化瘀是治疗要点之一，也很可能是与西医相比中医治疗的一大特点。发热、失水、血小板聚集、凝血及纤溶系统激活、细胞因子释放、微小血管舒缩紊乱等等，都可能造成血液及血流变学的病理改变，这对治疗甚为不利，缺血缺氧不仅本身可造成严重并发症，也可因药物“难达病所”和机体对药物敏感性的改变而影响药效的发挥，因而看来清热中药新药的研制中应充分注意药物在这方面的效能并进行探索。已有众多方法可供选用，这其中仍应注意的一个环节是对体外试验的结果要有分析的对待，并应以整体试验结果为准。

8. 其他相关作用　以上是作为治疗急性感染性疾病为主的清热中药新药研制药理研究中的共性。而就具体治疗病种而言则还应增加该病种相关的特殊项目指标，如肝炎治疗药的保肝试验，胆囊炎治疗药的利胆试验，泌尿系统感染治疗药的利尿试验，呼吸系统感染治疗药的祛痰、止咳、平喘试验等。

以清热药为主组成的治疗非急性感染性疾病的中药新药除按其主治病证在药效研究方

面有相关的要求外，还应充分考虑到其作为清热方药本身具有的药理作用，这些作用可能对主治病证是一种治疗作用，也可能是一种副作用，因而此时不要只针对主治病证应做的药效作用进行探索，还应该对该方药本身可能具有的作用进行印证，以便有意识地将其作为可能的副作用加以防治。

（邓文龙）

第9章

泻下药

一、概　述

以通利大便、排除积滞、攻逐水饮为主要功效的药物称为泻下药。泻下药多味苦、性寒，归脾、胃、大肠经，具有通便、下积、泻火、逐水等功效，临床主要用于治疗里实证，如燥屎秘结、食积、虫积、蓄血、痰饮阻于肠胃者；又如内热壅盛、痢疾初期、食物药物中毒等病证。上述病证相当于现代医学中的便秘、消化不良、蛔虫病、上消化道出血以及肠梗阻、急性胰腺炎、胆结石、胆道感染、胆道蛔虫、急性阑尾炎等急腹症。

根据泻下作用特点和适应证的不同，将泻下药分为三类：攻下药（大黄、芒硝、番泻叶和芦荟等），润下药（火麻仁、郁李仁等）和峻下逐水药（牵牛子、芫花、大戟、甘遂、商陆、巴豆等）。

泻下药虽以泻下作用为主，但与西药中泻药的作用不尽相同，其功效和应用较广，主要功效与主治包括：

1. 通利大便　用于治疗各种便秘，应根据不同病情选药。如润下药作用缓和，适用于久病体虚、年老津枯、胎前产后，由于气虚血亏所致肠燥便秘者，常配伍养阴益血之中药，如麻子仁丸、润肠丸、济川煎等；对宿食停滞，腹部胀满，大便燥结所致的里实证，当选用攻下药，常配伍理气药，如大承气汤、小承气汤及调胃承气汤。

2. 荡涤实热　用于里热和积滞互结之里实证，亦称里热证，证见大便秘结、腹满、腹胀、腹痛，甚或高热神昏、苔黄、脉实。上述病证多见于现代医学的急腹症，如肠梗阻、肠套叠、化脓性阑尾炎等，此类病证常用以攻下药大黄、芒硝为主组成的方剂如大承气汤、大陷胸汤。此类药具苦寒泄降之力，可清除实热、导热下行起到“釜底抽薪”的效果，使实热壅滞通过泻下而解除。

3. 攻逐水饮　用于水饮壅盛的里实证，临床表现有水肿，胸水、腹水积聚，痰饮喘满，二便不利等证，常用峻下逐水药，如芫花、甘遂、大戟、牵牛子。本类药能引起剧烈腹泻并兼有较强的利尿作用，使体内潴留的水分从大、小便排出。其代表方为十枣汤、舟车丸。本类药作用强，多有毒，虚证患者慎用。

泻下药的主要药理作用：

1. 泻下作用　本类药物及其复方可通过不同方式使肠蠕动增加，传导功能恢复正常，产生不同程度的泻下作用。根据其作用机制不同可分为刺激性泻药、容积性泻药和滑润性泻药。

（1）刺激性泻下作用：大黄、番泻叶、芦荟等攻下药的致泻有效成分为结合型蒽苷，口服抵达大肠后在细菌酶作用下水解成苷元，刺激大肠黏膜或黏膜下神经丛，使结肠蠕动显著增加，传导功能增强，排便次数增加，间隔时间缩短，排出软质稀便而产生泻下通便作用。

峻下逐水药如牵牛子中所含牵牛子苷，巴豆中所含巴豆油以及芫花中所含芫花酯均能强烈地刺激肠黏膜，使整个肠胃运动增加，产生剧烈的泻下作用，导致水泻。这类药一般不用于便秘，主要用于水饮内停之胸水、腹水、水肿等证。

（2）容积性泻下作用：攻下药芒硝的主要成分为硫酸钠，口服后在肠道内分解成硫酸根离子和钠离子，在肠腔内不被吸收，使肠腔形成高渗状态，从而保留大量水分，扩大肠容积，刺激肠壁使肠蠕动增加，产生泻下作用，为容积性泻药。另外大黄通过抑制肠壁细胞膜 Na^+、K^+-ATP 酶而抑制水分的吸收，亦产生容积性致泻作用。

（3）润滑性泻下作用：润滑性泻药如火麻仁、郁李仁含大量脂肪油（30%～50%），可润滑肠道，软化粪便，加之脂肪油在碱性肠液中分解产生脂肪酸，对肠壁产生温和的刺激作用，使肠蠕动增加，从而解除排便困难。

2. 利尿作用　峻下药大多有利尿作用。分别在大鼠、麻醉犬、蟾蜍、家兔实验中观察到芫花、商陆、牵牛子的利尿作用，且其利尿作用呈现一定的量效关系。芫花的利尿作用与增加排钠量有关。上述药物在临床水肿病人身上也观察到利尿消肿作用，例如水肿患者用卢氏肾炎丸后，尿量明显增加。

此外大黄也有利尿作用，利尿同时 Na^+、K^+ 排出量增加，其作用机制与大黄酸、大黄素抑制肾小管上皮细胞 Na^+、K^+-ATP 酶有关。

3. 抗菌、抗病毒　体外试验显示，大黄、芦荟、番泻叶中所含的苷元、大黄酸、大黄素、芦荟大黄素对多种致病菌、某些真菌和病毒有抑制作用。较敏感的细菌为厌氧菌，其次是葡萄球菌，溶血性链球菌和淋病双球菌，再次是白喉杆菌，伤寒、副伤寒杆菌和痢疾杆菌；对皮肤癣菌、流感病毒也有一定的抑制作用。大戟、商陆、芫花、巴豆等对肺炎球菌、痢疾杆菌和流感杆菌及某些皮肤癣菌有一定的抑制作用。

大承气汤对伤寒杆菌，乙型副伤寒杆菌，痢疾杆菌和肠炎沙门氏菌呈抑制效应。对厌氧菌，包括脆弱拟杆菌属有强大的抗菌作用。此种作用与其君药大黄中所含苷元的抗菌作用有关。体外试验显示大承气汤对大肠杆菌内毒素结构有直接破坏作用，体内试验显示大承气汤对内毒素所致家兔的发热和白细胞升高反应有明显治疗作用。

4. 抗炎作用　大黄、商陆对炎症早期的水肿有明显抑制作用，可抑制二甲苯等致炎物引起的小鼠耳肿胀，以及角叉菜胶、甲醛所致大鼠足肿胀；并可抑制炎症后期的结缔组织增生。大黄抗炎作用机制可能与抑制花生四烯酸代谢有关，大黄能抑制环氧化酶，减少致炎物 PG 的合成，同时抑制炎症介质白三烯 B_4 的合成。商陆皂苷能兴奋垂体-肾上腺皮质系统，从而发挥抗炎作用。

临床常用泻下药复方如大承气汤、大陷胸汤、大黄牡丹皮汤治疗急腹症，如急性肠梗阻、急性阑尾炎、急性胆囊炎等。其中大承气汤治疗肠梗阻疗效最好，其药理作用依据除上述抗菌、抗炎、抗内毒素作用以外，还与增加肠蠕动，加强胃肠推进功能，纠正肠扭转，解除梗阻有关；此外该方剂还具有活血化瘀作用，能促进肠腔渗出液的吸收，改善肠系膜血液循环等。

5. 抗肿瘤作用　大黄、芒硝、芦荟、商陆、芫花等具有抗肿瘤作用。大黄酸、大黄素及芦荟大黄素对小鼠黑色素瘤、乳腺癌和艾氏腹水癌有一定抑制作用。芒硝可降低二甲肼（DMH）诱发 SD 大鼠大肠癌的诱癌率。芫花烯、芫花萜对小鼠 P_{388} 淋巴细胞白血病有抑制作用，其作用机制主要是影响肿瘤组织 DNA 和蛋白质的合成。商陆多糖-Ⅰ(PAP-Ⅰ)能显著抑制小鼠 S_{180} 的生长，其作用机制可能通过激活巨噬细胞诱导肿瘤坏死因子（TNF）的释放，增强T淋巴细胞功能来抑制移植性肿瘤。

综上所述，泻下药主要有泻下、抗菌、抗病毒、抗炎、利尿、抗肿瘤等药理作用，为本类药物临床治疗便秘、急腹症、水肿、胸腹水及某些恶性肿瘤提供了药理学依据。

多年来研究者对本类药物进行了大量较为深入的研究，特别是对泻下作用的研究，在作用机制、作用部位和有效成分研究方面已经远远超过了化学药品的泻下作用研究。通过研究明确了大黄、芦荟、番泻叶泻下作用的有效成分是结合型蒽苷，作用部位在大肠，作用机制除大黄酸、大黄素、芦荟大黄素对肠黏膜和黏膜下神经丛有直接刺激作用外，还通过抑制肠壁细胞膜 Na^{+}、K^{+}-ATP 酶，抑制 Na^{+} 转运，使肠容积增大产生泻下作用。润滑性泻药不仅所含脂肪油具有润肠通便作用，脂肪油的代谢产物——不饱和脂肪酸对肠壁也产生轻微刺激作用，从而使肠蠕动增加促进排便。此外还探讨了大黄各种炮制方法和煎煮条件对其泻下作用的影响，证实大黄除含有泻下成分外，也含有止泻成分，炮制或久煎后，呈现收敛止泻作用。这些研究结果不仅验证了“大黄生品泻下作用强”这一传统的中药理论，更有利于泻下药的临床应用，使其扬长避短。

泻下药的药理研究就广度和深度而言以大黄和大承气汤的研究较多。大黄除泻下作用外，对其抗炎解热作用机制研究，治疗胰腺炎作用机制研究，止血作用机制和有效成分研究以及治疗氮质血症、慢性肾功能衰竭作用和作用机制研究均比较深入。为指导临床用药，提高疗效奠定科学依据。

天津市中西医结合急腹症研究所对以大承气汤为代表的通里攻下方药用于急腹症的治疗进行了长期研究，取得了较好的成果。如急性肠梗阻，急性胆囊炎、急性阑尾炎原本是西医外科手术适应证，现采用中医攻下法，不需要手术也能治好急腹症，在中西医结合发展道路上创造了奇迹。并对其作用机制进行了较为深入的研究。如采用微电极技术研究了大承气汤促进肠管平滑肌细胞运动的机制，增加胃、肠血流量，抗炎症和内毒素损伤的作用机制等，均为其治疗急腹症提供了药理学依据。

综观泻下药的研究现状，今后应加强以下几方面的工作：

1. 进一步加强泻下药作用机制、有效部位和有效成分的研究　有关研究多集中在大黄、芦荟、大承气汤等方药，其他药物的研究论文相对较少。

2. 加强药物毒性的研究　以大黄为例，祖国医学认为：大黄味苦性寒，伤气、耗血，孕妇慎用。《本草经》将大黄列入下品，按照《本草经·序列》说法，“下药多毒”。虽然历代本草称大黄无毒者较多，但同时也提示其性大寒，味苦，当属药性峻烈攻逐之品，使用不当对于人体具有一定损伤。

现代研究表明大黄可导致机体胃肠、肝、肾的一定损害，但由于大黄临床广泛用于治疗肝病、肾病、胃肠道疾病，所以其所致不良反应的剂量、时间与其所起的治疗作用的剂量与时间是目前需要探讨的重要问题，也就是量-效和量-时-毒的关系。同时不良反应的产生与大黄所含成分也具有较为密切的关系，蒽醌、鞣质均可以造成不良反应，其成分以及两者之间的比例与关系还需要进一步深入探讨。

3. 改进实验方法、完善实验设计　早年泻下药抗菌、抗病毒试验资料，多采用粗制剂进行体外试验，而且所用药物浓度偏高，这样的结果不足以反映药物的整体抗菌、抗病毒作用，且可能产生假阳性或假阴性的结果。另外某些实验设计的严密性有待加强，应注意“重复、随机和对照”三个基本原则，以确保实验结果的科学性、正确性，减少误差。

4. 加强泻下药复方的拆方研究　拆方分析在“君、臣、佐、使”组方分析中占重要地位，本类药物常用方剂不多，组方药味不多，适于进行拆方研究。

5. 加强里实证动物模型的研究　应根据里实证的病因建立“热结”、“寒结”、“燥结”、“水结”的病理模型，以便更加有针对性地研究本类药物的药理作用。

二、常 用 药 物

(一)攻下药

大　黄

大黄为蓼科植物掌叶大黄 *Rheum palmatum* L.、唐古特大黄 *Rheum tanguticum* Maxim. ex Balf 及药用大黄 *Rheum officinale* Baill. 的干燥根及根茎，此为正品大黄。别名将军、川军、黄良。大黄根茎含蒽醌衍生物，总量为 1.01%～5.19%(一般 3%～5%)，其中以结合型为主，主要有番泻苷(Sennoside)A、B、C、D、E、F，为双蒽酮苷；游离型仅占小部分，包括大黄酸(Rhein)、大黄素(Emodin)、大黄酚(Chrysophanol)、芦荟大黄素(Aloe-emodin)、大黄素甲醚(Physcin)等。此外大黄根茎中还含有鞣质，其中有大黄鞣酸(Rheum tannic acid)、没食子酸(Gallic acid)、儿茶精(Catechin)及大黄四聚素(Tetrarin)。大黄味苦，性寒。归脾、胃、大肠、肝、心包经。

【功效与药理】

1. 泻下攻积，调中化食　大黄苦寒沉降，善能泄热通便。适用于实热便秘、积滞腹痛等，并有健胃化食功效。《本草经》谓其能“荡涤肠胃，推陈致新，通利水谷，调中化食，安和五脏”。《本草经疏》中记载“大黄气味大苦大寒，性禀直逐，长于下通”。《医学启源》言“专治不大便”。

(1)泻下作用：大黄有明显的泻下作用。口服大黄后，一般在 6～8 小时排出软泥样大便或粥状稀便。大便前后可无腹痛或仅有轻微腹痛。大黄泻下有效成分为结合型蒽苷，其中番泻苷 A 和大黄酸苷类是主要活性成分，番泻苷 A 作用最强，大黄酸苷类含量最高。大黄的泻下作用与大黄品种、炮制和煎煮条件关系极为密切。最新研究表明正品大黄的 3 个品种间泻下活性与泻下组分存在较大差异，唐古特大黄泻下效应最强，四川产掌叶大黄与药用大黄统货泻下效应大致相当，甘肃产掌叶大黄泻下效应最差，这可能是导致临床处方和成药最终疗效产生差异的重要原因之一[1]。现代研究证实大黄蒸熟后，大黄酸苷减量 1/2～1/3，番泻苷仅存少量；酒炒大黄、醋炒大黄，泻下作用降为 30%左右；酒炙大黄与生大黄相比，结合蒽醌呈现下降的趋势，而酒炙品水煎液中游离蒽醌、结合蒽醌的含量均较生品高，但是大黄酒炙后鞣质的煎出率可能也相应提高，可能是导致酒炙大黄泻下力缓的原因之一，也可能是酒炙后其中的化合物群的内在比例关系发生了变化，更可能是酒炙后大黄内在成分及其比例关系发生变化后，影响到了它的组方的化学动态变化[2]；酒炖大黄泻下力降低 95%，而大黄炭几乎无泻下作用[3]。中医用药经验认为：大黄用于攻下时当用生品而不用制品，且不宜久煎。现代药理学研究煎剂中蒽醌衍生物的含量与煎熬时间的关系，发现生大黄后下，煎 15～20 分钟，所含蒽醌类化合物煎出最多，故泻下之力最强[4]。与传统用药经验相符。

大黄致泻作用部位在大肠，大鼠离体肠管电活动和收缩活动实验证明。生大黄对整个结肠电活动均有明显的兴奋作用，使电活动频率明显增加，幅度明显增高。对小肠几乎无影响。目前认为其作用机制是，大黄口服后，通过小肠时结合型的蒽苷大部分不被吸收直接抵达大肠，在大肠经细菌酶作用切去糖的部分而生成苷元。在酶的作用下，还原成活性成分大黄酸蒽酮或大黄酸蒽酮-8-葡糖糖苷，刺激大肠黏膜下及肠壁肌层内的神经丛，显著促进横结肠和降结肠蠕动。给予氯霉素抑制肠内细菌后，大黄酸蒽酮的生成被抑制，泻下作用减弱。小部分原形蒽苷或水解产物被小肠吸收后，经过肝脏转化，由胆汁排入肠腔再进入大肠发挥上述作用。也有部分随血液作用于骨盆神经丛，使大肠运动增加。此种作用也可能通过兴奋肠平滑肌的M胆碱受体所致，大黄兴奋结肠的作用可被阿托品阻断。此外大黄通过抑制肠壁 Na^+、K^+-ATP酶，抑制 Na^+ 通过肠壁转运到细胞。使 Na^+ 和水滞留于肠腔，肠腔容积扩大，机械刺激肠壁使蠕动增加。

水通道蛋白家族(aquaporins，AQPs)是分布于细胞膜上负责水分子转运的一类蛋白质，其中AQP2、AQP3、AQP4等存在于结肠，调节肠道水液代谢是其主要功能之一。大鼠灌胃大黄总蒽醌悬液5天，结果大鼠结肠内粪便含水量明显增加，同时其近端结肠AQP4表达降低，且表现为量效关系。另外大黄酸、大黄素能够显著下调体外培养LoVo细胞的AQP2及AQP4蛋白及mRNA表达，且表现为剂量-效应及时间-效应关系。据此认为：大黄及其所含蒽醌类成分的泻下作用机制与调节结肠水通道蛋白表达有关[5-7]。

大黄不影响小肠对营养物质的吸收。《本草正义》记载，大黄"除邪而不伤正气"与此有关。大黄含鞣质较多，炮制或久煎后，常呈现收敛止泻作用，停药后也常表现有继发性便秘。

(2)对胃肠功能的影响：小剂量大黄可促进胃液分泌，并有促进胃运动的作用，但大剂量对胃蛋白酶有抑制作用。对实验性胃溃疡大鼠，大黄可减少胃液分泌量，降低胃液游离酸浓度，并对离体和在体十二指肠呈抑制作用，此作用的主要成分为鞣质。大黄能促进胃黏膜PGE生成，增强胃黏膜屏障功能，防止受酒精或吲哚美辛等药物的损伤。对实验性失血性休克大鼠，大黄能显著提高胃肠黏膜内pH值，即大黄能提高失血性休克大鼠胃肠黏膜的血流量，而且还能提高正常大鼠胃肠道的血流灌注[8]。大黄能促进肠黏膜杯状细胞大量增生，杯状细胞能分泌大量黏液，形成黏膜与肠腔之间的黏液层，阻止肠腔内毒素与上皮细胞接触而损伤上皮[9]。

2. 平肝降气、利胆退黄 《本草经疏》中记载大黄"……为泻伤寒、温病、热病、湿热、热结中下二焦……"。《本草经》中记载，大黄能"破癥瘕积聚"。上述功效与大黄保肝、利胆，主治急、慢性肝炎、急性胰腺炎作用有关。

(1)利胆作用：大黄历来为治疗黄疸之要药，常用方剂如茵陈蒿汤、胆道排石汤，大黄均为主要药物。实验证明大黄可促进犬和猫胆汁分泌，使胆红素和胆汁酸含量增加。静脉滴注大黄注射液5～15分钟胆汁流量增加，8～10分钟作用最明显，30分钟后逐渐恢复。其作用机制主要是促进肝小叶分泌胆汁，也可能与大黄能疏通胆小管及微细胆小管胆汁瘀滞，增加胆管舒缩功能有关。其退黄作用与大黄促进胆红素排泄及抑制溶血反应有关。实验结果显示，大黄松弛犬奥狄氏(Oddi)括约肌，从而促进胆汁排出。

(2)保肝作用：大黄可使四氯化碳所致急性肝损伤大鼠血清谷丙转氨酶活性明显下降，肝细胞肿胀、变性及坏死明显减轻，肝蛋白、核酸和糖原明显增加，并促进肝细胞再生。对半乳糖胺所致大鼠急性肝损伤，大黄组可推迟肝性脑病发生时间，使血氨下降，肝性脑病死亡率降低，认为大黄有防治肝性脑病作用。对α-萘异硫氰酸酯(ANIT)诱发的幼鼠肝内胆汁淤积黄疸模型，大黄能明显降低血清总胆红素(TB)、结合胆红素(DB)、ALT、碱性磷酸酶(ALP)及总胆汁酸(TBA)水平，显著降低胆汁酸毒性作用，减轻肝损伤；大黄治疗肝内胆汁瘀积作用机制可能与降低肝组织NO水平、减轻脂质过氧化反应、增强细胞保护作用和提高抗氧化损伤能力有关[10]。大黄素可使小鼠肝细胞游离 Ca^{2+} 浓度增加；相反番泻苷和大黄多糖可使肝细胞内 Ca^{2+} 浓度明显降低，提示大黄对肝细胞功能有多种调节作用。

(3)对实验性急性胰腺炎的治疗作用：用 D-乙基硫氨酸、注射用牛胆酸钠分别造成大鼠急性胰腺炎，大黄防治组对模型大鼠出现的胰腺腺泡细胞萎缩，细胞间隙变宽、纤维化，核固缩、变形，核周腔隙变宽，内质网成空泡状，线粒体肿胀变形，外膜与嵴被破坏，胞浆内自噬体和脂粒增多，RNA、DNA、单胺氧化酶(MAO)、琥珀酸脱氢酶(SDH)的反应减弱均有明显恢复作用，显示大黄对急性胰腺炎具有多方面的治疗作用。预先喂饲 100%的大黄水煎剂(5g/kg 体重，共 5 次)可预防糜蛋白酶诱发的急性胰腺炎和高血糖症。将麻疹疫苗注入家兔体内后 14 及 48 小时血清淀粉酶明显上升，血小板聚集率显著增加，胰腺瘀血、出血。大黄治疗组上述改变明显减轻[9]。大黄可有效改善由铃蟾肽加水浸束缚应激刺激导致的大鼠急性出血性胰腺炎的严重程度，与抑制胰腺炎性反应、改善胰腺血流量和抑制胰酶分泌、促进胰液引流等多靶位作用有关[11]。

从大黄中分得 10 种单体对胰酶有显著抑制作用：糖蛋白Ⅰ、糖蛋白Ⅱ对胰蛋白酶、胰凝乳蛋白酶有强抑制作用；d-儿茶素、没食子酸、低聚糖在 20mg/ml 时对胰脂肪酶的抑制率分别为 88.3%、88.5%和 75.2%。大黄素对胰蛋白酶有较强抑制作用；芦荟大黄素对胰弹性蛋白酶有较强抑制作用，且其抑制率均随药物浓度增大而增强，大黄酸对胰激肽释放酶抑制作用最强；大黄酚和大黄素甲醚对胰蛋白酶与胰激肽释放酶有较强的抑制作用。此种作用可减弱胰酶对胰腺细胞的自我消化作用。此外大黄中蒽醌衍生物具有广谱抗菌作用，对厌氧菌特别是脆弱类杆菌属有较强的抑菌作用。此类杆菌是诱导胰腺炎、肝炎的主要致病菌。

综上所述，大黄对急性胰腺炎具有多靶点治疗作用，其机制主要包括以下几个方面：(1)抑制胰蛋白酶、弹性蛋白酶、激肽酶、淀粉酶及脂肪酶的活性和释放[12]。(2)促进肠道运动，抑制细菌和内毒素移位[13]。(3)肠黏膜屏障保护作用[14]。(4)诱导胰腺腺泡细胞凋亡，减轻胰腺炎症[15]。(5)促进胰腺细胞修复[16]。(6)减轻炎症介质含量，清除自由基[17]。(7)松弛 Oddi 括约肌。

3. 清热解毒 《本草纲目》记载：大黄主"下痢赤白，里急腹痛，小便淋沥，实热燥结，潮热谵语，黄疸，清火疮"。近代临床用单味大黄及其复方治疗急、重型感染，均获得满意疗效。大黄清热解毒功效与下列药理作用有关。

(1)抗病原微生物作用：大黄具有广谱抗菌作用。较敏感的细菌为厌氧菌(MIC 在 1μg/ml 以下)，其次是葡萄球菌、溶血性链球菌和淋病双球菌(MIC 为 1～25μg/ml)，再次是白喉杆菌、伤寒副伤寒杆菌和痢疾杆菌(MIC 为 25～50μg/ml)。大黄的主要抑菌成分是游离型苷元，其中大黄酸、大黄素、芦荟大黄素作用较强，大黄素甲醚和大黄酚活性较低。大黄不同炮制品(生大黄、制大黄、酒大黄、大黄炭)在体外对金黄色葡萄球菌、白色葡萄球菌、福氏痢疾杆菌、宋内氏痢疾杆菌、伤寒杆菌、副伤寒杆菌、奈瑟卡他球菌等具有良好抑菌效果，其中生大黄水煎液对金黄色葡萄球菌、乙型溶血链球菌的抑制作用较强，而酒大黄水煎液对白色葡萄球菌的抑制作用优于生品及其他炮制品[18]。

大黄对一些致病性真菌，多种皮肤癣菌有抑制作用。将痤疮主要致病菌痤疮丙酸杆菌、金黄色葡萄球菌作为试验菌，考察了大黄游离蒽醌对以上两种致病菌的体外抑菌活性，结果在大黄的 5 种游离蒽醌中，大黄总游离蒽醌对痤疮致病菌—痤疮丙酸杆菌、金黄色葡萄球菌的 MIC 分别为 32g/ml 和 4g/ml，其中大黄素对痤疮丙酸杆菌的抑制作用最强(MIC 为 8g/ml)，大黄酸对金黄色葡萄球菌的抑制作用最强(MIC 为 2g/ml)，与头孢噻肟钠相近[19]。此外大黄对大肠杆菌和变形杆菌感染的小鼠均有良好保护作用[20]。其抗菌机制主要是对菌体核酸和蛋白质合成及糖代谢有抑制作用。

大黄对某些病毒如流感病毒、单纯疱疹病毒、乙肝病毒等均有抑制作用。通过大黄提取液对抗柯萨奇病毒 B_3(CVB$_3$)的作用,发现:①大黄不能直接杀灭 CVB$_3$;②大黄不能封闭细胞表面的 CVB$_3$ 受体,故不能阻止病毒吸附、穿入易感细胞。故推测大黄可能通过抑制 CVB$_3$ 核酸复制和(或)以后环节发挥抗病毒作用[21]。

(2)抗炎作用:大黄对多种实验性炎症模型表现出明显的抗炎作用。灌胃大黄煎剂能显著抑制巴豆油所致小鼠耳肿胀。对大鼠蛋清性、甲醛性足肿胀和大鼠棉球肉芽肿均有明显抑制作用。大黄素对脂多糖(LPS)诱导的大鼠实验性牙周炎具有明显的抑制作用。抗炎作用机制研究显示,大黄对切除双侧肾上腺大鼠仍有抗炎作用,抗炎同时不降低肾上腺维生素C含量,大黄也无肾上腺皮质激素样作用,说明大黄抗炎作用与垂体-肾上腺皮质系统无关。目前认为大黄抗炎作用机制主要与抑制花生四烯酸代谢有关,大黄可抑制环氧化酶,使前列腺素 E(PGE)合成减少,并抑制白三烯 B_4(LTB$_4$)的合成。

(3)解热作用:大黄清热泻火,能使感染所致发热患者和致热动物体温明显降低。同时,第三脑室灌流液中 PGE 和 cAMP 水平显著降低。此外,大黄能抑制红细胞膜 Na^+、K^+-ATP 酶,抑制细胞氧化磷酸化过程,减少 ATP 的生成和利用,使产热减少,能量代谢处于较低水平,也使体温下降。

(4)对免疫功能的影响:大黄对正常小鼠的免疫功能无明显影响,但对感染模型小鼠,大黄可使其胸腺指数、脾脏指数增高,并能促进血清溶血素生成,还能明显提高小鼠腹腔巨噬细胞的吞噬功能,使吞噬率和吞噬指数升高。大黄多糖除上述作用外还能增加脾脏淋巴细胞转化率及白细胞介素(IL-2)的生成。此外,大黄在体内有辅助病毒诱生干扰素的作用,可使患者体内干扰素效价增加 2 倍以上。最近通过大黄对小鼠肠道免疫分泌物的变化实验,提示大黄能促进肠黏膜上皮分泌多种免疫相关物质,对于减轻创伤、烧伤、休克等严重应激反应时的肠黏膜损伤,防止肠道菌群移位和全身炎症反应综合征的发生具有重要的理论和临床意义[22,23]。大黄不同成分,对免疫功能影响不同,其蒽醌衍生物对免疫有明显抑制作用,表现为小鼠胸腺和脾脏重量减轻,溶血素含量降低,巨噬细胞吞噬功能受抑制,淋巴细胞转化率受抑制,二硝基氯苯(DNCB)所致迟发型超敏反应降低。

4. 泻火凉血、止血活血　大黄泻火凉血,历来用于治疗血热妄行之吐血、咳血、衄血。大黄入血分,能泻火止血,并兼能活血祛瘀,故有止血不留瘀血之优点。

(1)止血作用:生大黄和大黄醇提物可使血小板表面活性增加,血小板聚集性增高,电镜下可观察到扩大型血小板数量增加,血液黏度增加,微循环中血液速度减慢,有利于止血。

大黄中止血的主要成分为 d-儿茶素和没食子酸,能促进血小板黏附和聚集,并可降低抗凝血酶Ⅲ(AT-Ⅲ)活性。已知 AT-Ⅲ是活性最强的生理性抗凝物质,d-儿茶素和没食子酸干扰 AT-Ⅲ与凝血酶的正常结合,使其活性降低,从而增强凝血酶的活力,加速血液凝固。没食子酸还能提高 α_2-巨球蛋白(α_2-MG)的含量,从而降低纤溶酶原激活因子的活性,使纤溶酶含量降低,或竞争性抑制纤溶酶的活性,发挥抑制纤维蛋白溶解的作用。但对凝血因子活性皆无明显影响。番泻苷和大黄多糖可使大鼠血小板细胞内游离钙浓度明显降低,其降低效应与剂量相关。提示大黄抑制血小板聚集与番泻苷和大黄多糖抑制钙内流有关。

此外,大黄可使局部血管收缩,通透性下降。大黄对小肠运动有抑制作用,可减少出血部位的机械损伤,有利于血小板在血管破溃处聚集而止血。大黄对胃蛋白酶有抑制作用,有利于胃黏膜屏障的重建并控制其出血,对溃疡出血有止血作用。大黄可提高血浆渗透压,使组织内的水分向血管内转移。这样可补充大失血所丢失的血容量，降低血液黏度，有利于改善微循环，可纠正大失血时所引起的体液平衡失调和细胞内代谢障碍。这与目前临床治疗大出血时所采用的"血液稀释性止血"相一致。此种作用目前认为与抑制细胞膜 Na^+、K^+-ATP 酶有关。

(2)改善血液流变学：大黄属活血化瘀药。《本草经》记载大黄"主下瘀血，破癥瘕积聚……"。大黄抑制细胞膜 Na^+、K^+-ATP 酶活性，提高血浆渗透压，使组织内水分向血管内转移，使血液稀释，解除微循环障碍，此为大黄"止血活血"的药理基础。

全身炎症反应综合征(SIRS)及多器官功能衰竭(MODS)患者在病情进展过程中，可见微循环障碍逐步加重，对此大黄能改变血液黏稠、聚集状态，并扩张血管，改善微循环，增加血流量，调整血液理化特征，对血液流变学各项指标均有显著改善作用，因此大黄有效预防危重病人发生 MODS，对于已发生 MODS 的患者，大黄具有保护作用。其机制可能是通过大黄降低毛细血管通透性，改善血管脆性，增加血流灌注，并通过它的渗透效应促进组织间液向血管内转移，血液稀释，从而使血细胞比容，血沉和血黏度下降[24]。

(3)降血脂作用：给家兔及小鼠喂饲高脂饲料诱发高脂血症，服用大黄可使血清和肝脏总胆固醇(TC)、甘油三酯(TG)、低密度脂蛋白(LDL)、极低密度脂蛋白(VLDL)及过氧化脂质明显降低，高密度脂蛋白胆固醇(HDL)与 TC 比值升高。可能是因为大黄的泻下作用而影响胆固醇的吸收。此外大黄还可增加骨骼肌组织中过氧化物酶体增殖物激活受体 a(PPARa)基因表达，在转录水平调控脂肪代谢关键酶，降低血脂水平而促进机体减肥；同时增加肥胖大鼠骨骼肌解耦联蛋白 3(UCP3)表达、促进细胞能量代谢而有效减肥[25,26]。

5. 利水消肿 《唐本草》中记载：大黄"通宣一切气，调血脉……泄壅滞水气"。《本草正义》中记载"大黄迅速善走，直达下焦……但久制者，可从小便以导湿热"。上述功效与大黄利尿消肿，治疗氮质血症和肾功能衰竭有关。

(1)利尿消肿作用：大黄酸、大黄素有明显的利尿、排 Na^+ 和排 K^+ 作用，芦荟大黄素和大黄酚的作用较弱。大黄素、大黄酸和芦荟大黄素对 Na^+、K^+-ATP 酶活性均呈现很强的竞争性抑制作用，大黄蒽醌衍生物对肾髓质 Na^+、K^+-ATP 酶抑制作用是大黄利尿的作用机制。因为肾小管内 Na^+ 的重吸收属于主动转运过程，需通过 Na^+、K^+-ATP 酶分解 ATP 提供能量。当此酶受抑制时能量来源不足，Na^+ 重吸收减少，Na^+ 携带水分排出而利尿。当远曲小管 Na^+ 增多时，促进 Na^+-K^+ 交换，K^+ 排出也随之增高。

近年发现，大黄总蒽醌含药血清培养液可抑制 NRK 细胞 AQP2、AQP4 基因转录与翻译，提示大黄的利尿作用可能与调节 AQP2、AQP4 表达有关[27]。

(2)对氮质血症和慢性肾功能衰竭的治疗作用：①对氮质血症的治疗作用：慢性肾功能不全时，肾单位严重受损，使肾脏排泄代谢产物能力显著降低。尿素氮(BUN)和肌酐(Crea)在体内蓄积，导致高氮质血症。用腺嘌呤喂饲大鼠造成慢性肾衰模型，显示大黄可显著降低模型大鼠血中 BUN、Crea 水平，同时肝、肾组织中 BUN 含量降低，尿中 BUN、Crea 排泄量增加，说明大黄可抑制 BUN 在肝、肾中的合成，同时促进其在尿中的排泄，从而降低血中 BUN、Crea 水平，治疗氮质血症。另外大黄能提高血清总蛋白、白蛋白和转铁蛋白的含量。故大黄治疗氮质血症的机制可能是：A：大黄泻下作用使肠内氨基酸吸收减少；B：血中必须氨基酸增高使蛋白质合成增加；C：大黄抑制体蛋白分解从而减少非蛋白氮的来源，而使肝、肾组织中 BUN 合成减少；D：大黄促进尿素和肌酐随尿液排泄。②抑制肾小球系膜细胞增生：肾小球系膜细胞增生是多种肾小球疾患和慢性肾衰的突出病理改变，系膜硬化是肾小球功能改变的重要因素。动物实验表明，大黄蒽醌和大黄酸蒽酮葡萄糖苷能直接抑制系膜细胞生长。含大黄衍生物的血清也明显抑制系膜细胞 DNA 和蛋白质的合成。部分肾切除后的人或动物，促肾因子活性增高，促进残余肾组织增生和肥大，而大黄能对抗促肾生长因子对系膜细胞和肾小管细胞增殖的刺激作用。刘氏等人应用斑点杂交技术发现大黄素能有效地抑制由细菌脂多糖(LPS)诱导的大鼠系膜细胞 C-myc 癌基因的过度表达而参与细胞周期的调控。黎氏等对单侧肾切除大鼠模型进行观察，发现残余肾组织在手术后 1～6 周普遍增大，灌注大黄可明显抑制残余肾的肥大，残余肾组织中蛋白质和 RNA 含量也减少。此外，大黄对肾小管上皮细胞增殖也有明显抑制作用。

6. 其他作用

(1)抗精神病作用：旷野(open field)实验显示大黄水提物可使大鼠自主活动降低，直立次数明显减少，作用类似于氯丙嗪。给予有效量 5 倍的氯丙嗪动物活动完全停止，但给予有效量 10 倍的大黄水提物不引起运动障碍。摘除嗅球大鼠出现各种攻击行为，大黄水提物对木棒引起的攻击行为有抑制作用。大鼠脑室注射 6-羟基多巴胺破坏脑内儿茶酚胺能神经，再腹腔注射四氢化大麻醇(THC)，可使群居大鼠兴奋性增高，互相之间产生激烈争斗。给大黄水提物 50mg/kg 腹腔注射，可明显抑制过激行为。同样可对抗脱氧麻黄碱(MAP)引起的动物自主活动增加。

大黄水提物可抑制大鼠条件性回避反应，对非条件性回避反应无明显影响，并能抑制阿扑吗啡(APO)诱发的定型活动(嗅、舔、咬等)以及 MAP 诱发的旋转行为。上述作用与氯丙嗪的抗精神病作用相似，特点是不伴有行为毒性，不引起僵住症。研究认为，抗精神病作用的有效成分主要是 RG-鞣质。

(2)强心作用：大黄能使心脏单相动作电位(MAP)振幅增高，0 期上升速度加快，心肌收缩力明显加强，证明大黄具有较明显的强心作用，且具有浓度依赖性关系。增加细胞外液中 K^+ 浓度，可使大黄对心脏的毒性作用减轻。提示大黄的强心作用可能与抑制心肌细胞膜 Na^+、K^+-ATP 酶有关。

此外，大黄可减慢心率，并延长单相动作电位时程(MAPD)，提示可能具有抗心律失常作用。

【体内过程】大黄蒽醌衍生物在体内的代谢过程：吸收：大黄蒽酮衍生物容易吸收，人和动物口服大黄酸和大黄素 2～3 小时血浓度达到高峰，8 小时仅存微量。家兔肌内注射，半小时血浓度达高峰。大黄酸比大黄素易于吸收，1 次静脉注射，5 分钟即达高峰。分布：大黄蒽醌衍生物吸收后主要分布在肝、肾和胆囊。2 小时达到最高浓度。家兔静脉注射大黄酸 5 分钟内即达到高峰，随即迅速下降，1 小时浓度很低。生物转化：蒽醌衍生物在体内可进行氧化和结合代谢，使非极性基团转化为极性基团与葡萄糖醛酸结合，易于排出。大黄酚药理活性低(对金黄色葡萄球菌的抑菌浓度为 100～200μg/ml)，氧化为大黄酸后活性提高，抑菌浓度为 4～8μg/ml。但结合蒽醌无论是氧化或未氧化产物，活性都较低。排泄：大黄蒽醌衍生物由粪便和尿排出量分别占摄入量的 24%和 23%，可能有一半左右在体内破坏。经尿排出2～4小时为最多，8 小时内总排出量约 61%，24 小时总排出量约 90%；经粪便排出在 24 小时内排出 88%。蒽醌衍生物由尿排出时，若尿液为碱性，呈橘红色或紫红色，应注意与血尿区分，酸性尿则为橙红色。

【主治】实热积滞便秘，血热吐衄，目赤咽肿，痈肿疔疮，肠痈腹痛，瘀血闭经，产后瘀阻，跌打损伤，湿热痢疾，黄疸尿赤，淋证，水肿；外治烧烫伤。酒大黄清上焦血分热毒。用于目赤咽肿，齿龈肿痛。熟大黄泻下力缓，清热解毒。用于火毒疮疡。大黄炭凉血化瘀止血。用于血热有瘀出血症。

【现代应用】

1. 消化系统疾病

(1)便秘：大黄饮片，用开水冲泡当茶饮，每次3～5片。连喝2～3杯见效。小儿便秘者取大黄粉10g用酒适当调成糊状涂于脐部，纱布固定再用热水袋敷10分钟，每天1次，治愈时间最短3天。

(2)消化性胃溃疡：用精制醇提大黄片治疗幽门螺杆菌阳性患者40例，每次饭后服用3～4片，每天3次，连服30天后复查，幽门螺杆菌转阴率、溃疡复发率均明显优于甲氰咪胍(西咪替丁)对照组。

(3)急性上消化道出血：用汤、粉、片、注射剂、糖浆剂等不同制剂的单味大黄治疗急性胃、十二指肠出血3700例，每次3g，每天3次，止血有效率达95%。止血同时其他症状，如腹胀、纳差、瘀热等症状消失快。

(4)急性病毒性黄疸型肝炎：用生大黄治疗急性黄疸型肝炎80例，成人50g，儿童25～30g，煎成200ml，每天1次口服，连服6天，停1天为一疗程。用药后肝功能恢复正常。有人用单味精制大黄片治疗30例，每次5～9片，每天3次，饭后服。在消除症状、退黄、降酶等方面均优于西药对照组[28]。

(5)重症肝炎、肝性脑病：大黄40～50g水煎取液150ml，保留灌肠，每日1次。治疗重症肝炎。用生大黄粉水煎液灌肠或口服防治肝性脑病，取得良好效果。认为防治肝性脑病的机制与大黄泻下、抗感染、清除内毒索、保肝、止血等多种作用有关。

(6)急性胰腺炎：单味大黄汤100ml或冲剂25g，或糖浆剂12ml，或大黄液50ml或精黄片10片，每1～2小时服1次，每日5～8次。直至腹痛等症状显著减轻后逐渐减量[29]。

(7)急性胆囊炎、胆石症：大黄有促进胆道内容物排出和广谱抗菌等作用，观察急性胆囊炎40例，一般2～3天基本治愈。用法：先取大黄30～60g水煎或精制大黄片10片口服，每隔1～2小时服1次，每天5～8次。1天内最大用量可达300g，精制大黄片70片，直至症状好转再减量。根据大黄的利胆、促进胆汁分泌、扩张奥狄氏括约肌等作用，用大黄片治疗胆石症62例，每次0.6g，每日3次，连服30天为一疗程。用药后经快速胆石定性诊断及电镜扫描确定，排出胆石31例，1周内排石者占80.6%。对不宜手术、结石≤1.0cm或泥沙样结石疗效较好。

(8)肠梗阻：用单味生大黄粉冲剂治疗各型肠梗阻。

2. 急、慢性肾功能衰竭

(1)急性肾功能衰竭：吴氏用复方大黄浸出液(大黄、人参)治疗急性肾功能衰竭45例。氮质血症及尿量恢复正常时间均为5日。张氏用生大黄3～5g，每日3次口服，或用生大黄10～16g水煎至100～500ml，每日1～3次口服或灌肠，配以复方丹参注射液20～60ml加入格林氏液静滴，治疗流行性出血热急性肾功能衰竭48例，治愈率97.9%。作者认为，应用大黄导泻，可起到利尿，稳定内环境的作用[30]。

(2)慢性肾功能衰竭：张氏等对148例慢性肾衰(CRF)患者考察大黄治疗的远期疗效，经过6～8个月的治疗随访结果表明，长期口服小剂量大黄制剂能够有效地延缓CRF的进展，大黄与卡托普利(巯甲丙脯酸)合用的疗效最佳，且长期用药无明显毒副作用。

3. 出血性疾病

(1)鼻出血:大黄研粉后用无菌脱脂棉蘸取,填入出血鼻腔可有效止血。

(2)肛肠科止血:由于大黄具有止血、抗菌、抗炎、泻下作用,常用于内痔,外痔,肛裂,肛窦炎,肛门痛等症,效果满意,无副作用[31]。

(3)重症肝炎上消化道出血:重症肝炎上消化道出血可诱发失血性休克、肾衰、肝性脑病、感染(包括原发性腹膜炎和肺部感染等)、电解质与酸碱失衡等严重并发症。大黄配伍止血、解毒、化瘀、益气、养血等药物,对于改善上消化道出血,预防出血后并发症发生以及改善预后有一定疗效[32]。

此外,大黄还用于蛛网膜下腔出血、肺出血,小儿急性出血性坏死性肠炎,治疗妇科各种血证如月经过多,产后出血、便血、血崩等症。

4. 急性感染性疾病

(1)急性扁桃体炎:生大黄 6～9g 放入茶水内,用沸水 150～250ml 浸泡,待水温放凉后即可服用,服完 2 小时后,再用上法浸泡 1 次,用法同前。用量:2～4 岁每剂 6g,每日 1 剂,每次浸泡 150ml;5 岁以上用 9g,每日 1 剂,浸泡 250ml。

(2)急性肠炎、菌痢:大黄醇提片以复方西药(氯霉素、吡哌酸、庆大霉素等)组为对照治疗急性肠炎 99 例、急性菌痢 214 例。其中应用大黄醇提片治疗急性肠炎 54 例,平均治愈 1.5 天;急性菌痢 110 例,大便恢复正常平均时间为 3.4 天。细菌转阴时间为 8.4 天。与西药对照组效果一致,同时大黄具有使用方便、副作用小、价廉等优点。

(3)复发性口疮:将单味大黄 30g,加水 250ml,武火煎至 200ml,一次饭后温服,每日 2 次,共治疗 39 例。其中治愈 8 例,显效 19 例,有效 12 例,总有效率 100%。

(4)急性淋病:用大黄醇浸膏和熟大黄片治疗 157 例急性淋病,总有效率为 72%,多数病例无明显副作用。

(5)烧伤:将正品大黄浸于 95%酒精中,其浓度为 1g 大黄/4ml 酒精,浸泡半月以上,待酒精变成深棕色后用于Ⅰ～Ⅲ度烧伤患者,于新鲜创面喷药用。

5. 高脂血症与肥胖病　每天口服大黄糖浆 6ml(相当原生药 3g)共服 14 天,131 例高脂血症患者的胆固醇和 β-脂蛋白显著降低,一个月后,胆固醇平均下降 30mg%,甘油三酯下降 44mg%。用生大黄粉治疗高脂血症 105 例,每次服 3g,1 日 3 次,连续 2 个月,治疗期间停止其他降脂药,其治疗结果表明,患者血清胆固醇和甘油三酯都降至正常。大黄提取片减肥疗效确切,通过 200 例大样本随机对比治疗后证明,其有效率与芬氟拉明相似,并优于国际公认的中成药消胖美[33]。

6. 眼科疾病[34]

(1)急性睑腺炎:采用内服及外敷之法。内服黄茶饮,处方:大黄、金银花、栀子、菊花各 3g。方法:泡水代茶。外敷方:大黄、芒硝各 30g,金银花 15g。方法:用水 500ml,文火煎 15 分钟后取汁冲芒硝 30g,溶化后过滤即外敷液,将小毛巾折叠,并浸透于温热药液中,取出后拧一下以不滴液为度,敷以患侧眼睑红肿处,并用热水袋保温,贴于眼垫外面,勿烫痛,以舒适为准,1 日 3 次,每次 20 分钟。以上对早期急性睑腺炎疗效好。上述各药都具有清热解毒作用,大黄还能凉血、止血,祛瘀而消肿。

(2)前房积脓性角膜溃疡:选用泻肝散加减。处方:生大黄、知母、黄芩、玄明粉(冲)等。方中大黄通腑泻热,使火从下泻,局部症状减轻,防止翳面扩散,且可使患部腐物消散,创面清洁,促进邪早退、翳早愈。

(3)急性闭角型青光眼：处方：大黄、杭菊、决明子各3g，槟榔6g。泡饮代茶。方中大黄泄热通腑、凉血活血，以促进神水畅通，同时大黄的通便作用能促使水液排出，有利于眼压下降，从而减轻高眼压对视神经的损害。

7. 其他

(1)急性中毒：大黄导泻用来抢救急性口服中毒164例，治疗组82例，洗胃后30分钟，经胃管注入5%大黄液500ml；对照组82例，注入5%硫酸镁溶液（昏迷者用5%硫酸钠代替）。结果大黄导泻明显优于硫酸镁，效果肯定[35]。

(2)五更泻：用大黄治疗五更泻，用量9～15g，傍晚服，睡前排出大便，至五更时便无泻下作用。3～5天为一疗程。

(3)术后腹气胀：手术后12～24小时服用大黄粉每次3g，每日3次，治疗术后腹胀气108例，用药后肛门恢复排气最短5小时，最长12小时，平均7～8小时。

(4)骨伤疾病：大黄可用于治疗急性腰扭伤、胸部软组织损伤、腰肌劳损，伤及头胸及四肢应用酒制大黄，剂量以6～10g为宜；伤损在腰、腹及下肢，可用生大黄，以10～15g为宜。对虚证寒证大黄的使用应从小剂量开始。

(5)危重病医学领域：大黄在多器官功能衰竭综合征（MODS）中的研究和应用体现在胃肠功能衰竭的防治、对急性应激性胃肠黏膜病变的防治、对急性肺损伤和急性呼吸窘迫综合征的防治、对重症感染患者系统炎症反应的治疗、对免疫系统的双向调节作用及其他脏器功能障碍的防治作用[36]。

此外，大黄也常用于银屑病、痤疮、带状疱疹、酒糟鼻等。还可用于由病毒引起的流行性红眼病、疱疹性结膜炎、角膜溃疡等眼疾。

【不良反应】

祖国医学认为，大黄味苦性寒，伤气、耗血，孕妇慎用。《本草经》将大黄列入下品，按照《本草经·序列》说法，"下药多毒"。虽然历代本草称大黄无毒者较多，但同时也提示其性大寒，味苦，当属药性峻烈攻逐之品，使用不当对于人体具有一定损伤。

现代研究表明大黄可导致机体胃肠、肝、肾的一定损害，但由于大黄临床广泛用于治疗肝病、肾病、胃肠道疾病，所以其所致不良反应的剂量、时间与其所起的治疗作用的剂量与时间是目前需要探讨的重要问题，也就是量-效和量-时-毒的关系。同时不良反应的产生与大黄所含成分也具有较为密切的关系，蒽醌、鞣质均可以造成不良反应，其成分以及两者之间的比例与关系还需要进一步深入探讨[37]。

德国药品管理机构—联邦药品和医疗用品研究所1996年6月宣布限制含蒽类化合物泻药的应用。限制原因：根据细胞培养，动物试验和流行病学研究，有理由怀疑这类药可能有遗传毒性和致癌作用。已发现芦荟大黄素在多种细胞株的AMES试验中有致突变作用。大黄素、大黄酚、2-羟大黄素、大黄素甲醚在多种细胞株试验中表现为遗传毒性作用。芦荟大黄素、大黄素，可使C_3H/M_2成纤维细胞转化为恶性表型，等等。由于大黄在中药处方中用量不大，且用药时间短，故对人类的致癌性等还有待研究，但也应引起足够的重视。

另外，长期服用这类泻药可致水盐代谢和肠功能紊乱，因而限制其使用[33]。

主要参考文献

[1] 王家葵，等．正品大黄不同品种间泻下效价强度比较研究．中国中药杂志，2006，31(23)：1987

[2] 孟兆青，等．生大黄与酒炙大黄不同溶剂提取液中游离蒽醌、结合蒽醌的含量比较．中成药，

2005,27(1):49

[3] 刘若庸,等.炮制对大黄功效及副作用的影响.河南中医药学.1994,(6):12

[4] 卢荣奎.谈大黄的应用.陕西中医,2003,243:264

[5] 张文生,等.大黄蒽醌衍生物对大鼠结肠及细胞水通道蛋白表达的调节效应.中西医结合杂志,2008,28(9):818

[6] 张文生,等.大黄素对 LoVo 细胞水通道蛋白 2 表达的调节效应.中草药,2008,39(5):718

[7] 张文生,等.大黄酸对 LoVo 细胞水通道蛋白 4 表达的调节效立.中药材,2008,31(5):702

[8] 陈德昌,等.大黄对胃肠道血流灌注影响的临床与实验研究.中国中西医结合杂志,2000,20(7):515

[9] 陈德昌,等.大黄对肠黏膜屏障保护作用的机制探讨.中国危重病急救医学,1996,8(8):449

[10] 黄延风,等.大黄对幼鼠肝内胆汁淤积的作用机制.实用儿科临床杂志,2007,22(13):1009

[11] 刘晓红,等.大黄对大鼠急性出血性胰腺炎的影响.中华消化杂志,2004,24(1):14

[12] 龙友明,等.大黄在急性胰腺炎治疗中的应用.中国医院用药评价与分析,2004,4(6):368

[13] 陈晓理,等.肠道动力学改变在急性胰腺炎的病程及治疗中的意义.中国普外基础与临床杂志,1999,6(6):325

[14] 黄兴兰,等.大黄对 Balb/c 小鼠肠黏膜屏障保护作用的机制探讨.四川医学,1999,20(5):486

[15] Kimura K, et al. Low doses of lipopolysaccaride upregulate acinar cell apoptosis in cerulein pancreatitis. Pancreas,1998,17(2):120

[16] 楼恺娴,等.大黄素对急性胰腺炎胰腺组织 $TGF\beta_1$ 表达的影响.中国中西医结合杂志,2001,21(6):433

[17] 袁耀宗,等.生长抑素及大黄素对犬急性坏死性胰腺炎 Oddi 括约肌的作用.中华消化杂志,1999,19(4):252

[18] 赵满靖,等.大黄不同炮制品的体外抑菌实验研究.浙江中医杂志,1999,22(5):544

[19] 陈红斌,等.大黄对痤疮主要致病菌的体外抑菌作用研究.中药药理与临床,2006,22(3):111

[20] 胡萍,等.大承气汤及大黄治疗小鼠细菌性腹膜炎.中国中西医结合杂志,2000,20(1):53

[21] 申元英,等.大黄提取液抗柯萨奇病毒 B_3 的实验研究.北京中医药大学学报,1999,22(5):65

[22] 陈晓理,等.大黄对正常和烧伤小鼠肠道免疫分泌的影响.中国中西医结合杂志,2001,21(10):754

[23] 胥楠,等.大黄对小鼠肠道免疫分泌物的影响.中国中药杂志,2005,30(18):1441

[24] 田金飞,等.大黄对 SIRS 和 MODS 患者凝血功能及血液流变学治疗作用的临床研究.2007,22(24):1793

[25] 查兵兵,等.大黄提取片对高脂饮食诱导肥胖大鼠脂代谢及相关基因表达的影响.中华中医药杂志,2006,21(10):585

[26] 查兵兵,等.大黄提取片对高脂饮食诱导肥胖大鼠能量代谢的影响.上海中医药杂志,2006,40(10):57

[27] 刘青,等.大黄总蒽醌含药血清对 NRK 细胞 AQP2 与 AQP4 表达的调节效应.中国中西医结合肾病杂志,2009,10(9):812

[28] 高桂英,等.单味精制大黄片治疗病毒性肝炎(黄疸型)的临床疗效观察.上海中医药杂志,1993,(1):33

[29] 焦东海,等.单味大黄治疗急性胰腺炎 17 年研究.中医杂志,1994,38(3):172

[30] 张存兴.中西医结合治疗流行性出血热急性肾衰 48 例.中国中医急症,1995,4(1):12

[31] 潘藩,等.单味大黄痔瘘科临床应用.时珍国药研究,1995,6(3):43

[32] 高建蓉.大黄配伍治疗重肝消化道出血临床观察.临床肝胆病杂志,1999,15(4):247

[33] 焦东海,沈学敏,高雅萍,等.大黄提取片治疗单纯性肥胖病的临床研究.中国中西医结合杂志,

1998,18(4):241

[34] 史艳艳,等. 大黄在眼科的应用. 陕西中医,2006,27(6):739

[35] 崔秀兰,等. 大黄导泻在抢救急性口服中毒中的应用. 中西结合实用临床急救,1997,4(2):53

[36] 谢卫星,等. 大黄在危重病医学领域内的研究与应用. 中国中医急症,2009,18(2):273

[37] 李果,等. 大黄不良反应古今论. 中华中医药杂志,2007,22(7):439

芒　硝

本品为硫酸盐类矿物芒硝族芒硝,经加工精制而成的结晶体,主要成分为含水硫酸钠($Na_2SO_4 \cdot 10H_2O$),有少量的氯化钠,硫酸钙等。经风化失去结晶水而成的白色粉末称玄明粉(元明粉)。芒硝味咸、苦,性寒。归胃、大肠经[1]。

【功效与药理】

1. 泻下通便　本品碱苦寒,其性降泄,有较强的泻热通便,润下软坚,荡涤胃肠作用。适用于胃肠实热积滞,大便燥结,谵语发狂等证。《珍珠囊》称"其用有三:去实热,一也;涤肠中宿垢,二也;破坚积热块,三也"。芒硝泻下的功效,主要与其对消化系统的作用有关。

将 0.2g/ml 芒硝水溶液 2ml 注入家兔回肠后 2 小时,肠腔渗透压明显增高,肠液积留肠腔,肠段膨胀,肠内容物体积增大,促进肠蠕动而排出稀便,产生较剧烈的泻下作用。说明芒硝含硫酸钠($Na_2SO_4 \cdot 10H_2O$),内服后产生 Na^+ 和 SO_4^{2-},不易被肠壁吸收,形成肠腔内的高渗状态,引起机械刺激而产生泻下作用[2,3]。外用芒硝可明显促进腹部手术后大鼠的胃液分泌,胃窦、结肠近端肌间神经丛 P 物质(SP)分布明显增加,胃肠推进功能明显增强[4]。

2. 润燥软坚　芒硝味咸软坚,能通燥结,外用有清热消肿作用,可用于咽痛、目赤、口疮及痈疮肿痛。芒硝软坚的功效,主要体现在抗肿瘤方面。

0.75%元明粉可使脱氧胆酸(DCA)提高二甲肼(DMH)诱癌率的作用明显下降,其抑制 DCA 促癌作用的机制与以下作用有关:①酸化肠内环境。元明粉可增加肠内 SO_4^{2-} 浓度,抑制正常 Cl^--HCO_3^- 耦联交换,增加肠腔面负电荷数,增大跨黏膜电位,阻止 HCO_3^- 扩散等途径有关。②减少 DCA 含量。元明粉可使肠内酸性增强,抑制 7α-脱羟酶活性,使 DCA 含量降低。③抑制肠上皮细胞 DNA 合成。元明粉可抑制肠上皮 DNA 合成,使 S 期细胞减少,降低对致癌物的敏感性,进而抑制肠癌的发生[5]。

3. 清火消肿　芒硝性味苦寒,外用有清热消肿作用,可治咽痛、口疮、目赤及痈疮肿痛。芒硝清热的功效,主要与其抗炎作用有关。

用 10%~25%元明粉溶液外敷于感染性创伤的创面,可以加快淋巴循环,增强网状内皮细胞的吞噬功能,随着皮肤发红而产生软坚散结、消肿止痛的作用[6]。

4. 其他　4.3%无菌硫酸钠注射液静脉注射,有利尿作用。

【主治】实热积滞,大便燥结,积滞腹痛,肠痈肿痛;外治乳痈,痔疮肿痛。

【现代应用】

1. 清洁肠道及造影　于纤维结肠镜检查当日空腹服用芒硝胶囊,可清洁肠道。观察口服芒硝、口服番泻叶和常规灌肠番泻叶的清洁肠道效果,结果芒硝组清洁率明显优于番泻叶组,与灌肠组作用相当[7]。芒硝 15g、大黄 10g 经开水浸泡后应用于消化道造影,于服钡剂半小时后 1 次服下,发现芒硝、大黄能使肠道蠕动加快,且芒硝能保持一定的肠内渗透压,加速钡剂排空,有清晰显影和清肠的作用[8]。

2. 术后便秘　用沸水 200ml 浸泡大黄粉 15g,再加入芒硝 10g 溶解制成硝黄冲剂,治疗术后腹胀、腹痛、便秘效果显著[9]。

3. 蛔虫团 用大黄10～15g,芒硝20～30g治疗50余例蛔虫团患儿,除3例因保守治疗无效,继发肠扭转而手术外,其余均免除手术[10]。

4. 早期肝硬化腹水 用芒硝30g,生牛肉150g,文火炖至肉烂,饮汤食肉,每周1服,治疗早期肝硬化腹水[11]。

5. 外科感染 取芒硝、冰片按10∶1比例混合研末,局部外敷治疗一般外科感染性疾患230例,每2～3天换药1次,平均换药3次皆治愈[12]。取芒硝50g、大蒜瓣100～150g捣烂外敷病灶表面,治疗深部脓肿[13]。用芒硝、大蒜各30～60g捣成糊状外敷治疗阑尾脓肿86例,每日或隔日换药1次,平均治愈时间为13.8天[14]。

6. 急性乳腺炎及回乳 将鲜马齿苋200g捣烂去渣加入朴硝100g调匀,外敷治疗急性乳腺炎,每4～6小时换药1次,47例患者皆于3～5日内治愈[15]。用芒硝、生大黄各等份研末加入凡士林油膏,外敷治疗乳痈30例,每日换药3～4次,痊愈率达100%,平均治疗6.3天[16]。另用150g芒硝纱布包,分敷于2乳房上,24小时后取下,观察36例,于用药后2天内回乳30例,占83.3%,3天内回乳2例,占5.6%,用药3次而无效的4例,占11.1%。与麦芽回乳相比,均有较强的回乳作用,但比较起来,芒硝外敷见效快,麦芽省时省力,且不影响工作[17]。

7. 促进疤痕吸收 取生大黄饮片1份、芒硝4份研末为硝黄粉,敷于患处,治疗会阴侧切伤口硬结130例,结果5～7天切口硬结、疼痛消失者122例,占94%;其余8例经治2～4周而愈,占6%[18]。

8. 骨伤疾病 将芒硝2～3kg捣烂平铺于纱布层中外敷患处,治疗骨伤疾病38例(胫腓骨折16例,小腿肌肉撕裂伤4例,前臂挤压伤3例,尺、桡双骨折4例,股骨骨折2例,踝关节骨折9例),8～12小时换药1次,全部病例均在12～48小时内疼痛明显减轻、肿胀消退或部分消退[19]。

9. 痔疮 取芒硝、大黄各60g,每日坐浴2次,治疗炎性外痔。用芒硝60g,瓦松100g坐浴熏洗治疗痔疮便血[20]。

10. 眼科疾病 取玄明粉50g、食醋(白)500g制成玄明粉食醋散,用时将少许撒于结膜囊下,每日2～3次,20天为1个疗程,治疗角膜翳。

11. 口腔科疾病 口腔炎、咽炎、扁桃体炎:用芒硝3～9g,入开水冲服,每日2～3次,疗效颇佳。牙痛:用芒硝3g置患处,噙化服,疗效较好。

12. 引产 按常规行利凡诺羊膜腔内注射引产术前12小时,以纱布包芒硝200g,外敷于患者脐部,并加以固定,24小时取下。将入院引产病人按随机抽样法分成两组各观察30例。结果表明:观察组平均于术后23.5小时发生宫缩,平均产程13小时,不全流产率4.5%;对照组平均于术后32.6小时发生宫缩,平均产程16.4小时,不全流产率7.6%;观察组明显优于对照组[21]。

13. 皮肤科疾病[22]

(1)神经性皮炎:用芒硝100g,凡士林适量调成膏状,涂敷患部,每日2～3次,对局限性、播放性神经性皮炎,均有较好的疗效。

(2)湿疹、风疹等:净芒硝150g,放入2000ml开水中溶化,用水外洗患处。对湿疹、风疹、疥疮、脚气均有疗效,尤其对皮肤真菌感染疗效更为显著。

(3)注射后臀部硬结:先将三棱、莪术各20g,研成细粉,然后放两倍量的芒硝粉,用适量的白酒调成糊状,敷贴于硬结上,敷料固定24小时之内,其结自散。

(4)红肿疼痛:用芒硝 50 至 250g,加等量热水溶化湿敷。不分痈或疖,不论脓成与否,均可用其湿敷。然而芒硝用量需大,溶液浓度需高,疗效显著。

(5)痱子[23]:取芒硝 100～200g,用热水溶化后加入洗澡盆中,水量 10～20L 水温以不烫手为宜,冲洗皮肤,每天 1 次,每次 10 分钟,一般 3 次即可治愈。对皮肤无任何副作用。

14. 脚鸡眼 用芒硝外敷于患处,治疗使用鸡眼膏、手术切除等无效的脚鸡眼 54 例,每日或隔日换药 1 次,结果治愈 52 例,1 例软化,疼痛减轻,1 例无效。

15. 小儿中毒性肠麻痹 用芒硝 100～200g,装入约 12cm 大小的方形布袋内。布袋用单层手帕或双层纱布缝制而成。外敷于中下腹部,用胶布固定。再置热水袋于布袋上面,盖好衣被。热敷约 0.5～1 小时后芒硝受热溶解,布袋潮湿,即可撤去热水袋。持续外敷时间依腹胀消退情况而定。一般外敷 2 小时腹胀缓解;3～4 小时腹胀消失。285 例患儿中,4 小时内痊愈 118 例,好转 158 例,无效 9 例(均属抢救无效死亡者)[24]。

16. 急性胰腺炎 对 34 名重症急性胰腺炎患者进行监护、深静脉置管,并且给予禁食、胃肠减压、补液、抗感染、抑制胰酶(奥曲肽)、抑酸(奥美拉唑肠溶胶囊)、胃肠外营养(TPN),间断输血浆和白蛋白等常规治疗的基础上,联合应用生大黄和芒硝,即生大黄 20g 泡入 100ml 生理盐水 15 分钟,将药液由胃管注入夹闭 60 分钟后放开,3 次/天,直至患者腹痛、腹胀缓解和排气、排便;芒硝 1000g,将其放入纱布袋覆盖于中上腹部,外加腹带包扎固定,每日更换芒硝,直至患者腹痛、腹胀缓解,CT 复查显示胰腺坏死和胰周渗出明显局限或吸收[25]。

17. 久咳 受《指迷方》茯苓丸中运用芒硝软坚消痰,主治痰流四肢之臂痛肢肿的启发,在辨治方中加入芒硝软坚散结消痰,治疗效果较好[26]。

【不良反应】芒硝用于纤维镜检前清洁结肠时,有少数患者服药后出现肠鸣及轻度的腹部不适感,无头晕,心慌,血压下降等不良反应,对肠黏膜无刺激性[5]。

主要参考文献

[1] 吴强东. 芒硝成分的药理与临床新应用. 海峡药学,2009,21(1):135

[2] 陈奇主编. 中药药理研究方法学(第 2 版). 北京:人民卫生出版社,2006,331

[3] 沈海葆. 矿物药在温病治疗中的作用. 江苏中医,1990,(11):518

[4] 刘少杰,等. 外用芒硝促进大鼠腹部手术后胃肠运动的实验研究. 广东医学,2006,27(7):958

[5] 竺振榕. 元明粉抑制 DMH 诱发 Sprague-Dawel 大鼠大肠癌的实验研究. 中华肿瘤杂志,1992,14(1):78

[6] 骆和生,等. 中药方剂的药理与临床研究进展. 广州:华南理工大学出版社,1991,163

[7] 冯五金. 芒硝用于清洁结肠的临床观察. 中医杂志,1990,31(8):44

[8] 祝宝章. 大黄芒硝在全消化道造影中应用价值的进一步探讨. 中医药学报,1989,(4):49

[9] 舒旭. 黄硝术冲剂治疗腰椎管内麻醉术后腹胀等症的体会. 中医药学报,1987,(6):31

[10] 王荫三. 芒硝松解蛔虫团. 中医杂志,1993,34(10):582

[11] 海崇熙. 芒硝治便秘、癃闭、肝硬化. 中医杂志,1993,34(11):647

[12] 张连春. 冰片芒硝治疗一般外科感染 230 例. 中西医结合杂志,1984,4(5):272

[13] 林金章. 芒硝大蒜泥治疗深部脓肿 46 例. 实用中西医结合杂志,1991,4(11):656

[14] 邹中人. 芒硝大蒜糊剂治疗阑尾脓肿 86 例. 实用医学杂志,1987,3(5):47

[15] 任芝勤. 朴硝马齿苋调敷治疗急性乳腺炎 47 例. 北京中医学院学报,1992,15(1):63

[16] 肖伍华. 大黄芒硝散外敷治疗乳 30 例. 四川中医,1987,(5):25

[17] 陈秀菊．芒硝及麦芽用于回乳比较．中国中药杂志，1999，24(10)：634
[18] 袁弋．硝黄粉外敷治疗会阴侧切伤口硬结 130 例．北京中医学院学报，1992，15(1)：29
[19] 袁弋．芒硝在骨伤科临床中的新用．上海中医药杂志，1993，(1)：31
[20] 付火保．硝黄坐浴治疗炎性外痔．中国肛肠病杂志，1986，(3)：26
[21] 刘新霞．芒硝用于引产、回乳．中医杂志，1993，34(12)：711
[22] 彭晶纬，等．中药芒硝在各科的临床新用．中医药信息，1995，(6)：17
[23] 李云龙．单味芒硝外洗治痱子．新中医，2001，(5)：11
[24] 邓永连．芒硝敷治小儿中毒性肠麻痹 285 例．江苏中医，1997，18(10)：20
[25] 周哲人．大黄、芒硝在重症急性胰腺炎治疗中的联合应用．第四军医大学学报，2009，30(3)：50
[26] 刘国樑．运用芒硝治久咳．四川中医，2001，19(11)：19

番 泻 叶

本品为豆科植物狭叶番泻 *Cassia angustifolia* Vahl 和尖叶番泻 *Cassia acutifolia* Delile 的干燥小叶。主要成分为番泻苷 A～F(Sennoside A～F)、芦荟大黄酸葡萄糖苷(Aloe-emodin-glucoside)、大黄酸-8-葡萄糖苷(Rhein-8-mono-β-D-glucoside)、芦荟大黄素(Aloe-emodin)、大黄酸(Rhein)、大黄酚(Chrysophanol)、芹菜素-6，8-二-C 葡萄糖苷、D-3-O 甲基肌醇、蔗糖[1]等。番泻叶味甘、苦，性寒。归大肠经。

【功效与药理】

1. 泻下导滞　番泻叶苦寒泄降，既能泻下导滞，又能清导实热，适用于热结便秘、习惯性便秘及老年便秘。故《饮片新参》谓其"泄热，利肠腑，通大便"。番泻叶泻下导滞的功效，主要与其对消化系统作用有关。

(1)泻下：以番泻叶煎剂 3g/kg 灌服土拨鼠，经胃和小肠吸收后在体内转变成有效活性成分，通过血液循环而达大肠，导致大肠推进性运动而致泻，其致泻的主要成分为番泻叶苷 A、B。10%番泻叶浸剂灌肠使大鼠回肠运动振幅增加 67.1%，给药前后大鼠回肠运动节律均有规律；能明显拮抗乙酰胆碱的作用，使肠管由痉挛性收缩状态逐步恢复至正常蠕动状态；小鼠给予炭粉-番泻叶浸剂灌肠后 30 分钟和 60 分钟，肠道推进率明显增加，且全消化道重量明显增加，表明番泻叶浸剂可减少肠道对液体的吸收，有利于体内毒物的排出[2]。

给小鼠静注 40mg/kg 番泻苷无泻下作用，而经口给药则有 100%泻下效果。把番泻苷的各种分解产物直接注入盲肠时发现大黄酸蒽酮泻下活性最强，用氯霉素抑制肠内菌丛后也不影响其泻下活性，检出大黄酸蒽酮和番泻苷的作用部位一致。事先给予氯霉素时番泻苷泻下效果减弱与大黄酸蒽酮生成减少有关，说明番泻苷代谢产生的大黄酸蒽酮是番泻叶的泻下活性成分。

将大鼠消化道各部位结扎后注入番泻苷 A 或 B，结果显示胃、空肠、洗净的结肠均未见番泻苷代谢产物，在盲肠部则出现该产物，在结扎的盲肠内注入番泻苷可分解为番泻苷元，进而转变为大黄酸、大黄酸蒽酮，提示这些转变反应是由盲肠内容物中的微生物引起的。在人和大鼠肠内菌丛体外代谢实验中，证明番泻苷 A 在肠内菌产生的 β-糖苷酶的作用下，经番泻苷元 A-8-葡糖苷的阶段逐步水解为番泻苷元 A，后者又变为其光学异构体番泻苷元 B，两者由于肠内菌丛的作用进一步还原变成具有泻下活性的大黄酸蒽酮。用正常大鼠和无菌大鼠以及分别用它们的盲肠内容物进行体内和体外的代谢实验，发现番泻苷的泻下作用必须通过肠内菌丛的代谢，即给正常大鼠口饲番泻苷后，3 小时出现泻下效果，持续 12 小时，而无菌大鼠无任何泻下效果。

用细胞内微电极技术研究番泻总苷对豚鼠结肠带细胞自发电活动的影响。结果表明番泻总苷 0.1～20mmol/L 能促进细胞膜去极化，加快慢波电位的发放，显著增加峰电位的发放频率，20mmol/L 能诱发自身的峰电位，为番泻总苷促进肠道蠕动作用提供了细胞水平的直接依据。提示番泻总苷能改变细胞膜对离子的通透性，加强去极化作用，可能是该药提高细胞电兴奋性的机制[3]。用含 1g/L 胶原酶及 0.1g/L 大豆胰蛋白酶抑制剂的消化液消化，获得游离的单个豚鼠结肠平滑肌细胞；将不同浓度番泻叶提取物加入细胞悬液中，随机测量 50 个细胞的长轴变化情况，显示在 0.22～0.89g/L 范围内，番泻叶对平滑肌细胞的收缩作用逐渐增强，呈剂量-效应关系，番泻叶提取物对豚鼠结肠平滑肌细胞有直接的收缩作用[4]。应用番泻叶提取物灌胃制备小鼠慢性胃肠运动增强模型，提取其结肠组织中总蛋白质，表明番泻叶提取物可以诱导小鼠结肠组织中蛋白质差异表达，这些差异蛋白质可能介导了番泻叶的生物作用[5]。

(2)对肠梗阻大鼠肠黏膜组胺的影响：实验性肠梗阻大鼠肠黏膜组胺含量显著降低，于肠管结扎后立即和 4 小时 2 次腹腔注射番泻苷 50mg/kg，可使肠梗阻大鼠肠黏膜组胺含量恢复至正常水平[6]。

2. 清热止血　番泻叶清热止血的功效，主要与其抗菌、止血的作用有关。

(1)抗菌：番泻叶对多种细菌有抑制作用，如大肠杆菌、痢疾杆菌、变形杆菌、甲型链球菌，以及白色念珠菌等。

(2)止血：给上消化道出血患者口服番泻叶粉，每次口服 4 粒胶囊(每粒含生药 0.25g)，每日 3 次，5 天后可增加血小板数量和纤维蛋白原含量，能缩短凝血时间、血浆复钙时间、凝血活酶时间与血块收缩时间，有助于止血。番泻叶中的晶纤维和草酸钙簇晶有局部止血作用。以番泻叶的总蒽醌苷小鼠腹腔注射，行断尾法止血试验，表明番泻叶苷具有明显止血作用。急性出血病人口服番泻叶粉后即作胃镜观察，发现番泻叶粉均匀布满在出血病灶表面(包括癌性出血病灶)而起良好止血作用，可以认为番泻叶对急性胃、十二指肠出血既具有促进内凝血和抗纤溶等止血作用，又有局部作用[7]。

3. 其他作用

(1)对心肌收缩功能的影响：麻醉大鼠整体实验结果表明：番泻苷(主要含番泻苷 A 85%)7.4μmol/(L·kg)静脉给药具有正性肌力作用。给药后立即可见心率(HR)加快，颈动脉收缩压(SP)、平均动脉压(MAP)和左室收缩压(LVSP)均较对照组明显升高，本实验结果还显示番泻苷能缩短到达最大等容收缩压的时间($t\text{-}dp/dt_{max}$)，增加心室压力上升最大速度($+dp/dt_{max}$)，说明番泻苷确有加强心肌收缩性能的作用。分钟张力时间指数(TTI·HR)是反映心肌耗能与耗氧的指标，实验结果表明 SEN 明显增加 TTI·HR，与对照组相比，给药后 5 分钟升高 56%，10 分钟升高 80%。提示番泻苷通过升压，使左室后负荷增加从而使心肌耗氧耗能增加[8]。

(2)肌松与解痉：番泻叶有箭毒样作用，能在运动神经末梢和骨骼肌接头处阻断乙酰胆碱与 N_2 受体结合，从而使肌肉松弛。番泻叶中某些羟基蒽醌类成分具有一定解痉作用。

【毒理研究】

番泻叶苷小鼠腹腔给药的半数致死量为 1.414g/kg，折合番泻叶生药为 36.3g/kg，此剂量大于临床番泻叶口服治疗量 300 倍以上[8]。

大鼠进食香蕉 200g/(kg·d)，共 120d，可明显改善服用番泻叶[10ml/(kg·d)，共 12 天]的副作用[9]。

【主治】热结积滞，便秘腹痛，水肿胀满。

【现代应用】

1. 导泻

(1)便秘:番泻叶浸泡剂(3g生药/次)日服2次。治疗习惯性便秘、老年性便秘,以及伴有慢性结肠炎、慢性胃炎、胆石症等的便秘患者40例,总有效率95%。番泻叶3～10g,1次温服,治疗老年性便秘、高血压便秘、心脑血管疾病长期卧床所致便秘,以及产后、术后便秘及其他便秘137倒,总有效率达95.1%[10,11]。46例心脑血管病患者,发病48小时,24小时未行大便,用番泻叶3～6g泡茶饮,有效45倒,未见不良反应。脑血管疾病长期卧床所致便秘68例,番泻叶组34例,用5～10g番泻叶加开水150ml冲服,日1次,显著有效25例,有效31例;果导组34例,每日0.2g口服,显著有效10例,有效23例。经统计学处理2组有明显差异[11]。

(2)急性口服中毒:番泻叶25g加开水500ml,浸泡30分钟,取400ml浸泡液于洗胃后20分钟由胃管注入,导泻效果优于硫酸镁[12]。

(3)手术前肠道准备:番泻叶2kg,加水4kg,文火慢煎30分钟后取浸液。再复煎1次,两次浸液混合浓缩至2000ml,低温贮存,用于妇科手术前肠道准备350例,服20～40ml。服后半天见效,一般排大便4～6次,有效率100%。也可于手术前泡饮番泻叶,或取番泻叶5～10g,冲入开水500ml,约3分钟加入蜂蜜20～30ml,调匀分2次饮服。

(4)手术后肠功能恢复:番泻叶15g,开水冲泡10分钟,滤液150ml,口服或经胃管注入50ml/次,用于100例开腹手术后腹胀患者,术后8～12小时排气者22例,13～25小时排气者48例,26～40小时排气者18例,超过40小时排气者12例,胃功能恢复效果满意,对预防术后肠粘连有积极意义。取番泻叶1～3g开水冲泡口服,观察妇科腹部手术44例排气时间,证明术后24小时内给药,对促进肠蠕动恢复,提早排气,有较好效果。但术后超过24小时给药,对缩短排气意义不大。

(5)替代灌肠清洁肠道:拍腹部平片前12～14小时,取番泻叶20g,用沸水浸泡后口服1次,复用沸水浸泡后再服第2次,可提高拍片清晰度,效果明显优于甘露醇[13]。

2. 急性胃及十二指肠出血　口服番泻叶胶囊,每次4粒(每粒含生药0.25g),每日3次,大便隐血试验转为阴性后再服药1天而停药,一概不用其他止血药,输血、输液与否视病情而定。治疗急性胃、十二指肠出血340例,结果完全止血320例,有效率为94.1%(其中重型52例,有效率为92.2%),平均止血时间为2.68天。明显优于西咪替丁及大黄的疗效。另有30%番泻叶水浸液在纤维胃镜直视下直接喷洒于出血病灶,有即刻止血的作用[7]。

3. 急性胰腺炎　用番泻叶5～10g,泡水300～500ml频服,保持每日大便3～5次,治疗急性水肿型胰腺炎110例,全部治愈[14]。口服番泻叶粉胶囊,每次4粒(每粒含生药0.25g),每日3～4次,治疗急性水肿型胰腺炎100例,全部治愈。血、尿淀粉酶降至正常所需时间、腹痛缓解时间和腹部压痛消失时间均短于西药常规治疗对照组,差异十分显著。

4. 回乳　番泻叶4g,开水200～300ml浸泡10分钟,每日2～3次口服,回乳36例,疗程3～7天,全部获效。服药期间除有腹泻、轻度腹痛外,无其他不适感。

5. 引产　方法:以番泻叶20g泡开水当茶饮,每2小时1次;催产素2.5U加入5%葡萄糖500ml中静脉滴注,每分钟15～20滴,每日500～1000ml。观察143例产妇,发现催产素引产过程中泡饮中药番泻叶可使引产成功率大大提高[15]。

6. 乳腺增生　番泻叶每天4～6g,加沸水200～300ml,浸泡15分钟后饮用(可重复浸泡)。每天饮 3～5 杯(每杯约 100～150ml)。月经前 10 天开始服用,月经来潮停药。3 个月为 1 疗程[16]。

【不良反应】

血压恶性变化:老年患者服用番泻叶后可出现头痛及频繁呕吐,血压剧升或剧降,甚至休克,停服并对症处理后可恢复[17]。

成瘾性:长期服用番泻叶的便秘患者停用时会出现戒断症状,表现为心烦失眠、焦虑不安、全身不适,甚至感到疼痛或有蚁行感、瞳孔散大、面热潮红,厌食、发热、哈欠连连、呼吸加快、血压升高、体重下降等[18]。

消化道出血:患者表现为上腹部剧烈疼痛,呕吐咖啡色液体及排黑便等。黄疸:表现为头昏不适、疲倦无力,发热、尿黄,巩膜黄染,肝大,血红蛋白降低、尿胆原明显升高[19]。

神经系统中毒反应:表现为面部麻木、头晕、大小便失禁或痒感,三叉神经分布区内可有程度不等的痛感减退[20,21]。

黄疸:患者感头昏不适,疲倦乏力,发热尿黄,巩膜黄染等[22]。

盆腔炎样腹痛:表现为服番泻叶 4～17 小时下腹痛,腹泻后疼痛不缓解且加剧,难以忍受,下腹部腹肌紧张,压痛及反跳痛[22]。

剧烈吐泻:服番泻叶 2～4 小时后频繁呕吐,不能进食,食后即吐,有或无腹痛,同时剧烈腹泻,先为粪便,后为水样便,有患者可因吐泻甚而晕倒,均有不同程度的失水、酸中毒[22]。

过敏反应:表现为全身发冷,胸闷不适,痒感,全身皮肤出现散在针尖大小皮疹,瘙痒[23]。

其他:有结肠癌患者饮用以清洁肠道致死亡的报道[24]。

主要参考文献

[1] 邬秋萍,等. 番泻叶的化学成分研究. 中药材,2007,30(10):1250

[2] 姚开炳,等. 番泻叶浸剂灌肠在腹部手术后应用的临床观察和实验研究. 中医杂志,1988,29(7):535

[3] 杨文修,等. 番泻总苷对豚鼠结肠平滑肌细胞电活动的影响. 中国药理学报,1993,(5):430

[4] 兰梅,等. 番泻叶提取物对豚鼠结肠平滑肌细胞的收缩作用. 第四军医大学学报,2002,(4):6

[5] 王新,等. 番泻叶提取物诱导小鼠结肠组织中蛋白质的差异表达. 第四军医大学学报,2001,(1):21

[6] 林秀珍,等. 大承气汤、芍苷汤、大黄素和番泻苷对肠梗阻大鼠肠黏膜组胺水平的影响. 中国中药杂志,1992,17(7):427

[7] 金亚城,等. 番泻叶对急性胃、十二指肠出血的临床观察和实验研究. 中西医结合杂志,1986,(8):455

[8] 林秀珍,等. 番泻苷对大鼠心肌收缩的影响. 中药药理与临床,1995,(5):28

[9] 于蒲,等. 食用香蕉对长期服用番泻叶大鼠所致副作用的改善作用. 中国临床康复,2006,10(11):166

[10] 任义. 番泻叶浸泡剂内服治疗便秘 137 例疗效观察. 中药通报,1987,12(7):51

[11] 杨福云,等. 番泻叶治疗长期卧床便秘 34 例. 吉林中医药,1996,(3):25

[12] 郭连生,等. 番泻叶对急性口服中毒患者的导泻作用. 中西医结合临床急救,1996,3(6):282

[13] 阳时详. 番泻叶与甘露醇液清洁肠道效果的比较. 中国中西医结合杂志,1993,13(3):183

[14] 陈达中,等. 以番泻叶为主治疗急性水肿型胰腺炎. 中医杂志,1986,27(5):17

[15] 余奇侠,等. 中药番泻叶在催产素引产中的应用. 四川中医,2000,18(8):40

[16] 李明,等.番泻叶治疗乳腺增生病.新中医,2000,(7):19
[17] 李良,等.口服大剂量番泻叶致恶性血压变化的报告.中国中药杂志,1991,16(10):623
[18] 杨玉福.21例长期服用番泻叶致依赖性报告.中国中药杂志,1992,17(3):184
[19] 李广红,等.番泻叶的常见不良反应.山东医药,2004,44(35):55
[20] 王笑中,等.番泻叶中毒3例报告.中国神经精神疾病杂志,1985,11(4):211
[21] 赖祥林,等.番泻叶导致癫痫样发作1例.中国中药杂志,1990,15(7):54
[22] 张勇阜.番泻叶严重副反应19例报告.江苏中医,1997,18(11):35
[23] 乔立新.番泻叶的不良反应.中国医院药学杂志,1994,14(1):34
[24] 骆楚钢,等.口服番泻叶清洁肠道致结肠癌患者死亡一例.中华消化杂志,2002,(2):57

芦 荟

本品为百合科植物库拉索芦荟 *Aloe barbadensis* Miller 叶的汁液浓缩干燥物。主要含有蒽醌及其苷、萘酮、树脂、有机酸;另一部分是黄色汁液渗完后留下的凝胶,主要含糖类(单糖、多糖及聚合体)、蛋白质、草酸钙、纤维等[1]。

蒽醌类是芦荟叶渗出液中的主要成分,该类物质主要由芦荟大黄素(Aloe emodin)及其苷类组成,还有芦荟苷、7-羟基芦荟大黄素苷(7-hydroxyaloin)、大黄酚(chrysophanol)及其苷、蒽酚(anthranol)、高那特芦荟素(homonataloin)芦荟皂草(aloesaponol)Ⅰ~Ⅳ等,萘酮类主要包括芦荟苦素(aloesin)、异芦荟苦素(isoaloesin)及其苷元部分形成的衍生物。芦荟味苦,性寒。归肝、胃、大肠经。

【功效与药理】

1. 泻下通便 芦荟苦寒降泄,既能泻下通便,又能清肝火,除烦热。用于治疗热结便秘,兼见心、肝火旺,烦躁失眠之证。《现代实用中药》称其为"峻下药,有健胃通经之效"。芦荟泻下的功效,主要与其对消化系统作用有关。

(1)泻下作用:芦荟可使复方地芬诺酯所致便秘小鼠的排便数量、重量明显增加,并显著增强肠蠕动、减少肠壁重吸收水分功能,且作用温和,起到治疗便秘的作用[2]。芦荟和芦荟叶均具有导泻作用,其作用强度与所含的芦荟苷含量有关,芦荟中芦荟苷含量较高,故泻下作用强于芦荟叶,且两者均明显促进大肠炭末推进而对小肠炭末推进的速度无影响,说明芦荟的作用部位在大肠。

芦荟泻下作用的有效成分芦荟苷是具有蒽酮骨架的C-葡萄糖苷,其泻下作用的主要成分是蒽酮,在专性厌氧菌—G^+菌的作用下使C-葡萄糖苷键裂解,代谢为芦荟大黄素蒽酮,促进肠蠕动并刺激黏液分泌、增加肠腔水分,发挥刺激性泻下作用,且主要作用部位在大肠[3]。

(2)抗消化性溃疡:芦荟多糖可显著抑制水浸应激性溃疡、吲哚美辛胃溃疡以及乙醇所致胃黏膜损伤的发生[4]。库拉索芦荟能够降低胃酸的分泌,增加保护性黏液的分泌,糖蛋白Aloctin A对小鼠胃溃疡有疗效,其他不含糖蛋白的高分子组分对治疗由机械性和化学性导致的溃疡非常有效,但对压力导致的溃疡无效,这些组分的分子量在5~50kDa之间,能抑制消化性溃疡且治愈慢性胃溃疡[5]。

芦荟抗溃疡作用机制有以下几方面[6]:①芦荟里的芦荟素A对细胞膜和细胞骨架具有一定的稳定性,可对抗自由基的作用;②芦荟胶可增加胶原蛋白之间的交联以提高其抗张强度,加快受损的胃黏膜的再生;③芦荟多糖可与细胞表面相互作用,在膜表面形成一层糖屏障,保护了膜结构的完整性;④通过免疫增强作用来对抗攻击因子从而实现其对实验性胃溃疡的预防保护作用。

2. 清肝泻火 芦荟有较好的清肝火作用,适用于肝经火盛而便秘溲赤、头晕头痛、烦躁易怒、惊痫抽搐等证。芦荟清肝的功效，主要表现为对实验性肝损伤的保护作用。

早年研究显示，芦荟注射液、芦荟总苷对 CCl_4、硫代乙酰胺或氨基半乳糖所致的动物试验性肝损伤均具有保护作用，可降低谷丙转氨酶(SGPT)，作用强度与联苯双酯相当。

近年研究表明，中华芦荟(又称斑纹芦荟)多糖(aloe polysaccharide，AP)能剂量依赖性地显著降低 CCl_4 致慢性肝损伤大鼠的血清 ALT、AST 活性，减少肝小叶的坏死，对 CCl_4 所致大鼠慢性肝损伤保护作用。并且还能显著降低肝脏脂质过氧化产物 MDA 的含量，升高肝脏 SOD 活性。提示 AP 能够通过提高抗氧化酶活性，清除自由基，进而抑制细胞脂质过氧化、稳定肝细胞膜的结构，减轻肝小叶结构的破坏，对 CCl_4 所致慢性肝损伤起较好的保护性作用[7]。

3. 杀虫疗疳　芦荟能杀虫疗疳，用于治疗虫积腹痛、面色萎黄、形瘦体弱的小儿疳积证，亦可外用治疗癣疮。《药性论》中称其“杀小儿疳蛔。主吹鼻杀脑疳，除鼻痒”。芦荟杀虫的功效，主要与其抗菌、抗炎及免疫促进作用有关。

(1)抗菌：芦荟提取物能有效地抑制细菌的生长，对供试菌的最低抑菌浓度金黄色葡萄球菌为10%，沙门氏菌为8%，大肠杆菌为9%，产气杆菌为9%，枯草杆菌为11%，同时芦荟提取物能耐受高温短时的热处理[8]。芦荟水浸剂，对腹股沟表皮癣菌、红色表皮癣菌、星形奴卡菌等皮肤真菌均有不同程度的抑制作用。芦荟大黄素对金黄色葡萄球菌、大肠杆菌、福氏痢疾杆菌、临床分离的119株金黄色葡萄球菌的最低抑菌浓度是有差别的。芦荟大黄素对临床常见的100株厌氧菌有很强的抑菌作用，对其中的脆弱类杆菌能达到100%的抑菌作用[9]。金黄色葡萄球菌对芦荟大黄素可产生耐药性。

(2)抗炎：芦荟素、芦荟素 A 可抑制巴豆油或角叉菜胶所致的动物实验性炎症，作用与提高细胞膜和细胞骨架的稳定活性有关。

从芦荟凝胶中可分离出可消炎的组分和能治愈伤口的组分。芦荟凝胶对由高岭土、角叉菜、白蛋白、明胶、芥末油、多核淋巴细胞和巴豆油诱导的炎症均有不同程度的抑制作用，机制可能是芦荟凝胶能促进前列腺素的合成或能增加淋巴细胞的渗透性。芦荟凝胶中含有生长因子，能加速伤口的愈合。在高水平透明质酸的存在下，芦荟凝胶对切口伤的恢复更快，可能是因为刺激了胶原质的合成和成纤维细胞的活性。芦荟对冻疮有治疗效果是因为能降低凝集素水平。芦荟中有舒缓蛋白酶，能降解舒缓蛋白(一种引起微血管扩大的蛋白质)，使之转化成无活性的物质，从而避免舒缓蛋白导致的血管扩张，减轻痛苦。在全叶芦荟中存在的三萜类化合物和类固醇：胆固醇、菜油甾醇和β-麦硬脂醇，具有消炎作用[10]。

(3)免疫促进作用：芦荟含有免疫刺激物质，能增强小鼠对单核细胞增多性李斯特菌感染的抵抗能力。体外试验表明，芦荟多糖 A_{60} 可提高 C_{57}BL/6 纯系雄性小鼠的淋巴细胞转化功能，并可提高腹腔巨噬细胞的增殖功能。

新近研究发现芦荟大黄素可剂量依赖性活化正常 PMφ 释放 TNF-α，同时诱发正常 PMφ$[Ca^{2+}]_i$呈波动式变化，$[Ca^{2+}]_i$升高来源于胞外钙内流和胞内钙池释放钙。芦荟大黄素对 LPS 刺激 PMφ 升高$[Ca^{2+}]_i$和释放 TNF-α 的影响有较复杂的剂量依赖性特征，即芦荟大黄素低浓度时对$[Ca^{2+}]_i$升高有明确的抑制作用；其对 TNF-α 释放的抑制呈随浓度增高而减弱的趋势。大黄酸可增强芦荟大黄素对 LPS 升高$[Ca^{2+}]_i$的抑制作用。故芦荟大黄素对 PMφ $[Ca^{2+}]_i$和释放 TNF-α 表现出双向调节作用，其对$[Ca^{2+}]_i$动力学的调制与其调节 PMφ 释放 TNF-α 间有明确的对应性[11]。

4. 其他作用

(1)抗肿瘤作用:芦荟醇提物、芦荟苦素给动物灌胃或腹腔注射给药,可抑制艾氏(ESC)实体瘤、180(S_{180})肉瘤、黑色素瘤16(B_{16})、肝癌实体瘤-(HepS)等生长,并可延长肝癌腹水型(HepA)小鼠生存时间,显示芦荟具有抗肿瘤作用,芦荟苦素是其有效成分之一[12]。

(2)抗辐射损伤作用:芦荟提取物可使受8.5Gy ^{60}Coγ线照射的小鼠存活率显著提高。小鼠受6.5Gy ^{60}Co线照射前60分钟腹腔注射芦荟提取物,可使脾重、骨髓有核细胞数(BMC)、骨髓DNA、外周血白细胞数及血红蛋白均较对照组有所提高,表明芦荟提取物对造血组织有较明显的保护作用[13]。

(3)促进创伤愈合:应用1%芦荟霜治疗实验性家兔Ⅲ度烧伤,伤后24小时开始用药,每天换药1次,平均6天溶痂脱痂,28天愈合,疗效优于1%磺胺嘧啶银霜,结果表明芦荟有促进溶痂,加速创面愈合的作用[14]。

(4)抑制动脉损伤后血管平滑肌细胞的增殖:纯种日本大耳白兔髂动脉内皮剥脱术后48h,取中膜做平滑肌细胞原代培养,用流式细胞仪检测芦荟大黄素对细胞增殖的影响。发现芦荟大黄素可剂量依赖性地抑制平滑肌细胞增殖。与对照组比较,加入芦荟大黄素后,G_0/G_1期细胞百分比升高,S期百分比下降。细胞由G_0期向S期的转化受到阻滞。因此芦荟大黄素是一种强平滑肌细胞抑制剂,这种药理作用在体内可能有利于减轻平滑肌细胞的增殖,从而减轻导致动脉损伤后再狭窄的内膜增生病变的形成[15]。

(5)抑制瘢痕成纤维细胞增殖:芦荟大黄素以剂量、时间依赖性方式抑制体外培养的瘢痕成纤维细胞生长,使DNA合成前期细胞百分数增多,DNA合成期、DNA合成后期的细胞含量逐渐减少。通过调节细胞周期并诱导细胞凋亡从而抑制瘢痕成纤维细胞的生长繁殖[16]。

(6)延缓衰老:芦荟多糖可显著提高D-半乳糖所致小鼠衰老模型小鼠SOD,CAT及GSH-PX活力,降低血浆、脑匀浆及肝匀浆LPO水平;显著拮抗衰老模型小鼠胸腺、脾脏及脑组织的萎缩,使胸腺皮质厚度增加、皮质细胞数增加,脾小结增大及淋巴细胞数增加。故芦荟多糖有很好的延缓衰老作用[17]。

(7)抗突变:芦荟多糖对环磷酰胺(CP)致小鼠骨髓细胞微核实验、CP致小鼠精子畸形实验及丝裂霉素(MMC)致人外周血淋巴细胞染色体畸变实验均有抑制作用,其机制可能是诱导脾脏和肝脏中的T淋巴细胞产生多种细胞因子,如IL-1、IL-6、TNF-α,并激活其他效应细胞如Tc、巨噬细胞及NK细胞,共同发挥其免疫监视作用,消除异常细胞,从而降低微核率、精子畸形率;阻止MMC对DNA磷酸二酯键的破坏,或者是其诱导增强DNA修复酶的活性[18]。

【毒理研究】动物急性毒性试验表明芦荟汁(1∶1)的$LD_{50}>160$ml/kg,毒性很低。长期毒性试验中用5倍浓芦荟注射液(0.5g生药/ml)0.05ml/kg,0.1ml/kg给予犬连续肌注6个月,结果表明,给药组动物一般状况良好,体重增加,血象及肝、肾功能正常,各器官无实质性病变,高剂量及低剂量组个别犬可见注射局部肌肉坏死[4]。皮肤刺激性试验中用芦荟汁(1∶2和1∶1)1次和多次涂于白色豚鼠的皮肤,1ml/只,结果均未见皮肤红斑,水肿等异常现象,说明芦荟汁对皮肤无刺激作用。皮肤过敏试验中,将1∶1芦荟汁0.2ml/只涂于白色豚鼠背部脱毛区,第7、14天再各涂药1次,均未见豚鼠局部皮肤出现红斑、水肿等过敏反应[19]。

【主治】热结便秘,惊痫抽搐,小儿疳积;外治癣疮。

【现代应用】

1. 通便　100例患者均服用复方芦荟胶囊(芦荟、青黛、琥珀各6g,朱砂3g),每次2～3粒,每日2～3次并停用其他通便药物,待大便通畅后可服维持量2粒,1日1次,温白开水送下。服药最长60天,最短7天[20]。

2. 烧伤　以芦荟粉为主要成分配成冷霜用于各类烧伤创面,每日换药2～3次,结果肿胀平均消退时间为4小时,伤口愈合时间为13～22小时,坏死组织平均脱落时间为10小时,创面疼痛明显减轻,残余创面上皮生长明显,治疗过程中创面无感染,与1%磺胺嘧啶银功效相似[21,22]。

3. 银屑病　10%芦荟注射液肌内注射,每次3ml,每日1次,治疗30例银屑病,经治疗16～90次(平均38.3次),治愈3例,显效7例,进步13例,无效7例。

4. 带状疱疹　50g鲜芦荟捣汁加少许冰片细末外涂患处,每日3次,7天为1疗程,治疗带状疱疹36例。结果:1周内痊愈29例,明显好转7例,取得满意疗效[23]。

5. 痤疮　将5%～7%芦荟天然叶汁加到普通膏剂化妆品中,即为芦荟美容霜,使用时按一般化妆品用法擦涂,每日1～3次,治疗青年痤疮140例,显效82例,有效54例,无效4例。

6. 美容作用　芦荟300g,绿豆150g,研末调成糊状,覆盖于面部或患部,夏季药粉以西瓜汁调敷,其他季节均以鸡蛋清调敷,1个月为1疗程,用治黄褐斑,可起到面部清洁美容的作用[24]。涂抹芦荟上清液对酒刺,雀斑有效。将煮沸澄清的芦荟汁,加入15%～20%的白酒,可用于头屑瘙痒,肩酸痛,跌打损伤及防晒等。

7. 放疗后皮肤损伤　将鲜芦荟捣烂加75%酒精少许,再加鸡蛋清调匀,敷患处治疗56例鼻咽癌患者放疗后皮肤损伤,结果有灼痛及表皮破损的50例均在4～7天内痊愈,另外6例局部红肿热痛者在7～10天逐渐好转[25]。

8. 口腔溃疡　将芦荟胶直接涂于溃疡面,每日3～5次,治疗复发性口腔溃疡53例,结果显效48例(91%),有效4例(7%),总有效率达98%,最长6天,最短1天[26]。

9. 止血　芦荟外用治疗拔牙、鼻衄、血友病、外伤出血、血小板减少性齿衄、软组织外伤、肛裂、痔疮及下肢溃疡等出血共201例:外伤和小动脉血管破裂出血,量多较急者,用药棉蘸适量芦荟粉填堵或压迫出血处;局部少量出血,其势较缓者,用5～10g芦荟粉撒敷出血处;鼻衄间断出血量少者,将芦荟粉3～6g溶于10～20ml温开水中,滴入出血鼻腔内1～2滴,每日3～5次,结果,用撒敷法和堵塞法共156例,均1次止血;滴鼻法45例,1日血止者37例,2日8例。芦荟外用治疗53例鼻衄患者,急性出血者用油纱布条黏着3～6g芦荟粉,填塞出血鼻腔;慢性出血者将0.5～1g芦荟粉加入5～10ml温开水中,仰面滴入出血鼻腔1～2滴,每日3～5次,1～2天内全部止血。

【不良反应】

芦荟毒副作用表现在人食用芦荟类产品后会出现腹痛、腹泻、呕吐、肾炎、结肠黑变、泻素依赖等不良反应,临床观察到便秘患者长期服用芦荟或蒽醌类泻药结肠黏膜色素沉积,导致结肠黏膜黑变病,因此芦荟不宜长期服用,芦荟食用安全性取决于其活性物质蒽醌类泻素[27]。

另有由于慢性咳嗽服用偏方"龙爪莲(芦荟)煮鸡蛋",3天内服用鲜药明显超出常用剂量,引起下消化道出血1例[28]。

主要参考文献

[1] 万金志,等．芦荟的化学成分及其研究．中草药,1999,30(2):151

[2] 林子洪,等．芦荟对小鼠便秘的作用及其机制初探．广东医学,2005,26(10):1336

[3] 车庆明．肠内细菌对和汉药成分的代谢—芦荟苷代谢菌的分离及其性质．国外医学·中医中药分册,1990,12(6):44

[4] 钟正贤．芦荟多糖对实验性胃溃疡作用的初步观察．中草药,1995,26(2):83

[5] Teradaira R, et al. Anti-gastric ulcer effects of Aloe arborescens Mill. var. natalensis Berger. Phytotherapy Research,1993,(7):S34

[6] 张昆茹．芦荟对小鼠胃黏膜的保护作用．西北大学学报,2002,32(6):699

[7] 张晓林,等．中华芦荟多糖对大鼠慢性肝损伤的保护作用．营养学报,2007,29(2):202

[8] 姚淑敏．芦荟提取物抑菌作用的研究．食品科学,2002,23(4):137

[9] 王文凤．芦荟大黄素抗厌氧菌的实验研究．中国药科大学学报,1990,21(6):354

[10] 常秀莲,等．芦荟的生物学功效研究新进展．食品科技,2007,(5):10

[11] 陈立君,等．芦荟大黄素对大鼠巨噬细胞[Ca^{2+}]$_i$和释放TNF-α的影响．中草药,2007,37(9):1359

[12] 李伟．芦荟醇提物及芦荟苦素的抗肿瘤作用．中国中药杂志,1991,16(11):688

[13] 许锦良．中国芦荟提取物的抗辐射损伤作用的研究．中国中医药科技,1994,1(3):18

[14] 袁海龙．芦荟对家兔Ⅲ度烧伤的影响．延边医学院学报,1993,16(4):282

[15] 尹春琳,等．芦荟大黄素对动脉损伤后血管平滑肌．中国中西医结合杂志,1998,18(7):420

[16] 张培华,等．芦荟大黄素对瘢痕成纤维细胞增殖的时间-剂量依赖性效应．中国临床康复,2005,9(22):172

[17] 苗明三,等．芦荟多糖对衰老模型小鼠的影响．中国现代应用药学杂志,2005,22(3):181

[18] 董彩婷,等．芦荟多糖抗突变作用的试验研究．华西医大学报,2002,33(3):477

[19] 包国荣．中国芦荟汁的毒理研究及临床初步观察．福建中医学院学报,1994,4(4):25

[20] 谈钊,熊秀芳．复方芦荟胶囊治疗便秘100例．四川中医,2001,19(8):35

[21] 王敬国．复方芦荟霜剂的制备及临床应用．延边医学院学报,1993,16(3):228

[22] 金日男．复方芦荟霜的制备及应用．中国医院药学杂志,1994,14(4):186

[23] 陈久亮．鲜芦荟加冰片外涂治疗带状疱疹36例．海峡药学,1996,8(3):73

[24] 王维宁．美容佳药芦荟．中医杂志,1991,32:572

[25] 王伟文．中药芦荟外敷治疗56例鼻咽癌患者放疗后皮肤损伤的疗效观察．广东医学院学报,1995,13(1):75

[26] 喻梅．芦荟胶治疗复发性口腔溃疡53例报告．广东牙病防治,1997,5(1):56

[27] 万金志,等．芦荟的化学成分及其研究．中草药,1999,30(2):151

[28] 张立志．龙爪莲引起下消化道出血一例．佳木斯医学院学报,1995,18(5):84

(二)润下药

火 麻 仁

本品为桑科植物大麻 *Cannabis sativa* L. 的干燥成熟种子,主要成分含脂肪酸及酯类(如硬脂酸、花生酸、豆蔻酸、棕榈酸、油酸、亚油酸、亚麻酸、棕榈酸甲酯、油酸甲酯、硬脂酸甲酯等)、木脂素酰胺类(如大麻酰胺A、B、C、D、E、F、G(Cannabisin A～G),大海米酰胺(grossamide),N-反-咖啡酰酪胺(N-trans-caffeoyltyramine)等)、甾体类(如菜油甾醇(campesterol)、豆甾醇(stigmasterol)、β-谷甾醇(β-sitosterol)、麦角甾醇等),同时含有少量的大麻酚类[如大麻酚(cannabinol)、大麻二酚(cannabidiol)等]、生物碱类[如Cannabinoid、葫芦巴碱(trigonelline)、胆碱等]、黄酮及苷类(如大麻黄酮甲、乙，木犀草素等)、蛋白质等[1,2]。火麻仁味甘，性平。归脾、胃、大肠经。

【功效与药理】

1. 润肠通便　火麻仁甘平，质润多脂，能润肠通便，且又兼有滋养补虚作用，适用于老人、产妇及体弱津血不足的肠燥便秘证。

火麻仁具有缓泻作用，其中所含脂肪油内服后在肠道内分解产生脂肪酸，刺激肠黏膜，促进分泌，加快蠕动，减少大肠的水分吸收而产生缓泻作用[3]。动物实验证明，25%麻仁丸水剂4滴，对离体家兔肠管有兴奋作用，导致肠管蠕动幅度增大，频率加快而规则，与临床观察相一致[1]。

2. 活血化瘀　火麻仁活血化瘀的功效，主要与其降血脂及降压作用有关。

(1)降血脂：在高脂饲料中加10%火麻仁干品，喂饲大鼠4周，对照组喂与高脂饲料，结果表明火麻仁有明显阻止大鼠血清胆固醇升高的作用，其作用机制可能与促进胆固醇排泄有关[4]。此外火麻仁油可降低高脂血症大鼠血清胆固醇、甘油三酯、高密度及低密度脂蛋白胆固醇和肝脏脂质过氧化物(LPO)的含量[5]。

(2)降压：麻醉猫十二指肠内给予火麻仁乳剂2g/kg，30分钟后血压开始缓慢下降，2小时后约降至原水平的一半，心率及呼吸未见显著变化。2g/kg和10g/kg给正常大鼠灌胃，亦可使血压明显降低。

3. 其他作用

(1)抗溃疡：火麻仁75%醇提物，5、15g/kg灌胃，能明显抑制小鼠水浸应激性溃疡、盐酸性溃疡和吲哚美辛-乙醇性溃疡形成，并能抑制小鼠胃肠推进运动[6]。

(2)利胆和抗腹泻：火麻仁75%醇提物，10g/kg十二指肠给药，显著促进麻醉大鼠胆汁分泌，作用持续1小时。10g/kg灌胃可明显抑制番泻叶引起的大肠性腹泻，但对蓖麻油引起的小肠性腹泻无明显抑制作用[6]。

(3)对中枢神经系统的影响[7]：火麻仁具有镇痛、降低动物自发活动，抗惊厥、降低动物体温及影响动物辨别性逃避反应和学习能力的作用。大麻提取物100mg/kg腹腔注射可增强和延长镇痛时间，可增强和延长环己巴比妥钠的催眠作用和入睡时间，并能抑制电刺激足底引起的小鼠激怒行为；500mg/kg腹腔注射可增强皮下注射苯丙胺的中枢兴奋作用；500mg/kg腹腔注射能引起小鼠僵住症状，效应与氟哌啶醇相似。

【主治】血虚津亏，肠燥便秘。

【现代应用】

1. 便秘　火麻仁10～30g，枳实10～20g，随证加减，水煎服，治疗100例便秘患者，97例获愈，3例无效。大便得通者，最短2小时，最长6小时[8]。

2. 神经性皮炎　将火麻仁减压干馏，制成3%火麻仁馏油涂抹剂，治疗神经性皮炎患者116例，结果治愈58例，显效33例，进步15例，无效10例[9,10]。

3. 高血压　麻子仁丸加味治疗高血压48例，有44例血压降低[11]。

4. 其他　火麻仁制成的丸药用于大肠术前肠道准备收到较好的效果。另外有人将火麻仁配伍治理精神分裂症、化脓性脑膜炎、烦躁、胆石症、肠梗阻、尿频、膈噎、肿瘤、三叉神经痛、慢性湿疹、呼吸系统疾病及失眠等，均获较好疗效[12,13]。

【不良反应】用火麻油炸油条出售，349人进食，332人暴发中毒(93.1%)，主要症状体征为：头晕、口干、眼花、头痛、口苦、疲乏、视力模糊、恶心、腹痛，脉快等，严重者面色苍白、昏睡、瞳孔散大。服用火麻仁60～120g后1～2小时内出现恶心、呕吐、腹泻、四肢麻木、哭闹、失去定向力者8例,呕吐频繁、昏睡半昏迷者5例,抽风、昏迷、瞳孔散大者1例。自服火麻仁后翌日清晨醒来,头昏,随后呕吐,言语错乱,视物模糊,两手无目的乱摸,大小便失禁,无发热者1例[14]。

主要参考文献

[1] 尹燕霞,等. 火麻仁的研究进展. 中国中医药信息杂志,2003,10(6):92

[2] 任汗阳,等. 火麻仁研究进展. 河南中医,2003,23(11):78

[3] 王本祥. 现代中药药理学. 天津:天津科学技术出版社,1997

[4] 岑立烨. 火麻仁对大鼠血清胆固醇影响的观察. 广西医学院学报,1984,1(4):20

[5] 任汉阳,等. 火麻仁油的降脂及对过氧化脂质作用的实验研究. 中国中医药科技,1997,4(4):200

[6] 张明发,等. 火麻仁的消化系统药理研究. 药学实践杂志,1997,15(5):267

[7] 金贤兰. 火麻仁的药理作用与临床应用. 现代医药卫生,2007,23(17):2624

[8] 唐德元. 枳实麻仁汤加减治疗便秘100例. 湖北中医杂志,1992,14(1):21

[9] 贾玉海,等. 火麻仁馏油治疗神经性皮炎及慢性湿疹的研究. 锦州医学院学报,1990,11(1):23

[10] 杨素华,等. 火麻仁馏油治疗116例神经性皮炎临床观察. 临床皮肤科杂志,1997,(1):28

[11] 吴中,等.《金匮》麻子仁丸临床新用体会. 光明中医,2000,(5):23

[12] 张庆民,等. 抗肿瘤中药的临床应用. 北京:人民卫生出版社,1998,129

[13] 陈奇. 中成药名方药理与临床. 北京:人民卫生出版社,1998,293

[14] 吴德辉. 服食罂粟果、火麻仁中毒各1例报告. 江苏中医药,1991,(10):17

(三)峻下逐水药

芫 花

本品为瑞香科植物芫花 *Daphne genkwa* Sieb. et Zucc. 的干燥花蕾。主要成分黄酮类化合物:芫花素(Genkwanin)、芹菜素(Apigenin)、3′-羟基芫花素(3′-Hydroxygenkwanin)、芫根苷(Yuenkanin)、木犀草素(luteolin)等;香豆素类化合物:伞形花内酯(umbelliferone)、西瑞香素(daphnoretin)、瑞香苷(daphnin)及双香豆素—异西瑞香素(isodaphnoretin);二萜原酸酯类化合物:芫花萜甲、乙、丙、丁、戊和芫花烯。此外,尚含绿原酸类化合物、木脂素类化合物、其他类型化合物等[1]。芫花味苦、辛,性温,有毒。归肺、脾、肾经。

【功效与药理】

1. 泻水逐饮　芫花有较好的泻水逐饮作用,适用于胸胁停饮、水肿、臌胀。故《本草纲目》记载:"治水饮痰澼,胁下痛","芫花、甘遂、大戟之性.逐水泄湿,能直达水饮窠囊隐僻之处,但需徐徐之用,取效甚捷,不可过剂,泄人真元也"。芫花泻水逐饮的功效,主要与其对泌尿系统和消化系统的作用有关。

(1)利尿:芫花有利尿作用,大鼠慢性利尿试验表明,50%芫花煎剂以0.25ml/100g体重、0.5ml/100g体重的剂量灌胃均有利尿作用,后者更为显著,尿量较对照组分别增加7%和13%,1.0ml/100g体重的剂量则呈抑制倾向。急性利尿试验表明,50%芫花煎剂0.8～20ml/只给麻醉犬静脉注射均有利尿作用,且随剂量增加而作用明显,大剂量用药时对血压也有一定影响,但恢复甚快,难以认为是降压作用。家兔以人等效剂量给药,口服给药4只均出现利尿反应,尿量增加百分率为41%,腹腔注射给药3只无利尿反应出现。芫花煎剂以20g/kg体重剂量给大白鼠灌胃,通过代谢笼法测其尿量,以火焰光度计测定其尿中钠、钾含量。结果表明,排尿率对照组为29.5%,给药组为45.3%,排钠率对照组为34%,给药组为 58.6%,P 值均小于 0.05,提示芫花煎剂可引起明显的利尿及排钠作用。此外,芫花煎剂对已形成腹水的动物亦有利尿作用[2]。

(2)泻下:生芫花与醋制芫花的醇浸剂、水提剂和煎剂(浓度均为 50%),在小剂量(0.0018g 生药/ml)时对兔离体回肠和小鼠离体小肠均具有兴奋作用,表现为肠蠕动增加、肠平滑肌张力提高。随着剂量加大,则呈现抑制作用,肠平滑肌张力极度松弛,肠蠕动几乎完全停止。芫花醇浸剂对小鼠(1g 生药/kg)、大鼠(3g 生药/kg)均无导泻作用,对兔(3g 生药/kg)有轻度导泻作用。对犬(1g 生药/kg)则发生呕吐和轻度导泻作用。芫花煎剂 10~20g/kg 灌胃给药,分别有 40%及 80%给药动物出现腹泻,但同时利尿和排钠作用完全消失,腹泻的出现很可能是利尿及排钠作用消失的原因。

2. 祛痰止咳　芫花以泻胸胁水饮,并能祛痰止咳为见长,适用于胸胁停饮所致的喘咳、胸胁引痛、心下痞满等症,故《本草经》谓其"主咳逆上气,喉鸣喘"。芫花祛痰止咳的功效,主要与其对呼吸系统作用有关。

早年研究显示,醋制芫花醇水提取液、苯制芫花醇水提取液及羟基芫花素可抑制氨水刺激所致的小鼠咳嗽,并可增加小鼠呼吸道酚红排泌量,具有镇咳、祛痰作用。其祛痰作用可能与治疗后炎症减轻,痰液黏滞性降低等因素有关。

3. 抗肿瘤　在芫花的花及花蕾中存在抗白血病有效成分芫花烯和芫花萜,低剂量的芫花烯在小鼠体内 P_{388} 白血病生物试验中即有显著的抗白血病活性。两者主要机制是影响 DNA 和蛋白质的合成。体外试验包括整体细胞和匀浆细胞试验,结果表明两者影响 DNA 合成的浓度比影响蛋白质合成的浓度要低,对 DNA 合成的影响是通过抑制 DNA 聚合酶和嘌呤的合成实现的。体内试验表明这些二萜酯类在 0.8mg/kg 剂量时就对嘌呤和 DNA 的合成有明显影响,而且可降低存活肿瘤细胞的数量,一般在单剂量给药后的 6 小时和 24 小时内对嘌呤和 DNA 合成的影响都是很明显的。

从瑞香科植物中分出的其他二萜原酸酯类大多都有抗白血病活性。它们对啮齿动物的有效剂量为 20~100μg/kg。这些二萜原酸酯类都具有共同的二萜母核。C_{12} 位的苯甲酸酯和 C_{12} 位的棕榈酸酯是抗白血病活性的主要成分,起着运载主体的作用。但是芫花烯和芫花萜在 C_{12} 位有一个酯基而 C_{20} 位只有一个羟基,也有抗白血病活性。说明仅有 C_{12} 位上的酯是必须的。

4. 活血堕胎　芫花活血堕胎的功效,主要与其对生殖系统的作用有关。

(1)引产作用:给孕期约 3~5 个月的孕猴羊膜腔注射芫花二萜原酸酯类成分,其引产最低有效剂量分别为:芫花萜 200μg/只、芫花酯乙 50μg/只、芫花酯丙 200μg/只、芫花酯丁 50μg/只。妊娠 19~20 天的家兔经羊膜腔与宫腔给予黄芫花乙醇液(66mg/kg),给药组死胎率为 100%。用家兔妊娠和非妊娠子宫肌条对黄芫花混悬液进行实验,结果显示:黄芫花混悬液(50mg/ml)只对妊娠家兔子宫有刺激作用,引起收缩加强,对非妊娠子宫则无此作用[3]。

芫花终止妊娠的作用机制,目前有三种较有代表性的学说:①内源性前列腺素释放学说。认为芫花局部接触子宫内膜后,其非特异性刺激作用使得对各种伤害性刺激非常敏感的子宫蜕膜细胞发生严重而广泛的炎症与坏死。当蜕膜细胞的溶酶体膜遭到破坏时,释放磷脂酶 A2,进而促使合成与释放前列腺素,引起子宫收缩,引发流产[3,4]。②子宫平滑肌兴奋性学说。芫花萜对离体子宫平滑肌有直接兴奋作用,能增强其收缩力,从而引起子宫节律性收缩,导致引流产[5]。③胎儿毒性学说。芫花经羊膜腔内注射可直接作用于胎儿和胎盘,使胎儿血管强烈扩张、血管通透性增高，溶血增强，从而引起胎儿体内各脏器瘀血、出血，造成急性缺氧和营养障碍，导致胎儿死亡，促使分娩发动。胎盘亦可因芫花的刺激性作用发生化学性炎症，发生凝血及血栓形成，造成前列腺素合成增加，胎盘激素水平下降。难以维持妊娠而导致引产效果[3,6]。

(2)治疗乳痈：用含浸渍法制成的100%芫花根浸出液的药液棉球填塞哺乳期家兔右侧鼻孔30分钟后取出，塞鼻后30分钟体温均下降0.8～1.1℃，白细胞总数均低，4小时恢复正常。各乳房组织切片几乎均可见到大小导管不同程度扩张，上皮变扁，腔内有伊红色分泌物，各兔乳房间质疏松，大小血管亦存在不同程度扩张，从而从组织学上提示芫花根治疗早期乳痈的机制。

5. 其他作用

(1)中枢抑制作用：芫花乙醇提取物给小鼠或犬腹腔注射，均可增强硫喷妥钠的麻醉作用，并增加转棒试验中小鼠掉下次数，还能对抗士的宁和咖啡因所引起的小鼠惊厥、对抗苯丙胺或阿扑吗啡引起的刻板行为，并降低苯丙胺引起的小鼠高度活跃行为和攻击行为。水提物腹腔注射还有与氯丙嗪相似的降低体温作用[7]。

(2)镇痛、抗炎：腹腔注射芫花乙醇提取物可明显提高热板法试验中小鼠的痛阈；抑制酒石锑酸钾所致小鼠扭体反应次数，显著减少电击刺痛所致尖叫动物数；其镇痛作用可被特异性吗啡受体阻断剂纳洛酮所阻断[7]。

芫花根乙醇提取物能明显减轻佐剂性关节炎(AA)大鼠的痛觉反应和抑制足肿胀，能显著抑制炎症组织中PGE_2和IL-1β的形成并提高SOD和CAT的活性，能明显降低AA大鼠脑组织中iNOS的活性从而降低NO的水平。芫花根乙醇提取物的镇痛机制与其显著抑制大鼠脊髓C-Fos蛋白的表达，以及抑制PGE_2和IL-1β的形成、降低脑组织iNOS的活性从而减少NO的生成，增强SOD和CAT的活性以抑制脂质过氧化反应有关[8]。

(3)对心血管系统的影响：芫花叶提取物可使离体豚鼠心脏冠脉流量明显增加，对心率影响不明显；经股静脉给予冠脉结扎猫芫花叶提取物可抑制血清磷酸肌酸激酶活性的升高；腹腔注射芫花叶能明显提高小鼠耐缺氧能力，延长平均存活时间；静脉注射芫花叶提取物还引起短时血压下降，作用维持2分钟左右[9]。

【体内过程】^{3}H-芫花萜药膜孕兔宫腔给药后，可迅速吸收入血，但血中浓度低。孕兔子宫静脉给药后，血中放射性消除曲线均符合两室开放模型。子宫、阴道及胎盘、胎兔肝、胎兔肾、羊水中有较高的放射性，其他脏器对^{3}H-芫花萜无特殊亲和性[10]。

【毒理研究】

大鼠腹腔注射芫花水煎剂的LD_{50}为9.25g/kg，死亡前有惊厥现象，多死于呼吸衰竭。芫花乙醇提取液对小鼠腹腔注射的LD_{50}为1.47g/kg，给药后动物活动减少，匍匐少动、闭目、肌松，最后死于深度抑制，死前未发生惊厥现象。

家兔亚急性毒理试验：醋制芫花的混悬液0.25g/kg、0.50g/kg连续灌胃28天，未见明显毒性。一般认为引起毒副作用的是芫花中的油脂状物，其对皮肤和黏膜有强烈的刺激性。芫花中的二萜原酸酯类化合物亦是毒性的组成部分。

芫花萜注射液的LD_{50}为1.90g/kg，孕猴静脉注射芫花萜乳剂，每日20μg/kg，连续6天，最后1天的剂量为100μg/kg，动物出现较严重的溶血和弥散性血管内凝血，心、肾、肝、肾上腺皮质等实质性组织均有了变质性病变。

遗传毒性研究表明，Ames试验中，芫花萜剂量分别为每皿1,10,100,500和1000μg，芫花萜膜剂量(含芫花萜)分别为每皿 20,200,2 000,10 000 和 20 000μg,均未见致突变作用,小鼠微核试验表明芫花萜在 0.90、0.45、0.23、0.11 和 0.06mg/kg 剂量时,无诱发骨髓嗜多染红细胞微核率增高的作用[11]。

芫花乙醇液有局部刺激性、致热反应及溶血反应,但无抗原性。

【主治】水肿胀满,胸腹积水,痰饮积聚,气逆喘咳,二便不利;外治疥癣秃疮,痈肿,冻疮。

【现代应用】

1. 终止妊娠　芫花根的乙醇浸出液和芫花萜制剂主要用于中、晚期妊娠流产,芫花萜制剂还可代替人工流产用于抗早孕[12,13]。

浸出液剂量一般为 0.6～0.8g,引产时间 31～39 小时;芫花萜制剂以 70～80μg 为宜,引产时间约 50 小时。宫腔内给药一次引产成功率约 80%,羊膜腔内注药成功率可达 97%。将芫花萜(0.08mg)与孕激素(9mg)或睾酮(100mg)合用,每日肌内注射,连用 4 日,流产成功率可提高到 78.22%、89.7%;单纯使用小剂量芫花萜药膜每人 50μg/次抗早孕(即妊娠 42 天以内的流产),共应用 1306 例,其完全流产率为 84.23%[12,14]。芫花萜药膜可用特制的送膜器直接放置在宫腔内,引产 1 次用药 115～130μg,平均(23.54±11.25)小时后娩出胎儿,一次成功率 85.8%。用于妊娠 12～16 周(即介于以往人流与中期引产之间无法解决的空白阶段)引产 133 例,成功 127 例。对过期流产死胎也有显著疗效[10]。黄芫花乙醇液(每人每次 0.6g)可用于抗早孕和催经止孕。采用宫腔内注射对 294 例妊娠 5～13 周的病人止孕,总有效率达到 95%以上。宫腔注射终止早孕 208 例,完全流产 187 例(89.9%),不全流产 8 例(3.85%),总有效率 93.7%,失败 13 例(6.25%),胚囊排出时间平均为 18 小时 25 分钟,出血量少于 100ml 的占 68.66%。

2. 慢性支气管炎　苯制芫花片剂及胶囊 0.75～1.0g/d,30 天为 1 疗程[2],或采用芫花黄酮片(20mg、40mg)治疗慢性气管炎。

3. 冻疮　芫花 6g,红花 3g,浸入 75%酒精 100ml 内 1～2 周后用药液外涂患处,治疗和预防冻疮,部位在手、足、耳,红肿、胀痛、痒甚,经治 433 例,一般在 2～3 天治愈[15]。

【不良反应】芫花乙醇浸剂中期引产导致软产道损伤 14 例,用黄芫花醇液进行中期引产的 526 例病人有 5 例发生弥散性血管内凝血(DIC)[16],黄芫花引产发生 3 例羊水栓塞[17],自服芫花过量导致呕吐、泄泻、血尿 2 次 1 例[18],芫花根引产致溶血性尿毒血症 1 例[19]。

主要参考文献

[1] 李玲芝,等. 芫花的化学成分及药理作用研究进展. 沈阳药科大学学报,2007,24(9):587

[2] 吴葆杰. 中药药理学. 北京:人民卫生出版社,1983

[3] 张珉,等. 芫花制剂中期妊娠引产的研究黄芫花制剂和芫花萜对人及家兔妊娠子宫肌的直接作用. 生殖与避孕,1984,4(3):15

[4] 杨秉炎,等. 芫花酯甲中期妊娠引产作用原理的研究. 中华医学杂志,1981,61(10):613

[5] 王伟成,等. 芫花酯甲和芫花酯乙对大鼠离体子宫的作用. 生殖与避孕,1988,8(2):60

[6] 何志藩,等. 芫花醇引产胎儿的病理改变与死因探讨. 中华妇产科杂志,1982,17(2):116

[7] 吴凤简,等. 黄芫花水提物的中枢药理作用. 中草药,1993,(10):528

[8] 郑维发,等. 芫花根乙醇提取物的镇痛活性. 中草药,2006,37(3):398

[9] 陈长勋,等. 芫花叶提取液对心血管系统的部分药理作用. 中草药,1985,16(5):22

[10] 李运兴，等．^{3}H-芫花萜在家兔体内的吸收、分布和排泄．河南医学情报，1986，(1)：7
[11] 李培全，等．芫花萜及其制剂芫花萜膜的遗传毒性研究．中国药学杂志，1993，28(3)：162
[12] 张建国，等．芫花贴膜抗早孕的临床应用．实用妇产科杂志，1994，10(1)：8-9
[13] 张建国，等．芫花萜药膜终止12～16周妊娠的临床和病理研究．生殖与避孕，1987，7(1)：65
[14] 张建国，等．芫花酯甲药膜抗早孕临床研究．新药与临床，1989，8(5)：297
[15] 李爱先，等．芫花酊治冻疮．中医杂志，1991，32(8)：34
[16] 范光升，等．黄芫花醇液中期引产并发弥散性血管内凝血的防治．中国医学科学院学报，1984，6(6)：443
[17] 张玉翠．黄芫花引产发生羊水栓塞3例报告．中华妇产科杂志，1990，(5)：317
[18] 王自芳．自服芫花过量致吐泻血尿．河南中医，1994，14(3)：185
[19] 鲁永保，等．芫花根引产致溶血性尿毒综合征1例．河南中医，1991，11(3)：29

商 陆

本品为商陆科植物商陆 *Phytolacca acinosa* Roxb. 或垂序商陆 *Phytolacca Americana* L. 的干燥根。其主要成分有商陆碱(Phytolaccine)、商陆酸(Esculentic acid)、商陆皂苷A～F(Esculentoside A～F)、商陆毒素(Phytolaccatoxin)、商陆多糖(Phytolacca acinosa polysaccharides)、氧化肉蔻酸(Oxyristic acid)、生物碱和大量硝酸盐等。商陆味苦，性寒，有毒。归肺、脾、肾、大肠经。

【功效与药理】

1. 逐水消肿　商陆苦寒泄降，能通利二便而排水湿。适用于水肿臌胀、大便秘结、小便不利的水湿肿满实证。《本草经》中记载商陆"主水胀，疝瘕，痹。熨除痈肿"，《本草纲目》中记载"其性下行，专于行水，与大戟、甘遂盖异性而同功"。商陆泻下利水的功效。主要与其对泌尿系统作用有关。

(1)利尿：大鼠代谢笼法利尿试验表明，商陆及其各种炮制品以1/5LD_{50}的剂量腹腔注射，均有不同程度的利尿作用[1]。20%商陆炮制品0.2ml/10g给小鼠灌胃，记录3小时尿量，表明商陆及其炮制品均有利尿作用，且差异不大。以商陆根提取物灌注蟾蜍肾，能明显增加尿量。以其直接滴于蛙肾或蹼可使毛细血管扩张，血流量增加，其作用机制可能是刺激血管运动中枢，使蛙肾小球毛细血管扩张，循环加速而利尿。其中所含的钾盐不是利尿作用的主要原因，但也起到一定的附加作用。且商陆的利尿作用与药物剂量有关，小剂量有利尿作用，大剂量反使尿量减少。

(2)抗肾炎：C_{57}BL/C小鼠腹腔注射兔IgG免疫后第5天经尾静脉注射肾毒血清，形成兔IgG加速型小鼠肾毒血清肾炎模型。之后每天腹腔注射商陆抗病毒蛋白(PAP)1.5×10^{-3}g/kg，每5天测1次尿蛋白、血清尿素氮、血清总胆固醇、血清白蛋白，第25天测外周血白细胞总数及腹腔巨噬细胞吞噬功能。结果表明：PAP组与环磷酰胺(0.01g/kg)组尿蛋白、血清尿素氮及血清总胆固醇均显著低于对照组，PAP组除尿蛋白大于环磷酰胺组外，其余三项与其无明显差异。对照组外周血白细胞总数与腹腔巨噬细胞吞噬百分率大于PAP组及环磷酰胺组，PAP组大于环磷酰胺组。免疫抑制作用PAP组小于环磷酰胺组，表明PAP具有抗肾炎作用[2]。大鼠尾静脉分次注射阿霉素合计7.5mg/kg制备肾病模型，分别灌以商陆粗提物4g/(kg·d)和1g/(kg·d)，连续2周，对阿霉素肾病模型大鼠具有减少尿蛋白、降低肾组织内NO浓度作用。因此，商陆可以减轻大鼠肾组织损害，减少大鼠尿蛋白的排泄[3]。

2. 解毒散结　商陆外用有消肿散结和解毒的作用。《日华子本草》中记载商陆"通大小肠，泻毒，堕胎，熁肿毒，敷恶疮”。商陆消肿散结的功效与其抗菌、抗炎、抗肿瘤、增强机体免疫功能等作用有关。

（1）抗菌：实验证明，商陆水浸剂（1∶4）在试管内对许兰氏黄癣菌、奥杜盎氏小芽胞癣菌等皮肤真菌有杀灭作用，抑菌浓度为30%。野萝卜根（商陆根）煎剂和酊剂对流感杆菌及肺炎双球菌部分菌株有一定的抑菌作用。最高抑菌浓度商陆煎剂均为1∶4，酊剂分别为1∶2和1∶4。

（2）抗炎：商陆皂苷甲（EsA）对多种急、慢性炎症模型有明显抑制作用。5～20mg/kg EsA腹腔注射能明显抑制醋酸提高小鼠腹腔毛细血管通透性的作用，并能显著抑制二甲苯引起的小鼠耳肿胀；5～30mg/kg EsA腹腔注射对注射角叉菜胶引起的大鼠足跖肿胀有显著抑制作用；连续7天腹腔注射5mg/kgEsA，可显著抑制肉芽增生[4]。EsA体外给药在0.01～10μmol/L范围内，对ICR小鼠腹腔巨噬细胞吞噬中性红和脂多糖诱导的巨噬细胞合成及释放白介素-1都有明显的抑制作用，体内给药2.5～5×100^{-3}g/kg可显著减少绵羊红细胞致敏的昆明种小鼠血清溶血素的含量[5]。EsA在0.1～100μmol/L浓度范围内及30～50分钟试验时间范围内，呈剂量及时间依赖性抑制卡西霉素诱导大鼠腹腔巨噬细胞释放血小板活化因子[6]。在0.01～10μmol/L范围内可以剂量依赖地使脂多糖刺激的人单核细胞上清中肿瘤坏死因子浓度下降[7]。提示EsA的抗炎作用可能主要是通过抑制巨噬细胞的吞噬和分泌功能；抑制巨噬细胞释放血小板活化因子；抑制外周血单核细胞产生肿瘤坏死因子实现的。

（3）抗肿瘤：小鼠腹腔注射商陆多糖-Ⅰ（PAP-Ⅰ）5～20mg/kg 7天，在脂多糖辅助下呈剂量依赖地诱生肿瘤坏死因子（TNF），两组对Meth A实体瘤的抑瘤率分别为28.5%和55.7%，使腹水型小鼠存活期显著延长[8]。腹腔注射PAP-Ⅰ 10mg/kg、20mg/kg能显著抑制小鼠S_{180}生长，最大抑瘤率可达51.7%，PAP-Ⅰ能显著促进脾脏增生，提高T淋巴细胞及白介素-2产生能力，但不影响体重[9]。小鼠每隔4天腹腔注射PAP-Ⅰ 80～160mg/kg 2次，可使腹腔巨噬细胞（MΦ）对S_{180}和L_{929}肿瘤细胞的免疫细胞毒作用增强，使脂多糖辅助诱生肿瘤坏死因子（TNF）与白介素-1（IL-1）平行增加，与已知启动剂卡介苗（BCG）相比，诱生TNF无差别，诱生IL-1则比BCG高[10]。提示PAP-Ⅰ通过激活MΦ，中和启动诱生TNF来发挥抗肿瘤作用[8]；通过增强T淋巴细胞功能来抑制移植性肿瘤[9]；其增强MΦ细胞毒作用与其诱生TNF和IL-1密切相关[10]。美洲商陆（10μg/ml）和中国商陆皂苷（Es）20μg/ml在体外均能诱导正常外伤脾和病人脾细胞产生干扰素，此干扰素对pH2和56℃处理敏感，能被人γ-干扰素单克隆抗体中和，确证为人γ-干扰素。中国商陆皂苷诱导30例正常人脾细胞，不仅能诱生γ-干扰素，还能诱生IL-2和淋巴霉素，实验证明由中国商陆皂苷诱生的含有数种淋巴因子（混合淋巴因子，MLF）制品，对人的SPC-3（人肺癌细胞株）、Hela细胞（人宫颈癌细胞株）、SMMC-7721（人肝癌细胞株）等均有不同程度的细胞毒作用，但对人的正常细胞（WISH细胞株）无毒性作用，具有治疗肿瘤的临床应用价值[11]。商陆皂苷锌12.5～200μg/ml可剂量依赖性地诱导硫代乙醇酸钠培养基诱出的小鼠腹腔巨噬细胞（MΦ）以及卡西毒素启动激活的MΦ分泌肿瘤坏死因子（TNF），时效关系研究发现商陆皂苷锌诱导的TNF分泌随时间延长逐渐增多，于24小时达到峰值。商陆皂苷锌促进下TNF分泌的能力可能与其抗瘤机制有关[12]。

（4）调节机体免疫功能：小鼠1次腹腔注射5～50mg/kg的PAP-Ⅰ，连续7天，能显著促进刀豆蛋白A和脂多糖诱导的淋巴细胞转化，增强NK细胞活性，提示PAP-Ⅰ可增强小鼠免疫活性[13]。

体外试验发现PAP-Ⅰ在0～1 000μg/ml呈剂量依赖地刺激NC和BALB/C裸鼠脾细胞增殖，直接刺激正常BALB/C小鼠脾细胞增殖，有协同刀豆蛋白A、脂多糖刺激脾细胞增殖的作用，提示PAP-Ⅰ能促进T细胞缺乏小鼠脾细胞增殖[14]。小鼠腹腔注射PAP-Ⅰ 10mg/kg(每周1次)，能显著增强刀豆蛋白A(5μg/ml)刺激的DNA多聚酶α活性，提示PAP-Ⅰ增强DNA多聚酶α活性可能是促进脾淋巴细胞增殖，增强免疫功能的机制之一[15]。

PAP-Ⅱ在31～500μg/ml范围内能显著促进小鼠脾细胞增殖，31～125μg/ml可剂量依赖地促进刀豆蛋白A、脂多糖诱导的淋巴细胞增殖；随着剂量加大，对丝裂原诱导的淋巴细胞增殖反呈抑制作用。PAP-Ⅱ 10～500μg/ml呈剂量及时间依赖地促进脾淋巴细胞产生集落刺激因子，提示PAP-Ⅱ能增强免疫功能[16]。商陆皂苷辛(EH)在10～100g/ml浓度范围内能增强ConA诱导的小鼠脾淋巴细胞IL-3和IL-6活性，伴随mRNA水平的上升。因此EH通过提高IL-3和IL-6基因转录水平，从而使其产物活性增强，是其免疫调节和提高造血功能的分子机制之一[17]。

商陆总皂苷每只每天1.5mg给小鼠灌服7天可提高羟基脲致虚证小鼠的^3H-TdR掺入率，延长动物耐寒时间，增加体重，降低死亡率，使DNA的合成保持在正常水平。表明商陆皂苷能拮抗羟基脲对核苷酸还原酶的抑制作用，保证核苷酸正常代谢，从而维持DNA的正常生物合成。

商陆皂苷甲能有效地降低甲醛化空弯菌CJ-S131辅以佐剂致自身免疫性模型小鼠的抗ds-DNA抗体水平、抑制淋巴细胞增殖并能缓解其骨关节炎症。而且，商陆皂苷甲能显著促进ConA活化的胸腺细胞的凋亡并能降低ECV304细胞中ICAM-1的mRNA表达。因此促进胸腺细胞凋亡和降低ECV304细胞中ICAM-1的mRNA表达可能是商陆皂苷甲治疗自身免疫性模型小鼠的重要机制[18]。

以CJ-S_{131}细菌浮液与等量弗氏完全佐剂混匀建立小鼠自身免疫综合征模型，商陆皂苷甲(EsA)在5～20mg/kg剂量范围内能降低模型小鼠升高的抗ds-DNA抗体和淋巴细胞转化水平，且能显著地改善模型小鼠内脏组织的炎症。EsA通过免疫调节和抗炎作用，对自身免疫性疾病模型小鼠确有疗效，有希望成为治疗自身免疫疾病的有效药物[19]。

3. 其他作用

(1)祛痰、镇咳、平喘：商陆煎剂、酊剂、乙醇浸膏、氯仿提取物、皂苷元给小鼠或家兔灌胃(2～15g/kg)、腹腔注射(2～3g/kg)或气管内给药(0.002～0.01g/只)均可明显增加呼吸道排泌酚红量、促进支气管纤毛黏液运送速度，显示祛痰作用。其祛痰机制目前认为是：药物直接作用于气管黏膜，引起腺体分泌增加，使黏痰稀释，易于排出；使气管纤毛黏液运行速度加快，有利于清除气管内痰液；收缩末梢血管，降低毛细血管通透性，减轻炎症，减少渗出，产生消炎祛痰作用。其祛痰有效成分是皂苷元A、C。

商陆根煎剂、酊剂20g/kg予小鼠皮下注射的EDT_{50}(半数咳嗽喷雾时间)较对照组分别提高到131.3%、141.2%，有轻度镇咳作用。商陆生物碱部分2g/kg给予小鼠灌胃给药，有明显镇咳作用。商陆煎剂、酊剂8g/kg给予豚鼠皮下给药，未出现哮喘反应，平喘作用与麻黄煎剂相似。

商陆醇浸膏2.5g/kg予幼年大、小鼠灌胃给药，使胸腺重量减轻；大白鼠2.5g/kg灌胃给药7天，3g/kg灌胃给药1天，均可对抗甲醛所致的踝关节肿胀；摘除肾上腺后无抗"甲醛性"关节炎作用；2.5g/kg予去肾上腺幼年大鼠灌胃，不能延长其存活时间；3g/kg予大鼠1

次灌胃给药可使大鼠肾上腺内维生素C含量明显降低，预先注射醋酸泼尼松龙或戊巴比妥可完全阻抑该作用。表明商陆醇浸膏对动物垂体-肾上腺系统有兴奋作用，但其本身不具有皮质激素或促皮质激素样作用，其作用部位可能在脑干，即通过影响中枢神经系统脑干而兴奋垂体肾上腺系统。对肾上腺皮质功能不足的慢性气管炎患者，该浸膏可能通过提高肾上腺皮质功能来发挥平喘作用。对75例慢性气管炎患者进行商陆根醇浸膏片服药3个疗程前后24小时尿17-羟皮质类固醇含量比较，服药后比服药前明显升高者59例，占78.7%，也证实了上述结论[20]。

(2)抗生育：经抑精实验、精子复活实验和精子形态学染色观察结果表明，商陆总皂苷于4g/L和2.6g/L浓度时分别能终止兔精液和人精液中全部精子活动，复活实验未见精子恢复活力，曙红染色实验表明，制动精子头部被曙红染成红色，提示商陆总皂苷对精子具有致死作用，且杀精效能呈现明显量效关系，其抑精活性明显强于抑精剂硼酸[21]。

【毒理研究】商陆根水浸剂、煎剂、酊剂小鼠灌胃给药的半数致死量分别为26g/kg、28g/kg、46.5g/kg，腹腔注射的半数致死量分别为1.05g/kg、1.3g/kg、5.3g/kg。给予较大剂量药物后，小鼠出现活动降低，闭眼伏下不动，呼吸初变快，后逐渐变慢、变弱。时有全身抽搐现象。中毒死亡多在给药后3小时内，部分小鼠在出现活动降低前，有短时兴奋，如活动增加，抓鼻流涎等现象。

大鼠给予商陆根煎剂5g/kg(相当于临床人用量的20倍)，连续3周，给药组动物平均体重低于对照组，心、肺、肝、肾等脏器无异常改变。商陆根乙醇浸膏1.8g/kg、3.6g/kg(相当于临床人用量的50和100倍)给大鼠灌胃连续30天，对动物一般活动、食量、体重、肝功、肾功及血象无明显影响。3.6g/kg连续给药9天对CCl_4中毒的大鼠高血清谷丙转氨酶无明显影响，2g/kg连续给药7天对正常及CCl_4中毒肝损伤家兔血清谷丙转氨酶未见明显影响，既对正常肝脏无明显损害作用。也不加重CCl_4中毒性肝炎的损害。15mg/kg静脉给药使麻醉猫血压明显降低，作用时间短暂，与药物直接抑制心脏收缩力有关。

25%的生、醋商陆煎剂50g/kg予小白鼠连续灌胃15天，处死后取空肠上端1～1.5cm，用HE染色观察肠黏膜组织学变化，用PAS染色观察PAS糖原反应中杯状细胞的变化。结果显示生商陆组肠黏膜淋巴细胞弥散性浸润，呈炎性病变，杯状细胞明显减少，且动物体重明显下降，体温明显升高，中毒较重。而醋商陆组毒性明显减轻，表明商陆醋制能明显减轻肠黏膜毒性反应，对肠黏膜损害具有一定保护作用[22]。

【主治】水肿胀满，二便不通；外治痈肿疮毒。

【现代应用】

1. 慢性气管炎　商陆根炮制加工成蜜浆或蜜丸治疗慢性气管炎，止咳祛痰效果好，平喘较差。

2. 乳腺增生症　商陆加工制片，每片含生药0.5g，始服6片，日3次，逐渐增加剂量至每次20片，试治乳腺增生症，与性激素治疗相比有副作用小，疗效好等优点。

3. 银屑病　生商陆蒸后压片，成人口服每日9g，分3次服。治疗各型银屑病(急性点滴状银屑病除外)40例，对寻常型和关节型银屑病疗效较好，对寻常型进行期疗效尤为突出。

【不良反应】商陆有毒部位为根部及未成熟果实，生食毒性更大，其有毒成分主要为商陆毒素。对交感神经、胃肠黏膜、呼吸及血管运动中枢有刺激兴奋作用，引起腹痛、腹泻；同时有催吐及利尿作用，能兴奋呼吸中枢及血管运动中枢，大剂量可引起惊厥、呼吸中枢麻痹及运动障碍，最后导致呼吸、循环衰竭而死亡。处理商陆中毒应重点预防上消化道出血，控制心律失常，预防脑水肿[23]。

99例慢性气管炎患者口服商陆醇浸膏片，对肝功、肾功、血象、心电图无明显影响，24小时尿量对比，无利尿作用。少数服药后血压有增加趋势，收缩压尤为显著，但10天左右多又逐渐恢复，无需治疗[24]。某患者因肾病综合征下肢轻度水肿，自服商陆8g出现中毒[25]，可能是由于患者长年患肾病综合征，肾功能不全影响药物代谢所致；某患者因“膈食”自服鲜商陆15g出现瞳孔散大、失水性休克及心动过速、室性期前收缩等中毒现象。

10例男中学生误将商陆当作人参食用，每人误食5～20g。10例患者出现不同程度交感神经兴奋和胃肠道刺激症状，患者入院后立即给以洗胃、吸氧、止吐、补液、利尿、抗自由基保肝、护心、对症、支持等治疗。有消化道出血患者，给以止血剂、消化道黏膜保护剂等。10例患者住院2～5日痊愈出院[26]。

主要参考文献

[1] 赵一，等．炮制对商陆毒性和药效的影响．中国中药杂志．1991，16(8)：467

[2] 朱荃，等．商陆抗病毒蛋白对兔IgG加速型小鼠肾毒血清肾炎的影响．中国药理学报，1988，9(5)：474

[3] 庞军，等．商陆对阿霉素肾病大鼠肾组织NO表达的影响．中药药理与临床，2006，22(6)：49-50

[4] 郑钦岳，等．商陆皂苷甲的抗炎作用．中国药理学与毒理学杂志，1992，(3)：221

[5] 鞠佃文，等．商陆皂苷甲抑制小鼠巨噬细胞和抗体生成．药学学报，1994，29(4)：252

[6] 方军，等．商陆皂苷甲抑制大鼠腹腔巨噬细胞释放血小板活化因子．药学学报，1991，26(10)：721

[7] 郑钦岳，等．商陆皂苷甲对人外周血单核细胞产生肿瘤坏死因子的抑制作用．第二军医大学学报，1997，18(5)：415

[8] 张俊平，等．商陆多糖Ⅰ抗瘤活性及对小鼠产生肿瘤坏死因子的作用．中国药理学报，1993，(6)：542

[9] 王洪斌，等．商陆多糖Ⅰ对荷S180小鼠的抑瘤、增强免疫和造血保护作用．中国药理学与毒理学杂志，1993，(1)：52

[10] 张俊平，等．商陆多糖Ⅰ对小鼠腹腔巨噬细胞细胞毒作用及诱生肿瘤坏死因子和白细胞介素1的影响．中国药理学报，1990，11(4)：375

[11] 徐志工，等．中国商陆皂苷诱生淋巴因子的能力及其抗肿瘤细胞效应的研究．第二军医大学学报，1990，11(5)：409

[12] 胡振林，等．商陆皂苷辛对小鼠腹腔巨噬细胞释出肿瘤坏死因子的影响．中国药理学报，1993，(6)：550

[13] 王洪斌，等．商陆多糖Ⅰ对小鼠免疫功能的影响．中国药理学报，1993，(3)：243

[14] 王洪斌，等．商陆多糖Ⅰ、丝裂原对不同品系小鼠脾细胞增殖反应的影响．中国实验临床免疫学杂志，1992，4(3)：4

[15] 王洪斌，等．陆多糖Ⅰ对小鼠淋巴细胞DNA多聚酶α活性的影响．第二军医大学学报，1996，17(2)：150

[16] 王洪斌，等．商陆多糖Ⅱ体外对小鼠脾细胞增殖及产生集落刺激因子的影响．药学学报，1993，28(7)：490

[17] 曹颖瑛，等．商陆皂苷辛对小鼠脾脏细胞产生IL-3和IL-6的影响．上海免疫学杂志，2002，22(5)：334

[18] 肖振宇,等．商陆皂苷甲对自身免疫性模型小鼠的影响及其作用机制(英文)．中国药理学报(英文版),2002,23(7):638

[19] 肖振宇,等．商陆皂苷甲对自身免疫综合征模型小鼠的疗效．第二军医大学学报,2003,24(10):1108

[20] 杜志德．商陆醇浸膏的促肾上腺皮质功能．药物分析杂志,1983,3(1):31

[21] 王一飞,等．商陆总皂苷的抗生育活性．河南医科大学学报,1996,36(1):91

[22] 唐迎雪．商陆醋制后对肠黏膜损害的保护作用．中成药,1992,14(12):20

[23] 乔静妮,等．商陆中毒2例．新医学,2002,33(10):591

[24] 杜志德．商陆醇浸膏的毒性研究．药学通报,1983,18(11):30

[25] 胡永红．服商陆中毒1例．中国中药杂志,1997,22(10):637

[26] 郭宝科,等．急性商陆中毒10例临床分析．中国工业医学杂志,2005,18(1):32

三、常 用 方 剂

大 承 气 汤

大承气汤来源于《伤寒论》,由大黄、厚朴、枳实、芒硝组成。

【功效与药理】

1. 泻热通便,荡涤肠胃,行气散结,消痞除满　本方为通里攻下的代表方,能急下实热燥结,承顺胃气之下行,使塞者通,闭者畅。此功效与下列作用有关。

(1)促进胃肠运动功能:研究结果表明大承气汤对离体肠管呈明显的兴奋作用,该兴奋作用不因阻断平滑肌内神经节、M胆碱受体和黏膜表面神经感受器发生影响。整体小鼠肠管炭末推进方法证明大承气汤对整体小鼠的胃肠道推进功能呈明显的增强作用,该作用也不因切断双侧迷走神经和摘除肾上腺而减弱[1]。大承气汤能够增加腹膜炎家兔在体小肠蠕动速度,并加大其振幅[2],说明大承气汤增强肠蠕动的作用可能是直接作用于肠壁所致。从细胞水平探讨大承气汤对胃肠功能影响的研究,认为大承气汤促进肠管平滑肌细胞运动的机制是使结肠带平滑肌细胞膜去极化,增强慢波电位发放,增加峰电位值,可直接增加平滑肌电兴奋性[3]。

(2)增加肠容积:大承气汤能增大肠容积,无论在正常小鼠,腹膜炎大鼠均得到证实,其机制为大承气汤对小肠葡萄糖转运电位的抑制作用和芒硝的高渗影响[4,5]。

(3)对结肠平滑肌^{45}Ca内流的影响:结肠梗阻时结肠平滑肌^{45}Ca内流显著增加,大承气汤能明显抑制梗阻结肠平滑肌中^{45}Ca的内流,而对正常结肠平滑肌^{45}Ca内流无明显影响。由此而认为,肠梗阻的发生、发展和肠道平滑肌组织内^{45}Ca浓度升高有一定关系,大承气汤治疗肠梗阻似与抑制结肠平滑肌^{45}Ca内流,减少组织细胞内^{45}Ca浓度有一定关系。减少肠梗阻时结肠平滑肌^{45}Ca内流,有利于减轻^{45}Ca升高对肠道组织的损伤,从而缓解肠梗阻有关症状[6]。

(4)对去甲肾上腺素(NA)的影响:血浆NA水平升高是肠梗阻时的病理机制之一,大承气汤能降低不完全性梗阻家兔模型血浆NA水平[7]。

2. 活血化瘀,疏通血脉　里实热证患者胃肠常有瘀血阻滞表现,本方能通过下列作用改善血运障碍。

(1)对脏器血流量的影响:在犬离体肠袢实验中观察到,经肠腔内注入大承气汤后,能显著增加肠血流量;腹膜炎兔的肾、空肠、回肠、胃黏膜、胃浆膜层的血流量大幅度降低,而给大承气汤者上述诸脏器的血流量增加至正常水平[8]。

(2)对血管通透性的影响：①抑制透明质酸酶：本方抑制透明质酸酶可防止连结毛细血管内皮细胞粘合质中所含的透明质酸解聚，从而降低毛细血管通透性，减少炎性渗出，缩小炎症病灶[9]。②抑制血管活性肠肽(VIP)：VIP增高是肠梗阻时导致肠壁充血、水肿及肠腔渗出液增加等病理改变重要因素之一，大承气汤降低VIP对促进肠梗阻病理过程恢复起一定作用[10]。

(3)对肠黏膜组胺水平的影响：肠梗阻后肠腔压力上升，肠组织缺血缺氧，肠腔中腐败物质分解增加，肠道细菌大量繁殖，从而使肠道屏障受损，血浆外渗，组胺从肥大细胞、肠嗜铬细胞、嗜碱性粒细胞向外释放。大承气汤能降低结扎回盲部肠梗阻模型大鼠肠黏摸组胺浓度，认为降低组胺的机制，一方面由于大承气汤促进肠管蠕动，加速肠腔内容物包括组胺排出；另一方面大承气汤加速肠血流量，促进静脉回流和肠氧供应，促进白细胞的吞噬和肠腔渗出物吸收，降低毛细血管通透性，从而减少组胺释放[11]。

3. 泻实热、抗感染

(1)抗菌作用：早期研究证实大承气汤对于多种革兰阳性菌及阴性细菌有抗菌效应，并已证明大承气汤的主药大黄中所含的蒽醌类物质具有很强的抗菌作用[12]。近年研究证明大承气汤对乙型副伤寒杆菌、伤寒杆菌、福氏志贺氏痢疾杆菌、肠炎沙门氏菌呈抑制效应[13]。另报道大黄对厌氧菌，包括在大肠中占绝对优势的脆弱拟杆菌属有强大的抗菌作用。脆弱类杆菌属在肠源性感染和肝胆胰疾患中具有重要作用，大黄的抗菌作用为大承气汤治疗这一类疾患提供了理论依据。

(2)抗内毒素作用：细菌繁殖和大量内毒素产生入血，形成内毒素血症。内毒素与鲎试剂的凝胶反应，说明大承气汤对内毒素有直接灭活作用[13]。其机制为大承气汤直接破坏内毒素链形结构，内毒素已被分解成无毒的亚单位或被聚合为胶态分子，从而使内毒素灭活。大承气汤体内对内毒素所致家兔的发热与WBC升高有明显治疗作用[4]。

(3)对内毒素介导的免疫因子的作用：革兰阴性杆菌及其裂解产物—内毒素(LPS)刺激机体单核细胞吞噬系统的过度分泌多种不同生物活性多肽细胞因子，导致“败血症反应”持续存在，其中最具有代表性的为肿瘤坏死因子(TNF)。体外实验证明高浓度的承气合剂(大黄、枳实、厚朴等)可抑制LPS刺激小鼠腹腔巨噬细胞产生TNF[14]。秦氏[15]等采用酶联免疫吸附和放射免疫方法观察58例外科腹内感染患者，入院时血浆内毒素水平、血清TNF及PGE_2水平明显升高，但经大承气汤治疗后血浆内毒素减毒率提高，TNF、PGE_2下降，说明大承气汤对内毒素介导的免疫细胞因子有作用。

综上所述，大承气汤通过抗菌，减少内毒素产生，加上攻下作用使大量细菌和内毒素随肠内容物排出体外，缩小了肠道内毒素池，其次直接灭活内毒素，减少内毒素诱生细胞因子形成等效应，对感染病理过程发生有益的影响。

4. 通腑护脏，改善肺功能

(1)“肺与大肠相表里”理论研究：现代医学观察到肠梗阻时由于肠腔膨胀、腹压增高、膈肌上移而影响肺内气体交换，同时妨碍下腔静脉回流导致呼吸循环功能障碍。目前用现代医学方法证实了肺与大肠功能相互影响。我国学者用结扎直肠、肠系膜上动脉及大量服用次碳酸铋等方法造成肠功能损害模型，致大肠燥屎内蕴，形成实热邪滞，进而出现特异性的肺脏病理改变，如肺充血，Ⅰ、Ⅱ型肺泡上皮和巨噬细胞的肿胀、肺出血、坏死及肺泡巨噬细胞功能及肺免疫力下降，其他脏器未出现明显异常，印证了中医“肺与大肠相表里”的理论，而大承气汤灌注实验动物，上述病理改变明显好转，说明大承气汤通过峻泻热结，增强肺的肃降功能和修复肺损伤作用。大承气汤的这种“通腑护脏”作用，可以认为是其治疗肺部急性感染性疾病，呼吸窘迫综合征等机制所在[16-18]。

（2）对呼吸窘迫综合征实验研究：严重创伤所致的呼吸窘迫综合征（RDS），是指创伤后肺泡水平气体交换的有效性能受损的一种综合征，它与中医学阳明腑实喘满证相似。薛氏[19]等利用静脉注入油酸复制了RDS家兔模型，经大承气汤治疗后，肺部组织病变明显减轻，PaO_2上升。认为由于RDS出现肺水肿、肺出血致使肺气郁闭，宣降失常，扰乱了“肺与大肠相表里”的生理状态，引起胃肠道的气机不畅，必然加重肺气郁闭。大承气汤为泻下通腑方剂，具有增强胃肠蠕动，增加胃肠道容积，改善胃肠道血液循环，降低毛细血管通透性，这些作用对于改善RDS肺组织病变，提高肺的通气功能有积极意义。

【主治】

1. 阳明腑实证　大便不通，频转矢气，脘腹痞满，腹痛拒按，按之硬，甚或潮热、谵语。舌苔黄燥起刺，脉沉实。

2. 热结旁流　下利清水，色纯青，脐腹疼痛，按之坚硬有块，口舌干燥，脉滑实。

3. 里热实证之热厥、痉病或发狂等。

【现代应用】

1. 外科疾病

（1）肠梗阻：以本方加莱菔子、赤芍为治疗方，在常规胃肠减压及对症治疗基础上，胃管内注入大承气加减方150ml，治疗老年性肠梗阻192例，多于8～12小时攻下成功，症状缓解，痛胀消失[20]。以本方加莱菔子、赤芍、桃仁为基础方，采取中西医结合非手术法治疗老年性肠梗阻286例，结果痊愈204例。陈氏应用大承气汤加莱菔子、黄芩，灌肠前将芒硝放入药中溶解，经肛管滴入，连续治疗，共治疗肠梗阻78例。对照组口服大承气汤，共92例。有效者72例，有效率92.3%。无效中转手术者6例，平均住院6天。口服对照组，有效68例，有效率76.1%，无效而中转手术者22例，平均住院时间为12天。

（2）急性胰腺炎及其引起的腹胀：用大承气汤治疗急性胰腺炎53例，痊愈38例，显效10例，无效3例，死亡2例[21]。用大承气汤配合西药治疗急性胰腺炎伴腹胀32例，结果，有效率84.3%，提示大承气汤能有效的改善急性胰腺炎引起的腹胀[22]。

（3）胆道感染：用大承气汤加莱菔子制成“通腑合剂”用作保留灌肠，同时内服大柴胡汤加减方，治疗急性胆道感染144例，结果除4例无效转手术外，其余都有效。曾氏以大承气汤加金钱草，三七参等为基本方，随证加减，每日2剂，若大便通则去大黄、芒硝，并改每日1剂，治疗75例，大部分病例经1～2天治疗，临床症状和体征迅速缓解，平均治疗8.3天[23]。

（4）化脓性阑尾炎：用大承气汤加败酱草、白花蛇舌草、红藤、虎杖、丹参、桃仁，配合甲硝唑和维生素B_6，连用1周，治疗化脓性阑尾炎150例，对照组150例用抗生素治疗。结果大承气汤加减方组疗效明显优于抗生素治疗组。

（5）铅中毒腹绞痛：用大承气汤加减方治疗慢性铅中毒腹绞痛30例，同时配合静滴或静注依地酸二钠钙每天1～5g，结果30例痊愈，未见复发。刘氏用大承气汤加甘草等治疗因饮用含铅25%～35%新锡壶盛装米酒而致铅中毒者29例，均在7天左右治愈[24]。

（6）胆道蛔虫：有报道让患者先饮米醋0.5～0.7ml/kg，再服大承气汤水煎剂100ml，治疗20例胆道蛔虫患者，除1例并发胆道结石梗阻转手术外，余者在疼痛缓解后第2天作B超复查，证实胆道蛔虫消失而治愈。

(7)用作X线快速肠道造影、肠道清洁剂、保留灌肠和治疗术后腹胀：①用作X线快速肠道造影：黄氏应用大承气汤行X线快速肠道造影100例，肠道造影肠管充盈良好者占70%，比甲氧氯普胺作用快，结肠充盈亦较甲氧氯普胺好。有人进一步报道先服硫酸钡胶浆，后服大承气汤，对20例没有查明原因的腹痛、腹泻、乏力、消瘦及贫血等症状患者，发现右侧结肠癌10例，溃疡型癌常用钡剂通不过而不能显示病变性质，用本法能清楚显示病变和顺利通过，所以本法检查右侧结肠癌简便，省时并能提高诊断率。②肠道清洁：叶氏用加味大承气汤(加白花蛇舌草、蒲公英、银花、玄参)用于术前准备。③保留灌肠：应用大承气汤水煎剂保留灌肠治疗60例妇产科腹部术后患者肠功能恢复，大承气汤组肛门出现排气时间为25.0小时，对照组平均为47.8小时，说明本方具有防治术后肠功能紊乱，促进肠功能早期恢复作用[25]。④术后腹胀：有报道用加减大承气汤(原方枳实改枳壳并加莱菔子、桃仁、赤芍)用直肠滴入治疗术后腹胀55例，对照组用氯化钾治疗29例，结果治疗组疗效明显优于对照组。

2. 内科疾病

(1)皮质醇增多症(库欣综合征)：以大承气汤加味(生首乌、龙胆草、黄精)治疗本病，每周5剂，8周为1疗程，用药1～6疗程后有一定疗效。

(2)精神病：有以大承气汤加龙胆草、郁金、桃仁、茯神、胆南星、黄芩、木通组成龙郁承气汤，治疗癫狂病50例，10天为1疗程，痊愈43例(随访1年未复发)，有效5例，无效2例，疗程均未超过20天。另有以大承气汤加当归、白芍、生地、牡丹皮、栀子、薄荷、柴胡为主方，治疗66例，结果均治愈，绝大多数患者服8剂而愈。

(3)脑卒中：有用大承气汤加味(胆南星、莱菔子、玄参、麦冬、生地、甘草)治疗急性出血性脑卒中35例，有明显脑水肿颅压高者配合甘露醇，合并感染者加用抗生素，痊愈13例，显效15例，好转4例，死亡3例。

(4)感染性休克：用大承气汤再随证加减，如厥脱者加生脉散；高热惊厥者加菖蒲、钩藤或安宫牛黄丸、紫雪丹；大汗者加龙骨、牡蛎，并结合大剂量抗生素和抗休克治疗构成中西医结合治疗组，对照组为单纯大剂量抗生素和抗休克治疗。结果中西医结合治疗组疗效优于对照组。

(5)内毒素血症：梗阻性黄疸患者术后死亡率高达16%～30%，而内毒素血症是本病术后并发症和死亡发生的主要原因。有人将经手术证实血清胆红素75μmol/L以上的肝外梗阻性黄疸患者43例作为观察对象。中药防治组24例，手术前5天服用大承气汤加茵陈蒿、牡丹皮、栀子、金银花、蒲公英、黄芩制成100%水煎液，用后梗阻性黄疸临床体征明显减轻或消失，患者术中门静脉和术后体循环静脉血内毒素症发生率较对照组(19例)明显下降($P<0.01$)。

(6)胃石症：大承气汤去芒硝加鸡内金、郁金、莱菔子等为基本方，研细末，每日3次，每次5g，加米醋20ml溶解后开水冲服。

(7)脾(肝)曲综合征：大承气汤加木香、青皮、郁金等为主方，呕吐者加法半夏、生姜，腹胀较剧者加炒莱菔子，腹痛者加延胡索、川楝子，右上腹胀痛加柴胡。

(8)严重创伤呼吸窘迫综合征(RDS)：有人报道用大承气汤治疗12例因多处大骨骨折的RDS患者，所有病例都有急性呼吸衰竭，需要器械通气，虽然吸入气氧浓度≥0.5，而PaO_2≤10.0kPa(75mmHg)；原来清晰的肺部X线片上突然出现两侧肺浸润，所有患者符合1982年北京成人呼吸窘迫综合征专题讨论会标准，中度者9例，重度3例，大承气汤1剂煎成汁150～200ml，口服或鼻饲50ml左右，2小时内服完，坚持服用7天，结果成活10例，死亡2例，较国内外文献报道发病最初3天死亡接近50%为优。所以大承气汤疗效肯定，为治疗RDS的良方。

3. 骨科疾病　脊椎损伤性气臌症：气臌症是脊椎损伤常见并发症，有人对脊椎骨折后腹部胀满上下不通者，投以大承气汤每获良效，典型病例2例，均为胸腰骨折后见腹部膨胀如鼓者，用本方加番泻叶、枳壳、红花、桃仁而愈。

4. 儿科疾病

(1)小儿肺炎：有人用大承气汤加杏仁、桔梗、连翘等治疗小儿肺炎30余例均获痊愈。阎氏亦以本方加减治疗肺炎20例全部治愈。本病多有明显热象，用本方釜底抽薪以通腑泄热为主，兼以清肺平喘，疗效颇佳。

(2)小儿肺炎合并中毒性肠麻痹：有报道以大承气汤加桃仁、木香等结合常规对症和支持疗法治疗婴幼儿肺炎合并中毒性肠麻痹辨证属胃实热型者，用鼻饲或保留灌肠给药治愈74例，死亡9例。

(3)小儿肠套叠：30%～40%浓度的大承气汤冰箱保存，用时抽取200～400ml和5%～10%浓度的钡剂，加温开水调匀灌肠液温度，一般配制500～1000ml给小儿灌肠，整复小儿急性肠套叠，本法操作简便，安全，效佳[26]。

5. 传染科疾病　有报道，用大承气汤去厚朴，加桃仁，生地、麦冬，治疗流行性出血热少尿期病人77例，总有效率高达99.51%。

6. 术后应用

(1)残胃无张力症：有人报道胃大部切除后残胃无张力症(吻合口排空障碍)12例采用大承气汤治疗，先将内容物尽量抽出，以38℃生理盐水洗胃后，自胃灌注大承气汤200ml，将胃管夹闭2小时，每6小时1次，最多连续用药4次，12例胃液潴留全部消失。对300例行胃大部切除术患者分两组进行对照分析。结果：150例胃大部切除术后患者早期应用中药大承气汤可以促进胃肠蠕动的恢复，141例(94.0%)可于术后1天拔除胃管；150例对照组胃肠蠕动的恢复较晚，多于术后3天(137例占91.3%)拔除胃管。结论：胃大部切除术后早期应用大承气汤可使患者胃肠蠕动早日恢复，减少病人腹胀的发生及胃肠减压的时间[27]。

(2)腹部手术后的应用[28]：大承气汤加减，组方：大黄、木香各12g，枳实、厚朴各10g，桃仁6g，白芍15g，莱菔子20g。以上药物根据患者年龄大小，体质强弱及脉象的变化随证加减，1天1剂，水煎分3次服用，一般术后12小时开始服药，连用3天。观察对不同腹部手术患者45例的疗效，发现大承气汤加减方对促进手术后肠蠕动的恢复具有良好的疗效。多数腹部手术患者术后肛门自然排气时间为术后48～72小时，24小时内排气者少见。给予中药大承气汤后可促进胃肠蠕动，缩短肛门排气或排便时间。同时，对腹部手术后腹胀、脘腹痞满也有较好疗效。

7. 急性大面积脑梗死　将50例急性大面积脑梗死患者随机分为治疗组与对照组，均予脱水、扩张血管对症治疗，治疗组加服大承气汤。结果治疗30天后，治疗组临床疗效及BI指数改善优于对照组。显示大承气汤对急性大面积脑梗死有显著治疗作用[29]。

【不良反应】大承气汤虽为峻下剂，一般未见毒性反应报道。但用量大常可引起较重的腹痛、腹泻。

应注意的是：表证未解者不宜使用；孕妇忌用或禁用；舌苔色黑而润者不宜用；全身状况

明显不良，肠梗阻属于绞窄、坏死、坏疽、有穿孔先兆、或应用本方后局部病变反而加剧导致炎症扩散者，均当禁用；且不宜用于虚寒证。

主要参考文献

[1] 吴成中主编. 急腹症研究. 上海:上海科学技术出版社,1988

[2] 张集圣,等. 大承气汤对腹腔感染治疗作用机制研究——大承气汤对腹膜炎时肠功能的影响. 中西医结合治疗急腹症机理研究科研论文集,1987～1990,40

[3] 杨文修,等. 大承气汤和大黄对豚鼠结肠带平滑肌细胞电活动的影响. 中西医结合杂志,1993,13(1):33

[4] 田在善,等. 大承气汤治疗痞满燥实证机理的实验研究. 中国中药杂志,1993,18(3):170

[5] 崔充清,等. 大承气汤和大黄及其有效成分对不全梗阻后小鼠离体小肠葡萄糖转运电位的影响. 中西医结合治疗急腹症机理研究科研论文集,1987～1990,66

[6] 康毅,等. 大承气汤对肠梗阻大鼠离体结肠平滑肌^{45}Ca内流影响的实验研究. 中西医结合杂志,1991,11(2):107

[7] 林秀珍,等. 大承气汤对家兔实验性肠梗阻血浆NA水平的影响. 中草药,1992,23(1):30

[8] 张集圣,等. 大承气汤对腹腔脏器血流的影响. 中西医结合治疗急腹症机理研究科研论文集,1990,37

[9] 孙爱贞,等. 从大承气汤对血管通透性的影响看祛邪类药物的双向调节作用. 中西医结合杂志,1984,4(11):689

[10] 龙胜义,等. 肠梗阻家兔血管活性肠肽改变及大承气汤对其影响. 中西医结合杂志,1991,11(3):162

[11] 林秀珍,等. 大承气汤、芍甘汤、大黄素和番泻甙对肠梗阻大鼠肠黏膜组胺水平的影响. 中国中药杂志,1992,17(7):427

[12] 焦东海,等. 全国首届大黄学术研讨会文献概述. 中医杂志,1988,29(1):61

[13] 田在善,等. 大承气汤治疗痞满燥实证机理的实验研究. 中国中药杂志,1993,18(3):170

[14] 秦明放,等. 内毒素诱出细胞因子的实验与临床. 博士学位研究生学位论文,天津医学院,1992,6

[15] 秦明放,等. 肠内感染时内毒素介导的免疫反应与通里攻下法的影响. 中西医结合杂志,1993,13(5):266

[16] 韩国栋,等. 对"肺与大肠相表里"理论的实验研究——大承气汤对改进的动物模型肺脏的影响. 中医杂志,1990,31(2):48

[17] 冯学瑞,等."肺与大肠相表里"理论的实验研究. 天津中医,1988,(4):16

[18] 田在善,等. 大承气汤对便秘大鼠肺泡巨噬细胞活力的影响——对"肺与大肠相表里"理论的实验研究. 天津中医,1992,(4):19

[19] 薛芳,等. 大承气汤治疗严重创伤呼吸窘迫综合征的实验与临床研究. 中国中西医结合杂志,1992,12(9):541

[20] 程金霖. 复方大承气汤治疗老年性肠梗阻196例. 内蒙古中医学,1993,12(4):20

[21] 刘森,等. 复方大承气汤、胰腺炎1号辅助治疗急性胰腺炎53例报告. 山东医药,2006,46(6):33

[22] 杨应林,等. 大承气汤配合西药治疗急性胰腺炎伴腹胀32例. 陕西中医,2001,22(7):338

[23] 朱广银,等. 大承气汤灌肠为主治疗胆系感染144例疗效分析. 上海中医药杂志,1984,(9):14

[24] 徐明康. 大承气汤治疗慢性铅中毒腹绞痛30例小结. 江西中医药,1993,24(1):17

[25] 李友弟,等. 妇产科腹部术后大承气汤保留灌肠的疗效观察. 中西医结合杂志,1987,7(10):604

[26] 孙玉荣．钡剂大承气汤灌肠整复小儿急性肠套叠．天津中医，1988，(3)：2

[27] 何世伟．大承气汤在胃大部切除术后的早期应用．辽宁中医杂志，2009，(7)：1130

[28] 李慧茹．大承气汤加减在腹部手术后的应用．浙江中西医结合杂志，2009，(6)：376

[29] 王俊卿，等．大承气汤加减治疗大面积脑梗死 30 例临床观察．中国中医急症，2009，(3)：348，371

大陷胸汤

本方来源于《伤寒论》，由大黄、芒硝、甘遂组成。

【功效与药理】

1. 泻热逐水　大陷胸汤具有泻热逐水的功效，为治疗水热互结之大结胸证而设。《成方便读》称其"治太阳表邪不解，而反下之，热陷于里。其人素有水饮停胸，以致水热互结心下，满而硬痛，手不可近，不大便，舌上燥而渴，成结胸胃实之证。以甘遂之行水直达所结之处，而破其澼囊，大黄荡涤邪热，芒硝咸润软坚，三者皆峻下之品，非表邪尽除，内有水热互结者，不可用之"。大陷胸汤泻热逐水的功效，主要与其对消化和泌尿系统的作用有关。

(1)促进肠蠕动：大陷胸汤 200ml，予 8 例胆石症患者顿服后，应用 X 线放射技术动态观察，可见十二指肠蠕动增加[1]。

(2)利胆：大陷胸汤 200ml，予 8 例胆石症患者顿服后，应用 X 线放射技术动态观察胆道运动，可见胆道活动频率增加，平均每分钟增加 1 次[1]。

(3)利尿：50%的大陷胸汤煎剂以 12.5g/kg 的剂量予小鼠灌胃给药后，4 小时内排尿量显著多于对照组，效能与呋塞米相近。相同剂量予大鼠灌胃给药后 6 小时内尿量也明显多于对照组，且尿中 Na^+、K^+ 的排出量明显增高，可见本药对正常动物有明显的利尿作用，此作用可能与其抑制肾小管对 Na^+、K^+ 的重吸收有关[2]。

(4)对肾功能衰竭的作用：50%的大陷胸汤煎剂以 12.5g/kg 的剂量予家兔灌胃后，可维持二氯化汞所致的急性肾衰家兔的平均尿量为中毒前的 58.7%，对照组动物则无尿。本药对肾衰家兔血尿素氮的升高无明显影响，但可显著抑制中毒家兔尿毒症胸腹水的产生。肾脏病理切片表明，在皮质和髓质肾小管坏死、基底膜受损及球囊壁基底膜受损等方面，给药组均较对照组明显减轻，且在给药组肾脏切片中可见再生细胞。以上表明本方对家兔急性肾衰有一定的保护作用[2]。

2. 其他作用

(1)对免疫功能的影响：100%大陷胸汤煎剂 0.5ml/只予小鼠灌胃给药 5 次后，其腹腔巨噬细胞的吞噬功能明显增强，吞噬百分率及吞噬指数均明显高于对照组。说明本方能增强非特异性免疫功能[2]。

(2)镇痛：4.5%甘遂硝黄散混悬液 0.3ml/只予小鼠灌胃后，对醋酸所引起的腹膜化学性刺激的疼痛反应有减轻作用，发生扭体反应的百分率明显降低，其镇痛作用与 654-2 和哌替啶相似[3]。

(3)治疗急性胰腺炎：将去氧胆酸钠溶液注入胆管制备大鼠急性胰腺炎模型，造模后 1 小时、6 小时及 23 小时分别胃内灌服大陷胸汤，结果模型动物血淀粉酶、TNF-α 和 IL-6 水平显著升高，镜下见大量炎细胞浸润，大陷胸汤可改善上述变化，对大鼠急性胰腺炎有治疗作用[4]。

【毒理研究】大陷胸汤煎剂给小鼠灌胃给药，LD_{50} 为 232g/kg 体重[2]。

【主治】结胸证。不大便 5～6 日，舌上燥而渴，日晡稍有潮热，从心下至少腹硬满而痛不可近，或短气烦躁，脉沉而紧，按之有力者。

【现代应用】

1. 急性肠梗阻　大陷胸汤(大黄 9g，芒硝 9g，甘遂 9g)配合西医对症疗法，治疗中、重型肠梗阻 72 例，攻下成功 54 例；24 小时内解除梗阻者为 52 例，服药 1～10 次者为 47 例。用甘遂硝黄散(生甘遂粉 0.9g，生大黄面 0.6g，芒硝 0.3g)加 20ml 沸水冲化温服或自胃管注入，日限 4 次，治疗急腹症 354 例(其中急性腹膜炎 106 例，肠梗阻 248 例)，结果 106 例急性腹膜炎治愈 103 例；248 例肠梗阻治愈 226 例[5]。

2. 急性胰腺炎　采用大陷胸汤(大黄、芒硝、甘遂)配合西药治疗急性胰腺炎可提高疗效[6]。

主要参考文献

[1] 邓学稼．利胆排石汤等中药对胆道运动的影响．中西医结合杂志，1985，5(6)：338

[2] 管喜文．大陷胸汤抗急性肾功能衰竭的实验研究．中药药理与临床，1989，5(2)：5

[3] 马兰．"甘遂黄硝散"镇痛作用的动物实验观察．北京中医杂志，1989，(3)：37

[4] 肖成，等．大陷胸汤对大鼠急性胰腺炎时 TNF-α 和 IL-6 改变的影响．辽宁中医杂志，2008，35(7)：1102

[5] 张增仁．甘遂黄硝散治疗急腹症疗效观察．北京中医杂志，1992，(3)：26

[6] 肖成，等．大陷胸汤配合西药治疗急性胰腺炎 21 例．贵阳中医学院学报，2007，(3)：31-32

大黄牡丹汤

本方来源于《金匮要略》，由大黄、牡丹皮、桃仁、瓜子、芒硝组成。

【功效与药理】

1. 泻热破瘀　大黄牡丹汤具有泻热破瘀、散结消肿的功效，是治疗肠痈"脓未成"的主方。《成方便读》中记载："夫肠痈之病，皆由湿热瘀聚郁结而成。病既在内，与外痈之治，又自不同。然肠中既结聚不散，为肿为毒，非用下法不能解散。故以大黄之苦寒行血，芒硝之咸寒软坚，荡涤一切湿热瘀结之毒，推之而下。桃仁入肝破血，瓜子润肺行痰，丹支清散血分之郁热，以除不尽之余气耳"。大黄牡丹汤泻热破瘀的功效，主要与影响肠道运动有关。

大黄 15g、丹皮 15 克、桃仁 15g、冬瓜仁 30g 加水煎成 150ml 后，再加玄明粉 15g，取 10ml 直接给麻醉犬灌胃，在用药 1～3 小时后均有肠管活动增加或蠕动次数增加的现象。将大黄牡丹皮汤(1g/ml)100ml 注入回肠内，可见肠管蠕动增加，且逐渐加剧，10 分钟左右达痉挛状态，持续 1～2 小时始逐渐缓解，说明大黄牡丹皮汤可增加大肠蠕动，从而使阑尾蠕动增加，将其腔内容物排出以解除梗阻。

2. 散结消肿　大黄牡丹汤散结消肿的功效，主要与其抗炎、抗菌作用有关。

(1)抗炎：本方具有较强的抗渗出作用。对巴豆油性肉芽囊肿，给药后可完全抑制其炎性渗出，但对抗棉球肉芽肿增生作用较弱。对三硝基苯磺酸(TNBS)诱导的小鼠实验性结肠炎，大黄牡丹汤能改善小鼠的一般状况及疾病活动指数(DAI)评分，并能缓解结肠局部的炎症，降低血清中 TNF-α 的水平[1]。通过腹腔内注入菌液的方法，造成大鼠腹膜炎模型，大黄牡丹皮汤能抑制腹膜炎时炎性细胞因子的过度分泌，对大鼠巨噬细胞功能有明显的调整作用[2]。

(2)抗菌：大黄牡丹汤浓缩液体外对葡萄球菌和大肠杆菌有一定的抑制作用，其中大黄、牡丹皮对葡萄球菌抑制作用较强，对大肠杆菌作用较弱；桃仁对 2 种菌均有较强抑制作用。

大黄牡丹皮汤对金黄色葡萄球菌、枯草球菌均有抑制作用。

【主治】肠痈初起，右下腹疼痛拒按，或右足屈而不伸，伸则痛甚，甚则局部肿痞，或时时发热，自汗恶寒。

【现代应用】

1. 急性阑尾炎　应用大黄10g（后下），丹皮15g，桃仁10g，冬瓜仁20g，芒硝10g（冲服），随证加减，治疗急性阑尾炎224例，结果临床治愈206例[3]。

2. 急性胆囊炎　应用大黄10g，牡丹皮10g，桃仁10g，玄明粉10g（分2次冲），冬瓜子18g，每日4次，7天为1疗程，治疗病程3小时～5天的急性胆囊炎患者88例，结果临床治愈57例，显效22例，无效9例[4]。

3. 慢性前列腺炎　应用大黄16g，芒硝12g，丹皮、桃仁、冬瓜仁各9g，随证加减，加水600ml，浓煎成100～150ml，保留灌肠，每日1次，7天为1疗程，治疗慢性前列腺炎60例，治疗1～8疗程后，痊愈47例，好转13例[5]。

4. 输精管结扎术后局部感染　应用大黄、芒硝、桃仁、苍术各9g，丹皮12g，苡米18g，冬瓜仁30g，甘草3g，治疗输精管结扎术后局部感染者74例，均获痊愈，轻症平均2日，重症平均8日。

5. 阑尾周围脓肿　将阑尾周围脓肿患者87名随机分为治疗组和对照组，大黄牡丹汤配合抗生素为治疗组，单纯抗生素保守治疗为对照组，对其临床资料进行回顾性分析。结果：治疗组病例疼痛缓解时间、B超检查脓肿消退时间、平均住院时间明显短于对照组，而二组间白细胞恢复正常时间、发热消退时间无明显差异[6]。

6. 创伤后全身炎症反应综合征　采用大黄牡丹皮汤灌肠治疗44例创伤后全身炎症反应综合征（SIRS）患者，大黄牡丹皮汤灌肠治疗能够调节SIRS炎性反应系统和抗炎性反应系统之间的平衡紊乱，改善病情[7]。

7. 急性出血性脑卒中　在应用甘露醇脱水等常规治疗基础上，用大黄牡丹汤加减治疗43例急性出血性脑卒中，疗效明显，可减轻致残程度，改善生活质量[8]。

8. 妇科疾病[9]

（1）子宫肌瘤：用大黄牡丹汤加味：生大黄10g，丹皮10g，桃仁10g，冬瓜仁20g，制乳香10g，制没药10g，薏苡仁30g，石见穿15g，天花粉15g，芒硝10g（冲入），治疗子宫肌瘤患者，治愈，未再复发。

（2）急性盆腔炎：用大黄牡丹汤加味：生大黄10g，丹皮10g，桃仁10g，冬瓜仁20g，红藤30g，白花蛇舌草15g，蒲公英30g，赤芍15g，乌药10g，芒硝10g（冲入），生甘草5g，治疗急性盆腔炎患者，痊愈如初。

（3）卵巢囊肿：用大黄牡丹汤加减：生大黄10g，丹皮10g，桃仁10g，红花10g，冬瓜仁20g，当归15g，茜草10g，益母草15g，制香附15g，炙甘草5g，治愈卵巢囊肿患者。

主要参考文献

[1] 周成梅，等．大黄牡丹汤对实验性结肠炎小鼠模型的治疗作用．中药新药与临床药理，2007，(4)：14

[2] 谢艺，等．腹膜炎大鼠肺泡巨噬细胞分泌IL-1、TNF的变化及大黄牡丹皮汤的调节作用．临床小儿外科杂志，2007，(2)：50

[3] 肖振球．以大黄牡丹皮汤为主治疗急性阑尾炎224例疗效分析．广西中医药，1986，9(3)：10

[4] 邵金阶. 大黄牡丹汤治疗急性胆囊炎88例. 实用中医内科杂志,1992,6(3):31

[5] 张润民. 大黄牡丹皮汤保留灌肠治疗慢性前列腺炎60例. 浙江中医杂志,1993,(8):369

[6] 张永国,等. 大黄牡丹汤配合西药治疗阑尾周围脓肿87例. 陕西中医,2009,(5):32

[7] 胡宗德,等. 大黄牡丹皮汤对创伤后全身炎症反应综合征的治疗作用. 上海中医药杂志,2006,(12):23

[8] 霍光旭. 大黄牡丹汤治疗急性出血性中风临床观察. 中医药临床杂志,2005,17(4):316

[9] 孙永忠,等. 大黄牡丹汤妇科应用举隅. 江西中医药,2007,38(294):59

四、泻下方药的研究思路

泻下方药为中医临床常用药,主要用于治疗"里实证",治法属"攻下法"范畴。根据"里实证"病因不同,将其分为"燥结"、"热结"、"寒结"、"水结"等不同类别,泻下方药也相应分为"润下"、"寒下"、"温下"和"逐水"四类。每类方药各有其作用特点。研究者应根据方药的临床适应证,采用正常动物或针对病因病理建立各具特色的动物模型来观察药物的主要药效。下面简介各类方药的研究思路及主要药效学试验设计要点。

(一)针对"燥结"所致便秘的方药的研究思路及试验设计要点

此类药应以泻下作用为主要药效。

1. 排便试验　实验动物多采用小鼠、大鼠,也可采用家兔和豚鼠,不宜用猫或犬,因猫易发生呕吐,犬对泻下药不够敏感。阳性对照药可选用硫酸钠,酚酞(果导),或麻子仁丸、润肠丸等。有条件者可适当地做些机制分析。

(1)炭末排出时间和排便数量测定法:观察泻下药对动物排便活动的影响,实验多采用小鼠,指示剂为炭末或墨汁,以泻下药起效时间、粪便性状和排粪数量为指标,与对照组进行比较,判断被试药的泻下效应。

(2)采用失水致"燥结"便秘动物模型,观察药物对排便的影响:实验可选用小鼠(或大鼠),禁水不禁食24小时,或72小时禁水并以大米代替饲料喂饲动物,造成大便干燥,排便困难,再给予受试药物观察其对便秘的治疗作用。

(3)采用非特异性便秘动物模型,观察药物对排便的影响:如阿托品、地芬诺酯等均可导致动物便秘,可用于研究药物的泻下作用。

2. 胃肠运动试验

(1)肠推进试验:实验多采用小鼠或大鼠,将含有染料(墨汁或酚红)的药液给小鼠灌胃或肠插管给药。隔一定时间处死动物,观测染料在肠内的推进百分率。

(2)在体肠平滑肌试验:实验多采用家兔或大鼠,用肠管悬吊法、肠内压测定法、压敏传感器贴壁法或肠肌生物电测定法,记录整体麻醉动物不同部位肠管运动情况,观察被试药对其运动的影响,并分析药物的作用部位。

(3)离体肠管运动试验:多采用家兔、豚鼠或大鼠,禁食适当时间后(多为24小时)取不同部位的肠段(如空肠、回肠或结肠等),进行离体试验,观察受试药物对肠管运动的影响。如果受试药物为粗制剂,应运用血清药理学的方法,采用含药血清进行试验。

3. 糖吸收实验　泻下药有的能促进小肠运动使其蠕动增加,影响营养物质的吸收,间接反映其泻下作用,同时也反映其对动物健康和体重的影响。①右旋木糖吸收试验:木糖是五碳糖,口服后可直接在小肠吸收,不需要消化酶参与,吸收后在体内不被肝脏代谢,经肾直接排出。因此如以定量木糖口服,在预定时间内测定血浆内或尿内木糖含量,可了解小肠吸收功能。泻下药如使小肠蠕动增加，则木糖排出增加，吸收必然减少。② ^3H-葡萄糖吸收试验：用 ^3H 标记葡萄糖定量给小鼠灌胃或注入小肠，测血浆内 ^3H-葡萄糖的含量，可反映小肠对葡萄糖的吸收情况。

（二）针对“热结”所致“里实热证”（急腹症模型）的方药的研究思路及试验设计要点

此类药应兼有促进肠管运动，使肠套叠还纳，解除急腹症的血运障碍，抗炎、抗感染和解热作用，所用动物以大鼠和小鼠为主。

1. 对小鼠套叠性肠梗阻的还纳作用的影响　在乙醚麻醉下行肠套叠手术，术后一定时间（约 4 小时）后处死动物，记录各组中肠套叠还纳鼠数，进行组间比较，对比新药的作用。

2. 对大鼠缺血性肠梗阻的治疗作用　本实验采用大鼠，禁食 10～12 小时，乙醚麻醉，在无菌条件下行开腹手术，结扎约 10cm 小肠段肠系膜上动静脉，造成肠缺血。术后随机分组给药，一定时间后处死动物，剖检比较梗阻肠段缺血、瘀血、坏死情况，采用半定量分级记分法。比较组间差异。

3. 对细菌性肠粘连的影响　大鼠经乙醚麻醉后，在无菌手术下暴露肠段，感染一定量的葡萄球菌（0.5～0.6ml，约含 4×10^5 菌）。术后将肠管复位，随机分组给药，5 天后处死动物，剖检，组间比较大鼠形成脓肿、粘连和腹腔炎症情况，采用半定量记分法，观察药物的作用。

4. 体内抗感染作用　实验用小鼠，体内感染约 80%～90% 致死量的化脓菌，观察药物对小鼠的保护作用。

5. 解热实验　实验用大白兔，耳静脉注射一定量疫苗或内毒素引起发热，观察药物的解热作用。

6. 分析泻下方药治疗急腹症的作用机制

（1）检测结肠平滑肌细胞 ^{45}Ca 含量：实验性肠梗阻时，受损伤的结肠平滑肌细胞膜通透性增加，细胞外 Ca^{2+} 大量内流，造成 Ca^{2+} 超载，加重组织损伤，削弱平滑肌的防御屏障功能。利用 ^{45}Ca 的示踪技术，可直接测定平滑肌细胞内 Ca^{2+} 含量变化，观察药物作用机制。

（2）对肠梗阻家兔血管活性肠肽的影响：血管活性肠肽（VIP）与消化道分泌和运动功能密切相关。肠梗阻时血浆 VIP 急度下降，给药组 VIP 明显上升，说明有治疗肠梗阻作用。

（三）针对“水结”所致“水饮壅盛”的方药的研究思路及试验设计要点

此类药物应具有利尿作用，并可改善肾脏功能。

1. 急性肾功能衰竭模型制备　给家兔静脉注射二氯化汞破坏其肾小管，造成急性肾功能衰竭模型。主要观察指标：①肾功能：血尿素氮、肌酐含量；②肾脏病理改变；③胸水和腹水；④尿量和尿中钠、钾离子含量。

2. 在正常或肾衰模型动物身上观察药物的利尿作用

（1）大鼠代谢笼法：利用粪尿分离装置直接收集尿量的方法。

（2）家兔膀胱插管法直接收集尿量。

（3）对小鼠尿量影响：采用定量滤纸称重法。

3. 尿液成分分析　用火焰光度计测定尿中所含 Na^+、K^+ 含量。

（四）针对“阴寒内结”所致“里寒实证”的方药的研究思路及试验设计要点

寒积里实证患者因脏腑间有寒冷积聚之邪，可呈现诸如腹痛便秘、胁下偏痛，或腹泻、久痢、水肿以及咳喘等多种临床表现。本类药物除应具有镇痛作用外，需根据药物的功效及主治进行相应药效学试验，如调节胃肠运动功能、利尿、止咳平喘等。

(五)泻下方药的作用机制研究

早年已有较多研究资料阐明了部分泻下方药的泻下作用原理,如蒽醌类的刺激性泻下作用、芒硝的容积性泻下作用以及火麻仁的润滑性泻下作用,为泻下方药的使用提供了现代药理学依据。近年研究者又发现了大黄所含蒽醌类成分对水通道蛋白 AQP2,AQP4 表达的影响,从分子水平解释了大黄泻下作用和利尿作用的机制,深化了泻下方药的机制研究。

由于"里实证"涉及范畴非常广,泻下方药的作用绝不仅限于泻下通便,因此泻下方药的研究和药效学试验设计应紧紧围绕药物的功能主治,选用合适的动物模型,多方法多指标地进行观察,才能作出综合判断。除了选择针对性较强的模型和方法以外,还应采用新技术进行适当的机制分析,使药效试验结果更好地反映药物的特点,以便更好地指导临床应用。

(洪 缨 于海食 徐秋萍 周 勇)

第10章

祛风湿药

一、概　　述

凡以祛除风寒湿邪、解除痹痛为主要功效的药物称为祛风湿药。本类药物大多味苦、辛，性温，入肝、脾、肾经。辛能祛风，苦能燥湿，温以散寒，故具有祛风散寒，除痹解痛的功效，部分药还能舒筋活络、止痛、强筋骨。

祛风湿药主要用治痹病（肢节痹病），痹病是指风寒湿热等外邪入侵，闭塞肢体经络关节，导致气血不通、经络痹阻，引起肌肉、关节、筋骨发生疼痛、酸楚、麻木、重着、灼热、屈伸不利，甚至关节肿大变形为主要临床表现的病证，其临床特征类似于现代医学的风湿性疾病，如风湿性关节炎、类风湿性关节炎（RA）、强直性脊柱炎（AS）、骨性关节炎以及坐骨神经痛等。

肢体关节肌肉疼痛是痹病共有的症候特征，根据病邪的偏胜在临床上其症候又各有特点，故痹病又分为行痹、痛痹、着痹、热痹、尪痹、骨痹等。行痹者，风邪偏胜，其痛游走不定，恶风寒；痛痹者，寒邪偏胜，痛剧，遇寒甚，得热缓；着痹者，湿邪偏胜，重着而痛，活动不灵，肌肤麻木；热痹者，热邪偏胜，肢体关节灼痛红肿。以上常指现代医学的风湿性关节炎。又有尪痹，是以小关节疼痛肿大，僵硬变形，屈伸不利为特点，常指类风湿性关节炎。骨痹者是由于年老骨失滋养，表现骨关节退行性变而致关节疼痛、活动受限，常指骨性关节病（退行性骨关节病）。祛风湿药根据其药性及功效特点，可分为祛风湿散寒药、祛风湿清热药及祛风湿强筋骨药。祛风湿散寒药具有祛风除湿、散寒止痛、舒筋通络功效，主要适用于行痹、着痹及寒痹，代表药物有独活、威灵仙、川乌、雷公藤、木瓜等；祛风湿清热药多性寒，具有祛风胜湿、通络止痛、清热消肿等作用，多用于热痹、湿痹，代表药物有秦艽、防己、桑枝、丝瓜络等；祛风湿强筋骨药味甘性温，兼有补肝肾、强筋骨等作用，多用于尪痹、骨痹及肝肾不足的痹病，代表药物有五加皮、桑寄生、狗脊、千年健。

祛风湿药具有以下共同的药理作用：

1. 抗炎作用　炎症是一种常见的重要病理过程，它的基本病理变化是局部组织的变质、渗出和增生，表现为病变局部的红、肿、热、痛及功能障碍，并可伴有全身反应如发热等。湿热之邪入侵于肌肉、筋骨关节之间，脉络失养而痹阻，可出现肢体关节灼热、肿胀甚至屈伸受限等炎症反应。现代研究，祛风湿药均具有不同程度的抗炎作用，有的能抑制或减轻炎症局部的基本病理变化，有的能稳定溶酶体膜，减少炎症介质缓激肽、组胺、5-HT等的分解、释放，或抑制炎症局部组织中PGE的合成与释放。实验表明，独活、粉防己、雷公藤、独活寄生汤、大活络丹等具有抑制甲醛、蛋清和角叉菜胶所致大鼠足肿胀和佐剂性关节炎的作用。秦艽、独活、雷公藤、五加皮、独活寄生汤能抑制毛细血管通透性，减少炎症渗出，是一种非类固醇激素的抗炎药，可减少中性粒细胞的游出和β-葡萄糖醛酸酶的释放。秦艽、雷公藤、五加皮的抗炎作用可能是由于兴奋垂体-肾上腺皮质功能。雷公藤红素、短梗五加醇提取物的

抗炎作用与抑制 PGE_2 释放有关。

2. 镇痛作用 各种痹病均以骨、关节、肌肉疼痛为基本症候学特征。疼痛是由风寒湿热之邪壅塞经络、气血运行不畅、筋脉失养、挛急而痛。现代研究,祛风湿药川乌、秦艽、独活均有镇痛作用,可显著提高实验动物的痛阈。乌头碱镇痛作用的部位在中枢神经系统,但无耐受性,无吗啡样成瘾作用。乌头碱的镇痛作用可能与中枢去甲肾上腺素能系统和阿片能系统有关。

3. 抑制免疫作用 风寒湿三气杂至为致痹的外在因素,而正气虚衰,卫外不固则是痹病发病的关键。"正气"的概念十分广泛,机体免疫功能失调是其一个重要方面,现代医学中的风湿性疾病如 RA、AS 等的发病机制多和自身免疫相关,治疗上常采用免疫抑制剂。研究表明,本类药物的祛风除湿作用与其抑制机体过高的免疫功能有密切关系,不少药物可作用于免疫过程中的不同阶段和不同免疫成分。雷公藤是一强免疫抑制剂,雷公藤生药制剂及其所含多种成分如雷公藤多苷、雷公藤甲素、雷公藤红素、雷公藤内酯、雷酚内酯等对由 T 淋巴细胞介导的细胞免疫、B 淋巴细胞介导的体液免疫、NK 细胞、巨噬细胞、多种淋巴因子以及非特异性免疫功能均有抑制作用,而且近年对其抑制免疫作用的机制从细胞水平和分子水平上进行了深入研究和探讨。如雷公藤多苷能直接抑制 IL-2 的基因表达。雷公藤甲素能影响环核苷酸,使细胞内 cAMP 水平降低,cGMP 水平呈剂量依赖性增高,从而抑制 NK 细胞活性等。秦艽具有明显的抗过敏作用。五加皮的不同提取物对免疫功能有不同作用,其水提醇沉注射液能抑制小鼠腹腔巨噬细胞吞噬功能及溶血空斑形成。南五加提取物(主要含多糖)则可提高巨噬细胞吞噬指数,南五加总皂苷能增加小鼠血清抗体浓度。独活寄生汤则具有免疫调节作用。

4. 其他作用 近代对许多祛风湿药如雷公藤、乌头、秦艽、独活等均进行了化学成分的分离提取,对这些化合物药理作用的深入研究,已突破了祛风湿药传统的功效,这些作用有:

(1)对心血管系统的作用:从汉防己中提取出的粉防己碱对心血管系统具有广泛的药理活性,如对心脏的负性肌力作用、扩张冠脉改善冠脉血流量作用、降压及抗心律失常作用等,其作用机制研究表明,它既是一个钙通道阻滞剂,又是钙调蛋白拮抗剂。乌头碱能抑制心脏,引起室性期前收缩、心室颤动甚至停搏。威灵仙、秦艽碱和大活络丹能使血压下降。独活水提取物中分离出的 γ-氨基丁酸具有抗心律失常的作用。

(2)抗血小板聚集作用:粉防己碱及独活醇提物具有抗血小板聚集作用。独活、大活络丹能抑制血栓形成。雷公藤可降低血液黏滞度并能抑制血管内膜异常增生。

(3)抗肿瘤作用:雷公藤内酯,雷公藤甲素、乙素以及独活中香豆素能抑制人肝癌细胞、鼻咽癌(KB)细胞、小鼠白血病瘤株、乳腺癌、胃癌以及 Hela 细胞的生长。

(4)抗生育作用:实验和临床研究表明,雷公藤是一种雄性抗生育药,其所含多种成分能使睾丸和附睾重量减轻、精子数目减少、活力降低,丧失生育力。可以使育龄妇女月经量减少甚至闭经。

由上可见,祛风湿药的抗炎、镇痛、抑制异常的免疫反应等作用是其祛风散寒除湿痹的药理学基础,而对心血管系统的作用、抗血小板聚集作用、抗肿瘤、抗生育等则是近代对其药理作用研究的新发展。

肢节痹病是多发病、常见病,尤以潮湿高寒地区罹患率高,古往今来,痹病患者求中医者甚多,本类药物和方剂在治疗痹痛、缓解症状上的确显示了独特的疗效,近年来对 RA、AS 等难治重症用雷公藤制剂治疗也取得良好效果。现代医学对风湿病的病因尚不明了,认为这类疾病与免疫、代谢、感染、遗传、退行性变有关。RA、AS等的发病机制可能是病原体和遗传基因相互作用，经过一系列抗原抗体反应而表现出的一种自身免疫性疾病，缺乏根治的有效药物，多采用非甾体类抗炎药、免疫抑制剂及肾上腺皮质激素等改善症状、控制疾病的发展、减少骨关节的破坏，但疗效不甚满意，且有的药物副作用大。为此，深入研究祛风湿药(剂)，使之在治疗痹病上发挥更好的疗效实属必要。

近代对祛风湿药和方剂的研究较多，从化学成分的分离提取、药效学、毒理学以及临床应用国内外学者都进行了广泛深入的探讨。早在50年代，从川乌及乌头属植物中提取出的乌头碱、次乌头碱及中乌头碱即证明有较强的镇痛作用，进而研究表明其镇痛作用部位在中枢，70年代川乌还用于中药麻醉的辅助药，其明显的散寒止痛作用历来作为治疗痹病的要药。雷公藤的基础与临床研究资料国内外报道不下数百篇，它的药理作用十分广泛，是一个强免疫抑制剂，作用于多个免疫环节和免疫成分，因此临床用于治疗RA及其他自身免疫性疾病(红斑性狼疮、肾炎等)取得满意效果，其抗生育作用曾作为计划生育药应用。对其毒副作用的研究和观察也比较详尽，如能合理应用，是一个有前途的药物。对临床常用的其他祛风湿药和方剂如五加皮、桑寄生、独活寄生汤等也都作了较多的研究。

二、常 用 药 物

(一)祛风湿散寒药

独　活

本品为伞形科植物重齿毛当归 *Angelica Pubescens* Maxim f. biserrata Shan et Yuan 的根。主要化学成分为香豆素。独活浸膏(1g相当于生药19.6g)中香豆素含量为29.1%。香豆素有甲氧基欧芹素(osthol)、二氢欧山芹醇(columbiametin)、二氢欧山芹醇醋酸酯(columbiametin acetate)、二氢欧山芹素(columbi-anadin)、佛手柑内酯(bergapten)、伞形花内酯(umbeliferone)、香柑内酯(bergapten)、花椒毒素(xanthotoxin)等，还含有挥发油、γ-氨基丁酸等，独活味辛、苦，性微温。归肝、膀胱经。

【功效与药理】

1. 祛风除湿、止痛蠲痹　独活是治疗风寒湿痹痛的要药。《本草求真》中记载“独活，……凡因风干足少阴肾经，伏而不出，发为头痛，则能善搜而治矣，以故两足湿痹，不能动履，非此莫痊，风毒齿痛，头眩目晕，非此莫攻，……”此功效表现在抗炎、镇静、镇痛作用等方面。

(1)抗炎、镇痛作用：甲氧基欧芹素可抑制角叉莱胶所致大鼠足跖肿胀及醋酸引起的小鼠扭体反应，腹腔注射50mg/kg，抗炎抑制率为63.3%±3.62%，比10mg/kg的吲哚美辛作用还强。镇痛百分率为61.2%±5.14%，与100mg/kg的阿司匹林作用相当[1]。

(2)镇静作用：独活乙醇流浸膏腹腔注射，5分钟后小鼠呈镇静催眠状态，催眠作用达5小时以上。小鼠或大鼠口饲或腹腔注射独活煎剂可使自主活动减少，并可防止士的宁对蛙的惊厥作用，但不能保护其免于死亡。当归酸、伞形花内酯有明显的镇静作用，为其活性成分之一[2]。

2. 舒筋活血、宣通百脉　《本草汇言》中记载：“独活，善行血分，祛风行湿散寒之药也”。《本草正义》中记载：“独活气味雄烈，芳香四溢，故能宣通百脉，调和经络”。现代研究，独活具有抗血小板聚集、抗血栓及抗凝等作用。

(1)抗血小板聚集作用:独活水浸出物、乙醇提取物(H6F4)均能抑制 ADP 诱导的大鼠及家兔血小板聚集,且有量效关系,当 H6F4 的终浓度为 0.9、1.8 和 2.7mg/ml 时,抑制率分别为 22.6%±0.6%、49.2%±10.7%、69.35±12.3%。其抑制大鼠体外血小板聚集有显著活性的五种成分是二氢欧山芹醇、二氢欧山芹醇醋酸酯、甲氧基欧芹素、二氢欧山芹素和二氢欧山芹醇葡萄糖苷(columbjanetin-β-D-glucopyrano-side)[3]。

(2)抗血栓作用:大鼠腹腔注射 H6F4 0.4g/kg 及 1.0g/kg,可抑制大鼠颈动静脉旁路血栓的形成,血栓湿重比对照组轻,其抑制率分别为 38.4%及 51.1%[4]。另外腹腔注射 H6F4 1.0g/kg,每日 1 次,共 5 天,可抑制大鼠体外血栓形成,不但延迟“雪暴”(血小板聚集)发生的时间、特异性血栓形成时间和纤维蛋白血栓形成时间,而且使湿血栓长度缩短,湿重减轻[5]。

(3)抗凝作用:给小鼠口服 H6F4 2.6g/kg,30 分钟后出血时间开始延长,1 小时最明显,3 小时后作用则消失。此作用呈量效关系。独活在体外也有抗凝作用,并可部分溶解纤维蛋白[4,6]。

3. 其他作用

(1)对心血管系统的作用:独活酊剂或煎剂给予麻醉猫或犬静脉注射均有降压用,但不持久,酊剂作用大于煎剂。切断双侧迷走神经不影响独活降压效果,但阿托品则可部分乃至完全阻断其降压作用,其所含成分欧芹酚甲醚,在 10、20mg/kg 剂量时,对猫动脉压分别可降低 30%和 50%,持续时间分别为 1 小时和 2 小时。

独活对离体蛙心脏有抑制作用,随剂量加大,最终可使心脏停止收缩。从独活水提取物分离出的 γ-氨基丁酸,给小鼠和大鼠静脉注射 10mg/kg 可对抗乌头碱以及结扎冠状动脉所致室性心律失常,延长室速开始的时间,提高乌头碱致心律失常的阈剂量,降低室性心动过速发生率,缩短室速持续时间,降低室颤发生率和死亡率。给大鼠心室肌灌流 γ-氨基丁酸 100μg/ml,5 分钟后,心室肌动作电位的振幅减小,动作电位时程缩短,Vmax 降低[7],以酶、受体等指标进行筛选表明,独活能抑制血管紧张素Ⅱ受体,α 肾上腺素受体,钙通道阻滞剂受体等活性,这些作用可能和独活降压和抗心律失常有关[8]。

(2)抗肿瘤作用:独活中香豆素如东莨菪素具有抗癌作用。欧芹素乙和异欧芹素乙具有明显的抑制 Hela 细胞生长作用,但如双键被氧化后则活性显著降低[9]。

(3)解痉作用:欧芹酚甲醚、佛手柑内酯对兔回肠,东莨菪素对雌激素或氯化钡所致在体或离体大鼠子宫痉挛均有解痉作用。伞形花内酯也有解痉作用。独活根醇提物能拮抗组胺所致豚鼠离体气管痉挛[10]。

(4)光敏感作用:独活所含佛手柑内酯、花椒毒素、欧芹素乙等呋喃香豆精类化合物为“光活性物质”,当它进入机体后,一旦受到阳光或紫外线的照射,则可使受照射处皮肤发生日光性皮炎。独活内服可引起人的日光性皮炎。

(5)抗氧化、抗神经细胞凋亡:独活及其醇提物对自然衰老小鼠线粒体 DNA 的氧化损伤有保护作用,并能减少自然衰老小鼠大脑神经细胞凋亡[11,12]。

【毒理研究】大鼠肌内注射花椒毒素、香柑内酯的 LD_{50} 分别为 160mg/kg、945mg/kg。花椒毒素 200～300mg/kg 可引起豚鼠肝脏细胞混浊,脂肪性变及急性出血性坏死,肾脏严重充血、血尿。1～2mg/kg 连续 5 个月可致豚鼠肝脏坏死。400mg/kg 可使豚鼠死亡。

【主治】风寒湿痹,腰膝酸痛,手脚挛痛以及头痛、齿痛。

【现代应用】

1. 风湿性关节炎　独活常配伍桑寄生、防风等，成为治疗风寒湿痹(风湿性关节炎、类风湿性关节炎)方剂中的重要药物，详见独活寄生汤。

2. 骨质增生症　以骨刺膏(含独活、川乌、草乌、五加皮等，以铅丹和植物油按传统方法制成)外敷治疗骨质增生症有效[13]。

3. 慢性气管炎　独活加红糖水煎服，治疗慢性气管炎，有一定镇咳平喘作用[14]。

主要参考文献

[1] Takuo Kosuge, et al. Study on bioactive substance in crude drug used for arthritic disease in traditional Chinese medicine. Ⅱ. Isolation and identification of an anti-inflammatory and analgesic pricigle from the root of Angelica pubescens Maxim. Chem Pharm Bull, 1985, 33(12): 5351

[2] 江纪武，等．植物药有效成分手册．北京：人民卫生出版社，1986

[3] 李荣芷，等．中药独活活性成分香豆素及其苷的化学研究．药学学报，1989，6(7)：547

[4] 孟娟如，等．独活醇提物(H6F4)对血小板聚集和实验性血栓形成的影响．中草药，1988，(12)：23

[5] 李荣芷，等．中药独活抗血小板聚集及抑制实验性血栓形成的活性成分研究．北京医科大学学报，1988，20(1)：22

[6] 曲戈霞，等．活血化瘀类中药体外抗凝及纤溶活性筛选实验．沈阳药学院学报，1989，6(1)：16

[7] 李荣芷，等．中药独活抗心律失常成分 γ-氨基丁酸的研究．北京医科大学学报，1989，21(5)：376

[8] 王序，等．现代生物分析法对常用中药的筛选研究．北京医科大学学报，1986，(1)：31

[9] Joru Okuyama, et al. Studies on the antitumor promoting activity of naturally occurring substance Ⅱ. Inhibition of tumor-promoter-enhanced phospholipids metabolism by umbelliferous materials. Chem Pharm Bull, 1990, 38(4): 1084

[10] 向仁德，等．100 种中草药对豚鼠离体气管抗组胺的研究．中草药，1985，(2)：22

[11] 李海权，等．衰老小鼠脑组织 mtDNA 缺失呼吸链酶复合体活性的变化以及独活作用机制的实验研究．中医药学刊，2006，24(2)：279

[12] 裴媛，等．独活及其醇提物对自然衰老小鼠脑组织细胞凋亡的影响．中国老年学杂志，2005，25(8)：959

[13] 李玉岩，等．应用骨刺膏治疗骨质增生 66 例．中药通报，1987，(11)：50

[14] 时继慧．温莪术挥发油的实验研究：β-揽香烯抗肿瘤作用研究．中药通报，1981，(6)：32

川　乌

本品为毛茛科植物乌头 *Aconitum carmichaeli* Debx. 的块根。主要化学成分为生物碱，生川乌总生物碱含量约为 5.6～7.9mg/g。其二萜类生物碱为有效成分，包括乌头碱(aconitine)、次乌头碱(hypaconitine)及中乌头碱(mesaconitine)，其中乌头碱含量约为 0.9～1.9mg/g。生川乌蒸或煮后总生物碱及酯型生物碱含量降低。乌头碱经水解后转化为毒性较小的乌头原碱(aconine)、苯甲酰乌头胺(benzoyl aconine)，乌头原碱毒性为乌头碱的1/2000。川乌中还含有塔拉胺(talatisamine)、川乌碱甲及川乌碱乙。川乌味辛、苦，性温，有大毒。归心、脾、肝、肾经。

【功效与药理】

1. 祛风除湿　《本草纲目》记载，乌头“主大风顽痹”。乌头既可散在表的风邪，又能逐在里的寒湿，为治疗痹证的常用药。现代研究具有抗炎及抑制免疫功能作用。

(1)抗炎作用：川乌总碱、乌头碱(AC)、中乌头碱(MAC)、次乌头碱(HAC)及 3-乙酰乌头碱(3-AAC)均有较强的抗炎活性。可显著抑制角叉菜胶、蛋清、组胺及 5-HT 等多种致炎剂引起的大鼠足跖肿胀，明显抑制二甲苯致小鼠耳肿及组胺、5-HT 引起的毛细血管通透性增加，减少炎性渗出液中白细胞的渗出。AC、MAC、HAC 0.1～0.5mg/kg 灌胃给药抑制足肿作用有良好的量效关系。药后 2 小时作用显著，抑肿率在 36%～60%。MAC 腹腔注射对小鼠足肿的抑制肿胀 ED_{50} 为 0.1～0.2mg/kg，乌头碱类的抗炎作用强于非甾体类抗炎药，如对巴豆油性小鼠耳肿，AC 的 IC_{50} 为 0.07mg/kg，3-AAC 为 0.49mg/kg，而吲哚美辛则为 375mg/kg。MAC 和 AC 在 0.3～3mg/ml 时能明显抑制鸡胚囊膜肉芽肿增生，抑制率为 29%～44%。川乌总碱能显著减少巴豆油在大鼠皮下氮气囊内引起的渗出物量及肉芽肿重量，明显抑制大鼠被动可逆性 Arthus 反应及大鼠佐剂性关节炎足肿。但 MAC 对佐剂性关节炎未表现出抑制作用[1,2]。

关于乌头类生物碱抗炎作用机制是否通过兴奋垂体-肾上腺轴的实验结果不一，大多认为关系不大。近年研究表明，正常大鼠腹腔注射乌头碱 1μg/kg、3μg/kg 和 10μg/kg，7 天后，下丘脑促肾上腺皮质激素（CRH）含量呈剂量依赖性增高，免疫组化法亦见下丘脑室旁核 CRH 神经细胞及正中隆起神经纤维较对照组明显增多增深，提示乌头碱通过兴奋下丘脑 CRH 神经细胞而改善下丘脑-垂体-肾上腺轴功能[3]。另外，川乌总碱可使大鼠角叉菜胶造成炎症渗出物中 PGE 含量明显减少。MAC 40ng/只或 80ng/只大鼠脑室注射，能显著抑制角叉菜胶致大鼠足肿，此作用不受苄唑啉及普萘洛尔的影响，提示乌头抗急性炎症的效应可能与中枢神经系统及抑制组织中的前列腺素释放有关[1,2]。

（2）抑制免疫功能：乌头碱 76.8μg/kg 腹腔注射，能使 LACA 纯系小鼠脾脏重量显著减少，脾溶血空斑形成细胞（PFC）的溶血能力及溶血素产生显著降低[4]。由制川乌组成的复方乌头汤提取液，能使幼年小鼠胸腺明显萎缩。川乌总碱能明显抑制结核菌素引起的大鼠迟发型皮肤超敏反应[1]。

2. 温经止痛

（1）镇痛作用：乌头类生物碱有明显的镇痛效应。用电刺激大鼠尾部法测得 AC 皮下注射的最小镇痛量为 25μg/kg，镇痛指数为 11.8（吗啡为 142），其镇痛强度和维持时间随剂量的加大而增加，100μg/kg 的镇痛百分率可达 60%，作用可持续 150 分钟。AC、MAC 60μg/kg（1/4LD_{50}）和 HAC 300mg/kg 静脉注射可抑制小鼠醋酸引起的扭体反应。MAC 的镇痛效力比 AC 强 2 倍，HAC 则比 AC 弱。

对镇痛作用机制的研究表明，将 AC 皮下注射剂量的 1/200～1/1000 及 1/200～1/500 分别注入大、小鼠侧脑室，出现非常明显的镇痛作用，但静脉注射相同剂量不能镇痛，提示 AC 的镇痛作用部位主要在中枢神经系统。去甲肾上腺素、多巴胺能明显增强 AC 及 MAC 的镇痛作用，利舍平则能使 AC 镇痛作用消失，表明乌头类生物碱的镇痛作用与脑内单胺类递质水平有关。用直流电损毁中枢 NE 能神经原胞体密集的核团-蓝斑核，可使 AC 镇痛作用消失。皮下注射或侧脑室注射 α 受体阻断剂酚苄明可使 AC 镇痛作用显著减弱，静脉注射或腹腔注射普萘洛尔对其镇痛作用无明显影响，因此进一步提示 AC 的镇痛作用主要与脊髓以上神经结构中的 α 受体有密切关系，而与 β 受体无关。此外与中枢阿片能系统也有关[5]。

3-乙酰乌头碱（3-AAC）的镇痛作用不产生耐受性及身体依赖性。

（2）局麻作用：乌头碱能刺激局部皮肤，使皮肤黏膜感觉神经末梢呈兴奋现象，产生瘙痒与灼热感，继之麻醉，使失去知觉。3-AAC 肌肉和皮内注射也有较强的局麻作用。

3. 其他作用

（1）对心血管系统的作用：乌头类生物碱对心脏的作用表现为强心作用和致心律失常作

用，且以后者为主。AC10^{-7}g/ml 对离体心脏、心房和乳头肌先兴奋（收缩力加强、频率加快），后抑制（收缩力减弱，频率减慢），进而出现节律不齐。AC1.25μg/ml 可使离体豚鼠心脏节律减慢，收缩力加强，继而房室传导阻滞、室速、室颤，最后心脏停搏。大鼠一次静脉注射 AC20μg/kg 可明显引起心律失常[6]，AC 对心脏的作用一是作用于中枢，二是直接作用于心脏。切除迷走神经后，AC 不能引起心搏变慢和传导阻滞，但用 AC 灌流无神经的离体心脏仍可使频率变慢和传导阻滞。AC 对心脏的直接作用是使心肌细胞 Na^+ 通道开放，加速 Na^+ 内流，促使细胞膜去极化，奎尼丁可对抗其引起的心律失常。川乌制剂和 AC 具有舒张血管作用，高浓度 AC 可使血管收缩。大鼠静脉注射 AC、MAC 和 HAC 0.05mg/kg 引起暂时性血压下降，这种作用不受普萘洛尔影响，但可被阿托品部分阻断，也不改变肾上腺素的升压作用。

(2)对平滑肌的作用：AC、MAC 对平滑肌有明显收缩作用，AC(1.5×10^{-6}mol/L)能明显收缩兔离体回肠，作用可被阿托品对抗。AC 还可引起离体豚鼠输精管的收缩，作用可被酚妥拉明阻断。MAC 对回肠和输精管也有相似作用。预先给予豚鼠利舍平和 6-羟基多巴胺或切断神经，可抑制 MAC 对输精管的收缩作用。MAC 可特异性地增强 NE、Ach、组胺和酪氨收缩输精管的作用，并使输精管释放 NE。

(3)神经肌肉阻断作用：在大鼠离体膈肌标本上，AC 17μg/ml 可抑制间接刺激引起的肌肉收缩，浓度增为 100μg/ml 时可完全取消猫在体腓肠神经复合电位各成分，使神经干丧失兴奋性和传导冲动的能力。在小鼠膈神经-膈肌标本上，AC 2μmol/L 时可完全阻断神经复合动作电位，但不影响肌肉的静息电位及动作电位，说明 AC 的神经肌肉阻断作用主要是由于阻断神经复合动作电位所致[7]。

(4)抗肿瘤作用：乌头注射液（含乌头总碱 0.4mg/ml）以生理盐水稀释 10 倍，给接种前胃癌 FC 的 615 纯系小鼠腹腔注射，每日每只 0.2ml，连续 13 日，瘤重抑制率 34.9%。对小鼠肉瘤 S_{180} 瘤重抑制率为 46%，对纯系小鼠 Lewis 肺癌自发转移也有明抑制作用，胃癌病人肌注乌头注射液可抑制癌瘤生长和癌细胞自发转移。泰癌注射液（川乌和草乌提取制成）200μg/ml，能抑制所有存活、可增殖的胃癌细胞，并可抑制体外胃癌细胞的有丝分裂。对小鼠肝癌实体瘤重的抑制率为 47.8%～57.4%[8,9]。

【体内过程】以 LD_{50} 补量法测定川乌的体存量，从体存量的经时变化判断药物在体内的衰减模式，并计算表观药动学参数，结果符合二室模型，分散相及消除相 $t_{1/2}$ 分别为 0.54 及 12.1 小时[10]。以心电图改变（房室传导阻滞）作为乌头碱吸收的指标，表明乌头碱给大鼠经口给药后，可在食管及胃内吸收，且食管的吸收强于胃[11]。

【毒理研究】小鼠灌胃、皮下注射、腹腔注射及静脉注射 AC 的 LD_{50} 分别为 1.8mg/kg、0.26～0.29mg/kg、0.38mg/kg 及 0.12～0.27mg/kg。MAC 的 LD_{50} 分别为 1.9mg/kg、0.2～0.26mg/kg、0.21～0.3mg/kg 和 0.1～0.13mg/kg，而 HAC 则分别为 5.8mg/kg、1.19mg/kg、1.1mg/kg 和 0.47mg/kg[25]，可见 HAC 的毒性最小。

【主治】风寒湿痹、诸寒疼痛、跌打损伤及麻醉止痛。

【现代应用】

1. 风湿性关节炎和类风湿性关节炎　以川乌为主药组成复方，治疗风湿性关节炎和类风湿性关节炎属风寒湿痹者报道甚多。用乌头汤（制川乌、生麻黄、白芍、炙黄芪、炙甘草、生蜂蜜）治疗类风湿性关节炎，关节肿痛减轻或消失，功能改善或恢复正常，血沉下降[12]。加味乌头汤（制川乌、制草乌、生麻黄、炮姜、炙甘草、制附片、桂枝、白芍、黄芪、熟地）水煎服，治疗类风湿性关节炎、风湿性关节炎有效[13]。用风湿宁(制川乌、制草乌、羌活、独活、制附子、乳香、没药、当归、川牛膝、木瓜、麻黄、桂枝、蜈蚣、川芎及马钱子粉制成片剂),每次3片,每日3次,治疗风湿性关节炎1例有效。也有报道用制川乌15~20g水煎服治疗风湿性关节炎和类风湿性关节炎200例,总有效率90%以上[14]。

2. 坐骨神经炎　用乌头汤(制川乌30g,先煎2小时,合并黄芪、白芍、麻黄、桂枝、当归、川芎、红花、川牛膝、蜈蚣、炙甘草等随意加减)水煎服,治疗坐骨神经炎120例,痊愈56例(46.7%)、好转52例(43.3%)、无效12例(10%)。

3. 腰痛　以二乌汤(制川乌及制草乌各9克,当归、牛膝、红花、海马、三七、续断、杜仲、自然铜)用白酒或黄酒浸泡后,根据酒量酌服,治疗腰痛有效[15]。

4. 痛性糖尿病神经病变　用生川乌、细辛、薄荷油制成外用涂抹剂型,外用治疗糖尿病神经性疼痛,取得比较满意的效果[16]。

5. 肩周炎　以加味乌头汤(见前)治疗肩关节周围炎属寒性者63例,总有效率为96.8%[13]。

6. 肿瘤　川乌对癌症疼痛有明显的治疗效果,用乌头碱注射液肌注,可缓解癌症疼痛[17]。另有用乌头注射液治疗晚期消化系肿瘤,可抑制肿瘤生长,缓解癌性疼痛,并可减轻恶心、呕吐、腹胀、吞咽困难等症状,多数患者还可延长存活期[9]。

7. 黏膜表面麻醉　用生川乌制成乌头酒精浸出液,用于鼻腔、口腔、气管及食管等处黏膜麻醉,麻醉有效率达97.1%。

【不良反应】川乌毒性极强,属大毒之品,如用量过大,煎煮时间不够或患者体质虚弱,容易发生中毒。人口服乌头碱3~4mg可致死。中毒的主要表现是:①神经系统:口舌、四肢和全身发麻,有紧束感,烦躁不安、头痛、神志不清,阵发性抽搐,个别病人可失明[18,19]。②消化系:恶心、呕吐、腹痛、腹泻、流涎。③循环系统:心悸、血压下降,四肢厥冷,出冷汗,心源性休克甚至心搏骤停,心电图可见期前收缩、心动过速,结性心动过缓,束支传导阻滞、心室纤颤等[20-22]。有心脏传导阻滞者禁用乌头碱[23]。④呼吸系统:先表现为呼吸不规则、频率及深度增加、面色苍白,口唇青紫,剧咳,继之呼吸减慢至麻痹[18]。有服用川乌致死的报道[24]。

中毒防治方法:使用前必须加热,加热时间越长,毒性越低,因川乌主要毒性成分是AC,加热后可水解成毒性低数百倍甚至数千倍的乌头原碱类。中毒抢救措施有洗胃、导泻、输液、利尿、抗休克,常用大剂量阿托品、利多卡因。

主要参考文献

[1] 师海波. 川乌总碱的抗炎作用. 中国中药杂志,1990,15(3):174

[2] 宋东江,等. 乌头碱类化合物抗炎作用研究进展. 中草药,1990,21(11):43

[3] 蔡定芳,等. 乌头碱对大鼠下丘脑促肾上腺皮质激素释放激素含量的影响. 中国中西医结合杂志,1996,16(9):544

[4] 王雅贤. 乌头碱对小鼠免疫功能影响的实验研究. 中医药信息,1989,(5):40

[5] 郑平,等. 乌头碱镇痛作用部位及其与中枢去甲肾上腺素能系统的关系. 中国药理学报,1988,9(6):481

[6] 周远鹏,等. 附子及其主要成分的药理作用和毒性. 药学学报,1983,18(5):394

[7] Muroi M. Blocking effects of hypoconitine and aconitine on never actione potentials in phrenic never diaphragm musules of mice. Neurophamacology,1990,29(6):567

[8] 汤铭新,等. 乌头碱抑瘤及抗转移的研究与治癌的观察. 北京中医,1986,(3):27
[9] 空军济南医院药厂. 乌头注射液. 中国药学杂志,1989,24(1):51
[10] 陈长勋,等. 川乌、四逆汤表观药动学参数的测定. 中国医院药学杂志,1990,10(11):487
[11] 李建荣,等. 乌头碱上消化道吸收实验研究. 中国中药杂志,1991,16(1):46
[12] 董松林,等. 乌头汤治疗类风湿性关节炎146例. 浙江中医杂志,1992,(10):471
[13] 夏善玲,等. 加味乌头汤治疗寒性关节痛379例. 安徽中医学院学报,1995,(3):17
[14] 王鹏,等. 乌头治疗痹证的临床应用和中毒防治. 北京中医,1992,(5):35
[15] 张明星. 二乌汤治疗腰痛250例. 陕西中医,1989,10(3):112
[16] 陈奕名,等. 川乌合剂治疗痛性糖尿病神经病变疗效分析中. 国医药导报,2008,5(3):72
[17] 王华灵,等. 乌头碱对癌症疼痛的治疗效果. 中国中西医结合杂志,1994,(4):219
[18] 吴汝彪.29年来我国乌头类药物中毒635例综述,中医药信息,1988,(2):40
[19] 魏世辉,等. 川乌、草乌致双眼失明1例报告. 中国中医眼科杂志,1992,2(3):124
[20] 王炳申. 乌头碱中毒引起心律失常心源性休克一例. 佳木斯医学院学报,1995,18(1):90
[21] 邱位文,等. 川乌引起心脑综合征16例报告. 福建中医药,1993,24(4):21
[22] 余化平,等. 乌头碱中毒致心律失常16例临床分析. 医学研究进展,1993,22(8):31
[23] 邱俏檬,卢中秋,俞继芳,等. 乌头碱急性中毒的临床特点及救治. 医学研究杂志,2007,6(12):106-107
[24] 黄继斗. 乌头中毒死亡3例报告. 中原医刊,1982,(12):84
[25] 周远鹏,等. 附子的研究Ⅳ. 附子中乌头碱及其有关化合物的药理作用. 中药药理与临床,1992,8(5):45

雷　公　藤

本品为卫矛科植物雷公藤 *Tripterygium Wilfordii* Hook. f 的根。从雷公藤属植物中分离得近70种化学成分,主要为生物碱类、二萜类、三萜类、倍半萜类及多糖。生物碱类和二萜类为主要活性成分。生物碱类有雷公藤定碱(Wilfortrine)、雷公藤灵碱(Wilforine)、雷公藤晋碱(Wilforgine)、雷公藤春碱(Wilfortrine)、及雷公藤增碱(Wilforzine)等。二萜类有雷公藤甲素(Triptolide,T_{13})、雷公藤乙素(Tripdiolide)、雷公藤丙素(Tripterolide)、雷公藤内酯(Triptolide)、雷公藤内酯二醇(Tripdiolide,T_8)、雷公藤内酯三醇(Triptriolide,T_{11})、雷酚内酯(Triptophenolide,TN)等。三萜类有雷公藤内酯甲(Wilforlide A,T_1)、雷公藤红素(Tripterine)等。倍半萜类有雷藤素(Wilfornide)等。此外,还有卫矛醇(Dulcitol)、雷公藤总苷($T_{Ⅱ}$)、雷公藤多苷(GTW)等。雷公藤味苦辛,性寒,有大毒。归心、肝经。

【功效与药理】

1. 祛风除湿,消肿止痛　雷公藤有明显的祛风湿、止痹痛作用,用于治疗类风湿性关节炎、强直性脊柱炎等顽痹有显著疗效,近代研究较多的是其抑制免疫功能及抗炎作用。

(1)对免疫功能的影响:雷公藤及其多种成分均有明显的抑制免疫功能的作用。

1)对细胞免疫功能的影响。雷公藤水煎剂皮下注射,对刀豆素A(ConA)诱导的T细胞增殖反应有明显抑制作用,且可明显降低小鼠脾细胞产生白细胞介素2(IL-2)的水平,说明辅助性T细胞的功能受到影响。有丝分裂原刺激淋巴细胞合成并分泌IL-2,细胞膜表达IL-2受体和合成DNA,这三者是T淋巴细胞激活的标志,雷公藤对ConA刺激脾细胞DNA合成,分泌IL-2,以及表达IL-2受体都有较强的抑制作用,但未能完全抑制IL-2的产生,推测雷公藤的主要作用是抑制脾细胞活化,而不是直接细胞毒性作用和对DNA合成的抑制。

用雷公藤多苷(GTW)给小鼠灌服,每日50mg/mg,连续10天,第11天处死后取脾脏分离脾细胞，用ConA和植物血凝素(PHA)刺激培养脾淋巴细胞，24小时后分别离心，取上清液刺激IL-2依赖细胞株，结果对IL-2的抑制率为80.7%，进一步研究证明GTW能直接抑制IL-2的基因表达。雷公藤多苷对小鼠Ⅳ型超敏反应的渗出性改变有抑制作用。

从健康志愿献血员的外周血中分离出单个核细胞(PBMC)，加入ConA和雷公藤甲素培养24小时后收集培养的细胞，用异硫氰酸胍法提取总RNA，将含小鼠IL-5cDNA的质粒酶切为约1kb的片段，用地高辛配基标记探针、检测PBMC的IL-5mRNA表达，结果雷公藤甲素在终浓度为50ng/ml和100ng/ml时能显著抑制ConA刺激的PBMC表达IL-5mRNA[1]。红细胞免疫复合物花环(RBC-ICR)实验表明，用雷公藤甲素(1mg/L)作用后，RBC黏附酵母菌的花环形成率明显降低，NK细胞活性也明显降低。雷公藤甲素作用于正常人外周血单个核细胞(PBMC)后，NK活性亦明显降低，表明细胞免疫功能受抑制，同时细胞内cAMP水平降低，cGMP水平呈剂量依赖性增高，通过环核苷酸含量的变化，直接或间接通过某种调节系统影响NK细胞活性[2]。雷公藤红素对ConA诱导的脾淋巴细胞转化增殖和网状内皮细胞吞噬功能均有抑制作用，可降低脂多糖(LPS)活化的正常小鼠腹腔巨噬细胞产生IL-2，呈现明显量效关系[3]。雷公藤红素在体外0.1～1.0μg/ml可以明显抑制ConA、PHA、LPS诱导的小鼠脾细胞淋巴细胞增殖反应，而雷公藤内酯甲及雷公藤三萜酸A无此作用。

雷公藤总苷($T_{Ⅱ}$)对T细胞形成E花环有显著的抑制作用，对淋巴细胞转化率也有抑制作用，在100μg/管以上时，对T细胞转化率的抑制几达100%，其作用是通过抑制IL-2的产生而抑制细胞的增生，而非毒性作用。$T_{Ⅱ}$对巨噬细胞吞噬作用无明显影响，对淋巴细胞存活率也无影响，故推测雷公藤抑制细胞免疫的作用与抑制繁殖较快的淋巴细胞增生以及大剂量抑制胸腺的作用有关。

动物实验及人体外实验研究表明，雷公藤单体T_4(雷藤氯内酯醇)可抑制IL-2合成。肿瘤坏死因子(TNF)与RA的发病有密切联系，RA患者消化的膜单个细胞(RA-DSSC)分泌TNF，T_4可抑制RA患者PBMC体外产生TNF活性水平，不同时间抑制率分别为25.54%及40.51%，同时也可抑制RA-DSSC体外产生TNF活性水平。还可抑制RA-DSSC生成IL-6及PGE_2[4]。

同属植物东北雷公藤(*Tripterygium regeli* Sprague et Takeda)能抑制ConA诱导的大鼠PBMC的体外增殖反应，但对LPS诱导的增殖反应无明显抑制作用。另外东北雷公藤可抑制关节炎模型大鼠PBMC对Ⅱ型胶原的特异性增殖反应和迟发型超敏反应。

雷公藤茎、叶、花提取物灌胃给药在剂量为30mg/kg时，对细胞免疫亦有抑制作用，而小剂量时可使免疫反应增强。

2)对体液免疫功能的影响。雷公藤提取物可不同程度地抑制小鼠血清溶血素抗体的形成，能明显抑制胸腺依赖性抗原诱发的抗体反应，但不能抑制非胸腺依赖性抗原诱导的抗体反应，表明对体液免疫应答呈抑制作用，可能是通过抑制辅助性T细胞功能而间接体现的，而非对B细胞直接作用的结果。对关节炎动物模型的抗Ⅱ型胶原特异性体液免疫方面，不论是关节炎发病动物，还是经诱导但未发病的大鼠，都能抑制其胶原体特异性抗本的产生。

给小鼠腹腔注射40mg/kg和80mg/kg的雷公藤春碱和雷公藤新碱，对以溶血反应为指标的体液免疫和以碳粒廓清指数为指标的细胞免疫均发现抑制作用。

小鼠溶血素试验，移植物抗宿主反应及肿瘤相伴免疫试验表明，雷公藤内酯0.2mg/

kg，对体液免疫有明显抑制作用，而对细胞免疫无明显影响。雷公藤内酯腹腔注射0.75、1mg/kg，可明显抑制抗体的产生和分泌，并抑制Ts细胞活化，离体实验证明，在雷公藤内酯浓度为50、500mg/ml时，可明显抑制T、B细胞增殖。大鼠和小鼠灌服1.5mg/kg雷公藤内酯，对淋巴细胞有明显抑制作用，并能提高血清总补体量，明显抑制小鼠IgG的形成，而对IgM形成作用不明显。

雷公藤红素腹腔注射lmg/kg、3mg/kg，连续5天，可明显减轻小鼠胸腺重量，降低脾脏空斑形成细胞数，同时能提高血清补体C3含量，而对血清溶血素IgG水平无明显影响，但小鼠静脉注射1mg/kg时，则可明显抑制血清溶血素含量。雷公藤红素在试管内明显抑制初次致敏小鼠脾细胞中抗体形成细胞的产生，在浓度为0.1～10μg/ml时，抑制率为26.3%～88.5%，对美洲商陆有丝分裂原(PWM)的刺激作用的抑制率为27.1%～75.3%，在试管内对于再次致敏的脾细胞中空斑形成细胞(PFC)的产生呈同样抑制作用，其抑制率为29.7%～79.4%。

雷公藤可直接抑制B淋巴细胞产生抗体。对雷公藤多苷治疗RA的机制探讨表明，不仅可抑制RA体内已激活的周围单个核细胞(PBMC)，还可抑制静止的PBMC被PWM诱导激活，提示雷公藤多苷可能通过阻断RA患者体内RF合成的正反馈途径，而使病情缓解，经雷公藤多苷治疗后，RA患者血清IgM、IgA、IgG均下降，补体C3增高，γ-球蛋白明显下降，表明对体液免疫有明显抑制作用。

雷酚内酯(TN)给大鼠和小鼠灌胃1.5mg/kg，对T淋巴细胞的免疫功能有明显抑制作用，使大、小鼠外周血T淋巴细胞酯酶染色率减少，TN还能显著提高大、小鼠血清总补体含量及抑制循环中IgG的形成量，此作用有利于促进循环免疫复合物(IC)的清除及阻断IC的致炎作用[5]。

3)对非特异性免疫功能的影响。雷公藤总苷、雷公藤红素及雷公藤单体T4均可引起幼龄鼠胸腺萎缩，雷公藤总苷长期给药还可使成年鼠胸腺萎缩。雷公藤春碱、雷公藤新碱能显著降低小鼠炭粒廓清速率，对网状内皮系统吞噬功能有抑制作用。

4)抗排异作用。雷公藤甲素与环孢菌素合用有协同作用，能增强移植抗排斥作用，提高环孢菌素疗效，并减少了环孢菌素的用量，减少了单独使用环孢菌素所致的不良反应。曾有人采用标准的犬异体肾移植模型来观察雷公藤有效成分之一的雷公藤红素单体对犬异体肾移植抗排斥的疗效，结果认为雷公藤红素对杂种间的异体肾移植的排斥无抑制作用[6]。在器官移植的抗排异反应中，雷公藤甲素显出良好的疗效，具有不良反应少、适用范围广等优点。

(2)抗炎作用：雷公藤内酯腹腔注射300μg/kg对巴豆油诱发小鼠耳廓肿胀有明显抑制作用，抑制率为72.48%，对醋酸所致小鼠腹腔毛细血管通透性增高有一定抑制作用。大鼠体外红细胞膜稳定性试验表明，雷公藤内酯在0.22～6.66μg/ml浓度时，能明显抑制红细胞膜破裂作用。对正常大鼠角叉菜胶性肿胀亦有抑制作用，但对去肾上腺大鼠，相同剂量时该作用不显示，但同时能明显降低大鼠肾上腺维生素C含量，此作用可被地塞米松阻断，表明雷公藤内酯抗炎作用机制与兴奋下丘脑-垂体-肾上腺皮质系统有关。雷酚内酯亦有类似作用。用雷公藤醋酸乙酯提取物治疗RA患者，可使尿中17-羟皮质类固醇明显增多，也可使佐剂关节炎大鼠血浆中ACTH及皮质醇水平升高，肾上腺重量增加，皮质层增厚，并与强的松药理作用存在互补性[7]。

雷公藤总苷对正常大鼠甲醛性足跖肿胀有抑制作用，对佐剂性关节炎有明显抗炎作用，对琼脂性关节肿胀、棉球肉芽肿及组胺所致血管通透性增高均能明显抑制。雷公藤总苷能阻断组胺、5-HT 对离体肠的作用，但对大鼠肾上腺内维生素 C 含量无影响。月卵蛋白诱发致敏豚鼠哮喘发作，同时用雷公藤多苷治疗 24 小时和 72 小时后，豚鼠支气管-肺泡灌流液（BALF）中炎性细胞、嗜酸性细胞总数及其分类计数明显减少，表明雷公藤多苷对哮喘豚鼠炎症有明显炎症作用。

雷公藤红素 0.5～3mg/kg 腹腔注射，对大鼠棉球肉芽肿有明显炎症作用，呈明显量效关系，还可降低大鼠腹腔巨噬细胞内 cAMP 含量，且明显抑制细胞对 PGE_2 及酵母多糖的反应性。

2. 活血通络　风寒湿邪侵袭，导致气血凝滞，经脉痹阻，发而为痹，雷公藤的活血通络作用有助于痹病的治疗。这一功效与对血液流变性和血管的作用有关。

（1）改善血液流变性：用雷公藤醋酸乙酯提取物对佐剂性关节炎大鼠不同病变时期连续灌药 7 天，可使致炎 2 周和 4 周大鼠的全血高切黏度、全血低切黏度、血浆黏度、全血还原黏度、血细胞比容、纤维蛋白原含量均明显降低[8]。

（2）保护血管内膜，抑制异常增生：雷公藤多苷灌胃给药，9.4mg/(kg・d)后，给大鼠行胸主动脉内皮剥脱术，术后第 14 天观察发现胸主动脉新生内膜面积、内膜与中膜面积比、新生内膜覆盖率，H-TdR 掺入量均减少，表明雷公藤能显著抑制受损动脉内膜的增生[9]。在利用金属管基的充液球囊导管制造大鼠胸、腹主动脉内皮损伤模型上，经用雷公藤多苷治疗可使血管内皮损伤后血浆内源性类洋地黄因子含量明显抑制，血管内皮损伤局部炎性细胞明显减少。利用小鼠皮肤由来的血管内皮细胞株 F-2 及其无血清培养亚株 F-2c 观察雷公藤对血管新生过程的影响，结果表明，雷公藤能抑制 F-2c 与 F-2 游走与增殖，可促进细胞外基质成分合成，抑制整合素活性，并能轻度提高钙依赖性粘连分子活性，提示雷公藤能通过多种机制调控血管的新生过程[10]。

3. 杀虫解毒

（1）抗菌作用：雷公藤对金黄色葡萄球菌、607 分枝杆菌、枯草杆菌、无核杆菌有明显的抑制作用，对革兰阴性细菌也有抑制效果。对真菌尤其是皮肤白色念珠菌感染疗效特佳。有实验证明雷公藤主要抑制革兰阳性球菌、杆菌及抗酸分枝杆菌，其主要抑菌成分是雷公藤红素。

（2）杀虫作用：雷公藤水煎液、醇浸液及醚提取液能杀虫、蝇、蛆、蚕及毒鼠，其中生物碱对间日疟裂殖体有效。

4. 其他作用

（1）抗生育作用：

1）对雄性生殖器官的影响。雄性成年大鼠用雷公藤多苷（GTW）灌胃 10mg/kg，8 周后所有鼠均丧失生育能力，再继续用药 4 周后停药，于停药 5 周后生育力恢复至对照水平，所测各项参数如睾丸组织学，附睾精子活力和密度，血清睾酮，血清中 Na^+、K^+ 水平，附性腺重量均恢复到与对照组无差异，因此可认为在此剂量下引起的不育是完全可逆的。给雄性小鼠每日灌胃 GTW20mg/kg，8 周后附睾尾精子存活率降至极低，精子密度也显著下降，而异常形态精子数则明显升高。大鼠灌服雷公藤总苷（$T_Ⅱ$）30mg/kg，连续 35 天，总量达 1.05g/kg 时，可出现不育的生殖细胞损伤特征，精子活力显著降低，睾丸精子细胞及精子发生明显蜕变及减少，仅见少数精母细胞出现病变及脱落，大多数尚属正常，精原细胞未见损伤，服药 80 天，总量达 2.4g/kg 时，则损伤加重，曲细精管内精子及精母细胞脱落、退化、消失，并累及部分精原细胞，睾丸减重一半以上，残留精子全部变形，损伤程度呈明显量效关系。从中筛选出具有抗生育活性而无明显免疫抑制作用的单体 T_9，给雄性小鼠每日灌服 1mg/kg，连续 6 周，发现附睾精子停止活动，精子头部形态正常，无明显畸变，90%精子头尾分离。用体外培养大鼠曲细精管方法观察发现低剂量的 GTW 并不影响支持细胞合成与分泌抑制素功能，也不影响其对 FSH 的应激反应，但大剂量的 GTW 对细胞有明显的毒性作用，可明显抑制支持细胞的基础分化与应激反应。

雷公藤单体 T_4 给大鼠口服，可致附睾尾精子活率和密度明显下降而不育。精子活力主要受 Ca^{2+} 等调控，研究发现 T_4 抑制人射出精子对 Ca^{2+} 的摄取，但不影响由去甲肾上腺素和高 K^+ 依赖 Ca^{2+} 支持而诱发的大鼠胸主动脉和输精管的自发收缩，提示 T_4 可抑制人射出精子 Ca^{2+} 内流，导致精子膜内外 Ca^{2+} 梯度浓度失去动态平衡，并且选择性的作用在附睾部位[11]。大鼠灌服 T_4 7 周后发现从睾丸分离的长形精子细胞核 TH/RP 随（总组蛋白/大鼠精核蛋白）比值升高，精核蛋白含量下降，附睾精子核碱性蛋白也发生类似改变，表明睾丸变态期精子细胞组蛋白-精核蛋白取代反应受阻，进而导致附睾精子核蛋白异常，以致导致大鼠不育[12]。研究发现，抗生育剂量 T_4 对大鼠睾丸间质细胞有轻度抑制作用，其抗生育剂量为 GTW 的 1/200，主要作用于附睾精子，对睾丸形态结构及精子形态的影响不明显。

雷公藤总生物碱分别一次给予雄性大鼠 1500、1000、500mg/kg 后，可引起不同程度的睾丸生精细胞的损伤，其靶细胞主要为精子细胞和精母细胞，精原细胞未见明显损害。睾丸间质细胞及附睾未见形态学改变，生精细胞受损出现的时间及程度与剂量有关，经动态病理观察发现，总碱对生精细胞的损害是可复性的，其抗生育作用与棉酚有很多相似之处。

雷醇内酯亦具有抗生育作用，给雄性小鼠每日灌服 0.1mg/kg，7 周后处死，病理切片观察发现睾丸组织结构损伤微弱，而附睾精子有明显损伤，表现为精子尾部中段鞘膜崩解，特别是精子头尾大量分离，分离率高达 99%以上，其抗生育效果是 GTW 的 100 倍[13]。

成年雄性大鼠每日灌服同属植物昆明山海棠（T. Hypoglaucum（Levl.）Hutch.）根的乙醇提取物（ATH），剂量为 1g/kg，连续 10 周，5 周后所有用药鼠均丧失生育力，附睾精子活率及密度均明显降低。停药 5 周后其生育力及附睾精子均恢复，表明无毒剂量的 ATH 可致雄性大鼠可逆性不育。

通过植化分离和动物筛选，获得了 6 个雄性抗生育有效环氧二萜类化合物：雷藤甲素、雷藤乙素、雷醇内酯、雷藤氯内酯醇、16-羟雷藤甲素以及 T_7、T_{19}，均鉴定了结构，它们的结构和作用均相似[14]。

临床研究也表明雷公藤具有明显抗生育作用。成年男子服用雷公藤多苷 2 个月后，精子浓度和活性指数达不育水平，停药 2 个月后，精子指标恢复，服药期间，血清促黄体生成素和 T 细胞浓度轻度升高，停药后恢复正常。雷公藤总苷能降低初级精母细胞核内 DNA 含量，作用的靶细胞主要是精母细胞和精子细胞，作用部位为睾丸、附睾和精子。用 GTW 治疗男性牛皮癣患者，服药后精浆肉毒碱低于用药前，提示 GTW 可能通过抑制附睾功能而阻碍精子的成熟。对服用雷公藤糖浆患者的 69 份精液标本和 2 例睾丸活检组织进行光镜和透射电镜形态学观察，结果，服药 15 日以上者其精液中可见大量脱落的精子细胞和精母细胞，呈明显的超微病理变化，睾丸曲细精管中精子细胞和精母细胞脱落至尽，支持细胞的紧密连接有超微病理变化，但精原细胞未见形态学异常，提示雷公藤可能主要作用于睾丸曲细精管连腔小室内的生殖细胞[15]。

2）对雌性生殖器官的影响。雷公藤总苷 T_{II} 对雌性大鼠和小鼠生殖系统的影响比对雄性鼠要轻得多。服药后绝大多数动物表现性动周期不完整及延长，但仍可出现排卵期，同时可见子宫重量减轻，部分子宫平滑肌纤维变细变薄，子宫内膜腺体细胞器明显减少，溶酶体增多。但血浆卵巢激素水平无明显改变，卵巢依然可见各级卵泡及退化黄体，表明仍有排卵现象，给雌性小鼠口服GTW30mg/kg，性周期延长，可能由于影响小鼠排卵频率和数量，但并不影响排卵及生育功能，证明GTW的抗生育机制似与激素水平和甾体激素在体内的转化代谢无关。临床观察发现，雷公藤总苷片可使育龄女性患者月经减少甚至闭经，阴道细胞有不同程度萎缩，可致性周期不规则、子宫减轻。雷公藤多苷片通过对所致闭经原因的临床观察发现，其对卵巢的影响可能是细胞毒作用，总剂量大于8000mg时，闭经发生率为95%。

(2)抗肿瘤作用：雷公藤内酯0.2mg/kg和0.25mg/kg腹腔注射，对小鼠网织细胞白血病(L_{615})有明显疗效，使小鼠存活期延长140%，而且使长期存活小鼠经数次攻击而不导致白血病。雷公藤甲素和乙素腹腔注射对小鼠淋巴细胞白血病(L_{1210})和P_{388}及L_{615}白血病瘤株的有效剂量为0.1mg/kg。1ng/ml可抑制人离体鼻咽癌(KB)细胞。雷公藤内酯和雷公藤羟内酯的抗肿瘤作用是由于抑制癌细胞的RNA和蛋白质的合成以及使DNA复制过程中所必须的RNA聚合酶失活，从而干扰DNA的复制所致。雷公藤甲素能抑制乳癌和胃癌细胞系集落的形成，其强度与人白血病细胞系HL-60相近。现已查明约有60种肿瘤细胞株可以被雷公藤甲素抑制，其中以直肠癌细胞株和乳腺癌细胞株最为敏感，而中枢神经系统的肿瘤细胞株次之。雷公藤甲素还可以诱导淋巴细胞凋亡。

(3)改善学习记忆能力的作用：雷公藤多苷10mg/(kg·d)、30mg/(kg·d)大鼠灌胃，能改善慢性脑低灌注大鼠学习记忆能力，使定位航行潜伏期和空间探索次数较模型组和生理盐水组明显缩短和增多[16]。

【体内过程】雷公藤提取物毒性成分的小鼠口服体内半衰期为28.4小时。雷公藤甲素高、中、低三种剂量给小鼠、大鼠灌胃和静脉注射，动力学研究结果：灌胃给药的药时曲线为开放二室模型，静脉注射为开放三室模型，小鼠的胃肠吸收较大鼠快，Tpeak(峰值时间)分别为0.687、1.037小时，体内消除较缓慢，在高剂量下可见AUC增大、CL减少及$t_{1/2}\beta$延长，提示临床上在高剂量应用时可能出现非线性动力学性质[17]。给大鼠口服和静脉注射雷公藤甲素后，药物在体内的分布和消除速率大体相似，均似肝中浓度为最高，依次为脾、胃、肠、心和脑，体内消除较缓慢，血浆蛋白结合率为64.7%，24天内，口服后尿粪总排泄量为给药量的67.5%，其中粪占52.4%，静脉给药后尿粪总排泄量为给药量的61.9%，粪占25%，24小时内胆汁排泄为6.73%。提取尿、粪和胆汁经TLC、放射性测定及放射自显影分析，表明以原药排泄为主，另有部分代谢物[18]。

【毒理研究】《中药大辞典》中记载："本品有大毒，内服宜慎。"动物毒性研究资料报道甚多。动物实验，雷公藤多苷小鼠灌胃的LD_{50}为159.7mg/kg，腹腔注射LD_{50}为93.99mg/kg。雷公藤甲素小鼠腹腔注射LD_{50}为0.9mg/kg，静脉注射的LD_{50}为0.8mg/kg，雷酚内酯灌胃的LD_{50}>30mg/kg。小鼠灌服雷公藤醋酸乙酯提取物200mg/kg，有明显的致畸作用。

【主治】风湿痹痛、跌打损伤、疔疮疔肿、皮肤瘙痒、虫蛇咬伤及烧伤等。

【现代应用】

1. 类风湿性关节炎(RA)和强直性脊柱炎(AS)　雷公藤已是治疗RA和AS公认的有效药物。雷公藤多苷片治疗RA时，改善患者的关节压痛指数，晨僵时间、肿胀关节数、握力、血沉、C-反应蛋白(CRP)及 IgM、IgG、IgA 等各项观察指标均有明显改善。用雷公藤酊治疗 RA 和 AS,采用双盲法临床观察,其症状、体征及实验室检查均有明显改善,对血沉、RF、免疫球蛋白及免疫复合物等多项化验指标产生不同程度的影响。用雷公藤糖浆(含带皮雷公藤根 17g/100)治疗 AS 140 例,每日服 3 次,每次 30ml,疗程 1～2 个月,结果缓解 85 例(60.71%),显效 40 例(28.57%),好转 14 例(9.29%),显效缓解率占 89.29%。

2. 结缔组织病　除 RA 和 AS 外,雷公藤可用于治疗其他许多结缔组织病,如白塞病、红斑性狼疮、硬度病、多发性肌炎及血管炎等。

雷公藤是目前治疗白塞病较好的药物,具有见效快、作用强、疗程确切、用量小等特点。每次口服雷公藤片(每片含生药 0.25g)3 片,1 日 3 次,1 个月为一疗程,对各种病损如皮肤血管炎、关节炎、长期低烧、乏力等都有确切疗效,尤其对眼、肛门、外阴部溃疡的疗效更为显著。口服雷公藤片(每片含提取物 20mg)治疗系统性红斑狼疮有效。

多发性硬化症用雷公藤片治疗后,其临床症状和免疫调节功能都有较明显的改善,血清中循环免疫复合物、抗髓磷脂碱性蛋白抗体和中枢神经系统内免疫球蛋白每日新合成水平较治疗前均显著下降,治疗后血清补体 C3 水平比治疗前显著升高。

另有报道雷公藤多苷($T_{Ⅱ}$)治疗多发性肌炎有效[19]。

3. 肾小球肾炎及肾病综合征　用雷公藤治疗多种肾炎及难治性肾病,对消除尿蛋白有显效。雷公藤生药治疗各型肾小球肾炎,以原发性肾小球肾炎疗效最佳。雷公藤多苷治疗肾病综合征,首先是明显的利尿效应,开始出现利尿时间肾病Ⅰ型为 3～7 天,平均 4 天,肾病Ⅱ型为 3～10 天,平均 6 天,继发性肾病 7～10 天,平均 8 天。尿蛋白检查,Ⅰ型在用药后 1～3 周转为阴性,Ⅱ型在用药后 24 周转为阴性,胆固醇亦下降,多数病例于 2～3 个月内恢复正常[20]。

4. 白内障、葡萄膜炎　白内障囊外摘除术后用雷公藤多苷片治疗,具有明显抗炎作用,促进残留皮质吸收和手术切口愈合[21]。葡萄膜炎在激素治疗和减量维持的全程加服雷公藤多苷片有效。

5. 银屑病、神经性皮炎、湿疹　雷公藤酒浸剂治疗银屑病有效。雷公藤总碱治疗银屑病与其抑制 DNA 合成有关,对早期患者疗效较好,皮疹不厚、病程短者见效快。

用雷公藤总碱治疗泛发性神经皮炎,多数患者在服药后第 3 天皮损瘙痒程度即明显减弱,皮疹亦有好转[22]。

用雷公藤多苷片 10～20mg/天,治疗 2～14 岁小儿泛发性湿疹有效[23]。

6. 治疗肺结核及其他慢性肺部疾病　于夏末秋初采根,洗净晒干,切碎,水煎,口服。多数患者服药后咳嗽、排痰、发热、哮喘等症有不同程度的减轻[24]。

7. 器官移植　目前用于人类的有肾移植[25]。

【不良反应】

随着临床应用的广泛,有关本品临床不良反应报道甚多。雷公藤对机体多个器官和系统均呈现毒副作用。主要表现为:

1. 消化系统及肝功能损害　胃肠道刺激反应最为常见,表现有恶心呕吐、食欲不振、腹痛、腹胀、腹泻,过量可致呕血、便血。在动物急性中毒实验中发现中毒小鼠胃底部明显充血,肠道无规则散在溃疡[26]。在常规剂量内反应较轻,大多在治疗过程中可消失,不必停药,腹泻则是停药指征之一[27,28]。雷公藤急性中毒时可见肝细胞轻度脂肪变性,偶见灶性坏死。亚慢性毒性研究发现,低剂量的雷公藤醋酸乙酯提取物对肝实质细胞无明显病理损害[29]。山东省新泰市皮肤病防治所自1998年应用雷公藤制剂治疗胶原性疾病129人，发现约25%的人服药半月后出现单项谷丙转氨酶升高。临床报道，用雷公藤治疗银屑病、类风湿性关节炎可导致肝损害，出现黄疸、肝功能异常，如果及时停用雷公藤，予以常规护肝、退黄等治疗，症状在7～14天消失，肝功能复原时间为14～26天。

2. 泌尿生殖系统　实验研究发现[30]，雷公藤可以引起大鼠肾小管内大量的均匀红染物质堆积，肾小管上皮可见浊肿，间质内淋巴细胞增多、血管扩张、部分肾小球囊扩张、毛细血管球缺血。在临床上，雷公藤制剂引起的肾损害主要表现为急性肾功能衰竭。陆钫等[31]报道服用雷公藤制剂导致急性肾衰的病例。有学者认为雷公藤制剂对大于50岁的人主要副作用是肾功能损伤。毕可波[32]报道，一名50岁男性患者因治疗类风湿性关节炎连续两日煎服雷公藤根(带皮)，出现上腹不适、恶心、呕吐、腹泻，第七天出现血尿，第十天出现烦躁、神志恍惚、尿少，即入院。体检发现血尿素氮、肌酐明显升高，有频发期前收缩，肾活检示急性间质性肾炎，诊断为急性肾功能衰竭。

雷公藤制剂对生殖系统有严重的损害，此作用在前面抗生育部分有所叙述，长期使用雷公藤制剂会导致男性不育和女性闭经。黄芒莉等[33]对雷公藤地上部分进行致突变性和致畸变研究发现，雷公藤对胚胎发育有一定毒性，引起死胎。郜新江等[34]发现，雷公藤抑制豚鼠精子向前运动、获能、顶体反应以及穿卵能力，与剂量呈正相关。林元藻等[35]证实，雷公藤甲素阻碍精子获能和其他活动与降低睾丸中ACP活性和果糖含量有关。吴建元等[36]也证实，雷公藤长期给药可使小鼠附睾精子畸形率显著提高，精子头尾分离、无钩、颈尾弯曲、无定形现象显著增多。光学显微镜检查发现，雷公藤组小鼠睾丸组织生精小管内初级精母细胞和精子明显减少，精原细胞和支持细胞也有所减少。管腔内可见蜕变脱落的生精细胞，尤其是圆形精子细胞较为多见，少数管腔内可见多核巨细胞，并出现严重的生精上皮细胞排列紊乱，提示雷公藤对睾丸的影响可能是导致不育的原因之一。雷公藤总生物碱能干扰大鼠睾丸初级精母细胞内DNA的合成。雷公藤甲素亚慢性中毒时，睾丸病变明显，表现为睾丸萎缩，各级生精细胞变性、坏死、数量减少，其中以精子、精母细胞和次级精母细胞最敏感，并且雷公藤甲素对睾丸具有蓄积毒性[29]。

3. 血液系统　对血液系统损害是雷公藤常见不良反应之一，其可引起骨髓造血功能抑制，患者可能出现急性粒细胞缺乏，严重血小板减少，白细胞及血小板减少。雷公藤多苷服用后1～3周可致白细胞不同程度下降，粒细胞减少，甚至骨髓抑制。雷公藤甲素对人体外周血淋巴细胞的毒理学研究发现，中剂量甲素可引起混合培养的淋巴细胞数目减少[37]。林建峰[38]发现雷公藤内酯醇能诱导血栓性浅静脉炎，同时炎症反应又导致血小板、白细胞和纤维蛋白沉积而形成血栓。

4. 心血管系统　口服后有时可引起心悸、胸闷、气短、室性期前收缩或心律失常，严重中毒时血压急剧下降，甚至出现心源性休克而死亡。进一步研究发现，大鼠口服雷公藤甲素可使心率明显减慢，心电图S-T段压低，T波高尖，Q波增宽、脱失等改变。心肌酶检测显示CK、LDH明显改变。HE染色显示灶性心肌细胞水肿、心肌细胞肿胀、空泡变性，严重者可见溶解坏死和收缩带坏死。透射电镜观察发现，细胞线粒体肿胀，稍减少，糖原颗粒减少，甚至见到心肌纤维断裂。免疫组化显示，心脏肌钙蛋白-T染色明显变浅。

5. 其他　口服雷公藤可出现皮肤色素沉着、疱疹、口腔溃疡、痤疮、皮肤瘙痒等，多数停药后可消失，少数偶可见头昏、头晕、脱发、失眠等。长期服用雷公藤甲素，患者会导致药物性骨质疏松，造成对骨骼系统不可逆的损伤[39]。

有报道1981年以来涉及雷公藤中毒死亡的临床资料，收集有关文章19篇，计317例，其中死亡90例，死亡原因与超量用药、服药过久、滥用或用法不当等有关[40]。临床应用应严格掌握适应证及用量。年老体弱、小儿、肝肾功能损害者慎用，孕妇忌用。

主要参考文献

[1] 王长征，等．雷公藤甲素对淋巴细胞表达IL-5mRNA的作用．免疫学杂志，1996，12(3)：162

[2] 邵静芳，等．雷公藤甲素对正常人细胞免疫功能的抑制效应．同济医科大学学报，1996，25(3)：241

[3] 宛蕾，等．雷公藤红素对IL-1和IL-2产生的影响．中药药理与临床，1991，7(5)：15

[4] 曾学军，等．雷公藤单体T4对RA患者周围血单个核细胞及滑膜细胞产生肿瘤坏死因子的影响．中国医学科学院学报，1996，18(2)：138

[5] 杨峻，等．雷酚内酯的抗炎免疫药理作用．中草药，1995，26(1)：24

[6] 朱晓明，等．雷公藤红素对犬肾移植抗排斥疗效的观察．中华器官移植杂志，1996，17(1)：22

[7] 胡大伟，等．雷公藤与强的松药理作用的互补性．中国中西医结合杂志，1997，17(2)：94

[8] 梁文波，等．雷公藤对实验性关节炎大鼠血液流变学的影响．中草药，1995，26(11)：589

[9] 王人彭，等．雷公藤多苷、藻酸双酯钠对大鼠受损动脉内膜增生的影响．中国介入心脏病学杂志，1996，4(4)：186

[10] 朱瑾波，等．雷公藤对培养血管内皮细胞生物学活性的影响：关于血管新生方面．中国中医药科技，1996，3(1)：16

[11] 吴亭，等．雷公藤内酯醇抑制人精子Ca^{2+}内流及对大鼠胸主动脉、输精管收缩的影响．中国药理学通报，1996，12(5)：441

[12] 费仁仁，等．雷公藤单体T4对大鼠变态期精子细胞核蛋白转换的影响．生殖与避孕，1996，16(1)：46

[13] 叶维三，等．雷公藤单体雷醇内酯对雄鼠的抗生育作用．中国药理学通报，1992，8(2)：115

[14] 张建伟，等．草药雷公藤中的雄性抗生育有效成分．实用男科杂志，1996，2(2)：81

[15] 孙辉臣，等．雷公藤糖浆对人精子发生影响的研究．中国计划生育学杂志，1996，4(4)：204

[16] 余昌胤，等．雷公藤多苷对慢性脑低灌注大鼠学习记忆能力的影响．中国康复医学杂志，2007，22(12)：1064

[17] 李耐三，等．中药雷公藤的毒代动力学研究．中国药科大学学报，1992，(1)：25

[18] 凌树森，等．雷公藤甲素在大鼠体内过程的研究．中国药理学通报，1991，7(5)：366

[19] 储旭华，等．雷公藤多苷治疗多发性肌炎的临床研究．南通医学院学报，1996，16(4)：45

[20] 马健飞，等．雷公藤多苷治疗肾病综合征36例临床疗效分析．中国医科大学学报，1997，26(1)：80

[21] 任新民，等．雷公藤苷片在白内障术后临床应用．中国中医眼科杂志，1997，7(1)：34

[22] 李秀才．雷公藤的研究与临床应用．中国中药杂志，1997，22(1)：53

[23] 刘冰，等．雷公藤多苷治疗小儿泛发性湿疹30例疗效分析．北京中医，1997，16(1)：27

[24] 中华大辞典[M]．上海：上海科学技术出版社，1999：2468

[25] 马俊杰，等．移植肾IgA肾病3例报告及文献复习．中华器官移植杂志，2001；22(1)：8

[26] 丁虹，等．雷公藤甲素急性毒性及其机制研究．中药材，2004，27(2)：115

[27] 王爱华，等．雷公藤治疗类风湿性关节炎及不良反应概述．实用中医药杂志，1995，11(6)：36

[28] 范实昌，等．雷公藤治疗肾脏疾病的毒副作用：附34例临床分析．实用内科杂志，1995，15(6)：348

[29] 韦登明，等．雷公藤及其单体的药理和毒理病理学研究进展．中药材，2003，26(12)：894

[30] 孙蓉,等.雷公藤、关木通、益母草对大鼠肾毒性的比较研究.中药药理与临床,2005,21(2):26
[31] 陆钫,等.雷公藤多苷中毒引起的急性肾衰1例.上海医学,1996,19(5):20
[32] 毕可波.煎服过量雷公藤根致急性肾功能衰竭1例.滨州医学院学报,1999,22(5) 484
[33] 黄芒莉,等.雷公藤地上部分的致突变性和致畸性研究.癌变·畸变·突变,2001,13(3):169
[34] 郜新江,等.雷公藤单体对豚鼠精子获能、顶体反应和精卵融合的抑制作用.中国男科学杂志,1998,12(3):139
[35] 林元藻,等.雷公藤甲素对大鼠睾丸组织代谢的影响.武汉大学学报(自然科学版),1999,45(2):200
[36] 吴建元,等.雷公藤片对小鼠睾丸组织的毒性作用及其分子机制研究.中药材,2005,28(3):207
[37] 贾春伶.雷公藤不良反应的文献调查与分析.北京中医,2006,25(1):45
[38] 林建峰,等.雷公藤内酯醇诱导的血栓性浅静脉炎.海峡药学,2001,13(3):35
[39] 朱天忠.雷公藤中毒死亡90例原因探讨.北京中医,1995,(2):35
[40] 徐央丽.雷公藤的研究进展.现代中西医结合杂志,2008,17(12):1941

(二)祛风湿清热药

秦 艽

本品为龙胆科植物秦艽 *Gentiana macrophylla* Pall.、麻花秦艽 *G. straminea* Maxim.、粗茎秦艽 *G. crassicaulis Duthie* ex Burk. 或小秦艽 *G. dahurica* Fisch. 的根。主要化学成分为秦艽碱甲(龙胆碱 Gentianine)、秦艽碱乙(龙胆次碱 Gentianidine)和秦艽碱丙(gentianal),此外,还含龙胆苦苷(Gentiopicroside)、糖及挥发油。秦艽味苦、辛,性微寒。归胃、肝、胆经。

【功效与药理】

1. 祛风湿、止痹痛

(1)抗炎作用:给大鼠腹腔注射秦艽碱甲 90mg/kg,连续10天,可抑制大鼠甲醛性及蛋清性关节肿及足肿,肿胀消退速度与水杨酸钠 200mg/kg 相似。对切除两侧肾上腺及戊巴比妥钠麻醉大鼠无上述作用。正常大鼠腹腔注射秦艽碱甲 30mg/kg、60mg/kg、90mg/kg,肾上腺内维生素C含量明显下降,给切除垂体和麻醉大鼠注射秦艽碱甲则作用消失,故认为秦艽碱甲抗炎作用机制与通过神经系统兴奋垂体-肾上腺系统有关。大鼠灌胃秦艽乙醇浸出液对大鼠足肿亦有抑制作用。

(2)免疫抑制作用:对免疫系统的作用秦艽碱甲具有抗过敏性休克和抗组胺作用。给兔腹腔注射秦艽碱甲 90mg/kg,能明显减轻蛋清所致的过敏性休克症状,降低毛细血管通透性。同样剂量给豚鼠腹腔注射亦能明显地减轻组胺喷雾引起的哮喘及抽搐,且能对抗组胺和乙酰胆碱引起的离体豚鼠回肠平滑肌的收缩作用[1]。给大鼠腹腔注射秦艽碱甲能明显降低注射蛋清所致毛细血管通透性增高。

(3)镇痛作用:秦艽碱甲对大鼠和小鼠有一定镇痛作用,大鼠腹腔注射秦艽碱甲 20 分钟后即能提高对光热刺激的痛阈值,但作用持续短暂,无剂量依赖关系,热板法试验,秦艽碱甲对小鼠有镇痛作用,延胡索和草乌可增强其镇痛作用。

2. 退虚热,清湿热、利小便 《本经》记载,秦艽"主寒热邪气,……,下水,利小便。"这一功效与其镇静解热、抗菌、利尿作用有关。

(1)镇静解热作用:大鼠、小鼠腹腔注射小剂量秦艽碱甲后出现镇静作用,较大剂量则可引起小鼠中枢兴奋,最后导致麻痹而死亡。秦艽碱甲本身无催眠作用,但能显著延长大鼠、小鼠戊巴比妥钠睡眠时间。秦艽碱甲对酵母所致大鼠发热有解热作用。

(2)抗菌作用:秦艽醇浸液对痢疾杆菌、伤寒杆菌、肺炎球菌等有抑制作用。秦艽水浸液对同心性毛癣菌、许兰氏黄癣菌、奥杜盎氏小芽胞癣菌等均有抑制作用[2]。

(3)抗病毒作用:秦艽水提物和乙醇提取物可明显延长甲型流感病毒感染小鼠存活天数和存活率,对甲型流感病毒感染小鼠肺指数、肺组织形态学都有保护作用,与模型组比较具有显著性差异($P<0.05$)[3]。

(4)利尿作用:家兔灌胃秦艽水煎剂有利尿作用,能促进尿酸排泄,可减轻痛风所致肌肉酸痛和关节肿胀。

3. 其他作用

(1)降压作用:静脉注射秦艽碱甲,可引起麻醉兔、犬的血压下降,同时使心率减慢,但持续时间较短,阿托品及切断迷走神经不能阻断降压作用。对离体蛙心呈现抑制作用。

(2)升高血糖作用:大鼠腹腔注射秦艽碱甲 150～250mg/kg,半小时后可使血糖显著升高,维持约 3 小时。对小鼠亦有同样作用,同时肝糖原显著降低。切除肾上腺用肾上腺素阻断剂后,即失去此作用,故认为升高血糖作用可能是通过肾上腺素的释放所致。

(3)保肝作用:秦艽提取物龙胆苦苷对化学性(CCl_4)及免疫性(BCG/LPS)肝损伤有明显保护作用[4]。

(4)抗氧化作用:秦艽的甲醇和酸水提取物及主要活性成分龙胆苦苷清除自由基能力显著,龙胆苦苷标准品浓度在 0.25～10g/L,清除羟基自由基能力随浓度的增加呈增长趋势,达 40.74%～87.03%[5]。

【毒理研究】小鼠灌胃及腹腔注射秦艽碱甲的 LD_{50} 分别为(480.0±6.7)mg/kg 和(350.0±12.3)mg/kg。大鼠灌胃秦艽碱甲 420～520mg/kg,犬灌服 240mg/kg 或静脉注射 80mg/kg,猫和猴灌服 100mg/kg 每日 1 次,连续 3 日,均未发现明显的不良反应。

【主治】风湿痹痛,筋脉拘挛,手足不遂,骨蒸潮热,湿热黄疸,小儿疳热,小便不利。

【现代应用】

1. 风湿性关节炎和类风湿性关节炎　秦艽注射液治疗风湿和类风湿性关节炎,疗效满意[6]。临床常与威灵仙、桑枝、羌活等配伍应用。

2. 肩关节周围炎　秦艽木瓜酒(秦艽、木瓜、全蝎、川草乌、红花、郁金、羌活、川芎、透骨草和鸡血藤,用 60°C 白酒浸泡制成)每晚服 15～30ml,用于肩周围炎患者有效[7]。

3. 脑卒中后半身不遂　脑卒中后半身不遂,尤其上肢拘挛者,用秦艽配鳖甲、知母和当归。

4. 小儿急性黄疸型传染性肝炎　以秦艽为主药,随证加减应用,热重者加黄芩、连翘;湿重者加苍术、白术、厚朴;胃肠有积滞者加枳实、椿皮、神曲;便秘者加元明粉,14 天为 1 疗程,有效。

【不良反应】秦艽碱甲临床用于风湿性关节炎,口服 100mg,可出现恶心、呕吐等胃肠道反应。

主要参考文献

[1] 郑虎占．中药现代研究与应用:3 卷[M]. 北京:人民卫生出版社,1996:3561

[2] 全国中草药汇编编写组．全国中草药汇编(上册). 北京:人民卫生出版社,1975,672

[3] 李福安,等．秦艽抗甲型流感病毒的药效学实验研究．世界科学技术:中医药现代化,2007,9(4):41

[4] 李艳秋，等．龙胆苦苷抗鼠肝损伤的作用．第四军医大学学报，2001，22(18)：1645

[5] 倪慧，等．EPR技术研究新疆地产秦艽清除自由基作用及对细胞膜流动性的影响．中国药理学通报，2005，21(10)：1278

[6] 兰州东风制药厂．秦艽注射液制备及临床观察报告．中草药通讯，1973，(2)：40

[7] 袁成业，等．秦艽木瓜酒治疗肩周围炎73例疗效观察．江苏中医，1990，(9)：23

(三)祛风湿强筋骨药

五 加 皮

本品为五加科植物细柱五加 *Acanthopanax gracilistylus* W. W. Smith 的根皮，又名南五加。主要化学成分为紫丁香苷(Syringin)、棕榈酸(Acidum palmiticum)、亚油酸(Acidum linoleic)及维生素A、B。五加皮味辛、苦，性辛温。归肝、肾经。

【功效与药理】

1. 祛风湿　五加皮祛风除湿功效与其抗炎、对免疫功能的影响有关。

(1)抗炎作用：南五加对急性和慢性炎症均有明显抑制作用。大鼠腹腔注射南五加注射液10g生药/kg，对角叉菜胶所致足肿有明显抑制作用，以3～4小时最为显著。小鼠腹腔注射南五加注射液10g/kg，每日1次，连续7天，可明显抑制棉球肉芽肿增生，抑制率为24%[1]。

短梗五加(Acanthopanax sessiliflori)，东北地区以其根皮代替五加皮用醇提取物灌胃给药，能明显抑制大鼠蛋清性、角叉菜胶性、热烫性及甲醛性足跖肿胀。对大鼠巴豆油气囊肿渗出及肉芽组织增生均有明显抑制作用。此外，还能显著抑制大鼠佐剂性关节炎肿胀和免疫复合物介导的变态反应性炎症(Arthus反应)，使胸腔渗出液减少[2]。

(2)对免疫功能的影响：小鼠腹腔注射南五加注射液30g/kg，每日1次，连续6日，对脾脏抗体形成细胞(PFC)有明显抑制作用，并可降低腹腔巨噬细胞吞噬率和吞噬指数[3]。小鼠每日腹腔注射南五加注射液32.5g/kg，每日1次，连续3天，然后进行乳鼠半心移植，继续给药，记录移植心/心肌组织的心电图，直至心电消失为排异反应终点，结果南五加组小鼠心肌平均存活时间比对照组延长22%($P<0.05$)，表明南五加有明显的抗排异作用[1]。

南五加提取物Ⅰ(主要含总糖苷)和提取物Ⅱ(主要含多糖)小鼠灌胃给药15g/kg，连续7天，结果提取物Ⅱ可提高巨噬细胞吞噬指数，提取物Ⅰ作用不明显[4]。南五加总皂苷给小鼠灌胃1g/kg和3g/kg，连续3天，血清抗体浓度明显高于对照组($P<0.05$)[5]。

(3)镇痛作用：热板法实验表明，南五加正丁醇提取物及短梗五加醇提物小鼠腹腔注射，均能提高痛阈值，具有明显的镇痛作用[6]。

2. 益肝肾、强筋骨　五加皮常用于风湿日久累及肝肾所致的痹证，其益肝肾、强筋骨功效与抗应激作用、性激素样作用和促进DNA合成等有关。

(1)抗应激作用：小鼠分别每日灌胃给予细柱五加100g/kg、南五加总皂苷3g/kg，连续5天，均能明显延长游泳时间和热应激存活时间[3,5]。用氢化可的松和利舍平致小鼠疲劳，模拟中医虚证模型，灌胃给予南五加多糖部分15g/kg，连续7天，与对照组比可延长游泳时间($P<0.05$)[4]；常压耐缺氧实验表明，小鼠腹腔注射南五加总糖苷15g/kg和22.5g/kg，平均存活时间分别比对照组延长33%和183%[5]。南五加总皂苷每日灌胃3g/kg，连续5天，亦可延长小鼠耐缺氧时间[6]。

(2)促进DNA合成：小鼠分别每日灌胃南五加水提醇沉液2.06g/kg和水提多糖0.86g/kg，连续7日，结果前者对幼年小鼠^{3}H-UdR掺入肝脾DNA放射性强度较对照组增加($P<0.05$)。多糖对CCl_4中毒性肝损伤小鼠掺入肝脏DNA放射性强度与对照组比较明显增加[7]。

(3)性激素样作用:幼年雄性大鼠每日灌胃南五加提取物Ⅰ(主含糖苷)15g/kg,连续7天,能明显增加睾丸、前列腺及精囊腺湿重,提示能促进副性腺器官发育,具有雄性激素样作用[4]。

3. 其他作用

(1)抗胃溃疡作用:南五加萜酸灌胃50～100mg/kg,对吲哚美辛型、幽门结扎型和无水乙醇型大鼠实验性胃溃疡均具有良好的保护作用,并可显著升高幽门结扎大鼠胃液中氨基己糖含量,而对胃液分泌和胃蛋白酶活性无明显影响,提示其可增加胃黏膜的保护因素[8]。

(2)降血糖作用:细柱五加给小鼠每日灌胃100g/kg,连续4日,可抑制四氧嘧啶所致高血糖[3]。

(3)镇静作用:小鼠腹腔注射南五加提取物15g/kg,能明显提高戊巴比妥钠阈下睡眠时间,入睡深,苏醒慢[4]。

(4)抗肿瘤作用:红毛五加粗多糖200mg/kg能抑制S_{180}肿瘤生长,当剂量为100mg/kg和50mg/kg时能增加小鼠和环磷酰胺所致免疫功能抑制的小鼠足垫厚度。但粗多糖100mg/kg和50mg/kg对正常小鼠的溶血素生成无显著作用,红毛五加粗多糖100mg/kg,50mg/kg和25mg/kg能明显增加小鼠静脉注射碳粒廓清速率[11]。红毛五加挥发油成分对体外培养人白血病粒细胞生物学效应研究表明:药物作用于癌细胞后,癌细胞的生长受到明显抑制。流式细胞分光光度计测定提示该药可抑制癌细胞合成DNA的各期,阻断DNA的合成。

五加皮中分离得到的次黄嘌呤对从原发性肝癌病人腹水分离出的一种脂解因子毒激素-L诱导的脂解有显著的抑制作用[12];五加皮提取物对多种组织来源的肿瘤细胞增殖有较强的抑制作用,五加皮提取物经口投入荷瘤小鼠后,小鼠一般情况较好,肿瘤生长较慢,生存期明显延长。中药五加皮不仅在体外对多种肿瘤细胞增殖有抑制作用,在体内也有较好的抗肿瘤效果[13]

【毒理研究】南五加注射液小鼠腹腔注射的LD_{50}为(81.85±10.4)g/kg[10]。小鼠灌胃南五加总皂苷20g/kg,1小时后活动减少,2小时后恢复正常,观察7天无中毒表现[5]。未成年大鼠和成年家兔每日灌胃南五加提取物Ⅰ和Ⅱ(大鼠60.6g/kg,家兔12.12g/kg)连续30天,血象、肝肾功能及心、肝、脑、脾等重要器官的病理形态学检查均无异常[4]。

【主治】风湿痹痛,筋骨痿软,四肢拘挛,小儿行迟,体虚乏力,水肿,小便不利等。

【现代应用】

1. 风湿性关节炎　可单用浸酒服,如五加皮酒。也可配木瓜、松节,如五加皮散。

2. 腰膝酸痛　老人或久病体虚之腰膝酸痛,体虚乏力,跌打损伤后期,用五加皮浸酒服,或配川断(续断)、桑寄生、巴戟天等用。

【不良反应】临床大剂量使用可出现中枢抑制症状,并出现下肢软弱无力,有时出现房室传导阻滞,T波抬高。个别引起失明和周围神经炎[9]。

主要参考文献

[1] 水新薇,等.南五加扶正固本作用的研究:抗排异作用及抗炎作用.中成药研究,1984,(10):22

[2] 周重楚,等.短梗五加醇提物的抗变态反应性炎症作用.中药通报,1985,10(10):37

[3] 袁文学，等．细柱五加的药理作用研究．沈阳药学院学报，1988，5(3)：192

[4] 刘札意，等．南五加"扶正固本"作用的实验研究．中草药，1987，18(3)：27

[5] 刘爱静，等．南五加总皂甙药理作用的研究．中成药研究，1985，(4)：41

[6] 马清钧主编．常用中药现代研究与临床．天津：天津科技出版社，1995

[7] 张实华，等．南五加对DNA、RNA合成的影响．湖北中医学院学报，1985，5(3)：52

[8] 张守仁．南五加萜酸对大鼠实验性溃疡的作用．中国医学科学院学报，1990，12(3)：198

[9] 沈映君主编．中药药理学．上海：上海科学技术出版社，1997

[10] 水新薇，等．南五加扶正固本作用的研究．中成药研究，1983，(9)：43

[11] 王满霞，等．红毛五加茎皮挥发油成分对体外培养、白血病粒细胞生物学效应的研究．中国中药杂志，1994，19(9)：558

[12] 吴耕书，等．五加皮的黄嘌呤成分对癌性腹水中毒激素诱导的脂酯反应的抑制作用．中草药，1997，28(10)：604

[13] 单保恩，等．中药五加皮抗肿瘤作用体内外实验研究．中国中西医结合杂志，2004.24(1)：55

三、常用方剂

独活寄生汤

本方来源于唐代孙思邈著《备急千金要方》，由独活、桑寄生、杜仲、牛膝、细辛、秦艽、茯苓、肉桂心、防风、川芎、人参、甘草、当归、芍药、干地黄组成。

【功效与药理】

1. 祛风湿、止痹痛　本方祛风湿、止痹痛功效与抗炎、镇痛以及调节免疫功能等作用有关。

(1)抗炎作用：独活寄生汤水煎醇沉液给小鼠灌胃，10g/kg，20g/kg，连续7天，对二甲苯致耳肿胀有明显抑制作用。大鼠灌胃给药，对角叉菜胶和甲醛致足跖肿胀有抑制作用，以8g/kg作用最显著。此外，对小鼠腹腔毛细血管通透性亦有明显抑制作用[1]。

(2)镇痛作用：给小鼠灌胃独活寄生汤0.13g/kg，在给药后30分钟，热板痛阈值有明显提高，可持续至180分钟。小鼠扭体反应的抑制率在给药后40分钟和50分钟分别为40.4%和33%。

(3)调节免疫功能：独活寄生汤水煎醇沉液8g/kg可增加大鼠胸腺和脾脏重量。小鼠灌胃给药可显著增加单核巨噬细胞系统对血中胶体炭的廓清速率，提高单核巨噬细胞吞噬功能。对2,4-二硝基氯苯所致小鼠迟发型皮肤超敏反应有明显抑制作用[1]。

2. 其他作用

(1)扩血管作用：独活寄生汤腹腔注射能明显增加小鼠耳廓毛细血管管径，增加毛细血管开放数，延长肾上腺素引起血管收缩的潜伏期，对抗肾上腺素引起的毛细血管闭合。独活寄生汤5g/kg十二指肠给药，能明显增加麻醉狗的脑血流量，明显降低脑血管阻力，峰值血流量比给药前增加38.4%，峰值脑血管阻力降低31.3%[2]。对麻醉猫也有改善脑循环作用。

(2)抑制血小板聚集作用：体外实验表明，独活寄生汤对ADP诱导的家兔血小板聚集有明显抑制作用，100%独活寄生汤5、10、15、20、25及30μl对血小板聚集的抑制率依次为11.9%±6.3%、20.2%±10.0%、31.5%±12.7%、34.7%±10.0%、40.5%±13.2%及46.3%±12.4%。呈明显的剂量依赖性[2]。

(3)抗肿瘤作用：独活寄生汤12.96mg/kg、6.48mg/kg、3.24mg/kg可有效抑制小鼠

S_{180}实体瘤的生长，抑瘤率 32.45%～43.75%[3]。

【主治】痹证日久，肝肾两亏，气血不足，腰膝疼痛，肢节屈伸不利，或麻木不仁，畏寒喜温，心悸气短，舌淡苔白，脉象细弱等证。

【现代应用】

1. 风湿性关节炎　用独活寄生汤治疗痹证有效[4]。另用独活寄生汤化裁(含独活、秦艽、骨碎补、鸡血藤、青风藤、海风藤、威灵仙、杜仲等)治疗风湿性关节炎有效[5]。

2. 骨性关节炎、肩关节周围炎　用独活寄生汤加减治疗骨性关节炎；配合推拿治疗肩周炎有效[6,7]。

3. 脊髓灰质炎　独活寄生汤加减治疗小儿脊髓灰质炎瘫痪 20 例，治愈(瘫痪消失，行动自如)15 例，好转(瘫痪好转，已能活动，稍跛行)4 例，无效 1 例，治愈时间 12～52 天，平均 27 天[8]。

4. 颞颌关节功能紊乱综合征　本病在口腔疾病中较常见，主要表现为颞颌关节周围疼痛，张口受限，咀嚼困难，关节弹响等。服本方有一定改善[9]。

5. 腰椎间盘突出症、慢性腰腿痛　独活寄生汤醋炒，热敷腰椎并夹板固定，治疗腰椎间盘突出症有效[10]；独活寄生汤加减治疗慢性腰腿痛有效[11]。

6. 坐骨神经痛　用独活寄生汤合补阳还五汤化裁治疗坐骨神经痛疗效满意[12]。

7. 强直性脊柱炎　独活寄生汤加减(处方：独活、寄生、青风藤、川断、杜仲、狗脊、秦艽、生薏仁等)治疗，能够增加男性强直性脊柱炎患者骨密度[13,14]。

主要参考文献

[1] 段汪云，等．独活寄生汤抗炎免疫药理作用研究．中成药研究，1988，(5)：28
[2] 谢人明，等．独活寄生汤对动物脑循环和血小板聚集性的实验研究．中药药理与临床，1990，6(6)：7
[3] 张若楠，等．独活寄生汤对荷瘤小鼠的抗肿瘤作用研究．中国实验方剂学杂志，2007，13(10)：28
[4] 贺惠礼．独活寄生汤治疗痹证 32 例．四川中医，1987，(2)：43
[5] 谭济生．独活寄生汤化裁治疗痹证 52 例．陕西中医，1989，10(3)：110
[6] 单文龙，等．独活寄生汤加减治疗骨性关节炎 24 例．江苏中医，1993，14(3)：11
[7] 林中．独活寄生汤配合推拿治疗肩周炎 31 例．新中医，1985，(10)：36
[8] 饶祖久．加减独活寄生汤治疗脊髓灰质炎瘫痪 20 例．浙江中医杂志，1983，(3)：125
[9] 张林卿．以独活寄生汤加减为主治疗颞颌关节功能紊乱综合征 40 例．浙江中医杂志，1981，(3)：115
[10] 李道宽．独活寄生汤醋炒热敷治疗腰椎间盘突出症 104 例．中医外治杂志，2008，17(5)：32
[11] 黄瑞友．独活寄生汤加减治疗腰腿痛 100 例临床分析．辽宁中医药大学学报，2008，10(8)：106
[12] 陈选惠．独活寄生汤合补阳还五汤化裁治疗坐骨神经痛 60 例．四川中医，2005，23(1)：38
[13] 许敬人，等．独活寄生汤加减对男性强直性脊柱炎患者骨密度的影响．上海中医药杂志，2005，39(11)：33
[14] 张俊莉，等．独活寄生汤加减治疗强直性脊柱炎 58 例．陕西中医，2005，26(6)：498

大活络丹

本方来源于清代徐大椿著《兰台轨范》，由白花蛇、乌梢蛇、威灵仙、两头尖、草乌、天麻、全蝎、何首乌、龟板、麻黄、贯众、炙甘草、羌活、官桂、藿香、乌药、黄连、熟地黄、大黄、木香、沉香、细辛、赤芍、丁香、乳香、僵蚕、天南星、青皮、骨碎补、白豆蔻、安息香、黑附子、黄芩、茯苓、香附、玄参、白术、防风、葛根、豹骨、当归、血竭、地龙、水牛角、麝香、松香、牛黄、冰片、人参组成。

【功效与药理】

1. 活血通络

(1)扩血管作用：大活络丸能扩张周围血管，离体兔耳灌流实验表明，本丸于 2.2×10^{-3} 浓度时可使灌流量有所增加，当浓度为 6.6×10^{-3} 时，则使灌流量显著增加。麻醉猫经十二指肠给药，可使血压下降，药后 90 分钟血压下降达最低值，维持 2～4 小时后恢复[1]。大活络丸能选择性地作用于脑血管，扩张脑血管而降低其阻力，使脑血流量增加。以电磁流量计直接测定脑血流量，大活络丸静脉注射 0.05g/kg，可使犬的血流量增加，给药后 1 分钟即增加 11.7%，持续 1 小时以上，峰值时增加 32.5%。猫静脉注射 0.1g/kg 或 0.2g/kg，脑血流增加峰值分别为 34.7%及 47.6%。另外，麻醉犬十二指肠给予大活络丸 0.14g/kg，也可使颈内动脉每分钟血流量增加 39.5%[2]。

(2)抗血栓形成：大活络丹 0.63g/kg 连续给药 7 天，对棉线所致大鼠血栓形成有显著的抑制作用，抑制率为 37.5%。大活络丸连续给药 12 天，可显著减少血栓湿重，延长出血及凝血时间，降低血小板计数，减少纤维蛋白含量，表明其抑制血栓形成作用可能与抑制纤维蛋白形成和舒张血管有关[1]。

(3)抑制血小板聚集：体外血小板聚集实验表明，大活络丹注射液 5、10、15、20、25、30μl 对 ADP 诱导的家兔血小板聚集有明显的抑制作用，随着剂量加大，抑制作用增强，血小板聚集抑制率分别为 15.6%±3.5%、20.3%±3.6%、23.7%±4.6%、25.7%±4.7%、32.9%±5.1%、37.7%±4.4%，与空白对照组相比差异显著与非常显著，表示作用有明显量效关系[3]。

(4)抗动脉粥样硬化作用：家兔饲以高脂饲料复制动脉粥样硬化模型，给药组同时经口给予大活络丸 95 天，结果，模型组病变面积占主动脉总面积的 28.69%，而大活络丸组仅占 18.35%，可使主动脉粥样病变面积缩小 10.34%[4]。

2. 祛风除湿

(1)抗炎作用：大活络丹具有一定的抗炎作用，0.315g/kg 给大鼠灌胃，每天 1 次，连续 4 天，可抑制大鼠蛋清性足跖肿胀，给药后 2 小时作用最显著[1]。

(2)对骨骼肌的影响：在蟾蜍坐骨神经腓肠肌标本上，6%大活络丹溶液可使电刺激腓肠肌收缩力较给药前显著增加，给药后 3 分钟起效，至 12～15 分钟时达高峰，本方兴奋骨骼肌作用也是其祛风除湿，治疗偏瘫的作用之一[1]。

【主治】脑卒中偏瘫，痿、痹、痰厥，拘挛疼痛，痈疽，流注，跌打损伤，小儿惊痫，妇人停经等。

【现代应用】

1. 脑血管病偏瘫　大活络丹能改善偏瘫患者脑循环和偏瘫肢体的血液循环，对偏瘫肢体的功能恢复十分有利。临床用大活络丹治疗脑血管病偏瘫有效，服药后可见肌力有所提高，患者自觉症状也有改善，以对病程较短的急性期患者疗效为佳，出现治疗效果时间多在一个月内。

2. 风湿性关节炎　大活络丹每次 1 丸，每日 2 次，30 天为一疗程，配合理疗治疗慢性风湿性关节炎[5]。

3. 癫痫　大活络丸治疗癫痫风痰内扰型有效[6]。

4. 血管神经性头痛　采用大活络丹治疗血管神经性头痛取得较好的疗效[7]。

【不良反应】少数病人服药后有口干舌燥或大便秘结。

主要参考文献

[1] 何功倍,等. 大活络丸的药理作用. 中成药研究,1984,(5):20

[2] 谢人明,等. 大活络丹注射液对动物脑循环的药理作用. 西北药学杂志,1988,3(2):10

[3] 谢人明,等,大活络丹对家兔血小板聚集性的影响. 中药药理与临床,1989,5(6):11

[4] 梅家俊,等. 参扁活络丸、大活络丸对家兔实验性动脉粥样硬化的防治. 湖北中医杂志,1983,(3):48

[5] 金礼兴,等. 理疗加大活络丹治疗慢性风湿证. 吉林中医药,1987,(3):18

[6] 王琦. 大活络丸治疗癫痫 26 例疗效观察. 广西中医药,1988,(2):14

[7] 朱莉. 大活络丹治疗血管神经性头痛 30 例. 中国保健营养:临床医学学刊,2008,17(9):105

四、祛风湿方药的研究思路

(一)祛风湿方药的研究思路

1. 深入研究祛风湿药治疗痹病的作用机制　中西医学对疾病的认识有其各自的理论体系和特色,对药物作用机制的研究和阐述有不同之处。祛风湿药作用机制的研究应在中医理论指导下结合现代医学理论从中西医学两个方面着手,使之既不脱离中医理论,又有现代科技内涵,努力寻求共通之处,并予以互补。中医认为“风寒湿三气杂至,合而为痹”,风寒湿邪是致痹的外因,有学者进行了风寒湿等因素致病的实验研究,如模拟自然界风寒湿环境条件,以一定的温度、湿度、风力刺激动物局部肌肉、关节,然后采用多个指标观察局部和全身的功能和形态学变化,以及给予祛风湿药后的治疗作用,这是一些好的探索,但比较粗浅。风寒湿邪的实质是什么?这些外因如何通过内因而致痹?值得探讨。在对祛风湿药作用的研究中,大多不以肢节痹病的临床表现而从抗炎、镇痛方面着手。尽管现代医学对风湿性疾病的病因、发病机制尚不完全明了,但认为多与自身免疫相关(还有遗传因素等),因此,更应采用免疫学的指标,阐明本类方药的作用和作用机制。随着免疫学和分子生物学技术的迅猛发展,对风湿性疾病发病机制的认识会有突破,定将推动祛风湿药作用机制研究的深入开展。

2. 祛风湿复方、单味药、有效成分相结合的研究　从祛风湿药的药理学研究现状看,单味药的研究资料较多,而且对许多药的有效单体如汉防己甲素、乙素;雷公藤碱、雷公藤甲素、雷公藤红素、雷公藤内酯;乌头碱以及秦艽碱甲素、乙素等进行了较深入的从器官水平到分子水平研究。众所周知,中医的特点是辨证施治,痹病有寒热虚实的不同,应该相应地选方用药方能发挥满意的治疗效果,如热痹者,用清热解毒、疏风通络的宣痹汤;寒痹(痛痹)者用温经散寒的乌头汤;痹证日久,肝肾两亏,气血不足者,则用独活寄生汤以祛风湿、益肝肾、养气血。单味药通过组成复方,可以加强药效,虽然中医较少应用单味药治病,但中药一类、二类新药的研制开发也是中药现代化的必然。单味药及其有效成分的深入研究将会进一步阐明复方的作用和作用机制。因此单味药、有效成分与复方相结合的研究在祛风湿方的药理研究工作中同样十分重要。深入一步的工作还应逐步开展祛风湿药复方化学成分与药理学相结合的研究,了解其多种活性成分的组合关系及变化,以及复方的多个靶器官作用机制,以揭示复方中各药物间所产生的协同、制约和改性等作用的实质。

3. 加强祛风湿药毒理学研究,保证用药安全性　随着中医中药的广泛应用,中药不良反应的报道逐年增多，中药临床使用的安全性日益引起重视，这就需要加强中药毒理学的研究，使之从更高一个层次上认识和发展中药。祛风湿药中有一些药如川乌、雷公藤治疗痹病疗效显著，川乌具有明显的抗炎镇痛作用，民间用治痹病十分普遍。近代研制的许多治疗痹病的新药无论外用或内服，处方中常用到它。雷公藤对一些难治痹病如RA、AS等有独特疗效。但这些药中医文献中均列为"大毒"之品，毒理学研究表明川乌中的乌头碱对心血管系统、神经系统、呼吸系统均呈现毒性反应。雷公藤对机体多个系统如生殖系统、血液系统、心血管系统、肝、肾、胃肠道有广泛的毒性，临床上因用药不当致死的报道屡见不鲜。对这些毒性药的应用应当慎之又慎，其安全性应引起高度重视。但对待这些具有速效、高效，能治疗疑难重症而又有毒性的药，采取简单的摒弃、淘汰办法未免因噎废食，不利于发挥其药效学的优势。洋地黄是一个对慢性心功能不全有特效而又有毒的药物，对其药代动力学和毒理学进行深入研究后，掌握其安全范围及用药剂量，不失为治疗心功能不全的良药就是一个例子。也可以从药材的品种、药用部位、加工炮制、化学成分以及毒理学等方面进行深入研究和探讨。如乌头中主要毒性成分乌头碱加热后可水解为毒性低数百倍甚至数千倍的乌头原碱类，通过炮制或煎煮使其毒性降低。雷公藤的化学成分十分复杂，国内外学者已从雷公藤属植物中分离得到70多种成分，一般认为该药的主要毒性物质为二萜类，其次为生物碱，而雷公藤多苷毒性较小。有学者提出可否进行化学结构改造，提取、纯化与合成出高效低毒的有效成分或衍生物，如对雷公藤甲素进行结构改造，成功地获得雷公藤氯内酯醇（Tripchlorolide），它具有与甲素近似的免疫活性，而毒性有所降低。对雷公藤中有效单体的分离及结构的阐明，将推动药理、毒理和临床研究的进一步深入。雷公藤的药用部位为根或根的木质部，据研究，茎的毒性略低于根部，国内已有单位研究开发雷公藤的地上部分代替根部入药。另外，严格控制药用剂量，确定安全范围，在制剂中明确制定毒性成分的限量标准等，还有许多工作可做。对待祛风湿药中这些毒性药物，从中药药理、毒理、药化、药剂、生药、中医临床等多学科多环节的深入研究，并做好不良反应的监测管理工作，科学地正确地应用它，以发挥疗效、减少毒副作用，将有利于这类药物的开发利用，并促进其走向世界。

（二）祛风湿方药的试验设计要点

由于中药在治疗痹病上有独特的疗效，所以近年来治疗痹病的新药研制开发很多，而且剂型多样，国家批准生产并上市的治痹病新药有数十种之多。今后亟待研制治疗痹病中疑难重症、顽症的新药。

中药新药研制是一项科学性和法规性很强的工作。在实验设计中应注意几个结合：一是结合处方的功能主治设计实验指标。除一般的抗炎镇痛实验外，应根据新药的功能和所治证型有所侧重的选择实验指标。如具有清热疏风功效、治疗热痹的，可选做解热试验；补肝肾、养气血治疗虚痹的，可增做免疫功能以及相应的试验，综合评价药效。二是结合西医的病进行实验设计。目前西医学对风湿性疾病的病因和发病机制尚不甚明了，动物试验难度较大。如抗RA药物的研究，近年报道较多的是Ⅱ型胶原诱导的动物关节炎模型，它比佐剂性关节炎更接近人RA的病理特征。上海中医研究院伤科所从典型RA患者血液中提取出一种物质，经荧光标记后注入动物血中，发现标记物在关节滑膜内停留，两周后关节肿胀，类风湿因子（RF）阳性、血沉（ESR）升高，继而骨质破坏，此模型用作抗RA的研究针对性更强。三是结合基础课题研究进行设计，尤其是一些在科研基础上研制出的新药，进一步作一些机制探讨。如在扭体法、热板法试验基础上分析镇痛作用的部位以及与神经递质和受体的关系；在足跖肿胀、毛细血管通透性试验基础上，进一步探讨新药对炎症介质的影响等。

通过基础课题研究，从方法、技术、理论上创新，可以提高新药研制水平。

祛风湿方药治疗痹病的试验研究要点：

痹病的临床表现主要是关节筋骨肌肉肿胀、疼痛、屈伸不利。骨关节肌肉的炎症和疼痛是基本病理反应。风湿性疾病与自身免疫有关，其炎症反应主要是由细胞免疫和免疫复合物所介导，而且呈现机体免疫功能的失调，所以，除一般的抗炎试验、镇痛试验外，需要用近似痹证的病、证结合的病理模型，免疫性关节炎试验是必做的项目。抗RA和AS药应观察对机体免疫功能的影响。此外，根据新药的功能主治，还可进行解热试验、活血化瘀试验等。

1. 对实验性关节炎的作用

(1)对佐剂性关节炎的影响：用弗氏完全佐剂作为抗原注入大鼠足跖皮内，诱导产生迟发型超敏反应，造成多发性关节炎，类似人的RA。通过测量足跖肿胀度、尾及耳部出现"关节炎"小结情况及体重变化，观察新药对原发病变的影响、对继发病变的预防和治疗作用。阳性对照药用氢化可的松。

(2)对Ⅱ型胶原所致关节炎的影响：用小牛软骨制作的Ⅱ型胶原注射于大鼠尾部、踝部皮内，可造成具有自身免疫反应特征的关节炎模型，免疫后的不同时间取大鼠踝、膝、肘、腕关节组织作病理切片，观察滑膜及软骨病理改变情况，同时取动物的脾脏切片和血涂片染色检查酸性磷酸酶和α-醋酸萘酯酶阳性细胞，以判断药效。此模型的关节病理形态学改变更接近人RA的病理特征，也可用作抗RA药物的研究。

(3)对各种非特异性致炎剂所致动物关节肿胀的影响：致炎剂可选用鸡蛋清、角叉菜胶、右旋糖酐、甲醛、5-HT等，注入大鼠足跖皮内，使关节肿胀，造成非特异性关节炎模型，观察新药的抗炎消肿作用，可用于治疗风湿性关节炎、风湿寒性关节痛药物的研究，也可用于抗RA药的辅助试验。阳性药用吲哚美辛、阿司匹林等。

2. 镇痛作用　可以采用醋酸扭体法、热板法、辐射热甩尾法、电刺激法、压尾法与钾离子皮下透入致痛法等研究新药的镇痛作用。在此基础上，可进一步分析药物的镇痛作用部位与机制，采用大鼠足跖定压刺激法、侧脑室给药法等探讨其作用部位，如为外周性镇痛作用，可用致痛因子(K^+、缓激肽、组胺等)诱发感觉神经放电法，分析药物对这些致痛因子或痛觉增敏因子(如PGE_2)的作用。如为中枢镇痛作用，则可观察与中枢有关递质(5-HT、DA、NE)和受体(吗啡受体等)的关系。阳性药用吲哚美辛、阿司匹林或哌替啶等。

3. 抗炎作用　采用非特异性炎症模型试验，如用腹腔染料渗出法、皮内染料渗出法观察药物对毛细血管通透性的影响；用耳壳肿胀法、足跖肿胀法观察对炎性肿胀的影响；用大鼠胸膜炎试验观察对炎性白细胞游走的影响以及用棉球肉芽肿试验观察药物对慢性炎症肉芽组织增生的影响。作用机制的研究可采用摘除双侧肾上腺以及测定血浆皮质醇的含量、维生素C、cAMP含量分析药物抗炎作用与垂体-肾上腺轴和肾上腺皮质功能的关系，还可测定炎症组织渗出液或白细胞中前列腺素(PGE_2)、白三烯(LT)B_4等的含量，分析抗炎作用与炎症介质释放的关系。

4. 对免疫功能的影响　细胞免疫在类风湿性关节炎的病理过程中起重要作用，同时病变局部亦有免疫复合物中介的免疫性炎症特征。可选择常用的免疫学试验方法如观察药物对刀豆素ConA诱导的T细胞增殖反应的抑制作用，对辅助性、抑制性T淋巴细胞的比例和数量的影响，对大鼠Arthus反应的局部复合物的影响，对二硝基氯苯(DNCB)所致皮肤迟发型超敏反应的影响等。亦可观察对体液免疫和非特异性免疫功能的影响。阳性对照药可选用氢化可的松。

5. 解热作用　具有清热解毒、祛风通络作用，治疗热痹的新药，可采用菌苗、酵母、角叉菜胶致家兔或大鼠发热，观察药物的退热作用。

6. 活血化瘀作用　新药如兼有活血化瘀通络止痛功效的，可适当选用一些试验如微循环试验，血液流变学试验。阳性药可选用丹参制剂。

（宛　蕾　孙学惠　唐民科）

第11章 化 湿 药

一、概 述

凡以化湿运脾为主要功效的药物称为化湿药。由于本类药物气味芳香，性偏温燥，故又称芳香化湿药。

湿为六淫之一，属阴，性重浊粘滞，周身脏腑经络皆可为湿所病，《类证治裁》云"湿蒸于上，则头胀如蒙；湿感于下，则跗肿攻注；在经络，则痹痿重着；在脏腑，则呕恶肿胀，小水赤涩。"五脏六腑之中，脾尤喜温燥，故阴湿之邪，最易阻滞脾阳。脾胃湿困，则水谷运化失常，症见脘腹胀满，恶心呕吐，食欲不振，肢体困重，大便溏薄，舌苔厚腻。本类药物虽以"化湿"为名，而尤长于运化中焦水湿，故称为"化湿运脾药"更妥，兼能与"利水渗湿药"、"祛风湿药"、"清热燥湿药"等相区别。

本类药物化湿运脾以外，藿香、佩兰兼能解暑，可用于暑湿和湿温初起者，厚朴、砂仁兼能行气，可用于脾胃气滞证。此外，本类药物多属芳香之品，燥湿以外，尚有辟秽除浊之功效。

湿有寒湿、湿热之分，运用化湿药时，应根据湿的不同性质进行配伍。寒湿甚者，配以温里药；湿热甚者，配以清热燥湿药；脾虚易生湿，故脾虚者宜于补脾药同用。在治疗原则上，行气有助于化湿，故化湿方药多佐以行气之品。而湿性趋下，适当配以利水渗湿药，此为"治湿不利小便，非其治也"，可使湿邪下泄，提高祛湿效果。

湿病是中医一大类症候群的总称，化湿药所针对的主要是湿邪困脾证。现代医学认为，中医所谓"脾为湿困，运化失常"所表现出的呕吐、腹痛、腹泻等症状，主要与胃肠功能紊乱，自主神经功能失调，迷走神经张力过高，胃肠平滑肌收缩运动加快有关。中医认为"湿甚则濡泄"，一些以腹痛、腹泻为主要表现的消化系统疾病，如急性胃肠炎、胃肠神经症、溃疡性结肠炎、吸收不良综合征等，运用化湿方药治疗，均能取得较好疗效。

现代研究认为化湿药的化湿运脾功效，主要与以下药理作用有关：

1. 健胃祛湿作用 古人对芳香化湿药往往有"醒脾开胃"的论述，这与芳香药物所含挥发油通过刺激嗅觉、味觉感受器，或温和的刺激局部黏膜，反射性地增强消化腺分泌，并轻度增加胃壁张力和胃肠运动有关。这一作用称为"祛湿作用"。化湿药多含芳香性挥发油，如厚朴含挥发油约 1%，广藿香含挥发油 1.5%，苍术含挥发油因品种不同差异较大，约 1%～9%等，佩兰含挥发油 1.5%～2%，砂仁含挥发油 1.7%～3%，这些挥发油通过刺激胃肠运动，有助于消除胃肠积气，增加食欲，减轻或消除脾为湿困患者纳呆食减的症状。

2. 调节胃肠运动 湿邪困脾之证，多见胃肠功能紊乱，在症状表现上，既有胃肠运动迟缓，排空速度减慢，气体和胃肠内容物滞留所致的脘痞腹胀；也有胃肠平滑肌张力过高引起的腹痛、腹泻。化湿药对这两类症状均有一定程度的改善作用，表现为胃肠运动兴奋和抑制的调整作用。对乙酰胆碱、氯化钡、新斯的明等引起的动物离体肠肌痉挛，厚朴、苍术、砂仁及藿香正气散等均有不同程度的解痉作用，另一方面，如佩兰、白豆蔻则能提高肠道紧张性，砂仁有促进肠管推进运动的作用。

化湿药对胃肠道的双向调节作用，与机体的功能状态有关，如苍术煎剂既能对抗乙酰胆碱所致小肠痉挛，又能对抗肾上腺素所致平滑肌抑制。此外与剂量也有一定关系，如厚朴煎液对小鼠和豚鼠离体肠管，在小剂量下表现为兴奋，而大剂量则表现为抑制。

3. 抗溃疡作用　溃疡病是一种常见的慢性消化道疾病，以胃和十二指肠溃疡为多见，其病因多与胃、十二指肠的保护因素（如胃黏膜屏障、黏膜内前列腺素、黏膜的血液循环及上皮细胞更新等）的降低，而损害因素（如胃酸、胃泌素、神经系统功能、化学刺激、饮食不节或失调等）增强有关。目前中医治疗溃疡病多从肝胃不和、脾胃虚寒、胃阴不足、瘀血停滞等方面辨证论证。但除此之外，湿浊困脾也是溃疡病发生的一个重要中医病机，如《普济本事方》治饮癖，症见呕酸嘈杂、脘胁闷痛、食纳减少，这些症状正与溃疡病、慢性胃炎的临床表现相似，单用苍术一味取效。事实上，现代药理研究证实，如苍术、厚朴、砂仁等化湿药，确有较强的抗溃疡作用，这些药物能作用于溃疡病的多个环节。①增强胃黏膜屏障：胃黏膜上皮表面有一个由胃黏膜表面上皮细胞分泌的粘液-碳酸氢盐保护层，称为“胃黏膜屏障”，该屏障能减轻胃酸和胃蛋白酶对胃黏膜的损伤，从苍术中提取的氨基己糖，其促进胃黏膜修复作用强于甘草利酮FM100。此外，关苍术提取物还能增加氨基己糖在胃液和黏膜中的含量，亦有增强胃黏膜屏障的作用。②调整胃液pH值和胃蛋白酶活力：胃液适当的酸度为胃消化功能正常进行所必须，但酸度过高，和（或）胃蛋白酶活力亢进，均可以引起消化性溃疡的发生。厚朴酚能明显对抗四肽胃泌素及卡巴胆碱引起胃酸分泌增多，茅苍术所含β桉叶醇有抗H_2受体作用，能抑制胃酸分泌，并对抗皮质激素对胃酸分泌和胃蛋白酶活力的刺激作用。③拮抗化学、物理、生物因素所致溃疡的发生：许多化湿药对盐酸、醋酸、乙醇、阿司匹林类非甾体抗炎药、幽门结扎、注射胃黏膜抗血清等所致溃疡均有拮抗作用，其中尤以苍术、厚朴效果显著。这些模型所诱发的溃疡原因各异，涉及神经、体液、局部刺激等多个方面，而药物均能程度不同的对抗，提示本类药物抗溃疡作用机制的多样性。

4. 促进肠道吸收功能　按照中医传统认识，本类药物主要用于脾胃实证，功在祛湿，因其药性偏燥，故阴虚胃弱者不宜，但现代药理研究发现，本类方药中苍术、平胃散、藿香正气散，除上述健胃祛风，调整胃肠运动等作用外，还有类似补益脾胃药的促进肠道吸收功能的作用。研究发现，苍术煎液对实验性“脾虚泄泻”模型小鼠有一定的治疗作用，并能改善“脾虚”动物模型血清微量元素水平；平胃散加味（加茯苓、猪苓）能促进家兔小肠对D木糖的吸收，并能促进肝脏蛋白质合成，增加动物体重；藿香正气散能明显提高腹泻小鼠对^{3}H葡萄糖和水分的吸收，促进^{3}H-TdR掺入肠组织，可使因泄泻而受损的肠道吸收功能恢复正常。这些研究在一定程度上深化了中医理论对化湿方药的认识。

5. 抗病原微生物作用　化湿药的抗病原微生物作用主要有两方面的表现。①抑制肠道致病微生物，消除引起腹泻的病因。急性肠炎的中医病因多属脾伤积湿，这正是化湿方药所主之证。此病多由沙门菌属、嗜盐菌、变形杆菌、致病性大肠杆菌、葡萄球菌细菌毒素、空肠弯曲菌、轮状病毒、Norwalk病毒、腺病毒等引起，化湿方药如厚朴、佩兰、砂仁、白蔻仁、广藿香、藿香正气散等对此均有程度不等的抑制作用，其中尤以厚朴抗菌力强，抗菌谱广。苍术煎剂在体外抗菌活性虽然不强，但有消除耐药福氏痢疾杆菌R质粒的作用，能降低细菌耐药性的产生。②消毒灭菌，预防传染病的发生，古人早有“芳香辟秽”的记载，如《离骚》云：

“纫秋兰以为佩”，《本草正义》云：“芳香辟秽，胜四时不正之气，故时疫之病多用之。”根据古方研制的苍术艾叶熏香，能有效降低空气中腮腺炎病毒、流感病毒、核型多角体病毒、腺病毒、鼻病毒、疱疹病毒的滴度，对多种细菌、真菌、支原体亦有杀灭作用，将此熏香用于水痘、腮腺炎、猩红热的预防，也取得了较好的效果。

综上所述，化湿药健胃祛风、调节胃肠运动、抗溃疡作用、抑制肠道病原微生物是其治疗湿邪困脾的药理学基础。

纵观化湿方药的研究现状，化湿药存在如下不足：

1. “湿邪困脾”的现代科学内涵研究不足　化湿药针对的病机是湿邪困脾，但关于湿邪困脾的现代科学内涵，研究目前还很薄弱，因此结合临床用药特点和治疗方药的药理作用，揭示“湿邪困脾”的现代医学实质对于本类方药研究具有指导意义。

2. 湿邪困脾证动物模型研究尚十分薄弱　动物模型是研究症候现代内涵和评价药物作用及机制的基本要素，虽然目前关于湿邪困脾证的动物模型有一定的探索，如采用大鼠每日常温游泳15分钟，游毕立即灌胃给药4℃冷冻自来水，然后将动物滞于笼底积有4mm水的饲养笼中常规饲养，连续5天，造成“湿邪困脾”证动物模型，但目前尚属探索，还没有得到公认，因此根据临床发病特点和病理改变等构建湿邪困脾证动物模型是亟需加强的研究环节。

3. 同类方药药理特异性研究不足　目前化湿药研究主要集中在消化系统功能，虽然揭示了同类方药部分共性的药理作用，如健胃祛湿、调节胃肠运动、抗溃疡、促吸收等，但不同方药药理特异性研究还不深入，亟需加强。

二、常用药物

苍　术

本品为菊科植物茅苍术 *Atractylodes lancea*（Thunb.）DC. 或北苍术 *A. chinensis*（DC.）Koidz. 的干燥根茎。茅苍术根茎挥发油含量约5%～9%，北苍术根茎含挥发油1.5%，挥发油的主要成分为苍术醇（Atractylol）、β-桉叶醇（β-Eudesmol）、茅术醇（Hinesol），此外，还含有苍术酮（Atractylone）、苍术素（Atractylodin）和维生素A样物质、维生素D等。苍术味辛、苦，性温。归脾、胃、肝经。

【功效和药理】

1. 燥湿健脾　苍术辛香苦燥，有较好的燥湿健脾作用，用于湿阻中焦，脾失健运之证。为治疗脾湿泄痢之要药，故《珍珠囊》谓其“能健胃安脾，诸湿肿非此能除”。苍术燥湿健脾的功效，主要与其对消化系统作用有关。

(1)调整胃肠运动：苍术对胃肠运动有调整作用。0.5～1.0g/30ml苍术煎剂能明显降低家兔离体小肠张力，并能对抗 3.3×10^{-6} mol/L乙酰胆碱所致小肠痉挛，而对 1.7×10^{-7} mol/L肾上腺素所致小肠运动抑制，终浓度为 3.3×10^{-2} g/ml的苍术亦有一定的对抗作用[1]。30～200g/100ml浓度的苍术水煎剂剂量依赖性减低大鼠离体近端结肠纵行肌条的收缩波平均振幅，其作用部分由肾上腺素能β受体介导。苍术对大鼠离体小肠、近端结肠环行肌和远端结肠纵、环行肌的收缩活动无明显影响[2]。成分研究认为，苍术挥发油中所含β-桉叶醇及茅术醇为其抑制胃肠肌运动的主要活性成分[3]。在体实验证实，75mg/kg苍术丙酮提取物能明显促进小鼠对炭末的推进运动，苍术丙酮提取物、β-桉叶醇及茅术醇对卡巴胆碱、Ca^{2+} 及电刺激所致大鼠在体小肠收缩加强，均有明显对抗作用[3]。

(2)对实验性"脾虚"动物的作用：用10g/kg番泻叶煎剂灌胃，连续10天，复制大鼠"脾虚泄泻"模型，经1.0g/(kg·9d)灌胃苍术煎剂治疗后，动物摄食减退，活动迟缓、竖毛拱背，毛色失泽等体征有所改善，其泄泻程度及体重减轻幅度，治疗组均较对照组轻微，对此"脾虚"动物的小肠推进运动亢进，苍术亦有对抗作用[4]。

(3)抗溃疡：日本学者对苍术的抗溃疡研究较多，苍术各炮制品(麸炒、泔润炒、泔浸品、泔浸炒)能明显增加大黄脾虚小鼠模型体重，改善小鼠脾虚症状，抑制炭末在小肠中的推进率、延长游泳时间，以麸炒及泔润炒的作用明显，生品作用较弱[5]。茅苍术及北苍术对幽门结扎型溃疡、幽门结扎-阿司匹林溃疡、应激性溃疡有较强的抑制作用，茅苍术对组胺所致溃疡，北苍术对血清所致溃疡有亦有抑制作用，两种苍术对幽门结扎型溃疡、幽门结扎-阿司匹林溃疡动物的胃液量、总酸度、总消化能力均有显著抑制作用。此外，北苍术对附子提取物所致胃液、胃酸分泌增多，胃蛋白酶活力增强，及所致腺胃部损害也有较强的对抗作用。北苍术50%甲醇提取物亦有明显抗溃疡活性，200mg/kg能强烈抑制胃液分泌，但对胃泌素等胃酸分泌刺激剂未见拮抗作用。摘除肾上腺大鼠实验发现，该提取物的抗溃疡作用受血中甾体激素水平的影响，故认为北苍术对胃液分泌的抑制作用与抑制甾体激素的释放，减轻甾体激素对胃液分泌的刺激有关。另有研究认为，茅苍术抗溃疡的活性物质为其挥发油中所含β-桉叶醇，对H_2受体有拮抗作用，北苍术抗溃疡作用有两方面，其挥发油中的苍术醇有肾上腺素样作用，能抑制胃液分泌，而其水溶性成分可使胃黏膜组织血流量增加，并能增强胃黏膜防御因子的作用。国内研究亦证实苍术的抗溃疡作用，1.0g/kg灌胃苍术煎剂能提高正常大鼠胃液pH值，降低胃蛋白酶活力($P<0.05$)，但对胃液分泌无明显影响。对0.1mol/L盐酸10ml/kg灌胃所致大鼠急性胃炎及大鼠幽门结扎型溃疡，1.0g/kg灌胃苍术煎剂亦有较好的防治作用，可使胃黏膜损伤减轻，溃疡指数下降[6]。

近年来，从关苍术(A. japonica)中分得一种成分，结构为(6E，12E)-十四二烯-8，10-二炔-1，3-二醇二醋酸酯(TDEYA)，实验证实TDEYA250mg/kg灌胃可明显促进炭粒在小鼠小肠内的转运；50、100、200mg/kg灌胃可防止盐酸-乙醇诱导小鼠胃损害的形成，且腹膜内给药的效果优于口服给药，100、300mg/kg灌胃可对抗乙醇或吲哚美辛致大鼠胃黏膜损害。研究发现，TDEYA50、100、200mg/kg灌胃不能抑制幽门结扎型溃疡的发生，亦不明显降低胃液分泌或胃蛋白酶活性，而300mg/kg灌胃可明显增加氨基己糖在胃液和黏膜中的含量，故认为TDEYA的抗溃疡作用可能与增加黏液等胃黏膜防御因子的分泌有关[7]。

(4)保肝：体外实验发现：苍术提取物及β-桉叶醇、茅术醇、苍术酮对CCl_4及D氨基半乳糖诱发的一级培养鼠肝细胞损害均有显著的预防作用。对β-桉叶醇及茅术醇的一些衍生物，以抗肝毒性为指标，进行构效关系研究，结果发现，倍半萜类化合物的氢化作用并未引起活性的明显改变；在二氢桉叶醇的C-3位引入羟基和羧基，对CCl_4诱发的肝损害模型，分别使活性增加和降低，而对D-氨基半乳糖诱发的肝损伤模型，则未观察到本质的改变；茅术醇的氧化可明显使活性减小。

此外，苍术煎剂对肝脏蛋白质合成亦有明显促进作用，10g/kg×7d；灌胃苍术煎剂，可使小鼠肝组织^{3}H-亮氨酸掺入量由对照组的(3990±520)cpm/100mg组织，提高为(4970±840)cpm/100mg组织[8]。

2. 芳香辟秽 《本草经集注》谓苍术能"除恶气，弥灾疹"。《本草正义》云："苍术芳香辟秽，胜四时不正之气，故时疫之病多用之，最能驱除秽恶气。阴霾之域，久旷之屋，宜焚此物而后居人，亦此意也。"苍术的芳香辟秽作用主要表现为烟熏消毒和抑菌两方面。

(1)烟熏消毒:以苍术和艾叶制成的消毒香或烟熏剂点燃烟熏,对腮腺炎病毒、流感病毒、核型多角体病毒、腺病毒3型、鼻病毒浙九-2株、疱疹病毒浙九-9株、副流感型病毒仙台株、支原体(肺炎支原体、口腔支原体)、真菌及乙型溶血性链球菌、金黄色葡萄球菌等均有显著的杀灭作用。电镜观察发现,细菌经烟熏后,形态不完整,细胞膜结构不清楚,且呈退行性变化。另有研究证实,烟熏制剂配方中,起主要作用的是苍术。利用95乙醇浸泡10小时的苍术作手术室烟熏消毒,每次15分钟,共10次,消毒前空气中平均每次检出菌落5.6个,消毒后平均每次检出菌落2.0个,差异显著。

(2)抑菌:早期体外抑菌试验未观察到苍术煎剂有明显的抑菌活性,但近期研究则有不同看法。报告认为,苍术挥发油对金黄色葡萄球菌,以及酵母、青霉、黑曲霉、黄曲霉等真菌有抑制作用[9]。对大肠杆菌、枯草芽孢杆菌亦有抑菌作用,而对沙门菌没有影响[10]。北苍术提取物体外对耐四环素、链霉素、氨苄西林的福氏杆菌 F_{13} 株亚抑菌浓度为3.12mg/ml。已知R质粒即细菌耐药性基因常常赋予宿主菌对多种抗生素产生耐药性,实验发现,苍术提取物有一定的消除福氏杆菌R质粒的作用,消除率为0.8%～46%,其中四环素+链霉素+氨苄西林耐药性消除子有8株,消除率0.8%单纯链霉素耐药性消除子有460株,消除率46%[11]。

3. 明目健骨　苍术中含有少量维生素A的前体胡萝卜素,苍术提取液对致病性鸡源大肠杆菌ECO12z株耐药质粒在体内、体外皆有消除作用,体内消除优于体外,最佳作用时间为72小时,消除率分别为4.5%和1.2%[12]。故古人有"明目"的记载,多与动物内脏(猪肝、羊肝)同煮,用治雀盲及两目昏涩,如《太平圣惠方》的抵圣散。此外,苍术中还含有与钙磷吸收有关的维生素D,近年研究发现,苍术挥发油亦有促进骨骼钙化作用,患佝偻病的白洛克雏鸡用北苍术挥发油0.225ml/kg,18天灌胃治疗,其外观体态有一定改善,X线摄片观察,证实其疗效略与1500μ/kg 18天灌胃维生素D相当。

4. 利水　湿邪为患,多见水肿,《新修本草》谓苍术能"利小便",正常大鼠灌胃给予茅苍术煎剂,虽未见明显利尿作用,但尿中 Na^+-K^+-ATP酶有较强的抑制活性,IC_{50} 为12.8μg/ml。所含成分中,尤以β-桉叶醇抑酶活性最强,IC_{50} 为 1.6×10^{-4} mol/L。当β-桉叶醇的浓度提高到 2.7×10^{-3} mol/L时,抑酶率可达85%,但再提高β-桉叶醇浓度,抑制率不再增加[6,13]。

5. 降血糖　苍术煎剂灌胃给药,可使正常家兔血糖水平升高,但对四氧嘧啶性糖尿病家兔则有降血糖作用。苍术水提物0.2、2.0g/kg;灌胃8d可使链佐星(SZ)诱发的大鼠高血糖水平降低,该水提物能剂量依赖性升高由20μU/mlSZ前处理所致的血清胰岛素水平降低,且升高的胰岛素水平较正常值42μU/ml更高,可达65μU/ml。此外,2.0g/kg水提物在给药8天后,可使由于SZ前处理而致的血清淀粉酶水平降低,恢复正常[14]。有研究从为,苍术水提物中含链脲佐菌素(Streptozotocin),能引起糖尿病大鼠肝脏总腺嘌呤核苷酸及ATP含量升高,从而使机体更好地利用能量[6]。

6. 其他作用

(1)抗缺氧:苍术丙酮提取750、1500mg/kg灌胃均能明显延长KCN3.0mg/kg静脉注射处理小鼠的存活时间,并降低小鼠相对死亡率,研究证实,苍术抗缺氧的主要活性成分为β-桉叶醇,该成分在300mg/kg灌胃有明显作用,而相同剂量的茅术醇则未见抗缺氧作用[15]。

(2)抗肿瘤:苍术挥发油、茅术醇、β-桉叶醇1000mg/ml在体外对食管癌细胞有抑制作用，其中茅术醇作用较强。

此外，还见有苍术对心血管系统活性，清除动物体内免疫复合物及类促卵泡激素生成的激素样作用的报道。

【毒理研究】小鼠口服北苍术挥发油，改良寇氏法测得 LD_{50} 为（4.71±0.68）ml/kg，也有报告苍术挥发油小鼠口服 LD_{50} 为 2245.87mg/kg，95%可信限为 1958.3～2575.7mg/kg[16]。小鼠 0.25、1ml/kg×28 天灌胃苍术挥发油，血常规、肝肾功能及主要脏器（心、肝、脾、肺、肾）病理组织学检查均未见异常。小鼠、大鼠用苍术艾叶消毒香薰 0.5～2 小时后，外观行为活动及病理学检查均未见异常。伊蚊用苍术艾叶香薰 4 小时后无死亡，家蚕用香薰 24 小时，无死亡，且对家蚕卵孵化，幼虫生命力及茧质无影响。

【主治】脘腹胀满，泄泻，水肿，脚气，痿痹，风湿痹痛，风寒感冒，雀目夜盲。

【现代应用】

1. 佝偻病　用苍术挥发油微囊（每粒含北苍术挥发油 0.033ml）治疗 2～3 岁儿童佝偻病 120 例（其中完整资料 96 例），每次 2 粒，每日 3 次，初期病例连用 1 周，急性期病例连用 2 周，停药后 1 个月复查。结果显示，治疗后大多数病例症状、体征好转或改善，腕部摄片明显好转，有效率 85.4%．用苍术糖浆（每 10ml 含苍术 9g，鸡蛋皮粉 1g）治疗小儿佝偻病 1006 例，每次 5ml，每日 2 次，连续 15 天，结果显效 541 例，有效 340 例，无效 125 例，3 个月后拍摄腕片复查 21 例，均见骨端预备线重现，骨化加强等恢复表现。

2. 预防水痘、腮腺炎、猩红热、感冒和气管炎等　用苍术艾叶消毒香点燃（每 $45m^3$ 点香一盘），对 1 万余例水痘、腮腺炎、猩红热接触史的易感人群（儿童）进行流行病学观察，结果：水痘，预防组 2885 例，发病 64 例，发病 22 例；对照组 1629 例，发病 281 例，占 17.2%。腮腺炎，预防组 1525 例，发病 22 例，占 1.4%；对照组 1325 例，发病 127 例，占 9.6%，猩红热，预防组 1945 例，发病 68 例，占 3.5%；对照组 1756 例，发病 127 例，占 7.2%。另有研究指出，经常燃点苍术艾叶香，可使咽喉部细菌有不同程度减少，儿童气管炎，感冒和流鼻涕的发生率明显降低。此香试用于慢性气管炎病人，连用 7～14 天，大多数病例咳、痰、喘诸症均有好转，痰中中性粒细胞数和嗜酸性粒细胞亦减少。

主要参考文献

[1] 朱自平，等．白术、苍术及其复方对离体家兔小肠运动的影响．中成药研究，1983，(7)：25

[2] 李伟，著．苍术对大鼠离体小肠、结肠收缩运动的影响，中药药理与临床，2000，16(5)：26

[3] 青木俊二，等．苍术含有成分 β-桉叶醇及茅苍术醇对肠道平滑肌的作用．国外医学．中医中药分册，1991，13(2)：59

[4] 谢露．苍术的药理研究．中医药研究，1992，(2)：59

[5] 金传山，等．苍术不同炮制品健脾作用的观察，中国中药杂志，1999，24(10)：597

[6] 周德文，等．术类的药理和药效，国外医药．植物药分册，1996，11(3)：120

[7] Sakurai T 等．关苍术成分 TDEYA 对实验性胃溃疡的保护作用．国外医学．中医中药分册，1996，18(5)：46

[8] 朱自平，等　白术、苍术及其复方对正常小鼠蛋白质合成的影响．中成药研究，1985，(11)：28

[9] 唐裕芳，等．苍术挥发油的提取及其抑菌性研究，西北植物学报，2008，28(3)：588

[10] 何云龙，等．苍术油对四种细菌最小抑菌浓度的研究，家禽科学，2007，(11)：37

[11] 于军，等．中药苍术对痢疾杆菌 F_{13} R 质粒体外消除作用的实验研究．白求恩医科大学学报，1996，22(1)：19

[12] 王兴旺,等. 苍术对鸡大肠杆菌耐药质粒消除作用的研究,重庆工学院学报,2006,20(2):115

[13] 佐藤加奈子. 具有利尿作用的生药对肾脏 Na^{+}、K^{+}-ATP 酶的影响. 国外医学. 中医中药分册,1989,13(2):56

[14] KimYung-hi,等. 苍术对链佐星诱发大鼠高血糖的降血糖作用. 国外医学. 中医中药分册,1989,11(1):57

[15] 李育浩,等. 苍术的抗缺氧作用及其活性成分. 中药材,1991,14(6):41

[16] 杨明,等. 苍术挥发油的急性毒性试验,动物医学进展,2008,29(2):113

厚 朴

本品为木兰科植物厚朴 *Magnolia officinalis* Rehd. et Wils. 或凹叶厚朴 *Magnolia officinalis* Rehd. et Wils. Var. biloba Rehd. et Wils. 的干燥干皮、根皮及枝皮。厚朴中木脂素类成分主要有厚朴酚(Magnolol)、四氢厚朴酚(Tetrahydromagonolol)、异厚朴酚(Isomagnolol)及和厚朴酚(Honokiol),生物碱类成分主要为木兰箭毒碱(Magonocurarine)。凹叶厚朴挥发油含量约 1%,主要为 β-桉叶醇。厚朴味苦、辛,性温。归脾、胃、肺、大肠经。

【功效与药理】

1. 燥湿消积行气 厚朴辛散苦燥,性温能祛寒,有燥湿、消积、行气之功,宜于湿阻、食积、气滞所致脾胃不和、脘腹胀满之证。厚朴更兼有厚"肠胃"的作用,对消化性溃疡亦有较好的保护作用。

(1)抗溃疡作用:厚朴及其成分有抗溃疡作用。大鼠口服 100%生品厚朴煎剂、100%姜炙厚朴煎剂,对幽门结扎型溃疡及拘束应激溃疡均有对抗作用,尤以姜炙厚朴作用较强,而清炒厚朴煎剂则未见其作用[1]。大鼠灌服厚朴 50%乙醇提取物,对 HCL-乙醇所致溃疡,亦有抑制作用,其活性成分为厚朴酚及和厚朴酚。研究认为,厚朴酚的抗溃疡、抗分泌作用主要与其中枢性的分泌抑制作用有关。

(2)调整胃肠运动:厚朴酚对正常小鼠炭末推进率无明显影响;能降低大黄致肠功能亢进小鼠小肠炭末推进率,而提高阿托品致肠功能低下小鼠的推进率[2]。厚朴煎剂灌胃对腹腔注射盐酸左旋精氨酸(L-Arg)致大鼠胃动力、胃动素异常有改善作用,能对抗胃动力减缓和血清胃动素减少[3]。厚朴酚能抑制生大黄导致小鼠小肠炭末推进增快,对番泻叶与蓖麻油引起的小肠腹泻能减少湿粪次数[4]。利用甲基橙实验,证实厚朴生品与姜炙品水煎液均可促进小鼠胃排空功能,姜炙品强于生品[5]。体外给予厚朴煎剂,兔离体十二指肠平滑肌收缩的幅度、频率和张力均降低,而胃底条平滑肌的张力升高,认为厚朴对十二指肠平滑肌有松弛作用,而对胃底平滑肌的运动具有增强作用,促进胃蠕动,有利于胃排空。厚朴对乙酰胆碱所致十二指肠平滑肌运动加强有明显拮抗作用;厚朴增加胃底平滑肌张力作用可被阿托品阻断,此作用可能部分由 M 受体所介导[6]。

(3)保肝作用:厚朴酚对急性实验性肝损伤有一定的保护作用,可减轻肝损伤时肝细胞变性和坏死的病变程度[7]。在室温 8.5~9.0℃环境,大鼠十二指肠给予厚朴煎剂,其胆汁分泌量较给药前明显增加,而胆固醇、胆汁酸及总胆红素含量无明显变化[8]。此外,有报告认为,厚朴酚对牛磺胆酸钠逆行胆胰管注射所致大鼠急性坏死胰腺炎的急性肺损伤有一定的保护作用[9]。

2. 燥湿杀虫 《名医别录》谓厚朴"杀三虫"。在后世本草方书中亦多有用厚朴治疗霍乱,泻痢等消化道感染的记载,厚朴"燥湿杀虫"功效,多与其较强的抗病原微生物作用有关。

(1)抑制龋齿病原菌:龋齿的防病一般认为主要与口腔中变形链球菌(Streptococcus

mtans)感染有关。经筛选 8 种中药的抑菌作用，发现尤以厚朴的乙醚和甲醇提取物对此菌抑杀作用最强。厚朴的热水提取物在 10mg/ml 浓度对龋齿病原菌在牙平滑面上的附着具有较强的抑制作用。厚朴抗菌的主要活性成分为厚朴酚、和厚朴酚。厚朴酚在 10μg/ml 浓度下，体外对各种变形链球菌如 AHT、BHT、Ingbritt、OM 乙$_{175}$、OM 乙$_{176}$、OM 乙$_{6715}$ LM$_7$、SSMC$_{100}$、SSMZ$_{439}$、SSMZ$_{88}$、SSMZ$_{251}$、SSML$_{453}$，及乳酸杆菌如干酪乳杆菌 34103，干酪乳杆菌 SSMC83-3、发酵乳杆菌 SSMC83-2 均有抑制作用，研究认为，厚朴酚对变形链球菌的最小抑菌浓度(MIC)为 6.3μg/ml。也有报道厚朴酚 MIC 为 10μg/ml，和厚朴酚为 8μg/ml[10]。厚朴酚及和厚朴酚对致龋菌产酸亦有不同程度的抑制作用[11]。构效关系研究发现，厚朴酚、和厚朴酚联苯环上的羟基及烯丙基为抗菌作用必需，其代谢产物四氢厚朴酚、四氢和厚朴酚亦有极强的抗菌活性。

(2)抗菌作用：厚朴煎剂有广谱抗菌作用，其抗菌成分较稳定，不易被热、酸、碱等破坏，煎剂在体外对葡萄球菌、溶血性链球菌、肺炎球菌、百日咳杆菌等革兰阳性菌及炭疽杆菌、副伤寒杆菌、霍乱弧菌、大肠杆菌、变形杆菌、枯草杆菌等革兰阴性菌均有抑杀作用[12]。厚朴煎剂对大小芽胞癣菌、同心性毛癣菌、红色毛癣菌、堇色毛癣菌等皮肤真菌亦有抑制作用。对人工感染炭疽杆菌的豚鼠，每只腹腔注射 0.5ml 厚朴煎液，每日一次，连续给药 4 天，可明显延长动物生存时间。研究证实，厚朴抗菌作用以厚朴酚作用较强。厚朴酚对革兰阳性菌、耐酸性菌、类酵母菌和丝状真菌均有显著的抗菌活性。以硫酸链霉素和两性霉素 B 为对照的 *MIC* 试验表明，厚朴酚抗枯草杆菌、金黄色葡萄球菌的活性强于链霉素，抗须发癣菌活性比两性霉素 B 高，抗黑曲霉菌的活性与两性霉素 B 相当。此外，厚朴酚对引起人类恶性脓疮和绒毛状模块疾病的炭疽杆菌亦有明显抗菌活性[13]。和厚朴酚体外对金黄色葡萄球菌、大肠杆菌、链球菌 *MIC* 均在 10mg/L 以内[14]。

3. 肌松作用　厚朴有明显的肌肉松弛作用，无论是口服或腹腔给予厚朴乙醚提取物，均可使小鼠握力明显降低，对士的宁、印防己毒素、戊四氮等药物诱发的痉挛，厚朴乙醚提取物亦有明显对抗作用。厚朴碱是其肌松作用的主要活性成分，家兔静注厚朴碱的最小垂头剂量为 13.8mg/kg，相同剂量反复给药，其肌松作用不减弱，表明无快速耐受性。在大鼠膈神经-膈肌标本试验中，30%厚朴碱可使膈肌收缩幅度减小 40%左右，当浓度增高至 40%时，膈肌收缩幅度几乎近于停止状态。小鸡静注厚朴碱 40mg/kg 以上，呈弛缓性瘫痪，其作用与静注筒箭毒碱 0.5mg/只相似。家兔静脉推注厚朴生物碱的碘甲烷化合物，平均垂头剂量为 330mg/kg，推注至 1/3 剂量时即出现大量流涎，静注甲基硫酸新斯的明可对抗其垂头反应，故认为厚朴碱为一种非去极化型肌肉松弛剂。除厚朴碱外，厚朴酚及和厚朴酚亦有中枢性肌松作用，较大剂量下(100～250mg/kg；腹腔注射)可使小鼠翻正反射消失达 3 小时之久。

4. 其他作用

(1)对脑缺血损伤保护作用：许多文献皆肯定厚朴酚与和厚朴酚对脑缺血-再灌注损伤具有保护作用，涉及对兴奋性氨基酸、自由基、细胞内钙超载、炎症、一氧化氮合酶过度激活及神经细胞凋亡等多环节的调控[15-17]。对线栓法造成大鼠大脑中动脉阻塞模型，和厚朴酚 5～50μg/kg 在大脑中动脉阻塞后 0.25 小时和 3 小时静脉给药，可显著改善脑缺血大鼠的神经学评分，明显减少脑梗死体积，对双侧颈动脉结扎 30 分钟，再灌注 30 分钟造成小鼠脑缺血再灌注损伤，和厚朴酚 7～70μg/kg 分别于阻塞前和再灌注前 2 分钟静脉给药，可升高小鼠脑组织中超氧化物岐化酶、过氧化氢酶、谷胱甘肽过氧化物酶和过氧化物酶的活性；降低丙二醛的含量。同时和厚朴酚也升高脑组织 Na^+-K^+-ATP 酶的活性[18]。

(2)对钙通道的影响：通过大鼠胸主动脉内钙离子阻滞作用研究，证实厚朴提取物有较明显的钙通道阻断作用，其活性成分为厚朴酚及和厚朴酚。这两种成分的作用类似于维拉帕米对高浓度 K^+、Ca^{2+}、去甲肾上腺素，在无钙的介质，和 ^{45}Ca 摄入所致收缩反应中的抑制作用，但其活性较维拉帕米为弱。

和厚朴酚对钙调素(CaM)刺激磷酸二酯酶(PDE)活性呈抑制作用。当和厚朴酚浓度低于 100μmol/L 时，PDE 活性急剧降低，浓度在 100～200μmol/L 对 PDE 活性又表现出强的抑制作用。400μmol/L 的和厚朴酚可使 PDE 的活力降低为对照组的 6%。同时，随着 CaM 浓度增加，和厚朴酚抑制 PDE 的 IC_{50} 也相应增加。以上实验结果提示和厚朴酚在 Ca^{2+} 存在下，可与 CaM 结合，从而拮抗其对靶酶 PDE 的激活[19]。

(3)抗肿瘤：和厚朴酚有抗肿瘤作用[20]，10μg/ml 和 20μg/ml 的和厚朴酚作用人宫颈癌 Hela 细胞 24 小时后，凋亡细胞的比例分别为 22.5%和 62.2%，而对照组仅为 8.7%。和厚朴酚处理过的 Hela 细胞，经 Hoechst33258 染色后，细胞、细胞核出现明显的凋亡形态学变化，在 DNA 琼脂糖凝胶上可见特征性的梯状条带[21]。和厚朴酚浓度为 40～160μmol/L 时对人肝癌 HepG2 细胞增殖有明显的抑制效应，且呈剂量依赖性；细胞加入和厚朴酚诱导 24 小时后凋亡指数明显高于未加入组，认为和厚朴酚可能通过激活 caspase 途径诱导 HepG2 细胞凋亡[22]。另有研究指出，和厚朴酚对血管内皮细胞具有优先抑制作用，对人脐静脉内皮细胞(human umbilical vein endothelial cell，HUVEC)的半数抑制剂量(inhibitory concentration 50%，IC_{50})为 14.5μmol/L，而对原代培养的人成纤维细胞的 IC_{50} 高达 150μmol/L，对人结肠癌 RKO 细胞的 IC_{50} 为 42μmol/L；和厚朴酚 0.1μg/只和 0.2μg/只剂量时显著抑制鸡胚尿囊膜(chicken chorioallantoic membranes，CAM)新生血管形成，抑制率分别为 58%和 86%；和厚朴酚在 10μmol/L 和 20μmol/L 剂量时显著抑制 RKO 细胞的 VEGF-A mRNA 表达及细胞培养上清液中 VEGF 蛋白的分泌。因此认为和厚朴酚在非凋亡剂量时具有抗血管形成作用，其机制与抑制血管内皮细胞增殖以及抑制肿瘤细胞表达 VEGF 有关[23]。

【体内过程】

利用荧光法测定厚朴酚的血药浓度，比较家兔口服及直肠给予厚朴酚的生物利用度，结果直肠给药组 *AUC* 为 3786 ng·h/ml，口服给药 *AUC* 为 2944 ng·h/ml，直肠给药比口服组提高 28.6%，且达峰时间早，峰浓度高[24]。

Wistar 大鼠灌胃给予厚朴酚与和厚朴酚后，RP-HPLC 法测定血液及体液浓度，认为两种成分在大鼠体内代谢符合一级消除动力学二室开放模型，C_{max} 分别为 0.974mg/L 和 0.522mg/L，$t_{1/2\beta}$ 为 3.136 小时和 3.284 小时，$t_{1/2ka}$ 为 0.160 小时和 0.261 小时；进入体内后，主要滞留于胃肠内，其他主要分布于肝、肺、肾组织中；血浆蛋白结合率分别为 68.54%和 53.81%；以粪排出为主，尿和胆汁排出量只有约 5%。结论：厚朴酚与和厚朴酚吸收较差，进入循环后以肝代谢和肾排泄为主[25]。

【毒理研究】小鼠一次灌服厚朴煎剂 60g/kg，观察 3 天未见死亡。厚朴中主要有毒成分为木兰箭毒碱，其在肠中吸收缓慢，吸收后即经肾脏排泄，故在血中浓度较低。厚朴煎剂给小鼠腹腔注射 LD_{50} 为(6.12±0.038)g/kg。

【主治】脘腹满痛，食积气滞、气逆喘咳等症。

【现代应用】

1. 防治龋齿　用厚朴酚凝胶(厚朴酚结晶、分子量为 400 的聚乙二醇、木糖醇，以羟乙基纤维素为基质,加适量调味剂)约 0.4g,涂于两侧下颌乳磨牙颌面,作咀嚼动作,并任其自然吞下,半小时内不进水、进食。实验期无 1 例儿童出现任何不适,半年新增的龋齿发生率较对照组下降 44.63%,1 年降低率 31.01%。厚朴酚凝胶 MIC 为 5mg/ml。厚朴牙膏亦有预防龋齿发生的作用。用 0.06%厚朴酚或 0.09%和厚朴酚含漱液早晚漱口,治疗 143 例龋齿,经半年治疗,实验组龋菌与龋面分别降低 65.3%和 63.72%[10]。

2. 消除手术中鼓肠现象 为避免针麻下全子宫切除术中的鼓肠现象,病人术前吞服厚朴粉 5~10g,共 36 例。结果在一般情况下,切开腹膜后肠曲不鼓,少数肠曲稍鼓,但轻轻一推即可将肠曲推上,与未用厚朴粉的 163 例的肠曲情况进行对照,经统计处理,两者差异显著。

3. 肌强直 用厚朴 9~15g,加水分煎 2 次,顿服,治疗肌强直,据称有效。

主要参考文献

[1] 胡丽萍,等. 厚朴及其炮制品对大鼠急性实验性胃溃疡的作用. 中草药,1991,22(119):509

[2] 魏理,等. 厚朴酚对不同功能状态小鼠小肠运动功能的影响. 医学理论与实践,2007 20(8):869

[3] 王贺玲,等. 厚朴对实验大鼠的胃动力影响. 实用药物与临床,2007,10(2):65

[4] 张根水,等. 厚朴酚对小鼠的止泻作用研究. 现代中西医结合杂志,2007,16(4):461

[5] 张永太,等. 厚朴姜炙前后对胃肠运动功能影响的实验研究. 时珍国医国药,2007,18(11):2617

[6] 张启蓉,等. 厚朴对兔离体胃肠平滑肌运动的影响. 陕西医学杂志,2007,36(6):656

[7] 许环淑,等. 厚朴酚药效学及其作用机理的研究. 北京中医杂志,1993,(3):51

[8] 孟宪元,等. 厚朴对低温条件下大鼠胆汁分泌影响的初步观察. 北京中医,2005,24(3):180

[9] 李贞茂,等. 厚朴酚对大鼠坏死性胰腺炎肺损伤的保护作用. 世界华人消化杂志,2006,14(12):1167

[10] 芦全清,等. 厚朴含漱液的研制与应用. 中国医院药学杂志,1993,13(10):441

[11] 冯瑾,等. 厚朴活性成分对致龋菌生长和产酸影响的体外研究. 四川大学学报:医学版,2007,38(3):456

[12] 王志强,等. 厚朴体外抑菌作用研究. 时珍国医国药,2007,18(11):2763

[13] 季宇彬. 中药有效成分药理与应用. 哈尔滨:黑龙江科学技术出版社,1995:293

[14] 林桂芸,等. 和厚朴酚抑菌作用的研究. 成都大学学报:自然科学版,2003,22(2):18

[15] 梁敏,等. 厚朴酚脑保护作用研究进展. 中药药理与临床,2008,24(4):75

[16] 孙罗琼、崔岚. 厚朴酚与和厚朴酚对脑缺血-再灌注损伤作用的研究进展. 医学导报,2008(1):69

[17] 黄信全,等. 厚朴酚对大鼠局灶性脑缺血再灌注损伤保护作用的研究. 中国神经免疫学和神经病杂志,2007,14(2):118

[18] 胡赫,等. 和厚朴酚改善局灶性脑缺血并提高脑缺血再灌注后组织对活性氧的清除能力. 中国药理学与毒理学杂志,2006,20(6):455

[19] 刘飞,等. 和厚朴酚对钙调素拮抗作用的研究. 中国药理学通报,1993,(1):48

[20] 郭文浩,等. 和厚朴酚在抗肿瘤研究中的进展. 华西医学 2006.,21(1):179

[21] 杨光丽,等. 和厚朴酚对人宫颈癌细胞增殖和凋亡的影响. 四川大学学报:医学版,2008,39(4):558

[22] 顾伟,等. 和厚朴酚对肝癌 HepG2 细胞生长抑制及凋亡的作用. 细胞与分子免疫学杂志,2008,24(6):620

[23] 王嘉,等. 和厚朴酚抗血管生成作用的实验研究. 肿瘤,2007,27(7):527

[24] 谭毓治,等. 厚朴直肠给药的研究. 中国中药杂志,1995,(1):30

[25] 袁成,等. 厚朴酚与和厚朴酚在大鼠体内的药代动力学. 解放军药学学报,2003,19(4):258

三、常用方剂

藿香正气散

本方来源于《太平惠民和剂局方》，由大腹皮、白芷、紫苏、茯苓、半夏曲、白术、陈皮、厚朴、桔梗、藿香、炙甘草组成。

【功效与药理】

1. 理气和中　藿香正气散功在化湿和胃，理气和中，常用于湿滞脾胃，呕吐腹泻脘腹疼痛诸证。本方调节胃肠功能、止泻镇吐作用、促进胃肠吸收功能作用，为其理气和中的药理学基础。

(1)胃肠动力作用：藿香正气水能促进大鼠胃排空，促进肠推进运动，并促进胃泌素的分泌[1]。分析藿香正气液促进小鼠肠推进作用的时效性和量效性，发现藿香正气液在10～100ml/kg剂量范围内，为给药后1.0～2.0小时时间范围内，对小鼠肠推进有显著而稳定的增强效应，证实其促进肠动力作用具有时间和剂量依赖性[2]。大鼠灌服藿香正气液对胃排空及肠推进皆有促进作用，但各单味药的作用并不一致[3]。认为其促进胃动力作用与增加血浆、胃窦和空肠组织匀浆中P物质的含量有关[4]。

(2)胃肠平滑肌解痉作用：藿香正气丸、水对兔离体十二指肠有明显的抑制作用，并能对抗拟胆碱药物引起的肠痉挛。能对抗水杨酸毒扁豆碱引起的肠痉挛，其效果与阿托品相似。对离体肠平滑肌的自发活动有抑制作用，又能对抗氯化钡引起的肠痉挛，故对肠管平滑肌尚有直接的抑制作用。藿香正气水对离体豚鼠、兔十二指肠的自动收缩及对组胺、乙酰胆碱、氯化钡所致的回肠收缩均有良好解痉作用。藿香正气胶囊亦有明显的解痉作用，其浓度为8.55×10^{-4}g/ml时，对正常离体兔肠的抑制率为73.8%；并能抑制乙酰胆碱、氯化钡所致兔肠痉挛，其抑制率为61.0%、68.3%[5]。低浓度的藿香正气丸对离体兔小肠运动有双向调节作用，而高浓度时则完全呈现抑制作用[6]。在体实验亦证实，1g/kg、0.2g/kg藿香正气冲剂及藿香正气水口服均能明显对抗乙酰胆碱所致家兔在体肠运动亢进[7]。

(3)止泻镇吐作用：藿香正气丸、水、颗粒剂、冲剂等，均能明显抑制小鼠小肠推进运动[5,8,9]。11.4%藿香正气胶囊溶液20ml/kg给家鸽灌服，5分钟后每只家鸽灌入1.5%硫酸铜溶液20ml/kg，其呕吐潜伏期为(47.2±15.0)分钟，1小时内呕吐次数为(10.8±13.2)次，与对照组相比，差异显著[5]。此外，颗粒剂及丸剂亦有类似的止吐作用[8]。

(4)黏膜保护作用：对肢体缺血-再灌注大鼠所表现的肠道屏障功能受损，藿香正气软胶囊有保护作用，能减轻肠黏膜损伤，降低大鼠血清NO浓度[10]。福氏痢疾杆菌和鼠伤寒沙门氏菌所致菌群失调腹泻小鼠(BSD小鼠)，灌胃给予藿香正气胶囊5.21g/kg，0.52g/kg，连续3d。受试药物可减少模型小鼠腹泻次数，缩短病程，调节$CD4^+$，$CD8^+$ T淋巴细胞平衡，降低TNF-α[11]。

(5)促进胃肠吸收功能：对硫酸镁致泻小鼠，藿香正气丸能明显促进肠道对^{3}H-葡萄糖的和水的吸收。表明本方既有止泻作用，又能改善胃肠道的吸收功能。

2. 解表化湿　藿香正气散化湿兼能解表，用于外感风寒，内伤湿滞之证，尤宜于夏月时感，胃肠不和。除调节胃肠功能外，本方解热、镇痛、抗病原微生物作用，亦与其解表化湿功能有关。

(1)解热作用：对伤寒杆菌所致发热家兔，0.72g/kg藿香正气丸及颗粒剂均有明显的解热作用，持续时间可达6小时以上[8]。

(2)镇痛作用:藿香正气水对醋酸刺激肠管浆膜或肠系膜引起的内脏躯体反射性疼痛有明显镇痛作用。藿香正气胶囊对酒石酸锑钾的致痛有对抗作用;对热板法致痛,90 分钟阈值提高 10%[9]。

(3)抗病原微生物作用:藿香正气水体外对藤黄八叠球菌等 8 种细菌均有抗菌作用,尤其对藤黄八叠球菌、金黄色葡萄球菌作用较强,并对甲、乙型副伤寒杆菌、红色毛癣菌,石膏样毛癣菌,絮状表皮癣菌、石膏样小孢子菌、白色念珠菌,新生隐球菌及皮炎芽生菌等均有较强的抑菌作用[5],对 A_1、A_3 及 B 型流感病毒,藿香正气颗粒剂亦有一定抑制作用[8]。

3. 抗过敏及免疫调节作用　体外实验证实,藿香正气水,藿香正气口服液能抑制大鼠被动变态反应,稳定肥大细胞膜,阻断肥大细胞脱颗粒,表现出一定的抗过敏作用[12,13]。对腹泻模型动物,藿香正气丸能提高小鼠外周血淋巴细胞 ^{3}H-TdR 掺入量。

【毒理研究】小鼠灌胃给予 53.2%藿香正气胶囊溶液 25ml/kg,相当于人用量的 583 倍,7 天内无死亡,活动正常[5]。

【主治】外感风寒,内伤湿滞证。霍乱吐泻,恶寒发热,头痛,脘腹疼痛,舌苔白腻,以及山岚瘴疟等。

【现代应用】

1. 感冒发热　以藿香正气水灌肠治疗小儿夏令感冒发热 34 例,其中 23 例在 9 小时内体温降至正常水平,有效率 67.6%[14]。藿香正气冲剂治疗胃肠型感冒 150 例,以主要症状呕吐、腹泻消失为指标,最多用药 3 天,总有效率 100%[7]。以藿香正气散变化方藿香正气汤治疗小儿外感发热 286 例,治愈 273 例,其中 24 小时退热 132 例,48 小时退热 111 例,72 小时退热 30 例,总有效率 95.45%[15]。

2. 肠炎腹泻　藿香正气散治疗夏季急性肠炎 50 例,总有效率 94%,伴随症状如腹泻、呕吐、发热、恶心等平均好转时间 1～2 天[16]。藿香正气水保留灌肠治疗小儿腹泻 40 例,总有效率 97.5%[17]。以藿香正气散(液)治疗重症腹泻 105 例,1～3 天止泻 63 例,4～8 天止泻 15 例[18]。以藿香正气片包煎治疗婴幼儿腹泻 64 例,平均止泻时间(3.3±1.2)天[19]。

3. Ⅰ型变态反应　以藿香正气水治疗Ⅰ型变态反应 45 例,其中荨麻疹 18 例,血管神经性水肿 7 例,消化道过敏反应 4 例,支气管哮喘 11 例,过敏性鼻炎 5 例。经 3 天治疗,总有效率 73.3%[20]。

4. 其他　藿香正气散制剂还可用于中枢性呃逆[21],慢性非特异性溃疡性结肠炎[22],功能性消化不良[23,24],老年性腹胀等[25]。

【不良反应】

1. 过敏反应　口服藿香正气水发生过敏性休克的报道较多,服用量一般 5～10ml 不等,出现休克症状时间为 5～30 分钟,并伴有其他过敏症状[26～29]。此外,亦有因口服藿香正气水发生过敏性紫癜、皮疹、风疹哮喘者[30～33]。

2. 心动过速　因服用藿香正气水致心动过速 4 例,心率在 190～210 次/分,心电图证实为室上性心动过速,经治疗后缓解[34]。

3. 上消化道出血　患者有十二指肠球部溃疡史 5 年,1 年内未复发,空腹服藿香正气水 20ml,10 分钟后发生急性上消化道出血[35]。

主要参考文献

[1] 袁华蓉. 藿香正气水对大鼠胃肠道影响的研究. 辽宁中医药大学学报,2007,9(5):177

[2] 杨国汉,等．藿香正气液促进小鼠肠推进作用的时效性和量效性分析．实用中医药杂志,2005,21(11):649

[3] 杨国汉,等．藿香正气液及其组方药物对大鼠胃排空和肠推进作用的影响．实用中医药杂志,2005,21(9):521

[4] 杨国汉,等．藿香正气液对大鼠P物质的影响,中国药房,2005,16(13):982

[5] 田文艺,等．藿香正气胶囊和藿香正气水药理作用的比较．中成药,1990,(4):31

[6] 周名璐,等．藿香正气散的实验及临床研究进展．新中医,1996,(7):60

[7] 尹宝莲,等．藿香正气冲剂的药理及临床观察．中草药,1992,(9):479

[8] 魏云,等．藿香正气颗粒剂与丸剂药理作用比较研究．湖南中医杂志,1992,(5):46

[9] 周件贵,等．藿香正气散方的实验研究和临床新用．中成药,1991,(12):35

[10] 谢肄聪,等．藿香正气软胶囊对肠屏障功能保护作用的机理研究．中国中药杂志,2004,29(5):456

[11] 何颖辉,等．藿香正气胶囊对菌群失调小鼠黏膜免疫的影响．中国中药杂志,2007,32(22):2397

[12] 余传星,等．藿香正气水阻断肥大细胞脱颗粒的实验研究．中医药研究,1994,(4):60

[13] 于传星,等．藿香正气口服液抗肥大细胞脱颗粒的机制探讨．中成药,2002,24(2):120

[14] 刘国栋,等．藿香正气水灌肠治疗小儿夏令感冒34例退热效果观察．河北中医,1991,(5):12

[15] 吴男芳,等．藿香正气汤治疗小儿外感发热286例．陕西中医,1995,(8),362

[16] 诸葛丽敏．藿香正气散治疗夏季急性肠炎临床观察．浙江中医学院学报,1994,(3):18

[17] 王乐平．藿香正气水保留灌肠治疗小儿泄泻．四川中医,1992,(6):17

[18] 蒋耀曦．藿香正气散(液)治疗急重症寒湿型泄泻105例疗效分析．新疆中医药,1995,(2):14

[19] 查安生,等．藿香正气片包煎治疗婴幼儿秋冬季腹泻64例．安徽中医学院学报,1992,(2):34

[20] 谭峰源．藿香正气水治疗Ⅰ型变态反应性疾病45例临床观察．中医药研究,1995,(2):16

[21] 马占松．藿香正气散治疗中枢性呃逆87例．河南中医,2009,29(1):49

[22] 商玉凤．藿香正气散治疗溃疡性结肠炎38例．黑龙江中医药,2008,37(2):37

[23] 翟丽梅,等．藿香正气软胶囊对功能性消化不良的疗效观察．临床军医杂志,2007,35(1):152

[24] 李忠鹏,等．藿香正气胶囊治疗功能性消化不良98例．武警医学,2006,17(3):234

[25] 刘永华．藿香正气软胶囊治疗老年性腹胀50例．中国中西医结合杂志,2004,24(3):219

[26] 卢国珍．口服藿香正气水致过敏性休克一例报告．中国中药杂志,1991,(9):566

[27] 葛天德,等．藿香正气水致过敏性休克一例报告．现代应用药学,1991,(4):40

[28] 王海英,等．藿香正气水致过敏性休克．黑龙江中医药,1996,(5):286

[29] 李淑文,等．藿香正气水的不良反应．中成药,1995,(6):23

[30] 胡明灿．藿香正气水不良反应补述．光明中医杂志,1996,(6):49

[31] 钟松才．口服藿香正气水致过敏性紫癜1例．湖南中医杂志,1993,(6):48

[32] 汤怡平．服藿香正气丸引起药疹1例．中国中药杂志,1996,(8):504

[33] 梁亚琴,等．口服藿香正气水致过敏性哮喘2例．黑龙江医药,2007,20(6):636

[34] 周津通,等．藿香正气水致室上性心动过速4例．江西中医药,1992,(1):41

[35] 李远辉．藿香正气水致上消化道出血1例．江西中医药,1996,(5):31

四、化湿方药的研究思路

相对于祛风胜湿药、清热燥湿药、利水渗湿药而言,以治疗胃肠疾患为主要作用特点的芳香化湿药的研究还远不够深入。由于中医基础和临床理论对本类方药的认识比较含混,因此,结合中医理论的化湿方药的药理研究所面临的困难远大于其他类药物。

1. 探索"湿邪困脾"的现代科学内涵　在理顺中医理论对化湿方药认识的前提下,以疗效确切、药理作用研究较多的化湿药，如厚朴、苍术、藿香正气散等为突破口，采用“方证对应，以方测证”的研究思路，探索和阐明“湿邪困脾”之证的现代医学实质和化湿药对“湿邪困脾”的治疗学机制。

湿邪为病，有内湿和外湿之分。居处湿盛、阴雨湿蒸，汗出粘衣等，邪由外入，或恣啖生冷，过食肥甘，则湿从内生。湿邪伤人，常与风、寒、暑、热兼杂，对这些兼杂他邪的“湿”，中医别有祛风除湿药，如秦艽、防己；燥湿化痰药如法夏、南星；清热燥湿药如黄连、苦参；以及温阳化湿方如真武汤；祛湿化浊方如萆薢分清饮等治疗之。此外，水与湿，本异名同类，而水湿为患，别有利水渗湿方药如茯苓、猪苓、五苓散等治疗之。以上诸证，皆非化湿方药所主。那么本类方药所化之“湿”究竟是什么？结合本类方药的临床应用特点，我们理解湿浊阻滞中焦是化湿方药的主证。从症状表现上，多与急性胃肠道感染有关，而从中医病因病机学说分析，湿浊阻脾之证的发生既与气象物候因素有关，如久处卑湿环境，也与机体因素有关，如恣食生冷肥甘，本有内湿，而更重要的是致病因子的存在，如引起感染的细菌、病毒等，这三者缺一不可。在研究思路上，可以根据中医理法方药对应的关系，采用以方测证的研究思路，从多角度着手揭示湿邪困脾的现代内涵。

2. 加强湿邪困脾证动物模型研究　基于上述分析，我们认为湿邪困脾证的发病既与所处的环境、物候因素有关，也与致病微生物有关，更与机体内环境密切关联，三者缺一不可，因此复制湿浊阻滞中焦动物模型要充分考虑致病外因（环境、物候因素、病原体等）和内因（机体自身的情况和特点），结合临床研究成果和研究比较成熟、公认方药的药理学成果，从模型本身病理生理改变和药物干预后原有病理改变的调节角度全面分析，复制比较接近实际的动物模型。

3. 加强同类方药药理的比较研究　由于目前缺乏成熟公认的湿邪困脾证的动物模型，因此现有化湿药的研究多采用疾病动物模型，也初步揭示了同类方药的共性药理作用，但不同方药的个性特征揭示不够，因此应加强同一模型上的不同化湿方药的比较研究，以期揭示不同方药的效价强度、效果和作用特点等个性特征。

4. 加强与化湿药有关的药对和配伍研究　有关药对及配伍的研究，目前主要局限于古已有之的配伍关系进行，事实上，若能结合现代中药药理学的研究成果，创制新的配伍药对，甚至活性成分构成的药对，对化湿药的发展具有促进意义。兹举例如下：

（1）健脾药与化湿药配伍：如目前对消化性溃疡的治疗，多从脾虚入手，从现代研究来看，补益脾胃的药物，如党参、甘草、白术等，确有较强的抗溃疡作用，若能配以抗溃疡作用同样突出的化湿药，如厚朴、砂仁、苍术等，其疗效有望加强。这样的配伍，在中医理论上亦有合理之处，既能防治补益过度而腻滞脾阳，又能运燥湿浊，一补一燥，相得益彰。

（2）清热燥湿药与化湿药配伍：比较经典的配伍是黄连与厚朴，黄连甲醇提取物及小檗碱，厚朴煎液及厚朴酚均有较强的抗溃疡作用，而两者同时又都有抑菌作用，临床报道对幽门弯曲杆菌、幽门螺杆菌引起的慢性胃炎有效。

根据化湿方药临床应用的不同侧重点，针对三类化湿方药的实验研究提出以下设计要点：

1. 以化湿和胃治疗急性胃肠炎为主要功效的实验设计　针对此功效的实验设计重点应放在抗腹泻、抗感染、调整胃肠运动上，然后针对具体药物的功效特点，选择性设计一些抗炎、解热、镇痛等。

（1）抗腹泻作用：以湿粪计数、腹泻指数、腹泻率等为指标，观察受试药物对蓖麻油、番泻叶或大黄所致腹泻模型的影响。

(2)抗感染作用:根据引起急性胃肠炎主要致病病原微生物,如沙门菌属、嗜盐菌、变形杆菌、致病性大肠杆菌、葡萄球菌、细菌毒素、空肠弯曲菌、轮状病毒、Norwalk 病毒、腺病毒等,有针对性的选择进行体内、外抗感染实验,这是本类药物的关键。此外,针对设计中还应考虑细菌内毒素的致泻作用,也可以考虑抗内毒素的研究。

(3)调节胃肠运动作用:胃排空实验,可用小鼠进行,了解药物对排空功能的影响;对正常和新斯的明致肠运动亢进模型小肠推进运动和胃肠通过时间实验,在体胃肠运动实验和离体胃肠运动实验,重在分析不同药物对不同状态下(如正常、Ach 处理、$BaCl_2$处理)肠肌运动的影响。

(4)燥湿健脾作用研究:可选用已有文献报道的湿邪困脾动物模型,观察药物的化湿作用。指标可考虑胃肠推进、胃泌素、胃动素、胃黏膜 SOD 和 MDA 等。若受试药物有一定的健脾作用,则可以考虑采用"脾虚"动物模型进行观察。

2. 以化湿和胃治疗消化性溃疡及慢性胃炎为主要功效的实验设计　针对此功效的研究设计重点在抗溃疡和抑制引起慢性胃炎的主要病因幽门螺杆菌、空肠弯曲杆菌上,兼考虑选择一些胃功能实验。

(1)抗溃疡作用:急性溃疡模型,如大鼠(小鼠)幽门结扎型、水浸拘束应激性溃疡模型等。慢性溃疡模型,如醋酸烧灼型、热络型溃疡模型。药物诱发性溃疡或黏膜损伤模型,如利舍平或吲哚美辛性溃疡模型。利用上述模型观察药物对溃疡发生的防治作用。

(2)胃液、胃酸分析:观察药物对胃液量、胃液酸度、胃酶活力的影响。

(3)抑菌作用:重点观察药物对幽门螺杆菌、空肠弯曲杆菌的抑制作用。

(4)调节胃肠运动和燥湿健脾作用:同上。

(5)其他作用:针对药物的功效和作用特点,选作一些抗炎、镇痛和止血等实验。

3. 以芳香辟秽,外用杀毒灭菌为主要功效的实验设计　本类药物研究以体外抗菌作用为主,应重点着眼药物的抗菌谱、抗菌作用强度,必要时进行抗菌作用机制和耐药性产生方面的研究。

(王家葵　徐世军)

第12章 利水渗湿药

一、概　　述

凡能渗利水湿，通利小便的药物，称为利水渗湿药。

祖国医学认为，水湿之为病，或泛滥于全身而水肿，或侵犯脾胃而为湿阻；或同其他外邪（如湿热）相兼侵犯人体某一部位或某一脏腑，如温热熏蒸而发黄者。水液源自胃的受纳，脾的传输，肺的通调而下归于肾。通过肾阳气化而分清浊，清者上升复归于肺而为津，浊者下出膀胱而为尿。如肾阳不足，无力气化水液而表现尿少、尿闭；肾阳虚不能摄水液则表现为尿频或遗尿。水湿病因常见的有：变态反应性疾患、感染、肾血管病变、代谢异常等。利水渗湿药味多甘、淡，可消除有形之水在体内潴留形成的水肿，还适用于淋浊（泌尿系统结石）、痰饮（如慢性支气管炎时的痰液积留以及胸水、腹水等体腔内的异常液体）、湿热、黄疸、疮疡等水湿病证。

利水渗湿药根据作用性质不同，分为利水消肿药、利尿通淋药和利湿退黄药三类。利水渗湿药应用不当，容易耗伤阴液，故阴虚津伤者应慎用。应用利水渗湿药，须视不同病证，选用有关药物，并作适当配伍。如水肿骤起，有表证者，配宣肺发汗药；水肿日久，脾肾阳虚者，配温补脾肾药；湿热交蒸者，配清热泻火药。现代药理研究证明，利水渗湿药的三要药理作用为：

1. 利尿　本类药物中，茯苓、猪苓、泽泻、玉米须、半边莲、车前子、通草、木通、萹蓄、瞿麦、金钱草、茵陈均具有不同程度的利尿作用。其中猪苓、泽泻利尿作用较强。本类药的利尿作用可受到药材采收季节、药用部位、炮制方法、动物种属、给药途径及功能状态的影响。如冬季采集的泽泻为正品、利尿作用最强，春季采的泽泻作用稍差。利水渗湿药的利尿作用可通过不同途径来实现：①抑制肾小管对电解质及水的重吸收：如：猪苓、泽泻等。②影响 Na^{+}-K^{+}-ATP 酶活性：如：茯苓、泽泻。③与钾离子排出有关：如：通草、泽泻。④作用于血浆心钠素，如：泽泻可明显升高小鼠血浆心钠素含量。⑤醛固酮受体拮抗剂作用：试验研究表明茯苓素可能是一种醛固酮受体拮抗剂。

2. 利胆保肝　本类药物中茵陈（茵陈蒿汤）、金钱草、半边莲、玉米须具有明显的利胆作用，其中茵陈蒿所含利胆成分最多，茵陈及其复方能扩张 Oddi 括约肌，促进胆汁中固体物、胆酸及胆红素的排出；泽泻能改善肝脏脂肪代谢，具有抗脂肪肝作用；泽泻、茵陈、猪苓、茯苓有保肝作用，茵陈能减轻 CCl4 致大鼠肝纤维化模型的肝细胞损伤，改善肝功能。

3. 抗病原体　本类药物中，茯苓、猪苓、茵陈、金钱草、木通、萹蓄、半边莲等具有抗菌作用，车前子、茵陈、地肤子、萹蓄、木通等具有抗真菌作用；车前子、茵陈等具有抗钩端螺旋体作用。如车前子、木通、栀子与滑石等组成的八正散能抑制尿道致病性大肠杆菌（UEC）的 P 菌毛的表达，使其血凝作用消失，黏附到尿道上皮细胞上的能力被抑制。从电镜观察到，

UEC丰富的菌毛经药物体内或体外处理后，菌毛明显减少或消失。

4. 其他　泽泻、通草、茵陈蒿、虎杖、茵陈蒿汤、茵陈五苓散均能降血脂；茯苓、薏苡仁、泽泻则具有降血糖的功效。茯苓、猪苓、泽泻以及薏苡仁均有一定的增强免疫的作用。茯苓多糖体、茯苓素及茵陈均有抗肿瘤作用，能抑制多种动物移植性肿瘤的生长。薏苡仁注射液广泛应用于肿瘤治疗。香加皮、车前子、茵陈蒿、金钱草均有一定的抗炎作用。另外，茯苓能镇静、抗溃疡，茵陈蒿能解热、镇痛，香加皮具有强心和兴奋神经系统作用，金钱草和车前子可预防结石，虎杖对血小板聚集有抑制作用、能抗血栓。

目前，利水渗湿方药主要是对通利水道、渗利水湿功效的研究，因而往往局限于其利尿、利胆保肝作用及机制的探讨，而对祛痰饮、清湿热的研究较少涉及，更少见到运用慢性支气管炎、胸水、腹水等模型动物进行研究的报导。

二、常用药物

(一)利水消肿药

茯　苓

本品为多孔菌科真菌茯苓 *Poria cocos*(*Schw.*)Wolf. 的干燥菌核。主要含有β-茯苓聚糖(β-Pachyman)，茯苓次聚糖(Pachymaran)，茯苓酸(Pachymic acid或Tumulosic acid)，乙酰茯苓酸(P-achymic acid)，茯苓素(Poriatin)，松苓酸，齿孔酸，3β-羟基羊毛甾三烯酸，组氨酸，胆碱，Poriaic acid A. B. 和C.，腺嘌呤；另外还含有松苓新酸和β-香树脂醇醋酸酯(β-Amyrin acetate)。茯苓味甘、淡，性平。归心、肺、脾、肾经。

【功效与药理】

1. 健脾利水　《药品化义》中记载："健脾，即水去而脾自健之谓也"，"茯苓最为利水除湿要药。"《世补斋医书》中记载："茯苓一味，为治痰主药。痰之本，水也，茯苓可以行水；痰之动，湿也，茯苓又可以行湿。"茯苓健脾利水的功效，主要表现在对免疫功能的影响、对胃肠功能的影响和利尿作用。

(1)对免疫功能的影响：中医认为"脾主为卫"，"四季脾旺不受邪"。说明脾具有增强抗御病邪能力与机体免疫功能有关。模拟食用方式，以茯苓水提液给小鼠灌胃，可提高T淋巴细胞增殖反应和白细胞介素2(IL-2)活性。茯苓多糖以250mg/kg、500mg/kg、1000mg/kg灌胃，每日1次，连续7日，可促进正常及荷瘤小鼠巨噬细胞吞噬功能，增加ANAE阳性细胞及脾脏抗体分泌细胞的数量[1]。小鼠腹腔注射茯苓素1mg/只，可使腹腔巨噬细胞百分数增加，吞饮率升高；细胞内酸性磷酸酶和N-乙酰氨基葡萄糖苷酶含量升高；细胞膜中碱性磷酸酶、非特异性酯酶及亮氨酸氨基肽酶活性升高，而5′-核苷酸酶、碱性磷酸二酯酶活性下降；细胞释放葡萄糖醛酸酶及半乳糖苷酶增加，RNA及蛋白质合成增加；并可增强巨噬细胞抑制HSV-1病毒对Vero细胞的致病作用，同时对细胞膜Na^+-K^+-ATP酶活性有促进作用。茯苓素在5～80μg/ml浓度时，对由植物血凝素(PHA)、大肠杆菌内毒素(LPS)和刀豆球蛋白A(ConA)所诱导的体外淋巴细胞转化均有显著的抑制作用，对IL-2的产生呈剂量依赖性的抑制；大鼠口服茯苓4天，同样抑制IL-2的产生。对L_{615}小鼠，小剂量茯苓素有刺激血清溶血素水平及脾细胞抗体产生作用，稍大剂量表现为抑制，且达到一定剂量后再增加剂量，其抑制不再增高；对BALB/c小鼠则只表现为抑制作用。茯苓粉末以100mg/kg灌胃2次，可明显抑制小鼠实验性接触性皮炎，并能显著延长小鼠耳廓游离心肌移植模型的存活时间[2]。50mg/kg茯苓素加2.5mg/kg环磷酰胺可完全抑制EAE发生，较单一给药组有显著的降低，说明两者有协同作用[3]。

(2)对胃肠功能的影响：茯苓对家兔离体肠管有直接松弛作用，使平滑肌收缩幅度降低，张力下降，对大鼠幽门结扎所形成的溃疡有预防效果，并能降低胃酸。

(3)利水：家兔腹腔注射茯苓 70%乙醇浸剂 0.5g/kg，每日 1 次，连续 5 日，有利尿作用；而相同剂量灌胃无利尿作用。茯苓煎剂给大鼠灌胃亦无效。健康成人口服煎剂 15g，5 人中 4 人尿量有一定的增加。化学结构研究表明，茯苓素具有和醛固酮及其拮抗剂相似的结构。大鼠体外试验证明，随着茯苓素浓度的增加，肾细胞膜醛固酮受体结合的^{125}I-醛固酮逐渐减少，即茯苓素和^{125}I-醛固酮竞争结合醛固酮受体的能力加强。体内试验表明，醛固酮效应可被一次口服茯苓素 50，100，200mg/kg 所逆转，提高尿中 Na^+/K^+ 比值，且有剂量依赖关系。但茯苓素对大鼠血浆中醛固酮及血管紧张素Ⅱ水平无影响。故茯苓素可能是一种醛固酮受体拮抗剂[4]。另有实验证明，茯苓素可显著激活 Na^+-K^+-ATP 酶和细胞中总 ATP 酶。而 Na^+-K^+-ATP 酶是细胞膜上的钠泵，与机体水盐代谢密切相关，茯苓素激活此酶可促进机体的水盐代谢功能。1，5，10μg/ml 茯苓酸均可下调志贺样毒素Ⅱ型变异体(猪水肿病毒素，SLT-Ⅱe)诱导的大鼠肠黏膜微血管内皮细胞(RIMEC)NO、TXA2 的分泌，10μg/ml 茯苓酸可抑制其内皮素-1(ET-1)的分泌，使之接近正常水平。提示茯苓酸可通过抑制 SLT-Ⅱe 诱导肠黏膜微血管内皮细胞 NO、ET-1 及 TXA2 的过量分泌，缓解肠道微循环障碍，阻止血小板聚集，避免微血栓形成，从而达到治疗水肿病的目的[5]。

2. 宁心安神　茯苓能宁心安神。《本草衍义》谓："茯苓、茯神……益心脾不可阙也。"该功效主要表现为镇静作用。

茯神(抱松根生长的茯苓)水煎剂 5，10，20g/kg 腹腔注射，可对抗皮下注射 50mg/kg 咖啡因所致小鼠的过度兴奋。灌胃 10，20，40g/kg 则无此作用，但可延长腹腔注射戊巴比妥 60mg/kg 的麻醉时间。

3. 抗肿瘤　小鼠腹腔注射茯苓多糖 5mg/kg，每日 1 次，连续 10 日，对肉瘤 180(S_{180})实体瘤抑制率为 95%。腹腔注射茯苓多糖 10～200mg/kg 10 日，对小鼠 S_{180} 实体瘤均有明显的抑制作用；但与 5-Fu、环磷酰胺或去水卫矛醇合用未见协同作用。腹腔注射茯苓多糖 A 100，1000mg/kg 对 S_{180} 腹水瘤动物生命延长率为 29%和 36%。腹腔注射茯苓多糖粗提物 A 200，500mg/kg，多糖 A 的组分 ASP 30，100mg/kg，F_1 15，30，60mg/kg，以及 H_{11} 4，8mg/kg，每日 1 次，连续 10 日，对瘤株抑制率为 60%～99%。小鼠腹腔注射提取物 A 100mg/kg，F_1 15mg/kg，每日 1 次，连续 10 日，对艾氏腹水癌(EAC)的抑制率为 60%；以 F_1 200，400mg/kg 灌胃，对 EAC 抑制率为 37%和 20%；F_1 腹腔给药对 IMC 肿瘤有效，而 H_{11} 对小鼠黑色素瘤 B_{16}、白血病 P_{388} 及 L_{1210} 均无效。有报道，茯苓多糖对小鼠肉瘤 180 及 EAC 的抑制作用与口服 5-氟尿嘧啶(5-Fu)作用相同[6]。体外实验中，茯苓素可抑制人早幼粒白细胞(HL-60 细胞)增殖，半数抑制有效浓度(IC_{50})为 58μg/ml，且可以诱导 HL-60 细胞分化为单核巨噬细胞。茯苓素与环磷酰胺、丝裂霉素、放线菌素 D、5-氟尿嘧啶合用，对小鼠移植瘤有明显的增效作用[7]。茯苓多糖还能显著增强平阳霉素对食管癌 SGA-73 的抑制作用，提高环磷酰胺对白血病小鼠 L_{615}、L_{1210} 和长春新碱对白血病 L_{615} 的生命延长率，与抗癌药合用有明显的增效作用[8]。茯苓聚糖以尿素为助溶剂处理后得到的茯苓聚糖复合物(u-p)以 50，100mg/kg 给小鼠灌服 15 日，每日 1 次，对 S_{180} 实体瘤抑制率达 35.7%和 57.8%。体外实验 u-p 浓度为 0.5%和 1%时，对 S_{180} 肿瘤细胞的 DNA 和 RNA 的合成有明显的抑制作用[9]。茯苓水提取液体外抗诱变试验 5.0，10.0，15.0，20.0mg/皿可抑制二氨基芴(ZAF)对

鼠伤寒沙门氏菌 TA_{100} 菌株的诱导作用，而对 TA_{98} 无抑制作用[10]。

茯苓抗肿瘤的机制有多个环节。有认为茯苓多糖抗癌机制与增强免疫，特别是增强巨噬细胞功能有关。另有试验表明，茯苓多糖能提高荷瘤小鼠体内的肿瘤坏死因子(TNF)水平和明显提高自然杀伤(NK)细胞活性。研究发现，磷脂酰肌醇(PI)在肿瘤细胞、恶性转化细胞中转换增强，并与癌基因激活和肿瘤发生有关，而干扰或抑制 PI 转换具有一定的抗癌作用，实验表明茯苓多糖对 S_{180} 细胞膜 PI 转换即具有显著抑制的作用[11]。采用毛细管柱气相色谱法分析了茯苓多糖与 S_{180} 细胞一同温育 24 小时后，发现中性脂的脂肪酸组成和不饱和性不受影响，磷脂的脂肪酸组成发生明显改变，花生四烯酸($C_{20:4}$)和豆蔻酸($C_{14:0}$)的含量显著降低，与甲氨蝶呤作用相似。故认为茯苓多糖在抗肿瘤机制中，细胞膜磷脂生化特性的改变是重要环节[12]。茯苓多糖具有明显的促进大鼠小肠上皮细胞株 IEC-6 细胞生长的作用[13]。茯苓素抑瘤机制为抑制肿瘤细胞 DNA 合成，使得 G_0、G_1 期细胞增多，而 S 和 G_2 期细胞减少。其作用环节在于与细胞核苷转运载体蛋白结合，从而抑制了细胞膜对核苷的正常转运。茯苓素以 27～81mg/kg 剂量刺激小鼠巨噬细胞，可得到较高效率的 mRNA 表达，超过此剂量可由于药物的毒性作用而造成基因转录水平的下降。故认为茯苓素在小鼠体内诱生 TNF 的机制在于增强 TNF 基因的转录[14]。

4. 其他作用

(1)保肝：茯苓注射液 1.4g/kg 给大鼠皮下注射 8 日，每日 1 次，可对抗四氯化碳所致肝损伤的谷丙转氨酶升高。实验性肝硬变动物经茯苓醇治疗 3 周后，肝硬化明显减轻，肝内胶原蛋白低于对照组，而尿羟脯氨酸排出量高于对照组。表明茯苓可促进实验性肝硬变动物胶原蛋白降解，使肝内纤维组织重吸收[15]。

(2)抗中毒性耳损伤：豚鼠灌服 1g 生药/kg 茯苓煎剂 10 日，可明显减轻肌内注射 400mg/kg 卡那霉素耳损害，服药组和未服药组动物的 4kHz、6kHz、8kHz 的耳廓反应阈在用药第 7 天时分别为(4.7±1.5)dB、(5.7±2.4)dB、(2.7±1.2)dB 和(10.5±3.2)dB、(12.1±3.7)dB、(8.5±2.7)dB；脑干听觉诱发电位阈分别较实验前升高(22.7±9.7)dB 和(51.3±14.4)dB；柯蒂氏器底圈外毛细胞缺失率分别为 39.4%和 67.4%，均有显著性差异。表明茯苓对卡那霉素中毒性耳损害有对抗作用[16]。

(3)抑制酪氨酸酶作用：酪氨酸酶为黑色素生成过程的关键酶，控制其活力即可控制黑色素生成量。实验表明，水提醇沉的白茯苓溶液(0.2g 生药/ml)对酪氨酸酶活力有显著抑制作用，Ki 为 2.13×10^{-2}g/ml，为可逆性竞争型抑制；在实验范围内，抑制率随药物浓度的增加而增加。通过抑制酪氨酸酶活性来减少黑色素生成量，可能是中药增白的作用机制之一[17]。

(4)抗菌：100%茯苓水煎剂做平板打洞法实验，可抑制金黄色葡萄球菌、大肠杆菌及变形杆菌；但另有报道，100%、50%和 20%茯苓水浸剂对金黄色葡萄球菌、溶血性链球菌、肺炎球菌、白喉杆菌、类白喉杆菌、肠伤寒杆菌、志贺氏痢疾杆菌、铜绿假单胞杆菌、变形杆菌及大肠杆菌无效。含 20mg/100ml 茯苓的培养基对结核杆菌无抑制作用。

(5)降磷酸肌酸激酶作用：53 例慢性精神分裂症患者治疗前血清磷酸肌酸激酶(CPK)活性单位显著高于正常组；以每日 60g 茯苓水煎服，1 个月及 3 个月后患者 CPK 活性单位均显著低于治疗前水平。

(6)促进造血功能：小鼠皮下注射 10g/kg 茯苓注射液 3 日，每日 1 次，可促进红细胞系统的造血功能。

(7)抗排斥反应:茯苓提取物对大鼠异位心脏移植急性排斥反应有明显的抑制作用。灌服茯苓提取物 25,50mg/kg 的大鼠,移植心脏存活时间明显延长,病理损害程度减轻,外周血 IL-2 及 IFN-γ 的含量及 CD_3^+,CD_4^+,CD_8^+ 细胞百分比和 CD_4^+/CD_8^+ 的比值降低,与环孢素 A 5mg/(kg·d)灌胃的结果相当[18]。

此外,小鼠皮下给予 5.0g/kg 茯苓可使血浆皮质酮含量显著升高,但灌胃给药作用较弱。体外试验表明,茯苓水提物 50mg/kg 可使健康人红细胞的 2,3-二磷酸甘油酸(2,3-DPG)水平上升约 25%,并能有效地延缓温育过程中 2,3-DPG 的耗竭。静脉注射给药有同样的结果[19]。

【体内过程】^{3}H-茯苓聚糖(2368～2738GBq/mmol)给小鼠灌胃 37KBq/g,其药时曲线符合开放二室模型 $t_{1/2}(K_a)$为 1.805×10^{-1}h,$t_{1/2}(\beta)$为 1.044×10^{-1}h。大鼠静脉注射^{3}H-茯苓素 50mg/kg(2.183×10^6Bq/kg),体内过程符合二室模型,吸收相半衰期为 0.323 小时,消除相半衰期为 1.433 小时,有效分布容积为 0.744(mg·kg)/(μg/ml),清除速率常数为 0.743(mg·kg)/h/(μg/ml)。灌胃 100mg/kg(4.366×10^6Bq/kg),动力学特点为一室模型,吸收速率常数 0.779/h,消除速率常数 0.592/h,延迟时间为 0.04 小时,吸收相半衰期为 0.889 小时,消除相半衰期为 1.171 小时,达峰时间为 1.214 小时,峰浓度为 5.149μg/ml。排泄实验表明,^{3}H-茯苓素静注后,肾排泄占全部放射剂量的 56.72%,肠道排泄为 33.10%,体内存在肝肠循环。静注后组织中的放射剂量以肝、肾、肺含量最高[20]。

【主治】水肿尿少,痰饮眩悸,脾虚食少,便溏泄泻,心神不安,惊悸失眠。

【现代应用】

1. 水肿　茯苓饼干(约 1.3g 茯苓/片)成人每次 8 片,每日 3 次,治疗 30 例浮肿患者。服食后 1 周左右,原便多溏薄者 16 人全部恢复正常;原睡眠不宁者 13 人,好转 11 人;脾虚纳少者 24 人,食欲日趋健运。30 例全部有效,其中显效 25 例。茯苓饼干(茯苓含量为 30%)治疗 30 例水肿患者,成人每次服 8 片(每片含生药 3.5g),每日 3 次,儿童减半,1 周为一疗程。结果:显效 23 例,有效 7 例。且疗效比同量的茯苓水煎液满意。

2. 精神分裂症　53 例慢性精神分裂症患者每日用 60g 茯苓水煎服 3 个月,痊愈 3 例,显效 11 例,好转 16 例,无效 23 例,总有效率为 56.6%,并见其一般症状亦有所好转。

3. 急性胃肠炎　单味茯苓粉每次 0.5g,每日 3 次,治疗由轮状病毒感染所致婴幼儿秋冬季腹泻 93 例,治愈 79 例,好转 8 例,明显优于单纯用胃蛋白酶合剂及维生素 B 组。

【不良反应】一女性患者在服用 9g 茯苓水煎剂后,出现以药疹为表现的过敏反应[21]。

主要参考文献

[1] 吕苏成,等. 茯苓多糖对正常及荷瘤小鼠免疫功能的影响. 第一军医大学学报,1990,10(3):267

[2] 王国军,等. 茯苓素对小鼠免疫系统功能的影响. 中国抗生素杂志,1992,17(1):42

[3] 王国军,等. 大鼠实验性自身免疫性脑脊髓炎(EAE)的诱发及茯苓素对 EAE 诱发的抑制作用. 中国抗生素杂志,1992,17[1]:38

[4] 邓刚民,等. 茯苓素:一种潜在的醛固酮拮抗剂. 中国抗生素杂志,1992,17(1):34

[5] 周宏超,等. 茯苓酸对 SLT-Ⅱe 诱导大鼠肠黏膜微血管内皮细胞分泌细胞因子的影响. 中国兽医科学,2008,38(10):884

[6] 陈宏,等. 茯苓多糖的抗肿瘤作用及其机理的研究. 中药药理与临床,1995,11(2):34

[7] 李电东,等. 茯苓素对抗癌药的增效作用. 中国抗生素杂志,1990,15(1):63

[8] 刘丹丹,等. 茯苓抗肿瘤药理作用研究. 中国医药生物技术,2009,8(4):292

[9] 王云萍．等．茯苓聚糖复合物抗肿瘤活性的实验研究．中成药，1992，14(10)：29

[10] 余素贞，等．白芍等四种中药水溶性提取液对二氨基芴诱导效应的抑制作用．癌症，1992，11(13)：250

[11] 黄添友，等．四种植物多糖对 S_{180} 细胞膜磷脂酰肌醇转换的影响．第一军医大学学报，1995，15(3)：211

[12] 佟丽，等．植物多糖对 S_{180} 细胞脂肪酸组成的影响．第一军医大学学报，1995，15(4)：305

[13] 韩凌，等．四君子汤总多糖及各单味药多糖对大鼠小肠上皮细胞株 IEC-6 细胞增殖的影响．中国药物与临床，2005，5(7)：496

[14] 周立，等．茯苓素体内诱生肿瘤坏死因子的机制．中国抗生素杂志，1995，20(1)：31

[15] 尹镭，等．茯苓对实验性肝硬变的治疗作用．山西医学院学报，1992，23(2)：101

[16] 刘耀春，等．茯苓对豚鼠卡那霉素中毒性耳聋的对抗作用．中国中西医结合杂志．1995，15(7)：422

[17] 尚请，等．七种增白中药在体外对酪氨酸酶的影响．中国药学杂志，1995，30(11)：653

[18] 张国伟，等．茯苓醇提取物抗心脏移植急性排斥反应的实验研究．中华器官移植杂志，2003，24(3)：169

[19] 汪根富，等．茯苓对红细胞中 2，3-二磷酸甘油酸(2，3-DRG)水平的影响．中药药理与临床，1990，6(2)：31

[20] 张晶，等．^{3}H-茯苓素在大鼠体内的药代动力学研究．中国抗生素杂志，1993，18(2)：149

[21] 刘学儒，等．茯苓过敏一例报告．中国医院药学杂志，1992，12(8)：379

猪　苓

本品多为多孔菌科真菌猪苓 *Polyporus umbellatus*(*Pers.*)*Fries* 的干燥菌核。含麦角甾醇(ergosterol)，α-羟基-廿四碳酸，生物素(Biotin)，猪苓酸 A. C. (Polyprorenic acid A. C.)，猪苓多糖(glucan)，猪苓酮(Polyporusterone)，土莫酸。猪苓味甘、淡，性平。归肾、膀胱经。

【功效与药理】

1. 利水　《本草纲目》记载："猪苓淡渗，利小便与茯苓同功，……。"《神农本草经》云："利水道。"猪苓利水的功效，主要与利尿作用有关。

健康人服用临床常用量的猪苓醇浸剂，无利尿作用。接近人用量的猪苓给兔灌服或腹腔注射，有利尿作用。猪苓水煎剂或流浸膏 2g/kg 给雄性家兔灌胃，6 小时内总尿量无明显增加，但尿中氯化物增加 121.7%～165%。在犬输尿管瘘慢性实验中，肌内或静脉注射猪苓煎剂 0.25～0.5g/kg，4～6 小时尿量增加 62%，尿中氯化物增加 54.5%。猪苓利尿作用机制可能是抑制了肾小管对电解质及水的重吸收。

2. 渗湿　《本草汇言》中记载："猪苓，渗湿气，利水道，分解阴阳之药也。"猪苓渗湿的功效，主要表现为保肝作用。

猪苓多糖以 100，200mg/kg 腹腔注射，可以保护小鼠由 CCl_4 或 D-半乳糖胺所致肝损伤，使肝 5'-核苷酸酶、酸性磷酸酶和 6-磷酸葡萄糖磷酸酶活性回升，SGPT 活性下降。但 100mg/kg 的猪苓多糖对 CCl_4 所致小鼠肝过氧化脂质增加无对抗作用。体外实验证实，其保肝机制不在于抑制 CCl_4 在肝内的激活及对抗 CCl_4 代谢产物的作用，而在于抑制整个肝损伤过程中某个或某些靠后的环节。猪苓多糖注射液 40mg/kg 给药 6 周，合并乙型肝炎疫苗(4μg/只)每 3 周注射 1 次，有明显的降低鸭血清 DHBV DNA 含量的作用，鸭肝病理检查显示其肝损害程度较对照组为轻[1]。

3. 对免疫功能的影响　猪苓水煎剂 3g/kg 皮下注射 9 日，每日 1 次，或猪苓 85%乙醇提取物水溶部分 1g/kg、3g/kg 腹腔注射 12 日，每日 1 次，均可明显增加小鼠脾重和吞噬指数。猪苓多糖腹腔注射可使腹腔巨噬细胞三磷酸腺苷酶、酸性磷酸酶、α-醋酸萘酯酶活性增强。体外实验表明，小鼠脾细胞对猪苓多糖出现规律的增殖反应，而胸腺细胞则毫无反应，提示猪苓多糖可能是一种非 T 细胞性促有丝分裂素。猪苓多糖 200、400mg/kg 腹腔注射，每日 1 次，连续 7 日，对替加氟(FT-207)100mg/kg 灌胃所致小鼠白细胞数下降，胸腺、脾脏萎缩，腹腔巨噬细胞吞噬功能的降低，血清溶血素形成的下降均有明显的拮抗作用[2]。体外实验表明，猪苓多糖和 5-氟尿嘧啶可减轻小鼠^{51}Cr 释放杀伤率；同时可避免单用 5-氟尿嘧啶所造成小鼠白细胞减少、免疫器官萎缩、巨噬细胞吞噬功能降低及 NK 细胞活性下降等毒副作用[3]。雌性小鼠腹腔注射 8mg 猪苓多糖 48 小时后，由于胸腺细胞加速向外释放致使其胸腺重量明显减轻。猪苓多糖 200mg/L，500mg/L 体外可增强正常人体外周血单个核细胞(PBMC)中免疫细胞的杀伤活性，可增强它们所诱导的 PBMC 细胞膜上白细胞介素-2 受体(IL-2R)的表达，并促进其分泌 IL-2[4]。缺乏 T 细胞的裸鼠给予猪苓多糖后，脾细胞出现规律的增殖反应，即 T 细胞在此反应中不起作用。裸鼠脾细胞在去除吸附性细胞下，余下的大多数是 B 细胞，但仍能对猪苓多糖发生明显的增殖反应，说明猪苓多糖具有 B 细胞促有丝分裂素的作用。猪苓多糖 2mg/只腹腔注射 7 日，每日 1 次，可使小鼠外周血 ANAE 颗粒型阳性 T 细胞减少，使分散颗粒型阳性 T 细胞增加，T 细胞总数无影响。对 62 例慢性乙肝患者 T 淋巴细胞亚群及 NK 细胞检测发现，治疗前 $CD4^+$ 细胞降低，$CD8^+$ 细胞增高，$CD4^+/CD8^+$ 比值下降；治疗后 $CD4^+$ 细胞及 NK 细胞增高，$CD4^+/CD8^+$ 比值上升[5]。猪苓多糖 2mg/只合并 IL-2 以 5×104U/只腹腔注射 9 天，对荷瘤小鼠脾细胞 NK 和内源性 LAK 活性有显著性提高，而单一用药组的 NK 及内源性 LAK 活性增加不明显，说明猪苓多糖与 IL-2 有协同作用[6]。猪苓多糖为 30μg/ml、60μg/ml、120μg/ml、240μg/ml 浓度时，能显著增强小鼠 T 细胞对 ConA 的增殖反应及 B 细胞对细菌脂多糖(LPS)的增殖反应；促进异型脾细胞激活的细胞毒 T 细胞(CTL)对靶细胞的杀伤，且杀伤活性与药物浓度相关。每日 12.5mg/kg 的剂量腹腔给药 4 天和 7 天，能明显增强小鼠对绵羊红细胞(SRBC)的特异抗体分泌细胞数和明显增强小鼠对异型脾细胞诱导的迟发型超敏反应[7]。猪苓多糖注射液每天肌内注射 1 次，20mg/d 或 40mg/d，20 天为一疗程，可使免疫功能低下的体弱儿童植物血凝素皮肤试验(PHA)、免疫球蛋白 IgA、IgM 有显著性提高，IgG、补体 C3 提高不明显[8]。猪苓多糖对脐血造血干细胞有明显扩增作用，并能促进脐血造血干细胞移植小鼠免疫造血重建[9]。猪苓 85%乙醇提取物水溶部分以 2g/kg 或 10g/kg 腹腔注射 6 日，每日 1 次，可使小鼠溶血空斑数目减少，但提取物“757”对正常小鼠的溶血空斑数无影响。腹腔注射“757”10mg/kg14 日，每日 1 次，可使荷瘤小鼠脾脏抗体形成细胞增加；皮下注射 10mg/kg 9 日，每日 1 次，可使荷瘤小鼠腹腔巨噬细胞功能增强。猪苓多糖 20mg/kg 腹腔注射 10 日，每日 1 次，可促进小鼠 B 细胞对抗原刺激的反应，使抗体形成细胞数目增加。接种 HBsAg 血清的豚鼠每日 1 次腹腔注射猪苓多糖 30mg/kg，连续 12 日，可使血清中抗-HBs 产生增多，时间延长。接种乙肝疫苗的熊猴每日 1 次皮下注射猪苓多糖 20mg，连续 11 日，可明显促进抗-HBs 的生成。猪苓多糖 10mg/kg 腹腔注射 12 日，每日 1 次、可使因荷瘤、放射或免疫抑制剂所致免疫功能抑制小鼠的细胞及体液免疫增强。研究发现，单纯的 S_{180} 细胞培养上清对脾细胞无毒性作用，对检测有或无猪苓多糖作用的肿瘤细胞 S_{180} 培养上清，对 ConA 诱导的小鼠脾细胞增殖和 IL-2 产生，对小鼠脾细胞的杀伤活性，以及对 CTLL-2 细胞对 IL-2 反应性的影响。均具有明显的抑制作用，提示这种抑制作用是由 S_{180} 细胞分泌的免疫抑制物所致。在单纯的 S_{180} 细胞培养上清中加入猪苓多糖后，可明显上调 5 项指标，提示猪苓多糖能对抗 S_{180} 细胞分泌的免疫抑制物的免疫抑制作用[10]。有认为，猪苓多糖加强体液免疫功能主要在于促进 B 细胞有丝分裂，对 T 细胞则无此作用。猪苓多糖对 T 细胞的功能是抑制还是增强，报道不一，可能与动物本身免疫功能状态有关。

4. 抗肿瘤　猪苓 85%乙醇提取物水溶部分以 2g/kg 腹腔注射 10 日，每日 1 次，对小鼠肉瘤 180（S_{180}）实体瘤的抑制率为 62%。猪苓多糖粗提物 0.1，1.0，10，100mg/kg，半精提物 5.0，10mg/kg，精提物 1.0，5.0，10mg/kg，猪苓多糖 0.1，100mg/kg，每日 1 次，连续 14 日，抑制率为 51.2%～78.1%。猪苓多糖 50mg/kg 肌内注射 12 日，每日 1 次，对接种 Lewis 肺癌小鼠有抗肿瘤转移的作用。猪苓多糖以 2mg/只、IL-2 以 5×10^4 U/只腹腔注射 9 日，能明显抑制小鼠皮下移植性 B_{16} 恶性黑色素瘤的生长。猪苓多糖 200mg/kg 联合 5-氟尿嘧啶 25mg/kg、猪苓多糖 400mg/kg 联合 5-氟尿嘧啶 5mg/kg 注射给药，每天 1 次，连续给药 8 天，对 S_{180}，Lwies，H_{22} 的抑瘤率分别达 61.6%、57.1%、45.5%和 62.4、63.8%、56.3%；且均可明显增加小鼠脾重和吞噬指数。猪苓多糖 200mg/kg 或 400mg/kg 给药 8 日，每日 1 次，能明显提高 100mg/kg 的 FT-207 对小鼠 S_{180}，Lewis 及肝癌 22（H_{22}）三种瘤谱的抑瘤率，且有一定的量效关系。猪苓多糖注射液亦可增强化疗药对小鼠前胃癌 FC 和 Lewis 肺癌的抑瘤作用。猪苓 85%乙醇提取物水溶部分 2g/kg 腹腔注射 10 日，每日 1 次，对宫颈癌 14（U_{14}）及肝癌有抑制作用，对白血病 615（L_{615}）无效。猪苓多糖 200mg/kg 腹腔注射 5 次，每两日 1 次，对 H_{22} 腹水瘤抑制率为 39%。含猪苓干粉 90g/kg 的饲料喂养 30 周，可使 BBN 诱发的大鼠膀胱肿瘤的发生率、每鼠肿瘤数、肿瘤直径和恶性程度均显著降低[11]。给药时间及途径的不同可以影响其抑瘤效果。给药时间以接种肿瘤后开始给药效果较好，提前预防性给药或延迟给药效果均较差。给药途径以静脉和腹腔注射效果好，灌胃需要较大的剂量且效果较差。

猪苓多糖浓度为 30μg/ml 时，43/50 份 HL-60 癌细胞平行样本不同程度地向成熟单核细胞分化，主要表现为培养 72 小时后细胞明显贴壁，形成丝状突起，吞噬墨汁能力和 NBT 还原能力增强；电镜下呈现单核细胞特征。3μg/ml 猪苓多糖与维 A 酸联合体外诱导 HL-60 细胞株时，维 A 酸浓度为 10^{-8} mol/L 时与 10^{-6} mol/L 时的诱导效果相近，表明猪苓多糖与维 A 酸联合有相互增强诱导作用[12]。

猪苓提取物“757”40mg/kg 腹腔注射后 2 小时或 6 小时，对小鼠 S_{180} 腹水瘤没有直接杀伤作用。体外实验证明，1mg/ml 浓度时与 S_{180} 细胞接触 0.5～2 小时亦无杀伤作用。LAK 细胞抗肿瘤的疗效与 LAK 细胞的数量和 IL-2 的剂量成正比例。实验表明，不同浓度的猪苓多糖可单独诱导以 LAK 细胞，对 IL-2 诱导的 LAK 细胞活性有调节作用[13]。猪苓多糖 400mg/kg 腹腔注射 5 日，每日 1 次，可使荷肝癌（H_{22}）小鼠的肝糖原积累增加，使肝组织中葡萄糖-6-磷酸酶及果糖-1，6-二磷酸酶活性升高。“757”10mg/kg 连续 7 日腹腔注射，每日 1 次，可使 S_{180} 腹水瘤小鼠的肿瘤细胞内 3、5-环磷酸腺苷活性升高。猪苓多糖提取物还可以抑制 S_{180} 腹水瘤细胞 DNA 的合成。其抗肿瘤作用的机制可能是通过抑制肿瘤细胞内 cAMP 磷酸二酯酶的活性，抑制 DNA 合成，增强糖的异生及保护肝糖原的消耗，提供一定的能量代谢辅助作用。此外，与提高机体免疫功能也有很大的关系。

5. 其他作用

（1）增强血小板聚集：体外实验表明，9.6μg/ml 的猪苓提取成分Ⅱ、Ⅲ、Ⅳ可以增强胶原诱导的家兔血小板聚集。浓度为 80μg/dl 的提取成分Ⅱ、Ⅲ可以增强 ADP 诱导的血小板聚集，而成分Ⅰ表现为抑制作用。上述四种成分对花生四烯酸和钙离子载体 A23187 诱导的血小板聚集无任何作用。该作用的作用点可能是在血小板膜上。

(2)抗辐射：雌性小鼠腹腔注射猪苓多糖 8mg，接受致死剂量(800rad)全身照射。结果，照射前 2 小时给药，存活率提高 33%～40%；照射前 48 小时给药，存活率可提高 50%～70%。一次全身 6GY^{60}Co 线照射的大鼠腹腔注射猪苓多糖，结果可明显提高受照后 10 天大鼠骨髓有核细胞数、脾指数及 NK 细胞活性[14]。其作用机制可能是调节垂体-肾上腺系统功能，使机体处于应激状态。

(3)抗诱变：腹腔注射猪苓多糖 0.8，1.2，1.6，2.0，4.0mg/kg，对腹腔注射环磷酰胺 50mg/kg 所产生的小鼠微核有抑制作用，且随剂量的增加，微核数相应的减少，呈明显的剂量效应关系，其抑制率分别为 17.34%，25.22%，37.03%，42.51%，55.12%[15]。

此外，0.04～0.16mg/ml 的猪苓多糖可以促进体外培养的 PLC/PRF/5 人肝癌细胞产生 HBsAg。

【毒理研究】小鼠腹腔注射猪苓半精制提取物 500mg/kg，72 小时无任何毒性反应；腹腔注射 1，30，60，100mg/kg，每日 1 次，连续 28 日，仅 100mg 组肾脏重量高于对照组，60，100mg 组脾重高于对照组，其余均与对照组无明显差异。每日 1 次腹腔注射猪苓多糖 100mg/kg 连续 28 日，对小鼠无任何毒性作用。小鼠皮下或腹腔注射猪苓多糖提取物 0.5，50mg/kg，每日 1 次，连续 6 个月，无致癌作用。腹腔注射猪苓多糖 200mg/kg，对妊娠小鼠无致畸作用。

【主治】小便不利，水肿，泄泻，淋浊，带下。

【现代应用】

1. 各型肝炎　用猪苓多糖注射液 40mg 肌注，每日 1 次，连用 20 天，休息 10 天，3 个月为一疗程，治疗乙型肝炎 156 例，对急性肝炎患者的 HBeAg 转阴率为 85.71%，血清 IgA 治疗前后亦有显著性差异[16]；治疗 279 例慢性乙肝患者，其降血清谷丙转氨酶(ALT)总有效率为 77.4%，HBeAg 阴转率为 34.17%[17]；治疗慢性病毒性肝炎 538 例，能明显改善自觉症状，抑制病毒复制，使 SGPT 降低，使 HBsAg 滴度下降，抗原转阴率为 35.4%～38.6%[18]；复方逍遥散配合猪苓多糖治疗慢性乙型肝炎，3 个月为 1 疗程，60 例患者经治疗，显效 18 例，好转 35 例，无效 7 例，总有效率达 88.3%[19]。猪苓多糖和干扰素联合用药治疗急性丙型肝炎，有效率为 81.0%，持续有效率为 76.2%、均显著优于对照[20]。猪苓多糖加卡介苗素治疗丙型肝炎，丙肝抗体阳性 51 例中有 24 例阴转，阴转率 47.1%，ALT 复常率 82%，治疗前后有显著性差异[21]。猪苓多糖注射液(20mg/支)2～4ml 肌注治疗小儿慢性肝炎，HBeAg 阴转率为 75%，抗-HBe 阳转率为 43%，均明显高于聚肌胞对照组[22]。

2. 恶性肿瘤　猪苓多糖注射液治疗肺癌患者 50 例，症状改善率为 62.5%，瘤体稳定率 25%。猪苓提取物治疗原发性肺癌 32 例，瘤体稳定者 8 例。复方猪苓多糖胶丸组和猪苓提取物(757)组对肺癌患者的好转率、胸片块影稳定率、增加体重、防止白细胞下降及增强免疫等方面均优于单用化疗组，且均可减轻化疗带来的毒副作用。猪苓每日 30g 水煎 500ml，早、晚分服，半年为一疗程，可使膀胱肿瘤术后复发率降低，复发间隔延长。

3. 银屑病　猪苓水煎剂肌内注射治疗多种类型银屑病 265 例，总有效率为 86.4%。

4. 免疫功能低下　猪苓多糖注射液治疗免疫功能低下的体弱儿童 60 例，胃纳增加 58 例(96.7%)，跑步耐力增加 55 例(91.7%)，平均增重 0.55kg，睡眠亦有所改善。

【不良反应】猪苓多糖注射液在治疗乙肝过程中，出现低热(37～38℃)、肌肉痛、皮疹、淋巴结肿大，副作用总发生率为29.48%。在合并乙肝疫苗治疗乙肝过程中，也有出现关节疼痛、淋巴结肿大、皮疹、注射部位疼痛、一过性轻度发热并伴有全身皮肤潮红。还有出现头晕，全身关节轻度酸痛的报道，但都不影响疗效。此外，有报道猪苓多糖可引起皮炎、过敏反应、休克、血管神经性水肿、关节疼痛、消化道反应、阴道出血、肾损害[23]。

主要参考文献

[1] 姜嘉，等. 猪苓多糖注射合并乙型肝炎疫苗抗鸭HBV的作用. 中华传染病杂志，1994，12(2)：102

[2] 王艳，等. 猪苓多糖与喃氟啶伍用对小鼠抗肿瘤及免疫功能的影响. 中成药，1996，18(9)：34

[3] 王艳，等. 猪苓多糖与5-氟尿嘧啶伍用对小鼠抗肿瘤及免疫功能的影响. 中国中医药科技，2002，9(6)：349

[4] 李立新，等. 猪苓多糖、乙型肝炎疫苗和卡介苗对外周血单个核细胞免疫活性的影响. 中华内科杂志，1995，34(6)：392

[5] 朱春华，等. 乙型肝炎患者免疫促进剂治疗前后T淋巴细胞亚群及NK细胞的变化. 中西结合肝病杂志，1995，5(2)：17

[6] 李金锋，等. 猪苓多糖对小鼠NK、LAK活性的影响. 中华微生物学和免疫学杂志，1995，15(2)：89

[7] 高梅，等. 猪苓多糖对小鼠免疫功能的增强作用. 中国免疫学杂志，1991，7(3)：85

[8] 梅力，等. 猪苓多糖对免疫功能低下的体弱儿童疗效观察. 中医杂志，1990，(3)：40

[9] 潘万龙，等. 猪苓多糖对脐血造血干细胞体外扩增及干细胞移植后免疫重建的调节效应. 中国组织工程研究与临床康复，2008，12(12)：2216

[10] 杨丽娟，等. 猪苓多糖对S180细胞培养上清免疫抑制作用影响的研究. 细胞与分子免疫学杂志，2004，20(2)：234

[11] 杨德安，等. 猪苓对膀胱肿瘤抑制作用的实验与临床研究. 中华外科杂志，1991，29(6)：393

[12] 姚仁南，等. 猪苓多糖对HL-60和K562癌细胞株的诱导分化作用. 山东医药，2005，45(14)：26

[13] 张昌菊，等. 猪苓多糖和硒诱导LAK细胞的研究. 中国实验临床免疫学杂志，1996，8(1)：26

[14] 胡名柏，等. 猪苓多糖对受辐射损伤的大白鼠造血功能及免疫功能的促进作用. 湖北医科大学学报，1996，17(1)：27

[15] 张辉，等. 猪苓多糖抗诱变性的研究. 中成药，1993，15(3)：29

[16] 刘秀珍，等. 猪苓多糖注射液治疗乙型肝炎156例临床观察. 山东医药，1993，33(6)：27

[17] 常德成. 猪苓多糖合并乙肝疫苗治疗慢性乙型肝炎. 实用内科杂志，1992，12(9)：457

[18] 汪友永. 抗乙肝新药-猪苓多糖注射液. 中国医院药学杂志，1992，12(10)：477

[19] 王浩. 复方逍遥散配合猪苓多糖治疗慢性乙型肝炎60例. 福建中医药，2004，35(6)：32

[20] 刘树嘉，等. 国产基因工程干扰素α-2a联合猪苓多糖治疗急性丙型肝炎. 中国中西医结合杂志，1994，14(4)：240

[21] 郑文辉，等. 猪苓多糖加卡介苗素治疗丙型肝炎. 新医学，1995，26(9)：472

[22] 张以华，等. 猪苓多糖治疗小儿慢性肝炎216例疗效观察. 中国医院药学杂志，1993，13(6)：255

[23] 樊国斌，等. 猪苓多糖的过敏反应. 中国新药杂志，1995，4(6)：44

泽　泻

本品为泽泻科植物泽泻 *Alisma orientalis*(Sam.)Juzep. 的干燥块茎。主要成分含三萜类化合物泽泻萜醇A(alisol A)，泽泻萜醇B(alisol B)，泽泻萜醇A、B、C的醋酸酯，表泽泻醇A(epi-alisol A)，原萜烷型化合物11-脱氧泽泻萜醇C和泽泻萜醇D，倍半萜类化合物泽泻醇(Alismol)和环氧泽泻烯(Alismoxide)，泽泻素(Alismin)。此外，尚含挥发油、植物甾醇、生物碱、苷类、黄酮、天门冬素、胆碱、卵磷脂、氨基酸、糖类、多种脂肪酸及金属元素等。

泽泻味甘，性寒。归肾、膀胱经。

【功效与药理】

1. 利水 泽泻有利尿作用。《本草经》记载："主风寒湿痹，乳难，消水，养五脏，益气力，肥健。"《名医别录》则谓："主消渴，淋沥，逐膀胱三焦停水。"为中医常用利尿药。

(1)利尿：泽泻水煎液，给正常家兔口服，可使尿量增加18.5%；25%的泽泻流浸膏兔腹腔注射，可使尿量增加百分率达24%。给健康人饮含临床剂量的泽泻水煎剂，可使尿量和排钠量分别增加63%和34%。用0.25g(生药)/kg的泽泻煎剂给犬静脉注射，结果给药后1～5小时的尿量均较给药前5.7ml/小时的尿量有所增加，分别为6.6ml/小时，24.3ml/小时，14.9ml/小时，15.5ml/小时，12.3ml/小时，且增加了尿中钠、钾、氯的排出量；但1.25g(生药)/kg的泽泻煎剂给犬灌胃则未见有利尿效应。泽泻50%乙醇提取物静脉注射，可使大鼠的尿量增加。在5～75mg/kg的剂量中，以37.5mg/kg(相当100mg/kg生药)的剂量使尿量增加最多，为原来尿量的1.5倍，同时钠的排出量增加[1]。生泽泻、酒制、麸制泽泻均有一定的利尿效果，而盐泽泻则无利尿作用。泽泻利尿作用的机制可能与螺内酯相似，通过直接作用于肾小管的收集管，抑制钾离子及酸的排泄，同时抑制钠离子的重吸收而产生利尿作用。泽泻提取物能剂量依赖性地抑制肾脏Na^+-K^+-ATP酶的活性[2]。此外，100%泽泻煎剂0.5ml/只灌胃，可明显升高小鼠血浆心钠素(ANF)的含量，提示其利尿作用与ANF有关[3]。大鼠药理实验证实泽泻醇B和泽泻醇A-24-醋酸酯是泽泻利尿的有效成分[4]。

(2)抑制肾结石：泽泻醋酸乙酯提取物能通过抑制肾组织内草酸钙晶体的形成和减少肾间质α胰蛋白酶抑制物的表达与抑制肾骨桥蛋白的表达来抑制尿结石的形成[5～7]。对醋酸乙酯提取物的进一步研究显示，有1个四环三萜化合物对草酸钙晶体生长抑制作用最强，呈时间、剂量依赖性，可能是泽泻抑制尿草酸钙结石形成的活性成分[8]。泽泻50%甲醇提取物具有防止尿草酸钙结石形成的作用，大鼠灌服1.0g生药/只连续4周，泽泻组和成石组大鼠肾组织bikunin的相对表达水平分别为0.53±0.17、0.71±0.25，肾钙含量分别为4.70±0.08mg/g、9.49±0.45mg/g，24小时尿钙分泌量分别为(37±2)μmol、(62±2)μmol，各组间差异均有显著意义。可见，泽泻50%甲醇提取物通过下调Bikunin在结石大鼠肾组织的表达，减少肾组织草酸钙晶体的形成，从而抑制大鼠肾结石形成[9]。

(3)肾保护：泽泻甲醇热提取物能减少免疫性肾炎大鼠尿蛋白排泄量，降低肾小球细胞浸润、肾小管变性和再生，表明泽泻抗肾炎活性是其作用于水代谢异常疾患的机制之一[10]。泽泻提取物对二甘醇所致小鼠肾脏损伤具有明显的保护作用，灌服泽泻提取物后小鼠肾中毒表现明显减轻，肾脏/体质量比减少，血清中肌酐和尿素氮水平明显降低，肾组织超氧化物歧化酶和谷胱甘肽过氧化酶活性升高、丙二醛含量降低，可见泽泻提取物改善肾脏功能与抗氧化酶活性及抑制脂质过氧化反应有关[11]。

2. 渗湿 《本草纲目》中记载："渗湿热，行痰饮。"泽泻的渗湿功效，主要表现为降血脂、保肝、抗动脉硬化和减肥。

(1)降血脂：泽泻有降低高脂血症动物血清胆固醇、甘油三酯，降低低密度脂蛋白，升高高密度脂蛋白的作用。泽泻95%乙醇回流浸膏每日一次按10g(生药)/kg给家兔灌服，且每日给胆固醇0.5g/kg，在给药后第2、3周对血清总胆固醇含量的平均抑制率为58.8%和59.6%。正常大鼠给予泽泻醋酸乙酯浸膏每日1g/kg，共14日，可使血清总胆固醇含量由给药前的2.04mmol/L显著降低至1.40mmol/L。给实验性高脂血症大鼠每日灌胃泽泻粗提取液2ml，含4g(生药)/ml，2周后降低血清总胆固醇和血清低密度脂蛋白胆固醇(LDL-

Ch)的作用非常显著，降低血清甘油三酯的作用也很明显，升高高密度脂蛋白胆固醇(HDL-Ch)的作用则不明显。饲以高胆固醇和高甘油三酯的家兔每日给予0.5～4g/只的泽泻提取物2个月和2个半月，可显著升高HDL-Ch的水平，降低总胆固醇和LDL-Ch的含量[12]。泽泻提取物每日4g/kg饲予实验性动脉粥样硬化家兔2个半月，有明显的降低血清胆固醇和甘油三酯以及升高HDL-Ch的作用[13]。从泽泻脂溶性部分分离的三萜类化合物被认为是降血脂的有效成分，泽泻萜醇类化合物给实验性高脂血症大鼠以0.1%的含量喂养10日，可使血胆固醇降至50%，其中以泽泻萜醇A-24醋酸酯的作用最为显著，其次为泽泻萜醇C-23醋酸酯、泽泻萜醇A、泽泻萜醇B-23醋酸酯，泽泻萜醇B无明显作用[14]。用同位素示踪证实泽泻提取物可使大白鼠小肠胆固醇的吸收率降低34%，并能抑制小肠胆固醇的酯化作用。

(2)保肝：给高脂饲料5周后的家兔肝脏脂肪含量高达110mg/ml，而经泽泻治疗3周者，其肝脏脂肪含量明显降低，为78mg/ml。泽泻提取物每日200mg/kg腹腔注射，连续5日，对四氯化碳引起的大鼠损伤性脂肪肝有保护作用，磺溴酞钠(BSP)试验保护率为59.8%，并使肝脂肪量降低。脂肪性饲料中添加5%的泽泻粉，可抑制大鼠肝脂肪的蓄积。泽泻的多种组分以0.01%～0.1%的比例添加至低蛋白高脂饲料中，对大鼠均有不同程度的抗脂肪肝作用。实验性动脉粥样硬化(AS)家兔用泽泻提取物每日4g/kg口服，可见肝细胞脂变及气球样变明显减轻，推测泽泻在降血脂的基础上，可促进肝细胞对脂肪的代谢，增加脂蛋白的合成，抑制肝内脂肪堆积[15]。

泽泻提取物对二甘醇(DEG)所致的小鼠急性肝脏损伤具有明显的保护作用。泽泻醇提物3.6及1.8g/kg，连续灌胃给药4日，第5日DEG(18.7ml/kg，ig)染毒造模后1小时，再分别灌胃给药1次，染毒24小时后可见，泽泻醇提取物明显减轻小鼠中毒，表现为血清中丙氨酸氨基转移酶、天冬氨酸氨基转移酶、总胆红素水平明显降低，肝组织超氧化物歧化酶、谷胱甘肽过氧化酶活性升高、丙二醛含量降低。该作用与泽泻提取物改善肝脏抗氧化酶活性及抑制脂质过氧化反应有关[16]。

(3)抗动脉硬化：泽泻提取物每日4g/只给家兔口服，可抑制实验性动脉粥样硬化，血管内膜斑块的生成和减轻病变的程度，缩小病变的范围。此外，平滑肌细胞增生、炎细胞浸润也不明显，病变性质亦多呈静止病变，较模型组明显减轻。泽泻提取物每日4g/kg可使AS家兔的动脉内膜斑块明显变薄，内膜下泡沫细胞层数和数量明显减少。

泽泻抗动脉粥样硬化的机制与降低血脂，调节PGI_2/TXA_2的动态平衡，降低脂质过氧物的含量，降低动脉壁内钙异常升高，改善血液流变性有关。泽泻提取物对AS家兔饱和与不饱和脂肪酸比值的明显升高、血清油酸百分比的升高、血清不饱和脂肪酸含量的明显下降均有显著的对抗作用。引起血小板聚集和释放的血栓素A_2(TXA_2)可裂解产生丙二醛(MDA)，故测定血小板MDA的生成量可反映TXA_2生成量。实验证明，泽泻可明显抑制AS家兔血小板生成MDA的功能，同时可促进动脉管壁前列腺素I_2(PGI_2)释放，明显降低血小板聚集百分率。口服泽泻3个月的AS家兔血浆TXB_2水平显著低于模型组，并接近正常对照组的水平，6-酮-PGF_{1a}/TXB_2的比值则明显上升，升高约1倍。提示泽泻通过对PGI2/TXA_2的动态平衡调节，防止或减轻动脉粥样硬化的形成[17]。对于AS家兔，泽泻能明显降低血清和主动脉壁(斑块)的脂质过氧化物(LPO)的含量，证实泽泻可抑制脂质过氧化。而LPO升高是血脂升高的伴随症状，泽泻能降低血LPO水平，则血管壁AS病的发病率就会明显降低或减轻。提示抗氧化作用可能是泽泻抗AS的机制之一[18]。泽泻4×10^{-6}，

4×10^{-7}g 生药/ml 对高 K^+（50mmol/L）所引起的钙内流增加有明显的抑制作用，而 4×10^{-5}生药/ml 的泽泻却出现激动作用；上述三种浓度的泽泻对去甲肾上腺素(NE)所引起的钙内流增加均呈现显著的抑制作用，但均以加入泽泻后最初 1、2 分钟的作用最为显著。表明泽泻具有阻滞细胞外 Ca^{2+} 经过两类钙通道进入胞浆内的作用，即具有钙拮抗剂样作用。钙拮抗剂通过减少钙的内流，降低动脉壁内异常升高的钙含量，从而有利于减轻动脉粥样硬化的发展，这也是泽泻预防或减轻 AS 形成的机制之一。在相同条件下，给予泽泻的实验组家兔的血液黏度普遍比 AS 模型低，其中高切变率下全血粘度下降尤为显著。故认为泽泻可能是通过增强红细胞的变形能力来防止血液粘度的提高。其次，实验组的血细胞比容、红细胞聚集指数、校正后红细胞沉降率等血液流变学指标也有不同程度的改善。分析认为，泽泻也可能通过改变红细胞的变形性及其他血液流变特性的异常，来阻止或减轻 AS 的发生。

(4)减肥作用：由谷氨酸钠(MSG)诱发的实验性肥胖大鼠，泽泻水煎剂(含生药 1g/ml)20g/kg，连续灌胃 7 周，可使 MSG 大鼠的 Lee 指数明显降低，性器官周围的脂肪蓄积减少，血清甘油三酯含量明显低于对照组，并使肥胖大鼠体重稍有减轻。对于正常大鼠同剂量的泽泻对其体重、身长及 Lee 指数无明显影响[19]。

3. 清热　泽泻性寒，《药性论》记载："主肾虚精自出，治五淋，利膀胱热……。"其清热作用包括对免疫系统的作用和抗炎作用。

(1)对免疫系统的作用：连续 5 日灌胃泽泻煎剂(含生药 1g/ml)10、20g/kg，可使小鼠廓清指数(K)值明显降低，使血清溶血素抗体含量稍有降低，但对免疫器官(胸腺、脾脏、肝脏)重量和血清抗体 IgG 含量无明显影响。表明它可能不影响机体的体液免疫功能。泽泻煎剂在 2、4-二硝基氯苯(DNCB)攻击前按上述剂量及方式给药可明显抑制小鼠接触性皮炎；而于抗原攻击后给药对 DNCB 所致接触性皮炎无显著影响，对绵羊细胞(SREC)所致小鼠迟发性足垫肿胀亦无明显影响。提示泽泻可能降低细胞的免疫功能，且对迟发型超敏反应的抑制作用具有抗原特异性[20]。泽泻素对各种血型的人和豚鼠的红细胞有凝集作用；对小鼠脾淋巴细胞的凝集情况与 ConA 相似，较 PHA 略强。浓度为 300μg/ml 的泽泻素可显著抑制豚鼠腹腔巨噬细胞游出，但不影响淋巴细胞的移动。

(2)抗炎：泽泻煎剂(1g 生药/ml)20g/kg 连续灌胃 5 日，可显著减轻小鼠耳廓肿胀，连续灌胃 7 日可明显抑制大鼠棉球肉芽肿，而对胸腺、肾上腺重量及肾上腺中维生素 C 含量影响不显著，对醋酸或组胺所致毛细管通透性增高亦无明显影响。提示其抗炎机制可能是直接作用。

4. 其他作用

(1)抗血小板聚集和抗血栓作用：泽泻 4g 生药/ml 给兔灌胃，10ml/日，每日 1 次，连续 3 日，测得在给药第 3 日和停药第 1 日的 ATP 释放量有较强的抑制作用。说明泽泻具有抗血小板聚集作用。泽泻不同提取物对家兔体外 ADP 和 AA 诱导的血小板聚集均有明显的抑制作用；对降低血浆凝固程度，缩短纤溶时间亦有显著功效；泽泻提取物 3(分子量在 1 千道尔顿以下)给大鼠灌胃 3 日，每日 2ml/次，对血小板聚集的最大抑制率可达 70.6%，泽泻可抑制 AS 家兔的血小板聚集，最大抑制率为 37.15%；还可以提高其纤溶系统活性，明显缩短纤溶时间。体外实验证明，泽泻提取物 2(分子量在 1 万～1 千道尔顿之间)对标准平板的溶圈面积较蝮蛇抗栓酶等对照药物大，且溶窝最深；对加热平板也有溶解作用，说明泽泻具有纤溶酶样作用。大鼠腹腔注射和家兔耳静脉点滴均表现泽泻可明显提高体内纤溶活性[21]。与尿激酶一样，泽泻也具有激活纤溶酶原的作用，且呈相加作用，互不影响[22]。家兔耳静脉注射泽泻提取物可使注入的人工血栓溶解率明显大于对照组的18.7%。大鼠体外给大剂量泽泻时，不形成血栓，说明泽泻有可能成为非活血化瘀药物中的抗血栓形成的新药；同时还可减少血栓中氨基酸的含量，有水解血栓中纤维蛋白的作用。泽泻可使正常大鼠和AS家兔的血栓长度明显缩短，血栓干重明显减轻。大鼠每日腹腔注射泽泻2.0ml/只（相当于4g生药/ml），连续3日，可明显延长动脉血栓形成时间。泽泻从83mg生药/ml和333mg/ml开始分别对部分凝血酶时间及凝血酶原时间有延长作用。泽泻提取物1（分子量在1万道尔顿以上）具有极明显的抗凝血酶作用，时间由191.0±3.0s延长为260.4±22.7s。

（2）对心血管系统的作用：泽泻醇提取物0.5g/kg给麻醉家兔静脉注射后，血压随即下降，平均最大下降40.1%，5～10分钟后逐渐回升，至30分钟血压稳定。泽泻中分离出的泽泻醇（alismol）以100～300mg/kg口服或腹腔给药对醋酸脱氧皮质酮（DOCA）型高血压、肾型高血压和原发性高血压大鼠都有持久的抗高血压作用。Alismol可以抑制高血钾引起的血管收缩，并可以明显抑制^{45}Ca的摄取，抑制Ca^{2+}通过电压依赖性通道跨膜流动而致的血管收缩。Alismol可抑制电刺激变化引起的血管收缩，而对去甲肾上腺素引起的血管收缩仅有轻微抑制，表明其抑制去甲肾上腺素从神经末梢的释放。离体心脏灌注实验表明alismol增加冠脉血流量，降低心排出量、心率和左心室负荷的作用类似于硝苯地平，可能与其抑制交感神经元和Ca^{2+}阻滞作用有关[23]。0.35～2.0ml的Alismol提物水溶性部分能显著增加离体兔心的冠脉流量，对心收缩力呈轻度抑制作用，对心率无明显影响。1ml Alismol提取物可使离体兔主动脉平滑肌松弛。实验表明，泽泻醇提取物未见增加小鼠心肌铷^{86}的摄取量，对垂体后叶素所致冠脉收缩亦无明显影响。

（3）对血糖的影响：家兔皮下注射泽泻醇浸膏6g/kg，有轻微降血糖作用，3～4小时后降至最低，比原水平降低16%左右；但皮下注射泽泻煎剂5g/kg，则无降糖作用。小鼠腹腔注射泽泻甲醇提取物10g生药/kg有降血糖趋势，但剂量增加至20g/kg，40g/kg则未见血糖下降。

【毒理研究】小鼠腹腔注射泽泻煎剂的LD_{50}为36.36g/kg，而泽泻水提物及50%乙醇提取物的LD_{50}均大于5g/kg（相当于15g生药/kg）。小鼠静脉和腹腔注射泽泻甲醇提取物的LD_{50}分别为780mg/kg和1270mg/kg，灌服4g/kg未见死亡。小鼠灌胃泽泻醇提取物100g/kg（相当于临床用药200倍），反应正常，仅见活动减少，观察72小时无死亡。大鼠每日给醇浸膏粉1g/kg、2g/kg（为临床用量的20、40倍），共3个月，期间一般状况良好，活动与反应均无异常。病理观察见肝肾病变，均为变性，未见坏死，心脏未见明显变化。泽泻水煎剂可致1/2肾切除大鼠残肾间质炎症细胞浸润和肾小管损害[24]。

【主治】小便不利，水肿胀满，泄泻尿少，痰饮眩晕，热淋涩痛；高脂血症。

【现代应用】

1. 泌尿系疾病　以泽泻配伍海金砂、车前子等组成的五淋化石丹治疗尿石症、肾盂肾炎及下尿路感染配伍商陆、生杜仲治疗肾性水肿，均获较好疗效[25,26]。

2. 高脂血症　泽泻浸膏片（每片相当于生药3g）每日9片，分3次服用，1个月后，44例胆固醇增高患者平均含量由6.68mmol/L下降至6.08mmol/L，平均下降9.0%；103例甘油三酯增高者平均含量由3.81mmol/L下降2.91mmol/L，平均下降23.5%，两者均有非常显著的差异。泽泻浸膏片对Ⅱa、Ⅱb、Ⅳ和Ⅴ型高脂蛋白血症均有一定疗效。泽泻降脂片（每片相当于生药2.5～2.8g）每次3～4片，日服3～4次，疗程1～3个月，结果135例高胆固醇血症中有 88%的患者较服药前下降 16.86%；137 例高甘油酯症患者有 72%的血清甘油三酯含量下降，下降比例为 14.13%。

3. 眩晕　泽泻 50～70g，白术 20～30g 组成的泽泻汤治疗美尼埃病 42 例，每日 1 剂，治愈 36 例，好转 5 例，总有效率 97.6%[27]。以上两药各 60g，每日 1 剂，12 日为一疗程，在 92 例内耳眩晕患者中，治愈 51 例，显效 33 例，总有效率 91.3%[28]。

4. 其他　泽泻降压汤重用泽泻（每剂 50～100g）治疗高血压，泽泻汤加柴胡治疗化脓性中耳炎，收效甚好。

【不良反应】在 262 例高脂血症患者中，发现 1 例过敏性皮疹，停药后即消退。少数病例出现轻微消化道反应和出汗，但不影响疗程的完成。另 19 例患者服药期间，5 例大便变软，次数稍增（2～3 次/日），其中 1 例伴轻度肠鸣，2 例稍有口干；2 例血清谷丙转氨酶轻度升高者中，1 例于停药 3 周后、另 1 例于继续服药 2 周后自行降至正常。其他医院也有类似的消化道反应报道。

主要参考文献

[1] 蔡丽雪，等．泽泻的利尿作用与机制．北医学报（台北医学院），1988，17(6)：31

[2] 佐藤加原子．具有利尿作用的生药对肾脏 Na^+、K^+-ATP 酶的影响．国外医学．中医中药分册，1991，13(2)：56

[3] 周联，等．五苓散及其组分对正常小鼠血浆心钠素含量的影响．中国中西医结合杂志，1995，15(1)：36

[4] 冯欣煜，等．泽泻药理研究与临床新用．中国医药指南，2007，1(9)：37

[5] 曹正国，等．泽泻不同溶剂提取物对大鼠尿草酸钙结石形成的影响．中草药，2003，34(1)：45

[6] 曹正国，等．泽泻提取物对大鼠尿结石形成和间 α 胰蛋白酶抑制物表达的影响．中华实验外科杂志，2004，21(3)：295

[7] 米其武，等．泽泻有效部位对肾草酸钙结石模型大鼠肾组织骨桥蛋白表达的影响．中草药，2005，36(12)：1827

[8] 曹正国，等．泽泻中 3 种化学成分抑制尿草酸钙结石形成的体外研究．中国新药杂志，2005，14(2)：166

[9] 曹正国，等．泽泻活性成分对结石模型大鼠肾结石形成和 bikunin 表达的影响．中华医学杂志，2004，84(15)：1276

[10] 尹仁杰，等．泽泻的研究进展．医药导报，2003，22(5)：295

[11] 朱深银，等．大黄和泽泻提取物对二甘醇致小鼠肾脏损伤的保护作用研究．中国药房，2009，20(9)：641

[12] 陶晋舆，等．泽泻抗动脉粥样硬化作用系列研究（二）—泽泻对实验性大鼠、家兔的降血脂作用及抑制家兔动脉粥样硬化作用．北京中医学院学报，1991，14(6)：51

[13] 蒋玉凤，等．泽泻抗动脉粥样硬化作用系列研究（八）．北京中医学院学报，1991，14(增刊)：146

[14] 钱家骏，等．泽泻抗动脉粥样硬化作用系列研究（一）—泽泻研究进展．北京中医学院学报，1991，14(2)：42

[15] 何基渊，等．泽泻抗动脉粥样硬化作用系列研究（三）．北京中医学院学报，1991，14(增刊)：113

[16] 朱深银，等．大黄和泽泻提取物对二甘醇致小鼠肝脏损伤的保护作用．重庆医科大学学报，2009，34(2)：212

[17] 钱家骏，等．泽泻抗动脉粥样硬化作用系列研究（五）．北京中医学院学报，1991，14(增刊)：132

[18] 郝怡红，等．泽泻抗动脉粥样硬化作用系列研究（六）．北京中医学院学报，1991，14(增刊)：139

[19] 戴岳,等. 泽泻对谷氨酸钠肥胖大鼠的影响. 中成药,1992,14(2):28

[20] 戴岳,等. 泽泻对免疫系统的影响与抗炎作用. 中国中药杂志,1991,16(10):622

[21] 张秋菊,等. 泽泻抗动脉粥样硬化作用系列研究(四). 北京中医学院学报,1991,14(增刊):120

[22] 王玉琴,等. 泽泻抗动脉粥样硬化作用系列研究(七). 北京中医学院学报,1991,14(增刊):143

[23] Yamahara. J. 泽泻根茎中分离的 alismol 对高血压模型的作用. 国外医药. 植物药分册,1991,6(2):86

[24] 祝建辉,等. 泽泻肾毒性研究. 中药药理与临床,2007,23(3):60

[25] 王勇. 五淋化石丹治疗尿石症、泌尿系感染 215 例疗效观察. 中成药,1993,15(6):23

[26] 王德润,等. 自拟商陆饮治疗肾性水肿 210 例临床观察. 吉林中医药,1990,(5):8

[27] 饶云中. 重用泽泻汤治疗美尼尔氏征 42 例. 浙江中医杂志,1991,26(3):110

[28] 彭暾. 泽泻汤治疗内耳眩晕病 92 例. 陕西中医,1989,10(12):534

薏 苡 仁

本品为禾本科植物薏苡 *Coix lacryma-jobi* L. var. *ma-yuen*(Roman.)Stapf 的干燥成熟种仁。薏苡仁的一般成分有淀粉(50%～79%)、蛋白质(16%～19%)、脂肪油(2%～7%),系棕榈酸、软脂酸、硬脂酸、油酸、亚油酸、肉豆蔻酸、亚麻酸的甘油酯、类脂(糖脂 5.67%,磷脂 1.83%)、维生素 B_1(330μg%),亮氨酸、精氨酸、赖氨酸、酪氨酸等氨基酸,腺苷以及磷、钙、铁等矿物质;特殊成分有薏苡仁酯(Coixenolide)、薏苡素(Coixol)、阿魏酰豆甾醇(Feruloyl stigmasterol)、阿魏酰菜子甾醇(Feruloyl campesterol)、薏苡多糖 A、B、C(CoixanA、B、C)、中性葡萄糖 1～7、酸性多糖 CA-1、CA-2、4-酮松脂醇(4-Ketopinoresinol)、苏-和赤-1-C-丁香甘油(Threo-和 Erythro-1-C-Syringylglycerol)等。薏苡仁味甘、淡、性凉。归脾、胃、肺经。

【功效与药理】

1. 健脾渗湿 薏苡仁淡渗利湿,兼能健脾。《本草纲目》记载:"薏苡仁,阳明药也,能健脾益胃。"《名医别录》则记载:"……利肠胃,消水肿,令人能食。"薏苡仁健脾渗湿的功效,主要与增强免疫和降血糖作用有关。

(1)免疫调节:薏苡仁总提物有很好的免疫调节作用,薏苡仁油、薏苡仁酯和薏苡仁多糖是薏苡仁免疫调节活性成分。薏苡仁中性多糖类葡聚糖 1～7 及酸性多糖类 CA-1、CA-2 均显示抗补体活性;薏苡仁多糖 0.2、0.4g/kg 灌服 7 日,可显著提高环磷酰胺所致免疫低下小鼠腹腔巨噬细胞的吞噬百分率和吞噬指数,促进溶血素及溶血空斑形成,并促进淋巴细胞转化[1]。给 2 型糖尿病大鼠连续 14 日腹腔注射薏苡仁多糖 50、100、200mg/kg,剂量依赖性地恢复被链脲佐霉素降低的红细胞 C_{3b} 受体花环率,进一步降低被升高的红细胞免疫复合物花环率,恢复被降低的 T 淋巴细胞亚群 CD_3、CD_4 和 CD_8 的水平,显示了薏苡仁多糖有改善红细胞和 T 淋巴细胞免疫功能的作用[2]。薏苡仁油 2.5、5 和 10ml/kg,灌胃 7 或 10 日,可剂量依赖性地促进荷瘤(肺癌 Lewsi 细胞)小鼠脾淋巴细胞、NK 细胞活性和刀豆球蛋白 A 诱导脾细胞产生 IL-2,升高被环磷酰胺减少的荷瘤(肉瘤 S_{180} 细胞)小鼠白细胞数[3]。

(2)降血糖:薏苡仁多糖有明显的降血糖作用,口服给药薏苡仁多糖剂量在 100mg/kg 和 200mg/kg 时无明显的降糖作用,而腹腔给药在剂量 50mg/kg 和 100mg/kg 有降低正常小鼠血糖作用,可见其降血糖作用与给药途径及剂量有关。薏苡仁多糖对四氧嘧啶糖尿病模型小鼠及肾上腺素高血糖模型小鼠有显著降血糖作用,而四氧嘧啶能选择性破坏胰岛 β 细胞,肾上腺素能促进肝糖原分解和肌糖原酵解,加速糖异生,故认为其降糖作用是通过影响胰岛素受体后糖代谢的某些环节和抑制肝糖原分解、肌糖原酵解而影响糖异生来实现的[4]。

进一步研究发现薏苡仁多糖对四氧嘧啶所致大鼠糖尿病的预防作用在一定范围内呈剂量依赖性，100mg/kg 为最佳预防剂量，可使预防组血糖控制在正常水平。薏苡仁多糖还能提高四氧嘧啶所致高血糖大鼠体内 SOD 活性对抗四氧嘧啶引起的胰岛 β 细胞的损伤，起到保护 β 细胞的作用来抑制四氧嘧啶性糖尿病的发生[5]。

薏苡仁多糖 25、50、100mg/kg 腹腔注射于实验性Ⅱ型糖尿病模型大鼠 2 周，结果发现薏苡仁多糖能改善实验性 2 型糖尿病大鼠糖耐量异常，增加肝糖原量和肝葡萄糖激酶活性，且呈一定的量效关系[6]。薏苡仁多糖对 STZ 所致糖尿病血管并发症大鼠主动脉大鼠模型，结果模型组大鼠主动脉 iNOS mRNA 表达量明显增加，经给药处理 6 个月后薏苡仁多糖组大鼠主动脉 iNOS mRNA 有不同程度的下调，提示其作用机制可能与下调 iNOS mRNA 的表达有关[7]。

薏苡仁油 0.5g/kg 皮下注射，可使兔血糖降低。同法给予碳原子数在 12 以上的脂肪酸（肉豆蔻酸、软脂酸、油酸等）亦可降低兔血糖值，而碳原子数较低的脂肪酸无此作用。薏苡仁油的降血糖作用可被焦性葡萄糖酸、丙酮酸拮抗。大剂量薏苡仁素也有降低兔血糖的作用，但效力较弱。

2. 除痹止泻　《神农本草经》记载薏苡仁："主筋急拘挛，不可屈伸，风湿痹，下气。"《名医别录》中记载："除筋骨邪气不仁。"薏苡仁除痹止泻的功效，主要表现为抑制肌肉收缩，镇痛抗炎等方面。

（1）抑制肌肉收缩：最初研究发现石油醚浸出薏苡仁油对蛙的离体横纹肌、运动神经末梢及离体兔小肠呈现低浓度兴奋，高浓度抑制（离体兔小肠是先兴奋、后抑制）。而将 0.5g 薏苡仁油注射入蛙的胸部、淋巴腔或腓肠肌中则可减少肌肉的挛缩、缩短其疲劳曲线。薏苡仁油对连续通电刺激的蛙腓肠肌神经肌肉也有抑制收缩作用，进一步实验分析证明薏苡仁油的作用点在肌纤维上。另有研究表明，凡含 10～18 个碳原子的饱和脂肪酸均有抑制肌肉收缩的作用，且碳原子数越少，其作用越强；不饱和脂肪酸-油酸对骨骼肌收缩无影响。说明薏苡仁油抑制骨骼肌收缩的作用与其所含饱和脂肪酸关系密切。0.1%薏苡素可明显抑制蛙肌肉收缩；若以 3mg/kg、6mg/kg 薏苡素给兔静脉注射对小肠有抑制作用，或给予 1×10^{-4}mol/L、4×10^{-4}mol/L 薏苡素亦可抑制离体兔小肠。对兔腰肌匀浆中分离出的肌凝蛋白，薏苡素能抑制加 ATP 产生的收缩反应；5×10^{-3}mol/L 薏苡素能降低大鼠膈肌的氧摄取量和抑制糖原的无氧酵解过程。

（2）镇痛抗炎：薏苡仁水提物对热板致痛、醋酸扭体小鼠有镇痛作用。腹腔注射薏苡素 100mg/kg 对电刺激致痛小鼠和辐射热致痛大鼠均有镇痛作用。薏苡仁镇痛抗炎的机制与抑制炎症组织的前列腺、一氧化氮和过氧化物的生成有关[8]。

3. 清热排脓　薏苡仁能清热排脓，用于治疗内痈。《本草纲目》记载："虚则补其母，故肺痿、肺痈用之。"薏苡仁清热排脓的功效，主要表现为抗肿瘤，解热作用。

（1）抗肿瘤：近年研究表明薏苡仁的活性成分（薏苡仁酯、薏苡仁油）及总提取物均有很强的抗肿瘤作用。

薏苡仁总提取物则对晚期原发性肝癌患者的免疫功能有促进作用[9]，并对患者的肝癌细胞有较好的毒性作用[10]。其与顺铂或丝裂霉素合用能显著提高对小鼠抑制肿瘤 S_{180} 及肝癌 H_{22} 的抑瘤率[11]。也能通过抑制细胞增殖和诱导细胞凋亡来直接抑制 SGC-7901 胃癌细胞的生长，对胃癌有一定的治疗作用[12]。还对非小细胞肺癌多药耐药基因有一定的影响，可用于肺癌的辅助治疗[13]。以不同浓度薏苡仁提取液处理人胰腺癌细胞系 PaTu-8988 后，薏苡仁提取液可诱导人胰腺癌细胞凋亡，其作用呈剂量和时间依赖性，线粒体可能在早期细胞凋亡中起重要作用[14]。

将肿瘤细胞株 CNE-2Z 移植到裸鼠，成瘤后经薏苡仁酯预处理再进行射线外照射，结果表明薏苡仁酯以量效方式提高移植瘤的放射敏感性。与对照组比较，肿瘤生长缓慢，放射损伤修复时间延长，放射增敏率 7.19%～26.28%。薏苡仁酯对人鼻咽癌细胞裸鼠移植瘤具有放射增敏作用[15]。薏苡仁酯以量效方式抑制 CNE-2Z 细胞的克隆形式，小剂量、短时间使细胞阻滞于 S 期，大剂量、长时间则停留在 G2/M 期[16]。在体外培养的条件下，薏苡仁酯能明显抑制 Hep-2 细胞的增殖，其机制与 DNA 的损伤作用有关[17]。以^{60}Co为放射源，采用微量细胞克隆形成法检测人鼻咽癌细胞对射线的敏感性，薏苡仁能提高人鼻咽癌细胞的放射敏感性[18]。

(2)解热：薏苡素对荧光假单胞菌的复合多糖类所致发热的解热作用较好，对二硝基酚引发的发热无效。薏苡素 50～100mg/kg 腹腔注射，可使大鼠正常体温下降。

4. 其他作用

(1)对心血管的影响：薏苡素 2×10^{-4}mol/L、4×10^{-4}mol/L 能抑制离体蟾蜍心脏，减小收缩振幅，减慢频率；薏苡仁油对离体蛙心与豚鼠心脏低浓度时兴奋，高浓度时抑制。对离体兔耳血管，0.01%和 0.1%的薏苡素均无影响，而低浓度的薏苡仁油使其收缩、高浓度使其扩张。薏苡素 3mg/kg、6mg/kg 及薏苡仁油给麻醉兔静脉注射，可出现短暂的血压下降、并伴有呼吸兴奋。

(2)降血钙：兔皮下注射薏苡仁油可通过减少透析性钙引起血清钙浓度降低。

(3)抑制胰蛋白酶：从软壳的薏苡种子麸皮中发现一种热稳定的胰蛋白酶抑制剂，其活性在 pH3～11 和高温 100℃的某些情况下是稳定的，但抑制活性的热稳定性程度主要依赖于溶剂的种类[19]。

(4)诱发排卵：薏苡仁油提取物可诱发金黄色仓鼠排卵，其促排卵的活性物质是阿魏酰豆甾醇和阿魏酰菜子甾醇。

(5)抗血栓形成：薏苡仁还具有抗动脉血栓形成和抗凝血作用，由于不延长凝血酶原时间和部分凝血活酶时间，推测其抗凝血作用点可能不在凝血酶原和部分凝血活酶的激活阶段[20]。

【毒理研究】薏苡仁油 90mg/只给小鼠腹腔注射，24 小时未见死亡。小鼠皮下注射、兔静脉注射薏苡仁油致死量分别为 5～10mg/g，1～1.5g/kg。小鼠口服薏苡仁汤丙酮提取物(油状)的最大耐受量为 10mg/kg。小鼠 1 次腹腔注射薏苡素悬液 500mg/kg 后仅出现短暂的镇静作用，无一死亡；口服每日 20、100、500mg/kg，连续 30 日，无明显症状出现；静脉注射薏苡素溶液 100mg/kg，亦不致死。薏苡酯注射液对小鼠腹腔注射最大量为 60mg/kg，7 日无一死亡；静脉注射 40mg/kg，7 日无毒性反应症状，无一死亡，LD_{50}>40mg/kg。

【主治】水肿，脚气，小便不利，湿痹拘挛，脾虚泄泻，肺痈，肠痈，扁平疣。

【现代应用】

1. 肿瘤　薏苡仁注射液联合化疗对晚期非小细胞肺癌的治疗，薏苡仁注射液可减轻化疗的不良反应，使患者的生存质量及免疫功能得到改善[21]。薏苡仁注射液联合卡莫氟可提高晚期胃癌的治疗效果，而且能增加体质量，改善晚期胃癌患者的生活质量[22]。

2. 扁平疣　薏苡仁 500g 研成细粉拌白糖 500g，每日 2～3 次，每次 1 匙，连服 1～2 周，治疗扁平疣患者 97 例,痊愈 73 例,显效 5 例,有效 7 例。生薏苡仁 900g 粉碎过筛,每次温开水送服 15g,每日早、晚各 1 次,1 月为 1 疗程。96 例扁平疣患者痊愈 66 例,显效 9 例,有效 8 例,总有效率为 86.5%[23]。此外,薏苡仁乙醇提取物也可治愈扁平疣[24]。

3. 传染性软疣　生薏苡仁 10g 碾粉、加适量白糖,开水冲服,每日 3 次,20 日为一疗程。42 例患者,治愈 39 例,好转 3 例[25]。生薏苡仁 60g 加水煮成粥,加白糖适量,每日 1 剂。共治疗患者 132 例,经 5～20 日治疗,全部治愈[26]。

4. 进行性指掌角皮症、各类型湿疹　薏苡酯注射液 2ml/支,含量 5mg,成人每日 1 支,肌内注射,儿童酌减。　薏苡酯霜剂每盒 20g,含量 0.1%,局部涂擦,1 日 2 次或多次。针剂与霜剂联合应用,30 日为一疗程,治疗 38 例进行性指掌角皮症患者,痊愈率为 92.1%,有效率为 97.3%;治疗 55 例各类型湿疹患者,总治愈率为 64%,总有效率为 96%,疗效稳定,无反跳现象[27]。

5. 骨科疼痛　薏苡仁汤加防己、茯苓制成糖衣片,每日 3 次,每次 4 片,治疗骨科疼痛患者 41 例,总有效率 70%。

6. 慢性阑尾炎　薏苡附子败酱散水煎,每日 1 剂,分 2 次服,同时将其药渣热敷右侧天枢穴,93 例患者痊愈 78 例,好转 11 例,总有效率 95.6%[28]。

7. 痛经　应用参附四物薏苡仁汤治疗痛经 80 例,显效 89%[29]。

【不良反应】薏苡仁注射液治疗晚期肺癌毒副作用率为 30.6%,且多为静脉炎,少数为白细胞下降,未发生神经性或心、肝、肾功能损害[30]。另有报道薏苡仁注射液还可致头晕[31]。

主要参考文献

[1] 苗明三. 薏苡仁多糖对环磷酰胺致免疫抑制小鼠免疫功能的影响. 中医药学报,2002,30(5):49

[2] 徐梓辉,等. 薏苡仁多糖对实验性 2 型糖尿病大鼠红细胞免疫、T 淋巴细胞亚群的影响. 湖南中医学院学报,2001,21(1):17

[3] 姚玉龙,等. 康莱特软胶囊对小鼠免疫促进作用研究. 中药新药与临床药理,2002,13(4):233

[4] 徐梓辉,等. 薏苡仁多糖的分离提取及其降血糖作用的研究. 第三军医大学学报,2000,22(6):578

[5] 徐梓辉,等. 薏苡仁多糖对四氧嘧啶致大鼠胰岛 β 细胞损伤的保护作用. 中国药理学通报,2000,22(6):639

[6] 徐梓辉,等. 薏苡仁多糖对实验性 2 型糖尿病大鼠胰岛素抵抗的影响. 中国糖尿病杂志,2002,10(1):44

[7] 徐梓辉,等. 薏苡仁多糖对糖尿病血管并发症大鼠 NO 及主动脉 iNOS 基因表达的影响. 第三军医大学学报,2007,29(17):1673

[8] 胡颖,等. 薏苡仁油对体外大鼠系膜细胞端粒酶表达的影响. 中药药理学与毒理学杂志,2005,16(6):452

[9] 覃玉桃,等. 薏苡仁总提取物注射液对晚期原发性肝癌患者免疫功能影响的研究. 肿瘤防治杂志,2001,8(1):23

[10] 韦长元,等. 薏苡仁总提取物对原发性肝癌细胞毒性作用的实验研究. 肿瘤防治杂志,2000,7(6):610

[11] 李风云,等. 中药薏苡仁对化疗药物顺铂,丝裂霉素增效减毒的实验研究. 中医药学报,2000,28(2):44

[12] 郑世营,等. 薏苡仁提取物诱导胃癌细胞 SGC-7901 凋亡和抑制增殖的体内实验. 肿瘤,2000,20

(6):460

[13] 毕小利,等. 薏苡仁提取物注射液对非小细胞肺癌多药耐药基因影响的研究. 肿瘤防治杂志,2000,7(6):662

[14] 鲍英,等. 薏苡仁提取液对人胰腺癌细胞凋亡和超微结构的影响. 胃肠病学,2005,10(2):75

[15] 李毓,等. 薏苡仁酯对人鼻咽癌细胞裸鼠移植瘤的放射增敏作用. 华夏医学,2005,18(2):147

[16] 李毓,等. 薏苡仁酯对人鼻咽癌细胞周期的影响. 华夏医学,2004,17(2):131

[17] 肖立峰,等. 中药薏苡仁酯作用喉癌 Hep-2 细胞的体外研究. 哈尔滨医科大学学报,2004,38(3):252

[18] 胡笑克,等. 薏苡仁酯对人鼻咽癌细胞的放射增敏作用. 中山医科大学学报,2000,21(5):334

[19] 顾关云. 薏苡仁的药理作用. 中成药,1990,12(12):38

[20] 张明发,等. 薏苡仁镇痛抗炎抗血栓形成作用的研究. 第三军医大学学报,2000,22(6):578

[21] 林育红,等. 康莱特注射液联合 CAP 方案治疗晚期非小细胞肺癌临床疗效观察. 肿瘤防治杂志,2004,11(6):647

[22] 谢晓冬,等. 康莱特联合卡莫氟改善晚期胃癌患者的生活质量:随机对照观察. 中国临床康复,2004,8(14):2608

[23] 刘天骥,等. 单味薏苡仁治扁平疣 96 例. 四川中医,1993,(8):41

[24] 倪学斌. 薏苡仁乙醇提物治愈扁平疣. 中成药,1990,12(12):45

[25] 张玉英. 薏苡仁治疗传染性软疣 42 例. 河北中医,1990,12(1):36

[26] 贾海梅,等. 薏苡仁粥治疗传染性软疣. 山东中医杂志,1995,14(8):372

[27] 李宏伟. 等. 薏苡酯治疗进行性指掌角皮症 38 例,各类型湿疹 55 例临床观察. 北京医学,1995,17(1):42

[28] 炊积科. 薏苡附子败浆散治疗慢性阑尾炎 93 例. 内蒙古中医药,1992,11(3):26

[29] 王贻芳,等. 参附四物薏苡仁汤加脐疗治疗痛经 80 例. 中国中医药信息杂志,2001,8(6):68

[30] 赵杜鹃. 康莱特注射液治疗晚期肺癌 36 例的疗效观察. 上海中医药杂志,1996,(7):10

[31] 张淑美,等. 康莱特注射液致头晕一例. 河北中西医结合杂志,1997,6(6):997

(二)利水通淋药

车 前 子

本品为车前科植物车前 *Plantago asiatica* L. 和平车前 *Plantago depressa* Willd. 的干燥成熟种子。主要成分含车前子酸(Plantenolic acid),黄酮类的车前苷(Plantagin),车前烯醇酸(Plantenolic acid),大量黏液质,即车前聚糖或称车前子胶(Plantasan),是由右旋木糖(D-xylose)、右旋半乳糖醛酸(D-galacturonic acid)、左旋鼠李糖(L-rhamnose)、右旋半乳糖(D-galactose)及左旋阿拉伯糖(L-arabinose)按一定比例组成的均匀胶状物质。尚含蛋白质、琥珀酸、腺嘌呤、胆碱、梓醇,以及棕榈酸、硬脂酸、花生酸、亚麻酸、亚油酸等脂肪酸;车前子含脂肪油 10.4%,平车前子含脂肪油 4.4%。还含有少量维生素 A 样物质及维生素 B。车前(Plantago asiatica)种子的热水浸出物含黄烷酮类糖苷-Plantagoside。车前子味甘,性微寒。归肝、肾、肺、小肠经。

【功效与药理】

1. 清热利水　车前子甘寒滑利,利水并能清热。《神农本草经》中记载:"……,利水道小便,除湿痹。"《医学启源》则谓:"主小便不通,导小肠中热。"车前子清热利尿的功效,主要与利尿、抗炎作用有关。

(1)利尿:剂量为 10g/kg 和 40g/kg 的车前子乙醇提取物能增加大鼠排尿量和尿中 Na^+、K^+、Cl^- 离子含量,但水提物则无利尿作用[1]。

（2）抗炎：车前子能明显降低皮肤及腹腔毛细血管的通透性，降低红细胞膜的通透性[2]。

2. 渗湿通淋　《雷公炮制药性解》中记载："主淋沥癃闭，阴茎肿痛，湿疮，泄泻，赤白带浊，血闭难产。"车前子渗湿通淋的功效，主要表现为保肝、降胆固醇、预防肾结石形成、致泻、减肥。

（1）保肝、降脂：利用半乳糖胺引起原代培养大鼠肝细胞损伤模型，发现 10、50mg/ml 的车前子水提液可使含半乳糖胺 5×10^{-3}mol/L 肝细胞培养液中 GTP 活性显著降低，即有抗肝毒作用[3]。车前子（7.5%）可显著降低叙利亚仓鼠血浆及肝内胆固醇浓度，但车前子对胆固醇的吸收无显著作用。车前子（2%、4%、6%、8%）剂量变化对胆固醇的吸收率的影响不大，8%的车前子可显著抑制胆固醇的吸收。车前子和 1%考来烯胺联合使用可显著降低血浆和肝胆固醇的浓度，而对小肠吸收胆固醇影响小，甚至无影响[4]。大鼠在高脂饲料的基础上分别加入 2.5，5，15g/kg 的车前子 12 周后，车前子可降低大鼠血清总胆固醇、三酰甘油和脂质过氧化物水平并提高超氧化物歧化酶活性，在浓度为 15g/kg 时车前子清除氧自由基、抗氧化的作用最明显，可减轻脂质代谢紊乱[5]。

（2）预防肾结石的形成：车前子提取液（0.6g 生药/ml）每日 1ml 给大鼠灌胃，有较强的抑制肾脏草酸钙结晶沉积的作用[6]。

（3）对胃肠道的作用：车前子能够提高肠道内的水分，提高炭末推进百分率，具有一定的致缓泻作用。车前子中提取精制而得的多糖黏液质对小鼠便秘有明显的致泻作用[7]。车前子壳是容积性泻药，所含粘胶能大量吸水，使容积增加，起到润滑作用，并在肠道中吸收溶解毒素及变应原，以对抗或防止结肠对它们的吸收。饭前服用车前子壳能减少胃酸，用于减肥。

3. 其他作用

（1）祛痰、镇咳：车前苷成分能促进气管及支气管黏液的分泌，同时抑制呼吸中枢，使呼吸加深、变慢，具有一定的祛痰和镇咳作用。

（2）对关节囊的作用：5%车前子液以不同剂量、次数、间隔时间注射家兔关节腔内，经不同时间后乙醚麻醉处死，可以看出：在不同情况下可引起滑膜及其周围组织不同程度的炎症反应和结缔组织增生，从而使松弛的关节囊恢复原有的紧张度。

（3）对眼的作用：50%车前子水煎液（0.5g 生药/ml）对正常家兔瞳孔无影响；连续给药 6 天，对正常家兔眼内压有显著降低的作用，较牛蒡子组，女贞子组及四子汤（由车前子、牛蒡子、女贞子、青葙子组成）组更明显[8]。车前子对新西兰白兔离体晶状体氧化损伤有防护作用，其防护作用与通过提高晶状体中酶性和非酶性抗氧化剂、减少晶状体上皮细胞（LEC）凋亡、及通过凋亡相关基因（上调 Bcl-2、下调 Bax）调控的机制有关[9]。体外实验显示，车前子水提醇沉液可明显增强 H_2O_2 氧化损伤的 LEC 活性，且呈浓度依赖性和时间依赖性，其机制与明显抑制 LEC 氧化损伤及凋亡、降低细胞内 Ca^{2+}、cAMP 和 cGMP 信号系统及其相互作用调节生物学效应有关。

（4）对心血管系统的作用：车前苷成分小剂量可使家兔心跳变慢，振幅加大，血压升高，大剂量可引起心脏麻痹、血压降低。

【毒理研究】5%车前子液注入兔膝关节腔内，最大剂量的情况下对关节囊滑膜有一定的损害作用。

【主治】水肿胀满、热淋涩痛、暑湿泄泻、目赤肿痛、痰热咳嗽等。

【现代应用】

1. 急性肾炎 车前子配伍地肤子等组成自拟复方车前子汤治疗急性肾炎获效[10]。

2. 腹泻 车前子30g煎成400ml左右，稍加白糖频频饮服，为1日剂量。结果69例患儿中治愈(即服药后临床症状消失者)63例，占91.30%，其中服药1日治愈26例，2日治愈36例，3日治愈1例。服药后腹泻不止者6例，占8.70%。车前子、生山药(1∶4)共研为细粉，年龄小于6个月的婴幼儿每次6～10g，食盐0.5g，白糖10g，煮粥，每日3～5次口服，年龄大于6个月的婴幼儿可适量增加。61例患儿12小时内止泻者4例，13～24小时止泻者14例，25～48小时止泻者28例，余者3日内止泻。120例患儿口服车前子散(车前子，青黛)，每日3次，温开水冲服，结果显效率90%显著优于抗生素组(21%)[11]。

3. 胎位不正 车前子9g烘干焙末，开水冲服，睡前1次服下。用药7日后复查，如未成功，隔周再服1次。一般用药不超过3次，如无效即为失效。车前子组75例，成功60例，占80%；胸膝卧位组75例，成功52例，占69%[12]。24例患者每日服用车前子15g，开水冲服代茶饮，并结合胸膝卧位，7日为一个疗程。1个疗程后有20例胎位恢复正常，有效率83.3%；2个疗程后，又有2例恢复正常，总效率达91.7%[13]。

4. 便秘 车前子壳制剂可用于慢性便秘，痉挛性便秘以及患有结肠炎、痔疮或肛门直肠手术后，帮助大便排出。对十二指肠溃疡及憩室炎时的便秘，作为附加治疗。还适用于妊娠期、康复期及老年便秘[13]。

5. 颞下颌关节囊功能紊乱症 车前子注射液0.5ml和1%盐酸普鲁卡因注射液0.5ml混合应用，1周1次，5次为一疗程，关节腔内注射。150例患者进行2个月治疗复查及其后6～24个月随访，原有症状完全消失者60例(40%)，症状减轻者77例(51.33%)，无效者10例(6.66%)，复发者3例(2%)，总有效率为91.33%。

主要参考文献

[1] 耿放，等．车前子与车前草利尿作用研究．上海中医药杂志，2009，43(8)：72

[2] 张振秋，等．车前子的药效学研究．中药材，1996，19(2)：87

[3] 方瑞英，等．原代培养大鼠肝细胞中观察十种中药的抗肝毒作用．现代应用药学，1995，12(1)：5

[4] 吴海福．车前子促使肝脏丢失胆固醇以增强仓鼠的胆固醇的作用．国外医学消化系疾病分册，1995，15(1)：48

[5] Wang Su-min, ect al. Regulation of plantain seed on lipid metabolism and its antioxidation. Chinese Journal of Clinical Rehabitaion. 2005，9(31)：248

[6] 陈志强，等，单味中药提取液预防肾结石形成的实验研究．中华泌尿外科杂志，1993，14(2)：155

[7] 张振秋，等．车前子胶对小鼠便秘的影响．时珍国药研究，1996，7(4)：209

[8] 李文明，等．四子汤对家兔瞳孔和眼压影响的拆方研究．云南中医杂志，1990，11(4)：27

[9] 黄秀榕，等．四种归肝经明目中药对晶状体上皮细胞凋亡相关基因Bcl-Bax的调控．中国临床药理学与治疗学，2004，9(3)：322

[10] 张庆善．自拟复方车前子汤治疗急性肾炎40例．河北中医，1991，13(4)：40

[11] 傅铭华．车前子散治疗小儿冬季腹泻120例．广东医学院学报，1996，14(1)：57

[12] 许光明，等．车前子纠正胎儿臀位75例小结．浙江中医杂志，1993，28(5)：205

[13] 洪秀英，等．车前子纠正胎位不正．山东中医杂志，1996，15(1)：36

香 加 皮

本品为萝藦科植物杠柳 *Periploca sepium* Bunge 的干燥根皮，又名北五加皮、香五加皮、杠柳皮。化学成分主要分为强心苷类、C_{21}甾类、萜类、醛类等。另外还有氨基酸、糖类、有机酸、皂苷、酚类、内酯、香豆素及其苷类等多种化学成分。如香加皮苷A、B、C、D、E、F、G、H、K，其中G为杠柳毒苷(Periplocin)，属强心苷；另有4-甲基水杨酸醛(4-Methoxysalicylaldehyde)、α-香树酯醇(α-Amyrin)、β-香树酯醇(β-Amyrin)、α-香树酯醇醋酸酯(α-Amyrin acetate)、β-香树酯醇醋酸酯(β-Amyrin acetate)、β-谷甾醇(β-Sitosterol)、杠柳苷(Periplogenin)、宝藿苷Ⅰ(Baohuoside-Ⅰ)等。香加皮味辛、苦，性温。归肝、肾、心经。

【功效与药理】

1. 强心　香加皮具有明显的强心苷样作用，有效成分为杠柳苷、萝摩苦苷、杠柳毒苷和杠柳次苷等，其药理作用均与毒毛旋花苷K和G相似，强心作用快而短，蓄积少，其强心作用机制为抑制心肌细胞膜上的Na^+-K^+-ATP酶。杠柳粗苷5mg可抑制豚鼠心肌细胞膜Na^+-K^+-ATP酶活性的44%，20mg可抑制其活性的90%。

2. 祛风湿　《陕甘宁青中草药选》中记载："祛风湿，壮筋骨，强腰膝。"《四川中药志》中记载："镇痛，除风湿。"香加皮祛风湿的功效，主要与抗炎作用有关。

α-香树酯醇醋酸酯给大鼠腹腔注射，可抑制角叉莱胶所致的试验性关节炎；每日腹腔注射β-香树酯醇醋酸酯40mg/kg，连续10日，可明显对抗醋酸所致的试验性关节炎。大鼠每日腹腔注射α-或者β-香树酯醇醋酸酯40mg/kg，连续6日，可抑制棉球肉芽肿，强度与氢化可的松相似。α-香树酯醇醋酸酯的作用较β-香树酯醇醋酸酯略弱，两者还可明显降低关节炎大鼠的天门冬氨酸转氨酶和丙氨酸转氨酶；对正常动物则只能降低丙氨酸转氨酶。β-香树酯醇醋酸酯可使肝匀浆ATP磷酸水解酶明显升高，而α-香树酯醇醋酸酯对其无明显影响。杠柳苷LD_{50}的1%～1.5%一剂或者多剂可以增加肾上腺皮质维生素C和胆固醇的含量，亦可增加肾上腺重量。杠柳苷LD_{50}的10%～15%皮下注射可增加肾上腺皮质的分泌。故其抗炎作用可能与肾上腺皮质有关。

3. 抗肿瘤　香加皮具有明显的抑制肿瘤作用。香加皮水提取物具有诱导人胃癌细胞BGC-823凋亡作用，醋酸乙酯提取物可诱导人乳腺癌细胞系MCF-7呈浓度及时间依赖性凋亡，其作用机制与抑制survivin基因mRNA及蛋白表达、促进bax基因和蛋白的表达有关[1,2]。

香加皮成分杠柳苷对人食管癌细胞株TE-13的细胞增殖具有明显的抑制作用，并呈时间和浓度依赖性，IC_{50}为0.61μg/ml。不同浓度杠柳苷作用48小时后能降低TE-13细胞中CDK4蛋白的表达[3]。杠柳苷可明显抑制人肝癌细胞株SMMC-7721细胞的增殖，诱导细胞凋亡，并使细胞周期停滞在G_2/M期。杠柳苷作用后，细胞核内Stat3量降低，而细胞质中的量未见明显改变，细胞内Mcl-1、Survivin和XIAP基因的表达明显降低，并呈时间依赖性[4]。杠柳苷(30mg/kg)对结肠癌细胞SW480裸鼠移植瘤进行治疗后，荷瘤小鼠的肿瘤重量和体积均被明显抑制，抑瘤率为61.41%，小鼠的移植瘤组织出现明显炎性细胞浸润和坏死性变化；杠柳苷体外对SW480细胞增殖具有明显的抑制作用，并呈剂量和时间依赖效应，SW480细胞出现典型的凋亡形态学改变，其作用机制与下调SW480细胞survivin蛋白表达阳性率和表达水平、抑制细胞Wnt/β-catenin信号转导通路有关[5,6]。

香加皮成分宝藿苷Ⅰ(15mg/kg)对食管癌细胞Eca109裸鼠移植瘤的生长具有明显抑制，生长抑制率达60.9%；宝藿苷Ⅰ体外作用于Eca109细胞48h，随着药物浓度的增加(12.5、25.0和50.0μg/ml)，细胞G_0/G_1期明显增加，S期和G_2/M期细胞明显减少；细胞的凋亡率随药物作用时间的延长(24、48和72h)和宝藿苷Ⅰ浓度的增加(0、12.5、25.0和

50.0μg/ml)而明显升高,可见其抑制作用呈浓度及时间依赖性。其抗瘤机制可能与阻滞Eca109细胞周期发展和诱导凋亡相关基因survivin的表达降低有关[7,8]。

4. 其他作用

(1)兴奋神经系统:40%杠柳酊0.8～1.6ml淋巴囊注射20分钟后,使蟾蜍产生阵发性惊厥;以水蒸馏杠柳皮得到的杠柳脑(白色、透明、针状结晶物,有樟脑臭味)饱和溶液0.2～0.8ml注入胸淋巴囊后30分钟,可使蟾蜍运动兴奋。40%杠柳酊0.2～0.8ml皮下注射,使小鼠全身震颤;杠柳脑饱和溶液0.2～1.0ml皮下注射,亦可使小鼠运动兴奋。杠柳酊、蒸出液可缩短脊髓反射的潜伏期。但杠柳酊制剂对巴比妥引起的催眠无对抗效果。

(2)对呼吸和血压的影响:皮下注射40%杠柳酊0.2～0.8ml,小鼠呼吸急促并迅速转入呼吸抑制。麻醉犬静脉注射0.025%杠柳苷0.04ml/kg,半数动物呼吸出现略加深加快,动脉血氧合血红蛋白增加1%～5%,以给药后30～60分钟表现最明显;静脉血氧合血红蛋白百分比也逐渐增加,但较动脉血增加为少。实验还发现,在动脉血氧合血红蛋白含量不变的情况下,静脉血氧合血红蛋白含量减少,因此动静脉差增大,大多数可达2%～4%。犬腹腔注射戊巴比妥钠40～60mg/kg致缺氧(动脉血氧合血红蛋白含量为60%～80%)后,4～6分钟内静脉注射25×10^{-5}杠柳苷0.04ml/kg,给药后10、20、30分钟可见,脑组织耗氧量明显增加,但脑组织和舌肌的氧分压无明显变化。静脉注射杠柳制剂1g/kg,使麻醉犬血压从19.7kPa迅速上升至24.0kPa。

(3)抗放射:本品对微波照射的小鼠可使其存活时间延长1.46倍。

(4)杀虫:1∶50的杠柳皮浸液对28星瓢虫毒杀率达88%;1∶10的浸液对豆蚜和烟草蚜的触杀率达100%。

(5)拟胆碱作用:杠柳苷可以增强大鼠、豚鼠和猫对乙酰胆碱的反应,与其抑制胆碱酯酶有关。

此外,香加皮鲜汁对旱烟枪内的烟油灌服所致麻蜥麻醉死亡有保护作用[9]。

【毒理研究】小白鼠皮下注射40%杠柳酊0.2～0.8ml,可使呼吸先兴奋后抑制而死亡。兔或犬静脉注射杠柳浸膏,使血压先升后降,继而呼吸麻痹死亡。麻醉猫经十二指肠注入杠柳酊浓缩制剂后,均发生呕吐;且剂量越大,发生呕吐越快。剂量大于1g/kg即可致死,死亡快慢与剂量相关,且均死亡于心脏停搏。

【主治】风寒麻痹、腰膝酸软、心悸气短、下肢水肿。

【现代应用】

1. 风湿性关节炎 本病用北五加皮、穿山龙、白鲜皮各15g,白酒泡24小时,每日10ml口服可消炎止痛。但北五加皮用量应限制在3g/d以内,以免致心脏毒性。因其毒性,处方中以外用为主。

2. 皮肤疣 杠柳浆汁外用治疗各类疣53例,其中寻常疣9例,扁平疣20例,跖疣7例,尖锐湿疣17例。临床观察4周为1个疗程。结果,总治愈率为58.49%,总有效率为83.02%,且不良反应少,复发率低[10]。

3. 其他 本品对于心衰患者有一定的治疗作用[11]。

【不良反应】在治疗心脏病患者过程中,可引起恶心,呕吐和腹泻,停药或减量可消失;还可导致多源性室性期前收缩、室性心动过速、心室颤动或心动过缓、房室传导阻滞等[12,13],甚至是心肌梗死合并心衰患者再度梗死。

主要参考文献

[1] 单保恩，等．香加皮水提取物诱导人胃癌细胞 BGC-823 凋亡及其作用机制．中草药，2005，36(8)：1184

[2] 张静，等．香加皮醋酸乙酯提取物诱导人乳腺癌 MCF-7 细胞凋亡的研究．肿瘤，2006，26(5)：418

[3] 赵连梅，等．香加皮杠柳苷对人食管癌细胞 TE-13 生长抑制作用．肿瘤，2008，28(3)：203

[4] 张丽杰，等．香加皮提取物杠柳苷抑制 SMMC-7721 细胞 Stat3 信号通路诱导细胞凋亡的研究．第三军医大学学报，2008，30(15)：1448

[5] 杜彦艳，等．香加皮杠柳苷对结肠癌细胞 SW480 体内外生长的影响．癌变·畸变·突变，2009，21(3)：181

[6] 杜彦艳，等．香加皮杠柳苷通过抑制 Wnt/β-catenin 信号通路诱导结肠癌细胞 SW480 凋亡．癌症，2009，28(5)：456

[7] 王丽芳，等．香加皮单体成分宝藿苷Ⅰ对食管癌细胞及裸鼠移植瘤生长抑制作用研究．肿瘤防治研究，2009，36(8)：635

[8] 王丽芳，等．香加皮单体成分宝藿苷Ⅰ对食管癌细胞增殖及凋亡的影响．肿瘤，2009，29(2)：123

[9] 刘桂玲．杠柳汁解毒作用的观察．中医药研究，1993，(5)：55

[10] 贾红声，等．杠柳浆汁外用治疗各类疣53例临床观察．安徽中医临床杂志，2003，15(1)：25

[11] 刘翔韵，以杠柳皮(北五加皮)为主治疗心脏性水肿医案3例．上海中医药杂志，1982，(3)：16

[12] 红英．用北五加皮出现四例心律紊乱．内蒙古中医药，1987，6，(3)：29

[13] 戴伟川，等．北五加皮中毒致严重心律失常一例．实用中西医结合杂志，1992，5(5)：312

通　草

本品为五加科植物通脱木 *Tetrapanax papyriferus*(Hook.)K. Koch 的干燥茎髓。主要含有多种齐墩果酸型皂苷，通脱木苷(Papyrigenin)，通脱木皂苷(papyroside)L-Ⅱ$_a$、L-Ⅱ$_b$、L-Ⅱ$_c$、L-Ⅱ$_d$。还含有糖类、氨基酸、微量元素、脂肪(1.07%)、蛋白质(1.11%)、肌醇(Inositol)。通草味甘、淡，性微寒。归肺、胃经。

【功效与药理】

1. 清热利水　通草味淡能渗湿利水，性寒能清热。《本草纲目》记载："通草……，引热下降而利小便。"

(1)利尿：通草水煎液4g/kg灌服后5小时，可使大鼠尿量显著增加为(4.97±1.20)ml，但较0.25g/kg氢氯噻嗪的作用稍弱；对尿中氯离子、钠离子排出量无明显影响，却能明显增加尿中钾离子的排出量，说明通草的利尿作用与钾离子的排出有关[1]。

(2)抗炎、解热：通草水煎剂(4～8g/kg)灌服大鼠对啤酒酵母(或角叉菜胶)所致的发热有明显的解热作用，对角叉菜胶性大鼠足肿胀有一定的抑制作用[2]。

2. 通气下乳　《本草纲目》有载："通草，色白而气寒，味淡而体轻，……入阳明胃经，通气上达而下乳汁。"主要表现为对消化系统的影响。

对消化系统的影响：通草能促进肝脏及其他组织中的脂肪代谢，可用作肝脏疾患的辅助药。通草中含有的乳糖能维持肠道中适当的菌丛数，并能促进钙的吸收，故对婴儿具有重要意义。又因为乳糖吸收缓慢。故具有一定的导泻作用[3]。

3. 调节免疫　通草多糖40～80mg/kg小鼠腹腔注射，可提高小鼠血清溶菌酶活力和单核网状内皮细胞吞噬功能，提高小鼠血清溶血素抗体水平，抑制 DNCB 致小鼠 DTH 反应，并明显提高小鼠血清过氧化氢酶活性[4]。

4. 其他作用　通草具有一定的降血脂作用。

【毒理研究】大量喂饲通草，可使幼年大鼠产生白内障。

【主治】湿热尿赤、淋病涩痛、水肿尿少、乳汁不下。

【现代应用】通草与其他利湿、清热药配伍，用于小便不利。通草根对消除前列腺充血性水肿，解除膀胱口受压性梗阻，恢复正常排尿有良好的功效[5]。

【不良反应】通草可使人出现恶心、呕吐、上腹部疼痛；还能引起肝脏中甘油三酯的合成增多，导致甘油三酯血症，使血中胆固醇有不同程度的升高。

主要参考文献

[1] 贾敏如，等．七种通草对大鼠利尿作用的初步研究．中药材，1991，14(9)：40

[2] 沈映君，等．几种通草及小通草的抗炎、解热、利尿作用的实验研究．中国中药杂志，1998，23(11)：687

[3] 李广勋，等．中药药理毒理与临床．天津：天津科技翻译出版公司，1992：175

[4] 沈映君，等．通草及小通草多糖药理作用的初步研究．中国中药杂志，1998，23(12)：741

[5] 杨生绪，等．土家药通草根治疗老年男性前列腺增生性排尿障碍 31 例临床观察．中国民族医药杂志，2007，2(2)：8

(三)利湿退黄药

茵 陈 蒿

本品菊科植物滨蒿 *Artemisia scoparia* Waldst. et Kit. 或茵陈蒿 *Artemisia capillaries* Thunb. 的干燥地上部分。主要成分有绿原酸(Chlorogenic acid)、咖啡酸(Caffeic acid)、对羟基苯乙酮(4-Hydroxyacestophenone)、6，7-二甲氧基香豆素(6，7-Dimethoxycoumarin)。全草含挥发油约 0.27%，其中主要有 β-蒎烯(β-Pinene)、茵陈烯(Capilliene)、茵陈烯酮(Capillone)、茵陈二炔酮(Capillin)、茵陈素(Capillarin)、茵陈色原酮(Capillarisin)及 1-(2′-甲氧基苯)-2，4-已二炔[1-(2′-Methoxyphenil)-2，4-Hexadiyne]、茵陈炔酮(Capillanol)和蓟黄素(Cirsimaritin)。尚从茵陈蒿中提取到滨蒿酮(Scoparone)。此外，还含有 6，7-二甲基七叶苷元、水杨酸、泻鼠李素、黄酮类。茵陈味苦、辛，性微寒。归脾、胃、肝、胆经。

【功效与药理】

1. 清湿热 《神农本草经》中记载："主风湿寒热邪气"。《本草拾遗》记载："通关节，去滞热，伤寒用之。"茵陈蒿清湿热的功效，主要与抗菌、抗病毒、抗肿瘤、解热、杀蛔作用有关。

(1)抗菌：以茵陈煎剂做体外抗菌试验证明，其对金黄色葡萄球菌、白喉杆菌、炭疽杆菌、伤寒杆菌、甲型副伤寒杆菌、铜绿假单胞杆菌、大肠杆菌、弗氏痢疾杆菌、志贺氏痢疾杆菌、脑膜炎双球菌与枯草杆菌等均有不同程度的抑制作用；10%茵陈煎剂可完全抑制人型结核杆菌的生长，1∶100 浓度则对人型和牛型结核杆菌的生长均呈抑制作用。局部感染絮状表癣菌的豚鼠，于感染后 3 周外涂茵陈挥发油进行治疗。3 天后，皮损区域缩小，鳞屑显著减少，红斑消失；取原皮损区之皮屑作霉菌培养，为阴性。而感染后不予治疗的对照豚鼠皮损区域扩大，鳞屑增加，霉菌培养为阳性。1 周后治疗组皮损基本消退，周围开始生毛，皮屑霉菌培养为阴性；2 周后痊愈。而 1 周后的对照组皮损继续扩大，皮屑霉菌培养为阳性，2 周后病症加重。但茵陈蒿水浸液对絮状表皮癣菌、石膏样小芽孢菌、羊毛状小芽孢菌等皮肤真菌和其他致病真菌：皮炎芽生菌、白色念珠菌、克柔念珠茵等都毫无抗菌效力。

(2)对灰黄霉素的增效作用：12 例白癣患者按灰黄霉素常规用量的 2/3 投药，同时加服对羟基苯乙酮每天 30mg/kg；另 18 例黄癣患者服用半量灰黄霉素，同时加服茵陈浸膏(1g/

ml)每天 25ml。结果头癣患者头发中真菌推移情况与灰黄霉素常规剂量组相似。这是由于对羟基苯乙酮或茵陈浸膏有利胆作用,使灰黄霉素藉胆汁、胆盐等表面活性物质作用增加了其在水中的溶度,从而更好地被机体吸收,故虽剂量减少 33%～50%,但抗菌作用仍较明显。且灰黄霉素与对羟基苯乙酮合用,可见大鼠血中灰黄霉素浓度明显增加,尿中代谢产物6-去甲氧灰黄霉素含量明显增加。

(3)抗病毒:体外试验证明,滨蒿 1∶10 浓度对孤儿病毒有抑制作用;茵陈水煎液对乙型肝炎表面抗原(HBsAg)显轻度抑制作用。

(4)抗钩端螺旋体:用含 12.5%或 50%茵陈煎剂的培养基培养波摩那型钩端螺旋体,90 分钟后镜检或 25 分钟后移种,均发现茵陈对钩端螺旋体有抑杀作用。含 5%茵陈煎剂的培养基培养 3 日,可全部溶解黄疸出血型、爪哇型、犬热型、拜伦型等 10 种钩端螺旋体;含药 3.125%的培养基培养 3 日对上述 10 种钩端螺旋体大部抑杀,7 日可全部溶解。

(5)抗肿瘤:从茵陈水提取物分得的 6 种成分对 BEL-7402 人肝癌细胞有生长抑制和杀伤作用。口服茵陈水提物对移植 MethA 细胞的小鼠有阻碍肿瘤细胞增殖的作用。L-929 和 KB 细胞实验表明,茵陈色原酮的合成衍生物 Capi-s 有较好的抑瘤作用。蓟黄素和茵陈色原酮在体外均能抑制 Hela 细胞和 Ehrlich 腹水癌细胞增殖的作用[1]。茵陈蒿水煎剂对实验性食管肿瘤大鼠病变组织 P^{53} 和 cdk_2 的表达具有下调作用。茵陈蒿对原癌基因 C-myc、C-fos、V-sis 的表达有不同程度的抑制作用[2]。

(6)解热:家兔耳缘静脉注射伤寒混合菌苗(1ml/2kg),立即按 10ml/kg 经口一次投予 20%茵陈煎剂或 20%茵陈醇提物。结果,醇提物用药半小时后即呈明显解热作用,并可降至正常体温以下,1.5～2 小时后微升,5.5 小时后恢复正常;而茵陈煎剂用药 0.5～1 小时明显解热作用后又上升至正常以上,5 小时后才使体温逐渐下降。6,7-二甲氧基香豆素对正常小鼠、大鼠体温有明显的降温作用,对鲜啤酒酵母、2,4-二硝基苯酚致热大鼠和过期伤寒菌苗致热家兔有良好的退热作用。

(7)杀虫:茵陈具有体外杀猪蛔的作用。15 条虫在 50%茵陈水煎液中 24 小时内,死亡 7 只,麻痹 1 只,迟钝 2 只,杀猪蛔有效率为 53.3%。茵陈挥发油对猪蛔虫与人蛔虫均有麻痹作用。茵陈蒿的丙酮、乙醇、醋酸乙酯提取物对害虫具有良好的趋避作用,其中乙醇提取物作用最明显,趋避率在 5 倍处理后 72 小时达到了 91.6%[3]。

2. 退黄疸 《名医别录》中记载茵陈蒿:“治通身发黄,小便不利,除头热,去伏瘕。”《神农本草经》中记载:“主……热结黄疸。”茵陈蒿退黄疸的功效,主要与利胆、保肝作用有关。

(1)利胆:茵陈中含多种利胆成分,含量因季节而异。蒿属香豆精的含量以初蕾期至花果期较高,绿原酸以花前期至花果期含量为高,对羟基苯乙酮的含量以抽茎幼苗期至花前期为高。这与古代本草记载茵陈的采收期相符。且不同的利胆成分在泌胆作用强度和对胆汁成分的影响上也有所差异;茵陈色原酮泌胆作用比 6,7-二甲氧基香豆素强一倍;6,7-二甲氧基七叶亭促进胆汁酸分泌;对羟基苯乙酮能明显增加胆汁酸和胆红素的含量;茵陈色原酮、茵陈炔内酯、茵陈炔酮、茵陈烯炔及挥发油组分可增加胆汁分泌量,但对胆汁酸分泌影响小。

大鼠每日灌服 50%茵陈煎剂 5ml,2 周后肝胆汁分泌量明显增加,胆汁分泌量为对照组的 1.58 倍。茵陈煎剂(5g 生药/kg)或茵陈挥发油(0.2ml/kg)对胆囊管已被结扎的麻醉豚鼠经十二指肠给药均有促进泌胆的作用。从茵陈蒿中分离的水杨酸样品(500mg/kg)经十二指肠投给药于麻醉大鼠,其胆汁分泌量平均增加 104%,即有较弱的利胆效应。茵陈煎剂给麻醉狗经十二指肠瘘或胃瘘灌注,30 分钟后从总胆管近端插管收集的胆汁量明显增加

(以新煎的茵陈为优)，从总胆管远端插管测压表明，给药30～60分钟后奥狄氏括约肌紧张性下降30%～50%。茵陈水煎剂(3g生药/ml)按1ml/100g由十二指肠给予麻醉大鼠，可使其胆汁流量明显增加，最高增加率可达64%，胆汁固体物含量也随胆汁流量的增加而增加。茵陈30g/kg剂量给药，每天1次，连续3天，对CCl_4肝损伤大鼠的胆汁分泌仍有促进作用[4]。茵陈30g水煎，每日1剂，连续5天，可使胆石症病人"T"管胆汁流出量增加，胆汁中胆固醇水平明显下降、胆酸含量显著升高，从而对防治胆石症有利[5]。但3例胆囊收缩功能正常的患者服用茵陈(1～2两)水煎剂后20、30分钟时，造影显示：胆囊只表现轻度缩小，胆囊长径及宽径缩小在1cm以内，容积改变不明显。

(2)保肝：茵陈中的一些成分对于CCl_4或半乳糖胺诱发大白兔肝细胞毒性的对抗作用，按其强度依次为：茵陈色原酮、东莨菪内酯、6,7-二甲氧基香豆素、茵陈黄酮、蓟皮黄素、异鼠李黄素[6]。肌内注射0.1ml/kgCCl_4的家兔，次日经口给予茵陈挥发油每天0.05ml/kg或6,7-二甲氧基香豆素每天0.06g/kg，第3天又注射半量CCl_4，再连续给药7天。结果，两者均能增加肝损害兔的食量，且有利尿及使尿色由黄变清的作用。一次口服大剂量异硫氰酸α-萘酯(100mg/kg)造成黄疸模型大鼠，单味茵陈蒿的作用不明显。对CCl_4和D-半乳糖胺致损伤的第一代培养的大鼠肝细胞，茵陈蒿的醇提物有显著的抑制作用；进一步试验表明，抑制肝细胞损伤的作用来源于茵陈色原酮、6,7-二甲基七叶苷元、黄酮类等。对CCl_4肝损伤大鼠，茵陈30g/kg给药，连续数天，可使谷丙转氨酶在正常范围。皮下注射CCl_4(5ml/kg)致大白鼠肝损伤，经茵陈蒿汤注射液(1g生药/ml)或茵陈注射液(0.61g生药/ml)腹腔注射1ml/只，均可降低血清谷丙转氨酶活力，减轻肝细胞变性、坏死。1g生药/ml的茵陈水煎剂以0.25ml/10g给小鼠灌胃，每日2次，连续4天能使小鼠肝P_{450}含量显著增加，肝/体重比显著增大；连续7天能使异戊巴比妥钠诱导的睡眠时间明显缩短。说明茵陈水煎剂对小鼠肝药酶具有诱导作用[7]；人和兔口服茵陈煎剂后，明显缩短安替比林代谢的$t_{1/2}$，CL显著增加，也表明茵陈有肝药酶诱导作用[8]。值得注意的是，采收期的不同会导致茵陈蒿保肝活性的显著差异，9月份采收的药材具有显著活性，8月底采收的药材，保肝活性会有一个显著增加[9]。

3. 其他作用

(1)对心血管系统的影响：蒿属香豆精(Sco)以1.25mg/kg，2.5mg/kg和5mg/kg三个剂量按2ml/kg经兔耳缘静脉给药，此前给等量溶剂作为对照。结果，Sco使脑血流量增加，血压(收缩压、舒张压、平均动脉压)下降，作用明显依赖于剂量，脑血流量增加最大值及最大降低值分别为溶剂对照的20%及15%；对股动脉血流量无明显影响；5mg/kg的剂量可使心率加快，4、14、15分钟时显著高于溶剂对照[10]。10%的茵陈水浸液、煎液、醇提物对离体蟾蜍心脏有抑制作用，静脉注射对在体蟾蜍心脏也有抑制作用。6,7-二甲氧香豆素还能抑制去甲肾上腺素、5-羟色胺、组胺和血管紧张素Ⅱ对血管平滑肌的收缩作用[11]。茵陈水煎剂、乙醇浸液及挥发油均有降压作用。对猫、大鼠、兔和犬，6,7-二甲氧香豆素静脉或经十二指肠给药，均有显著降压作用。且6,7-二甲氧香豆素的降压作用不会被苄胺唑啉加强，也不会被阿托品和六烃季胺阻断，不能对抗肾上腺素的升压。椎动脉注射1/50～1/10静注剂量，其降压强度和全量大致相等，提示降压作用可能是中枢性的。

(2)降血脂：茵陈还有降血脂作用。茵陈煎剂3g/kg给高胆固醇血症家兔灌胃2周和3周，均能使血清胆固醇下降，且作用随给药时间的延长而增强，β-脂蛋白亦明显下降，主动脉胆固醇含量明显下降，动脉壁粥样硬化斑块减轻，内脏脂肪沉着减少，表现其具有抗动脉粥样硬化的作用。

(3)降血糖:茵陈蒿能抑制四氧嘧啶致小鼠空腹血糖(FBG)的升高作用,茵陈蒿和滨蒿的成分均有钙通道拮抗作用,这可能是茵陈蒿保护胰岛 B 细胞免受四氧嘧啶损伤的作用机制之一[12]。

(4)抗炎、镇痛:6,7-二甲基七叶苷元对小鼠热板法和醋酸扭体法有镇痛作用,对小鼠 Wittle 腹腔色素漏出法和角叉菜胶关节肿法有抗炎作用;而茵陈色原酮仅在醋酸扭体法中显现微弱的镇痛作用,无抗炎作用。故 6,7-二甲基七叶苷元是抗炎、镇痛的主要成分。

(5)遗传损伤:茵陈水提液相当于 12g/kg、25g/kg 和 50g/kg 给药,对黄曲霉毒素 B_1(AFB_1)诱发的小鼠骨髓细胞微核(MN)千分率,染色体畸变(CA)百分率和姐妹染色单体交换的(SCE)细胞数的抑制作用与剂量成正比趋势,MN 千分率与 AFB_1 组有明显差异。显示茵陈蒿对 AFB_1 诱发的细胞遗传损伤有拮抗作用[13]。

(6)溶血:有人认为中草药防治新生儿溶血病与中草药含有 A 型、B 型血型物质有关。检测表明,茵陈血型物质在被测的 80 种中草药中含量居多。且茵陈粗提取物对 O 型人血清不仅抑制其抗 B 抗体,而且也抑制其抗 A 型抗体的血凝作用,对有本病病史的 O 型母 IgM 抗 B 及抗 A 均显血凝抑制活性。结果验证Ⅰ、Ⅱ的血型物质如经吸收入血,可中和 O 型母 IgG 型、抗 A、抗 B,使胎儿红细胞免遭这些抗体的特异性结合,从而受到保护[14]。

(7)平滑肌兴奋作用:浸液、煎剂能兴奋离体家兔和豚鼠的子宫,该作用可被苯海拉明所消除;茵陈水浸液、煎剂和醇提物对离体家兔肠管有兴奋作用。

(8)利尿:茵陈水煎剂或精制水浸液、挥发油、绿原酸、咖啡酸、6,7-二甲氧香豆素均有不同程度的利尿作用;茵陈水煎剂在对急性黄疸性肝炎的治疗中也显示出较好的利尿作用。

此外,茵陈的主要成分泻鼠李素、茵陈色原酮都具有很强的防龋作用[15]。

【毒理研究】大鼠每日灌服 50%茵陈煎剂 5ml,连续两周,食欲与体重无异常。小鼠口服 6,7-二甲基七叶苷元的急性毒性试验,LD_{50} 为 940mg/kg。小鼠腹腔注射对羟基苯乙酮的 LD_{50} 为 0.5g/kg,大鼠灌服的急性 LD_{50} 为 2.2g/kg。对羟基苯乙酮以每日 400、200 和 50mg/kg 给大鼠灌服,连续 3 月,血、尿常规和肝功能检查以及部分动物组织学检查均无明显变化。6,7-二甲氧基香豆素常给小鼠灌胃的 LD_{50} 为 497mg/kg,猫、兔静注本品 30～50mg/kg,可使部分动物心电图出现一过性房室传导阻滞及室内传导阻滞。

【主治】黄疸尿少,湿疮瘙痒;传染性黄疸型肝炎。

【现代应用】

1. 胆道蛔虫症　30～60g 茵陈水煎顿服治疗本症 78 例患者。服药后 10～20 分钟疼痛消失 64 例,20 分钟后消失者 14 例;服 1 剂后近期不复发者 56 例,占 71.8%,服 2 剂后不复发者 18 例,占 23.5%,服 3 剂后不复发者 4 例,占 4.7%[16]。70 例本症病人在针刺内关穴止痛同时,随服 2 两茵陈制成的茵陈汤或糖浆剂,绝大多数病例在 24～48 小时疼痛缓解,而后用氧气或驱虫药驱虫。结果治愈率为 95.7%,平均住院天数和平均缓解疼痛的时间均较西药组、乌梅驱虫汤组明显缩短。

2. 真菌感染性皮肤病　经分馏得到沸点为 88～103℃、93～134℃的挥发油及水提液各 5ml,分别加于 95%酒精溶剂内,制成 5%茵陈挥发油酊剂Ⅰ、Ⅱ、Ⅲ号治疗体癣、足癣。结果四周内,Ⅰ号组 4 例,痊愈、好转各 2 例;Ⅱ号组 7 例,治愈 5 例,好转 2 例,治愈率 71.43%;Ⅲ号组 9 例,治愈率为 22.22%。说明高沸点挥发油有效强的抗霉菌效果。

3. 甲型肝炎　茵陈红枣膏(茵陈、红枣)1 天 3 次,连服 1 个月为 1 疗程,治疗儿童甲肝

80 例，用药后主要症状消失，肝功能恢复正常，随访 1 年以上无复发，全部达到治愈标准[17]。

4. 痤疮　茵陈 50g 煎水每日分 2 次服用，7 天为一疗程，一般治疗 2 个疗程。100 例痤疮患者痊愈 65 例，显效 33 例，好转 2 例，见效最快者 3 天，平均治疗 14 天[18,19]。

5. 婴幼儿湿疹　茵陈蒿散（茵陈 120g，青黛 15g，冰片 5g）外敷治疗 30 例患儿，经 1～3 周痊愈 27 侧，显效 3 例。痊愈患儿用药最少 6 次，最多 12 次。治疗天数最短 10 天，最长 25 天，平均 15.7 天[20]。

6. 单纯口腔溃疡　经漱口或黏膜擦拭及代茶一般 3～4 天可愈合；高热、禁食、血液病和应用抗癌药的病人用茵陈蒿进行口腔护理可达预防口腔感染的目的[21]。

此外，茵陈煎剂和浸膏对预防流行性感冒有一定疗效。

【不良反应】茵陈水煎服治疗痤疮时，少数病人在服药第 2 疗程后，出现轻度胃中不适。另有茵陈中毒致 3 例混合性心律失常的报道[22]。口服黄花茵陈全草煎剂还曾引起 1 例扭转性室性心动过速[23]。

主要参考文献

[1] 蒋洁云，等．茵陈抗肿瘤活性成分的研究．中国药科大学学报，1992，3(5)：283

[2] 董岩，等．茵陈蒿的化学成分和药理作用研究进展．时珍国医国药，2008，19(4)：

[3] 张丽丽，等．茵陈蒿的三种不同溶剂提取物对赤拟谷盗作用方式和作用效果的研究．粮食储藏，2005，34(2)：6

[4] 隋艳华，等．香附、青皮、刺梨、茵陈、西南獐牙菜对大鼠胆汁分泌作用的比较．湖南中医，1993，13(1)：19

[5] 石景森，等．茵陈对胆石病"T"管胆汁有形成分的影响．西安医科大学学报，1987，8(4)：394

[6] 曾美怡，等．茵陈的化学成分和质量评价研究．国外医学(中医中药分册)，1987，9(6)：1

[7] 贺平，等．茵陈对小鼠肝药酶的影响．中国中药杂志，1990，15(6)：52

[8] 贺平，等．茵陈对人和兔安替比林代谢的影响．中国医院药学杂志，1990，10(10)：459

[9] 谢韬，等．茵陈化学成分和药理作用研究进展．海峡药学，2004，16(1)：8

[10] 黄教成，等．蒿属香豆精对兔血流动力学的影响．中国药理学报，1993，14(增刊)：18

[11] Yamahata J，等．茵陈蒿芽的提取物及活性成分的血管舒张作用．国外医药．植物药分册，1990，5(3)：133

[12] 潘竞琳，等．茵陈蒿对小鼠血糖、血脂的影响．中药材，1998，21(8)：408

[13] 洪振丰，等．茵陈蒿对黄曲霉素 B1 诱发的遗传损伤的影响．中医杂志，1992，33(8)：44

[14] 汪秀明，等．茵陈、大黄防治新生儿溶血病的免疫机制探讨．中国免疫学 87，3(5)：299

[15] 孟丽珍，等．中药厚朴、茵陈防龋成分的提取．佳木斯医学院学报，1992，15(3)：76

[16] 袁聿文．单味茵陈汤治疗胆道蛔虫 78 例临床小结．湖南中医杂志，1992，(3)：21

[17] 郭一民．茵陈红枣膏治疗儿童甲肝 80 例．陕西中医，1995，16(8)：363

[18] 何家清，等．单味茵陈治疗痤疮 100 例疗效观察．临床皮肤科杂志，1987，16(4)：214

[19] 李怀军，等．复方茵陈蒿汤治疗中重度痤疮临床观察．吉林中医药，2008，28(3)：194

[20] 渠敬文．茵陈蒿散治疗难治性婴幼儿湿疹 30 例．山东中医杂志，1989，8(6)：22

[21] 董翠红，等．茵陈蒿在口腔护理中的应用．中国民间疗法，2007，15(10)：23

[22] 王变珍，等．茵陈中毒致混合性心律失常 3 例．山西医药杂志，1996，25(1)：74

[23] 李茹香，等．口服黄花茵陈全草煎剂引起扭转室速一例．山西医药杂志，1990，19(4)：244

金　钱　草

本品为报春花科植物过路黄 *Lysimachia christinae* Hance 的干燥全草。全草含酚性成分、黄酮苷、鞣质、甾醇、挥发油、胆碱、氨基酸、氯化钾、内酯类等。黄酮类化合物有槲皮素、槲皮素-3-O-葡萄糖苷、山柰素、山柰素-3-O-半乳糖苷、山柰素-3-O-珍珠菜三糖苷。尚含羟基甲酸、尿嘧啶、鼠李柠檬素-4′,3′-二葡萄糖苷、山柰酚-3-葡萄糖苷、山柰酚-3-芸香糖苷以及山柰酚-3-鼠李糖苷-7-鼠李糖苷-7-(1→3)鼠李糖苷。并含氯化钠、亚硝酸等无机盐结晶。金钱草味甘、咸,性微寒。归肝、胆、肾、膀胱经。

【功效与药理】

1. 清利湿热　《本草来源》中记载金钱草:“祛风湿,止骨痛。”金钱草清利湿热的功效主要与利胆、抗炎、抗病原微生物作用有关。

(1)利胆:大鼠每天灌服四川大金钱草煎剂(5g 生药),6 周后肝胆汁排出量明显增多,由 0.243ml/30min 增至 0.293ml/30min。金钱草醇提物 500mg/kg 和醋酸乙酯提取物 200mg/kg 能明显促进小鼠和大鼠胆汁的分泌,醋酸乙酯提取部分可能是金钱草利胆的有效部位[1]。

(2)抗炎:金钱草水针剂(含 50g 生药/kg)、金钱草黄酮及酚酸物(3.75g/kg)对组胺引起的小鼠血管通透性增加、巴豆油引起的小鼠耳部炎症反应均显著的抑制作用。金钱草水针剂(24g 生药/kg,45g 生药/kg)对蛋清所致大鼠关节肿胀,金钱草黄酮及酚酸物(每日 1.4g 提取物/kg)对炎症第三期模型大鼠棉球肉芽肿亦有显著的抑制作用[2]。

(3)抗病原微生物:平板法试验表明金钱草冲剂对肺炎双球菌有抑制作用[3]。体外试验表明,金钱草对乙型肝炎表面抗原(HBsAg)似有抑制作用。用反相被动血凝抑制试验检测到金钱草的水及 50%乙醇两种溶媒提取物(1g 生药/ml)对 HBsAg 均有明显的抑制作用,在低剂量(2.5mg/50μg)即可对 HBsAg 产生 2 倍抑制,且随药物浓度增加,其抑制作用增强,药物剂量为(10mg/50μl)时,产生 8 倍抑制,其抑制强度为高效,药物浓度与其对 HBsAg 的抑制作用显现出明显的量效关系[4]。

2. 通淋消肿　金钱草能利水通淋,排除结石。《陆川本草》记载其:“消肿止痛,破积。”《安徽药材》中记载其“治膀胱结石。”金钱草通淋消肿的功效,主要表现为利尿排石、抑制结石形成两方面。

(1)利尿排石:麻醉犬经十二指肠注入 120g 金钱草制成的煎剂,出现与呋塞米相似的增强输尿管蠕动和增加尿流量的效应,且两种效应呈平行关系。金钱草注射液静脉注射麻醉犬(相当于 0.5g 生药/kg),可引起输尿管腔内蠕动性压力、短时紧张性压力和长时紧张性压力增高,输尿管蠕动频率明显增加,尿量同时明显增加。以上的协同作用有利于输尿管结石的下移。

(2)抑制结石形成:以富含草酸和钙的菠菜饲喂蝌蚪形成实验性草酸钙肾结石模型,结果表明加饲金钱草煎液者肾脏含钙量、钙沉着率均明显降低;电镜下尚显示单饲菠菜组肾脏远曲小管和近曲小管几乎全部扩张,而加饲金钱草煎液组则不见扩张。提示金钱草具有防治蝌蚪实验性肾结石作用。以金钱草用于膀胱结石可起溶解作用。电导法观察草酸钙过饱和溶液中金钱草各提取物对草酸钙结晶速度影响的结果证明,金钱草的醇不溶物中的多糖成分对草酸钙的结晶生长有抑制作用,随浓度的增加而加强;1.94×10^{-5} g 生药/ml 所提取的多糖与正常人的尿液对草酸钙结晶生长的抑制作用相当;且在不加晶种时,金钱草的多糖部分可以延缓草酸钙的成核,即延长结晶的诱导期[5]。体外研究证明,石淋通片(金钱草的单味制剂)和金钱草冲剂对草酸钙晶体的生长、聚集均有一定的抑制作用;但金钱草冲剂对草酸钙晶体粒子表面的 zeta 电位无明显的影响[6]。在正常人尿液中生成的一水合草酸钙和二水合草酸钙晶体，遇金钱草提取液后，一水合草酸钙晶体完全消失，二水合草酸钙晶体的尺寸也随着金钱草提取液的浓度增大而减小[7]。

3. 其他作用 金钱草具有镇静作用。金钱草冲剂 30g/kg 或 15g/kg 对冰醋酸引起的小鼠扭体反应都有拮抗作用。金钱草两个剂量组都可提高雌性小鼠热板法痛阈值[8]。金钱草提取物对自由基引起的细胞膜脂质过氧化损伤有保护作用，其有效成分为含酚羟基化合物槲皮素、槲皮素-3-O-葡萄糖苷和山柰酚-3-O-葡萄糖苷等[9,10]。金钱草中的皂苷类成分具有良好的抗肿瘤作用[11]。

【主治】热淋，砂淋，尿涩作痛，黄疸尿赤，痈肿疔疮，毒蛇咬伤，肝胆结石，尿路结石。

【现代应用】

1. 肝胆疾病 以单味金钱草汤剂或膏剂或以金钱草为主的复方治疗胆道结石，以金钱草加左金丸、龙胆草等治疗胆囊结石，37 例中有效 29 例，占 78.3%，其中胆管结石的有效率 92.8%，胆囊结石有效率 69.5%。大剂量单味金钱草治疗慢性胆囊炎合并胆石症 50 例，每日 50～60g 水煎 3 次，早、中、晚饭后 0.5～1 小时各服一煎，30 天为一疗程，治疗期间每日饮水量大于 2000ml。结果显效 30 例，有效 8 例，无效 12 例，总有效率为 76%，与对照组(苯丙醇)比较有极显著的差异。疗效以湿热型(泥沙样及直径<10mm 的单发或小结石，伴梗阻和感染者)为高，排石率达 60%，胆绞痛缓解率高，复发率低(24%)，抗菌消炎作用突出，明显优于对照组[12]。金钱草每日 10～30g 用开水冲饮，晨起顿服或随意饮服，30 天为一疗程，一般服药 2～3 个月，治疗非细菌性胆道感染 52 例。显著好转、好转和减轻者 40 例，总有效率 76.9%，无效 12 例占 23.1%。其中低烧 21 例，消失或减轻 12 例，有效率 57.1%，无效 9 例占 42.9%；总胆道区压痛点消失、减轻 37 例，占 71.2%，无变化 15 例。重用金钱草、茵陈、赤芍等具有显著退黄作用，总胆红素可降至 100μmol 以下[13]。以金钱草、乌梅、槟榔、川椒组成的安蛔汤治疗胆蛔虫症 196 例，全部有效。

2. 泌尿系结石和感染 金钱草 300g 每日煎服 1 剂，除上午 11:30 分至下午 1 时不服，其他时间均可服用(每天不少于 1500ml 药液)。随症加味治疗 44 例泌尿系结石，排石最快 4 天，最慢 35 天。痊愈 38 例，好转 5 例，无效 1 例，总有效率为 97.7%[14]。重用金钱草，配伍海金沙、滑石、茯苓、泽泻、猪苓、车前子、甘草等，口服煎汁可促进输尿管蠕动，有利于结石排出[15]。黄体酮注射液 20mg，每日 2 次，有肾绞痛发作者口服吲哚美辛片，金钱草制剂通常于肾绞痛缓解 2～3 天后开始服用。166 例输尿管结石用药 1～45 天后(多数在 15～20 天内)排石，排石率 82.2%。53 例临床上有急性肾绞痛，肉眼或镜下血尿，但腹部平片无阳性结石者经治疗均有米粒及绿豆大结石排出[16]。金钱草配伍车前子、木通等组成排石汤治疗泌尿结石 152 例收效。146 例泌尿道感染的患儿用金钱草冲剂治疗，每日 0.3g/kg 分 3 次口服。结果患儿平均 1.5 天体温恢复正常，膀胱及尿道刺激症状的消失率为 82.2%[17]。

3. 其他 金钱草、紫草溶液采用直流电阴极导入法，选择适当大小的电极，将电极绒布浸入药液中，取出于患处治疗瘢痕疙瘩 46 例。治疗电流，成人 0.05～0.2mA/cm^2，儿童 0.02～0.05mA/cm^2，每日 2 次，每次 20 分钟，30 次为 1 疗程，有效率达 93.5%[18]。鲜金钱草 200g 早晚各煎服一次，随证加减治疗蝮蛇咬伤 66 例；配合放液疗法，7 天后痊愈[19]。金蛇汤(金钱草、蛇毒、白花蛇舌草)每日 1 剂，早晚分服，2 个月为一个疗程，对 30 例慢性活动性乙型肝炎，27 例有效，总有效率 90%。经治后患者 IgG、IgA、IgM 显著下降，γ 球蛋白明显降低。提示体液免疫有所调整[20]。

【不良反应】服用金钱草在临床上有发生接触性皮炎或过敏报道[21]。大剂量单味金钱草治疗慢性胆囊炎合并胆石症 50 例患者中，有 6 例出现轻度腹胀，可能与此药较凉而患者脾胃虚弱不适应有关，改为隔日服药，症状即消失。

主要参考文献

[1] 马世平，等．金钱草抗炎利胆有效部位研究．世界科学技术—中医药现代化基础研究，2003，5(2)：45

[2] 顾丽贞，等．四川金钱草与广金钱草抗炎作用的研究．中药通报，1988，13(7)：40

[3] 林启云，等．金钱草冲剂的药理实验．广西中医药，1990．13(6)：40

[4] 周世文，等．叶下珠和金钱草对乙型肝炎表面抗原的抑制作用．实用中西医结合杂志，1995，8(12)：760

[5] 李惠芝．等．广金钱草与川金钱草抑制一水草酸钙结晶的有效部分的研究．沈阳药学院学报，1988，5(3)：208

[6] 曹履诚，等．中成药对一水草酸钙晶体生长和聚集抑制作用的体外研究．中草药，1998，19(4)：21

[7] 王萍，等．金钱草提取液对尿液中草酸钙晶体生长的影响．安徽大学学报(自然科学版)，2006，30(1)：80

[8] 林启云，等．金钱草冲剂的药理实验．广西中医药，1990，13(6)：40

[9] 黄海兰，等．金钱草清除自由基活性及其成分研究．食品科学，2006，27(10)：183

[10] 雷嘉川，等．金钱草提取物对红细胞膜脂质过氧化损伤的保护作用．云南中医学院学报，2007，30(12)：33

[11] 黄先丽，等．报春花科植物化学成分及药理活性的研究．食品与药品，2008，10(7)：63

[12] 于占德．大剂量单味金钱草治疗胆石症 50 例疗效分析．实用中西医结合杂志，1992，5(10)：590

[13] 江标良，等．重用赤芍、金钱草方在肝炎退黄治疗中的疗效观察．中华现代内科学杂志，2007，4(1)：1026

[14] 彭武军．大剂量金钱草治疗泌尿系结石 44 例．实用中西区结合杂志，1991，4(12)：724

[15] 张宪忠，等．尿路结石汤治疗泌尿系结石 30 例．陕西中医，2005，26(6)：509

[16] 叶印生，等．黄酮体、吲哚美辛、金钱草制剂治疗输尿管结石临床观察．综合临床医学，1995，11(1)：39

[17] 薛萍，等．金钱草冲剂治疗小儿泌尿道感染 146 例疗效观察．社区卫生保健，2004，3(1)：56

[18] 方日义，等．复方金钱草治疗瘢痕疙瘩 46 例．人民军医，1990，(3)：60

[19] 姚华金．钱草与放液治疗蝮蛇咬伤 66 例．湖北中医杂志，1995，17(3)：21

[20] 徐伯伦．金钱草对慢性活动性乙型肝炎体液免疫的影响．实中西医结合杂志，1995，8(11)：654

[21] 徐振华．煎服金钱草过敏 2 例实用中医药杂志，1994，10(2)：35

虎 杖

本品为蓼科植物虎杖(*Polygonum*，*cuspidatum* Sieb. et Zucc.)的干燥根茎和根，别名阴阳莲、花斑竹、大叶蛇总管等。虎杖含蒽醌衍生物，其中以游离型为主(约 1.4%)，结合型含量较低(约 0.60%)。游离蒽醌衍生物有大黄素(Emodin)、大黄素甲醚(Physcione)、大黄酚(Chrysophanol)等；结合型的有大黄素-6-甲醚-8-β-D-葡萄糖苷和大黄素-8-β-D-葡萄糖苷。还含有苷类衍生物：白藜芦醇苷(Polydatin；PD；3，4'，5-三羟基芪-3-β-单-D-葡萄糖苷；虎杖晶Ⅳ号)，其苷元为白藜芦醇。此外，还含有糖类、氨基酸、鞣质及微量元素等。虎杖味微苦，性微凉。归肝、胆、肺经。

【功效与药理】

1. 祛风利湿 《贵州民间方药集》记载虎杖能“去风湿，发表散寒”，《本草拾遗》则谓“主风在骨节间……”。虎杖祛风利湿的功效，主要表现在降血脂和降血压两方面。

(1)降血脂：虎杖片(每片总蒽醌含量在13mg以上)0.9g/kg，1.8g/kg和3.6g/kg，每日上午按4ml/kg体重灌胃饲以高脂饲料的大鼠，共20天。虎杖片能明显地降低血清甘油三酯(TG)、总胆固醇(TC)和低密度脂蛋白胆固醇(LDL-C)含量，提高高密度脂蛋白胆固醇(HDL-C)/TC和HDL-C/LDL-C比值，且降TG作用明显优于氯贝丁酯。HDL的亚组分HDL_2是摄取外周胆固醇、并将其运至肝脏中代谢的主要载体，HDL_2水平与冠心病的发病率呈负相关，故对HDL_2及HDL_2/HDL_3比值的测定，是评价降血脂的指标。虎杖片能增加HDL_2-C含量，提高HDL_2-C/HDL-C和HDL_2-C/HDL_3-C比值，大剂量组作用尤为显著。该降血脂作用在阻止或延缓动脉粥样硬化的产生和发展有重要作用[1]。虎杖片(0.6g，每日3次)有显著降低原发性高脂血症患者TC、LDL-C、TG的作用，对HDL-C的升高作用不明显[2]。对虎杖中的白藜芦醇苷和白藜芦醇用喂过氧化玉米油的大鼠做降血脂实验，主要结果为：①部分制止大鼠肝中过氧化类脂化合物的堆积(TC、TG、PC、LPO的蓄积)；②降低大鼠血清中GOT和GPT的水平，降低LPO和减少血清游离脂肪酸(FFA)，血清中的TC、TG、HDL-C水平不变；③阻止过氧化物被鼠肝内微粒体ADP和N-ADPH所诱导。表明上述两种物质均具有降血脂的生理活性。

(2)降压：对麻醉猫静脉注射白藜芦醇苷50mg/kg，初期血压微升，3～5分钟血压缓慢下降，15～30分钟降压达最低点，以后缓慢上升，降压持续2～2.5小时。给药后平均血压下降百分率为27.3%。虎杖中蒽醌对麻醉兔亦有明显降压作用。

2. 散瘀定痛　《名医别录》记载虎杖“主通利月水，破留血癥结。”《日华子本草》记载：“治产后恶血不下，心腹胀满，排脓，主疮疖痈毒，妇人血晕，扑损瘀血，破风毒结气。”虎杖散瘀定痛的功效主要表现为抗血小板聚集、抗血栓形成、清除玻璃体积血、抗肿瘤、镇痛、抗炎。

(1)抗血小板聚集、抗血栓形成：白藜芦醇苷(PD)6.7～107.2μmol/L可明显抑制AA和ADP诱导的兔血小板聚集和血栓素B_2(TXB_2)的产生，血小板聚集的抑制率分别为48%～90%和43%～69%；TXB_2产生的抑制率分别为50%～87%和43%～68%；血小板聚集的抑制率和TXB_2产生的抑制率间呈显著的正相关。PD对AA诱导的血小板聚集和TXB_2产生的ID_{50}是11.2mg和I1.4mg，而对ADP诱导的血小板聚集和TXB_2产生的ID_{50}是23.3mg和23.0mg。说明PD抑制AA作用比抑制ADP的作用强，以抑制环氧化酶为主。体内实验表明，PD5mg/kg可明显抑制AA、ADP诱导的血小板聚集作用，而对Ca^{2+}诱导的血小板聚集作用也有一定的抑制，给药后60分钟时抑制作用更为显著。PD和育亨宾均能抑制可乐定诱导的血小板聚集，说明PD可能具有影响ADP和前列腺素受体功能，抑制Ca^{2+}内流，阻断血小板α_2受体等作用。PD0.33、0.56、0.93、1.63和2.97mmol/L对凝血酶依赖AA途径诱导的兔血小板聚集有明显的抑制作用，且呈现良好的量效关系，血小板聚集延迟相延长，聚集速度减慢；0.33mmol/L抑制血小板胞浆游离钙浓度的升高，2.97mmol/L明显减少TXA_2的释放[3]。在离体动脉损伤模型上，用^{125}I标记血小板，发现PD组内膜损伤段血小板沉积量分别为$5.39\pm95\times10^6/cm^2$和$253.49\pm76.38\times10^6/g$(标本干重)，较对照组减少了37.0%，具显著性差异[4]。PD还能明显抑制ADP和肾上腺素诱导的人血小板聚集，前者的抑制率为15.2%～29.7%，后者的抑制率为21.9%～45.9%[5]。PD有呈剂量依赖增加PGI_2释放的作用，PD 0.46，0.15mmol/L作用10分钟时，6-Keto-$PGF_{1\alpha}$增加显著，且前者的作用至30分钟时仍非常显著，但低于0.15mmol/L剂量时则无增加作用。虎杖能显著降低饲以高脂饲料大鼠的血液黏度和RBC聚集指数，提示虎杖能改善长期高脂饮食所造成的血液高粘状态，降低红细胞的聚集性，这对防治血栓形成和血瘀证有重要意义。

(2)清除玻璃体积血：实验性兔玻璃体积血用虎杖注射液(含 1.0g 生药/ml)0.50ml 行右眼球后注射，隔日 1 次，共 20 次，玻璃体积血清除率显著高于对照组。实验显示：虎杖无激发纤维蛋白溶解的作用，溶血作用也很弱，其促进积血吸收可能主要是通过增强玻璃体内巨噬细胞吞噬这一环节来实现的[6]。

(3)抗肿瘤：虎杖中的白藜芦醇能抑制人喉癌细胞株(HeP-2)细胞的恶性增殖，诱导 HeP-2 细胞发生凋亡，且对正常细胞是无害的。白藜芦醇在浓度 20mg/L、处理 48 小时后对抑瘤细胞生长的作用最强。3.125～100mg/L 的白藜芦醇呈剂量依赖性诱导 HeP-2 细胞发生凋亡，12.5、25、50、100mg/L 浓度时，白藜芦醇诱导 HeP-2 细胞出现较明显的凋亡峰，细胞凋亡率分别为 5.43%，12.76%，13.41%，30.52%；白藜芦醇处理组较对照组 G_1 期细胞由 34.88%上升至 55.47%±3.95%，而 S 期细胞减少 8.41%～17.54%，呈现 G_0/G_1 期阻滞现象[7]。

(4)镇痛、抗炎：虎杖煎剂外用，对外伤出血有良好的镇痛作用，对烫伤、烧伤创面有收敛、防止感染和消炎作用。热板法实验显示，虎杖水煎液 4g/kg、8g/kg 均能明显提高小鼠的痛阈值，在给药后 1.5 小时具有明显的镇痛效果，而在给药第 3～5 小时，高剂量组仍有明显的镇痛效果[8]。小鼠耳部涂抹虎杖鞣质 4mg，显著抑制巴豆油诱发的耳部肿胀；口服每天 1g/kg，连续 4 天，也有抑制作用[9]。

3. 止咳化痰　《滇南本草》称虎杖"攻诸肿毒，止咽喉疼痛。"说明其能化痰止咳，主要与镇咳、平喘作用有关。

(1)镇咳：恒压氨喷雾法实验证明，小鼠腹腔注射 PD(0.5%)及其粗品(1%)0.3ml/只均有镇咳作用。电刺激麻醉猫喉上神经法也证明大黄素及 PD(0.5%)有镇咳作用。

(2)平喘：离体豚鼠气管实验中，虎杖煎剂(7.5%)可对抗组胺引起的气管收缩，给药后 5 分钟其对抗强度为 75%；对乙酰胆碱引起的气管收缩则无明显对抗作用。

4. 对心血管系统的作用　给失血性休克大鼠注射 PD 后，可使血压中度回升，脉压明显增大，甚至超过失血前水平，并在微循环中有动脉血流出现于毛细血管开口处，可促进停滞的血流恢复。PD 静脉注入或直接涂敷均有扩张细动脉的作用，同时又能增加心排出量和脉压差。这对临床休克的防治有重要意义。PD 可使家兔烧伤后收缩型血管转变为扩张型，增加脉压差，改善微循环，扩张细动脉，有利于动脉血流传流到毛细血管，促进毛细血管血流的恢复，回升脉压差，有利于抗休克。大鼠重症失血性休克模型，注射 PD 有中度升压作用；PD 使休克时增高的外周阻力接近正常；并使减低的心排除量和每搏指数升高 1 倍左右，但未能完全恢复正常。注射 PD 配合输入一半丢失量的血液，可使心排出量一度恢复至失血前水平。证明在补充血容量基础上运用 PD 可明显改善失血性休克心脏和大循环功能。重度失血性休克大鼠用 PD1mg/kg 治疗，结果表明，PD 在治疗休克、改善微循环、降低外周阻力上都优于多巴胺和 654-2(类似于阿托品的胆碱能神经阻滞剂)。且 PD 在某些方面克服了多巴胺和 654-2 的一些缺点，在未输液时就有中等升压作用，能提高脉压差，既能增加心排出量，又能降低外周血管阻力[10]。虎杖注射液可增加清醒小鼠的心肌营养血流量，且普萘洛尔可阻断其血流量的增加，提示虎杖可能通过肾上腺 β 受体而起作用。0.11mmol/L 的 PD 对正常大鼠离体工作心脏有明显的正性肌力作用，左室收缩峰压(LVSP)、左室内压力变化最大值(+dp/dt max)及每分钟主动脉流量(AF)分别增加 7%、

19%和19%，但不加快心率。PD还能对抗普萘洛尔(0.01mmol)的负性肌力作用，拮抗3%苯巴比妥所致的心力衰竭[11]。PD0.05，0.15，0.45nmol/L能明显加快心肌细胞搏动频率，并可被尼索地平、普萘洛尔、酚妥拉明阻断。提示可能与Ca^{2+}、肾上腺素β和α受体有关。PD0.05和0.15mmol/L可使缺糖缺氧6小时、9小时心肌细胞LDH释放量显著降低，PD0.15mmol/L对氯丙嗪损伤后9小时心肌细胞也有此作用。PD1.71mmol/L可非竞争性抑制去甲肾上腺素收缩兔离体肺动脉的作用。PD4.09mmol/L和5.12mmol/L可舒张兔离体肺动脉，5.12mmol/L还可舒张兔离体颈动脉。且PD对肺动脉的舒张作用可被β-肾上腺素受体滞剂普萘洛尔减弱[12]。

5. 其他作用

(1)抗氧化、保肝：PD对自由基发生系统引起的脂质过氧化有很强的抑制作用。以卵磷脂脂质体为人工细胞模型，Fe^{2+}和维生素C为自由基发生系统，结果，当药物浓度为0.03mg/ml时，丙二醛含量为10.783±0.2877；浓度为0.09mg/ml和0.15mg/ml时，丙二醛含量分别为(8.825±0.4734)nmol/mg和(6.6910±0.1162)nmol/mg磷脂。3种浓度下药物对脂质过氧化均有很强的抑制作用。实验证明了PD可抑制类脂过氧化物在肝脏的堆积，从而减轻肝损害，有保护肝脏的作用。PD对人血中性细胞(PMN)呼吸爆发的早期(1～6分钟)有明显的抑制作用，且显剂量依赖性；而在12分钟时使呼吸爆发之后，PD对O_2^-，•OH，H_2O_2均有清除作用，且呈剂量依赖性，其半数抑制系数(IC_{50})分别为14.6mol/L，29.6mol/L，13.0μmol/L，表明PD是一个自由基清除剂，有明显的抗氧化作用[13]。40%浓度的虎杖对烫伤后小鼠PMN释放H_2O_2量显著低于正常小鼠，提示其具有抗氧化的作用[14]。虎杖煎剂可通过促进肝细胞的修复、再生及减轻炎症，恢复肝功能，清除黄疸。PD可部分降低过氧化玉米油所致肝损伤大鼠血清FFA、AST、ALT和肝LPO；体外，PD及其苷元可抑制ADP和NADPH(双核苷酸磷酸)引起大鼠肝微粒脂质的过氧化反应。认为保肝作用可能是通过抑制过氧化脂质的进一步产生和抑制过氧化脂质对肝细胞的破坏来实现的。

(2)抗病原微生物：虎杖煎剂(200%)在体外对金黄色葡萄球菌、白色葡萄球菌、溶血性链球菌、卡他球菌、变形杆菌、福氏痢疾杆菌等均有抑制作用。大黄素(1%)、大黄素葡萄糖苷(1%)和PD(1%)对金黄色葡萄球菌和肺炎双球菌有抑制作用。虎杖乙醇提取物的水溶物依次用氯仿、醋酸乙酯、正丁醇提取，其水不溶物经乙醚溶解分为醚溶物和醚不溶物，抑菌实验显示：氯仿、醋酸乙酯提取物，醚不溶物和醚溶物均有抑菌作用，以后者的活性最强。白藜芦醇对导致顽癣、汗疱型癣的深红色发癣菌、趾间发癣菌有很强的抑制作用。虎杖可明显抑制细胞外柯萨奇($COX\beta_3V$)及埃柯(ECHO19V)病毒[15]。用人胚肾原代单层上皮细胞组织培养，虎杖水煎液(10%)对单纯疱疹病毒、流感亚洲甲型京科68-1病毒及埃柯11型(ECH_{11})病毒均有抑制作用。虎杖煎液(3%)对479号腺病毒3型、72号脊髓灰质炎Ⅱ型、44号埃柯9型、柯萨奇A_9型及B_5型、乙型脑炎(京卫研Ⅰ株)、140号单纯疱疹等7种代表性病毒株均有较高的抑制作用。虎杖煎剂在试管内有杀灭钩端螺旋体的作用。

(3)对受损细胞的调理和保护作用：用红细胞膜片封闭单核吞噬细胞系统(MPS)加静注内毒素复制大鼠急性肺损伤模型，PD可降低肺湿/干重比值及肺通透指数，减少支气管肺泡灌洗液中白细胞计数，减轻血液浓缩。同时还降低肺组织丙二醛含量，防止血浆谷胱甘肽过氧化物酶活性下降，减轻肺的病理组织学改变[16]。PD可减少大鼠岛状皮瓣瘀血后静脉内血栓形成及内皮细胞的损伤，保护人脐静脉内皮细胞，减轻脂质过氧化及纤维蛋白所致的细胞组织学伤害[17]。由高压蒸气致小鼠Ⅲ度烫伤，以虎杖 80%、40%和 20%浓度腹腔注射 0.5ml，每日 2 次，共 7 天，对烫伤小鼠中性粒细胞(PMN)的细胞内贮存钙未见明显影响，对伤鼠 PMN 体外释放溶菌酶显著高于正常有不同程度的降低作用。虎杖按上述浓度和方式给药，能使烫伤小鼠淋巴细胞(LT)低下的接受抗原信息功能提高到正常水平，对其抗体产生能力亦有显著的调理作用。烫伤后小鼠 LT 接受 ConA 刺激的反应和产生 IL-2 的能力分别只及正常的 36.3%～39.7%和 22.3%～27.2%，虎杖能使前者恢复或接近正常，对后者虽显著增强，但未能达正常水平[18]。虎杖对烫伤小鼠 MΦ 中的功能和补体活化均有一定的调理和改善作用[19,20]。虎杖煎剂能通过促进小鼠肝细胞的修复再生及减轻炎症等途径，使肝功能恢复、黄疸清除。

(4)升高白细胞及血小板：虎杖蒽醌片临床用于升高白细胞，有效率达到 70%，白细胞平均升高 1000/mm^{3}以上，血小板升高率为 90%，有对抗辐射引起的白细胞降低作用。但大剂量 PD(700mg/kg)连用 6 周后，可使大鼠白细胞总数明显减少。虎杖对环磷酰胺所致的小鼠白细胞减少有保护和治疗作用，效果优于维生素 B_4。

(5)止血、降血糖：虎杖煎剂外用，对外伤出血有明显的止血作用，内服对上消化道出血也有止血作用。虎杖对动物实验性糖尿病，能降低其发生率及死亡率。

(6)雌激素样作用：白藜芦醇分子结构与己烯雌酚的结构类似，对雌激素依赖的人乳腺癌细胞株及人卵巢癌，发现其既可作为雌激素拮抗剂，同时也具有内在拟雌激素活性，对雄激素依赖和非依赖的人前列腺癌细胞株具有潜在的抗雄激素活性[21]。

【毒理研究】在虎杖蒽醌衍生物的小鼠最大耐受量实验中，小鼠口服 9g/kg，1 周无死亡。大黄素、PD 对小鼠腹腔注射的 LD_{50} 分别为(249.5±34.3)mg/kg 和(1000.0±57.3)mg/kg。亚急性毒性实验表明，大鼠按 50mg/kg，150mg/kg，700mg/kg PD 腹腔注射，连续 42 天，可引起不同程度的腹膜炎，病变程度及范围与给药剂量有平行关系。三个剂量组均有部分肝细胞坏死和骨髓脂肪增生，对大鼠体重增长无明显影响。血液和生化学检查表明，除 700mg/kg 剂量组给药 6 周后白细胞总数明显减少外，血象及肝、肾功能均无明显改变。除上述病变外，其余脏器未见药物所致的病理形态改变。白藜芦醇苷 50、150 及 700mg/kg 给大鼠腹腔注射，连续 42d，各组部分动物均有不同程度的肝细胞坏死和腹膜炎症以及骨髓脂肪增生。大剂量组还可引起白细胞减少。

【主治】关节痹痛，湿热黄疸，经闭，癥瘕，咳嗽痰多，水火烫伤，跌打损伤，痈肿疮毒。

【现代应用】

1. 烧烫伤　虎杖蓖麻油膏(虎杖、蓖麻油、梅片)治疗烧伤患者，46 例中痊愈 36 例，好转 10 例。复方虎杖软膏(虎杖、一点血、凡士林)敷于创面，1227 例中，除 1 例面积为 3%的Ⅲ度烧伤患者治疗 20 余天效果不明显外，其余全部治愈。对Ⅱ度烧伤效果好。用虎杖灼伤油治疗 153 例，显效 86 例，有效 55 例，总有效率 92.4%。310 例病人用复方虎杖烧伤油(虎杖、龙骨、冰片等)治愈 295 例，占 95.2%；浅、深Ⅱ度烧创面愈合时间和深Ⅱ度烧伤愈合后瘢痕率均显著优于磺胺嘧啶银组[22]。单味虎杖粉撒敷烧伤创面，其中Ⅰ浅Ⅱ度烧伤 42 例，8～10 天治愈；Ⅱ度合并深Ⅱ度 6 例，10～13 天治愈[23]。复方虎杖煎剂(虎杖、大黄、细辛)治疗轻度烧伤 216 例、中度烧伤 225 例、重度烧伤 42 例、特重度烧伤 17 例，平均愈合天数分别为 8.4，12.6，18.5，23.6 天[24]。单味虎杖涂剂治疗 78 例小面积烧伤，有 47 例愈合，占 60.3%；加用抗生素治愈者 30 例，占 38.4%；无效 1 例[25]。由虎杖粉、地塞米松粉、茶液调匀而成复方虎杖制剂治疗浅Ⅱ度烧伤 69 例，7～9 天愈合；深Ⅱ烧伤 20 例，10～14 天愈合；

深Ⅱ度深烧伤 11 例，13～17 天愈合[26]。复方虎杖油剂（虎杖根粉、冰片、凡士林）敷于患处，每日换药 1～2 次，治疗 1955 例灼伤病人均愈[27]。

2. 肝炎　单味虎杖煎剂治疗急性黄疸型传染性肝炎（阳黄）325 例，280 例基本痊愈，占 86％；45 例好转，占 14％。80％的病例均在 2～3 周内肝功能恢复正常。虎杖、艾叶浓缩制成颗粒状冲剂，每日 3 次，每次 5g，同时服用 VitB、VitC 及一般护肝药，疗程 1～3 个月。50 例慢性肝炎中，慢性迁延性肝炎 35 例，有效 33 例；慢性活动性肝炎 15 例，有效 12 例[28]。

3. 小儿肺炎　虎柏针（含虎杖、侧柏叶生药各 1g/ml）按每天 2ml/kg 加入 5％葡萄糖内静脉滴注，治疗小儿急性肺炎 40 例，有效 32 例，无效 8 例。有效者平均退热时间为 67 小时，啰音消失时间多在 1 周以内，X 线复查肺部阴影多于 2 周内消失。

4. 高脂血症　虎杖浸膏片治疗 136 例患者 1 个月后，高胆固醇血症 94 例中，胆固醇下降者 83 例，有效 89％；高甘油三酯血症 42 例，有效率 88％。

5. 消化道出血　虎杖、明矾（4∶1）干燥研细，过筛，制成粉剂装入胶囊（0.35g 生药/粒），每次 6 粒，每日 4～6 次。出血量大者用药粉 12g 加冷开水调成糊状口服，36 例上消化道出血中，有效 35 例，占 97.2％；大便隐血转阴天数为（3.50±2.21）天。

6. 其他　虎杖、樟脑、凡士林配制成膏，敷于患处，隔日换药 1 次。50 例痛风性关节炎中，44 例治愈，5 例显效，1 例有效[29]。虎杖煎剂坐浴治疗 30 例霉菌性阴道炎全部获愈。虎杖的根茎、叶煎服，分次服用可治疗顽固性咯血[30]。

【不良反应】虎杖及其制剂副作用轻微，内服可有消化道反应，如口干、口苦、恶心、呕吐腹泻、腹痛等。外用无刺激性，偶而引起兴奋和畏寒。

主要参考文献

[1] 严少敏，等．虎杖片对血脂和血流量变性的影响．中国中药杂志，1993，18(10)：617

[2] 温妙香，等．虎杖片降脂作用观察．新医学杂志，1994，25(8)：396

[3] 骆苏芳，等．3，4′，5-三羟基-3-β-单-D 葡萄糖甙抑制凝血酶非依赖花生四烯酸途径诱导家兔血小板聚集作用及机理．中国药理学毒理学杂志，1993，77(2)：130

[4] 朱智明，等．3，4′，5-三羟基芪-3-β-D 葡萄糖甙对损伤动脉内膜血小板沉积量的影响．第一军医大学学报，1995，15(2)：149

[5] 杨素琴，等．虎杖晶 4 号对人血小板聚集的影响．第一军医大学学报，1992，12(1)：57

[6] 骆荣江，等．中草药治疗实验性玻璃体积血的探讨．实用眼科杂志，1992，10(1)：56

[7] 李覃，等．虎杖中有效成分白藜芦醇对 HeP-2 细胞的生长抑制及诱导凋亡作用初探．中华临床医药，2004，5(11)：1

[8] 杨敏，等．虎杖水煎液的镇痛作用研究．南通医学院学报，2009，29(1)：36

[9] 傅乃武，等．地榆和虎杖鞣质抑制体内亚硝胺生成对抗巴豆油对皮肤的炎症反应和抗氧化作用的研究．中药药理与临床，1994，10(2)：13

[10] 黄巧冰，等．虎杖 4 号与多巴胺、654-2 治疗大鼠失血休克治疗比较．第一军医大学学报，1994，14(1)：50

[11] 金行中，等．虎杖结晶 4 号对大鼠工作心脏功能的影响．第一军医大学学报，1992，12(1)：10

[12] 骆苏芳，等．虎杖结晶 4 号对兔血管的舒张作用．第一军医大学学报，1992，12(1)：10

[13] 金伟军，等．虎杖晶 4 号对人血 PMNs 呼吸爆发和氧自由基的作用．中国药理学通报，1993，9(5)：355

[14] 罗中华，等．几种中药对烫伤小鼠中性粒细胞的作用．解放军医学杂志，1994，19(4)：271

[15] 董杰德,等. 四种中药对抗柯萨奇及埃柯病毒的实验研究. 山东中医药学院学报,1993,17(4):46

[16] 莫国军,等. 白藜芦醇甙对大鼠内毒素性肺损伤的保护作用. 中华结核和呼吸杂志,1993,16(3):153

[17] 余传林,等. 3,4′,5-三羟基-3-β-单-D葡萄糖甙对血管内皮细胞的保护作用和机理的研究. 中药药理与临床,1994,10(2):33

[18] 罗中华,等. 中药对受损淋巴细胞功能的调理作用. 中医学杂志,1995,33(9):571

[19] 罗中华,等. 三七等四种中药对烫伤小鼠巨噬细胞功能的作用. 中医学杂志,1994,74(10):634

[20] 罗中华,等. 中药对烫伤小鼠补体系统的作用. 上海免疫学杂志,1994,14(4):210

[21] 李蓟龙. 虎杖中白藜芦醇的药理学活性. 河北北方学院学报,2007,24(3):80

[22] 杨传银,等. 复方虎杖烧伤油治疗烧伤310例疗效观察. 人民军医,1993,(9):12

[23] 王长江,等. 单味虎杖粉治疗Ⅰ-浅Ⅱ度烧伤. 实用中西医结合杂志,1994,7(2):117

[24] 王儒强,等. 复方虎杖煎剂的制备和临床运用. 中药材,1994,17(3):46

[25] 于依凡,等. 虎杖涂剂治疗小面积烧伤78例. 山东中医杂志,1994,13(1):23

[26] 池宴清,等. 复方虎杖制剂治疗中小面积Ⅱ度烧伤100例. 河南中医药学刊,1995,10(3):1153

[27] 沈璐,等. 复方虎杖油剂治疗1955例灼伤病人报告. 苏州医学院学报,1995,15(6) 115

[28] 刘胜利,等. 虎杖、艾叶冲剂治疗慢性肝炎50例临床观察. 南京医科大学学报,1995,15(2):封二

[29] 谢东升. 虎杖膏外敷治疗痛风性关节炎50例. 浙江中医杂志,1995,30(5):204

[30] 张骅. 虎杖临床应用研究进展. 临床肺科杂志,2007,12(1):62

三、常用方剂

五苓散

本方出自《伤寒论》,由猪苓、泽泻、白术、茯苓、桂枝五味药组成。本方为常用利水之剂,具有温阳化气,利湿行水之功效,常用于小便不利,水肿腹胀,呕逆泄泻。

【功效与药理】

1. 利水　本方为利水之剂。方中重用泽泻为君,取其甘淡性寒,直达膀胱,利水渗湿。以茯苓、猪苓之淡渗为臣,增强利水蠲饮之功。本方治太阳表邪未解,内传太阳之腑,以致膀胱气化不利,遂成太阳经腑同病之蓄水证。本方治外邪循经入里或误下、误汗或脾不转输而导致三焦气化不利[1]。五苓散的利水功效目前研究认为主要与泌尿系统及心血管系统有关。

(1)对五苓散证的作用:五苓散证以烦渴欲饮、小便不利为辨证要点。患者饮水不能止渴,并有头痛、腹泻、呕吐、小便不利等症状。经研究发现,在气温升高,出汗增多时,可引起较多的五苓散证发病。故认为,高温环境,反复出汗,口渴多饮,致使血中抗利尿激素(ADH)上升,体内水分保持量增加,引起渗透压下降,而出现口渴、欲饮,饮入之水在胃内难以变成等张状态,加上肠管上皮细胞主动运输发生障碍,不能提高细胞间隙的渗透压,水分不能吸收,出现呕吐,腹泻、小便不利等五苓散证,服用本方并"多饮水、汗出愈"。提示五苓散有促进饮入之水以调节机体水盐平衡的效果,表明本方与单纯利尿剂作用机制可能有些不同。故有人总结临床及实验研究认为:五苓散证的病机是渗透压调定点降低所致,五苓散很可能是主要作用于渗透压感受器,减少其对一定渗透压刺激的兴奋性,从而使降低了的渗透压调定点恢复正常。

(2)利尿:五苓散对健康人及犬、兔、大白鼠等动物均有利尿作用,全方作用较单味药强。

服用本药后正常人尿量增加12%，正常家兔尿量增加47%。也有报道五苓散对正常人、家兔和小鼠无利尿作用。正常大鼠灌服五苓散煎剂，剂量增加至0.1g/kg亦未见利尿作用。给生理盐水负荷大鼠灌服本方，给药1小时排尿率增加，排尿量增加12%，3小时后作用消失。家兔实验发现，与呋塞米利尿作用快而强，维持时间短相比较，五苓散利尿作用缓和，维持时间长。

(3)调节水、电解质代谢：给正常大鼠投服10倍于常用剂量的五苓散，连续给药30日，肾血流量明显增加，24小时的尿量明显增加，而全身的水分分布、细胞外液及各脏器中的电解质(细胞内液)基本上无影响，只是尿中的钠、钾有增加的趋势。临床上也发现，术前服过五苓散的胆囊摘除患者，术后低钠血症和低氯血症时间缩短[2,3]。

(4)提高血浆心钠素水平：本方增加心房肌细胞的心钠素(ANP)的释放，提高血浆心钠素的浓度，在机体水肿时，血中ANP增高，促进Na^+和水的排出。小鼠灌服五苓散水煎剂，45分钟时血浆心钠素浓度提高最为显著，且此作用不受药物剂量影响[4]。

(5)抑制尿路结石生成：本方水提取液含有类阿利辛兰沉淀(GAGS)物质，为水溶性多糖，在体外和体内对尿结石形成均表现出明显的抑制活性。体外实验显示，五苓散可抑制草酸钙亚过饱和溶液中草酸钙结晶的生长，降低草酸钙结晶生长指数；体内实验发现，肾结石雄性大鼠，饮水中加入28%五苓散水提液，每日3.5ml/kg，连续7日，能抑制草酸钙结晶在肾脏生成，减少肾草酸钙含量。尿石症患者口服五苓散水煎液，可明显提高尿石症患者24小时尿中GAGS含量，增加肾小管上皮的GAGS层，抑制尿路结石的生成[5]。

(6)降压：五苓散提取液对肾性高血压大鼠灌胃给药30日后，测定大鼠尾动脉压，并取血测定血清Na^+、K^+、Cl^-浓度。结果显示五苓散提取液对肾性高血压大鼠具有利尿、降压作用，且不造成电解质紊乱。五苓散的利尿作用与扩血管作用可能是五苓散的作用机制之一[6]。

2. 渗湿

(1)抑制慢性乙醇中毒：实验证明，五苓散对慢性乙醇中毒有抑制作用[5]。小鼠投予乙醇20g/kg，连续12周，呈现乙醇中毒状态；而给予乙醇加五苓散(1g/kg，3个月)的小鼠毛色好，活泼；体重呈良好的发育曲线；器官中的电解质含量增加，脂肪、蛋白质、水分代谢异常有一定改善。

(2)抑制乙醇性脂肪肝形成：本方能抑制乙醇所致脂肪肝的形成。肝脏是乙醇代谢的主要场所，给予乙醇，肝脏会因脂肪酸的氧化减少，甘油三酯合成亢进，脂肪代谢异常而致高脂血症脂肪肝。五苓散可使乙醇诱发升高的脂质过氧化物(LPO)、甘油三酯(TG)、总胆固醇(TC)水平明显下降，促进乙醇性脂肪肝的肝内脂肪代谢，对乙醇所致脂肪肝呈保护作用，此作用是由于五苓散增加了乙醇的代谢与氧化速度，从而抑制乙醇所致脂肪肝的形成[7]。

(3)抑制乙醇性肝损害：五苓散具有抑制乙醇性肝损害的作用。实验发现，乙醇-高脂饲料喂养的小鼠肝、肾、脑中谷胱甘肽(GSH)和氧化型谷胱甘肽(GSSG)水平均下降，与GSH代谢有关的酶，如葡萄糖-6-磷酸脱氢酶(G-6-PD)、6-磷酸葡萄糖脱氢酶(G-6-PGD)、谷胱甘肽-S-转移酶(G-ST)以及谷胱甘肽还原酶(G-R)的活性下降。五苓散可使降低的GSH和GSSG水平升高，有关酶的活性明显升高；还可显著增加乙醇脱氢酶(ADH)和乙醛脱氢酶(ALDH)活性，促进乙醇氧化，加快消除，从而共同防止乙醇引起的细胞损害和溶解。

3. 其他作用　五苓散具有抗应激性溃疡作用，对水浸寒冷应激性溃疡抑制率为 10%。

【毒理研究】家兔耳静脉注入 100%五苓散水煎液 2ml，120 分钟后剖视家兔胃肠道无任何异常变化，显微镜下亦无病理变化，未发现五苓散对动物机体的损害。

【主治】外有表证，内停水湿所致的头痛发热，烦渴欲饮，或水入即吐，小便不利，舌苔白，脉浮；水湿内停所致的水肿，泄泻，小便不利，以及霍乱吐泻等证；以及痰饮所致脐下动悸、吐涎沫而头眩或短气而咳者。

【现代应用】

1. 肾脏疾病　急性肾炎患者 38 例服用五苓散加白茅根，每日一剂，分 3 次服用，痊愈 36 例，患者自觉症状体征改善，水肿消失，小便转阴。以五苓散加补益之剂黄芪、党参或杜仲治疗化疗性肾衰竭，煎汤每日 1 剂分 3 次服用，平均服药 11.9 剂，患者尿少、面肿、呕恶症状消失或改善；血清尿素氮(BUN)、肌酐(Cr)下降；β_2 微球蛋白(β_2-M)含量下降；镜检肾脏病理改变得到改善[7]。

2. 水肿　特发性水肿是指颜面、四肢反复水肿，经临床各项检查排除器质性病变的一种疾病。以五苓散加黄芪为主治疗本病 56 例，患者早晚服药各 1 次，1 周为 1 疗程，1～4 个疗程后，患者自觉症状体征改善，水肿消失或减退，总有效率为 89.3%[8]。

3. 胸腔积液　应用大剂量五苓散，随症加减治疗各种原因引起的胸腔积液 42 例，收到满意效果。患者每日服药 1 剂，水煎分 3 次温服，14 日为 1 疗程，服药 2 个疗程后胸腔积液完全吸收者 38 例，2 个疗程后胸腔积液明显减少的 3 例[9]。

4. 羊水过多症　以五苓散为基础，随证加减治疗羊水过多症 50 例，患者服药后，喘满肿胀基本消失，孕期检查查到胎位，清晰听到心音，B 超报告羊水量恢复正常者 27 例；喘满肿胀基本消失，孕期检查可扪到胎位，听到胎心音，B 超报告羊水基本正常者 16 例；喘满、肿胀症状明显减轻，孕检胎位、胎心音模糊不清，B 超报告羊水量下降者 5 例[10]。

5. 急性泌尿系统感染　以五苓散加海金砂、石韦、滑石，治疗急性泌尿系感染 48 例，每日 1 剂，7 剂为 1 疗程。患者服用 2～5 剂后尿常规检查均恢复正常，尿液培养均无大肠杆菌、副大肠杆菌、变形杆菌生长[11]。

6. 眼病　用五苓散治疗慢性青光眼 55 例，102 眼，每日 1 剂，服药 1 周后眼压明显降低者 63.3%，早晚眼压波动范围缩小者占 64.5%。对中心性浆液性脉络膜视网膜病变患者 57 例 60 只眼，按随机原则分组治疗，治疗组 28 例 30 只眼用五苓散加减配合激光光凝治疗；单纯激光对照组 29 例 30 只眼用单纯激光治疗，治疗 1 个月两组总体疗效分别是 90%、80%[12]。

7. 术后尿潴留　以五苓散为基本方，临床选择肛肠病术后尿潴留患者 60 例，兼湿热者，可酌加黄柏、瞿麦、扁蓄、车前子、滑石、通草，每剂水煎 2 次，混合取液 300ml，分 2 次口服，服药间隔时间为 6 小时，治疗总有效率 96.7%[13]。

8. 循环系统疾病　用五苓散加减治疗 50 例高血压患者，原方加石决明、郁金等，结果服药 3 日内，共 34 例患者血压下降至正常，1 周内血压全部降至正常。同时随血压下降，患者心烦、失眠、头痛、头晕、耳鸣、肢体麻木均消失或减轻[14]。采用真武汤合五苓散加减治疗慢性心力衰竭 26 例，治疗组总有效率达 92.3%，与对照组有明显差异[15]。

【不良反应】本方药性偏于渗利，故脾气亏损、肾气虚者服用过多，出现头晕、目眩、口淡、食欲减退、胃纳差等不良反应。

主要参考文献

[1] 林上助．五苓散证辨析．辽宁中医药大学学报，2007，9(1).

[2] 关正威．五苓散减轻胆囊摘除术后低钠血症的作用．国外医学．中医中药分册，1993，15(1)：33

[3] 关正威．五苓散防止胆囊摘除术后血小板减少和血管内皮细胞激活作用．国外医学．中医中药分册，1991，13(2)：45

[4] 周联，等．五苓散及其组分对正常小鼠血浆心钠素含量的影响．中国中西医结合杂志，1995.15(1)：36

[5] 康新立，等．五苓散对草酸钙结晶的抑制作用及对尿 GAGS 含量的影响．中华泌尿外科杂志，1991，12(3)：227

[6] 韩宇萍．五苓散对肾性高血压大鼠降压作用的实验研究．中西医结合学报，2003，1(4)：285

[7] 程剑华，等．五苓散加减治疗化疗性肾衰的临床研究．中医杂志，1993，34(1)：42

[8] 陈齐鸣．黄芪五苓散为主治疗特发性水肿 56 例．浙江中医杂志，1991，(2)：56

[9] 张腊林，等．五苓散加减治疗胸腔积液 42 例．湖南中医杂志，1992，(2)：36

[10] 王忠全，等．五苓散加味治疗羊水过多症 50 例．云南中医学院学报，1994，17(1)：35

[11] 陈世环，等．五苓散加味治疗急性泌尿系感染 48 例．福建中医药，1990，21(6)：31

[12] 向圣锦，等．五苓散加减在中心性浆液性脉络膜视网膜病变激光治疗中作用的观察．中国中医眼科杂志，2008，2(18)：1

[13] 陈雷清，等．五苓散加减治疗肛肠病术后尿潴留 60 例．陕西中医，2006，(27)：3

[14] 吕会民．五苓散加减治疗高血压病 50 例临床观察．现代中西医结合杂志，2000，9(1)：51

[15] 牛文贵．真武汤合五苓散加减治疗慢性心力衰竭．山西中医，2005，2(21)：51

猪 苓 汤

本方来源于《伤寒论》，由猪苓、茯苓、泽泻、阿胶、滑石组成。本方为治疗阳明病，具有滋阴清热利水之功效，常用于水热互结，邪热伤阴所致的发热，渴欲引水，或下利，咳而呕渴，心烦不得眠者。

【功效与药理】

1. 利水　本方以猪苓、茯苓、泽泻渗利小便，滑石清热通淋。《古今名医方论》中说："仲景制猪苓汤，以行阳明、少阴二经水热，……"。利水的功效主要表现为利尿，调节水、电解质代谢，排石作用。

(1)利尿：给大鼠 10 倍于常量的猪苓汤，给药一个月，利尿作用明显，且血浆无钠潴留，各脏器钾不减少，可见对大鼠血浆和各脏器的电解质以及水分布均无明显影响。猪苓汤所产生的利尿作用，与对体液的利水激素样的调节机制及肾的生理有密切关系，大鼠禁食 18 天，使其水负荷量为 5～10ml，口饲猪苓汤 1g/kg，1～2 小时排尿量最大，其后渐减，在用量低时初见利尿作用；在少量水负荷条件下难以呈现利尿作用，说明猪苓汤在水滞状态时服用效果较好。另外，若大剂量应用则见排尿量减少，认为猪苓汤的药效可能存在有效的用量范围。临床上给特发性浮肿患者服用猪苓汤提取颗粒 5.0g/d，空腹服用，连服 1 月，血中血管紧张肽原酶、血管紧张肽、醛固酮均降低 60%左右。认为其消肿的原理可能与肾素-血管紧张素-醛固酮系统有关。对尿结石症患者血清电解质测定发现：猪苓汤可使血钾升高，血钙降低，尿中 Na^+、K^+、Cl^- 均明显降低，提示本药利尿的同时具有保钾作用，在 PH 值有升高趋势的同时，血中残余碱的量明显增加，又可改善代谢性酸中毒[1]。

(2)对实验性尿路结石的影响：将大鼠饲以含有 3%的乙醇酸饲料，造成高草酸尿症；服药组在上述饲料中再拌以 1%的猪苓汤提取物。结果发现本药可显著抑制结石的形成，并使肾组织草酸的含量明显降低。定期检查尿液发现，在给药 3～4 周时，尿中草酸盐显著降低，且猪苓汤对钙排泄无明显影响。

2. 清热滋阴　《古今名医方论》称本方："以行阳明、少阴二经水热，然其旨全在益阴，不专利水。"主要表现为保护肾功能、抗肾炎和抗肿瘤作用。

(1)对慢性肾功能不全的影响：采用高频电手术烧灼，一周后将对侧肾剔除，3～6 个月后造成大鼠一侧肾慢性肾功能不全，血中的肌肝、尿素氮升高，血红蛋白下降；肾脏病理可见，肾小球数量减少，部分肾小球有缺血性变化，小圆形细胞浸润以及明显的纤维化和肾小管扩张。模型造成后，给这些大鼠口服猪苓汤 1g/kg，连续 12 个月，结果服药组发育好，且有延长寿命的效果；血浆中尿素氮、肌肝值均比未服药组低；24 小时尿量增加；尿中电解质 Na^+、K^+、Mg^{2+}、Ca^{2+} 值比未服药组增加；血浆中的 K^+、Mg^{2+} 值比未服药组低，Na^+ 值无明显差异，Ca^{2+} 值轻微上升；脑、心、肝、肾、睾丸电解质 Zn^{2+}、Na^+、K^-、Mg^{2+}、Ca^{2+} 值比对照组高，但比未服药组低。上述结果证明，猪苓汤对实验性肾功能不全有治疗作用。

(2)肾炎：Thy1 肾炎模型大鼠，每天猪苓汤灌胃 1 次(1g/kg，BW)，连续 4 周可显著抑制系膜细胞增生，降低血肌酐、尿素氮，减轻血尿和蛋白尿症状，减缓肾功能的损害，抑制 IL-1β、IL-6、TNF-α 三种细胞因子的活性可能是它作用的靶点之一[2]。对急性逆行性肾盂肾炎大鼠灌胃栀柏猪苓汤(猪苓汤合栀子柏皮汤)汤煎剂 24g 生药/kg，每日 1 次，分别连续投药 4 天和 8 天，能明显降低左/右肾比值，同时能够有效地抑制患鼠尿液及左肾组织中细菌的生长[3]。加味猪苓汤能明显减轻 SD 大鼠系膜增生性肾炎模型的尿蛋白、血尿、血肌酐、血尿素氮，升高肾组织 SOD、MDA 含量，明显减轻大鼠肾小球系膜细胞增生程度[4]。

(3)抑制肿瘤：猪苓汤每日 3ml/kg，对 ss、TrP、BHA、BHBN 促膀胱癌作用具有强有力的抑制作用。若猪苓汤中去掉猪苓、滑石和阿胶，或去猪苓、滑石较猪苓汤的抗促癌作用分别降低 38%，31%，23%，54%。在猪苓中提取的活性成分麦角甾醇，呈剂量依赖性抑制 ss，TrP，BHA 及 BHBN 的膀胱致癌促进作用，ID50 分别为每日 1.4μg/kg、11.6μg/kg、11.7μg/kg、2.9μg/kg，并且在长期致癌实验中抑制 BHBN 诱导大鼠膀胱致癌[5]。

【主治】水热互结，小便不利，发热，口渴欲饮，血淋等。

【现代应用】

1. 肾积水　用本方加味治疗肾积水 45 例，痊愈 38 例，好转 3 例，总有效率为 91.1%。见效最快 3 天，最慢 7 天，痊愈多在 2～3 周[6]。

2. 尿路结石　1062 例本病患者用本方治疗。以髂动脉交叉部为界，以上者(上部结石)排石率为 56.4%，下部结石排石率为 87.8%，大、中、小结石的排石率分别为 35.6%，72.4%，91.9%。猪苓汤使用大剂量组自排率相应增高，尤其是在 15g 用量组全部病例均排石[7]。

3. 继发性口眼干燥综合征　猪苓汤加味治疗本病，8 周为 1 疗程，19 例患者中，显效 6 例，占 31.5%；好转 10 例，占 52.6%；无效 3 例，占 15.7%；总有效率为 84.1%。其中前期有效病例 13 例，占 68.4%，后期有效病例 3 例，占 15.7%[8]。

【不良反应】临床偶见皮疹，食欲不振，腹泻、恶心等副作用，停药即可恢复。

主要参考文献

[1] 谢鸣．中医方剂现代研究．北京:学苑出版社．1997,1435

[2] 全世建,等．猪苓汤对 Thy1 大鼠肾炎模型相关细胞因子及基因表达作用研究．中国实验方剂学杂志,2001,7(4):44

[3] 张状年,等．栀柏猪苓汤治疗大鼠实验性急性肾盂肾炎模型的研究．国医论坛,2000,15(3):45

[4] 陈明,刘渡舟,魏民,等．加味猪苓汤治疗系膜增生性肾炎的实验研究．北京中医药大学学报,1998,21(4):36

[5] 小豆烟康玄．汉方方剂对膀胱致痉促进剂的抑制作用．国外医学．中医中药分册．1995,17(5):23

[6] 刘守洪．猪苓汤治疗肾积水 45 例．山东中医杂志,1995,14(8):345

[7] 全世建,等．猪苓汤研究综述．中医药通报,2004,3(5):57

[8] 周尔文,等．猪苓汤治疗继发性口眼干燥综合征的体会与理论探讨．中国医药学报,1994,9(6):30

茵 陈 蒿 汤

本方来源于《伤寒论》,由茵陈蒿、栀子、大黄组成。本方是主治湿热发黄的常用方剂。具有泄热,利湿,退黄之功效。常用于面目、周身黄如橘色,小便黄赤短涩,大便不畅,腹微满,口渴胸闷,烦躁不安等证。

【功效与药理】

1. 清热利湿　《伤寒来苏集》称本方中:“茵陈……能除热邪留结,佐栀子以通水源,大黄以除胃热,令瘀热从小便而泄,……”。本方中清热利湿的功效,主要表现为解热、抗菌、降血脂作用。

(1)解热、抗菌:茵陈蒿汤对家兔人工发热有解热作用,对葡萄球菌、大肠杆菌及痢疾杆菌有抑制作用。

(2)降血脂:茵陈蒿汤 23、12.5g/kg 灌胃对高脂血症小鼠血清 TC、TG、LDL-C 水平均能显著降低,HDL-C/TC 比值增高,LDL-C/HDL-C 比值降低;病理解剖未见血管壁有黄色小点或斑块,内脏脂肪沉着也很轻微[1]。

2. 解毒退黄　本方为治湿热黄疸之第一要方,正如《伤寒论》原方后注云:“小便当利,尿如皂角汁状,色正赤,一宿腹减,黄从小便去也。”本方解毒退黄的功效,主要表现为利胆、保肝作用。

(1)利胆:本方能促进小鼠、大鼠及犬胆汁分泌和排泄,能明显提高胆囊扩张率、排出率,且茵陈先煎较三药同煎效果更佳[2]。茵陈蒿汤水煎液及醇提液十二指肠给药,可使胆汁流量分别增加 90.2%和 98.6%,胆汁中固体物排出亦有增加,给药后 1 小时利胆作用达高峰,2.5 小时胆汁流量恢复到给药前水平。同时,对 CCl_4 致急性肝损伤大鼠也有利胆作用。茵陈蒿汤 50%醇提液和水煎剂经十二指肠给药后,大鼠胆汁流量分别由给药前 0.39ml 增至 0.59ml,0.46ml 增至 0.67ml;胆汁流量分别增加 51.28%和 45.65%;胆汁固体物分别增加 85%和 11.9%。说明茵陈蒿汤醇提液的利胆作用比水煎剂明显,醇提液还能增加胆汁中固体物的排出。交叉配对试验显示全方的利胆效应显著强于各单味药,单味药中尤以茵陈及茵陈加栀子的作用为佳。且本方在煎煮时,大黄宜后下,一沸为度者比久煎者利胆作用强。茵陈蒿汤利胆的有效成分主要有茵陈蒿所含 6,7-二甲氧基香豆素、绿原酸、茵陈色原酮、甲基茵陈色原酮、对羟基苯乙酮及栀子所含根尼泊素、藏红花苷、藏红花酸等。茵陈蒿汤利胆机制的研究表明，大鼠灌胃后，电镜下可见肝小叶周边带区毛细胆管显著扩大，相应的酶(如：溶酶体标记酶，脂酰基载体蛋白酶)的阳性颗粒有向扩大的毛细胆管缘集中的倾向，并有可能向管腔中排出。

(2)促进胆红素代谢：用茵栀黄及茵陈预先处理野生型(WT)和人源化组成型雄烷受体(hCAR)转基因小鼠可以加速对外源性胆红素的清除，诱导细胞色素 CYP2B10 及胆汁代谢途径其他组分(UGT1A1、MRP2、SLC21A6、GSTA1、GSTA2)mRNA 的表达，而 CAR 基因敲除小鼠则无此效应，茵陈的活性成分6,7-二甲基香豆素可以激活从 WT 及人源化 CAR 转基因小鼠分离的原代培养肝细胞的 CAR，促进 CAR 从胞浆到胞核的转移，且6,7-二甲基香豆素在体内同样也能加速胆红素的清除，表明 CAR 介导了茵栀黄对胆红素的清除作用，而6,7-二甲基香豆素则是一种特异性的 CAR 激活剂[3]。

(3)保肝：茵陈蒿汤能降低 CCl_4 中毒性肝炎的死亡率，对酒精性大鼠肝损伤、异硫氰酸α-萘酯性大鼠急性黄疸，能非常显著地降低大鼠血清 ALT 和 AST 活性；茵陈蒿汤对刀豆素A(ConA)诱导小鼠T细胞依赖性肝炎亦具有干预作用。茵陈蒿汤预处理小鼠1周，在静脉注射 ConA 8h 后，小鼠血清 AST、ALT 和乳酸脱氢酶(LDH)分别降低82%、96%和66%，未见伴随炎症细胞浸润的次广泛性肝坏死，且血清 IL-2、IL-12 和 IFN-γ 水平较对照组显著降低，而 IL-10 水平则较高[4]。

茵陈蒿汤乙醇提取物对 CCl_4 肝损伤小鼠的肝体比、ALT、TC、TG 和丙二醛等指标的抑制作用明显优于水提取物，并呈剂量依赖性[5~7]。7-二甲氧基香豆素的活性与茵陈蒿汤保肝作用具有相关性[8]。京尼平能对抗 D-GalN＋LP 诱导的小鼠急性肝损伤，在给予 D-GalN＋LPS 24h 后，15只小鼠中有8只存活。组织学显示京尼平处理的小鼠肝坏死和炎症细胞浸润非常轻微，血清 AST 和 ALT 活性较低，且血清和肝组织匀浆中 TNF-α 水平也较低[9]。

3. 其他作用

茵陈蒿汤还具有使急性胰腺炎时大鼠的胰腺细胞总膜、线粒体膜和溶酶体膜流动性恢复至接近正常[10]，降低该模型外周及门脉血内毒素含量；降低高血脂小鼠模型血清 TG、TC、LDL-C 水平；降低正常小鼠和四氧嘧啶模型小鼠、大鼠的空腹血糖，改善地塞米松致胰岛素抵抗大鼠的糖耐量减退，降低口服葡萄糖实验后2h血糖[11]；改善血液透析后皮肤瘙痒[12]及抗炎镇痛[13]等作用。

【主治】湿热黄疸

【现代应用】

1. 急性传染性肝炎　茵陈蒿汤加板蓝根、蒲公英治疗378例小儿急性传染性肝炎，治愈372例，好转6例，黄疸平均消退时间为5、6天，11～20天肝大恢复，20～40天肝功能恢复正常。服用本方治疗小儿急性黄疸型及无黄疸型肝炎60例，均获痊愈。服药10剂后，黄疸逐渐消退，一般服用10～20剂即可治愈，短者30天，长者40天[14]。250例急性黄疸型肝炎经本方加味治疗后全部获近期临床治愈，HBsAg 转阴2例，转阴率为6.7%；随访获痊愈者240例，占96%。随着方中大黄用量的增加，临床症状消失时间、饮食增加时间、黄疸消退时间和肝功能恢复正常时间也随之缩短[15]。加味茵陈蒿汤治疗急性黄疸型肝炎105例，15天为1疗程。痊愈95例，好转8例，无效2例，总有效率98.08%[16]。茵陈蒿汤重用茵陈治疗84例患者，痊愈72例，占85.7%；显效10例，无效2例。住院及治疗时间最长41天，最短18天，平均23.5天治愈。20例患者经本方加味治疗，痊愈16例，好转2例(其中1例系间断性服药),无效2例(1例考虑为恶变),总有效率90%。病程最短半个月,最长3个月;一般服药30剂左右即愈,症状多在3～7天开始消退。本方随症加减,1日内不定时频服或少加白糖调服治疗小儿甲肝180例均愈,随访3个月无复发[17]。

2. 急性病毒性肝炎　茵陈蒿汤加减治疗小儿急性病毒性肝炎100例,发现方中加用大黄的治疗组在黄疸消退时间、临床症状消失、肝脏大小及肝功能恢复正常时间上均明显短于不加大黄的对照组;治愈率前者为96%(48/50例),后者为84%(42/50例),有显著差异[18]。本方随症加减,每日1剂。甲肝35例,治愈29例(82.86%),乙肝22例,治愈12例(54.55%);平均治愈天数前者为29天,后者96天[19]。100例小儿病毒性肝炎用茵陈蒿汤或茵陈五苓散加减,12天后改服散剂(消瘀散、避瘟散、平胃散),同时配合西药治疗,总疗程约4～8周,痊愈97例,好转3例[20]。

3. 高胆红素血症　急性病毒性肝炎高胆红素血症60例在卧床休息、静滴葡萄糖、肌苷的基础疗法同时加服茵陈蒿汤,疗程7～14天,有效率较西药对照组显著升高;且随胆红素的明显下降,与肝炎有关的症状亦明显好转,SGPT大都伴随下降[21,22]。在西药治疗基础上,用茵陈蒿汤加味治疗新生儿高胆红素血症,39例中治愈35例,好转3例,无效1例;平均治愈时间为6.3±2.04天,明显短于西药对照组[23]。80例本病患儿以加味茵陈蒿汤配合西药治疗,全部治愈,血清胆红素降至正常平均天数为7.0天,住院天数为12.3天;西药对照组分别为9.6天和15.8天[24]。茵陈蒿汤水煎服及注射液静滴治疗37例患儿,有效率89.2%。其中口服者15例,2～5日开始退黄,7～13日退净;静滴者22例,1～10日开始退黄,3～11日退净,两组无显著差异。

4. 急性、亚急性重型肝炎　本病发病迅猛,黄疸深,肝细胞广泛坏死,肝功能严重损害且伴有微循环障碍及氨基酸代谢紊乱,病死率可达90%以上。多采用中西医结合治疗,中药用茵陈蒿汤配伍清热解毒药,存活率可提高30%左右,显著降低病死率。

5. 胆石症、胆系感染及胆绞痛　本方辨证加减治疗217例肝胆结石,排石率为65%,结石排净率达27%。本方为主,酌加其他药物,治疗胆石症术后继发胆汁引流不畅,获得良好疗效。在西药组手术及抗生素治疗的基础上,用加味茵陈蒿汤及丹参注射液联合治疗40例围手术期的急性胆系感染患者,其中术前加用中药者26例,仅术后用中药者14例。治愈38例(95%),1例死于多系统器官衰竭,1例死于坏死性胰腺炎(并发);总胆红素、ALT、体温复常时间及平均治愈时间均明显短于西药组[25]。本方为主的12味中药制成乳膏剂贴敷胆绞痛患者胆囊区,58例中疼痛症状明显缓解,缓解率76%[26]。

6. ABO血型不合性先兆流产　30例有本病史的妇女再次怀孕后,用茵陈蒿汤加减配合维生素C、E,直至分娩。其中25例足月分娩,5例早产,无1例发生流产、死胎或新生儿溶血死亡[27]。40例患者从妊娠早期开始服用加减茵陈蒿汤,至分娩前2周停药。其中有效36例,无效4例[28]。

7. 胆汁郁结症　本方加味煎服,每日1剂,10日为1疗程。经1～2个疗程治疗后,30例妊娠期肝内胆汁郁结症患者血清肝胆酸下降者26例,无变化2例,升高者2例;全部病例瘙痒症状及黄疸均有不同程度减轻甚至消失。

8. 蚕豆黄　本方加味治疗蚕豆病的溶血性黄疸16例,一般情况改善,黄疸明显消退。

9. 高脂血症　本方去大黄加苍术、黄柏制成冲剂,治疗100例患者,每次2.5g,每日3次,胆固醇降低者66例,β-脂蛋白降低者74例。

【不良反应】茵陈蒿汤加味治疗急性黄疸型肝炎，在应用大剂量大黄治疗过程中脐周轻微腹痛，便后可消除。茵陈蒿汤加减治疗急性病毒性肝炎高胆红素血症 60 例，少数病例在服用后大便次数增加（3～5 次/日），3～5 天后即可转正常，无 1 例失水及电解质紊乱。

主要参考文献

[1] 贡瑞生，等．茵陈蒿汤降血脂的药理研究．中成药，1992，14(7)：34

[2] 聂风禔，等．二种方法煮取茵陈蒿汤的利胆作用研究．河北中医药学报，1998，13(4)：25-26

[3] 慕永平，等．茵陈蒿汤的发展及现代研究．中国实验方剂学杂志，2006，12(2)：67-70

[4] Yamashiki M，et al. Effects of the Japanese herbal medicine'Inchinko-to'(TJ-135) on concanavalin A-induced hepatitis in mice. Clin Sci(Lond)，2000，99(5)：421

[5] 王立强，等．茵陈蒿汤乙醇提取物与水提取物对小鼠保肝作用的比较．中国医院药学杂志，2002，22(5)：263

[6] 曹宜，等．茵陈蒿汤提取物保肝作用的血清药理学研究．甘肃中医，2003，16(7)：44-45

[7] 董自波，等．茵陈蒿汤醇提物的氯仿萃取部位对离体大鼠肝细胞的影响．南京中医药大学学报（自然科学版），2002，18(1)：37

[8] 王喜军，等．茵陈蒿汤及其血中移行成分 6，7-二甲氧基香豆素的肝保护作用．中国药理学通报，2004，20(2)：239

[9] Takeuchi S，et al. Genipin prevents fulminant hepatic failure resulting in reduction of lethality through the suppression of TNF-alpha production. Hepatol Res，2005，33(4)：298

[10] 贾玉杰，等．实验性急性胰腺炎时胰腺细胞膜流动性的变化及茵陈蒿汤的影响．中国中西医结合外科杂志，1997，3(3)：161

[11] 潘竞锵，等．茵陈蒿汤对正常和多种糖尿病模型动物血糖的影响．中药材，2001，24(2)：128

[12] 郭佩玲．茵陈蒿汤治疗血液透析患者顽固性皮肤瘙痒症 29 例临床观察．中医杂志，1998，39(9)：551

[13] 朱江，等．茵陈蒿汤的抗炎镇痛作用．中草药，1999，30(2)：120

[14] 王玉琴．中药治疗小儿传染性肝炎 60 例．陕西中医，1994，15(5)：222

[15] 赵灿鑫．大黄用量与急性黄疸型肝炎的疗效关系．中医杂志，1991，(4)：32

[16] 吴恒中．加味茵陈汤治疗急性黄疸型肝炎 105 例．陕西中医，1991，12(3)：128

[17] 李志强．茵陈蒿汤加味治疗小儿甲肝 180 例．河南中医药学刊，1994，9(3)：46

[18] 张黎云，等．大黄与小儿急性病毒性肝炎的疗效关系．山西中医，1993，9(4)：17

[19] 周国志．茵陈蒿汤治疗急性病毒性肝炎 57 例．广西医学院学报，1991，8(1)：61

[20] 么桂芳，等．茵陈高汤加减治疗小儿病毒性肝炎 230 例．内蒙古中医药．1991，(1)：9

[21] 易超文，等．中药治疗急性病毒性肝炎高胆红素血症．湖北中医杂志，1991，13(3)：24

[22] 易超文，等．茵陈蒿汤重用山栀子、大黄治疗急性病毒性肝炎高胆红素血症疗效分析．新中医，1991，(8)：24

[23] 何梅燕，等．中西医结合治疗新生儿高胆红素血症．广西中医药，1995，18(1)：3

[24] 张丽川，等．中西医结合治疗新生儿黄疸．中医药研究，1994，(2)：31

[25] 曾金凤，等．加味茵陈蒿汤及丹参注射液在 40 例急性胆系感染围手术期的应用．中国中西医结合杂志，1995，15(12)：741

[26] 董兴海，等．茵陈蒿汤经透皮给药治疗胆绞痛的研究．中华消化杂志，1991，17(3)：141

[27] 韩金兰，等．ABO 血型不合引起早期流产的中药治疗．中国中西医结合杂志，1993，13(1)：13

[28] 庞玉琴，等．茵陈篙汤加减治疗母婴 ABO 血型不合性先兆流产 40 例．河南中医，1996，16(3)：150

四、利水渗湿方药的研究思路

利水渗湿方药主要适用于小便不利、水肿、淋病、痰饮、湿温、黄疸、湿疮等水湿病证。在临床上，常根据病情的需要，选择有关的利水渗湿方药，并进行配伍，组成利水渗湿方剂。经组方后的利水渗湿剂适用于水湿壅盛所致的癃闭、淋浊、水肿、泄泻及湿热内蕴所致的黄疸。故进行实验研究时，要注意结合中药的药理作用和中医功效着重进行以下几个方向的研究。

(一)利水渗湿方药的研究思路

1. 抗泌尿系感染或排结石　中医之所谓“淋浊”，用现代医学观点即为泌尿系感染或结石。利水渗湿方药中的利尿通淋药，有显著的尿石防溶作用，能预防结石的形成和发展，代表药物如车前子、通草等；利水渗湿方药中大部分还具有抗病原微生物作用，可以发挥对泌尿系感染的对因治疗作用。如车前子与木通、栀子、滑石等组成八正散，常用于膀胱炎、尿道炎、急性前列腺炎、泌尿系结石、肾盂肾炎等。在进行此类药物药效研究时，须进行预防结石、抗病原微生物、利尿等试验。

2. 消除水肿　本类药物服后能使尿量增多，小便通畅，将体内蓄积的水湿从小便排泄，如：茯苓、猪苓、泽泻、通草、金钱草等，在临床上用于急慢性肾炎和心、肝、肾病的水肿，有良好的疗效。在研究此类药物时，要用利水渗湿方药配伍健脾药，如：五苓散、苓桂术甘汤等。

3. 降脂　泽泻、车前子、茵陈及茵陈五苓散都具有一定的降血脂作用，临床上用于治疗高脂血症。泽泻的多种成分可以影响与胆固醇酯代谢有关的酶及抑制肝内甘油三酯的合成而降低血清胆固醇含量，对抗脂肪肝和抗动脉粥样硬化。

4. 利胆　茵陈蒿、金钱草、茵陈蒿汤具有显著利胆的作用，且茵陈蒿和金钱草还有扩张奥狄氏括约肌的作用。尤以茵陈蒿所含利胆成分为多，有6,7-二甲氧基香豆素、绿原酸、咖啡酸、对羟基苯乙酮等。这些药物增加肝胆汁分泌量、松弛奥狄氏括约肌，对胆道系统的疾病，如临床上的胆道感染、胆石症有效。在研究此类方药时宜进行胆汁流量、胆囊运动、胆道括约肌紧张度实验，尤其要运用胆道感染、胆结石模型动物进行实验。

(二)利水渗湿方药的实验研究设计要点

利水渗湿方实验研究设计时，一般首先要针对各种水负荷动物进行利尿实验，其次要进行相关病理模型的治疗实验研究。另外，各种药效学实验均应加强动力学的研究。在进行复方研究设计时，须考虑方中各药味的交互作用，宜采用正交设计、均匀设计和析因设计等试验设计方法。

1. 利尿实验　一般可采用大鼠、小鼠、猫、家兔或狗进行实验，其中以大鼠较为常用。实验方法有：称重法，输尿管集尿法，家兔尿导管集尿法，代谢笼法，尿液中钠、钾和氯离子的含量测定法，截流分析实验法。输尿管集尿法适用于较大动物，受环境影响较小。代谢笼法以环境温度为20℃左右适宜，适用于较小动物。尿液中钠、钾离子的含量测定可用火焰光度法，氯离子采用银滴定法测定含量。截流分析法是为了分析利尿药的作用部位而采用的方法。

2. 防治泌尿道结石实验　肾结石或膀胱结石可采用植入异物或药物造成。观察方法可采用病理切片或解剖显微镜检查双肾剖面有无草酸钙结晶、钙化斑、游离结石和积水，也可通过观察输尿管动作电位的频率和幅度反映方药对输尿管运动的影响。

3. 对病理模型治疗作用的实验　根据各方药临床治疗病症的不同，可进行相应的病理模型动物实验研究，包括肾小球肾炎模型、肾病模型、肾功能衰竭模型、胸水、腹水、内淋巴积水、慢性支气管炎模型等。

4. 药效动力学方法　在进行药效学实验研究时，除对一般量效关系的设计外，还应加强时效的观察。如在进行利水、利胆、降脂等实验时，可观察尿液、胆汁、血脂的量和成分的动态变化规律，考察药效达峰时间和维持时间等。

（余日跃　陈奇　于梅　黄丽萍　张甦　张健　洪燕）

第13章 温里药

一、概　　述

凡以温里助阳、散寒通脉，治疗里寒证为主要功能主治的药物称为温里药。本类药物药性温热，多具辛味。温里药能温中祛寒，具有健运脾胃、散寒止痛的功效；有的药物兼有助阳、回阳的功效。

寒邪致病，有在表在里之分。表寒证当用辛温解表药治疗，已在解表药中作了论述。本章讨论治疗里寒证的药物。

里寒证常见两方面的病证：一是寒邪直中脾胃，脾胃阳气受损，出现中焦(脾胃)虚寒证，症见脘腹冷痛，食欲不振，呕吐，腹泻等。治宜用温里药温中祛寒，常用干姜、吴茱萸、花椒、生姜等配伍补气健脾药组成方剂，代表方剂有理中汤、附子理中汤、吴茱萸汤、小建中汤、大建中汤等。二是心肾阳气衰微，内外俱寒，症见汗出不止，四肢厥冷，脉微欲绝的“亡阳证”，与现代医学中的休克类同。治宜用附子、干姜、肉桂等辛热药物为主。以温肾、回阳救逆，代表方有四逆汤、四逆加人参汤、参附汤等。此外，里寒证尚有阳气不足，阴血亦弱，寒邪伤于经络，血脉不利所致的症候，可见手足厥寒，面色苍白，小便清长，脉象微细等证。宜用温里药温经散寒，常用吴茱萸、肉桂、生姜等与具有补血和血功效的当归、芍药伍用，代表方剂有当归四逆汤。

现代医学研究表明，中焦(脾胃)虚寒证主要相当于胃溃疡、十二指肠球部溃疡，慢性浅表性胃炎、浅表萎缩性胃炎、慢性肠炎等疾病虚寒型者。中焦(脾胃)虚寒证属中医脾虚证及胃脘痛的范畴，是一些反复发作的慢性病症。

汗出、肢冷、脉微细等亡阳症候，与现代医学的休克类同。休克是急性循环功能不全，使维持生命的重要器官得不到足够的血液灌注而产生的综合征，其主要临床表现有血压下降、心率增快、脉搏细弱、全身无力、皮肤潮冷、烦躁不安、神志模糊、甚至昏迷。引起休克的病因复杂，主要有严重感染引起的中毒性休克；因大量出血、失水、严重烧伤引起的低血容量休克；因急性心肌梗死、严重心律失常等引起的心源性休克；由外伤、剧痛等引起的神经性休克；由人体对某些药物或生物产物发生过敏反应引起的过敏性休克等。引起休克的原因虽然不同，但都有共同的病理生理基础，即心排出量急剧降低、外周循环阻力增加、微循环障碍，有害的代谢产物增多，重要器官(心、肾、脑、肝、肺)缺血缺氧损害等。古代医家常用附子、干姜、肉桂等辛热温里药为主组成具有回阳救逆或回阳固脱功效的方剂治疗亡阳证，代表方剂如四逆汤(附子、干姜、甘草)和参附汤(人参、附子)。由于亡阳证(休克)病情危急，特别是对于昏迷者，如用口服制剂则有给药不方便，产生疗效较慢的缺点。目前已根据回阳救逆方剂研制成为注射剂应用的有参附青注射液(由红参、黑附片、青皮组成)、参附注射液(由人参、附子组成)、四逆注射液、人参四逆注射液、参丹四逆注射液(心脉灵注射液)等。全国厥脱证协作组应用参附青注射液治疗邪毒内陷所致的厥脱证（相当于感染性休克），采用HMX-3型脉象仪、OMP-7201型生命监护仪，建立客观指标，治疗104例，总有效率为84.6%。有单位应用参附注射液治疗厥脱证（休克）138例，总有效率为89.1%。

此外，由温里药为主组成的温经散寒剂，适用于阳气不足阴血亏虚，又有外寒伤于经络，血脉不利引起的病痛。以温通阳气，去除经络中寒邪为主，主"阳虚证"、"血虚证"、"血瘀证"患者的一些症候。故证型不明确，在治疗上也不仅是温里药一类药物可以治疗的，没有引起足够的重视。现代医学对阳虚而寒邪凝滞经脉之证的病理、临床、药理等研究极少。

温里药的主要药理作用：

1. 对心血管系统的作用　温里药附子以及由温里药附子、干姜、肉桂等辛热药为主组成的方剂四逆汤、参附汤具有"回阳救逆"和"回阳固脱"的功效，主治心阳衰微及亡阳证。心阳衰微与现代医学中的心力衰竭、病态窦房结综合征等缓慢性心律失常等类同，亡阳证与现代医学中的休克类同。以附子等温里药组成的方剂在临床治疗亡阳证取得良好效果。如稳压汤（附子9g，黄精30g，甘草30g）治疗感染性休克用西药升压药物撤除困难者，能取得稳定血压而撤除升压药的疗效。有报道升压汤（附子15g，肉桂15g，丹参30g，五味子20g，麦冬25g）抢救感染性休克13例，全部于5～10小时内血压恢复正常而治愈。以古方参附汤为依据，研制的参附青注射液和参附注射液，分别用于临床救治感染性休克均获得高效、速效，并分别获得1987年国家中医管理局重大科技进步奖。此外，由古方四逆汤研制成为四逆注射液、人参四逆注射液、参丹四逆注射液（心脉灵注射液），用于治疗厥脱证也有较好的疗效。病态窦房结综合征是一种临床常见的缓慢型心律失常，它是以心脑缺血症状为主的一组症候群。有应用健心片（党参、附子、桂枝、川芎、干姜、炙甘草）治疗窦性心动过缓、病态窦房结综合征等246例，显效率35.5%，总有效率67.1%，未见明显副作用。有认为，热服生脉散、四逆汤浓缩煎剂及肉桂末，可能有预防心源性脑缺氧综合征发作的作用。去甲乌药碱不仅具有强心作用，它还能加快心率，增加心排出量，增加冠脉血流量和心肌耗氧量。临床应用去甲乌药碱治疗缓慢型心律失常，能增强窦房结自律性，改善房室传导阻滞，从而使心率增快。温里药中附子、吴茱萸、花椒、高良姜、丁香等均含有去甲乌药碱，例如花椒含量为3.7mg/kg，高良姜含量为1.4mg/kg，丁香含量为1.0mg/kg，这是温里药所含化学成分的共性，该成分具有β受体部分激动剂的作用。

（1）增强心肌收缩力作用（强心作用）：附子、干姜、参附青注射液、参附注射液、人参四逆注射液、参丹四逆注射液（心脉灵注射液）、去甲乌药碱等均有强心作用，可增强心肌收缩力，增加心排出量和心肌耗氧量。由于附子发挥强心作用可能同时明显增加心率，故在用于治疗心力衰竭时需辨证应用。从附子中分离提取得到的消旋去甲乌药碱是附子的主要强心作用有效成分之一，在极低的浓度10^{-9}g/ml时，仍然表现出强心作用。我国已能人工合成去甲乌药碱。在培养的心肌细胞中，观察到参附青注射液有强心作用和负性频率作用，能使受损心肌细胞的乳酸脱氢酶、琥珀酸脱氢酶、酸性磷酸酶及糖原增加，揭示对心肌细胞缺氧、缺糖性损伤具有保护作用。同样，参附注射液对培养的心肌细胞缺氧、缺糖性损伤亦具有明显的保护作用。干姜的醇提液对麻醉猫血管运动中枢和呼吸中枢有兴奋作用，并可直接兴奋心脏。

（2）正性频率作用和正性传导作用：附子、吴茱萸等均含有去甲乌药碱，后者既有强心作用，又对β肾上腺素能受体有兴奋作用。用去甲乌药碱治疗慢性心律失常，可明显增快心率，改善房室传导阻滞。动物及培养心肌细胞实验表明去甲乌药碱有β肾上腺能受体兴奋作用，其效应与异丙肾上腺素相似。附子对维拉帕米所致小鼠缓慢型心律失常有明显治疗作用，能加快心率，改善房室传导，恢复窦性心律，降低维拉帕米中毒所引起的死亡率。

(3)抗心肌缺血及抗缺氧作用：附子、肉桂等能扩张冠状动脉，增加冠状动脉血流量，改善心肌血液循环。荜茇、荜澄茄能增加小鼠心肌对^{86}Rb的摄取量，即增加心肌营养性血流量。附子、细辛、肉桂、荜茇、荜澄茄、高良姜等均能提高动物抗缺氧的能力。参附青注射液、参附注射液对培养心肌细胞的缺氧、缺糖损伤具有明显的保护作用。参附注射液能显著提高小鼠抗缺氧能力，对抗由垂体后叶素引起的大鼠心电图ST段变化。抗心肌缺血和抗缺氧作用是药物治疗冠心病心绞痛的主要药理作用之一。中国中医研究院西苑医院研制的宽心丸（由荜茇、细辛、檀香、高良姜、延胡索、冰片组成）及宽心气雾剂治疗冠心病心绞痛取得良好效果。实验表明，宽心丸乳剂对垂体后叶素引起的家兔急性心脏缺血有保护作用，并认为能缓解血管痉挛，扩张血管，改善心肌供血而缓解心绞痛。本方经精简成为复方细辛气雾剂（由细辛、冰片组成），对心绞痛的迅速止痛效果达64.8%，硝酸甘油对照组为62.9%，两者效果相似。

(4)抗休克作用：厥脱证和亡阳证的临床表现与现代医学的休克症状相似。附子、参附青注射液、参附注射液、四逆注射液、参丹四逆注射液（心脉灵注射液）、去甲乌药碱等对动物失血性休克、内毒素性休克、冠脉前降支分段结扎和冠状窦插管阻流法制备的心源性休克有治疗作用，能升高血压，减轻缺血缺氧心肌损伤，延长动物存活时间和提高存活百分率。参附青注射液对感染性休克病人应用后，能回升血压，收缩压升高(6.08±0.38)kPa，舒张压升高(3.62±0.38)kPa，减慢心率，改善脉图，提高末梢趾温2～3℃，使患者神志转清，汗出而止，四肢转温。

2. 对消化系统的作用

(1)健胃及驱风：温里药中具有温中散寒功效的中药如干姜、肉桂、吴茱萸、花椒、胡椒、小茴香等性味辛热，具有健胃、驱风作用。干姜（生姜）、胡椒、花椒、肉桂、小茴香是人们日常生活中的辛辣调味品，能刺激味觉，增进食欲，促进消化，属于辛辣性健胃药。如姜的芳香和辛辣成分能直接刺激口腔和胃黏膜，引起胃液分泌增多，游离酸分泌增加，脂肪分解活性增强。肉桂（水提取物、醇提取物、桂皮油）、丁香、高良姜能促进胆汁分泌，有助于食物的消化和吸收。丁香、高良姜、草豆蔻等可增加胃酸排出量，提高胃蛋白酶活力。吴茱萸的挥发油具有芳香健胃作用，吴茱萸为苦味质，有苦味健胃功效。肉桂、丁香、小茴香、吴茱萸等含有多量挥发油，能使肠管兴奋，促进肠运动，排出胃肠积气。温里药具有健胃及驱风作用，故能治疗脾胃虚寒证不欲饮食、胸膈胀闷、腹中时痛等病症（证）。

(2)镇吐，解痉作用：干姜、丁香、吴茱萸、花椒、荜茇、荜澄茄、高良姜、小茴香、胡椒均有和胃止呕的功效，具有降逆止吐的作用。如姜的浸膏剂能抑制末梢性催吐药硫酸铜对犬引起的催吐作用。研究表明，附子、小茴香、丁香、白胡椒能抑制小鼠的胃排空活动。肉桂、吴茱萸、花椒、荜茇、荜澄茄、高良姜、小茴香、胡椒等具有温中止痛的功效，对胃肠平滑肌痉挛性疼痛有缓解作用。研究表明，干姜、丁香、荜澄茄、白胡椒，以及较高浓度的吴茱萸、花椒对家兔离体肠平滑肌活动有抑制作用，附子、肉桂、细辛、荜茇、高良姜等对胃肠平滑肌也具有解痉作用。选用高良姜及吴茱萸组成的温中散寒Ⅱ号进行动物实验，发现主要药理作用是解除消化道痉挛，因为温中散寒Ⅱ号对各种致病因素引起的消化道张力增加及收缩幅度变大显示出极强的抑制作用，并可拮抗胆碱能神经兴奋药物毒扁豆碱的作用，表现出类似阿托品样的作用，故临床上应用温中散寒药可治疗腹痛，缓解呕吐，与其解痉、镇吐作用有关。

(3)抗胃溃疡作用:温里药肉桂、丁香、荜茇、荜澄茄、高良姜等对动物实验性胃溃疡有显著抑制作用。如荜茇的乙醇提取物灌胃给药能显著抑制吲哚美辛、无水乙醇、阿司匹林、醋酸或利舍平所致大鼠胃溃疡,对结扎幽门型小鼠胃溃疡也有显著抑制作用,并减少胃液分泌和降低胃酸总酸度。肉桂对多种实验性动物胃溃疡有抑制作用,有利于溃疡面的修复。高良姜的抗胃溃疡作用与其对胃黏膜有保护作用有关。

3. 对血液系统的作用　温里药具有"通脉"的功效。《日华子本草》中记载干姜可治"瘀血",吴茱萸"下产后余血",荜茇治"心痛血气",丁香"暖腰膝"。《名医别录》记载肉桂"温筋,通脉",花椒"去老血",细辛治"汗不出,血不行"。《药性论》也记载细辛"主血闭"。《本草经》记载附子治"血瘕",吴茱萸"除湿血痹"。《本草蒙筌》记载胡椒"疗产后血气刺疼,治跌扑血滞肿痛"。《本草逢原》记载高良姜在"产后下焦虚寒,瘀血不行,小腹结痛者加用之"。《滇南本草》记载草澄茄"暖腰膝"。温里药"温经散寒,通脉"的功效除了通过增强改善心脏功能来实现而外,还与扩张血管,改善微循环,改善血液流变性等作用有关。研究表明干姜、肉桂、吴茱萸、高良姜等具有扩张血管的作用,可使体表血管、内脏血管扩张,改善组织微循环,使周身产生温热感。肉桂、丁香、高良姜、荜澄茄等具有抗血栓形成,抑制血小板聚集,并影响多种凝血因子改善血液流变性。肉桂、荜茇尚有降血脂作用,可降低血液黏性。温里药扩张血管,改善血液流变性的作用,是治疗"瘀血"、"血闭"、"血滞肿痛"、"血气刺疼"等血痹证的主要药理作用之一。

4. 对神经系统的作用　温里药具有散寒、止痛的功效。如《本草经》记载附子"主寒湿痿躄,拘挛膝痛,不能步行";吴茱萸"主止痛";细辛治"风冷头痛、齿痛、风湿痹痛";花椒"主寒湿痹痛"。《名医别录》记载肉桂"主心痛、胁痛、头痛、腰痛。"《海药本草》记载丁香"止心腹痛";胡椒"去心腹卒痛";荜茇"主老冷心痛";荜澄茄"主心卒痛"。《药性论》记载干姜"治腰肾中冷痛"。用小鼠热板法、扭体法等实验方法证明附子、乌头、干姜、肉桂、吴茱萸、丁香、高良姜、胡椒等有镇痛作用。

附子、乌头、花椒有局部及黏膜麻醉作用。用对小鼠自主活动的影响及与戊巴比妥类药物协同作用的实验方法,观察到附子、丁香、荜茇等对动物有镇静作用。温里药还通过影响自主神经系统及影响内分泌功能,改善物质代谢,产生热量,如附子煎液能延缓处于寒冷环境下的小鸡和大鼠的体温下降,延长其存活时间。参附汤对甲巯咪唑(他巴唑)诱发的甲状腺功能减退症大鼠,具有促进心肌病变修复,加速肝糖原分解和酶活性增强的作用,促进机体能量代谢,增加热量产生。

5. 抗炎作用　温里药附子、乌头、干姜、丁香、高良姜等具有抗炎作用,对实验性动物足肿胀、耳廓肿胀、腹腔毛细血管通透性增高等有抑制作用。温里药及其方剂为临床常用,属于中医治则中的"温法"范畴。温里药中的胡椒、桂皮、生姜等,吃后口有辛辣之味,胃有燥热之感,因而食欲增加,消化旺盛,身体有热感,甚至面红汗出,使人有温热的作用,可称为温热药。人们在感受寒凉之后,有恶寒感觉,或引起腹痛、泄泻,服用温热药后可使全身温暖而寒象解除,腹痛等缓解。因此,古人认为热能胜寒,就提出了"寒者热之"的治疗法则。在寒邪侵袭人体浅表部位,用麻黄、桂枝、生姜等解药辛温解表,有以温散寒的意思。机体阳气虚弱,产生寒冷症状,使用附子、乌头、肉桂、干姜等,也是"寒者热之"的意思。要研究温里药的应用及药理作用,首先要对寒证及里寒证有深入的研究。现代医学对于寒证的研究,认为"寒"或"热"也许可以看做是以热量不足或热量过剩为共同发病学原因的一种机体典型反应状态,如口不渴、喜热饮、小便清长、手足厥冷、脉迟,都可认为是机体热量不足而出现的症状，当然也不能简单地认为“寒”证只要添加热量就可以解决问题。通过对生前辨证为“寒”证的患者尸体病理解剖观察，可以见到慢性炎症病变，这些病变可以是全身性的，也可以是局部性的，病变器官组织的代谢率降低，生理功能低下而出现“寒”象。有人采用能反映神经系统功能状态的指标——皮肤电位和血管容积，发现里虚寒证患者皮肤电位活动抑制可能反映这类患者的大脑皮层下中枢的交感神经处于抑制状态。在“肾阳虚”证（肾阳虚的主证是“寒”）的研究中发现有下丘脑-垂体系统及其所属靶腺，包括肾上腺、性腺、甲状腺的功能低下。说明寒证的本质包括机体从神经系统到内分泌、物质代谢等各方面功能低下。由于虚与寒在临床上很难截然分开，故实则为虚寒证的本质。

我国对温里药的现代研究进行了大量的工作。对单味药附子、肉桂、荜澄茄等研究报道较多，从附子中分离得到强心作用有效成分消旋去甲乌药碱，已可以进行人工合成，并研制出高效、速效的回阳救逆方药的新制剂，如参附青注射液、参附注射液，四逆注射液、人参四逆注射液、参丹四逆注射液（心脉灵注射液）等，在治疗感染性休克、病态窦房结综合征、慢性充血性心力衰竭、冠心病心绞痛等危重疾病进行科学的临床疗效观察，评定确为速效、高效的制剂。对于这些新制剂也进行了大量深入的药理学研究，例如应用了心肌细胞培养技术，组织生物化学技术，在动物的内毒素性休克模型、心源性休克模型、急性心肌缺血模型、心力衰竭模型上，多指标地观察其作用，能客观地反映出这些药物制剂治疗疾病的作用机制。对温里药及方剂的抗脘腹冷痛作用、镇痛作用、抗炎作用及对血液系统的作用也进行了较多的研究。

根据温里药目前的研究现状，有待今后进一步加强以下研究工作。

1. 加强温里药附子、肉桂等重要药物的研究　尤其附子是一个具有众多用途的重要药物，用之不当（剂量过大或辨证有误）有严重毒性作用。当前仅在强心作用和抗休克作用与应用的研究较深入。其他作用亦有待加强研究，例如附子治疗阳虚证的机制等。

2. 加强新方药的开发研究　温里药具有回阳救逆功效，对休克等有较好的疗效。如参附青注射液，四逆注射液、人参四逆注射液都是依据传统古方研制的新制剂。而参附青注射液（由红参、黑附片、青皮组成）在组方上有创新。方中红参大补元气、益气固托、改善机体代谢、调动全身功能；附子能助心阳通血脉、回阳救逆，通过加强心肌收缩力作用，增加心排出量、冠状动脉血流量和脑血流量，并有抗心肌缺氧、抗缓慢型心律失常等多种有益于心脑血管的作用；而青皮中含有的昔奈福林（约占 0.26%），为 α 受体兴奋药，在注射给药时能收缩血管升高血压，其升压作用强度适中、平稳、维持时间久。参附青注射液兼顾全身功能、心脏泵血功能和血管收缩功能，治疗感染性休克的疗效肯定会优于参附注射液。因此，对研制的新方药和新制剂，应进行深入的药理作用研究，阐明其治疗疾病的药理作用机制。

3. 加强温里药“温经散寒，通脉”功效的研究　对温里药主治寒邪凝滞经脉的病痛、肌肤麻木不仁、手足厥寒等证侯的作用机制研究，难度较大，因为阳虚证和里寒证在临床很难截然分开。现代医学对寒邪凝滞经脉的病理研究不够。应加强“寒邪凝滞经脉”的动物模型研究，采用多学科的先进技术揭示病理改变和药物的作用，而不仅限于强心、扩血管，抗寒冷等作用一般性研究。近年对肉桂、丁香、高良姜、荜澄茄的改善微循环及血液流变性作用的研究就是较好的开端。

二、常用药物

附 子

本品为毛茛科多年生草本植物乌头 *Aconitum carmichaeli* Debx. 的子根加工品，其主根称川乌。附子含有多种生物碱，其中以乌头碱（Aconitine）、次乌头碱（Hypaconitine）、中乌头碱（Mesaconitine）等为主。乌头碱是双酯二萜生物碱，具有强烈毒性，其性质不稳定，易水解。通过炮制高热处理（熏、煮、烘等）可使其先水解为毒性较小的单酯型的苯甲酰乌头胺（Benzoylaconine），进一步分解为无酯键、毒性极低的乌头胺（乌头原碱，aconine）。乌头胺的毒性仅为乌头碱的1/2000。我国产附子中含有强心成分附子苷、尿嘧啶和去甲猪毛菜碱等。日本产附子含有强心成分去甲乌药碱和氯化甲基多巴胺。附子味辛、甘，性大热，有毒。归心、肾、脾经。

【功效与药理】

1. 回阳救逆　附子能上助心阳以通脉，下补肾阳以益火，挽救散失之元阳，为回阳救逆之要药。附子常与干姜、甘草同用组成四逆汤，用于心阳衰微及亡阳证。心阳衰微及亡阳证与现代医学中的心力衰竭、缓慢型心律失常及休克类同。

（1）增强心肌收缩力作用（强心作用）：附子及其制剂可使心肌收缩力增强、心率加快、心排出量增加和心肌耗氧量增加。附子制剂及有效成分对多种动物离体和在位心脏、正常和衰竭心脏均有明显的强心作用。如附子水溶部分7.5、15、30mg/kg给正常麻醉狗静脉注射，可使左心室收缩压（LVSP）、左心室压力最大上升速率（$+dp/dt_{max}$）明显增加。附子水溶部分15mg/kg给正常麻醉猫静脉注射后可使LVSP从给药前的（13.07±2.53）kPa增加到（18.66±2.13）kPa，平均增加42%；$+dp/dt_{max}$从（216.65±45.46）kPa增加到（332.23±37.30）kPa，平均增加54%且作用维持时间长，给药后15分钟仍分别比给药前高19%和38%。猫心力衰竭（脉微欲绝）时用附子水溶部分30mg/kg静脉注射，心衰时LVSP从（23.73±2.53）kPa降至（9.60±1.73）kPa，相当于心衰前的40%，静注附子水溶部分后LVSP回升最高达（17.46±2.27）kPa。心衰时$+dp/dt_{ma}$从（318.90±59.19）kPa降至（78.39±1.33）kPa，约为心衰前的24%，静注附子水溶部分后$+dp/dt_{max}$最高升至（205.58±32.53）kPa，作用持续15分钟左右。附子水溶部分对正常麻醉狗和猫的心率均无明显影响，但却能明显加快实验性猫“脉微欲绝”时的心率。猫“脉微欲绝”时心率明显减少，从（148±13）次/分减少至（98±8）次/分。静注附子水溶部分后可使心率增至118次/分，作用维持10分钟[1]。结扎大鼠冠状动脉前降支制成慢性心力衰竭模型。造模成功21天后开始灌胃附子水煎液4.5g/kg和9g/kg，连续给药4周。附子可改善血流动力学，主要改善心脏收缩功能，附子大剂量组优于附子小剂量组。附子大剂量可以显著升高左室重量指数。表明附子可以显著增强慢性心力衰竭心脏收缩力，具有明显的量效关系；附子大剂量可能有加剧左室重构的作用[2]。大鼠股静脉恒速注射戊巴比妥钠形成心力衰竭模型。然后从十二指肠注入生附子或炮附子的水提醇沉液各2、1、0.5g/kg。结果生附子给药10分钟后，$+dp/dt_{max}$和LVSP分别较模型上升（57.38±22.70）%和（45.05±22.34）%；炮附子给药15分钟后，$+dp/dt_{max}$和LVSP分别较模型上升（39.65±16.19）%和（32.66±8.56）%，且维持时间长，30分钟时作用仍显著有效。表明附子炮制前后各剂量组对急性心衰大鼠的血流动力学指标有显著的改善作用[3]。尿嘧啶、附子苷是附子中强心成分。在离体器官灌流模型的标本上，附子有效成分附子苷和尿嘧啶可使豚鼠离体心脏的LVSP、$\pm dp/dt_{max}$非显增加，并呈现出一定的剂量依赖性，而心率没有改变，表明附子苷和尿嘧啶可使心肌的收缩能力增加，产生正性肌力的效应。附子苷可能激活L型钙通道，使大量细胞外钙离子进入细胞内，产生心肌收缩能力的增强。也可能激活心室肌细胞膜上的钠通道，通过钠-钙交换机制，产生正性肌力作用[4]。

(2)抗心律失常作用：根据附子化学成分不同极性，显色剂显示区分为5大类组分(A、B、C、D、E)。A组分有致心律失常作用，B组分对乌头碱所引起的实验性心律失常无作用，C、D组分对乌头碱所引起的实验性心律失常有明显作用，E组分有较弱作用。采用膜片钳技术观察C、D组分对豚鼠单个心肌细胞钾离子通道的影响以及对豚鼠心室乳头肌动作电位的影响。结果表明，两组分对心肌动作电位和钾离子通道都有肯定的影响[5]。

(3)对血管和血压的作用：附子注射液静脉注射后使麻醉狗心排出量、冠状动脉血流量、脑血流量及股动脉血流量均明显增加，血管阻力降低，有明显扩张血管作用。附子2g/kg静脉注射后使麻醉狗冠脉血流量增加的作用以给药后2～5分钟最明显，其峰值从(95±7)ml/(100g·min)增加到(121±12)ml/(100g·min)，冠脉阻力和总外周阻力降低；也使颈内动脉和股动脉血流量均增加，增加最大值分别为6%和80%，血管阻力则分别降低26%和78%。正常麻醉狗冠状动脉内注射附子注射液0.1g/kg后，血流量增加44%，阻力降低37%。股动脉内注射附子注射液0.1g/kg后，血流量增加207%，阻力降低55%。附子水溶部分7.5、15、30mg/kg对正常麻醉狗静脉注射，使冠脉血流量分别增加8.8%、22%和29%，血管阻力有轻度降低；也使正常麻醉狗股动脉血流量明显增加，分别增加30%、70%和129%；15mg/kg和30mg/kg均使血管阻力明显降低，分别降低42%和50%。7.5mg/kg使正常麻醉狗血压从(15.87±1.33)kPa上升至(17.60±1.73)kPa，平均升高11%；但在大剂量(30mg/kg)则使血压先降低12%，后升高17%。正常猫对附子水溶部分的反应更为敏感，当给予15mg/kg后，血压明显降低，从(10.67±1.87)kPa降至(7.60±1.20)kPa，平均下降28.7%，2分钟开始上升，最后升至(13.60±1.87)kPa，平均升高27.5%[1]。附子对血压的影响有降压作用，或先降压后升压，或先短暂降压，随即升压，最后较长时间降压的三相效应，可能与不同的功能状态和附子不同制剂及剂量有关。附子的升压作用可被六烃季胺部分对抗，被酚妥拉明完全拮抗，其升压作用机制系直接激动了血管上的α受体所致，尚有神经节或中枢神经的参与[1]。

(4)抗心肌缺血作用：大鼠静脉注射50%附子注射液50mg/kg，能显著对抗垂体后叶素0.5U/kg静脉注射所引起的大鼠急性实验性心肌缺血和心律失常。乌头碱10μg/kg分2次给家兔静脉注射给药，对垂体后叶素2.5U/kg所致的心电图ST段升高有抑制作用，给药后第3分钟ST段的下降最为明显。附子在离体豚鼠心脏灌流标本上，给予垂体后叶素(终浓度为0.018U/ml)制备急性心肌缺血模型，观察到附子在75、15、1.5μg/ml及附片75μg/ml时对豚鼠心率均无影响，但均能显著增加冠脉流量，且附子组作用显著强于附片组，同时附子高、中剂量组还有增加心肌收缩力的作用[6]。

(5)抗休克作用：附子及其复方制剂如参附青注射液、参附注射液、四逆注射液、参丹四逆注射液(心脉灵注射液)，以及尿嘧啶等对动物失血性休克、内毒素性休克、冠脉前降支分段结扎和冠状窦插管阻流法制备的心源性休克模型等有治疗作用，能回升休克动物的动脉血压，延长其存活时间和提高其存活百分率。例如对麻醉猫静脉注射内毒素5mg/kg后80～90分钟达到休克状态。对照组动物血压从正常值(15.07±1.20)kPa降到(8.40±0.67)kPa，降低44%，此时再静脉滴注生理盐水，血压下降，35分钟及2小时血压分别降低

(48±11)%和(84±6)%，而附子治疗组动物休克时血压比正常值降低(49±5)%，此时再用附子水溶部分 2mg/(kg·min)连续 25 分钟恒速静脉注射进行治疗，从开始给药的 35 分钟内，血压基本维持在给药前的水平，以后缓慢下降，给药后 2 小时仅比给药前下降(29±15)%。两组比较，附子水溶部分从给药 10 分钟就能明显减慢内毒素性休克猫的血压下降。对内毒素性休克猫静脉注射附子水溶部分 30mg/kg 的疗效与恒速静脉滴注给药的效果相似。附子溶液还能明显延长内毒性休克猫的存活时间。休克动物从给药(或生理盐水)至死亡的时间，附子水溶液给药组平均为(258±39)分钟，较生理盐水组的(133±36)分钟明显延长[7]。从附子中分离得到的尿嘧啶也具有强心作用和抗失血性休克的作用。对失血性休克大鼠静脉注射尿嘧啶 5mg/kg 后 10～20 分钟内，血压回升幅度显著高于对照组。失血性休克引起颈交感神经活动呈先抑制后兴奋的双相改变，而尿嘧啶静脉注射后无改变，表明尿嘧啶的升压效应不是通过交感神经中枢的，其主要机制是增强心肌收缩力，提高心排出量与平均动脉血压，并可提高休克大鼠的存活率[8]。

(6)改善微循环作用：附子具有改善微循环和抑制血小板聚集的作用。小鼠灌胃附子水煎醇沉液 10、2、0.4g/kg 和附片水煎醇沉液 10g/kg，连续给药 2 周，末次给药后 1 小时，用显微镜测其耳廓血管口径和微血管开放数。附子和附片均能显著增加微血管口径及毛细血管开放数。家兔动脉取血，抗凝，离心制备富血小板血清及贫血小板血清，用血小板凝聚仪测其对 ADP 和胶原所诱导的血小板聚集的抑制作用。结果附子在终浓度为 125、62.5、31.3、16.7、8.4μg/ml 时具有抑制 ADP 和胶原诱导血小板聚集的作用，而附片 125μg/ml 无此作用[6]。

2. 补火助阳　附子善于补火助阳，用于阳虚证。凡肾、脾、心诸脏阳气衰弱者均适用。肾阳虚证主要症候为畏寒肢冷，腰膝酸软而冷痛，或生殖功能减退。脾阳虚证又称脾虚寒证或脾胃虚寒证，主要表现出消化功能低下。附子补火助阳的功效主要通过抗寒冷，耐缺氧，增强体力、改善阳虚证、改善虚寒证、影响内分泌、抗氧化、改善糖代谢(降血糖)、改善消化功能、增强机体免疫功能等药理作用的发挥。

(1)抗寒冷，耐缺氧，增强体力：附子冷浸液和水煎液均能抑制寒冷引起的鸡和大鼠的体温下降，甚至使降低的体温恢复，延长生存时间，降低死亡数。小鼠灌胃附子水煎醇沉液 10、2、0.4g/kg 和附片水煎醇沉液 10g/kg，连续给药 5 天，附子 10g/kg 能够显著提高小鼠在－10℃寒冷环境中的存活率。小鼠灌胃附子水煎醇沉液 10、2、0.4g/kg 和附片水煎醇沉液 10g/kg，连续给药 5 天，附子高、中剂量组均能显著延长小鼠张口呼吸时间而具有耐缺氧作用[6]。雄性小鼠每天灌胃附子多糖 100mg/kg，连续 14 天，末次给药后 1 小时进行无负重游泳直至力竭。结果附子多糖能够显著提高力竭小鼠的心肌组织超氧化物歧化酶(SOD)、过氧化氢酶(CAT)、谷胱甘肽过氧化物酶(GSH-Px)活性，降低丙二醛(MDA)含量；降低心肌细胞凋亡指数，增强心肌组织 Bcl-2 的表达，抑制 Caspase-3 的表达降低，提高游泳运动耐力。表明附子多糖能够通过其抗氧化作用及影响相关凋亡基因的表达，发挥抗过氧化损伤的作用，增强运动能力[9]。

(2)降低阳虚证 M 受体及 cGMP 系统的反应性：阳虚症候与副交感神经-M 受体-cGMP 系统功能亢进相类似。附子肉桂能减少阳虚证甲减模型(甲状腺功能减退模型)小鼠脑内 M 受体数量和降低 cGMP 系统的反应性并使之趋于正常。小鼠连续饮服含有甲硫氧嘧啶(0.3mg/ml)的饮水 2～3 个月后其耗氧量明显降低，降低 15%～25%，此时形成甲减模型。对甲减模型小鼠皮下注射 M-受体激动剂卡巴胆碱后血浆 cGMP 峰值高于正常小鼠。甲减小鼠灌胃附子肉桂水提液20～30天，可使其cGMP系统对卡巴胆碱激动的峰反应值明显降低而趋于正常。另外，甲减小鼠脑内M-受体最大结合位数(Rr)明显高于正常，甲减小鼠灌胃附子肉桂后，脑内Rr明显减少[10]。

(3)改善虚寒证：虚寒证大鼠内分泌和交感神经系统的功能均处于低下的状态。虚寒证大鼠脑中去甲肾上腺素(NA)和多巴胺(DA)的含量降低，而5-羟色胺(5-HT)的含量升高。由于NA和DA属于兴奋性递质，5-HT属于抑制性递质，故机体处于功能低下状态。用附子、干姜的复方水煎液给虚寒证大鼠灌胃治疗1周后，脑组织中的NA、DA和5-HT的含量均呈相反方向变化(即NA和DA升高，而5-HT降低)，表明温热药物(附子、干姜)可通过对中枢神经递质的影响来调整外周器官的功能，把处于失调状态的机体调整到平衡状态[11]。

(4)对内分泌系统的影响：乌头碱无论灌胃、皮下注射或肌内注射均能明显降低大鼠肾上腺内的维生素C的含量，其作用不被戊巴比妥及氯丙嗪阻断，表明乌头碱能增强肾上腺皮质功能。应用促肾上腺皮质激素释放激素(CRH)放射免疫分析法，观察到连续7天腹腔注射乌头碱1、3、10μg/kg可使正常大鼠下丘脑CRH含量呈剂量依赖性增高。免疫组织化学法亦见到下丘脑室旁核CRH神经细胞及正中隆起神经纤维较对照组明显增多增深，表明附子有效成分可作用在下丘脑来促进丘脑-垂体-肾上腺-胸腺(HPAT)轴的功能[12]。

(5)抗氧化作用：附子能提高老龄大鼠血清总抗氧化能力及红细胞超氧化物歧化酶的活性，降低脑组织脂褐素和肝组织丙二醛(MDA)含量，增加心肌组织Na^+-K^+-ATP酶的活性，还可改善肝细胞膜脂流动性。表明附子可提高机体抗自由基能力，减少脂质过氧化，从而保护细胞膜的完整和功能，起到延缓衰老的作用。炮附子对胸腺作用和性腺都有较大的影响，它不仅能增强免疫功能，而且与性功能的作用有关。说明古代医家用炮附子以“益火助阳”，广泛用于温补脾肾的方剂中[13]。

(6)降血糖作用：附子多糖从0.025～0.8g/L均促进体外培养3T3-L1脂肪细胞对葡萄糖的消耗，浓度为0.8g/L时消耗量最大，比对照组增加25%。以胰岛素抵抗3T3-L1脂肪细胞模型组作为^{3}H-葡萄糖摄取正常基值，正常脂肪细胞组摄取率为模型组的399.5%，附子多糖(0.2g/L)组和罗格列酮组摄取率分别为模型组的318.0%和462.6%。可见附子多糖在对脂肪细胞毒副作用较小的浓度下可促进可促进胰岛素抵抗模型3T3-L1脂肪细胞对^{3}H-葡萄糖的摄取[14]。

(7)对消化系统的影响：生附子、乌头碱对大鼠离体回肠有收缩作用，其收缩作用可被阿托品阻断，故兴奋肠肌的作用可能与兴奋迷走神经有关。附子水煎液能显著抑制小鼠水浸应激型溃疡和大鼠盐酸损伤性溃疡的形成。

(8)增强机体免疫功能：附子注射液对体液免疫和细胞免疫均有增强作用，可使小鼠血清抗体(IgM、IgG)滴度及脾脏抗体形成细胞数明显增加，可使血清补体含量明显增加。给正常豚鼠每天皮下注射附子液2g/kg，连续9天，可使T淋巴细胞玫瑰花环形成细胞数的百分率明显增加。给正常家兔每天皮下注射附子液4g/kg，连续9天，可使T淋巴细胞转化率明显升高。给小鼠灌胃100%附子水煎液，每次0.6ml，1日2次，连续7天，具有显著促进小鼠脾淋巴细胞分泌白细胞介素-2(IL-2)的作用[15]。小鼠连续5天腹腔注射环磷酰胺100mg/(kg·d)制备免疫低下模型。第6天开始分别灌胃或腹腔注射给予附子酸性多糖400、200mg/kg，每日1次，连续15天。可显著提高正常小鼠和免疫低下小鼠的脾脏和胸腺指数，提高小鼠的腹腔巨噬细胞吞噬功能和抗体产生能力，促进淋巴细胞增殖，增强自然杀伤细胞活性，并且可以显著提高白细胞数量。腹腔注射较灌胃给药的效果更为明显[16]。

3. 祛除寒湿，温经止痛　寒湿偏盛、周身骨关节疼痛的痹痛证，相似于现代医学自身免疫性疾病的风湿病如类风湿关节炎和风湿性关节炎等，用附子治疗有效。

(1)抗炎作用：腹腔注射附子水煎液1g/kg，对巴豆油所致小鼠耳廓炎症肿胀抑制率达54%，对大鼠甲醛性足肿胀在致炎后1、3、5小时的抑制率分别为67%、60%和61%；对切除双侧肾上腺大鼠甲醛性关节炎肿仍有效，在致炎后1、3、5小时的抑制率分别为64%、56%和53%[17]。乌头碱无论灌胃、皮下注射或肌内注射均能明显降低大鼠肾上腺内维生素C的含量，其作用不被巴比妥及氯丙嗪阻断。乌头碱低剂量能抑制大鼠、小鼠角叉菜胶足水肿，也能抑制受精鸡胚的尿囊膜上的肉芽形成。大鼠预先30分钟灌胃乌头碱0.1mg/kg对角叉菜胶注射引起的足肿胀炎症有预防作用。乌头碱对渗出性炎症有抑制作用可达5.5小时，且同时抑制渗出液中白细胞的渗出。

(2)镇痛，镇静作用：生附子能延长环己巴比妥的睡眠时间，抑制小鼠的自发活动。生附子对小鼠尾根部加压致痛法能使痛阈值提高36%～40%。给小鼠腹腔注射附子液15g/kg经热板法试验具有显著的镇痛作用，而除去生物碱后的镇痛作用明显减弱[10]。附子水煎醇沉液15、10、5g/kg对小鼠腹腔注射，用热板法测定可使小鼠痛阈值显著提高，其镇痛效应半衰期为11.05小时[18]。

4. 抗肿瘤作用　建立移植性肝癌H_{22}模型，于接种后24小时开始每天1次腹腔注射附子提取物20mg/kg，连续10天。发现附子提取物能显著抑制肝癌移植瘤的生长，可显著促进移植瘤TNF-α和Caspase-3表达，抑制NF-κB表达，故其抗癌作用机制可能与活化细胞凋亡信号传导通路，诱导肿瘤细胞凋亡有关。附子的抗癌作用与环磷酰胺合用有协同增效作用[19]。

5. 对附子增效减毒的影响　附子与干姜配伍具有增效减毒作用。附子干姜合煎液中乌头类生物碱含量增至36.40%。故推测干姜中所含的高分子化合物有增溶作用，而干姜中所含高分子化合物形成胶体溶液，减少了乌头碱在煎煮中水解所致。此结果似乎与干姜具有解毒作用的传统看法不相符。通过对四种不同的干姜提取物与附子共煎比较，结果提示起增溶作用、增强附子毒性的主要是干姜的水溶性成分；醋酸乙酯提取物中虽然乌头碱和次乌头碱溶出率明显增加，但毒性却明显减小；而干姜的氯仿和石油醚提取物可明显减少共煎液中乌头碱的溶出量。另外，干姜中的化学成分与附子的双酯型生物碱生成酯型生物碱，且抑制了双酯型生物碱的溶出，从而达到解毒的目的。附子配伍干姜可使冠脉流量得以明显改善，对心肌受损力的影响也呈现出同样的结果，合用还可明显升高SOD活性，降低MDA的含量。附子配伍干姜可以加快心衰大鼠的心率、升高左心室内压、提高左心室内压最大上升和下降速率，改善心衰大鼠血流动力学的变化，有明显的抗心力衰竭作用[20]。附子-人参、附子-干姜、附子-黄芪、附子-生地黄、附子-甘草药对单煎混合液的LD_{50}值分别是附子单煎液LD_{50}的1.13、1.40、2.08、2.21和5.48倍，附子-甘草药对合煎液的LD_{50}值测不出来，与附子-甘草合煎液相比，其单煎混合液中总乌头碱、新乌头碱和次乌头碱含量分别降低了34.0，43.1和67.0。说明附子与上述药对配伍使用，可明显影响乌头类生碱的含量及毒性[21]。淡附片的加工(附子加甘草、黑豆炮制)主要是因为甘草中的成分容易与附子中双酯型生物碱及其热解产物发生酯交换反应，生成毒性更小的酯类生物碱，同时有少量的双酯型生物碱与甘草中的化学成分形成了难溶性的沉淀。上述反应的结果是降低了附子中双酯型生物碱的含量，从而达到减毒的目的[22]。在相同处理条件下，附子与浙贝母合煎样品中的有毒成分乌头碱、次乌头碱、新乌头碱的含量较附子单煎样品显著提高，从化学成分变化的角度证明中药配伍理论——"十八反"具有科学内涵[23]。

【体内过程】乌头碱微溶于水，易从黏膜吸收，在消化道及皮肤破损处易于吸收。大鼠食管吸收乌头碱的能力明显强于胃。乌头碱主要由唾液和尿中排出。其吸收和排泄均较快，故发生中毒的时间亦快，且无积蓄作用。

【毒理研究】小鼠灌胃附子提取物的 LD_{50} 为(2.35±0.11)g/kg，多数动物死于用药后12小时，2天后基本稳定。50%熟附片注射液对小鼠静脉注射的 LD_{50} 为19.5g/kg。乌头碱对小鼠皮下注射、腹腔注射、静脉注射、灌胃给药的 LD_{50} 分别为0.27、0.38、0.12、1.8mg/kg。

【主治】亡阳证(冷汗自出，四肢厥逆，脉微欲绝)，阳虚证，畏寒肢冷，腰酸脚弱，阳痿，宫冷，脘腹冷痛，虚寒水肿，寒湿痹痛。

【现代应用】

休克：以附子为主组成的回阳救逆代表方四逆汤、参附汤，治疗各种休克患者有肯定疗效。为了达到速效、高效，已研制出新制剂四逆注射液、四逆口服液、人参四逆注射液、参附注射液、参附青(含红参、黑附片、青皮)注射液供临床应用。例如用参附青注射液治疗感染性休克104例，显效58例，有效30例，总有效率84.6%。

【不良反应】附子和川乌为有毒中药，其毒性主要由乌头碱类生物碱引起。人口服乌头碱0.2mg即可发生中毒反应，3～5mg可致死亡。中毒症状以神经系统和循环系统的为主，其次是消化系统症状。中毒症状为恶心、呕吐、腹痛、腹泻、头昏眼花、四肢及周身发麻、畏寒，继之瞳孔放大，视觉模糊，呼吸困难，手足抽搐，血压及体温下降。乌头碱可直接毒害心肌细胞，故其心脏毒性的致命性最为严重，中毒时极易造成心房纤颤。附子中毒可用1%～2%鞣酸洗胃，服活性炭，静脉注射葡萄糖盐水，注意保温，必要时给氧或进行人工呼吸；心跳缓慢时可皮下注射阿托品；出现室性心律失常时可用利多卡因200～250mg静滴。孕妇忌服或慎用。

主要参考文献

[1] 周远鹏，等．附子水溶部分对心血管系统的影响．中草药，1983，14(6)：269

[2] 王胜林，等．附子水煎液对心梗后心力衰竭大鼠血流动力学的影响．陕西中医，2007，28(6)：745

[3] 王立岩，等．附子炮制前后对急性心衰大鼠血流动力学的影响．时珍国医国药，2009，20(6)：1327

[4] 王桂玲，等．附子非生物碱类成分的研究．泰山医学院学报，2007，28(3)：179

[5] 张梅，等．附子抗心律失常有效组分．中华国际医学杂志，2001，1(6)：549

[6] 李立纪，等．附子和附片回阳救逆作用的比较研究．中药药理与临床，2005，21(6)：31

[7] 周远鹏，等．附子水溶部分对内毒素休克的治疗作用．中药通报，1988，13(5)：299

[8] 杨帆，等．四川江油附子提取物抗失血性休克的作用研究．第四军医大学学报，1996，(2)：116

[9] 刘古锋，等．附子多糖对力竭运动小鼠心肌过氧化损伤的保护作用．海南医学，2008，19(7)：67

[10] 易宁育，等．附子肉桂对M受体-cGMP系统的调节作用．中药药理与临床，1987，3(4)：5

[11] 宋辉，等．温补方药对虚寒证大鼠脑内单胺神经递质的调整作用．北京医科大学学报，1995，27(4)：302

[12] 蔡定芳，等．乌头碱对大鼠下丘脑促肾上腺皮质激素释放激素含量的影响．中国中西医结合杂志，1996，16(9)：544

[13] 朱林平，等．附子的药理作用研究进展．中华实用中西医杂志，2004，4(17)：2464

[14] 于乐，等．附子多糖对胰岛素抵抗脂肪细胞模型葡萄糖摄取的影响．亚太传统医药，2009，5(7)：11

[15] 陈玉春，等．人参附子与参附汤的免疫调节作用机制初探．中成药，1994，16(8)：30

[16] 苗智慧，等．附子酸性多糖提高免疫低下小鼠免疫功能的实验研究．河北中医，2007，29(12)：1130

[17] 张维敏，等．附子抗炎症作用的实验研究．中医药信息，1994，(5)：41

[18] 周京滋，等．附子、四逆汤镇痛、抗炎作用的药效动力学研究．中国中药杂志，1992，17(2)：104

[19] 任丽娅，等．附子提取物对移植性肝癌 H_{22} 细胞凋亡影响的实验研究．河南中医，2008，28(11)：34

[20] 奚丽君，等．附子与干姜配伍增效减毒作用机制研究概述．实用中医药杂志，2008，24(9)：608

[21] 雷波，等．附子药对配伍规律的初步研究．湖北大学学报(自然科学版)，2007，29(3)：280

[22] 越皓，等．电喷雾串联质谱分析附子炮制中的化学成分变化．分析化学，2007，35(7)：959

[23] 边宝林，等．附子单煎以及与浙贝母合煎后乌头碱、次乌头碱、新乌头碱等有毒成分的含量变化研究．中国实验方剂学杂志，2006，12(4)：9

干 姜

本品为姜科植物姜 *Zingiber officinale* Rosc. 的干燥根茎。姜含挥发油，油中有姜醇(Zingiberol)、姜烯(Zingiberene)、癸醛(decanal)、β-倍半水芹烯(β-sesquiphellandrene)、辛醛(octanal)、桧烯(sabinene)、β-红没药烯(β-bisabolene)、金合欢烯(farnesene)、1，5-二甲基-4-已烯基-4-甲基苯、4-羟基-3-甲氧苯基-3-癸酮等。尚含天门冬素、谷氨酸、天门冬氨酸、丝氨酸、甘氨酸等。干姜味辛，性热。归脾、胃、肾、心、肺经。

【功效与药理】

1．温中散寒　干姜能祛脾胃寒邪，助脾胃阳气，用于治疗脾胃寒证的脘腹冷痛，呕吐泄泻等消化系统的疾病。

(1)解痉、镇痛：干姜中的姜酚可致豚鼠离体回肠明显收缩，并有一定量效关系，10^{-5} mol/L 东莨菪碱、异丙嗪可抑制此效应。10^{-3} g/ml 的干姜挥发油能竞争性拮抗乙酰胆碱、组胺致离体回肠收缩的效应。提示干姜醇提物的药理效应可能与胆碱能受体和组胺受体有关[1]。干姜醚提物、水提物都有镇痛作用。给小鼠灌胃醚提物 1.5ml/kg、3.0ml/kg 或水提物 20g/kg，均能使醋酸引起的小鼠扭体反应次数减少，镇痛抑制率分别为 67.4%、78.4%和 31.2%。同时还能延长小鼠热刺激反应潜伏期[2]。

(2)抗炎作用：干姜醚提物、水提物都有抗炎作用。大鼠灌胃干姜醚提物 1.5ml/kg 或水提物 10g/kg，每天 1 次，连续 3 天，都能拮抗角叉菜胶引起的大鼠足跖肿胀[2]。给小鼠灌胃干姜醚提物 3.0ml/kg 或水提物 20g/kg，均能抑制二甲苯引起的小鼠耳廓肿胀，肿胀抑制率为 63.9%和 68.2%。给大鼠灌胃干姜水提物 20g/kg 或 10%干姜挥发油 20ml/kg 或 20%干姜酚酸性部位 20ml/kg，均可显著降低大鼠肾上腺中维生素 C 的含量，说明干姜的抗炎作用可能是通过肾上腺皮质的功能而发挥。

(3)保护胃黏膜和抗溃疡作用：大鼠灌胃 10%生姜煎剂后，可明显保护经 0.6mol/LHCl 灌胃或束缚水浸所产生的胃黏膜损伤。其保护机制可能是由于生姜刺激胃黏膜合成和释放具有细胞保护作用的内源性前列腺素(PG)所致。生姜具有抗盐酸-乙醇性胃溃疡作用，经灌胃给予生姜丙酮提取物 1g/kg，对胃黏膜损伤抑制率为 97.5%。生姜有抑制血栓烷素 A_2(TXA_2)的合成和促进前列环素(PGI_2)合成的作用。而 TXA_2 及 PGI_2 分别对胃黏膜起损伤和保护作用。干姜石油醚提取物能对抗水浸应激性、吲哚美辛加乙醇性、盐酸性和结扎幽门性胃溃疡的形成，干姜水提物也能对抗结扎幽门性溃疡形成[3]。

(4)止泻作用：干姜石油醚提物能对抗蓖麻油引起的腹泻，但对番泻叶引起的腹泻无作用。干姜水提物则能对抗番泻叶引起的腹泻。两种提取物都不能影响小鼠胃肠推进运动。干姜抗腹泻的机制不是抑制胃肠运动。已知炎症是引起腹泻的重要原因，而干姜的两种提取物都有抗炎作用，因此抗炎作用可能是干姜止泻的主要机制[2]。

(5)保肝、利胆作用：生姜的辛辣成分姜酚、姜烯酚对 CCl_4 和半乳糖胺所致的肝损害均有抑制作用。生姜精油对 CCl_4 所致的大、小鼠肝损害有预防和治疗作用，并能降低 CCl_4 所致肝损害小鼠的磺溴酞钠(BSP)滞留量。生姜的丙酮提取液在十二指肠给药后，对大鼠有很强利胆作用，柱层析表明其主要成分是 6-姜酚和 10-姜酚[3]。

2. 回阳通脉　干姜辛热，通心助阳，祛除里寒，与附子同用，能辅助附子以增强回阳救逆功效，此功效主要与对心血管系统的作用有关。

(1)强心作用：8-姜辣素在 1×10^{-6} 至 3×10^{-5} mol/L 浓度时，对豚鼠左右心房均产生程度不同的增强收缩力作用，并加快收缩频率；浓度 3×10^{-6} 至 3×10^{-5} mol/L 能加速狗心肌浆网的 Ca^{2+} 摄取，可以认为姜辣素是心肌浆网 Ca^{2+} 泵三磷酸腺苷的激活因子[2]。给狗静脉注射姜酚可使心肌收缩率增加 30%。干姜甲醇提取物在 10^{-4} g/ml 浓度时可使离体豚鼠心房自主运动增强，其强心成分为姜酚和姜烯酮[4]。干姜尚具有保护心肌细胞的作用。将不同剂量的含干姜大鼠血清(1%、2%、4%浓度大鼠血清)对培养乳鼠心肌细胞缺氧缺糖性损伤的保护作用实验时，发现此 3 个剂量使血清的乳酸脱氢酶含量较模型组均明显下降[5]。

(2)升压作用：给大鼠静脉注射姜烯酚 500μg/kg 后出现血压在一过性降低后上升，以后又持续下降的三相性作用。一过性的降压作用可能为切断迷走神经抑制。心电图所见，姜烯酚对刺激传导系的传导有阻滞作用，这种作用可能与姜烯酚的降压作用部分相关。兴奋迷走神经及抑制心脏引起降压作用，而使末梢血管收缩作用和交感神经兴奋作用可引起升压作用。

(3)扩张血管作用：前列腺素 $F_{2\alpha}$($PGF_{2\alpha}$)对小鼠离体肠系膜静脉有浓度依存的收缩作用，干姜对此反应有一过性的直接弛缓作用。干姜对 $PGF_{2\alpha}$ 浓度-反应曲线的最大反应有抑制作用。干姜主要成分姜烯酚能抑制去甲肾上腺素(NA)对肠系膜静脉的收缩作用[6]。

(4)抑制血小板聚集，抗血栓形成作用：生姜的水提物能显著减少血小板标记的花生四烯酸生成 TXB_2 及 PGs 的合成，抑制环氧化酶的活性；干姜水提物能强烈抑制血小板聚集作用，并存在剂量依赖关系；显著延长白陶土部分凝血活酶时间，减少小鼠主动脉标记 AA 合成 6-酮-PGF 和大鼠肺匀浆中标记花生四烯酸生成 TXB_2 和 6-酮-$PGF_{1\alpha}$ 的量。对于诱发的兔血小板凝聚，6-姜醇的抑制效果明显优于吲哚美辛对照组。6-姜醇对大鼠大动脉 PGI_2 的游离具有显著的抑制作用[3]。在人血浆中加入干姜(2、1.6、0.8mg/ml)可明显抑制去甲肾上腺素对血小板的聚集作用，且抑制强度随浓度增加而增强，当干姜浓度为 2mg/ml 时可达 100%的抑制率[5]。大鼠灌胃干姜水提物 10g/kg 和 20g/kg 或干姜挥发油 0.75ml/kg 和 1.5ml/kg 均能使实验性血栓形成延迟。干姜水提物对阈浓度二磷酸腺苷(ADP)、胶原酶诱导的血小板聚集有明显的抑制作用。干姜挥发油能明显延长白陶土凝血活酶时间。干姜挥发油抑制血栓形成的机制可能与其抗凝血功能有关[7]。

(5)降血脂和抗动脉粥样硬化作用：对饲喂高胆固醇饲料的家兔灌胃姜 50%乙醇提取物后，其血清胆固醇、LDL-胆固醇分别比自然恢复组下降 55.8%和 52.6%，使总胆固醇/磷脂比值下降 24.7%；降低肝脏和动脉中胆固醇、甘油三酯和磷脂的含量，使其接近正常值；

并使动脉壁的斑块面积从39.8%下降至13.5%，表现出了较强的降血脂和抗动脉粥样硬化作用[3]。

3. 温肺化饮　干姜能温肺散寒而化痰饮，用于寒饮伏肺引起的咳嗽气喘，痰多清稀等症，与干姜的抗过敏、抗缺氧及抗氧化损伤等作用有关。

(1)抗过敏作用：给豚鼠灌胃生姜油0.2ml/kg有抗过敏作用，对过敏性支气管痉挛有保护作用；对卵白蛋白所致过敏性肠肌收缩有抑制作用，亦能拮抗组胺、乙酰胆碱引起的豚鼠回肠收缩反应，其作用随剂量加大而增强[8]。

(2)抗缺氧作用：给小鼠灌胃干姜醚提取物1.5ml/kg和3.0ml/kg，能延长常压密闭缺氧和氰化钾中毒缺氧模型小鼠的存活时间，也能延长断头小鼠的张口动作持续过程，但对亚硝酸钠中毒小鼠存活时间仅有延长倾向。已知柠檬醛具有抗常压密闭缺氧作用，干姜的挥发油中含有柠檬醛，因此柠檬醛可能是干姜醚提物中的抗缺氧有效成分之一[9]。

(3)抗氧化作用：干姜醚提取物可抑制家兔脑组织的脂质过氧化物丙二醛(MDA)的生成，并能提高脑组织中SOD的活性和Na^+-K^+-ATP酶的活性，清除体内自由基所造成的神经细胞膜的脂质过氧化损伤，脑水肿减轻而迅速复苏。生姜的提取液(水蒸气蒸馏法制备浓缩液)可明显提高小鼠肝脏SOD活性，并能降低肝脏脂质过氧化物(LPO)含量[3]。

【毒理研究】用寇氏法测得小鼠灌胃干姜醚提物的LD_{50}为(16.3±2.0)ml/kg。小鼠灌胃干姜水提物120g生药/kg无死亡[9]。小鼠灌胃干姜醇提物的LD_{50}为108.9g/kg。大鼠长毒试验表明，大鼠每天灌胃干姜醇提物18g/kg和10g/kg，连续2个月，对大鼠体重增加、血液学、血液生化学指标、各脏器病理学检查均未见异常[10]。

【主治】脘腹冷痛、呕吐泻泄、肢冷脉微，痰饮喘咳。

【现代应用】

冠心病，心肌梗死：对心脾两虚或夹气滞血瘀证的冠心病、心肌梗死患者采用干姜胶囊防治。能降低患者TXB_2水平、稳定6-Keto-$PGF_{1\alpha}$水平，能明显降低全血高切黏度及低切黏度，其总有效率达58%～39%。本品尤其适用于伴有胃肠虚寒等胃肠病变者[11]。

【不良反应】用干姜胶囊治疗心脾两虚或夹气滞血瘀证的冠心病、心肌梗死患者，对其血常规、肝肾功、血脂、血糖均无明显影响。

主要参考文献

[1] 姚秀娟，等．干姜醇提物对豚鼠离体回肠收缩的影响．西北药学杂志，1994，9(1)：26

[2] 张明发，等．干姜"温经止痛"的药理研究．中医药研究，1992，(1)：41

[3] 李素民，等．干姜和生姜药理研究进展．中草药，1999，30(6)：471

[4] 张明发，等．干姜现代研究概述．中国中医药科技，1996，(2)：46

[5] 谢恬，等．干姜对心肌细胞缺糖性损伤的保护及其抗血小板聚集实验研究．中国实验方剂学杂志，1998，4(6)：47

[6] 周德文，等．生姜和干姜对心血管系统的药理作用．国外医药．植物药分册，1995，10(2)：73

[7] 许青媛，等，干姜及其重要成分的抗凝作用．中国中药杂志，1991，16(2)：112

[8] 张竹心，等．生姜油的抗过敏作用．中成药，1992，14(11)：30

[9] 张明发，等．干姜对缺氧和受寒小鼠的影响．中国中药杂志，1991，16(3)：170

[10] 王梦，等．干姜醇提物的毒性研究．中医药学报，2000，(2)：60

[11] 钱宝庆，等．干姜胶囊防治冠心病、心肌梗塞的临床研究．中国中医急症，1998，7(1)：11

肉 桂

本品为樟科植物肉桂 *Cinnamomum cassia* Presl 的干燥树皮。肉桂含挥发油（桂皮油）1%～2%，主要成分为桂皮醛（Cinnamic aldehyde）占挥发油的 75%～90%，桂皮酸（Cinnamic acid），并含少量醋酸桂皮酯（Cinnamylacetate），醋酸苯丙酯（Phenylpropyl acetate），尚含多糖、肉桂苷、香豆素等。肉桂味辛、甘，性热。归肾、脾、心、肝经。

【功效与药理】

1. 补火助阳　肉桂为治命门火衰的要药。肾阳不足，命门火衰时出现阳痿，宫冷等证；若下元虚衰，虚阳上浮则出现面赤、虚喘、心悸、脉微弱，肉桂可引火归源。这些功效与影响机体免疫功能和心血管作用有关。

(1)改善性功能：给雄性大鼠灌胃肉桂水煎液 1g/kg，连续 2 个月，能提高血浆睾酮水平和降低血浆三碘甲状腺原氨酸（T_3）水平，但不影响血浆皮质酮水平。说明肉桂补命门之火，治元阳不足，其壮肾阳作用是间接的，可能系通过增加血浆雄激素浓度而改善性功能[1]。

(2)对肾上腺皮质功能的影响：对糖皮质激素阳虚模型小鼠灌胃肉桂水煎服 0.5g/kg 和 2.5g/kg，连续 6 天，能明显抑制阳虚模型动物胸腺萎缩，抑制率达 50%～70%；而肾上腺素、胆固醇的含量比阳虚模型对照组低 41.3%～45.7%。说明肉桂对肾上腺皮质功能有明显保护作用[2]。

(3)抗氧化：给雌性老龄大鼠灌胃肉桂水煎液 15g/kg，连续 30 天。发现随着给药时间的增加，血清总抗氧化能力（TAA）有不同程度增加，30 天时血清 TAA 增加 23.6%；红细胞 SOD 活性在给药 30 天时增高 42.5%；肝细胞膜脂流动性（LFU）有不同程度增加，但无统计学意义；心肌组织 Na^+-K^+-ATP 酶活性在给药 30 天时增加 23.5%；脑脂褐素（LPF）含量略有降低，但无显著性差异；肝组织丙二醛（MDA）含量随给药时间的增加各组不断降低，30 天时降低 20.7%。肉桂显著增加老龄大鼠抗氧化酶活性和总抗氧化能力，降低自由基代谢产物含量，提高组织膜酶的活性，改善细胞膜脂流动性，表明肉桂可通过提高体内抗自由基能力，减少脂质过氧化，从而保护细胞膜的完整性和功能的正常发挥，起到延缓衰老的作用[3]。

(4)调节机体免疫功能：对小鼠灌胃肉桂水煎液 2g/kg，连续 11 天，可显著延长环磷酰胺引起免疫功能抑制小鼠的凝血时间，明显升高红细胞数目、白细胞数目，明显增加胸腺、脾脏重量[4]。小鼠腹腔注射肉桂提取物（肉桂 W_2）200mg/kg，能明显降低炭粒廓清指数及半数溶血值；200mg/kg 连续给药 5 天，能明显减少幼鼠脾脏重量，但对胸腺重量无明显影响；200mg/kg 连续给药 3 天，对大鼠被动皮肤过敏反应无明显影响。提示肉桂提取物能抑制网状内皮系统吞噬功能和抗体形成与减轻脾脏重量有关。然而肉桂多糖却有增强网状内皮系统功能的作用，无论腹腔注射还是灌胃都能提高小鼠巨噬细胞吞噬炭粒的能力。

(5)对心血管系统的作用：①降血压。肾上腺再生高血压大鼠为阳虚动物模型。给这种模型大鼠灌胃肉桂水煎液 1.8g/kg，每天 2 次，连续 3 周。给药第 1 周血压就明显下降。服药 3 周后，尿醛固酮 24 小时总排出量为（153.89±52.31）ng/24h，显著低于高血压对照组的（300.00±52.87）ng/24h。肉桂水煎液使脑纹状体及下丘脑吗啡肽含量提高到正常水平，并明显提高血浆 18-羟脱氧皮质酮水平，同时还明显改善主动脉内膜的高血压损害。②抗病毒性心肌炎：小鼠腹腔注射柯萨奇病毒 B 诱发性小鼠病毒性心肌炎模型，于接种病毒 72 小时后开始每天腹腔注射肉桂油 49.1、36.7、26.5mg/kg，连续 1 周，高剂量和中剂量治疗组可降低小鼠死亡率，延长生存时间，降低急性期血清中肌酸激酶(CK)，肌酸激酶同工酶(CK-MB)含量以及心肌中MDA含量，提高SOD活性；并显著减轻急性期、亚急性期小鼠心肌组织的坏死与钙化[5]。

2. 散寒止痛 肉桂辛热散寒以止痛，治寒邪内侵或脾胃虚寒证、脾肾阳虚的腹痛呕吐及寒病腹痛等。

(1)镇痛：小鼠灌胃肉桂水煎液40g/kg和20g/kg，可显著减少醋酸引起的小鼠扭体反应次数[6]。小鼠灌胃肉桂水煎液2g/kg给药，连续11天，能减少醋酸引起的小鼠扭体次数，同时能延长小鼠热刺激反应潜伏期[4]。

(2)抗胃溃疡：小鼠灌胃肉桂水提物10g/kg和20g/kg或肉桂醚提物0.8ml/kg和1.6ml/kg，对水浸应激性、吲哚美辛加乙醇型、0.6mol/L盐酸引起小鼠胃黏膜损伤模型、幽门结扎型溃疡模型均具有显著保护作用。小鼠灌胃肉桂水提物0.5g/kg和2.5g/kg，连续3天，对小鼠应激性溃疡的形成抑制率达42.7%和57.0%，且小剂量作用强于大剂量[2]。

(3)利胆、止泻：麻醉大鼠灌胃肉桂水提物10g/kg后30分钟，大鼠胆汁分泌量明显增多；灌胃肉桂醚提物0.8ml/kg和0.4ml/kg，用药后90分钟内大鼠胆汁的流量明显增加[7]。灌胃肉桂水煎液1g/kg，可抑制大鼠、小鼠小肠蠕动，能显著抑制炭末推进率。小鼠灌胃肉桂水提物20g/kg及肉桂醚提物1.6ml/kg，能明显减少蓖麻油引起的小鼠腹泻次数[8]。

3. 温经通脉 肉桂辛散温通，能通行气血经脉，散寒止痛。治疗寒痹腰痛、胸痹胸痛，与其改善心血管功能、抗血栓形成作用，以及降血糖和降血脂等改善物质代谢的药理作用有关。

(1)抗血栓形成：家兔灌胃肉桂水煎液40g/kg，能抑制ADP诱导的血小板的聚集，体外有抗凝作用，不影响兔纤维蛋白溶解活性。提示肉桂可能有预防静脉或动脉血栓的形成作用，显示温通血脉的药理作用。

(2)降血糖：四氧嘧啶糖尿病小鼠灌胃肉桂油提取物32g/(kg·d)，连续7天，具有显著降血糖作用。对链脲佐菌素(STZ)糖尿病小鼠灌胃肉桂水提取物500、250、100mg/kg，1日2次，连续7天，血糖水平依次下降59.16%、56.79%和49.76%；血浆胰岛素水平亦有明显升高。肉桂提取物给药2周后，即能显著降低db/db型小鼠的血糖水平，且药效持久[9]。

(3)降血脂：db/db型小鼠给予肉桂提取物2周后，在显著降低血糖水平的同时，血清甘油三酯和总胆固醇含量及肠内α-糖苷酶活性亦明显降低，而血清胰岛素、高密度脂蛋白水平较对照组有明显升高。链脲佐菌素(STZ)诱发糖尿病雄性大鼠给予肉桂醛45天后，其血糖水平、糖基化血红蛋白、总胆固醇、甘油三酯水平显著降低，血浆胰岛素、肝糖原、HDL水平明显升高，可恢复谷丙氨酸氨基转移酶、天冬氨酸氨基转移酶、乳酸脱氢酶、碱性磷酸酯酶和酸性磷酸酯酶至正常水平[9]。

4. 其他作用

(1)抗菌：肉桂在体外有明显的抑菌作用及抗真菌作用，用K-B纸片扩散法100%肉桂水浸出液滤纸片对大肠杆菌、痢疾杆菌、伤寒杆菌、金黄色葡萄球菌、白色葡萄球菌、白色念珠菌均有明显的抑菌作用[10]。肉桂油可用于治疗胃白念珠菌感染。制作胃白色念珠菌感染小鼠模型后，每天灌胃给予1.25、1.88、2.5g/L肉桂油溶液1ml，连续10天，取小鼠胃组织行真菌镜检及组织病理检查，发现肉桂油3个剂量治疗组的真菌镜检及组织病理检查阳性率均显著低于对照组，肉桂油各组之间比较无显著差异[11]。

(2)抗炎、解热：从肉桂丙酮提取物中分离了6种鞣质类化合物(表儿茶精、儿茶精、前矢

车菊素 B_2、前矢车菊 B_4、肉桂醇 D_1 及肉桂醇 D_2），均以 40μg/d 剂量给小鼠灌胃，显示有较强的抑制肉芽生长的作用。小鼠灌胃肉桂醚提取物 0.8ml/kg 和 1.6ml/kg 或肉桂水提取物 10g/kg 和 20g/kg，均能抑制二甲苯所致的耳廓肿胀和醋酸所致的腹腔毛细血管通透性增高；肉桂水提物 5g/kg 和 10g/kg 还抑制角叉菜胶引起的大鼠足跖肿胀[12]。用啤酒酵母致大鼠发热模型，对大鼠灌胃肉桂水煎液 14g/kg，给药 2 小时后有明显解热作用[6]。

(3)镇咳、平喘、祛痰：小鼠灌胃肉桂水煎液 108、72、36g/kg。连续 3 天，具有镇咳作用，能明显减少小鼠 2 分钟内咳嗽次数；上述剂量连续灌胃 7 天，均具有祛痰作用，能显著增加气管段内酚红排泌量。豚鼠灌胃肉桂水煎液 69、46、23g/kg，连续 3 天，以 2%乙酰胆碱和 0.1%磷酸组胺的等量混合液超声雾化，喷雾，发现中剂量具有平喘作用，能明显延长豚鼠引喘潜伏期[13]。

(4)抗肿瘤：体外实验，肉桂酸浓度为 1mmol/L 和 3mmol/L 时能使 A_{549} 人肺腺癌细胞增殖受到明显抑制，同时细胞的核仁形成率明显下降，核仁内核仁组成区嗜银颗粒明显减少[14]。

(5)抑制前列腺增生：采用注射睾酮诱导的小鼠前列腺增生模型，每日一次灌胃肉桂提取物 0.88、0.44、0.22g 生药/kg，连续 28 天，3 种剂量均可使小鼠前列腺湿重及前列腺指数较模型组有明显降低[15]。

【毒理研究】急性毒性试验表明，3 种给药途径(灌胃，腹腔注射，静脉注射)肉桂 20g/kg 均显示较强毒性[6]。肉桂和大叶青化桂灌胃 50g 生药/kg 无死亡；阴香桂 LD_{50} 为 46.6g 生药/kg，锡兰桂 LD_{50} 为 51.8g 生药/kg[2]。小鼠灌胃肉桂醚提物的 LD_{50} 为 8.24ml/kg，灌胃肉桂水提物 120g 生药/kg，观察 7 天，动物无死亡[4]。

【主治】肾虚作喘，腰膝冷痛，阳痿，宫冷，阳虚眩晕，目赤咽痛，虚寒吐泻，寒疝。

【现代应用】

1. 腰痛　口服肉桂粉，每次 5g，1 日 2 次，治疗 102 例肾阳虚型腰痛(其中风湿性脊柱炎 35 例，类风湿性脊柱炎 5 例，腰肌劳损 55 例，不明原因 7 例)，平均疗程 3 周，总有效率 98%。但对骨质增生者，X 线检查无明显改变。

2. 糖尿病　60 例 2 型糖尿病病人给予肉桂 1、3、6g 生药/天，连续 40 天，均可使空腹血糖水平明显下降，平均降低空腹血糖 18%～29%。向饮食中加入肉桂水提取物(每日 3g 生药)治疗 79 例 2 型糖尿病病人，一日 3 次，连续 4 个月，达到显著临床疗效，降糖作用可达 10.3%[9]

主要参考文献

[1] 邝安堃，等．助阳中药对正常雄性大鼠肾上腺皮质、睾丸及甲状腺激素浓度的影响．中西医结合杂志，1989，9(12)：737

[2] 严少敏，等．肉桂、桂皮温中助阳作用比较．中药材，1990，13(5)：32

[3] 王桂杰，等．雌性大鼠抗氧化系统的增龄性变化及肉桂抗衰老作用的实验研究．中国老年学杂志，1998，18(4)：241

[4] 肖庆慈，等．肉桂赤石脂配伍的研究．云南中医学院学报，1996，19(4)：1

[5] 丁媛媛，等．肉桂油治疗小鼠 CVB3m 病毒性心肌炎的实验研究．第四军医大学学报，2005，26(11)：1037

[6] 刘林亚．中药桂枝肉桂药理作用的对比研究．四川中医，1998，15(5)：18

[7] 朱自平，等．肉桂的温中止痛药理研究．中国中药杂志，1993，18(9)：553

[8] 禹志领，等．肉桂与赤石脂配伍的药理研究．中国中药杂志，1997，22(5)：329

[9] 何岚，等．中药肉桂降血糖降血脂作用的研究进展．中国现代中药，2008，10(8)：8

[10] 邱世翠，等．肉桂体外抑菌作用研究．时珍国医国药，2001，12(1)：13

[11] 马耀辉，等．肉桂油对小鼠胃白念珠菌感染的治疗作用．世界华人消化杂志，2009，17(15)：1545

[12] 张明发，等．肉桂的药理作用及温里功效．陕西中医，1995，16(1)：39

[13] 侯仙明，等．肉桂镇咳祛痰及平喘作用的药效学研究．时珍国医国药，2009，20(4)：831

[14] 金戈，等．肉桂酸对 A_{549} 人肺腺癌细胞增殖和核仁组成区的影响．河南医学研究，2002，11(2)：124

[15] 马松涛，等．肉桂提取物对实验性前列腺增生的研究．四川生理科学杂志，2008，30(4)：168

吴 茱 萸

本品为芸香科植物吴茱萸 *Evodia rutaecarpa*（Juss.）Benth.、石虎 *E. rutaecarpa*（Juss.）Benth. var. officinalis（Dode）Huang 或疏毛吴茱萸 *E. rutaecarpa*（Juss.）Benth. var. Bodinieri(Dude)Huang 的将近成熟的果实。吴茱萸果实中含挥发油 0.4%，其化学成分有吴茱萸烯（Evoden）、罗勒烯（Ocimene）、吴茱萸内酯（Evodin）、吴茱萸内酯醇（Evodol）等，还含吴茱萸酸（Goshuqnic acid）、吴茱萸碱（Evodiamine）、吴茱萸次碱（Rutaecarpime）、吴茱萸因碱（Wuchuyine）、羟基吴茱萸碱（Hydroxyevodiamine）、吴茱萸卡品碱（Evocarpine）。吴茱萸味辛、苦，性热。归肝、脾、胃、肾经。

【功效与药理】

1. 散寒止痛 《神农本草经》载吴茱萸“温中下气，止痛，咳逆寒热，除湿止痹。”吴茱萸可用于治疗脘腹冷痛、疝痛、头痛及虚寒泄泻，呕吐吞酸等证。

(1)镇痛、抗炎作用：小鼠灌胃吴茱萸生品及吴茱萸不同炮制品（甘草制吴茱萸、酒制、醋制吴茱萸）各 20g/kg，均能减少由醋酸引起的小鼠扭体反应次数，镇痛率分别为 32.89%、46.77%、43.92%、45.56%；对巴豆油所致小鼠耳廓肿胀也均有显著抑制作用。吴茱萸炮制后能增强镇痛抗炎作用，以甘草制吴茱萸的作用最强[1]。小鼠灌胃吴茱萸水煎液 10g/kg 和 20g/kg，都能延长小鼠对热刺激反应潜伏期，其作用随剂量增大而增强。家兔静脉注射 10%吴茱萸乙醇提取物 0.1～0.5ml/kg 有镇痛作用。把家兔体温冷却至 36℃后，知觉显著变敏锐，但给予 10%吴茱萸乙醇提取物 0.2ml 后冷却，知觉则明显麻痹。这种现象比氨基比林、安替比林明显，从而显示出在寒冷时的镇痛作用更显著[2]。

(2)抗过敏和免疫调节作用：小鼠和大鼠给予吴茱萸次碱 10～50mg/kg，均可以显著抑制由 IgE 抗原复合物所引起的被动皮肤过敏反应（PCA）和由 48/80 复合物引起的抓痒行为。同时，吴茱萸次碱可抑制在 BBL-2H3 细胞中由 IgE 抗原复合物所诱发的 TNF-α 和 IL-4 的蛋白表达，但并不抑制 IgE 抗原复合物引起 RBL-2H3 细胞和由 48/80 复合物所引起的大鼠肥大细胞的脱颗粒。提示吴茱萸次碱对 IgE 所诱导的过敏性疾病如过敏性皮炎及过敏性鼻炎可能有效[3]。取小鼠胸腺、脾组织研磨过滤为单细胞悬液。MTT 法测定显示当吴茱萸碱浓度＞0.5μmol/L 时，在 24、48、72 小时均明显抑制小鼠 ConA 诱导的胸腺、脾淋巴细胞增殖；吴茱萸碱处理的小鼠脾和胸腺细胞释放 IL-2、IL-12 的功能较对照组明显减低；0.75μmol/L 的吴茱萸碱处理后细胞 Bcl-2 和 CDK2 的 mRNA 水平较对照组明显升高。与对照组相比，0.75μmol/L 吴茱萸碱在 6、12、24 小时均可诱导小鼠胸腺细胞、脾细胞明显凋亡。认为吴茱萸碱可通过 Bcl-2、CDK2 上调，抑制小鼠体外培养的脾和胸腺淋巴细胞增殖诱导其凋亡，同时细胞分泌 IL-2 和 IL-12 的生物活性亦明显下降，细胞内活性氧（ROS）水平增高，但随着药物处理时间的延长，细胞死亡率升高，死亡细胞内活性氧（ROS）水平明显降低[4]。

(3)保肝、利胆：对大鼠灌胃吴茱萸水煎液5g/kg和10g/kg，每天1次，连续5天，都能对抗四氯化碳升高血清ALT(谷丙氨酸氨基转移酶)的作用；其中5g/kg还能对抗四氯化碳升高血清AST(天冬氨酸氨基转移酶)作用。10g/kg组在给药后第1个30分钟明显增加胆汁流量，流出率为(110±14)%，比自来水组的(85±18)%增加近30%，表现出短暂的利胆作用[5]。

(4)抗胃溃疡：以10g生药/kg和20g生药/kg的吴茱萸水煎液给禁食24小时的小鼠灌胃，均可显著抑制吲哚美辛加乙醇引起的胃溃疡形成，抑制率分别为40%和53%。给禁食24小时的大鼠灌胃吴茱萸水煎液5g/kg和10g/kg，都可显著抑制盐酸性胃溃疡形成，抑制率分别为91%和73%[5]。在阿司匹林诱发的胃溃疡模型，静脉注射吴茱萸次碱100或300mg/kg，或灌胃300或600mg/kg，均可显著降低溃疡指数，具有保护胃黏膜的作用[3]。

(5)止泻，治疗肠炎：从吴茱萸中提取的2-烷基取代喹诺酮具有较弱的促进胃肠蠕动的作用；吴茱萸烯及吴茱萸苦素可以增强肠胃的消化功能，其挥发油可抑制肠内异常发酵。以吴茱萸为主的外用药"泻克星"具有抗腹泻和抑制亢进的肠推进作用，纠正失调的胃肠运动[6]。小鼠灌胃吴茱萸水煎液10g/kg及20g/kg，对灌胃蓖麻油引起的小鼠腹泻，均能减少腹泻次数，但作用产生缓慢。以三硝基苯磺酸(TNBS)及乙醇两次灌肠制作小鼠溃疡性结肠炎模型，小鼠灌胃吴茱萸氯仿提取物50、100、300mg/kg，连续14天。结果TNBS诱发结肠炎后，小鼠腹泻、便血、结肠出现了黏连、充血，溃疡出血甚至穿孔等变化。吴茱萸能改善结肠炎小鼠大体形态学损伤，降低髓质过氧化物酶(MPO)含量，抑制脾肿大，对小鼠腹泻、便血、体重等状况变化都有所改善，并抑制结肠炎模型小鼠的炎性浸润、渗出和增生，减轻结肠局部的病理损害[7]。

2. 对心血管系统的影响

(1)强心：吴茱萸在1×10^{-4}g/ml时即可使离体蟾蜍心肌收缩幅度增高，当浓度在$2\times10^{-3}\sim4\times10^{-2}$g/ml时，其收缩幅度明显增大，以后随浓度增大呈抑制现象。不同浓度吴茱萸均能使蟾蜍心排出量增加。吴茱萸0.2g/kg能明显增加在体兔心肌收缩幅度，0.2g/kg能使麻醉犬射血前期与左室射血期比值变小，心肌收缩功能指数增加，心搏出量、心排出量、心脏指数、心搏指数、左室每搏作功指数增大，血压增高，其中以给药后5分钟较为明显[5]。

(2)影响血管和血压：给大鼠静脉注射吴茱萸水提醇沉法制成的吴茱萸注射液2g/kg，大鼠的血压从(12.00±1.37)kPa升到峰值(19.35±2.78)kPa，升压持续时间(4.48±2.35)分钟。与10.8μg/kg肾上腺素在升压幅度和升压持续时间大致相当，且两者均具明显的后降压效应；心电图改变除心率轻度减慢外，其余无明显影响。同样静脉给药，吴茱萸0.0125g/kg对麻醉犬即有一过性的升压作用。当剂量为0.25g/kg时，血压明显升高，并与剂量呈依赖性关系；心电图主要表现为心率减慢。正常家兔静脉注射吴茱萸10%乙醇提取物0.5～1.0ml/kg，出现一过性血压上升及呼吸运动增加，静脉注射0.5ml/kg，则颈动脉血流增加[2]。从吴茱萸果分离的脱氢吴茱萸次碱对麻醉大鼠静脉注射后具有降血压和减慢心率作用，当其累加剂量至22.5mg/kg时，收缩压下降33.4%，舒张压下降39.1%。在注入脱氢吴茱萸次碱后，注入累加剂量为3.3ml/kg的聚磷酸盐可使收缩压增加37%，舒张压增加32%，心率加快35%。由于聚磷酸盐在受体水平上是前列腺素的阻滞剂，通过饱和阻断来完全抑制脱氢吴茱萸次碱，故可认为脱氢吴茱萸次碱的降压作用是通过前列素合成而间接起作用[8]。

(3)增加脑血流量:从吴茱萸的叶中分离鉴定出盐酸脱氢吴茱萸胺对麻醉猫静脉注射0.3mg/kg给药时,使大脑外侧裂上脑回的脑血流量(CBF)增加,注射1～4分钟后达峰,10分钟内恢复。该有效剂量对心脏射血功能(血压、心电图、心率、最终呼出的CO_2浓度、呼吸率、外肋间肌肉吸气肌动图)均无影响[8]。

(4)抗血栓形成:大鼠灌胃吴茱萸水提物10g/kg和20g/kg 1小时后,20g/kg组使血栓形成时间明显延长;10g/kg使白陶土部分凝血活酶时间(KPTT)有不同程度的延长,而对凝血酶原消耗时间(PCT)、血浆凝血酶原时间(TT)无明显影响;20g/kg使KPTT、V因子时间明显地延长,其他指标均无明显变化[9]。不同剂量吴茱萸水煎剂对阈浓度ADP诱导的血小板聚集和对胶原诱导的血小板聚集有明显抑制作用。小鼠腹腔注射吴茱萸次碱200mg/kg,可明显延长肠系膜微静脉血小板血栓形成潜伏期,延长时间是对照组的1.5倍,其作用与250m/kg阿司匹林相似。

3. 其他作用

(1)抗肿瘤:吴茱萸碱可以显著抑制男性前列腺癌细胞(DU_{145}、PC_3、LNCaP)、黑色素肿瘤细胞A_{375}-S_2的增长,促进胃癌细胞MGC_{803}和宫颈癌HeLa细胞死亡,诱导白血病U_{937}和早幼粒细胞白血病HL-60、小鼠肝癌H_{22}细胞的凋亡,抗人类急性白血病CCRF-CEM细胞增殖。其机制涉及阻滞G_2/M细胞周期、抑制微管蛋白形成、减少ERK及磷酸化ERK的蛋白表达而阻断ERK激酶对细胞的保护作用、增加Fas-L表达、改变细胞中Bcl-2和Bax基因表达的比值、诱导内源性凋亡等。吴茱萸碱与吴茱萸次碱相比有更强的细胞毒作用,但吴茱萸次碱对人的多药耐药性肿瘤移植的抑制作用优于紫杉醇,可增强长春碱的细胞毒和紫杉醇抑制多药耐药细胞的作用,而吴茱萸碱仅增强长春碱的细胞毒作用[10]。

(2)减肥:吴茱萸碱是辣椒素受体激动剂,有类似辣椒素的减肥作用。在雄性小鼠饲料中添加0.03%吴茱萸碱喂养12天,肾周围脂肪重量明显下降,附睾周围脂肪团减少。0.02%吴茱萸碱以吴茱萸醇提取物的形式加入大鼠高脂饮食中喂养21天,大鼠体重、肾周围脂重、附睾周围脂重、血清游离脂肪酸、肝总脂、甘油三酯、胆固醇指标均较对照组明显下降[11]。

(3)镇静:小鼠灌胃吴茱萸水煎液2、4、8g/kg,其中8g生药/kg组对戊巴比妥钠所致小鼠镇静催眠作用具有显著的协同作用[2]。

(4)兴奋子宫:吴茱萸次碱、脱氢吴茱萸碱对家兔离体子宫有兴奋收缩作用,脱氢吴茱萸碱对在体子宫也有兴奋收缩作用。

【主治】厥阴头痛,寒疝腹痛,寒湿脚气,经行腹痛,脘腹胀痛,呕吐吞酸,五更泄泻。外治口疮,喉喘鸣。

【现代应用】

1. 口腔病　以陈醋调吴茱萸粉末敷涌泉穴,每天换药1次,连续敷4～7次,治疗口腔病133例(其中口舌炎44例、舌裂29例、复发性口疮60例),总有效率98.5%[12]。

2. 喉喘鸣　将吴茱萸粉末用冷开水调成稠糊状敷于双侧涌泉穴,每次1～2g,每晚1次,次日清晨取下。治疗先天性喉喘鸣68例,用药6～18次,总有效率100%。用这种方法对小儿喉炎、支气管哮喘均有效[13]。

3. 扁桃体炎　将吴茱萸磨成细粉,取适量陈醋调和,揉成约山楂大小的2个丸子,用塑料布固定在两脚底的涌泉穴上,再用胶布固定,2天1换,病好为止。另外,让患儿饮绞股蓝茶,每天20g,水煎代茶饮。治疗儿童扁桃体炎41例,有较好疗效。复发者继续用药仍有效[14]。

4. 癫痫 取吴茱萸适量，晒干粉碎成极细末，装瓶封闭备用。用时取吴茱萸粉置肚脐中，以填平脐眼为限，外以麝香止痛膏固定（对胶布过敏者，用塑料薄膜敷脐上，外以纱布敷料固定），每7天换药1次，连敷3个月或更长时间。用该药的同时可配用其他抗癫痫药物。治疗原发性癫痫23例，总有效率82.6%[15]。

5. 绝经前后诸证 取上好净吴茱萸粉末装瓶封闭备用。于月经干净后3～5天开始用药。患者取平卧位，先用酒精消毒神厥穴（肚脐），然后用吴茱萸粉将神厥穴填满，再以伤湿止痛膏敷贴固定（对橡皮膏过敏者用纱布包扎固定亦可），每3天换药1次，5～7天为1个疗程，一般需连续使用3个疗程，最多可用至5个疗程。对58例绝经前后诸证进行治疗，总有效率94.8%[16]。

主要参考文献

[1] 蒋建春，等．吴茱萸不同炮制品镇痛抗炎作用的研究．时珍国药研究，1997，8(5)：421

[2] 刘良，等．引种栽培进口"南药"药材质量的药理学评价——进口与引种檀香、吴茱萸、白豆蔻、马钱子、大风子药理作用比较研究．中药药理与临床，1996，12(6)：24

[3] 龙明立，等．吴茱萸次碱的药理学研究进展．解放军药学学报，2008，24(6)：528

[4] 宋朝阳，等．吴茱萸碱对小鼠免疫功能的调节作用．中药材，2008，31(6)：885

[5] 张明发，等．吴茱萸温中止痛药理研究．中药材，1991，14(3)：39

[6] 周莲娣．吴茱萸药理研究述评．中医药学刊，2005，23(1)：159

[7] 刘保林，等．吴茱萸氯仿提取物对小鼠溃疡性结肠炎的药效学研究．中药药理与临床，2003，19(6)：6

[8] 王任光摘译．脱氢吴茱萸次碱的降压作用．中草药，1985，16(7)：333

[9] 许青媛，等．附子、吴茱萸对实验性血栓形成及凝血系统的影响．西北药学杂志，1990，5(2)：9

[10] 龚慕辛，等．吴茱萸有效成分的药理研究进展．中药新药与临床药理，2009，20(2)：183

[11] 周云波，等．吴茱萸的研究进展．文山师范高等专科学校学报，2008，21(1)：102

[12] 李艳芳，等．吴茱萸敷涌泉穴治疗口腔病133例．湖南中医学院学报，1995，15(2)：29

[13] 张连成．吴茱萸外敷治疗喉喘鸣68例报告．河北中医，1990，12(1)：14

[14] 边振考，等．吴茱萸外用治疗儿童扁桃腺炎．时珍国药研究，1997，8(3)：21

[15] 韩冠先，等．吴茱萸敷脐疗癫痫．浙江中医杂志，1999，34(1)：29

[16] 李斯文，等．吴茱萸敷脐治疗绝经前后诸证58例疗效观察．云南中药杂志，1996，17(4)：5

花 椒

本品为芸香料植物青椒 *Zanthoxyfum Schinifolium* Sieh. et Zuce. 或花椒 *Zanthoxylum hungeanum* Maxim. 的干燥成熟果皮。花椒含挥发油、多种生物碱（如木兰花碱等）及酰胺类化学成分等。花椒味辛，性温。归脾、胃、肾经。

【功效与药理】

1. 温中止痛 花椒能温中止痛，暖脾止泻，对脾胃虚寒，脘腹冷痛、呕吐、泄泻等，与现代医学消化系统多种疾病有关，作用如下：

(1)抗胃溃疡：给NIH小鼠灌胃花椒水提物5g/kg和10g/kg，具有显著抗水浸应激性胃溃疡形成的作用，溃疡指数分别为14±12和17±11，明显低于自来水对照组的38±23，而醚提物仅有抑制倾向。给NIH小鼠灌胃花椒水提物10g/kg，有显著抑制吲哚美辛加乙醇所致胃溃疡形成作用，其溃疡指数较对照组降低22%。给NIH小鼠灌胃花椒醚提物3ml/kg，能显著抑制炎性胃溃疡形成，其溃疡指数为17±15，明显低于对组（3%阿拉伯胶）

的60±43。给NIH小鼠灌胃花椒水提物5g/kg，可明显抑制幽门结扎性胃溃疡形成的作用，其溃疡指数为2.5±1.8，明显低于自来水对照组的4.2±1.3[1]。

（2）保肝：大鼠每天分别灌胃花椒水提物2.5～5.0g/kg，连续5天，或醚提物1.5ml/kg、3.0ml/kg，连续3天。结果花椒水提物5g/kg能对抗CCl_4诱发急性肝损伤大鼠血清ALT活性升高作用，但对血清AST活性升高无对抗作用。用乌拉坦麻醉大鼠，从十二指肠给予花椒的醚提物1.5～3.0ml/kg或水提物2.5～5.0g/kg都不影响胆汁流量[1]。

（3）止泻：小鼠灌胃花椒水提物5g/kg，其对抗蓖麻油引起的腹泻作用产生缓慢，且作用短暂。对番泻叶引起的腹泻作用亦相同。小鼠灌胃花椒醚提物3ml/kg和6ml/kg，其抗蓖麻油引起的小鼠腹泻作用出现快且持久，但对番泻叶所致的小鼠腹泻则无对抗作用[1]。

（4）调节胃肠运动：小鼠灌胃花椒水提物20g/kg，能显著抑制胃肠对墨汁的推进运动，推进率为（22±24）%，明显低于生理盐水对照组的（60±10）%。花椒水煎液对离体兔空肠活动影响实验中，在低浓度时显著兴奋兔肠收缩活动，在高浓度时则显著抑制其活动。在离体小肠活动的影响中，花椒对烟碱、毒扁豆碱、乙酰胆碱、酚妥拉明、氯化钡、组胺、阿托品的效应均有对抗作用。推测花椒有抗胆碱样和抗组胺样作用[2]。花椒挥发油可抑制结肠自律性收缩以及拮抗乙酰胆碱和氯化钙引起的结肠收缩；并对乙酰胆碱诱导的依内钙性收缩和依外钙性收缩均有抑制作用。认为花椒挥发油可能主要通过阻断钙通道，减少外钙内流和内钙释放从而抑制家兔结肠平滑肌的收缩[3]。

（5）抗炎、止痛、局部麻醉：花椒的水煎剂、醚提物和水提物都能减少酒石酸锑钾或醋酸引起的小鼠扭体反应次数，提高小鼠腹腔毛细血管通透性，抑制二甲苯性小鼠耳壳肿胀和角叉菜胶性大鼠足跖肿胀。花椒和青椒的水提液都有明显的抗炎、镇痛作用，能明显抑制二甲苯所致小鼠耳廓肿胀及10%蛋清所致的大鼠足肿胀，能显著抑制醋酸所致小鼠的扭体反应。在相同剂量下青椒的作用比花椒强。一定浓度的花椒挥发油和花椒水溶性物均能可逆的阻滞蟾蜍离体坐骨神经冲动，且这种作用有浓度依赖性，20%的花椒挥发油与20%的花椒水溶性物阻滞冲动所需时间与5%的普鲁卡因接近。花椒稀醇液也有局麻作用，在兔角膜之表面麻醉中，效力较利多卡因稍弱，在豚鼠的浸润麻醉中效力强于普鲁卡因[1]。

2. 通血脉

（1）保护心脏作用：大鼠在冰水中冷冻应激时间在2～4分钟后出现明显疲劳，5′-ND（5′-核苷酸酶）活力明显增高，MAO（单胺氧化酶）活力增高，但不显著，TG（甘油三酯）含量明显升高。对大鼠灌胃花椒水提物10g/kg和20g/kg，连续5天。结果花椒水提物对5′-ND酶活性改变不明显；但对大鼠灌胃花椒醚提物1.5ml/kg和3ml/kg则均使5′-ND酶活性降低。花椒水提物及醚提物均能使TG含量明显降低。可见，花椒水提物及醚提物对冰水应激状态下儿茶酚胺分泌增加所引起的心肌损伤有一定的保护作用，可减少心肌内酶及能量的消耗，同时提高机体活力水平[5]。

（2）抗脑缺血：花椒毒酚对脑缺血/再灌注损伤有保护作用，其机制可能与其抑制炎症反应和减轻脑水肿有关。用线栓法短暂阻塞大鼠大脑中动脉制备局灶性脑缺血（2小时）/再灌注（24小时）损伤模型，缺血后1小时和12小时两次腹腔注射花椒毒酚2.5、5、10mg/kg，再灌注24小时，检测大鼠神经功能行为缺陷评分、脑水肿和脑梗死范围，分光光度法测定缺血区脑组织中Na^+-K^+-ATP酶、Ca^{2+}-ATP酶和髓过氧化物酶（MPO）的活性，免疫组织化学染色测定大脑皮层细胞间黏附分子-1（ICAM-1）和E-选择素（E-selectin）的表达。结果花椒毒酚能改善大鼠脑缺血/再灌注后神经功能行为缺陷评分，减轻脑水肿和降低脑梗死范围，增强 Na^+-K^+-ATP 酶和 Ca^{2+}-ATP 酶活性，降低脑组织中 MPO 的活性，抑制 ICAM-1 和 E-selectin 表达[6]。

(3)抗缺氧：小鼠灌胃花椒醚提物 3ml/kg、6ml/kg 或水提物 5g/kg、10g/kg，都不明显影响小鼠的耗氧速度、存活时间和瓶内残存的氧含量。小鼠灌胃花椒醚提物 3ml/kg，可显著延长断头后小鼠张口动作持续时间。两种提取物均可延长小鼠氰化钾中毒后的存活时间，对亚硝酸钠中毒小鼠的存活时间无显著性影响[7]。

(4)抗凝血：花椒具有抗凝血作用，其水提物的作用强于醚提物的作用。大鼠灌胃花椒水提物 10g/kg，PCT(凝血酶原消耗时间)、KPTT(白陶土部分凝血活酶时间)、Ⅷ F(Ⅷ因子)均显著延长；给药 20g/kg 时，PCT，KPTT、PT(凝血酶原时间)均明显延长。大鼠灌胃花椒醚提物 0.15ml/kg 和 0.30ml/kg 后，其 PCT 显著延长，而 PT、KPTT、TT(凝血酶时间)均有不同程度的延长[8]。

(5)抑制血小板聚集、抗血栓形成：花椒水提物在 10mg/200ml 血小板剂量下，对阈浓度 ADP 诱导的血小板聚集具有明显抑制作用，且对聚集抑制、聚集斜率和到达最大聚集时间均存在剂量依赖关系。花椒水提物在 5mg/200ml 血小板剂量下，对胶原诱导的血小板聚集有明显的抑制作用，聚集潜伏期明显延长，斜率逐渐减少。大鼠灌胃花椒水提物 10g/kg 和 20g/kg，可使实验性体内血栓形成明显延迟，剂量与效应相关[8]。

3. 破瘕结　花椒具有抗肿瘤作用。从花椒中提取的一种生物碱对 L_{1210} 和 P_{388} 有很高的活力，剂量为 100、50、25mg/kg 时对白血病 P_{388} 鼠的生命延长率分别为 265%、210%和 190%，一些白血病小鼠用本品治疗后获痊愈，其治疗机制主要是本品对逆转录酶和 DNA 聚合酶活力有较高的抑制能力[9]。花椒挥发油可抑制 Caski 细胞增殖并诱导细胞凋亡。用花椒挥发油按不同时间(24、48、72 小时)及不同浓度(0.5～8mg/ml)分别处理 Caski 细胞，以 MTS 法分析细胞的增殖速度，用流式细胞仪测定细胞凋亡及细胞周期。结果 4mg/ml 花椒挥发油处理 Caski 细胞 72 小时可显著地抑制 Caski 细胞增殖，1mg/ml 花椒挥发油处理 Caski 细胞 72 小时即可导致亚凋亡峰的出现，且 G_0/G_1 期细胞增多，S 期和 G_2/M 期细胞减少。4mg/ml 花椒挥发油处理小鼠肝癌 H_{22} 细胞 72 小时可显著地抑制 H_{22} 细胞增殖，1mg/ml 花椒挥发油处理 H_{22} 细胞 72 小时即可导致亚凋亡峰的出现，且 G_0/G_1 期细胞增多，S 期和 G_2/M 期细胞减少。对肝癌 H_{22} 荷瘤小鼠腹腔注射花椒挥发油 10、25、50、100mg/kg，隔日 1 次，连续给药 7 次，小鼠的瘤体体积明显小于阴性对照组小鼠瘤体体积，瘤重抑制率分别为 41.26%、63.86%、70.43%和 73.30%。认为花椒挥发油可抑制小鼠肝癌 H_{22} 细胞增殖并激发细胞凋亡，并对小鼠 H_{22} 实体瘤生长具有显著抑制作用[10]。

4. 其他作用

(1)平喘：组胺与乙酰胆碱在 10^{-2}mol/L 时均可以使离体气管条收缩达到最大值，花椒挥发油在浓度为 0.08～0.48g/L 时均能有效地抑制对组胺和乙酰胆碱诱发的离体支气管收缩。花椒挥发油浓度达 0.48g/L 时对组胺诱发的支气管收缩抑制率为 49%，但对乙酰胆碱诱发的支气管收缩的抑制率仅达到 26%，提示花椒挥发油对过敏性刺激诱发的哮喘有较好的抑制作用[11]。

(2)抗真菌：川椒挥发油对 11 种皮肤癣菌(红色毛癣菌、石膏样毛癣菌等)和 4 种深部真菌均有一定的抑菌和杀菌作用，其中以羊毛样小孢子菌和红色毛癣菌最敏感，最低抑菌浓度(MIC)<0.1μg/ml，最低杀菌浓度(MBC)为 0.1μg/ml，同时证明月桂氮酮和二甲基亚砜能促进花椒挥发油进入真菌细胞内，加速其死亡[12]。

(3)抗氧化:大鼠肝脏匀浆在37℃温育后,脂质过氧化物丙二醛(MDA)含量明显升高为0.288μmol/g,加入浓度为0.0195、0.0390、0.156mg/ml花椒粗提物时,MDA生成量均显著下降[13]。

(4)抑制子宫:花椒挥发油可抑制小鼠子宫自律性收缩以及催产素和氯化钙引起的子宫收缩,且具有剂量依赖性。花椒挥发油对催产素诱导的依内钙性收缩和依外钙性收缩均有抑制作用。花椒挥发油可能主要通过阻断受体调控的钙通道(ROC)和电压依赖的钙通道(VDC),减少外钙内流和内钙释放从而抑制小鼠子宫平滑肌的收缩[14]。

【毒理研究】小鼠灌胃花椒醚提物的LD_{50}为(32.9±2.9)ml/kg。小鼠灌胃花椒水提物的LD_{50}为(52±5)g/kg。动物死亡前表现为电休克样强直性惊厥,似有小毒[6]。

【主治】脘腹冷痛,呕吐泄泻,虫积腹痛,蛔虫症;外治湿疹瘙痒。

【现代应用】

1. 小儿腹泻 花椒、吴茱萸等研末,敷于神厥穴,治疗212例,有效率85%[15]。

2. 会阴自汗 花椒25g,黄柏9g,苍术12g,加水2000ml煎成600ml,分2日服,治疗下阴自汗57例,均有效[16]。

3. 癣 花椒25g,紫皮大蒜100g,研粉混合,研成药泥,外用,每天1~2次,10天为1疗程。治疗顽癣45例,均获全效[17]。用花椒、苏木、钩藤各30g,枯矾6~9g,煎水浸泡患足,治足癣320例,均显效[18]。

主要参考文献

[1] 张明发,等. 花椒"温中止痛"药理研究. 中国中药杂志,1991,16(8):493

[2] 张明发,等. 花椒抗脾胃虚寒证的药理作用研究. 中药药理与临床,1994,10(2)37

[3] 袁太宁. 花椒挥发油对离体家兔结肠平滑肌收缩功能的作用. 湖北民族学院学报. 医学版,2009,26(1):14

[4] 张湘杰,等. 花椒、延胡索、没药、三七4味中药止痛作用的药理学研究进展. 中国中医药现代远程教育,2009,7(1):96

[5] 许青媛,等. 花椒粗提物对应激性心肌损伤的保护作用. 中草药,1993,24(5):277

[6] 何蔚,等. 花椒毒酚抑制大鼠局灶性脑缺血/再灌注损伤后中性粒细胞浸润和脑水肿. 中国药理学通报,2009,25(5):668

[7] 张明发,等. 荜澄茄和花椒对缺氧和受寒小鼠的影响. 国医论坛,1991,5(3):38

[8] 许青媛,等. 花椒粗提物对实验性血栓形成及凝血系统的影响. 中草药,1990,21(12):17

[9] 尹靖先,等. 花椒药用的研究进展. 四川中医,2004,22(12):29

[10] 袁太宁,等. 花椒抗宫颈癌Caski细胞作用及其机理的初步研究. 时珍国医国药,2009,20(5):1119

[11] 韦敏,等. 花椒挥发油对离体豚鼠气管平滑肌作用的实验研究. 蛇志,2007,19(3):184

[12] 程波,等. 川椒挥发油抗致病真菌作用的实验研究. 贵阳医学院学报,1991,16(1):26

[13] 卢长庆,等. 不同品种花椒粗提物抗菌、抗氧化作用比较研究. 中国中药杂志,1995,20(12):752

[14] 袁太宁,等. 花椒对小白鼠子宫平滑肌收缩的影响及其机理的实验研究. 内蒙古中医药,2009,(6):115

[15] 孙浩,等. 中药"覆脐止泻散"外治小儿腹泻212例疗效观察. 江苏中医,1988,9(12):11

[16] 秦杰,等. 黄柏苍术川椒汤治疗下阴自汗. 江苏中医,1992,13(3):10

[17] 阮育民. 等. 川椒大蒜泥治疗顽癣45例. 中西医结合杂志,1990,10(4):211

[18] 张泊勋,等. 苏木钩藤汤治疗足癣320例. 湖北中医杂志,1991,13(2):6

丁 香

本品为桃金娘科植物丁香 *Eugenia Caryophllata* Thunb. 的干燥花蕾，当花蕾由绿色转红时采摘，晒干。丁香含挥发油15%～20%，其中丁香酚(Eugenol)占总挥发油的36.7%～85%。还含有乙酰丁香酚(Aceteugenol)7%～15%，β-丁香烯(β-Caryophyllene)5.48%。丁香味辛，性温。归脾、胃、肺、肾经。

【功效与药理】

1. 温中降逆 《药性论》载其"治冷气腹痛"。《日华子本草》："治口气，反胃，疗肾气，奔豚气……"等，这些功效主要与消化系统作用有关。

(1)对胃液分泌的影响：丁香水浸出液具有刺激胃酸和胃蛋白酶分泌的作用。用犬制备巴浦洛夫小胃，再参照制备胃肠三通管的方法收集胃液。丁香水提物灌注主胃后3小时内小胃的总酸排除量达到(0.35±0.04)mmol/L，较灌注生理盐水实验结果(0.052±0.012)mmol/L显著增高。主胃内灌注丁香浸出液后1小时，胃蛋白酶活力就开始升高，到第3小时末仍处于较高水平，胃蛋白酶的平均活力为(50.5±1.3)单位，比灌注前对照值(39.8±7.3)单位升高26.9%，与灌注生理盐水的实验结果(33.6±1.3)单位比较有显著增高。先静脉注射阿托品0.1mg，10分钟后向主胃灌注丁香浸出液，其刺激总酸排出量增多的现象即不再出现，说明在其作用机制中有胆碱能机制参与[1]。

(2)止泻：丁香水煎剂在 4×10^{-4}～1.2×10^{-2}g/ml 范围内可抑制兔离体空肠的自发收缩活动，并能对抗烟碱、毒扁豆碱、乙酰胆碱、组胺、利舍平、酚妥拉明和氯化钡等7种肠平滑肌收缩药对离体肠管的兴奋作用，表现为抗胆碱样和抗组胺样作用。丁香油能抑制豚鼠回肠纵行肌，其 ED_{50} 为(6.8±1.0)μg/ml。丁香水煎剂在20g/kg剂量时，抑制小鼠胃肠内容物推进运动，但不对抗酚妥拉明对胃肠推进运动的影响，反而对抗阿托品对胃肠推进运动的抑制，对吗啡引起的抑制胃肠推进运动也有对抗倾向。因此这种抑制推进作用可能是其阻滞胃内容物排空，而不是抑制肠推进产生的。先给丁香醚提物0.3ml/kg能拮抗蓖麻油引起的腹泻，丁香水提物可拮抗番泻叶引起的腹泻，但这两种提取物都不抑制正常小鼠胃肠推进墨汁运动。丁香酚也拮抗蓖麻油引起腹泻和 PGE_2 引起的肠腔积液。由于炎症是引起腹泻的主要原因，因此丁香的抗炎作用可能是其抗腹泻机制[2]。

(3)利胆：大鼠灌胃丁香醚提物0.08ml/kg和0.15ml/kg或水提物5g/kg和10g/kg，每日1次，连续5天，都不阻止 CCl_4 诱发急性肝损害大鼠血清谷丙氨酸氨基转移酶(ALT)和天冬氨酸氨基转移酶(AST)值升高。但给麻醉大鼠十二指肠注射时，丁香醚提物两个剂量组都可显著增加胆汁分泌，并持续1.5小时，可水提物只有半小时的利胆作用。丁香酚和乙酰丁香酚是其利胆活性成分[2]。

(4)抗胃溃疡：小鼠灌胃丁香醚提物0.15ml/kg和0.3ml/kg，大鼠灌胃0.08ml/kg和0.15ml/kg，可抑制吲哚美辛加乙醇性小鼠胃溃疡和盐酸性大鼠胃溃疡的形成，但不抑制水浸应激性小鼠胃溃疡和结扎幽门性大鼠胃溃疡的形成。而给小鼠灌胃丁香水提物10g/kg和20g/kg及对大鼠灌胃5g/kg和10g/kg，可抑制水浸应激性小鼠胃溃疡和盐酸性大鼠胃溃疡的形成，表明丁香有一定的抗胃溃疡作用。丁香挥发油和丁香酚可使胃黏液分泌显著增加而酸度不增加。但连续应用可使黏液耗竭，而仅分泌非黏液性的渗出液。因此丁香酚可能是其抗胃溃疡活性成分。丁香水浸出液能使犬的胃液总酸排出量增加6倍，胃蛋白酶活力提高26.9%，阿托品能对抗其刺激胃酸分泌作用。这种刺激作用可能是丁香所含水溶性乙酰胆碱酯酶抑制成分引起，该成分可能削弱了丁香水提物的抗胃溃疡作用[2]。

2. 芳香开窍 《本草再新》记载丁香"开九窍,舒郁气,祛风,行水"。

(1)抗抑郁作用:丁香酚的芳香疗法能够缓解抑郁症小鼠的抑郁样行为,其机制可能是通过嗅觉通路及其相关环路调节脑的情绪反应功能而起作用。将C57BL/6雌性小鼠,采用慢性不可预见性中等强度应激(CUMS)结合孤养建立小鼠抑郁症模型。将筛选后的模型小鼠给予丁香酚吸入处理5周,评价小鼠的行为学变化。对抑郁行为缓解后的小鼠,记录丁香酚在不同脑区诱发的嗅觉事件相关电位(OERP),以探索其可能的作用机制。结果与干预前相比,丁香酚吸入治疗组4周后悬尾实验差异有统计学意义;5周时强迫游泳实验和24小时糖水消耗量差异也有统计学意义。丁香酚吸入组缓解后(干预5周后)的抑郁样行为与盐酸氟西汀组缓解后(干预3周后)相比差异无统计学意义。嗅觉事件相关电位显示,在嗅球、下丘脑、海马、杏仁核等部位可以快速地记录到丁香酚所诱发的特征性生物电变化[3]。

(2)增强学习记忆能力:丁香酚刺激嗅觉能够显著提高痴呆模型大鼠的学习记忆功能,其治疗效应的发挥依赖于嗅觉传导通路的完整性。通过嗅觉吸入的给药方法,并以损毁嗅球作对照,测试大鼠水迷宫学习记忆能力。结果显示丁香酚刺激组大鼠6天平均逃避潜伏期明显短于阿尔茨海默病模型组;阿尔茨海默病造模后嗅球损毁加丁香酚刺激组大鼠6天平均逃避潜伏期与阿尔茨海默病模型组比较,其差异无显著性意义。经空间探索试验结果显示,丁香酚刺激组大鼠在原平台象限跨越相应平台的次数明显多于其余3个象限,阿尔茨海默病造模后嗅球损毁加丁香酚刺激组在原平台象限跨越相应平台的次数比较,明显少于丁香酚刺激组;阿尔茨海默病模型组与阿尔茨海默病造模后嗅球损毁加丁香酚刺激组在原平台象限跨越相应平台的次数比较,差异无显著性意义[4]。

3. 温肾助阳 丁香具有温肾助阳的功效,临床可用于治疗肾阳不足、阳痿及女子宫寒。《日华子本草》记载丁香"壮阳,暖腰膝";《本草汇言》记载丁香"暖阴户"。这些功效主要与其活血抗凝、抗缺氧及抗氧化损伤等作用有关。

(1)抗凝血:丁香水提物组10g/kg剂量时可使凝血酶原消耗时间有显著的缩短,20g/kg剂量时可使血浆凝血酶原时间(PT)、白陶土部分凝血活酶时间(KPTT)、V因子(VF)均明显的延长。血栓形成堵塞时间测定表明丁香水提物与丁香油都具有预防血栓形成作用,丁香油作用强于丁香水提物[5]。

(2)抗缺氧:①耐常压缺氧。小鼠灌胃丁香水提物0.15ml/kg和0.30ml/kg后1小时,单个放入145ml的广口瓶内密闭,测瓶内氧含量从21%降到15%、10%和7%所需时间(即耗氧速度)、存活时间及死亡时瓶内残存的氧含量。丁香水提物能延长小鼠存活时间和降低死亡时瓶内氧残存量,说明丁香水提物不是通过减慢耗氧速度,而是通过提高小鼠在低氧条件下的氧利用能力,增强小鼠耐受常压密闭缺氧能力。②对小鼠断头后存活时间的影响。小鼠灌胃丁香水提物10g/kg和20g/kg,1小时后断颈处死动物,其张口动作持续时间较对照组明显延长,而醚提物则无明显作用。③对氰化钾中毒小鼠存活时间的影响。小鼠灌胃丁香水提物10g/kg和20g/kg,1小时后静脉注射KCN4mg/kg,大剂量组可明显延长小鼠存活时间。④对亚硝酸钠中毒小鼠存活时间的影响。小鼠灌胃丁香醚提物0.15ml/kg和0.30ml/kg,1小时后腹腔注射亚硝酸钠,小鼠存活时间较对照组明显延长[6]。

(3)抗氧化:丁香具有强抗氧化作用,丁香酚和没食子酸是其主要抗氧化成分,用射线处理并不改变其抗氧化活性。丁香酚低浓度地抑制H_2O_2/Ca^{2+}催化的人红细胞膜脂质过氧化反应,在200μmol/L浓度时,抑制率达62%。也低浓度地抑制苯甲酰过氧化物(BPO)/

Ca^{2+}催化的人红细胞膜脂反应。当浓度大于100μmol/L时，完全抑制反应发生[2]。在麻蝇寿命试验中，发现丁香浓度为0.05%时对麻蝇有延寿作用；2.5%和5.0%丁香则缩短麻蝇寿命。丁香酚及丁香油清除氧自由基的活性均高于羟自由基特异性清除剂甘露醇(EC_{50}为2.1mmol/L)，以丁香酚清除效果最好(EC_{50}为0.7mmol/L)。丁香酚对核黄素-甲硫氨酸光照还原生成的超氧自由基亦有明显的清除作用。

4. 其他作用

(1)抗菌、抗病毒：丁香挥发油在体外实验对大肠杆菌、痢疾杆菌、伤寒杆菌、金黄色葡萄球菌在较低浓度时均有一定的抑菌作用，对金黄色葡萄球菌抑菌作用最佳，2%的丁香挥发油在1∶128倍稀释后对金葡球菌仍有抗菌作用。而2%丁香酚1∶32倍稀释后无抗菌作用。说明其抗菌作用的成分并非单一的丁香酚所为，还有其他成分具有抗金葡球菌作用。丁香酚对所试的10种皮肤癣菌、5种深部真菌、3种酵母菌及酵母样菌均有较强的抑制和杀灭作用，且明显强于水杨酸。实验采用4～6周龄近交Balb/c小鼠，通过病毒斑块记数及测定病毒滴度评价丁香酚(15～250mg/ml)抗单纯疱疹病毒HSV-1和HSV-2的活性。结果表明，丁香酚可显著减少HSV-1和HSV-2的增殖，EC_{50}分别是25.6和16.2μg/ml，丁香酚在所试浓度范围内无细胞毒作用。丁香酚250μg/ml与HSV-1和HSV-2于37℃培养1小时后病毒感染力至少下降50%，说明丁香酚具直接杀病毒作用，适合体外使用[7]。

(2)抗炎：小鼠灌胃丁香醚提物0.15ml/kg和0.30ml/kg及水提物10g/kg和20g/kg，每日1次，连续3日，均能抑制二甲苯引起的小鼠耳廓肿胀，水提物作用强于醚提物作用；亦均能对抗醋酸增高腹腔毛细血管通透性。大鼠灌胃丁香醚提物0.75ml/kg、0.15ml/kg及水提物5g/kg，每日1次，连续3日，均具有抗角叉菜胶性足肿胀的作用，作用维持6小时以上，水提物的作用强度和持续时间优于醚提物[8]。

(3)抗过敏：丁香水浸液对肥大细胞脱颗粒48/80诱导的全身性过敏有抑制作用。大鼠灌胃丁香水浸液25～1000mg/kg后再注射48/80，观察给药1小时后死亡率，从心脏取血测组胺含量。结果丁香水浸液抑制48/80诱导的系统过敏，半数抑制剂量(IC_{50})为31.25mg/kg，而色甘酸钠为76.6mg/kg。丁香水浸液抑制大鼠被动皮肤过敏反应(PCA)，静脉注射给药时IC_{50}为17.8mg/kg，灌胃给药时IC_{50}为19.81mg/kg。采用邻苯二酚荧光光度法测定血液组胺浓度，丁香水提液在剂量为250～1000mg/kg时能显著抑制组胺的释放，明显降低组胺在血液中的水平。实验结果表明，丁香水提液有抗速发型过敏作用，作用机制推测可能由于抑制磷酸二酯酶活性从而提高了细胞Ca^{2+}释放，加强了肥大细胞膜的稳定性而起到抗过敏作用[9]。

(4)促进药物透皮吸收：测定丁香油、丁香油酚、丁香醇提取物与氮酮对5-氟尿嘧啶进行稳态渗透速率、加促渗剂后药物渗透系数与增渗倍数。结果显示丁香挥发油的增渗倍数是不含促渗剂的110倍，丁香油酚是107倍，氮酮为97倍，丁香醇提取物是18倍，前两者分别高于氮酮。实验还表明丁香油和丁香酚配伍乙醇、丙二醇后无协同作用。丁香除了所含的成分有促渗功能外，尚含其他一些成分具有止痛、温里、散寒的功能，可发挥促渗透与治疗的双重作用[10]。

(5)驱蚊作用：对试验人群涂“丁香驱避剂”作现场驱蚊药效试验，对蚊虫有效驱避时间达6小时，6小时人群保护率为72.91%，5小时人群保护率为98.10%。表明“丁香驱避剂”对蚊虫有显著的驱避作用，而且毒性低，使用安全，对皮肤和眼睛仅有轻度刺激性[11]。

【毒理研究】小鼠1次性灌胃丁香醚提物，观察7天的 LD_{50} 为(1.74±0.24)ml/kg。小鼠灌胃丁香水提物120g生药/kg，观察7天，动物无死亡[6]。

【主治】脾胃虚寒，呃逆呕吐，食少吐泻，心腹冷痛，肾虚阳痿。

【现代应用】

1. 乙型肝炎　治疗87例，丁香与郁金配伍使用，两药虽属“十九畏”配伍禁忌，但临床未发现不良反应且疗效满意[12]。

2. 麻痹性肠梗阻　丁香30～60g，研成细末用酒精或水调和，敷于脐和脐周，治愈20例[13]。

3. 腹泻　丁香配肉桂、吴茱萸等中药研成细粉用水调和敷于脐部可治小儿腹泻，总有效率达90%以上[14]。

4. 各种疼痛　丁香、肉桂、樟脑各30g，打碎，用500ml三花酒浸泡1月，用时直接将药液点舌面5～10滴，先含后咽。可治胸痛、腹痛泄泻、胃脘痛、痛经、牙痛等[15]。

5. 口臭　丁香、厚朴各2份、薄荷1份，蒸馏取挥发油，治疗口臭32例即刻见效，且很长时间内口中尚有清香味[16]。

主要参考文献

[1] 李在琉，等．丁香、高良姜、草豆蔻对胃液分泌的影响．中医杂志，1980，21(2)：68

[2] 张明发，等．丁香温里药理研究．陕西中医，1995，16(9)：419

[3] 徐金勇，等．丁香酚吸入调节小鼠抑郁样行为及其机理探讨．中国神经精神疾病杂志，2009，35(7)：422

[4] 牛文民，等．丁香酚刺激嗅觉对痴呆大鼠学习记忆功能影响的实验研究．陕西医学杂志，2008，37(12)：1585

[5] 许青媛，等．丁香及其主要成分的抗凝作用．中药药理与临床，1990，6(6)：31

[6] 张明发，等．丁香温经止痛和温中止泻药理研究．中药材，1990，13(8)：34

[7] 臧亚茹．丁香及其有效成分药理作用的实验研究．承德医学院学报，2007，24(1)：71

[8] 张明发，等．丁香温经止痛和温中止泻药理研究．中药材，1992，15(4)：33

[9] Kim H. M. 丁香提取物对大鼠速发过敏的作用．Ethnopharmacol. 1998，(2)：125

[10] 潘青叶，等．促进透皮吸收的中药．中医外治杂志，2001，10(4)：32

[11] 石淑珍，等．丁香驱避剂驱蚊效果现场观察．动物医学防制，2003，19(1)：18

[12] 祁长虹，等．丁香与郁金配伍在治疗乙型肝炎中的应用．中草药，1989，20(5)：68

[13] 李世祥，等．丁香敷于脐治疗麻痹性肠梗阻．中原医刊，1991，(2)：26

[14] 陈友仙，等．宝宝一贴灵临床观察．山西中医，1993，9(5)：39

[15] 廖金标，等，三宝回阳酒治疗痛经33例．上海中医药杂志，1990，(9)：35

[16] 王亚楠，等．丁香漱口液的临床应用．黑龙中医药，1991，(2)：53

三、常用方剂

四逆汤

本方出自《伤寒论》，由附子(制)、干姜、炙甘草组成。

【功效与药理】四逆汤具有温中祛寒，回阳救逆的功效。

1. 回阳救逆　四逆汤主治少阴病，症见四肢厥，恶寒蜷卧，呕吐腹痛，下利清谷，神衰欲寐，口中不渴，舌苔白滑，脉沉微细。亦治太阳病误汗亡阳证。

（1）强心作用：家兔静脉注射大剂量垂体后叶素后造成急性心肌缺血而引起的左心室舒张功能减退，家兔再静脉注射四逆汤注射液，可使左心室舒张压力下降最大变化速率（$-dp/dt_{max}$）明显增加，而单味药附子注射液不能使$-dp/dt_{max}$增加反而有所下降，提示四逆汤能改善因缺血引起的左心室舒张功能不全，而四逆汤中单味药不具有此作用[1]。四逆汤对阿霉素（ADR）诱导的心力衰竭大鼠心肌细胞线粒体具有保护作用。大鼠尾静脉注射阿霉素复制心衰模型，灌胃四逆汤煎剂[3.75g生药/（kg·d）]，连续3周。结果四逆汤组可以显著改善心衰大鼠心功能，提高Mn-SOD的活性及其mRNA表达，减少心肌细胞线粒体MDA的含量及肿胀程度，提高ATP酶活力[2]。四逆汤能调节改善慢性充血性心力衰竭大鼠的神经内分泌功能，拮抗过度激活的神经内分泌系统。采用盐酸阿霉素损伤大鼠心肌导致心力衰竭为模型（阿霉素16日累计用量20mm/kg，腹腔内注射）。造模后次日开始灌胃四逆汤水煎液7～10g/kg，连续给药21日。测定大鼠血清内皮素（ET）、降钙素基因相关肽（CGRP）水平，并应用光镜观察心肌组织的病理变化。阿霉素致心力衰竭大鼠血清CGRP水平显著降低，血清内皮素水平明显升高。四逆汤及卡托普利均能降低血清内皮素水平，升高CGRP水平。光镜观察四逆汤治疗组心肌细胞损伤程度明显低于模型组[3]。

（2）抗心肌缺血：采用结扎犬冠状动脉的方法造成急性心肌缺血模型，观察到四逆汤可使缺血中心区和边缘区T段抬高的点数幅度明显降低，说明四逆汤能显著降低急性心肌缺血犬缺血范围和缺血程度。与结扎前相比，结扎后180分钟，单纯缺血组心肌酶四项指标[肌酸磷酸激酶（CPK）、肌酸磷酸激酶同工酶（CPK-MB）、天冬氨酸氨基转移酶（AST）、乳酸脱氢酶（LDH）]显著升高，而四逆汤制剂两剂量组的心肌酶四项指标虽高于对照组，但明显低于缺血组，以中剂量组效果为佳，即四逆汤可延缓心肌细胞坏死的发生。实验还表明，四逆汤能明显改善心肌缺血时氧自由基的代谢，可显著提高SOD活性，降低MDA含量，以减轻脂质过氧化物损伤，从而保护缺血心肌[4]。四逆汤对实验性大鼠心肌缺血具有保护作用。分别采用垂体后叶素和注射异丙肾上腺素的方法制备大鼠心肌缺血模型，通过观察体表心电图（ECG），测定血清心肌三酶（AST、LDH、CPK），血清SOD活性和MDA的含量。结果与模型对照组比较，四逆汤可明显改善缺血性ECG中ST段偏移的幅度。四逆汤高剂量组可显著降低血清AST、LDH、CPK和MDA的活性，同时可提高血清SOD的活性[5]。

（3）改善缺血心肌能量代谢：用垂体后叶素性大鼠心肌缺血模型，与缺血模型组相比，四逆汤组的缺血心肌线粒体损伤显著减轻，糖原消耗显著减少，乳酸浓度显著下降，心肌营养血流量显著上升，氧自由基浓度显著降低。证明四逆汤具有显著改善缺血心肌能量代谢紊乱的作用，该作用与四逆汤增加心肌供血和消除氧自由基有关[6]。

（4）对心肌细胞缺氧/复氧损伤的保护作用：四逆汤水提物可延长缺氧状态下心肌细胞的搏动时间，减缓收缩力的衰减，减少细胞膜损伤及提高缺氧复氧心肌细胞的存活量，表现出对心肌细胞的直接保护作用。动态采集并分析四逆汤水提物8.0、17.9、40.0、89.4、200μg/ml给药组心肌细胞在缺氧前，缺氧30、60、90、120、150、180分钟以及复氧30分钟和60分钟细胞搏动频率及收缩面积的变化；测定培养液中乳酸脱氢酶（LDH）及心肌细胞存活量。发现心肌细胞搏动频率及收缩幅度随着缺氧时间延长而逐渐降低，四逆汤水提物给药组（除8.0μg/ml组外）较缺氧复氧组搏动维持时间长，且200μg/ml组在复氧后能恢复搏动。缺氧3小时缺氧复氧组LDH漏出率较正常对照组升高；除8.0μg/ml组外，四逆汤水提物不同浓度组 LDH 漏出率较缺氧复氧组降低，存在浓度-效应关系。复氧 2 小时 LDH 漏出率也较缺氧复氧组低。缺氧复氧组与正常对照组比较，存活的心肌细胞减少；四逆汤水提物组心肌细胞存活量较高，呈浓度-效应关系[7]。

(5)抑制血管平滑肌细胞增殖：四逆汤能有效抑制血管平滑肌细胞增殖，诱导其凋亡，减轻血管损伤后的狭窄程度。在建立兔腹主动脉球囊拉伤模型，用四逆汤进行干预，发现四逆汤治疗组中膜内膜血管平滑肌细胞增殖程度明显轻于对照组，凋亡指数明显高于对照组，而且细胞凋亡持续的时间较长，到术后 14 天才达高峰，以后才逐渐下降。术后 84 天亚组血管造影显示治疗组损伤段腹主动脉狭窄程度明显小于对照组[3]。通过球囊损伤兔髂动脉造成动脉损伤的模型，观察到模型组的管壁明显增厚、管腔明显狭窄，内膜增厚；四逆汤治疗组管壁增厚较轻，管腔狭窄较轻，内膜增厚程度减轻。四逆汤组兔血清 TGF-β_1 水平明显低于模型组。免疫组化发现四逆汤组兔髂动脉内膜 TGF-β_1 的染色灰度和染色阳性面积比明显小于模型组，TGF-β_1 mRNA 的表达亦少于模型组。表明四逆汤可减轻兔髂动脉剥脱术后的内膜增生和血管的狭窄，其机制可能与抑制髂动脉损伤后内膜 TGF-β_1 的基因和蛋白的表达，减少 TGF-β_1 的产生有关[9]。

(6)抗休克作用：四逆汤是中医救治各类休克的一个重要而有效的复方。实验表明四逆汤对休克的各期均有作用，可有效对抗休克的发展。在大鼠休克早期出现四肢青紫、体温低、尿少或无尿时给予四逆汤，则四肢颜色转红，尿量明显增多。此效应与其扩张外周血管作用有关[10]。以家兔为休克模型，发现单味附子、甘草的升压作用显著弱于四逆汤，且维持时间较短，说明四逆汤升压抗休克的效果显著强于各单味药。而且四逆汤注射剂也有显著增加冠状动脉血流量，改善微循环，并有明显的强心升压作用。四逆汤对心源性和失血性休克有明显的强心、升压作用，能明显增强家兔在体心肌和离体心肌的收缩力，并能通过扩张冠脉增加心肌血流、改善心肌供氧和能量代谢以及抗自由基等途径保护心肌。四逆汤也可升高内毒素性休克家兔的血压。四逆汤对失血性休克有较好的疗效。

2. 其他作用

(1)抗脑缺血作用：四逆汤对大鼠全脑缺血-再灌注损伤有明显保护作用。用结扎双侧颈总动脉和给颈部软组织加压的方法造成全脑缺血，缺血 30 分钟，再灌注 60 分钟。四逆汤组大鼠手术前每天灌胃四逆汤 0.1ml，连续 3 天。结果再灌注组大鼠大脑皮质乳酸脱氢酶和磷酸肌酸激酶活性显著低于对照组，四逆汤组显著高于再灌注组，而与对照组比较差异无显著意义[11]。四逆汤能对局部脑缺血大鼠产生保护作用，其可能机制是减轻氧化损伤，减少神经酰胺的生成量。采用大鼠大脑中动脉局部阻塞模型(经左侧颈内动脉插入栓线，缺血 2 小时后将线拔出进行再灌注 22 小时)。四逆汤组大鼠灌胃四逆汤 3.5g/kg，每天 1 次，连续 5 天，末次灌胃 1 小时后，复制大鼠大脑中动脉局部阻塞模型。观察到缺血模型组较正常组大鼠神经功能明显下降，而四逆汤组能使脑缺血大鼠的神经功能改善，但不能恢复到正常的水平。四逆汤组能明显减小局部脑缺血模型大鼠的脑梗死体积。缺血模型组 MDA 含量和脑组织神经酰胺含量均显著升高；四逆汤组能提高 SOD 的活性，减少 MDA 的产生，降低神经酰胺含量[12]。

(2)改善血液流变性：心脉灵注射液是以四逆汤中各单味药的有效成分组合的抗休克药物。心脉灵注射液可纠正由红细胞变形性降低引起的血流变学紊乱，改善微循环，增加微循环灌流，用其治疗家兔、狗、大鼠的内毒素性休克，均能使休克动物血压稳步回升，脱离休克状态，明显降低死亡率，显示其抗休克的作用[13]。用皮下注射大剂量肾上腺素加冷浴造成大鼠寒凝血瘀证模型，发现四逆汤的现代制剂保心胶囊可改善缺血心肌模型心电图 T 波及低切变率的全血黏度，血浆黏度及纤维蛋白原含量有降低趋势。提示四逆汤制剂保心胶囊可有效降低血液黏度，改善冠脉循环，保护缺血心肌[14]。

(3)降血压：四逆汤可能通过调节肾性高血压大鼠肾、心、脑组织中血管活性物质血管紧张素Ⅱ(Ang-Ⅱ)和降钙素基因相关肽(CGRP)的表达水平，发挥其血压调节作用。制作双肾双夹型肾性高血压大鼠模型，灌胃四逆汤提取物 155mg/kg 进行治疗，每日 1 次，连续 14 天。观察到肾性高血压组大鼠各器官 CGRP 和 Ang-Ⅱ表达水平较正常对照组均显著升高。四逆汤治疗组大鼠各器官 CGRP 表达水平较肾性高血压组均明显降低；四逆汤治疗组大鼠 Ang-Ⅱ在肾脏和心脏的表达水平较肾性高血压组均明显降低，但在脑组织中的表达差异无显著性[15]。在上述动物模型实验中还观察到四逆汤能够一定程度减轻高血压动物肾、心、脑的病理改变。肾性高血压组大鼠肾、心、脑结构较正常对照组均有不同程度的改变；四逆汤治疗组大鼠肾脏入球小动脉壁厚度较肾性高血压组明显变薄，心肌细胞横截面积显著减小，脑血管病理改变较对照组无显著性差异[16]。

(4)降血脂，抗动脉粥样硬化：用高脂饮食喂养法建立兔高脂血症模型，以四逆汤颗粒剂 21、42g 生药/kg 混合于与模型组同条件的高脂饲料中喂饲。造模及预防性用药 10 周。结果四逆汤能有效降低高脂血症兔血中胆固醇(TC)和甘油三酯(TG)含量，而且能有效降低血中低密度脂蛋白胆固醇(LDL-C)和载脂蛋白 B(Apo-B)的含量，使动脉粥样硬化兔的血浆高密度脂蛋白胆固醇(HDL-C)升高，提示四逆汤对脂质及脂蛋白的代谢具有良好的调整作用。四逆汤两种剂量对高脂血症兔血浆内皮素(ET)含量均有调节作用，且两者作用相近。四逆汤对高脂血症兔主动脉内皮细胞有一定的保护作用。透射电镜观察兔主动脉内皮细胞结构，显示四逆汤两种剂量组的内皮细胞较完整，大多形态正常，内弹力膜连续，厚薄较均匀；中膜平滑肌细胞较正常，与空白组的主动脉内皮细胞结构相似。但高脂血症模型组主动脉内皮细胞结构发生了很大变化，主要表现为内皮细胞消失，胞浆可见大量脂质沉着；内弹力膜中断，厚薄不均，有灶性溶解；中膜平滑肌细胞有脂质沉着，且有泡沫样改变[17]。喂饲含 1%胆固醇和 5%猪油的高脂饲料复制家兔动脉粥样硬化，将四逆汤粉末制剂 2.1、4.2g 生药/kg 拌于基础饲料中喂饲，连续 10 周。运用图像分析法测定主动脉内膜脂质斑块面积百分比。结果发现四逆汤可明显缩小主动脉内膜脂质斑块面积[模型组为(68±13)%，四逆汤中剂量组为(54±11)%，四逆汤高剂量组为(42±9)%]，并降低血清总胆固醇、甘油三醇、低密度脂蛋白胆固醇、载脂蛋白 B 含量及血浆内皮素和丙二醛浓度，提高血清一氧化氮水平、载脂蛋白 A 含量与血浆超氧化物歧化酶活性，四逆汤高剂量组效果为佳。显示四逆汤具有较好的抗实验性动脉粥样硬化作用，其作用机制与调节脂代谢、抗脂质过氧化损伤，保护血管内皮细胞功能等有关[18]。

(5)抗氧化：四逆汤对于 H_2O_2 造成的心肌细胞损伤具有保护作用，这种作用与保护线粒体膜电位的稳定有关。采用 H_2O_2 诱导损伤制备乳鼠心肌细胞氧化应激性损伤模型，分别用含不同浓度的四逆汤含药血清 DMEM 培养基培养细胞。结果采用含 15%四逆汤含药血清的 DMEM 培养基是心肌细胞生长的合适浓度；四逆汤含药血清能降低细胞培养液中的 LDH 活性以及细胞内 MDA 的含量，减少细胞的凋亡率和坏死率；降低心肌细胞线粒体膜电位的下降速度[19]。以冷冻(4℃)和疲劳性运动(跑笼)为应激源，老年小鼠灌胃四逆汤 5g 生药/(kg. d)。结果测得四逆汤组应激老年小鼠心肌氧自由基(OFR)浓度为(8.92±3.1)hg_{11} mm，心肌 MDA 含量为(64.9±5.5)nmol/100mg，即四逆汤显著抑制了应激引起的心肌心肌氧自由基浓度上升和 MDA 含量增加。心肌 SOD 活性为(99.7±6.7)U/100mg,显著高于应激组(90.3±6.5)U/100mg;心肌营养血流(NBF)^{86}Rb 摄取率为显著高于应激组。表明四逆汤能显著增加心肌 SOD 活性,防止氧自由基产生,改善心肌血液灌注,从而对应激老年小鼠心脏发挥其保护作用[20]。

(6)对缺血肺脏的保护作用:四逆汤有抗大鼠肺缺血-再灌注损伤作用,其机制可能与清除氧自由基和改善组织灌流有关。建立离体大鼠肺灌流模型,发现四逆汤组的肺泡壁增厚程度和肺泡水肿程度显著低于模型组,肺组织湿/干重比值及平均肺动脉压显著小于模型组,灌流液和肺组织匀浆 SOD 活性显著高于模型组,而 MDA 含量显著低于模型组,并可显著抑制缺血-再灌注引起的肺组织一氧化氮(NO)含量的减少[21]。四逆汤预先给药通过抗氧化作用并减少 NO 的生成、维持 NO/ET-1(内皮素-1)正常比例而减轻肠缺血/再灌注引起的急性肺损伤。损伤模型组(肠系膜上动脉阻断1小时后再灌注3小时)。四逆汤组造模前3天开始连续灌胃四逆汤总量分别为3g/kg 和6g/kg。结果应用四逆汤预先给药可明显减轻肠缺血/再灌注引起的低血压和肺组织形态学改变[22]。

(7)对缺血肠黏膜的保护作用:大鼠肠缺血再灌注损伤模型组(阻断肠系膜上动脉1小时后再灌注3小时)肠黏膜电镜下可发现许多典型凋亡的上皮细胞,凋亡指数达(30.82±6.34)%,四逆汤预处理(每天灌胃 3g/kg,连续3天后手术)后凋亡指数为(14.91±5.40)%,明显低于模型组;模型组 SOD 活性明显降低,MDA 与神经酰胺含量以及肠黏膜组织鞘磷脂酶的基因表达明显增高。四逆汤预处理能明显增强 SOD 活性,降低肠黏膜组织 MDA 及神经酰胺含量,减少肠黏膜组织肠黏膜组织鞘磷脂酶的基因表达。可见四逆汤具有抗大鼠肠缺血再灌注后肠黏膜细胞凋亡的作用,其作用与它清除氧自由基、抑制肠黏膜组织鞘磷脂酶的基因表达、减少神经酰胺的生成有关[23]。

(8)增强机体免疫功能:对大鼠肌注大剂量氢化可的松引起血清 IgG 水平显著下降。每日灌胃四逆汤 5g/kg,连续6天,血清 IgG 水平不但显著高于氢化可的松组,也显著高于正常对照组。组成本方的单味药中,干姜、甘草可将血清 IgG 水平维持在正常范围,而附子的作用强干姜、甘草,提示四逆汤不但能明显对抗氢化可的松造成的免疫功能抑制,而且有较好的免疫激活作用[24]。四逆汤能明显对抗环磷酰胺的免疫抑制作用,可使环磷酰胺所致的巨噬细胞吞噬功能和血清溶菌酶含量降低恢复至正常水平,而对正常小鼠无明显影响;对T、B淋巴细胞增殖有相反效应,即对正常和免疫功能低下状态机体的T细胞增殖有促进作用,同时对B细胞增殖有抑制作用,且与环磷酰胺有明显的协同作用,提示四逆汤的免疫药理作用是多方面的。这似乎证明四逆汤在临床上所呈现出的抗感染疗效,是通过增强巨噬细胞活性,增加血清溶菌酶的含量,调动T细胞活化增殖,促进细胞免疫功能,同时抑制B细胞活化增殖,发挥糖皮质样抗炎作用而实现,但四逆汤对T、B淋巴细胞增殖反应不同影响的内在联系有待进一步探讨[25]。

(9)抗膈肌疲劳作用:将家兔麻醉后由耳静脉注射油酸 0.1ml/kg 复制膈肌疲劳模型,剑突下分离膈肌条,分别记录膈肌收缩力及电活动变化。结果腹腔注射四逆汤 0.4g/kg 后可使正常家兔膈肌收缩力增加,膈肌放电积分曲线峰值和积分曲线斜率增加。复制膈肌疲劳后,腹腔注射四逆汤 0.4g/kg,可使疲劳膈肌收缩力增加,膈肌放电积分曲线峰值和积分曲线斜率显著增加。四逆汤可使膈肌收缩力增加,电活动增强,对疲劳膈肌有保护作用[26]。

【体内过程】用血药浓度法测定药动学参数,乌头类生物碱在犬体内呈一级动力学消除，具有开放一房室模型的特征；肌注给药吸收快（$Ka=4.94052h^{-}$），起效快（$Tp=0.59622h$）；消除慢（$K=0.32852h$），作用时间持久（$t_{1/2K}=2.11256h$）。药理效应法实验表明，NO的净增率在犬体内呈一级动力学消除，具有开放一房室模型的特征。药效产生快（$Ka=4.16196h^{-}$，$Tp=0.61320h$），作用维持时间较长（$K=0.44299h^{-}$，$T_{1/2K}=1.60573h$）。与血药浓度法比较药动学参数，$K_{a血}$与$K_{a效}$，$K_{血}$与$K_{效}$，$T_{1/2Ka血}$与$T_{1/2Ka效}$均很接近，药效半衰期$T_{1/2Ka效}$为1.60573小时，血浆半衰期$t_{1/2K血}$为2.11256小时，可近似地认为相近，说明乌头类生物碱与四逆汤升高NO含量的体内过程一致。血药浓度法与药理效应法回归分析结果表明：在0～6小时之间，乌头类生物碱血药浓度与NO净增率存在良好的相关性[27]。

【毒理研究】小鼠一次性灌胃四逆汤缓释片的最大耐受量（MTD）＞8.50g生药/kg，相当于拟临床给药日剂量的33.5倍。大鼠灌胃四逆汤缓释片混悬液12.7g生药/kg（拟临床给药日剂量的50倍），每日1次，连续给药1个月，结果与对照组比较，未见异常行为和体征，心电图未见异常。动物脏器系数、血清白蛋白、丙氨酸氨基转移酶、胆汁酸和尿素氮含量均未见显著差异；心、肺、肝、肾、脑病理学检查未见异常[28]。

【主治】阳虚欲脱，冷汗自出，四肢厥逆，下利清谷，脉微欲绝。

【现代应用】

1. 冠状动脉支架术后的再狭窄　对照组给予常规治疗，即在支架术前3天给予阿司匹林300mg口服，每日1次（长期服用），氯吡格雷75mg口服，每日1次（至少口服1个月）；支架植入后给予克赛（低分子肝素）0.6ml进行抗凝7天。四逆汤治疗组在常规治疗的基础上，在术前15天给予四逆汤100ml，每日2次，共6个月。6个月后复查冠状动脉造影检查，两组（各40例）患者在临床特征和冠状动脉造影量化分析上无明显差异，四逆汤治疗组患者支架内再狭窄的发生率和心脏事件的发生率有明显低于对照组。四逆汤可以减少冠心病患者支架内再狭窄和心脏事件的发生率[29]。

2. 冠心病心绞痛　治疗辨证为阳虚或寒凝的冠心病心绞痛。四逆汤组（35例）口服煎剂（熟附子10g，干姜6g，甘草4g，可根据个体不同而调整剂量，但剂量比为5∶3∶2），1日1剂，分2次口服，间隔为6～8小时；对照组（28例）口服硝酸异山梨酯（消心痛）10mg，1日3次；两组疗程均为2周。心绞痛发作时含服硝酸甘油。结果四逆汤在改善冠心病心绞痛临床症状、心电图、降低心绞痛发作频率、减少硝酸甘油用量等方面与硝酸异山梨酯相似，但在降低心肌耗氧、改善心功能方面，四逆汤较优[30]。

3. 冠心病伴左心室肥厚　四逆汤组（30例）口服四逆汤胶囊（熟附子、干姜、炙甘草，剂量比为5∶3∶2），每颗含生药500mg，每次2粒，1日3次；对照组（30例）口服卡托普利片6.25mg，1日3次。两组疗程均为3个月。结果四逆汤组左心室后壁厚度、室间隔厚度、左心室重量指数等指标较治疗前明显降低，与对照组比较差异无显著性。而四逆汤对左心功能改善作用，在提高心排出量、降低前负荷方面作用明显优于卡托普利片。表明四逆汤对冠心病患者左心室肥厚具有逆转作用，并能改善左心功能[31]。

4. 椎-基底动脉供血不足　在常规治疗的基础上给予四逆汤胶囊4粒，3次/日，连续服用4周。用四逆汤治疗60例病人中54例（90%）症状完全缓解。治疗后血流流变学和血脂指标有明显改善。认为四逆汤是治疗椎-基底动脉供血不足的有效药物[32]。

5. 脑梗死　在常规治疗的基础上给予四逆汤胶囊4粒，每日3次，至少半年以上。四逆汤胶囊组（120例）在治疗1个月的总有效率为98.3%，明显高于对照组（119例）的

74.7%;1年内的再发率为5.83%,明显低于对照组的26.89%。四逆汤长期给药可以提高疗效,并可以有效预防脑梗死再发[33]。

6. 精神分裂症　附子10～60g(先煎1小时),干姜10～20g,炙甘草10g,人参5～10g,肉桂10g。水煎2次,共取汁400ml,分多次口服,每日1剂.30天为1个疗程。治疗30例有效率为90%[34]。

主要参考文献

[1] 高岚,等.四逆汤对左心室舒张功能的影响.现代中西医结合杂志,2000,9(2):112

[2] 赵明奇,等.四逆汤对阿霉素性心衰大鼠心肌线粒体功能的影响.中药材,2005,28(6):486

[3] 黄亮,等.四逆汤对慢性充血性心力衰竭大鼠模型血清内皮素、降钙素基因相关肽水平的影响.河北中医,2006,28(1):65

[4] 罗汉川,等.四逆汤抗大急性心肌缺血的实验研究.中国病理生理杂志,1999,15(11):994

[5] 贺金,等.四逆汤对大鼠心肌缺血损伤的保护作用.中华中医药杂志,2008,23(7):633

[6] 吴伟康,等.四逆汤改善缺血心肌能量代谢的作用及其机理探讨.中国病理生理杂志,1998,14(6):634

[7] 杨兰,等.四逆汤水提物对缺氧-复氧损伤心肌细胞的保护作用.中华中医药杂志,2005,20(6):338

[8] 薛迎生,等.四逆汤对兔球囊损伤后血管平滑肌细胞增殖和凋亡的影响.中国病生理杂志,2004,20(4):603

[9] 刘勇,等.四逆汤对兔髂动脉球囊损伤病变区TGF-表达的影响.中田病理生理杂志,2006,22(11):2151

[10] 邵春红,等.四逆汤对失血性休克大鼠心功能和血压调节的肾上腺素受体机理研究.中国药学杂志,2003,38(11):847

[11] 姜之全,等.四逆汤对小鼠全脑缺血-再灌注损伤的保护作用.中国脑血管病杂志,2004,1(12):556

[12] 颜建云,等.四逆汤对局部脑缺血大鼠的保护作用及其神经酰胺机理.中国分子心脏病学杂志,2004,4(3):168

[13] 张爱民,等.心脉灵注射液对内毒素休克狗红细胞流变学紊乱的影响.北京中医药大学学报,1994,17(2):57

[14] 黄河清,等.保心胶囊对大鼠急性心肌缺血及血液流变性的影响.中成药,2000,20(4):285

[15] 杨学伟,等.四逆汤对肾性高血压大鼠主要靶器官Ang-Ⅱ和CGRP表达的影响.青岛大学医学院学报,2007,43(5):405

[16] 崇卓,等.四逆汤对肾性高血压大鼠肾及心脑病变的影响.青岛大学医学院学报,2007,43(3):207

[17] 郁保生,等.四逆汤对兔高脂血症血脂及一氧化氮、内皮素分泌影响的实验研究.中华实用中西医杂志,2007,20(15):1298

[18] 黄河清,等.四逆汤抗实验性动脉粥样硬化的作用及其机理.中国动脉硬化杂志,2000,8(4):302

[19] 聂咏梅,等.四逆汤抗氧化应激性损伤保护心肌细胞机理的探讨.中成药,2005,27(6):697

[20] 吴伟康,等.四逆汤抗自由基保护应激老年小鼠心脏的研究.中药药理与临床,1994,(5):1

[21] 刘筱蔼,等.四逆汤对缺血-再灌注离体鼠肺的保护作用.中国病理生理杂志,2008 24(4):680

[22] 刘克玄,等.四逆汤预先给药对大鼠肠缺血/再灌注所致急性肺损伤的作用.中华麻醉学杂志,2004,24(7):511

[23] 刘克玄,等. 四逆汤对大鼠肠缺血再灌注后肠黏膜细胞凋亡的影响及神经酰胺机理. 中国药理学通报,2005,21(2):240

[24] 吴伟康,等. 四逆汤方药对注射大剂量氢化考的松大鼠血清 IgG 水平影响的初步观察. 中医杂志,1988,29(10):59

[25] 朱新华,等. 四逆汤免疫调节活性的实验研究中国实验临床免疫学杂志,1996,8(2):44

[26] 胡杰,等. 四逆汤对家兔膈肌疲劳的保护作用. 中国基层医药,2000,7(5):348

[27] 李锐,等. 四逆汤的药动学研究. 中成药,2002,24(10):777

[28] 吴伟康,等. 四逆汤缓释片毒理试验研究. 中国实验方剂学杂志,2004,10(3):60

[29] 李莲婷,等. 四逆汤对冠状动脉支架术后再狭窄的作用. 长春中医药大学学报,2006,22(2):8

[30] 金明华,等. 四逆汤防治冠心病心绞痛的临床研究. 中药材,2003,26(1):71

[31] 金明华,等,四逆汤对冠心病患者左心室肥厚逆转作用的临床研究. 中国中医药科技,2003,10(1):6

[32] 令亚琴,等. 四逆汤治疗椎-基底动脉供血不足的疗效观察. 中药药理与临床,2004,20(5):44

[33] 令亚琴,等. 四逆汤对缺血性脑卒中的防治作用研究. 中西医结合心脑血管病杂志,2004,2(11):638

[34] 李爱峰. 四逆汤加味治疗精神分裂症 30 例. 河南中医,2003,23(2):9

黄芪建中汤

本方出自《金匮要略》,由黄芪、桂枝、白芍、炙甘草、生姜、大枣组成。

【功效与药理】

1. 缓急止痛　黄芪建中汤具有温中补虚、缓急止痛的功效,临床多用于治疗慢性萎缩性胃炎、胃溃疡等胃黏膜损伤所致的疾病。

(1)调整胃液分泌作用:大鼠以 2%的水杨酸钠灌胃 8 周造成胃黏膜损伤,后 4 周结合饥饱失常、疲劳过度使大鼠致虚,造成大鼠脾虚型慢性萎缩性胃炎(CAG)模型。使用黄芪建中汤治疗 21 天。结果 CAG 模型组大鼠胃蛋白酶活性、2 小时木糖排泄系数和肠黏膜 SIgA 含量显著降低,而胃液 pH 值显著升高,胃蛋白酶活性显著降低,说明 CAG 状态下所造成的胃的损伤,已经严重影响到了胃酸和胃蛋白酶的合成和分泌。经黄芪建中汤治疗 21 天后,大鼠的上述改变显著改善,大鼠的胃液 pH 值显著降低,胃蛋白酶活性显著升高,血清中 IgG 含量的改善已接近正常,提示黄芪建中汤有较好的疗效,优于维酶素组[1]。

(2)改善胃黏膜组织代谢:大黄致脾虚模型大鼠胃黏膜组织细胞中三磷酸腺苷酶(Mg-ATPase)、琥珀酸脱氢酶(SDH)和碳酸酐酶(CA)等酶活性降低,反映了组织代谢活动水平相应减弱。而模型大鼠灌胃用黄芪建中汤 40g/kg,1 日分 2 次给予,连续治疗 8 天,则能使酶活性得到明显恢复提高至正常水平。提示组织细胞代谢低下是脾虚证的重要表现之一,说明黄芪建中汤可治疗脾虚证,改善机体状况的内在机制和提高有关酶的活性以增强组织细胞的代谢水平相联系[2]。

(3)抗胃黏膜损伤作用:幽门螺杆菌感染脾虚模型组较正常组大鼠胃黏膜组织 SOD 活性明显降低,MDA 含量显著增加,大鼠灌胃黄芪建中汤 40g/kg、24g/kg、8g/kg,1 日 2 次,连续 4 周。中剂量和高剂量组较模型组大鼠胃黏膜组织 SOD 活性明显升高,MDA 含量明显降低,与正常组比较无显著性差异。胃黏膜病理检查可见,模型组大鼠均感染幽门螺杆菌,胃黏膜上皮细胞变性、脱落,少数出现糜烂、坏死,黏膜固有层可见中性粒细胞、淋巴细胞浸润。黄芪建中汤治疗组大鼠胃黏膜可见少量中性粒细胞浸润,淋巴细胞明显减少。另外,模型组大鼠胃黏膜验证积分显著升高，而胃黏膜厚度和腺管总长度显著降低，黄芪建中汤治疗组上述指标的改变已取得显著改善[3]。

(4)调节胃肠运动功能：①抑制胃肠运动，在家兔和大鼠的离体肠肌实验中，黄芪建中汤可使家兔及大鼠肠管运动减弱，并对乙酰胆碱和毛果芸香碱所引起痉挛性收缩有明显的对抗作用，但对氯化钡所引起的痉挛并不能完全对抗，说明黄芪建中汤有类似抗胆碱药的作用。②促进胃肠运动，以适度夹尾激怒法建立功能性消化不良大鼠模型，模型大鼠灌胃黄芪建中汤10g/kg，每天1次，自造模结束后1天起连续给药14天。结果显示黄芪建中汤对胃排空有促进作用，使胃窦部胃肠激素(SP)的水平明显升高，说明黄芪建中汤可促进功能性消化不良大鼠的胃肠动力[4]。

2. 温中补虚

(1)增强机体免疫功能：小鼠灌胃黄芪建中汤8.8g/kg，可使大黄、芒硝合剂所致脾虚小鼠神志、粪便恢复正常，食欲大增，毛色恢复光亮，复健迅速。给正常小鼠和大黄引起脾虚小鼠灌胃黄芪建中汤水煎液7.5、22.5、37.5g/kg，每天1次，连续12天，观察小鼠自然杀伤细胞(NKC)活性、白细胞介素-2(IL-2)及干扰素(IFN-γ)水平的变化，发现正常小鼠给予黄芪建中汤后，各剂量组的免疫指标无明显变化，而脾虚小鼠组给予黄芪建中汤后，其免疫指标活性均明显升高[5]。采用小鼠大黄脾虚模型，用核素掺入法测定白细胞介素-2(IL-2)的活性，核素标记靶细胞测定自然杀伤细胞(NKC)的活性，微量细胞病变法测定免疫干扰素-γ(IFN-γ)的水平。结果脾虚小鼠的免疫指标明显低于正常组，分别给予黄芪建中汤后，对正常组的免疫指标无明显影响，而脾虚组的免疫指标则升高。NK细胞、IL-2、IFN-γ是体内细胞因子网络的重要组成部分，在免疫方面起着重要的作用，它们的活性水平直接反映机体的免疫功能状态，由此可以看出黄芪建中汤有增强免疫功能的作用[6]。

(2)增强造血作用：用水杨酸钠灌胃、饥饱失常、劳倦过度的方法复制出大鼠脾虚模型。造模后实验室检测大鼠血液的红细胞计数、血红蛋白、血浆白蛋白含量明显低于正常，符合脾虚贫血的诊断标准。给予黄芪建中汤治疗8周后重新检测以上血液成分的含量，结果显示红细胞计数、血红蛋白、血浆白蛋白含量明显高于治疗前，恢复到正常水平，说明黄芪建中汤有补血的作用[7]。

【毒理研究】小鼠灌胃150%黄芪建中汤药液50ml/kg，24小时内无死亡。

【主治】虚劳里急，诸证不足之证，多用于脾胃虚寒的脘腹痛，以及虚热，痛经等。

【现代应用】

1. 溃疡病　采用黄芪50～100g，桂枝10g，白芍30g，炙甘草10g，生姜3片，大枣5枚，水煎服，每日1剂，服药3个月为1疗程。结果治愈率91%，总有效率100%。本方之所以减去饴糖，认为糖能增加胃酸，不利于溃疡的恢复[8]。

2. 胰腺外瘘　将61例患者分成常规非手术治疗组(32例)和常规非手术治疗＋黄芪建中汤组(29例)治疗。口服黄芪建中汤：黄芪75g，白芍20g，桂枝9g，生姜6g，炙甘草6g，饴糖50g。治疗30天后检测。结果两组的治愈率无统计学差异，黄芪建中汤组的瘘管闭合天数低于对照组，其CD3、CD4及CD4/CD8均显著高于对照组。说明黄芪建中汤可调节胰腺外瘘患者的机体免疫力。促进胰瘘闭合[9]。

3. 子宫功能性出血　黄芪建中汤和当归建中汤合用治疗崩漏227例。其中脾虚型142例，血瘀型60例，血热型25例。脾虚型治愈率为93.66%，血瘀型治愈率为86.67%，血热型治愈率为76%，总有效率为96.48%[10]。

4. 其他 应用黄芪建中汤治疗虚证便秘50例，每日1剂，连服10日为1疗程，一般用药2～3疗程。结果治愈31例，显效15例，好转4例，总有效率为100%。黄芪建中汤配合驱铅治疗慢性铅中毒42例，结果全部治愈。

主要参考文献

[1] 蒋时红，等．黄芪建中汤对脾虚型慢性萎缩性胃炎大鼠胃肠道功能的影响．中药药理与临床，2006，22(3-4)：5

[2] 王雪萍，等．黄芪建中汤对脾虚大鼠胃黏膜组织代谢的影响．河南中医学院学报，2003，18(3)：25

[3] 刘旺根，等．黄芪建中汤对慢性萎缩性胃炎大鼠胃黏膜屏障功能的影响．陕西中医，2007，28(3)：375

[4] 裘秀月，等．黄芪建中汤对功能性消化不良大鼠胃肠动力影响的实验研究．中国中医药科技，2008，15(3)：176

[5] 万辛，等．黄芪建中汤和补中益气汤对脾虚小鼠免疫调节作用的实验研究．中国实验方剂学杂志，1998，4(5)：24

[6] 刘旺根，等．黄芪建中汤对脾虚型慢性萎缩性胃炎大鼠免疫功能的影响．浙江中医杂志，2007，42(7)：387

[7] 王红伟，等．黄芪建中汤对脾虚大鼠血液成分及细胞免疫功能的影响．河南中医药学刊，2002，17(6)：16

[8] 陈汝润，等．黄芪建中汤加减治疗十二指肠球部溃疡170例．山东中医杂志，1991，10(3)：20

[9] 罗朝勇，等．黄芪建中汤在胰腺外瘘非手术治疗中的效果观察．四川中医，2008，26(8)：108

[10] 陈英，等．归芪建中汤治疗崩漏227例疗效观察．甘肃中医学院学报，1993，10(1)：25

吴茱萸汤

本方出自《伤寒论》，由吴茱萸、人参、生姜、大枣组成。

【功效与药理】本方具有温中补虚、降逆止呕的功效。《伤寒附翼》记载吴茱萸汤："少阴吐利，手足厥冷，烦躁欲死者，此方主之"。该功效与对心脑血管、消化系统等的作用有关。

1. 对心脑血管系统的影响

(1)强心作用：吴茱萸汤在0.5×10^{-3}g/ml、1×10^{-3}g/ml、2×10^{-3}g/ml浓度范围内，能使离体蟾蜍心脏排出量显著增加，并使心肌收缩力增强。再增大药物浓度，心排出量逐渐减少，心肌收缩力降低，当浓度为5×10^{-2}g/ml时，心脏停止在舒张期。吴茱萸汤对心率的影响不明显。兔耳缘静脉注射吴茱萸汤0.3g/kg，心肌收缩力由给药前的(6.5±1.3)mm显著增加至(11.7±2.9)mm。观察30分钟后，再静脉注射2%戊巴比妥钠适量，使心肌收缩力明显减弱后，再给予吴茱萸汤，心肌收缩力由给药前的(8.5±1.8)mm显著增加至(12.9±2.9)mm。吴茱萸汤强心作用特点是剂量小，作用时间长，无异丙肾上腺素加快心率的作用，故可能无增加心肌氧耗之弊。吴茱萸含β受体兴奋剂昔奈福林，推测吴茱萸对正常心脏的强心作用可能有β-受体兴奋的原因，又为直接兴奋心脏的结果[1]。

(2)升血压作用：从狗股静脉注射吴茱萸汤0.2g/kg，血压由给药前的(13.29±5.71)kPa上升至最高峰为(24.36±5.60)kPa，差值为(11.07±1.24)kPa。从大鼠股静脉注射吴茱萸汤1.04g/kg，给药前血压(13.49±1.55)kPa，给药后显著升至最高峰为(21.49±1.97)kPa。吴茱萸汤升压作用迅速，有的呈双峰形上升，下降徐缓；有肾上腺素样后降压效应，但后降压幅度小；升压伴有心率减慢。吴茱萸汤还具有显著的α受体兴奋作用和较弱而持久的β受体兴奋作用[1]。

(3)抗休克：给晚期失血性休克兔耳缘静脉滴注吴茱萸汤水煎醇沉法制成的注射液10ml/kg，3小时、6小时的生存率分别为100%和63%(11只/11只和7只/11只)，显著高于生理盐水对照组的55%和9%(6只/11只、1只/11只)。失血后兔尿量明显减少，静脉给吴茱萸注射液后3小时内尿量为3ml，而生理盐水组为0.6ml，提示吴茱萸汤能增加肾血流量，改善衰竭的肾功能。吴茱萸汤迅速而显著升高休克兔血压，并延缓后期血压的下降，对心率影响不明显。吴茱萸汤使血压回升而不影响心率的作用有助于改善心力衰竭[1]。

(4)改善微循环：给麻醉兔耳缘静脉缓慢推注生理盐水3ml/kg，5分钟后推注吴茱萸汤0.3g/kg，给药后1～3分钟微动脉明显收缩，毛细血管网交点数减少；3～5分钟后微动脉开始恢复并逐渐扩张，毛细血管网交点恢复正常；10分钟后微动脉扩张更明显，毛细血管数显著增多；30分钟后仍未恢复正常。给药后，微血流速度迅速增快，部分微血流态改善，粒流变成线粒流，线粒流变成线流。有3只兔微血管内原有红细胞聚集，给药后全部得到改善[1]。

(5)抗偏头痛：对小鼠皮下注射利舍平10mg/kg共14天，并于第14天对脑室注射小鼠血凝块2μl/只造成小鼠偏头痛模型，同时灌胃吴茱萸胶囊400、200、100mg/kg，连续3天，经热板法测痛阈值，然后摘眼球测凝血时间，测脑匀浆5-HT、5-HLAA、NA、Histamine，结果显示精制吴茱萸胶囊能延长凝血时间，调节5-HT的过度降低，提高痛阈值，抑制脑内炎性刺激物的升高。说明精制吴茱萸胶囊能治疗利舍平化伴局部脑血管痉挛所致小鼠偏头痛[2]。

2. 降逆止呕

(1)镇吐：家鸽灌胃吴茱萸汤水煎剂10g/kg，给药后1小时灌胃2%硫酸铜溶液10ml/kg。结果显示本方有显著的镇吐作用，其呕吐潜伏期和呕吐频率分别为(23.90±4.70)分钟和(3.5±0.8)次/小时、对照组分别为(16.60±4.80)分钟和(6.6±1.1)次/小时。正交试验证明，该方镇吐作用以吴茱萸最为重要，配伍生姜则加强，最佳组成为原方四药皆用。吴茱萸还能显著提高小鼠胃内物残存率，抑制大鼠胃条的自主活动，对抗Ach和$BaCl_2$引起的胃条痉挛。吴茱萸汤对正常大鼠还能减少胃液的分泌量，降低胃液酸度[3]。

(2)止泻，抗细菌性痢疾：小鼠灌胃吴茱萸汤20g/kg，1小时后用大黄冷浸液12.5g/kg灌胃引起小鼠腹泻，7小时后统计动物粪点数为2.96±0.55，显著低于对照组的4.75±0.54。2×10^{-2}g/ml的吴茱萸汤对家兔离体肠肌自发性活动有明显的抑制作用。并能对抗乙酰胆碱、氯化钡引起的十二指肠痉挛性收缩，表现为张力和收缩幅度下降，收缩频率减慢。吴茱萸汤组和生理盐水组小鼠小肠推进率分别为(26.5±4.7)%和(65.3±4.8)%，提示吴茱萸汤能抑制小鼠小肠推进运动。当给予甲基硫酸新斯的明后，吴茱萸汤仍能降低小鼠小肠推进率，吴茱萸汤(30g/kg)组为(37.7±3.2)%，而新斯的明组为(68.8±4.1)%。小鼠给吴茱萸汤后对水吸收量及Cl^-吸收量均比给药前明显增加[4]。吴茱萸汤的温脾止泻作用可能与抑制肠运动，解除肠痉挛，促进肠吸收有关。对小鼠腹腔注射产肠毒素型大肠杆菌(ETEC)标准菌株C83916(ST^+)感染后，大部分小鼠4小时后即发病，8小时后所有小鼠均出现临床症状，表现为被毛蓬松，活动减少，食欲减退甚至废绝，腹泻，肛门周围粘有粪便或黏液。感染对照组(25只)在48小时内死亡率为90%。吴茱萸汤1～3组在感染后的4

小时，小鼠出现相应临床症状后，分别灌胃吴茱萸汤（吴茱萸、益智仁、大枣、白术）水煎液按10、15、30g/kg，每8小时1次，连续给药3天。吴茱萸汤1组（25只）在48小时内死亡率为80.3%，而吴茱萸汤2组（30只）和3组（30只）死亡率均为40%，吴茱萸汤2组和3组的死亡率较感染对照组显著降低。其余小鼠在治疗3天后症状逐渐好转，直至恢复正常[5]。

(3)抗胃溃疡：吴茱萸汤对冷水浸渍法所致大鼠应激性胃溃疡有明显减轻作用，给药组溃疡指数为7.25±1.04，显著性低于对照组的15.71±1.83。对大鼠幽门结扎性胃溃疡也有较好的防治作用，给药组溃疡指数为14.17±7.68，显著性低于对照组的39.44±8.25，并能使胃溃疡大鼠胃液分泌量明显减少，胃液pH值升高[6]。采用幽门结扎法复制大鼠胃溃疡模型，吴茱萸汤对大鼠胃液量、总酸度及胃蛋白酶活性有明显的抑制作用，能显著增加其胃液中NO含量，能使胃组织中SOD活性明显升高。可见吴茱萸汤抗幽门结扎型胃溃疡的作用是通过抑制攻击因子与促进防御因子，即抑制胃液总酸度、胃蛋白酶活性，提高机体抗氧化能力实现的[7]。采用醋酸涂抹法复制大鼠慢性胃溃疡模型，术后连续给予吴茱萸汤11天。结果吴茱萸汤可显著降低醋酸涂抹大鼠溃疡指数，并能显著提高血浆中6-keto-$PGF_{1\alpha}$含量。认为吴茱萸汤对胃溃疡有明显的促进愈合作用，其作用机制可能是通过促进6-keto-$PGF_{1\alpha}$的合成、释放，以增强胃黏膜防御能力，促进胃黏膜修复来实现的[8]。

3. 其他作用

(1)增强机体免疫功能：给脾虚证免疫功能低下小鼠灌胃吴茱萸汤水煎液20g/kg，每天1次，连续6天。结果小鼠免疫器官胸腺与体重的比值、单核巨噬细胞吞噬指数均明显高于对照组；同时小鼠的游泳时间也显著延长。说明吴茱萸汤可增加机体的免疫功能，促进机体的恢复[6]。

(2)抗肿瘤：移植小鼠肉瘤S_{180}建立动物肿瘤模型，以吴茱萸汤给予治疗。结果吴茱萸汤具有显著抑制S_{180}肉瘤生长的作用，且使S_{180}瘤体内微血管密度明显降低，并可下调S_{180}瘤体内血管内皮生长因子（VGEF）的表达[9]。

【主治】胃中虚寒，食谷欲吐，胸膈满闷，或胃脘痛，吞酸嘈杂；厥阴头痛，干呕吐利，手足厥冷，烦躁欲死等。

【现代应用】

1. 呕吐　用吴茱萸汤加味治疗化疗药物顺铂引起的消化道恶心、呕吐，结果该方能显著对抗恶心、呕吐。说明加味吴茱萸汤为应用顺铂治疗恶性肿瘤后引起的消化道毒性反应，提供了一个良好的预防和治疗手段[10]。吴茱萸汤治疗上消化道癌并发泛吐清涎证168例，治愈率69%，总有效率92%。提示本方有温中降逆作用，并能提高癌症患者的生存期[11]。

2. 梅尼埃氏综合征　用吴茱萸5g，党参15g，生姜4片，大枣4枚，桂枝6g。若恶寒、四肢不温者加炮附子6g，呕吐者加法半夏6g，气虚甚者加黄芪20g。水煎，1日分2次服。治疗梅尼埃氏综合征一般只需服3剂，诸症可明显改善，眩晕、呕吐止，恢复正常活动[12]。

3. 神经症　吴茱萸汤加减治疗神经症100例，肝血不充者加当归、阿胶；随症做些加减，有较好的近期临床疗效。

4. 腰椎麻醉术后头痛　吴茱萸汤提取剂每日7.5g，从主诉腰穿后头痛之日开始给予药物3日。治疗25例，显效9例，有效6例。认为吴茱萸汤对腰穿后头痛伴随症状是简便、有效的治疗方法[13]。

5. 偏头痛 治疗组(32例)给予吴茱萸汤:吴茱萸18g,人参15g(另炖),炙甘草15g,川芎20g,全蝎10g,蜈蚣2g,生姜25g,大枣9g。每日1剂。水煎日服3次。对照组(30例)口服养血清脑颗粒(天津天士力制药有限公司生产)4g,每日3次。两组均以4周为1疗程,1个疗程后统计疗效。结果治疗组总有效率为93.8%,对照组总有效率为80.0%。认为吴茱萸汤对属厥阴肝寒型偏头痛的疗效显著[14]。

6. 闪辉性暗点 闪辉性暗点系功能性视觉障碍疾病,多见于儿童,反复发作,每次发作,轻则头痛,重则剧烈头痛、恶心、呕吐涎沫、持续2～4天。采用吴茱萸汤治疗38例。结果吴茱萸汤的疗效优于口服地巴唑的疗效[15]。

主要参考文献

[1] 黄如栋,等. 吴茱萸汤注射液回阳固脱作用的实验研究. 中药药理与临床,1991,7(2):1

[2] 杜力军,等. 精制吴茱萸胶囊对偏头痛小鼠的作用. 中药药理与临床,1999,15(3):3

[3] 邱赛红,等. 吴茱萸汤温胃止呕作用的实验研究. 中药药理与临床,1998,14(3):9

[4] 唐映红,等. 吴茱萸汤温脾止泻作用的实验研究. 中药药理与临床,1990,6(10):43

[5] 郑丽兰,等. 吴茱萸汤对实验性小鼠大肠杆菌病的疗效观察. 中国兽医杂志,2008,44(9):50

[6] 唐映红,等. 吴茱萸汤治疗脾虚证的实验研究. 辽宁中医杂志,1990,(10):43

[7] 李冀,等. 吴茱萸汤抗大鼠幽门结扎型胃溃疡作用机制的实验研究. 中医药信息. 2007,24(6):53

[8] 李冀,等. 吴茱萸汤对醋酸涂抹型胃溃疡大鼠溃疡指数及血浆6-酮-前列腺素$_{1\alpha}$(6-keto-PGF$_{1\alpha}$)含量的影响. 辽宁中医杂志,2008,35(2):179

[9] 李冀,等. 吴茱萸汤的临床应用及实验研究进展. 中医药信息,2008,25(5):62

[10] 李敞,等. 加味吴茱萸汤治疗顺铂所致消化道毒性反应. 山西中医,1994,10(1):20

[11] 牛占海,等. 吴茱萸汤治疗上消化道癌症吐清涎证168例. 陕西中医,1997,18(1):9

[12] 辜善腾. 吴茱萸汤治疗美尼尔氏综合征. 新中医,1990,22(4):18

[13] 山田宽幸. 吴茱萸汤提取物对腰穿头痛的效果. 日本东洋医学杂志,1991,(1):124

[14] 刘红燕,等. 吴茱萸汤治疗偏头痛75例临床观察. 中国中医急症,2006,15(6):608

[15] 闫清,等. 吴茱萸汤治疗闪辉性暗点38例. 河南中医,1995,15(2):10

四、温里方药的研究思路

1. 开展组方理论及方剂组成原则的研究 中药方剂不是单味药物的简单组合,而是依据一定的理论指导,有其组成原则和配伍法度。凡方应君臣有序,各司其职,共同使全方产生更好的治疗效果,以适应比较复杂的病证。应用药理研究手段阐明温里方药的理法方义,揭示中药配伍宜忌和组方特点,更好地为临床服务,具有重要意义。此外,在研究弄清古方名方中各药物作用的基础上,还可创造新的高效方药。温里方药中具有回阳救逆的方剂,如四逆汤、参附汤在救治厥脱证、亡阳证等危重急症有良好的疗效。为了发挥其速效、高效的特点已研制出新制剂四逆注射液、人参四逆注射液、参丹四逆注射液(心脉灵注射液)、参附注射液、参附青注射液等。对四逆汤的组方研究表明,用离体蛙心作实验,附子能增强心肌收缩力,而甘草、干姜无作用;附子加甘草,比单用附子的作用强;附子加干姜,先有短暂的心收缩力增强,以后无强心作用;三者相合(即四逆汤)则可使心收缩力经短暂的下降后逐渐增强,在强度和持续时间上均超过附子。用原发性小肠缺血损伤的肠系膜动脉闭塞性休克和继发性小肠缺血损伤的晚期休克的家兔做试验,附子有强心、升压效应,但可导致异位心律失常；甘草无强心作用但能升压，干姜则无明显的生理效应；三者配伍的四逆汤，其强心升压效应大于各个单味药，且能减慢窦性心律，避免附子引起的异位心律失常，并降低毒性，使灌胃的半数致死量同附子相差4倍以上。可见四逆汤组方在增强附子强心作用，降低毒性的合理性。在研制高效新方药方面，如前所述，由人参、附子、青皮组方制备的参附青注射液更为合理。有用古方“哭来笑去散”化裁而成的宽胸丸（荜茇、细辛、檀香、高良姜、延胡索、冰片），后又研制出宽胸气雾剂，治疗冠心病心绞痛有良好效果，最后精简制成“复方细辛气雾剂”（由细辛、冰片组成），仍然保持对心绞痛有迅速止痛的疗效。总之，通过复方组方理论的药理研究，可阐明组方理论，亦可组成更为有效的新方药。

2. 温里药具有“温经，通脉，止痛”的功效　寒邪凝滞经脉，气血阻滞不通，不通则痛，正如《素问·举痛论》所记载：“寒气入经而稽迟，泣而不行，客于脉外则血少，客于脉中则气不通，故卒然而痛。”温里药附子、乌头（川乌、草乌）治疗寒湿痹痛具有较好的疗效。以川乌、草乌等组方的外用制剂对痹证及软组织损伤等也具有较好的疗效，这些方药的临床报道资料较多。但其药理作用研究一般仅证实具有抗炎、镇痛作用是不够的，因为具有抗炎、镇痛作用的中药有很多，为什么仅温里药附子、乌头，高良姜等，以及祛风湿药、活血化瘀药对寒湿痹痛有效呢？因痹证的病理病机特殊，致病时间较长，筋脉挛缩疼痛缠绵难愈，甚至反复发作。温里药“温经、通脉、止痛”作用恰能缓解上述症候。因此，要阐明温里药的“温经”功效，就要建立“寒滞经脉”证的动物模型，研究该证的动物在生理、生化、组织化学，组织病理形态等方面的改变，才能阐明温里药的作用及作用机制。目前，尚未见“寒滞经脉”证动物模型的报道。考虑到该病成因为“五劳所伤”及风寒湿邪侵袭经脉所致，用特制的牵拉器将家兔的右侧后腿间断性负重牵拉。牵拉后又将右腿固定浸泡于冰水共存的冰水中1小时受寒湿之邪损伤，牵拉2周后仍用冰水浸泡1周（共3周）。3周后家兔造型所在膝关节活动困难，几乎不能负重行走及站立，小腿三头肌肌肉僵硬，无弹性，颜色略显青紫，肿胀已不明显（注：最初开始牵拉、冰水浸泡造型第3天时肿胀明显），皮温不升高。病理切片检查，发现小腿三头肌部位肌组织有散在瘀血，肌纤维呈弥散性变性，并有多量变性坏死肌束，有明显肌纤维断裂，并可见肌纤维坏死吸收后为间质组织取代填充以及胶原纤维增生活跃和炎细胞浸润，以淋巴细胞为主。并有全血黏度、血浆黏度、纤维蛋白含量、红细胞聚集指数、血细胞比容指标数增高及红细胞电脉时间缩短和红细胞刚性指数降低等血液流变性指标异常变化，血液向着“浓、黏、凝、聚”类似血瘀证恶化性发展。可见“寒滞经脉”亦具有血瘀凝滞的病理变化。研究表明，温里药肉桂、丁香、高良姜、荜澄茄等具有改善血液流变性的作用。当然，要建立比较符合临床“寒滞经脉”证的动物模型，在复制模型的方法上还要作改进，还应用多种先进检测仪器观察其病变机制，并观察温里药的作用。如微循环检测，电镜观察神经、肌肉、血管细胞形态，神经电生理检测，肌肉电生理检测，神经递质含量测定，内分泌激素含量测定，能量代谢的酶活性测定，物质代谢产物测定，细胞膜内外电解质含量测定，细胞膜离子通道功能检测，受体数量及受体最大结合位数检测等观察“寒滞经脉”证的病理机制，并在此基础上观察药物的改善作用。

3. 加强附子毒性与药理关系变化的研究　通过附子加辅料（甘草等）的炮制研究、附子与其他药物配伍研究、附子制剂制备工艺条件变化等的研究，可阐释对附子的增效减毒作用机制。中药配伍研究一直是重点和难点，是中药配伍的一大特色。对于具有毒性的中药，通过配伍不仅可以减小其毒性效应，故增效减毒是中药临床应用的重要方面，也是中药研究的重点之一。例如附子与干姜药对就是这类配伍的代表。附子温补少阴真火，干姜"具火性于土中，宣土用于金内"；附子善走，过于发散；干姜偏于守中，"止而不行"。以干姜之"止"抑制附子之过"行"，两药相伍，走而不守，有利阳热布达周身。所谓"有姜无附，难收斩将搴旗之功"。故有"附子无干姜不热"之说。两药常常出现在各类方剂中，在《金匮要略》中，含附姜的就有 10 首，足见附子、干姜配伍符合中医"七情和合"理论和组合法度。附子加辅料（甘草）炮制前后水煎液中二萜类生物碱在种类和含量方面的变化，可初步揭示甘草作为辅料，在炮制过程中对附子减毒作用机制。附子与浙贝母合煎后有毒成分的变化趋势，从而可从化学成分变化角度证明中医理论——十八反的科学内涵。

4. 温里方药的药理试验设计要点与方法　温里药新药制剂从功效上可分为温中祛寒、回阳救逆、温经散寒三类。具有温中祛寒功效的药物制剂主治中焦（脾胃）虚寒证，与现代医学的消化系统诸多疾病，如慢性胃炎，十二指肠溃疡、胃痉挛等类同。治疗这些疾病的药理实验设计要点在理气药一章中作介绍。由于"寒滞经脉"症候常与"血虚证"、"阳虚证"、"血瘀证"、"痹痛证"等混杂在一起，不十分典型，且目前研究不够深入，故治疗该证的药理试验设计要点，暂不探讨。因此，在这里仅介绍具有"回阳救逆"功效的药理的试验设计要求。具有"回阳救逆"功效的温里药主要适应证是休克、心力衰竭、严重缓慢型心律失常（如病态窦房结综合征等）。

(1)抗休克作用的试验方法及动物模型：现代医学中各种原因所致的休克均属于中医厥脱证和亡阳证的范围。治疗休克的药物作用则以回升血压，改善休克症状，消除病因，使病情好转后并稳定为目的。药效学研究以抢救休克（血压回升）试验，并针对祛除病因稳定疗效为主。目前已建立的动物休克模型主要有感染中毒性休克模型、心源性休克模型、低血容量（失血）性休克模型、过敏性休克模型、肠系膜动脉夹闭性休克模型、创伤性休克模型及脉微欲绝模型等。应用这些休克模型，着重观察药物回升血压的作用及保持稳定血压的作用（治标作用）。

1)中毒性休克模型。用狗、猫、家兔、大鼠、小鼠。给动物静脉注射一定量的细菌内毒素致使动物血压下降至基础血压值 1/2 以下即成。然后可给药观察药物的疗效，主要检测血压、心电图、肛温等指标。如用 2.4 亿大肠杆菌内毒素/kg 给狗静脉注射制造内毒素性休克；对狗静脉注射大肠杆菌 $O_{111}B_4$ 内毒素 5mg/kg，4 分钟后血压降至最低，经数分钟后回升，30 分钟后再次下降，60 分钟后下降 48%；也可对狗静脉注射大肠杆菌内毒素 10mg/kg 造成中毒性休克模型。大鼠静脉注射大肠杆菌内毒素（$O_{55}B$ 类脂多糖）4mg/kg，经 45 分钟和 60 分钟血压从（14.60±1.00）kPa 分别下降至（11.47±1.80）kPa 和（9.64±2.21）kPa。用大鼠作模型，还可用动物死亡时间、死亡率等指标判断药物的作用。家兔静脉给予大肠杆菌内毒素 5mg/kg，血压降至原水平 2/3 以下，即 10.7kpa（80mmHg）以下为休克态；3 小时可降至 8.7kPa，治疗后血压恢复至 10.7kPa 以上为脱离休克状态。猫腹腔注射戊巴比妥钠 30mg/kg 麻醉后，再静脉注射大肠杆菌内毒素 5mg/kg，给予内毒素后 80～90 分钟可达到休克状态，给予内毒素到死亡的时间平均为（223±28）分钟。小鼠内毒素性休克模型亦常用，以小鼠的存活百分率作为评价指标。

2)失血性休克模型。用狗、猫、大鼠、家兔。将动物麻醉后从股动脉放血，使血压降至放血前的 1/2 即成。

3)心源性休克模型。用狗、猫、家兔。可应用冠状动脉阻塞法（结扎、血栓、栓塞等），或用物理化学方法损伤心肌，或心包填塞法诱发动物心源性休克。其中以结扎冠状动脉前降支根部的方法造型结果可靠。如采用狗冠状动脉前降支分段结扎和冠状窦插管阻流法制备心源性休克模型。本模型平均动脉压、左室内压、左室内压最大变化速率、冠状窦血流量和体温均下降，中心静脉压和终末舒张压上升，心电图出现心肌缺血样改变，出现休克的潜伏期平均为(76.4±36.2)分钟。亦可用雄性家兔结扎其冠状动脉前降支根部的方法造型，家兔血压可降至正常血压值的1/2以下，心电图显示ST-T波改变，心律紊乱，心脏切片可见心肌细胞肿胀、界限不清的病理改变。以戊巴比妥钠缓慢静脉注射使动物血压下降至基础血压值的1/2下时，亦可当作心源性休克模型。

4)过敏性休克模型。①小鼠过敏性休克模型。②大鼠过敏性休克模型：以5%卵蛋白生理盐水溶液0.5ml和2×10^{10}个百日咳菌疫苗对大鼠腹腔注射致敏，第14天后静脉注射0.1%卵蛋白生理盐水溶液1ml进攻。以动物死亡率作指标判断药物作用。③豚鼠过敏性休克模型：用10%新鲜鸡蛋清生理盐水1ml/100g体重给豚鼠腹腔注射，隔日1次，共3次，使豚鼠致敏。第15天静脉注射10%新鲜鸡蛋清生理盐水0.25ml攻击。以动物惊厥倒下的时间(潜伏期)和死亡率作为指标。不出现惊厥倒下者按5分钟计算，可在攻击前2～3天给药。亦可对豚鼠静脉注射LD_{50}剂量的组胺(0.2～0.25mg/kg)，测定药物的半数有效量(ED_{50})。

5)肠系膜上动脉夹闭性休克模型。用大鼠、家兔。夹闭动物肠系膜上动脉，引起肠道缺血，当过一段时间后，开夹恢复血液供应，此时即可引起休克。休克的发生可能与肠道缺血再灌注时自由基及其他多种毒性物质产生的损害有关。第一种：大鼠肠系膜上动脉夹闭性休克模型。将大鼠麻醉，颈动脉插管描记血压或测尾动脉压，外静脉插管给药。开腹，以动脉夹无创伤夹闭肠系膜上动脉，1小时后松夹恢复血流供应。第二种：家兔肠系膜上动脉夹闭性休克模型。夹闭肠系膜上动脉1.5小时后，开夹瞬间血压陡降(平均下降5.44kPa)，随后5～20分钟略有回升，但远低于夹闭前的水平，以后再缓慢进行性下降，并出现心率减慢，心电图出现ST移位，T波倒置等变化。开夹后4小时内80%动物死亡。

6)创伤性休克模型。用小鼠、大鼠、家兔、狗。第一种：小鼠创伤性休克模型。用16#橡皮圈在小鼠双后肢近端最高位置结扎，4.5小时后解除结扎，以解除结扎后在不同时间的存活率作为观察指标。第二种：大鼠创伤性休克模型。以橡皮止血带使大鼠一侧或双侧后肢的最高位置进行结扎4.5小时，以血压和24小时内存活率作为指标。第三种：家兔或狗的创伤性休克模型。将动物麻醉，放血量达全血量的10%(全血量应为体重的十二分之一)，使血压暂时降低。然后用木锤用力敲打后肢，约打150～200次，使血压降至5.3kPa(40mmHg)左右。

7)脉微欲绝模型。将猫在麻醉和用呼吸机维持呼吸的条件下，再以3%戊巴比妥钠溶液0.25～0.5ml/kg经股静脉缓慢注射，使心脏接近停跳，血压下降至1.33kPa(10mmHg)左右，股动脉搏动微弱，几乎不能触及。

此外，其他各种休克动物模型的制备方法及检测指标尚可参阅相关工具书记载。

(2)强心作用的试验方法及动物模型：

1)猫心力衰竭模型。以戊巴比妥钠溶液30mg/kg对猫腹腔注射进行麻醉，呼吸机维持呼吸，开胸暴露心脏，剪开心包膜，左心室插管，以左室内压最大变化速率<$LVdp/dt_{max}$作为心收缩力指标，可同时测定收缩压、舒张压、中心静脉压等。然后再静脉恒速滴注3%戊巴比妥钠溶液后，$LVdp/dt_{max}$逐渐下降，当下降至26.6～40.0kPa/s(200～300mmHg/s)且持

续5分钟无上升倾向，视为形成急性心力衰竭。受试药物制剂以注射液为宜，静脉恒速滴注，速度为0.2ml/min。计算方法，A. 治疗量：以LVdp/dt_{max}上升至峰效应或静脉滴注戊巴比妥钠前1/2时的累积剂量为指标；B. 中毒量：以出现心律失常或以LVdp/dt_{max}下降至峰值的10%为指标；C. 致死量：以心电图波形消失10秒时的累积剂量；D. 治疗宽度（中毒量/治疗量）及治疗指数（致死量/治疗量）。本模型维持存活时间较短，药物以静脉给药为宜。

2）狗心力衰竭模型。对狗静脉注射戊巴比妥钠溶液30mg/kg麻醉后，手术操作及观测指标同猫心力衰竭模型。2～3分钟内缓慢注射3%戊巴比妥钠溶液20～30ml，使平均血压下降到4.7～8.0kPa（50～60mmHg），LVdp/dt_{max}下降至基础水平的25%～30%，然后静滴戊巴比妥钠4～6mg/min以维持心力衰竭状态。模型动物可维持存活几小时，故可胃肠道给药观察药物疗效。

3）豚鼠心力衰竭模型。以戊巴比妥钠溶液40mg/kg对豚鼠腹腔注射麻醉后，由静脉恒速滴注1.5%戊巴比妥钠溶液，使LVdp/dt_{max}下降至13.3～20kPa/s（100～150mmHg）并维持5分钟以上。由静脉恒速滴注药物，观察指标同猫心力衰竭模型。

4）普萘洛尔引起的心力衰竭模型。用狗、猫、豚鼠。动物麻醉及手术操作同上。先静脉注射普萘洛尔4mg/kg，然后再用普萘洛尔溶液静脉恒速滴注2mg（0.1～0.2ml）/（kg·min），可维持稳定的心力衰竭状态。动物出现心收缩力降低、心排出量降低、左室LVdp/dt_{max}降低、心率减慢、收缩压与舒张压降低、中心静脉压升高、血管总外周阻力升高。

5）维拉帕米引起的心力衰竭模型。用狗、猫、豚鼠。动物麻醉后，以维拉帕米100μg/（kg·min）静脉滴注维持到心排出量明显下降后持续给药5～30分钟，然后调整维拉帕米用量为25μg/（kg·min）直至心力衰竭稳定并维持20分钟。

6）对动物离体心脏的作用。用青蛙、蟾蜍、家兔、豚鼠、大鼠等动物心脏。青蛙和蟾蜍心脏的离体实验方法简单、易行，心脏活动不受神经体液的影响，且离体蛙心维持跳动时间长（2～3小时），故常作为筛选强心药物的试验方法。对于温血动物家兔心脏、豚鼠心脏乳头肌、大鼠心房肌的实验，应在恒温和供氧的条件下进行。离体心脏实验时所用药物应除去钙离子和钾离子，否则可明显影响（干扰）实验结果。

以上动物心力衰竭模型复制方法简便，重复性好，能客观评价药物的正性肌力作用。心肌收缩力测定还可用应变弓方法（猫和狗），将应变弓插入动物左心室壁收缩力最强部位，记录深层肌层肌纤维的节段收缩（以g表示）。应变弓法测得的心肌收缩力改变与左室LVdp/dt_{max}变化是一致的，但前者更为灵敏，且不受心脏前后荷及心率的影响。

另外，心力衰竭动物模型尚有：结扎大鼠左冠状动脉主干诱发大鼠充血性心力衰竭模型；腹腔动-静脉造瘘术诱发大鼠慢性容量超负荷心力衰竭模型；腹主动脉缩窄诱发大鼠慢性充血性心力衰竭模型；冠状动脉结扎与腹主动脉缩窄所致大鼠慢性心力衰竭模型的比较；阿霉素致大鼠心力衰竭模型；切除睾丸加阿霉素诱发大鼠慢性心功能不全模型；切除一侧肾脏加去氧皮质酮诱发大鼠慢性心力衰竭模型；异丙基肾上腺素致大鼠心力衰竭模型；升主动脉缩窄诱发豚鼠慢性充血性心力衰竭模型；结扎家兔冠状动脉左室支诱发兔急性缺血性心力衰竭模型；腹主动脉缩窄诱发家兔舒张性心力衰竭模型；主动脉瓣关闭不全诱发兔血容量超负荷型心功能不全模型；结扎家兔冠状动脉前降支诱发家兔充血性心力衰竭模型；去甲肾上腺素致兔气虚血瘀型心力衰竭模型；快速右心室起搏造成犬心力衰竭模型；快速右心室起搏造成犬可控性充血性心力衰竭模型；快速右心室起搏造成犬慢性心力衰竭模型；结扎冠状动脉前降支加快速右心室起搏造成犬急性心功能不全模型；缝扎冠状动脉造成犬舒张性心力衰竭模型；快速右室起搏造成小型猪心力衰竭模型；冠状动脉内微球灌注造成小型猪慢性缺血性心力衰竭模型；部分阻断冠状动脉左回旋支加快速心脏起搏造成绵羊急性缺血性左心衰竭模型；家兔急性右心衰竭模型。

（黄国钧　黄勤挽　龙晓燕　许润春）

第14章 理气药

一、概　述

理气药是一类能疏畅气机，调整脏腑功能的药物，主要用于气滞、气逆等证。此类药物性味多辛、苦、温而芳香，主入脾、胃、肝、胆、肺经，具有理气健脾、疏肝解郁、理气宽胸、行气止痛、破气散结等功效。其主治范围包括气滞所致的各种胀、闷、痛以及气逆所致的恶心、呕吐、呃逆、喘息等。常用药物有枳实、枳壳、青皮、陈皮、木香、香附、乌药、大腹皮、薤白、沉香、甘松、佛手等。

中医学理论认为，气升降出入运行全身，是人体生命活动的根本。当人体某一脏腑或经络发生病变，影响气的疏通时，则出现气滞或气逆。随气机阻滞部位不同，可表现出不同的临床症候，如气滞在脾胃，则表现为脘腹胀满、疼痛、嗳气泛酸、恶心、呕吐、便秘或腹泻；气滞在肝，则表现为胁肋疼痛、胸闷不适、疝气、乳房胀痛或包块以及月经不调等；气滞在肺，可有胸闷喘咳。从现代医学的角度看，气滞或气逆证所出现的临床表现与消化系统疾病（如慢性胃炎、消化不良、溃疡病、肠炎）、呼吸系统疾病（如咳嗽、支气管哮喘）、肝胆疾病（如急慢性肝炎、胆道疾病）以及生殖系统疾病（如痛经、月经不调）等有关。

肝的“疏泄”功能与调畅气机密切相关。若肝疏泄功能异常，则可出现“肝气郁结”，表现为情志抑郁，多疑善虑，胸闷，喜叹息，胸胁，两乳，少腹等部位胀痛不舒，脘腹痞满等。部分理气药如木香、香附等具有良好的疏肝理气功效，因此认为，气机不畅所致病症还与神经、内分泌活动密切相关。此外，“气为血帅”，“气滞则血瘀”，气与血生理上相互依存，病理上相互影响，因此，理气药还具有一定的行气活血作用，

由此可见，理气药治疗“气滞”、“气逆”的科学内涵，除与消化系统、呼吸系统、生殖系统有关外，还包括对心血管、神经内分泌系统的药理作用。

1. 对胃肠运动的调节作用　理气药具有理气宽中、破气消积、行滞消胀等功效，临床常用于治疗积滞内停、呕逆反胃、肠鸣、泄泻等。其对胃肠道表现为兴奋与抑制的双向调节作用，与胃肠功能状态有关，可使紊乱的胃肠功能恢复正常。

（1）兴奋胃肠运动：部分理气药如枳实、枳壳、乌药等主要呈现兴奋胃肠平滑肌作用，加强胃肠运动，使得胃肠蠕动加快。枳实、枳壳、乌药对麻醉动物在体肠肌或胃瘘、肠瘘动物的胃肠运动，可加快收缩节律、增强收缩幅度、增大张力，使胃肠蠕动加快。理气药兴奋胃肠平滑肌，使肠管的节律性增强、收缩加强等药理作用是其治疗脘腹胀满、胃下垂、食积不消的药理学基础。

（2）抑制胃肠运动：大多数理气药如枳实、枳壳、陈皮、木香、香附等具有松弛离体胃肠平滑肌、抑制胃肠运动的作用，可降低家兔离体肠管的紧张性，使其收缩幅度减小、节律减慢，并能对抗乙酰胆碱、组胺等引起的肠痉挛。理气药复方木香注射液（木香、枳实、乌药）可抵

制离体和在体肠肌运动。预先给予阿托品后，枳实、青皮、陈皮可进一步降低离体肠管紧张性。青皮注射液及甲基橙皮苷静脉注射可缓解在体肠肌痉挛。理气药抑制胃肠运动作用主要与阻断M胆碱受体和直接抑制胃肠平滑肌有关，部分药物作用也与兴奋α受体有关。理气药所含的昔奈福林和N-甲基酪胺为其解痉作用的有效成分之一。

2. 对消化液分泌的作用　理气药具有行气健脾、消积化滞的作用，可用于治疗脾虚气滞所致脘腹胀满、不欲饮食等。根据药物所含不同成分和机体所处状态的不同，大多理气药对消化液的分泌具有促进和抑制的双向调节作用。理气药性味芳香，大多数含有挥发油，对胃肠黏膜具有轻度刺激作用，可促进胃液、肠液等消化液的分泌，如木香、陈皮等能促进消化液的分泌，呈现助消化作用；香附复方可使大鼠实验性慢性胃炎的胃液游离酸度增加，胃蛋白酶活性降低。但部分理气药又可对抗病理性胃酸分泌增多，如枳实、陈皮对多种实验性胃溃疡模型，如幽门结扎性胃溃疡大鼠，可使胃液分泌减少，降低溃疡发病率，具有抗溃疡作用。此作用与其所含的甲基橙皮苷成分有关。

3. 利胆作用　肝的疏泄功能与胆汁排泄密切相关，理气药具有疏肝理气作用，可治疗肝气郁滞所致肋胁胀痛、胸闷不适等肝、胆疾病。枳壳、青皮、陈皮、香附、沉香等理气药还有不同程度的促进胆汁分泌的作用，能促进实验动物和人的胆汁分泌，增加胆汁流量。青皮和陈皮还可以使胆汁中胆酸盐含量显著增加。理气药的利胆作用与其收缩胆囊平滑肌和松弛胆道括约肌作用有关。由理气药组成的复方还可通过溶石、排石作用减少结石的发生率。

4. 对子宫平滑肌的作用　理气药具有行气、调经止痛的功效，可调节子宫的收缩功能，常用于治疗痛经、月经不调、产后腹痛等。枳实、枳壳、陈皮、土木香等可兴奋子宫平滑肌，青皮、香附、乌药等能松弛痉挛的子宫平滑肌。香附能使子宫平滑肌松弛，肌张力下降，收缩减弱，其所含的挥发油还具有雌激素样活性。理气药对子宫平滑肌的兴奋作用是其治疗子宫下垂的药理学基础。

5. 对支气管平滑肌的作用　理气药具有化痰散痞、降逆平喘的功效，可治疗肺气壅滞、胸闷喘咳痰多。其对呼吸系统作用的发挥与松弛支气管平滑肌功能有关，如青皮醇提物可松弛支气管平滑肌，对组胺的支气管收缩具有对抗作用。枳实、陈皮、香附等能松弛支气管平滑肌，青皮、陈皮、香附、木香可对抗组胺引起的支气管痉挛，扩张支气管，增加肺灌流量。苏子降气汤可明显抑制小鼠氨水性咳嗽及豚鼠实验性哮喘。其作用机制与直接扩张支气管，抑制迷走神经功能，抗过敏介质释放，兴奋β受体有关。理气药中所含的挥发油尚有化痰止咳作用。

6. 对心血管系统的作用　现代研究表明，理气药对心血管系统的作用具有广泛的药理作用。枳实、枳壳、青皮、陈皮均含有昔奈福林，枳实、枳壳尚含有N-甲基酪胺，这些药物制成注射液静脉给药，对心血管系统具有显著药理活性，可强心、升压、抗休克。其作用机制为昔奈福林可直接兴奋肾上腺素α受体，N-甲基酪胺可促进肾上腺素能神经末梢释放去甲肾上腺素，间接兴奋α、β受体。理气药及其有效成分昔奈福林和N-甲基酪胺具有的强心、增加心排出量、改善心功能及提高外周阻力、升压作用是其抗休克作用的药理学基础。以上心血管系统药理活性在灌服给药时均无效。另外，木香中所含挥发油及其各种内酯成分还可不同程度地发挥抑制心脏、扩张血管和降血压作用。

7. 对神经内分泌系统的作用　理气药具有疏肝解郁功效，可用于肝气郁结所致的情志抑郁、胸闷、喜叹息等，具有明显的抗抑郁作用。现代研究表明，抑郁症和肝郁关系密切。情志内伤是抑郁症发病的主要病因，七情中又以属阴性的郁怒、忧愁、悲哀为主。肝主疏泄，肝气调达，全身气机条畅，则情志如常；如肝之舒畅条达之性受到抑制则可出现以精神抑郁，情绪低落，多疑表现为主的抑郁之证，治疗以舒肝解郁为法。通过游泳实验、应激实验、学习记忆行为实验等多种实验研究，结果表明，理气方柴胡疏肝散能减轻心理应激对大鼠情绪和行为的影响，调适大鼠抗心理应激能力，表现出显著的抗抑郁药样作用。研究表明，抑郁症的发生与神经内分泌系统关系密切，涉及到 HPA、HPT 等系统的功能改变及 DA、5-HT、NE 等神经递质含量的变化。国外有研究发现，抑郁症患者 DA 能低下导致海马-额叶皮质突触的可塑性受损，而出现认知功能损害。生物化学研究结果也显示，抑郁症存在着 DA 系统的失调，其脑内的 DA 水平异常低下。此外，抑郁症的发生是中枢神经系统中 5-HT 释放减少，突触间含量下降所致，5-HT 和去甲肾上腺素（NE）的降低与抑郁症发病密切相关。研究显示，抑郁症患者可出现下丘脑 α_1-NE 受体低敏、5-HT1A 受体功能低下，从而使 α_1-NE 受体抑制 HPA 轴的功能减弱，进而导致 HPA 轴功能亢进。5-HT 还参与了 HPA 轴的激活与反馈调节。柴胡疏肝散促使下丘脑和海马 DA 神经兴奋，反复给药可使 DA 神经兴奋，抑制 5-羟色胺神经功能，从而影响中枢神经递质代谢发挥抗抑郁作用。理气药还可对抗群居实验所引起的矛盾冲突状态，减轻动物的焦虑程度；可降低慢性束缚应激大鼠的促肾上腺皮质激素和 β-内啡肽水平，下调下丘脑的促肾上腺皮质激素释放激素含量，提示理气药可通过对应激大鼠的 HPA 轴功能调节起到抗抑郁作用。理气药还可提高枷锁法肝郁证模型大鼠脑组织中单胺类递质的含量。纠正肝郁证 T 淋巴细胞免疫功能的紊乱状态。

此外，近年研究发现，理气药还具有抑制血小板聚集、调节免疫功能、能量代谢等方面的药理作用。

综上所述，理气药对消化系统、呼吸系统、生殖系统的作用是其理气健脾、疏肝解郁、行气止痛功效的药理学基础，而对心血管系统的作用是理气药的现代研究进展。

以中医药理论为指导对方药进行研究是中医药现代研究的中心指导思想，理气药具有理气健脾、疏肝解郁、理气宽胸、行气止痛、破气散结等功效，作用广泛，临床用于消化、呼吸、神经内分泌、生殖等多个系统的疾病治疗，充分体现了中医整体调节的治疗特色和优势，其研究所辐射的范围也较广。综观理气药的近代研究，在围绕功效主治进行探讨的基础上已有突破，对心血管系统的深入研究取得了较大进展，有效成分也进一步明确，如研究较多的枳实、枳壳、青皮、陈皮中含有的昔奈福林制成注射液静脉给药，可通过兴奋肾上腺素 α 受体，显示出明显的强心、升压、抗休克作用，这些研究为拓展中医药理论的现代应用领域起到了一定的促进作用；以中医药理论为指导开展的理气药现代研究，在所研究疾病方面，理气药主要围绕消化系统、呼吸系统、生殖系统等方面展开，其中以消化系统的研究较为深入，从整体、器官、细胞、分子四个药理研究层次对胃肠平滑肌运动、消化液分泌、保肝、利胆等的作用做了较为系统的研究，取得了一定成果。而对呼吸、生殖等系统主要以个别研究为主，尚未形成系统，如根据咳嗽、气喘、疼痛、炎症等疾病模型进行了一定的实验研究；在研究模型方面，理气药针对“证”或“病证结合”动物模型的研究仍很欠缺，如催产素或 PG 造成大鼠痛经模型、机械刺激致咳等，这与中医药理论的辨证论治原则不甚相符。如何复制相应的“证”或“病证结合”的模型仍是制约理气药针对性、特异性研究的因素，这些影响因素使其药理作用的研究无法做到与临床实际应用同步进行，因此在某些方面无法为临床应用提供科学、客观的药理学依据，因而在一定程度上制约了其临床应用的推广；在研究证型方面，理气药所治疗的“气滞、气逆”病证涉及肝、脾、肺三脏的功能异常，与消化、呼吸、神经内分泌等系统均有较大的相关性，在疾病的转归方面也存在一定的联系，如“见肝之病，知肝传脾”，目前对这些相关性与内在联系方面开展有研究比较薄弱；在实验设计的选择方面，由于缺乏特异性"证"的模型，导致理气药的许多实验设计不具有证型特异性，如理气药治疗的消化系统疾病中，引起的证型包括"脾胃气滞"、"肝胃不和"等不同，在实验研究中往往均笼统地进行胃肠功能、解痉镇痛、抗炎等方面的实验研究，与研究药物所治证型是否相符并未深究；在物质基础研究方面，理气药也略显不足，目前仅明确了部分药物用于某些系统疾病治疗的有效成分，如陈皮、青皮含有的昔奈福林、香附含有的香附子烯等，多数药物特别是理气方剂物质基础研究不够全面，仅停留于部位及全方的作用研究，从而制约了其药理作用更深层次的研究。

二、常用药物

陈　皮

本品为芸香科植物橘 *Citrus reticulate* Blanco 及其栽培变种的干燥成熟果皮，又名橘皮。陈皮主要含有挥发油、黄酮类、有机胺类及微量元素等成分，陈皮含挥发油约占 2%～4%，挥发油中相对含量大于 1%的成分依次为：D-柠檬烯、β-松油烯、β-月桂烯、间-伞花烯和β-蒎烯等。陈皮中还含有黄酮类成分和钾、钠、钙、镁、铜、锌、铁、锶、锰等微量元素。陈皮味苦，性辛、温。归肺、脾经。

【功效与药理】

1. 理气健脾、燥湿化痰　陈皮辛散苦燥，为肺、脾二经气分之药，有较好的行气　燥湿、化痰功效，用于湿阻气滞痰凝所致之肺失宣肃、脾失健运之证。《本草纲目》谓其"苦能泄能燥，辛能散，温能和。其治百病，总是取其理气燥湿之功。同补药则补，同泻药则泻，同升药则升，同降药则降。脾乃元气之母，肺乃摄气之龠，故橘皮为二经气分之药，但随所配而补泻升降也。"陈皮理气健脾、燥湿化痰的功效，与其对消化、呼吸等系统作用有关。

(1)对胃肠道平滑肌的作用：陈皮对肠平滑肌的作用是双向的，既能抑制胃肠运动，又能兴奋胃肠运动，主要与消化道的功能状态有关。陈皮提取物能抑制动物离体胃肠平滑肌运动[1]。陈皮对兔离体肠管有抑制作用，可能系阻断胆碱能 M 受体及直接抑制肠肌收缩；对大鼠离体胃各部位肌条表现为抑制作用，可能与肾上腺素能 α 受体和前列腺素途径有关[2]。不同浓度陈皮水煎剂均能显著抑制家兔离体十二指肠的自发活动，使收缩力降低，且呈量效反应关系。陈皮对乙酰胆碱、氯化钡($BaCl_2$)、5-羟色胺(5-HT)引起的回肠收缩加强均有拮抗作用，可使预先用阿托品、肾上腺素、多巴胺引起紧张性降低的离体兔肠进一步松弛，可见陈皮的抑制效应主要通过胆碱能受体、5-HT 受体介导或对平滑肌直接作用[3]。在体实验中，利用琥珀色树脂小球和碳末混合物推进率，观察陈皮水煎剂对大鼠胃排空及小鼠胃肠推进运动的影响，结果显示，陈皮具有促进胃排空和抑制胃肠推进运动的作用，为临床上用理气类中药治疗脾胃病提供了依据[4]。陈皮水煎剂对阿托品所致的肠推进抑制有拮抗作用，提示其促进肠推进作用可能与胆碱能 M 受体有关[5]。

(2)对消化酶的影响：陈皮挥发油对胃肠道有温和的刺激作用，促进大鼠正常胃液的分泌，有助于消化。将陈皮水煎剂与正常人唾液的生理盐水稀释液等量混合，采用比色法测定唾液淀粉酶的活性，结果表明，陈皮水煎剂对离体唾液淀粉酶活性有明显促进作用[6]。

(3)保肝：陈皮的甲醇提取物对 α-萘异硫氰酸酯(ANIT)引起的大鼠肝损害有保护作用。陈皮不仅能够抑制 ANIT 引起的血清中胆红素浓度的增加，还能抑制作为肝实质损害参与的肝内酶的释放。

(4)利胆：以橘油(陈皮挥发油)5ml浸泡人胆固醇结石，可见10例胆固醇结石在13分钟至2.5小时内出现外壳溶解，在22小时内先后被完全溶解或碎成细屑，其中全溶时间最短者仅为1.83小时，且溶石作用明显强于葵花子油。橘油体外溶石作用与其浓度呈正相关，当其含量低于70%时溶石作用即明显减弱。给麻醉犬手术植入人胆固醇混合结石三块，胆红素结石一块，再经胆囊导管注入橘油10ml，3小时后剖检胆囊，可见三块胆固醇结石均已崩碎，而胆色素结石无变化。表明橘油具有极强的溶解胆固醇结石的能力，但也有较大的刺激性。

(5)祛痰、平喘：陈皮挥发油能松弛豚鼠离体支气管平滑肌，其水提物和挥发油均能阻断乙酰胆碱、磷酸组胺引起的支气管平滑肌收缩痉挛。具有平喘、镇咳和抗变应性炎症的作用[7]。

2. 其他作用

(1)影响心脏、血压：陈皮注射剂给猫静脉注射后，可迅速而显著地改变猫的血流动力学参数，主要表现为：血压迅速上升，且脉压差增加，心输出量增加，左室内压及其最大上升速度均明显上升，而左室舒张末期压则有明显下降，心脏指数、心搏指数、每搏心排出量、左室做功指数均明显上升；而血管总外周阻力在给药后1～2分钟内上升，5分钟后则有明显下降。反映心肌氧耗指标的TTI值在给药后3分钟内也明显增加。上述各指标的作用时间一般在给药后瞬间至5分钟时，给药10分钟后则基本恢复或接近正常。动物的心率在给药后瞬间略有减少，其他时刻无明显改变[8]。

麻醉犬静脉注射陈皮注射液3ml，可见血压明显上升，维持约3分钟后恢复正常。大鼠静脉注射陈皮注射液0.5ml，血压亦显著升高。且再次给药仍能重复上述升压效应。陈皮水溶性生物碱按含生药量1000、500、250mg/kg的剂量给大鼠静脉注射后，可显著升高大鼠的血压，动脉收缩压的最大平均上升百分率平均达53%，维持升压4分钟；心率在给药后20秒内明显减少，2分钟后则显著增加，9分钟后恢复正常；大鼠的平均动脉压平均上升百分率与上述3剂量的对数剂量间呈良好的线性关系($r=0.9985$)，给药后0.5～5分钟动物体内残余药量呈一级动力学消除，经计算求出其药动学参数$K=0.55\text{min}^{-1}$，$t_{1/2}=1.24$分钟。提示陈皮水溶性生物碱对大鼠有明显的升高血压作用，且在一定剂量范围内量-效、时-效呈线性相关，其作用时间短暂，清除快[9]。

(2)抗菌、抗病毒：25%浓度的陈皮对几种常见浅部真菌具有抑菌作用(红色毛癣菌、石膏样毛癣菌、羊毛状小孢子菌、絮状表皮癣菌、白色念珠菌)；25%陈皮制剂对常见浅部真菌病具有良好疗效，疗效与咪康唑(达克宁霜)相当[10]。

(3)抗氧化：大量的研究表明，陈皮提取物有明显的清除自由基、羟自由基和抗脂质过氧化作用，对自由基引起的细胞膜氧化损伤有保护作用，并能抗衰老、增强生命活力[11]。苏丹等研究发现，陈皮不但能延长果蝇的平均寿命，还能延长果蝇最高寿命，且对雌蝇的延寿作用优于人参皂苷[12]。

(4)抗肿瘤：采用肉瘤180(S_{180})、肝癌(Heps)、艾氏腹水癌(EAC)移植性肿瘤模型，进行了抑制肿瘤的实验，结果表明，陈皮提取物对小鼠移植性肿瘤S_{180}、Heps具有明显的抑制作用，使癌细胞增殖周期G_2M细胞减少，使G_0G_1期细胞增多，同时具有促使癌细胞凋亡的作用。另外，采用四氮唑蓝快速比色法(MTT)观察到陈皮提取物对人肺癌细胞、人直肠癌细胞和肾癌细胞最敏感，提示陈皮提取物是一种有开发前景的抗肿瘤中药提取物[13]。

【毒理研究】亚急性毒性试验显示给犬胆囊灌注橘油，隔日1次，每次5ml（橘油97份，吐温802.1份，司盘0.9份），可见当灌注速度过快或灌注量过大会引起恶心呕吐；长时间灌注后，食欲不振，以致明显消瘦。组织学检查可观肝细胞有轻度浊肿或水样变，胆囊黏膜固有层有较多的多形核白细胞，黏膜下水肿，黏膜脱落等病变[9]。

【主治】胸脘胀满，食少吐泻，咳嗽痰多。

【现代应用】

1. 休克　以升压灵[升压3号(陈皮提取物)，主要成分为昔奈福林]治疗感染性休克112例，总有效率为96.40%。以升压灵治疗流行性出血热低血压休克17例，总有效率为100%。

2. 疥疮　以橘皮提取物（1号灭螨灵）及其化学成分（Ⅱ号灭螨灵）对164例疥疮患者治疗26例，总有效率为100%。

3. 溃疡性结肠炎　陈皮15g，干荷叶10g，砂仁2g。制成散剂，以开水泡服，每日2剂，早晚各服1剂。结果治疗溃疡性肠炎30例，17例治愈，6例显效，4例好转，2例无效，治愈率56.7%，总有效率90%。

4. 急性乳腺炎　陈皮60g，赤芍60g，瓜蒌30g。高热者加石膏、大黄；痛明显者加皂刺、白芷、乳香、没药，制成煎剂。轻者每日1剂，重者每日2剂-同时用热药渣外敷患部，每次30分钟，每日3～4次。治疗乳腺炎31例，治愈（症状、体征在3天内完全消失，白细胞计数在5天内恢复正常者）20例，基本治愈（症状、体征在3天内基本消失，白细胞计数在5天内接近正常者）10例，总有效率为96.8%。

【不良反应】近来报道，服用陈皮致过敏2例及便血2例[14-16]。

主要参考文献

[1] 欧立娟，等．陈皮药理作用研究进展．中国药房．2006，17(10)：787

[2] 李伟，等．陈皮对大鼠胃平滑肌条收缩活动的作用及机制的探讨．中国中西医结合杂志，2000，20(特集)：49

[3] 官福兰，等．陈皮及橙皮苷对离体肠管运动的影响．时珍国医国药，2002，13(2)：65

[4] 黄志华，等．陈皮对鼠胃排空及胃肠推进运动的影响．赣南医学院学报，2002，22(5)：472

[5] 李伟，等．陈皮对小鼠胃排空及肠推进的影响．中药药理与临床，2002，18(2)：22

[6] 张志海，等．陈皮的化学成分及药理作用研究进展．西北药学杂志，2005，20(1)：47

[7] 蔡周权，等．陈皮挥发油的药效学实验研究．中国药业，2006，15(13)：29-30

[8] 沈明勤，等．陈皮注射剂对猫心脏血流动力学的影响．中药材，1996，19(10)：17

[9] 沈明勤，等．陈皮水溶性总生物碱的升血压作用量-效关系及药动学研究．中国药学杂志，1997，32(2)：97

[10] 方玉复，等．陈皮对浅部真菌的试管内抑菌实验及临床疗效观察．中国皮肤性病学杂志，1997，11(5)：275

[11] 王姝梅，等．陈皮提取物清除氧自由基和抗脂质过氧化．中国药科大学学报，1998，29(6)：462

[12] 苏丹，等．陈皮提取液抗衰老作用的实验研究．上海铁道大学学报，1999，20(9)：18

[13] 钱士辉，等．陈皮提取物体外抗肿瘤作用的研究．中药材，2003，26(10)：744

[14] 童湘谷．陈皮引起过敏反应2例．中草药，1997，28(2)：103

[15] 郭剑峰．陈皮过敏1例报告．河南中医，1989，9(2)：31

[16] 吴言福．服用陈皮致便血二例．中药通报，1988，13(10)：54

枳实（枳壳）

枳实为芸香科植物酸橙 *Citrus aurantium* L. 及其栽培变种或甜橙 *Citrus sinensis* osbeck 的干燥幼果。枳壳为芸香科植物酸橙 *Citrus aurantium* L. 及其栽培变种的干燥未成熟果实。两者果皮中含挥发油及黄酮苷类，挥发油的主要成分为右旋柠檬烯（d-Limonene）及右旋芳樟醇（d-Linalool）等；黄酮苷有新橙皮苷（Neohesperidin），水解得橙皮苷（Hesperidin）以及柚皮苷（Naringin）、漆树苷（Rhoifolin）、忍冬苷（Lonicerin）等，还从枳实中分离出昔奈福林（Synephrine，辛弗林）和 N-甲基酪胺（N-Methyltyramine），含量分别为 0.024%～0.18%及 0.02%。枳实（枳壳）味苦、辛、酸，性微寒。归脾、胃经。

【功效与药理】

1. 理气宽中、行滞消胀 《药品化义》"枳实专泄胃实，开导坚结，故主中脘以治血分，疗脐腹间实满、消痰癖、祛停水、逐宿食、破结胸、通便闭，非此不能也。……若饮食不思，因脾郁结不能运化，皆取其辛散苦泻之力也。为血中之气药，惟此称最。"其理气宽中、行滞消胀的功效与其对小肠电活动、胃肠运动、胃溃疡等影响的药理作用有关。

（1）对小肠电活动的影响：枳实水煎液对绵羊空肠及回肠的移行性综合肌电（MMC）的Ⅱ相、Ⅲ相的峰电活动有显著的增强作用，使 MMCⅡ相慢波负载峰电的比率也显著增加，并使空肠的 MMC 周期的总时程明显缩短，尤其对 MMCⅡ相时程缩短[1]。给犬灌胃枳实浓缩液后产生增强小肠电活动的效应，可被胆碱能受体阻断剂阿托品明显抑制，表现为Ⅱ相和总周期虽有延长，但Ⅱ、Ⅲ相及总周期内平均每簇中快波数均减少，每分钟快波数也减少，提示枳实的作用可能与 M 受体有关[2]。枳实浓缩液给大鼠灌胃后胃窦、十二指肠、空肠 MMC 活动相对时程与周期比值明显增大，即 MMC 活动相时程相对延长，从而使小肠平滑肌张力和运动功能增强[3]。

（2）对胃肠运动的作用：枳实（枳壳）对离体胃肠平滑肌运动表现为抑制作用。枳实可剂量依赖性地降低大鼠胃底纵行肌张力，胃体、胃窦环行肌收缩波平均振幅及幽门环形肌运动指数[4]。枳实 1.2mg/ml 对离体兔肠平滑肌运动有抑制作用，平滑肌收缩幅度、频率、张力均降低，对乙酰胆碱和氯化钡所致的离体肠平滑肌的活动加强有明显的拮抗作用[5]。枳壳及其有效成分辛弗林均能剂量依赖性地显著抑制兔离体小肠的自发活动，收缩幅度和张力均降低[6]。枳实挥发油对大鼠离体小肠有一过性兴奋作用，1.5 分钟后收缩幅度逐渐减小，直至完全抑制作用；枳实黄酮苷有抑制作用，1 分钟后完全抑制；生物碱无明显作用。对氯化钡、乙酰胆碱、磷酸组胺引起的离体运动回肠痉挛，枳实挥发油及黄酮苷均有对抗作用，而生物碱无明显作用[7]。枳壳、枳实挥发油能使大鼠空肠收缩频率和幅度显著减慢和降低，2 分钟后收缩完全抑制，对氯化钡、乙酰胆碱和磷酸组胺引起动物离体回肠痉挛性收缩有抑制和阻断作用，无论先加或后加药物，均有对抗作用；枳实油尚可明显抑制小鼠肠道推进运动[8]。枳实可显著减小大鼠结肠肌条的平均收缩幅度及频率，该作用可被酚妥拉明部分阻断，但不受普萘洛尔或 L-NNA 的影响，提示该抑制作用部分与 α 受体有关[9]。

枳实（枳壳）对整体动物胃肠运动表现为兴奋作用。灌胃枳实水煎剂 1g/kg，可使犬在体小肠平滑肌张力和运动功能增强[10]。灌胃 100%生、炒枳壳水煎液 0.1ml，能明显促进小鼠胃肠蠕动。25g 枳壳煎液口服能增强绵羊空肠、回肠峰电活动，产生移行性运动复合波，促进小肠活动[11]。小鼠灌胃 0.3g/只枳实水煎液，小肠炭末推进率明显加快，这一作用可被 H_1 受体拮抗剂苯海拉明阻断，而不能被 H_2 受体拮抗剂西咪替丁阻断，表明枳实增强小肠运动功能的作用与 H_1 受体有关[12]。

枳实（枳壳）对动物在体、离体胃肠平滑肌的作用存在着很大差异，对在体胃肠平滑肌多呈兴奋作用，对离体平滑肌多呈抑制作用，这可能主要是体内外环境之间的差别，离体组织没有神经支配，也不受机体内分泌激素的影响。这也说明枳实促进胃肠运动的功能是通过神经体液因素实现的。

(3)抗胃溃疡、镇痛、镇静：20%枳实、枳壳挥发油有预防大鼠幽门结扎溃疡形成的作用，并能显著减少胃液量、胃酸的分泌及胃蛋白酶的活性[13]。枳实挥发油能使醋酸引起的小鼠扭体反应的发生次数明显减少，并能显著减少小鼠自发活动次数[7]。

(4)抗过敏：枳实对被动皮肤过敏反应具有抑制作用，并能明显降低肥大细胞组胺释放量。枳实抗过敏的有效成分为蜜橘黄素、柑橘黄酮与 CA_4-F_3，其中蜜橘黄素灌胃 50mg/kg 即显示明显抑制作用。

2. 其他作用

(1)升压作用：给麻醉犬静脉注射枳实注射液 3ml，在 10 秒钟内可见血压明显上升，维持约 3 分钟后恢复正常。给麻醉大鼠静脉注射枳实注射液 0.5ml，在 3 秒钟内可见血压显著上升，维持约 3～4 分钟后恢复正常。再次给药仍能重复上述升压效应[10]。给麻醉犬静脉注射枳实注射液 1.5g(生药，下同)/kg，可见血压明显升高，升压幅度同去甲肾上腺素 10μg/kg 的升压幅度相当，且持续时间较长。α 受体阻断剂酚妥拉明可拮抗其升压作用，且略有降压效应。而当注射阿普洛尔(Aptin)阻断 β 受体后，枳实仍呈升压效应，但作用略减弱。当 α 受体和 β 受体均阻断后，枳实有轻度降压效应。由此推测，枳实升压作用与兴奋肾上腺素能 α 受体有关，同时兼有轻度 β 受体兴奋作用。而其引起的降压效应可能是枳实对血管平滑肌的直接作用。若预先将犬利舍平化，使机体的儿茶酚胺耗竭，静脉注射枳实注射液 1g/kg，可见血压明显升高，表明枳实的升压作用并非通过释放机体的儿茶酚胺而实现的。给麻醉犬椎动脉注射枳实注射液 0.2g/kg，动脉阻力明显上升；股动脉注射 0.02～0.4g/kg，动脉阻力亦显著升高，且股动脉阻力的升高较椎动脉更为明显，但动脉注射后血压均无明显变化。而静脉注射枳实注射液 2g/kg，椎动脉阻力明显增加，血压显著上升。推测枳实升压作用可能不是直接通过中枢神经系统而产生的。采用全细胞膜片钳技术观察枳实提取液对豚鼠心室肌细胞 L 型钙电流的实验表明，低浓度枳实提取液(≤0.1g/ml)可浓度依赖性地增大豚鼠心室肌细胞 L 型钙电流，有促进钙通道开放的作用，这可能是其升压的作用机制之一。但在高浓度(≥0.2mg/ml)时可抑制心室肌细胞 L 型钙电流，有抑制钙通道开放的作用[14]。枳实的升压作用可能与其对血管平滑肌的收缩作用有关。枳实可浓度依赖性地提高主动脉平滑肌条张力，此作用可能与激活平滑肌细胞膜上的肾上腺素能 α 受体、胆碱能 M 受体及维拉帕米敏感 Ca^{2+} 通道有关，并对胞外 Ca^{2+} 有一定的依赖性，与平滑肌细胞膜上的组胺 H_1 受体无关[15]。枳壳醇提物能够浓度依赖性收缩大鼠胸主动脉，其作用机制可能与激活血管平滑肌上的电压依赖性钙通道，促使胞外 Ca^{2+} 内流有关；同时，枳壳醇提物也作用于血管内皮细胞，促进一氧化氮的释放，部分抵消其缩血管作用[16]。对枳实升压有效成分分离提纯，得到两种单体，化学结构鉴定分别为辛弗林和 N-甲基酪胺，并已化学全合成。给麻醉犬静脉注射 N-甲基酪胺 0.05～2.0mg/kg，呈升压效应，且具有明显量效关系。N-甲基酪胺 1.0mg/kg 的升压幅度约同 10μg/kg 去甲肾上腺素相当。对利舍平致儿茶酚胺耗竭的狗，静脉注射 N-甲基酪胺 0.5 及 1.0mg/kg，均无升压反应。但将辛弗林及 N-甲基酪胺按 3∶1 比例混合注射，仍呈明显升压效应。表明辛弗林是直接作用于肾上腺素能受体，而 N-甲基酪胺则是通过释放体内儿茶酚胺的间接机制而发挥作用的。也表明枳实注射剂本身即具有小复方的特色，其不仅兼有兴奋肾上腺素能 α 及 β 两种受体作用，同时兼有直接和间接两种作用机制。枳实生物碱能迅速显著地升高大鼠颈动脉血压，挥发油及黄酮苷无明显作用。枳壳水煎剂及乙醇提取液对犬及兔静脉注射，均有显著升高血压作用。对心脏有兴奋作用，对呼吸无明显影响。

(2)影响心脑、肾等血流量：给麻醉犬静脉注射枳实注射液1.5g/kg或N-甲基酪胺1mg/kg，冠脉流量显著增加，冠脉阻力明显降低，而心肌耗氧量增加不明显。静脉注射1g/kg时有显著增加脑血流量及降低其血管阻力作用。枳实注射液1.5g/kg亦能明显增加肾血流量，显著降低肾血管阻力。枳实注射液在升高血压的同时，股动脉血流量减少，血管阻力亦增加。给麻醉犬静脉注射N-甲基酪胺2mg/kg时，肾血流量显著增加，肾血管阻力降低不明显；当注射1mg/kg时，对肾血流量及其血管阻力作用较弱。但上述两种剂量均可使尿量显著增加。而N-甲基酪胺1mg/kg使犬血压明显升高的同时，下肢血流量显著减少，血管阻力增大。枳实注射液1g/kg与其有效成分昔奈福林和N-甲基酪胺按不同比例组方具有上述相似的药理作用，但枳实注射液扩张冠脉作用更强，提示枳实中的其他成分可能也具有一定的药理作用。在洛氏液中，N-甲基酪胺24μg/ml，对离体豚鼠心房收缩力具有明显增强作用，但酚妥拉明可阻断这一作用。在离体灌流装置中，N-甲基酪胺0.125～1.0mg，能明显加强豚鼠离体灌流心脏的心肌收缩力，但酚妥拉明和普萘洛尔均能阻断其正性肌力作用。表明N-甲基酪胺的正性肌力作用是通过兴奋心肌的α受体和β受体而实现的。给小鼠腹腔注射N-甲基酪胺50mg/kg，可见心肌内cAMP、cGMP含量均明显增高。其兴奋心肌α受体和β受体时心肌组织cAMP和cGMP均增加，这与已知β受体兴奋时cAMP增加，α受体兴奋时cGMP增加是一致的。给兔静脉注射N-甲基酪胺20mg/kg，血浆cGMP含量明显增加。这可能是由于其兴奋心脏和血管α受体的结果。给小鼠腹腔注射昔奈福林50mg/kg，血浆及心肌cAMP含量均显著增加，腹腔注射30mg/kg对大鼠血浆cAMP含量无影响。表明昔奈福林可能仅兴奋心血管的α受体。

(3)抗肿瘤：枳实95％乙醇提取物200mg/kg，给药5天，对小鼠腹腔移植白血病P_{388}细胞生长有抑制作用，以延长寿命率ILS(％)为判定指标，ILS(％)＝(治疗组平均生存日数/对照组平均生存日数－1)×100％，ILS为19％。以枳实乙醇提取物的石油醚可溶性提取物进行治疗试验，剂量为50mg/kg时，ILS为56％。从枳实95％乙醇提取物中分离出5种成分：auraptene，marmin，福橘黄素(tangerina，nobiretio)及补骨脂素，体外试验表明，5种成分对人白血病细胞株K_{562}和小鼠白血病细胞株L_{1210}均有细胞生长抑制作用[17]。

(4)抗氧化：在羟自由基、超氧阴离子自由基、DPPH自由基生成体系中，枳实提取液清除自由基的能力分别为IC_{50}＝2.71mg/ml、SC_{50}＝5.02mg/ml、DC_{50}＝0.54mg/ml；枳实提取物体外有较强的抑制脂质过氧化作用，对小鼠肝、肾、心组织匀浆的脂质过氧化抑制作用EC_{50}分别为0.58、1.03、0.69mg/ml[18]。整体动物实验采用实验性糖尿病小鼠灌胃给予枳实提取物3.20、6.40、9.59g/kg治疗5周，谷胱甘肽过氧化物酶活性、丙二醛含量显著降低，超氧化物歧化酶活性有所增加[19]。

(5)对血小板的作用：枳实体外对血小板聚集有抑制作用[20]。枳实水煎液1.0、2.5g/kg连续给药10天，对健康大鼠及血瘀模型大鼠均具有明显的抗血小板聚集及抑制红细胞聚集的作用，其作用优于阿司匹林，并呈明显量效关系，枳实对血小板活化未见明显作用[21]。临床试验也表明，枳实水煎液对急性冠脉综合征病人血小板活化无明显作用，但对血管内皮功能障碍有改善作用[22]。

【毒理研究】小鼠静脉注射枳实注射剂的LD_{50}为(71.8±6.5)g/kg；腹腔注射的LD_{50}为(267±37)g/kg。麻醉犬于半小时内用药累计达21g/kg，未见严重反应，但一次静脉注射剂量过大，升压过快过高(超过180～200mm汞柱)，可见暂时性异位节律及无尿。

【主治】积滞内停，痞满胀痛，泻痢后重，大便不通，气滞痰阻胸痹，结胸；枳壳主治胸胁气滞，胀满疼痛，食积不化，痰饮内停。

【现代应用】

1. 休克　枳实注射液治疗各种原因所致的休克94例，总有效率为96.8%。枳实注射液治疗小儿感染性休克100例，总有效率为78%。以枳实针剂急救休克病人20例，有效率为85%[23]。

2. 脏腑下垂、疝气及脱肛等　以枳壳10～30g，水煎服，连服5～10天，治疗妇女临褥后子宫下坠，疝气及脱肛等症。以枳壳黄芪汤(枳壳、黄芪)治疗经补中益气之剂治疗无效的内脏下垂症多例，取得较好效果[24]。

3. 顽固性偏头痛　取枳实50g，水煎代茶饮，连服10天，治疗女性顽固性偏头痛60例，显效38例，有效20例，无效2例[25]。

4. 其他　单味枳壳200g煎服，治疗胃下垂31例，总有效率100%[26]。枳实治疗老年性习惯性便秘效果显著。以枳实注射液治疗心力衰竭，取得较好疗效。

主要参考文献

[1] 况玲．枳实对绵羊小肠电活动的影响．中医药研究，1997，12(4)：179

[2] 黄子荷，等．阿托品对枳实增强犬小肠电活动效应的影响．中国中西医结合杂志，1996，16(5)：292

[3] 王翠芬，等．枳实对大鼠胃肠电活动影响的初步研究．东南大学学报(医学版)，2001，20(3)：153

[4] 李伟，等．党参、枳实对大鼠胃肌条收缩活动的影响．中国中医基础医学杂志，2001，7(10)：31

[5] 张启荣，等．枳实煎剂对兔离体肠平滑肌活动的影响．中国中医药科技，2006，13(5)：335

[6] 官福兰，等．枳壳及辛弗林对兔离体小肠运动的影响．中药药理与临床，2002，18(2)：9

[7] 胡盛珊，等．枳实有效成分的药理活性比较．中草药，1994，25(8)：419

[8] 胡盛珊，等．枳实、枳壳挥发油对动物胃肠道的作用．江西医药，1992，(3)

[9] 谢冬萍，等．枳实对大鼠结肠肌条运动的影响．山东医科大学学报，2001，39(5)：437

[10] 毕庆和，等．枳实对小肠电活动的影响．中国医药学报，1991，6(1)：39

[11] 况玲，等．枳壳对绵羊空肠、回肠的影响．新疆农业大学学报，1999，22(3)：200

[12] 刘莉洁，等．组胺受体在枳实调节小鼠小肠运动中的作用．东南大学学报(医学版)，2001，20(3)：144

[13] 胡盛珊．枳实、枳壳挥发油对动物胃肠道的作用．江西医药，1992，(3)：158～159

[14] 方芳，等．枳实提取液对豚鼠心室肌细胞L型钙电流的影响．湖南医科大学学报，2003，28(4)：353

[15] 李红芳，等．枳实和陈皮对兔离体主动脉平滑肌条作用机理探讨．中成药，2001，23(9)：658

[16] 庄须国，等．枳壳醇提物对大鼠离体胸主动脉环的收缩作用与机制．中国药理学通报，2008，24(6)：810

[17] 李长敏．枳实抗癌活性成分的研究．国外医学．植物药分册，1997，12(4)：179

[18] 焦士蓉，等．枳实提取物的体外抗氧化作用研究．中药材，2008，31(1)：113

[19] 焦士蓉，等．枳实提取物对实验性糖尿病小鼠肝脏抗氧化防御功能的影响．卫生研究，2007，36(6)：689

[20] 吉中强，等．15种理气中药体外对人血小板聚集的影响．中草药，2001，32(5)：428

[21] 吉中强，等. 枳实对血瘀模型大鼠血栓前状态的影响. 山东中医杂志，2003，22(6)：360

[22] 吴立华，等. 枳实对急性冠脉综合征病人血管内皮功能及血小板活化的影响. 中西医结合心脑血管病杂志，2007，5(1)：5

[23] 黄道生，等. 枳实针剂治疗休克. 浙江中医杂志，1982，(5)：229

[24] 池广法. 枳壳黄芪汤治疗脏腑下垂症. 山西中医药，1983，6(2)：50

[25] 申永艳. 单味枳实治疗顽固性偏头痛. 中国临床医生，2002，30(12)：20

[26] 谭明格. 单味枳壳治疗胃下垂 31 例. 中国民间疗法，1993，(5)：58

木　香

本品为菊种植物木香 *Aucklandia lappa* Decne 的干燥根，木香根含挥发油 0.3%～3%、木香碱(Saussurine)0.05%、菊糖 18%。挥发油的主要成分为木香内酯(Costuslactone)、二氢木香内酯(Dihydrocostus-lactone)、α-木香醇(α-Costol)、α-木香酸(α-Costic acid)、风毛菊内酯(Saussurea lactone)、去氢木香内酯(Dehydrocostus lactone)、异去氢木香内酯、异土木香内酯(Iso-alantolactone)，以及单紫杉烯(Aplotaxene)，α-及 β-木香烯(Costene)、α-及 β-紫罗兰酮(Ionone)、β-芹子烯(β-Selinene)、莰烯、水芹烯、芳樟醇等。此外，还含有 α-及 β-环木香烯内酯(Cyclocostunolide)、豆甾醇、白桦脂醇、棕榈酸、天台乌药酸(Linderic acid)和 20 种氨基酸。木香味辛、苦，性温。归脾、胃、大肠、三焦、胆经。

【功效与药理】

1. 行气止痛、健脾消食　木香辛香苦温，有较好的行气调中、健脾消食作用，用于脾胃气滞、运化无力之证，为治疗中焦气滞、脘腹胀痛之要药，故《日华子本草》中记载："治心腹一切气，……呕逆反胃、霍乱、泄泻、痢疾，健脾消食。"木香行气止痛、健脾消食的功效，主要与其对消化系统及呼吸系统作用有关。

(1)调整胃肠运动：木香对胃肠运动具有双向调节作用，实验结果表明其调节作用的发挥与木香的剂量、提取物类型、动物种属、实验方法等有关。

木香水提液、挥发油和总生物碱对大鼠离体小肠有轻度兴奋作用。观察木香对离体兔肠平滑肌蠕动的影响，木香提取液 1ml(约为生药 50mg/ml)对离体兔肠平滑肌肌张力和肠蠕动幅度有明显增强作用[1]。对乙酰胆碱、组胺与氯化钡所致肠肌痉挛有对抗作用。而木香去内酯挥发油、总内酯以及木香内酯、二氢木香内酯等 7 种内酯部分对离体兔小肠运动则有抑制作用，且去内酯挥发油与二氢木香内酯作用较强。云木香碱 1～2mg/kg 静脉注射能明显抑制猫在体小肠运动，使肠肌松弛、运动停止，但易于恢复。去内酯挥发油 15mg/kg、二氢木香内酯 20mg/kg 和总内酯 30mg/kg 灌胃均能明显抑制在体犬小肠运动，降低其紧张性与节律性收缩，而其他内酯部分作用较小。木香醇沉液能使离体大鼠回肠收缩幅度明显增大，小鼠小肠炭末推进率显著提高[2]。不同剂量的木香煎剂对大鼠胃排空及肠推进均有促进作用，并呈剂量依赖关系，这种量效关系在促胃动力作用方面更为明显[3]。给正常小鼠灌服浓度为 0.5g 生药/L 的木香水煎液 0.6ml/只，发现木香能显著加快胃对半固体食物的排空，提示木香有增强胃窦运动的作用。此外，木香能显著改善左旋精氨酸(L-Arg)致大鼠胃肠动力障碍模型的胃排空，其对胃肠动力障碍的改善可能通过胆碱能途径，而血浆胃动素(MLT)的增加在木香的促胃肠动力中也起一定作用[4]。另一方面，有研究表明木香烃内酯和去氢木香内酯具有松弛平滑肌和解痉作用，灌胃给予木香水提液(1.4g/kg，4.2g/kg)和木香烃内酯(9mg/kg，27mg/kg)对小鼠肠蠕动具有抑制作用[5]。

(2)抗消化性溃疡：木香超临界提取液对小鼠利舍平型胃溃疡、大鼠急性胃黏膜损伤、大鼠醋酸损伤型胃溃疡等多种实验性胃溃疡模型均具有明显的抑制作用[6]。灌服浓度为0.4g/ml木香丙酮提取液1ml/100g体重，对利舍平致大鼠胃黏膜损伤有保护作用，明显减少胃黏膜表面的索状和点状损伤[7]。云木香丙酮提取物能显著对抗乙醇和冷水束缚法所致的大鼠胃溃疡，对两种模型具有显著的保护作用，但没有明显的促进胃排空和肠推进作用，提示云木香丙酮提取物抗胃溃疡的机制可能是对胃黏膜的直接保护作用[8]。

(3)促进胆囊收缩：木香水提液(540mg/kg)、醇提液(480mg/kg)，木香烃内酯(100mg/kg)、去氢木香内酯(100mg/kg)十二指肠给药均有明显的利胆作用，且醇提物要比水提物作用强，木香烃内酯及去氢木香内酯的利胆作用很强，可视为木香中的主要利胆成分[5]。

(4)镇痛：木香在热板法小鼠致痛模型中显示出具有一定镇痛作用；在扭体法中，其水煎液和水煎醇沉液均可减少小鼠扭体反应次数或只数[2]。

(5)抗炎：灌胃给予小鼠木香醇提取物50、100mg/kg，给药量为0.1ml/10g，每天1次，连续3天，对复合巴豆油所致小鼠耳廓肿胀和角叉菜胶所致小鼠足跖肿胀有明显抑制作用[9]。

2. 对呼吸系统的作用　采用豚鼠离体器官与肺灌流实验证明木香水提液、醇提液、挥发油、生物碱，以及挥发油中所含总内酯、二氢木香内酯、去内酯挥发油对组胺、乙酰胆碱与氯化钡引起的气管、支气管收缩有对抗作用。腹腔注射云木香总内酯、木香内酯、二氢木香内酯或去内酯挥发油对吸入致死量组胺或乙酰胆碱气雾剂豚鼠有保护作用，可延长致喘潜伏期，降低死亡率，表明能直接扩张支气管平滑肌，与罂粟碱作用相似。将胸内套管刺入麻醉猫胸膜腔描记呼吸，静注云木香碱1～2mg可出现支气管扩张反应(胸膜腔内压升高)。脑破坏后再给药无效，提示其作用与迷走中枢抑制有关。犬机械刺激致咳实验证明，木香挥发油中各内酯成分和去内酯挥发油无镇咳作用。

3. 对心血管系统的作用　低浓度的木香挥发油对离体兔心有抑制作用。从挥发油中分离出的各内酯部分均能不同程度地抑制豚鼠、兔和蛙的离体心脏活动。小剂量的木香水提液与醇提液对在体蛙心与犬心有兴奋作用，大剂量则有抑制作用。去内酯挥发油、总内酯、二氢木香内酯、去氢木香内酯和12-甲氧基二氢木香内酯静注可使麻醉犬血压中度降低(30～40mmHg)，且降压作用较为持久，一般至少维持15分钟；12-甲氧基二氢木香内酯作用较强，去内酯挥发油的有效作用时间可达1小时。将动物颈部脊髓和两侧迷走神经切断或阿托品化，给予神经节阻断药、抗肾上腺素药、抗组胺药等均不改变上述降压反应，表明作用部位主要在外周，即与心脏抑制和血管扩张有关。

4. 其他作用

(1)抗菌：采用体外药基法对木香乙醚部分提取物的抗菌作用进行研究，结果显示：木香乙醚部分提取物对串珠镰孢菌、茄病镰孢菌、黄曲霉菌3种角膜真菌均有较好的抑制作用，最小抑菌浓度(MIC)为2.5～5mg/ml，并且均有量效反应关系[10]。此外，木香挥发油亦能抑制链球菌、金黄色与白色葡萄球菌的生长。

(2)增强延胡索的抗胆碱作用：单独给予木香对乙酰胆碱引发的回肠收缩作用没有影响，但给予木香与延胡索(1∶1)的混合物的热水提取液，则可增强延胡索的抑制作用。另外，用甲醇提取木香，其提取物与延胡索的热水提取液混合，同样具有强活性[11]。

【毒理研究】大鼠腹腔注射的LD_{50}如下：总内酯300mg/kg，二氢木香内酯200mg/kg。对其总生物碱静注的最大耐受量，小鼠为100mg/kg，大鼠为90mg/kg。将云木香挥发油混入大鼠饲料中，每天服药量为 1.77mg/kg（雄鼠）与 2.17mg/kg（雌鼠），连续给药 90 天，对大鼠的生长、血常规与尿素氮均没有影响，主要脏器病理检查亦未见异常。

【主治】胸脘腹痛，泻痢后重，食积不消，不思饮食。

【现代应用】

1. 消化系统疾病　六味木香胶囊具有行气解郁，温中散寒、和胃止痛、涩菼止泻等作用，临床应用于治疗慢性浅表性胃炎总有效率 96.0%[12]。用六味木香胶囊联用雷尼替丁和呋喃唑酮治疗溃疡病总有效率 95.0%，临床实践表明六味木香胶囊和西药联用比单用西药治疗溃疡病在止酸、消胀、抗炎等方面都具有明显优势，是门诊和基层医院的首选方法之一[13]。用六味木香胶囊治疗肠易激综合征，总有效率为 81.25%，提示六味木香胶囊对于肠易激综合征有较好的疗效[14]。用木香顺气丸加奥美拉唑治疗反流性食管病（RE）者，总有效率 82.82%[15]。木香槟榔丸具行气导滞，攻积泄热之功效，可广泛用于治疗胃炎、胃瘫、胆囊炎、胰腺炎、细菌性痢疾、溃疡性结肠炎、肠易激综合征、肠功能紊乱、习惯性便秘、胃肠神经症等各种消化系统的器质性及功能性疾病[16]。

2. 劳伤性胸瘤、肋间神经痛　木香 50g，干燥后共为细末，每次 5g，每日 2 次，伴有咯血者，加桑寄生 50g；伴有心脏疾患者，加丹参 50g，7 天为 1 疗程，治疗劳伤性胸瘤总有效率 94%[17]。木香、郁金各 9g，水煎分 2 次服，每日 1 剂，治疗带状疱疹后遗症顽固性肋间神经痛，有效率 100%[18]。

3. 其他　木香醇浸膏（1g/ml）治疗支气管哮喘可控制症状，防止复发，并有祛痰、镇痛作用，疗效较好。用木香煎液治疗风湿性及类风湿关节炎总有效率 94.1%[19]。用六味木香丸治疗肿瘤化疗后恶心呕吐总有效率为 88.89%[20]。将陈皮 30g、木香 10g 水煎至 500ml，术前 1 天午后分 3 次口服，可预防腹部手术后腹胀，总有效率达 98.81%[21]。此外，木香导滞丸能明显促进消化道恶性肿瘤术后肠功能恢复，有利于改善生存质量，延长生存期[22]。

主要参考文献

[1] 王明江，等．木香、玄胡及其复方对离体兔肠平滑肌的作用．同济医科大学学报，1992，21(3)：209

[2] 吴承艳，等．木香、丁香和威灵仙镇痛及胃肠动力作用的实验研究．江苏中医药，2005，26(12)：61-63

[3] 朱金照，等．木香对大鼠胃肠运动的影响及其机制探讨．中国中西医结合脾胃杂志，2000，8(4)：236-238

[4] 张国华，等．木香对胃肠运动作用的影响及机制研究．中国现代实用医学杂志，2004，3(13)：24-26

[5] 王永兵，等．木香的药效学研究．中国药科大学学报，2001，32(2)：146

[6] 韩坚，等．木香超临界提取物抗实验性胃溃疡的研究．中药材，2005，28(11)：1017

[7] 王小英．木香对大鼠实验性急性胃黏膜损伤的影响．中医研究，2004，17(2)：21

[8] 李秀芳，等．云木香丙酮提取物对大鼠实验性胃溃疡模型的影响．云南中医中药杂志，2007，28(6)：34

[9] 邵芸，等．木香醇提取物的抗炎利胆作用．江苏药学与临床研究，2005，13(4)：5

[10] 刘翠青，等．木香乙醚部分提取物抗角膜真菌作用研究．中华实用中西医杂志，2005，18(8)：1216

[11] 小林匡子．木香增强延胡索的抗胆碱作用(日本药学会第121次年会论文摘要)．国外医学中医中药分册,2002,24(5):313

[12] 洪宁,等．六味木香胶囊治疗慢性浅表性胃炎50例．浙江中医杂志,2001,7(37):7

[13] 殷兆礼,等．六味木香胶囊联用雷尼替丁、呋喃唑酮治疗消化性溃疡40例．中国冶金工业医药杂志,2002,19(6):16

[14] 周金宝．六味木香胶囊治疗肠易激综合征32例．浙江中医杂志,2007,42(10):617

[15] 范吉兴,等．木香顺气丸辅助治疗反流性食管炎69例．中国社区医师,2008,24(10):133

[16] 蒋健．木香槟榔丸临床运用发挥．福建中医药,2008,39(6):40

[17] 罗艳．土木散治疗劳伤性胸痛．实用中医内科杂志,1990,4(3):30

[18] 王象藤,等．木金散治疗带状疱疹后遗症顽固性肋间神经痛17例．实用中西医结合杂志,1997,10(5):497

[19] 隋燕妮．木香煎竹管治疗风湿性及类风湿性关节炎17例．中国现代医药科技,2003,3(5-6):75

[20] 李海峰．藏药六味木香丸治疗肿瘤化疗后恶心呕吐72例观察．中国民族医药杂志,2007,9:13

[21] 瞿源．陈皮木香水预防腹部手术后腹胀．护理学杂志(外科版),2007,22(8):3

[22] 黄智芬,谢展强,韦君年．木香导滞丸用于恢复消化道恶性肿瘤术后肠功能的疗效观察．河北中医,2000,22(7):491

香　附

本品为莎草科植物莎草 *Cyperus rotundus* L. 的干燥根茎。香附含挥发油约占1%;油中主要成分为香附子烯Ⅰ和Ⅱ(CypereneⅠ,Ⅱ)、香附子醇(Cyperol)、异香附醇(Isocyperol)、柠檬烯(Limonene)、α及β香附酮(α,β Cyperone)、香附醇酮(Cyperolone)、莎草酮(cyperone)等。另外,还含三萜类化合物、黄酮类及生物碱等。香附味辛、微苦、微甘,性平。归肝、脾、三焦经。

【功效与药理】

1. 行气解郁　《本草求真》中记载:"香附,专属开郁散气……故通气甚捷,此则苦而不甚,故解郁居多。"其行气解郁功效与其对肠平滑肌、胆汁分泌影响的药理作用有关。

(1)对肠平滑肌作用:香附醇提物20mg/ml浓度时对离体兔肠有抑制作用。香附水提液12.5g/L能明显松弛家兔离体肠平滑肌,17.5g/L香附水提液能显著降低由 $BaCl_2$ 和ACh所引起的肠蠕动幅度增加[1]。

(2)促胆汁分泌:香附水煎液30g/kg十二指肠给药,对麻醉大鼠胆汁分泌有促进作用,给药后30分钟胆汁流量增加最高,达45%,给药后60分钟达65%,胆汁固体物含量(mg/ml)给药后略有减少;对 CCl_4 肝损伤大鼠胆汁分泌仍有促进作用[2]。

2. 调经止痛　《汤液本草》中记载:"香附子,为血中之气药也。方中治崩漏,是益气而止血也。又能化去凝血,是推陈也。"其调经止痛功效与其雌激素样作用、对子宫平滑肌的作用及解热镇痛抗炎药理作用有关。

(1)雌激素样作用:给去卵巢大鼠皮下注射0.2ml挥发油,间隔6小时皮下注射2次,48小时后阴道上皮完全角质化。分离的成分中香附烯作用最强。阴道内给药,挥发油香附烯和香附酮可致上皮角质化而香附酮则无作用,有效成分全身给药的有效量不超过局部用药量1倍。女性绝经期肥胖可能与雌激素水平的降低有关。香附水提液12.5g/L对大鼠离体脂肪组织释放游离脂肪酸具有促进作用,说明香附可促进离体脂肪的分解。这一作用可被普萘洛尔、维拉帕米和无钙液不同程度阻断,表明香附促进脂肪组织释放游离酸的作用部分经肾上腺素能β受体、维拉帕米敏感的L形Ca^{2+}通道及外Ca^{2+}内流介导[3]。

(2)对子宫平滑肌的作用：5%流浸膏对豚鼠、兔、猫或犬等动物的离体子宫均呈现收缩减弱、张力降低的抑制作用[4]。不同饮片规格香附药理作用亦有不同，以醋制香附对在体大鼠子宫肌的收缩抑制作用和对缩宫素所致大鼠痛经模型的抑制作用最强，生香附次之，酒制香附效果最差[5]。香附浓度为2g/L及更高时对未孕大鼠离体子宫平滑肌收缩有抑制作用，收缩频率减慢，幅度减小[6]。香附挥发油中的成分α-香附酮的浓度为1.01g/L时能抑制离体子宫肌自发性收缩，0.505g/L的α-香附酮对缩宫素引起的离体子宫肌收缩具有明显抑制作用，且呈明显的量效关系[7]。

(3)解热、镇痛、抗炎：醇提物对注射酵母菌引起的大鼠发热有解热作用，其效价约为水杨酸的6倍。给大鼠腹腔注射挥发油0.1ml/kg，30分钟后可明显降低大鼠正常体温，较氯丙嗪的降温作用强，但作用时间不及氯丙嗪长。20%醇提物皮下注射25ml/kg能明显提高小鼠的痛阈，所含三萜类化合物(Ⅳ-B)5ml/kg灌胃的镇痛效果与30mg/kg阿司匹林相当。但小鼠腹腔注射0.1ml/kg挥发油则无明显镇痛作用。香附水提物和醇提物解热镇痛作用有所不同，香附醇提物解热效应明显，且有较强的镇痛作用，而香附水提物虽有较强的镇痛作用，但未见明显的解热作用[8]。香附提取物75g/kg灌胃给药4天能明显减少痛经模型小鼠扭体次数，经药理学对比观察发现石油醚、醋酸乙酯提取部位是香附治疗痛经的有效部位[9]。给大鼠腹腔注射醇提物100mg/kg，对角叉菜胶和甲醛引起的足肿胀有明显的抑制作用，其作用比5～10mg/kg氢化可的松强。灌胃与腹腔注射效力之比为1∶3。石油醚提取物也具有抗炎解热作用，其抗炎作用约为氢化可的松的8倍，有效成分可能为三萜类化合物。

3. 其他作用

(1)抑制中枢：给小鼠腹腔注射0.03ml/kg、0.06ml/kg、0.1ml/kg挥发油，对腹腔注射阈下剂量的戊巴比妥钠均有协同的催眠作用($P<0.01$)；给家兔静脉注射0.05ml/kg、0.075ml/kg及0.1ml/kg挥发油，翻正反射迅速消失，痛反应及角膜反射迅速消失，并有四肢强直现象，约3分钟后消失。静脉注射0.035ml/kg挥发油能明显延长脑室内注射东莨菪碱的麻醉时间[10]。醇提物使小鼠自发活动减少，转笼被动活动受抑制，并消除大鼠的条件性回避反射。对阿扑吗啡所致呕吐有保护作用。增强芸巴比妥的麻醉作用。对小鼠电休克和戊四氮惊厥无保护作用。

(2)降压、强心：给麻醉猫静脉注射0.1ml/kg挥发油有明显降压作用，8分钟血压恢复正常。给麻醉犬静脉注射乙醇提取物20mg/kg血压缓慢下降，持续0.5～1小时，不能影响肾上腺素或乙酰胆碱对血压的作用，但能部分阻断组胺的作用。水或醇提取物皮下注射可使蛙心停止于收缩期。低浓度对离体蛙心，以及在位蛙心、兔心和猫心有强心作用和减慢心率作用。其总生物碱、苷类、黄酮类和酚类化合物的水溶液也都有强心和减慢心率作用。

(3)降低大鼠正常体温：给大鼠静注香附挥发油0.1ml/kg，以氯丙嗪5mg/kg作阳性对照，给药前后分别测定大鼠直肠温度。结果表明，给予香附挥发油30分钟后可明显降低大鼠正常体温，且较氯丙嗪的降温作用强，但作用不及氯丙嗪持久，然后大鼠体温逐渐恢复正常[10]。

(4)抑菌作用：香附挥发油对金黄色葡萄球菌有抑制作用，香附烯的抑菌作用比挥发油强，且对宋氏痢疾杆菌也有效。香附提取物对真菌也有抑制作用。

【毒理研究】小鼠腹腔注射醇提物LD_{50}为1.5g/kg；抗炎有效成分三萜类化合物(Ⅳ-B)

给小鼠腹腔注射 LD_{50} 为 50mg/kg；小鼠腹腔注射挥发油 LD_{50} 为(0.297±0.019)ml/kg。

【主治】肝郁气滞，胸、胁、脘腹胀痛，消化不良，胸脘痞闷，寒疝腹痛，乳房胀痛，月经不调，经闭痛经。

【现代应用】

1. 尿路结石　以生香附(鲜品)80～100 克，水煎至适量，每日不拘时内服。服药 1 个月为 1 疗程，三个疗程结束统计疗效。结果，32 例中排石例数 26 例，无效 6 例，有效率为 81.3%[11]。

2. 扁平疣　以香附注射液隔日或每日肌注 4ml(含生药 12 克)，10～15 次一疗程，治疗 15 例，有效率 86.7%[12]。

主要参考文献

[1] 王明江，等．香附水提剂对离体兔肠管活动的影响．郧阳医学院学报，1999，18(4)：194

[2] 隋艳华．香附、刺梨、茵陈、西南獐牙菜对大鼠胆汁分泌作用的比较．河南中医，1993，(1)：19

[3] 司金超，等．香附对大鼠离体脂肪组织释放游离脂肪酸的影响．中药药理与临床，2002，18(5)：30

[4] 张发初，等．香附之药理研究．中华医学杂志，1985，21(12)：1351

[5] 孙秀梅，等．香附不同饮片规格的药理实验比较．中药材，2007，30(10)：1219

[6] 李志强，等．香附对未孕大鼠离体子宫肌收缩的影响．西安交通大学学报(医学版)，2007，28(4)：399

[7] 温东婷，等．香附化学成分的分离及对未孕大鼠离体子宫肌收缩的影响．北京大学学报(医学版)，2003，35(1)：110

[8] 欧润妹，等．香附不同溶剂提取物解热镇痛效应的比较．山东中医杂志，2004，23(12)：740

[9] 夏厚林，等．香附不同溶剂提取物对痛经模型的影响．时珍国医国药，2006，17(5)：773

[10] 刘国卿，等．香附挥发油药理研究．中国药科大学学报，1989，20(1)：48

[11] 邵全满．生香附治疗尿路结石 32 例．浙江中医学院学报，1996，20(2)：23

[12] 谢敦华，等．香附注射液治疗扁平疣疗效观察．中医杂志，1984，6：58

川　楝　子

本品为楝科植物川楝 *Melia toosendan* Sieb. et Zucc. 的干燥成熟果实。果实和皮含川楝素(Toosendanin)、异川楝素(Isochuanliansu，为川楝素)、21-O-乙酰川楝三醇(21-O-Acetyltoosend-antroil)、生物碱、山柰酚、树脂及鞣质。果实尚含有中性油质成分，主要为醋酸(Acetic acid)，己酸(Hexanoic acid)等。川楝子味苦，性寒，有小毒。归肝、胃、小肠、膀胱经。

【功效与药理】

1. 行气止痛　川楝子苦寒降泄，能清肝火，泄郁热，行气止痛。用于肝郁化火所致的诸痛症。《本草纲目》中记载："治诸疝"。《本经》中记载："主温病伤寒，大热烦狂"。李东垣认为："主下部腹痛，心暴痛。"川楝子行气止痛的功效，主要与其对消化系统的作用有关。

(1)兴奋平滑肌：川楝素 200mg/kg 或浓度为 0.2×10^{-4} 使在体兔肠肌张力及收缩力均增加，在 0.2×10^{-3} 时使肠肌呈痉挛性收缩，此兴奋作用能被苯海拉明对抗，而不被阿托品阻断，提示川楝素对肠肌有组胺样和(或)组胺释放作用[1]。

(2)调节胃肠平滑肌：以川楝子、黄芪、白术、木香等组成的健脾疏肝汤对胃肠功能有良好的双向调节作用，即降低小鼠小肠炭末推进百分率，抑制肌注新斯的明的小鼠胃肠推进运动的加快，也能抑制离体小肠的自发活动，对乙酰胆碱、氯化钡所致的肠管收缩有明显的拮抗作用，且能改善微循环和血液流变学指标，从而使异常的肠管运动功能趋向正常化[2]。

(3)利胆：川楝子还能松弛奥氏括约肌，收缩胆囊，促进胆汁排泄[3]。

2. 杀虫疗癣　川楝子既能杀虫，又能止痛，常用于虫积腹痛；川楝子又能焙干研末，用于治头癣。《本经》中记载："杀三虫疥疡。"《纲目》中记载："治诸疝、虫、痔。"川楝子杀虫疗癣的功效主要与其驱虫、抑菌作用有关。

(1)驱虫、杀虫：川楝素是一种有效的神经肌肉接头阻断剂，其作用部位在突触前神经末梢作用方式是抑制神经诱发的乙酰胆碱释放，这可能是川楝素驱蛔的作用原理之一[4]。

(2)抗肉毒作用：川楝素具有显著的抗肉毒作用。在特定的试验条件下，川楝素显著延长肉毒中毒小鼠对间接刺激收缩反应的麻痹时间，与川楝素本身的麻痹时间相近，未见相互协同增强阻遏的现象。川楝素给药治疗可使致死量肉毒中毒小鼠的存活率达 80%以上。与抗毒血清结合，而明显降低抗毒血清用量[5]。川楝素对肉毒中毒的动物有明显疗效，但毒副作用大，化疗指数低，使用价值不大，其作用与川楝素分子存在的半缩醛羟基有一定关系。

(3)抑菌、抗病毒：酒精浸剂 10%浓度对白色念珠菌、新生隐球菌呈现强抑制作用。川楝子的水溶剂，用体外法，1∶10 对堇色毛菌、奥杜盎氏小孢子菌有抑制作用。醇提物治疗小白鼠实验性曼氏血吸虫病，以 10μg/ml 腹腔注射 0.2ml。疗程 30 天，从动物体内存活虫数及孵化试验等方面证实，有一定疗效。经测定苦楝皮的水浸剂(1∶4)，在试管内对堇色毛癣菌、同心性毛癣菌、许兰氏黄癣菌、奥杜盎氏小芽孢癣菌、铁锈色小芽孢癣菌、羊毛状小芽孢癣菌、红色表皮癣菌、星形如卡氏菌等皮肤真菌均有不同程度的抑制作用。此外，本品对金黄色葡萄球菌也有抑制作用。川楝新鲜绿叶的部分纯化提取物对 Tacaribe 病毒的影响研究结果表明：该提取物能减少病毒在小鼠肾、肝、脑等部位的扩散；显著降低感染小鼠的循环干扰素浓度，处理的小鼠在感染后第 6 天，抗酸的干扰素含量为对照组的 1/8，说明川楝部分纯化的叶提取物抑制新生小鼠 Tacaribe 病毒的生长[6]。

3. 其他作用

(1)抑制呼吸中枢：有学者用大白鼠实验，观察川楝素对膈神经放电和膈肌放电的作用，结果表明大剂量川楝素(2mg/只，静脉或肌内注射)可引起呼吸衰竭，延髓呼吸中枢部位直接给川楝素(0.01～0.15mg/只)的实验支持上述结论。还有实验证明，川楝素能抑制大鼠呼吸，肌内注射川楝素后 1 小时或静脉注射后 10 分钟。动物呼吸变慢，此后呼吸中枢发出的节律性发电与其同步的肌电活动一起逐渐消失，肌内注射后 2 小时，静脉注射后 30 分钟，呼吸停止。将静脉注射后肌内注射量的 1/20 或 1/15 的川楝素直接注入第四脑室，也发现上述反应，而中枢兴奋药尼可刹米能延长动物存活时间。上述结果均说明川楝素引起呼吸抑制作用主要在呼吸中枢[7]。

(2)抗炎、镇痛：苦楝子油中的某种成分，有明显抗关节炎、抗组胺作用。以小鼠由巴豆油所致的耳肿及小鼠扭体法、热板法对生川楝子、焦川楝子、盐川楝子等进行抗炎、镇痛作用比较，结果显示：各制品均具显著的抗炎、镇痛作用，其中以盐制品抗炎镇痛作用最强[8]。

(3)阻断神经肌肉接头间的传递功能：在浓度为 1.7×10^{-4}～2.5×10^{-4} 对大鼠或小鼠膈肌实验表明，川楝素不可逆的阻遏神经肌肉标本对间接刺激的收缩反应，但不影响神经冲动在神经纤维的传导，也不减少肌肉对直接刺激的收缩反应，说明川楝素对神经肌肉标本的阻遏作用发生在神经肌肉接头[5]。对川楝素中毒小鼠膈肌神经肌肉接头所做的电镜观察表明，川楝素对亚显微结构有明显影响，主要表现是神经末梢中的突触裂隙宽度增加和突触小泡显著减少[9]。

(4)抗生育作用：SD 大鼠川楝子油两侧附睾尾部注射，100μl/侧，10 天后，将上述大鼠分别与有生育力的雌鼠进行交配研究、FCM 检查、组织学研究、睾酮测定，结果显示用药组与对照组大鼠生育率分别为 13.3%和 90%，用药组 5 周时组织学检查附睾及输精管，均无梗阻改变，睾丸形态正常，附睾出现了轻度炎症，6 周时睾丸曲细精管口径缩小，FCM 表明川楝子油可抑制睾丸生精细胞的生成，刺激非生精细胞使其合成代谢增加[10]。

(5)抗癌作用：用 Hela 细胞单纯培养法筛选表明，川楝子有抑制作用。川楝子对人体宫颈癌 JTC-26 有明显抑制作用，抑制率在 90%以上。

(6)抗氧化作用：川楝总黄酮和多糖均具有较强的抗氧化活性，当总黄酮质量浓度为 9.74g/L 时，对超氧阴离子自由基的清除效率达到 76.6%，其质量浓度为 12.38g/L 时，对羟基自由基的清除效率可达到 84%；当多糖质量浓度达到 10g/L 时，对超氧阴离子自由基的清除效率达到 63.7%，对·OH 的清除效率可达到 74.0%[11]。

【体内过程】以 20%丙二醇为溶媒的氚标川楝素 0.25mg/kg 静脉、0.3mg/kg 肌内注射和 0.25mg/kg 给猴灌胃后，血药时程曲线符合二室模型，并计算药代动力学参数。表明该药吸收分布较快，分布广，消除慢，周围室药物浓度较高。灌胃给药的生物利用度较肌内注射低，为 30%～40%，消除半衰期为 25 小时，较静脉注射或肌内注射长。组织药物浓度以胆、肝、十二指肠最高，脾、肾次之，在脑内各部呈均相分布，但浓度低。4 次重复给药后组织中药物有蓄积。

【主治】胸胁、脘腹胀痛，疝痛，虫积腹痛。

【现代应用】

1. 驱虫　川楝素片(每片含川楝素 25mg)成人剂量 8～10 片 1 次服下，不服泻药。16 岁以下按年龄递减观察 3793 例统计，平均排虫率达 79.4%。儿童排虫率比成人高，16 岁以下儿童 2326 例，排虫率平均为 84.8%，成人 687 例，排虫率平均为 74.8%，虫卵转阴率为 75.6%，患者一般在服药后 1～6 小时内开始排虫，24～48 小时内排虫最多，一般排虫可维持在 3～4 天。鲜苦楝皮，90～120g 煎服，用于 116 例儿童，驱虫率达 98%；成人每次服 35～40ml 苦楝皮糖浆，用于 1348 例蛔虫者，排虫率达 100%。苦楝皮对驱除蛲虫、绦虫、鞭虫也有一定效果。

2. 消化道溃疡　以川楝子、柴胡、瓦楞子、白及等组成的康宁溃疡灵，用于治疗消化性溃疡，每日 1 剂，水煎分 2 次服，15 天为 1 疗程，一般 3～6 疗程，共 38 例。结果治愈 19 例，有效 17 例，总有效率为 95%。又以川楝于、丹参、元胡、川黄连、乳香、没药等组成的溃疡灵，用于治疗消化性溃疡，每日 1 剂，水煎 2 次，分早晚 2 次服，1 个月为 1 疗程，共 83 例。结果 36 例痊愈(症状消失，胃镜和病理检查报告溃疡愈合)，占 43.4%；有效 39 例(疼痛及一般症状显著减轻，经胃镜检查溃疡面减少或改善)，占 47.3%，总有效率为 90.4%[12]。

3. 胃炎　川楝子止痛之效优于元胡，用于胃痛，不论寒热虚实者均无其弊。肝气犯胃者重用之 30 克，砸碎煎之甚佳。配入栀子干姜汤中可治郁火胃痛而见脘痛拒按、口苦心烦、苔黄脉数者，投之屡效。川楝子有调节消化道蠕动功能的双重作用[13]。

4. 胆囊炎、胆石症　以川楝子、柴胡、枳壳、虎杖、甘草等组成汤剂治疗胆囊炎，每日 1 剂，水煎至 400ml，每日分 2 次服；对照组采用消炎利胆片，每次 6 片，日服 3 次。连服 2 个月。观察组 240 例，对照组 30 例。结果痊愈(症状消失 B 超证实)187 例，有效(症状明显减轻)44 例，总有效率 96.25%；对照组痊愈 10 例，有效 12 例，总有效率 73.33%。以川楝素子、金钱草、大黄、郁金、鸡内金等研制成炎石清胶囊，每次4粒，每天3次，胆绞痛加阿托品、哌替啶，1个月为1疗程，治疗296例。结果治愈230例，显效32例，好转23例，总有效率96.3%[14]。

5. 胆道蛔虫 以川楝子、乌梅、贯众、白芍、柴胡等配合西药驱虫，控制感染，治疗胆道蛔虫100例，结果治愈（症状消失，排出蛔虫）88例，有效（自觉症状消失，仅有轻微压痛）10例，无效2例（手术治疗）总有效率98%[15]。

6. 乳腺疾病 将苦楝子皮和仁捣碎晒干，炒微黄研细末，每服9g，治疗急性乳腺炎未化脓者34例，服药2～4次，3天内均治愈[13]。川楝子水煎液加入红糖、黄酒治疗乳痈30例，均为产后不足3个月的妇女，其中27例痊愈，2例好转，1例无效[16]。

7. 肝胆系统疾病 川楝子入肝经临床常用于治疗胁痛，用于胆系病证有较好的疗效，用川楝子、枳壳、郁金为主，加大黄、芒硝、金钱草等治疗胆石症气郁型60例，结果痊愈36例，显效15例，好转7例，无效2例。总有效率96%[17]。

8. 泌尿系统疾病 现代药理实验证明，川楝子对白色念珠菌、新生阮球菌和大肠杆菌有较强的抑制作用，故对治疗急性泌尿道感染有较好的临床疗效，临床妇乐冲剂用于盆腔炎、附件炎、子宫内膜炎等引起的带下、腹痛[18]。

9. 带状疱疹 近年临床上以川楝子为主药治疗带状疱疹及其发生前后引起的诸般疼痛，收到了良好的疗效：以四逆散加川楝子，水煎服治疗疱疹前神经痛，疗效良好且多年不再复发；龙胆泻肝汤加川楝子，水煎服治疗疱疹期神经痛，11剂后皮损基本痊愈；以小瓜蒌散佐以川楝子，水煎服治疗疱疹后遗神经痛，8剂后疼痛基本消除[19]。

10. 皮肤病 川楝子性味苦寒，是治疗寄生虫常用药，以之外洗治疗与螨虫、真菌感染有关的皮肤病，疗效独特。川楝子能杀虫抑制真菌生长，并有去死皮的作用，临床运用时应根据其发病部位的不同掌握该药用量及配伍组成，如治疗面部毛囊虫皮炎、痤疮类病证，一般用量10～20g，并应配伍养血润肤，具有养颜美容之佳品当归、紫草之类[20]。

11. 其他 肉毒毒素中毒治疗的关键是应用抗毒素。有人因抗毒素短缺而采用了中西医结合治疗。川楝素为呋喃三萜类化合物，服用后通过对Ca^{2+}通道的作用，增加了神经末梢内的Ca^{2+}数量，使得囊泡和突触前膜融合的几率增加，大大促进了乙酰胆碱的释放，从而改善了中毒症状。病例在服用川楝子煎剂后症状均有不同程度的减轻[21]。

【不良反应】川楝子的现代实验研究及临床应用都证明有较强的毒性，大多在服药后1～2小时内出现消化不良反应，胃肠道刺激症状、腹痛恶心、呕吐、腹泻。可发生急性中毒性肝炎。出现氨酶升高，黄疸，肝大叩痛。对神经系统有抑制作用，神昏、嗜睡、烦躁。甚至呼吸中枢麻痹而死亡，可引起内脏出血，造成循环衰竭，对肾脏亦可造成伤害，出现蛋白尿等，症状严重可致死亡[22]。曾有患者口服过量致中毒，常用量为3～9g入汤剂，病例患者超过极量达20倍以上故导致中毒[23]。

主要参考文献

[1] 谢晶曦，等．驱蛔药川楝皮及苦楝皮中异川楝素的分子结构．药学学报，1985，20(3)：188

[2] 俞亚琴，等．健脾疏肝汤治疗肠道易激综合征的临床和实验研究．中国中西医结合杂志，1997，5(1)：10

[3] 张慎斌，等．10种中药对胆囊运动影响的B超观察．中医杂志，1988，29(4)：39

[4] 施玉梁．刺激频率、温度、钙离子对川楝素阻遏接头传递作用的影响．生理学报，1981，(2)：141

[5] 李培忠,等. 川楝素对肉毒中毒动物的治疗效果. 中草药,1982,13(6):28
[6] 王应斌,等. 蒙药川楝子的药理作用研究概况. 中国民族医药杂志,2002,8(4):54
[7] 施玉梁. 刺激频率、温度、钙离子对川楝素阻遏接头传递作用的影响. 生理学报,1981,(2):141
[8] 纪青华,等. 川楝子不同炮制品镇痛抗炎作用研究. 中成药,1999,21(4):181
[9] 黄世楷,等. 川楝素对小白鼠神经肌肉接头的超微结构的影响. 生理学报,1980,32:385
[10] 贾瑞鹏,等. 川楝子油对雄性大鼠的抗生育作用. 南京铁道医学院学报,1996,15(1):1
[11] 贺亮,等. 川楝子总黄酮和多糖提取及其抗氧化活性研究. 林产化学与工业,2007,27(5):78
[12] 章善学. 溃疡灵治疗消化性溃疡 83 例. 浙江中医杂志,1997,18(11):102
[13] 魏春花,吕建辉. 川楝子药效古今论要. 实用医技杂志,1997,4(7):561
[14] 程香英,等. 自拟炎石清胶囊治疗胆囊炎胆石症 296 例. 陕西中医,1995,16(11):494
[15] 陈作友. 中西结合治疗胆道蛔虫 100 例. 陕西中医,1997,18(1):10
[16] 赵云芝. 川楝子治疗乳痈. 浙江中医杂志,1999,(5):11
[17] 吴养. 通胆Ⅱ号汤治疗气郁型胆石症 60 例. 湖北中医杂志,1989,(6):36
[18] 王志红,等. 妇乐冲剂作用的研究. 中国药物与临床,2004,4(4):311
[19] 郭兴旺. 配伍川楝子治疗带状疱疹. 山东中医杂志,2005,24(3):183
[20] 郭兴旺. 川楝子善治带状疱疹. 浙江中医杂志,2005,(2):12
[21] 唐伟,等. 川楝子外治皮肤病临床新用. 中医外治杂志,1997,(1):35
[22] 李玫,等. 川楝子加综合疗法抢救肉毒毒素中毒. 中国急救医学,2003,23(10):718
[23] 鲍丕彦. 理气活血化瘀法治疗肠黏连 26 例疗效观察. 现代中西医结合杂志,2004,13(14):1876

乌 药

本品为樟科植物乌药 *Lindera aggregata*(Sims)Kosterm. 的干燥块根。含 0.1%～0.2%挥发油。油中含有乌药醇(Linderenol)、乌药烯(Lindenene)、乌药醚(Linderoxide)、异乌药醚(Isolinderoxide)、异呋喃乌药烯(Isofuranogermacrene)、乌药根烯(Lindestrene)、香樟内酯(Lindestrenolide)、乌药内酯(Linderalactone)、异乌药内酯(Isolinderalactone)、乌药醚内酯(Linderane)、新乌药内酯(Neolinderalactone)等呋喃倍半萜烯化合醇(Linderol)、乌药酸(Linderic acid)以及谷甾醇。乌药味辛,性温。归肺、脾、肾、膀胱经。

【功效与药理】

1. 行气止痛　乌药辛开温散,善于疏通气机,能顺气畅中,散寒止痛。乌药行气止痛的功效,主要与其对消化系统作用及镇痛、抗炎有关。

(1)对胃肠运动的影响:乌药对胃肠平滑肌有双重作用,既能促进肠蠕动,又能缓解胃肠平滑肌痉挛[1]。乌药能增加消化液的分泌,还能缓解大黄引起的腹痛[2]。乌药水煎液有兴奋和增强胃运动节律作用,且能显著抑制溃疡形成,对抗乙醇诱发的细胞损伤,具有细胞保护作用,此作用呈剂量依赖关系。乌药对大鼠离体胃底具有兴奋作用,可被异丙嗪和酚妥拉明拮抗,而不受阿托品影响,提示乌药对胃底的兴奋作用与 H_1 受体和 α 受体有关,而与 M 受体无关[3]。

(2)对中枢神经系统的作用:乌药中的一些成分可通过竞争性或非竞争性抑制脯酰氨内酞酶(PEP),下调对含有脯酰氨的脑肽如升压素、P 物质和促甲状腺素释放激素(TRH)的水解,从而改善学习和记忆过程[4]。乌药还有兴奋大脑皮质、促进呼吸功能作用。此外,乌药还可作为一种抗氧化剂,预防颅脑受伤后癫痫发作[5]。

(3)保肝作用:用天台乌药根的正己烷提取物及由此提取物分得的钓樟萜烯,给予纯种 dd-k 小鼠和 Wistar 雄性大鼠口服,结果表明,正己烷提取物可预防四氯化碳引起的血清谷草转氨酶(GOT)和谷丙转氨酶(GPT)的升高。钓樟萜烯对四氯化碳所致血清转氨酶活性升高有抑制作用。钓樟萜烯有效地抑制乙硫氨酸对血清转氨酶活性的增加及血清GOT水平的升高。肝切片组织学观察表明,钓樟萜烯可保护肝脏免受脂肪浸润[6]。

(4)镇痛、抗炎:乌药的水提液、醇提物水溶液在5g/kg、10g/kg两个剂量组下能够明显提高小鼠热板法痛阈值。20g/kg剂量能够显著抑制小鼠因酒石酸锑钾刺激引起的扭体反应,与生理盐水组比较差异有显著性。20g/kg剂量能对抗混合致炎剂所致小鼠耳肿胀,降低肿胀率。乌药中进一步分离所得组分能够有效对抗角叉菜胶大鼠足趾肿胀[7]。

2. 其他作用

(1)止血:体外实验表明乌药干粉能明显缩短家兔血浆再钙化时间,促进血凝。乌药复方止血粉对兔、羊、犬股动脉部分切开及部分脾切除所致之出血有良好的止血作用。

(2)抗肿瘤:对小鼠肉瘤180的抑制率为44.8%。用乌药长期喂大鼠,可使其体重增加比对照组快。

【毒理研究】乌药对实验动物无毒性。小鼠微核试验、小鼠精子畸形试验、Ames试验结果均为阴性,大鼠喂养30天未发现中毒症状,短期喂养未发现急性中毒,也未引起基因、染色体和细胞的突变,但高剂量可引起动物肝脏非病理性增大,而对肝功能指标及肝脏病理组织学无显著影响[8]。

【主治】胸腹胀痛,气逆喘急,膀胱虚冷,遗尿尿频,疝气,痛经等症。

【现代应用】

1. 消化系统疾病　以乌药、广木香、沉香、厚朴、苍术、陈皮、麦芽组成之"排气汤"能兴奋麻痹胃肠平滑肌,使肠内积气排出,可治烧伤后腹胀气。配以红木香、枳壳、甘草等治疗胃、十二指肠溃疡病。

2. 流行性出血热多尿期　用乌药10g,熟地、山药各30g,益智仁、桑螵蛸各15g,每日1剂,水煎300ml分2次服,治疗组35例,对照组30例,予西医对症及支持疗法。结果:治疗组多尿期持续1～10天,对照组持续1～35天。治疗组24小时最高尿量及多尿期持续时间均明显少于对照组。

3. 妊娠腹痛、胎位异常　以乌药当归汤(乌药、桑寄生各15g,白芍20g,当归10～20g,苏梗、陈艾各10g)治疗妊娠腹痛、胎位异常66例。用于止痛1～3剂,转胎位7剂为一疗程,每日1剂,水煎服,可用2～3个疗程。其中妊娠腹痛40例,胎位异常26例,结果总有效率95%[9]。

主要参考文献

[1] 李广勋. 中药药理与临床. 天津:天津科技翻译出版公司,1992

[2] 成诗黔,等. 浅谈大黄配乌药. 中国中药杂志,1992,17(10):630

[3] 王贵林. 乌药对大鼠胃底条的作用机制研究. 湖北省卫生职工医学院学报,1999,12(2):4

[4] Kobayashi W, Miyase T, Sano M, et al. Prolyl endopeptidase inhibitors from the roots of Lindera strychnifolia F. Vill. Biol Pharm Bull, 2002, 25(8): 1049

[5] Mori A, Yokoi I, Noda Y, et al. Natural antioxidants may prevent posttraumatic epilepsy a proposal based on experimental animal studies. Acta M ed Okayama, 2004, 58(3): 111

[6] 杨季国. 调补脾肾治疗小儿遗尿167例疗效分析. 浙江中医学院学报,1993,17(5):26

[7] 李庆林,等. 乌药提取物的镇痛、抗炎作用研究. 中药材,1997,20(12):629

[8] 来伟旗,等. 乌药的毒性研究. 职业与健康,2003,19(12):78

[9] 谭继雪,等. 乌药当归汤治疗妊娠腹痛、胎位异常66例. 四川中医,1995,13(2):38

三、常用方剂

柴胡疏肝散

本方来源于《景岳全书》，由陈皮、柴胡、川芎、香附、枳壳、芍药、甘草组成。

【功效与药理】

疏肝行气，活血止痛：柴胡疏肝散有疏肝行气，活血止痛的功效，主要与其对肝胆和胃肠的影响以及抗抑郁的作用有关。

（1）对肝胆的影响：将大鼠四肢绑扎1小时以造成肝郁模型，然后由总胆管插管引流胆汁，口饲100%本方药液3ml/只，观察大鼠胆汁的分泌情况。结果给药组1小时胆汁分泌量为（0.57±0.15）ml，正常对照组为（0.59±0.15）ml，模型对照组为（0.38±0.14）ml，给药组同模型组比较有显著性差异。肝郁动物胆汁分泌减少的机制，与交感-肾上腺髓质功能偏亢，去甲肾上腺素分泌增加，胃泌素分泌减少，肝血流减少有关。柴胡疏肝散促进肝郁动物胆汁分泌可能与上述作用有关。用CCl_4造成大鼠急性实验性肝损伤模型，结果显示本方能显著降低模型大鼠血清中ALT、AST含量，升高其SOD水平，并可显著降低该模型大鼠血清及肝组织中MDA的含量，而升高GSH水平[1]。本方对40% CCl_4诱导的大鼠肝纤维化也有良好的防治作用，肝功能明显改善，血清透明质酸及层黏连蛋白显著降低，肝组织羟脯氨酸含量明显减少，肝组织纤维化程度明显改善，免疫组织化学和RT-PCR检测发现肝组织α-平滑肌肌动蛋白及TGF-β_1表达减少[2]。

（2）对胃肠的影响：采用综合造模法复制慢性浅表性胃炎小鼠模型，本方能明显改善小鼠食欲减退，进食量减少等症状，减轻胃黏膜的炎症程度，使胃组织及血清NO含量升高，MDA含量下降[3]。应用冰醋酸制备慢性胃溃疡大鼠模型并不断给予不良的外界应激，研究本方对应激状态下大鼠胃溃疡的影响，结果证实本方能降低大鼠血清皮质醇水平，改善胃溃疡的病理改变[4]。采用慢性多相性应激模型，应用柴胡疏肝散灌服21天后，能使胃肠激素血清GAS（胃泌素）与血浆MOT（胃动素）明显回升，表明该方通过对GAS、MOT的调节来抑制慢性应激对大鼠胃肠功能的不良影响[5]。研究还表明柴胡疏肝散能治疗肠易激综合征模型大鼠，明显提高大鼠痛阈值，减少应激诱导的排便粒数，降低结肠中5-羟色胺与P物质的含量。

（3）抗抑郁作用：流行病学调查表明抑郁症和肝郁关系密切。刺激经6-羟多巴胺处理的大鼠攻击受试大鼠作为心理应激源，采用高架十字迷宫、开放场地试验检测受试大鼠行为学的改变，结果表明本方能减轻心理应激对大鼠情绪和行为的影响，调适大鼠抗心理应激能力[6]。柴胡疏肝散可促使下丘脑和海马DA神经兴奋，反复给药可使DA神经兴奋，抑制5-羟色胺神经功能，影响中枢神经递质代谢，具有抗抑郁功能。本方能明显缩短悬尾及强迫游泳实验中小鼠的不动时间，对抗群居实验所引起的矛盾冲突状态，减轻动物的焦虑程度，而对其自主活动无明显影响[7]。本方可调节慢性束缚应激大鼠的行为表现和功能紊乱，对抗应激导致大鼠的体重增长缓慢和蔗糖水摄取量减少，作用和经典抗抑郁药阿米替林相似；本方还能明显降低模型大鼠的促肾上腺皮质激素和β-内啡肽水平，下调下丘脑的促肾上腺皮质激素释放激素含量，提示本方通过对应激大鼠的下丘脑-垂体-肾上腺轴功能调节起到抗抑郁作用[8,9]。采用枷锁法使大鼠"郁怒而不得发"、情志所伤而造成肝郁证模型，柴胡疏肝散同时给药能拮抗大鼠免疫器官重量和体重减轻，明显拮抗IL-2的降低，显著提高脑组织中单胺类递质的含量，以及不同程度降低血液流变学各指标，明显改善模型动物的血瘀状态[10]。应用MTT法、ELISA法、RT-PCR法检测肝气郁结证模型大鼠以及运用柴胡疏肝散治疗后T细胞的增殖能力、细胞因子IFN-γ、IL-4的含量及mRNA的表达，结果表明柴胡疏肝散可以纠正肝郁证T淋巴细胞免疫功能的紊乱状态[11]。本方能增强机体免疫功能，提高机体抗氧化酶活性，清除自由基损伤，调整神经系统功能，从而延缓肝郁所致的衰老[12]。因此，柴胡疏肝散抗抑郁是多途径的，涉及神经系统、免疫系统、血液系统等各个方面。

【主治】肝气郁滞之胁肋疼痛，或寒热往来，嗳气叹息，脘腹胀痛，脉弦。

【现代应用】

1. 肝炎 应用柴胡、黄芩、枳壳、郁金、制香附、白芍、半枝莲、炙升麻、炙甘草等为基本方，随症加减，治疗乙型肝炎80例，结果显效32例，有效5例。应用柴胡疏肝散加减治疗156例乙型肝炎病人，每日1剂，3个月为1疗程，经过2至3个疗程治疗，治愈率50.9%，有效率93.6%，并能使部分HBsAg阳性阴转[13]。应用柴胡、白芍各15g，制香附、青陈皮、枳壳各9g，甘草6g，郁金、蒲公英各15g，金钱草30g，随症加减，治疗病毒性肝炎合并胆道感染65例，每日1剂，20天为1疗程，结果总有效率为92.35%[14]。

2. 胆道疾病 应用金钱草30g，柴胡9g，白芍、枳壳、生大黄(后下)、醋香附各12g，郁金、生山楂、黄芩各15g，鸡内金、青陈皮各10g，炙甘草6g，随症加减，治疗胆道感染、胆石病116例，每日1剂，连服2个月为1疗程。结果治愈27例，显效68例，有效16例[15]。应用柴胡疏肝散加减治疗胆囊息肉26例，每日1剂，10天为1疗程。经治疗后，全部患者以B超复检对照为依据，痊愈：治疗3～5个疗程，胆囊息肉消失者18例；治疗6～8个疗程，胆囊息肉明显缩小，自觉症状减轻或消失者6例[16]。应用柴胡疏肝散加减治疗(柴胡、陈皮、白芍、枳壳、香附、川芎、甘草、郁金等)胆囊切除术后综合征42例，总有效率95.24%[17]。

3. 胃炎 应用柴胡10g，芍药15g，枳壳15g，川芎10g，陈皮10g，香附15g，炙甘草10g，三七参(研细末服)3g，治疗慢性胃炎50例，每日1剂，7天为1疗程。服药后症状完全消失者43例，好转7例，通过胃镜检查，有效率达100%[18]。应用柴胡5g，陈皮5g，炒枳壳10g，制香附9g，炒白芍15g，川芎5g，炙甘草5g，随症加减，治疗慢性浅表性胃炎162例，结果痊愈57例，好转83例[19]。应用以柴胡、枳壳、香附各12g，白芍15g，川芎10g，甘草6g，延胡索10g，川楝子、广木香各6g，丹参、郁金各15g，半夏、陈皮各10g，焦三仙15g，治疗萎缩性胃炎39例，每日1剂，30天为1疗程。治疗结果痊愈7例，显效23例，有效2例[20]。应用该方加金钱草、法半夏、黄连、灵脂、蒲黄治疗胆汁反流性胃炎157例，治愈108例，总有效率93.63%[21]。

4. 肠易激综合征 以柴胡疏肝散加味(柴胡、香附、枳壳、川芎、白芍、甘草、陈皮、合欢花)治疗61例肠易激综合征，结果治愈19例，显效29例，有效10例[22]。应用柴胡、陈皮各12g，川芎、香附、枳壳、白芍、白术、防风各10g，甘草5g，治疗肠易激综合征69例。每日1剂，2周为1疗程，2个疗程后统计疗效，结果总有效率91.30%[23]。

5. 抑郁症 应用柴胡15g，陈皮12g，白芍15g，枳壳15g，甘草6g，川芎15g，香附20g，合欢皮15g，五味子15g，山茱萸30g，黄柏15g，砂仁20g，龟板20g治疗37例抑郁症，每日1剂，15天为1个疗程，3个疗程后记录症状变化，并进行疗效评估。结果：痊愈21例，显效8例，好转6例，HAMD评分与治疗前比较具有显著性差异[24]。

6. 冠心病 应用柴胡、枳壳、白芍、川芎、佛手、丹参、陈皮、檀香、当归、元胡、三七粉(分冲)，随症加减，治疗冠心病心绞痛30例(其中稳定劳累型心绞痛14例，自发型心绞痛16

例)，每日1剂，4周为1疗程。治疗结果：心绞痛症状改善6例，有效20例，无效4例。心电图好转3例，改善17例，无变化10例[25]。应用柴胡疏肝散化裁治疗冠心病心绞痛46例，心绞痛症状总有效率91%，心电图疗效总有效率78%[26]。

7. 乳腺增生　应用柴胡15g，杭芍15g，枳壳15g，香附子15g，郁金10g，炒川楝15g，菟丝子15g，浙贝母(冲)10g，生牡蛎25g，重楼20g，甲珠(兑服)10g，生山楂20g，生麦芽20g，治疗乳腺增生症56例，每日1剂，20剂为1疗程，结果总有效率达96.4%[27]。应用柴胡、枳壳、赤芍各10g，制香附15g，浙贝、昆布各10g，牡蛎30g，皂角刺20g，三七5g，连翘、蒲公英、海藻各10g，鸡血藤15g，夏枯草10g，橘核30g，治疗乳腺小叶增生症58例，每天1剂，2个月经周期为1个疗程。经2～3个疗程治疗后，治愈38例，总有效率91%[28]。

8. 男科疾病　应用柴胡、黄芩、枳壳各9g，白芍12g，乌药、桃仁、小茴香、橘核、败酱草各10g，炙甘草6g，随症加减，治疗睾丸炎37例，每日1剂，7天为1疗程。经过2个疗程，治愈32例(急性睾丸炎全部治愈)，总有效率97.39%[29]。应用柴胡、枳壳、炒白芍、制香附、川芎、橘核、川牛膝、川楝子、山甲片各10g，木通5g，琥珀粉(吞)3g，治疗不射精症19例，结果治愈17例[30]。用柴胡疏肝散加味治疗阳痿88例，疗程最短30d，最长182d，总有效率88.6%[31]。

9. 头痛　应用柴胡、川芎、白芍、枳壳、甘草，随症加减，治疗偏头痛66例，结果临床治愈40例，显效15例，有效8例，总有效率为95.5%[32]。以柴胡疏肝散加减治疗肝郁头痛64例，有效率为98.5%。

10. 失眠　用柴胡、香附各15g，白芍20g，川芎、枳壳各12g，甘草6g，随症加减，治疗顽固性失眠30例，每日1剂，10天为1疗程。结果临床治愈26例，好转3例，总有效率为96.7%[33]。

11. 其他　柴胡疏肝散加减治疗胸胁内伤、带状疱疹后遗症神经痛、食管炎、消化性溃疡、结肠炎、男性乳房发育、更年期综合征、肾绞痛等多种疾病有疗效。

【不良反应】柴胡疏肝散临床应用无明显的不良反应，偶有报道出现轻度纳差、恶心等服中药的反应，经对症处理后消失。治疗抑郁和失眠也未发现药物依赖。连续服用14天治疗冠心病，检查三大常规及肝、肾功能和血生化均未发现有明显毒副作用[34]。

主要参考文献

[1] 陈梁，等．柴胡疏肝散对四氯化碳所致大鼠急性肝损伤的预防作用．中西医结合肝病杂志，2004，14(1)：42

[2] 付德才，等．柴胡疏肝散抗肝纤维化的实验研究．中国老年学杂志，2007，27(12)：1146

[3] 仲维莉，等．柴胡疏肝散加减方治疗CSG模型小鼠的实验研究．中国现代实用医学杂志，2007，6(3)：4

[4] 冯育航，等．柴胡疏肝散对应激状态下大鼠胃溃疡的治疗．中国现代药物应用，2007，1(10)：26

[5] 敖海清，等．柴胡疏肝散及逍遥散对慢性心理应激大鼠血清皮质酮及胃肠激素的影响．中药新药与临床药理，2007，18(4)：288

[6] 吴先哲．柴胡疏肝散对心理应激大鼠行为学的影响．中国实验方剂学杂志，2006，12(3)：38

[7] 陈煜辉，等．柴胡疏肝散抗抑郁作用的药理学实验研究．江西中医学院学报，2004，16(4)：59

[8] 朱清静，等．柴胡疏肝散对慢性束缚应激性肝郁证大鼠下丘脑-垂体-肾上腺轴的调节作用．湖北中医杂志，2003，25(11)：7

[9] 周莺，等．柴胡疏肝散及其提取物对慢性应激大鼠下丘脑CRH含量的影响．临床和实验医学杂

志,2006,5(7):914

[10] 严亨秀,等. 柴胡疏肝散对实验性肝郁证大鼠的影响. 中药药理与临床,2006,22(6):5

[11] 杨冬花,等. 肝气郁结模型大鼠T细胞免疫功能的改变及柴胡疏肝散的治疗作用. 四川中医,2006,24(4):14

[12] 姚丽梅,等. 逍遥散与柴胡疏肝散延缓肝郁衰老的实验研究. 中国实验方剂学杂志,2006,12(5):65

[13] 夏岚. 柴胡疏肝散加减治疗乙型肝炎疗效观察. 现代中医药,2002,(3):16

[14] 俞君平,等. 柴胡疏肝散加减治疗病毒性肝炎合并胆道感染65例. 实用中西医结合杂志,1997,10(9):865

[15] 朱燕蓉. 柴胡疏肝散加减治疗胆道感染、胆石病116例. 实用中西医结合杂志,1991,4(10):618

[16] 林健,等. 柴胡疏肝散加减治疗胆囊息肉26例. 中国民间疗法,1997,(2):30

[17] 段晓刚,等. 柴胡疏肝散加减治疗胆囊切除术后综合征42例. 现代中医药,2008,4:47

[18] 宋楠,等. 柴胡疏肝散加味治疗慢性胃炎. 安徽中医临床杂志,1997,9(3):127

[19] 刘桂珍,等. 柴胡疏肝散加减治疗慢性浅表性胃炎162例. 南京中医学院学报,1994,10(2):45

[20] 刘定军. 柴胡疏肝散加减治疗萎缩性胃39例. 陕西中医,1995,16(1):28

[21] 年生元. 柴胡疏肝散加减治疗胆汁反流性胃炎157例. 中国临床医药研究杂志,2005,140

[22] 陈维强,等. 柴胡疏肝散加味治疗肠易激综合征61例疗效观察. 新中医,2003,35(8):37

[23] 宋庆红,等. 柴胡疏肝散加味治疗肠易激综合征69例. 实用中医药杂志,2009,25(4):225

[24] 周杰,等. 柴胡疏肝散加味治疗抑郁症37例临床研究. 吉林中医药,2009,29(6):477

[25] 张瑞华. 柴胡疏肝散加减在冠心病心绞痛中的应用. 北京中医,1995,(1):21

[26] 李双蕾. 柴胡疏肝散化裁治疗冠心病心绞痛46例. 广西中医药,1997,20(4):11

[27] 何增富. 柴胡疏肝散加味治疗乳腺增生症56例临床观察. 云南中医中药杂志,1997,18(3):26

[28] 高彩霞. 中药治疗乳腺小叶增生58例. 浙江中西医结合杂志,2003,13(8):516

[29] 张宏俊,等. 柴胡疏肝散加味治疗睾丸炎37例. 陕西中医,1993,14(2):53

[30] 丁建国,等. 柴胡疏肝散加减治疗功能性不射精症. 山东中医杂志,1998,17(10):463

[31] 于厚南. 柴胡疏肝散加味治疗阳痿88例. 四川中医,1996,14(10):25

[32] 梁广义. 柴胡疏肝散加减治疗偏头痛66例. 北京中医,1998,(1):48

[33] 董长华. 柴胡疏肝散加味治疗顽固性失眠30例. 国医论坛,1993,(6):27

[34] 彭建新. 中西医结合治疗变异型心绞痛38例临床观察. 中医药导报,2009,15(3):29

四、理气方药的研究思路

理气方药的研究思路

人体的气滞、气逆病证主要发生在肝、脾、肺三脏,表现为肝气郁滞、脾胃气滞、肺气壅滞等。此外,基于肝主疏泄功能与人体情志活动方面的关系以及气与血的密切相关性,气滞、气逆病证所出现的临床表现主要涉及现代医学的消化系统、呼吸系统、生殖系统、心血管系统、神经系统等方面的病症。理气药以疏通气机,消除气滞、气逆病证为主要功效,由于其广泛的药理作用,临床上常用于治疗上述系统的常见疾病,如慢性胃炎、消化性溃疡、胆道疾病、肝火、肠炎、支气管哮喘、痛经、月经不调,与活血化瘀药配伍使用还可用于休克、冠心病等心血管系统方面的疾病。针对作用广泛、涉及系统众多的理气药现代研究,可依据以下思路开展:

1. 进行特异性证型的研究　以中医药理论为基础,结合临床应用,从"肝郁气滞"、"肺气壅滞"、"脾胃气滞"、"肝胃不和"等主要"证"的研究着手,以"证"的研究为基础,针对性、特异性地选择相应模型进行研究，在不同的证模型动物上开展镇痛解痉、胃肠功能、止咳、平喘、止泻等方面的实验，方能体现导致疾病的不同证型、处于不同发展阶段时，药物所体现出治疗作用的科学本质。

2. 不同证型相关性的系统研究　以涉及肝、脾、肺三脏的气滞和气逆病证为主，进行消化、呼吸、神经内分泌等系统疾病转归相关性与内在联系的实验研究，如肝主疏泄，可调畅气机，胃主降浊。肝失疏泄，胃失和降则会出现脘胁胀闷、疼痛等症。胃失和降除会引起消化系统的症状外，肝的疏泄功能与自主神经功能也有一定的关系，其功能的失调也可导致胃肠功能紊乱而出现上述诸症。因而对其的研究除集中于消化系统外，还应结合神经系统全面开展；又如病变在肝的慢性病毒性肝炎，病久可累及脾、胃、肾等脏腑。外感湿热邪毒是其发生发展的主要病因，脾运不健是其发生发展的内在基础，因此其证型应以湿热为因，脾失健运为本，根据疾病发展的不同阶段及其内在联系，进行系统研究。从多系统、整体调节的角度探讨理气药的综合调节作用机制所在。

3. 从肝郁相关的各系统疾病开展研究

(1)消化系统：肝主疏泄和脾主运化之功能密切相关，郁怒伤肝，木不疏土，可致脾胃运化失常，因此，肝气郁结常常会出现消化系统的临床征象。研究表明，慢性胃病脾虚兼肝郁患者胃收缩功能及排空能力均下降。肝郁证大鼠模型血浆胃动素持续升高，血清胃泌素水平明显低于正常。此外，肝郁还可影响中枢及外周单胺类神经递质，其所致的自主神经功能紊乱也可导致消化系统功能的失调。因此，理气药的研究可从肝郁所致消化系统功能紊乱入手，以消化系统的脾胃气滞、肝胃不和证型为中心，围绕消化系统的相关病证，结合自主神经系统的功能调节如相关递质的检测等方面开展研究。

(2)神经系统：肝郁气滞证的发生机制与机体自主神经系统功能状态有十分密切之关系。研究表明，自主神经功能失调是肝郁证病人出现情绪改变、心血管系统症状、消化功能不良、机体内分泌和代谢功能失调以及电解质平衡紊乱的主要原因之一。肝主疏泄功能与单胺类神经递质的调节密切相关，其中，去甲肾上腺素(NE)、多巴胺(DA)及5-羟色胺(5-HT)对情绪影响最大。肝郁证模型大鼠脑干去甲肾上腺素(NE)、5-羟色胺(5-TH)明显升高，肾上腺素、去甲肾上腺素含量降低，表明肝郁证模型动物情绪改变与中枢及外周单胺类神经递质的紊乱有关。在各种递质中，多巴胺(DA)的变化最为显著，并在肝郁证的形成中起着重要的促发作用。理气药具有疏肝解郁功效，对于肝郁气滞所致的神经系统功能失调具有良好的调节功能。可依此选用适宜的抑郁症动物模型，从抗应激能力、中枢神经系统相关递质，如5-HT、DA、NE等，以及HPA轴的功能等方面开展研究。

(3)生殖系统：肝主疏泄具有调畅气机的功能，精神情志因素可以引起生殖内分泌紊乱，情绪的变化可通过下丘脑-垂体-性腺轴影响体内正常的内分泌环境，使脑中神经递质如多巴胺、去甲肾上腺素等代谢紊乱，从而引起促性腺激素等内分泌异常。不良的心理因素长期作用于神经系统，破坏生殖内分泌的平衡，使机体代谢发生一系列变化，从而引发相应的疾病，导致生殖系统功能的紊乱。此外，肝藏血，主疏泄，脾主统血摄血，为气血生化之源，肝、脾功能失常，也可致血失统摄，生化不足而致月经失调。在此理论的指导下，对于肝郁与生殖系统功能紊乱的研究，可从内分泌系统的功能调节入手，结合生殖系统的功能指标，如血清泌乳素(PRL)含量检测、子宫平滑肌收缩实验、雌激素水平测定等进行。

4. 针对不同证型与疾病的理气药实验设计要点　理气方药虽具有广泛的药理作用，临床应用范围也较广，但根据其功能主治，新药开发设计仍主要以“肝郁气滞”、“肝胃不和”、“脾胃气滞”等消化系统方面的实验研究为主，试验设计要点如下：

(1)针对肝胃不和证设计要点：肝主疏泄，可调畅气机，胃主降浊。肝失疏泄，胃失和降则会出现脘胁胀闷、疼痛等症，治疗上多以疏肝理气、和胃降浊为法。胃失和降除会引起消化系统的症状外，肝的疏泄功能与自主神经功能也有一定的关系，其功能的失调也可导致胃肠功能紊乱而出现上述诸症。因此，试验设计主要要点在于胃肠功能实验、镇痛解痉试验，若属于慢性胃炎、胆囊炎等疾病，应结合进行抗炎试验。

1)胃肠功能试验：①胃肠运动试验：离体胃肠平滑肌实验，如离体小肠实验、肠道流体推进检测法等；在体胃肠运动实验，如肠管悬吊法、胃内压测定实验等。②胃排空试验。③胃液分析。

2)镇痛解痉试验：常采用热刺激小鼠热板法、鼠尾电刺激法、化学刺激小鼠扭体试验及平滑肌解痉试验观察药物的镇痛作用及对平滑肌痉挛的影响。

3)抗炎试验：常选用大鼠甲硝基亚硝基胍(MNNG)慢性胃炎、小鼠甲巯咪唑慢性浅表性胃炎、大鼠幽门螺杆菌感染性胃炎、大鼠幽门结扎胆汁反流性胃炎、大鼠脱氧胆酸钠实验性慢性胃炎等模型，结合毛细血管通透性增加、棉球肉芽肿、大鼠足跖肿胀等急、慢性炎症模型观察药物对各型胃炎发挥的抗炎作用。

4)其他：根据受试药物功能主治的不同，还可选择一些针对性较强的试验，如对胃肠神经症、神经性呕吐等疾病，可进行一些对自主活动影响等神经系统方面的试验。

(2)针对脾胃气滞证的设计要点：脾主升清，胃主降浊，脾胃功能不足，升降出入功能升调可致脾胃气滞之证，常见脘腹胀满，食后尤甚，不欲饮食等消化系统功能减退的临床表现。治疗以健脾消食、行气导滞为原则。常以胃肠运动功能试验为设计要点。

1)胃功能试验：①胃运动实验。②胃排空试验。③胃液分析：胃液量和胃液酸度测定；游离酸及总酸度测定；胃蛋白酶活性测定。④胃肠电：通过胃肠电生理的检测，可了解胃肠运动的功能状态。

2)肠功能试验：①小肠吸收功能试验：大鼠或小鼠木糖吸收试验、^{3}H-葡萄糖吸收试验。②在体肠运动试验：肠内容物推进试验、在体兔肠平滑肌试验。③离体肠运动试验：离体小肠环行肌试验。

(3)针对消化性溃疡的设计要点：消化性溃疡属于祖国医学的“胃脘痛”、“嘈杂”、“吞酸”范畴。脾胃虚弱为最主要的病因，气滞、血瘀是其基本病理变化。临床根据症候特点分证论治，常以理气行滞、疏肝和胃、活血化瘀等法治疗。在试验设计上常选用药物诱发、应激等急慢性胃溃疡模型及胃酸、胃蛋白酶活性测定等消化功能测定试验观察药物抗消化性溃疡的作用。

1)抗消化性溃疡试验：试验性胃溃疡模型复制方法较多，可根据引起溃疡病变的病因、病情及病程特点选择相应的模型进行试验研究。常见的有急性、慢性、药物诱发性胃溃疡模型。①急性胃溃疡实验：常用水浸或寒冷刺激方法造成动物应激性胃溃疡模型，或采用幽门结扎型胃溃疡动物模型。②慢性胃溃疡实验：利用醋酸直接损伤胃壁组织可形成一种慢性溃疡模型，类似人类消化性溃疡，主要用于研究药物对慢性溃疡愈合过程的影响。③药物诱发胃溃疡模型：主要采用利舍平腹腔注射或吲哚美辛、阿司匹林等药物诱发。

2)消化功能测定试验：包括胃液量和胃液酸度测定，游离酸和总酸度的测定，可用滴定法或酸度计测定法；胃蛋白酶活性测定，常采用麦特毛细玻管试验法、凝乳法；胃黏液测定；

胃黏膜血流量测定等。

近年研究发现，消化性溃疡的发生与幽门螺杆菌（Hp）感染有密切关系，因此还可结合进行抑菌试验。

（4）针对肝胆疾病的设计要点：慢性病毒性肝炎属于祖国医学"黄疸、胁痛"范畴。其病变在肝，病久可累及脾、胃、肾等脏腑，导致病情慢性化。外感湿热邪毒是其发生发展的主要病因，脾运不健是其发生发展的内在基础，脉络瘀阻是病变发展的重要病理环节。因此多以困倦无力、纳呆、腹胀、肝区疼痛为临床表现，以"疏肝理气"、"健脾祛湿"、"清热解毒"为治疗原则。设计要点包括抗病毒、保肝、利胆、退黄等方面。

1）抗肝炎病毒试验：抗乙型肝炎病毒体外模型常选用2.2.1.5细胞模型，其染色体内整合有HBV全基因组；体内模型常选用鸭乙型肝炎病毒模型，其与人乙肝病毒同属嗜肝病毒科，具有相似的毒粒结构基因组成、复制机制和表现，国内常用此模型作为评价抗乙肝病毒药的动物模型。

2）保肝降酶试验：慢性肝炎的病理损伤主要表现为肝细胞变性、坏死。因此，常通过多种肝损伤模型来观察药物对损伤肝的保护作用。如四氯化碳、硫代乙酰胺、对乙酰氨基酚等肝损伤模型。评价指标主要包括测定血清中丙氨酸氨基转移酶（ALT）、天冬氨酸氨基转移酶（AST）以及肝脏病理损伤程度，慢性肝损伤应做总蛋白、白蛋白、白蛋白/球蛋白比值及羟脯胺酸测定。

3）免疫功能试验：HBV感染后由于下调免疫调节因子、病毒特异性T细胞免疫应答缺陷、T细胞受体拮抗等原因导致免疫耐受和缺陷。常可通过丙酸杆菌或卡介苗（BCG）注射造成免疫性肝损伤模型进行保护试验，测定巨噬细胞吞噬功能和血清溶血素，评价指标包括血清ALT、AST、总胆红素的测定以及病理形态学指标包括细胞坏死、炎症浸润、气球样变等。此外，还可观察对Cona诱导小鼠脾淋巴细胞增殖的影响、循环免疫复合物（CIC）总补体及C_3，以及对肝特异性脂蛋白（LSP）的自身免疫性反应等有关试验。

4）利胆试验：①胆汁流量及成分测定：常在大鼠胆总管内收集胆汁，记录胆汁流量并分析测定胆汁中胆固醇、胆红素、胆汁酸及无机离子等的含量。②胆囊活动情况测定：包括整体动物胆囊活动测定和离体胆囊还没肌条收缩活动描记法。③胆道内压测定：常采用直接读数法、间断冲注法、连续滴注法。

5）退黄试验：以异硫氢酸-1-萘酯灌服大鼠或小鼠造成黄疸模型，观察药物的退黄作用。

（5）针对泄泻的设计要点：中医认为，"泄泻"病变主要在脾胃与大小肠。发病病因包括感受外邪、饮食所伤、情志失调、脾胃虚弱、肾阳虚衰。脾主运化，胃主受纳，脾胃受不能腐熟运化，致使清浊不分，混杂而下，下迫大肠，传化失职而发生泄泻，因此，以脾胃功能失常最为主要。证型又有寒湿、湿热、食滞、脾虚的不同，表现为大便次数增多、溏便、清稀甚至水样便等。治疗上以理气健脾、和胃除湿、消食导滞为法。试验设计要点主要围绕调节胃肠运动、抗炎抗菌、止泻等方面进行。

1）胃肠运动试验：采用最多的是小鼠或大鼠小肠推进试验、新斯的明致小鼠小肠推进亢进试验，必要时可进行兔或大鼠离体胃、肠平滑肌解痉试验。

2）止泻试验：观察药物的止泻效果是抗泄泻药中药药理研究的首选和共性指标。常选用番泻叶、蓖麻油、大黄三种致泄模型，其中蓖麻油为小肠性致泻模型，其余作用部位主要在大肠，可根据药物作用的情况加以选择。主要以湿粪总粒数、重量等为指标观察受试药物的止泻作用。

3)抑菌及抗病毒试验:细菌或病毒感染常为泄泻的主要病因,可根据药物的性质选择肠道致病菌或病毒进行体外及体内抑菌或抗病毒试验,采用体外试管抑菌试验和动物体内抗菌试验,选择肠道致病菌或病毒观察药物的作用。

4)抗炎试验:肠道炎症渗出物的刺激也是慢性腹泻的重要原因。可在止泻试验的同时,有选择性地进行抗炎试验。采用较多的是毛细血管通透性增加、耳肿胀、足肿胀试验。

5)镇痛解痉试验:由于平滑肌痉挛造成的腹痛是泄泻病证的常见症状,因此,可选用扭体试验、肠管解痉试验观察药物的镇痛作用。

此外,根据药物作用的特点,还可进行消化和吸收功能试验及解热试验。

(6)针对其他系统疾病的设计要点:理气药除主要用于治疗消化系统疾病外,还具有疏肝解郁、调经止痛、化痰平喘等功效,因此还广泛用于呼吸系统、生殖系统、神经系统方面疾病的治疗。因此,此类药物的新药开发试验设计要点还涉及这些系统的实验研究。

1)呼吸系统:肺主气,司呼吸,主宣发肃降。风寒、饮食、情感、劳倦引发内痰,痰气交阻,气因痰阻,阻塞气道,肺气宣发肃降失常因而出现咳嗽、呼吸困难、喘促等症,治疗上常采用化痰散结、降气平喘等方法。有关理气药对此系统作用的试验主要以呼吸道平滑肌活动情况观察为设计要点。

①离体气管平滑肌试验:常采用豚鼠气管螺旋条法用电生理记录仪记录气管平滑肌的收缩活动;肺支气管灌流法观察药物对气道平滑肌的作用。

②整体动物平喘试验:选用组胺等药物致支气管收缩引喘造成哮喘模型观察药物的平喘作用。

2)生殖系统:气血失调是月经失调最为常见的发病机制之一。月经以血为用,以血为本。肝藏血,主疏泄,脾主统血摄血,为气血生化之源,因此,肝、脾功能失常,可致血失统摄,生化不足,出现月经后期、量少等不调的表现。血液的正常运行有赖于肝的疏泄和气的推动功能,肝失疏泄,气机不畅,气滞而致血瘀,不通而痛,因而出现痛经、月经先后无定期,甚至闭经等月经失调的现象。理气药可疏肝理气、调经止痛,常用于此类疾病的治疗。此病病因、病机复杂,在进行新药开发设计时,应根据功能主治及特点,合理选择试验观测指标,主要以对子宫平滑肌的影响、对激素水平的影响、止痛、止血等方面为设计要点。

①子宫平滑肌收缩试验:采用催产素、麦角新碱、PG 诱发大鼠离体子宫收缩模型或垂体后叶素、PG 诱发家兔在体子宫收缩模型观察药物对子宫平滑肌收缩功能的影响。

②雌激素水平测定试验:月经失调常与雌激素调节功能障碍有关。采用卵巢摘除方法,通过检测去势动物角化上皮细胞的变化、子宫重量、雌二醇、孕酮、促卵泡激素、促黄体生成素等指标可观察药物对模型动物雌激素水平的调节作用。

③止痛试验:可采用催产素或 PG 造成大鼠痛经模型,以扭体反应次数和反应百分率指标作为药物止痛作用的观察指标。还可结合小鼠扭体试验或其他镇痛试验。

④止血试验:月经不调常伴有经量的异常,因此,可选用凝血时间、出血时间、凝血酶原和凝血活酶时间、纤维蛋白溶解功能、血小板功能、血管舒缩功能等指标观察药物的止血作用。

⑤其他试验:根据受试药物的功能主治不同,根据病因病机,还可选作一些有针对性的试验,如针对血瘀所致月经不调,痛经的影响子宫韧带微循环障碍的试验,针对子宫肌瘤的抗肿瘤试验等。

3)神经系统:抑郁症属中医“郁证”范畴,主要以肝气郁滞为最主要证型。理气药具有良好的疏肝解郁作用，可条达肝气，调畅气机，改善抑郁症病人再现的情志抑郁、多疑善虑、胸闷、喜叹息等症状。试验设计常采用：①药物诱发模型，如育亨宾模型、利舍平致单胺类递质耗竭模型、高剂量阿朴吗啡拮抗模型、色胺惊厥增强模型等；②改变环境条件诱发抑郁模型，如束缚、疲劳应激、行为绝望、不可预测性长期应激等；③嗅球切除脑损伤模型。观察指标主要有：行为绝望实验中的不动时间、长期应激实验中的蔗糖饮用量、开场活动实验中的运动量、跳台被动回避实验中的电击总次数、药物诱发模型中的肛温、甩头次数等。

（吴清和　操红缨　杜　群　黄　萍　荣向路　李淑雯　陈艳芬　谭　莹）

第15章 消食药

一、概　述

凡以健运脾胃，消除宿食积滞为主要功效的药物，称为消食药。

中医认为，脾胃为中焦气机枢纽，仓廪之官，胃受纳腐熟水谷，传化物而不藏，脾运布水谷精微，滋养全身。饮食不节，脾胃受损，纳运不及，遂致饮食停滞，表现为纳呆腹胀、吞酸嗳腐、胃痛拒按、大便不调、苔厚脉滑等。宜用消食导滞之法治疗，即《素问·至真要大论》所说："坚者消之，结者散之"。

饮食积滞常伴见兼证，临床应合理配伍。中焦食积，气机不畅，当配理气药行气宽中；食积气阻，郁而化热，当配轻下之品泻热导滞；气阻湿化，浊阻中焦，当配芳香化湿药燥湿醒脾；若兼寒象，当配温中药散寒行滞；若脾胃虚弱，运化无力，则当用补脾调胃之品，非本类药物所宜。

饮食积滞多由消化功能紊乱，胃肠消化能力降低所致。因此，本类方药在功效上与西药的助消化药颇有类似之处。现代研究认为，消食药的消积导滞功效，主要与以下药理作用有关：

1. 助消化作用　许多消食药富含消化酶、B族维生素，有助于食物的消化分解，一些消食药还能促进消化液、消化酶分泌，也有利于消化活动的正常进行。

(1)消化酶作用：山楂含脂肪酶，并富含柠檬酸、山楂酸、维生素C等酸性物质，有利于脂肪的分解消化，此外还能促进消化酶的分泌，加强胃脂肪酶、蛋白酶的活性，帮助消化；故中医临床以山楂为消油腻内积之要药，如《本草纲目》引《简便方》治食肉不消，即单以山楂一味取消。麦芽、谷芽淀粉酶活性较高，能促进碳水化合物的分解消化，这与中医临床以二芽消米谷之积的功效相吻合。有研究发现，麦芽中α-淀粉酶含量较谷芽高172倍，β-淀粉酶高41倍，而生麦芽酶活性最强，炒黄后效价降低43%，故《辨证指南》谓麦芽"生用力猛"，确有道理。此外，神曲为酵母制剂，除含多种消化酶外，尚含酵母菌，消化力亦强。

(2)维生素样作用：B族维生素有促进消化、增加食欲、调节胃肠运动、改善机体代谢等作用。本类药物大多含有维生素，神曲多含复合维生素B，麦芽、谷芽含维生素B_1、B_2、烟酸、维生素C等，莱菔子、鸡内金中亦含有B族维生素或烟酸等。

(3)促进消化液分泌：鸡内金能促进胃液分泌，正常人口服炙鸡内金粉5g，45～60分钟后，胃液分泌量较对照组增加30%～70%，同时胃液总酸度也明显提高，由于鸡内金本身只含微量胃蛋白酶和淀粉酶，故服药后胃液胃酸的升高，认为与其吸收后通过体液兴奋胃壁神经丛有关。由麦芽、山楂、陈皮等组成的小儿消食片可增加犬胃游离酸分泌，对胃蛋白酶的分泌亦有促进作用。由生麦芽、生谷芽组成的开胃冲剂，有促进胰淀粉酶分泌的作用。

2. 调节胃肠运动　莱菔子消积除胀，导滞通便。实验证明，莱菔子的多种炮制品均能增加离体兔回肠节律性收缩，抑制小鼠胃排空，延缓胃内容物进入小肠的速度，减轻小肠的消化负担，而小肠蠕动收缩加强，又有利于机械性搅拌食糜，提高消化功能。莱菔子虽提高离体豚鼠幽门环状肌紧张性，降低胃底部纵行肌张力，使胃排空时间延长，但通过增强胃体的节律性收缩，故不致消弱胃的机械性消化能力。此外，莱菔子挥发油中所含的甲硫醇，脂肪油所含的芥酸等，对肠壁神经丛有轻度刺激作用，故兼有一定的缓泻通便、消除肠道积滞的作用。鸡内金可使胃运动期明显延长，静止期缩短，使胃收缩波的强度明显增高，由于胃运动功能增强，胃排空率加快，有利于缓解食积病人胃部胀满的症状。

食积病人由于消化能力降低，胃肠蠕动减慢，未消化食物在胃肠道停留时间过长，腐败发酵，故常见腹胀、腹痛等症状。山楂能明显对抗乙酰胆碱或钡离子所致家兔离体十二指肠平滑肌痉挛，又能兴奋处于松弛状态的大鼠胃平滑肌，山楂对胃肠运动的调整作用，既有利于消除胃肠积气，又能解痉止痛。神曲还有乳酸杆菌，在肠道分解糖类产生乳酸，可抑制腐败菌繁殖，防治肠中异物发酵，减少肠内产气；阿魏挥发油含量10%～17%，可加强胃肠运动，亦能排出胃肠积气。

纵观消食方药的研究现状，消食药的研究尚存如下不足：

1. 同类方药特异性研究不足　中医认为山楂长于消化油腻肉积；神曲消化谷食之积；麦芽可用于一切米、面、诸果食积；莱菔子长于消除食滞胀满等，而现代研究主要集中在助消化和调节胃肠运动方面，不同消食方药效能和药效特异性研究阐释缺乏。

2. 作用机制研究阐明不足　虽然许多消食药均含有消化酶，但仅从消化酶角度解释本类药物的助消化作用，显然不够全面和深入。

3. 消无性之积的作用研究需加强　从现代研究看，消食药不仅能消导消化道有形的积滞，许多药物还有降血脂、防治动脉粥样硬化的作用。如山楂、麦芽、莱菔子等均有降血脂的作用，尤以山楂作用为强，这种消无性之积的功效，可视为中医消积导滞法的发展，有关研究尚应加强。

二、常用药物

山　楂

本品为蔷薇科植物山里红 *Crataegus pinnatifida* Bge. var. major N. E. Br. 或山楂 *Crataegus pinnatifida* Bge. 的干燥果实。山楂含有黄酮类成分，包括金丝桃苷（hyeroside）、槲皮素（quercetin）、黄酮聚合物（flavan polymers）；有机酸类，主要有柠檬酸（citric acid）、山楂酸（crataegolic acid）等，还含有内酯、糖类及苷类等。山楂味酸、甘，性微温。归脾、胃、肝经。

【功效与药理】

1. 消食健胃　山楂功擅消食化滞，尤善消化油腻肉食之积，是治疗食积的要药。故《日用本草》谓其“化食积”，“健胃宽膈”；《滇南本草》谓其“消肉积滞”。

山楂含维生素C、维生素B_2、胡萝卜素及多种有机酸，所含的脂肪酶能直接帮助消化脂肪类食物。山楂能促进消化酶的分泌，加强胃脂肪酶、蛋白酶的活性，帮助消化。山楂醇提液对受刺激的大鼠胃平滑肌活动有双向调节作用，收缩状态时可使之舒展，松弛状态时则可以使之收缩，并使活动加强。山楂及焦山楂醇提物可拮抗乙酰胆碱引起的胃肠平滑肌的强烈收缩，对抗阿托品引起的肠平滑肌的舒张[1,2]。而山楂不同炮制品（240℃烘制品除外），均有胃肠推进作用，且以生山楂的推进程度最强。温度越高，胃肠推进作用越弱[3]。

2. 活血散瘀　宁源《食鉴本草》云，山楂能“化血块、气块、活血”。其活血化瘀作用主要表现在以下几方面。

(1)对心脏的作用：山楂具有增加心肌收缩力，增加心排出量、减慢心律的作用，山楂及其叶的提取物浓度依赖性增加心肌收缩力，延长有效不应期，缩短房室传导时间，不影响心脏自动节律，其机制可能与β肾上腺素受体、Ca^{2+}通道以及抑制磷酸二酯酶有关。WS 1442是山楂叶花的特殊提取物(主要包括黄酮和黄烷醇类)，具有正性肌力作用，通过充血性心力衰竭病人的心肌组织研究证明WS1442能提高心衰心肌的力-频率相互依赖作用[4]。

近年来，对山楂抗心肌缺血的研究颇多，主要集中在山楂及山楂叶有效成分的研究方面。山楂具有扩张冠状动脉，增加冠脉流量，降低心肌耗氧量，改善心脏活力的作用。山楂浸膏、水提物对家兔离体血管均有明显解痉作用，能缓解心绞痛。山楂浸膏抑制垂体后叶素引起的心律不齐，山楂提取物有对抗静脉注射乌头碱引起的心律不齐作用，且作用较强，起主要作用的是山楂黄酮和皂苷，而山楂中的三萜酸类也具有抗心室颤动、心房颤动和阵发性心律失常等作用。不同剂量的山楂黄酮明显对抗垂体后叶素引起急性心肌缺血的心电图改变，对心肌缺血缺氧有保护作用，抑制实验性心肌缺血而出现的房室传导阻滞和室性期前收缩等[5]。山楂另一成分山楂酸能改善$Na_2S_2O_4$致心肌细胞缺氧并复氧模型心肌细胞活力，细胞存活率显著提高，抑制乳酸脱氢酶(LDH)、肌酸激酶(CK)的活性，推测山楂酸抗心肌缺血的作用与其抗氧化作用有关[6]。山楂叶总黄酮(HLF)对缺血缺氧损伤的心肌细胞具有明显的保护作用，能减轻缺血缺氧损伤后心肌细胞心律失常的程度，推迟心肌细胞的停搏时间，减少心肌细胞LDH的释放量，降低细胞内丙二醛(MDA)含量，提高超氧化物歧化酶(SOD)活力和一氧化氮(NO)含量[7]。山楂叶总黄酮冻干粉(每克相当于生药0.7g)也可明显缓解心肌缺血症状[8]。山楂叶乙醇提取物(含HLF 60%)及HLF(纯度95%)对大鼠心肌缺血-再灌注损伤也有保护作用[9]。山楂叶原花青素对体外培养的乳鼠心肌细胞缺血再灌注样损伤具有显著的治疗作用，这一作用可能与它提高细胞抗氧化能力，抑制脂质过氧化损伤有关[10]。

(2)降压作用：将山楂的流浸膏、黄酮或水解产物注射于麻醉猫、兔或小鼠，均有缓慢持久的降压作用，其降压机制以扩张外周血管为主。山楂乙醇浸出物静脉给药，能使麻醉兔血压缓慢下降，持续3小时。山楂总黄酮10mg/kg静脉注射能使猫血压下降40%，维持5～10分钟。山楂三萜酸(在20～40mg/kg范围内)以25mg/kg静脉注射降压作用最强，再加大剂量其降压效应亦不相应增加。山楂黄酮、三萜酸水解物以同等剂量(25mg/kg)静脉注射比较，三萜酸降压效应最明显，而产生显著降压作用之剂量以黄酮为最低。对山楂叶中的多糖活性成分进行提取分离后发现山楂叶多糖具有较好的降血压、降血脂功能[11]。

(3)降脂作用：山楂及山楂不同提取部分对不同动物造成的各种高脂模型均有降脂作用。山楂乙醇提取物能够降低高血脂大鼠血清中胆固醇(TC)、甘油三酯(TG)和低密度脂蛋白胆固醇(LDL-C)含量，升高大鼠血清高密度脂蛋白胆固醇(HDL-C)的含量[12]。山楂黄酮能显著降低血清和肝脏MDA含量，增强红细胞和肝脏SOD的活性，同时可增加全血谷胱甘肽还原酶(GSH-Px)的活性，显著升高大鼠低密度脂蛋白受体(LDLR)水平，显著增加大鼠肝脏LDLR数目，说明山楂及山楂黄酮可通过调节大鼠肝脏LDLM转录水平和抗氧化能力，从而抑制脂质过氧化物，预防脂质代谢紊乱[13]。另外山楂中的熊果酸和金丝桃苷对小鼠高血脂模型也具有明显的降低胆固醇水平、调节血脂和提高血清SOD活性的作用[14]。HLF对鹌鹑血液中TC、TG、LDL-C、MDA等含量的升高均有明显的降低作用，且使HDL-

C、SOD、NO 含量明显提高[15]。山楂籽油灌胃给药，使小鼠血清 TG、TC、LDL-C 和动脉硬化指数(AI)均有不同程度的降低，而 HDL-C 明显上升[16]。

(4)抗脑缺血：山楂叶总黄酮能明显降低小鼠急性脑缺血模型脑指数和脑内 MDA 含量，提高 LDH、Na^{+}-K^{+}-ATP 酶和 Ca^{2+}-ATP 酶的活性，具有降低脑水肿，减轻自由基的破坏，减少乳酸堆积，保持胞内外正常离子浓度，降低 NO 生成，减轻 Ca^{2+} 超载的作用[17]，推测山楂叶总黄酮可能通过抗自由基和减轻 NO 介导的神经毒性来发挥对脑缺血再灌注损伤的保护作用[18]。局灶性脑缺血再灌注大鼠给予山楂叶总黄酮后显示基质金属蛋白酶-9(MMP-9)的表达明显降低，提示山楂叶总黄酮可通过下调 MMP-9 表达，增强脑缺血再灌注后神经保护作用[19]。山楂叶总黄酮还可通过减轻细胞膜的损伤程度，降低细胞膜通透性，减轻脑缺血所造成的损伤，改善脑功能[20]。山楂叶总黄酮下调 Cyt C 蛋白的表达，而对 Fas 蛋白的表达无明显影响，抑制脑缺血再灌注后神经细胞凋亡，其机制可能与抑制线粒体 Cyt C 通路有关[21]。山楂酸对缺血性脑损伤也具有保护作用，山楂酸灌胃给药降低脑组织乳酸、MAD，提高 SOD、LDH 活力，对抗缺血期间的肝糖原降解，其抗脑缺血作用与部分抑制糖酵解进而减轻代谢性酸中毒有关[22]。

以上实验报道中 LDH 活性、NO 含量变化的不一致，可能与实验对象、状况和检测条件的不同有关，有待进一步验证。

3. 其他作用

(1)抗氧化作用：山楂水煎剂可提高 D-半乳糖致衰小鼠血清总抗氧化能力(TAA)、SOD 活性及红细胞膜 Na^{+}-K^{+}-ATP 酶活性，并能降低脑组织中 Ca^{2+} 和 MDA 的含量[23]。山楂水提液具有较强清除 O^{2-} · 及 · OH 的能力，且新鲜山楂水提液清除氧自由基作用明显高于干山楂水提液[24]。在溶液体系和脂质体体系的体外抗氧化活性研究发现，山楂果实中的原花青素显示清除自由基和抑制脂质过氧化的能力[25]。山楂果粉能明显升高喂不饱和脂肪酸大鼠的维生素 E 的含量，有抗脂蛋白氧化的作用[26]。山楂叶提取物增强大鼠血清 GSH-Px 活性，降低 LDL-C 中维生素 E 消耗，提示山楂叶可对 LDL-C 的氧化修饰具有抑制作用[27]。山楂叶抽提物(含 80％HLF)能通过清除人脐静脉内皮细胞中过量的过氧化氢起到细胞保护作用[28]。山楂叶中的总黄酮能提高组织中抗氧化酶的活性，抑制自由基损伤，防止脂质过氧化，具有明显的抗氧化作用[29]。另外，山楂叶中多元酚类成分能保护脂蛋白不被氧化成 Cu^{2+} 螯合的脂蛋白氧化物，并能防止超氧阴离子自由基引起脂蛋白和维生素 E 的氧化反应发生，其保护作用强度呈浓度依赖性[30]。同时山楂叶总黄酮还能对溶血磷脂酰胆碱、黄嘌呤、黄嘌呤氧化酶所致血管内皮细胞的氧化损伤起到保护作用[31]。

(2)对免疫功能的作用：山楂煎剂 20g(生药量)/kg 给小鼠灌胃，明显升高小鼠胸腺和脾重量、T 淋巴细胞转化率、T 淋巴细胞酸性 α-醋酸萘酚酯酶细胞活性、小鼠红细胞 C_3b 受体花环率及红细胞免疫复合物花环率，表明其对小鼠细胞免疫与红细胞免疫有促进作用。山楂熊果酸显著增强环磷酰胺造成的免疫低下小鼠腹腔巨噬细胞的吞噬功能，升高外周血的白细胞数，促进脾淋巴细胞增殖，脾指数也有明显的增加[32]。皮下注射山楂注射液，可使小白鼠胸腺和脾重量增加，血清溶菌酶含量、血清血凝抗体滴度及 T 淋巴细胞转化率均有明显提高，表明山楂对体液免疫、细胞免疫均有一定的增强作用。

(3)防突变、防癌作用：山楂果总黄酮在体外对人喉癌 Hep-2 细胞有抑制作用，共聚焦结果显示山楂果总黄酮使 Hep-2 细胞 DNA 含量明显降低，表明山楂果总黄酮是通过抑制肿瘤细胞 DNA 的生物合成，从而阻止瘤细胞的分裂繁殖[33]。山楂提取物明显抑制六价铬的致突变，其作用随山楂提取物浓度的增高而越来越明显，呈剂量-效应关系[34]。山楂提取物对环磷酰胺致小鼠精子畸变有抑制作用，能保护遗传物质免受外来致变物损伤[35]。山楂醇提物可以促进受辐射损伤小鼠外周血白细胞、血小板以及骨髓造血功能的恢复，对骨髓DNA及有核细胞有一定的保护作用[36]。

(4)抗菌、抗炎作用：山楂对志贺、福氏、宋内等痢疾杆菌有较强的抗菌作用，对金黄色葡萄球菌、乙型链球菌、大肠杆菌、变形杆菌、炭疽杆菌、白喉杆菌、伤寒杆菌、铜绿假单胞菌等也有对抗作用，对革兰阳性细菌作用强于革兰阴性细菌。山楂叶乙醇提取物抑制二甲苯所致小鼠耳壳肿胀，减少冰醋酸所致小鼠的扭体反应次数，表明其具有一定的抗炎、镇痛作用[37]。

【毒理研究】山楂的聚合黄烷类成分小鼠腹腔注射和皮下注射的LD_{50}分别为130mg/kg、300mg/kg；10%的山楂醇浸膏给雄性大鼠及小鼠灌胃不久出现镇静作用，30分钟后死于呼吸衰竭，小鼠的LD_{50}为18.5ml/kg，大鼠的LD_{50}为33.8ml/kg；10%的山楂总皂苷不会引起兔的溶血作用。山楂叶总黄酮小鼠腹腔注射，其LD_{50}为1.65g/kg；小鼠每日灌胃总黄酮100mg/kg，1个月生产正常后代，其血象及生理功能并不受影响。

【主治】肉食积滞，胃脘胀满，泻痢腹痛，瘀血经闭，产后瘀阻，心腹刺痛，疝气疼痛。

【现代应用】

1. 高血脂　山楂800g，决明子200g于80℃烘5小时，按比例粉碎成细粉，混匀，每次10g，1日3次，连服6周。观察60例，以TC下降≥20%和(或)TG下降≥40%为显效，显效31例，总有效率91.67%[38]。

2. 高血压病　山楂糖浆(每毫升相当于原生药0.65g)日服3次，每次20ml，1个月为1个疗程，其治疗高血压患者50例，其中以Ⅱ期者居多，服药一疗程显效35例，好转12例。服后并能增进食欲，改善睡眠。长期服用，未见副作用[39]。

3. 消化不良　山楂口服液每次1支(10ml)，1日2次，2周为一个疗程，治疗小儿厌食症，显效为食量增加较多，一般为增加原食量的1/2，进食速度明显加快，好转为食量增加较少，增加量不及原食量。显效13例，好转14例，总有效率为90%[40]。

4. 肝炎　山楂研粉，患者每次口服3g，每日3次，口服10天为一疗程；治疗急性病毒性肝炎36例，迁延性慢性肝炎34例，共服2～4个疗程，取得良好疗效。服药后，有较好的降低谷丙转氨酶的作用，并对肝大、疼痛、胃纳差、便溏等临床症状有明显改善。

5. 肾盂肾炎　山楂90g为1日量，水煎分3次服，连服7日，在服药后2～4小时即产生利尿作用，2～5日内腰痛减轻，水肿及手足发胀感消失，食欲增加，精神爽快。10例伴有高血压的患者血压降至正常。一些患者发现肾盂肾炎的症状时即水煎服用，有较良好的治疗与预防复发的作用。对急性患者，山楂与呋喃妥因合用还可增强疗效。单用本品，疗效超过呋喃妥因。

【不良反应】因为山楂中含有多种有机酸、鞣质，有机酸可与重金属或鞣质与胃酸中的蛋白相结合生成不溶于水的聚合物沉积于胃内形成硬块即结石，也有报道由于食用生山楂在小肠内形成结石而引起肠梗阻。

主要参考文献

[1] 邓卅，等．山楂醇提取物对大鼠离体胃、肠平滑肌条收缩性的影响．现代生物医学进展，2009，9(7)：1262

[2] 黄珊珊，等．焦山楂醇提物对大鼠离体胃、肠平滑肌条收缩性的影响．现代生物医学进展，2009，9(4)：612

[3] 陈青莲，等．不同烘制温度对山楂有机酸含量及胃肠推进功能的影响．湖北中医学院学报，2000，2(1)：46

[4] Schwinger Robert HG，Pietsch M，Frank K，et al. Crataegus special extract WS 1442 increases force of contraction in human myocardium cAMP-independently. Journal of Cardiovascular Pharmacology，2000，35(5)：700

[5] 崔新羽，等．山楂黄酮对实验性大鼠急性心肌缺血保护作用的研究．中国地方病防治杂志，2004，19(5)：275

[6] 刘竞天，等．山楂酸对体外乳大鼠心肌细胞损伤的保护作用．中国新药杂志，2008，17(9)：743

[7] 叶希韵，等．山楂叶总黄酮对乳鼠心肌细胞缺血缺氧损伤的实验研究．中国现代应用药学杂志，2005，22(3)：202

[8] 鞠晓云，等．山楂叶总黄酮冻干粉对麻醉犬冠脉结扎所致心肌梗死的影响．南京中医药大学学报，2005，21(6)：381

[9] 闵清，等．山楂叶总黄酮对大鼠心肌缺血-再灌注损伤的保护作用．中药药理与临床，2005，21(2)：19

[10] 李澎，等．山楂叶原花青素对乳鼠心肌细胞缺血再灌注损伤的保护作用．中国中药杂志，2009，34(1)：96

[11] 黄飞．山楂叶多糖的功能活性测定研究．广西轻工业，2001，(2)：47

[12] 刘北林，等．山楂黄酮提取及降血脂研究．食品科学，2007，28(5)：324

[13] 林秋实，等．山楂及山楂黄酮预防大鼠脂质代谢紊乱的分子机制研究．营养学报，2000，22(2)：131

[14] 林科等．山楂中熊果酸的提取及其对小鼠的降血脂作用．天然产物研究与开发，2007，19：1052

[15] 叶希韵，等．山楂叶总黄酮防治鹌鹑动脉粥样硬化．华东师范大学学报(自然科学版)，2003(2)：106

[16] 范学辉，等．山楂籽油降血脂作用研究．现代生物医学进展，2007，7(12)：1838

[17] 张雷，等．山楂叶总黄酮对脑缺血的保护作用．上海中医药杂志，2004，38(8)：55

[18] 吴晓光，等．山楂叶总黄酮预处理对脑缺血再灌注小鼠脑组织抗氧化酶的影响．承德医学院学报，2007，24(2)：119

[19] 刘瑛琳，等．山楂叶总黄酮对大鼠脑缺血再灌注后基质金属蛋白酶-9表达的影响．中风与神经疾病杂志，2006，23(6)：690

[20] 纪影实，等．山楂叶总黄酮对脑缺血的保护作用．吉林大学学报(医学版)，2005，31(6)：879

[21] 纪影实，等．山楂叶总黄酮对大鼠脑缺血再灌注后细胞凋亡的保护作用．吉林大学学报(医学版)：2008，34(4)：590

[22] 关腾，等．新型糖原磷酸化酶抑制剂-山楂酸对小鼠脑缺血-再灌注的保护作用研究．中国临床药理学与治疗学，2007，12(4)：381

[23] 王建光，等．山楂对D-半乳糖致衰小鼠抗氧化系统及钙稳态影响的实验研究．中国老年学杂志，2003，23(9)：609

[24] 龚建武，等．山楂水提液清除氧自由基作用的研究．实用预防医学，2005，12(3)：568

[25] 张瑞巧，等．山楂果肉原花青素的体外抗氧化活性和对DNA损伤的保护作用．天然产物研究与开发，2008，20：131

[26] Zhang Z，et al. Characterization of antioxidants present in hawthorn fruits. J Nutr Biochemis，2001，12(3)：144

[27] 于秋红，等．山楂叶提取物抗氧化作用．中国公共卫生，2006，22(4)：463

[28] 兰文军,等. 山楂叶抽提物对人脐静脉内皮细胞中过氧化氢的清除作用. 中草药,2005,36(3):414

[29] 李莉,等. 山楂叶总黄酮抗衰老作用的实验研究. 时珍国医国药,2007,18(9):2143

[30] 刘荣华,等. 山楂叶中多元酚类成分抗超氧阴离子活性研究及构效关系分析. 中国药学杂志,2005,40(14):1066

[31] 叶希韵,等. 山楂叶总黄酮对血管内皮细胞氧化损伤的保护作用. 中国现代应用药学杂志,2002,19(4):265

[32] 林科,等. 山楂熊果酸的制备及对小鼠免疫功能和肝癌细胞凋亡的影响. 中国生化药物杂志,2007,28(5):308

[33] 张妍,等. 山楂果总黄酮的提取分离及体外抗肿瘤活性. 中草药,2004,35(7):787

[34] 李红枝,等. 山楂提取物抑制六价铬对人外周血淋巴细胞致突变作用研究. 药学研究,2005,18(6):590

[35] 崔太昌,等. 山楂提取物对环磷酰胺致小鼠精子畸变的抑制作用. 中国公共卫生,2002,18(3):266

[36] 刘建波,等. 山楂醇提物腹腔注射对辐射损伤小鼠保护作用的研究. 中国辐射卫生,2009,18(1):22

[37] 权迎春,等. 山楂叶提取物的抗炎与镇痛作用研究. 时珍国医国药,2006,17(4):556

[38] 杨小英,等. 复方山楂散的制备及临床应用. 海峡药学,2005,17(3):24

[39] 方文贤. 医用中药药理学. 北京:人民卫生出版社,1998,13(4):90

[40] 朱锦善,等. 复方山楂口服液(丸)治小儿厌食症90例临床观察. 1991,22(2):32

神 曲

本品为面粉和其他药物混合后经发酵而成的加工品。其制法是以面粉或麸皮与杏仁泥、赤小豆粉,以及鲜青蒿、鲜苍耳、鲜辣蓼自然汁,混合拌匀,使干湿适宜,做成小块,晒干即成。生用或炒用。本品含酵母菌、酶类、维生素B复合体、麦角甾醇(ergosterol)、挥发油、苷类等。神曲味甘、辛,性温。归脾、胃经。

【功效与药理】

消食健脾 据《滇南本草》记载,神曲能"扶脾胃以进饮食,消隔宿停胃内之食"。神曲含多量酵母菌、B族维生素,故本品具有B族维生素样作用。

神曲及其复方制剂对肠道菌群失调小鼠能促进双歧杆菌、类杆菌水平的升高,降低肠杆菌、肠球菌的数量,其机制可能是双歧杆菌生长促进物质,促进双歧杆菌等有益于机体的厌氧菌的生长。同时提高超氧化物歧化酶(SOD)、黄嘌呤氧化酶(XOD)和一氧化氮(NO)水平,降低丙二醛(MDA)浓度,减少自由基对机体的损害,具有肠组织调整和保护作用[1]。

神曲及其复方制剂使脾虚小鼠肠内双歧杆菌、类杆菌、乳酸杆菌、肠杆菌、肠球菌的数量逐渐恢复正常,肠壁肌层厚度增加,杯状细胞数量增多,肠黏膜微绒毛排列紊乱、线粒体肿胀显著改善,具有肠内菌群调整以及促进损伤肠组织恢复的作用[2]。

以神曲为主要成分的神曲胃痛片对小鼠应激性胃溃疡、大鼠幽门结扎性溃疡、烧灼性胃溃疡、利舍平致大鼠胃溃疡四种胃溃疡模型均有显著的抑制作用,能显著减少溃疡的形成或促进溃疡的愈合,并可明显抑制胃蛋白酶活性、减低胃液游离酸的酸度,且效果优于复方氢氧化铝片[3]。

【主治】 饮食停滞,消化不良,脘腹胀满,食欲不振,呕吐泻痢。

【现代应用】

1. 小儿单纯性消化不良 将炒神曲制成50%煎液,每6ml含神曲3g,每日用量1岁内

5～10ml，2～3岁10～20ml，3岁以上酌加，分2次服。治疗129例，服药后腹泻停止，大便正常102例，占79.8%，平均治愈日数2.6；大便次数减少15例，占11.6%，平均好转日数为2.7日；无效11例，占8.5%，疗效优于西药对照组[4]。

2. 婴儿腹泻　每次用炒神曲3～6克，加温开水调成糊状，加适量红糖，以甜味可口为度。1日3次喂服，3天为一个疗程。有轻度以上脱水者，给予口服或静脉补液纠正。治疗58例，其中男31例，女27例。结果：31例服药2天治愈，24例服药3天治愈（大便每日＜3次，性状正常，镜检正常或超过24小时未排便者为治愈），3例无效。治愈率达94.8%[5]。

主要参考文献

[1] 郭丽双，等．中药“神曲”对肠道菌群失调小鼠调整和保护作用的观察．中国微生态学杂志，2005，17(3)：174

[2] 胡静，等．中药“神曲”对脾虚小鼠肠道菌群的调整及肠保护作用研究．中国微生态学杂志，2004，16(4)：208-211

[3] 黄志明，等．神曲胃痛片抗实验性胃溃疡作用的实验研究．中国药物应用与监测，2004，(2)：59

[4] 乐绣盛．神曲对小儿单纯性消化不良129例的临床观察．中华儿科杂志，1960，3(5)：231

[5] 叶素琴．炒神曲治疗婴儿腹泻．浙江中医学院学报，1995，19(3)：24.

麦　芽

本品为禾本科植物大麦 *Hordeum vulgare* L. 的成熟果实经发芽干燥而得。麦芽中主要含有α及β淀粉酶（amylase）、过氧化异构酶（peroxidize isomerase）等。另含大麦芽碱（hordenine），大麦碱（hordatine）A、B，腺嘌呤（adenine），胆碱（choline），蛋白质，氨基酸，维生素B、D、E，细胞色素C（cytochrome C）等。麦芽味甘，性平。归脾、胃经。

【功效与药理】

1. 消食，开胃　麦芽能消食化积，尤善消化米面、薯芋类食物，故《本草纲目》中记载：本品“消化一切米、面、诸果食积”。

麦芽煎剂对胃酸（总酸与游离酸）及胃蛋白酶的分泌有轻度促进作用。所含α及β淀粉酶可使淀粉分解为麦芽糖与糊精[1]。从炒麦芽水煎剂中提取一种胰淀粉酶激活剂，经鉴定为硝酸钙（带有少量氯化钠）[2]。

2. 回乳　《滇南本草》中记载：麦芽“治妇人奶乳不收，乳汁不止”。传统多将炒麦芽用于回乳，但实验情况表明，麦芽也有催乳作用。

母鼠灌胃不同炮制麦芽25～33.5g生药/（kg·d）后发现生麦芽组的仔鼠体重比炒麦芽增长快，该组母鼠血清催乳素水平高。从组织形态学观察，生麦芽组母鼠乳腺泡扩张及乳汁充盈程度也较强，表明生麦芽有催乳作用，炮制后的麦芽则作用减弱[3]。有研究发现乳汁的产生与妇女体内存在的泌乳素（PRL）的多少有密切关系。麦芽中含有麦角胺类化合物，能够抑制PRL的释放[4]。同时麦芽中维生素B_6也促进多巴向多巴胺转化，从而影响PRL的分泌[5]。麦芽的回乳和催乳的双向作用关键不在于生炒与否，而在用量的差异，即小量催乳，大剂量抑乳，临床上用于抑制乳汁分泌的剂量应在30g以上[4]。

3. 其他作用

麦芽中富含谷氨酰胺的蛋白质和富含半纤维素的纤维，这些物质对溃疡性结肠炎有治疗作用。通过对溃疡性结肠炎（UC）小鼠肠道菌群的研究发现，麦芽纤维能使小鼠肠道内肠杆菌和肠球菌数量减少，双歧杆菌和乳酸杆菌数量明显增加，纠正肠道菌群紊乱状态，增强了肠道黏膜屏障功能，从而在一定程度上发挥对UC的治疗作用[6]。国外研究发现麦芽是通过抑制$STAT_3$的表达和NF-κB的活性，增加胆酸盐的吸收，同时降低血清AAG(alphal-acid glycoprotein)水平，并显著增加盲肠中丁酸盐的含量来发挥抗结肠炎的作用[7]。

单味麦芽、麦芽复方均可使去势雌性小鼠血中促卵泡激素(FSH)、雌二醇(E2)水平增高，孕酮(P)水平下降，使雄性小鼠血中雌二醇(E2)水平升高，睾酮(T)水平降低.通过刺激生殖性腺轴而提高性腺激素水平，麦芽单味比复方疗效显著[8,9]。

炒麦芽含药血清大剂量可抑制MMQ大鼠垂体瘤细胞增殖，长期应用抑制增殖作用和溴隐亭相类似，低剂量炒麦芽在48小时前随培养时间延长可促进细胞增殖，不同剂量炒麦芽双向调节机制可能是通过影响细胞神经生长因子(NGF)而调控PRL分泌实现的[10,11]。

【主治】食积不消，脘腹胀痛，呕吐泄泻，食欲不振，乳汁郁积，乳房胀痛。生麦芽消食、疏肝、通乳，用于饮食停滞，肝郁气滞，乳汁郁积。炒麦芽消食开胃作用较强并能回乳。用于食积不消，妇女断乳。焦麦芽消食化滞作用更强，用于食积不消，脘腹胀痛。

【现代应用】

1. 病毒性肝炎　取麦芽15g，研磨成糖浆内服(10ml)，每日3次，饭后服，另加适量酵母或复合维生素B片，30天为一疗程，连续服用，治愈后再服一疗程，治疗急慢性肝炎161例，有效108例，有效率为67.1%[12]。

2. 真菌感染　取麦芽40g，加入75%乙醇，室温浸泡1周或密闭于70～80℃温水中浸泡3～4天，取上清液滤过备用。采取外用疗法，每日两次，早晚各一次。一般用药4周左右即可。治疗浅部真菌感染共80例，搽四周，对其接触物每周消毒1次，痊愈(自觉症状消失，皮疹消退，直接镜检三次阴性者)45例，有效率为86.2%[13]。

3. 乳腺增生　生麦芽30～50g/d泡水代茶饮，连续服药30～90天，总剂量1000～3000g，并注意服药期间的情志调节，治疗乳腺增生33例，肿块及症候群均消失，1月未复发者为痊愈，33例全部治愈[14]。

4. 乳溢症　生麦芽100～200g，煎汤，每日分3～4次口服或口服脉安冲剂(每包含生麦芽和山楂各16g)，每次2包，每日3次。治疗15例，13例于治疗后2～4周乳溢症消失或缓解，2例无效[15]。

5. 精神病药物副作用　炒麦芽60～120g，生石膏30～60g，水煎服，每日1剂，共130例治疗者，反应消除(服药后流涎很快消失，并不再出现)95例，治疗显效(服药后流涎明显减少，仅夜间入睡后有少量口水流出，不影响其他功能)20例，总有效率88.5%[16]。

【不良反应】本品毒性小，但有下气、破血的作用，妇女妊娠期服用，可能会导致流产，不宜大剂量服用麦芽。另外，麦芽变质，有剧毒真菌寄生可致中毒，故在收藏过程中应予注意。

主要参考文献

[1] 王本祥．现代中药药理学．天津：天津科学技术出版社，1997

[2] 金学万，等．炒麦芽水煎剂中的胰淀粉酶活性剂研究．中国中药杂志，1995，20(7)：408

[3] 刘爱如，等．麦芽对哺乳期母鼠乳腺的作用．山东中医学院学报，1991，15(2)：41

[4] 张文芳．麦芽回乳生用还是炒用．江苏中医药，2002，23(6)：46

[5] 黄李梅．散瘀回乳方．广西中医药，2001，24(1)：48

[6] 刘永涛，等．麦芽纤维对UC小鼠肠道菌群的影响．浙江中西医结合杂志，2008，18(8)：471

[7] Kanauchi O, Serizawal I, ArakiY, et al. Germinated Barley foodstuff, a prebiotic product, ameliorates inflammation of colitis through modulation of the enteric environment. Gastroenterol, 2003, 38(2): 134

[8] 陈蓉,等. 麦芽对去势雌性小鼠激素水平的影响. 中国中医药信息杂志,2006,13(3):35
[9] 陈蓉. 麦芽对雄性小鼠性激素水平的影响. 中国药房,2008,19(27):2087
[10] 徐勇,等. 炒麦芽含药血清对 MMQ 大鼠垂体瘤细胞增殖影响实验研究. 肿瘤学杂志,2008,14(2):123
[11] 余小华,等. 炒麦芽含药血清对 MMQ 大鼠垂体瘤细胞 NGF、PRL 分泌表达的影响. 放射免疫学杂志,2009,22(1):31
[12] 江苏新医学院. 中药大辞典. 上海:上海科学技术出版社,1986,1021
[13] 马淑珍. 麦芽酒精对浅部真菌感染的治疗. 中国中西医结合杂志,1987,(4):210
[14] 牟庆爱. 生麦芽治疗乳腺小叶增生病 33 例. 山东中医杂志,1996,15(6):266
[15] 邝安堃,等. 麦芽对催乳素的影响及在乳溢症治疗上的尝试. 中西医结合杂志,1984,4(3)
[16] 古金光,等. 麦芽煎剂对抗精神病药物副作用的临床观察. 中国中医药信息杂志,2000,7(6):65

莱 菔 子

本品为十字花科植物 *Raphanus sativus* L. 的干燥成熟种子。莱菔子含有芥子碱(sinapine)及其硫酸氢盐和脂肪油 30%,油中含大量的芥酸(Sinapic acid)及亚油酸(Linoleic acid)、亚麻酸(Linolenic acid),还含有菜子甾醇(Brassicasterol)。另含莱菔子素(Raphanin)。莱菔子味辛、甘,性平。归脾、胃、肺经。

【功效与药理】

1. 消食除胀　本品味辛能行散,消食化积和中,尤善行气消胀,故《本草纲目》中记载:"消食,除胀,利大小便,止气痛,下痢后重"。

莱菔子不同制品均能使离体兔肠的张力增高,生品的作用随浓度降低而减弱,莱菔子各炮制品均能对抗肾上腺素对肠管的抑制作用,生品的作用明显弱于炙品。豚鼠离体回肠加入莱菔子水浸液后收缩力增强,阿托品可阻断[1]。家兔离体胃、十二指肠肌实验证明其作用是通过 M 受体产生的,而不是 α、β 受体[2]。莱菔子水煎液离心后上清液对结肠纵肌肌条具有显著促结肠动力作用,引起的收缩效应被 M 受体阻断剂阿托品部分阻断,通过细胞外 Ca^{2+} 内流介导[3]。有研究表明莱菔子行气消食的作用机制可能与促进血浆胃动素(MTL)的分泌和作用于 M 受体有关[4]。莱菔子能增大胃窦环行肌条的收缩波平均振幅及其收缩频率,并呈一定剂量依赖关系,M_3 胆碱能受体拮抗剂 4-DAMP 部分阻断其振幅的增大,故推测其作用部分经由兴奋胆碱能 M_3 受体而不是胆碱能 M_2 受体产生[5]。

2. 降气化痰　《本草纲目》中记载莱菔子"下气定喘治痰",尤其适用于咳喘痰多之症。

(1)镇咳、祛痰作用:莱菔子提取物 β-谷甾醇有一定的镇咳、祛痰作用。生莱菔子醇提取物和炒莱菔子醚提取物对氨水气雾引咳所致的小鼠咳嗽有显著抑制作用,前者还具有显著的祛痰作用,推测莱菔子镇咳作用的有效成分是极性小的有机物质[6]。莱菔子不同炮制品镇咳、祛痰研究结果显示,莱菔子生品单味应用有一定的镇咳作用,而在三子养亲汤中,生品、炒品均有较好的镇咳作用,炒品的祛痰作用明显优于生品[7]。

(2)抗菌作用:莱菔子抗菌的有效成分为莱菔子素,莱菔子于体外有强烈抗菌活性,对金黄色葡萄球菌和大肠杆菌等有抑制作用。莱菔子水浸剂(1∶3)在试管内对同心性毛癣菌等 6 种皮肤真菌有不同程度的抑制作用。后又从莱菔子中分离出一种油,称为"Sulforphen",1%浓度可对抗链球菌化脓球菌、肺炎球菌、大肠杆菌等生长。

3. 其他作用

降压作用:莱菔子有明显的降压作用,降低体血管阻力和肺血管阻力,显著降低肺动脉压，对心率无影响，其降压机制可能是通过扩张血管、降低血管阻力产生的。莱菔子水溶性生物碱可降低自发性高血压大鼠(SHR)血压，增加大鼠心肌 NOS 活性和血清 NO 含量，提高大鼠血清 SOD 活性，降低 MDA 含量，提示莱菔子生物碱降压作用与激活了 NO-NOS 系统有关，并通过抗氧化起到保护靶器官作用。莱菔子水溶性生物碱在降低 SHR 血压的同时，对心血管重构具有逆转作用[8,9]。

【毒理研究】莱菔子水提物对小鼠腹腔注射的 LD_{50} 为 127.4(123.8～131.1)g/kg，动物在给药后 1 小时以内惊厥而死。大鼠每日灌胃 100g/kg、200g/kg、400g/kg，持续 3 周，未见明显毒性。莱菔素静脉注射 10mg 可引起小鼠死亡。

【主治】食积气滞，脘腹胀痛，大便秘结，积滞泻痢，痰壅咳喘。

【现代应用】

1. 便秘　用莱菔子(文火炒黄)30～40g，温开水送服，每日 2～3 次，用于各种老年性便秘 32 例，服药后 2～12 小时排粪 20 例，12～24 小时 9 例，超过 24 小时仍不能自动排粪 3 例，总有效率 90.6%，全部病例无任何不适。其中 8 例，再次发生便秘，重复应用莱菔子仍有效[10]。也有用炒莱菔子研粉，每晚用糖开水送服 9～30g，用于顽固性便秘 20 例，取得良好疗效。

2. 高血压病　取莱菔子制成浸膏片(片重 0.3g，含原生药 6g)，用于Ⅱ期原发性高血压病患者 120 例，每次口服 5 片，每日 3 次，用药前 1 周及用药期间均停用其他降压药。经治疗 1 个月后，显效 56 例，有效 52 例，无效 12 例。总有效率 90%。降压幅度：治疗前收缩压与舒张压平均值分别为 174.2mmHg，108mmHg；治疗后分别为 148.1mmHg，94mmHg。治疗前后有显著性差异。随着降压作用的出现，心电图有明显改善，胆固醇也明显下降，故对于预防或减少高血压性心脏病、脑出血、冠心病及肾脏损害起到一定的作用[11]。

3. 老年性高脂血症　莱菔子按其传统加工方法炒至爆壳，研细末，储瓶备用，日服 3 次，每次 9 克，餐后服，30 天为 1 疗程，连续服 2～3 个疗程。血脂控制后，减为每次 6 克，日服 3 次，再服 1 个疗程，以巩固疗效。治疗前和每个疗程结束后，均作空腹血检胆固醇和甘油三酯，记录服药感觉。治疗期间禁用其他降脂中西药物。治疗结果，38 例治疗前血胆固醇均值为 6.84mmol/L，经 1 疗程治疗后为 4.23mmol/L，平均下降 2.61mmol/L，下降率为 50%。38 例服药期间除 4 例出现大便偏稀外，其余无不良反应。其中有 6 例血压偏高者(22～23/13.5～14kPa)。治疗后均有下降(18～20/8～10kPa)；有 14 例冠心病患者治疗后，胸闷胸痛症状明显减轻或消失，心电图 ST-T 改善者有 9 例[12]。

4. 术后腹胀　用炒莱菔子末 200g 敷剂治疗腹胀，辅助 TDP 照烤加温 65 例，疗效确切，炒莱菔子外用能消除术后腹胀，促进肠功能早期恢复，对预防腹腔内粘连的发生有显著的作用[13]。

【不良反应】莱菔子毒性较小，但其配伍用药需注意，始载莱菔子药用的《日华子本草》明确说明"不可与地黄同用"。也有报道莱菔子与熟地、何首乌同用，治鼻皮肤痤疮致患者口干、头晕、神志恍惚。

主要参考文献

[1] 王君，等．莱菔子对豚鼠离体回肠的动力作用．大连大学学报，2000，21(4)：80

[2] 李玲，等．莱菔子、蒲公英、白术对家兔离体胃、十二指肠肌的动力作用．中国中西医结合脾胃杂志，1998，6(2)：107

[3] 衣兰娟，等．促结肠动力中药筛选及其机制．世界华人消化杂志，2006，14(32)：3093

[4] 唐健元，等．莱菔子行气消食的机制研究．中国中西医结合消化杂志，2003，11(5)：287

[5] 李海龙，等．莱菔子对豚鼠体外胃窦环行肌条收缩活动的影响．中国中西医结合消化杂志，2008，16(4)：215

[6] 张巍峨．莱菔子提取物镇咳祛痰平喘作用研究．大连大学学报，2002，23(4)：93

[7] 谭鹏，等．莱菔子不同炮制品对呼吸系统作用的实验研究．山东中医杂志，2005，24(5)：300

[8] 李铁云，等．莱菔子水溶性生物碱对自发性高血压大鼠降压作用的实验研究．世界中西医结合杂志，2007，2(1)：25

[9] 李炳根，等．莱服子水溶性生物碱逆转SHR心血管重构的实验研究．长春中医药大学学报，2007，23(3)：7

[10] 李晨，等．炒莱菔子治疗习惯性便秘的临床观察．时珍国医国药，2003，14(8)：455

[11] 翟瑞庆，等．莱菔子善治高血压．中医杂志，1998，39(8)：45

[12] 曾救凡．莱菔子治疗高血脂症38例疗效观察．中西医结合杂志，1995，30(11)：494

[13] 吴超杰，等．莱菔子外用治疗术后腹胀．中医杂志，1998，39(8)：456

三、常用方剂

保和丸

本方来源于《丹溪心法》，由山楂、神曲、半夏、茯苓、陈皮、连翘、莱菔子组成。

【功效与药理】

1．消食和胃　本方以消食药为主，配以行气之品，为中医治疗饮食积滞的常用方剂。

(1)对胃肠道运动的影响：保和丸5、10、20g/kg皮下注射，可明显延缓小鼠胃排空。三种浓度(50％、100％、200％)1.0ml对家兔离体十二指肠自发活动均有轻度抑制作用，主要表现为振幅有所减弱；对乙酰胆碱或氯化钡所致家兔离体回肠痉挛性收缩、组胺所致豚鼠离体回肠痉挛性收缩均有明显拮抗作用，且随剂量加大而作用增强；对肾上腺素引起的兔离体小肠抑制也有显著的拮抗作用，主要表现为肠管的收缩幅度明显加大[1]。有研究显示，保和丸灌胃给药可对抗阿托品所致胃肠运动抑制，促进胃排空和小肠推进的作用[2]。

(2)对胃酸、胃蛋白酶分泌的影响：保和丸灌胃可使胃液酸度增大[3]，同时能提高大鼠血清胃泌素(GAS)和血浆胃动素(MTL)水平，从而增加胃液分泌量，改善功能性消化不良[4]。本方丸剂6g/kg、无糖颗粒剂3、6g/kg灌胃给药，均能显著增加胃液分泌，提高单位容积内胃蛋白酶的活性，且无糖颗粒剂作用更强[5]。

(3)对胰液和胆汁分泌的影响：保和丸10、20g/kg灌胃，可轻度增加麻醉大鼠胰液、胆汁分泌量和胰蛋白浓度，明显增加胰蛋白排出量。丸剂6g/kg、无糖颗粒剂3、6g/kg灌胃给药，均能显著增强大鼠胰淀粉酶活性[5]。

2．其他作用　本方组成药味，还有抗菌、抗炎、镇吐等作用[6]。

【主治】饮食停滞，脘腹痞满胀痛，嗳腐吞酸，厌食呕恶，或大便泄泻。

【现代应用】

1．小儿腹泻　采用保和丸汤药灌肠法，上药浓煎取汁50ml，每次用注射器取汁10ml，然后连接导尿管，导尿管端抹上肥皂水等润滑剂，排出空气，插入患儿肛门约3cm将药液全部注入，使药液在肠内保留尽可能长的时间。1天4次，3天为1疗程。痊愈(大便正常，实验室检查各项指标均正常)16例，显效(每日大便2～4次)13例，总有效率94.29％[7]。

2．慢性萎缩性胃炎　以保和丸汤剂治疗，加减：偏气虚加黄芪、太子参各15克；寒证加桂枝、良姜各 6 克；兼瘀血加丹参、檀香各 10 克；嗳气加代赭石 30 克。煎汁，每日一剂，每日 2 次。以纳差、饭后腹部饱胀、嗳气、上腹部胀或隐痛、腹泻等症状的改善情况，作为判断疗效的标准，治疗组显效者 25 例[8]。

3. 化疗引起的胃肠道反应　保和丸为主治疗 110 例。方法：从化疗前 3 天开始用药，每日 1 剂，连续 10 剂，同时配合静脉点滴甲氧氯普胺。结果，治愈 105 人（临床症状消失，饮食正常）。好转 5 人（临床症状明显改善），有效率为 100%。其症状消失和恢复正常食欲时间均较单用甲氧氯普胺静脉点滴的对照组明显缩短[9]。

4. 小儿荨麻疹　以保和丸加白蒺藜、蝉衣为基本方，水煎服，每日 1 剂，治疗 96 例，治愈（经治疗后皮损及临床症状消除，观察 2 个月未复发者）83 例，好转（治疗后皮疹及临床症状明显减轻，新发皮疹减少者）11 例，总有效率 97.92%[10]。

5. 小儿咳嗽　以保和丸为主治疗 54 例，病程最短 1 天，最长 8 天，以 3～5 天居多。经本方治疗后，治愈（咳嗽及其他临床症状消失，10 天内未再发作）52 例，总有效率 96.7%[11]。

6. 脂肪肝　以保和丸为主治疗，一次 6～9g，一日 2 次，辅酶 A 50U，肌注，1 日 1 次，60 天为一疗程共治疗 2 个疗程。治疗 32 例，治愈（症状及体征消失，B 超检查示肝脏声像图及大小恢复正常，肝功 ALT、AST、GGT 恢复正常，血脂 TC、TG 降至正常范围）8 例，显效（症状及体征显著好转，B 超检查肝脏形态好转，回声衰减，实验室检查有关指标有明显改善）10 例，总有效率 95%[12]。

主要参考文献

[1] 王汝俊，等．保和丸的消化药理研究．中药药理与临床，1991，(4)：1

[2] 孔晓伟，等．保和丸对小鼠胃排空和小肠推进的影响．河北医科大学学报，2005，26(6)：700

[3] 张轶伦，等．中药保和丸对大白鼠胃液酸度影响的初步研究．社区医学杂志，2006，4(11)：32

[4] 陈建峰，等．保和丸对大鼠血液中胃泌素及胃动素含量的影响．湖南中医杂志，2008，24(4)：89

[5] 宋必卫，等．保和丸无糖颗粒剂助消化作用的研究．安徽医科大学学报，1996，(3)：165

[6] 黄正良，等．中成药药理与应用．北京：科学出版社，1997，92

[7] 苗爱敏．保和丸保留灌肠治疗婴儿生理性腹泻 35 例．中医外治杂志，2009，18(1)：30

[8] 刘光伟．保和丸化裁治疗慢性萎缩性胃炎 34 例．湖北中医杂志，1992，14(96)：10

[9] 宋爱英，等．保和丸治疗介入后胃肠道反应的临床观察．中医药信息，1995，(6)：45

[10] 曾庆发．保和丸加减治疗小儿荨麻疹 96 例．湖南中医杂志，1988，(1)：58

[11] 赵姝，等．保和丸治疗小儿咳嗽 54 例．实用中医药杂志，1998，14(6)：4

[12] 陈强．保和丸联合辅酶 A 治疗脂肪肝的疗效对照研究．中国民族民间医药，2009，(5)：86

四、消食方药的研究思路

消食药用于食积的治疗，积滞有有形之积和无形之积的区别，临床除用于食积腹胀、腹痛等治疗外，近年对其降血脂、防治动脉粥样硬化等方面。现就消食药的研究提出如下研究思路。

1. 加强同类方药之间的比较研究　消食药“消食”作用的现代药理研究主要集中在助消化和调节胃肠运动方面，但同类方药效能和作用特点等特异性研究尚没有引起足够重视。因此应加强同类方药促消化效价强度和效能的比较研究以及不同方药药效特异性的研究，以期揭示同类方药的个性特征。

2. 深入开展消食方药作用机制研究　目前仅从消化酶、消化液和胃肠运动角度研究消食药的作用机制，显然阐释其消食功效不够全面和深入，而且临床使用消食药多以煎服为主，酶活性必因受热而降低，而中医更有“焦香入脾”之说，常用的焦三仙，即以麦芽、神曲、山楂炒黄、炒焦入药，活酶恐丧失殆尽。因此应从食物吸收、消化、代谢和排泄的全过程着眼，选取具有代表性的作用靶点，多指标综合研究，揭示消食药的作用机制。此外，根据研究结果评判和修正消食药传统服法和炮制方法的不合理之处。

3. 加强消无性之积的评价和机制研究　现代研究表明，多数消食药具有降血脂和防治动脉粥样硬化的作用，尤以山楂为强。而高脂血症和动脉粥样硬化症是心脑血管疾病的病理学基础，研究更有现实意义。通过对消食药降血脂、防治动脉粥样硬化等“无性之积”的深入研究，扩大消食药临床使用范围，为临床服务。

4. 加强具有优势的中药新产品研发　中医消食方药除助消化作用外，往往兼具开胃（增加食欲）、健脾（促进吸收）等，较之酵母片、胃酶合剂或胃动力药等，无疑具有更大的优势，传统产品如大山楂丸、保和丸，新制剂如健胃消食片等，均在医药市场上占有较好的销售份额。若在制剂学、药理研究方面更加完善，无疑有更好的前景。

5. 针对食积的消食药研究设计要点　消食方药以消食健胃为主要功效，研究的重点应放在助消化、增食欲、促吸收三个方面。

（1）助消化作用：观察受试药物对正常及食积动物（或消化功能低下动物）消化能力的影响，胃液成分分析，胃液总酸度、pH 的测定，胃肠消化酶活力测定等。

（2）食欲作用：观察受试药物对厌食动物模型（可用芬氟拉明造模或病因模拟的厌食动物模型）自发活动，食物摄入量，体重变化的影响。

（3）促吸收作用：观察受试药物对正常及吸收功能低下动物（如“脾虚”证动物模型）小肠吸收功能的影响，木糖吸收试验，^{3}H-葡萄糖吸收试验肠壁对^{3}H-TdR 摄取等。

（4）胃肠运动试验：胃排空试验，胃肠推进运动，离体、在体胃肠平滑肌试验等。

（5）整体指标观察：幼年动物较长时间摄取受试药物后，对生长发育、免疫功能、外周血象等的影响，综合评价受试药物是否可通过消食健胃作用，提高身体素质。

（王家葵　马世平　徐世军　厉璐帆）

第16章

止血药

一、概　　述

凡以促使体内外出血停止为主要功效的药物称为止血药。止血药通过增强体内凝血因素或抑制抗凝血因素，促使凝血，以达止血的效果，故又称凝血剂。中药止血药为中医药系统中理血药中的一类，具有收敛、凝固、凉血等作用，适用于各种原因所致血液不循经脉运行而溢出脉外的病证，如咯血、衄血、咳血、便血、尿血、崩漏（子宫出血）及创伤出血等。根据药物性质、作用以及适应证特点可分为以下4类：

凉血止血药：该类药药性寒凉，功能凉血止血，适用于火热（虚火或实火）之邪伤及血络，迫血妄行而溢出脉外之症候，常见血色鲜红，并伴有烦躁、口渴、面赤、舌红、脉滑或数等证，常用大蓟、小蓟、地榆、槐花、槐角、苎麻根、白茅根、侧柏叶、羊蹄等凉血止血药配伍滋阴清热类中药辨证施治。

收敛止血药：如紫珠、仙鹤草、白及、棕榈炭、百草霜、藕节、铁苋菜等，味苦涩，性平，具收敛止血之功，常用于由于阳气虚弱，无权统摄血液循环于经脉或外伤所致出血，前者多见血色淡红、质稀、神疲力乏、面色萎黄、舌淡、脉细、头晕心悸等证，同时伍用补气药以补气摄血。

化瘀止血药：三七、蒲黄、茜草、血余炭、花蕊石、卷柏均能活血止血，对于瘀血阻络，血不循经所致出血证，每每选用。患者血色多呈紫暗或有瘀肿，并伴有局部疼痛，痛处不移。

温经止血药：主要包括艾叶、炮姜和灶心土，药性偏温，擅温经止血，适于寒凝瘀阻，脉络不通，血不归经或冲任不固，下焦虚寒等虚寒性出血证，尤适于妇女血气虚寒，寒中挟滞，滞中带虚性出血证。治宜温经通络，益气助阳，散寒止血，故常配伍补气药、补血药、化瘀药辨证论治。

止血药的主要药理作用：

1. 对血液系统的影响

(1)促进血液凝固或止血：中药止血方药可通过多因素、多环节促进止血，它们的止血机制相当复杂，因为，血液凝固是多种凝血因子和因素参与的、非常复杂的连锁化学反应过程。化学药物主要通过影响凝血因子、血小板和血管等三因素的某些环节以促进凝血；而中药止血药由于成分的复杂性，且往往是多个有效成分同时起作用，其止血机制显得更加复杂多样，除对上述三个主要因素的多个环节有不同程度的影响外，尚涉及其本身含有的类凝血酶、维生素K、钙离子等物质的作用，以及促进血小板、凝血因子数量增多，抑制抗凝血因素和纤溶过程，另外，一些物理化学过程如收敛、黏合、吸附、机械栓塞等也参与了止血过程。部分止血中药的止血机制已得到初步阐明，现在简要概括如下：①促进凝血因子生成，增加凝血因子浓度和活力，抑制抗凝血酶活性。给药后可见凝血时间（CT）、血浆复钙时间（PRT）、凝血酶原时间（PT）、部分凝血酶时间（PPT）或白陶土部分凝血酶时间（KPTT）等指标缩短。如小蓟粉本身具有凝血酶样作用，可代替凝血酶做血浆纤维蛋白平板法实验；三七、茜草、白及、灶心土等可促进凝血酶的生成，增加血浆中凝血酶含量；仙鹤草等含有少量维生素K，可促进凝血因子Ⅱ、Ⅸ、Ⅹ、Ⅺ、Ⅻ生成；花蕊石等可增加血浆中钙离子浓度；茜草可纠正肝素引起的凝血障碍，可能与抗凝血因子活性受到抑制有关。②增加血小板数目，增强血小板功能。主要指血液中血小板密度增大，血小板第三因子(PF_3)活性增高，血小板黏附性、聚集性、变形性及释放反应等指标增高或增强。如三七、蒲黄、仙鹤草、紫珠、白及、苎麻根、羊蹄根及云南白药等可增加血小板数量，其中三七、白及以及灶心土还可增强 PF_3 活性，诱发血小板聚集。另外三七、小蓟、白及、紫珠、血余炭等还通过提高血小板黏附性、聚集性、促进伪足伸展或促使血小板解体，加强释放反应等作用促进血液凝固。③收缩局部血管或改善血管功能，增强毛细血管抵抗力、降低血管通透性。如三七、紫珠、槐花、小蓟可收缩血管、加强止血；槐花、地榆、白茅根、炮姜、花蕊石等含有维生素P样物质等血管活性成分，可降低血管通透性，或改善血管壁功能，增强毛细血管抵抗力，预防出血。④促进纤维蛋白原或纤维蛋白的生成，抑制纤溶。三七、茜草等能促进纤维蛋白(原)的生成，提高血浆中纤维蛋白的含量，而大蓟、小蓟、紫珠、仙鹤草、艾叶、炮姜、灶心土中促进纤维蛋白稳定因子活性，抑制纤溶酶活性，表现出促进止血第四阶段的活性。⑤其他。中药止血药可通过广泛的物理化学因素促进止血。如白及胶可黏合伤口，对小血管近出血端有机械性栓塞作用，并可使血细胞沉降率加速；紫珠可减慢动物伤口处的血流速度，在实验性切口侧的血管腔内形成类胶质纤维网状物，其中有细胞堆积，形成白色的类血栓结构而促进止血，而切口对侧腔内仍保留有充满血液的狭小腔道；棕榈炭等可升高血液黏稠度；炭类中药中的活性炭的吸附作用也可加速血液凝固；大蓟、槐花等多种止血药中的鞣质有收敛创口，促进止血的作用。另外一些中药如三七，可能通过降压作用减轻出血症状。

从上可以看出中药止血作用机制要比影响凝血因子止血的靶点宽广得多，对临床防治出血病证更加全面而有利，这也体现出了中药药理的特色。

虽然中药止血药的止血作用机制比较广泛，但最主要的机制仍是促进血液凝固和抑制纤溶。

(2)活血："活血止血"、"止血不留瘀"是部分中药和止血方药的显著特点之一，也是中医在治疗出血证上的重要处理原则。如蒲黄、仙鹤草、艾叶等可抑制血小板聚集，或者使血小板聚体解聚；三七、蒲黄可促进纤溶，防止血栓形成或促进血栓的溶解；还有一些中药如三七等，可促进瘀血吸收；大黄凉血解毒，逐瘀通经，可改善血液流变学，降低血黏度和血细胞比容，这些作用特点可能为治疗难治性出血疾病如DIC和易栓性患者局部出血提供有价值的参考。

(3)补血、降血脂、升血糖：三七等可促进造血干细胞的增殖、分化、成熟、释放、升高外周血多种血细胞数目，明显改善营养不良性贫血、失血性贫血症状；茜草、小蓟、三七等可升高外周白细胞数，增强免疫功能，同时还可减轻肿瘤化疗、放疗的毒副作用；另外一些中药还有明显的降血脂、升血糖作用，如槐花、蒲黄、小蓟、三七等。

2. 抗病原微生物　病原微生物及其代谢物可引起血管壁损伤、血小板减少以及其他血凝功能的改变而引起出血，如一些非血小板减少性紫癜、消化道出血、齿龈出血、血尿、月经过多及肺结核、肺化脓症所致咯血等。出血证特别一些外伤性出血如不及时治疗，较易造成感染，从而加重病情。中药止血药如地榆、艾叶、仙鹤草、小蓟、白及、茜草等对肺炎球菌、结核杆菌、溶血性链球菌、金黄色葡萄球菌、伤寒杆菌，以及十灰散等对多种致病菌有不同程度的抑制或杀灭作用。其中仙鹤草对原虫的杀灭作用,艾叶烟熏对一些病菌和病毒的抑杀作用,地榆、小蓟对菌痢的良好治疗作用早已被实验和临床所证实。另外,白及、槐花等对奥杜盎氏小芽孢癣菌等具有抑制作用,地榆对噬菌体有抑制甚至灭活作用,这些均对出血证起着直接或间接的防治作用。

3. 抗炎作用 止血方药一般具有不同程度的抗炎作用,如小蓟、地榆、三七、云南白药对甲醛性大鼠足肿、棉球肉芽肿等急慢性炎症不同阶段表现一定的抑制作用。这有利于伤口愈合,改善呼吸道、胃肠道、泌尿道特别是女性生殖系统炎症症状,减少咯血、便血、尿血的发生,缩短病程。

4. 其他作用

(1)抗溃疡:如三七、槐花、茜草、白及等。

(2)兴奋子宫:如小蓟、仙鹤草、茜草、蒲黄、云南白药、十灰散等均具有收缩子宫作用,这有利于减少出血量或促进子宫出血的停止。

(3)镇痛:如三七、仙鹤草、蒲黄、云南白药。

(4)调节心血管功能:止血药如地榆、槐花、三七、蒲黄、仙鹤草等可因剂量、制剂、机体功能状态不同对心脏、血管、血压呈现一定的调整作用。另外,一些方药如三七、云南白药对不同部位的血管有选择性作用。这些作用一方面可防治高血压、肺动脉和门静脉高压所致脑出血、咯血、便血等出血证或减少出血,另一方面也可防治因失血过多出现的低血压甚至休克。

可见中药止血方药作用的整体性、综合性与局部性相结合,这比西药止血药作用要广泛而全面。

中药止血药由于来源、指导理论系统等不同于西药止血药,因而表现出几个明显的特色或特点:

1. 止血活性成分的复杂性 许多止血中药同时作用于多种途径和多个环节,甚至有些成分是相互对抗的,这可能是其作用特点如“止血不留瘀”,“标本兼治”的物质基础,也是中药传统用药多要求制炭“存性”原则的原因之一。有些中药的止血活性成分尚未阐明或确定,但从现在的研究结果来看,涉及到多元酚类、有机酸、黄酮及黄酮苷、氨基酸、糖类、无机盐及微量元素等多种化学物质,相当复杂多样。

2. 炒炭“存性” 多种止血中药如茜草、蒲黄、大蓟、藕节、槐花、艾叶、荷叶、血余(人发)等炒炭后给小鼠、家兔灌胃后,出血时间、凝血时间均比对照组明显缩短。临床实践证明著名炭药复方十灰散有较好的止血效果,动物实验也证明,灌服十灰散,出血时间、凝血时间均比生药明显缩短。这就是中医药理论“黑能胜红”、“红见黑则止”的实际应用。此说源于五行学说:炭为黑色,属水;血为红色属火,水能克火。故古人经验认为止血药炒炭可增强其止血作用。现代研究结果证明除少数炭药如侧柏炭、地榆炭、小蓟炭等止血作用比生品为弱外,其余皆均有不同程度的增强。这可能与下列因素有关:炭药中的活性炭成分可增强止血;抗止血成分分解、转变或破坏致止血活性成分含量的相对增加,如槐花、莲房、蒲黄等;增加有效成分的溶出率,如地榆等;减少毒副作用如艾叶炒炭后神经毒性物质侧柏酮的含量大大减少。这些均说明炭药并非仅仅是五行学说的产物,而是临床总结出的炮制经验,有一定的物质基础和科学道理。

3. “活血止血”、“止血不留瘀” 除化瘀止血药的三七、蒲黄、茜草、卷柏等具有“活血止血”、“止血不留瘀”的作用特点外,凉血止血药中的槐花、槐角等,收敛止血药中的仙鹤草等,温经止血药中的艾叶、炮姜等均有止血兼行血化瘀的特点。这是中药双向调节作用的一个方面，其最根本原因是它们同时含有止血和活血两种活性成分，对机体血液凝固状态或水平起着调节作用。它们有的兼有抑制血小板聚集，或兼促进纤溶如三七、蒲黄等，或兼能抑制、灭活凝血因子，如仙鹤草等，在总体上呈促凝作用或局部加强止血作用，这有利于防止血凝系统出现异常的高凝状态，减少、预防血栓过度形成，或溶解已形成血栓，维持全身血液循环畅通。

4. 标本兼治　一般来说，多数内科、妇科出血疾患用止血中药治疗，多属标本兼治之列，从本类药分类也可看出这个特点。凉血药用以治疗血热妄行所致出血；收敛止血药往往针对气不摄血出血证；温经止血药主要用于寒凝瘀阻性出血。中药止血药特别是止血方剂多为标本兼顾之剂，这是中药优于西药的又一个优点。

止血方药较之同类西药具有止血而不留瘀，能够适应复杂病情，且对一些疑难出血疾患如崩中下血、发斑等远期疗效好，副作用较少等优点，在我国具有悠久药用历史和广泛的临床基础。50年代以来，借助现代先进的科学技术，止血方药在实验研究和临床应用方面均进行了广泛而深入的研究。较为突出的现状有下列几方面：

1. 中医药理论的整理和发展　出血证及某些出血性疾患如支气管扩张、过敏性紫癜等证型分类的逐渐完善，给临床遣药用方提供了广泛的思路和新的治疗方法，同时在临床上也进行了大胆的尝试，并取得了可喜的成果。如血宁冲剂、大黄制剂、紫地合剂治疗上消化道出血；栀子地黄汤治疗原发性血小板减少性紫癜；清热地黄汤治疗实热型过敏性紫癜；花生衣制剂治疗血友病等均取得较好的临床疗效，而这些疾病往往使止血西药束手无策。其中大黄止血作用的研究较为成功。据统计，大黄制剂治疗多种原因引起的消化道出血有效率在85％～100％之间，多数超过95％，尤其对肝硬化门脉高压症引发的消化道出血等难治症，单味大黄即可获得良好疗效。

2. 药理研究方面　止血方剂限于自身特点，药理作用虽不及酚磺乙胺和立止血那样深入而明确，但也取得了一定进展，如茜草在整体作用呈现促进止血的同时，对凝血因子Ⅴ和Ⅹ有抑制或灭活作用，可较好解释其止血而不留瘀的特点；三七引起血小板超微结构和功能的改变，大黄对PF_3的影响，蒲黄纤溶酶的作用及其特点的阐明。这些研究结果为出血性疾患包括一些疑难疾病如DIC、血友病的选药立方，减少毒副作用提供了理论依据。另外，止血方药的其他药理作用也得到了较为深入的研究和临床应用，如仙鹤草驱虫；茜草抗癌、升高白细胞；三七治疗冠心病；蒲黄降血脂；艾叶祛痰、平喘、止咳；地榆治疗烧烫伤；白及胶制成代血浆等。

3. 新制剂研究方面　因出血证多为急症，具有突发性和不可预测性，为适应这些特点，止血方药向速效、高效、多途径给药和携带、投药方便的制剂类型发展。口服剂出现了片剂、冲剂、袋泡剂、口服液、胶囊等，外用制剂发展了巴布剂、涂膜剂、海绵凝胶、气雾剂等；给药方式出现了粉散剂热水、冰水冲服，内窥镜下局部给药；注射给药等。新的产品不断出现，成药出现了地榆凝胶海绵，大黄浸膏片及糖浆，断血流片及胶囊，侧柏叶片，苎麻片，止血宁片及其注射液，宫血宁胶囊，血宁糖浆及冲剂，紫地合剂，云南白药气雾剂等等。

4. 炮制和药化研究方面　在其他方面如炮制、药化方面也取得了可喜的进展，如小蓟、槐花(米)、地榆等炮制条件对止血作用及成分的影响，炮制条件的最佳选择，三七止血成分三七氨酸的分离鉴定，蒲黄纤溶酶的分离及作用特点等，这些大大促进了止血方药的研究。

止血方药研究还存在诸多不足之处，主要包括以下几个方面：

1. 对中医临床用药主要方式——复方的药理研究较少 如擅治尿血的小蓟饮子、清肠湿热止血的槐花散、止血调经的胶艾汤等的研究资料多由单味药药理堆积而成，但单味药的药理是不能代表全方的作用的，也就是方剂中所谓的"方成无药"。

2. 药理研究不够深入 多数传统止血方药的止血作用还限于凝血时间、凝血酶原时间等指标的测定，并非深入研究其止血机制及特点，这些必然限制了止血方剂的现代开发和临床应用。

3. 病理模型匮乏 除了人为造成的创伤性出血模型外，一些重要出血证动物模型如血热妄行气不摄血等符合中医辨证特点的出血证动物模型还未能成功建立，这使止血方药的药理研究脱离中医理论，实验结果很难或不能直接应用于临床，因为中医是严格地按照辨证论治原则遣药立方的。

4. 止血药研究未能紧密结合临床 适合急救的止血方药注射液、气雾剂还很少，一些止血方药的药化研究还不够，止血成分亦不明确等。这些不足虽然存在，但近年来研究成果已经显示中医药工作者正在努力避免或弥补。

二、常用药物

(一)凉血止血药

小 蓟

本品为菊科植物刺儿菜 *Cephalanoplos segetum*(Bge.)Kitam 或刻叶刺儿菜 *Cehalanoplos setosum*(Wild)Kitam 的干燥地上部分，别名刺儿菜，小刺盖。所含成分主要为生物碱、黄酮、三萜以及简单酚酸。其中止血活性成分有刺槐素-7-鼠李糖苷(Acacetin-7-rhamnoglucoside)、芸香苷(Rutin)、咖啡酸(Caffeic acid)、绿原酸(Chlorogenic acid)、原儿茶醛(Protocatechualdehyde)以及蒲公英甾醇(Taraxasterol)等，而酪胺(Tyramine)则为其主要升压成分。小蓟味甘、苦，性凉。归肝、脾、心经。

【功效与药理】

1. 凉血止血 小蓟有较好凉血止血功能，可用于血热妄行引起的多种出血证。《本草拾遗》记载"破宿血，止新血，暴下血，血痢，金疮出血，呕吐，绞汁温服。"和同科植物大蓟相比，小蓟擅治血淋、尿血诸证。故《本草便读》记载："小蓟，功专破血通淋"。实验研究发现，小蓟的水煎液、醚提取液均具有缩短小鼠出血时间和凝血时间的作用。小蓟正丁醇部位和总黄酮部位可使小鼠出现凝血时间显著低于对照组[1]。小蓟煎剂具有明显升高实验动物血液中血小板数目的作用。还可显著明显升高^{60}Co照射后的小鼠白细胞、血小板数目。小蓟可诱导血小板聚集，抑制纤溶过程，对血管有明显的收缩作用，这些均有助于加速止血[2]。另外，有实验[3]表明小蓟炭中微量元素如锌、锶等含量变化与疗效相关性显著，而与鞣质含量则无直接关系。现在认为小蓟止血成分有刺槐素、芸香苷、咖啡酸、绿原酸、原儿茶素、蒲公英甾醇、氯化钾以及尚未确定的类凝血酶物质等多种，通过收缩血管，升高血小板数目，促进血小板聚集及增高凝血酶活性，抑制纤溶等多种途径和环节来加快止血。

2. 祛瘀消肿 小蓟祛瘀消肿功效与强心、收缩血管、降血脂、抗炎、利尿作用有关。

(1)强心作用：小蓟的水煎剂和酊剂对离体蛙心和家兔心脏有明显兴奋作用，可增强离体蛙心、家兔心脏和豚鼠心房肌的收缩强度和频率，该作用可被普萘洛尔所阻断[4]。强心主要活性成分为儿茶酚胺类和氧化芸香苷。其中氧化芸香苷提纯物 60mg/kg 即可使家兔心脏收缩加强、加快。

(2)收缩血管和升高血压:小蓟煎剂和酊剂静注于麻醉犬、猫及家兔均有明显的升压作用,每克小蓟所含升压物质相当于去甲肾上腺素14μg。小蓟的升压作用可被可卡因和麻黄碱所增强,可被苄胺唑啉和加氢麦角碱所对抗,预先用利舍平耗竭儿茶酚胺不影响小蓟的升压作用,表现出类似儿茶酚胺样作用,其中酪胺可能起主要作用,但小蓟升压成分经煮沸浓缩或长久放置后仍具有活性,提示与单纯的儿茶酚胺又有所不同[5,6]。

(3)降血脂:小蓟成分中芸香苷和氧化芸香苷能够降低血中胆固醇、甘油三酯。

(4)利尿、利胆作用:小蓟生用有利尿作用,并表现轻微利胆作用,其利胆作用可能与咖啡酸有关。

(5)抗炎:小蓟对大鼠甲醛性足肿胀有一定抑制作用,但不及可的松。

3. 解毒消痈　小蓟有能升能降,能破能止,能坚能泄之性,可破宿血、生新血、消疮毒。散瘰疬,疮痈久不收口者,可生肌排脓,促进愈合。小蓟的解毒消痈与抗菌、抗肿瘤作用有关。

小蓟煎剂体外抑菌实验证明对多种致病菌如白喉杆菌、肺炎球菌、伤寒杆菌、副伤寒杆菌等均有一定程度的抑制作用。酒精浸剂1∶300时对人型结核杆菌即有抑制作用,而水煎剂对该种细菌的抑菌浓度要比此大300倍以上。

小蓟所含某些生物碱对S和EAC瘤均有一定抑制作用。小蓟水煎液可对抗4-硝基邻苯乙胺、叠氮铀等诱变剂的致突变作用[7]。

4. 其他作用

(1)对平滑肌的影响:小蓟对平滑肌表现出类肾上腺素样作用,其煎剂、酊剂均可收缩血管平滑肌,舒张气管平滑肌;对家兔的子宫无论已孕,离体或在体均有兴奋作用,但对猫离体、在体子宫,大鼠离体子宫和家兔离体小肠均有抑制作用。

(2)升高血糖:小蓟中成分芸香苷和氧化芸香苷能够升高血糖。

(3)镇静作用:小蓟水煎液对小鼠有镇静作用,但无镇痛作用。

(4)抗氧化作用:小蓟水、甲醇、乙醇提取物能清除羟自由基,有抗氧化作用[8]。

小蓟通过多种因素促进出血停止,抗菌作用也可能是凉血止血的药理学基础,而祛瘀消肿则可能与抗菌、降脂、利胆、利尿及抗肿瘤作用有关。

【主治】吐血、咳血、衄血、二便下血、血崩赤带之因热者;外伤出血、痈肿疮毒、花柳毒淋。

【现代应用】

1. 多种出血症　口服可治疗子宫收缩不全及血崩:小蓟浸膏(1∶10),每日3次,观察45例,能够收缩子宫,制止出血,一般大部分两天后血止或明显减少;若大量出血,剂量增加仍可以使出血迅速停止或减少。

以棉球蘸小蓟液塞鼻,每天换3~4次;治疗34例。痊愈24例。一般鼻衄在4~14天,鼻中隔溃疡面愈合在21~23天,尤其对麻风性鼻衄疗效较好。对其他出血证也有不同程度的疗效。

2. 菌痢　50%煎剂(50ml/次),日隔1次。从与病人接触之日起2~3天内服药,观察7天,内服小蓟组99人,均未发病;而呋喃唑酮组96人发病率5.2%。显示对菌痢的预防效果优于呋喃唑酮。

3. 原发性高血压　酒醋花生仁加服小蓟煎汁和花生酒,治疗Ⅰ、Ⅱ期高血压,其中Ⅰ期高血压62例，Ⅱ期高血压38例，服药1～3个疗程(30～90天)，其中，痊愈75例，好转20例，无效5例，对Ⅱ期原发性高血压有较好疗效[9]。

4. 疖疮 先用2.5%碘酊和75%乙醇消毒疖肿皮肤，然后取适量小蓟膏涂患处，用纱布覆盖包扎，每日换药1次，疗程5～8天。30例患者均在5～8天治愈，局部无红肿痛，无分泌物[10]。

【不良反应】口服可有身热、头昏呕吐、腹痛、尿频、尿多等反应，一般在1～2周内消失，严重者停药可愈。

主要参考文献

[1] 杨星昊，等．小蓟提取物对凝血、出血及实验性炎症的影响．四川中医，2006，24(1)：17
[2] 胡克振，等．小蓟药理作用的研究(第三报)．山东医学院学报，1980，(4)：15
[3] 丁安伟，等．小蓟炭炮制工艺及质量标准研究．中草药，1995，26(7)：351
[4] 李广勋．中药药理毒理与临床．天津：天津科技翻译出版公司，1992
[5] 姚乾元，等．小蓟升压化学成分的化学研究．中草药，1992，23(10)：517
[6] 汪丽燕，等．小蓟对肾上腺素能受体激动效应的初步实验．安徽医学，1984，5(2)：39
[7] 吴葆杰．中草药药理学．北京：人民卫生出版社，1983：206
[8] 梁倩倩，等．小蓟抗氧化作用的研究．河西学院学报，2008，24(5)：45
[9] 李桂敏，等．小蓟花生酒治疗原发性高血压100例疗效观察．国医论坛，1989，4(5)：31
[10] 刘银巧．小蓟膏治疗疖疮30例．医药导报，2002，21(11)：715

地 榆

本品为蔷薇科植物地榆 *Sanguisorba officinalis* L. 或长叶地榆 *Sanguisorba officinalis* L. var longifolia(Bert.)Yu et Li 的干燥根。所含成分主要为地榆苷Ⅰ、Ⅱ、A、B、E(Ziyu gleocidel Ⅰ、Ⅱ、A、B、E)等及酚酸类化合物，另外尚含少量维生素A。止血主要成分为鞣质。地榆味苦、酸、涩，性微寒。归肝、大肠经。

【功效与药理】

1. 收敛止血 地榆味苦而酸涩，性寒凉而沉降，可用于各种出血证，而尤以下焦血热出血诸证为效。《日华子本草》中记载："排脓，止吐血，鼻洪，月经不止，血崩，产前后诸血疾，赤白痢并水泻，浓煎止肠风。"生品凉血泄热之力较强，炒炭中加醋制炭则收敛之性倍增，而清营凉血之效稍逊，多用于下焦血热所致便血、崩漏下血、痔血、血痢等。

生地榆和地榆炭煎剂给小鼠灌胃7.5～10g/kg可明显缩短出血和凝血时间，生地榆止血作用明显优于地榆炭。随着炒炭"存性"程度的降低，鞣质含量减少，药材止血作用也随之减弱，煎剂去除鞣质后，无明显止血作用和凝血作用[1,2]。但也有实验结果表明，小鼠分别灌服和腹腔注射不同浓度生、炒地榆炭水煎液及醇沉液，各组于灌药后30分钟、腹腔注射后20分钟，依据给药先后顺序用毛细玻璃管小鼠眼内眦球后静脉丛取血法采血，记录凝血时间，本实验结果表明不同浓度的生地榆、地榆炭水煎液及醇沉液均有延长凝血时间的作用，并与给药剂量呈正相关，低剂量生地榆和地榆炭水煎液对凝血时间无显著影响。总体作用趋势为生地榆水煎及其醇沉液强于地榆炭，醇沉液强于水煎液，灌服给药亦能明显延长小鼠的凝血时间，同腹腔注射各组数值相接近，说明地榆活血作用的有效成分可以通过胃肠道吸收[3]。采用正常短毛家兔连续2天灌服地榆水煎液20g/kg后测定血液生物力学指标的方法，结果全血黏度、血细胞压积均显著增大，而血浆黏度无差异，提示地榆使血液中红细胞百分比含量增多。造成集轴现象中外周血浆层厚度减少，导致全血黏度的升高，血流速度趋缓，有利于凝血功能的发挥[4]。

2. 凉血泄热，解毒敛疮　地榆苦寒沉降，凉血解毒，可止疮疡作痛，使恶肉除而诸肿消；又是酸敛寒收之剂，可清热收湿，止痒敛疮。地榆此项作用与促进伤口愈合、抗菌、抗炎作用有关。

(1)对烧伤、烫伤及伤口愈合的影响：地榆粉外敷治疗 85～90℃热水造成的兔或狗实验性烫伤，可明显收缩创面；配用小檗碱或黄连，能够防止感染，促进新皮生长。地榆单用或复方均能降低毛细血管通透性，减少渗出，减轻组织水肿。其中鞣质成分能与创面蛋白质结合生成不溶于水的大分子沉淀物，形成一层保护膜，相应减少体液的散失和病菌侵蚀，有利于防止烧、烫伤早期休克和减少死亡发生率。单从收敛作用方面比较，地榆不及儿茶酚类鞣质和鞣质酸强，但后两者的疗效不如地榆粉。对去神经烫伤组织的疗效不如未去神经者，提示地榆治疗烧烫伤作用与鞣质以外的其他因素无关。地榆水提制剂涂抹于大鼠实验性人工伤口处，亦可见伤口面积迅速缩小，且可防止感染的发生，对伤口愈合有很好的促进作用。采用无血清表皮器官培养法，观察含不同浓度地榆煎剂的培养基对角质形成细胞游走的影响，与对照组相比，地榆高剂量组(0.2mg/ml)能明显抑制游走[5]。

(2)抗病原微生物作用：体外抑菌实验表明 100%的地榆水煎剂对伤寒杆菌、脑膜炎球菌以及钩端螺旋体等均有不同程度的抑制作用，尤其对痢疾杆菌作用较强，甚至稀释 64 倍后仍有较为明显的抑制作用。另外，地榆水煎剂对人形结核杆菌以及疟原虫也有抑制作用，对噬菌体也有灭活作用，并能抑制其在菌体内的繁殖，但不能阻止噬菌体与细菌的吸附过程。地榆制剂经高压灭菌后，抗菌作用降低，所含成分没食子酸有杀菌收敛作用，熊果酸有抑菌作用。

(3)抗炎作用：大鼠腹腔注射地榆水提剂 400mg/(kg・d)或醇提制剂 650mg/(kg・d)，连续 3 天，可明显抑制大鼠甲醛性足肿胀，并在 48 小时内恢复正常。小鼠腹腔注射地榆水提制剂或醇提制剂 500 和 800mg/(kg・d)，连续 3 天，对巴豆油造成的耳廓肿胀抑制率为 75%和 29.3%，前者与氢化可的松 10mg/(kg・d)作用相当。水提液 750mg/kg 和醇提液 800mg/(kg・d)分别给大鼠腹腔注射 7 天，可明显抑制棉球肉芽肿，抑制率分别为 73.3%和 83.56%[6]。小鼠耳部涂抹地榆鞣质 4mg 或 1g/(kg・d)灌服，连续 4 天，对巴豆油性耳肿胀均有明显抑制作用。地榆水煎剂 80mg/kg 还可明显抑制小鼠皮下注射 PGE_1 所致炎症渗出，使皮肤血管通透性降低，减轻组织肿胀程度，这可能是地榆抗炎主要机制之一[7]。

3. 对消化系统的影响

(1)止泻：给小鼠灌服 100%地榆水煎剂 10g/kg，对蓖麻油和番泻叶造成的实验性腹泻皆有明显对抗作用，在服药 2～3 小时后，用药组腹泻次数明显减少。同样用药，每天 2 次，可明显抑制小肠的推进运动。但也有报道地榆煎剂低浓度可使离体兔肠收缩性减弱，高浓度则使其收缩活动增强，甚至呈痉挛状态。

(2)抗溃疡：小鼠灌服地榆煎剂 10g/kg，连续 3 日，对乙醇所致急性胃黏膜损伤有明显保护作用，可使溃疡面积显著缩小[8]。

(3)增强蛋白消化作用：胃瘘大鼠灌服地榆煎剂，能明显增强对蛋白质的消化能力，消化率为对照组的 4 倍。

(4)保肝：小鼠灌服地榆鞣质 20g/kg，可明显对抗氨基比林合用亚硝酸钠引起的急性肝损伤，有效预防血清谷丙氨酸氨基转移酶(ALT)升高。

4. 镇静、镇吐

(1)镇静：小鼠灌服地榆水煎剂 5g/kg 对其自主活动无明显影响，10g/kg 时则可使自主活动明显减少，显示一定抑制作用。

(2)镇吐：给鸽灌服地榆煎剂3g/kg，1日2次，连用2天，能抑制洋地黄0.3mg/kg引起的呕吐反应，减少呕吐次数，但潜伏期无明显改变，效果同肌内注射氯丙嗪4.25mg/kg相近，但对皮下注射阿朴吗啡引起的呕吐无效[9]。

5. 其他作用

(1)增强造血功能：采用体外培养小鼠骨髓细胞并结合ATP/生物发光检测的方法，从地榆中筛选促骨髓细胞增殖的活性部位。结果显示，地榆皂苷类成分能明显促进细胞因子刺激的骨髓细胞体外增殖，而鞣质和黄酮类成分没有作用，且在高浓度时表现为抑制骨髓细胞增殖，这可能与对造血祖细胞的抑制作用有关；环磷酰胺造模小鼠体内实验表明，地榆总皂苷3个剂量组(0.1、0.5、1mg/kg)给药14天后均能增加骨髓有核细胞总数、外周血细胞总数，以中剂量组效果最优，明显好于对照药物鲨肝醇[10]。

(2)增强免疫功能：给小鼠灌服地榆煎剂10g/kg，连续6天，可明显减轻2,4-二硝基氯苯(DNCB)所致迟发性过敏反应，使鼠耳重增加，说明地榆能促进细胞免疫，具有免疫增强剂作用。

(3)抗肾损害：大鼠灌胃地榆提取物(含鞣质约46.3%)给予30天后造模，100、200mg/kg组均能明显降低内毒素模型、肾缺血-再灌注模型血浆中3-硝基酪氨酸、尿素氮和肌酐浓度，且存在量效关系，给药组肾缺血-再灌注模型的DNA断裂片段比例明显降低，提示地榆提取物能对抗肾损害作用，抑制细胞凋亡。

(4)抗紫外线损伤：地榆50%乙醇提取物能明显降低内皮细胞内皮素转换酶(ECE-1a)的活性，呈量效关系；0.1%地榆提取物能抑制角质形成细胞分泌内皮素-1(ET-1)；对紫外线B照射的豚鼠局部给予5%地榆提取物10天，能显著减轻色素沉着，提示地榆提取物可作为增白剂。地榆的50%1,3-丁烯乙二醇提取物不同浓度组均能抑制紫外线B照射后大鼠皮肤皱纹的形成，维持皮肤弹性，抑制皮肤弹性纤维的卷曲，提示地榆提取物能改善UVB照射引起的慢性光损伤[11]。

(5)抗癌：地榆对人子宫颈癌细胞培养株系JTC-26体外试验有明显抑制作用，抑制率在90%以上。

(6)延长动物动情期：雌性小鼠喂饲含地榆的饲料，可延长动物动情期而使性周期显著延长，推测可能对脑垂体功能有些影响，但不一定是抗促性激素的结果。

(7)耐缺氧：将地榆干燥根和根茎中提得的(+)儿茶酚、(+)没食子儿茶酚以及其他多元酚化合物分别给小鼠灌服50mg/kg和大鼠灌服25mg/kg，均能显著延长模拟缺氧环境中动物存活时间。

(8)抗氧化作用：地榆提取物(鞣质约含46.3%)连续给药40天，能逆转SAM种老化加速小鼠肾脏和肝脏中谷胱甘肽下降和二硫化谷胱甘肽上升的趋势，血清、肾脏及肝脏中丙二醛含量下降到接近正常水平，提示地榆提取物能刺激SAM小鼠的抗氧化保护能力，具有改善氧化应激和氧化损伤的作用[12]。

【毒理研究】按寇氏法测得小鼠腹腔注射的LD_{50}：地榆水提剂为(1.60±29)g/kg；地榆醇提制剂为(2.17±0.49)g/kg。中毒症状为活动减少，四肢无力，呼吸困难，抽搐，给药后1～2天内死亡。大鼠每天灌服水提物(1∶3)60g/kg，共10天，未见中毒症状，但第5天、10天肝穿刺，发现脂肪细胞浸润数增加。

【主治】下焦血热所致便血、痔血、血痢、崩漏等，烧伤，烫伤，痈肿疮毒。

【现代应用】

1. 上消化道出血　地榆 30g，黄连 10g，加水 500ml，煎取 100ml，每次 1～2 匙，每日两剂。治疗十二指肠溃疡出血 117 例，止血有效率 92.3%。

2. 烧伤、烫伤　地榆、紫草、黄柏、冰片、香油、氯化锌各适量，制成药膏，严格清创，烧伤面积较大或伴有感染者，适当给予抗生素，治疗烧伤 382 例，共 2044 人次，最大烧伤面积达 23%，全部治愈。

3. 菌痢　以地榆片（每片含地榆生药 0.175g）或同仙鹤草、女贞子等水煎服用，有效率分别为 95.6%和 97.0%[13]。

4. 皮肤病　地榆火炙焦黄，研末和以凡士林配成 30%药膏外敷患处或用 10%生地榆煎剂湿敷患处治疗急性湿疹、脂溢性湿疹、下肢静脉性湿疹以及糜烂感染性足癣共 109 例，治愈 47 例，显效及有效 50 例，平均治愈天数为 8.3 天，对湿疹治愈率较差。

主要参考文献

[1] 南云生，等．地榆炮制初探．中成药，1990，12(4)：15

[2] 王琦，等．十种商品地榆饮片质量分析．中成药，1993，15(1)：24

[3] 程郁昕，等．地榆对小鼠凝血作用影响的实验研究．中国中医药科技，2006，13(5)：337

[4] 党春兰，等．地榆对家兔血液流变学的影响．中国医学物理学杂志，1997，14(3)：138

[5] 施伟民，等．中药白芨和地榆对角质形成细胞游走的不同影响．同济大学学报(医学版)，2004，25(4)：275

[6] 叶聚荣，等．地榆抗炎作用的药理研究．福建医药杂志，1985，(6)：34

[7] 叶聚荣，等．地榆的抗炎作用．中药药理与临床，1985，(创)：153

[8] 曾万玲，等．地榆水煎剂抗实验性腹泻及其他药理作用研究．贵阳中医学院学报，1992，14(4)：55

[9] 阴健．中药现代研究与临床应用(2)．北京：中医古籍出版社，1995

[10] 高小平，等．地榆促造血作用的有效部位筛选．中国天然药物，2006，4(2)：137

[11] 孟燕彬，等．地榆提取物通过对内皮素转换酶-1a 的抑制作用抑制紫外线 B 引起的色素沉着．国外医学．中医中药分册，2002，24(5)：298

[12] 聂淑琴．地榆提取物对老化加速小鼠抗氧化保护能力的影响．国外医学中医．中药分册，2001，23(2)：89

[13] 吴文漪，等．地榆合剂治疗急性菌痢 100 例．江苏医药，1983，(5)：42

槐花(槐角)

槐花为豆科落叶乔木植物槐 *Sophora japonica* L. 的干燥花蕾及花，其成熟干燥果实为槐角（两者化学成分相似，功能相近）。槐花内富含芸香苷（Rytub），槲皮素（Quercetin），鞣质等。另外，还从中分离出槐花米甲、乙、丙素（SophrinA、B、C）以及植物血凝素 Phytohemagglutinin。槐花味苦，性寒。归肝、大肠经。

【功效与药理】

1. 凉血止血　槐花性寒味苦，善清血分之热，尤适于便血、尿血、痔血等下部出血。该作用与槐花对血液系统的影响及抗菌作用有关。

(1)止血作用：生槐花、槐花炭水浸剂给小鼠灌胃均明显缩短出血时间和凝血时间，后者促进凝血作用比前者明显增强，由此推测可能是止血成分如鞣质等含量相对增高之故[1]。炒槐花及槐花炭促凝血作用优于生品[2]，但也有报道槐花炒炭后鞣质含量不但没有升高，反而减少。芦丁含量也明显减少，似乎芦丁能够拮抗槐花中止血活性成分，实验也证实槐花水浸剂去除芦丁后止血作用显著增加。从炮制条件与药效的关系推测，槐花中抗凝活性物质可因加热失活或减少，因而炒炭后止血作用比槐花相对增强，从槐花中分离的异鼠李糖(isorhamnetin)被证实是该类物质中的一种，它能抑制槲皮素的止血作用；随后又进一步得到了可增强异鼠李糖对槲皮素抑制作用的物质[3]。小鼠正常的凝血时间存在节律性，上午凝血时间较短，下午较长。槐花缩短凝血时间的作用与时间的节律性有关，下午给药，各组剂量的槐花均能缩短凝血时间，并存在量效关系；而上午给药，槐花的作用不明显，高剂量反可延长凝血时间。表明槐花的给药时间是影响其止血疗效的因素之一[4]。

(2)溶血：槐花，尤其槐角的果荚中含有破坏红细胞的物质，有一定的溶血作用[5]。

(3)降血脂：连续应用槐花，能预防小鼠实验性高胆固醇血症，降低血清胆固醇含量，该作用可能与槐花中黄酮类物质有关，因有实验证明芦丁与醋酸镁形成的复盐可使大鼠、家兔血清胆固醇明显降低。皮下注射槲皮素10mg/kg，能有效地降低高胆固醇血症大鼠肝、主动脉及血中胆固醇含量，同时还有降脂作用，对实验性动物硬化症有预防及治疗效果。

(4)抗菌、抗炎作用：芸香苷及槲皮素对大鼠组胺、蛋清、5-HT等引起的脚爪浮肿以及透明质酸酶引起的足踝部肿胀均有明显抑制作用。芸香苷能显著抑制大鼠创伤性浮肿，并能阻止结膜炎、耳廓炎、肺水肿的发展，对由于芥子油引起的兔结膜水肿，有轻微的抑制作用。体外抑菌试验显示，槐花精油对金黄色葡萄球菌ATCC6538、威尔斯李斯特菌ATCC35897、单增李斯特菌ATCC35152、溶血性链球菌CMCC32210、志贺氏痢疾杆菌CMCC51252、埃希氏大肠杆菌ATCC8099、伤寒沙门氏菌CMCC50013、甲型副伤寒沙门氏菌CMCC50093均有抑制作用[6]。

2. 清肝泄火　槐花可清肝泄火，潜降肝阳，适用于肝热目赤、头胀头痛及眩晕。这与其对心血管系统的影响有关。

槐花水浸液静注对麻醉犬有暂时显著的升压作用，可轻度兴奋离体蛙心，但对心肌传导系统有一定的阻滞作用，所含苦参型生物碱可对抗多种致心律失常药物引起的心律失常。给家兔静注芸香苷粗品60mg/kg可使心脏收缩加强，心率加快并可短暂扩张猫的末梢血管。芸香苷、槲皮素兼有维生素P样物质作用，能保护毛细血管的正常抵抗力，降低毛细血管通透性和脆性，也可防治高血压、糖尿病患者以及实验性减压环境中运动导致的肺出血，抑制家兔静脉注射台盼蓝(或伊文思蓝)向皮肤扩散。槐米400mg/kg连服3天，可增加小鼠的冠脉血管流量，对垂体后叶素引起的兔冠脉收缩(T波增高)有轻度的对抗作用，并能降低大鼠心肌耗氧量。

3. 解痉、抗溃疡、轻泻　氧化芸香苷不纯物60mg/kg(相当于0.25mg/kg肾上腺素的作用)对平滑肌有先兴奋后抑制的作用。而槲皮素能降低肠、支气管平滑肌的张力，解痉作用较芸香苷强5倍。X线观察到芸香苷能降低大鼠的胃运动功能，并能解除氯化钡引起的小肠平滑肌痉挛。另外皮下注射芸香苷5～10mg/kg能显著降低大鼠因结扎幽门引起的胃溃疡病灶数目。槐花水提液注入兔肠腔内有轻缓泻下作用，其机制可能是刺激肠黏膜使渗出液产生增多之故。

4. 其他作用

(1)抗辐射、抗癌作用：小鼠皮下注射芸香苷2.0mg/kg，能降低X线(600伦琴)照射后的动物死亡率；对于给予致死量的拟辐射物质——氧氮芥(癌得命，Nitromin)的小鼠有类似的保护作用。另外槐花(槐角)制剂对人子宫颈癌细胞培养体系JTC-26株体外实验有明显抑制作用，抑制率在90%以上。槲皮素能显著抑制致癌剂的作用，抑制离体恶性细胞的生长，对艾氏腹水癌细胞DNA、RNA和蛋白质的合成均有抑制作用，并诱发细胞内cAMP的产生或增多。

(2)增强免疫：槐花中植物血凝素(PHA)使红细胞凝集，促进淋巴细胞转化成淋巴母细胞并进行分裂，提高巨噬细胞的吞噬能力。

【毒理研究】以Ames分点实验和平皿渗入实验法证明槐角不含诱变活性物质。芸香苷喂大鼠1年未见明显毒性反应[7]。

【主治】便血、痔血、血痢、崩漏、吐血、衄血、咳血，肝热目赤，头痛眩晕。

【现代应用】

1. 出血症　槐花单用或复方煎服，可用于吐血、衄血、便血、痔疮出血、血痢、崩漏、脑出血等，尤适于火热上扰，湿热蕴结下焦，血热而致的出血证。

2. 皮肤病　槐花和食用油调膏涂于患处治疗小儿头部黄癣，每日1次，共治32例，敷药1～3次痊愈。槐花炒后研末口服治疗银屑病，每次3g，1日2次，共53例，痊愈6例，显效22例，好转19例，总有效率88.08%。

3. 高血压　由槐米、五味子、长生全草等制成片剂，每次6片，治疗210例各型高血压，总有效率达80.94%。

4. 痔疮　配伍滑石、生地等组成槐花消痔汤煎服，治疗内痔400例，有效率达92%。另外也有报道治疗泌尿系统感染，高血压等疾患获得较好疗效的[8]。

5. 颈淋巴结核　取槐米2份，糯米1份炒黄研末，每晨空腹服2匙(约10g)。服药期间禁止服糖。临床治疗30多例，均获治愈。

【不良反应】临床有1例报道口含槐花，可能会引起发烧、丘状皮疹、面部及颈部有水疱及块状糜烂等过敏反应。其他不良反应极为少见[9]。

主要参考文献

[1] 原思通，等．槐花米制炭温度与鞣质含量关系之探讨．河南中医，1984，(1)：43
[2] 李惠，等．槐花饮片及其提取物止血作用的实验研究．中国中西医结合杂志，2004，24(11)：1007
[3] 贾天柱，等．日本对止血药及炭药研究简介．中国中药杂志，1994，19(9)：541
[4] 侯晞，等．槐花止血作用的时间药效学研究．皖南医学院学报，1997，16(2)：195
[5] 王淑兰，等．槐角提取液的药理作用与研究．张家口医学院学报，1993，10(2)：1
[6] 陈屹，等．槐花精油的提取及其抗菌作用研究．安徽农业科学，2008，36(11)：4379
[7] 刘树贤，等．槐实的诱变活性试验．河北医学院学报，1990，11(3)：143
[8] 蒲孝生．槐花消痔汤治疗内痔——附400例疗效观察．四川中医，1985，3(5)：49
[9] 阴健．中药现代研究与临床应用．北京：学苑出版社，1994

(二)化瘀止血药

三　七

本品为五加科人参属植物 *Panax notoginseng*(Burk)F. HChen 的干燥根。所含成分主要有皂苷、黄酮苷、氨基酸等，与同属植物人参成分有不少类同之处，但三七皂苷主要是达玛烷型而无齐墩果酸型，且其皂苷含量及总皂苷中各单体比例也与人参不同，故两者功效有所差别。此外，三七中的止血活性成分为三七氨酸(Dencichine，即β-N-草酰-α、β二氨基丙酸)，其含量远较人参中为高，故人参的止血作用不明显。三七味甘，微苦，性温。归肝、胃经。

【功效与药理】

1. 化瘀止血、补血活血 三七生品有止血作用,兼能活血祛瘀,有“活血止血,通脉行血”、“止血不留瘀”的特点。这是三七中止血成分(三七氨酸、钙离子、槲皮苷等)和活血化瘀成分(皂苷和黄酮等)共同作用的结果。

(1)止血:家兔灌服三七粉或三七根温浸液后可使凝血时间明显缩短,对内脏(如肝、脾)出血有良好止血作用,但经高压消毒后则失去止血作用。麻醉犬灌服三七粉后,经颈总动脉放血,测得凝血时间及凝血酶原时间明显缩短,但如先结扎门静脉,则上述作用消失,故认为其凝血活性物质不耐热,且须经肝脏代谢后方发挥作用。给小鼠灌服三七伤药片 1g/kg,也可缩短凝血时间,并能对抗肝素的抗凝作用。给小鼠腹腔注射 1%三七注射液或给小鼠灌服 100%的三七水浸液也可明显缩短出血和凝血时间。三七的止血作用主要是通过影响血小板功能而实现的。三七注射液能使豚鼠血小板伸展伪足、变形、破损、溶解、产生脱颗粒,释放 ADP、血小板第三因子(PF_3)和 Ca^{2+} 等止血活性物质,从而促进凝血。也有部分学者认为三七的止血作用主要通过收缩局部血管或增加血液中凝血酶含量而实现的。另外三七中的凝血酶活性物质直接作用于抗凝血因子而使纤维蛋白原加速转变成纤维蛋白可能也有一定作用。三七氨酸为三七的主要止血成分。腹腔注射三七氨酸,能非常明显地缩短小鼠出血时间,且止血效果随药物剂量减少而减弱,和止血环酸相比,不仅止血快且剂量小,同时观察到血小板数量也明显上升。大鼠静注三七根 10%的甲醇提取物 200g/kg,可明显抑制内毒素所致血小板减少和纤维蛋白含量的降低。在实验性 DIC 中,三七总皂苷特别是 Rg,对恢复血小板数目有明显作用,对纤维蛋白原减少也有轻度恢复趋势[1,2]。

(2)活血:三七“善化血行瘀,又善止血妄行”,“凡产后,经期,跌打,痈肿,一切瘀血皆破”。三七注射液能促使家兔和人的眼前房、眼球结膜和玻璃体内瘀血的吸收。三七哌克昔林(含皂苷和黄酮)体内体外给药均能对抗 ADP 所致家兔血小板聚集,前者尚能降低全血黏度,使冠心病患者血小板聚集和黏附率均比治疗前降低。三七总皂苷能够抑制大鼠实验性血栓的形成,抑制胶原诱导的血小板 5-HT 的释放,减少血栓素 A_2(TXA_2)使血小板聚集,并证实其主要有效成分为三七皂苷 C 及 Rg_1 为代表的人参三醇皂苷(PTS)。PNS 能有效改善内皮功能具有显著降低血小板表面活性,抑制血小板黏附和聚集,降低血黏度,改善微循环,抗血栓形成。血塞通注射液(PNS)有降低 TC、TG、CDL-CH、全血黏度、血浆黏度、血细胞比容的作用。PNS 通过抑制环氧化酶的活性阻断花生四烯酸代谢,使 TXA_2 生成减少,从而降低血小板活性并通过改变血液流变性,降低血液黏度,增加红细胞变形性,降低人体血浆凝血因子的作用,有效预防栓塞有重要价值。

(3)补血:三七有强壮滋补,生血安神的功效。实验研究和临床结果表明,三七能升高外周血红细胞、白细胞数量。用放血法或心脏抽血方法造成大鼠和家兔急性贫血模型,腹腔注射三七注射液或肌注三七皂苷均能使用药组动物红细胞、血红蛋白含量高于对照组。应用骨髓细胞体外培养技术证实,三七皂苷能促进小鼠粒-单系祖细胞增殖,初步推断其作用机制可能与促进造血干细胞(CFU-S)的自身更新并向粒-单核细胞分裂增殖,或直接促进粒系巨噬祖细胞的分化、成熟及释放过程。经 CO^{60} γ 射线照射小鼠,PNS 腹腔连续注射 6 天,对多能造血干细胞的增殖具有明显的促进作用,脾结节中,粒、红二系细胞有丝分裂活跃,脾脏重量增加。对环磷酰胺引起的小鼠白细胞减少,PNS 也有促进恢复作用。在大鼠急性失血性贫血,三七注射液可显著促进红细胞、网织红细胞、血红蛋白的恢复。PNS 对造血细胞有增殖作用,可诱导造血细胞 GATA-1 和 GATA-2 转录调控蛋白合成增加,并增高其与上游调控区的启动子和增强子结合的活性，从而调控造血细胞增殖、分化相关基因的表达。临床试用三七粉治疗小儿营养不良性贫血获得良好疗效，对难治性血瘀型慢性肝炎患者使用三七注射液8～24周。几乎所有患者的晦暗面容转为红润，复查发现外周血多种细胞数目均有明显增加或回升。

(4)对心血管系统的作用

1)扩张冠脉、增加冠脉流量：麻醉犬十二指肠给药或者麻醉猫静注三七注射液可使冠脉流量显著增加，增加最大值可达给药前的57%。三七根提取液0.18～0.39g/kg对麻醉犬的作用强于氨茶碱0.75～2.5mg/kg。同位素实验也证明三七能增加小鼠心肌细胞对^{86}Rb的摄取。三七或三七根醇提取物对豚鼠离体心脏因垂体神经素引起的冠脉收缩及纤颤心脏亦能增加心肌营养血流量[3]。含五羟基黄酮和皂苷的三七提取液和三七黄酮苷可使麻醉犬冠脉流量增加，故认为三七黄酮苷是扩张冠脉，引起冠脉流量增加的主要有效成分。

2)抗心肌缺血：三七、三七总黄酮、三七绒根提取物和三七绒根总黄酮能即时对抗垂体神经素引起的兔急性心肌缺血所致心电图T波升高，其中以三七绒根提取物作用最为明显，但它们均不能对抗垂体神经素所致的ST段上升、心率减慢及紊乱，而三七皂苷、三七绒根总皂苷、三七叶总皂苷则对T波升高无影响[4]。对于清醒家兔心肌缺血再灌注损伤模型，三七总皂苷能明显减少心电图缺血性改变，使再灌注期间心肌细胞CPK(磷酸肌酸激酶)活性不出现进一步升高，明显缩小心肌缺血区面积。三七皂苷单体Rb_1可对抗树鼩局部脑缺血后的脑水肿，并降低缺血脑组织中钙含量及缩小梗死范围，而Rg_1的作用不明显[5]。对于实验性大鼠急性心肌梗死模型，给予三七注射液可使心电图ST段升高幅度显著低于对照组，而表示心肌梗死形成的Q波出现较对照组少。冠脉造影术显示，三七能促进实验性心脏梗死区侧支循环形成，改善心肌微循环，增加冠脉流量。三七总皂苷对家兔、沙土鼠脑缺血及再灌流损伤有明显保护作用，能减少缺血后再灌流的卒中指数，降低再灌流所致死亡率。对于大鼠心肌梗死模型，不但能缩小心肌梗死范围，减轻离体大鼠心脏低灌-复灌引起的心肌CPK和钙的释放，显著保护SOD活性，减少丙二醛的生成[6]。

3)对心肌收缩力和心率的影响：三七水提取液灌流离体蟾蜍、豚鼠心脏低浓度时均可使心肌收缩幅度加大，心室舒张更加完全，心搏出量明显增加，但高浓度时则可使心肌张力增加，收缩抑制，幅度减小，心率明显减慢并逐渐出现房室传导阻滞，最后心室停止于半收缩状态，而心房尚可维持跳动一段时间。PNS对离体豚鼠左右心房肌和右心房乳头状肌收缩均有抑制作用，还能拮抗$CaCl_2$、ISO的正性变频变力作用，并表现出明显的剂量依赖性和频率依赖性。实验证明，FNS是一种选择性慢钙通道抑制剂，其中Rb_1、Rb_2、Re、Rh_1兼有钙通道阻滞作用，而Rf对L型钙通道有阻滞作用[7]。

4)对心肌耗氧量及耐缺氧能力的影响：麻醉犬静注三七后，在动脉压下降，冠脉流量增加的同时，心肌氧摄取率和心肌耗氧量均显著下降或减少，甚至在降压情况下，仍增加冠脉流量并降低心肌耗氧量。但也有报道麻醉犬用三七绒根提取物可使冠脉流量增加的同时，给药前后动静脉氧差几乎没变，心肌耗氧量不但没有降低，反而增加。正常整体耗氧，耐缺氧实验显示，复方三七注射液可提高小鼠对常压、减压缺氧的耐受能力，延长小鼠存活时间；三七绒根提取物及其总皂苷及皂苷D、E或三七总皂苷给不同海拔高度条件饲养的小鼠腹腔注射，均能降低小鼠耗氧量，延长缺氧条件下小鼠存活时间，其中尤以三七皂苷D、E作用最显著。

5)抗心律失常：三七总皂苷对多种实验性心律失常均有一定对抗作用。静脉注射三七总皂苷能抑制因刺激下丘脑诱发的室性期前收缩，对毒毛花苷K诱发的室性心律失常有对抗作用并能对抗$BaCl_2$-ACh诱发的心房颤动和心房扑动。对于离体大鼠心脏，PDS(三七二醇皂苷)可明显降低右心房自发频率，心电图也显示家兔心率变慢，P-R间期与R-T间期延长，说明PDS有负性自律性、负性频率及负性传导作用。实验证明PDS降低自律性与取消折返在抗心律失常中起主要作用，并表现出与奎尼丁相似的药理特性。相对PDS来说，人参三醇苷(PTS)表现出更为广泛的抗心律失常作用。PTS同样可对抗乌头碱、$BaCl_2$、肾上腺素诱发的室性心律失常，对结扎大鼠冠状动脉诱发的缺血性心律失常以及再灌注性心律失常中起主要作用，并表现出与奎尼丁相似的药理特性。相对PDS来说，人参三醇苷(PTS)表现出更为广泛的抗心律失常作用。PTS同样可对抗乌头碱、$BaCl_2$、肾上腺素诱发的室性心律失常，对结扎大鼠冠状动脉诱发的缺血性心律失常以及再灌注性心律失常和$BaCl_2$-ACh诱发的心房颤动(心房扑动)均有明显对抗作用，并能消除化学物质诱发的一源性或多源性期前收缩，室性或窦性心动过速，使异丙肾上腺素加速右房自发频率的量效曲线右移，并抑制最大效应，说明PTS不仅能抑制窦房结的自律性，对异位起搏点的自律性也有抑制作用。PTS还可减慢麻醉大鼠心率，抑制离体豚鼠右心房自发频率，延长大鼠ECG的P-R间期，减慢房室传导速度，这种负性频率、负性自律和负性传导作用可能是PTS抗实验性心律失常的基础[8,9]。总之PNS对抗多种心律失常作用可能是其能抑制交感神经传出活动，降低心率和心肌自律性，延长APD及ERP，减慢兴奋传导速度以及拮抗Ca^{2+}、K^+通道等综合作用的结果。

6)对血管及血压的影响：PNS已被证明具有扩张血管作用，能抑制去甲肾上腺素(NE)诱发的兔主动脉条收缩，其中三七皂苷A稀溶液可使蛙后肢血管收缩，高浓度时则使之扩张，似为对血管壁的直接作用。PNS对不同部位的血管表现有一定的选择性，对大动脉、肺动脉、颈内动脉等作用弱，而对小动脉如肾动脉、肠系膜动静脉作用强。这一作用特点有利于治疗高血压病、冠心病、肠供血不良性疾病如麻痹性肠梗阻、肠栓塞以及休克等疾患。就作用成分而言，Rb_1的扩血管作用大于Rg_1，但都比等剂量的PNS作用弱，说明单体皂苷间有协同扩张血管作用。三七的多种制剂或三七皂苷静注、腹腔或十二指肠给药，三七醇提物静注对麻醉犬均有明显降压作用，且维持时间较为持久[10]。PNS静注可降低兔全肺血管阻力，有明显降低肺动脉压作用；对于主动脉压则可出现以舒张压下降为主的血压降低；增加剂量可增加降低肺、主动脉压强度和维持时间，并延长减慢心率作用的维持时间。在自发高血压大鼠中，发现PNS也能扩张血管使血压明显下降。PNS对于小鼠、麻醉猫及家兔因阻断颈总动脉血流、静脉注射阿托品或切断迷走神经所产生的加压反射均有抑制作用。血管平滑肌收缩反应及电生理方面的实验结果表明，三七总皂苷扩张血管的机制之一是特异性阻断血管平滑肌受体操纵Ca^{2+}通道(ROC)。PNS不影响去氧肾上腺素激活α_1-受体引起的Ca^{2+}丢失率，也不影响高K^+引起的血管收缩反应，说明PNS可阻断ROC，但不能阻断高K^+引起的电压操纵Ca^{2+}通道(VOC)；NE、去氧肾上腺素及BHTα-受体激动剂引起的血管收缩反应能明显地被PNS所阻断，但不抑制细胞外无Ca^{2+}条件下α-受体激动剂引起的血管收缩反应，加入Ca^{2+}后又能观察到明显的抑制作用。这说明PNS的扩张血管作用是因其能阻滞Ca^{2+}内流，降低胞浆内Ca^{2+}浓度所致。PNS除了可抑制由$CaCl_2$、KCl及NA诱发的血管平滑肌收缩，具有抑制NA的双收缩作用，不影响血管平滑肌静息张力和β_2-受体功能等和Ver相似的作用特点，尚能抑制Na^+-Ca^{2+}交换过程。因阿托品、普萘洛尔、苯海拉明以及切断迷走神经不影响三七的降压作用，对肾上腺素的升压作用也无影响。故推测

PNS 的降血压作用主要是直接扩张血管所致。另外，抑制心脏等作用也可能与之有关[11]。

其中三七抑制心脏、扩张冠脉、抗缺氧作用以及改善胃肠供血功能可能是三七治疗胸腹疼痛的药理学基础之一。

(5)对脑血管系统的作用

1)增加脑血流量、改善脑组织代谢：三七能扩张脑血管，降低脑血管阻力，增加脑血流量，PNS 使麻醉家兔股动脉平均血压(BMP)和脑血管阻力(CVR)下降，也可使麻醉大鼠的 BMP 和 CVP 下降，且呈剂量依赖性，对颈内动脉亦有扩张作用。50mg/kg 的三七皂苷 Rg_1 可明显增加大鼠脑血流量，显著延长小鼠断头后喘气时间，且明显增加小鼠耳廓细动脉、细静脉管径及增多耳廓毛细血管数量。三七皂苷 Rg_1 可能通过改善动物微循环而增加脑血流量，发挥改善脑缺血的作用。PNS 可延缓缺血期间细胞内高能磷酸化合物的分解，改善脑缺血引起的脑能量耗竭，从而增加组织血液供应，改善能量代谢，有明显的脑保护作用。PNS 具有钙通道阻滞作用，能阻滞颅脑损伤后神经细胞内钙超载，阻断 Ca^{2+}-钙调蛋白(CAM)复合物的形成，减轻脑水肿和血-脑脊液屏障通透性，降低脑损伤后血与脑组织中丙二醛(MDA)的含量，对颅脑损伤有一定的保护作用。

2)抗脑缺血作用：通过线拴法造成大鼠大脑中动脉缺血，观察到三七叶提取物(主要含三七总皂苷)42.0、21.0、10.5mg/kg 给药量均能明显改善大鼠脑缺血后的行为状态，缩小缺血范围和脑缺血面积；并能降低缺血程度，使病变脑组织得到明显的改善，表明三七叶提取物对局灶性脑缺血性脑损伤具有明显的保护作用[12]。三七皂苷 Rg_1 剂量为 200、100、50mg/kg 时均能明显改善局灶性脑缺血-再灌注损伤大鼠的神经功能缺失症状，并能上调大鼠脑缺血-再灌注损伤的大脑皮质中 BDNF(脑源性神经营养因子)阳性蛋白的水平和阳性神经元数量。提示三七皂苷 Rg_1 能上调 BDNF 阳性蛋白的表达，通过 BDNF 对脑缺血-再灌注神经元损伤所起的保护作用，从而发挥其对脑缺血的治疗作用。PNS 对脑缺血再灌注损伤的保护作用的研究表明，PNS 具有钙通道阻滞作用，能阻滞脑损伤后神经细胞内钙超载，减少游离脂肪酸的释放和氧自由基的产生，降低脑损伤后血及脑组织中的丙二醛(MDA)含量，对颅脑损伤有保护作用。PNS 能抑制 IL-8 的产生和释放，阻断中性粒细胞激活、浸润和聚集，减轻缺血脑组织的炎症反应，保护缺血脑组织，PNS 明显降低脑缺血后 NO 含量和 IL-1、TNF 活性，保护神经元，降低脑缺血后梗死体积以及水肿体积[13]。

2. 消肿定痛　三七有很好抗炎，镇痛作用。三七根、花总皂苷对小鼠或大鼠由巴豆油诱发的鼠耳廓炎症，腹腔注射冰醋酸诱发的渗出性炎症，蛋清、甲醛、右旋糖酐、5-HT、高岭土以及角叉菜胶诱发的脚掌炎症，腋窝或鼠蹼部埋藏棉球或塑料环致肉芽组织增生等多种急慢性炎症模型均有抑制作用[14]。切除双侧肾上腺后，PNS 仍有明显抗炎作用，但有所减弱，说明其抗炎作用可能部分与垂体肾上腺系统有关。实验也证明 PNS 可使肾上腺中 VitC 含量下降，豚鼠血浆中皮质醇浓度升高，切除垂体后此作用消失，提示 PNS 可能通过垂体而间接地使肾上腺皮质功能增强。

3. 滋补强壮、扶正祛邪

(1)对代谢的影响：①脂类：三七具有降血脂、防止动脉粥样硬化的作用。PNS 在消化道内同脂类结合形成不易吸收的物质，防止脂质在血管内沉积从而保护内膜，减少损伤，防止动脉硬化。用高脂饲料喂养家兔 6 周后，主动脉内膜出现明显的脂质沉积块，说明动脉粥样硬化(AS)造模已成功，加用三七粉喂养后，组织切片观察发现主动脉内膜的脂质斑块显著减少，动脉壁受损轻，同时血清甘油三酯(TG)、总胆固醇(TC)明显下降，主要机制是三七对血管平滑肌细胞增殖有抑制作用。通过体外培养血管平滑肌细胞(VSMCs)研究 PNS 对其保护作用,发现 PNS 能明显抑制低浓度高脂动物血清对 VSMCs 损伤的作用,对动脉粥样硬化的发生和发展具有一定的防治作用。②糖类:三七同人参功能有些近似,三七根总皂苷可使空腹小鼠血糖轻度升高,但对静注葡萄糖引起的高血糖则有降低作用。其中三七提取物(主要含 PTS)可使正常小鼠肝糖原合成量升高,促进外源性葡萄糖生成肝糖原,又能提高空腹小鼠血糖,显示一定的双向调节作用。PNS 对四氧嘧啶糖尿病模型小鼠,有一定的降低血糖作用,并呈一定的量效关系,但与胰岛素作用不同。和肾上腺素及胰高血糖素同用,三七皂苷显示一定协同作用,其中三七皂苷 C_1 可使空腹小鼠血糖先升高后降低,对葡萄糖性高血糖作用比总皂苷强。升高空腹小鼠血糖与肾上腺素无明显影响,但能拮抗高血糖素的升血糖作用,说明其升高空腹小鼠血糖与肾上腺素无关[15]。③蛋白质:三七多种制剂和三七哌克昔林可促进小鼠脏器如肝脏、肾脏及睾丸蛋白质的合成,皮下注射或灌胃三七总皂苷均能升高 ^{3}H-亮氨酸脂质在肝脏、肾脏及血清蛋白中的放射程度。④核酸:三七可促进 DNA 合成,对不同脏器显示一定的选择性,对小鼠肝、肾和睾丸内 DNA 合成有明显促进作用,但对心脏内 DNA 含量无影响。PNS 对肾脏蛋白质代谢也无明显影响。

(2)抗氧化与抗衰老作用:PNS 有消除超氧阴离子自由基的作用,该作用强于人参总皂和绞股蓝总皂苷。三七总皂苷 200mg/(kg · d)给大鼠灌胃 4 周,可使血液中、脑组织中 LPO 含量显著降低,肝、肺等组织中 LPO 含量也呈降低趋势[16]。这可能与三七能够显著提高脑组织中 SOD 活性,同时也轻度升高血液中 SOD 活力的作用相对应,推测三七是通过升高组织、血液中的 SOD 活力以减少 LPO 的生成和积累的。实验还证明三七叶总苷可明显延长果蝇的平均生存时间,显著提高 40 天龄果蝇飞翔能力,具有一定的抗衰老作用[17]。

(3)对免疫功能的影响:三七具有人参相似的免疫调节作用,在不干扰正常机体免疫反应情况下,使过低或过高的免疫反应恢复正常。三七水煎剂对小鼠自然杀伤细胞、巨噬细胞、抗原结合细胞或抗体分泌细胞活性均有促进作用。PNS 可使小鼠溶血空斑数显著增加,提高小鼠巨噬细胞的吞噬率和吞噬指数,增加溶菌酶活性,还可显著提高血液白细胞数、淋巴细胞百分比,减少白细胞移行指数,而对脾和肺门淋巴结的直接空斑形成细胞,EAC 玫瑰花试验及脾重肺重和胸腺重/体重比率没有明显影响。三七多糖对正常豚鼠补体水平无明显影响,但对 CVF(眼镜蛇毒因子)处理后的补体状态有一定的促进恢复作用[18]。

(4)促进生长:PNS 能明显增加小鼠体重,且具有雄性激素样作用,可明显增加大鼠精囊腺重量。

(5)抗器官纤维化作用:三七对肝脏、肺脏及肾间质纤维化变化均有抑制作用。PNS 治疗 40%CCl_4 复合因素致到大鼠肝纤维模型有抗肝纤维化作用,能显著改善肝纤维的肝功能,降低血清Ⅲ型前胶原(PcⅢ)、透明质酸含量(HA)及使肝组织羟脯氨酸(Hyp)明显下降,明显减轻贮脂细胞增生及胶原的沉积。PNS 可通过抑制合成分泌使成纤维细胞合成活化减少,致使胶原沉积减轻,从而延缓肺纤维化的过程。三七通过多种机制防止肾纤维化,PNS 可抑制诱导的大鼠肾小管上皮细胞转分化及细胞外基质分泌,防止肾间质细胞的发生。其剂量依赖性的抑制尿毒血清诱导的肾小管上皮细胞增殖和总胶原的分化,从而延缓肾小管-间质纤维化进程,改善肾功能[19,20]。

4. 其他作用

(1)对肾功能的影响:PNS 能可逆性及竞争地抑制 Na^+-K^+-ATP 酶,作用迅速,导致水钠潴留,尿钾升高,影响肾脏电解质的平衡。其作用机制可能是皂苷分子中的羟基与钠泵结合使酶的结构发生变化而影响底物结合点与底物的亲和力[21]。

亦有文献报道三七皂苷A50mg/kg静脉注射，可明显增加犬的尿量，75mg/kg可使尿量达正常尿量的5倍。

(2)抗休克：三七根总皂苷对家兔失血性休克、肠道缺血性休克均有一定疗效，但对心源性休克无明显影响。

(3)镇静、益智：三七叶总皂苷能显著地减少小鼠的自发活动，对抗中枢兴奋药咖啡因的兴奋性，增强戊巴比妥钠、硫喷妥钠等的镇静作用，表现出中枢抑制作用，主要有效部分为PDS，其中三七皂苷E_1的作用较强。PNS能够改善鹅膏蕈氨酸(IBA)所致痴呆模型大鼠的学习记忆能力，其机制可能与提高海马内乙酰胆碱(ACh)的含量有关。PNS对亚硝酸钠及40%乙醇造成的小鼠记忆不良均有不同程度的对抗作用。推测其对学习、记忆的影响与其对海马突触膜ATP酶及钙调素活性的影响有关。

(4)保肝利胆：PNS能显著提高肝组织及血清超氧化物歧化酶(SOD)含量，减少肝糖原消耗，改善肝脏微循环，减少线粒体内质网等细胞器的损伤，从而起到保肝作用。降低CCl_4所致小鼠肝损伤模型中小鼠血清谷氨酸氨基转移酶(ALT)活性、天门冬氨酸氨基转移酶(AST)、乳酸脱氧酶活性(LDH)，使肝细胞变性坏死减轻。三七叶皂苷胶囊对乙醇复制大鼠肝损伤模型能显著降低肝组织丙二醛(MDA)水平，且能显著升高还原型谷胱甘肽(GSH)含量，亦能减轻大鼠肝组织脂肪变性作用。三七注射液具有明显的降酶、消退黄疸和利胆作用。

(5)松弛平滑肌：三七浸膏或醇浸提物可降低离体肠肌张力，使收缩停止，对离体子宫也有抑制作用。

【毒理研究】小鼠静注、腹腔注射PNS的LD_{50}分别为447mg/kg和1246mg/kg。按1ml/min速度静注5%PNS，致死量为(587±10)mg/kg，死亡原因可能是由于血压下降太快，使呼吸中枢供血不足，致呼吸、心跳停止而死亡。小鼠静注PDS的LD_{50}为(297±18)ml/kg。长期毒性试验未见明显功能异常和器质性损害。

【主治】吐血、咳血、衄血、血痢、崩漏、外伤出血、跌打损伤、瘀滞肿痛、痈疡疮毒。

【现代应用】

1. 出血症　三七可用来治疗多种出血症，如上消化道出血，可用参三七注射液静滴，每日1次，每次4～6g(生药量)或三七粉口服，每次1.5g，每日3次，分别治疗上消化道出血110例和60例，治愈率均在90%以上，大便隐血转阴天数平均6天。每4～8小时口服三七粉0.9～1.5g治疗尿血病人39例，多数病人3天左右停止尿血。

2. 跌打损伤　三七、地丁、青黛、泽兰各2份，薄荷1份，打粉和以白蜡、凡士林成膏外敷于扭伤处治疗踝关节损伤518例，治愈327例，好转178例，总有效率97.49%。另外，以三七为主要药物的跌打圣药——云南白药治疗跌打损伤疗效奇好，名满中外。

3. 冠心病　口服三七哌克昔林片治疗冠心病828例，病人每日口服0.6～1.2g，总有效率为77.8%。

4. 慢性肝炎　临床用以治疗多种肝炎，尤以血瘀型慢性肝炎为效。参三七注射液肌注或静注1～3g，每日1次，3～4个月为一疗程。结果显效47例，好转5例，总有效率84%。连续服用三七粉或注射三七液均可使血清谷丙氨酸氨基转移酶(ALT)下降，血浆蛋白异常改善，且有明显退黄作用。

5. 急性期脑梗死　应用三七总皂苷注射液600mg/d，治疗急性期脑梗死患者293例，总有效率87%[22]。采用三七总皂苷注射液750mg/d,治疗脑梗死病人108例,总有效率89%,显效率56%,三七总皂苷对全血和血浆黏度均有显著改善[23]。

6. 脑出血 应用三七总皂苷注射液500mg/d,治疗脑出血患者60例。结果治疗组疗效优于对照组,神经功能缺损评分有明显好转,提示早期大剂量应用三七总皂苷类药物治疗脑出血是安全有效的[24]。

7. 梅尼尔病 采用三七总皂苷注射液200～400mg/d,治疗梅尼尔病40例,治愈20例(50%),显效12例(30%),好转6例(15%),无效2例(5%),总有效率95%[25]。

8. 急性有机磷农药中毒 在常规治疗基础上应用三七总皂苷200mg/d,治疗26例口服有机磷农药中毒患者,结果显示联合治疗72小时后,ALT、AST、CK、LDH、TNF、IL-6、IL-8值较常规治疗组显著减少,提示三七总皂苷对急性有机磷中毒致脏器损伤具有保护作用[26]。

【不良反应】临床口服治疗(1～1.5g/次),一般未见明显不良反应,少数人出现胃肠道不适,或少量出血如痰中带血、齿龈出血、月经量增多。剂量较大(一次服用量大于10g)者,可能引起房室传导阻滞。个别患者口服三七片后可出现过敏性药疹。

主要参考文献

[1] 久保道德,等. 三七对实验性弥漫性血管内凝血的作用. 药学杂志,1984,104(7):752

[2] 潘鑫鑫,等. 人参、西洋参及三七总皂苷对大鼠血小板功能的影响. 中国药理学与毒理学杂志,1993,7(2):141

[3] 张子昭,等. 三七提取物对心肌的药理作用. 药学学报,1980,15(7):1

[4] 黄聪,等. 三七总皂苷对清醒兔心肌缺血再灌注损伤的保护作用. 中国药理学报,1991,7(3):190

[5] 李麟仙,等. 三七皂苷对急性脑缺血的保护作用. 中国药理学报,1991,7(1):56

[6] 李杏,等. 三七总皂苷对大鼠实验性心肌缺血再灌注损伤的保护作用. 中国药理学报,1990,11(1):26

[7] 李洪泰,等. 三七总皂苷对心肌细胞 Ca^{2+} 内流的影响. 中国药理学报,1990,11(3):213

[8] 但汉雄,等. 三七二醇苷抗实验性心律失常的作用. 中草药,1991,22(5):212

[9] 李学军,等. 三七中人参三醇苷抗心律失常作用的研究. 药学学报,1988,23(3):168

[10] 王殿祥,等. 三七对肺动脉压降压作用的研究. 中医药学报,1990,(4):51

[11] 关永源,等. 三七皂苷对血管中平滑肌 α 受体引起 Ca^{2+} 外溢与内流的影响. 中国药理学通报,1990,6(4):229

[12] 孙晓波,等. 三七叶提取物对大鼠脑缺血模型的影响. 中药药理与临床,2004,20(2):17

[13] 吴兰鸥,等. 三七皂苷 Rg_1 对大鼠脑缺血-再灌注损伤的保护作用及机制探讨. 中草药,2006,37(2):229

[14] 张宝恒,等. 三七根总皂苷的抗炎作用及其机制. 中国药理学通报,1990,6(4):236

[15] 贡云华,等. 三七皂苷 C_1 的抗糖尿病作用及其机理. 昆明医学院学报,1989,10(2):19

[16] 龚国清,等. 人参皂苷等清除超氧阴离子自由基的研究. 中国药科大学学报,1991,22(1):41

[17] 徐庆,等. 三七叶总皂苷对果蝇寿命的影响. 广西中医药,1990,13(4):43

[18] 吴耀生,等. 某些中药成分对豚鼠补体及经CVF处理的豚鼠补体活性的影响. 广西医学院学报,1991,8(3):187

[19] 石小枫,等. 三七总苷抗实验性肝纤维化的研究. 中药药理与临床,2004,20(12):1

[20] 金燕,等. 三七总皂苷对博莱霉素致大鼠肺纤维化的干预作用. 西南国防医药,2005,15(3):235

[21] 郑玉群,等. 人参与三七总皂苷对大鼠肾脏微粒体 Na^{+}、K^{+}-ATP 酶的抑制作用. 中国药理学

与毒理学杂志，1998，2(2)：152

[22] 解旭东，等．三七总皂苷治疗急性期脑梗死586例疗效观察．河北医药杂志，2001，23(2)：108

[23] 侯建明，等．三七总皂苷治疗脑梗塞108例疗效观察．云南中医中药杂志，2003，24(4)：56

[24] 韩国胜，等．早期大剂量应用三七总皂苷治疗脑出血60例．陕西中医，2002，23(2)：113

[25] 姜志昂．三七总皂苷注射液治疗梅尼尔病观察．实用中医药杂志，2000，16(6)：38

[26] 李青，等．三七总皂苷对急性有机磷农药中毒患者脏器损伤的保护作用研究．中国中医急症杂志，2001，10(2)：74

蒲 黄

本品为香蒲科水生草本植物水烛香蒲 *Typha angustifolia* L.、东方香蒲 *Typha orentalis* Presl 及同属植物的干燥花粉。所含成分主要为黄酮类如异鼠李素、槲皮素等，甾类如香蒲甾醇，β-谷甾醇等，此外尚含脂肪油、生物碱及氨基酸等。其中所含黄酮、鞣质以及一些微量元素等成分与其止血作用有关。蒲黄味甘，性微寒。归肝、心经。

【功效与药理】

蒲黄具有凉血、活血祛瘀、利尿等功效。蒲黄炒炭性涩而擅长止血，生用则既能活血祛瘀，又兼止血止痛，功效有别。故《本经》中记载："主心腹膀胱寒热，利二便、止血、消瘀血。"《日华子本草》有"要破血消肿，即生使；要补血止血，即炒用"之说。

1．止血祛瘀　蒲黄止血祛瘀作用与其对血液系统的影响有关。

(1)止血作用：生蒲黄、炒蒲黄、蒲黄炭据报道均有较好的止血作用。蒲黄粉外用于创面对麻醉犬实验性股动脉出血有明显止血作用。生蒲黄灌服，能缩短家兔的凝血时间和小鼠的出血时间，且炒成炭药后灌服，作用较生品有所增强。家兔灌服蒲黄水浸液、煎剂或50%乙醇浸液，均能明显缩短动物凝血时间，作用显著而持久，其中煎剂在用药后第1天作用尤为显著。皮下注射蒲黄醇提取物，能使家兔血小板数增加，凝血酶原时间明显缩短。有实验证明[1]，鞣质含量高的蒲黄炮制品，其止血作用较为显著，并推测蒲黄的止血作用与鞣质有一定关系。但也有报道生蒲黄、炒蒲黄、蒲黄炭三者止血作用无明显差别，似乎用以止血的蒲黄无炒炭之必要[2]。化学研究结果显示[3]，蒲黄炒炭后，除所含Cu、Ph、Co元素含量略有降低外其余多种元素如Ca、Zn、Mn、Fe等较生品均有显著的升高。蒲黄炒炭过程中，黄酮化合物含量逐渐减少，在一定温度下，槲皮素可转化为鞣质，其中的活血物质或抗凝血物质或转化为止血物质或因热破坏。这可能是蒲黄炭止血作用较生品增强的物质基础，也揭示了祖国医学对蒲黄"生则能行，熟则能止"的认识的科学依据。从蒲黄中分离出的异鼠李素-3-芸香糖-7-鼠李糖苷及其4,5-二甲氧基衍生物显示了较强的止血活性。该活性取决于3位的芸香糖和7位的鼠李糖以及分子中甲氧基和羟基的存在和位置。另外，3′,4′-二甲基槲皮素和5′,3′,4′-三甲氧基槲皮素也具有较强的抗出血活性。

(2)活血作用：蒲黄能抑制血液凝固过程的某些环节和促进纤溶已得到动物实验和临床的证实[4,5]。蒲黄煎剂及其提取物、总黄酮、有机酸、多糖等体内体外实验结果显示对ADP、花生四烯酸及胶原诱导的血小板聚集均有明显的抑制作用，对胶原诱导的血小板聚集亦均显示明显解聚作用，其中以总黄酮作用最强。对31例冠心病，高血脂患者血小板黏附性，聚集性抗凝血酶Ⅳ活力等进行2个月的临床疗效观察，发现蒲黄能明显地抑制血小板黏附和聚集，并能轻度增加抗凝血酶Ⅳ活力。蒲黄异鼠李苷Ⅱ在体内外均能抑制由ADP诱导的大鼠血小板聚集，明显延长复钙时间。抑制纤维蛋白酶释放纤维蛋白肽的速率和纤维蛋白的聚集。蒲黄除可使急、慢性高脂血症的家兔血清总胆固醇(TC)降低外，还可使高密度脂蛋白胆固醇升高(HDL-C),使 PGI_2/TXA_2 两者的比值维持正常。实验性颈静脉血栓模型家兔灌服蒲黄水提液后24小时血栓溶解率显著增加,血纤维溶解活力在服药的2～5小时内显著增强,但血浆纤维蛋白原和血浆纤维蛋白含量无明显变化。从蒲黄水提取液部分分离纯化出一种纤维蛋白溶解酶——蒲黄"纤溶酶"(TPF),经SDS-PAGE分析其降解纤维蛋白原的过程,可产生相当于纤维蛋白溶解的降解产物X、Y和E段,但未见T段。实验还发现TPF对纤维蛋白的α、β亚基降解速度较快,对γ亚基则较慢,其降解纤维蛋白凝块的作用也不依赖血纤维蛋白溶解酶原——血纤维蛋白溶解酶系统,但可被抑肽酶和氟化磺酰苯甲烷(FMSF)抑制,并对ADP诱导的血小板聚集亦显示较强的抑制作用。故推测可能属于丝氨酸蛋白酶类。

(3)降血脂和防治动脉粥样硬化作用:大量动物实验和临床资料表明蒲黄及其有效成分对脂质代谢有明显影响[6,7]。①降血脂:将90例高脂血症患者分为3组,蒲黄 A_3 组、氯贝丁酯组及溶剂对照组,采用双盲法,观察55天,结果蒲黄 A_3 组CHO和TG下降49.1%和151.9%,下降率为18.3%和40.9%。将蒲黄喂饲高脂血症动物,能防止血清胆固醇水平增高。主要是通过促进胆固醇的排泄,减少胆固醇和脂肪酸在体内的生物合成,抑制肠道吸收胆固醇,同时又能增加喂饲高脂饲料动物的粪便胆固醇,促进转运和清除,从而达到降脂效果。蒲黄有升高HDL-C,降低LDL-C/HDL-C的比值作用,从而具有抗动脉粥样硬化的作用。将蒲黄油、蒲黄残渣、蒲黄花粉分别喂饲食饵性高胆固醇血症家兔。结果蒲黄花粉降血脂效果最为明显。给饲以高脂饲料的家兔各15只分别喂用蒲黄花粉8g/d,15只加蒲黄油0.53g/d,15只加蒲黄残渣0.735g/d。结果蒲黄残渣组的血清胆固醇自实验第4周开始略低于高脂组,蒲黄油组的血清胆固醇比高脂组高,而蒲黄花粉具有明显的降脂作用。②保护动脉壁细胞:血管内皮细胞是抗动脉粥样硬化的保护屏障。细菌、病毒、血管活性物质、血管紧张素等长期反复作用血管,都足以损伤血管内膜或引起功能变化,从而使脂质沉积血小板黏附聚集,形成粥样硬化。损伤是导致动脉粥样硬化的始动因素。体外培养血管内皮细胞,融合生长成单层后,加入含纤维蛋白的凝胶6小时,即可见到明显的形态变化。用体外载片培养血管内皮细胞进一步观察纤维蛋白对内皮细胞的损伤并比较蒲黄各单体对血管内皮细胞损伤的拮抗保护作用。用扫描电镜观察蒲黄各单体组,在所有标本中,血管内皮细胞变形与脱落者均占少数,多数细胞形态完整与正常对照组细胞相同,排列规则,无论是倒置相差显微镜下或扫描电镜下所见情况一致。表明蒲黄能减轻纤维蛋白对血管内皮细胞的损伤,达到防治动脉粥样硬化的作用。血管内皮细胞分泌的前列环素(简称 PGI_2)有强烈的抗血小板聚集和扩张血管作用。蒲黄影响高脂血清作用下培养的大鼠血管内皮细胞合成 PGI_2 的功能,达到抗脂质沉积、血小板黏附聚集、形成粥样硬化的作用。用1%纤维蛋白琼脂薄膜覆盖于融合成片培养的单层血管内皮细胞上(传代培养的牛,人主动脉和原代培养的人脐静脉血管内皮细胞),部分出现收缩移动和细胞间隙增宽,随后大多数血管内皮细胞脱落,少数聚集成团,而加喂蒲黄的兔血清预防组,大部分形态基本正常,提示蒲黄能减轻纤维蛋白凝块对血管内皮细胞的损伤作用。近年来研究动脉平滑肌细胞(SMC)增殖是动脉粥样硬化的关键。用蒲黄喂饲的兔血清加入到高脂血清培养的SMC培养液中,结果蒲黄有抑制高脂血清刺激SMC增殖的作用。③抗动脉粥样硬化:动脉粥样硬化的发生与脂质代谢关系密切。高密度脂蛋白(HDL)可将胆固醇送到肝脏分解,抑制细胞摄取LDL(低密度脂蛋白)和抑制平滑肌细胞增生,从而抑制动脉粥样硬化的形成。蒲黄具有明显的降血脂作用,能抑制脂质在主动脉壁的沉积,抑制胆固醇的吸收、合成,促进胆固醇排泄,维持6-酮-前列

腺素 F_{1a} 及血栓素 B_2 的正常比值，具有明显的降低血清胆固醇及防止动脉粥样斑块发生和发展的作用。蒲黄中的不饱和脂肪酸及槲皮素有降低血脂和防治动脉粥样硬化的作用；6-三十一烷醇有降低三酰甘油的作用；G-谷甾醇葡苷可作用于动脉粥样硬化密切相关的多种环节。这说明蒲黄的降血脂和抗动脉粥样硬化的功效是各种有效成分综合作用的结果。对高脂血症所致血管内皮损伤的保护作用。血脂水平升高可直接引起内皮功能异常。蒲黄不仅能降低血脂，而且能拮抗高脂血症对血管内皮的损伤，蒲黄能改善血流变性与红细胞流变性，进而改善血液循环和微循环，而微循环的改善有利于内皮细胞的正常代谢，从而减轻高脂血症对内皮的损伤。

2. 对心血管系统的影响　蒲黄醇提取物、水煎剂对蟾蜍离体心脏，低浓度增强其收缩力，高浓度则抑制之，并可使兔、豚鼠离体心脏和麻醉犬、猫心率减慢，较大剂量时抑制心脏并使之停搏于舒张期。蒲黄水提醇沉制剂再经强酸性阳离子树脂吸附部分（以下简称阳树脂吸附部分）能使犬心脏在单位时间内输出量增加，心功能指数提高，心率加快，但每搏输出量无明显变化。注入阿普洛尔后其加快心率作用被取消，但每搏输出量明显增加。这提示阳离子树脂吸附部分具有正性肌力和正性频率作用，后者与兴奋肾上腺素能β-受体有关。但整体实验显示阳离子树脂吸附部分可使麻醉犬心率减慢，阿托品和六甲双铵均能阻断此作用，提示其在整体情况下通过神经节或中枢神经以抑制心率，此作用能掩盖阳离子树脂吸附部分对心脏的直接正性频率作用。蒲黄还能减少和防治异丙肾上腺素引起的心室纤颤和氯化钡恒速灌注引起的心律失常，显著提高动物的存活率，并明显增加导致动物心律失常氯化钡致死剂量[8]。蒲黄醇提物可明显增加离体蛙心冠脉流量，在低于心肌抑制剂量时即能使未致纤颤或电刺激致纤颤的离体兔心冠脉流量分别增加35%与43%；可明显对抗垂体神经素所致冠脉收缩，冠脉流量比对照组可增加76%，同时心电图也有所改善。

小鼠肌注（6g/只）蒲黄流浸膏，可使心肌对 ^{86}Rb 摄取量增加27.99%，但剂量减半或以2.5倍此剂量灌胃14天，均未见对小鼠心肌微循环产生明显影响。实验证明蒲黄中的水仙苷、异鼠李素均能对抗垂体神经素诱导的大鼠急性心肌缺血，增加小鼠心肌对 ^{86}Rb 的摄取量。家兔左室降支动脉结扎造成急性心肌梗死模型，术后应用蒲黄治疗，可明显缩小心肌梗死范围，减轻病变，疗效和维拉帕米相似[9]。此作用可能与蒲黄的抗血小板聚集，非竞争性抑制NA与KCl的收缩血管作用有关。蒲黄对小鼠抗减压缺氧能力也有明显的提高作用，可延长夹闭气管或结扎颈总动脉小鼠心电消失时间以及尾静脉注射空气、增加耗氧致缺氧的存活时间，该作用可能与蒲黄能增加心肌营养性血流量、降低血压、减轻心脏负荷以及抑制动物自发活动等作用有关[10]。蒲黄多种制剂显示了扩张血管和降压作用。蒲黄流浸膏腹腔注射，可使金黄地鼠夹囊微循环小动脉血流速度加快，毛细血管开放数增加，但小动脉口径无明显改变。麻醉犬股动脉注射蒲黄醇提物0.03mg/kg能使股动脉血流量增加57%～75%，外周阻力系数平均下降62.7%，且证实6-腺嘌呤即为降低外周阻力的主要有效成分之一。股动、静脉注射阳离子树脂吸附部分，在恒量灌流情况下，可使麻醉犬后肢血管阻力分别下降30.9%和38.9%，且此作用不为阿普洛尔所阻断，故推测与β-受体无关。蒲黄提取物对兔耳血管亦有扩张作用，但其水提醇沉制剂仅有微弱的外周血管直接扩张作用。上述制剂均可使麻醉犬、猫、兔血压下降。在注入阿托品或六甲双铵后，蒲黄的降压作用和降低后肢血管阻力作用均可被部分或全部取消，故推测其降压作用也可能与胆碱能受体或中枢神经反射调节有关，而扩张血管可能是导致急性降压的主要因素。但临床口服治疗剂量范围内的蒲黄，对正常血压并无明显影响。综上所述，蒲黄降低血压、减轻心脏负荷、增加冠脉血流量，改善微循环，提高机体耐缺氧能力，减轻心肌缺血性病变以及对子宫、肠管的作用可能是其治疗心腹疼痛，产后腹痛的主要药理基础。

3. 抗炎及对免疫系统的影响 早期实验证实，蒲黄水煎浓缩液敷于大鼠下肢烫伤处，有明显的清除肿胀作用，并可提高家兔皮内注射伊文思蓝的消散速度。腹腔注射蒲黄水煎醇沉制剂，可降低大鼠和小鼠局部注射组胺引起的血管通透性增加，对大鼠蛋清性脚肿也有一定的消肿作用。蒲黄提取物用来治疗慢性特异性结肠炎，可使患者免疫功能明显改善，可非常显著地降低补体 C_3 和升高 IgG 含量。故初步认为蒲黄抗炎消肿作用与其调整机体免疫功能和改善局部血液循环，促进重吸收以及降低毛细血管通透性等作用有关。不同剂量蒲黄短期给药，对动物体重、一般脏器及外周白细胞均无明显影响，但可使胸腺、脾脏显著缩小，重量减轻，提示蒲黄有抑制免疫器官生长的作用。蒲黄还可抑制抗体的生成，调节补体各组分含量，可使动物的溶血素生成受到抑制，但对大鼠血清总补体（CH_{50}）含量无影响。对细胞免疫的影响较为复杂。灌服蒲黄能激活单核巨噬细胞系统，利于肉芽肿的吸收，这种作用可能加速动脉粥样硬化病变的减退。同时发现小剂量蒲黄（25g/kg）使大鼠外周血中性粒细胞吞噬指数明显降低，剂量稍增大时此作用会消失；中剂量（50g/kg）又能显著抑制大鼠腹腔巨噬细胞吞噬分率和吞噬指数，而大剂量（100g/kg）则显著增加吞噬功能，并能拮抗醋酸泼尼松对巨噬细胞的抑制作用，E 花环形成实验亦证明蒲黄可显著抑制大鼠脾淋巴细胞与 SRBC 形成 Ea、Et 玫瑰花环形成率，并呈剂量依赖关系，进一步实验证实蒲黄对免疫系统影响可能以抑制为主。

4. 对子宫和肠管的作用 蒲黄煎剂、酊剂及乙醚浸液对家兔、豚鼠、大鼠、小鼠的离体子宫均有兴奋作用，能增强子宫张力和节律性收缩作用，大剂量可致痉挛性收缩，对未孕子宫比对已孕子宫作用明显[11]。蒲黄醇提取物可使兔已孕离体子宫节律性收缩加强，未孕离体子宫紧张性加强或收缩力增加。在麻醉犬、家兔的在位子宫及家兔子宫瘘管实验中，蒲黄煎剂、酊剂或乙醚浸出物 0.05～0.2g/kg 静注亦均显示子宫兴奋作用。蒲黄用于产后可使子宫收缩力加强或紧张性增加，有防止子宫脱垂作用。蒲黄及水煎剂对小鼠早期妊娠有致流产和致死胎作用。另外，蒲黄注射液较大剂量对豚鼠、小鼠中期引产效果明显，腹腔注射最低有效量为 2～3g/kg，对晚期妊娠可使妊娠天数缩短，仔鼠体重减轻，但均存活，这与古人认为蒲黄可使"妇孕人下血堕胎"的认识一致。

【毒理研究】在小鼠急性毒性实验中，蒲黄 LD_{50} 的量为 35.57g/kg，50%蒲黄注射液 5mg/kg 可使小鼠白细胞、红细胞总数减少。蒲黄还有引起豚鼠变态反应作用，但临床应用时未见以上不良反应[12]。

【主治】吐血、衄血、咳血、尿血、便血、崩漏、创伤出血；心腹疼痛、产后瘀痛、经闭、痛经、跌打肿痛、血淋涩痛。

【现代应用】

1. 出血症 产后瘀血、出血、功能性子宫出血以及尿血、便血、咳血，鼻衄等出血症。蒲黄能行血散瘀止痛，又兼能收敛止血，单用或复方均有较好疗效。蒲黄醋炒，待凉后制丸，早晚各 1 次，每次 9g，治疗恶露不绝 46 例，痊愈 44 例，有效和无效各 1 例。

2. 高脂血症和冠心病 单味蒲黄治疗 66 例冠心病，观察 2 个月，结果 69%心绞痛得到缓解，48%病人心电图改善。总浸膏糖衣片及和党参、生山楂等组成复方，可明显降低高脂血症病人血清胆固醇和甘油三酯，对冠心病，Ⅰ、Ⅱ期高血压也有较好疗效，并能降低血液黏度，治疗中未发现任何明显副作用[13]。

3. 慢性非特异性溃疡性结肠炎　应用长苞香蒲的水溶性部分(蒲 B)浸膏口服液和保留灌肠,治疗慢性非特异性溃疡性结肠炎 36 例,临床痊愈 17 例,显效 9 例,改善 8 例,无效 2 例,总有效率达 94%。后又以蒲 B 肠溶片口服兼以保留灌肠对 113 例该症患者进行了临床试验,总有效率达 88%,明显强于口服柳氮磺胺吡啶[14]。

主要参考文献

[1] 丁安伟,等. 蒲黄炭炮制工艺及质量标准研究. 南京中医药大学学报,1995,11(2):93

[2] 张学兰. 炮制对蒲黄中鞣质含量及止血作用的影响. 中药材,1993,16(10):24

[3] 盛瑞才,等. 五种中药炒炭前后微量元素的含量研究. 南京中医药大学学报,1995,11(2):96

[4] 陈立峰,等. 水仙苷对心肌供血与离体主动脉条的影响. 中草药,1988,19(3):19

[5] 裴光源,等. 蒲黄"纤溶酶"的分离纯化及部分性质的研究. 生物化学与生物物理学报,1991,23(1):14

[6] 李宋华,等. 现代养生保健中药辞典. 北京:人民卫生出版社,2000,849

[7] 姚稚明,等. 蒲黄抗动脉粥样硬化作用. 中草药,1994,25(6):327

[8] 郑若玄,等. 蒲黄对大白鼠心律失常的预防作用. 中国中药杂志,1993,18(2):109

[9] 曹旅川. 蒲黄对家兔实验性心肌梗塞血小板聚集的影响. 中西医结合杂志,1987,7(7):232

[10] 余腾腾,等. 蒲黄醇提物对小鼠耐缺氧、抗疲劳的影响. 中药材,1991,14(2):38

[11] 柳红芳,等. 蒲黄水煎液对小鼠妊娠影响的实验研究. 中药药理与临床,1994,10(2):26

[12] 冯欣,等. 蒲黄有机酸对家兔血小板聚集性的影响. 中国民间疗法,1996,6(6):481

[13] 魏良行,等. 蒲黄泽泻汤治疗高脂血症. 浙江中医学院学报,1991,15(2):18

[14] 杨晓慧,等. 蒲黄提取物对慢性非特异性溃疡性结肠炎患者免疫状况的影响及疗效观察. 中药通报,1987,12(8):48

茜　草

本品为茜草科植物茜草 *Rubia cordifolia* L. 的干燥根及根茎。所含成分主要为脂溶性成分蒽醌、还原萘醌以及它们的糖苷和水溶性成分环己肽类,另外尚富含钙离子等。茜草味苦,性寒。归肝经。

【功效与药理】

1. 凉血止血,化瘀行血　《本草汇言》中记载:"茜草治血,能行能止。……活血气,疏经络,治血痹诸证最妙,无损血气也。"茜草凉血止血,化瘀行血作用与其对血液系统影响有关。

(1)止血作用:茜草粉外用于家兔股动脉割破处,以纱布覆盖加压,35 秒后出血即可停止。家兔灌服茜草浸液在 2～48 小时或腹腔注射 30～60 分钟均有促进血液凝固作用,表现为血浆复钙时间、凝血酶原时间及白陶土部分凝血酶时间均有不同程度的缩短。小鼠灌服茜草炭比同剂量的生品能更显著地缩短出血时间。药理实验还证明茜草对凝血活酶生成、凝血酶生成及纤维蛋白形成三阶段均有不同程度的促进作用,并可部分纠正肝素所致血浆复钙时间及白陶土部分凝血活酶时间延长,但对丹参的抗凝作用无对抗作用,故认为其抗肝素作用不同于鱼精蛋白和甲苯胺兰而具有其特殊性[1]。

(2)抗凝血作用:体外实验证明,茜草根煎剂可能因含茜草素及柠檬酸,通过增加 ATP 含量,对 ADP 引起的血小板聚体有解聚作用以及和血清中钙离子结合等途径以对抗体内血栓的形成。表现有轻度抗凝血效应。这和古人记载"茜草治血,能行能止"功效相符。

(3)升高白细胞:茜草的水提醇沉干膏对环磷酰胺引起的小鼠白细胞降低有升高作用。现已证明茜草升白作用有效成分之一是带芳香环的鞣酸苷,该成分的衍生物茜草双酯已为人工合成。功效与茜草提取物相似。具有明显的抗辐射和升高白细胞的作用。茜草双酯对人多形核白细胞受刺激产生的氧自由基有清除作用,这可能与脂溶性的茜草双酯易透过细胞膜有关。给正常小鼠灌服茜草双酯 2.5mg/只,服后 4 小时白细胞数已有增加,8 小时明显增高,以粒细胞升高为主,然后下降恢复到正常;给正常狗口服茜草双酯 200mg,药后 6 小时白细胞明显增加,为药前的 174%,18～24 小时达最高峰,为药前的 196%～209%,此升高的白细胞主要是嗜中性杆状粒细胞,48 小时和 72 小时逐渐恢复到给药前水平。正常狗连续 15 天口服茜草双酯 1g/只,24 小时后有明显升白作用,维持在给药前的 141%～151%。雌性小鼠灌服茜草双酯 2.5mg/只 8 小时后,CFU-S(骨髓多能造血干细胞)明显增多,且 CFU-S 自杀率高于对照组的 2.9 倍,充分证明了茜草双酯促进机体造血功能的作用[2]。

(4)抗辐射作用:从茜草中分离提取的多糖类成分,以小鼠为实验对象,测试茜草多糖对其造血组织和免疫系统的保护作用,并以高剂量辐照后小鼠 30 天的存活率作为抗辐射作用的综合指标。结果表明茜草多糖 AP 与 NP 均具有抗辐射活性,均可显著增加受 7.5g γ-射线照射小鼠的脾重以及外周血白细胞数,茜草多糖 AP 并能提高受照小鼠的 30 天的存活率[3]。

2. 对心血管系统的影响　对于人工结扎犬左冠状动脉前降支造成的心肌梗死模型,茜草提取物茜Ⅰ、茜Ⅱ均能降低 ST 段和缩小心肌梗死范围。在使血压降低、心率减慢和∑ST(心外膜电图 ST 段总和)减少等方面,两者作用相似,但在增加冠脉流量和缩小心肌梗死范围等方面,茜Ⅱ作用较为明显,显著超过了丹参注射液,略强于普萘洛尔和胺碘酮,并能显著降低血小板聚集,延长小鼠耐缺氧时间,改善垂体神经素所致心肌缺血以及心电异常。茜草提取物腹腔注射可使心肌、脑中 ATP 含量明显增加,有利于能量代谢和氧效应的调节。茜草的柠檬酸和异柠檬酸也可加强 ATP 对磷酸果糖激酶的抑制作用。这些可能是茜草能增加动物耐缺氧的机制之一[4]。另有实验证明,茜草根温浸液有扩张蛙蹼血管的作用。茜草能够降低血压,减慢心率,加强心脏供血,改善心肌能量代谢和氧供应,可能是其治疗"血瘀胸痛"、"心痹"等证的药理机制之一。

3. 其他作用

(1)抗癌作用:茜草甲醇提取具有显著的抗小鼠 S_{180A} 和白血病 P_{388} 活性,并从中分离出抗癌有效成分为数种环己肽类化合物。通过肿瘤实验的广谱筛选证实,茜草环己肽系列物对实验白血病 P_{388}、L_{1210}、B_{16} 黑色素瘤、Lewis 肺癌、C 结肠癌以及艾氏腹水癌有明显的抑制活性。其中 RA-Ⅴ对小鼠 MM_2 乳腺癌有特殊疗效;RA-Ⅶ和 RA-Ⅴ-23(RA-Ⅴ的单乙酰衍生物)对 L_{1210}、B_{16} 黑色素瘤、Lewis 肺癌、结肠癌和艾氏腹水癌呈现明显的抗癌活性,其中尤以 RA-Ⅶ活性最强,对小鼠白血病腹水癌、大肠癌、肺癌等均有显著的抑制作用,并能控制癌细胞转移。且具有对正常细胞毒性低、安全指数大等优点。进一步实验揭示这可能与抑制肿瘤增殖所必需的蛋白质合成有关,但机制较为特殊[5-7]。

(2)抗病原微生物作用:茜草对金黄色葡萄球菌、肺炎球菌、卡他球菌、流感杆菌以及部分皮肤真菌等皆有不同程度抑制作用,但对甲型及乙型链球菌无效。茜草的氯仿提取浸膏对铜绿假单胞菌、大肠杆菌也有一定抑制作用。其提取成分羟基茜草素具有明显抑制作用,并具有抗 HCMV 病毒(人巨细胞病毒)活性[8]。

(3)止咳、祛痰:小鼠灌服茜草煎剂有明显止咳作用(氨水喷雾引咳法),可促进呼吸道分泌(酚红排泌法),显示明显祛痰作用。

(4)抑制结石形成和排石:20%茜草制剂喂饲小鼠,能有效地防止实验性肾和膀胱结石的产生，尤其对尿酸结石的形成有明显抑制作用，对由钙或镁形成的结石也有一定的溶解作用。其促进结石排除的作用，可能与兴奋膀胱平滑肌有关。

(5)兴奋子宫：茜草根提取物对离体豚鼠子宫有兴奋作用，产妇口服可增加子宫收缩，减少出血。

(6)抗氧化损伤：体外实验茜草多糖对小鼠肝匀浆在37℃生成丙二醛(MDA)含量的抑制率为64.1%，对邻苯三酚产生的氧自由基有显著的抑制作用，对H_2O_2所致的红细胞溶血率亦有显著的降低作用。茜草粗多糖QA_2和糖蛋白QC对自由基的清除率分别为94.59%和93.24%。茜草双酯能保护心肌超氧化物歧化酶(SOD)、谷胱甘肽过氧化物酶(GSH-Px)的活性，降低脂质过氧化物MDA的产生，提示茜草在心肌缺血时可保护SOD、GSH-Px活性，具有清除氧自由基和抗脂质过氧化作用而保护心肌。茜草多糖对大鼠肾缺血再灌注损伤模型有保护作用，其机制为降低MDA的含量，显著性增加SOD、Na^+-K^+-ATP酶及Ca^{2+}-ATP酶的活性，减轻肾功能的损伤。茜草乙醇提取物给大鼠灌胃，对MDA的形成有抑制作用，与药物剂量呈正相关，且使GSH含量降低的程度、速度明显低于对照组[2]。

(7)抗炎：用大鼠足趾肿胀法、棉球肉芽肿、毛细血管渗出性炎症法等急慢性炎症模型观察茜草醇提物的抗炎作用，并测定茜草醇提物对小鼠血清溶血素含量的影响。结果茜草醇提物对多种炎症模型均有明显的抑制作用，并降低小鼠血清溶血素含量。可见茜草醇提物有很强的抗炎作用，并明显降低小鼠血清溶血素的含量[9]。

【主治】吐血、衄血、咳血、尿血、血痢、崩漏、月经过多及外伤出血；胸胁疼痛、跌打损伤瘀痛、关节痹痛、血滞经闭、痛经；疮疖肿毒、黄疸、喘息、腹泻。

【现代应用】

1. 外伤或术后出血，或尿血、崩漏等出血性疾患　茜草、旱莲草、益母草、党参、女贞子各5g，白术及蒲黄各12g，随证加减，治疗人流术后阴道出血60例，每日1剂。结果痊愈48例，显效8例，好转3例，无效1例，总有效率98.3%[10]。

2. 慢性支气管炎　茜草40g，陈皮18g煎剂口服，每日1剂；或制成片剂服用，每次5.0～7.5g，1日3次，10天为一疗程。治疗慢性支气管炎123例，1疗程显效者40.7%，2疗程显效者69.1%，喘息型疗效优于单纯型[11]。

【不良反应】用药后对心、肝、肾功能进行检查对比，未发现有明显损伤作用。个别患者有口干、头痛、纳差及乏力等。

主要参考文献

[1] 苏秀玲，等. 茜草的药理作用及研究与应用. 中医药研究，1991，(3)：54

[2] 宋书元，等. 茜草双酯参考造血功能的影响及其毒性研究. 中西医结合杂志，1985，10：625

[3] 陈寅生，等. 茜草中多糖成分的提取分离与抗辐射作用的实验研究. 河南大学学报医学科学版，2004，23(1)：32

[4] 王淑仙，等. 小红参、茜草和丹参提取物对小鼠心肌、脑ATP含量的影响. 中草药，1986，17(1)：19

[5] 张敏生. 茜草科药用植物的化学成分研究概况. 中国药学杂志，1992，27(2)：72

[6] 系川秀治，等. 茜草中环己肽类成分的分离和它们的抗肿瘤活性. Chem Pharm Bull，1984，32(1)：284

[7] 系川秀治. 低毒性有效抗瘤物质的研究——茜草(Rubia akene Nakai)提取物A. 东洋医学，1985，

(4):50;1986,(2):81

[8] 杨胜利,等. 茜草的药理作用及应用. 实用中西医结合杂志,1995,8(8):588

[9] 陶秀英,等. 茜草醇提物的抗炎免疫作用. 潍坊医学院学报,2002,24(1):1

[10] 蒙凤竹. 益宫饮治疗人工流产术后阴道出血60例. 广西中医药,1992,15(6):7

[11] 阴健. 中药现代研究与临床应用(Ⅱ). 北京:中医古籍出版社,1993:250

(三)收敛止血药

仙 鹤 草

本品为蔷薇科植物龙芽草 *Agrimonia pilosa* Ledeb. 的全草。所含成分主要为仙鹤草素(Agrimonine)、仙鹤草内酯、鞣质(仙鹤草鞣酸,agrimonia)、有机酸、酚性成分、皂苷、鹤草酚(agrimophol)、仙鹤草酚(agrimophol)A、B、C、D、E,维生素C、K,脂肪族化合物正廿九烷和甾体类化合物β-谷甾醇。仙鹤草味苦,涩,性平。归心,肝经。

【功效与药理】仙鹤草具有收敛止血、止痢、杀虫解毒等功效。《本草药性备要》记载:"理跌打伤、止血、散疮毒。"《滇南本草》中记载:"治妇人月经或前或后、红崩白带、面寒背寒、腹痛、腰痛、发热气胀、赤白痢疾。"

1. 收敛止血、下气活血　临床上证实仙鹤草有良好止血作用,但现代药理学研究结果持不同见解。

(1)止血作用:仙鹤草作为传统的收敛止血药,有着悠久的临床历史。现代临床用仙鹤草制成止血粉,用于外伤出血或内脏手术出血或渗血,均在1~2分钟内止血。实验证明,仙鹤草醇浸膏能收缩周围血管,有明显的促凝作用。全草提取成分仙鹤草素给小鼠静注后,出血时间缩短45%;家兔静注仙鹤草素钠盐2mg/kg,可使血小板数量、血清钙含量均明显增高,凝血时间显著缩短。仙鹤草有增加外周血小板数目,提高血小板黏附性、聚集性或促进其伸展伪足,加速血小板内促凝物质释放的作用。实验研究发现,仙鹤草水提液可明显抑制脂多糖诱导小鼠巨噬细胞中NO的生成,从而起到收敛止血的作用[1]。但也有报道仙鹤草素A、B、C没有止血作用,仙鹤草水溶液和市售仙鹤草注射液不能使血管收缩,也不能促进血液凝固,相反观察到高浓度的仙鹤草水浸液使血管扩张,具有对抗肾上腺素的收缩血管作用。

(2)抗凝血作用:《百草镜》记载:"下气活血,理百病,散痞满。"现代药理实验也证明仙鹤草水提物给大鼠灌服虽然不如腹腔注射的抗凝血作用明显,但均能明显地延长血浆凝血酶原时间(PPT),部分凝血活酶时间(APTT)、凝血反应时间,降低血凝块的最大弹性,抑制富血小板血浆中ADP和胶原诱发的血小板聚集,而对凝血酶时间和纤维蛋白原水平没有影响;腹腔注射组蝰蛇毒时间试验亦见明显延长;说明第Ⅹ因子的活化被抑制;加入硫酸钡吸附处理的血浆,能使延长的凝血酶原时间恢复正常。这说明仙鹤草对血液凝固的外部系统和内凝系统均有影响,其抗凝机制除灭活凝血因子Ⅴ和抑制凝血因子Ⅹ外,可能还有与抗血小板药物相似的作用机制[2]。近来又有报道仙鹤草水煎醇提部分具有良好的抗体外血栓形成的作用,且呈明显的剂量正相关,并推测仙鹤草对凝血系统作用的不一致性可能是由于制剂来源、实验方法和条件的不同所致,或者是仙鹤草本身具有"促凝和抗凝"的双向调节作用的结果[3]。

(3)对心血管系统的作用:仙鹤草醇溶性浸取物可使青蛙、蟾蜍心脏收缩加强,并调整动物心率。仙鹤草素对于离体蛙心,小剂量即可加大心脏收缩振幅,中剂量除加强心肌收缩外,使心率略微加快,大剂量增强心脏收缩作用更为明显,但心率逐渐减慢;而水提取部分的乙醇提取物对离体蛙心却有抑制作用。仙鹤草乙醇浸膏给麻醉犬、兔静注，可使内脏血管收缩，血压升高。但本品醇浸制剂及水提物灌流兔耳血管，低浓度时无明显影响，高浓度时呈扩张反应，并能对抗肾上腺素的收缩血管作用；其水提取部分的醇提物也可使家兔的血压降低。

2. 杀虫作用　鹤草酚（Agrimophol）为仙鹤草中的主要杀虫活性成分，对猪肉绦虫，囊尾蚴幼虫、莫氏绦虫和短膜壳绦虫均有确切的抑杀作用，灭绦速度远远超过西药别丁（硫双二氯酚）和灭绦灵（氯硝柳胺）。仙鹤草根芽水提取液 0.125mg/ml 浓度时对囊尾蚴幼虫杀灭率为 50%。将提取液滴于莫氏绦虫上，显微镜下可观察到幼虫头节的吸盘顶突运动很快受到抑制，4～7 分钟头节呈固缩僵直状，吸盘顶节完全退缩，失去伸展和吸着能力，整个虫体呈痉挛性麻痹状态。鹤草酚杀绦虫原理是对虫体的直接触杀作用，而不是通过神经系统。将新宰猪的蛔虫分别放入 10^{-5}～10^{-4}g/ml 鹤草酚溶液中，可观察到 4 分钟内蛔虫均产生兴奋作用，10～30 分钟内作用最强，虫体伸缩卷曲异常激烈，显示一定程度的痉挛，50 分钟后有所减弱。说明鹤草酚对蛔虫有持久的兴奋作用，有利于排出体外。鹤草酚还可减少体外培养的血吸虫存活时间，促使血吸虫移行入肝，促进对血吸虫的杀灭作用。生化指标显示虫体内糖原含量明显减少，碱性磷酸酶及三磷酸腺苷酶活性减弱或消失，但恢复较快，合用硝唑咪有明显协同作用，疗效增强[4]。

另外，动物实验和临床证明，仙鹤草酚对疟原虫和阴道滴虫也有抑制和杀灭作用。

3. 抗菌、消炎作用　体外实验证明，仙鹤草的热水或乙醇浸液对枯草杆菌、金黄色葡萄球菌、伤寒杆菌以及人型结核杆菌也有抑制作用。所含木樨草素（Luteolin）对金黄色葡萄球菌、甲型链球菌、卡他球菌、铜绿假单胞菌有较稳定的抑制作用。仙鹤草水提物及酸水提取物对芥子油和因感染葡萄球菌所致的兔结肠炎均有一定的抗炎作用，并证明其消炎作用与能生成缩合型鞣酐（Phlobaphene）的鞣质有关。

4. 抗肿瘤作用　据考证，临床用以治疗肿瘤的中草药石打穿，其正品应为仙鹤草，为我国传统抗肿瘤药物。实验证明，仙鹤草根的乙醚提取部分具有很强的抑制 Hela 细胞集落形成的作用，并发现其活性成分与蛋白质的结合性很强。其水浸液在体外对人子宫颈癌细胞培养体系 JTC-26 株有强烈的抑制作用，可杀死全部癌细胞，但对正常纤维细胞无抑制作用。仙鹤草的水提醇提物对小鼠肉瘤 S_{180}、宫癌瘤 U_{14}、脑瘤 B_{22}、艾氏腹水癌 EAC，黑色素瘤 B_{16} 以及大鼠瓦克癌 W_{256} 等移植性肿瘤的抑制率在 36.2%～65.9%之间。实验还推测，仙鹤草的主要抗癌成分存在于醇提取物中，醇提取物 0.15mg/kg 腹腔注射对小鼠 S_{180} 的抑制率为 55.50%，具有显著的抗肿瘤作用，但未证实对大鼠 EAC 和 L_{615} 的抑制作用。光镜观察到对照组癌细胞增生活跃，侵袭力强；给药组癌细胞核分裂减少，退变坏死严重，胞浆呈网状或空泡状，严重者乃至透明，核膜增厚，核染色质凝集成粗颗粒状甚至核破裂或核固缩。电镜下可看到给药组癌细胞的显著变化在于细胞核，核膜间隙扩张，出现环状核仁、核同质化现象。此外，尚见浆膜内线粒体肿胀和嵴消失，粗面内质网囊泡化和脱粒，多聚核蛋白体解聚等现象。已证明仙鹤草的主要抗癌活性成分为鞣酸（Agrimonin），在接种 MM_2 乳腺癌细胞前或后，腹腔注射 Agrimonin（10mg/kg），肿瘤细胞几乎全部被排斥[5]。无论灌服或静注，均能延长荷瘤动物的存活期。同时还证明 Agrimonin 抑制 MH_{134} 肝癌及 Meht-A 纤维肉癌的生长[6]。体外培养过程中发现，不加小牛血清时，Agrimonin 对 MH_2 细胞呈现强大的细胞毒作用，但若加入小牛血清则作用强度减弱到原来的 40.6%左右，IC 由 2.6μg/ml

增至62.5μg/ml。腹腔注射Agrimonin可明显升高单核细胞的总数和百分率，细胞毒性腹腔渗出细胞数(PEC)呈剂量依赖曲线。同时发现MM_2乳腺癌细胞及MH_{134}肝癌细胞的^3H-TdR摄取率明显受到抑制，脾细胞摄取^3H-TdR能力增强，脾脏肿大，重量增加。这些结果表明Agrimonin的抗癌作用，是通过直接细胞毒作用以及增强免疫细胞的作用而增强宿主的免疫反应所致，但详细的机制尚待进一步研究[7]。仙鹤草水煎剂对荷瘤小鼠白细胞介素-2(IL-2)活性有显著增强作用，但对正常机体IL-2活性无影响。仙鹤草水煎剂对荷瘤小鼠脾自然杀伤(NK)细胞活性有明显增强作用，说明仙鹤草对荷瘤机体非特异性免疫，尤其是对肿瘤的免疫监视可能有增强作用，通过增强NK细胞释放细胞因子干扰素-γ(IFN-γ)、IL-1、IL-2，实现对机体免疫系统功能的调节。同时，仙鹤草煎剂还能增强荷瘤机体红细胞免疫黏附肿瘤细胞能力[8]。

5. 其他作用

(1)降血糖：仙鹤草可以促进胰岛素释放和类似胰岛素的降血糖作用。采用链尿霉素(STZ)和肾上腺素(Adr)复制小鼠糖尿病模型，灌胃仙鹤草颗粒0.4g/kg和0.8g/kg，两剂量均可明显降低STZ糖尿病小鼠血糖水平；高剂量明显具有对抗肾上腺素升高血糖作用，并能显著增加动物肝糖原含量，降低血糖水平；两剂量均能降低正常小鼠灌服糖负荷后血糖的峰值，并加快升高血糖水平回落的速度[9]。

(2)对平滑肌的作用：仙鹤草水提取部分的乙醇提取物对兔和豚鼠离体肠管，低浓度兴奋高浓度则抑制。浸剂可抑制离体兔、豚鼠子宫，具有类似肾上腺作用。仙鹤草内酯能降低离体兔肠的收缩幅度和张力，使肠运动停止于松弛状态，对大鼠在位小肠亦呈抑制作用。

(3)镇痛：仙鹤草水提取物及酸水提取物对电刺激家兔齿髓引起的疼痛有抑制作用。仙鹤草对大鼠的基础代谢略有降低作用，并兴奋已疲劳的横纹肌。

【主治】吐血、衄血、咳血、尿血、崩漏下血、腹泻痢疾；绦虫病、阴痒带下；脱力劳伤、痈肿疮毒。

【现代应用】

1. 上消化道出血、痢疾、血小板减少性紫癜等出血性疾病　仙鹤草、生地各30g，乌贼骨9g，每日1剂煎服，治疗溃疡病急性出血111例，平均3.8天大便潜血转阴。仙鹤草根30～60g煎服，每日3次，治疗急慢性痢疾267例，治愈263例，好转4例，轻者服1～2次，重者4～5次即见效。仙鹤草配合水牛角制剂治疗血小板减少性紫癜30例也获良效[10]。

2. 绦虫病　仙鹤草芽粉、浸膏、仙鹤草酚结晶，成人剂量分别为30～60g、1.5g、0.8g口服，硫酸镁常规导泻，治疗猪肉绦虫病236例，牛肉绦虫病37例，短小膜壳绦虫病2例，总治愈率为94.5%，复发率为5.5%。

3. 阴道滴虫　用仙鹤草浸膏(含鹤草酚30%)为主药的阴道栓剂(每日1枚，重约4g)治疗滴虫性阴道炎150例，治疗28天后观察，147例痊愈，2例症状减轻，1例效果不明显[11]。用仙鹤草水煎剂治疗阴道毛滴虫患者68例，疗效显著，有效率接近100%，可以替代首选药物甲硝唑治疗孕妇阴道毛滴虫病，避免对婴儿的致畸作用，原因为仙鹤草所含的有机酸和酚类成分对阴道毛滴虫有灭活清除作用[12]。

4. 梅尼埃综合征　用仙鹤草水煎剂治疗35例，总治愈率达97.14%，且34例患者经2～18年随访无复发[13]。

主要参考文献

[1] 廖晖,等.12味止血中药对脂多糖诱导小鼠巨噬细胞产生一氧化氮的抑制作用.中国药房,2007,18(9):649

[2] 刘沈秋,等.仙鹤草的止血作用.中西医结合杂志,1986,6(5):317

[3] 顾丽贞,等.仙鹤草对家兔体外血栓形成的抵制作用.中国中医药科技,1995,2(2):21

[4] 刘德山.鹤草酚对带绦虫体壁作用的扫描电镜观察.中华医学杂志,1982,62(6):336

[5] 徐振文.仙鹤草抗肿瘤活性成分的分离.国外医学·植物药分册,1981,2(5):31

[6] 潘毅生,等.仙鹤草抗肿瘤的实验研究.药学学报,1983,1897:434

[7] 杨智.一种仙鹤草抗啮类动物移植性肿瘤作用的研究.国外医学·中医中药分册,1988,10(5):57

[8] 曹勇,等.仙鹤草对荷瘤小鼠IL-2活性影响的研究.中国中医药科技,1999 6(4):242

[9] 王思功,等.仙鹤草颗粒对小鼠血糖的影响.第四军医大学学报,1999,20(7):640

[10] 叶明.重用仙鹤草、生地治慢性原发性血小板减少性紫癜30例疗效观察.江西中医药,1992,23(3):19

[11] 师万西,等.仙鹤草新用.中华临床新医学,2002,(5):393

[12] 海群,等.中药仙鹤草治疗孕妇阴道毛滴虫病的临床研究.中国医学理论与实践,2002,(12):1736

[13] 许秀荣,等.仙鹤草治疗美尼尔综合征35例报告.山东医药,2002,42(21):68

白 及

本品为兰科植物白及 *Bletilla striata*(Thumb.)Reic-hb. f. 的干燥块茎。所含成分主要为联苄类(bibenzyls)、菲类(phenanthrenes)及其衍生物,β-谷甾醇、胡萝卜苷、丁香树脂酚、咖啡酸,此外,还含有少量挥发油、黏液质、白及甘露聚糖(bletilla mannan)以及淀粉(30.5%)、葡萄糖(1.5%)等。白及味苦、甘。性平偏凉。归脾、肺、胃经。

【功效与药理】

1. 收敛止血　白及主治肺胃出血,又治外伤金创出血。白及煎剂给家兔灌服,可明显缩短动物出血时间和凝血时间;浓缩成膏配合地衣酸钠(0.20%)及盐酸小檗碱(0.4%),对犬肺、肝及股动脉出血有明显止血作用;水浸出物制膜外敷创面,对实质脏器静脉性出血的作用甚为显著[1]。将白及液注入蛙下腔静脉后可使红细胞在末梢血管内凝集,形成人工血栓,从而起到修补血管缺损的作用,但对较大血管内血液的流通并无阻塞作用[2]。在兔颈总颈动脉出血的缝合口周围涂抹白及胶(0.98g/ml)0.5～1ml后,阻断颈总动脉近端血流2～5分钟,然后观察缝合口止血情况30分钟以上。结果5只实验用新西兰白兔颈动脉缝合口出血9处(动脉瘤5处,穿刺点4处)。除1处出血涂抹白及胶2分钟仍有出血,再次涂抹并阻断近端血供5分钟止血外,其余缝合口出血均一次性止血成功,30分钟后未再发生出血[3]。家兔静注2%白及胶液1.5ml/kg,用试管法及毛细血管法均证明可显著缩短凝血时间,并加速红细胞沉降率。白及正丁醇提取部位和水溶性部位体外实验可显著升高ADP诱导的最大血小板聚集率。给蛙下腔静脉注射10%白及液0.5ml,5～10分钟末梢血管内血液完全凝集,组织切片观察,见与药物接触创面约1cm的所有血管均形成血栓。体外实验还证明白及可以增强血小板第Ⅲ因子功能,抑制抗凝血酶活性及纤维蛋白的溶解。白及止血作用机制:能增强血小板第Ⅲ因子的活性,缩短凝血酶生成时间,抑制纤维蛋白酶的活性,还能使血细胞凝集,形成人工血栓而止血。白及胶质制成代血浆,对失血性休克有一定疗效，可维持血容量并有提高血压作用，且无明显抗原性反应。另外，白及可升高血液中血小板数量兼促使血小板解体，从而促进血栓形成，这些作用也可能参与促进凝血过程。

2. 消痈敛疮、祛腐生肌 《本草正义》中记载："白及……味苦辛而气寒，故能消散血热之痈散；性粘而多脂，则能疗败疽之死肌，苦辛之品。又能杀虫……外疡消肿生肌之要药也。主胃中邪气者"。

(1)抗溃疡作用：大鼠灌服 1%白及煎剂 1.5ml 后对盐酸所致胃黏膜损伤有明显保护作用，溃疡抑制率可达 94.3%，给药后胃液分泌量及胃液总酸度均无明显变化，但胃酸排出量显著升高。预先给予吲哚美辛则白及的抗溃疡作用消失，说明白及的这种胃黏膜细胞保护作用可能是通过刺激胃黏膜合成和释放内源性前列腺素而起作用的，PG 合成抑制剂可翻转这种作用。白及的甲醇提取物对幽门结扎型、束缚水浸应激性溃疡也有明显对抗作用。另外，白及粉对实验性犬胃及十二指肠穿孔也有明显治疗作用，可迅速堵塞穿孔，阻止胃、十二指肠内容物外漏并加速大网膜的遮盖[4]。

(2)预防术后肠黏连：家兔灌服白及溶胶 40ml/只，可明显降低动物术后发生肠黏连的只数，平均黏连处数和平均黏连面积显著优于右旋糖酐组(6%，86ml/只)，且具有排异反应较为轻微的优点。给白及后动物白细胞总数、白细胞分类计数、谷丙氨酸氨基转移酶(ALT)、尿素氮均无明显变化，黏连处可见纤维母细胞增生，胶原纤维疏松、排列不规则，仅出现类炎症反应，而对照组和右旋糖醇组黏连处组织细胞活跃，胶原纤维致密，呈平行排列，并有毛玻璃样变化，局部炎症明显[5]。

(3)促进伤口愈合：由于表皮的损伤愈合一般经过角质形成细胞的激活、游走、增生及基底膜的修复等过程，其中角质形成细胞游走，在创伤覆面与创伤愈合中起着关键性作用。采用皮肤器官培养法培养小鼠皮片，比较观察含不同浓度的白及的培养基对角质形成细胞游走的影响及培养时间与游走长度的关系，结果发现白及浓度为 20μg/ml 和 2μg/ml 时，角质形成细胞游走比对照组显著地增快和增长。白及的这种促进角质形成细胞游走作用可能对治疗皮肤创伤早期愈合有重要影响。白及可以使大鼠背部切割伤创面平均愈合时间提前，同时能提高创面组织中羟脯氨酸含量和蛋白质含量，并提高伤口巨噬细胞数量，这可能是其促愈合作用的重要机制之一。白及的这种作用主要与其所含胶状成分有关。将白及胶作为外源性重组人表皮生长因子载体，能显著促进创面表皮细胞 DNA 的合成，提高细胞的增殖能力，缩短伤口愈合时间，加速伤口愈合。

(4)治疗烧烫伤：白及对实验性烫伤、烧伤动物模型，能促进肉芽生长，促进创面愈合，体现了白及去腐生肌，收敛创口的作用。

(5)抗菌作用：白及在试管内能抑制多种革兰阳性菌，对人型结核杆菌、白色葡萄球菌、甲型链球菌也显示明显抑制作用。水制剂(1∶4)能轻度抑制奥杜盎氏小芽胞癣菌。甲醇提取物亦能显著抑制金黄色葡萄球菌，从中分离到五种化合物对白色念珠菌$_{14231}$和顺发癣菌 QM_{240} 均有抑制作用，体外最小抑制菌浓度皆小于 100mg/ml[6]。

(6)抗癌作用：白及代血浆给小鼠腹腔注射，对小鼠肉瘤(S_{180})、肝癌(HSC)、宫颈癌(U_{14})艾氏腹水癌转实体瘤(EAC-ESC)，大鼠瓦克癌(W_{256})均显示了明显抑制作用。白及葡萄糖注射液对二甲氨基偶氮苯诱发的大鼠肝癌的发生、发展均有显著的抑制作用。可明显减少肝癌结节数目，对胆管细胞性癌和混合癌也有明显抑制作用。有效成分可能是白及中的黏液质(薜荔果多糖)，实验证明该物质是一种广谱抗癌物质[7]。白及多糖能提高机体免疫能力，使抗体生成增多，巨噬细胞功能增强，刺激网状内皮系统，提高宿主对癌细胞的特异抗原免疫反应，与5-氟尿嘧啶合用，可以纠正实验动物因化疗所致免疫功能低下并减轻其毒性。

【主治】咳血、吐血、外伤出血、疮痈肿毒、肺结核、手足皲裂。

【现代应用】

1. 过敏性紫癜以及鼻出血等出血症　白及配伍大黄、地榆或云南白药等或单用，对肝硬化性上消化道出血，胃、十二指肠溃疡出血，严重颅脑损伤并发上消化道出血，均显示良好疗效，药物经胃肠道吸收或直接与出血胃肠道内壁接触，兼有内治和外治效果，易形成人工血栓，有良好局部止血作用。对过敏性紫癜、鼻出血及外伤性出血也均显示较好疗效。白及、三七、大黄以3∶2∶1制粉口服，治疗37例，治愈率94.6%，总有效率100%。白及50～100g煎成胶冻状，分3次口服或频服，治疗流行性出血热70例，69例1～3日停止呕血，3～5日大便潜血转阴[8,9,10]。

2. 肺结核　白及研末内服或与百合、川贝配伍、或与西咪替丁配合，可很快促使病灶吸收完全或纤维化，空洞闭合，病菌转阴，对肺结核咯血显示其止血迅速的特点。白及粉6g，1日分2次服，合用异烟肼450mg，治3个月以上，并未见明显副作用。58例肺结核病人，痊愈42例，显著进步13例，无效3例。

3. 烧烫伤　白及胶浆制成涂膜剂用于烧、烫伤患者，除能促进伤口肉芽生长，创面愈合外，尚具有止痛、抗感染、结痂快以及形成透明胶膜，易于观察创面变化等优点。10%白及胶浆治疗占体表面积20%以内的局部外伤或Ⅰ、Ⅱ度烧伤、烫伤，若无严重感染，可于5～7日换敷，一般经1～2次涂抹即可痊愈[11]。

主要参考文献

[1] 罗光宇，等．“十八反”药物相互作用的研究——川乌反白及的初步试验．上海中医药杂志，1989，(12)：1

[2] 冯敢生，等．中药白及作为血管栓塞剂的动物实验研究和临床应用．中华放射学杂志，1985，19(4)：193

[3] 耿坚，等．栓塞剂白及胶实验性止血的应用．中华实用中西医杂志，2001，1(14)：820

[4] 耿志国．等．白及对盐酸引起的大鼠胃黏膜损伤的保护作用．中草药，1990，21(2)：24

[5] 宋炳元．白及溶胶腹腔注射预防肠黏连的动物实验．浙江中医杂志，1987，22(6)：273

[6] 戚宝凤．白及中的抗微生物成分．中药通报，1984，(4)：47

[7] 病理学教研室．白及对人工诱发大白鼠肝癌发生发展的影响(摘要)．武汉医学院学报，1978，(2)：116

[8] 李素亭，等．青紫汤治疗过敏性紫癜200例报告．中医杂志，1990，31(5)：32

[9] 周长锦．白及、云南白药治疗上消化道出血79例疗效观察．新中医，1996，(2)37

[10] 刘宝义，等．云南白药、白及治疗严重颅脑损伤并发消化道出血．铁道医学，1995，23(4)：235

[11] 纪玉霞．复方白及烧伤涂膜治疗烧伤62例．中国中西医结合杂志，1988，(2)：121

(四)温经止血药

艾　叶

本品为菊科艾属阿及艾 *Artemisia argyi* levl. et Vant. 的干燥叶。所含成分主要为挥发油(含量为0.75%)，其中主要有1,8-桉树脑(P-Cineole)、异蒿属(甲)酮(Isoartemisia ketone)、2-莰酮(樟脑，Camphor)、2-莰醇(冰片，Borneol)、石竹烯(Caryophyllene)、α-荜澄茄烯(α-Cubebene)；绿原酸和朝鲜蓟酸(dicaffey lquinic acid)、8种脂肪酸(如十五烷酸、正十

六烷酸、十八烷二烯酸、亚麻酸等)、三羟基黄酮、三羟基喹啉,微量元素 K、S、Ca、Cl、Sc(钪)、P、Mg、Pe、Ni、Zn、Cu、Fe、Mn、Cr、Co、Al 等。艾叶味苦、辛,性温。归肝,脾、肾经。

【功效与药理】

1. 温经止血　艾叶气香味辛,性温散寒,暖气血而温经脉,乃温经止血之要药,可止诸血,尤适于证属虚寒者。故《景岳全书·本草正》言:"善于温中,逐冷、除湿、行血中之气。气中之滞。……止心腹痛,治带下,血崩,暖腰膝,止吐血,下痢……",《本草再新》中记载:"调经开郁,理气行血。"给小鼠灌服艾叶不同炮制品制剂,炒炭品、醋炒艾叶炭、焖煅艾叶炭均能明显缩短小鼠凝血、出血时间,而炒焦品和生品则无明显止血作用[1]。这与艾叶"炒炭存性"入药的传统炮制经验相符,炒炭不但可降低艾叶寒性,提高其温经止血作用,还可减少艾叶的刺激性。虽经炒炭后艾叶中鞣质含量均有不同程度的增高,但实验证明艾叶止血作用强弱与其鞣质含量无明显关系,止血活性成分有待进一步研究。药理实验还证明生艾叶水制剂可使兔、犬、人正常新鲜血浆部分凝血活酶时间、凝血酶原时间和凝血酶时间不同程度的延长,产生类肝素样作用,该作用能被鱼精蛋白所取消,但不能被甲苯胺蓝所纠正;对纤维蛋白溶解则有剂量依赖性抑制作用,5mg/ml 生艾叶抑制率为 69.8%。近来又有报道,生艾叶、炒焦艾叶,醋炒炭艾叶制剂均能显著地抑制血小板聚集,主要活性成分为 β-谷甾醇和 5,7-二羟基-6,3,4-三甲氧基黄酮[2-6]。这些结果似与艾叶止血作用相悖,但与祖国传统中医理论中艾叶止血不留瘀及艾叶止血活血,安胎调经功效相符,生品、炒焦偏于活血,而炒炭则重于止血,这可能与炮制条件变化对所含对抗成分不同影响有关。

2. 平喘、镇咳、祛痰　此与艾叶"温中除湿","行气开郁","开关窍"功效有关。

(1)平喘作用:艾叶油灌胃、腹腔注射、肌内注射或喷雾吸入均能对抗乙酰胆碱-组胺对豚鼠的致喘作用,并能增加豚鼠肺灌流量,平喘作用与异丙肾上腺素相近,但是较后者持久。对豚鼠支气管灌流实验以及对离体气管平滑肌影响实验结果证明,艾叶油中低沸点部位能松弛气管平滑肌,并能对抗乙酰胆碱、组胺和氯化钡引起的气管平滑肌收缩,加入普萘洛尔或预先利舍平化,不能阻断其作用,说明艾叶油并非通过 β_2 肾上腺能受体或促使肾上腺素能神经释放递质而起作用,可能是直接作用于气管平滑肌。艾叶油对多种过敏性哮喘均有对抗作用,其中多种成分均具平喘活性,尤以 1-α-萜品烯醇作用较为明显,不但可明显延长乙酰胆碱加组胺的引喘潜伏期,减少抽搐动物数。而且对药物性哮喘也有明显保护作用。另外,艾叶油中反式香苇醇和 β-石竹烯的直接松弛支气管平滑肌和平喘作用均强于艾叶油。

(2)镇咳作用:艾叶油灌胃或腹腔注射,对刺激喉上神经引咳法,二氧化硫或氨水喷雾引咳法以及丙烯醛或枸橼酸引咳法所致猫、小鼠、豚鼠等咳嗽均有明显对抗作用。猫镇咳实验证明,尼可刹米兴奋呼吸中枢可抵消艾叶油的镇咳作用,故推测艾叶油镇咳作用机制在于抑制延髓呼吸中枢。镇咳活性较强的单体有萜品烯醇、反式香苇醇以及桉油素。

(3)祛痰作用:艾叶油灌胃、皮下或腹腔注射,对兔和小鼠均有明显祛痰作用。艾叶油及 β-丁香烯均能使酚红排泌增加,切断迷走神经不影响其祛痰作用,故认为祛痰作用可能与直接刺激支气管上腺体分泌有关。

3. 辟疫驱邪　体外实验证明,艾叶油对肺炎球菌、甲、乙溶血型链球菌、奈瑟氏球菌有抑制作用。艾叶水浸剂或煎剂对炭疽杆菌、α-溶血链球菌、β-溶血链球菌、白喉杆菌、肺炎双球菌、金黄色葡萄球菌及多种致病真菌均有不同程度的抑制作用,可使菌落数减少 95%～99%。接种常见化脓菌的平皿,艾叶烟薰 10 分钟,则全部不生长。另外烟薰对腺病毒、鼻病毒、疱疹病毒、流感病毒及腮腺炎病毒等亦有程度不同的抑制作用，这与我国民间艾叶烟薰可“辟疫驱邪”，治体癣和下部阴疮的传统经验相符。

4. 调节机体免疫功能

(1)艾灸增强免疫功能作用：《名医别录》记载艾叶“主灸百病”；《本草汇言》中记载：“若气血、痰饮、积聚为病，哮喘逆气，骨蒸痞结，瘫痪痈疽，瘰病结核等疾，灸之立起沉疴。”这很可能与艾灸能增强或调节机体免疫功能有关。临床和动物实验研究表明，艾灸可增强机体细胞免疫功能，灸后^{3}H-TdR 渗入淋巴细胞数量显著增加，淋巴细胞转化率明显提高。给小鼠模拟取穴艾灸“中脘穴”，可提高单核吞噬细胞系统对血中胶体炭的廓清能力，吞噬指数提高；肝内巨噬细胞吞噬胶体炭粒活性比正常对照组明显增强，脾脏和腹腔巨噬细胞活性亦明显提高。艾灸动物“大椎穴”可促进家兔的凝血素和溶血素的产生，艾灸动物溶血空斑数显著高于对照组，血清中 IgG 含量也见明显升高，故推测这可能与艾灸能增强抗体产生细胞的活力有关[7,8]。

(2)抗过敏及抑制免疫作用：艾叶油不仅对 IgE 介导的速发型变态反应模型-大鼠被动皮肤过敏反应有明显抑制作用，对参与并加重速发型变态反应疾病的Ⅲ型、Ⅳ型变态反应也有很强的抑制作用。艾叶油体内给药对角叉菜胶、巴豆油、醋酸所造成的动物模型的炎症反应均有较强抑制作用。小鼠灌胃艾叶油 0.25ml/kg 和 0.12ml/kg，能抑制小鼠脾脏和胸腺的生长，抑制小鼠体内抗体溶血素的生成，抑制小鼠单核吞噬功能，具有免疫抑制作用。在体外实验，艾叶油对 Compound 48/80、钙离子载体金霉素、抗原马血清诱发的大鼠腹腔肥大细胞脱颗粒均有一定程度的抑制作用；它还能抑制大鼠腹腔肥大细胞膜上 Ca^{2+}-Mg^{2+}-ATP 酶和 Mg^{2+}-ATP 酶的活力，抑制 Ca^{2+} 的转运；以上结果提示，艾叶油不仅是过敏介质的阻释剂，又是过敏介质的拮抗剂，它对速发型变态反应的几个主要环节都有作用[9]。

5. 其他作用

(1)对循环系统的影响：艾叶油对离体蛙心和兔心均有抑制作用，并可对抗异丙肾上腺素的强心作用，而对心率影响不明显，增大浓度可引起房室传导阻滞现象，心搏停止。吸入艾叶油对豚鼠心电图和心率未见明显影响，对兔主动脉条片也无明显作用，但对组胺或肾上腺素作用下的犬主动脉条则有松弛作用。

(2)镇静、解热：艾叶油腹腔注射或皮下注射有明显的镇静作用，能显著延长戊巴比妥钠的睡眠时间，对实验性发热家兔有解热作用，但并无抗惊厥作用。

(3)利胆：以艾叶油混悬液对小鼠、大鼠十二指肠给药，可使胆汁流量显著增加，亦可增加四氯化碳中毒大鼠胆汁流量，但不如正常动物明显。

(4)抗氧化：艾叶的燃烧生成物甲醇提取物有消除自由基作用，效果强于艾叶的醇提取物。初步认为艾叶的灰烬中活性成分，从施灸部位皮肤渗入，增强清除自由基和过氧化脂质[10]。

(5)对平滑肌的作用：艾叶油可直接对抗组胺和乙酰胆碱等引起的回肠收缩反应，对兔离体子宫平滑肌则有兴奋作用。

【毒理研究】小鼠 LD_{50} 测定结果：艾叶煎剂腹腔注射为 23g/kg；艾叶油灌胃为 2.47ml/kg，腹腔注射为 1.12g/kg。动物出现镇静，翻正反射消失，呼吸减慢，心脏抑制，最终呼吸停止死亡。

【主治】崩漏带下、妊娠下血、衄血、咯血、下痢、下焦虚寒、腹中冷痛、月经不调、经行腹痛、宫冷不孕，胎动不安、皮肤湿疹瘙痒、喘咳。

【现代应用】

1. 妇科疾病　艾叶对经寒不调、崩漏经多、赤白带下、妊娠下血、习惯性流产、虚寒性出血证及经寒不调等妇科病有较好疗效。

2. 慢性支气管炎、支气管哮喘等呼吸系统疾病　服用艾叶油胶囊，有一定疗效，尤其平喘作用较为显著。

3. 温灸　可使热气内注筋骨，温煦气血，透达经络，治疗风、寒、湿邪侵犯机体所致多种疾病。

主要参考文献

[1] 张学兰，等．炮制对艾叶主要成分及止血作用的影响．中药材，1992，15(2)：22

[2] 蒋纪祥，等．艾叶炮制初探．中药材，1987，(2)：30

[3] 洪乐环．和汉生药的血液凝固的研究．国外医学·中医中药分册，1984，(3)：52

[4] 周伯通，等．艾叶、丹参对体外血液凝固的影响．湖南医学院学报，1981，6(1)：32

[5] 温瑞兴，等．艾叶炮制品及其有效成分对血小板聚集的影响．中国中药杂志，1992，17(7)：406

[6] 钟裕容，等．艾叶抑制血小板聚集有效成分的研究．中国中药杂志，1992，17(6)：353

[7] 周才一，等．艾灸对小白鼠单核巨噬细胞系统吞噬功能的影响．中医杂志，1980，(7)：63

[8] 章育正，等．艾灸对实验动物体液免疫的影响．上海免疫学杂志，1981，1(4)：38

[9] 杨红菊．艾叶挥发油对速发型(Ⅰ型)变态反应的作用研究．沈阳药科大学学报，1995，12(2)：124

[10] 大西基代．艾叶燃烧生成物的自由基清除作用研究．国外医药·中医中药分册，1992，14(3)：60

三、常 用 方 剂

云 南 白 药

云南白药原名“曲焕章百宝丹”，是我国民间用以治疗外伤出血的著名秘方。是由三七、重楼、独定子、披麻节、冰片、麝香等多种中药组成的粉末制剂，现已成为拥有多种剂型的系列复方药物。临床用以治疗跌打损伤，止痛消炎，疗效显著。

【功效与药理】

1. 化瘀止血　云南白药外敷、灌胃均能明显缩短大鼠肝脏(Thienes 法)和家兔耳静脉出血时间，也可显著缩短家兔、大鼠和人的凝血时间。大鼠、家兔灌服云南白药后分别在0.5 小时和1 小时即生效，2～3 小时达高峰。持续4 小时以上，止血作用似与剂量大小有关，但药物作用过程中血细胞比容没有变化。家兔耳缘静脉出血实验证实云南白药对局部血管无收缩作用。这些结果提示云南白药的止血作用主要由于药物中有效成分的作用，而与 pH 值和局部血管收缩无关。将小鼠固定于小鼠筒中，尾部在 0.4ml 云南白药含漱剂中浸泡30 分钟后取出，药后30 分钟用利剪在距离小鼠尾末端5mm 处横断。与空白溶媒对照组相比，云南白药(粉)和云南白药含漱剂高、中、低浓度组的出血时间明显缩短，云南白药(粉)和云南白药含漱剂高、中浓度组的出血量明显减少，表明云南白药含漱剂对剪尾小鼠具有明显的止血作用，并有一定浓度依赖性[1]。

止血机制的早期研究结果显示云南白药可明显缩短正常家兔的凝血酶原时间，并可显著对抗肝素、双香豆素所致的凝血酶原时间延长。提示云南白药的促凝血作用可能与血液中凝血酶原含量增高和对抗肝素及双香豆素的抗凝血作用有关，但实验排除了药物具有维生素 K 样作用的可能性。云南白药盐水滤液与大鼠富血小板血浆(PRP)共同培养，离心得到血小板团块。电镜下可观察到团块中几乎全为血小板，且细胞相当不规则，具伪足，但未见到崩解的血小板，其间并未见到纤维蛋白。细胞出现空泡，极少数血小板含有 α-颗粒。故认为云南白药的止血作用主要在于诱导血小板成分的释放，包括腺核苷酸和钙的释放。这与凝血酶诱发的血小板反应很类似。为排除血浆协同因子的干扰，按前法观察了在无血浆协同因子情况下豚鼠的血小板变化，可观察到类似现象，故推测云南白药诱发血小板变化是由于药物作用于血小板使膜的通透性增加的缘故[2]。

2. 消肿定痛　云南白药消肿定痛作用与抗炎镇痛、促进溃疡愈合、改善炎症组织微循环及增强免疫功能有关。

(1)抗炎：云南白药及其总皂苷均有明显的抗炎作用，腹腔注射云南白药可显著抑制磷酸组胺所致大鼠皮肤毛细血管通透性增高，对琼脂性大鼠足爪肿胀也有显著抑制作用，但灌胃给药作用不明显。云南白药酊外涂可明显减轻巴豆油性小鼠耳廓肿胀。云南白药总皂苷皮下注射，对大鼠佐剂性多关节炎原发病变、角叉菜胶性足肿胀以及白细胞游走、棉球肉芽肿增生均有抑制作用。其抗炎机制可能是抑制组胺和前列腺素等介质的释放，对抗炎症介质的作用，促使皮质激素释放增加[3,4]。将云南白药含漱剂浸泡大鼠右后足爪，每次浸泡时间均为 1 分钟，上、下午各一次，连续给药 3 次。末次药后 1 小时，各组大鼠右后足跖皮下注射 1%角叉菜胶 0.1ml/只，于角叉菜胶注射及致炎注射后不同时间用排水法测定大鼠右后足爪体积。结果云南白药含漱剂高、中浓度组动物的足肿胀有明显减轻，云南白药含漱剂高、中浓度组的显效时间维持 4 小时，表明云南白药含漱剂对角叉菜胶所致急性炎症反应有显著抑制作用[1]。

(2)促进溃疡愈合：对豚鼠口腔黏膜下注射醋酸致口腔溃疡和苯酚烧灼致大耳白兔口腔溃疡，以 0.65%云南白药溶液 0.5ml 用棉球涂于豚鼠患处，20 秒/次，每日早晚各 1 次，连续 5 天。均能显著缩小口腔溃疡的面积，明显缩短愈合时间，并显著降低溃疡周围充血程度，这可能与其活血化瘀，消肿止痛，舒张血管，改善溃疡局部的血液循环的作用有关[5]。

(3)改善炎症组织微循环：挑选自发性牙龈炎 Beagle 犬，动物麻醉、仰卧固定，采用 MLDF-1 激光多普勒血流仪测定右上侧犬齿牙龈血流量。给药方法为每只犬齿用蘸 8ml 药液的纱布敷 3 分钟，每天给药 2 次，上下午各一次，连续给药 10 天，末次药后 12 小时，同前麻醉动物，盲法同前重复测定牙龈同一位置的牙龈血流量。给药 10 天后，各药物治疗组动物牙龈局部血流量均有增加，其中，云南白药含漱剂高、中、低浓度组与药前组内自身比较动物牙龈局部血流量均有明显增加，其中高、中浓度组与同期空白溶媒组比较也有明显增加，表明云南白药含漱剂对炎症牙龈组织的微循环状态有明显的改善作用[1]。

(4)增强免疫功能：云南白药还可使动物肝和脾中放射性胶体金 ^{199}Au 含量增加，显著增加肝脾中吞噬细胞的吞噬功能，显示可能有增强机体免疫功能的作用。云南白药对小鼠腹腔巨噬细胞吞噬有明显的促进作用，并可降低大鼠血浆皮质醇含量，因此解除了皮质醇对巨噬细胞的抑制作用，使巨噬细胞能很快进入创伤区，发挥吞噬作用，消除创面炎症；对 IL-1β、IL-6、IL-8、TNF-α(肿瘤坏死因子 α)有明显的抑制或调控作用；可使血液中血小板表面糖蛋白表达增高，血小板活性大为提高，在机体出血时能迅速止血。

(5)镇痛：云南白药临床应用有明显的镇痛作用。

3. 其他作用

(1)对心脏的影响：用 ^{86}Rb 测定云南白药对小鼠心肌营养性血流量的影响，结果显示，云南白药可增加小鼠心肌营养性血流量，作用显著强于复方田七散，说明云南白药有增加心肌营养性血流量，改善心肌微循环和心肌供氧，对心肌缺血有保护作用。

(2)兴奋子宫作用:云南白药对无孕、有孕早期和晚期妊娠豚鼠和家兔的离体子宫、家兔在体子宫均呈兴奋作用,并与麦角新碱及垂体神经素有协同作用。慢性家兔子宫瘘管试验证明,云南白药能使子宫活动加强,作用可能类似于麦角,即小剂量时子宫呈现节律性收缩,大剂量时可致强直性收缩,作用时间较长[6]。

(3)抗癌作用:在 P_{388}、L_{1210}、KB(口腔鳞状细胞癌细胞株)组织培养筛选实验中,显示云南白药提取物有一定的抗癌活性。从药物中提取两种皂苷Ⅰ及Ⅵ,对上述组织培养系统均显示有明显的细胞毒活性。同Ⅰ及Ⅵ结构相似的合成皂苷则抗癌活性较低[7]。

【主治】吐血、便血、外伤出血、跌打损伤、疮毒红肿、月经过多、产后血瘀。

【现代应用】

1. 出血症　云南白药经口服或外用治疗开放性、闭合性创伤出血、口腔出血、胃肠道出血及手术吻合出血、流产后阴道出血均有良好止血作用,且具有促进伤口愈合、消肿、止痛等优点。云南白药 0.25～0.5g 加凉开水冲服,以后 4～6 小时服 1 次,疗程 3～7 天,止血有效率为 97.47%,大便潜血阴转时间平均为 2.8 天[8]。局部应用云南白药治疗口腔科拔牙创面渗血、拔牙后出血、牙龈出血、牙周手术出血、软组织损伤 140 例,一次止血成功率达 91.43%,止血显效快、疗效满意,与吸收性明胶海绵的止血效果无显著差异[9]。每颗牙拔出后,在牙槽窝上放 0.125g(半个胶囊)云南白药粉,咬紧纱球 30 分钟,预防 90 例,在预防拔牙后出血和感染方面疗效显著,而且使用安全、方便[10]。

2. 肛裂　取云南白药 2g 与 2%利多卡因凝胶 5g,在临用时混合搅拌成糊状,此为 1 次换药量。患者取侧卧位,将已配好的药糊涂在肛缘伤口患处。治疗 3～4 天内症状明显改善为优效;治疗 5～6 天内症状有所改善为良效。治疗组患者中治疗效果判为优者 20 例(38.4%),良者 22 例(42.3%),有效者 10 例(19.2%),总有效率为 100%,多数患者在用药后,立即感到肛门疼痛明显减轻[11]。

3. 带状疱疹　云南白药口服联用卡介苗素注射治疗老年人带状疱疹疗效明显优于阿昔洛韦对照组。治疗组 30 例用卡介苗素注射液 1mg/次肌内注射,每天 4 次,加用云南白药 0.5g/次,口服,每天 4 次;对照组 35 例予静脉滴注阿昔洛韦注射液 0.5g,每天 2 次,治疗 20 天。结果治疗组总有效率为 96.7%,显著优于对照组总有效率 74.3%,且治疗组的疼痛开始缓解时间与水疱干涸时间均较对照组明显缩短[12]。

【不良反应】云南白药在内服和外用时都有可能发生过敏反应,严重时发生过敏性休克[13]。云南白药在常规剂量下使用,不良反应发生率低,偶尔出现血液系统和泌尿系统的不良反应,云南白药的用量不应超过 0.5g/次,在超量使用时易对心脏、消化系统、神经系统、血液系统产生毒性反应[13]。

主要参考文献

[1] 高鹰,等. 云南白药含漱剂的药效学研究. 中药药理与临床,2008,24(4):12
[2] 杜元冲. 云南白药研究简述. 中成药研究,1981,(12):1
[3] 成凤鸣,等. 云南白药酊的抗炎作用. 中成药研究,1988,(7):31
[4] 杨彤,等. 云南白药的抗炎作用. 中药通报,1986,11(2):47
[5] 杨安民,等. 云南白药防治口腔溃疡作用的动物实验研究. 中成药,2007,29(9):1357
[6] 白刚,等. 中药方剂研究与应用大全. 北京:中国科学技术出版社,1995
[7] Pauikurnar P R. 中国云南白药中的细胞毒皂苷. 国外医学·中医中药分册,1980,(6):44
[8] 钱方庆,等. 云南白药在内科的临床应用. 实用中医内科杂志 1992,6(3):17

[9] 陈伊黎，等．云南白药口腔止血的临床观察．西北药学杂志，1996，11(1)：33

[10] 何敏．云南白药预防 90 例拔牙后出血的疗效观察．重庆医学，2008，37(1)：76

[11] 李浩增．云南白药与利多卡因凝胶治疗急性肛裂 52 例．中国民间疗法，2004，12(6)：59

[12] 孙澍彬，等．云南白药口服联用卡介苗素注射治疗老年人带状疱疹的疗效观察．广东医学院学报，2004，22(1)：25

[13] 陈新谦，等．新编药物学．人民卫生出版社，2007：571

十 灰 散

十灰散来源于《十药全书》，由大蓟、小蓟、荷叶、侧柏叶、白茅根、茜草、山栀子、大黄、牡丹皮、棕榈皮十味药各等量组成，因各药均炒炭入药，故名。

【功效与药理】该方为我国传统止血炭药的代表药，也是临床应用较为广泛，疗效较好的止血药，具有凉血止血功效。

1. 凉血止血　本方中除白茅根、山栀子炒炭后止血作用增强不明显或有所降低外，其余各药炭品均比原生药的止血作用明显增强。实验证明，家兔灌服十灰散，除灰化组因“存性”最劣，可能由于高温使原具有的止血活性成分被破坏而致止血作用不明显外，其他炭剂组在用药后 3 小时内均可明显缩短动物血液凝固时间，“存性”程度愈高，作用愈明显。为探讨十灰散的炮制原理，曾对本方中鞣质、钙及部分微量元素与止血作用的关系进行了研究。结果表明，小鼠灌服十灰散炭剂 1g/kg 后，动物出血时间、凝血时间均比生品水制剂显著缩短，并与酚磺乙胺 0.4mg/kg 作用相当。对比生品和炭品，本方炭品中鞣质及钙元素含量大量增加，可能与止血作用有一定的关系。此外 Zn、Mo、Ni、Mn、Se 等微量元素含量显著增高，而 Fe，Cu，Cr 等元素则明显下降。Ca 元素的含量升高可能是以草酸钙晶体为主要存在形式的钙在高温下游离出来，致使可溶性钙增多的缘故[1,2]。小鼠灌胃十灰散液 5g/kg，连续 5 天，以剪尾法测定出血时间及凝血时间；大鼠灌胃十灰散液 8g/kg 体重，给药 1 小时后，测定凝血酶原时间与凝血酶时间；家兔灌胃十灰散液 10g/kg，给药 1 小时后自耳缘静脉取血，测定兔血浆复钙时间。兔灌胃十灰散液 10g/kg，连续 5 天，测定血小板聚集率。结果十灰散生品与炭药均有促进血凝系统的止血、凝血作用，通过缩短凝血酶原时间、凝血酶时间和缩短血浆复钙时间，从而对内源性和外源性凝血系统发挥其促进作用，激活多种凝血因子，使凝血时间缩短，促进血小板功能，使扩大型血小板数增多，利于血小板形成血栓，加强其凝血作用，且炭药效果优于未制炭药材品种[3]。

2. 其他作用　十灰散可明显增强大家兔离体子宫平滑肌的收缩幅度，并随“存性”程度的降低作用减弱。十灰散还具有抑菌、抗炎、镇静及收缩支气管等作用。

【主治】肝火炽盛、迫血妄行所致的呕血、吐血、咯血等。

【现代应用】各种出血症　本方对消化道出血、肺结核咯血、咳血、月经过多、功能性子宫出血、鼻衄、外伤出血及其他一切原因未明之出血症均有较好临床疗效，尤其适用于血分有热、迫血妄行的出血症候。用本方治疗急性胃出血，有效率可达 90%以上。但有些学者认为本方为治标之方剂，不宜久服，血止后应根据病因随证调理，若出血属于虚寒者忌用[4]。十灰散加减方（大小蓟各 15g、荷叶 10g、侧柏叶 10g、茅根 10g、玄参 10g、茜草根 10g、山栀 10g、丹皮 10g、棕榈皮 10g、生地 15g、白及 10g）水煎服，每日 2 次，一般 10 剂为 1 疗程。40 例鼻衄患者经以上方法治疗有效者 32 例（占 80%）；显效 6 例（占 15%）；无效 2 例，（占 5%）[5]。

主要参考文献

[1] 松岩．十灰散炮制存性程度与疗效关系动物实验报告．内蒙古中医药，1984，(3)：46
[2] 冰国佩，等．十灰散炮制原理初探．中成药，1993，15(6)：19
[3] 崔箭．十灰散止血、凝血作用机制研究．山东中医药大学学报，2004，28(6)：463
[4] 肖平．十灰散(丸)的止血作用与临床应用．湖南医药信息，1985，(11)：35
[5] 刘美玲．十灰散加减治疗鼻衄 40 例．内蒙古中医药，2004，(3)：9

四、止血方药的研究思路

祖国医学认为血能滋养脏腑及四肢百骸，充实形体，润泽容颜，旺盛精力，既是机体生命活动的物质基础之一，又是脏腑功能活动的产物。寒热失调、情志过极、劳倦过度、久病、热病、饮食不节以及创伤可引起血不循常道，上溢于口鼻诸窍、下泄于前后二阴或渗出肌肤的症候称为出血证，轻则降低脏腑功能，重则气随血脱，危及生命。清・唐容川在《血证论》中指出，出血证应先止血，次消瘀，继宁血，终补虚，强调："止血为第一要法"，存得一分血，保得一分命。下面就中药止血药的研究思路提出以下几点建议，仅供参考。

1. 遵循中医药基本理论，重视具有代表性的古方、秘方、验方的研究，开发高效快速止血的方药　祖国文化的瑰宝之一，中医的基石是中医药基本理论，它不仅对各种出血证的病因、病机、临床症候特点有着丰富详细的描述，而且积累了丰富的治疗经验，这主要体现在诸多疗效确切的复方方面。譬如，因劳倦过度久病以致心、肺、脾、肾气虚，统血无权的出血证，若属脾气虚，当以收敛止血药加人参、黄芪调之，如归脾汤加减；若脾胃虚寒者当以黄土汤为治疗；若反复尿血，以淡红，伴有腰背酸痛，属肾气虚弱，治宜补肾益气，常以山药丸加减治之；如邪、热入血分或内生积热入血分或内生积热迫血妄行，宜以凉血止血药为主辅以生地之品，如咳血方、小蓟饮子、槐花散、芩连四物汤等调治；对于血瘀阻络而致出血，可以桃红四物汤加三七、蒲黄等调治。这些都是千百年来常用的调血理血方剂，其疗效相当肯定，开发这些方药具有风险小，疗效稳定，目标明确，易于推广等优点。但因出血证为内外科急症，止血效果的好坏直接影响到后续治疗的效果，甚至病人的功能组织损伤的性质、病情变化以及生命安危，不管是单方、复方，均应以临床需要为出发点，首先考虑是否具有高效快速止血效能。对于一种新药这关系到新药能否开发成功及其应用推广前景。如我国民间止血验方"曲焕章百宝丹"(云南白药)的开发，自该方问世 80 多年，治疗内、外科出血疾患疗效奇好，誉满中外，现已发展成为拥有多个品种多种用途的著名中成药。但其他传统止血名方的开发还不尽如人意。另外还要重视古方的研究开发，如断血流片的研制成功。断血流片来源于唇形科植物荫风轮 Clinopodium polycephalum(Vaniol) C. Y. Wu et Hsuan，ex hsu，现在广泛用于多种原因的出血，尤以妇科出血、皮肤紫癜等疗效显著。

2. 结合炮制学、制剂学、药效学、药动学等学科，探讨全方、拆方、组方规律　系统研究止血方药的有效成分或部位及作用特点，为合理指导临床用药服务，并进一步推动止血方药的开发。这方面已取得可喜的成就，如三七中的三七氨酸的分离与鉴定，小蓟中的类凝血酶物质的证实，云南白药的成分研究等。只是这些成分或因毒副作用或因研究工作做得不够，而未能进一步开发，但不难看出这些可能均孕育着一定的开发潜力。另外一些中药止血药兼具止血和活血的双重作用，具有"止血而不留瘀"这种其他止血药所没有的优点，它们或因炮制条件，或因提取溶媒不同，会表现不同甚至相反的药效。如槐花中的异鼠李糖等可抑制槲皮素等止血成分的作用，如采取炒炭或热水溶出则这些抑制性成分会因加热破坏而相对减少；蒲黄中的黄酮类有的具有止血活性，有些成分反具有活血功能，其中蒲黄“纤溶酶”具有很强的纤维蛋白溶解的作用，如加热或炒炭则止血活性会因抗凝成分“纤溶酶”减少或灭活而增强；艾叶也是生品、炒焦品偏于活血，而炒炭品则具有明显止血功能；仙鹤草也同时表现出促进止血和抗凝血两种不同作用。这些均说明这些中药中均同时含有促凝抗凝对抗成分，不同炮制条件和制剂条件会改变对抗成分的相对含量。此外，药动学也可给我们提供一些有价值的信息，如三七，高压消毒或结扎动物门静脉会使止血作用消失，提示三七中止血成分不耐热及和肝脏代谢有关。我们相信，从这些中药中有望分离、鉴定出止血和抗血栓或活血两种成分以供药效筛选，同时还可根据这些信息对炮制条件、制备工艺、用药途径等进行改进以利于更好的治疗出血性疾病。

3. 结合病理模型，探讨止血作用机制及作用特点，明确止血方药的适应证　只有明确特定方药的作用机制及特点，才能根据病情特点选择适当的治疗方药，以增强疗效，减少毒副作用。结合中医药的特点，各种出血证动物模型的复制及其相应的病理机制及变化显得相当重要，但是这方面的研究几乎还是空白。是否能够根据中医药理论，用一定手段复制典型的“火热迫血妄行”、“气虚不能摄血致出血”以及血瘀性出血和经寒出血性病理模型，这是一些学者所迫切思考解决的重要问题。

中药成分的复杂多样性和多种成分同时起作用决定了中药止血药止血机制比西药相对复杂得多，除了进行止血、凝血时间、凝血因子和抗凝血因子的质和量，血管收缩，血管通透性，血小板的质和量等指标的考察外，药物本身是否含有纤溶酶、凝血酶样物质，是否对纤溶过程、血压、血流速度、血液黏稠度、红细胞沉降率、血管内皮细胞功能及其分泌的多种因子等也有影响，对蛋白质是否有凝固、沉淀作用，机械栓塞作用的参与等，这些因素均可能是中药止血的作用机制。全面考察其作用机制，有利于综合评价止血方药的止血作用。另一方面，就是进行多层次的探索。中药止血药的研究已取得了一定可喜的成绩，但仍缺少多层次、系统的研究范例，如整体方面仍缺少病理模型的材料，对于微观方面，仍很少涉及到巨噬细胞分泌的各种因子，GPIB-Ⅸ（血小板糖蛋白 IB-Ⅸ复合物），内皮细胞合成的内皮下黏附蛋白（如血管性假血友病因子 vWF）分子学水平，对凝血标志物如纤维蛋白原 F(FIB)、血小板 α 颗粒膜蛋白（GMP140）、凝血酶-抗凝血酶复合物（TAT）、抗凝血酶（ATⅢ），纤溶系统敏感特异性分子标志物纤溶酶原（PLG）等以及血小板免疫学指标研究甚少，如若开发某个对出血疾患有特殊疗效的方药，这些指标的研究很有必要。

4. 重视配伍研究　在保证良好止血疗效基础上，同时针对一些原发病或兼证的治疗，力求标本兼治。出血证临床所包括的现代医学疾病相当广泛，如血液系统疾病，心血管系统疾病，细菌或病毒感染性疾病，多种恶性肿瘤，支气管扩张，慢性肝炎，肝硬化，肾炎，急慢性肾功能不全，消化道溃疡性出血，多种妇科疼痛以及内、外伤出血均属本证范畴。对这些病症的治疗除了出血急症必须立即止血外，对一些慢性出血疾患一般均治标治本兼顾，对其原发病或兼证进行控制或治疗。中药的多效性使其具有止血西药不具备的优势。中医药理论有严格的组方，不仅可对血热、血瘀、血滞、经寒等原因造成的出血证进行可靠的治疗外，而且有可能开发出对一些难治性疾患如 DIC，易栓性疾患有良好疗效的方药。

5. 止血方药的药理试验设计要点　出血性疾病通常由于血管结构和功能异常或缺损、血小板减少或功能低下，凝血因子异常或活力低下，纤溶过度，抗凝物质异常增高等因素造成的，而中药止血方药具有复杂的成分，常通过多个途径或环节起作用甚至有不同影响。这一方面也为我们阐明止血作用及其止血机制增添了许多困难。但无论如何，止血方剂作用机制的阐明无疑是明确其适应证，提高临床疗效，减少毒副作用的必要条件。下面是阐明止血方剂机制的一些必要指标，仅供参考。需要比较对照组与用药组或同一机体用药前后的差异，以明确药物对这些指标的影响。

（1）检测血管结构和功能的试验方法：①检测毛细血管通透性和脆性：毛细血管扩张或因变态反应、感染等原因导致毛细血管通透性或脆性增加而引发紫癜、鼻衄、齿龈出血、视网膜出血等疾病。考察药物对这些疾病的治疗作用，可用血管内染料渗出法测定治疗前后的毛细血管通透性改变，有条件可采用活体荧光显微术观察毛细血管通透性的改变。脆性改变可做束臂试验。阳性药物可选芦丁、卡巴克络、皮质激素等。②检测血管收缩功能：血管收缩可减少出血，促进血栓形成，测定血管收缩功能可用兔耳灌流法，大鼠后肢灌流法和兔主动脉螺旋条实验法。阳性药物可选用卡巴克络、去甲肾上腺素和垂体神经素等。

（2）检测血小板数及功能的试验方法：①测定血小板数目：血小板生成减少或破坏、消耗增多，或分布异常均会引起多种出血证，治疗这类原因引发的疾病的药物可进行血小板数（BPC，有直接法如许汝和法、李兹法、阿氏法等和间接法），平均血小板体积测定（MPV）及利用血涂片观察血小板形态及分布等实验。阳性对照无理想药物，必要时可选酚磺乙胺。②测定血小板功能。A. 出血时间（BT）：影响出血时间长的因素有很多，BT主要反映血小板黏附、聚集在受损血管壁、形成微血栓堵塞血管伤口的功能，当然其他因素如毛细血管结构及功能、抗凝血因子的活性等也起重要作用，所以这是比较粗糙又很直观的方法。B. 血小板黏附性（PAdT）：常用方法有玻璃球法（如Moolten氏法，Hutton氏法，Hellem氏法，Salzman改良法）、玻璃瓶法、玻璃滤器法和胶原吸附法等。阳性药物可选酚磺乙胺。C. 血小板聚集性（PAgT）：同黏附性一样，均是影响能否形成血小板栓子及形成速度快慢以堵塞血管壁损伤口的重要因素，方法主要有比色法、比值法、电镜法和电视录像显微镜法。阳性对照药物可选酚磺乙胺。其他如血小板释放试验，PF测定，血块收缩实验，血小板免疫学实验等。③检测血小板代谢功能：血小板多种代谢产物如cAMP、cGMP、AA代谢物等均对血小板黏附性，聚集性等功能有重要影响。

（3）检测凝血功能的试验方法：①凝血时间（CT）：是一种初步测定内凝系统整个过程的研究方法，常用方法有试管法（全血活化凝血时间，硅管法全血凝血时间等）、玻片法、毛细玻管法。②血浆复钙时间（PTT）及白陶土部分凝血活酶时间（KPTT）：是反映内源凝血系统功能的试验，后者因为白陶土的作用增加了接触面积，加速了Ⅺ、Ⅻ的活化，因此比前者更为敏感。③凝血酶原时间（PT）：是测定外凝系统凝血功能最常用的方法。④血浆纤维蛋白（Fg）及纤维蛋白肽A和B（FPA、FPB）的测定：是反映凝血第三阶段功能的重要实验。⑤其他：有条件者，可考察药物对凝血系统某些具体环节或具体因子如Ⅹ、Ⅺ、Ⅶ、Ⅷ活性的影响，如利用部分凝血因子特点[如可被$BaSO_4$、$Al(OH)_3$吸附，对维生素K的依赖性，蝰蛇毒时间（RVVT）测定]等进一步分析其作用机制。这类试验可选维生素K、酚磺乙胺以及某些血液制品等做为阳性对照。

（4）检测抗凝血系统的试验方法：主要试验可选抗凝血酶Ⅲ（AT-Ⅲ），活化蛋白C（APC）、血浆α2-纤溶酶抑制物活性（α2-AP）、血浆α2-巨球蛋白（α2-M）等指标进行定量或定性测定。阳性药物可选鱼精蛋白等。

（5）检测纤维蛋白溶解活性的试验方法：止血方药如能抑制纤溶，则可能对纤溶过度造成的出血有治疗作用。试验可选优球蛋白溶解时间测定，全血血块溶解实验，间接血浆块溶解实验，纤溶酶原及纤溶酶活力测定，t-PA 测定，FDP（纤维蛋白原降解产物）检测等。阳性药物可根据情况选择氨基己酸、氨甲苯酸、新凝灵和抑肽酶。

由于中药止血方药往往对止血过程的不同环节有不同影响，有的促进凝血，有的抑制凝血或促进已形成的血栓溶解（止血不留瘀的药理学基础），加之止血机制复杂多样，如果要明确它们治疗复杂疾病的特点，很有必要根据各个方药的具体特点选择适当的核心实验和外围实验（这里从略）以进行新药开发的实验设计。

（赵　一　林国彪　李沧海）

第17章 活血化瘀药

一、概　　述

凡具有疏通血脉，祛除淤血作用，用于治疗血瘀的药物称为活血化瘀药。本类药药性较温和，多属平性或微寒，微温之品。入心肝脾三经。按其药物作用程度分为活血止痛药，包括川芎、延胡索、郁金、姜黄、乳香、没药等；活血调经药，包括丹参、红花（番红花）、桃仁、益母草、牛膝等；活血疗伤药，包括马钱子、血竭等；破血消癥药，包括莪术、水蛭、斑蝥等。常用的方剂有桃核承气汤、血府逐瘀汤、补阳还五汤、桃红四物汤、冠心Ⅱ号、生化汤、失笑散、桂枝茯苓丸等。

早在《内经》已有“心痹者，脉不通”、“血凝于脉者为泣”等有关血瘀证的论述。《灵枢·本脏篇》说：“血和则经脉流行。”和即正常，如不和，则影响经脉中血液的流行。瘀血的原因很多，包括气、寒、热、伤、情绪、生活和饮食失宜等均可导致血瘀而致百病。

血瘀证的含义甚广，几乎涉及内、外、妇、儿各种疾病，临床以疼痛、肿块、瘀斑为主要特征。瘀血既是一个独立的病理概念，所产生的病证又各有其具体特征。而且病程有久暂之别，人体有寒热虚实之分，气血有相互关联，因此治疗的总法则是活血化瘀。进一步细分可有行血、活血、破血、逐血、消结软坚、温阳通脉、清营消瘀、泻火消壅、养血和血、利气活血、益气行血等原则。近年来对血瘀证的实质进行了多学科的综合研究，认为血瘀证与血液循环障碍和微循环障碍、血液高黏滞状态、血小板活化和黏附聚集、血栓形成、组织和细胞代谢异常、免疫功能异常等多种病理生理改变有关。主要表现在以下几个方面：

1. 血液流变学异常　血液流变学一般指从生物物理和流体力学角度观察血液的流动性及黏滞性。血液流变学异常时血液有“浓、黏、凝、聚”的倾向。浓，指血液的浓度增高，表现为血球压积增加，血浆蛋白、血脂等浓度增高等。黏，指血液黏稠，表现为全血和血浆比黏度增加。凝，指血液的凝固性增加，表现为血浆纤维蛋白原增加，凝血速度加快。聚，指血细胞聚集性增加，表现为红细胞和血小板在血浆中电泳缓慢，血小板对各种因素（如二磷酸腺苷等）诱导的凝聚性增高，红细胞沉降率加快等。以上原因，均导致血液运行不畅，易致血栓形成、血管栓塞。研究也发现血瘀证的发生与体内纤溶系统失衡有关，纤溶系统指标的检测对血瘀证的诊断、药物疗效观察均具有一定的使用价值。

2. 微循环障碍　微循环一般是指微动脉与微静脉间的微血管血液循环。祖国医学早有“久病入络为血瘀”的理论，现代研究表明，血瘀患者一般均有微循环障碍的表现，如微血流缓慢和瘀滞，甚至血管内凝血，微血管变形（管襻扭曲、畸形、顶端扩张等）；微血管周围渗血和出血；微血管缩窄等。白血病血瘀证患者舌质紫暗、微血管明显增宽、数目增多，血管内血流缓慢以及血管内皮细胞的线粒体增多、肿胀，内质网扩张、脱颗粒等，并与病情轻重有关。

3. 血流动力学异常　血流动力学主要是研究血液在心血管系统中流量、阻力和压力之间的关系。血流动力学异常多表现为某器官或部位的循环障碍，血管狭窄或闭塞，血流量降低。如冠脉循环障碍所致的冠心病；脑循环障碍引起的缺血性脑卒中等。

活血化瘀是祖国医学的一个重要理论和治疗原则，《内经》记载的“疏其血气、令其调达”，已成为后世活血化瘀治则的基础。“活血”即活其血脉，通过调整心血管功能及血液流变学等多种因素，而促进循环系统的生理功能；“祛瘀”即祛其瘀滞，通过调节血凝状态，改善血脂代谢，预防血栓形成，防治动脉粥样硬化及组织异常增生等，从而消除已经存在的病理状态。

活血化瘀药的基本药理作用可归纳为以下几个方面：

1. 改善血液流变学和抗血栓形成

(1)改善血液流变学：祖国医学的“血瘀”与血液生理、生化形态的改变有密切关系。血液凝固，血小板黏附、聚集是形成血栓的直接原因。此外，血管壁损伤，血液黏度增加、血流缓慢等因素也能促进血栓形成。静脉血栓主要由于血液凝固，而动脉血栓主要由于血小板聚集，因此防止血液凝固与抑制血小板聚集的药物可分别预防静脉及动脉血栓的形成。体内血液凝固系统和纤维蛋白溶解系统，在正常情况下是处于动态平衡。血瘀证患者这种平衡多为失调，血液处于高凝状态，纤溶酶活性降低，易形成血栓。川芎、丹参、红花等多种活血化瘀药物，均可降低血小板表面活性，抑制血小板聚集，提高纤维蛋白溶解酶活性，调节血液流变性，改善血液的“浓、黏、凝、聚”的倾向等作用。参与血液凝固的第Ⅷ因子又称纤维蛋白稳定因子(FSF)，是催化纤维蛋白单体之间的交联反应，从而增加纤维蛋白的稳定性，不易被纤溶酶水解。冠心病患者血液中的 FSF 常处于高水平，血栓和粥样斑块不易被溶解，导致冠状动脉阻塞，心肌梗死。此外，血小板聚集功能与环核苷酸系统和前列腺素系统均有关。前列环素 PGI_2 和血栓素 TXA_2 间的平衡维持着血液的正常状态，PGI_2 合成增加或 TXA_2 合成减少均能抑制血小板聚集。cAMP 的浓度对维持 PGI_2/TXA_2 的平衡起着关键性的作用，cAMP 浓度升高可使 TXA_2 合成减少，抑制血栓形成。活血化瘀药可通过提高 cAMP 浓度起到抗血小板聚集的作用。钙离子与调钙素对血小板功能亦有较重要的作用。钙离子拮抗剂也能抑制血小板聚集，钙与血小板功能有密切关系。实验研究表明，具有活血化瘀作用的 150 种药物，有 68 种中药具有不同程度的钙拮抗作用。

(2)抗血栓形成：血瘀证常表现为血栓闭塞性疾病，如心肌梗死、脑血栓形成、血栓闭塞性脉管炎、视网膜血管阻塞等。研究表明，许多活血化瘀药都有抗血栓形成的作用，因此对上述疾病均有良好的疗效。活血化瘀药能减少血小板的黏着和聚集，降低血小板的表面活性。某些活血化瘀方药可促进血瘀部位的血细胞解聚，血栓消散，加快血流速度，减轻细胞微绒毛和细胞膜结构损伤，减轻渗出和出血。另外，有些活血化瘀药还可以增加纤溶酶活性，促进已形成的纤维蛋白溶解而发挥其抗血栓作用

2. 改善微循环　临床上血瘀证常表现有微循环障碍，如冠心病、脉管炎、子宫内膜异位证、慢性肝炎、肝硬化、硬皮症等，都普遍存在微循环障碍。实验研究证明，许多活血化瘀方药都具有改善微循环的作用。活血化瘀药主要通过以下几个方面改善微循环：

(1)改善微血流：通过改善血液流变学特性(如浓、黏、凝、聚)，使流动缓慢的血流加速。

(2)改善微血管状态：解除微血管痉挛，减轻微循环内红细胞的瘀滞和汇集，使微血管襻顶瘀血减少或消失，微血管轮廓清晰，形态趋向正常。

(3)降低毛细血管通透性：使微血管周围渗血减少或消失。

(4)降血脂:活血化瘀药能降低血清总胆固醇、中性脂肪和β-脂蛋白。对主动脉壁的总胆固醇和总脂质也有降低作用。实验研究表明:活血化瘀药可改善动脉壁损伤,使损伤动脉的氮分解代谢降低,合成代谢增加从而有利于创伤的愈合。

3. 改善血流动力学　活血化瘀药一般都有扩张外周血管及增加器官血流量的作用。许多活血化瘀药对不同部位的血管,如心、脑、肢体、肠系膜、肾等血管均有扩张作用。对不同的血管(如动脉、静脉和毛细血管)也有作用。各种活血化瘀药扩张血管的主要部位有所不同,如对股动脉的扩张以水蛭、益母草、莪术、桃仁的作用较突出,而川芎、红花、当归、赤芍、丹参、延胡索等对冠状动脉的扩张作用最为突出。

目前治疗冠心病多从扩张冠脉、降低心肌耗氧量这两方面入手,而多数活血化瘀药均有增加冠脉流量及心肌营养血流量的作用,因此该类药物对治疗冠心病、心绞痛具有良好的疗效。近年来还建立了心外膜心电图及心肌代谢等多项指标,可以从不同角度进一步阐明活血化瘀药对心脏的影响,为这类药物治疗冠心病等提供科学理论的依据。

4. 抗动脉粥样硬化和心肌缺血的作用　近年来的大量研究表明,活血化瘀方药具有良好的抗动脉粥样硬化和心肌缺血的作用。例如,用血清药理学方法观察到,活血化瘀方剂对实验性动脉粥样硬化家兔主动脉平滑肌细胞增殖和 DNA 合成有明显的抑制作用,并能改善心肌代谢,增强抗缺氧能力。许多活血化瘀药都有增强心肌细胞对缺血的耐受力,以及保护心肌功能的作用。利用冠状动脉扫描电镜还发现,活血化瘀药有消退动脉粥样硬化斑块的作用,可明显减少硬化灶中泡沫细胞、纤维素和坏死组织。有些药物可抑制动脉平滑肌细胞增殖及对氚-胸腺嘧啶核苷的摄取,具有防治动脉硬化及冠脉形成术后再狭窄作用,并可明显缩小动脉粥样硬化模型兔主动脉病变面积,保护动脉壁内皮细胞、平滑肌细胞的形态结构,使内皮细胞无明显收缩及空泡化,且内质网、线粒体增多。此外,有些活血化瘀药能减轻内皮细胞的损伤,提高 SOD 活性,降低 MDA 含量,抑制脂质过氧化作用,保护内皮细胞,防治动脉硬化。

5. 其他

(1)抑制组织异常增生:古人认为,气血失调和气滞血瘀可发展为症瘕积聚,形成肿瘤,宜用活血化瘀、软坚散结等法治之。活血化瘀药对肿瘤也有抑制作用,如莪术对鼻咽癌及多种肿瘤均有良好的抑制作用。另外,活血化瘀药亦可抑制良性的异常组织增生(如硬皮病、瘢痕组织、肠粘连、盆腔炎、食管狭窄等),可能与抑制胶原合成,促进其分解,使增生变性的结缔组织转化、吸收等有关。

(2)抑制炎症:炎症有红、热、肿、痛等症状,中医认为是"血瘀"的表现。活血化瘀药能扩张血管、加速血流、降低毛细血管通透性、改善局部组织的血液循环,减少炎性渗出和促进炎性渗出的吸收。此外,还能通过影响免疫系统等方面而达到抗感染及抗炎目的。

(3)镇痛:中医认为疼痛是瘀血的一个重要症状,"不通则痛",血脉不畅可致各种内脏及肢体疼痛。而活血化瘀药可改善血液循环而达到"通则不痛"的治疗目的。如丹参、当归、赤芍、川芎、延胡索等均有镇痛作用。

(4)调节免疫功能:活血化瘀药对体液免疫和细胞免疫均有一定调节作用,既能"祛邪",又有调整体内"正气"的作用,对免疫功能呈双重影响,既有免疫抑制作用,也有免疫增强作用。一些活血化瘀药可抑制抗体形成细胞及抗体的产生,减弱特异性免疫,具有类似免疫抑制剂的作用,可用于治疗免疫性疾病。如当归具有抑制体液免疫作用,当归与益母草、赤芍、桃仁、红花等配伍,对抗体生成也有抑制作用,还能使脾脏溶血空斑明显减少;川芎嗪对正常和荷瘤小鼠脾淋巴细胞增殖反应有明显的抑制作用；当归有加强细胞免疫，促进淋巴母细胞转化，增加网状内皮系统功能及吞噬细胞活力，具有类似免疫增强剂的作用；丹参对巨噬细胞免疫活性有双向调节的作用；益母草可提高机体 LAK 和 NK 细胞活性，莪术则抑制 NK 细胞；丹参、莪术还可延长荷瘤动物的存活期。

此外，川芎及其有效成分对放射性损伤有保护作用；川芎还可有效降低血浆和支气管肺泡灌流液的 TXB_2 含量，预防肺水肿发生；川芎嗪具有扩张静息支气管及抑制致喘介质组胺、Ach 的支气管收缩作用；川芎提取物能改善东莨菪碱造成的记忆获得障碍；丹参可促进骨折愈合，减轻心肌组织损伤，促进病变修复及组织再生；丹参提取物对实验性急性肾功能衰竭有良好的防治作用；丹参注射液对肠道黏膜屏障有保护作用，对缺血再灌注肠黏膜的超微结构、组织结构均有保护作用，另外，对大鼠实验性胃溃疡也有保护作用；益母草、当归、川芎、红花等可加强子宫收缩；赤芍可抑制胃肠平滑肌运动。

近年来，活血化瘀药的现代研究取得了较为丰硕的成果，围绕其主治的血瘀病证所涉及的血液及心血管系统疾病的治疗，开展了血液流变学、血流动力学、心血管系统作用等一系列相关药理作用研究，如川芎、丹参、红花等多种活血化瘀药物，均可降低血小板表面活性，抑制血小板聚集，提高纤维蛋白溶解酶活性，调节血液流变性，改善血液的“浓、黏、凝、聚”的倾向等作用。活血化瘀方药可促进血瘀部位的血细胞解聚，血栓消散，加快血流速度。逐步形成了系统而全面的研究。此外，还根据临床应用，进行了该类药物抗肿瘤、影响内分泌系统、调节免疫等方面作用的探索性研究，某些单味药或中药复方的有效成分及作用机制已初步得到阐明，其制剂也广泛应用于临床各科，取得了显著疗效。此外，该类方药的病证模型研究也开展得较为全面，目前，血瘀证的动物模型主要有三类，一类是采用物理、化学、自然衰老等方法，模拟中医认识的血瘀证的致病因素，如外伤、寒凝、气滞、气虚、阴虚、阳虚、离经之血及衰老等，制成的血瘀证动物模型，此类属于病因模型。二类是多采用手术方法，模拟西医学的血管病理，如血管阻塞、内皮损伤、微循环障碍和血液病理生理如血液流变学和血流动力学障碍等，制成的血瘀证动物模型，此类属病理或病理生理模型。三类是采用物理、化学、手术等方法，模拟中医血瘀证临床表现，此类属生物表征模型。还有研究认为将来可将基因水平的模型借鉴于血瘀证动物模型的研究中。

血瘀证形成病因较为复杂，有因寒凝而致者，也有因热邪引起，气滞、气虚、外伤、疾病均可引发，虽已有较为相符的研究模型，但目前对活血化瘀药的药理研究，多笼统地以瘀血所致的血液流变学及血流动力学异常或引发的疾病为切入点，进行血液学浓、黏、凝、聚等、心血管功能障碍、器官血流量、微循环等方面的全面研究，尚不能从中医辨证论治的角度揭示活血化瘀方药治疗血瘀证的作用机制；瘀血为病，可累及多个脏腑、多个系统，活血化瘀药根据其功效又有活血止痛、活血调经、活血疗伤、活血消徵的不同，这些疼痛、月经不调等病症均由瘀血所致者为宜，然在现代研究中并未严格遵循病因进行实验模型与方案的设计，如多采用电刺激疼痛、热刺激疼痛、化学物质导致痛经等动物模型，缺乏研究证型的特异性；活血化瘀方组成药味相对较多，虽然目前对部分活血化瘀中药的研究已经取得了令人瞩目的成绩，但对方剂的研究仍主要以全方为主，对其配伍的科学性、合理性研究较少，如何对活血化瘀传统古方进行系统的处方优化，使其更适应临床治疗的需要亟待解决；此外，此类方药的有效成分研究也不够深入，特别是活血化瘀方物质基础的研究更为欠缺。

二、常 用 药 物

(一)活血止痛药

川　芎

本品为伞形科植物川芎(*Ligusticum Chuanxiong* Hort)的根茎。所含主要有效成分为川芎嗪(ligustrazine),即四甲基吡嗪 Tetramethylpyrazine)和阿魏酸(Ferulic acid)等,此外还含有挥发油:藁本内酯为其中主要成分。川芎味辛,性温。归肝、胆、心包经。

【功效与药理】

1. 活血行气　《本经》中记载:本品"主中风入脑、寒痹、筋挛缓急、金创、妇人血闭无子。"川芎能活血化瘀,兼有行气作用,性善走散。在活血方中配用,可增强行血散瘀作用;在补血药方中配伍,能通达气血,可补而不滞。是一搜风定痛、调经活血的常用药物。川芎具有改善微循环、抗血小板聚集、抗缺血再灌注损伤、保护脏器等作用,是其活血化瘀行气止痛的药理学基础。

(1)抑制血小板聚集、抗血栓形成:川芎及其有效成分有抗血栓形成作用,能缩短血栓长度,减轻血栓干重和湿重。挥发油中的正丁基苯酞和藁本内酯抑制血小板聚集的活性分别比水溶性成分阿魏酸强 20 倍和 30 倍。川芎嗪在体外对诱导剂 ADP、胶原、凝血酶诱导所致的家兔血小板聚集有强烈的抑制作用,对已聚集的血小板有解聚作用,其作用与阿司匹林和双嘧达莫相同;能抑制血小板丙二酸的生成,但对外源性花生四烯酸诱导的血小板聚集则无抑制作用。川芎嗪可能通过增加 cAMP 浓度,抑制 TAX_2 样物质的活性及生物合成,从而抑制血小板聚集。阿魏酸静脉注射,可使人工连接的大鼠体外颈总动脉和颈外静脉血流旁路中血栓形成受到明显抑制,在 0.3g/kg 时,抑制率达 50%,抑制作用持续 1 小时以上。

川芎嗪抗血栓的机制研究主要从纠正血栓素(TXA_2)/前列环素(PGI_2)失衡方面进行。川芎嗪能降低实验性膜性肾炎家兔血小板聚集性,抑制血小板 TXA_2 生成和活性,增加血小板 cAMP 含量,抑制血小板内容物的释放,调节血浆和肾组织 TXA_2/PGI_2 的平衡,从而稳定血小板而减轻肾小球基底膜的损伤,阻抑渗出,减轻蛋白尿,从而改善肾功能,减轻肾组织的病理损伤[1]。川芎嗪能降低犬围手术期体外循环血小板活化、血小板数量下降、聚集功能降低、花生四烯酸代谢旺盛、TXB_2/6-keto-PGF_{1a} 比值升高、血小板表面 GMP-140 升高、电镜下血小板伪足增多、破碎、脱粒和微管扩张等变化的程度,使血小板得到保护,而不影响血液动力学;并能减少鱼精蛋白的量[2]。川芎注射液能明显抑制脑缺血血浆中血栓球蛋白(β-TG)、血小板因子 4(PF_4),血栓素 B_2(TXB_2)的含量变化,并使血浆中的 6-酮-前列腺素 F_{12} 的含量稍微升高,说明川芎能有效地抑制脑缺血时体内血小板的激活,改善循环中 TXA_2/PGI_2 平衡失调。

此外,川芎减少静脉壁白细胞黏附、抑制红细胞聚集,加速红细胞电泳速度,降低血小板黏附率、防止血液黏滞度升高等作用与抑制血栓作用也有关。川芎嗪还有尿激酶样作用,可直接激活纤溶酶原,但无纤溶酶活性。川芎嗪可使家兔血小板电泳迁移率加大,使血小板膜荧光强度明显升高。川芎嗪可以通过置换其血小板膜上的 Ca^{2+},使膜负电荷增加,从而使血小板聚集受抑制。川芎嗪对小鼠外周血造血干细胞有一定的动员作用,且这一作用可能与其上调小鼠外周血细胞和骨髓基质细胞黏附分子的表达有关,能使外周血 WBC、MNC 数量、CD34、CD49d 阳性细胞及骨髓基质细胞 VCAM-1 阳性细胞百分率、CFU-GM、CFU-MK 和 CFU-E 产率均明显升高[3]。

(2)对血管的作用:川芎及其挥发油具有扩张血管的作用。川芎能改善微循环,使微血管解痉,增加毛细血管开放数目,加速血流的作用。川芎嗪及藁本内酯明显改善家兔球结膜、肠系膜、软脑膜循环和肺循环,且有较好的剂量依赖关系。川芎嗪出现加快肺动脉血流作用先于出现舒张肺微动脉作用。藁本内酯的分解产物或川芎挥发油的某些其他成分可能仍有一定的药理活性,但其作用远不如藁本内酯强[4]。川芎嗪的扩血管作用具有部位差异性,舒张股动脉的强度是冠状动脉的3.3倍。川芎嗪对多种离体血管条有舒张作用,能拮抗去甲肾上腺素、前列腺素F2Q、高浓度KCl、内皮素-1、$CaCl_2$所致的血管收缩效应,但是不被β受体阻断剂和[Ca^{2+}]增加所影响,并且在无Ca^{2+}液中,川芎嗪呈浓度依赖性地抑制去氧肾上腺素的缩血管作用而不影响咖啡因的效应。表明川芎嗪不具备典型钙拮抗剂的特点,可能对受体中介的钙释放有一定的选择性抑制[5]。

川芎嗪对血管的作用还表现在能抑制血管平滑肌细胞的增殖。川芎嗪能明显抑制血管平滑肌细胞(VSMC)数目的增长和细胞对^{3}H-TdR的摄取,其作用与PGI_2产物(6-K-PGF_{1a})含量增加有关[6]。川芎嗪还能降低AngⅡ诱导的血管平滑肌细胞(VSMC)的增殖,减低蛋白激酶C(PKC)与细胞外信号调节激酶ERK1/2表达,且呈现出量-效关系,抑制NF-κB的活化,抑制PDGF-B介导的信号转导[7]。川芎嗪还可能通过促进VSMC凋亡和分化。可显著抑制兔VSMC增殖,使处于G_1期的VSMC显著增多,S期和G_2+M期的细胞减少;同时抑制VSMC中c-fos和c-myc基因的表达。川芎嗪有抑制慢性低O_2高CO_2肺动脉高压和肺血管重建的作用,通过抑制肺细小动脉的增殖、促进肺细小动脉凋亡起效。对于低O_2高CO_2肺动脉高压大鼠,川芎嗪治疗后平均肺动脉压(mPAP)、右心室重量比、WA/TA比值明显降低,肺细小动脉凋亡指数升高,Bcl-2含量降,Bax含量、Bax/Bcl-2比值显著升高。川芎嗪可抑制冠状动脉旁路移植术(CABG)后血管内皮损伤及后冠脉左前降支LAD平滑肌细胞表达Ⅷ胶原反应性的上调和促进p53表达。

川芎嗪对血管的作用还表现为保护内皮细胞。川芎嗪与脂质过氧化内皮细胞预孵育后,细胞存活率明显增加,MCP-1、ICAM-1mRNA的表达水平明显下调[8]。

(3)抗缺血再灌注损伤:川芎具有一定的抗缺血再灌注损伤的作用,对于肺、心脏、肾、脑、肝、视网膜等部位发生的缺血再灌注损伤有保护作用,能维持脏器的生理功能,其作用的发挥与抗氧化、抗细胞凋亡等有关。川芎嗪和阿魏酸钠是主要的活性成分。

肺缺血再灌注损伤兔,缺血前1小时静脉滴注川芎嗪,能使肺泡上皮细胞凋亡指数降低,肺组织中Fas/FasL mRNA的表达减少,说明川芎嗪因抑制Fas/FasL,而减轻由Fas/FasL系统激活导致的细胞凋亡,从而对缺血再灌注肺具有保护作用[9]。

含川芎嗪血清对0.25mol/L 1.1-二苯基-2-三硝基苯肼(DPPH)或0.06mol/L次黄嘌呤(HX)和2.0U/L黄嘌呤氧化酶(XO)诱导内外源性自由基所致心肌损伤具有明显保护作用[10];川芎嗪能改善家兔心肌缺血再灌注损伤时心脏血流动力学异常,可使左心室室内压峰值(LVP)及其最大正负变化速率(LV±dp/dt_{max})增大,可使再灌注室性心律失常(VA)发生率、死亡率降低和窦性心律恢复时间缩短;川芎嗪预处理可显著改善大鼠离体心脏I/R损伤时的左心功能,减少梗死面积与心律失常的发生率,提高心肌组织中SOD与GSH-Px活性、降低MDA含量、上调HSP70的表达;TMP预处理的延迟保护作用可被Act D所取消;可降低心肌缺血再灌注损伤大鼠p38MAPK的活性,抑制TNF-α和IL-6的表达而发挥心肌保护作用。

川芎嗪可通过减少氧自由基的生成,增强氧自由基的清除,抑制脂质过氧化反应,有效减轻肾缺血再灌注损伤，也与 Bcl-2 蛋白表达增强和 Bax 蛋白表达减弱介导的肾脏细胞凋亡有关[11]。

川芎嗪可减轻脑缺血再灌注损伤，使 MDA 含量明显下降，GSH 含量和 GSH-px，SOD 活性增高，脑组织超微结构损伤程度明显减轻，减低脑组织 MMP-9 的表达[12]；川芎嗪能减少线栓法制作大鼠大脑中动脉阻塞的局灶性脑缺血再灌注模型大脑皮质内 COX-2 表达，抑制对大鼠局灶性脑缺血再灌注后脑组织 Calpain 活性而减少神经细胞凋亡。

(4)对脑和神经的作用：川芎嗪对于各种原因引起的脑损伤有保护作用，其机制研究主要围绕其抗氧化、抑制凋亡来进行。川芎嗪能减轻 KCN 造成脑缺氧，双侧结扎颈动脉造成脑缺血所致的大鼠、小鼠的脑组织损伤和脂质过氧化物的增加。促进急性实验性兔脑缺血后血浆和脑脊髓中强啡肽 $A_{1\text{-}13}$ 样免疫活性物质-ir-$DynA_{1}$-I_{3} 的含量明显升高使其正常化，并能提高缺血脑线粒体膜的流动性，保护脑细胞膜 Ca^{2+}-Mg^{2+} ATP 酶活性，降低细胞内 Ca^{2+} 的超载[13]。

川芎嗪通过抗自由基，对 β-淀粉样蛋白(amyloid-beta protein，Aβ)诱导损伤的原代培养海马神经元以及谷氨酸损伤海马神经元有保护作用，这一作用与葛根素有协同作用。川芎嗪对 AD 模型、蛛网膜下腔出血、重型脑损伤等各种类型的脑损伤均有保护作用。川芎嗪能减轻缺氧缺血性脑损伤(HIBD)模型海马区细胞损伤，减轻神经细胞的凋亡程度[14]，含川芎嗪的玻璃化保存液能够在－20℃条件下，通过调节 Bcl-2 和 Bax 的表达而有效抑制雪旺细胞的凋亡。川芎嗪可抑制坐骨神经慢性压迫性损伤(CCI)神经病理痛模型大鼠 L4/L5 段背根神经节 P2X3 受体的表达，从而对 P2X3 受体介导的神经病理痛产生抑制作用[15]。

川芎嗪对于癫痫具有治疗作用。川芎嗪能抑制青霉素致痫大鼠、戊四氮致痫大鼠癫痫发作，对幼鼠惊厥性脑损伤也有保护作用，其作用机制可能与通过白细胞介素-1 对免疫-神经的调节有关，与调节海马内 cAMP、cGMP 含量变化有关，可能通过抑制脑内 Glu 的产生，促进脑内 GABA 的产生，从而使神经元的兴奋性降低，抑制了癫痫的发生[16]。川芎嗪能提高惊厥幼鼠的海马 SOD 活性及 T-AOC 水平、降低 MDA 含量。

川芎嗪能明显拮抗 LPS，使体外血脑屏障模型对 ^{125}I-BSA 的通透量明显增加，脑微血管内皮细胞紧密连接蛋白 ZO-1 表达下降。提示川芎嗪对 LPS 诱导的体外血脑屏障通透性增高具有保护作用，其机制与它能影响血脑屏障紧密连接蛋白 ZO-1 表达有关[17]。

川芎水煎剂、川芎的甲醇和己烷两种提取物能改善或部分改善东莨菪碱造成的记忆获得障碍，但对亚硝酸钠造成的记忆巩固障碍和 40%乙醇造成的记忆再现障碍无明显影响。川芎嗪可改善 AD 模型小鼠学习记忆能力，使 D-ga1 与 NaNO 联合诱导的 AD 模型鼠与 A1C1 诱导的 AD 模型鼠的逃避潜伏期缩短；鼠脑组织中，AChE 活性降低分别 16%和 19%；使 SOD 活性分别提高 50%和 39%；使 MDA 含量分别降低 27%和 34%；可明显降低两种 AD 模型鼠脑组织中 AB、NF-κB 的表达[18]。

(5)对肺的保护作用：川芎嗪 80mg/kg 腹腔注射可使慢性缺氧大鼠肺动脉压、cGMP 含量和肺组织 NOS 基因的 mRNA 表达指标逆转；降低慢性缺氧高二氧化碳大鼠的肺动脉压力，而不降低动脉血氧分压，且对右心功能具有保护作用，是一种降低慢性阻塞性肺部疾病肺动脉高压的理想药物。川芎嗪可抑制慢性阻塞性肺疾病(COPD)模型大鼠气道炎症，降低支气管肺泡灌洗液(BALF)中 TNF-α 浓度，抑制炎症细胞生成。川芎嗪抑制缺氧性肺血管收缩(HPV)反应的作用，且与剂量有关。川芎嗪能有效地降低肺水肿时血浆和支气管肺泡灌洗液的 TXB_2 含量。川芎嗪对香烟烟雾所致急性肺损伤具有保护作用，主要是川芎嗪抑制了氧自由基的释放，从而保护细胞膜，减轻肺损伤。川芎嗪可明显减少急性肺血栓栓塞症大鼠ET-1、COX-2、CD54的表达，减轻炎症反应[19]。川芎嗪对于哮喘有确切的治疗作用，川芎嗪可在转录和蛋白水平抑制哮喘大鼠肺组织α-平滑肌肌动蛋白（α-SMA）的过度表达，通过使哮喘肺组织GATA-3下调、T-bet上调进而调节Th_1/Th_2细胞因子比例，从而扭转哮喘时的Th_2细胞优势，改善相应炎性症状。川芎嗪能降低肺纤维化大鼠血清及肺组织匀浆中Ⅲ型胶原Col-Ⅲ及层粘连蛋白LN水平，是其抗肺纤维化的作用机制之一。

(6)对心脏的影响：川芎煎剂使离体蟾蜍和蛙心脏收缩振幅增大、心率减慢。静脉注射川芎嗪40mg/kg对麻醉开胸猫，能抑制心肌收缩力，80mg/kg能显著抑制心脏功能，并致心律失常。给麻醉犬及清醒高血压犬静脉注射川芎嗪，可使心率加快，这些作用可被普萘洛尔（静脉注射1～2mg/kg）对抗，而不被利舍平封闭，去迷走神经的麻醉犬心脏对川芎嗪仍有明显反应。椎动脉注入较大剂量川芎嗪，其心血管作用不明显，提示川芎嗪并不直接作用于中枢。川芎大剂量可明显抑制培养乳鼠心肌$^{45}Ca^{2+}$内流。川芎嗪抑制心肌收缩的作用被钾通道阻滞剂四丁胺（1mol/L）明显对抗。川芎嗪40mg/kg可对抗毒毛花苷G所致的实验性豚鼠心律失常和$CaCl_2$所致的小鼠室颤。

川芎嗪对大鼠离体心脏具有负性变时性、降低心律失常发生率的作用，对大鼠离体心脏的氧反常起到有效地保护作用；川芎嗪对结扎冠脉造成犬实验性心肌梗死，能减少心肌梗死范围、减轻病变程度，减少心肌坏死量的作用，电镜观察川芎嗪对心肌细胞线粒体有一定的保护作用。川芎嗪10mg/L能降低10mol/L AngⅡ诱导的心肌细胞蛋白合成速率增加，抑制心肌细胞PDGF-β受体以及ERK1/2表达，这可能是川芎嗪治疗心肌肥大的重要机制之一。

川芎嗪对溶血磷脂酸（LPA）致心肌成纤维细胞（CFs）分泌TGFβ1的抑制作用也随浓度的升高而增强，其中5mg/ml TMP抑制作用随时间的延长而显著增强，10、20mg/ml浓度则在作用72小时后抑制作用显著增强。提示川芎嗪通过抑制TGFβ1的分泌抑制CFs增殖，作用时间以72小时以上为佳。

(7)对肾的保护作用：川芎嗪对5/6肾切除致慢性肾衰竭、糖尿病肾病、马兜铃酸性肾损伤、免疫性肾损伤均具有保护作用，降低血肌酐、尿素氮，24h尿蛋白定量，减轻肾脏病理形态，并能对抗自由基引起的脂质过氧化损伤。川芎嗪能降低慢性肾衰竭大鼠肾组织中TGF-β的表达，延缓慢性肾衰竭的进展[20]。川芎嗪能使糖尿病肾病大鼠肾小管间质巨噬细胞（ED-1）、单核细胞趋化蛋白-1（MCP-1）、细胞间黏附分子-1（ICAM-1）mRNA表达、结缔组织生长因子（CTGF）、骨桥蛋白（OPN）表达减少。川芎嗪可通过调节血管内皮生长因子（VEGF）表达改善马兜铃酸引起的大鼠肾功能减退和肾小管间质损害。川芎嗪明显抑制大鼠肾皮质近曲小管细胞PTC和远曲小管细胞DTC$^{45}Ca^{2+}$的摄取，但对$^{45}Ca^{2+}$的外排无明显影响，对PTC和DTC胞膜腺苷酸环化酶活性无影响，但使细胞内cAMP含量显著降低[21]。

(8)对肝脏的作用：川芎嗪对于各种肝损伤具有保护作用。川芎嗪联合依达拉奉（ED）能降低脓毒血症大鼠血和肝组织·OH活力及血TNF-α、IL-6浓度，有抑制炎症反应和保护肝功能的作用。TMP能显著降低D-氨基半乳糖肝损伤小鼠血清中升高的GPT、GOT，降低XOD活力和过氧化物终产物MDA的含量。对氧化应激引起的肝脏GSH含量下降具有升高作用[22]。TMP可以显著降低离体培养中染毒肝细胞中的GPT水平。

川芎嗪对肝纤维化有改善作用。川芎嗪抗纤维化的可能机制是抑制肝星状细胞的增殖，促进基质金属蛋白酶 13 的表达，从而促进胶原降解，使细胞外基质减少[23]。川芎嗪可显著改善肝纤维化动物病理分级程度；显著降低大鼠血清 ALT、AST、ALP、HA、LN、C-Ⅳ水平，提高 A/G 比值；下调 TGFβ-1、TIMP-1 表达。川芎嗪（终浓度 30μg/ml）能抑制体外培养的成纤维细胞Ⅰ、Ⅲ型前胶原 mRNA 表达；明显的抑制 HSC-T6 增殖，有一定的量效关系。使 α-平滑肌肌动蛋白（α-SMA）表达减少，核因子-κB（NF-κB）表达减少，并降低透明质酸质量浓度；促进基质金属蛋白酶 13 的表达，随药物浓度增大，基质金属蛋白酶 13/基质金属蛋白酶组织抑制因子 1 比值增大；抑制细胞因子 TGFβ-1、胶原酶抑制因子 TIMP-1 表达增高。

（9）抗肿瘤作用：川芎嗪能明显抑制 LPS 诱导的 TNF-α 释放，呈剂量依赖性[24]。川芎嗪可明显抑制 Lewis 肺癌细胞在小鼠体内的生长和转移，与顺铂联用有协同作用，其作用机制可能与抑制微血管生成和降低 P-选择素表达有关。川芎能降低 ^{60}Coγ 射线以及氮芥所致大鼠的死亡，可用于肿瘤患者的放射治疗的辅助疗法。阿魏酸钠可提高动物急性放射病的存活率，减轻血小板下降并加速其恢复，刺激小鼠造血功能。临床可用于治疗放射病，再生障碍性贫血、粒细胞减少症及血小板减少症等。川芎嗪作用 Colon26 肿瘤细胞后可明显下调其免疫抑制分子的分泌，影响其免疫抑制效应的发挥；通过下调肿瘤细胞分泌免疫抑制分子而阻碍肿瘤细胞产生免疫抑制，可能是川芎嗪的抗瘤效应机制之一。

2. 祛风止痛　《本草汇言》曰："川芎，上行头目，下调经水，中开郁结，血中气药。……味辛性阳，气善走窜而无阴凝黏滞之态。虽入血分，又能去一切风，调一切气。"

（1）镇静镇痛作用：川芎对中枢神经系统有镇静作用。川芎煎剂 25～50g/kg 能抑制大鼠自发活动，能延长小鼠戊巴比妥钠的睡眠时间，但对咖啡因的兴奋无拮抗作用，也不能防止戊四氮及可卡因所引起的惊厥。灌胃川芎水提液 10g/kg 对醋酸所致小鼠扭体反应有明显的抑制作用。小剂量川芎挥发油对大脑活动有抑制作用，对延髓的血管运动中枢、呼吸中枢及脊髓反射功能均有一定的兴奋作用，大剂量则转为抑制大脑和脑干，随之抑制延髓中脑和脊髓反射功能，导致血压、体温下降，呼吸困难、运动麻痹、终至虚脱。

（2）解除平滑肌痉挛作用：川芎煎剂 12g/kg 或 20g/kg，经十二指肠给药，对在位兔子宫呈现明显收缩作用。川芎浸膏溶液对离体妊娠家兔子宫试验表明：小剂量能兴奋子宫平滑肌，使其张力增加，收缩力增强。大剂量则抑制子宫收缩，甚至麻痹，如具给妊娠大鼠或家兔连续注射 1%川芎浸膏 40ml/kg，可使胎仔死于子宫内。对离体家兔或豚鼠小肠平滑肌也有作用：小剂量抑制其收缩，大剂量则使肠管运动停止。川芎嗪（6.17mg/ml）对盐酸肾上腺素或氯化钾引起的血管收缩均有抑制作用。而川芎成分阿魏酸及川芎内酯对挛缩平滑肌也有解痉作用。藁本内酯可明显解除乙酰胆碱、组胺及氯化钡引起的气管平滑肌痉挛收缩，阻止免疫复合物的形成，对炎症有限制作用，对中性粒细胞释放溶酶体功能及趋化性有明显抑制作用。藁本内酯经实验研究证实，具有平喘作用，用于哮喘持续状态疗效显著，并对豚鼠回肠、结肠及输精管有解痉作用。此外，藁本内酯还具有拮抗子宫收缩的作用。

（3）保护胃黏膜损伤：川芎嗪灌胃给药能显著减轻乙醇所致胃黏膜损伤的程度，此作用与其能增加胃壁结合黏液量，减少丙二醛含量，降低胃排空率有关。川芎提取物（5g/kg 和 10g/kg）可降低吲哚美辛、幽门结扎法两种模型动物的胃溃疡发生率，使溃疡减轻，溃疡面积明显减小，并能使幽门结扎大鼠的胃液量减少，胃液 pH 值提高，溃疡抑制率达 61.5%以上[25]。

3. 其他作用

(1)解毒作用:川芎嗪可有效地预防环孢素 A 所导致的离体灌注肾 RPF、GFR 下降及 RVR 升高等血流动力学障碍,而 EDRF 抑制剂可阻抑川芎嗪的上述作用。川芎嗪能显著降低卡那霉素耳中毒豚鼠耳蜗组织 SOD 活力和 MDA 含量,听力得以改善。川芎嗪对急性百草枯中毒所致肺、肾损伤有保护作用,川芎嗪能降低 NO 及 iNOS 水平,能降低 NF-κB 及 iNOS 水平,降低肾组织 NF-κB 及 iNOS 水平,减轻百草枯中毒大鼠的组织损伤[26]。川芎嗪减少庆大霉素(GM)中毒豚鼠耳蜗血管纹热休克蛋白 HSP70mRNA 表达,改善听力功能。川芎嗪明显降低链霉素导致的豚鼠听觉脑干反应 ABR 听阈升高,能明显增大豚鼠耳蜗外毛细胞 Ca^{2+} 敏感钾电流,并呈浓度依赖关系。提示川芎嗪通过增大钾通道电导而拮抗链霉素耳毒性作用[27]。

(2)解热作用:川芎挥发油有解热作用,可能通过影响中枢单胺类神经递质含量起到解热作用,使家兔下丘脑 5-HT 与 NE 的比例关系发生明显变化,5-HT 的含量也降低;可能是抑制大鼠下丘脑 COX-2 的表达从而减少 PGE2 的产生使中枢体温调定点下调达解热效应[28]。

(3)抑制免疫的作用:川芎嗪呈浓度依赖性抑制 T 淋巴细胞增殖;其作用可能与下调 T 细胞转铁蛋白受体的表达,减少细胞对铁离子摄入有关[29]。

【体内过程】

给犬分别灌胃高低剂量的川芎嗪后,大部分从胃肠道迅速吸收,分布较广,迅速消除的特点。以肝含量最高,肾、脑次之,可通过血脑屏障,与冰片合用,可提高脑内的含量。最终主要由肾脏排出体外。给犬静注 19.52mg/kg 川芎嗪,发现属于一室开放模型。$t_{1/2}$ 为 27.5 分,V_d 为 1.33L/kg。主要分布于肝、胆、小肠、大脑和肾脏等器官。尤其是以肝肾为明显。盐酸川芎嗪 30mg/kg 给大鼠静脉注射,呈二室开放模型,$t_{1/2\alpha}$ 为 1.414 小时,$t_{1/2\beta}$ 为 1.6953 小时,K_{21} 为 2.280h^{-1}、K_{10} 为 0.860h^{-1},K_{12} 为 2.6723h^{-1},AUC=83.3660mg,Vc=0.4182L/kg。体外实验表明,川芎嗪主要在肝脏代谢,CCl_4 肝损伤后川芎嗪的 $T_{1/2\beta}$ 延长。给人一次肌注川芎嗪 140mg 后 0.25~0.5 小时达吸收高峰,药物分布及消除迅速。静脉滴注 80mg,3~4 小时,其平均血药峰浓度为(407.49±84.68)ng/ml,于停药 3~8 小时后已检测不到川芎嗪。给大鼠一次静脉注射盐酸川芎嗪 30mg/kg 后,肝脏摄取率最高。AUC 为 247.9/(小时·L),其他依次为心脾、脑、睾丸、肺、肾、肌肉、血浆。各组织药物的消除速度依次为:脾、血浆、肌肉、肺、脑、肾、肝、睾丸及心脏。体内药物平均驻留时间(MRT)为 4.27 小时。

采用反相高效液相色谱法测定了正常人单剂量口服川芎单煎剂后体内阿魏酸(FA)的经时浓度,FA 的体内分布和代谢等合单室模型。

以死亡为指标,根据药物累积法原理,测定小鼠口服及腹腔注射川芎挥发油的表观药动学参数,结果 LD_{50}(腹腔注射)=(517.5l±90.01)mg/kg;按 290mg/kg 剂量腹腔注射,其体存量的表观药动学过程符合一室开放模型,K_e=0.466h^{-1},$t_{1/2}$(K_e)=1.5 小时。LD_{50}(口服)=(2982.37±345.12)mg/kg,按 1548mg/kg 剂量腹腔注射,其体存量的表观药动学过程符合一室开放模型,Ke=0.246h^{-1},$t_{1/2}$(Ke)=2.8 小时。口服相对生物利用度为 17.5%[30,31]。

【毒理研究】川芎水提物给小鼠腹腔和肌内注射 LD_{50} 分别为 65.86g/kg 和 66.42g/kg,川芎嗪小鼠静脉注射的 LD_{50} 为 239mg/kg。小鼠每日灌服川芎嗪 5mg/kg 或 10mg/kg,连续 4 周，动物体重、血象、肝、肾功能和病理组织学检查均未明显异常。川芎提取物 1.5g/kg，3g/kg 给大鼠灌服 21 天，药后 1 周发现竖毛、鼻孔四周有血液样的附着物，有流涎现象。高剂量组尿中乙酰葡萄糖氨基酶活性下降，血液中 Hb 和血细胞比容显著降低而血小板容积显著升高。最大溶血点和溶血终点显著下降。生化检验发现血清中磷脂、总胆固醇、α-淀粉酶、Ca^{2+} 增加，总胆红素、乳酸脱氢酶、K^{+}、Cl^{-} 减少。肝碱性磷酸酶、谷草转氨酶、乳酸脱氢酶减少。组织病理检查无发现异常。两组肝重量均显著增加。

【主治】中风头痛，风湿痹痛，月经不调，经闭腹痛，疮疡肿痛，胸胁刺痛，跌打肿痛。

【现代应用】

1. 头痛　川芎祛风止痛之功颇佳，又秉升散之性，能上行头目。前人有“头痛必用川芎”经验，为治疗头痛之要药。对外感风寒头痛，常配白芷、防风、细辛等品，如川芎茶调散；对血虚头痛，可与当归、地黄、白芍、菊花同用；对风热头痛，可配菊花、石膏、僵蚕同用，即川芎散；对风湿头痛，可配羌活、藁本、防风等，如羌活胜湿汤；对肝气郁滞所致瘀血头痛，可配伍柴胡、枳壳、赤芍、桃仁、红花。

2. 心脑血管病　本品对心血管疾患，特别是脑血管疾病有较好的疗效。对冠心病患者，川芎及其有效成分，均可缓解心绞痛，改善心电图，减少或停用硝酸甘油。川芎的有效成分阿魏酸钠通过降低冠心病心绞痛患者 HSCRP、TNF-α、IL-6 的水平达到治疗冠心病的作用。对于冠心病患者，在常规治疗基础上加用丹参、川芎，能明显改善患者的 TG、CHO 及 LDL 水平，全血黏度、血浆黏度明显降低。提示联合丹参、川芎治疗可以改善脂代谢障碍与血液流变性异常，对冠心病有明显的疗效[32]。还可以用于脑梗死的治疗。有报道称用川芎有效部位提取物（主要成分为藁本内酯和阿魏酸）分装而制成的川芎胶囊（心脑脉络通），用于治疗短暂性脑缺血发作（TIA）。老年闭塞性动脉硬化症血瘀证和非血瘀证患者，给予川芎嗪治疗，血小板 CD62p 的表达水平下降[33]。

3. 治疗肾脏疾病　用川芎嗪治疗 42 例小儿急性肾炎，急性肾炎的水肿、高血压、血尿等三大症状的缓解以及实验室检查血浆蛋白、甘油三酯、血肌酐、尿素氮等改善，均优于对照组。盐酸川芎嗪可以促进废用肾单位逆转，从而加速肾脏的新陈代谢与修复，有效保护残余肾单位，改善肾功能，使血清尿素氮（BUN）、肌酐（Scr）、尿酸（UA）下降，延缓 CRF 的进展。紫癜性肾炎（HSPN）患儿常规综合治疗基础上予以川芎嗪 8～10mg/(kg・d) 静滴，疗程 2～4周。治疗后血浆 ET-1、TXA_2 水平均较治疗前明显下降，PGI_2 水平较治疗前明显升高。川芎嗪能纠正 TXA_2、PGI_2 失衡，改善血液高凝状态，有利于肾损伤修复。

4. 川芎嗪治疗哮喘有明显效果　川芎嗪具有早期抑制血清 p-选择素的过度表达而阻止哮喘的进展作用。急性发作期哮喘患者，在对照组常规吸入激素治疗的基础上，加用川芎嗪注射液 2.5～5mg/(kg・d)，加入 5% 葡萄糖或葡萄糖盐液中分 2 次静滴，连用 10d 治疗后外周血培养上清 PBMC 中 NF-κB 活性均较治疗前明显下降。血浆 IL-10 水平均较治疗前明显上升，两组患者治疗前日、夜间症状评分差异无统计学意义。治疗 10d 后日、夜间症状评分均较治疗前明显下降，说明川芎嗪治疗哮喘的作用机制可能是通过上调 IL-10 水平，使 NF-κB 活性降低，从而抑制气道炎症，缓解气道痉挛，降低气道高反应性，达到治疗哮喘的目的[34]。支气管哮喘患者常规治疗＋川芎嗪治疗后外周血 TGF-β1 浓度较治疗前有不同程度降低[35]。

5. 酒精性肝病　酒精性肝病患者复方甘草酸苷组、川芎嗪组联合治疗 4 周后血清肝纤维化指标、瘦素及肿瘤坏死因子 α 显著下降。

【不良反应】对国内医药期刊报道的30例川芎嗪不良反应病例进行分类统计分析。川芎嗪致不良反应与性别无关，其出现时间可发生于用药后的各个时间段。不良反应累及机体多个器官系统，临床表现复杂多样，主要表现为变态反应，严重者可出现过敏性休克[36]。

主要参考文献

[1] 朱陵群，等. 川芎嗪对家兔膜性肾炎时血小板功能的影响. 中国病理生理杂志，1995，11(4)：382

[2] 马海涛，等. 川芎嗪抑制体外循环中血小板活化的实验研究. 苏州医学院学报，1995，5(1)：9

[3] 张琦，等. 丹参素、川芎嗪对小鼠外周血造血干细胞动员作用的研究. 实用临床医学(江西)，2008，9(5)：7

[4] 石力夫，等. 藁本内酯分解前后川芎挥发油对兔球结膜微循环影响的比较. 中国药理学与毒理学杂志，1995，(2)：157

[5] 黄燮南. 川芎嗪舒血管作用的部位差异性及其对钙释放的抑制. 中国药理学与毒理学杂志，1997，11(3)：199

[6] 罗红琳，等. 川芎嗪抗离体培养动脉平滑肌细胞增殖作用的实验研究. 华西药学杂志，1997，12(1)：6

[7] 孙银平，等. 川芎嗪对血管平滑肌细胞增殖及蛋白激酶C通路的影响. 时珍国医国药，2009，20(7)：1654

[8] 李翠乔. 天然药物川芎嗪对脂质过氧化内皮细胞的保护作用研究. 科学技术与工程，2008，8(17)：4789

[9] 王晓杨，等. 肺缺血再灌注损伤中Fas/FasL系统的表达及川芎嗪的影响. 中国病理生理杂志，2007，23(10)：1973

[10] 刘红，等. 川芎嗪对自由基致大鼠离体心脏损伤的保护作用. 中药药理与临床，2007，23(5)：68

[11] 王汉民，等. 川芎嗪对大鼠肾脏缺血/再灌注损伤保护作用及抗细胞凋亡作用. 第四军医大学学报，2008，29(9)：833

[12] 李友清，等. 阿魏酸钠对犬心脏停跳复苏后脑缺血再灌注损伤的影响. 湖南医科大学学报，1995，20(5)：415

[13] 刘新峰，等. 川芎嗪对急性脑缺血后脑组织 Ca^{2+} 和 Ca^{2+}-Mg^{2+} ATP酶活性的影响. 南京大学学报. 自然科学版，1995，31：91

[14] 张丽霞，等. 川芎嗪对缺氧缺血脑损伤大鼠神经细胞凋亡的影响. 解剖学杂志，2009，32(3)：291

[15] 高云，等. 川芎嗪对大鼠坐骨神经慢性压迫性损伤L4/L5段背根神经节P2X3受体表达的影响. 中国药理学与毒理学杂志，2008，22(6)：412

[16] 朱晓琴. 川芎嗪对癫痫的作用及其与神经递质关系的研究. 时珍国医国药，2007，18(10)：2391

[17] 彭镜，等. 川芎嗪对内毒素脂多糖诱导的体外血脑屏障模型通透性增高的保护作用及其机制. 解剖学杂志，2007，30(5)：594

[18] 赵琳，等. 川芎嗪对阿尔茨海默病模型小鼠学习记忆能力的影响及其机制初探. 中国药理学通报. 2008. 24(8)：1088

[19] 张凌，等. 川芎嗪对急性肺血栓栓塞症大鼠ET-1、COX-2、CD54表达的影响. 华中科技大学学报：医学版，2008，37(1)：31

[20] 黄小妹，等. 川芎嗪、苯那普利对5/6肾切除大鼠肾小管间质低氧及微血管生成的作用. 华中科技大学学报：医学版，2008，37(6)：812

[21] 梁翠茵，等. 川芎嗪对大鼠肾小管细胞钙转运的影响. 中国药理学与毒理学杂志，1995，9(4)：274

[22] 朱晓琴，等. 川芎嗪对小鼠化学性肝损伤保护作用的实验研究. 辽宁中医杂志，2008，35(1)：138

[23] 王文丽，等．川芎嗪对肝星状细胞基质金属蛋白酶 13 和金属蛋白酶组织抑制剂 1 表达的影响．中国组织工程研究与临床康复，2009，13(11)：2075

[24] 邱海波，等．地塞米松、布洛芬和川芎嗪对脂多糖诱导肿瘤坏死因子 Q 产生的影响．中国药理学报，1997，18(1)：67

[25] 王丽娟，等．川芎对实验性胃溃疡的影响．天津商业大学学报，2008，28(3)：7

[26] 刘勇涛，等．川芎嗪对百草枯中毒大鼠肾组织核因子-κB 及 iNOS 表达的影响．山东医药，2009，49(9)：22

[27] 汤浩，等．川芎嗪抗链霉素耳毒性作用及其对豚鼠耳蜗外毛细胞钾通道的影响．生理学报，2007，59(4)：534

[28] 杨金蓉，等．川芎挥发油对发热大鼠下丘脑环氧化酶-2 表达的影响．时珍国医国药，2009，20(2)：315

[29] 张涛，等．川芎嗪对 T 淋巴细胞活化增殖的影响．中国老年学杂志，2009，29(13)：1658

[30] 潘嘉，等．毒效学方法测定川芎挥发油药动学参数．中药药理与临床，1999，15(1)：18

[31] 林萍，等．阿魏酸钠对冠心病心绞痛患者炎性细胞因子的影响．中国中医药科技，2008，15(5)：327

[32] 王亚玲，等．丹参与川芎联合用药对冠心病患者脂代谢及血液流变性的影响．时珍国医国药．2009，20(9)．2169

[33] 马民，等．川芎嗪对老年闭塞性动脉硬化症血瘀证患者 CD62p 基因表达的调控．中国老年学杂志，2009，29(3)：327

[34] 潘法．川芎嗪对哮喘患者外周血核因子-κB 和白细胞介素-10 的影响及临床疗效观察．实用医学杂志，2009(14)：2297

[35] 袁晓梅．川芎嗪对支气管哮喘患者外周血 TGF-β1 水平的影响．西安交通大学学报：医学版，2008，29(6)：714

[36] 曾聪彦，等．川芎嗪致 30 例不良反应文献分析．中国药房，2008，19(24)：1908

延 胡 索

本品为罂粟科植物延胡索 *Corydalis* W. T. Wang 的干燥块茎。含有近 20 种生物碱，多为双骈异喹啉类，分属于原小檗碱型和原阿片碱型生物碱。其中以原小檗碱型生物碱尤其重要。本型生物碱又分为叔胺和季铵碱类，以延胡索乙素（为消旋四氢帕马丁、四氢掌叶防己碱，dl—tetrahydropalmatine），甲素（延胡索碱，d-corydaline）、丑素和去氢延胡索甲素的生物活性较强，镇痛作用以乙素为最强，其有效成分为左旋体，又名罗通定。延胡索味辛、苦，性温。归肝、脾、心经。

【功效与药理】

1. 理气止痛　《本草纲目》记载："专治一身上下诸痛，用之中的，妙不可言。"凡气血瘀滞、不通则痛，若气行血活，通则不痛，故本品为活血理气止痛之良药。主要与镇痛作用、镇静催眠等药理作用有关。

(1)镇痛作用：延胡索多种制剂、醇浸膏、醋制流浸膏及散剂均有很强的镇痛作用，以醋煮延胡索作用较为明显[1]。延胡索的镇痛作用均在半小时内达峰值，维持时间约 2 小时。延胡索中总碱的镇痛效价约为吗啡的 40%，以乙素最强，丑素次之，甲素最弱，但都不如吗啡。镇痛关键的作用部位是伏膈核（D_2/D_3受体，DAT）、弓状核（D_2受体）与 PAG（End 支配区）。延胡索水提取物的镇痛也可能与抑制甘氨酸激活的大鼠 PAG 神经元离子流有关；这种抑制作用能部分被纳曲酮或 4-乙基顺丁烯二酰亚胺所抵消[2]。左旋四氢帕马丁（l-THP，延胡索乙素）可能通过阻断 D_1 多巴胺受体使脑内纹状体亮氨酸脑啡肽含量增加，而产生镇痛作用。l-THP 没有成瘾性，给猴每天剂量从 60mg/kg 开始，逐渐加到 200mg/kg，连续给药 3 个月，停药后并无戒断症状出现。动物实验曾发现 l-THP 及丑素对大鼠镇痛作用可产生耐药性，但较吗啡慢 1 倍，与吗啡有交叉耐药现象。

(2)镇静催眠：延胡索及其有效成分左旋四氢帕马丁，对兔、犬及猴均有镇静催眠作用。出现催眠作用的同时，伴有脑电变化。正常家兔的皮层脑电以低幅快波为主，静注 l-THP 15～20mg/kg 后，脑电即转为高幅慢波，此时对电刺激皮肤的惊醒反应明显消失，历时 40 分钟，对皮层、皮层下电活动及中脑网状结构和下丘脑诱发电位均有抑制作用，而且还可阻断脑干网状结构的一些下行功能，其作用机制不同于氯丙嗪、利舍平及吗啡。

l-THP 作用同吩噻嗪类安定药有许多共同之处，本品引起的睡眠状态，即使在大剂量也易惊醒；可使猴驯化；具有一定的镇吐和降低体温作用[3]；能对抗苯丙胺的中枢兴奋作用和毒性作用；不出现帕金森样反应；左旋四氢帕马丁(100mg/kg)能引起大鼠的僵住症，它可被东莨菪碱所增强，不受纳洛酮所影响，又可被氨氧醋酸所增强，表明本品与阿片受体无关，与阻断 DA 受体、Ach 受体及 GABA 能系统有关。

(3)抗焦虑作用：口服 dl-THP 可明显增强 γ-氨基丁酸(GABA)受体功能结合位点与标记配体结合的活性。其 50%竞争性抑制结合浓度(IC_{50})为 2.62μm；竞争结合常数(Ki)为 0.61μm。这一新的发现提示 dl-THP 是作用于 GABA 受体苯二氮结合位点(BDZ)的配体。口服 dl-THP 小鼠表现为进入高台十字迷宫开放侧次数和时间明显增加，以及在四孔箱中探头和竖身次数比空白对照组减少。这一检测结果体现了 dl-THP 具有抗焦虑的药效作用。GABA 受体阻断剂可阻断 dl-THP 的抗焦虑药效作用，说明 dl-THP 的药效作用与 GABA 受体结合活性有关[4]。

(4)抗溃疡、抑制胃酸分泌：延胡索有保护实验性胃溃疡的作用，其抗溃疡、抑制胃酸分泌作用，初步认为与机体儿茶酚胺有关，可能通过下丘脑-垂体-肾上腺系统实现。同时，四氢帕马丁还有抗 5-HT 的作用。l-THP 能剂量依赖性抑制正常小鼠小肠推进运动；在较大浓度时，对家兔离体十二指肠的自发性收缩呈抑制作用，亦能松弛豚鼠回肠，提示 l-THP 对肠平滑肌具有抑制作用。l-THP 能使 His 和 Ach 致豚鼠回肠收缩的量效曲线非平行右移，最大反应压低，表明 l-THP 对这两种介质引起的平滑肌收缩具有非竞争性拮抗作用。l-THP 能抑制高钾去极化以及氯化钡引起的结肠带收缩，且 l-THP 抑制氯化钡引起结肠带收缩的 IC_{50} 大于氯化钙引起结肠带收缩的 IC_{50}。说明 l-THP 抑制外钙内流的作用较抑制内钙释放的作用更敏感，提示 l-THP 对肠平滑肌可能具有非特异性钙拮抗作用[5]。

(5)对子宫平滑肌的影响：四氢帕马丁能抑制子宫平滑肌收缩运动，可使子宫平滑肌收缩波的频率减慢。在加入 H_1 受体阻断剂苯海拉明后，四氢帕马丁使子宫平滑肌的收缩频率降低，收缩波间隔的持续时间延长，而收缩振幅增高；在加入 α 受体阻断剂酚妥拉明后，四氢帕马丁抑制子宫平滑肌的作用与单独使用四氢帕马丁相比无显著性差异；在加入吲哚美辛抑制前列腺素合成酶合成和释放后，可以使收缩波的频率降低，振幅减小，收缩波间隔持续时间延长；加入 L 型 Ca^{2+} 通道阻断剂维拉帕米后四氢帕马丁对未孕大鼠离体子宫平滑肌的运动有抑制作用，收缩间隔时间延长，但振幅不变。提示：四氢帕马丁抑制大鼠子宫平滑肌收缩运动的部分作用可能与 L 型电压依赖性 Ca^{2+} 通道使平滑肌细胞内 Ca^{2+} 浓度降低有关，也可能与前列腺素的合成与释放有关[6]。土延胡索总碱小剂量对大鼠离体子宫有兴奋作用，大剂量则产生抑制作用。

2. 活血化瘀　延胡索既入血分，又入气分，既能行血中之气，又能行气中之血，以入血分为主，故有“血中之气药”之称。其活血化瘀主要与以下药理作用有关。

（1）增加冠脉流量，保护心肌：延胡索可增加离体兔的冠脉流量，提高小白鼠耐缺氧能力，对异丙肾上腺素诱导大鼠心肌坏死有一定的保护作用，还可扩张外周血管，降低血压和血脂作用。延胡索的季铵碱类，特别是去氧延胡索甲素，可增加冠脉流量和心肌营养血流量，具有保护心肌缺血，对冠心病有治疗作用。延胡索全碱注射液能部分改善麻醉犬血流动力学，显著减慢麻醉犬心率，增加 CBF；降低 DAP，减少 TTI、TPVR，增加 SI、SV，但对 CO 无明显影响[7]。

（2）抑制心肌钙离子：l-THP 和消旋四氢帕马丁对 KCl、$CaCl_2$、去甲肾上腺（NE）等所致兔动脉条收缩，呈非竞争性拮抗作用。初步认为对 NE 的拮抗作用主要是通过抑制细胞内 Ca^{2+} 释放来实现，而对受体控制性 Ca^{2+} 通道抑制性作用较弱。

（3）保护脑缺血损伤：采用非开颅可逆性大鼠大脑中动脉栓塞法造成脑缺血再灌注损伤，四氢帕马丁 10mg/kg、20mg/kg 在缺血前 2 分钟静注，可剂量依赖性缩小脑梗死范围，减轻缺血再灌注脑电活动抑制，明显减轻脑水肿，降低缺血再灌注引起的脑 Ca^{2+} 聚集。

（4）抗心律失常作用：四氢帕马丁可明显抑制正常豚鼠心室肌细胞，延迟整流钾电流（IK）和内向整流钾电流（IKI），并呈剂量依赖性。结论：四氢帕马丁抗心律失常作用机制可能与它对心肌细胞钾通道作用有关，dl-THP 可抑制 IK 和 IKI，使动作电位时程（APD）和有效不应期（ERP）延长从而发挥其抗心律失常作用[8]。

（5）抗肺动脉高压：四氢帕马丁（dl-THP）可抑制低 O_2 高 CO_2 肺动脉高压大鼠的肺动脉压（mPAP）增高，肺细小动脉管壁面积/管总面积（WA/TA）、肺细小动脉中膜平滑肌细胞核密度（SMC）、肺细小动脉中膜厚度（PAMT）显著增高；肺细小动脉Ⅰ型胶原的相对含量增高；肺细小动脉 c-jun mRNA、c-fos mRNA 的表达增高；大鼠肺细小动脉内皮组胞基本扁平，结构基本正常，中膜平滑肌细胞增生较轻，胶原少见；外膜胶原纤维较明显减少，外膜仅有少量胶原纤维。肺细小动脉 ERK2、Ⅰ型胶原的相对含量降低。显示四氢帕马丁能明显抑制肺动脉血管的重构，而抑制 c-jun mRNA、c-fos mRNA 表达可能是其重要的机制之一[9]。

（6）对胸主动脉条的作用：延胡索对 NE 引起的动脉条收缩有解痉作用，延胡索与当归或莪术配伍后拮抗 NE 收缩动脉作用下降，四氢帕马丁是抑制 NE 收缩动脉的活性物质。

（7）抗肿瘤：四氢帕马丁（Tetrahydropalmatine，Tet）：在浓度小于 2.5μg/ml 时对 MCF-7 无毒性作用，2.5μg/ml 的 Tet 可明显逆转 MCF-7/ADM 耐药细胞的耐药性，能使 MCF-7/ADM 细胞 P-gp 蛋白的表达明显下降，TopoⅡ的表达显著升高。提示 Tet 具有逆转 MCF-7 细胞 MDR 的作用，主要通过下调肿瘤细胞内 P-gp 的表达、上调 TopoⅡ的表达而达到逆转耐药的效果[10]。延胡索总碱对 HepG2 细胞有显著的增殖抑制作用，且呈剂量-效应关系，其半数抑制浓度为（26.61±1.17）μg/ml；延胡索总碱作用于 HepG2 细胞 24、48h 后，检测的 15 种 microRNAs 均有变化，尤以 let-7a 表达的上调和 mir-221、mir-222 表达的下调为明显[11]。

3. 其他作用

（1）戒毒作用：l-THP 和含四氢小檗碱同类物（THPB）的中药有抗吗啡，海洛因，可卡因或苯丙胺类毒品所引起的成瘾性作用[12]，能减轻戒断症状和精神依赖性，且 l-THP 的该作用呈剂量依赖性抑制作用。l-THP 可拮抗吗啡抑制 β-内啡肽（β-EP）释放的作用，加速自然戒断大鼠血中β-EP水平的恢复；解除外源性阿片类物质(EOC)对内源性阿片肽(EOP)系统的抑制，增加β-EP的前体物阿黑皮素原POMC的mRNA表达。l-THP对吗啡依赖后TM免疫阳性神经元水平升高和D_1RmRNA、D_2RmRNA基因表达功能下调，均有显著逆转作用。提示l-THP可能是通过作用于中脑边缘DA系统，调整脑内DA神经系统功能，使脑内β-EP释放增加而影响稽延性戒断症状及复吸行为。

(2)对内分泌系统的影响：dl-THP可作用于视丘、促进大鼠脑下垂体分泌促肾上腺皮质激素，但继续用药，可产生耐药性。dl-THP还可影响甲状腺功能，使甲状腺重量增加及抑制小白鼠动情周期的作用。

(3)抑菌作用：延胡索乙醇提取抑菌效果优于水提取，以正丁醇作萃取液抑菌效果最明显；薄层层析结果表明有抑菌活性的物质Rf值为0.80。所得提取物对金黄色葡萄球菌抑制效果最好，最低抑菌浓度为2mg/ml，大肠杆菌次之，铜绿假单胞菌最弱。延胡索氯仿提取液在125mg/L的情况下，对盾壳霉属的葡萄白腐病菌和弯孢属的玉米弯孢叶斑病菌的抑制率为80%以上[13]。

此外，延胡索对2型糖尿病大鼠葡萄糖耐量无明显影响；但能降低内皮素(ET)、血浆血栓素B_2(TXB_2)和6-酮-前列腺素F1α(6-K-PGF1α)，提示延胡索具有改善血液的高凝状态的作用。延胡索总生物碱能使D-半乳糖所致衰老模型小鼠记忆恢复正常，能升高脑组织中SOD、CAT、ChAT的含量，降低AChE的含量，显示出延缓衰老的作用。延胡索总生物碱能使小鼠自主活动次数减少，常压耐缺氧能力提高，显示其能增强小鼠抗疲劳能力和耐缺氧能力，提高小鼠的抗应激能力。乙素对四氯化碳引起的肝损伤具有明显的保护作用[14]。

【体内过程】

乙素口服后吸收迅速而完全，极易透过血脑屏障，体内分布以脂肪中最高，肺、肝、肾次之，以后随着内脏含量的下降，反而脂肪中含量增加，以原形从尿中排泄为主，粪便较少。大鼠皮下注射乙素后12小时内排出约占给药量的80%以上。

四氢帕马丁(延胡索乙素)单体、延胡索药材生品和醋炙品$t_{1/2}$为(5.66±1.92)、(4.24±1.54)、(4.35±1.34)小时；T_{max}为(1.5±0.5)、(1.0±0.55)、(0.5±0.68)小时；C_{max}为(0.71±0.29)、(0.37±0.11)、(0.67±0.35)μg/ml；AUC_{0-1}为(2.58±0.85)、(1.96±0.69)、(2.95±1.61)μg/ml。说明延胡索生品和醋炙品均能缩短四氢帕马丁(延胡索乙素)的达峰时间[16]。

【毒理研究】小鼠灌服延胡索醇浸膏LD_{50}为(100±4.53)g/kg。乙素、丙素、丑素给小鼠静脉注射的LD_{50}分别为146g/kg、151～158g/kg、100g/kg。含总生物碱0.61%的粗浸膏，小鼠灌服LD_{50}为2 840(2 500～3 230)mg/kg，癸素腹腔注射小鼠的LD_{50}为127mg/kg。麻醉猫静脉注射乙素40mg/kg后，出现血压下降、心率减慢。正常兔静注乙素(20～40mg/kg)后，呼吸短暂兴奋，当剂量增至60mg/kg时，则出现呼吸抑制。当每天给猴灌服85mg/kg连续2周时，除出现镇静、催眠作用外，于药后4～7天，先出现短时兴奋，继而出现高度抑制。但感觉仍存在，随后发生四肢震颤性帕金森综合征。心电图、呼吸仍正常，尿中有管型，几天后渐渐恢复。肉眼观察内脏无明显变化，病理组织学检查发现心、肾有轻度肿胀。延胡索40g/kg给予小鼠后，病检肝脏有轻度肿大，当归、莪术配伍后加大延胡索给药剂量未见异常[15]。

【主治】胸胁刺痛、脘腹疼痛、闭经痛经，跌打肿痛。

【现代应用】

1. 镇痛　四氢帕马丁对内脏疾病所致疼痛、神经痛及月经痛均有较好的缓解作用，对心痛和脑震荡头痛的疗效也较好。其对分娩痛和产后宫缩疼痛也有一定的疗效。但对外科性锐痛及周围神经性疼痛的止痛作用较内科钝痛为差。

2. 失眠　罗通定可用于失眠患者，临睡前服用，20～30 分钟即可入睡，可减少多梦现象，且次日无头昏、乏力、精神不振等后遗反应。

3. 局部麻醉　以 0.2%延胡索碱注射液，进行门诊手术麻醉 105 例，以及 0.3%至 0.6%四氢帕马丁注射液作局部麻醉 220 例，均获得良好的效果。

【不良反应】延胡索毒性较低，治疗剂量无明显不良反应。用临床剂量的 25～120 倍还未发生毒副作用。但临床应用偶有嗜睡、眩晕、乏力。大剂量可出现呼吸抑制或帕金森综合征。

主要参考文献

[1] 张先洪，等．延胡索不同炮制品镇痛抗炎作用研究．时珍国医国药，2009，20(2)：449

[2] Cheong B S，等．延胡索水提取物对甘氨酸诱导的大鼠导水管周围灰质神经元离子流的调节作用．国外医药·植物药分册，2005，20(6)：260

[3] 刘国卿，等．四氢巴马汀等单胺排空作用的比较．药学学报，1988，23(10)：721

[4] 郑辉，等．探讨延胡索乙素与 γ-氨基丁酸受体关系以及抗焦虑药效作用实验观察．中国临床医药研究杂志，2004，(118)：5

[5] 王贵林，等．左旋四氢巴马汀对肠道平滑肌的作用．中药药理与临床．2002.18(3)：9

[6] 徐敬东，等．延胡索对未孕大鼠离体子宫平滑肌运动的抑制作用．中国组织工程研究与临床康复，2007，11(21)：4178

[7] 刘嘉，等．延胡索全碱注射液对麻醉犬血流动力学的影响．中国现代药物应用，2008，2(7)：6

[8] 刘玉梅，等．延胡索乙素对豚鼠单个心室肌细胞钾离子通道的影响．中国药理学通报，2005，21(5)：599

[9] 周向锋，等．延胡索乙素对低 O_2 高 CO_2 肺动脉高压大鼠 c-jun、c-fos 表达的影响．中药药理与临床，2005，21(6)：23

[10] 张晓丽，等．延胡索乙素逆转多药耐药性人乳腺癌细胞 MCF-7. 中药药理与临床，2005，21(6)：19

[11] 张国铎，等．延胡索总碱对人肝癌细胞系 HepG2 抑制作用及其对 microRNA 表达谱的影响．南京中医药大学学报，2009，25(3)：181

[12] 金国章，等．左旋四氢巴马汀(l-THP)的镇痛和抗毒品复吸(relapse)的作用机制．中国药理通讯，2008，25(3)：1

[13] 申晓慧，等．延胡索、白头翁提取液的离体抑菌作用测定．延边大学农学学报，2006，28(1)：35

[14] 闵春艳，等．延胡索、淫羊藿、丹参配方颗粒对大鼠大脑匀浆乙酰胆碱酯酶的抑制作用．南京中医药大学学报，2004，20(1)：35

[15] 王胜春，等．当归、莪术、延胡索及其配伍对小鼠的毒性反应．时珍国医国药，2004，15(4)：211

[16] 窦志英，等．延胡索乙素和延胡索炮制品提取物的药动学比较．中药材，2007，30(12)：1499

郁　金

郁金 *Curcuma Aromatica* Salisb. 为姜科多年生宿根草本植物。药用其干燥块根。其主要化学成分为姜黄素($C_{21}H_{20}O_6$)，其挥发油中主要成分为倍半萜烯($C_{15}H_{24}$)、倍半萜烯醇($C_{15}H_{23}OH$)、樟脑等。郁金味辛、苦，性寒凉。归肝，肺经。

【功效与药理】

1. 清心解郁　郁金具清心解郁的功效，主要与其抗心肌缺血、扩张血管、抗血栓形成的作用有关。郁金复方制剂丁郁四神散能对抗垂体后叶素和异丙肾上腺素激发的心肌缺血作用，并能明显降低血浆 TXB_2 含量，增加血清 SOD 含量，郁金还有扩张血管，抗血栓形成的作用[1]。

2. 行气、活血、化瘀　郁金活血化瘀而制止疼痛，行气解郁而泄肝郁，故《本草经疏》中称其为“血分之气药”，具行气、活血、化瘀的功效，主要与其改善其血液流变性及核酸代谢、降血脂、镇痛、影响细胞因子分泌等作用有关。

(1)降血脂、改善血液流变性和影响环核苷酸代谢作用：给高脂饲养 15 天后的大鼠灌服单味郁金和白金降脂丸(郁金、白矾)，4 周后血胆固醇和甘油三酯明显下降，并明显降低高酯大鼠全血黏度和血浆比黏度，提高主动脉壁 cAMP 水平[2]。

(2)对胃黏膜血浆生长抑素(SS)、血管内皮生长因子(VEGF)和环氧合酶(COX-2)的影响：郁金水提物、石油醚提取物和乙醇提取物灌胃小鼠，均能明显提高小鼠胃组织和血浆的 SS 水平[3]。温郁金水蒸气蒸馏提取液可下调饮用 N-亚硝基胍(MNNG)大鼠胃黏膜 VEGF 和 COX-2 的表达，降低胃癌发生率，具有较好的胃癌化学预防潜力[4]。

(3)镇痛：黔产毛郁金根茎的水提取物(AQE)和乙醇提取物(ALE)有明显的镇痛作用，均能明显抑制小鼠扭体反应及延长热致痛潜伏期[5]。

3. 利胆退黄　郁金入胆经，能利胆退黄，其功效与其保护肝细胞、抗炎、抗氧化、免疫抑制的作用有关。

(1)保护肝细胞：广西桂郁金对四氯化碳和 D-氨基半乳糖盐酸盐所致小鼠急性肝损伤具有保护作用。小鼠血清谷丙转氨酶(ALT)、谷草转氨酶(AST)含量降低($P<0.01$ 或 $P<0.05$)，结果显示郁金对小鼠急性肝损伤有明显的保肝作用[6]。

(2)抗炎作用：黔产毛郁金根茎水提取物(AE-A)能明显抑制小鼠二甲苯致耳廓肿胀及棉球肉芽肿增生[7]。

(3)免疫抑制作用：郁金 1 号注射液能明显减少正常小鼠的溶血素含量和脾细胞 PFC，对 T 淋巴细胞转化有明显的抑制作用，以 1∶20 时抑制最强；用 10%郁金水浸醇提液 0.06ml/10g 肌内注射 4 天，可明显降低腹腔巨噬细胞的吞噬活性，抑制网状内皮系统吞噬胶体的作用，表明郁金对特异性免疫(体液免疫和细胞免疫)和非特异性免疫均有明显的抑制作用[8]。

(4)抗氧化作用：温郁金提取液通过保护或提高抗氧化酶(SOD、GSH-Px 和 CAT)的活力，减少脂类过氧化物的产生，从而发挥抗辐射和氧自由基损伤的作用[9]。

4. 其他作用

抗缺氧：利用常压密闭耐缺氧实验和断头实验复制小鼠急性缺氧模型，采用低张性缺氧模型观察郁金的抗缺氧作用。结果表明郁金对小鼠急性缺氧条件下的存活时间显著延长，小鼠断头喘息时间、断头后张口次数均明显增加，提高脑组织 SOD 活性、降低 MDA 含量，明显对抗模型组小鼠脑组织血管周围炎性水肿和脑膜下出血的病理表现，提示郁金对低张性缺氧小鼠脑组织有一定的保护作用[10]。

【毒理研究】小鼠腹腔注射温郁金Ⅰ号注射液 LD_{50} 为 23.7ml/kg[11]。

【主治】经闭痛经，胸腹胀痛、刺痛，热病神昏，癫痫发狂，黄疸尿赤等症。

【现代应用】

1. 心绞痛，心律失常　用郁金粉治疗期前收缩 56 例，每次 10g，每天 3 次，3 个月为 1

个疗程，显效 21%，好转 17%，总有效率 65%[12]用丁郁四神散治疗心绞痛患者 31 例，14 天为 1 个疗程，结果治疗组心绞痛显效率为 41.9%，总有效率为 93.5%，对照组的心绞痛显效率为 29%，总有效率为 83.9%；治疗组心电图显效率为 16.4%，总有效率为 61.3%；对照组心电图显效率为 9.7%，总有效率为 38.7%（$P<0.05$）[1]。

2. 肝炎　以郁金注射液静脉滴注治疗急性黄疸性肝炎 30 例，14 天为一个疗程，症状改善的有效率是 100%，PTG 降低有效率为 80%[13]。以温郁金 I 号注射液治疗急性病毒性肝炎 16 例，能降低 GPT，促进总蛋白、白蛋白和球蛋白的合成，促进肝功能的恢复[14]。

3. 胆囊炎，胆石症　胆道排石汤（柴胡、郁金等）具有清热利胆、通里排石的作用，治疗胆石症、胆道感染 54 例，痊愈率为 85%[15]。利胆化瘀解毒汤（柴胡，郁金等）治疗急性胆囊炎 108 例，总有效率为 95.3%[16]。以姜黄、郁金为主治疗慢性胆囊炎 108 例取得较好的疗效[17]。

主要参考文献

[1] 姜国峰．丁郁四神散治疗冠心病心绞痛临床观察及实验研究．福建中医药，1994，(5)：10

[2] 童燕龄．桃仁郁金汤治疗高脂血症 62 例临床观察．浙江中西医结合杂志，2001，11(6)：372

[3] 徐毅，等．温郁金对鼠血浆和胃组织生长抑素水平的影响．中国中西医结合消化杂志，2004，8，12(4)：222

[4] 俞林峰，等．温郁金对饮用 MNNG 大鼠胃黏膜血管内皮生长因子和环氧合酶-2 表达的影响．胃肠病学，2007，12(3)：140

[5] 黄勇其，等．黔产毛郁金的镇痛、止血作用实验研究．现代中药研究与实践，2004，18(4)：46

[6] 秦华珍，等．广西桂郁金对小鼠急性肝损伤的保护作用．广西中医学院学报，2008，11(1)：1

[7] 黄勇其，等．黔产毛郁金与姜黄的抗炎镇痛作用及急性毒性比较．时珍国医国药，2007，18(5)：1053

[8] 李凌夫．郁金 1 号注射液对正常小鼠免疫功能的影响．中医药学报，1987，(2)：39

[9] 王滨，等．温郁金提取液在辐射损伤过程中对抗氧化酶活力的影响．中医药学报，2000，(2)：74

[10] 李宗花，等．郁金对低张性缺氧小鼠脑功能的影响．中国康复理论与实践，2007，8，13(8)：710

[11] 梁德年．中药温郁金 I 号注射对纯系 ACL 小鼠的镇痛生化药理作用的研究．中医药信息，1987，(1)：40

[12] 马胜兴．郁金治疗过期前收缩动 56 例疗效观察．北京中医，1984，(3)：18

[13] 袁伟俊．郁金注射液治疗急性黄疸性肝炎疗效回顾，吉林中医药，1996，(1)：16

[14] 俞彩珍．中药温郁金对病毒性肝炎治疗作用的研究．黑龙江中医药，1992，(5)：44

[15] 朱连才．中西医结合治疗胆石症、胆道感染 54 例．陕西中医，1994，(11)：504

[16] 王柏林．利胆化瘀解毒汤治疗急性胆囊炎 108 例．陕西中医，1994，(11)：503

[17] 郝左太．姜黄、郁金为主治疗慢性胆囊炎 108 例疗效对比观察．中医药研究，1994，(3)：12

姜　黄

本品为姜科植物姜黄 *Curcuma longae* L. 的根茎，姜黄的主要有效成分为姜黄素（Curcumin）、去甲氧基姜黄素（Demethoxycurcumin）、去二甲氧基姜黄素（Bidemethoxycurcumin），合称为类姜黄素（Curcuminoids），通常所说的姜黄素是这三种成分的总称。姜黄的另一个有效成分是挥发油，含量 4.2%～14%，其中主要有姜黄酮（Turmerone）、姜烯（Zingiberene）、龙脑（Borneo），也有少量的水芹烯、1,8-桉叶素、香桧烯、芳-姜黄酮、莪术醇、丁香烯。姜黄中还有阿拉伯糖、果糖、葡萄糖、脂肪油、淀粉及具没药烷骨架的倍半萜。姜黄味苦、辛，性温。归肝、脾经。

【功效与药理】

1. 破血行气　姜黄味苦、辛，性温，既入血分活血化瘀，又入气分行散滞气，为破血行气之品，具有较强的祛瘀作用，此功效与现代药理中的降血脂、抑制血小板聚集、抗血栓形成及保肝利胆等作用相关。

(1)降血脂作用：含姜黄素20%的姜黄色素可明显降低高脂血症大鼠血清、主动脉和肝脏的胆固醇及甘油三酯的含量[1]。姜黄素可使高血脂大鼠的血浆胆固醇、血浆甘油三酯，血浆β-脂蛋白明显降低，其中血浆甘油三酯可降至正常值。姜黄素能提高载脂蛋白A水平，并降低血及肝中过氧化脂质，增加抗氧化能力和SOD活性，可降低血清低密度脂蛋白胆固醇(LDL-C)含量和增加高密度脂蛋白胆固醇(HDL-C)含量[2]。

(2)抑制血小板聚集和抗血栓形成：姜黄素可明显抑制血小板聚集功能。在体外对猴的PRT所作的血小板聚集试验中，姜黄素在$1\times10^{-5}\sim1\times10^{-3}$mol/L浓度时对ADP诱导的血小板抑制率为14.43%～66.47%，对胶原(50μg/ml)诱导的血小板聚集抑制率为19.20%～66.70%，此作用强于同浓度的阿司匹林。在体外大鼠主动脉条前列环素合成的试验中，姜黄素在1×10^{-3}mol/L浓度时可增加PGI_2的作用，而阿司匹林在此浓度对其有抑制作用。在体内试验中，大鼠灌服姜黄素100～300mg/kg后抽取其血液中所制成的PRP可抑制胶原诱导的血小板聚集作用，抑制率为59.13%～83.0%；灌服阿司匹林100mg/kg后对抑制大鼠血小板聚集的作用与灌服等量姜黄素相当。体内PGI_2合成试验表明，灌服姜黄素100mg/kg及200mg/kg可使大鼠血管PGI_2合成量增加，当剂量增至300mg/kg时，PGI_2合成作用反而降低。而阿司匹林剂量为25～100mg/kg时，均降低PGI_2的合成。此外，适量的姜黄素尚有提高纤溶活性的作用。

(3)保肝作用：姜黄素可抑制细胞色素P450(CYP450)活性，抑制黄嘌呤氧化反应，抑制Fe^{2+}诱导的氧化损伤，抑制NO生成，抑制CCl_4等肝毒性物质的氧化损伤，还能够抑制多种参与炎症反应的细胞因子，诸如环氧合酶-2(COX-2)、前列腺素、单核细胞趋化蛋白-1(MCP-1)、肿瘤坏死因子(TNF)、白介素-1(IL-1)等；能抑制NF-κB活性；诱导肝星状细胞发生凋亡；抑制大鼠肝星状细胞(HSC)活化，抑制胶原合成，激活过氧化物酶体增殖体活化受体γ活性[3-6]。姜黄素对四氯化碳(CCl_4)、D-氨基半乳糖诱导及卡介苗+脂多糖诱导小鼠急性肝损伤有保护作用，其发挥保肝作用的机制主要与清除肝脏自由基、抑制肝脏炎症反应以及抑制肝星状细胞活化等有关。

(4)利胆作用：姜黄素、挥发油、姜黄酮以及姜烯、龙脑和倍半萜醇都有利胆的作用，能增加胆汁的分泌和生成，并能促进胆囊收缩，其中姜黄素作用最强。静脉注射姜黄酸钠25mg/kg，能使麻醉狗胆汁分泌量增加100%，而且可降低胆汁中固体浓度，但胆盐、胆固醇、胆红素分泌总量却有所增加，脂肪含量不变。姜黄的精油能增加总胆酸和固体物质的量，这是精油中d-樟脑成分所致。姜黄的煎剂和浸剂的利胆作用较弱。

(5)抗动脉粥样硬化：姜黄素降血脂的作用提示姜黄素有抗动脉粥样硬化的作用。此外，姜黄素能纠正高脂血症家兔内皮活性物质的紊乱，改善内皮舒张功能；可阻止高半胱氨酸诱导的猪冠状动脉内皮功能障碍[2]；还能纠正高脂血症家兔内皮活性物质的紊乱，改善内皮舒张功能。其对内皮的保护作用机制可能与抑制细胞间黏附分子-1(ICAM-1)、血管细胞黏附分子-1(VCAM-1)和P-选择素的表达的有关[7]。综上所述，姜黄素对血管内皮有保护功能，从而防止动脉粥样硬化的产生。

(6)保护心肌缺血性损伤：姜黄素可使异丙肾上腺素诱导大鼠心电图缺血性改变(J点

下移)减轻,抑制血清 CPK、LDH、GOT 活性升高,抑制 FFA(游离脂肪酸)含量升高,并可降低缺血心肌组织中 MDA 的含量,且这一作用呈现剂量依赖关系。姜黄素还可提高大鼠心肌耐缺氧能力,对大鼠心肌的缺血性损伤具一定的保护作用,其机制可能与清除自由基功能关。姜黄素能降低冠脉阻力,增加冠脉流量,减少心肌耗氧量,减轻心肌缺血程度和缺血范围,缩小心肌梗死面积[8]。

2. 通经止痛　姜黄入肝经血分,能活血通经止痛。一切瘀血所致痛经、经闭、产后瘀滞腹痛,均可随证配伍用之,其功效与兴奋子宫平滑肌有关。姜黄 50%煎剂及 2%盐酸浸剂对小鼠豚鼠离体子宫呈兴奋作用,50%煎剂 5ml 灌肠或 50%盐酸浸剂 5ml 静注,可引起家兔子宫瘘管阵发性收缩加强,1 次给药持续 5~7 小时。姜黄粉的石油醚、乙醇和水提取物均有抗孕作用。姜黄终止小鼠妊娠的作用可被黄体酮所对抗,还可明显抑制假孕小鼠创伤性子宫蜕膜瘤的生长,故推测姜黄引起动物早期妊娠的机制很可能是由于抗孕激素和宫缩作用所致[9]。

3. 其他作用

(1)抗炎作用:姜黄素对急性和慢性炎症模型均有抗炎活性。腹腔注射姜黄的各种提取物(石油醚、醇或水)对角叉菜胶诱导的大鼠足跖急性肿胀均有对抗作用,以水提物的活性最强。口服姜黄素对大、小鼠角叉菜胶诱导的急性炎症也有效,但口服剂量要比腹腔注射剂的量高得多,小鼠口服 ED_{50} 为 100.2mg/kg,大鼠为 48.0mg/kg。局部注射姜黄素 3mg 对以白陶土引起的大鼠炎症抑制率,24 小时为 19.7%;48 小时为 22.4%。大鼠口服姜黄 3mg/kg 或姜黄酸钠 0.1mg/kg 对甲醛所致关节炎的抑制率为 45%,其作用相当于腹腔注射氢化可的松 5mg/kg 所产生的作用。在棉球、甲醛致关节炎和肉芽肿试验中,腹腔注射 10mg/kg 姜黄石油醚提取物的活性与 5mg/kg 氢化可的松作用相当。每日灌服姜黄挥发油 0.1ml/kg 能抑制福氏佐剂诱导的大鼠关节炎。姜黄素的抗炎活性可能与抑制 LPS 诱导的 KC 分泌炎症细胞因子有关[5]。

(2)抗肿瘤:姜黄素可抑制多种肿瘤细胞系的生长,显著减少肿瘤数目,缩小瘤体体积。可预防化学性和放射性物质所诱导的实验性动物肝癌、食管癌、胃癌、皮肤癌、大肠癌、胰腺癌、乳腺癌等。在体外,姜黄素对人胃癌 MGC803 和 SGC7902、人肝癌 Bel7402、人白血病 K562、小鼠 S_{180} 肉瘤及艾氏实体瘤等多种肿瘤细胞具有明显的杀伤作用。应用 MTT 法检测姜黄素对肝癌细胞(SMMC-7721)、宫颈癌细胞(Hela)、结肠癌细胞(SW480)、红白血病细胞(K562)、舌癌细胞(Tca-8113)、T 淋巴瘤细胞(Jurkat)、喉癌细胞(Hep-2)的影响,并同步观察其形态学变化。结果显示,姜黄素在 20μmol/L 浓度时对 Jurkat 有较强抑制作用,对 SMMC-7721 有抑制作用;姜黄素 40μmol/L、60μmol/L 对 SMMC-7721、Hela、K562、Jurkat 有抑制作用,对 SW480、Tca-8113 有较低抑制作用,对 Hep-2 无抑制作用;姜黄素对除 Hep-2 之外的 6 种细胞形态均有影响。表明姜黄素能抑制多种肿瘤细胞增殖,同时引起相应细胞的形态学改变[10-12]。

姜黄素的抗肿瘤作用机制主要与调控癌基因和抑癌基因表达,下调 NF-κB,抑制iNOS、COX-2 活性,诱导细胞周期停滞和细胞凋亡,抑制肿瘤血管生成,抑制尿激酶(uPA)活性和 MMP9 分泌,阻断肿瘤细胞生长信号传导通路,增加肿瘤细胞对化疗的敏感性有关,还可通过抑制鸟氨酸脱羧酶、黄嘌呤氧化酶、细胞色素 P450 同工酶的活性,促进谷胱甘肽 S 转移酶和 NADPH 的增加以及通过对 MAPK 信号转导通路的调控等机制起到预防肿瘤发生的作用[13]。

(3)抗病原微生物作用：姜黄的醇提取液 0.5～5.0mg/ml，姜黄素和挥发油 5～100μg/ml 可抑制八迭球菌、高夫克氏菌、棒状杆菌和梭状芽胞菌。姜黄素 1∶10^6 浓度对微珠菌也有抑制作用[14]。姜黄乙醚和氯仿提取物在体外对几种致病皮肤真菌有抑制作用[15]；挥发油对痤疮丙酸杆菌也有较强的抑制作用，作用强于甲硝唑[16]。姜黄挥发油对红色毛癣菌、石膏样毛癣菌、絮状表皮癣菌、石膏样小孢子菌、羊毛状小孢子菌、许兰氏毛癣菌、白色念珠菌、新生隐球菌、裴氏着色真菌、申克氏孢子菌等有一定的抑制作用[17]。在光照射的条件下，姜黄素杀菌力显著增强，微克当量的姜黄素就显示出很强的光毒性反应。这种光毒性只存在有氧的情况下产生，其机制可能与过氧化氢的产生有关。在可见光照射的条件下，低浓度姜黄素就可对伤寒杆菌和大肠杆菌产生光毒性作用，此作用可作为光敏化药应用于牛皮癣、癌症、细菌和病毒性疾病的光疗。

(4)对胃肠的作用：

1)抗溃疡作用：姜黄乙醇提取物对低温约束应激性、幽门结扎性及吲哚美辛、利舍平、5-羟色胺等引起的溃疡有明显的抗溃疡作用。对囊肿毁坏剂(80%乙醇、0.6mmol/L 盐酸、0.2mmol/L 氢氧化钠及 25% 氯化钠)引起的胃损伤有保护作用，可使胃黏膜壁明显增厚，也使大鼠胃腺内非蛋白巯基含量恢复。而高剂量姜黄素则可导致溃疡，每日服 100mg/kg，超过 6 天，即可引起大鼠胃溃疡。预先应用肾上腺素受体拮抗剂、胆碱受体拮抗剂、5-羟色胺或组胺(H_1)受体拮抗剂对姜黄素诱发的胃溃疡有保护作用，而 H_2 受体拮抗剂甲硫米特则能完全防止胃溃疡的发生和黏液分泌的减少[18]。

2)解痉作用：姜黄素钠对豚鼠离体回肠有解痉作用，其拮抗烟碱肠痉挛的 ED_{50} 为 30.2μg/ml，拮抗乙酰胆碱的 ED_{50} 为 77.2μg/ml，拮抗组胺的 ED_{50} 为 81.8μg/ml，拮抗 5-羟色胺的 ED_{50} 为 82.8μg/ml，拮抗氯化钡的 ED_{50} 为 171.4μg/ml。口服姜黄素钠后血中不能达到上述浓度，故推测其解痉作用是口服药物在胃肠道产生的局部作用[18]。

3)治疗结肠炎作用：姜黄素对三硝基苯磺酸(TNBS)诱导的实验性结肠炎也有治疗作用，可能通过调节肠道局部和机体 Th_1/Th_2 平衡，抑制 IBD 模型大鼠肠黏膜胞质 IKB 的降解并抑制胞核 NF-κB 的激活，降低 COX-2 的活性，降低 MMP-9 的表达；抑制肠炎模型大鼠肠黏膜致炎因子 IL-1βmRNA 的高表达，提高抗炎因子 IL-10mRNA 的低表达，降低肠组织中的 MDA、MPO 的活性和升高 SOD、GsH-Px 的活性以及抑制 NF-κB 的激活和 TNF-α 的表达而达到抗炎目的[19]。

(5)对代谢的影响：姜黄素能明显降低代谢综合征大鼠血浆 TNF-α 和血清 sICAM-1 水平，改善胰岛素抵抗，阻止或延缓动脉粥样硬化的发生[20-21]。不同浓度姜黄素对 3T3-L1 前脂肪细胞具有促进增殖和抑制增殖双重作用，低浓度姜黄素促进细胞增殖，高浓度姜黄素抑制细胞增殖。姜黄素通过促进 3T3-L1 前脂肪细胞的分化增加脂肪细胞对胰岛素的敏感性，这可能是其防治糖尿病的机制之一。姜黄素能够提高大鼠骨骼肌的抗氧化能力，促进高强度运动时组织的糖供应能力，提高运动大鼠的运动能力，延缓大鼠运动性疲劳的产生[22]。

此外，姜黄挥发油、姜黄素具有祛痰、镇咳、平喘[23]、减轻肺纤维化[24]和的抗突变作用[25]。姜黄素对原代培养的肾母细胞瘤细胞有明显的抑制作用，呈剂量依赖性[26]。姜黄素具有抗抑郁[27]、抗氧化作用[14,17]，可通过降低细胞内的活性氧水平，保护线粒体功能和调节细胞凋亡蛋白等途径保护皮层神经细胞的氧化损伤[28]。

【体内过程】吸收：大鼠口服姜黄素 400mg 后有 60%被吸收，给药 24 小时后留在盲肠、结肠等较低部位的姜黄素约为给药量的 38%，在肝门和心脏血液中未能测到姜黄素。给药

0.25 小时与 24 小时之间，从肝、肾组织中仅测到 20μg。提示姜黄素不易被吸收入血，但未随粪便排出体外的药物如何处置仍然不明。分布：口服姜黄素后，姜黄素似不在体内存留。用比色法未检测出姜黄素 15 分钟～24 小时后心脏血液样品中有姜黄素存在(0.5μg/ml 水平)。在同样时间内，门静脉血中仅有痕量(<5μg/ml)，肝和肾中的量<20μg/g。代谢和排泄：姜黄素静脉注射或加至离体肝脏的灌流液中时，以数百倍的浓度梯度迅速运送至胆汁，大部分被代谢。在离体肝细胞或肝脏微粒体悬浮液中，有 90%的姜黄素于 30 分钟内代谢。姜黄素在胆道中的主要代谢物为四氢姜黄素的葡萄糖醛酸苷和六氢姜黄素。在尿中未见姜黄素排出，如果全部姜黄素被吸收，在肝脏代谢之后，主要就是从胆汁排泄，如大鼠口服姜黄素 1g/kg 后，有 75%自粪便排出，尿中仅有痕量。大鼠口服 0.6mg/kg ^{3}H-姜黄素，有 89%的量在 72 小时内自粪便排出，6%的同位素标记物由尿排出。腹腔给药后，约有 73%放射性物自排出，11%在胆汁中[29]。

【毒理研究】

给小鼠灌服 6g/kg 的姜黄色素胶囊剂，未能测出 LD_{50}。分别给大鼠、豚鼠和犬每日灌服姜黄 500mg/kg，大鼠连续 52 周，豚鼠连续 13 周，犬连续 13 周，均未发现有明显副作用。大鼠灌服姜黄浸膏 0.5g/kg、2g/kg 及 5g/kg(相当于人用量 5、20 和 50 倍)，共 30 日，亦未见明显副作用。大鼠每日灌服姜黄素 1800mg/kg；猴每日灌服 800mg/kg，连续 3 个月，结果显示，除部分大鼠食欲减退外，其对动物的生长、行为、生化及组织病理的各项参数，均未发现任何中毒证据。

将姜黄油树脂(Turmeric oleoresin)(内含姜黄素 17.5%，挥发油 33.66%)拌入饲料中喂猪，每日 60mg/kg、296mg/kg 及 1551mg/kg(相当于姜黄素 105mg/kg、518mg/kg 和 250mg/kg)，连续 102～109 日，结果发现高剂量组猪的肝和甲状腺明显增重，统计结果表明有显著性差异，提示姜黄素的毒性反应存在动物性差异性。

在染色体致畸试验中，小鼠单次灌服姜黄醇提出物 500mg/kg 的致染色体畸变数为 6.22%。而在小鼠灌服姜黄素 800mg/kg 和 1600mg/kg，家兔灌服 300mg/kg 和 600mg/kg 均未表现出致畸作用。

【主治】胸腹疼痛，风湿肩臂痛，闭经，跌打损伤，病毒性肝炎，动脉粥样硬化。

【现代应用】

1. 高脂血症　姜黄片(每片含生药 0.3g)，给予 90 例高脂血症患者，每日 3 次，每次 6 片，全部患者的总胆固醇与治疗前相比均有下降。12 例患者 β-脂蛋白的测定结果比治疗前显著下降。停药后半年复查 20 例，其中 18 例未见回升[30]。

2. 心绞痛　《本草述》记载"姜黄散治心痛不可忍"，《相氏家方》载姜黄散(姜黄、当归、木香、乌药)治九种心病，发作无时。

3. 风湿性关节炎　作短期双盲交叉研究，无论客观还是主观指标，姜黄素均有明显的改善效果，如每日口服用 1200mg，使病人腿早晨僵硬症状改善，延长步行时间，减轻关节肿胀。

4. 术后炎症　姜黄素用于术后炎症治疗，三组腹股沟疝病人 45 例，各组均为 15 例，分别给予姜黄素、安慰剂(乳糖)、保泰松，从术后起，连服 5 天，以术后出现精索水肿、精索触痛、手术部位疼痛和触痛作为评价疗效的 4 项指标。结果，姜黄素对炎症的四项指标均有效[31]。

5. 肿瘤　将姜黄的乙醇提取物制成 0.5%油膏(姜黄素提取物中浓度为 0.5%)，用于

111 例癌性损伤患者，每日涂布患处 3 次，剂量可按病灶大小及严重程度而定，治疗 4 周后，90%以上患者恶臭明显减轻，50%的患者疼痛减轻，70%的患者渗出减少，而且还有 10%患者病灶亦有缩小，几乎所有的患者都减轻了瘙痒，全身症状减轻，多数人药效能维持几个月[32]。

6. 带状疱疹和单纯疱疹　以姜黄挥发油、30%姜黄酊外搽治疗带状疱疹。

主要参考文献

[1] 黄良月．姜黄色素抗高血脂症的实验研究．中成药，1987，(5)：44

[2] 王舒然，等．姜黄素对大鼠调节血脂及抗氧化作用的研究．卫生研究，2000，29(4)：240

[3] 曹健美，等．内毒素诱导的库普弗细胞活化对肝细胞损伤的影响及姜黄素的干预作用．上海中医药杂志，2006，40(4)：56

[4] 林海燕，等．姜黄素固体分散体对小鼠实验性慢性肝损伤的保护作用．中药药理与临床，2007，23(2)：26

[5] 彭景华，等．姜黄素对内毒素脂多糖诱导的库普弗细胞分泌炎症细胞因子的抑制作用．中国中西医结合消化杂志，2006，14(4)：214

[6] 成扬，等．丹参酚酸 B 和姜黄素抑制大鼠肝星状细胞细胞外信号调节激酶的磷酸化．中国现代应用药学，2007，24(2)：96

[7] 张丽，等．姜黄素对内皮细胞的保护作用及机制研究．中国药理通讯．2003，20(2)：56

[8] 程虹，等．姜黄素对麻醉犬实验性心肌梗死的保护作用．中药材，2006，29(11)：1210

[9] 李广勋主编．中药药理毒理与临床．天津：天津科技出版社，1992，260

[10] 梁卫江，等．姜黄素抑制胃癌细胞 Cyclin D1 表达的研究．中国中西医结合消化杂志，2007，6，15(3)：181

[11] 毕新岭．姜黄素防治皮肤癌的研究进展．中国中西医结合皮肤病学杂志，2003，2(2)：130

[12] 陈宏，等．姜黄素抗大肠癌作用研究．肿瘤研究与临床．2006，18(1)：4

[13] 杨甫文，等．姜黄素诱导鼻咽癌 NCE 细胞凋亡机制的研究．中华耳鼻咽喉头颈外科杂志，2006，41(8)：612

[14] 石晶，等．姜黄素对小鼠血浆、脑及肝脏超氧化歧化酶和脂质过氧化物含量的影响．解放军进修学院学报，1996，17(3)206

[15] 杜青云，等．姜黄挥发油洗剂对家兔石膏样毛癣菌感染模型的作用研究．药学实践杂志，2003，1(2)：90

[16] 李文戈，等．姜黄挥发油抗痤疮丙酸杆菌作用的研究．中国美容医学，2006，15(9)：1062

[17] 石晶，等．姜黄素对高血脂大鼠血浆和肝脏超氧化歧化酶和脂质过氧化酶的影响．中草药，1997，28(25)：285

[18] 国家中医药管理局《中华本草》编委会．中华本草(8)．上海：上海科学技术出版社，1995

[19] 张明，等．姜黄素对三硝基苯磺酸诱导的结肠炎模型细胞因子的影响．中华消化杂志，2006；26(11)：731

[20] 赵慧娟，等．姜黄素对代谢综合征大鼠血浆 TNF-α 和血清 sCAM-1 水平的影响．中国康复医学杂志，2006，21(7)：599

[21] 沃兴德，等．姜黄素对食饵性高脂血症大鼠血浆脂蛋白代谢相关酶活性的影响．中国动脉硬化杂志，2003，11(3)：223

[22] 熊正英，等．姜黄素对运动训练大鼠血清某些生化指标的影响．体育科学，2005，25(9)：41

[23] 李诚秀，等．姜黄挥发油对呼吸道作用的研究．中国中药杂志，1998，23(10)：624

[24] 张德平，等．姜黄素干预对博莱霉素诱导的大鼠肺纤维化的影响．中华结核和呼吸杂志，2007，

30(3):197

[25] 赵泽贞,等．姜黄油抗突变作用机制进一步试验研究．癌变·畸变·突变,1999,11(2):77

[26] 徐恒武,等．姜黄素对原代培养的肾母细胞瘤细胞的抑制作用及其对Bcl-2/Caspase-3表达的影响．浙江医学,2008,30(7):701

[27] 王任烨,等．潘建春姜黄素及原花青素的抗抑郁作用及其机制探讨．中国药理通讯,2006,23(4):51

[28] 朱元贵,等．姜黄素对皮层神经元氧化损伤的保护作用．中国药理学通,2004,20(10):1153

[29] Srivastava R, et a1. Effect Of Curcumin On platelet aggregation and vascularprostacyclia synthesis Arzneim-Forsch. Drug Res,1986,36(10):715

[30] 贺禄谊．姜黄治疗高脂血症90例疗效观察．人民军医,1980,(9):42

[31] 刘志刚,等．姜黄素用于手术治疗后抗炎作用评价．国外医学·中医中药分册,1988,10(1):34

[32] Ramadasam Kuttan, et al. Turmeric and curcumin as topicol agents therapy. Yumoi,1987,(75):29

乳　香

本品为橄榄科植物卡氏乳香树 *Boswellia carterii* Birdw. (B. Sacra Fluek.)、药胶香树 *B. bhawdajina* Birdw. 及野乳树 *B. negkecta* M. Mcore. 等树干皮部的伤口处渗出的油胶树脂。含树脂(Resin)、树胶(Gum)、挥发油。树脂的酸性部分主要含α-乳香酸及衍生物,中性部分含α-β-乳树脂素(amyrin,香树脂醇,香树精)的衍生物如α-香树酮(Amyrenone),树脂尚含绿花白千层醇、乳香萜烯及氧化乳酸萜烯;树胶主要含多聚糖(Saccharan).分离得多聚糖Ⅰ,水解得阿拉伯糖(Arabinose)、半乳糖(Galactose)及糖醛酸(Alduronic acid);挥发油呈淡黄色、芳香,含蒎烯(Pinene)、二戊烯、α-水芹烯(Phellandrene)、d-马鞭草烯醇(d-Verbanol,pinanol)、马鞭草烯醇(Verbenol,pinanol)、马鞭草烯酮(Verbenone,pinanoe)。乳香味辛、苦,性温。归心、肝、脾经。

【功效与药理】

1. 活血行气止痛　乳香辛散温通,能活血行气止痛,用于瘀血阻滞诸痛证。

《本草纲目》中记载:"活血定痛伸筋。"乳香活血行气止痛的功效,主要与其对心血管系统和镇痛作用有关。

(1)改善微循环和血液流变性:采用体外血小板黏附率测定法检测血小板黏附性,结果显示醋制后使乳香降低血小板黏附作用加强[1]。实验研究证明,以乳香、没药组成的药方,在临床上可改善病人的甲皱微循环和红细胞聚集状态,能显著降低高血黏度和血浆黏度;能使家兔血瘀模型眼球结膜微循环恢复至正常状态,并能释放β血小板微球蛋白,调节血栓素β_2和前列腺素($TX\beta_2$和PGI)的平衡,从而表明对治疗冠心病具有较好的效果[2,3]。

(2)抗血栓、降血脂:以乳没组成的方药的研究结果表明,该方药有体外抗血栓形成的作用,并能降低血脂,而且有利于预防体内血栓的形成[3]。

(3)镇痛:乳香可明显减少腹腔注射冰醋酸引起的小鼠扭体反应次数[3]。以扭体试验小鼠镇痛率为指标,对不同的工艺的镇痛效果进行比较,作用强弱依次为乳香原药材粉组(92.91%),超临界萃取组(68.92%),水提液组(58.11%),醇提液组(46.62%)[4]。文献报道,乳香镇痛作用的有效部位主要为挥发油,研究结果表明乳香和没药的挥发油及醇提物+挥发油对小鼠均有明显的镇痛作用,醇提物+挥发油的镇痛作用比挥发油组明显要强,说明醇提物尽管本身无镇痛作用,却可以明显增强挥发油的镇痛作用[5]。

(4)抗溃疡:动物实验研究结果表明,大鼠于幽门结扎后,立即灌服乳香6小时后,可使溃疡指数及胃内容物游离酸度显著下降[6]。灌服乳香前处理也能有效减轻动物给予阿司匹林、利舍平及置于寒冷捆束状态下所诱发的胃黏膜损伤。以50%乙醇诱导的损伤，用乳香治疗可显著减轻损伤的严重程度。用冰醋酸制备大鼠慢性胃溃疡模型，乳香提取物能提高溃疡再生黏膜结构和功能成熟度，提高溃疡愈合质量[7]。

乳香对细胞保护作用可被吲哚美辛前处理所逆转[6]。而且，通过体外和体内抑菌试验都证实，乳香胶在体内和体外对HP感染都有效，且HP对乳香胶不易产生耐药性，甲硝唑耐药株对其仍保持敏感[8]。

2. 消肿生肌　乳香既能活血行气止痛，又能活血消痈，去腐生肌，为外伤科要药，用于治疗跌打损伤瘀滞肿痛。《本草纲目》中记载"消痈疽诸毒，托里护心，治折伤。"《日华子本草》中记载"止痛长肉"。乳香的消肿生肌，主要与其具有抗炎和组织再生的药理作用有关。此外，据报道乳香树脂还具有一定的抗氧化作用。

(1)抗炎作用：以乳香为主药组成的方药对蛋清性大鼠足肿胀具有明显的抑制作用，并可增强小鼠腹腔巨噬细胞的吞噬功能[3]。乳香提取物灌服治疗佐剂诱导的关节炎路易鼠，能明显减轻路易鼠关节外周水肿、炎症病变程度，并能抑制TNF-α和IL-1β的水平[9]。乳香酸类成分是乳香抗炎作用的重要成分，具有抗炎、抗关节炎及抗补体活性。在长期给药中，乳香酸刺激抗体合成呈剂量相关，刺激抗体的产生同非甾体抗炎药物作用相似。以牛血清白蛋白诱导兔关节炎的实验结果表明，乳香酸类化合物能够显著降低兔膝滑液中的白细胞数量，并呈剂量相关性[10]；还能显著减轻豚鼠自身免疫脑脊髓炎的症状，但脑和脊柱束中的炎症渗出没有明显改善[11]。对乳香酸类成分进行了激活p42 MAPK(丝裂原活化蛋白激酶)、p38 MAPK和Ca^{2+}通道的实验，结果表明具有11-keto结构特征的抗炎活性成分比对照组强[12]。对乳香酸类化合物的单体化合物(包括BA，ABA，KBA，AKBA)的进一步实验表明，AKBA被定义为选择性的、酶直接的、非氧化还原型和非竞争性的5-脂氧合酶抑制剂[13]。研究还表明乳香具有广谱抗菌作用，但对不同致病菌的抗菌性作用存在一定的差异性。

(2)生肌作用：外用对动物生肌作用影响的实验中，有人将乳香的生肌作用与其他具有生肌功效的中药比较，结果表明乳香的生肌作用较佳，伤口愈合天数与对照组比较，差异呈极显著性[14]。另有动物实验结果证实，重度的软组织损伤，外敷该药后具有改善微循环，加速坏死组织净化，促进局部组织新陈代谢，加强肌组织的再生和愈合作用[15]。

3. 抗肿瘤　研究发现乳香的粗提物有细胞毒作用，其主要成分α-ABA和β-ABA在10μmol/L浓度时对DNA拓扑异构酶Ⅰ和Ⅱ均有显著的抑制作用[13]。乳香具有较强的抗白血病活性，研究证实乳香挥发油等乳香提取物对白血病细胞具有诱导分化作用，能诱导急性粒细胞白血病细胞株HL-60、急性单核细胞白血病细胞株U937和急性T淋巴细胞白血病细胞株Jurkat凋亡。乳香提取物能下调Bcl-2基因蛋白表达水平，能明显降低HL-60细胞端粒酶活性，作用与全反式维A酸相似，并发现随药物浓度增高、时间延长，HL-60细胞端粒酶活性明显降低[16]。研究还表明乳香挥发油能够抑制肝癌SMMC-7721细胞的增殖，并可能通过上调线粒体内Bax/Bcl-2的表达比例诱导细胞凋亡，而且诱导的凋亡具有细胞周期依赖性[17]。对单体乙酰乳香酸(BC-4)进行了体外诱导非白血性白血病细胞株分化和凋亡实验，结果显示BC-4能诱导骨髓非白血性白细胞HL-60，U937，ML-1细胞的单核细胞凋亡，并导致80%～90%的细胞显示NBT反应[18]。

【毒理研究】乳香醇提取物毒性较小，大鼠和小鼠口服及腹腔给药的LD_{50}均大于2g/kg。采用制乳香组成的复方的75%醇提物分别给早孕大鼠、小鼠灌胃给药，早期妊娠终止率在 80%以上，重要原因可能是药物对小鼠未孕和早孕离体子宫的兴奋作用。药物对大鼠早孕离体子宫作用复杂，小剂量有轻度兴奋，大剂量则呈明显抑制作用[19]。

【主治】瘀血阻滞所致的心腹瘀痛，癥瘕积聚及风湿痹痛以及外伤跌打损伤，疮疡痈肿。

【现代应用】

1. 冠心病　用乳香、没药、血竭、檀香组成的活心胶囊，每日 2 次，每次 4 粒(每粒含生药 0.3 克)，5 周为 1 疗程，对照组给丹参胶囊，治疗冠心病 40 例。结果显示，本方能改善心绞痛，有效率明显优于对照组[2]。用乳香、檀香、降香、水蛭、全蝎等组成的通心络胶囊，每次 4 粒，每日 3 次，治疗冠心病心绞痛 206 例，对照组口服地奥心血康胶囊，结果显示，本方能改善心绞痛，疗效明显优于对照组[20]。

2. 骨折、软组织损伤、创面感染　乳香、没药、三钱三、川乌、冰片等组成的三钱三正骨膏外用治疗骨折 62 例和急性扭伤 32 例，对照组 30 例和 14 例分别采用正骨水和强力麝香风湿膏治疗。用时加温软化贴于患处，骨折患者每周更换 1 次，连续观察 6 周，扭伤每 2 天更换 1 次，观察 6d。结果骨折与急性扭伤总有效率达 100%，对照组骨折总有效率也达 100%，急性扭伤为 85.7%[21]。

用乳香、没药各 6～10g，研细末，30%乙醇调为糊状，涂布于双层纱布上，于受伤当日置于腰腿扭伤处冷湿敷。每日上下午各 1 次，每次 30 分钟，一般连用3～5 天即愈，用此法治愈 100 例患者[22]。采用乳香活血止痛液局部外搽，配合针刺，治疗腰肌筋膜炎 52 例，效果满意。

采用乳香散治疗皮肤溃疡 386 例，患者清创后手术剔除创面老化组织致创面渗血，湿纱布覆盖止血后，用乳香散剂喷洒于创面，前 3 天敷料包扎，尔后采用暴露疗法，隔日清洁换药 1 次，7 天为 1 疗程，总有效率 98.4%[23]。

3. 胃痛　用乳香、没药、黄芪、白术等组成益中汤，治疗萎缩性胃炎 100 例，治愈 78 例，显效 14 例，有效 6 例，总有效率 98%。用乳香、黄连、制大黄、黄芪等组成的芪连乳白汤治疗 80 例糜烂性胃炎，痊愈 59 例，总有效率 97.5%[24]。

4. 风湿痹证　用乳香、川芎为主，结合西药盐酸普鲁卡因研制成复方乳香注射液，治疗痹证 13 例，结果立即缓解 2 例，缓慢缓解 9 例。以三钱三正骨膏治疗 32 例风湿痹证，总有效率达 93.8%，疗效优于对照用药强力麝香风湿膏的 71.4%[21]。对乳香提取物(BSE)临床前的研究也发现，BSE 能减轻膝关节炎患者的疼痛，增强骨关节的屈伸以减少关节部位的隆突并有修复的功能[25]。

5. 白血病　用乳香提取物(鲍威勒口服液)与化疗药物联合治疗急性非淋巴细胞白血病 56 例，结果：完全缓解率 89.3%，总缓解率 94.6%，明显高于单用化疗药物的对照组，且患者生存期明显延长，生存率明显提高，与对照组比较，差异有显著性[26]。

6. 妇科疾病　乳香广泛用于痛经、盆腔炎、盆腔包块、输卵管阻塞性不孕症、子宫内膜异位症等多种妇科疾病的调理治疗。自拟以乳香、没药等量，研细末装胶囊，于经前 3 天开始服用，每天 3 次，每次 5 粒，7 天为 1 疗程，治疗痛经，一般服用 2 个疗程后，痛经减轻，月经量有所增加，3 个疗程后，经期腹痛消失，经量及颜色正常[27]。用乳香、没药、当归、红藤、败酱草等组成的盆腔炎方治疗慢性盆腔炎 30 例，对照组 30 例以妇科千金片治疗，总有效率为 96.67%，与对照组的 66.67%比较，差异有显著性意义[28]。在用西医方法输卵管通液治疗的基础上加用中药灌肠(乳香、没药、当归、赤芍等)治疗 30 例输卵管炎性阻塞不孕症，结果治疗组和对照组的通液次数、输卵管再通率及受孕率比较，差异均具有显著性意义[29]。

7. 乳腺增生 用乳香、青皮、夏枯草等研制成合剂，口服(每次 25ml)每日 2 次，20 天为 1 疗程(经期停服)。治疗 125 例，结果痊愈 78 例，总有效率 91.2%[30]。用乳香、没药、黄芪、丹参等组成的乳康片治疗乳腺增生症 105 例，结果总有效率 93.3%。

【不良反应】

临床以乳香为主治疗痹证或乳腺增生病等，用药时间达半年之久，血、尿常规和肝、肾功能等检查，均未发现异常变化。

口服乳香、没药有致消化道不良反应报道，主要症状为感觉胃脘部不适，恶心呕吐，似有阵阵隐痛，停药后症状消失[31]。也有报道乳香可致腹泻。

用含乳香、冰片的中成药治疗膝关节肿胀，敷药局部出现红肿、水疱、大量黄色渗出液、瘙痒，无发热等不适[32]。吸入乳香、没药粉末后有鼻、眼睑发痒，流清涕、打喷嚏，干咳胸闷及呼吸困难等不良反应[33]。

主要参考文献

[1] 管红珍，等．生乳香及醋制品对家兔血小板黏附作用的比较．中国医院药学杂志，2000，20(9)：524

[2] 张健之，等．活心胶囊治疗临床和实验研究．上海中医杂志，1994，(7)：1

[3] 张志伟，等．舒脉宁的药效研究．吉林中医，1992，(3)：37

[4] 郑方明，等．SPF 等 4 种制备工艺对乳香镇痛、抗炎作用的影响．南京中医药大学学报，2003，19(4)：213

[5] 郑杭生，等．乳香没药的提取工艺及其提取物的镇痛作用．中成药，2006，24(11)：956

[6] Mansoor S，et al. 从乳香树获得的生药乳香对胃十二指肠的抗溃疡作用的评价．国外医学·中医中药分册，1987，(1)：28

[7] 梅武轩，等．乳香提取物对大鼠乙酸胃溃疡愈合质量的影响．中国中西医结合消化杂志，2004，12(1)：34

[8] 赵小勇，等．乳香胶治疗幽门螺杆菌感染的实验研究．中国药业，2006，15(14)：6

[9] Fan AY，et al. Effects of an acetone extract of Boswellia carterii Birdw(Burseraceae) gum resin on adjuvant-induced arthritis in lewis rats. Ethnopharmacology，2005，101：104

[10] Sharma ML，et al. Antiarthritic activity of boswellic acids in bovine serum albumin(BSA)-induced arthritis. IntJ Immuno-pharmacol，1989，11(6)：647

[11] Wildfeuer A，et al. Effects of boswellic acids extracted from a herbal medicine on the biosynthesis of leukotrienes and the course of experimental autoimmune encephalomyelitis. Arzneimittel-Forsch，1998，48(6)：668

[12] Anja A，et al. Boswellic acids activate p42(MAPK) and p38 MAPK and stimulate Ca^{2+} mobilization. Biochem Biophys Res Commun，2002，290(1)：185

[13] 崔锐，等．乳香化学和药理的研究进展．中国药学杂志，2003，38(6)：407

[14] 孙以宪．三杰生肌膏的临床应用及生肌敛口中药外敷作用的实验研究．中西医结合杂志，1996，(3)：133

[15] 崔作立，等．"速效跌打膏"治疗急性软组织损伤的临床应用．中国运动医学杂志，1990，(1)：50

[16] 齐振华，等．乳香提取物诱导急性非淋巴细胞性白血病细胞凋亡的实验研究．湖南医科大学学报，1999，24(1)：23

[17] 肖娟，等．乳香挥发油抑制人肝癌 SMMC-7721 细胞株增殖及诱导凋亡的作用．中国天然药物，

2007,5(1):68

[18] Jing Y K, et al. Boswellic acid acetate induces differentiation and apoptosis in leukemia cell lines. Leuk Res,1999,23:43

[19] 夏丽英．现代中药毒理学．天津:天津科技翻译出版公司,2005:505

[20] 宋书作．通心络胶囊治疗冠心病心绞痛206例．中国中医急症,2006,15(4):377

[21] 梁明．三钱三正骨膏临床疗效观察．中成药,1996,18(6):21

[22] 任立波,等．乳香没药糊治疗急性腰腿扭伤100例．内蒙古中医药,2005,27(1):28

[23] 戴立拾,等．乳香散剂治疗皮肤溃疡386例．河北医药,2001,23(8):587

[24] 李鹏．芪连乳白汤治疗糜烂性胃炎80例．中国中医药信息杂志,2003,10(增刊):43

[25] Kimmatkar N, et al. Efficacy and tolerability of Boswellia serrata extract in treatment of osteoarthritis of knee-A randomized double blind placebo controlled trial. Phyto-medicine,2003,10(1):3

[26] 齐振华,等．乳香提取物与化疗药物联合治疗急性非淋巴细胞白血病临床研究．湖南中医学院学报,1999,19(3):37

[27] 张德才．自拟乳香散治疗痛经．黑龙江中医药,1995,(2):50

[28] 匡继林,等．盆炎方治疗慢性盆腔炎(湿热瘀结型)30例临床观察．新中医,2008,40(4):57

[29] 段孝勤．中西医结合治疗输卵管炎性阻塞不孕症30例．陕西中医,2002,23(12):1093

[30] 毛肖三,等．中药治疗乳腺增生病的临床观察及实验研究．北京医科大学学报,1983,(4):309

[31] 候梅荣．乳香没药致消化道不良反应2例．中草药,2003,34(2):165.

[32] 朱蓓,等．含乳香、冰片的中成药致严重皮肤损害1例．中国药物警戒,2007,4(2):122

[33] 宋卫青．吸入乳香没药粉尘致过敏1例．山西医科大学学报,1998,29(2):105

没　药

本品为橄榄科没药树 *Commiphora myrrha* Engler. 及同属其他植物的树干皮部渗出物的油胶树脂。没药含挥发油、没药树脂、树胶(Gums),少量苦味质,并含没药酸、甲酸(Famate,formic acid),醋酸(Acetate,acetic acid)及氧化酶。挥发油含丁香酚(Eugenol)、间甲基酚、枯茗酚、β-罕没药酚,其中一种罕没药脂酚含儿茶酚酸、儿茶酚、罕没药氧化树脂。没药味辛、苦,性平。归肝、心、脾经。

【功效与药理】

1. 活血止痛　没药辛散温通,能活血化瘀,又能行气止痛,用于瘀血阻滞诸证。故《药性论》中记载:"主打揺损,心腹血瘀。"《本草纲目》中记载:"散血消肿,定痛"。没药的活血止痛功效,主要与其对心血管系统的影响和镇痛作用有一定的关系。

(1)改善微循环和血液流变性:实验研究证明,以乳香、没药组成的药方,在临床上可改善病人的甲皱微循环和红细胞聚集状态,能显著降低高血黏度和血浆黏度;能使家兔血瘀模型眼球结膜微循环恢复至正常状态,并能释放β血小板微球蛋白,调节$TX\beta_2$和PGI的平衡,从而对冠心病具有较好的治疗效果[1,2]。

(2)抑制血小板聚集和抗血栓的作用:研究表明生没药不能降低血小板黏附性,醋制后才具有降低血小板黏附性的作用[3]。从没药树脂分离出的没药固醇E在10^{-4}mol/L最终浓度时,对ADP、肾上腺素及5-羟色胺诱导的血小板聚集有明显的抑制作用.这种作用与等浓度氯贝丁酯的作用十分相似[4]。以乳没组成的方药的研究结果也表明,该方药有体外抗血栓形成的作用,而且有利于预防体内血栓的形成[2]。

(3)降血脂:以乳没组成的方药的研究结果表明,该方药有降低血脂的作用。没药油树脂部分能降低血胆固醇含量,防止动脉内膜粥样斑块的形成,具有防治冠心病的作用[5]。体内体外实验也证实,没药固醇具有降低血脂的活性,以及促使脂肪细胞内脂肪分解的作用,其降脂的活性可与氯贝丁酯作用相比[4]。没药甾酮能通过拮抗 FXR 受体、激活 PXR 受体，诱导脂肪细胞凋亡，促进脂解，从而产生降血脂作用[6]。

(4)镇痛：从非洲没药中提取出 3 种倍半萜烯成分，实验表明至少有 2 种倍半萜烯类成分具有强烈镇痛作用，对热刺激和醋酸引起的疼痛模型都体现出显著的镇痛作用，而吗啡拮抗剂纳洛酮可抵消这两种提取成分的镇痛作用，由此认为没药提取物的强烈镇痛作用可能与吗啡一样作用于脑中阿片受体，却没有吗啡成瘾的副作用[7]。国内实验研究报道，生没药和制没药都具有止痛作用，醋制后其作用更强[3]。以没药、三七、川乌组成的筋骨擦剂对小鼠电刺激致痛具有提高痛阈值的作用。

2. 消肿生肌　没药既能活血止痛，又能活血消肿，用于跌打损伤，疮疡痈肿。《本草纲目》中记载："乳香活血，没药散血，皆能止痛、消肿、生肌，故两药每每相兼而用。"没药的消肿功效与其抗炎、生肌、抗菌的作用有关。

(1)抗炎作用：各种剂型、各种炮制品的没药对外伤引起的小鼠足肿胀均有显著的消肿作用，生品没药的化瘀消肿作用更强，炮制后药效有所下降[8]。有报道从非洲没药中分离出多种具有强力消炎作用的活性成分，其中一种成分称为曼速宾酸，无论对急性炎症或慢性炎症均有良好抑制作用，对生物体内引起炎症的主要物质过氧化物酶有很强的抑制作用[9]。没药甾酮能抑制核因子(NF-κB)激活，I-κB 磷酸化和降解，从而缓解关节炎症[6]。

(2)生肌作用：有人将没药的生肌作用与其他具有生肌功效的中药比较，结果表明没药的生肌作用较佳，伤口愈合天数，生肌敛口作用与对照组比较，差异有非常显著性[10]。

(3)抗菌作用：没药有良好的抗菌，抗真菌作用，且抗菌谱广泛。实验表明没药的水煎剂(1∶2)在试管内对多种致病性皮肤真菌都有不同程度的抑制作用，其抗真菌作用可能与其挥发油中所含的丁香油酚有关[11]。从没药中得到的呋喃二烯-6-酮和甲氧呋喃愈创木-9-烯-8-酮对大肠杆菌、金黄色葡萄球菌、铜绿假单胞菌、白色念珠菌等显示抗菌活性[12]。

3. 其他作用

(1)抗肿瘤：没药在临床上具有抗肿瘤作用，实验测定了 C. myrrha 水提取物对 8 种肿瘤细胞株的生长抑制作用，除 LNCaP 细胞株外，生长抑制率均大于 75%，而且对正常细胞无抑制作用[13]。没药倍半萜化合物能抑制前列腺癌细胞增殖，可能是通过上调 p21 的表达、下调 cyclinD 蛋白的表达来实现的[14]。没药甾酮具有阻滞细胞于 G_1/S 期的抗增殖作用，还能诱导肿瘤凋亡或分化，抑制肿瘤新生血管生成，逆转肿瘤多药耐药[6]。

(2)保护肝脏和抗氧化：没药外敷肝区对血吸虫肝损害有良好的保护作用[15]，对肝脏脂质过氧化损害有保护作用。没药甾酮还能抗病毒，抑制丙型肝炎病毒的复制[6]。研究证明乳香、没药精油均有抗氧化作用。没药甾酮能够抑制 LDL 和肝微粒体氧化，超氧阴离子 O_2^-、OH^- 产生，能够抑制脂多糖诱导的一氧化氮过量产生，从而抑制动脉粥样硬化[6]。

【主治】外科跌打损伤瘀滞肿痛，痈疽肿痛，疮疡溃后久不收口以及一切瘀滞心腹诸痛。

【现代应用】

1. 高脂血症　取生没药粉末加 90% 乙醇回流提取 3 次，制成浸膏状，将没药醇浸膏 10g 及糊精 10g，分别干燥，以等量比例混合，研匀分装于胶囊。口服，一次 2～3 颗胶囊，1 日 3 次，2 个月为一个疗程。没药组 52 例，安慰剂组 31 例，治疗后没药组降低血清总胆固醇的总有效率 65.7%，降低甘油三酯总有效率 54%，安慰剂组分别为 30% 和 51.9%[16]。

2. 冠心病　没药打碎成蚕豆大小，按用量炒至内外皆成黑色，去除部分挥发油，打碎成粉，装空心胶囊，8.0g/日，分 4 次口服，连用 3 个月，治疗 68 例冠心病，结果心前区不适及疼痛消失或减轻者 67 例，活动后呼吸困难消失 42 例，有明显的临床效果[5]。

3. 组织损伤、创伤感染　用没药桃仁散（没药、桃仁、大黄等）外敷治疗踝关节扭伤 63 例，将上述药物碾或捣为细末，加醋调和均匀，涂敷患处，包扎。首次用药 24 小时，以后每晚外敷，并抬高患肢，以利消肿。63 例全部治愈（踝关节肿痛消失，关节活动功能正常）。其中 5～7 天内治愈 55 例，10 天内治愈 8 例，效果显著[17]。

以炉甘石、乳香、没药组成的三杰生肌膏治疗各种感染性创面 450 例，将药膏涂在纱布或药棉上约 2～3mm 厚，直接敷在创伤面上，每 2～3 天换药 1 次，直至创面愈合。治愈率达 98.4%，作用明显优于西药换药法[10]。用乳香、没药各 15g 研成粉末组成的乳香没药合剂，对外伤性溃疡创面用该合剂严密覆盖，纱布固定，效果满意。

4. 胃痛　用乳香、没药、细辛、元胡等组成胃痛散，穴位敷贴治炎性胃痛 128 例，止痛与影像疗效分别为 95%及 91%。用法：以茶水或醋拌搅成膏，用方块胶布固定于上、中、下三脘，脾俞、胃俞、梁门俞，每日 1 次，1 次贴 8 小时后取下，1 周为 1 疗程[18]。

5. 妇科疾病　没药常和乳香配对用于多种妇科疾病的调理治疗。详见乳香项下。

6. 抗血吸虫病　研究表明没药治疗血吸虫病有效[19]。从埃及没药树脂中分离出具有强力杀灭血吸虫卵作用的活性成分制成胶囊，对 1019 例血吸虫病人（粪便中平均含血吸虫卵量为 113.3 枚/g 粪便）进行治疗，2 次/天，连服 3 个月，平均含血吸虫卵量下降为 33.2 枚/g，且在用药期间没有明显的不良反应[20]。没药治疗伴肝脾大的血吸虫病也安全有效。

【不良反应】没药的不良反应以过敏反应为主，表现形式主要有：①内服制剂的过敏反应，患者在服药后，均可出现迟发型过敏反应。即出现周身发热，全身发痒，继而出现全身丘疹，以四肢躯干为多，或出现红肿，斑块，奇痒难忍。②外用制剂接触性过敏反应，患者在使用外用药或接触没药后，即可在用药部位或接触部位，以及身体其他暴露部位出现发热，发痒，继而出现丘疹，或红肿、斑块、奇痒等症状[21]。

主要参考文献

[1] 张健之，等．活心胶囊治疗临床和实验研究．上海中医杂志，1994，(7)：1

[2] 张志伟，等．舒脉宁的药效研究．吉林中医，1992，(3)：37

[3] 康重阳，等．没药炮制后对动物止痛及血小板黏附性的影响．中成药，1999，21(12)：630

[4] Mester L，et al. 没药固酮抑制血小板聚集的作用．国外医学・中医中药分册，1981，3(21)：54

[5] 连秀娜，等．没药防治冠心病．山西中医，2002，18(4)：10

[6] 徐宏彬．没药甾酮研究进展．医药导报，2009，28(5)：617

[7] 宋凡波，等．没药的研究进展．中草药，2006，37(11)：1

[8] 秦华珍，等．不同剂型没药对外伤致血瘀的消肿作用研究．广西中医学院学报，2001，4(4)：91

[9] Hanus LO，et al. Myrrh-Commiphora chemistry. Biomed Papers，2005，149(1)：3-28.

[10] 孙以宪．三杰生肌膏的临床应用及生肌敛口中药外敷作用的实验研究．中西医结合杂志，1996，(3)：133

[11] 叶建红．对药乳香没药的药理作用与临床应用体会．安徽中医临床杂志，2003，15(3)：264

[12] Dolara P，et al. Local anaesthetic，antibacterial and antifungal properties of sesquiterpenes from myrrh. Planta Med，2000，66(4)：356

[13] Shoemaker M，et al. In vitro anticancer activity of twelve Chinese medicinal herbs. Phytother Res，2005，19：649

[14] 王小玲，等．没药倍半萜抑制前列腺癌细胞的增殖活性初探．山东大学学报(医学版)，2007，45(12)：1189

[15] Massoud AM，et al. Light microscopic study of the effect of new antischistosomal drug(myrrh extract)on the liver of mice. J Egypt Soc Parasitol，2005，35(3)：971

[16] 宋继芬，等．生没药胶囊的制备及临床疗效．中国医院药学杂志，1989，9(2)：122

[17] 李燕，等．没药桃仁散外敷治疗踝关节扭伤 63 例．中医外治杂志，2002，11(3)：54

[18] 司国民．胃痛散外敷治疗炎性胃痛 128 例．陕西中医，1994，(1)：6

[19] 陈蕙芳．没药治疗血吸虫病．国外药讯，2001，10(1)：33.

[20] 韩淑芬．没药的药理活性研究进展．时珍国医国药，2008，19(6)：1502

[21] 毛克臣，等．乳香、没药引起过敏反应的报道．北京中医，2004，23(1)：38

(二)活血调经药

丹　参

本品为唇形科鼠尾草属植物丹参 *Salvia miltiorrhiza* Bge. 的根。丹参的化学成分，主要分为水溶性成分和脂溶性成分两大类。脂溶性成分方面，现已得到 40 余种化合物。这些化合物可以分为两类，即丹参酮类(邻醌型)和罗列酮类(邻羟基对醌型)。丹参酮类化合物多数属于二萜化合物，其中大部分是二萜醌类化合物。如丹参酮Ⅰ、丹参酮Ⅱ-A、丹参酮Ⅱ-B、丹参酮Ⅲ、异丹参酮Ⅰ、异丹参酮Ⅱ-A、隐丹参酮、异隐丹参酮、羟基丹参酮Ⅱ-A、二氢丹参酮Ⅰ、左旋二氢丹参酮Ⅰ、丹参新醌甲、丹参新醌乙、丹参新醌丙等。另外有新的具有二萜醌结构的新丹参酮类化合物及其他类型的化合物，如新隐丹参酮Ⅱ(neocryptotanshinone Ⅱ)，环酚乳酰胺(cyclicphenyl lactamide，2，10，11-trihydroxy-8-methoxy，1，6，7，8-tetrahydro-2H-benzo[e] azecine-3，5-dione)，油酰新隐丹参酮(oleoyl neoeryptotanshinone)和油酰丹参新醌 A(oleoyl danshenxinkun A)等。丹参的水溶性成分均具有酚酸性结构，其中最早发现的丹参素，化学名称为 3，4-二羟基苯乳酸[(3，4-hydroxybenzyl)lactic acid]。此后发现了一系列酚酸类化合物，命名为丹酚酸(salvianolic acid)并按照英文字母排序，主要水溶性成分有丹酚酸 A、B、C、D、E、G、H、I、J，四甲基丹酚酸 F，异丹酚酸 C，还有迷迭香酸、紫草酸等。丹参的脂溶性成分和水溶性成分都是丹参的有效成分。前者具有抗菌、内分泌调节等作用，而后者则以抗氧化作用更为突出[1]。丹参味苦，性微寒。归心、肝经。

【功效与药理】

1. 活血化瘀　丹参苦寒泄降，能活血化瘀，消癥散结，为活血化瘀之常用药物。广泛应用于各种瘀血症，治疗心腹刺痛、癥瘕积聚。《本草纲目》中记载："丹参色赤味苦，气平而降，阴中之阳也……能破宿血也。"《神农本草经》中记载："主心腹邪气，肠鸣幽幽如走水，寒热积聚，破癥除瘕，止烦满，益气"。丹参活血化瘀，治疗各种瘀血症，主要与其对微循环、血液系统、心脑血管系统的作用以及保护肝、肾、肺脏、保护脑组织、抗肿瘤等作用有关。

(1)对微循环、血液系统的作用：

1)抗血栓形成：丹参具有抗凝血、抗血小板聚集及促进纤维蛋白(原)降解等作用，而抗血栓形成。丹参及丹参素能改善内毒素引起的内皮细胞凝血和纤溶功能障碍。丹参可激活多种凝血酶原因子而抗凝。通过激活纤溶酶原-纤溶酶系统，使纤维蛋白原裂解为 FDP[1]。丹参素使糖尿病脑梗死大鼠血浆促纤溶因子 t-PA 含量及 mRNA 表达升高、抑制因子 PAI-I 含量及 mRNA 表达降低，作用强度随丹参素浓度的增大而增强，U-PA mRNA、NSP mRNA 的表达无显著性变化[2]。

丹参素、丹参酮ⅡA 磺酸钠抑制体外血栓形成：使血栓形成时间延长，血栓长度缩短，重量减轻，血小板计数减少，聚集功能降低，凝血酶原时间延长。丹参酮ⅡA 磺酸钠抑制血小板聚集、黏附性及血栓形成的作用可能与其非竞争性抑制肌动球蛋白中肌动蛋白激活的 Mg^{2+}-ATP 酶活力有关。丹参有抑制血小板合成 TXA_2 前列腺素类血管物质的能力，对 AA 和 ADP 诱导的家兔和人血小板聚集有明显抑制作用。可明显促进 6-keto-$PGF_{1\alpha}$（6-酮-前列腺素 $F_{1\alpha}$）的生成，呈量效关系，对 TXB_2 和 6-keto-$PGF_{1\alpha}$ 的生成有抑制作用[3]。乙酰丹酚酸是丹参有效成分的衍生物，对 ADP、胶原、AA 和凝血酶诱导的大鼠和兔血小板聚集有明显抑制作用，且持续时间达 2 小时以上；同时抑制胶原诱导的血小板 5-HT（5-羟色胺）释放。

2）稳定红细胞膜：丹参能增加冠心病患者和急性缺氧大鼠全血和红细胞 2，3-DPG 的含量，从而有利于红细胞的收缩蛋白对细胞的双凹稳定性、形态可塑性、耐久性和坚韧性的维持。丹参酮ⅡA 磺酸钠对大鼠红细胞溶血的抑制率为 100%，对 CaM 的抑制率为 71.8%说明其稳定红细胞膜抗溶血作用和抑制钙调蛋白（CaM）功能有相关性；此外，还与保护蛋白变性，提高红细胞膜的机械强度有关。

另外，丹参素对小鼠外周血造血干细胞有一定的动员作用，且这一作用可能与其上调小鼠外周血细胞和骨髓基质细胞黏附分子的表达有关。丹参素对 BALB/c 小鼠给药 7 天后外周血 WBC、MNC 数量达到高峰，分别为给药前的 3 倍和 3.4 倍；外周血 $CD34^+$、CD49d 阳性细胞及骨髓基质细胞 VCAM-1 阳性细胞百分率，其 CFU-GM、CFU-MK 和 CFU-E 产率分别明显升高[4]。

3）改善微循环：丹参注射液和丹参素可使实验性外周微循环障碍病理模型动物微循环血流显著加速，局部组织微循环的血液灌注及侧支循环的建立增加，毛细血管网开放数目增多，眼球和肠系膜微血管的交点数增多，血液流态改善，表现为血细胞有不同程度的分聚现象，血液流动由粒状或断线状变为正常。此外，丹参不仅可以增加冠心病患者组动物的血液流速，而且可以增加全血和红细胞 2，3-DPG（2，3 二磷酸甘油）含量，明显改善缺氧动物的氧分压和血氧饱和度，但是不改变血压、心率和微血管管径。扫描电子显微镜观察证明，丹参酮ⅡA 磺酸钠可使在部分体外循环中的犬红细胞保持正常形态。总之，丹参对外周和内脏微循环障碍的改善作用是丹参作为活血化瘀药的基本作用之一。

（2）对心血管系统作用：丹参苦寒清泄，可以祛瘀止痛，治疗血瘀气滞的心腹刺痛，也可以由于活血凉血用于内热扰心以及心血失养之心悸、失眠不寐。丹参中很多成分均表现出对于心血管系统的保护作用。丹参酮对心血管系统具有广泛的作用，主要表现为内皮细胞保护作用、抗心肌缺血作用、改善血液代谢作用以及对心肌的保护作用。丹参素、丹酚酸均表现出抑制动脉粥样硬化的作用[1]。

1）保护血管内皮细胞，改善冠脉循环：丹参的不同单体化合物对冠状动脉的效应不尽一致。丹参素能明显扩张冠状动脉，使冠脉血流量明显增加，促进侧支循环而不增加心室作功和心肌耗氧量，并能对抗吗啡，普萘洛尔的收缩效应。相反，原儿茶醛（PCAD）、丹参二萜酸混合物（DS-781）、丹参酮ⅡA 磺酸钠能显著收缩冠状动脉。丹参酮对内皮细胞缺血再灌注性损伤有保护作用。丹酚酸对氧化应激引起的血管内皮细胞损伤有较强的保护作用；对中性粒细胞与内皮细胞的黏附有抑制作用，对氧化性胆固醇诱导产生的内皮细胞也有良好的保护作用。证明丹酚酸可能通过抗氧化作用发挥细胞保护作用[1]。体外细胞培养以及整体动物实验研究均显示丹参对心肌细胞有保护作用。丹参对新生大鼠心肌细胞电泳行为有改善作用；使豚鼠心室乳头肌兴奋性降低，自律性降低，动作电位时程延长；可明显减弱缺氧/

复氧对心肌细胞的收缩和细胞内钙参数的作用，减少心肌细胞乳酸脱氢酶（LDH）的释放；百日咳毒素预处理可取消丹参对心肌细胞的保护作用[5]。整体动物研究表明，丹参对大鼠、家兔等实验动物心脏缺血再灌注性损伤具有明显的保护作用。丹参对缺血心肌的保护作用不仅依赖于其冠脉舒张作用，也与减轻缺血区炎症浸润，抑制白细胞活化，减少自由基生成有关。此外，丹参还可抑制心肌急性缺血后前列环素（FGI_2）和肌醇-1-4-5-三磷酸（IP_3）的升高，对保护心肌也有一定作用[1]。丹参酮Ⅱ$_A$磺酸钠可使兔离体左心室乳头肌在缺氧条件下，电刺激收缩幅度下降一半所需时间明显延长，表明其似可减少心肌对氧的需求。丹参能防止或减轻缺氧心肌超微结构的变化，增加缺氧心脏冠状动脉血氧含量。丹参能有效抑制心肌缺血和再灌注损伤的组织脂质过氧化物含量[6]，通过抗氧化保护缺血心肌。丹参酮防治心肌梗死的机制还可能与抑制中性粒细胞的溶酶体酶释放、吞噬及黏附有关。丹参素能清除缺血再灌注时外源性黄嘌呤-黄嘌呤氧化酶水溶体系产生的超氧阴离子（O_2^-）的作用，阻止氧自由基引发的膜脂质过氧化，保护心肌线粒体膜不受损伤。丹参酮磺酸钠 5mg/kg，能显著降低心肌中 MDA 的生成和减少心肌 CK（血清肌酸激酶）的释放；清除超氧离子自由基、羟自由基和过氧化氢。丹参素对异丙肾上腺素（ISO）致大鼠急性心肌缺血保护作用具有明显的时效关系，在造模后 2 小时、4 小时给药能够明显降低血清中 CPK 和 LDH 的活性；而预防给药 24 小时及造模后 8 小时给药与模型组比较未见明显变化。提示，丹参素对缺血心肌的保护作用与用药时间有关，一旦心肌缺血后应及早给药，预防性用药对缺血心肌无保护作用，可能与丹参素半衰期较短有关[7]。

2）钙拮抗剂作用：丹参能抑制心脏、降低血压，此作用与拮抗钙有关。对豚鼠、家兔和猪离体心肌进行的实验显示，丹参酮ⅡA 磺酸钠可抑制心肌收缩力，缩短动作电位时程，而对 0 相上升速率影响较小；可降低慢反应电位的除极速率，减慢窦房结细胞的自律性。这些作用可通过增加 Ca^{2+} 浓度后逆转[8]。将丹参煎剂、丹参注射液、白花丹参注射液、丹参叶注射液静脉给予麻醉犬或兔时，均显示不同程度的降压作用。而丹参酮ⅡA 磺酸钠则出现血压轻度升高。丹参的降压作用，能被阿托品阻断，但不影响肾上腺素或异丙肾上腺素的作用，可能与血管扩张作用。丹参能明显增加肾动脉血流量，改善兔肾动脉血流灌注效果；丹参煎剂扩张蟾蜍全身血管及兔耳血管；丹参水提醇沉剂对犬股动脉亦有微弱的直接扩张作用。丹参素异丙酯可浓度依赖性舒张 NE 预收缩的完整内皮血管，去内皮后该作用明显降低；对 5-羟色胺（5-HT）、内皮素（ET-1），U4619 和 KCl 量效曲线均表现浓度依赖性抑制，表明丹参素异丙酯可内皮依赖性地舒张大鼠肺动脉，机制可能与调节钙通道活动有关[9]。丹参素异丙酯（10^{-10}～10^{-5}mol/L）能显著舒张 NE 预收缩的血管；能浓度依赖性的非竞争性抑制 NE、$CaCl_2$，5-HT 的量效曲线；在去内皮的情况下，丹参素异丙酯能明显抑制 NE 诱导的细胞内钙释放；TEA 能抑制丹参素异丙酯的扩血管作用；美托洛尔不影响丹参素异丙酯的扩血管作用。提示其通过抑制受体介导的外钙内流和内钙释放而舒张血管，血管平滑肌细胞膜上的钾通道参与了丹参素异丙酯的扩血管作用[10]。

3）抑制心肌肥厚的作用：丹参素抑制 AngⅡ引起的培养心肌细胞总蛋白含量及直径的增加，对 AngⅡ引起的心脏成纤维细胞的增殖也有抑制作用，其效果与 Ang Ⅱ受体 1 阻滞剂 Losartan 相似[11]。丹参素可以降低压力超负荷性心肌肥厚大鼠尾动脉收缩压、心脏指数、MDA 和 Ang-Ⅱ的含量并增强心肌组织 SOD 的活性和 NO 的生成。丹参素干预能促进外周血内皮祖细胞（EPC）扩增，并显著改善外周血 EPC 的黏附、迁移及增殖能力，丹参酮ⅡA组对内皮祖细胞数量和功能无明显影响。

4)调血脂和抗动脉粥样硬化:对实验性动脉粥样硬化的大鼠,灌服丹参煎剂元见有降低血脂作用,对主动脉病变亦无保护作用。但对动脉粥样硬化的家兔,可降低血和肝中的甘油三酯并能降低兔主动脉内膜的通透性,降低主动脉粥样硬化面积及主动脉壁的胆固醇含量。停服高胆固醇饲料 6 周后甘油三酯、低密度脂蛋白含量仍显著降低,这可能是由于丹参能诱导 LDL(低密度脂蛋白)受体 mRNA 水平升高的原因。丹参酮可以抑制低密度脂蛋白的氧化,抑制脂质代谢酶活性,改善脂质代谢过程;丹参素对胆固醇合成有抑制作用,使氧化脂蛋白中丙二醛(MDA)含量减少,氧化脂蛋白对细胞的毒性明显减弱。丹参提取物口服给药后能吸收入血,通过抑制内源性胆固醇合成和上调 CYP7A mRNA 表达来发挥调脂作用。丹参注射液可抑制动脉中膜平滑肌细胞(SMC)的增殖及其对^{3}H-TdR 的摄取[12]。丹酚酸可以影响血液中脂质的代谢,提示可具有防治动脉粥样硬化的作用[1]。

(3)对脑缺血的保护:丹参可降低沙土鼠和大鼠缺血性脑卒中的发病率和死亡率,减轻缺血后引起的脑水肿。丹参保护脑组织的作用,可能与降低脑组织 TXB_2、P 物质及拮抗 LDL(低密度脂蛋白)的过氧化作用,使缺血再灌注模型中 c-fos 基因表达上调以及内皮素(ET)基因表达下调,降低脑 NO 及脂质过氧化,使成纤维细胞生长因子(bFGF)样免疫反应增强,具有加强营养及修复作用[13],减低缺血时脑细胞 EAA_1 兴奋性氨基酸的释放等有关。乙酰丹酚酸 A 是丹参有效成分的衍生物。乙酰丹酚酸 A 50mg/kg 及 100mg/kg 静注可显著降低三氯化铁局部涂抹损伤血管形成大鼠大脑中动脉血栓模型脑梗死范围,改善行为障碍,抑制脑血栓形成。丹参酮对缺糖损伤、缺氧损伤、自由基损伤、咖啡因损伤、一氧化氮损伤及 NMDA 毒性损伤,6 种脑缺血样损伤模型中的大鼠神经细胞具有明显保护作用,结晶紫染色也提示丹参酮可显著提高损伤模型中神经细胞的存活数。丹参素可抑制缺氧/缺糖损伤所致的线粒体膜电位和活性的降低,显著降低细胞内$[Ca^{2+}]i$,从而具有稳定线粒体膜电位的作用,抑制神经细胞凋亡的发生,其作用随剂量增加而作用增加[14]。丹参素对结扎左颈总动脉和吸入 8%低氧混合气制备缺氧缺血性脑损伤(HIBD)新生大鼠能抑制脑组织中 nNOS、iNOS 的产生,从而减少过高的 NO 的产生,而发挥对新生鼠 HIBD 时脑的保护作用。丹参素使 D-半乳糖衰老模型大鼠脑组织 SOD 活性明显升高,MDA 含量明显降低。

(4)抗肿瘤作用:丹参对肿瘤的治疗作用尚无定论。临床试用于多种肿瘤的联合治疗,有对抗癌药的增效作用的报道。有实验报道认为,丹参具有促进肿瘤生长和转移的作用,也有报道,丹参酮Ⅱ-A 磺酸钠以及丹参水提物均无促癌生长和促癌转移的作用。丹参抗肿瘤作用主要在于抑制细胞增殖和 DNA 合成,诱导细胞分化和凋亡,增强荷瘤小鼠的免疫调节作用,以及放射增敏作用。丹参可对化疗、放疗引起的损伤有一定的保护作用。丹参酮Ⅱ-A 和丹参酮Ⅰ可能促进细胞色素 C 释放和激活 caspause-3[1],与抑制 TGFβ1、上调 p38 MAPK 的表达从而抑制肝癌细胞增殖、诱导细胞凋亡有关[15]。隐丹参酮能使 Hela 细胞生长停滞在射线相对敏感的 G_0/G_1 期,S 期细胞比例降低,使肿瘤细胞的增殖速度减慢,通过放射增敏作用与射线协同杀伤宫颈癌细胞。注射用丹参多酚酸盐也可能是通过作用于细胞周期、诱导肿瘤细胞凋亡来发挥的抗肿瘤。丹参酮ⅡA(Tanshinone ⅡA,TanⅡA)联合三氧化二砷(As_2O_3)对耐维 A 酸的急性早幼粒细胞白血病(APL)细胞(MR2)诱导凋亡有协同效应,同时下调 MR2 细胞 P 糖蛋白(P-gp)的表达[16]。

(5)保护肝损伤及促进肝细胞再生:在动物实验中,丹参对多种因素引起的肝脏损伤具有明显的保护作用,如脂质过氧化、硫代乙酰胺、四氯化碳、D-半乳糖胺引起的肝损伤等。丹参对肝脏的保护作用可表现在促进肝功能恢复,增加肝脏血流,减轻肝细胞的形态损伤,抑制肝硬化的发展等方面。一般认为丹参保护肝脏的作用机制与以下几个方面有关：①钙通道阻滞作用；②提高血浆中纤维连接蛋白水平；③改善肝脏微循环，增加肝脏血流量；④抑制肝细胞脂质过氧化；⑤诱导细胞色素 P_{450}；⑥促进肝再生，促进损伤肝细胞尿素合成。

丹参有明显的抗肝纤维化作用，可通过激活胶原酶促进形成的胶原蛋白降解。明显降低慢性肝炎、肝硬化患者及中毒性肝损伤动物的血清载脂蛋白、丙氨酸氨基转移酶，促进肝细胞再生。对实验性大鼠肝硬化经丹参注射液治疗3周后，可促进已形成的胶原纤维化降解及肝纤维重吸收。在体外培养的成纤维细胞中，丹参能使细胞发生显著的形态学改变，并能抑制细胞的核分裂和增殖，能直接有效地抑制成纤维细胞合成基质。可抑制 CCl_4 所致人胚肝细胞胶原合成。丹参素能上调大鼠肝星状细胞中 Smad7 mRNA 表达，并下调 Smad2、Smad3 mRNA 表达，恢复正常的 TGFβ1 跨膜信号转导，抑制肝星状细胞活化和 TGFβ1 促进肝星状细胞活化的作用[17]。

(6)保护肾损伤：丹参对多种肾脏毒性物质如庆大霉素、环孢素 A、腺嘌呤、甘油以及草鱼胆等引起的肾功能损伤均有保护作用，可以改善衰竭的肾脏功能，使肾脏滤过率和肾血流量增加[1]，增加肌酐清除率，减少近曲小管上皮细胞坏死数目[18]。其机制与拮抗庆大霉素引起的 Na^+、K^+-ATP 酶活性的抑制作用有关[1]，也与提高尿中前列腺素 E_2 的排泄量，抑制花生四烯酸代谢过程中的环加氧酶活性有关[1]。

(7)保护肺损伤：丹参对呼吸系统疾病具有一定的治疗作用。丹参(5g/kg)持续静脉滴注，对坏死性胰腺炎引起的肺功能及肺形态变化有明显的抑制作用[1]。在低氧状态下，丹参注射液能扩张大鼠腺泡内肺动脉(IAPA)管径，减轻低氧对内皮细胞的损伤，还能阻抑IAPA肌化增强现象，提示丹参在阻抑低氧性腺泡内 IAPA 构型重组和肺动脉压升高方面，具有重要作用[19]。丹参注射液还可减轻放射线对动物肺组织的损伤，促进损伤组织的修复[1]。对博来霉素、平阳霉素造成的小鼠肺纤维化模型，丹参可抑制肺内胶原纤维的增生，阻止胶原细胞向胶原纤维的转化。

丹参对肺功能的保护作用，可能与丹参降低毛细血管通透性，改善微循环、抗炎、抑制弹性蛋白酶有关。对炎症引起的肺损伤，丹参可能通过阻止白细胞的游走和聚集，阻止白细胞释放自由基或清除炎症状态时产生的自由基，防止溶酶体、氧化代谢产物等物质的过多释放，减轻组织损伤，控制炎症发展而发挥作用[1]。

(8)抗消化性溃疡：丹参抗溃疡的有效成分是其水溶性部分，对利舍平性、醋酸性溃疡有较明显的抗胃溃疡作用。丹参能增加胃黏膜血流和电位差，减少氢离子的逆扩散，有保持黏膜屏障完整性，增强其防御功能的作用，在胃黏膜受阿司匹林损伤的病理情况下，可延缓病变的发展，但不能使损伤逆转。丹参治疗胃溃疡和十二指肠溃疡的可能机制：①可清除体内氧自由基抑制脂质过氧化反应，可使胃和十二指肠黏膜免受侵袭，从而促进溃疡的愈合。②可降低血浆内皮素 ET 水平，改善循环，增加胃和十二指肠黏膜的血流量。③通过 PGI_2 实现的由毛细血管内皮细胞产生，可使毛细血管扩张增加十二指肠黏膜的血流量，为十二指肠黏膜细胞提供丰富的氧、氨基酸、糖等营养物质，合成更多的黏液，从而增强了黏液屏障作用。④还能明显减弱胃泌素对大鼠胃窦收缩的兴奋作用。提示丹参通过抑制迷走神经兴奋性来降低胃运动，减少黏膜皱褶形成而减轻胃黏膜损伤。⑤可使溃疡模型的胃黏膜蛋白特别是糖蛋白含量增加[20]。损伤部位的黏膜细胞迅速增生和DNA合成加速。

(9)促进骨折愈合：丹参具有祛瘀止痛之功，可用于血瘀阻滞之肢体疼痛。《日华子本草》中记载："通利关脉，……治骨节疼痛，四肢不遂"。现代研究发现，丹参对骨折的愈合有促进作用。丹参可提前细胞活动和纤维骨痂、原始骨性骨痂、继发性骨痂的出现时间，还可提高骨痂中锌含量、锌/铜比值来加速骨痂组织生长和钙化过程[21]。丹参注射液能使双侧下颌角前切迹处缺损家兔成骨细胞数量明显增加，成纤维细胞的蛋白合成更加旺盛，主要表现为核凹陷、核仁着边，粗面内质网水泡形成，这些变化说明细胞生长加速。此外，可见核固缩及核条纹形成，线粒体极度肿胀，这些变化说明细胞变性过程加快，从而加快了成纤维细胞被骨组织替代的过程。许多破骨细胞的出现，促进了骨的改建，加速了骨组织恢复正常的解剖和功能。鸡胚额骨细胞观察，发现丹参能促进成骨细胞样细胞成熟。分泌胶原样物质和 AIP，并使钙盐在胶原基础上沉积，形成骨小结节。但过高浓度的丹参能导致成骨细胞样细胞生长抑制。丹参的合适浓度为 0.2%。

(10)大鼠糖性白内障形成的抑制作用：丹酚酸对半乳糖引起大鼠白内障的形成有一定抑制作用，并能减少晶状体内脂质过氧化产物含量，增强晶状体内抗氧化能力；体外培养晶状体在有过氧化氢存在条件下，晶状体混浊，可以形成白内障。培养液中加入丹酚酸以后，白内障的形成受到明显抑制，并具有降低晶状体内脂质过氧化产物含量等多方面的作用[1]。

2. 养心安神　《景岳全书》中记载丹参“亦能养阴定志，益气解烦”。其养心安神功效主要与保护神经系统、调节免疫有关。

(1)对中枢神经系统的抑制作用：丹参腹腔注射可使小鼠自主活动减少，该作用与剂量大小成正比，在与氯丙嗪和甲丙氨酯（眠尔通）合并应用时，使两者作用增强。丹参的抗惊厥作用不明显，但对抗苯丙胺精神运动兴奋作用却较显著。在清醒犬侧脑室内注入微量丹参素，产生脑电波慢波和犬的镇静作用，说明丹参素为丹参引起中枢镇静的有效成分。

(2)对神经系统的保护作用：丹参中保护神经细胞的成分主要是丹参酮、丹参酮Ⅱ-A、丹酚酸，其抗损伤的机制可能涉及以下两个方面：减轻自由基损伤；减少谷氨酸的释放，从而抑制谷氨酸的兴奋毒性[22]。丹参酮ⅡA（TSA）对海马细胞缺氧缺糖损伤有保护作用，可减轻大鼠脑皮质/海马神经元氧糖剥夺模型（oxygen-glucose deprivation，OGD）引起的神经元损伤及 LDH、NO 释放；TSA 可减少 MDA 的生成，增加 SOD、GPX 活性；可抑制 OGD 引起的胞外谷氨酸浓度的异常升高。丹酚酸（iv，3～10mg/kg）对小鼠、大鼠脑缺血和缺血再灌注引起的脑损伤具有保护作用，可以缩小缺血区面积，减少脑组织中 MDA 含量，缓解由于脑缺血引起的行为学障碍，对由此引起的记忆功能障碍有明显的改善作用。丹酚酸对化学物质樟柳碱或东莨菪碱引起的小鼠记忆获得障碍有一定改善作用，可以提高动物的训练成绩，但作用机制还不明确。丹酚酸（3～10mg/kg，ip，qd）连续给药 5 天，可使正常大鼠脑内递质含量发生变化，表现为多巴胺（DA）、5-HT 等递质代谢产物含量降低，但对单胺类递质的含量影响不显著。丹酚酸对衰老动物模型、老年痴呆动物模型有一定的治疗作用，不仅可以通过抗氧化作用保护神经细胞，而且对 β 淀粉样蛋白聚集有明显的抑制作用[1]。丹参酮ⅡA 可以诱导成人骨髓间质干细胞分化为神经元样细胞。睫状神经营养因子和丹参注射液联合诱导肌源性干细胞向神经元样细胞的分化，分化过程中核因子 κB 的活化被抑制，p44/p42 激酶发生磷酸化[23]。

(3)对三磷酸腺苷（ATP）酶活性的影响：丹酚酸在适当浓度下（$<1\mu mol/L$）可以使 Na^+-K^+-ATP 酶活性升高，但在高浓度时则表现为抑制作用；丹酚酸（3～10mg/kg，ip）连续应用 1 周，可使原发性高血压大鼠心肌 Na^+、K^+-ATP 酶基因表达的增强效应减弱，表现出对 Na^+、K^+-ATP 酶基因表达的调节作用[1]。体外实验证明，丹参酮对大鼠脑微粒体 Na^+、K^+-ATP 酶活性也有促进作用[1]。对 Ca^{2+}、Mg^{2+}-ATP 酶活性的影响与其对 Na^+、

K^+-ATP 酶活性的作用基本相似，但对不同组织中酶活性的影响不完全一致。

(4)对免疫功能的影响：丹参对正常小鼠免疫功能有明显的增强作用。丹参素在体外可显著抑制小鼠脾细胞的增殖，抑制溶血斑形成。体内给药可明显抑制绵羊红细胞初次与再次致敏的脾细胞中溶血斑的形成；对二硝基氯苯所致小鼠皮肤迟发性超敏反应也有一定抑制作用[1]。

丹参注射液能降低小鼠腹腔巨噬细胞的吞噬百分数及吞噬指数，能使淋巴细胞的转化率下降并抑制正常小鼠迟发型超敏反应。丹参注射液与环磷酰胺合用具有协同抑制效应；但对小鼠的血清溶菌酶、中性粒细胞的吞噬作用和抗体形成细胞无明显的影响[8]。近年研究发现丹参素对抗原引起的变态反应有抑制作用[1]。

3. 凉血消痈　《日华子本草》中记载丹参能治"恶疮疥癣，瘿赘肿毒，丹毒"等病症，丹参凉血消痈主要表现在抗菌与抗炎两方面。

(1)抗菌作用：体外抑菌实验证明，丹参 1∶1 煎剂对金黄色葡萄球菌、大肠杆菌、变形杆菌、福氏痢疾杆菌、伤寒杆菌等均有抑制作用。对钩端螺旋体在体外和体内亦有抑制作用。总丹参酮、隐丹参酮、丹参酮$Ⅱ_B$、羟基丹参酮$Ⅱ_A$、二氢丹参酮、丹参酸甲酯对金黄色葡萄球菌及其耐药菌株，丹酮Ⅰ、$Ⅱ_A$、隐丹参酮、羟基丹参酮$Ⅱ_A$及总丹参酮对人型结核杆菌(H_{37}RV)均有较强的抑制作用。丹参水浸剂、总丹参酮对某些癣菌有不同程度的抑制作用。丹参酮对多种革兰阳性菌有较强的抑制作用，而对革兰阴性菌的作用较弱。作用机制研究证明，丹参酮在菌体内代谢过程中可以产生自由基，使细菌 DNA 等成分的破坏而导致细菌死亡。应用丹参酮制剂治疗痤疮的机制之一就是依赖于丹参酮强大的抗菌作用[1]。

(2)抗炎：体内外实验证明，丹参酮具有抑制炎症的作用，这种作用可能与丹参酮抑制炎症细胞内细胞因子的产生有关，同时与抑制花生四烯酸的代谢也有关系[1]。用丹参酮灌胃后，在炎症第一期模型上，对组胺所致小鼠毛细血管通透性增高，对蛋清所致大鼠急性关节肿，对渗出性甲醛腹膜炎反应都有明显抑制作用。在炎症第二期模型上，对明胶所致小白鼠的白细胞游走和亚急性甲醛性关节肿都有明显的抑制作用。丹参酮应用后还使血中的 PGF_{2a}和 PGE 含量减低。总丹参酮对巴豆油引起的小鼠实验性炎症有明显的抗炎作用。丹参酮能抑制白细胞化学运动。镁-丹参酚酸 B 具有抗炎作用，可能与其抑制腹腔多核白细胞的白三烯生成及 5-脂加氧酶活性的作用有关。丹参注射液对角叉菜胶所致的大鼠足跖部炎症有明显抑制作用，其肿胀抑制率达 51%。丹参注射液对多形核细胞释放 β-葡萄糖醛酸酶的抑制作用亦很显著。在肌内注射丹参注射液后中性粒细胞的趋化性明显降低。

丹参酮Ⅱ-A 能在炎性状态下刺激抗炎症因子 IL-10 含量的增加，并表现出持续促进作用，与浓度呈正相关。但是丹参酮Ⅱ-A 在直接刺激巨噬细胞 RAW264.7 细胞后，发现 IL-10 的含量未发生明显变化，表明丹参酮ⅡA 对 IL-10 的促进是在炎性条件下的特异反应[24]。

(3)抗艾滋病毒及乙肝病毒：丹参在体外抑制艾滋病毒Ⅰ型逆转录酶(HIV-I reverse-transcriptase)和乙型肝炎病毒 DNA 多聚酶(HBV DNA polymerase)。在人 T 淋巴细胞和外周血单核细胞培养中抑制艾滋病毒 P24 抗原，对 ACT 耐药病毒有效并有协同作用。在 HBV 转染的人肝癌细胞(2215 细胞株)培养中抑制 HbeAg 表达。鼠白血病病毒(MULV)感染小鼠口服可显著抑制病毒引起的脾大，血白细胞升高。猴艾滋病病毒(SIV，猴免疫缺陷病毒)感染猴口服此药有抑制病毒血症的效果，鸭乙型肝炎病毒(DHBV)感染鸭口服治疗也可显著抑制血清 DHBV-DNA 水平，小鼠口服可诱生干扰素[25]。

4. 排脓生肌　《景岳全书》中记载丹参能“排脓止痛，长肉生肌”。其排脓生肌功效表现在抗炎和促进创面愈合方面。

促进创面愈合：丹参注射液外用于新西兰大白兔背部创面，结果丹参组家兔创面缩小和愈合速度比对照组快，愈合时间短。光镜下见丹参组有丰富的毛细血管，炎细胞少，肉芽形成早，成纤维细胞数量多，创缘上皮细胞向中心生长较快。电镜下见丹参组较对照组成纤维细胞表现出更旺盛的蛋白合成超微结构改变。创面细菌学检查丹参组细菌数亦明显少于对照组。提示丹参注射液能减轻创面炎症、水肿，促进创面愈合。丹参酮ⅡA 对瘢痕成纤维细胞的增殖具有显著的抑制作用，并且能够诱导其发生凋亡[26]。

丹参注射液可以促进骨骼肌钝挫伤愈合，不仅缩短了愈合时程，使骨骼肌在较短时间内达到一定的强度，而且能够有效地改善骨骼肌的愈合质量[27]。

5. 其他作用

(1)对药物代谢的影响：丹参酮可以抑制肝脏药物代谢酶活性，其中丹参酮Ⅱ-A 是抑制药物代谢酶的主要活性成分，可以选择性的抑制人细胞色素 P_{450} 1A_2，其抑制常数 K(i) 为(7.2±0.7)mmol/L，表现出较强的竞争性抑制作用。丹参酮Ⅰ和隐丹参酮对人细胞色素 P_{450} 1A 的抑制作用选择性较低。这种作用可能会影响联合用药的效果，对临床应用有指导意义[1]。也有研究发现：隐丹参酮(CTS)灌胃后对大鼠肝微粒体 CYP1A2 有明显的诱导作用，并呈剂量依赖性，对 CYP 酶其他亚型无明显作用[28]。

(2)抗氧化作用：丹参多种制剂都具有强大的抗氧化作用，对多种原因产生的自由基表现出较强的清除作用，这种作用可能是丹参多种药理作用的主要机制之一。丹酚酸是抗氧化作用的主要成分[1]。丹参对老年小鼠血浆及组织中超氧化物歧化酶活性有促进作用，提示丹参可能具有延缓衰老过程的作用[1]。

(3)其他：采用人工膜研究发现，丹参可以影响人工膜脂质构象，可以调节脂质双层膜的物理状态，改变膜蛋白的脂类环境，改善膜的功能和代谢过程，这对于改善某些疾病状态如冠心病患者的细胞功能有一定作用[1]。以 3%牛磺胆酸钠经胆胰管逆行注射制成大鼠急性出血坏死性胰腺炎(AHNP)并用丹参进行实验性治疗，发现丹参组 24 小时胰腺微血管损害及组织学病变较对照组改善显著。提示丹参能改变胰腺的微循环，对 AHNP 有一定的治疗作用[29]。丹参素能使实验性糖尿病大鼠胰腺组织低下的 Kit6.2 表达水平有不同程度上调。丹酚酸对大鼠晶状体内醛糖还原酶活性有明显抑制作用，与体内实验结果一致，这种作用可能与糖尿病的治疗有一定关系[1]。丹参酮$Ⅱ_A$磺酸钠、丹参素可显著延长小鼠在缺氧情况下的存活时间，氧耗速度稍减慢。丹参素延长耐缺氧时间与氯丙嗪相近。

【体内过程】隐丹参酮为亲脂性，容易透过血脑屏障。小鼠灌服隐丹参酮后，在胃肠道的半衰期为 3.5 小时，在肝内可经脱氢转化为丹参酮ⅡA。

现代研究丹参素药代动力学的方法有：HPLC-UV、HPLC-FLD、HPLC-MS、荧光法、SPE-HPLC-MS 和胶束毛细管电泳(MEKC)分析方法。按 10g/kg 丹参生药量(相当于 15.40mg/kg 丹参素)给新西兰大白兔灌胃给药，丹参素的药代动力学符合二室开放模型，主要在肝组织中代谢[30]。丹参素在 Caco-2 细胞模型中的转运可能主要是由 P-gp 转运蛋白介导的主动转运[31]。

【毒理研究】小鼠腹腔注射丹参注射液的 LD_{50} 为(36.7±3.8)g/kg；家兔每日腹腔注射丹参注射液 2.4g/kg，连续 14 日，未见毒性反应，血浆、肝肾功能和体重均无异常变化，实质性脏器除明显充血外，亦无特殊变化。小鼠每日灌胃2%丹参酮混悬液0.5ml，连续14日，大鼠每日灌胃2.5ml，连续10日，也未见毒性反应。

将临床上有或未发现不良反应的不同批次的注射用丹参进行平行对比试验，包括热原、溶血与凝聚、无菌检查以及进行豚鼠、小鼠急性毒性、过敏反应实验。结果热原、溶血与凝聚、无菌等常规检验或加大剂量检验均为阴性结果；豚鼠急性毒性试验和过敏反应实验存在毒性反应批间差异，一些批次注射用丹参在给药后豚鼠马上出现松毛、抓鼻、搔痒、舔足、寒颤等现象，推测假(类)变态反应是引起不良反应的原因，建议加强注射用丹参中非酚酸成分的研究和控制[32]。

大鼠连续腹腔注射丹参葡萄糖注射液26周，动物全部存活。大剂量(12.5g/(kg·d))、中剂量(5.0g/(kg·d))组有一定的可逆性肝脏损害。丹参葡萄糖注射液对Beagle犬连续静脉缓慢注射150天及180天，以5.0g/(kg·d)长期应用对Beagle犬肝细胞有一定毒性；其无毒反应剂量大约为2.0g/(kg·d)[33]。

【主治】月经不调、经痛、经闭、癥瘕、产后瘀血，胸腹或肢体瘀血疼痛，痈肿疮毒，心烦失眠等。

【现代应用】

1. 心脑血管疾病　丹参治疗肺心病、冠心病、急性心肌梗死、病毒性心肌炎、高血压、心脏直视手术等，取得了良好的效果。在常规治疗的基础上，加用丹参注射液14ml加入5%葡萄糖注射液250ml中静滴治疗肺心病，效果明显。冠心病患者采用直流感应电疗机从内关或心前区导入丹参注射液4ml，每日1次，10天为一疗程，能改善病人心功能多项指标。冠心病病人，在常规治疗(包括卧床休息、吸氧以及应用硝酸酯类、肠溶阿司匹林、β受体阻断剂、钙拮抗剂、血管紧张素转化酶抑制剂(ACEI)或血管紧张素Ⅱ受体阻断剂(ARB)等药物治疗)基础上加用丹参川芎注射液10ml，加入5%葡萄糖或生理盐水250ml静脉滴注，一日1次，2周为一疗程，临床总有效率明显优于对照组，心绞痛、急性心肌梗死及心力衰竭等病症明显改善。159例因头部外伤被确诊蛛网膜下腔出血后脑血管痉挛表现的患者，在降颅压、抗纤溶、抗感染等常规治疗的同时再加复方丹参注射液20ml加入5%葡萄糖注射液500ml中静滴，1次/天，与不加复方丹参注射液的常规组进行对照，显示治疗组广泛脑血管痉挛发生率、病死率、伤残率均低于对照组[34]。急性脑梗死患者随机分为辨证组(22例)与非辨证组(18例)；辨证组辨证为热证者入组，两组均给予丹参冻干粉400mg溶于250ml生理盐水中静脉滴注，每日1次，14d为1个疗程。辨证组治疗后可降低患者血清TNF-α、IL-1β、IL-6的含量；而非辨证组治疗后以上因子含量并未降低，反而有所升高。提示中药注射液的辨证应用极其重要，可以直接影响药物的疗效[35]。

2. 肝、肾疾病　丹参配合猪苓多糖及西药治疗慢性乙型肝炎、重型病毒性肝炎、晚期肝硬化和晚期肝癌等重型难治性肝病，表现较好疗效。丹参对慢性肾衰、急性肾衰等均有一定疗效，应用丹参可使肾功能恢复加快，增强其他药物的治疗效果[36]。

3. 呼吸系统疾病　丹参在临床上试用于治疗支气管哮喘、支气管炎、肺心病和肺炎，患者退热时间明显较对照组短，可能与丹参加快微循环血流，促进药物运送速度，增强抗生素作用有关。采用丹参作为辅助手段治疗肺炎，能迅速控制症状，缩短病程，提高疗效。

4. 肿瘤　丹参与羟喜树碱并用治疗消化系统癌症，对肝癌、胃癌疗效较好，患者生存期明显延长，并能在不同程度上缩小瘤体。与高三尖杉酯碱合并用于治疗急性早幼粒性白血病，配合化疗治疗复发性难治性白血病，取得较好疗效。证明丹参可以提高抗肿瘤药物的作用，增强抗肿瘤效果。但丹参自身对肿瘤的作用尚无报道。

5. 其他　丹参素能降低重症急性胰腺炎(sAP)的并发症发生率及治疗的中转手术率[37]。

【不良反应】丹参毒性很小，一般应用均未见明显的不良反应发生。丹参注射液不良反应发生率较高。采用病历回顾性研究方法，对某三甲医院 322 份使用丹参注射液的完整住院病历进行调查，丹参注射液主要不良反应为皮肤及其附件损害，发生率为 2.17%；其次为神经系统损害，发生率为 0.93%；消化系统、肌肉骨骼系统损害发生率均为 0.62%；泌尿系统损害发生率为 0.31%[38]。

主要参考文献

[1] 杜冠华，等．丹参现代研究概况与进展(续前)．医药导报，2004，23(7)：435

[2] 史丽谨，等．丹参素对糖尿病脑梗塞大鼠 t-PA、PAI-I 含量及 mRNA 表达的影响．临床药物治疗杂志，2007，5(4)：40

[3] 汪钟，等．丹参有效成分 764-3 对血小板聚集和花生四烯酸代谢产物的影响．中国医学科学院学报，1994，16(2)：140

[4] 张琦，等．丹参素、川芎嗪对小鼠外周血造血干细胞动员作用的研究．实用临床医学(江西)，2008，9(5)：7

[5] 胡爱萍，等．丹参对缺氧/复氧心肌的保护作用涉及百日咳毒素敏感的 G 蛋白．中国现代应用药学杂志，2004，21(5)：358

[6] 李晓辉．丹参酮抑制嗜中性白细胞功能及其防治心肌梗死作用的关系．中国药理学报，1991，2(4)：21

[7] 于昕，等．丹参素对实验性心肌缺血保护作用时效关系研究．中国药理通讯，2007，24(3)：28

[8] 刘平，等．丹参酚性酸 B 对大鼠黏附性细胞环加氧酶活性及其产物的影响．中国中药杂志，1994，19(2)：110

[9] 李静，等．丹参素异丙酯对大鼠肺动脉平滑肌的作用．中国中药杂志，2008，33(24)：2942

[10] 王胜鹏，等．丹参素异丙酯对大鼠肠系膜动脉的舒张作用及机制研究．西安交通大学学报：医学版，2008，29(3)：260

[11] 郭自强，等．丹参素对血管紧张素Ⅱ致心肌肥大的影响．北京中医药大学学报，2000，23：30

[12] 周小朋，等．丹参注射液对培养的动脉平滑肌细胞增殖的影响．中药药理与临床，1995，11(3)：31

[13] 刘军，等．丹参在缺血再灌注时的神经保护作用及成纤维细胞生长因子上调．中国神经免疫学神经病学杂志，1996，3(4)：225

[14] 庞鹤，等．丹参素对缺氧/缺糖损伤的神经细胞线粒体膜电位和凋亡的影响．中华中医药杂志，2006，21(6)：329

[15] 李琦，等．丹参酮ⅡA 及其纳米粒诱导肝癌细胞凋亡及对 p38MAPK、TGFβ1 信号蛋白表达的影响．肿瘤，2008，28(1)：8

[16] 李力，等．丹参酮ⅡA 与三氧化二砷联合诱导 MR2 细胞凋亡的研究．四川大学学报：医学版，2009，40(5)：812

[17] 郑磊，等．丹参素对转化生长因子 β1 刺激肝星状细胞信号传导的影响．重庆医科大学学报，2009，34(2)：182

[18] 罗季安，等．丹参、蒲黄、大黄制剂对大鼠草鱼胆中毒早期肾脏损害的影响．中国中西医结合杂志，1993，13(3)：98

[19] 席思川,等. 丹参等对低氧性腺泡内动脉构型重组的阻抑效应. 同济医科大学学报,1994,23(2):89

[20] 王国中,等. 丹参对大鼠乙酸慢性胃溃疡急性期及复发期的影响. 中国医科大学学报,1994,23(4):311

[21] 秦志军,等. 丹参对大鼠胫骨骨折早期愈合过程中血清、骨痂及骨组织中钙,锌,铜的影响. 中国中西医结合杂志,1992,12(6):354

[22] 鲁文红,等. 丹参酮ⅡA对海马细胞缺氧缺糖损伤的保护作用及其机制探讨. 广东医学,2009,30(3):364

[23] 曾祥一,等. 睫状神经营养因子和丹参注射液体外诱导肌源性干细胞向神经元样细胞的分化. 中国组织工程研究与临床康复,2009,13(27):5336

[24] 郭伟强,等. 丹参酮Ⅱ-A对抗炎症因子IL-10的调节作用时效关系. 中国药理学通报,2009,25(5):697

[25] 陈鸿珊,等. 中药丹参体内外抗艾滋病和乙型肝炎病毒的作用. 中国医学科学院学报,1996,18(6):封3

[26] 左强,等. 丹参酮ⅡA对瘢痕成纤维细胞增殖及凋亡的影响. 广东医学,2004,25(6):636

[27] 董宇,等. 丹参注射液对大鼠骨骼肌急性钝挫伤后生物力学指标的影响. 复旦学报:医学版,2009,36(1):53

[28] 潘莹,等. 隐丹参酮对大鼠肝微粒体CYP酶的影响. 中药新药与临床药理,2009,20(4):331

[29] 范林军,等. 丹参对大鼠急性出血坏死性胰腺炎的作用. 第三军医大学学报,1996,18(4):334

[30] 杨燕,等. 胶束毛细管电泳法测定家兔体内的丹参素及药代动力学和组织分布. 药物分析杂志,2008,28(3):362

[31] 朱狄峰,等. 丹参素在Caco-2细胞单层模型中的跨膜转运研究. 中国中药杂志,2006,31(18):1517

[32] 李瑾翡,等. 注射用丹参不良反应原因筛查的实验研究. 中药新药与临床药理,2009,20(3):285

[33] 韩军,等. 丹参葡萄糖注射液对大鼠长期毒性试验. 皖南医学院学报,2005,24(4):248

[34] 沈一间,等. 复方丹参注射液防治创伤性蛛网膜下腔出血后脑血管痉挛159例. 中国中西医结合杂志,2000,20(12):943

[35] 林虹,等. 丹参对妊娠高血压患者 TXA_2/PGI_2、血液流变学和肾功能的影响. 中国药师,2009(10):1358

[36] 杜冠华,等. 丹参现代研究概况与进展(续一). 医药导报,2004,23(6):355

[37] 张建新,等. 丹参在重症急性胰腺炎非手术治疗中的作用,江苏大学学报(医学版),2004,14(1):406

[38] 朱敏文,等. 丹参注射液不良反应回顾性研究. 中国医院药学杂志,2008,28(18):1625

红 花

本品为菊科红花 *Carthamus tinctorius* L. 的干燥花。有效成分为红花黄色素,可分为黄色素Ⅰ、Ⅱ、Ⅲ等组分。红花含红花醌苷和红花苷(水解后得葡萄糖和红花素)等苷类。此外,还含有红花多糖、多种不饱和脂肪酸的甘油酯类。并含有二十九烷等成分[1]。红花味辛,性温。归心、肝经。

【功效与药理】

1. 活血通经 红花辛香温通,专入血分,功能活血化瘀调经脉,常用于治疗血滞经闭,痛经,产后瘀滞腹痛等证。《本草纲目》中记载其能“活血润燥,止痛,散肿,通经。”《本草汇言》亦谓其“主胎、产百病因血为患”。其活血通经主要与兴奋子宫和激素样作用有关。

(1)兴奋子宫:红花煎剂对小白鼠、豚鼠、兔、猫及犬类等多种动物的子宫有明显的收缩作用。小剂量可使之发生节律性收缩，大剂量则使自动收缩加强，甚至痉挛。对妊娠动物的作用尤为明显。红花的水煎液在给予终浓度 6700μg/ml 后，可使小鼠离体子宫肌收缩频率加快，强度提高，该种兴奋作用可被异丙嗪和酚妥拉明对抗，但不能被阿托品和吲哚美辛所对抗，说明红花对子宫的兴奋作用与兴奋组胺 H_1 及肾上腺素 α 受体有关[2]。红花可抑制孕鼠子宫内膜细胞白血病抑制因子 LIF 蛋白的表达，从而影响胚胎的着床，起到了抗早孕的作用。

(2)激素样作用：红花含药血清可显著促进雌激素受体(ER)阳性 MCF-7 细胞增殖；抑制己烯雌酚促细胞增殖的作用。提示红花在单独用药时具有拟雌激素作用，在与雌激素同时用药时具有抗雌激素作用，其双向调节效应依赖于体内雌激素水平的高低[3]。

2. 祛瘀止痛　红花能活血化瘀，通畅血脉，消肿止痛，常用治癥瘕积聚、心腹瘀痛、跌打损伤。其祛瘀止痛主要表现在对血液循环系统的多方面的作用及其止痛、抗肿瘤、保肝等作用。

(1)抗血栓形成：红花通过抗凝血、抗血小板、促进纤溶以及改善血液流变学等发挥抗血栓的作用。红花具有抗凝血的作用：红花黄色素及红花的醇提物能延长家兔和犬血浆的复钙时间、凝血酶原时间和凝血酶时间[4]。

1)抗血小板作用：红花能抑制血小板聚集，对已聚集的血小板有非常明显的解聚作用，且随剂量的增加作用增强。红花总黄素体外可以剂量依赖性地抑制 PAF 所致的血小板聚集、5-HT 释放反应及血小板内游离钙增加。在体、离体时红花总黄色素均可抑制 H-PAF 与其血小板受体的结合，且呈量效关系[5]。红花黄色素 2g(生药)/kg 能明显降低大鼠动脉血浆中血栓素 B_2(TXB_2)含量，提高 6-酮前列腺素$_{1α}$(6-Keto-$PGF_{1α}$)/TXB_2 比值。TXB_2 的前体血栓素 A_2(TXA_2)是血小板聚集的强力促进剂，而且能诱导血小板分泌和释放反应，从而促进血栓形成；6-Keto-$PGF_{1α}$ 的前体 PGI_2 则可抑制血小板聚集。

2)促进纤溶作用：红花能提高大鼠纤维蛋白的溶解活性，静脉注射红花黄色素能显著提高家兔血浆中组织型纤溶酶原激活剂(t-PA)活性，并能降低其抑制剂(PAI)活性，当剂量达到 75mg/kg 时，作用十分显著[6]。

3)改善血液流变学：红花黄色素对急性血瘀大鼠微循环的网点数、血液流变性中不同切变率全血黏度、血浆黏度和血浆纤维蛋白原比黏度均有显著性的改善。红花注射液可以增快休克时肠系膜微血管中的血流速度、增加血液灌流量，具有抗休克的作用，但其作用的发挥不是通过改变血管口径得以实现的[7]。糖尿病患者在常规治疗基础上加用红花注射液，后临床疗效明显优于对照组，全血高切黏度、血浆黏度、全血低切黏度降低幅度显著，收缩期最高血流速度和舒张末期最低血流速度增加，阻力指数和搏动指数降低，视网膜中央动脉血流动力学各参数改变幅度差异显著。

(2)对心血管系统的作用：

1)兴奋心脏：红花煎剂对蟾蜍离体心脏和兔在位心脏的影响呈现两种趋势：小剂量可增强心肌收缩力，大剂量则有抑制作用。红花黄素预处理兔离体心脏，左心功能、冠脉流量恢复明显优于对照组，心肌酶明显低于对照组，心肌诱导型一氧化氮合酶(iNOS)高于对照组。

2)增加冠脉血流量，改善血管和微循环：红花增加冠脉流量，改善心肌缺血。红花注射液 10mg/kg 静脉注射能使犬在位心脏冠脉流量增加 60.4%；水提液 10mg/kg 静注，冠脉流量增加 58.5%；醇提液 10～30mg/kg 静注则无明显作用。水溶性成分红花黄色素Ⅲ能立即增加兔离体心脏冠脉流量，但迅速呈抑制状态；对麻醉犬在位心脏冠脉流量作用则无规律。红花能改善哮喘大鼠、休克家兔、高分子右旋糖酐所致眼球结膜微循环障碍家兔的微循环障碍,使流速加快,流态恢复正常[10],毛细血管网开放数目增加和血细胞聚集程度减轻,未见微血管口径改变。另外,红花使去甲肾上腺素诱导活体家兔肠系膜血管运动被抑制,血流量增加,但血管内径粗细对比变化不明显,均提示红花的活血作用主要是通过改善微循环、抑制去甲肾上腺素引起的血管运动而不是扩张血管。红花能抑制血管的收缩,但不能直接扩张血管。红花对静息血管平滑肌无明显影响,但可以抑制 KCl、去甲肾上腺素、$CaCl_2$对完整内皮和去内皮血管环的收缩作用,且呈浓度依赖性[11];去内皮细胞、1mol/L 左旋亚硝基精氨酸(L-NNA)或 10mol/L 亚甲蓝等均可减弱其舒张血管作用,但前列腺素合成抑制剂和 β 肾上腺素能受体阻断剂无明显影响。提示红花水煎剂可通过受体操控 Ca^{2+} 通道和电压依赖性 Ca^{2+} 通道抑制 Ca^{2+} 内流,使血管平滑肌舒张,其作用与内皮细胞释放的一氧化氮(NO)有关。0.1mmol/羟基红花黄色素 A 对 LPS 引起的 iNOS 升高无明显作用,但 1mmol/LHYSA 能明显抑制 LPS 作用后高度表达的 iNOS 量。红花煎剂、水提液及红花黄色素等对麻醉犬、猫或兔均有不同程度的降压作用,其特点是作用迅速、短暂,并伴有呼吸兴奋。大剂量可使血压骤降,呼吸抑制而死亡,初步认为红花黄色素的降压机制与抑制中枢加压反射,激动 H_1受体和直接扩张外周血管有关。

3)抗实验性心肌缺血:红花对实验性心肌缺血、心肌梗死动物模型有不同的对抗作用。红花注射液对由休克血浆 SP 引起的豚鼠心室乳头状肌超射(OS)、动作电位幅值(APA)升高出现明显变低,动作电位时程明显延长,尤其是复极 90%(APD90)及动作电位时程(APD)延长更为明显,此作用在浓度为 10g%时达到最强,且呈浓度依赖性。红花和羟基红花黄色素可使急性心肌缺血动物的心肌缺血程度减轻、范围缩小,血压降低,心率减慢,并使心电图 ST 段抬高幅度显著下降,T 波倒置的阳性率降低;但对大鼠心电图 J 点抬高和缺血心肌细胞组织形态学变化未见明显改善。并能显著提高血清 NOS 活性,明显增加 NO 及 6-Keto-$PGF_{1\alpha}$的量,显著降低血清 CK-MB、LDH、TXB_2及 AngⅡ水平。提示红花保护急性缺血心肌的作用机制与调节 NO、6-Keto-$PGF_{1\alpha}$、TXB_2和 AngⅡ的水平,从而增加心肌供血供氧,减轻心肌细胞损伤、凋亡有关[8]。羟基红花黄色素还能使缺氧模型心肌细胞仍存在规律性搏动,细胞存活率显著升高,细胞培养液中 LDH 活性、心肌细胞内 MDA 的含量明显低于缺氧损伤组,而细胞内 ATP 酶的活性较缺氧损伤组显著增高。提示 HSYA 可有效的保护心肌细胞免受缺氧损伤。红花黄色素能通过激活 PI3K(磷脂酰肌醇 3 激酶),使其下游效应蛋白 Akt(蛋白激酶 B)磷酸化增多,从而激活下游靶目标 eNOS(内皮一氧化氮合酶),发挥心肌保护作用。进一步实验显示其保护作用可能与激活 PKC 有关,通过 PKC 激活再灌注损伤补救酶(RISK)途径,最后使效应器磷酸化,效应器可能主要是线粒体上的 ATP 敏感性钾通道(mK_{ATP}),诱导心肌保护机制[9]。

(3)抗肿瘤:红花的提取物及其成分豆甾醇有抗促癌作用。以 DMBA-TPA(二甲基苯并蒽、$L_{17}H_{12}$-O-四烷酰佛波醇-13-醋酸酯)联合处理小鼠背部,先用 DMBA-丙酮液(50μg/100μl 每只)涂敷小鼠背部,7 日后,在用 TPA-丙酮液(50μg/100μl 每只)涂敷背部,每周 2 次,持续 18 周。第 18 周后用红花甲醇提取物及红花成分豆甾醇处理的小鼠,每只小鼠的平均肿瘤数目减少 78%和 99%。红花注射液对人宫颈癌细胞株 Hela 的细胞增殖有较强的抑制作用。浓度越高对人宫颈癌细胞株 Hela 细胞抑制作用越好,作用时间越长抑制效果越强,量效关系和时效关系良好;形态学观察到细胞凋亡[12]。

(4)抗缺血损伤及抗纤维化作用:肝脏缺血再灌注损伤 24 小时后,红花注射液预处理后，血清 ALT、AST 水平、肝组织病理学半定量评分、肝细胞凋亡指数、肝组织中 TNF-α、MIP-2、ICAM-1 mRNA 水平及 NF-κB 蛋白的表达均降低。红花及红花黄色素能使肝纤维化模型大鼠肝组织纤维化程度降低，血清或肝脏透明质酸（HA）、层黏连蛋白（LN）的合成减少，能减少肝脏储脂细胞增殖转化及胶原沉积，有防治肝纤维化作用[13]。红花注射液治疗内毒素性急性肝损伤（ALI）大鼠后，血清 ALT、AST、TNF-α 和 IL-1β 水平明显降低；肝组织病理损伤程度和高迁移率族蛋白 B1（HMGB1）表达水平也明显降低，肝细胞凋亡指数下降；提示红花注射液能够有效抑制内毒素性 ALI 大鼠炎症因子水平，减轻肝组织炎症反应和水肿、坏死程度，抑制肝组织细胞凋亡，对 ALI 有较好的防治作用。红花在兔肠缺血再灌注损伤中能抑制白细胞介素 8 和血管内皮细胞的细胞间黏附因子 1 的表达，有效减少中性粒细胞的黏附、浸润，减轻炎性渗出，抑制微循环通透性的增加，减轻小肠的组织损伤；可能通过抗氧化应激和下调肺组织 COX-2 蛋白及其基因的表达而减轻肠缺血/再灌注损伤[14]。

（5）降血脂：用 4%红花油的普通饲料喂食高胆固醇血症的小鼠 30 天，可使血清胆固醇降低 36%，肝胆固醇下降 30%。但用 4%红花油的高脂饲料喂食健康小鼠 30 天则使血脂明显升高。用高脂血症大鼠模型，连续用红花籽油 15ml/kg 及 7.5ml/kg 给大鼠灌胃 30 天，结果表明红花籽油能显著提高高脂血症大鼠的 LCAT 的活性[15]。红花水提物明显降低喂饲高脂饲料（3.5%胆固醇，11.0%猪油，0.5%胆盐，85.0%普通饲料）所致高脂血症大鼠血清 TC、TG、LDL-C。

（6）抗炎镇痛：50%的红花甲醇提取物和水提取物均能抑制角叉菜胶所致的足肿胀，红花黄色素对小鼠热板刺激及醋酸扭体均有抑制作用。红花黄色素对 PAF 介导的人中性粒细胞聚集，黏附及超氧化物产生有明显的抑制作用，并且在 2～20g/L 浓度范围内，其抑制作用与药物浓度有一定的剂量依赖关系[16]。

3. 其他作用

（1）免疫调节：红花不同成分对免疫功能产生不同的影响。红花总黄色素 0.03～3.0mg/ml 可抑制 H^3-TdR 掺入 T、B 淋巴细胞转化、MLC 反应、IL-2 的产生及其活性，同时还可降低血清溶菌酶含量、腹腔巨噬细胞和全血白细胞的吞噬功能。红花多糖是另一种免疫调节剂。在羊红细胞致敏后给药，能促进淋巴细胞转化，增强脾脏的抗体形成细胞数，可对抗泼尼松龙的免疫抑制作用。但致敏后给药能抑制抗体形成的细胞数[17]。

（2）保护神经细胞：羟基红花黄色素 A（HSYA）能明显改善脑缺血动物行为障碍，对谷氨酸、NaCN 引起的神经元损伤有明显的保护作用。红花可能通过抗氧化、Ca^{2+} 拮抗作用，保护脑缺血致神经内 Ca^{2+} 浓度超负荷而造成的脑损伤，此作用的主要成分是红花黄色素、红色素。HSYA 能显著提高 Glu 氧化性神经损伤细胞相对存活率，维持细胞内较高 SOD 和 GSH 水平，降低 Glu 引起的细胞凋亡率及线粒体内细胞色素 c（CytC）向胞质的释放[18]；红花提取液可拮抗实验性蒙古沙土鼠缺血 10min 后诱导的 Ca^{2+}/CaM-PKⅡ酶活性抑制。

另外红花可能通过抗炎保护脑组织。大鼠脑缺血后多次静脉注射 HSYA（10mg·kg^{-1}），能显著抑制 p65 核转位以及 IκB-α 的磷酸化，降低 NF-κB DNA 结合活性，并降低促炎因子 TNF-α、IL-1β 和 IL-6 mRNA 表达，升高抗炎因子 IL-10 mRNA 表达水平。提示 HSYA 的抗脑缺血作用可能与其抑制炎症信号途径中 NF-κB 激活及炎性因子转录水平表达有关。红花注射液可减少大鼠肺血栓栓塞症（PTE）肺动脉血栓形成，炎性反应明显减轻，可使肺血管内皮 ICAM-1 和 P-选择素水平均下降，提示红花可以减轻 PTE 的肺损伤，是通过下调血管内皮上的黏附分子表达来实现的。

(3)抗氧化及耐缺氧作用：1.39～3.42g/L SY 的羟自由基清除率为 27.2%～100%，呈明显量-效关系；77.8～776.1mg/L SY 缓解小鼠肝匀浆脂质过氧化的抑制率为 10.5%～92%，呈明显量-效关系；37.1～297.1mg/LSY 抑制羟基自由基引发的红细胞破裂呈明显量-效关系。表明：SY 为红花水溶性抗氧化有效部位[19]。红花可显著延长中老龄鼠游泳时间及常压缺氧和寒冷条件下存活时间，增强小鼠在各种不利环境中的生存能力并显著抑制中老龄大鼠体内过氧化质(LPO)生成。SY 能使衰老动物肝组织中磷脂代谢产物磷脂酰胆碱(PC)、磷脂酰乙醇胺(PE)、心磷脂(CL)和线粒体 Ca^{2+} 含量升高，磷脂酶 A(PLA)活性降低，说明 SY 具有保护衰老模型小鼠肝磷脂膜的作用。红花醇提液可明显延长结扎总动脉所致的脑急性缺血缺氧大鼠的存活率，减轻缺血性脑损害；脑组织化学(核糖核酸、琥珀酸脱氢酶、三磷酸腺苷酶)均接近正常，并可迅速恢复异常脑电图和肌电图，表明红花提取液对缺氧脑病有保护作用。红花总黄酮呈剂量依赖性改善大脑中动脉栓塞所致脑缺血大鼠的行为障碍，减少脑缺血区面积。

2.40mmol/L 和 6.24mmol/L HSYA 对 Feton 造成的家兔晶状体氧化损伤有保护作用，可以阻止脂质过氧化过程和白内障的形成。在光镜和电镜下见组织结构轻微损害；抗氧化酶水平升高，MDA 水平降低，且呈剂量依赖性[20]。

【体内过程】红花黄色素在血瘀大鼠的血药浓度-时间曲线符合二室开放模型，曲线下的面积(*AUC*)为 49633μg·min/ml，分布半衰期($t_{1/2}\alpha$)为 1.43 分钟，消除半衰期($t_{1/2}\beta$)为 95.65 分钟；而正常大鼠为一室模型，曲线下的面积(*AUC*)为 42267μg·min/ml，半衰期($t_{1/2}$)为 66.27 分钟，说明红花黄色素在急性血瘀大鼠体内代谢明显慢于正常大鼠体内的代谢。

羟基红花黄色素 A 对大鼠静脉注射给药符合二室开放模型，胆汁累积排泄量为 1.32%，尿中 24 小时累积排泄率为 88.6%，粪便中没有检测到药物。灌胃给药绝对生物利用度是 1.2%；胆汁累积排泄量为 0.062%；尿中 24 小时累积排泄率为 2.9%；粪便 24 小时累积排泄率为 48%。说明羟基红花黄色素 A 大鼠口服吸收较差，有胆汁外排效应；血中药物以肾排泄为主[21]。大鼠 iv 红花黄色素 A 后，其主要药动学参数为：Vc(0.30±0.04)L/kg，CL(1.12±0.33)ml/min，*K*e(0.91±0.19)h^{-1}，$t_{1/2}$(0.76±0.10)h，曲线下面积 *AUC*(24.97±4.83)(μg·h)/ml。说明红花黄色素 A 在大鼠体内呈一室开放模型，进入体内迅速分布，代谢消除也较快。小鼠尾静脉注射(31.8mg/kg)红花黄色素 A 后，药物在小鼠体内 *AUC* 的大小顺序为血、肾、肝、肺、心、脾，脑中未检测到。

【主治】血滞经闭、痛经、产后瘀滞腹痛、癥瘕积聚、心腹瘀痛、跌打损伤。

【现代应用】

1. 冠心病　红花注射液(每 ml 含生药 0.5g)治疗 62 例冠心病患者，用 15ml 红花注射液加入 5%的葡萄糖液 200ml 每日静滴 1 次，15 天为 1 疗程。每疗程间隔 5 日，共 2 个疗程。结果显示心绞痛总有效率 76.7%，心电图总有效率为 65%，血沉、红细胞电泳、血细胞比容、全血黏度、全血还原黏度、血浆黏度、体外形成血栓的长度和重量均显著下降。

2. 脑血栓　用 50%的红花液 15ml 加入 10%的葡萄糖液 500ml 静滴，每日 1 次，15 日 1 疗程。

3. 月经不调　用红花、红花酊剂(含红花 6.3%)，每次 2～3ml，每天 3 次，对月经不调有较好疗效，并能明显改善第二性征。

4. 慢性肺心病　慢性肺心病急性期患者，在抗炎、止咳化痰、强心利尿及持续低流量吸氧等常规治疗的基础上治疗组加用红花注射液，25d 后，红花组治疗后高切变率下全血黏度、低切变率下全血黏度、血浆黏度、红细胞聚集指数、红细胞压积、纤维蛋白原与治疗前比较均显著下降，其血液流变性改善程度明显优于对照组。红花组血中抗凝血酶Ⅲ活性、纤溶酶原活性及组织型纤溶酶原激活物活性均较对照组明显升高，改善肺心病患者的抗凝及纤溶功能明显优于对照组[22]。

【不良反应】有报道称红花注射液引起寒战、喉头水肿及哮喘过敏反应。与氨茶碱注射液存在配伍禁忌。

主要参考文献

[1] 安希强．红花中黄色素和红色素的分离鉴定．中草药，1990，(14)：188

[2] 石米杨，等．红花、当归、益母草对子宫兴奋作用的机理研究．中国中药杂志，1995，(30)：173

[3] 赵丕文，等．红花等 10 种中药的植物雌激素活性研究．中国中药杂志，2007，32(5)：436

[4] 黄正良，等．红花黄色素的抗凝血作用研究．中成药，1987，(4)：22

[5] 金鸣，等．红花总黄色素体外抑制血小板激活因子受体结合作用的研究．中国药学杂志，2001. 36(3)：167

[6] 李江伟．红花黄色素对家兔血浆纤溶酶原激活剂及其抑制剂水平的影响．中草药，1999，30(2)：128

[7] 狄柯坪，等．红花注射液抗休克的血液动力学研究．时珍国医国药，2008，19(6)：1427

[8] 王天，等．羟基红花黄色素 A 对实验性心肌梗死大鼠的保护作用及机制．中草药，2007，38(12)：1853

[9] 王福青．红花黄色素对缺血再灌注心肌血流动力学和 Akt、eNOS 及 PKC 蛋白表达的影响．中国误诊学杂志，2008，10，8(30)：7391

[10] 叶丽红，等．红花、当归防治支气管哮喘血液流变学及微循环实验研究．微循环技术杂志，1996，(1)：43

[11] 张琳，等．羟基红花黄色素 A 的血管作用及其机制研究．上海交通大学学报：医学版，2009，29(4)：431

[12] 靳祎，等．红花注射液对人宫颈癌细胞株 Hela 体外增殖的影响．军医进修学院学报，2007，28(6)：448

[13] 白娟，等．红花黄色素对大鼠中毒性肝纤维化血清和肝组织 HA 和 LN 及胶原含量的影响．中国病理生理杂志，2001，17(8)：612

[14] 张晓隆，等．红花对兔肺缺血/再灌注损伤及环氧酶表达的影响．中国应用生理学杂志，2008，24(2)：161

[15] 武继彪，等．红花籽油对高脂血症大鼠卵磷脂胆固醇转移酶活性的影响．时珍国医国药，1997，(3)：231

[16] 田京伟，等．红花总黄酮对大鼠局部脑缺血及血栓形成的影响．中草药，2003，34(8)：741

[17] 陆正武．红花总黄素对免疫功能的抑制作用．中国药理学报，1991，12(6)：537

[18] 逯素梅，等．羟基红花黄色素 A 抗谷氨酸氧化性神经损伤的保护作用．山东大学学报(医学版)，2008，3，46(3)：222

[19] 金鸣，等．红花黄色素抗氧化作用的研究．中国中药杂志，2004，29(5)：447

[20] 许静，等．羟基红花黄色素 A 抗晶状体氧化损伤的实验研究．眼科新进展，2008，3，28(3)：190

[21] 张海防，等．羟基红花黄色素 A 在大鼠体内的药代动力学．中国药科大学学报，2006，37(5)：456

[22] 金晔，等．红花注射液综合治疗对慢性肺心病急性期血液流变学的影响．中国中西医结合杂志，2000，20(6)：430

桃　仁

本品为蔷薇科桃属植物桃 *Prunus persica*（L.）Batsch. 或山桃 *P. davidiana*（Carr.）Franch. 的干燥成熟种子。同属植物藏桃 *P. Mira* koehne. 在西藏地区亦以其种子作桃仁入药。桃仁主要化学成分有脂质（如中性脂、糖脂质、磷脂）、苷类（苦杏仁苷、野樱苷）、糖类（葡萄糖、蔗糖等）、蛋白质、氨基酸、苦杏仁酶、尿囊素酶等[1]。桃仁性味苦、甘，性平。有小毒。归心、肝、大肠经。

【功效与药理】

1. 活血祛瘀　桃仁味苦而入心肝血分，善泄血滞，祛瘀力较强，为治疗瘀血内阻证的常用药物。《珍珠囊》记载其"治血结、血秘、血燥，通润大便，破蓄血。"《用药心法》中记载："桃仁苦以泄血滞，甘以生新血。"《本草思辨录》中记载："疏肌肤之瘀。"桃仁活血祛瘀功效主要与扩张血管、抗凝、抑制血栓形成、抗心肌缺血、抗肿瘤等有关。

（1）扩张血管：桃仁提取液，给家兔静脉注射，可使脑血管及外周血流量增加；给小鼠腹腔注射，也能使耳血管扩张[2]。

（2）抗凝及抑制血栓形成：桃仁具有提高血小板中 cAMP 水平，抑制血细胞凝固及抑制血栓形成的作用，强于当归、赤芍、红花、益母草及鸡血藤等活血化瘀药[3]。桃仁水提物、苦杏仁苷、桃仁脂肪油对二磷酸腺苷（ADP）诱导的血小板聚集都有不同程度的抑制作用，作用强度以桃仁水提物最强，其次为苦杏仁苷和桃仁脂肪油。桃仁的醋酸乙酯提取物能延长小鼠的凝血时间、缓解 ADP 诱导的小鼠肺栓塞所致的呼吸窘迫症状，能明显延长实验性大鼠血栓形成的时间，表现出显著的抗血栓作用[4]。

（3）抗心肌缺血作用：桃仁能够干预 ApoE 基因缺陷小鼠动脉粥样硬化成熟斑块的进展，其机制与调节脂质代谢和抑制炎症反应有关[5]。桃仁石油醚提取物能降低急性心肌梗死大鼠心电图 ST 段的抬高，抑制血清中肌酸磷酸激酶（CPK）、乳酸脱氢酶（LDH）的升高，降低心肌梗死面积。桃仁水提物、无水乙醇提取物、醋酸乙酯提取物对这些心肌缺血性指标未见有明显影响[6]。

（4）对肾脏的作用：桃仁使单侧输尿管梗阻（UUO）肾间质纤维化模型大鼠肾组织 CTGF 表达减弱，尿 NAG 减少，抑制 NF-κB 和 TNF-α 的表达[7]而减缓肾间质纤维化病程进展。

（5）护肝、抗肝硬化：桃仁提取物 10mg/kg 腹腔注射能明显防止酒精所致小鼠肝脏谷胱甘肽的耗竭及丙二醛的生成，对 F^{2+}-半胱氨酸所致大鼠肝细胞脂质过氧化损伤也有明显防护作用[8]。提取物也用于治疗 CCl_4 所致肝纤维化大鼠，通过提高肝组织胶原酶活性和抑制肝贮脂细胞的活化，有效抑制胶原合成，促进其分解，使肝组织结构趋于正常。10^{-4}～10^{-9} mol/L 的扁桃苷能抑制大鼠肝贮脂细胞 H^3- TDR 的掺入量和贮脂细胞的增殖[9]。山桃仁水煎提取物能有效地阻止肝纤维化小鼠血清中Ⅰ、Ⅱ型前胶原的沉积，从而预防肝纤维化的形成[10]。

（6）抗肿瘤：本品有一定程度抗肿瘤作用，苦杏仁苷对前列腺癌、结肠癌、人早幼粒细胞白血病（HL-60）等均有一定的抑制作用[11－13]。苦杏仁苷的水解产物氢氰酸和苯甲醛对癌细胞有协同破坏作用；另外苦杏仁苷能帮助体内胰蛋白酶消化癌细胞的透明样黏蛋白被膜，使体内白细胞更易接近癌细胞，并吞噬癌细胞。桃仁总蛋白腹腔注射能提高环磷酰胺小鼠降低的 IL-4 的水平。桃仁总蛋白能提高荷瘤鼠 IL-2 水平，并促进肿瘤细胞的凋亡，能够增强小鼠 DC 抗原递呈功能[14－15]。桃仁蛋白 A 通过影响相关基因的表达发挥抗肿瘤作用[16]。

（7）抗炎止痛：桃仁多种提取物具有较好的抗炎作用。其抗急性渗出作用强，抗肉芽形成也有一定作用。抗炎作用部位是水提取物，初步认为是苦杏仁苷，实验研究认为苦杏仁苷口服效果最强，腹腔注射次之，静注几乎无活性。有机溶剂提取部分具有镇痛作用，其镇痛作用为氨基比林的1/2。桃仁提取液体外能抑制胰蛋白酶和弹性蛋白酶；能改善犬肠血流动力学，明显增加肠氧耗，改善胰腺微循环及组织氧分压[17]。

2. 润肠通便　本品为种仁，含油脂，能润燥滑肠，常用治津亏肠燥便秘。《药品化义》中记载："桃仁，味苦能泻血热，体润能滋肠燥。"其润肠功效主要与所含的脂肪油有关。桃仁内含45%的脂肪油，能提高肠内容物黏膜的润滑性，利于排便。

3. 其他作用

(1)抗过敏：桃仁有抗过敏作用。桃仁及其水提取物均有明显抑制抗体的作用，每天100mg/kg的生药作用强度相当于免疫抑制剂依木兰5～10mg/kg，每天100mg/kg水提取物相当于5～10g/kg硫唑嘌呤；对小白鼠血清中的皮肤过敏抗体和鼷鼠脾溶血性细胞的产生也有抑制作用。另外，桃仁乙醇提取物，可抑制致敏小鼠引起的被动皮肤过敏反应(PCA反应)的色素渗出量。

(2)镇咳：桃仁的苦杏仁苷，经水解后能产生氢氰酸和苯甲醛，对呼吸中枢有镇静作用，氢氰酸吸收后能抑制细胞色素氧化酶，低浓度能减少组织耗氧量，并且还能通过抑制颈动脉体和主动脉弓的氧化代谢，而反射性地使呼吸加深，使痰易于咳出。

(3)对酪氨酸酶的作用：桃仁50%乙醇提取物有抑制酪氨酸酶的作用且不影响酶促反应的平衡。桃仁的乙醇提取物能够促进黑色素瘤细胞酪氨酸酶蛋白的成熟、稳定及运输[18]。

【毒理研究】桃仁有小毒，其水煎液3.5g/kg腹腔注射小鼠，可见肌肉松弛、运动失调、竖毛等现象，引起短暂的血压下降，LD_{50}为(222.5±7.5)g/kg。苦杏仁苷(Amygcalin)属于芳香族氰苷，它在苦杏仁酶(Amygdalase)及樱叶酶(Prunase)等葡萄糖苷酶作用下，水解生成野樱皮苷(Prunasin)和杏仁氰(Mandelonitrile)，后者不稳定，遇热易分解生成苯甲醛和氢氰酸(HCN)，HCN有剧毒，大量口服苦杏仁苷易导致严重中毒，机制主要是HCN与细胞线粒体内的细胞色素氧化酶Fe^{3+}起反应，抑制酶的活性而引起组织细胞呼吸抑制，导致死亡。

【主治】瘀血经闭、痛经、产后瘀滞腹痛、跌打损伤、肠燥便秘、肺痈、肠痈等。

【现代应用】

1. 中心性视网膜炎　桃仁注射液肌注或球后注射，肌注疗程30天，球后注射10次，效果明显。

2. 肝硬化　用桃仁提取物1.5克加入5%葡萄糖液中，隔日静滴，另以虫草菌丝胶囊4.5g/d，分3次口服，疗程3个月。使肝炎后肝硬化病人肝网膜血管曲张度、腹水、肝脂肪变、胶原等病变均显著减轻，并对肝炎后肝硬化病人异常的免疫功能具良好的调节作用，能提高患者淋巴细胞转化率、周围血中CD_3^+、CD_4^+的百分率、NK细胞活性及血清补体C_3、C_4水平；降低血清中IgG、IgA、slgA含量，并能促进血中CIC的消除[19]。

【不良反应】临床应用不可过量，过量可出现中枢抑制，眩晕、头痛、心悸、瞳孔扩大，以致呼吸衰竭而死亡。

主要参考文献

[1] 国家中医药管理局《中华本草》编委会．中华本草(精选本)．上册．上海：上海科技出版社，

1998:740

[2] 廖福龙,等．活血化瘀药物药性的血液流变学研究．中西医结合杂志,1986,6(2):103

[3] 高海泉．中药对血小板功能的影响．中西医结合杂志,1984,4(4):246

[4] 汪宁,等．桃仁不同提取物抗血栓作用的实验研究．中药材,2002,25(6):414

[5] 文川,等．活血中药对 ApoE 基因缺陷小鼠血脂及动脉粥样硬化斑块炎症反应的影响．中国中西医结合杂志,2005,25(4):345

[6] 耿涛,等．桃仁提取物抗大鼠心肌缺血作用的研究．苏州大学学报(医学版),2005,25(2):238

[7] 李均,等．桃仁对单侧输尿管梗阻大鼠肾组织 CTGF 表达的影响．辽宁中医杂志,2007,34(5):683

[8] 季光,等．桃仁抗肝脂质过氧化损伤作用的研究．江西中医学院学报,1995,7(3):34

[9] 徐列明,等．扁桃甙对大鼠肝贮脂细胞增殖和产生胶原的影响．新消化病学杂志,1997,5(20):84

[10] 张晓平,等．山桃仁水煎提取物对肝纤维化小鼠血清Ⅰ、Ⅱ型前胶原的降解作用．福建中医药,2002,33(4):36

[11] Chang HK, et al. Amygdalin induces apoptosis through regulation of Bax and Bcl-2 B expressions in human DU145 and LNCaP prostate cancer cells. Biol Pharrfl Bull, 2006, 29(8):1597

[12] Park HJ, et al. Amygdalin inhibits genes related to cell cycle in SNU-C4 human colon cancer cells. Worle J Gastroenterol, 2005, 11(33):5156

[13] Kwon HY, et al. Apoptosis induction of Persicae Semen extract in human promyelocyticleukemia (HL-60) cells. Arch Pharm Res, 2003, 26(2):157

[14] 吕跃山,等．桃仁总蛋白对荷瘤鼠 IL-2、IL-4 水平的影响．中医药信息,2004,2(4):60

[15] 许惠玉,等．桃仁总蛋白对荷瘤鼠 T 淋巴细胞亚群及细胞凋亡的影响．齐齐哈尔医学院学报,2004,25(5):485

[16] 刘英,等．用基因芯片研究桃仁蛋白 A 对小鼠纤维肉瘤基因表达的影响．中成药,2004,26(5):398

[17] 赵连根,等．治疗急性胰腺炎中药筛选及药理作用研究．中国中西医结合外科杂志,1996,2(5):329

[18] 孙秀坤,等．7 种中药乙醇提取物及补骨脂素对人黑色素瘤 YUGEN8 细胞酪氨酸酶的影响．中华皮肤科杂志,2006,39(6):328

[19] 徐列明,等．桃仁提取物合虫草菌丝对肝炎后肝硬化肝窦毛细血管的作用．中国中西医结合杂志,1994,14(6):362

益　母　草

本品为唇形科植物益母草 *Leonurus heterophullus* Sweet. 的地上部分。主含益母草碱、水苏碱、益母草定、益母草宁等多种生物碱,其有效成分为益母草碱。此外,还含苄甲酸、月桂酸、维生素及兰香苷等黄酮类物质等。益母草味苦、辛,性微寒。归肝、心、膀胱经。

【功效与药理】

1. 活血调经　益母草苦泄辛散,主入血分,善于活血调经,为妇科经产要药。《本草纲目》中记载:“可治胎漏难产、胎衣不下、血晕、血风、血痛、崩中漏下。”《本草正义》记载益母草“善调女人胎产诸证,故有益母之号。”益母草治疗产前产后诸病主要与其对子宫的干预和抗炎作用有关。益母草通过抑制痉挛子宫的活动,抗炎,降低子宫平滑肌上 PGE 及 PGE 含量及升高体内孕激素水平等多种途径缓解痛经症状。

(1)兴奋子宫平滑肌:益母草对子宫平滑肌有明显的兴奋作用。益母草煎剂、水浸膏、醇浸膏及益母草碱对不同动物(小鼠、兔、豚鼠)、不同状态(已孕或未孕)的子宫模型(离体、在体及瘘管)均有兴奋作用,其兴奋子宫的主要成分是益母草碱,它能使不规则自发性收缩的子宫变成有规律的收缩，且使收缩幅度增大，在 0.2～1.0μg/ml 时，剂量-张力呈线性关系，表现出一定的量效关系，当剂量达到 2μg/ml 时，张力达高峰，作用可维持几个小时。益母草对子宫的兴奋可被异丙嗪和酚妥拉明对抗，提示其作用机制可能与兴奋子宫肌上的 H_1 受体和肾上腺素 α 受体有关[1]。注射益母草提取液可使大鼠子宫肌电的慢频率加快，平均振幅增大；单波频率加快、最大振幅增大，并与剂量有关。益母草水提取物、水煎醇提物、醇提物均能增加大鼠离体子宫的张力、强度、频率和子宫活动力，其中以水提物作用最强[2]。

(2)抑制子宫痉挛作用：益母草水提物(0.5～4.0mg/ml)对正常未孕小鼠及雌激素预处理小鼠子宫的收缩频率和活动力影响较弱；但能明显抑制缩宫素诱发的子宫收缩频率加快和幅度增强。表明益母草可能通过提高产后小鼠子宫的收缩频率和收缩力，发挥其产后止血作用；通过对抗缩宫素诱发多种条件下子宫平滑肌的痉挛，发挥治疗痛经的临床功效。益母草总生物碱能明显拮抗缩宫素所致大鼠子宫的剧烈收缩(类痛经反应)，可显著地抑制 PG 所致小鼠痛经扭体反应发生率[3]。

(3)抗炎作用：益母草能减轻二甲苯所致小鼠耳廓肿胀程度，明显减轻实验性大鼠子宫炎症，能明显降低子宫炎症时其平滑肌上 PG 的含量，益母草能升高大鼠体内孕激素水平，但对大鼠体内雌激素无明显的影响[4]。

2. 活血化瘀　益母草苦泄辛散，主入血分，具有活血化瘀作用。益母草活血化瘀主要与扩血管、改善血液流变及改善微循环等有关：

(1)扩血管、抗心肌缺血：益母草对血管壁有直接扩张作用。能扩张冠状动脉，增加冠脉血流量；能增加股动脉血流量和降低血管阻力。益母草能改善异丙肾上腺素(50mg/kg 腹腔注射)所致大鼠心肌缺血；对结扎冠脉引起的实验性心肌梗死具有减轻病变程度，减少梗死范围，减少心肌坏死等作用。静滴益母草注射液 1.5ml/kg 使再灌注心肌中 CK、AST、LDH-L、a-HBDH、GSH-px、SOD、ATP 酶活性增高，MDA 和 Ca^{2+} 含量降低，说明益母草通过保护心肌中 SOD、GSH-px、ATP 活性，减轻自由基对心肌的损害，减少心肌细胞内心肌酶的逸出，以及减轻心肌细胞钙超载而起到保护缺血再灌注的心肌[5]。益母草生物碱能明显改善急性心肌梗死(AMI)大鼠左室舒张末压(LVEDP)增加、左室内压最大收缩和舒张速率(±dp/dt max)降低的变化，说明益母草生物碱能改善大鼠急性心肌梗死后的心功能。益母草注射液可明显拮抗休克血浆所致豚鼠心室乳头肌动作电位改变，对心肌具有一定保护作用。

(2)改善血液流变学：益母草对血小板聚集、血栓形成及红细胞聚集均有抑制作用。①抗血小板聚集。体外实验表明，益母草及其提取物能显著抑制 ADP 诱导的正常动物的血小板聚集。通过冰水应激游泳、大面积烧伤、静脉注射 ADP 等方法，造成大鼠体内血小板活性增高的模型，益母草亦能抑制血小板的聚集。预先用 6g/kg 静注大鼠，能显著减少外周循环中血小板总数和肺泡毛细血管内血小板及其聚集物，初步认为其作用可能是通过抑制磷酸二酯酶活性，或通过激素等起作用。益母草碱对急性血瘀证大鼠血管壁 PGI2 样活性物质无影响[6]。②抗血栓形成。益母草煎剂灌胃大鼠，可使血栓形成延长，血栓长度缩短，重量减轻。益母草还能显著溶解兔肺循环红色血栓，减弱白色血栓在体内的继续增长趋势。③降低血液黏度，抑制红细胞聚集。益母草注射液、益母草碱、水苏碱均有降低血液黏度的作用，其作用强弱依次是益母草注射液、水苏碱、益母草碱；益母草还有显著降低红细胞聚集性的作用。益母草注射液能减少微小血管血栓形成家兔模型红细胞、血小板、纤维素和白细胞在受伤的小血管内壁的聚集；使红细胞压积、全血比黏度低切部分、全血还原比黏度低切部分和黏度指数显著降低[7]。失血性休克大鼠经益母草注射液治疗后，肠系膜微血管明显扩张，血流量增加，血细胞聚集率降低，胃、肠、肝的微区血流量均得到改善，血黏度、血小板黏附率和聚集率明显低于生理盐水组，且红细胞变形能力明显增强。

(3)改善微循环：①改善血液微循环。用4%异丙肾上腺素50mg/kg腹腔注射造成大鼠肠系膜微循环障碍，益母草能使微血流从粒状变为线状，闭锁的毛细血管重新开放，恢复正常。益母草提取物经颈静脉注入后，能使毛细血管流速及管径逐渐转好。用益母草0.5ml加肾上腺素5μg混合物，观察对小鼠肠膜微循环的影响，结果本品有促进微动脉血流恢复的作用。益母草水提液对血管平滑肌的收缩反应与浓度有关，高浓度时可能主要阻滞电压依赖性钙通道，而低浓度时可能主要激动受体调控性钙通道[8]。益母草能使大鼠肠系膜微动脉管径扩张100μm以上，使微静脉管径扩张160μm以上，使毛细血管网交点数平均增加到10个以上。弥散性血管内凝血(DIC)大鼠经益母草注射液(LHS)治疗后，微血管明显扩张，其流态和微血栓积分值低于生理盐水组：LHS和NS均能改善胃、肠、肝的微区血流量，但LHS组效果优于NS组；LHS还可使血黏度、血小板黏附率和聚集率降低。红细胞变形能力增强[9]。②改善淋巴微循环。益母草总生物碱能通过增强淋巴管转运功能，增加淋巴液细胞总数及单核细胞数目、降低淋巴液黏度作用，改善DIC时的淋巴循环障碍。益母草注射液明显增强失血性休克大鼠肠系膜淋巴管自主收缩频率及收缩性，扩张微淋巴管口径，使微淋巴管的活性增强，对失血性休克时的淋巴微循环障碍也有非常好的改善作用。益母草、当归注射液能扩张肠系膜淋巴管(ML)口径、延长淋巴管舒张期时间和提高ML收缩性指数，增加肠淋巴流量，明显降低淋巴黏度，有效改善淋巴循环[10]。

3. 利水消肿 《本草拾遗》记载其能“主浮肿下水”，益母草有利尿消肿之功，又因其具有活血化瘀作用，故对水瘀互结之水肿尿少尤其适宜。其利水消肿主要表现在下列三个方面。

(1)利尿：益母草碱1mg/kg静注，能使家兔的尿量显著增加。益母草水苏碱、益母草碱均能显著增加大鼠尿量，水苏碱作用更加迅速，而益母草碱作用较为和缓；尿液中的离子分析表明，两种生物碱成分增加Na^+的排出量，而使K^+的排出量减少，Cl^-也有所增加，提示益母草可作为一种作用和缓的保钾利尿药使用[11]。

(2)抗实验性肾功能衰竭：用庆大霉素(GM)复制大鼠急性肾功能衰竭模型(ARF)，益母草可以明显改善大鼠近曲小管上皮细胞损伤程度。表明益母草对GM所致的大鼠ARF有一定的防治作用。

(3)防治急性肾小管坏死：益母草可明显降低甘油肌注所致大鼠急性肾小管坏死(ATM)模型的尿素氮(BUN)，肾组织损伤程度亦明显减轻，表明益母草对初发期急性肾小管坏死(IATN)有一定的防治作用。

4. 其他作用 益母草碱对呼吸中枢有直接兴奋作用；小剂量益母草碱能使离体肠管紧张性弛缓，振幅扩大；大剂量则振幅变小，而频率增加；益母草对蛙神经肌肉终板标本呈箭毒样作用。

抗癌抗诱变和增强免疫作用。细叶益母草甲醇浸膏可促进小鼠妊娠依赖性乳腺瘤(PDMT)和由之引发的乳腺癌的发生，但抑制由增生性泡状瘤(HAN)引起的乳腺癌，使HAN数目减少，体积缩小[12]。益母草本身不能诱发小鼠骨髓微核和小鼠精子畸形，但在与醋酸铅一同给药时，可使醋酸铅所诱导的畸形明显降低，说明益母草对小鼠遗传物质具有保护作用，即抗诱变作用。前益母草素能明显促进由 concanavalin A(Con A)引起活化的 T 淋巴细胞增殖，其作用是单独使用 Con A 的 5～8 倍，其作用只有在 ConA 的作用下才能得到体现，但对体液中的 B 淋巴细胞则没有显示出增强作用。

益母草注射液可降低双侧颈总动脉结扎所致急性脑缺血小鼠的脑指数，缩短氰化钾致小鼠急性脑缺血后的翻正反射消失时间，降低 MCAO 大鼠脑组织内丙二醛含量、提高超氧化物歧化酶及乳酸脱氢酶活力[13]。益母草鲜汁有抑制黑色素的作用。

【毒理研究】

益母草毒性很低，大鼠每日腹腔注射益母草碱 2mg，连续 4 天，无明显不良反应。成年雄鼠喂以含 50%益母草干粉的饲料 80 天，亦未见毒副作用及生育能力的改变。用本品浸膏喂家兔可引起流产，但无中毒反应，对体温、脉搏及呼吸均无明显的影响。

本品总碱给小鼠静脉注射 LD_{50} 为 572.2±37.2mg/kg。给家兔皮下注射总碱，每日 30mg/kg，连续 2 周，对进食、排便和体重均无影响[13]。

益母草的浸膏液有明显的杀精作用，杀精效果随药物浓度增加而增加[14]。益母草与微波辐射协同有促进小鼠睾丸细胞凋亡作用，说明本品对雄性生殖系统有毒性。益母草对雄性小鼠生殖细胞无遗传毒性，对小鼠雄性生殖细胞遗传损伤具有防护作用。益母草所诱导的小鼠精子畸形频率和精原细胞姐妹染色单体互换频率与正常对照组比较，差异无显著性，益母草不能诱导小鼠精子非程序 DNA 合成。在 2.0～8.0g/kg 剂量范围，益母草对醋酸铅所诱发的小鼠精子畸形、精原细胞姐妹染色单体互换和小鼠精子非程序 DNA 合成有明显的抑制作用，并且随着益母草浓度的增加，其抑制作用逐渐增强[15]。

【主治】月经不调、痛经、闭经、产后瘀阻腹痛、恶露不尽，水肿尿少。

【现代应用】

1. 产后出血　《本草衍义》记载：益母草能“治产前产后诸疾”。现代益母草煎剂、益母草膏或流浸膏广泛用于治疗月经不调、月经过多、产后子宫出血或恶露不尽、子宫复旧不全等，是临床安全、有效的经产调理药。

益母草浸膏及益母草复方能明显减少人工流产或药物流产（米非司酮，米索前列醇片）后的出血量，并缩短出血持续时间。产妇在胎儿娩出后，益母草加缩宫素联合用药，可使术中、术后出血量减少，子宫复旧情况显著好于单用缩宫素[16]。

2. 脑梗死　益母草注射液能明显缩短动脉硬化性脑梗死病人患肢肌力，语言功能恢复时间，改善血液流变学，其疗效明显优于低分子右旋糖酐组。

3. 荨麻疹　单味益母草内服外洗治疗荨麻疹有效。内服：益母草 30g，水煎分服，2 周为 1 疗程，外洗：益母草 120g，洗刷淘清，水浸 2 小时后，加水至 3000ml，煎 15 分钟，待稍凉后全身沐浴，每日 1 次[17]。

4. 痤疮　面部皮肤经洁肤、负离子喷雾同时按摩 10 分钟后，去除粉刺及成熟脓头，取益母草浓缩颗粒剂 1 包（含生药 15g），用清水溶解后，加入面膜粉中调成糊状，涂敷于面部皮肤，约 2mm 厚，露出口眼鼻，30 分钟后洗去，1 周 2 次，4 周为 1 疗程[18]。

5. 其他　对中心视网膜脉络膜炎、高脂血症、慢性宫颈炎、子宫内膜炎、输卵管炎、高血压、慢性支气管炎和肺气肿、慢性肾炎等疾患，常以益母草为主，配伍其他中药治疗，均有一定的疗效。

【不良反应】益母草可引起子宫收缩，孕妇可造成流产；扩张小动脉可表现为大汗淋漓、血压下降甚至休克；兴奋呼吸中枢引起呼吸加快增强；全身乏力；泌尿系统损害表现腰痛、血尿;对神经-肌肉有箭毒样作用等。益母草能造成不同程度的肾脏髓质的损害,特别是间质中,以间质纤维化、毛细血管扩张或受压、肾小管管腔萎缩为主[19]。

主要参考文献

[1] 石米扬,等. 红花、当归、益母草对子宫兴奋作用的机制研究. 中国中药杂志,1995,20(3):173

[2] 张恩户,等. 三种益母草提取物对大鼠离体子宫活动性的影响. 陕西中医学院学报,2003,26(3):46

[3] 李万,等. 益母草总生物碱的药理实验研究. 华中科技大学学报,2002,31(2):168

[4] 金若敏,等. 益母草治疗痛经机制探索. 中国现代应用药学杂志,2004,21(2):90

[5] 郑鸿翱,等. 益母草注射液治疗兔心肌缺血再灌注损伤的机制探讨. 中国现代医学杂志,1997,7(7):19

[6] 丁伯平,等. 益母草碱对急性血瘀证大鼠血液流变学的影响. 中国中医药科技,2004,11(1):36

[7] 袁忠治,等. 中药益母草预防和抑制微小血管血栓形成的作用. 深圳中西医结合杂志,2003,13(3):148

[8] 关利新,等. 益母草水提液对兔胸主动脉条收缩反应的影响. 医药导报,2005,24(3):176-177

[9] 张健,等. 益母草注射液对 DIC 大鼠血液动力学的影响. 天津医药,2007,3,35(3):206

[10] 任君旭,等. 益母草、当归注射液对大鼠淋巴循环的调节作用. 中药材. 2005,28(10):930-932

[11] 晁志,等. 益母草中生物碱成分对大鼠的利尿作用研究. 时珍国医国药,2005,16(1):11

[12] Nagasawa H, et al. Further study on the effects of motherwort on preneoplastic and neoplastic mammary gland growth in multiparous GR/A mice. Anticancer Res,1992,12(1):141

[13] 谢崇宣,等. 益母草注射液对小鼠及大鼠实验性脑缺血的保护作用. 南方医科大学学报,2007,27(10):1528

[14] 任淑君,等. 中药益母草及三棱杀精作用的研究. 黑龙江医药,1999,12(2):83

[15] 朱玉琢,等. 益母草对雄性小鼠生殖细胞的遗传毒性. 吉林大学学报:医学版,2003,29(5):560

[16] 王颖. 益母草注射液预防自然分娩产后出血的临床观察. 中国医院用药评价与分析,2008,8(7):537

[17] 蔡文科,等. 益母草治疗荨麻疹. 浙江中医杂志,2001,(3):105

[18] 许文红. 益母草面膜外敷治疗痤疮 78 例. 浙江中医学院学报,2004,28(5):38

[19] 蔡浙毅,等. 益母草对肾功能及其组织形态影响的动物实验研究. 上海中医杂志,2000,34(11):37

牛　膝

本品为苋科植物牛膝 *Achyranthes bidentata* Bl. 的干燥根。牛膝根内含三萜皂苷(水解后生成苷元齐敦果酸)、多糖、糖肽、α-菠甾醇、β-谷甾醇、α-菠甾醇葡萄糖苷、胡萝卜苷、脱皮甾酮、羟基促脱皮酮、紫苋牛膝甾酮、牛膝甾酮、生物碱类和香豆素等化学成分。牛膝味苦、酸,性平。归肝、肾经。

【功效与药理】

1. 逐瘀通经止痛　牛膝活血化瘀力较强,《本草正义》中记载:"所主皆气血壅滞之病"。其长于活血通经,祛瘀止痛,多用于瘀滞痛经、经闭诸证。

(1)兴奋子宫和抗生育作用:牛膝对未孕或已孕子宫产生兴奋作用。各种浓度(0.125mg/ml、0.25mg/ml、0.5mg/ml、1.0mg/ml)的牛膝总皂苷均有明显兴奋大鼠子宫平滑肌的作用,表现为子宫收缩幅度增加、频率加快、张力增加,有量效关系。子宫收缩面积增加值按大小顺序依次排列为:晚孕组>早孕组>间情期组>中孕组>乙烯雌酚诱导动情组、动情组＞幼龄组[1]。5-HT（10μg/ml）可明显增强怀牛膝总皂苷的作用。怀牛膝总皂苷和5-HT 均使高 K^+ 去极化后的离体大鼠子宫产生依细胞内 Ca^{2+} 性和依细胞外 Ca^{2+} 性收缩；氯丙嗪（0.5mg/ml）和吲哚美辛（20μg/ml）合用可明显拮抗怀牛膝总皂苷的作用[5]。提示牛膝总皂苷可能是通过 PG 的释放而发挥子宫兴奋的作用。怀牛膝皂苷 A 对大鼠宫角平滑肌有明显兴奋作用，对宫颈兴奋作用不明显[2]。

牛膝苯提取物 50～80mg/kg 有明显的抗生育、抗着床及抗早孕作用；氯仿提取物 80～120mg/kg 也有明显抗生育、抗着床作用，但无明显抗早孕作用。在小鼠阴栓出现第 1～10 天，就开始灌服怀牛膝总皂苷，具有显著的抗生育作用、呈现较好的量效关系；给妊娠第 1～5 天的小鼠灌服怀牛膝总皂苷 500mg/kg，有明显的抗着床作用。但怀牛膝总皂苷抗大鼠生育和堕胎作用不明显。进一步研究发现，怀牛膝抗生育的有效成分为脱皮甾醇。

（2）消炎镇痛作用：牛膝酒剂对大鼠甲醛性脚趾肿胀有明显的消炎作用。给予小鼠腹腔注射牛膝煎剂有明显抑制酒石酸锑钾或醋酸所致的扭体反应。牛膝根提取液 200%有较强的抗急性渗透性炎症的作用。经实验表明，本品不降低大鼠肾上腺维生素 C 含量，也不能增加肾上腺总量，提示牛膝的抗炎作用并非通过肾上腺皮质系统起作用。抗炎作用机制实验证明是通过提高机体免疫功能，激活小鼠巨噬细胞系统，改善微循环，促进炎症病变的吸收等。牛膝醇提物改善佐剂性关节炎大鼠关节肿胀度、降低关节炎症指数（AI）、改善滑膜病理学，能有效抑制关节滑膜增生[3]。

（3）对血管的作用：怀牛膝总皂苷能直接舒张血管平滑肌，并抑制 NE 引起的血管收缩[4]。牛膝含药血清能够促进血管内皮细胞的增殖，能够对细胞起到保护作用，有效预防脂多糖对其的损伤。川牛膝醇提物随着剂量的升高，可明显降低肾组织细胞中 TGF-β1 蛋白的表达。川牛膝醇提物具有明显降低自发性高血压大鼠的血压的作用，明显促进血浆 PGI_2 合成的作用。

（4）对血液的作用：牛膝多糖（achyranthes bidentata polysaccharides，ABPS）对粒系造血干细胞有动员作用，与粒细胞集落刺激因子（G-CSF）具有协同作用，共同促进粒系造血干细胞增殖分化[5]。ABPS 可显著延长小鼠凝血时间、PT、KPTT[6]。

2. 补肝肾、强筋骨　肝主筋，肾主骨，肝肾不足，则筋骨痿软，足膝乏力。牛膝归肝肾二经，有滋补肝肾、强筋健骨之功，《本草纲目・卷十六・牛膝》中记载："其滋补之力，如牛之多力也。"

（1）蛋白同化作用：给小鼠服用蜕皮甾酮或牛膝甾酮，能显著提高氨基酸合成蛋白质的功能，作用强度类似于同化激素 4-氯睾酮；同时也可促进肝细胞核和细胞膜的 RNA 的合成，促进细胞核、线粒体的蛋白质合成；显著增加体重、加速肝脏、肾脏的蛋白质合成能力；组织学实验研究中，发现肝细胞生成巨大核，可见双核性和多核性细胞，细胞分裂活化细胞呈激活状态。

（2）延缓衰老作用：牛膝能使下丘脑室周核内生长抑素（SOM）神经元的细胞数减少及灰度值的减少均降低，细胞面积相对较大。从形态学上提示牛膝具有延缓衰老之功效。以怀牛膝煎液灌服小鼠 30 天，可显著提高衰老模型小鼠 SOD 活力，降低血浆 LPO 水平。牛膝粗多糖组分在培养基中浓度为 2 和 5mg/g（多糖质量/培养基质量）时，都可显著或极显著地使果蝇平均体重增加 3.85%～5.47%，并使果蝇平均寿命延长 2.61%～3.16%[7]。

（3）调节免疫作用：ABPS 对非特异性免疫、体液免疫、细胞免疫均有较明显的增强作用。牛膝多糖能提高小鼠单核巨噬细胞的吞噬功能，明显增加小鼠血清溶血素水平和抗体形成细胞数量，但对 DNFB 诱导的变态反应无明显影响。川牛膝多糖能增强小鼠 REC 吞噬功能及 PFC 反应能力，能提高 NK 细胞杀伤活性，对小鼠淋巴细胞转化率无显著影响[8]。ABPS 明显提高肿瘤细胞(S_{180})荷瘤小鼠 CD_3 和 CD_4 分子的百分率。诱导人 T 细胞分泌 IFN-γ，该作用呈时间和剂量依赖性变化，而抑制 IL-4 的分泌[9]。ABP 能增强正常及 CY（环磷酰胺）所致免疫低下小鼠外周血中 NK 细胞的活性，红细胞黏附免疫复合物花环和红细胞 C3b 受体花环结合率。另外，ABP 对正常及由环磷酰胺（CY）所致免疫力低下小鼠外周血中 TNF 活性也有显著的促进作用。川牛膝多糖能使鸡外周血 T 淋巴细胞 ANAE 阳性率增加，可增强机体的防御感染、自身稳定和免疫监视作用，从细胞免疫的角度发挥其免疫增强作用。牛膝多糖硫酸酯（S-AbP）和磷酸酯（P-AbP）衍生物均能剂量依赖性地促进小鼠脾淋巴细胞增殖，S-AbP 和 P-AbP 的促增殖活性较 AbP 强。P-AbP 显著诱导脾淋巴细胞分泌 TNF-α，对 IL-2 的分泌无明显影响。S-AbP 能诱生较高含量的 IL-2，而对 TNF-α 的分泌无明显影响[10]。

(4)抗过敏：ABPS 能明显抑制大鼠 PCA、RBL-2H3 细胞脱颗粒，并能抑制 RBL-2H3 细胞释放组胺、肿瘤坏死因子 α 及白细胞介素 4；抑制 RBL-2H3 细胞中 Akt 和 p38 的磷酸化。说明 ABPS 的抗过敏作用与抑制肥大细胞的脱颗粒及炎性物质释放有关；ABPS 抑制肥大细胞的活化与抑制 Akt 和 p38 的活性相关[11]。ABP 可调节卵清白蛋白致哮喘模型幼年大鼠嗜酸性粒细胞（EOS）上 fas 及 Bcl-2 基因的表达，进而促进 EOS 在哮喘大鼠肺组织内的凋亡[12]。

(5)增强记忆力和耐力：以怀牛膝水煎液给小鼠连续灌服 7 天，可明显改善戊巴比妥钠所致记忆力障碍，使跳台法首次跳下的潜伏明显延长 5 分钟，错误次数明显减少，使 Y 型臂法测试第 3 天正确反应率明显提高，且可延长小鼠负荷游泳时间。

3. 其他作用

(1)降低血糖作用：促脱皮甾醇能使高血糖素、抗胰岛素血清、四氧嘧啶所致高血糖有所降低，但不影响正常血糖作用。牛膝多糖明显降低糖尿病肾病大鼠血糖、尿素氮、尿总蛋白（24 小时）及微量白蛋白，升高胰岛素水平，抑制肾皮质 TGF-β1 表达[13]。

(2)抑制胃肠平滑肌：牛膝煎剂对离体小鼠肠管呈抑制作用。静脉注射对麻醉犬及正常和麻醉兔的胃平滑肌蠕动，先兴奋很快就转为抑制。

(3)抗菌抗病毒：牛膝多糖硫酸酯抗Ⅰ型单纯疱疹病毒效果较佳，并且优于环胞苷和亚膦酰醋酸。牛膝多糖浓度为 0.8mg/ml 时，对大肠埃希菌的细胞黏附抑制最为明显，黏附率由(257.0±5.2)个细菌/细胞降低到(63.6±3.6)个细菌/细胞[14]。

(4)抗肿瘤：牛膝多糖（ABPS）通过下调 Bcl-2 基因 mRNA 表达、上调 Fas 基因 mRNA 表达而抑制 H22 细胞增殖并诱导其凋亡[15]。

【毒理研究】促脱皮甾醇给小鼠腹腔注射时 LD_{50} 为 6.4g/kg；牛膝甾酮为 7.8g/kg；两者灌服时 $LD_{50}>9$g/kg。

【主治】腰膝酸痛，筋骨无力，经闭癥瘕，肝阳上亢，头痛眩晕。

【现代应用】反复呼吸道感染患儿 30 例口服牛膝多糖合剂，12 周 1 个疗程，胃纳差和多汗情况有一定改善；血清 Ig 治疗后有明显提高，NK 细胞活性也有提高，性激素水平无明显变化[16]。

主要参考文献

[1] 朱和．牛膝总皂甙对动物子宫平滑肌的作用．中草药，1987，18(4)：17

[2] 郭胜民,等. 怀牛膝皂甙 A 对动物子宫平滑肌的作用. 西安医科大学学报,1997,18(2):216

[3] 史玉芬. 中药抗炎抗菌作用的研究. 中药通报,1988,13(7):44

[4] 郑洁珍,等. 怀牛膝有效成分对血管平滑肌收缩作用的影响. 安徽中医学院学报,2008,27(4):38

[5] 严善福,等. 牛膝多糖促进骨髓细胞粒细胞集落形成. 上海第二医科大学学报,2003,23(5):38

[6] 毛平,等. 怀牛膝多糖抗凝血作用实验研究. 时珍国医国药,2000,11(12):1075

[7] 谈锋,等. 牛膝多糖的组分分析及抗衰老活性研究. 植物学报,2002,44(7):795

[8] 李祖伦,等. 川牛膝多糖免疫活性研究. 中药材,1998,21(2):90

[9] 季敬璋,等. 牛膝多糖体外诱导人 T 细胞表达 IFN-γ 和 IL-4 蛋白的机制探讨. 中国免疫学杂志,2003,19(9):611

[10] 金丽琴,等. 牛膝多糖衍生物对小鼠脾淋巴细胞增殖及诱生 IL-2 和 TNF-α 的影响. 中国生化药物杂志,2008,29(5):312

[11] 黄丰,等. 牛膝多糖对抗原诱导的肥大细胞活化的影响. 中国药理学通报,2008,24(10):1302

[12] 李昌崇,等. 哮喘幼年大鼠嗜酸性粒细胞凋亡、fas mRNA 和 bcl-2 mRNA 表达及牛膝多糖的影响. 中华儿科杂志,2003,41(9):657

[13] 栾海艳,等. 牛膝多糖对糖尿病肾脏保护作用的研究. 黑龙江医药科学,2008,31(1):56

[14] 彭颖,等. 牛膝多糖抑制大肠埃希菌细胞黏附的实验研究. 中国微生态学杂志,2002,14(5):262

[15] 宗灿华. 牛膝多糖对小鼠肝癌 H22 细胞 bcl-2 和 Fas 基因表达的影响. 牡丹江医学院学报,2008,29(4):9

[16] 顾梯成,等. 牛膝多糖对小儿反复呼吸道感染的影响. 上海中医药杂志,2001,35(12):34

(三)破血消癥药

莪　术

本品为姜科植物蓬莪术 *Curcuma phaeocaulis* Val. 的根茎。同属植物广西莪术 *Curcuma. kwangsiensis* S. G. Lee et C. F. Liang. 或温郁金 *Curcuma wenyujin* Y. H. Chen et C. Ling. 的根茎,亦作药用。莪术中含挥发油,主要为倍半萜和倍半萜烯类化合物,含有 1,8-桉叶素、莪术酮、莪术双酮、表莪术酮、莪术烯、焦莪术酮、莪术醇、异莪术醇等 20 余种化合物。此外有微量的姜黄素、去甲氧基姜黄素及去二甲氧基姜黄素。莪术味辛、苦,性温。归脾、肝二经。

【功效与药理】

1. 破血散瘀　破血散结、行气止痛。莪术为破瘀行气治积聚癥瘕的常用药物。《本草通玄》记载"专走肝家,破积聚恶血,疏痰食作痛"。其破血散瘀作用主要与现代药理中的抗肿瘤、增加动脉血流量和抗血栓形成等有关。

(1)抗血栓形成:莪术不同炮制品均具一定的抗血小板聚集、抗凝血及调节血液流变性作用。其中以醋炙品作用较为明显[1]。莪术油及榄香烯能改变全血比黏度,红细胞压积,红细胞沉降率,还原黏度等血液流变学参数,对抗由花生四烯酸、ADP 和肾上腺素所诱导的血小板聚集。莪术醇能使激素加肾上腺素血瘀模型大鼠全血黏度高、中切变速率显著降低,还能明显延长小鼠血凝时间。榄香烯乳在促进血浆 6-酮-$PGF_{1\alpha}$生成的同时可抑制 TXA_2的产生,产生抗血小板聚集的作用。

(2)对血管的影响:莪术增加动脉血流量,抑制新生血管生成。体内给药,可抑制大鼠海绵内新生肉芽组织的血管新生,减少新生肉芽组织侵入生长、血管数量、VEGF 蛋白及 VEGF mRNA 的表达量。含药血清体外给药可使正常人脐静脉血管内皮细胞 HUVEC-1 排列紊乱,明显梭形化,细胞的增殖显著降低,细胞 VEGF 及其 mRNA 表达均显著降低。莪术油结合雌激素受体调节剂他莫昔芬可使大鼠异位内膜病灶缩小,病灶血管内皮生长因子(VEGF)表达降低[2]。莪术油注射液显著抑制球囊损伤大鼠颈动脉内膜增生和血管重构,作用机制可能与抑制外膜转化生长因子-β1(TGF-β1)mRNA 基因表达,Ⅰ、Ⅲ型胶原合成有关[3]。

(3)抗肿瘤:莪术体内外实验对于结肠癌、宫颈癌、子宫内膜癌、膀胱癌、胶质瘤、乳腺癌等均具有抑制作用。对小鼠艾氏腹水癌细胞、615 纯系小鼠的 L_{615} 白血病(网织细胞型)、小鼠 CT26 结肠癌细胞、小鼠肉瘤 S_{37}、小鼠宫颈癌 U_{14}、MGC80-3 胃癌细胞、人白血细胞 K562 细胞及腹水型肝癌细胞、MCF7、OV-UL-2、MM231、HeLa 细胞、人子宫内膜癌细胞株 RL-952、人涎腺腺样囊性癌 SACC-83 细胞、大鼠胶质瘤 C6 细胞、人膀胱癌 BIU-87 细胞、人源性 SHG-44 胶质瘤细胞等多种瘤株的生长有明显的抑制和破坏作用。莪术挥发油中抗肿瘤活性成分主要为 β-榄香烯、莪术醇、莪术酮、莪术二酮和异莪术醇等[4]。莪术醇抑制肿瘤细胞生长的最佳抑制浓度为 50μg/ml[5]。

其抗肿瘤机制主要表现为以下方面。

1)杀伤肿瘤细胞:莪术及其成分对多种肿瘤细胞有抑制作用,呈时间-剂量依赖性。复方莪术能明显杀伤人低分化胃腺癌 MGC80-3 细胞,IC_{50} 为 1∶150 稀释度。榄香烯对大鼠 C6 胶质瘤细胞具有明显的抑制增殖作用,该增殖抑制效应呈剂量、时间依赖性。榄香烯可明显下调磷酸化细胞外信号调节激酶(ERK)表达,同样呈剂量、时间依赖性,而对细胞生存通路磷脂酰肌醇 3-激酶/Akt(PI3K/Akt)的关键分子 Akt 表达无明显影响[6]。

2)诱导肿瘤细胞凋亡和分化:莪术油对鼻咽低分化鳞癌细胞株 CNE-2 细胞的药物抑制作用呈现浓度依赖性,最低起效浓度为 10μg/ml,最佳作用时间为 48 小时。莪术油使 CNE-2 细胞阻滞在 G_1 期。1.0mg/ml 的莪术挥发油作用 24h 后可有效诱导肝癌细胞凋亡,细胞凋亡率可达 28.15%,细胞周期被阻滞在 S 期。

榄香烯诱导人膀胱癌 BIU-87 细胞、鼠源性 C6 胶质瘤细胞及人源性 SHG-44 胶质瘤细胞、K562 细胞凋亡,流式细胞仪检测到逐渐增强的凋亡峰,电泳发现明显的阶梯状条带,电镜观察到染色体聚集、凋亡小体,明显下调 Bcl-2/Bcl-x/l 基因及蛋白质表达、下调 c-myc 基因 mRNA 及蛋白表达、Survivin mRNA 和蛋白水平,增强 Caspase 酶活性、抑制细胞肌醇磷脂代谢转换及脂膜流动性,并且呈药物浓度及作用时间依赖性[7-8]。莪术醇能显著抑制白血病 L_{1210} 细胞生长,诱导白血病 L_{1210} 细胞凋亡。

莪术油注射液对人子宫内膜癌细胞株 RL-95-2 的抑制作用呈时间-剂量依赖性,可引起 G_0/G_1 期细胞比例增加,S 期、G_2/M 期细胞比例减少。细胞 CyclinD1、CyclinE、P16 表达增加,CyclinA、突变型 P-53 表达减低。

莪术油及 β-榄香烯可明显抑制癌细胞的端粒酶活性,并有一定的剂量依赖性;莪术油联合 α-2b 干扰素比单独莪术油效果好。榄香烯在诱导癌细胞凋亡之前,有端粒酶活性的明显下降,而且端粒酶活性受抑程度与榄香烯的作用浓度和作用时间呈正相关[9]。

3)抗肿瘤转移作用:莪术抑制新生血管产生是其抗转移的机制之一。莪术油对小鼠 S_{180} 肉瘤内血管密度以及瘤体 VEGF 和 bFGF 表达均有明显抑制作用。莪术显著抑制肿瘤细胞对纤维结合蛋白和 LN 的黏附、侵袭性及趋化性运动能力。莪术水提物及 β-榄香烯能显著抑制小鼠 B16 黑色素瘤肺转移模型肺转移结节形成。莪术对胃癌细胞、肝癌细胞系 Hep-2 细胞的 COX-2、NF-κB、VEGF 的 mRNA 表达均有抑制作用[10],提示莪术可能是通过抑制 COX-2 及其下游 PGE_2 表达,使 VEGF 表达下调而抑制肿瘤。莪术对 COX-2 的抑制作用大于塞来昔布,对 COX-1 则无抑制作用。

4)逆转肿瘤细胞耐药：β-榄香烯对人肝癌细胞耐药株BEL-7402/DOX仍有较强的抑制作用，显著降低阿霉素（ADM）对胶质瘤细胞耐药株U251/ADM、多药耐药细胞株K562/ADM、人乳腺癌MCF-7/ADM的IC_{50}，明显增加细胞内ADM浓度，此作用与雄黄、川芎嗪有协和作用；使耐药相关基因多药耐药基因1（mdr-1）、多药耐药蛋白耐药相关蛋白（MRP）和谷胱甘肽转移酶π（GST-π）基因表达均显著下降，对TOPOⅡα表达无影响；显著降低耐药细胞P-gp的表达[11]。

5)减轻其他抗肿瘤药物的毒性：莪术对肿瘤化疗药环磷酰胺对小鼠所产生毒副作用有减轻作用，能抑制环磷酰胺引起的骨髓嗜多染红细胞（PCE）微核率（MNR）聚增以及外周血白细胞增殖、红细胞值和血红蛋白值的降低。莪术油联合100cGy的γ射线对鼻咽癌CNE-2细胞有明显的协同增效作用，联合作用96h后试验组的细胞主要以死亡为主，凋亡较少；500μg/ml的莪术油主要导致细胞死亡，有明显的细胞毒性；使CNE-2细胞阻滞在G_1期。

6)免疫调节反应：莪术油能增强瘤细胞的免疫原性，从而诱发或促进机体对肿瘤的免疫排斥反应。如用莪术油处理艾氏腹水癌瘤苗L_{615}系小鼠，进行主动免疫，能使部分免疫组的小鼠能耐受105个L_{615}细胞的攻击而长期存活，超过未处理的该系小鼠耐受力1000倍，这种免疫保护作用有一定稳固性。一旦建立后，能维持3个月的时间，但不能遗传给子代。病理切片中发现，有密集的小淋巴细胞围绕癌细胞，淋巴窦中有大量的窦细胞增殖，血液中淋巴细胞显著升高，提示宿主有明显的免疫反应。莪术水煎液给小鼠连续灌胃10天，1次/天，使小鼠抗体产生能力、淋巴细胞增殖以及白介素-2（IL-2）产生均有明显增强作用[12]。

(4)镇痛抗炎作用：莪术不同炮制品对二甲苯所致的耳廓肿胀、醋酸所致的毛细血管通透性增加及醋酸所致的扭体反应都有明显的抑制作用，热板法显示各样品均能明显提高小鼠的痛阈值。其中以醋制莪术作用较为明显。

(5)抗纤维化作用：莪术对肾脏、肝脏纤维化具有防治作用。对于单侧输尿管梗阻的方法（UUO）建立的肾间质纤维化模型大鼠，莪术能使TGF-β、NF-κB、α-SMA、CCL-Ⅳ、PAI-1mRNA表达明显降低，肾间质原位杂交检测阳性面积表达明显降低，提示莪术可能通过抑制与纤维化关系最密切的细胞因子如TGF-β1，核因子NF-κB来抑制成纤维细胞活性，阻止肌纤维细胞的出现，以及通过下调PAI-1来调节纤溶系统平衡，抑制细胞外基质合成，促进其降解等机制延缓肾间质纤维化。

莪术对猪血清制备的免疫性肝纤维化大鼠、CCl_4诱导的肝纤维化大鼠有作用，提高TP，Alb含量及A/G比值，降低ALT、GGT、ⅣC、LN、HA，减轻肝组织纤维化程度，降低肝组织中Hyp的含量，抑制α1-col mRNA。莪术提取物的抗肝纤维化效应可能与干扰ANGⅡ的分泌、部分阻断ATIR的表达，从而下调TGF-β1的致纤维化效应有关，还可下调肝纤维化大鼠模型IL-1、IL-6、TNF-α水平趋向于正常。

β-榄香烯抑制HSC增殖，半数抑制量（IC_{50}）为27.37mg/L，可阻滞HSC从G_1期向S期的进行，造成G_1期细胞堆积，阻滞DNA合成和复制，抑制HSC细胞周期的进程。β-榄香烯还能使肝星状细胞（HSC）-T6细胞株ANGⅡ水平、AT1R mRNA表达均显著降低，并呈剂量依赖性[13]。

2. 其他作用

(1)增强记忆、延缓衰老：莪术水提液可减少9月龄小鼠水迷宫试验中从起点到达安全台所需时间和错误次数，减少小鼠脑、肝、红细胞脂质过氧化酶丙二醛含量，增加血红蛋白含量。莪术油改善慢性低氧导致的大鼠学习与记忆能力下降，其机制可能与降低血清和海马组织MDA含量、增加SOD活性、降低海马组织$[Ca^{2+}]i$和(或)增加海马组织磷酸化Ca^{2+}/钙调蛋白依赖性蛋白激酶Ⅱ(p-CaMKⅡ)表达有关[14]。莪术油500mg/kg、300mg/kg能对抗小鼠电休克和二甲弗林、氨基脲的化学致惊作用。

(2)抗菌抗病毒作用:莪术挥发油体外实验,具有抑制金黄色葡萄球菌、溶血性链球菌、大肠杆菌、伤寒杆菌、霍乱弧菌等,其中的对-甲氧基桂酸乙酯对红色发癣菌酵母及里曲菌等有高度的抑制活性。体外实验中莪术油对肺炎支原体地方株的MIC为2.5μg/ml。莪术油联用红霉素时MIC为1.25μg/ml。莪术油对流行性感冒病毒A3及腺病毒7型半数有效浓度(IC_{50})分别为0.0008ml/ml和0.0004ml/ml;治疗指数(TI)分别为15和30。莪术油软胶囊160、80和40mg/kg灌胃,对流感病毒鼠肺适应株(FM1株)和合胞病毒(RSV)引起的小鼠肺炎,能明显降低肺指数,降低死亡率。莪术油体外抗流感病毒A/京防/0185株的半数有效浓度(IC_{50})和治疗指数(TI)为(1.16±0.27)mg/L、(39.72±5.65)。抗合胞病毒的IC_{50}和TI分别为(4.38±0.16)mg/L、(7.59±1.25)。对合胞病毒RSV感染小鼠的肺指数具有明显的降低作用[15]。

【体内过程】给大鼠灌胃^3H-莪术醇后,胃肠吸收迅速而完全,5分钟血中即可测到本品,15分钟达到血药峰浓度,可维持1小时左右,$t_{1/2}$为11.5小时。其体内分布以肝肾为最多,也透过血脑屏障,主要从尿中排泄。胆汁中排泄时,存在肝肠循环。静脉注射后,药动学特征为开放二室模型,$t_{1/2\alpha}$为33分钟,$t_{1/2\beta}$为12.5小时。提示本品在体内迅速分布,在体内消除速度较慢。本品脂溶性强,与脂肪组织亲和力大,给药后4小时仍维持较高水平。灌胃72小时,从大鼠尿、粪便排出量分别为口服量的48.6%和6.77%,静注后分别为54.75%和14.35%。

采用高效液相色谱法测定姜黄素在大鼠体内的姜黄素的药动学参数:ka为0.53/h,ke为0.10/h,$t_{1/2}\,ka$为1.32h,$t_{1/2}\,ke$为6.89h,t_{peak}为3.89h,C_{max}为93.15ng/ml,AUC为1369.38ng/ml[16]。

【毒理研究】莪术提取物无局部刺激和体内溶血作用。小鼠灌胃LD_{50}为147.0g/kg;肌内注射LD_{50}为55g/kg,小鼠最大耐量及最小致死量分别为48g/kg及49g/kg,连续用量6天未见有蓄积作用。莪术用高于临床常用最大剂量2~4倍的莪术煎液灌喂小鼠,小鼠骨髓嗜多染红细胞微核及骨髓姊妹染色单体互换(SCE)频率均未见增高,提示莪术可作为抗肿瘤药物。莪术油注射液无过敏反应,无溶血现象,对静脉血管、肌肉无刺激反应。

【主治】癥瘕痞块,瘀血经闭,食积胀痛,早期子宫癌。

【现代应用】

1. 肿瘤　温莪术挥发油制剂全身用药,治疗卵巢癌、恶性淋巴瘤、肺癌和肝癌有一定疗效。应用蓬莪术注射液局部病灶注射,配合静脉用药,治疗早、晚各型宫颈癌,可使癌组织变性坏死、脱落、萎缩、溶解及消失,而对癌旁边的正常组织无明显的损害。这与本品具有破瘀行气治积聚癥瘕的功效相吻合。榄香烯乳联合化疗可提高肿瘤细胞对化疗药物的敏感性,逆转晚期胃癌患者对化疗药物的耐药性[17]。

2. 治疗感染性疾病　莪术可以用于上呼吸道感染、EB病毒感染、轮状病毒肠炎、病毒性心肌炎、细菌性阴道病、念珠菌性阴道炎、流行性腮腺炎等的治疗。

3. 神经性皮炎　用复方莪术注射液肌内注射,或曲池、血海穴位注射,治疗神经性皮炎48例,有一定疗效。

4. 冠心病　用莪红注射液(含莪术、红花)治疗冠心病50例,全血黏度、血浆比黏度和红细胞电泳时间较治疗前明显改善。

【不良反应】临床应用不良反应较少，但有时出现注射局部疼痛，口服有酸辣气味，药液注入过快可出现头晕现象。

主要参考文献

[1] 王普霞，等．莪术不同炮制品活血化瘀作用研究．中成药，2004，26(11)：905

[2] 孔煜，等．他莫昔芬和莪术油联合治疗大鼠子宫内膜异位症的实验研究．四川大学学报(医学版)，2006，37(4)：596

[3] 赵军礼，等．莪术醇时大鼠球囊损伤血管的保护作用及外膜 TGF-BI mRNA 表达的影响．南京医科大学学报(自然科学版)，2004，24(5)：480

[4] 陈淑莲，等．超临界流体萃取分析蓬莪术挥发性成分．中草药，2000，31(12)：902

[5] 徐立春，等．天然药物莪术醇抑制肿瘤细胞生长及 RNA 合成影响的初步研究．肿瘤，2005，25(6)：570

[6] 蔡祖勋，等．复方莪术对 MGCS0-3 胃癌细胞的影响．武警医学院学报，1996，5(1)：43，47

[7] 关文明，等．β-榄香烯对人胃癌 SGC-7901 细胞凋亡及 Survivin 表达和 Caspase 酶活性的影响．复旦学报(医学版)，2003，30(5)：434

[8] 李传刚，等．β-榄香烯对人膀胱癌 BIU-87 细胞磷脂代谢转换率及细胞脂膜流动性的影响．中华医学杂志，2004，84(5)：416

[9] 范钰，等．β-榄香烯对胃癌 SGC-7901 细胞 Bcl-2 基因表达及端粒酶活性的影响．上海医学，2001，24(8)：490

[10] 沈洪，等．莪术对 SGC7901 胃癌细胞 COX-1，COX-2，VEGF 和 PGE_2 表达的影响．世界华人消化杂志，2006，14(16)：1548

[11] 胡军，等．雄黄与β-榄香烯联合用药逆转 MCF-7/ADM 细胞对阿霉素耐药性的研究．解剖学报，2007，38(6)：704

[12] 李法庆，等．莪术对小鼠免疫功能影响的研究．时珍国医国药，2006，17(8)：1482

[13] 杨玲，等．β-榄香烯对肝星状细胞周期及凋亡的影响．中华消化杂志，2006，26(8)：555

[14] 孙臣友，等．莪术油注射液对慢性低氧大鼠学习与记忆的影响．生理学报，2008，60(2)：228

[15] 夏泉，等．莪术油抗流感病毒和呼吸道合胞病毒作用的实验研究．中国药理学通报，2004，20(3)：357

[16] 陆兔林，等．莪术中姜黄素在大鼠体内的药动学研究．中草药，2005，36(8)：1157

[17] 田韧，等．以榄香烯乳为耐药调变剂联合化疗耐药胃癌临床观察．肿瘤防治研究，1999，26(3)：215

水　蛭

本品为水蛭动物蚂蟥 *Whitmania pigra* Whitma. 水蛭 *Hirude nipponica* Whitman. 或柳叶蚂蟥 *Whitmania acranulata* Whitman. 的干燥体。水蛭主要含蛋白质，含有17种氨基酸，包括人体必需的8种氨基酸，清炒和砂炒品氨基酸含量均较生品大为减低，但滑石粉炒后氨基酸总量增加至66.7%。此外含有 Zn、Mn、Fe、Co、Cr、Se、Mo、Ni 等14种元素[1,2]。水蛭的唾液腺中含有水蛭素(Hirudin)，是一种由碳、氢、氮、硫等元素组成的酸性物质，易溶于水，干燥药材中水蛭素已被破坏。水蛭性味咸、苦、平，有毒，归肝经。

【功效与药理】

1. 破血逐瘀　《本草汇言》中记载："水蛭，逐恶血、瘀血之药也"。其破血逐瘀作用主要与其抗血栓形成、抗凝、改善血液流变学和微循环、降血脂以及对心血管系统的影响等作用有关。

(1)抗血栓形成:给大鼠灌胃水蛭粉混悬液高、低剂量(2.7g/kg、0.81g/kg,连续9天,能明显改善血瘀并脑栓塞模型大鼠的行为功能障碍,抑制 TXB_2、6-k-PGF_{1a} 的含量变化[3]。水蛭分泌的一种组胺样物质,除了可以扩张毛细血管外,还可抑制大鼠血小板聚集,抑制家兔实验性血栓的形成,其作用优于阿司匹林[4]。水蛭素能刺激血管内皮细胞释放组织型纤溶酶原激活物(t-PA),t-PA 可激活血栓中纤溶酶原,使血栓加速溶解,而纤溶酶原激活物抑制剂(PAI)能特异地抑制 t-PA 活性。水蛭地龙注射液可明显降低急性脑梗死实验动物血液中的 PAI 水平,明显提高 t-PA 活性[5]。

(2)抗凝血作用:水蛭素对凝血酶有高度的亲和性,是目前发现的最强的凝血酶特效抑制剂,水蛭素与凝血酶结合后,使凝血酶的蛋白酶解作用和与内皮细胞血栓调理素的结合作用受抑制,使凝血酶诱导的血小板聚集和释放功能受抑,使凝血酶的刺激成纤维细胞增生和平滑肌细胞收缩等作用受抑制,使血栓形成中凝血酶作用于受损血管的收缩功能受抑制[6]。水蛭提取物能延长高凝模型小鼠的 BT、CT 和高凝模型大鼠的 PT、APTT,抑制凝血因子Ⅱ的活性,降低血小板聚集率[7]。水蛭水提液对高分子葡聚糖所致大鼠血瘀模型的凝血时间延长[8]。

(3)降血脂作用:水蛭可降低食饵性高脂血症家兔的血清总胆固醇和甘油三酯,降低实验性高脂血症小鼠的血清胆固醇含量[4]。

(4)改善血液流变学和微循环:以水蛭水提、醇提和水煎醇沉液分别给正常大鼠 2g/kg×15d;ig,三种提取液对正常大鼠的全血黏度、红细胞聚集指数、还原比黏度均有明显的降低作用;用皮下注射肾上腺素同时进行寒冷刺激造成大鼠血瘀模型后,用三个剂量的水煎醇沉液 8,4,1g/kg×15d;ig,结果表明,三个剂量的水煎醇沉液均明显降低血瘀模型大鼠的全血和血浆黏度、红细胞压积[9]。水蛭颗粒可以有效改善注射大剂量肾上腺素加冰水冷浴的大鼠急性血瘀模型血液流变学,有效提高大鼠血清 SOD 含量,降低大鼠血清 MDA 含量[10]。给家兔静脉注射水蛭提取液,可以减轻由激光直接照射脑微血管所致的出血面积,加速病灶周围毛细血管的血流速度,使血流畅通,毛细血管开放增多,使出血尽快吸收[11]。

(5)对心脑血管系统的影响:用 fishman 空气干燥法建立大鼠动脉损伤模型,观察水蛭粗提物对动脉损伤后内膜增生的影响,结果表明,水蛭粗提物 8mg/kg×16d;ig 能抑制实验性动脉内膜增生[12]。采用未抗凝新鲜自体股动脉血注入大鼠尾状核建立脑出血动物模型,用免疫组织化学法及原位末端标记法分别测定脑出血后6小时、1天、3天、6天、10天等时间点血肿周围组织蛋白激酶C同工酶的表达和细胞凋亡程度,以及水蛭素对两者的影响,发现血肿周围组织中蛋白激酶C同工酶水平及凋亡细胞数在脑出血后6小时升高($P<0.05$),第3天达高峰,此后下降,10天时的表达接近正常,水蛭素能够降低各个时间点蛋白激酶C同工酶水平及凋亡细胞的表达[13]。

2. 消癥散痞 《神农本草经》中记载水蛭“主恶血,瘀血、月闭、破血、癥瘕、积聚”。其消癥散痞功效主要与其对肿瘤和妊娠的影响有关。

(1)终止妊娠作用:水蛭水煎液 2.5g/kg 皮下注射,对小鼠各个时期妊娠,包括着床和妊娠的早、中、晚期都有终止作用,并有明显抑制假孕小鼠蜕膜瘤的作用[14]。

(2)对肿瘤的作用:重组水蛭素通过抗凝和抑制纤维蛋白形成的作用而起到抑制肿瘤细胞的作用[15]。

3. 对肾脏的影响 有报道研究氧化低密度脂蛋白(OX-LDL)诱导活化的巨噬细胞对

肾小球系膜细胞转化生长因子 TGF-β、纤连蛋白(Fn)基因表达的影响以及水蛭素的干预作用:体外培养大鼠肾小球系膜细胞,将 OX-LDL 诱导活化的大鼠腹腔巨噬细胞转入细胞培养小室,或采集其条件培养基与肾小球系膜细胞共培养;水蛭素干预组在分层共培养系统的培养有系膜细胞的下层培养液中加入水蛭素,结果发现 OX-LDL 刺激后,大鼠腹腔巨噬细胞上清液中 IL-1 浓度明显升高;无论是活化的巨噬细胞还是其他条件培养基均能上调 TGF-β 和 Fn mRNA 的表达,但以分层共培养作用最为显著;水蛭素在一定浓度下可显著下调 TGF-β 和 Fn 的基因表达。水蛭素可能通过抑制病理条件下硬化因子和细胞外基质的基因表达起到干预肾硬化的作用[16]。水蛭还可降低系膜增殖性肾炎家兔模型中免疫复合物 CIC 水平[17]。采用 5/6 肾大部切除造模,水蛭能减少尿蛋白,降低 TNF-α、BUN、Scr,从而减轻肾脏损害[18]。

4. 其他作用　肝纤维化模型组大鼠肝组织 CTGF mRNA 表达较正常组明显增加($P<0.05$),而水蛭素干预可使肝纤维化模型大鼠肝组织 CTGF mRNA 表达水平下调($P<0.05$),提示水蛭素可能通过下调 CTGF mRNA 转录而实现抗肝纤维化作用[19]。通过流式细胞仪检测法结果显示水蛭提取物对神经细胞凋亡具有保护作用,给药组神经细胞凋亡率较凋亡模型组明显减小,差异有显著性,水蛭提取物抗缺氧性神经细胞凋亡的作用机制与其调节凋亡调控基因的表达有密切关系,其使 Bcl-2 在神经细胞缺氧时表达增加,而使 Bax 表达下降,提高 Bcl-2/Bax 比率从而防止或减少神经细胞凋亡的发生[20]。

【体内过程】皮下注射重组水蛭素后半衰期为 1～2 小时,8 小时后才能达到有效血药浓度。人体内一次静脉注射给药,分布半衰期为 15～20 分钟,清除半衰期约为 1～2 小时。给犬、兔和大鼠静脉注射水蛭素,其清除半衰期为 1 小时。水蛭素分布于细胞外空间,通过肾小球过滤,以活性形式排出。高效液相色谱测定、氨基酸组成及序列分析表明,水蛭素是以未改变的形式通过肾脏排泄,未经代谢不与机体结合,水蛭素静脉注射后符合二房室模型方程[21]。

【毒理研究】水蛭煎剂给小鼠皮下注射的 LD_{50} 为(15.24±2.04)g/kg[14]。蚂蟥煎剂 0.5、1.0g/kg 给妊娠 7～11 天的小鼠灌胃,至第 18 天记录孕鼠和胎鼠体重,死胎、吸收胎及堕胎数,结果表明,水蛭组胎鼠体重下降,致畸作用显著,死胎、吸收胎比例明显升高;1.0g/kg 水蛭组孕鼠体重显著下降,有明显堕胎作用[22]。

【主治】癥瘕痞块,血瘀闭经,跌打损伤。

【现代应用】

1. 脑出血　生水蛭胶囊治疗高血压性脑出血的研究表明,通过对治疗组和对照组在治疗第 1 天和第 14 天的影像学检查,证实应用生水蛭胶囊能够明显抑制脑水肿的发生、发展,从而降低血肿周围水肿带对脑组织的损伤[23]。有报道对 53 例脑出血患者采用微创颅内抽吸血肿并引流管注入水蛭素进行治疗,结果表明水蛭素局部应用治疗高血压脑出血是一种安全有效的方法,可明显改善高血压脑出血患者的病情及预后[24]。

2. 高脂血症　用水蛭粉治疗高脂血症 25 例,3～5g/日,30 天一个疗程,经 1～3 个疗程治疗后,血胆固醇、甘油三酯和 β 脂蛋白分别较治疗前平均下降了 23.24mg/dl、144.52mg/dl 和 173.3mg/dl,有效率分别为 77%、91% 和 79.1%[25]。

3. 高血压、冠心病　选择经超声心动图检查有左室肥厚(LVH)的高血压患者,随机分为观察组和对照组,两组均给予硝苯地平治疗,观察组加用水蛭土元粉胶囊,结果提示水蛭土元粉联用硝苯地平对高血压并 LVH 及部分有早期脑血管病症状的患者有积极的治疗作用[26]。脉血康(主要成分是水蛭素)500mg 治疗不稳定心绞痛,每天 3 次,连用 4 周,对控制心绞痛发作次数及防止 AMI、改善静息心电图的 ST 改变均有良好疗效,总有效率 90.62%,对照组总有效率 71.88%($P<0.05$),治疗组全血黏度、血浆黏度、血小板聚集率均显著降低($P<0.01$)[27]。

4. 肾脏疾病　水蛭素治疗以血尿为主要表现的免疫球蛋白 A 型肾病,在降低 IgAN 血尿、蛋白尿和肾脏保护方面比双嘧达莫更具有优势[28]。

5. 肝脏疾病　用水蛭治疗肝硬化 200 例,发现门静脉宽度下降占 86%,脾大回缩占 78%,食管静脉曲张、蜘蛛痣或肝掌明显改善或消失占 63%,提示水蛭能降低肝硬化门静脉高压[29]。

6. 女性不孕症　用水蛭保留灌肠治疗 48 例因输卵管阻塞引起不孕症的患者,结果发现输卵管复通率达 75%,一年内妊娠率 14.6%[30]。

【不良反应】少数患者服用水蛭 10 天后出现口干、便秘、气短和乏力等症状,个别患者发生痔疮大量出血,停药后缓解。

主要参考文献

[1] 张汉贞,等. 水蛭氨基酸、微量元素的含量测定. 时珍国药研究,1993,4(2):14

[2] 刘文伟,等. 两种水蛭抗凝血作用的初步研究. 中药材,1993,16(6):33

[3] 徐霞,等,水蛭对血瘀大鼠脑血栓后血浆 6-k-PGF_{1a} 及 TXB_2 的影响. 河南中医,2008,12,28(12):36

[4] 秦百宣,等. 水蛭对血清胆固醇、血液粘度及血栓形成的影响. 中药材,1994,(10):32

[5] 张桂霞. 水蛭素治疗脑血管疾病研究探析. 实用中医内科杂志,2008,22(8),50

[6] Church FC,Phillips JE,Woods JL. Chimeric antithrombin peptide. Characterization of an Arg-Gly-Asp(RGD)-and hirudin carboxyl terminus containing synthetic peptide. J Biol Chem,1991,266:11975

[7] 张强宗,等. 水蛭素加热提取物对高凝动物模型凝血系统及血小板聚集率的影响. 中国实验方剂学杂志,2006,12(5):47

[8] 陈瑛,等. 水蛭、土鳖虫水提物对高分子葡聚糖所致大鼠血瘀模型的纤溶系统的影响. 中药药理与临床,1995,11(1):33

[9] 谢艳华,等. 水蛭对正常及血瘀模型大鼠血液流变学的影响. 第四军医大学学报,1996,17(2):101

[10] 邱全,等. 水蛭颗粒对大鼠急性血瘀模型血液流变学、SOD、MDA 的影响. 实用中医药杂志,2008,24(11),687

[11] 李凤文,等. 脑血康对家兔微循环影响的初步观察. 中国医药学报,1990,5(1):33

[12] 周小明,等. 水蛭粗提物对实验性动脉内膜增生的抑制作用. 中药药理与临床,1996,12(2):17

[13] 田力,等. 实验性大鼠脑出血后细胞凋亡与蛋白激酶 C 同工酶表达的关系及水蛭素的干预作用. 中国动脉硬化杂志,2007,15(12):896

[14] 周世清,等. 水蛭对实验动物终止妊娠的作用. 中草药,1984,15(3):18

[15] 潘贺,等. 水蛭素及重组水蛭素的应用研究概况. 中医药学报,2006,34(2):60

[16] 鲁盈,等. OX-LDL 诱导活化的巨噬细胞对肾小球系膜细胞 TGF-β 与 Fn 基因表达的影响及水蛭素的干预作用. 中国中西医结合肾病杂志,2007,8(11):631

[17] 戚清权,等. 水蛭清除慢性肾炎循环免疫复合物作用的研究. 上海中医药杂志,1997,(4):15

[18] 张翠,等. 含大黄、水蛭等中药复方对肾大部切除大鼠肾脏保护作用的研究. 中国实验方剂学杂志,2004,10(1):32

[19] 贾彦,等. 天然水蛭素对实验性肝纤维化大鼠肝脏结缔组织生长因子 mRNA 表达的影响. 时珍

国医国药,2009,20(1):95

[20] 林明宝,等. 水蛭提取物抗新生大鼠大脑皮层神经细胞凋亡的机制研究. 中成药,2008,30(12):1842

[21] Markwardt F. Hirudin and derivatives as anticozgulant agents. Thromb Haemost,1991,66:141

[22] 沈康,等. 中药水蛭对小白鼠胚胎发育的影响. 温州医学院学报,1991,(3):139

[23] 杨京花,等. 生水蛭胶囊对高血压性脑出血周边水肿带的影响. 现代中西医结合杂志,2009,18(5):530

[24] 李富慧,等. 微创并水蛭素局部应用治疗高血压脑出血的临床研究. 中国现代临床医学,2004,3(6):11

[25] 郑君莉. 水蛭粉治疗高脂血症 25 例. 新中医,1985,17(2):36

[26] 魏爱英,等. 水蛭土元粉联用硝苯吡啶治疗高血压并左室肥厚的临床研究. 中国中西医结合杂志,1996,16(11):652

[27] 何群,等. 水蛭素治疗不稳定心绞痛疗效观察. 实用中西医结合临床,2008,8(3):3

[28] 李开龙,等. 水蛭素治疗以血尿为主要表现的免疫球蛋白 A 型肾病的随机对照临床研究. 中西医结合学报,2008,6(3):253

[29] 戴传贵,等. 水蛭降低肝硬化门静脉高压. 陕西中医学院学报,1995,18(3):49

[30] 王冰洁,等. 水蛭汤灌肠治疗输卵管梗阻性不孕 48 例临床观察. 河南医药信息,1997,5(8):50

(四)活血疗伤药

血　竭

血竭为棕榈科植物麒麟血竭 *Daemonrops draco* BL 果实中和百合科龙血树属 *Dracaena* 植株茎干的红色树脂[1]。本品是一种树脂酯及血竭树脂鞣醇的混合物,约占 57%～82%;另含血竭白素、黄色血竭树脂烃、赭朴吩、不溶性树脂、植物性渣滓等成分。血竭味苦、酸,性平。归肝、肾经。

【功效与药理】

1. 化瘀止血止痛　《本草纲目・麒麟竭》中记载:"散滞血诸痛,妇人血气……"本品内服有活血散瘀止痛作用,无论新瘀旧结皆宜,适用于各种瘀血肿痛,以及血瘀经闭、痛经等。此功效与影响血液凝集功能、改善血液流变学、保护心功能、止痛、抗肿瘤等药理作用有关。血竭不仅活血,而且止血,是由于对血液凝集系统的双向调节作用所致。

(1)对血液系统的作用:血竭通过促进纤溶、抗血小板聚集、改善微循环,抑制血栓形成而表现出活血作用。广西血竭能缩短家兔的优球蛋白溶解时间(ELT),由于 ELT 与纤维蛋白溶解酶活性单位成反比关系,可见广西血竭可增高溶解酶活性单位,有促进或增强纤溶活性作用[2]。血竭可明显增加血浆中 cAMP 的水平,而降低血浆 cGMP 的含量。血竭总黄酮对大鼠静脉血栓,以及由 ADP 及 PAF 诱导的血小板凝集有较强的抑制作用,并呈量效关系。β 环糊精包合血竭体内外均可显著抑制花生四烯酸(AA)、ADP 及血小板活化因子(PAF)诱导的血小板聚集,其机制与影响血小板钙离子水平有关[3]。血竭中组分 B 具有提高 6 酮前列腺环素水平,降低血栓素 B_2(TXB_2)水平的选择性倾向。

广西血竭对正常家兔血液流变学无明显影响;可降低家兔急性血瘀模型的全血黏度和血浆浓度,加快红细胞电泳速度延长红细胞电泳时间,改善血液流变学。龙血竭总黄酮(含总黄酮 55%)改善结扎冠状动脉所致大鼠急性心肌缺血引起的心电图改变,缩小心肌梗死面积;改善大鼠脑血流,明显减轻因缺血而导致的脑水肿;改善血瘀性大鼠的血液流变学。血竭原液 3g/L 每日两次灌胃可明显改善创伤性肢体深静脉血栓形成造模后家兔的临床体征；改善造模后家兔的血液流变性指标，血凝四项指标，可明显降低DVT的发生率。提示中药血竭可明显改善血液流变性及降低血液黏度，并通过抑制内源性凝血途径和外源性凝血途径，抑制凝血活酶的形成，达到抗血栓的作用[4]。另外，有报道广西血竭与印尼血竭延长凝血时间(CT)的作用相对较强。

(2)止血作用：广西血竭能缩短小鼠凝血时间和家兔血浆复钙时间，对家兔凝血酶原时间无明显的影响。说明广西血竭有促进凝血作用，其促凝作用与影响内源性凝血系统的凝血因子有关[2]。广西血竭以及各产地血竭[5]可以缩短小鼠凝血时间，促进家兔血液钙浓度的恢复。剑叶龙血树树脂悬浮液给小鼠ig或外涂，能显著缩短小鼠或狗肝脏创面的出血和凝血时间，并具有抗肝素的作用。

(3)改善心功能：血竭注射液1∶3 000浓度能明显减慢离体豚鼠心脏心率、减弱心肌收缩力，增加冠脉流量，并能使缺氧心肌细胞的乳酸脱氢酶释放减少，降低心律失常的发生率。对缺氧心肌的保护作用与剂量成正比关系。血竭可使正常细胞动作电位时程缩短，0相最大上升速度(V_{max})增加，而使缺氧心肌细胞动作电位时程缩短，V_{max}下降，有效不应期(ERP)缩短。其作用类似Ⅰb类抗心律失常药。龙血竭总黄酮对正常生长条件下的大鼠乳鼠心肌细胞活力及LDH浓度无影响，对缺氧(复氧)模型及过氧化物损伤模型的心肌细胞能显著降低培养液中的LDH浓度，增强细胞活力[6]。血竭1.0g/(kg·d)[7]能降低实验性动脉粥样硬化家兔血中总胆固醇、甘油三酯、脂质过氧化物水平，升高SOD活性，延长LDL氧化修饰的的时间，减少氧化产物硫代巴比妥酸反应物质生成，减轻主动脉以及冠状动脉病变，降低组织中MDA等作用。

(4)镇痛作用：广西血竭灌胃给药，可减少小鼠扭体次数，对抗己烯雌酚引起的大鼠在位子宫收缩[8]。血竭和龙血素B对河豚毒素敏感型钠通道电流峰值均有浓度依赖的抑制作用，血竭的镇痛作用可能部分是通过龙血素B直接干预初级感觉神经元电压门控性钠通道，阻碍痛觉信息传入而产生的[9]。泰国龙血[10]树属植物中提取的反二氢查耳酮Ⅰ(retrodihydrochalcones1)和高异黄酮Ⅵ(homoisoflavones 6)，具有与3H-雌二醇竞争结合雌激素受体、抑制雌激素效应的作用。这可能是血竭治疗乳腺增生性疾病及痛经的机制。

(5)抗肿瘤作用：粒径为171、167、23.8nm的纳米血竭在浓度3.9～31.2mg/L范围对细胞株HL-60的杀伤率最高。从海南龙血树 *Dracaena cambodiana Pierre ex Gagn*. 果实中提取的纤细薯蓣皂苷(Gracillin)对子宫颈癌细胞有细胞毒性作用，并可抑制促癌剂TPA的活性；从龙血树地上部分分离得到的9种甾体皂苷对白血病HL-60细胞生长有抑制作用[11]。血竭素高氯酸盐显著抑制子宫颈癌细胞HeLa细胞的增殖，诱导HeLa细胞凋亡，Caspase 1、3、8、9及家族抑制剂可显著抑制血竭素高氯酸盐诱导的凋亡。血竭素高氯酸盐作用12 h后Bax及Bcl-2的表达明显改变，Caspase 3、8前体及Caspase 3底物ICAD和PARP发生降解。这表明血竭素高氯酸盐(60mol/L)通过改变Bax/Bcl-2的表达，激活Caspase途径诱导HeLa细胞凋亡[12]。

2. 生肌敛疮　《新修本草》中记载：血竭"主五脏邪气，带下、心痛、破积血、金创生肉"。本品外用具良好的止血生肌敛疮作用，适用于外伤出血、溃疡不敛及痔漏肿痛等症。

(1)抗炎及促进表皮修复的作用：10%血竭按2g/kg体重给小鼠灌胃给药7天，对二甲苯致小鼠耳廓炎性肿胀有明显的抑制作用。广西血竭外搽能明显抑制巴豆油引起的小鼠耳壳炎症、大鼠角叉菜胶性足肿胀，降低小鼠腹腔毛细血管通透性[8]。血竭醋酸乙酯提取物在0.5～2.0g/L范围内，促进成纤维细胞增殖，且呈剂量依赖性可能与血竭促进创面愈合的机制有关[13]。龙血竭能促进组织工程皮肤移植后表皮的发育及真皮层中毛细血管的增生，增强真皮层中层粘连蛋白(Ln)、Ⅰ型胶原蛋白的分泌，龙血竭外敷＋口服组效果最佳[14]。血竭使 TNBS 制备溃疡性结肠炎模型大鼠 CMDI 水平明显降低，升高 IL-4 水平，降低 IL-10 水平；对 IL-8 水平无影响。提示血竭通过调节 IL-4、IL-10 等细胞因子水平而调控炎症水平，治疗溃疡性结肠炎[15]。

(2)抗病原微生物：1∶2 血竭水浸液，在试管内对黄色毛癣菌、石膏样毛癣菌、许兰氏黄癣菌等多种致病真菌有不同程度的抑制作用。血竭对金黄色葡萄球菌、白色葡萄球菌、柠檬色葡萄球菌、奈氏球菌、白喉杆菌及伤寒杆菌都有较强的抑菌作用。对大肠杆菌、铜绿假单胞菌、福氏痢疾杆菌也有抑制作用。

3. 其他作用

(1)降血脂和降血糖：血竭对正常大鼠空腹血糖无明显降低作用，但对葡萄糖及肾上腺素所致高血糖大鼠的血糖水平有降低作用，改善大鼠对葡萄糖、蔗糖的耐受能力；降低四氧嘧啶诱导的糖尿病大鼠的空腹血糖水平以及肝组织中肝糖原和糖原合成酶激酶的表达，增加正常大鼠和糖尿病大鼠的胰岛素分泌；并有一定的降血脂作用[16]。

(2)抗氧化：云南产龙血竭(25μg/ml)能显著抑制由 Fe-cystein 反应系统所诱导的大鼠肝微粒体脂质过氧化，抑制率达 96.5%；明显抑制红细胞膜脂质过氧化所致的膜流动性降低；延长低密度脂蛋白(LDL)氧化修饰时间。小鼠经口服给药，血清丙二醛(MDA)水平显著下降，超氧化物歧化酶(SOD)及过氧化氢酶(CAT)活性升高，并呈剂量依赖性。

【毒理研究】小鼠灌胃的 LD_{50} 153.75～366g/kg。家兔 8g/kg 和 1.5g/kg 灌胃，每天 1 次，连续 90 天，结果血竭对血中红细胞、白细胞的数量，谷丙转氨酶活性，尿素氮含量及体重增长等均无明显影响，对肝、肺、肾、肠、肾上腺等均无损害作用。

【主治】跌打损伤、瘀血作痛、外伤出血、疮疡溃后不敛。

【现代应用】

1. 止血

(1)外科止血：用血竭粉加卡那霉素治疗因龋齿疼痛拔除患牙术后出血不止，2 天后创口出血停止，牙龈色泽转红润，肿胀消失，血块回缩，6 天后创口愈合。

(2)内科止血：用于咳血、呕血、便血、月经过多、上消化道出血等内科出血症，均获很好的疗效。

2. 胃溃疡　血竭治疗消化性溃疡 52 例获得较好疗效[17]。

3. 外伤感染　以血竭为主的复方制剂康肤灵，治疗 816 例皮肤外伤感染，疗效满意。

4. 其他　龙血竭胶囊治疗寻常型银屑病 60 例，取得了较满意的疗效。龙血竭粉加吹氧治疗老年骨折Ⅱ、Ⅲ期压疮，明显优于传统常规治疗法[18,19]。

【不良反应】本品不宜多用、久用。据报道，个别病人服用本品后出现周身瘙痒、皮疹，水疱，手脚血管神经性水肿等过敏性反应。以血竭做斑贴试验，呈阳性反应。

主要参考文献

[1] 郑道君，等．中国血竭基源植物的研究与利用．中国野生植物资源，2009，28(6)：15

[2] 黄树莲，等．广西血竭的活血化瘀研究．中药材，1994，17(9)：37

[3] 杨丽川，等．血竭、包合血竭与复方活化血竭抗血小板聚集实验研究．中药药理与临床，2008，24(3)：74

[4] 邬波，等．血竭对家兔创伤后并发深静脉血栓形成的干预．中医药通报，2009，8(2)：59

[5] 农兴旭．广西血竭的止血作用．中国中药杂志，1999，22(4)：240

[6] 邓嘉元，等．龙血竭总黄酮对乳鼠损伤心肌细胞的保护作用．中国天然药物，2006，4(5)：373

[7] Cheng GZ, et al. Effects of dragon's blood resin-Captive to Yunnan onlipidpemxidation of rabbit atherosclerosis. Aeta Pharm Sinica, 2003, 35(suppl): 17

[8] 曾雪瑜，等．广西血竭的消炎止痛作用及毒性研究．中国中药杂志，1999，24(3)：171

[9] 张凡，等．龙血素B对三叉神经节河豚毒素不敏感型钠通道电流的调制作用．时珍国医国药，2006，17(6)：947

[10] Ichikawa K, et al. Retrodihydrochalcones and homoisoflavones isolated from the medicinal plant Dracaena loureiri and their estrongen agonist activity. Planta Med, 1997, 63: 540

[11] Yodosuka A, et al. Steroidal saponins from Dracaena surculosa. J Nat Prod, 2000, 63(9): 1239

[12] 夏明钰，等．血竭素高氯酸盐诱导人宫颈癌HeLa细胞凋亡的机制．药学学报，2004，39(12)：966

[13] 李丹，等．血竭提取物对人成纤维细胞增殖的影响．第四军医大学学报，2006，27(16)：1502

[14] 刘爱军，等．龙血竭对组织工程皮肤修复皮肤缺损的作用．广州中医药大学学报，2009，26(3)：260，315，316

[15] 俞琦，等．血竭对溃疡性结肠炎大鼠模型免疫调节作用的初步研究．贵阳中医学院学报，2008，30(5)：72

[16] 刘培培，等．龙血竭提取物对正常及四氧嘧啶糖尿病模型小鼠的影响．时珍国医国药，2006，17(10)：1886

[17] 庞永文，等．血竭散治疗消化性溃疡52例．武警医学，1994，5(3)：169

[18] 林儒斌，等．龙血竭胶囊治疗寻常型银屑病60例疗效观察．赣南医学院学报，2009，29(2)：260

[19] 韩青，等．龙血竭粉加吹氧治疗老年骨折Ⅱ、Ⅲ期压疮的疗效观察．齐齐哈尔医学院学报，2009，30(5)：619

马 钱 子

本品为马钱科植物马钱 *Strychnos nux-vomica* L. 或云南马钱 *S. pierriana* A. w. Hill 的干燥成熟种子。含生物碱约1.5%～5%，主要为番木鳖碱(即士的宁，strychnine)，其次是马钱子碱(brucine)，并有少量可鲁勃林、伪番木鳖碱、番木鳖次碱及番木鳖苷。马钱子味苦、性寒，有大毒。归肝、脾经。

【功效与药理】

1. 通络止痛　本品能通络散结止痛，《医学衷中参西录·治肢痿·振颓丸》："其毒甚烈……开通经络，透达关节之力，实胜于它药也。"其通络散结止痛与兴奋中枢神经系统、镇痛、抗炎、抗肿瘤等药理作用有关。

(1)兴奋中枢神经系统：番木鳖碱口服后很快吸收，对整个中枢神经系统都有兴奋作用。首先兴奋脊髓，使神经冲动在脊髓中容易传导，反射增强，反射时间缩短，骨骼肌紧张度提高，对延髓的呼吸中枢和心血管运动中枢，大脑皮层及视、听分析器也有一定兴奋作用，出现呼吸加快，血压升高。大剂量可引起惊厥[1]。

(2)镇痛作用：小鼠扭体法及热板法均表明马钱子碱有明显的镇痛作用。马钱子碱于小鼠侧脑室给药，对福尔马林足底注射致痛的镇痛作用呈剂量依赖性；此作用不能被纳洛酮拮抗；提示马钱子碱有剂量依赖性中枢镇痛作用，其镇痛作用可能和阿片受体无关[2]。马钱子碱可以浓度依赖的方式可逆地抑制大鼠海马 CA_1 锥体神经元钠电流，是其镇痛机制之一[3]。

(3)抗炎作用：马钱子粉末及生物碱对大鼠棉球肉芽肿有明显抑制作用，且生物碱作用最强，而非生物碱及士的宁部分则无此作用。马钱子粉末在给药后第5小时具有显著抗大鼠角叉莱胶足肿胀的作用，生物碱部分在第 4 小时至第 6 小时具有此作用。提示马钱子粉具有抗实验性关节炎作用，且有效部位为非士的宁生物碱[4]。马钱子碱可抑制软骨细胞凋亡，其凋亡率随马钱子碱剂量增大而降低。马钱子能降低硝普钠（SNP）、全反式维 A 酸（ATRA）诱导的软骨细胞凋亡率，但对 TNF-α 诱导的软骨细胞凋亡，无明显抑制作用。马钱子碱降低 SNP 诱导凋亡后胞浆的细胞色素 C 及 Smac 表达，但随剂量的增大，其活性降低[5]。

（4）抗肿瘤：制马钱子水煎液具有明显的抑瘤作用，对小鼠肉瘤 S_{180} 抑瘤率 37.8%。并能够明显延长 H_{22} 小鼠的生存时间，生命延长率达 61.1%[6]。马钱子碱[1.61，3.23，6.46mg/(kg·d)]对 Heps 实体瘤小鼠的抑瘤率分别为 35.05%，43.70%，46.09%；对 S_{180} 小鼠的抑瘤率分别为 37.59%、36.13% 和 38.87%，对 Heps 腹水瘤小鼠、S_{180} 小鼠生存时间均无延长作用，在 1.61，3.23mg/(kg·d)时对 Heps 实体瘤小鼠的造血、免疫系统以及肝、肾功能不仅无明显的毒性，相反还能提高其免疫器官的重量和指数，显著提高 Heps 小鼠的白细胞和血小板计数，并能显著降低 Heps 小鼠的 AST、ALT 和 BUN 的异常升高[7]。马钱子碱（Brucine）对人乳腺癌细胞株 MDA-MB-231（雌激素受体阴性）细胞有明显的增殖抑制作用；观察到典型的细胞凋亡形态学特征性改变；流式细胞术 PI 染色结果显示随着 Brucine 浓度的增加，细胞凋亡率逐渐增高并呈明显的浓度依赖，与对照组相比差异有显著性；早期凋亡率和晚期凋亡率先增加后降低，但死亡细胞逐渐增加；且随着 Brucine 浓度的增加抗凋亡基因 Bcl-2 表达水平明显降低，而促凋亡基因 Bax 和 Caspase-3 表达明显增高。提示 Brucine 能够诱导乳腺癌 MDA-MB-231 细胞凋亡，其分子机制可能与激活 Bax、Caspase-3 和抑制 Bcl-2 等凋亡调控基因有关[8]。士的宁对人鼻咽癌细胞株 KB、人白血病细胞株 HL-60 和人胃癌细胞株 BGC 等细胞的生长有一定的抑制作用；伪士的宁对人鼻咽癌细胞株 KB、人胃癌细胞株 BGC 和人肝癌细胞株 BEL-7402 等细胞的生长有一定的抑制作用；依卡金对人鼻咽癌细胞株 KB 和人胃癌细胞株 BGC 等细胞的生长有一定的抑制作用[7]。

马钱子水提取液对小鼠移植性肿瘤的抑瘤率为 38.9%，小鼠及免疫器官重量与正常对照组比较未见明显改变[9]。马钱子碱对裸鼠乳腺癌骨转移的生长有抑制作用[10]。同剂量的马钱子碱溶液、普通脂质体、隐形脂质体对移植性肝癌小鼠模型的抑瘤率分别为 28.64%、57.96% 和 71.36%；马钱子碱普通脂质体和隐形脂质体对荷瘤小鼠均无免疫抑制作用[11]。

2. 其他作用

（1）镇咳、祛痰作用：马钱子碱 50mg/kg 灌胃对小鼠有明显的镇咳、祛痰作用。当用药时间延长、用量增加时，能加强家兔抗组胺的作用。平喘作用较弱。

（2）抑菌作用：马钱子煎剂对流感嗜血杆菌、肺炎双球菌、甲型链球菌和卡他球菌均有抑制作用，对皮肤真菌如许兰黄癣菌、奥氏小芽胞癣菌等也有不同程度抑制作用。

（3）促进消化：口服本品具有苦味健胃作用，能增加胃液分泌，促进消化功能和食欲，但对人体胃肠平滑肌无兴奋作用。

（4）影响淋巴细胞有丝分裂：马钱子煎剂高浓度能抑制淋巴细胞的有丝分裂，而低浓度时促进细胞有丝分裂。0.025mg/ml 的马钱子煎剂能显著提高淋巴细胞进入Ⅰ、Ⅱ、Ⅲ周期中期相分裂频率。马钱子总生物碱能够明显降低牛坐骨神经提取的 MBP（髓鞘碱性蛋白）免疫家兔建立 EAN 模型家兔 T 淋巴细胞转化率[12]。

【体内过程】用小鼠静脉注射及口服马钱子碱后，心、肝、脾、肺、肾、胃、骨骼肌以及脑和脂肪组织中均有不同程度的分布。游离马钱子碱溶液在大鼠体内的药物动力学符合二室模型特征[13]。LC-MS/MS法检测血浆中马钱子碱浓度，在4～400ng/ml范围内线性关系良好，最低定量限为4ng/ml。马钱子碱的萃取回收率为86.0%～91.0%，日内及日间RSD分别低于6%和7%[14]。马钱子碱经皮给药后吸收迅速完全，具有良好的镇痛效果。2.5mg/ml的马钱子碱溶液透皮速率为47.14μg/(cm^2·h)；5mg/ml的马钱子碱溶液透皮速率达到110.13μg/(cm^2·h)。马钱子碱经皮给药的有效剂量为40mg/kg。

【毒理研究】利用药用朱红栓菌发酵马钱子，可达到"去毒"与"存效"并重的目的。选用菌丝生长旺盛、对马钱子药材适应性较强的药用真菌之一的朱红栓菌，在一定条件下对马钱子进行固态发酵炮制；发酵后的马钱子菌质(SSFS)的LD_{50}为119.1mg/kg，与马钱子生品(SSRM)的LD_{50}为91.8mg/kg相比，前者的LD_{50}上升率为29.7%[15]。

配伍赤芍对马钱子具有减毒作用，赤芍剂量与减毒作用呈正相关。马钱子的LD_{50}为311.53mg/kg，马钱子粉、赤芍提取物分别以1∶2、1∶4、1∶8的比例配伍后，LD_{50}分别为336.90、396.28、508.16mg/kg[16]。Bcl-2与Caspase-3参与马钱子中毒的病理过程。马钱子碱233mg/kg溶剂一次性灌胃给予大鼠后，在给药1、2、3、5、7天时间段内，肺组织中Bcl-2与Caspase-3蛋白阳性表达数均升高[17]。

【主治】风湿顽痹，麻木瘫痪，跌打损伤，痈疽肿痛；小儿麻痹后遗症，类风湿性关节痛。

【现代应用】

1. 神经系统疾病　生马钱子外敷联合针刺和中药内服治疗周围性面神经麻痹，马钱子切薄片贴患侧可治神经麻痹，油炸磨粉装胶囊口服可治疗重症肌无力。还可治疗癫痫、精神分裂症等。马钱子药膏改善颈椎病患者周围神经压迫症状[18]，对颈项痛、上肢放射痛、上肢麻木等症状具有可靠的治疗效果，对上述症状的改善要优于双氯芬酸软膏。马钱子对脑卒中早期的康复治疗作用，以气虚血瘀证、痰瘀互结证优于痰热腑实证、阳亢风扰证[19]。用制马钱子，配伍僵蚕、全蝎等药治疗半身不遂，病程越短效果越好，疗程越长疗效也越明显。

2. 肿瘤　可以用于癌性疼痛。马钱子肝动脉灌注栓塞治疗原发性肝癌，在瘤体变化上与化疗栓塞组相似，能明显改善患者临床症状、体力状况及体重的改变，提高患者生活质量和增加体重[20]。

【不良反应】本品毒性大，安全范围小，成人一次服5～10mg士的宁可致中毒，30mg致死。一般均须经过炮制，较少生用，并严格控制用量。中毒患者最初出现咀嚼肌肉及颈部抽筋感觉，并有吞咽困难，精神不安，随后伸肌与屈肌同时极度收缩而致强直性惊厥。严重时呼吸肌痉挛窒息死亡。解救方法可用抗惊厥药如巴比妥类或地西泮静注。

主要参考文献

[1] 颜正华．中药学．北京：人民卫生出版社，1991.957

[2] 张娟，等．马钱子碱中枢镇痛作用的研究．中国中医药科技，2009，(1)：34

[3] 李明华，等．马钱子碱对大鼠海马神经元钠通道的影响．新乡医学院学报，2003，20(6)：389

[4] 徐丽君，等．马钱子若干组分治疗实验性关节炎的比较研究．同济医科大学学报，2001，30(6)：564

[5] 张梅，等．马钱子对三种软骨细胞凋亡模型的影响．中国骨伤，2005，18(7)：410

[6] 宋爱英，等．马钱子抗肿瘤作用的实验研究．中国中医药科技，2004，11(6)：363

[7] 邓旭坤，等．Brucine 对 Heps 荷瘤小鼠的抗肿瘤作用和毒性的研究．中国药理学通报，2006，22(1)：35

[8] 余志艳，等．马钱子碱对乳腺癌细胞 MDA-MB-231 作用的实验研究．安徽医药，2008，12(9)：779

[9] 张蕻，等．马钱子天南星对小鼠移植性肿瘤的抑瘤作用．中国药物与临床，2005，5(4)：272

[10] 马文静，等．马钱子碱对裸鼠乳腺癌骨转移的抑制作用．安徽医药，2009，13(6)：600

[11] 瞿叶清，等．马钱子碱隐形脂质体与普通脂质体的抗肿瘤作用比较．中药新药与临床药理，2008，19(5)：361

[12] 黎明全，等．马钱子总生物碱对家兔实验性变态反应性神经炎细胞免疫机制影响的研究．中国实验诊断学，2009，13(4)：445

[13] 王玮，等．马钱子碱隐形脂质体在大鼠体内的药物动力学．南京中医药大学学报，2009，25(3)：199

[14] 林滨，等．人血浆中马钱子碱的 LC-MS/MS 法测定．中国医药工业杂志，2008，39(3)：206

[15] 刘亮镜，等．马钱子经朱红栓菌发酵前后毒性及镇痛、抗炎作用的实验研究．南京中医药大学学报，2009，25(3)：205

[16] 胡锡琴，等．配伍赤芍对马钱子 LD_{50} 和镇痛作用的影响．陕西中医学院学报，2009，32(2)：57

[17] 雷怀成，等．马钱子碱中毒大鼠肺组织 Bcl-2 与 Caspase-3 蛋白的表达．郧阳医学院学报，2008，27(5)：426

[18] 李全，等．马钱子药膏改善颈椎病患者周围神经压迫症状：随机对照 306 例效果观察．中国组织工程研究与临床康复，2007，11(23)：4531

[19] 况时祥．马钱子在脑卒中早期治疗中的运用．陕西中医，2004，25(7)：603

[20] 宋爱英，等．马钱子浓缩液加碘油肝动脉灌注栓塞治疗原发性肝癌的临床观察．中医药学报，2007，35(5)：28

三、常 用 方 剂

桃核承气汤

本方来源于《伤寒论》，由桃仁、大黄、桂枝、甘草、芒硝组成。

【功效与药理】

1. 破血下瘀　桃核承气汤破血下瘀的功效，主要与其对血液系统的影响和泻下作用有关。

(1)对血液系统的影响：

1)降低血黏度：本方灌胃后能显著降低大鼠的全血黏度的高、中、低切变率，降低血细胞比容[1]。糖尿病大鼠按 80g/kg 灌服加味桃核承气汤 5 周，大鼠全血比黏度与还原血黏度，血浆比黏度与模型对照组比较均有显著改善，且对血浆比黏度的降低作用明显优于格列本脲。

2)改善血液流变性，抗凝血：采用大肠杆菌内毒素复制大鼠内毒性热瘀证模型，结果表明本方灌胃后能明显地改善异常血液流变学的变化，对抗凝血酶原时间和部分凝血酶原时间缩短、降低纤维蛋白原含量的作用[2]。同时还能增强热瘀证模型大鼠血清 SOD 的活性，抑制 MDA 含量的增加。

3)抗血栓：大鼠灌服本方 10g/kg 后，可明显减轻血栓干重，家兔灌服本方 5g/kg 后，可明显抑制 ADP 诱导的血小板聚集[3]。并通过对本方药代动力学的研究表明该方在体内的主要吸收成分为大黄酸[4,5]，进一步证实大黄酸体外给药(0.1μg/ml 和 1μg/ml)对 ADP 诱导的血小板聚集也具有抑制作用，表明大黄酸为本方在体内产生活血化瘀的重要药效成分之一。

4)降血脂：本方灌胃后能显著降低大鼠的血胆固醇含量[1]。研究发现，加味桃核承气汤灌饲糖尿病大鼠4周，能明显降低糖尿病大鼠的甘油三酯浓度、血清总胆固醇含量和动脉硬化指数。但对糖尿病大鼠高密度脂蛋白胆固醇的浓度无明显影响，本方降脂机制是由于糖尿病病情的控制和糖尿病“血瘀”证的改善，脂质在胃肠道转运加快所致。

5)降血糖及防治糖尿病并发症：本方灌胃后能显著降低大鼠的血糖[1]。加味桃核承气汤能降低糖尿病大鼠及正常大鼠的空腹血糖，促进糖尿病大鼠胰岛分泌内源性胰岛素，刺激肝糖原合成，还能修复胰岛内被STZ破坏的内分泌细胞，增加胰岛β细胞的分泌颗粒。加味桃核承气汤可明显降低用链脲佐菌素和高热量饲料方法制造的2型糖尿病模型大鼠的空腹血糖、胰岛素、摄食量和饮水量，提高胰岛素敏感性，增加肝细胞膜释放的抑制腺苷酸环化酶活力的胰岛素受体量，提高基础的和胰岛素刺激的大鼠脂肪细胞葡萄糖氧化能力。说明加味桃核承气汤可提高2型糖尿病模型大鼠靶细胞对胰岛素的敏感性和反应性，即可使受体和受体后胰岛素抵抗减轻，但不能使之完全逆转[6]。加味桃核承气汤及其正丁醇、水提醇沉、醋酸乙酯等不同提取成分均有阻止糖尿病大鼠心肌GluT4 mRNA的表达下降，稳定其表达的作用，以正丁醇提取物效果最好。

加味桃核承气汤对多种糖尿病并发症有影响：①糖尿病心脏病变：采用STZ致糖尿病大鼠复加冠状动脉结扎模型，对加味桃核承气汤进行拆方研究，结果表明益气养阴、活血化瘀、泄热通下等任何单一治法对糖尿病心肌缺血均有一定效果，而诸法合用，其活血的效果更佳[7]。加味桃核承气汤及其水提醇沉、正丁醇、醋酸乙酯不同提取物，对STZ糖尿病模型分别灌胃治疗8周，结果表明，各药对糖尿病大鼠心肌细胞的超微结构具有一定的改善作用，其中以正丁醇提取成分最佳[8]；加味桃核承气汤全方组与空白组大鼠心脏/体重指数无显著性差异，心肌羟脯氨酸含量测定也显示出相似效果，全方煎剂及水提醇沉、正丁醇提取物能阻止糖尿病大鼠心肌胶原异常增生，维持Ⅰ/Ⅲ型胶原正常比值，该方具有一定抑制心肌纤维化，减轻心肌肥厚的作用，且作用优于格列齐特缓释片(达美康)[9]；全方及不同提取成分均有提高或稳定糖尿病大鼠心肌细胞Na^+、K^+-ATP酶和Ca^{2+}-ATP酶活性的作用，以正丁醇和醋酸乙酯组的疗效为优[10]。②糖尿病主动脉弓病变：加味桃核承气汤的正丁醇提取成分对糖尿病大鼠主动脉弓病变具有一定的治疗作用[11]。③糖尿病肾病：电镜观察加味桃核承气汤对糖尿病鼠肾小球毛细血管基底膜的影响，结果证明该方能减轻或延缓糖尿病鼠肾小球毛细血管基底膜的增厚，而格列本脲无此作用。

(2)泻下作用：本方对许多类型的便秘均有不同程度泻下作用。用于小鼠自身粪便灌胃造成的实热型便秘，给药组第一次排便时间及4小时内排便总数分别为(23.9±5.9)分钟和(6.1±1.8)粒，而对照组为(40.3±11.9)分钟和(2.6±0.9)粒；对只给大米而不饮水引起的小鼠燥结型便秘，给药组4小时内排便总粒数为(9.5±4.3)粒，对照组为(3.6±1.8)粒，两者有显著性差异，但对排便时间无影响；对禁食12小时后灌服10%活性炭冰水所致脾胃虚寒型便秘，排便时间及排便总粒数与对照组相比亦具有明显差异性；并可使小鼠肠内炭末的推进百分率增加，提示可使其运动功能增强[12]。

2. 其他作用

(1)抗惊厥：小鼠在灌服本方水煎剂30分钟后能明显对抗腹腔注射异烟肼2.5g/kg、硝酸士的宁1.5mg/kg、戊四氮100mg/kg所致惊厥的作用，延缓惊厥发生时间。小鼠腹腔注射本方水煎剂上清液，30分钟后能明显提高电惊厥阈值，表明该方有抗电刺激致惊厥作用。

小鼠灌服 10%本方水煎剂 0.2ml/10g 和腹腔注射安定 2μg/10g,30 分钟后能明显延缓腹腔注射硝酸士的宁 1.5mg/kg 所致惊厥的发生时间,并优于单纯西药安定组,提示本方能增强地西泮的抗惊厥作用[12]。

(2)增强免疫:本方能提高 BALB/C 小鼠脾脏指数和抗体滴度,提示本方对抗体介导的体液免疫有增强作用;能提高胸腺指数和 T 淋巴细胞酯酶染色百分率,表明该方能增强 T 细胞介导的细胞免疫;使巨噬细胞的吞噬功能显著增强,故本方对特异性、非特异性免疫功能均有增强作用[13]。对于氢化可的松免疫力低下模型,灌服本方可增强体液免疫及细胞免疫功能使其末梢血 L_3T^{4+} 细胞(相当人的 CD^{4+} T 淋巴细胞)明显升高,血清溶血素水平、IFN-γ 水平均明显升高[14]。对环磷酰胺免疫力低下模型,本方能明显提升 T 细胞亚群的数值,并且平衡 T 淋巴细胞各亚群,使之协调;还能提高细胞因子 IL-2 的分泌,使之达正常水平;该方可以全面增强免疫低下模型鼠免疫功能状态,提高机体免疫功能,为活血化瘀类中药的免疫调节作用提供了药理依据[15]。以 S_{180} 荷瘤小鼠为研究模型,证实本方有明显的抗肿瘤作用,且与化疗药物环磷酰胺合用,能增强 NK 细胞的活性和 T 淋巴细胞增殖能力,从而增强机体的免疫功能,并可拮抗化疗所致的机体免疫功能下降。说明本方可以通过提高机体的免疫功能而发挥抗肿瘤的作用[16]。

(3)对泌尿系统的影响:本方能提高实验组小鼠排尿发生率,增加排尿量,减轻小鼠体重[12]。加味桃核承气汤能较好地抑制实验性膀胱结石的形成,对动物膀胱结石有较好的溶石作用,同时发现尿钙较给药前下降,尿磷较给药前升高[17]。采用单侧输尿管梗阻大鼠造成肾间质纤维化模型,桃核承气汤灌胃给药 21 天,从生存质量、肾脏器系数、TNF、IL-6 等指标研究发现,桃核承气汤及其拆方组均可发挥较好的抗肾间质纤维化作用,桃仁与大黄作用较桂枝明显,但全方作用最强,本方抗肾间质纤维化可能与抗炎和减少细胞外基质等因素有关[18]。采用本方含药血清作用人胎肾小球系膜细胞,证实本方具有明显降低细胞外基质成分中纤维连结蛋白、层粘连蛋白和Ⅳ型胶原含量的作用[19]。

(4)抗炎和抗缺氧:采用肠系膜上动脉夹闭方法制作肠缺血再灌注损伤模型,本方灌胃给药 7 天,大、中、小剂量组肠黏膜损伤程度轻,肠组织含水量低,D-乳酸、内毒素、IL-6、TNF-α 均低于缺血再灌注组,表明本方通过抑制炎症因子释放,减轻炎症反应从而对大鼠肠缺血再灌注损伤有保护作用,并呈剂量依赖效应[20]。本方 10g/kg 灌胃能明显降低缺氧大鼠脑组织的含水量和脑指数,对切断双侧颈总动脉和迷走神经致大鼠脑缺氧的脑电图有一定改善作用;还能延长小鼠断头后的生存时间[21]。

(5)抗心律失常:本方具有抗心律失常作用,能对抗氯化钡、乌头碱、氯仿及结扎冠状动脉引起的心律失常,认为本方可能是通过对抗儿茶酚胺类物质对心脏的影响,从而产生抗心律失常作用。

(6)抗纤维化病变:加味桃核承气汤对 CCl_4 诱导的肝纤维化有治疗作用,机制与抑制肝星状细胞的活化,调控 TIMP-1 的蛋白表达水平有关[22]。桃核承气汤及其拆方组均可发挥较好的抗肾间质纤维化作用[18]。加味桃核承气汤具有一定抑制心肌纤维化,减轻心肌肥厚的作用[9],体外试验证实该方具有抑制胰岛素诱导兔主动脉平滑肌细胞增殖的作用。加味桃核承气汤和通痹液合用可抑制实验性椎板切除术后硬膜外瘢痕组织中羟脯氨酸的增加,减少模型兔硬膜外瘢痕组织的形成。

【主治】下焦蓄血证。少腹急结,小便自利,甚则谵语烦躁,其人如狂,至夜发热。以及血瘀经闭,痛经,脉沉实而弦涩等。

【现代应用】

1. 精神病　应用桃仁10～15g、大黄10～14g、桂枝6～12g、甘草10～30g、芒硝10～16g、木香6～10g、生山楂100g、益母草10g、丹参30g治疗经期先后精神障碍300例，结果有效265例，占88.37％。

2. 脑血管病、脑损伤　应用桃仁10～15g、大黄10g、桂枝5～10g、甘草10g、芒硝3～6g，随证加减，治疗脑外伤后头痛11例，总有效率为90.9％。应用桃仁20g、大黄15g(后下)、桂枝、炙甘草10g、芒硝6g(冲服)治疗出血性脑血管病24例，10天为1疗程。3个疗程后，痊愈15例，显效4例，好转3例，疗效明显优于对照组。用桃核承气汤治疗急性脑出血30例，结果治疗组的综合疗效明显优于西医对照组，脑出血患者脑卒中积分减少较对照组明显[23]。用桃核承气汤治疗急性脑卒中患者83例，结果：治愈19例，显效25例，总有效率87.95％[24]。应用桃核承气汤辅助治疗脑梗死急性期，患者肌力改善、昏迷病例苏醒率、苏醒病例苏醒速度均优于对照组。

3. 糖尿病及其并发症　应用大黄6～12g、桃仁9～12g、桂枝6～12g、玄明粉3～6g、甘草3～6g、玄参12～15g、生(熟)地黄12～15g，麦冬12g、黄芪30～45g治疗2型糖尿病106例，总有效率为79％，与格列本脲疗效相当，但降糖幅度和临床症状改善方面均优于格列本脲组。应用加味桃核承气汤治疗糖尿病肾病138例，患者空腹血糖、餐后2小时血糖、24小时尿蛋白定量、内生肌酐清除率、胆固醇、甘油三酯等各项指标均明显改善[25]。采用桃核承气汤基本方加味治疗2型糖尿病便秘32例(病史最长6年)，结果治愈22例，有效10例。加味桃核承气汤治疗糖尿病并发脑梗死48例，治疗1个月后总有效率为89.6％，治疗组神经功能缺损评分和血脂指标变化均优于对照组。

4. 泌尿系统疾病　桃核承气汤临床可用治多种泌尿系统疾病：肾盂肾炎、肾功能不全、泌尿系统结石、乳糜尿、血尿、尿潴留等。应用桃仁9g、大黄12g、桂枝6g、甘草6g、芒硝6g(后下)，随证加减，治疗慢性肾盂肾炎46例，总有效率80.4％[26]。用桃核承气汤为主治疗慢性肾功能不全20例，总有效率85％。该方作用在于明显改善肾功能，可以降低血清尿素氮和血肌酐，还可以改善慢性肾功能不全的高凝状态[27]。用桃核承气汤加味治疗肾病综合征32例，结果：日均小便量、少尿期持续天数、尿蛋白减少情况、肺水肿发生率及腔道出血发生率均较传统导泻疗法好[28]。应用桃仁6～12g、桂枝6～10g、大黄6～30g、芒硝6～10g、甘草5g、金钱草30g、皂刺10～15g、川牛膝10～30g。随证加减，治疗泌尿系结石120例，15天为1疗程，结果痊愈46例，总有效率85.8％[29]。

5. 肝胆疾病　应用桃仁9g、桂枝12g、大黄6g、芒硝15g、丹皮12g、白芍15g、甘草6g治疗肝性血卟啉病100例，每日1剂，结果全部治愈[30]。应用桃核承气汤提纯颗粒2.0g和柴芩汤提纯片剂4片合用，治疗慢性活动性肝炎10例，非活动性肝炎2例。结果谷丙转氨酶、谷草转氨酶均呈现有意义的降低，自觉症状亦有改善。用桃核承气汤加味治疗急性黄疸型肝炎高胆红素血症56例获得良好疗效，总有效率为92.86％[31]。用桃核承气汤治疗肝硬化并发高氨血症13例(其中代偿期6例，失代偿期7例，瘀血证10例)，结果服用桃核承气汤的患者排便次数均增加，血中NH_3值降低者10例[32]。

6. 肠道疾病　用加味桃核承气汤(桃仁、大黄、芒硝、枳实、厚朴、莱菔子、木香等)治疗肠梗阻28例，用药1剂解除梗阻9例，用药2～5剂16例，无效转手术者3例。用加味桃核承气汤治疗粘连性肠梗阻64例，治愈54例，4天内解除梗阻者24例，5～7天解除梗阻者36例[33]。应用桃仁10g、生大黄10g(后下)、芒硝30g、枳实10g、厚朴10g、生甘草6g治疗老年人消化道术后肠功能减弱者132例，能明显提前肛门通气排便时间，提高10～48小时内排气排便率，降低病人术后体温及白细胞总数[34]。应用桃仁15g、生大黄8g、芒硝15g、丹皮9g、全当归15g、枳壳12g、生地15g、炙甘草6g，治疗结肠多发性息肉，连服21剂而痊愈。应用桃仁、红花、大黄、芒硝、甘草、黄芩、黄连、银花、桂枝、枳实、莱菔子随症加减治疗急性坏死性肠炎22例，治愈19例。

7. 胰腺炎　应用桃仁10g、红花10g、川芎9g、当归8g、大黄15g、芒硝8g、桂枝8g、柴胡12g、广木香12g、元胡10g、炙甘草3g，随症加减治疗急性胰腺炎48例，每日1剂，经1～2天治疗症状明显好转，3～4天腹痛消失，体温、白细胞、血、尿淀粉酶降至正常，5天康复出院。用桃核承气汤加味治疗急性胰腺炎60例，与西药治疗的45例进行对比观察，结果2组总有效率均为100%，提示2组疗效相当，但中药治疗具有简便价廉的特点[35]。

8. 骨科疾病　采用桃核承气汤治疗胸腰椎骨折154例，显效131例，有效18例，总有效率为96.75%。应用桃核承气汤加减治疗胸腰椎骨折早期并发腹胀痛便秘54例，结果显效44例，有效10例。用加味桃核承气汤(生大黄、桂枝、芒硝、桃仁、红花、青皮、泽兰、陈皮、川牛膝)治疗下肢骨折早期肿胀72例，结果：优52例，良16例，差4例[36]。

9. 妇科疾病　运用桃核承气汤治疗56例子宫内膜异位症，每日1剂，连服2个月经周期为1个疗程。经过1～3个疗程治疗，临床治愈17例，总有效率为92.8%，且患者治疗前后血浆PRL、E2含量水平比较均有明显下降；血液流变学指标治疗后多数指标有不同程度的改善[37]。

10. 五官科疾病　应用桃仁10g、当归10g、赤芍10g、丹皮10g、大黄15g、芒硝6g治疗复发性口疮55例，5天为1个疗程。结果1个疗程痊愈(溃疡愈合，局部无不适，随访半年未复发)16例，2个疗程痊愈14例；好转20例；总有效率为90.8%[38]。应用桃仁、桔梗各12g、炒大黄、皂角刺、生甘草、芒硝各10g、桂枝6g、蒲公英20g、银花、浙贝母、土牛膝、板蓝根各15g，治疗急性化脓性扁桃体炎64例，每日1剂，结果治愈60例。用桃核承气汤治疗急性牙龈炎56例，服药时将药含在口中1～2分钟，结果牙周红肿热痛消失而痊愈者20例，红肿热痛减轻而好转者6例[39]。

11. 其他　用桃核承气汤加减还可治疗血小板减少性紫癜、流行性出血热、乳腺病、睾丸附睾炎、胃肠道癌术后早期炎性肠梗阻等疾病。

主要参考文献

[1] 龚传美，等. 桃仁承气汤对动物血液系统的影响. 中成药，1997，19(11)：29

[2] 何赛萍，等. 桃核承气汤对热瘀大鼠模型血液流变学和凝血指标的影响. 浙江中医学院学报，2003，27(6)：56

[3] 谢华，等. 桃核承气汤对动物血栓形成及血小板聚集的影响. 中成药，2006，28(11)：1631

[4] 谢华，等. 桃核承气汤及单味大黄中大黄酸在家兔体内的药代动力学. 中药药理与临床，2005，21(2)：1

[5] 马越鸣，等. 大鼠体内桃核承气汤蒽醌类药代动力学研究. 中国药理学通报，2005，21(10)：1267

[6] 熊曼琪，等. 加味桃核承气汤对2型糖尿病大鼠胰岛素抵抗的影响. 中国中西医结合杂志，1997，17(3)：165

[7] 李赛美，等. 不同治法对糖尿病大鼠心脏病变影响的实验研究. 新中医，1999，31(10)：39

[8] 李赛美，等. 加味桃核承气汤及其不同提取物对糖尿病大鼠心肌细胞超微结构的影响. 北京中医药大学学报，2005，28(3)：48

[9] 李赛美，等. 加味桃核承气汤及不同提取物对由糖尿病大鼠心肌纤维化的影响. 南京中医药大学

学报,2005,21(4):236

[10] 储全根,等. 加味桃核承气汤及其不同提取物对糖尿病大鼠心肌细胞钙转运的影响. 中国中医药信息杂志,2006,13(6):43

[11] 李赛美,等. 加味桃核承气汤及其提取物对糖尿病大鼠主动脉弓超微结构的影响. 广州中医药大学学报,2005,22(2):134

[12] 李在邠,等. 桃核承气汤药理作用的实验研究. 中成药,1990,12(11):24

[13] 郝利萍,等. 桃仁承气汤对小白鼠免疫机能的影响. 中成药,1997,19(12):27

[14] 桂欣,等. 桃核承气汤调节机体免疫功能的实验研究. 哈尔滨医科大学学报,2004,38(4):330

[15] 王雅贤,等. 桃核承气汤对免疫低下模型鼠免疫调节作用的实验研究. 中医药学报,2001,29(6):54

[16] 许洪霞,等. 桃核承气汤对荷瘤小鼠影响的实验研究. 中医药信息,2006,23(1):52

[17] 陈庆平,等. 加味桃核承气汤对实验性膀胱结石作用的研究. 实用中西医结合杂志,1997,19(10):1851

[18] 赵雪莹,等. 核桃承气汤及其拆方对单侧输尿管梗阻大鼠 TNF、IL-6 影响的实验研究. 辽宁中医杂志,2007,34(5):678

[19] 卢燕,等. 桃核承气汤对人胎肾小球系膜细胞外基质作用的实验研究. 陕西中医,2002,23(11):1045

[20] 程梦琳,等. 桃核承气汤对大鼠肠缺血再灌注损伤保护作用的实验研究. 山东中医杂志,2006,25(10):689

[21] 管敏,等. 桃核承气汤对动物脑缺氧的影响. 中药药理与临床,1998,14(3):11

[22] 赵治友,等. 加味桃核承气汤对四氯化碳所致肝纤维化模型大鼠 TIMP-1 蛋白表达的影响. 中西医结合肝病杂志,2007,17(1):32

[23] 焦波涛. 桃核承气汤治疗急性脑出血 30 例临床观察. 天津中医学院学报,2000,19(4):13

[24] 潘金辉,等. 桃核承气汤治疗急性脑卒中 83 例. 辽宁中医杂志,2001,28(4):210

[25] 王延春,等. 加味桃核承气汤治疗糖尿病肾病 138 例临床观察. 国医论坛,2000,15(2):10

[26] 刘国强. 桃仁承气汤治疗慢性肾盂肾炎 46 例. 吉林中医药,1986,(4):10

[27] 赵宗江,等. 桃核承气汤为主治疗慢性肾功能不全 20 例疗效观察. 河北中医学院学报,1995,10(20):35

[28] 邓根飞. 桃核承气汤加味治疗肾病综合征 32 例. 江西中医药,2000,31(3):27

[29] 潘建华. 桃核承气汤加味治疗泌尿系结石 120 例. 国医论坛,1996,11(6):13

[30] 赵桂兰. 经方桃核承气汤治疗肝性血卟啉病 100 例. 青海医药杂志,1997,27(11):47

[31] 朱孔思,等. 桃核承气汤加味治疗急性黄疸型肝炎高胆红素血症 56 例. 时珍国医国药,1999,10(6):458

[32] 高森成之. 桃核承气汤对肝硬变并发高氨血症的疗效. 国外医学·中医中药分册,1998,20(6):18

[33] 王学军. 桃核承气汤为治疗粘连性肠梗阻 64 例报告. 甘肃中医,2003,16(10):24

[34] 张文林,等. 桃仁承气汤治疗老年人消化道术后肠功能减弱 132 例. 辽宁中医杂志,1995,22(3):126

[35] 王如高. 桃核承气汤加味治疗急性胰腺炎 60 例疗效观察. 山西中医,2001,17(2):17

[36] 韩付伟,等. 加味桃核承气汤治疗下肢骨折早期肿胀 72 例. 中医研究,2002,15(3):44

[37] 黄西戎,等. 桃核承气汤对子宫内膜异位症的治疗作用. 中医药临床杂志,2007,19(3):231

[38] 康健,等. 桃仁承气汤治疗复发性口疮 55 例. 山东中医杂志,1996,15(6):282

[39] 张关生,等. 桃核承气汤治疗急性牙龈炎 56 例. 中国民间疗法,2000,18(1):40

血府逐瘀汤

本方来源于《医林改错》，由桃仁、红花、当归、赤芍、生地、川芎、枳壳、桔梗、柴胡、牛膝、甘草组成。

【功效与药理】血府逐瘀汤活血化瘀，行气止痛的功效主要与其对心血管、血液系统、免疫功能的影响，以及抗炎、镇痛等作用有关。

1. 对心血管系统的影响

(1)降血压：血府逐瘀口服液以两个剂量分别灌服自发性高血压(SHR)大鼠，大剂量组降压幅度和效应持续时间均超过小剂量组，但起效时间相近，而生理盐水组无明显变化，提示降压程度有剂量依赖性，但对正常大鼠无降压作用。应用腹主动脉缩窄致肾性高血压大鼠模型，新血府逐瘀汤干预治疗 8 周，收缩压、左心室质量指数、血管性血友病因子、内皮素、D-二聚体明显下降[1]。采用本方联合伊贝沙坦治疗 SHR 大鼠，血管壁厚/腔径比和胶原面积与模型大鼠比较明显下降，Ⅰ型前胶原和Ⅰ型前胶原与Ⅲ型前胶原比值接近正常对照组，优于单用伊贝沙坦组，说明本方有助于改善高血压患者血管胶原重构[2]。研究还表明本方可通过非降压作用影响 ET-1 及 MMP-3 的基因表达而干预高血压血管重建。

(2)抗心律失常：小鼠灌服本方后 45 分钟，放入含一定量氯仿的密闭瓶中，呼吸停止后，立即开胸观察心室纤颤发生率。结果给药组发生率为 10%，而生理盐水对照组为 90%，说明本方有显著的抗心律失常作用。

(3)降血脂和抗动脉粥样硬化：血管通(血府逐瘀汤颗粒剂)对动脉粥样硬化(AS)模型家兔血清 TC、TG、LDL-C 有明显降低作用，抑制血小板黏附、聚集，给药组主动脉斑块面积明显减少，动脉内膜增厚不明显，动脉内膜斑块面积、内膜斑块面积与中膜面积比值及冠脉病变发生率均明显低于高脂组，其作用效果与剂量呈正相关[3]。研究还表明本方抑制家兔 AS 病理改变的形成与降低血清 PDGF(血小板衍化生长因子)浓度有关。五首活血化瘀方均可不同程度地调节血脂、载脂蛋白代谢，改善血液流变学，抑制高脂喂饲家兔动脉粥样硬化形成，其中血府逐瘀汤作用最强[4]。采用高脂应激造成大鼠高脂血症血瘀模型，观察气血并治方(血府逐瘀汤化裁)及方中活血药、理气药对脂质代谢、IL-6、IL-8 和白细胞黏附活化分子表达率以及血小板聚集性等的影响，结果气血并治方可降低血脂，干预 AS 炎症反应，抑制血小板聚集等，方中理气药和活血药作用机制不尽相同，有协同作用[5]。体外试验证实本方能抑制 AS 家兔主动脉平滑肌细胞增殖[6]，抑制热刺激导致的血管平滑肌细胞增殖和缺氧条件下肺动脉平滑肌细胞的增殖，对牛主动脉内皮细胞增殖和迁移均有显著抑制作用。

(4)抗心肌缺血：本方能抑制注射垂体后叶素致大鼠心肌缺血时心电图 ST 段的抬高，降低血清中肌酸激酶(CK)、乳酸脱氢酶(LDH)的活性，降低 MDA 含量；能升高 NO 含量，降低 ET 含量，调节心肌血管内存在的收缩平衡和自由基紊乱[7]。本方也能对抗皮下注射异丙肾上腺素导致的心肌缺血损伤。对于结扎冠状动脉造成的犬或者兔心肌缺血模型，本方可明显减轻心肌缺血程度，缩小缺血范围和梗死面积，稳定心肌细胞膜，显著降低犬血清心肌酶 CK 的活性，改善凝血和纤溶功能，防止心肌组织和细胞形态损伤[8,9]。采用结扎冠状动脉后再通的方法，复制大鼠心肌缺血再灌注模型，结果发现本方均能降低血清 CK、LDH 的活性，抑制脂质过氧化反应，有效地防护心肌缺血再灌注损伤；DNA 电泳及原位末端标记法检测发现本方可抑制心肌细胞凋亡的发生[10]。体外试验也证实本方可以减少缺氧诱导心肌细胞的凋亡细胞数量，减少心肌细胞缺血再灌注损伤模型的细胞凋亡。观察心肌细胞凋亡相关调控基因的研究结果表明，本方能增加 Bcl-2 表达，抑制 Bax 和 ICAM-1 的表达，有效地抑制心肌细胞坏死凋亡，进而保护缺血心肌[11]。因此，本方的抗心肌缺血机制与改善血液流变性，改善微循环，增加缺血器官血流量，减轻自由基损伤，抑制心肌细胞凋亡，调节血管内皮细胞功能等密切相关。

2. 对血液系统的影响

(1)改善血液流变性：以全血比黏度、血浆比黏度和红细胞压积率为血液黏度指标，观察本方对血瘀大鼠的影响，发现对血液黏度有明显降低作用[12]。观察本方对大鼠长期定量的血液流变学的影响，结果表明大鼠服药 4 周后，服药对照组血液流变学较安静对照组有显著性改变，且对服药运动组大鼠的血液流变学有良好的影响趋势[13]。将本方分为总方组、活血组、调气组三部分，分别给大鼠灌胃 3 天后，颈总动脉插管取血测定 ED 和 WBV 值。结果表明，三部分均有增强红细胞变形能力和降低全血黏度的作用，总方组的作用比其余两组要强，而其余两组间无显著性差异，说明了各组药配伍有协同作用。由本方去桔梗改生地为熟地，加首乌、香附、郁金等组成，连续给大鼠灌服 15 天后测定各项血液流变学指标，结果表明，血府逐瘀汤加减方有增强红细胞变形能力、缩短红细胞电泳时间、降低血液黏度、抑制血小板聚集作用，从而改善血液流变性，认为本方对红细胞变形能力和红细胞电泳的明显增强作用是其改善血液流变性的关键所在[14]。

(2)改善微循环：分离麻醉大鼠颈动脉及小肠，测定从小肠灌注本方前后的颈动脉流量变化，给药后 30 分钟颈动脉流量开始增加，作用持续 3 小时；给药后 40 分钟至 150 分钟与对照组比较差异显著，认为与改善脑循环有关。本方能通过改善血液流变性、改善微循环等，阻止细胞色素 C 的释放，同时促进脑出血大鼠血肿的吸收[15]；抗自由基损伤，对缺血大鼠脑有保护作用。本方小肠给药可使大鼠因推注高分子右旋糖酐所致的肠系膜急性微循环障碍得到明显改善，即通过扩张微血管口径，增加毛细血管开放次数，加快血流速度，增加组织灌流量，阻断微循环功能紊乱而造成的血压急剧下降，从而为本药用于抢救休克提供了药理学依据。血府逐瘀汤口服液能明显增大正常与急性“血瘀证”小鼠耳廓微细动静脉口径，增加毛细血管开放量。本方还能改善 AS 家兔眼球结膜微循环，给药组的囊性扩张，细静脉管径，红细胞聚集积分，缺血区、微血管瘤，出血，微血流速度等积分明显低于模型组[16]。本方对急性颈髓损伤具有促进脊髓瘀阻微循环再灌注，促进脊髓水肿缓解，可使病变脊髓微循环血量增加，毛细血管开放数目增多，改善局部缺血缺氧状态，从而起到保护受伤脊髓组织作用。

(3)抑制血小板聚集：本方能明显降低全血和血浆黏度同时，显著延长凝血时间，对胶原引起的血小板聚集有明显抑制作用[17]。用本方制成的静脉注射液，也能明显降低血小板聚集率。血府逐瘀汤加减方 15μl/L 对 ADP 诱导的 1 分钟、5 分钟大鼠血小板聚集率有明显的降低作用[14]。观察不同浓度本方与血小板和体外培养人脐带内皮细胞共同作用，结果发现本方可明显抑制二磷酸腺苷诱导的 GPⅡb/Ⅲa 复合物分子表达，从而抑制 ADP 对血小板的激活[18]。

(4)促进造血：本方给予昆明小鼠灌胃给药 7 天后，分离骨髓造血干细胞，观察血府逐瘀汤对小鼠骨髓造血干细胞的数量、表型、细胞周期和集落形成能力的影响。结果表明本方通过增加较早期造血干细胞的数量和功能，提高造血能力，从而达到去瘀生新的作用[19]。

3. 抗炎、镇痛　大鼠每日灌服本方(8g/kg 或 16g/kg)，于给药的第 3 天将塑料环埋于大鼠皮下，结果表明，两种剂量均能显著抑制肉芽肿形成，抑制率分别为 36.95% 和

28.68%。根据胸腺及肾上腺指数推测其形成机制可能与增强肾上腺皮质功能有关。通过对尿 17 羟、17 酮含量的实验观察，证明本方可使受试者尿 17 羟含量增加，并呈明显的双向调节作用，进而推论其可提高人体下丘脑-垂体-肾上腺皮质轴功能，使之趋于正常化。注射牛磺胆酸钠制作的急性坏死性胰腺炎模型，用本方治疗可改善血液流变性，使胰腺间质水肿，炎性浸润减少，腺泡细胞胞浆空泡减少，胰腺实质可见少量出血和坏死，粒细胞聚集和黏附较少。气血并治方能显著降低高脂血症血瘀模型血清炎症因子 IL-6、IL-8 水平，显著抑制该模型白细胞和中性粒白细胞的表达，提示其具有干预 AS 早期炎症反应的作用[5]。本方还可明显提高利舍平所致延长偏头痛小鼠的痛阈值。血府逐瘀胶囊的研究表明采用该药对小鼠热板致痛模型的痛阈值提高作用明显，与罗通定比较具有作用更加持久的优点[20]。

4. 增强免疫　小鼠腹腔注射血府逐瘀胶囊生理盐水浸液，连续 7 天，结果表明，血府逐瘀胶囊水浸液对两种品系小鼠腹腔 MΦ 的吞噬功能均有明显的促进作用，并能拮抗氢化可的松的免疫抑制作用，可促进抑制的 MΦ 的吞噬功能的恢复，亦有增强 MΦ 吞噬功能的作用。小鼠连续给药 10 天，第 5 天用 SRBC 致敏 1 次，5 天后进行 PFC 试验，结果证明血府逐瘀胶囊对抗体生成细胞有明显增强作用，不仅可增加抗体生成细胞数量，而且单个抗体生成细胞分泌抗体的水平和维持时间也高于未给药组。高浓度本方可使异常降低的 SIL-2R 水平升至正常；低浓度本方可使异常升高的 SIL-2R 水平降低，但本方对正常水平 SIL-2R 无影响。提示本方对机体细胞免疫应答的影响具有剂量依赖性及双向性调节的特点，并且取决于机体当时的状态。

5. 抗肿瘤　以 S_{180} 荷瘤 BALB/C 小鼠为模型，本方灌胃给药 8 天，能显著抑制 S_{180} 瘤重，活化 T 细胞增殖能力，提高荷瘤小鼠脾脏 $L_3T_4^+$ 细胞数量，升高 $L_3T_4^+$/Lyt-2^+ 细胞比值，但对 Lyt-2^+ 细胞数量影响不大；明显促进自然杀伤细胞(NK)活性和 IL-2 分泌水平，因此本方能够完全逆转肿瘤抗原和环磷酰胺引起的免疫抑制，其抑瘤作用与增强机体细胞免疫功能有关[21]。对小鼠腹水型肝癌(H_{22})淋巴管转移模型的研究发现，与肿瘤对照组相比，加味血府逐瘀汤组血清唾液酸无明显改变，而胸腺指数明显提高，患侧腘窝淋巴结和肾门淋巴结重量明显减小，肺部无转移瘤结节，转移率为零[22]。体外实验也表明，本方含药血清能显著抑制 CML 原代细胞和 K562 白血病细胞表达 VEGF[23]。

6. 抗纤维化作用　用 CCl_4 诱导大鼠肝硬化模型，将本方分解为桃红四物汤组和柴枳四物汤组与秋水仙碱和病理对照组比较，桃红四物汤组、柴枳四物汤对大鼠肝表面结节形成率及 AST、ALT 活性的抑制均明显优于病理对照组和秋水仙碱组；组织学经 VG 染色后用免疫荧光技术显示Ⅰ、Ⅲ型胶原，经薄层色谱扫描仪测定，桃红四物汤组和柴枳四物汤组胶原纤维沉积总量以及Ⅰ、Ⅲ型胶原量均明显低于病理对照组，且以桃红四物汤效果最好，明显优于柴枳四物汤组和秋水仙碱，与正常组相似[24]。临床研究也发现，本方治疗肝病血瘀证患者 2 个月后血清中肝纤维化指标前胶原肽Ⅲ、透明质酸、层粘素均下降显著，提示血府逐瘀汤不仅可以改善肝血瘀阻的程度而且可以降低血清肝纤维化指标[25]。采用日本血吸虫感染小鼠造成病理性肝纤维化模型，应用本方 45 日后，小鼠血清中Ⅰ型、Ⅲ型前胶原、TNF-α、IL-6 及肝组织中羟脯氨酸含量显著减少，肝内虫卵肉芽肿的周长、最大径、最小径显著缩短，肝内病灶中增生纤维组织所占面积显著缩小，肝病灶炎性细胞浸润明显减轻。提示本方能有效阻断及逆转早期血吸虫性肝纤维化病理过程[26]。本方可提高 D-氨基半乳糖胺所致肝损伤小鼠 SOD 活性和降低 MDA 含量，并可明显减轻肝组织病理改变。本方对平阳霉素引起的小鼠肺纤维化有明显的防治作用，且疗效优于泼尼松。本方还能够抑制心肌成纤维细胞增殖，而且具有抑制心肌成纤维细胞分泌胶原的作用，因此具有抗心肌纤维化的作用[27]。

7. 抗缺氧　用常压耐缺氧、氰化钾、亚硝酸钠、异丙肾上腺素和结扎两侧颈总动脉的方法制备多种急性缺氧的动物模型，本方及其成分对各种模型均有显著抗缺氧作用，可使动物整体耗氧量减少，增强心肌的耐缺氧作用，提高脑对缺氧的耐受力和降低脑组织的耗氧作用，从而使急性缺氧的动物存活时间延长。其中全方的抗缺氧作用明显优于单味用药。这可能与其具有抗异丙肾上腺素而加快心率和降低肾上腺素的功能有关[28]。心脏缺血导致心脏组织细胞的缺氧，是一个基本的和重要的病理生理环节，因此本方的强心耐缺氧能力作用可能是其防治冠心病的基础。

【毒理研究】急性毒性：血府逐瘀胶囊以临床用量500倍（40g/kg体重）每日分2次给小鼠灌胃给药，观察7天，动物饮食、饮水均正常，无任何毒性反应。

长期毒性：大鼠分三个剂量组（8g/kg、6g/kg、4g/kg）每日灌胃给药，每周给药6天，观察6个月，未出现中毒现象，各脏器均未见异常改变，说明血府逐瘀胶囊无蓄积中毒现象[20]。

【主治】胸中血瘀、血行不畅所致的胸痛、头痛日久不愈，痛如针刺而有定处，或有呃逆日久不止，或内热瞀闷，或心悸失眠，或急躁善怒，或入暮潮热，或唇舌紫黯，舌有瘀点，脉弦涩。

【现代应用】

1. 冠心病、心肌梗死　应用当归12g、生地12g、川芎10g、赤芍10g、炒桃仁15g、红花12g、枳壳10g、桔梗10g、柴胡6g、黄芪10g、甘草6g，随证加减，对冠心病21例，病毒性心肌炎13例，充血性心肌病2例，更年期综合征4例的心肌缺血型心电图改变的住院患者进行治疗，服药10天为1疗程，治疗结果显效35例，有效4例，与西药组比较有显著差异。应用血府逐瘀口服液治疗60例冠心病心绞痛，对照组口服山海丹胶囊，结果：治疗组症状疗效总有效率为91.67%，心电图疗效总有效率为73.33%，与对照组有显著性差异[29]。将血府逐瘀浓缩丸应用于经皮冠状动脉成形术的患者，结果证实血府逐瘀浓缩丸可以改善冠脉内支架植入术后的血瘀症状，减少术后心绞痛的复发率[30]。应用当归8g、生地15g、赤芍15g、桃仁15g、红花6g、枳壳10g、柴胡9g、牛膝15g、甘草5g、北芪15g、石菖蒲10g、郁金15g，随证加减，治疗急性心肌梗死30例，每天1剂，温服，治愈25例。病人血液流变学方面的指标有明显改善，对心律失常也有一定改善作用。血府逐瘀汤治疗心律失常192例，总有效率为92.19%。

2. 高血压　应用血府逐瘀汤加酒大黄治疗顽固性高血压50例，观察患者血管及血脂变化，多属严重动脉粥样硬化引发高血压，治疗视不同症状加减，每日1剂，总有效率94%。应用血府逐瘀汤治疗151例高血压，对照组127例以天麻钩藤饮治疗，治疗组在改善症状、降低舒张压方面优于对照组，愈显率及总有效率均高于对照组[31]。

3. 精神病　应用加味血府逐瘀汤随证加减治疗周期性精神病50例，对照组36例口服西药谷维素片、地西泮片，12周后治疗组痊愈12例，显效19例，疗效明显优于对照组。对20例颅脑外伤后精神障碍患者以加味血府逐瘀汤治疗，结果总有效率为95%，与同期以苯巴比妥、奋乃静、吡拉西坦治疗各20例比较，疗效有显著差异[32]。

4. 头痛、三叉神经痛　应用本方随证加减治疗109例血管性头痛，有效率93%。应用血府逐瘀胶囊治疗85例顽固性头痛患者，52例经1个疗程（1个月）治疗，33例经2个疗程治疗，有效率达 91.7%[33]。应用血府逐瘀汤加减治疗三叉神经痛 43 例，结果服药痛止 1 年以上不复发而愈者 26 例，显效者 11 例，有效 5 例，总有效率达 97%。以该方合止痉散治疗 30 例，无效仅 2 例。

5. 失眠　应用血府逐瘀汤治疗失眠者 36 例，临床痊愈 16 例，显效 11 例，有效 6 例[34]。应用当归 15g、生地 12g、桃仁 6～10g、赤芍 12g、川芎 10g、枳壳 6g、柴胡 6g、桔梗 6g、川牛膝 30g、西红花 2g（另煎），治疗 40 例血瘀性失眠患者，治愈 20 例，显效 16 例，有效 4 例。

6. 颅脑外伤及脑震荡　应用血府逐瘀汤加减治疗难治性重型颅脑损伤 27 例，其中脑损伤严重，2 周后仍未清醒，有偏瘫、失语者，伤后 2 周使用此方，未见有加重颅内出血现象，也未见迟发性颅内血肿发生，本组 15 例用药后于 3～42 天苏醒，8 例意识障碍变浅，无效 4 例[35]。应用血府逐瘀汤加减治疗颅脑伤后综合征 32 例，痊愈 10 例，总有效率达 90.6%。应用血府逐瘀汤加味治疗脑震荡 79 例，总有效率达 98.73%。

7. 胸部挫伤　用血府逐瘀汤加减治疗胸痛 52 例（肋软骨炎 14 例，胸部挫伤 48 例），服药 10～15 天即可痊愈，肋软骨炎 14 例，全部治愈。胸部挫伤治疗后 38 例肿痛消失。

8. 妇科疾病　应用当归 10g、赤白芍各 12g、川芎 10g、桃仁 10g、红花 12g、桔梗 9g、牛膝 10g、元胡 12g、没药 10g、甘草 3g，临证加减，治疗慢性盆腔炎 60 例，治疗后痊愈 24 例，好转 31 例，总有效率达 92%[36]。应用当归、生地各 15g，川芎、赤芍、桔梗、牛膝各 10g，桃仁、枳壳各 8g，红花、甘草各 6g，随证加减治疗痛经 38 例，每日 1 剂，每月月经来潮前 5 天开始服药，连服 3 剂，连续服用 3 个月经周期，临床治愈 19 例，显效 12 例，好转 5 例。应用血府逐瘀汤保留灌肠治疗卵巢囊肿 68 例，总有效率达 77.9%。用血府逐瘀汤治疗各型崩漏 30 例，显效 23 例，有效 4 例，总有效率达 90%。用血府逐瘀胶囊治疗药物流产后出血 55 例，每次 6 粒，每日 2 次，服用 4d。结果：完全流产 53 例，不完全流产 2 例，出血持续时间和阴道出血量等与对照组比较差异均有显著性。

9. 消化系统疾病　应用桃仁 12g、红花 10g、当归 10g、赤芍 10g、川芎 6g、牛膝 10g、桔梗 6g、柴胡 6g、枳壳 10g、生地 10g、甘草 6g，随证加减，治疗慢性活动性肝炎 81 例，日 1 剂，水煎 2 次，频饮，治愈 67 例，好转 8 例，总有效率 92.6%[37]。应用血府逐瘀汤加减治疗慢性萎缩性胃炎 88 例，以三个月为一疗程，1 个疗程后进行各项复查，分别判断临床、胃镜及病理疗效，基本治愈 54 例，好转 30 例[38]。应用本方加白术 30g、枳实易枳壳，治疗慢性肥厚性胃炎 50 例，效果满意。

10. 泌尿系统疾病　应用桃仁 15g、当归 10g、川芎 15g、赤芍 10g、牛膝 15g、柴胡 10g、枳壳 15g、生地 10g、黄芪 15g、王不留行 30g、鸡内金 15g（研粉冲服）、甘草 5g，随证加减，治疗肾结石并肾积水 36 例，每日 1 剂，分上下午服。结果显效 9 例，有效 22 例，总有效率 86.1%。应用当归、生地、赤芍、桃仁各 12g、川芎、红花各 6g、柴胡、枳壳、牛膝各 10g、桔梗、甘草各 5g，随证加减，治疗乳糜尿 30 例，治疗后痊愈 12 例，总有效率 93.3%。对 30 名慢性肾功能不全患者用血府逐瘀汤配合毛冬青甲素治疗，与 20 例常规用药患者对照，本方有延缓肾功能衰竭，预防肾纤维化的作用。

11. 视网膜静脉阻塞　应用归尾、葛根、炒山楂、赤芍、生地各 15g，桃仁、红花、柴胡各 10g，随证加减，治疗视网膜静脉阻塞 42 例，每日 1 剂，结果显效 26 只眼，进步 11 只眼，无效 5 只眼。应用桃仁 10g，川芎 10g，牛膝 10g，枳壳 10g，柴胡 10g，桔梗 10g，红花 12g，当归尾 15g，生地黄 15g，赤芍 15g，甘草 6g，三七粉 5g，治疗视网膜静脉阻塞 32 例，显效 17 例，总有效率为87.5%[39]。加味血府逐瘀汤治疗外伤性玻璃体积血30例，有效率达96.7%。

12. 其他　应用血府逐瘀汤加减治疗心源性脑病、脑卒中后抑郁、血管性痴呆、弥散性血管内凝血、颈椎病、脂肪肝、支气管哮喘及慢性支气管炎、前列腺增生、乳腺增生、肋软骨炎、肠破裂手术后粘连、顽固性口腔溃疡等有不同程度疗效。

【不良反应】血府逐瘀汤临床治疗冠心病、失眠、精神病等未见严重不良反应报道，偶有轻度恶心、胃部不适、大便次数增多等消化道反应。血府逐瘀丸用于视网膜静脉血栓，中浆病，中渗病，视神经炎等眼科疾病，经过数十年的观察，疗效显著，未发生不良反应[40]。

主要参考文献

[1] 武文辉，等. 新血府逐瘀汤对高血压大鼠内皮功能及血栓前状态影响. 中西医结合心脑血管病杂志，2007，5(11)：1084

[2] 万新红，等. 血府逐瘀汤在自发性高血压大鼠颈动脉血管胶原重构及逆转中的意义. 中国动脉硬化杂志，2004，12(4)：402

[3] 李静，等. 血管通抗实验性家兔动脉粥样硬化的作用. 中国中西医结合杂志，1995，15(5)：287

[4] 周小青，等. 活血化瘀方对高脂饮食致家兔动脉粥样硬化的影响. 中国中医药信息杂志，2004，11(5)：401

[5] 张红霞，等. 气血并治方及方中理气药、活血药对高脂血症血瘀大鼠炎症因子的干预作用. 北京中医药大学学报，2004，17(4)：27

[6] 张群豪，等. 用血清药理学方法观察血府逐瘀浓缩丸对实验性动脉粥样硬化家兔主动脉平滑肌细胞增殖的影响. 中国中西医结合杂志，1996，16(3)：156

[7] 邓冰湘，等. 血府逐瘀汤对急性心肌缺血大鼠的保护作用. 中国中医药信息杂志，2005，12(4)：38

[8] 史大卓，等. 精制血府逐瘀胶囊抗犬急性心肌缺血的研究. 中成药，1998，(8)：539

[9] 葛金文，等. 王清任三逐瘀汤抗家兔心肌缺血损伤作用的比较研究. 中国中医基础医学杂志，2000，6(2)：37

[10] 丁志山，等. 血府逐瘀汤对大鼠缺血再灌注心肌损伤及心肌细胞凋亡的干预作用. 中国中医药科技，2003，10(3)：146

[11] 邓冰湘，等. 血府逐瘀汤对急性心肌缺血大鼠心肌细胞凋亡及其相关基因干预作用的实验研究. 中华现代中西医结合杂志，2005，2(8)：3

[12] 黄宏伟. 血府逐瘀汤对大鼠血液流变学的影响. 甘肃中医，2005，18(4)：39

[13] 朱斌，等. 血府逐瘀汤对小鼠定量符合训练血液流变学的影响. 武汉体育学院学报，2006，40(3)：55

[14] 彭康，等. 血府逐瘀汤加减方活血化瘀药理研究. 中药药理与临床，1995，11(6)：10-11

[15] 包太成，等. 血府逐瘀汤对脑出血大鼠神经元线粒体内细胞色素C释放的影响. 中国临床康复，2005，9(9)：118

[16] 罗尧岳，等. 血府逐瘀汤、二陈汤对动脉粥样硬化家兔球结膜微循环的影响. 中国中医药信息杂志，2006，13(6)：35

[17] 陈秀娟. 血府逐瘀汤的活血化瘀作用. 中药药理与临床，1993，9(1)：8

[18] 李艳梅，等. 血府逐瘀液对血小板与内皮细胞功能的影响. 中国中西医结合杂志，1999，19(5)：289

[19] 高冬，等. 血府逐瘀汤影响小鼠骨髓造血干细胞的实验研究. 中国中西医结合杂志，2007，27(6)：527

[20] 王桂英，等. 血府逐瘀胶囊开发与研究. 北京中医，1998，(3)：64

[21] 祁艳波，等. 血府逐瘀汤对荷瘤小鼠的抑瘤作用. 现代预防医学，2005，32(5)：446

[22] 叶向荣，等．加味血府逐瘀汤抗癌细胞转移的实验研究．山东中医药大学学报，2000，24(6)：464

[23] 张还珠，等．血府逐瘀汤影响慢性粒细胞白血病 VEGF 表达的体外研究．实用中西医结合临床，2007，7(4)：1

[24] 宋家武，等．血府逐瘀汤分解方抗肝纤维化作用的研究．中西医结合肝病杂志，1995.59(2)：23

[25] 唐智敏，等．肝血瘀阻与肝纤维化关系的临床研究．中国中西医结合杂志，1997，17(2)：81

[26] 张晓平，等．血府逐瘀汤抗血吸虫致小鼠肝纤维化的实验研究．中医杂志，2003，44(4)：299

[27] 丁志山，等．血府逐瘀汤对心肌成纤维细胞增殖和胶原合成的影响．中药材，2002，25(7)：481

[28] 王茂盛，等．血府逐瘀汤抗缺氧作用的实验研究．山西中医学院学报，2001，2(2)：1

[29] 张伟，等．血府逐瘀口服液治疗冠心病心绞痛 60 例．陕西中医，2002，23(8)：677

[30] 丁蓓，等．血府逐瘀浓缩丸防治 43 例冠心病冠脉内支架植入术后再狭窄的临床研究．中国中西医结合杂志，1998，18(10)：585

[31] 丁宇炜，等．血府逐瘀汤治疗高血压病 151 例疗效观察．新中医，2001，33(11)：38

[32] 蒙繁华，等．加味血府逐瘀汤治疗脑外伤后精神障碍观察．临床和实验医学杂志，2006，5(3)：239

[33] 权红．血府逐瘀胶囊治疗顽固性头痛 85 例．北京中医药大学学报，2002，25(5)：74

[34] 呼延东．血府逐瘀汤治疗失眠 36 例．实用中医内科杂志，2007，21(3)：66

[35] 王馨然．中西医结合救治难治性重型颅脑损伤．中国中西医结合杂志，1994，14(6)：349

[36] 李正清．血府逐瘀汤加减治疗慢性盆腔炎 60 例．新疆中医药，1995，(4)：11

[37] 杨剑明．血府逐瘀汤加减治疗慢性活动性肝炎 81 例．江苏中医，1995，16(7)：10

[38] 李秀益，等．血府逐瘀汤治疗慢性萎缩性胃炎．吉林中医药，1994，(6)：12

[39] 鲍广义．血府逐瘀汤治疗视网膜静脉阻塞 32 例．河南中医，1999，19(5)：48

[40] 郭平华．血府逐瘀丸的制备及疗效观察．时珍国医国药，2005，16(10)：1010

补阳还五汤

本方来源于《医林改错》，由黄芪、当归、川芎、赤芍、地龙、桃仁、红花组成。

【功效与药理】

1. 补气　补阳还五汤补气的功效主要与其增强免疫功能，强心，增加心脑血供，耐缺氧、抗疲劳等作用有关。

(1)增强免疫功能：补阳还五汤 10g/kg 和 20g/kg 给小鼠灌胃连续 10 天，均可显著增加环磷酰胺所致的免疫功能低下小鼠的免疫器官胸腺和脾脏的重量，增强单核巨噬细胞吞噬功能，并明显提高血清溶血素抗体水平，表明补阳还五汤可提高免疫功能低下小鼠的非特异性和特异性免疫功能的作用[1]。

(2)强心：静脉注射戊巴比妥钠造成豚鼠急性心力衰竭后，分别给以补阳还五汤注射液与黄芪注射液，检测左心室收缩压(LⅥ、P)、左心室压力最大上升、下降速率，补阳还五汤可提高戊巴比妥钠所致衰竭心脏的心肌收缩力[2]。

(3)增加心、脑血流量：给小鼠灌胃补阳还五汤 4g/kg、8g/kg、16g/kg，心肌营养性血流量分别增加 1.8%、132.7%、192.7%[3]。补阳还五汤还可扩张脑血管，降低脑血管阻力，显著持久地增加脑血流量，改善脑血循环[4]。

(4)耐缺氧、抗疲劳：补阳还五汤 20g/kg 给小鼠灌胃连续 10 天，可明显延长小鼠耐缺氧时间，延长小鼠的游泳时间[5]。

2. 活血通络　补阳还五汤补气的活血通络功效主要与其对脑缺血再灌注损伤的保护作用，改善血液流变性、抗血栓，改善微循环，降血脂，抗动脉粥样硬化以及对神经损伤的保护作用有关。

(1)对脑缺血再灌注损伤的保护作用:补阳还五汤可使脑缺血再灌注后脑梗死体积缩小,病理学改变减轻,对脑缺血再灌注损伤有保护作用[6]。用线栓法制作大鼠脑缺血再灌注模型,脑缺血-再灌注 48 小时后 TTC 染色计算脑梗死体积,TUNEL 染色检测神经细胞凋亡,免疫组化方法检测缺血侧皮质 Bcl-2/Bax 的表达,结果显示脑缺血再灌注后缺血侧皮质神经细胞凋亡增多,同时 Bcl-2 表达减少,Bax 表达增多,Bcl-2/Bax 比值下降,线粒体肿胀且大多破裂。补阳还五汤干预后,细胞凋亡减少,脑梗死体积减小,Bcl-2/Bax 比值上升,线粒体肿胀减轻,补阳还五汤可能通过抑制神经细胞凋亡而减小脑梗死体积,其机制可能是通过上调 Bcl-2/Bax 比值,保护线粒体,防止发生线粒体通透性转变[7]。用线拴法诱导大鼠大脑中动脉阻塞模型,再灌 24 小时后采用神经症状评分和梗死周边区存活神经元数评价脑损伤情况,检测髓质过氧化物酶(MPO)和 ICAM-1 表达,结果表明缺血 90 分钟再灌 24 小时后,补阳还五汤能显著改善神经症状,增加缺血半球皮层周边区存活神经元数,与模型组比较,补阳还五汤能显著减少缺血半球皮层 MPO 阳性细胞数($P<0.01$)和 ICAM-1 阳性血管数,对急性脑缺血损伤具有保护作用[8]。神经生长因子(NGF)是第一个被发现的神经营养因子,为 PI3K/AKT 信号转导途径是重要的细胞存活信号通路,对脑缺血神经细胞凋亡起重要的调控作用,实验结果补阳还五汤可促进脑缺血后脑组织的 NGF 表达及上调其 AKT/PKB 信号转导的表达,调控脑缺血神经细胞的凋亡,从而对脑缺血模型大鼠脑组织产生保护作用[9]。

(2)改善血液流变性、抗血栓形成:采用 24～36 月龄老年大鼠模型,连续灌服补阳还五汤 40 天,结果表明补阳还五汤可以降低老龄大鼠切变率下的全血黏度、血浆黏度,减轻红细胞压积、降低纤维蛋白原浓度、抑制血小板聚集、增强红细胞变形能力[10]。采用气虚血瘀证模型大鼠(力竭游泳加皮下注射肾上腺素),发现补阳还五汤传统剂型及超微剂型均能降低升高的血液流变学参数[11]。以 35% $FeCl_3$ 诱导大鼠颈总动脉血栓形成,以发色底物法测定血浆 AT-Ⅲ和 Pc 活性,补阳还五汤及其有效组分生物碱、苷可使颈总动脉血栓重量减轻,可抑制血栓形成;补阳还五汤原方既可能通过与 AT-Ⅲ结合而发挥抗凝作用,又可防止血栓形成后血浆中 Pc 的消耗;其有效组分生物碱既可能通过与 AT-Ⅲ结合而灭活凝血因子,又可能促进了 Pc 对凝血因子的灭活,从而发挥抗凝作用[12]。

(3)改善微循环:有研究用肾上腺素制备急性血瘀证动物模型,用激光多普勒血流计测量耳蜗和前庭血流(CBF,VBF),补阳还五汤组的全血黏度、红细胞滤过指数(FI)、红细胞压积(HCT)、血浆纤维蛋白原含量、TXB_2 与 6-Keto-PGF_1 比值(T/K)均较模型组降低,CBF 和 VBF 较模型组增加,提示补阳还五汤能够通过改善血液流变性,恢复 TXA_2-PGI_2 动态平衡等途径增加内耳血流,改善急性血瘀证动物模型的内耳微循环[13]。

(4)降血脂,抗动脉粥样硬化:有研究表明补阳还五汤通过下调动脉粥样硬化大鼠主动脉基质金属蛋白酶(MMP-9)的表达,起到降低血脂的作用[14]。补阳还五汤可以抑制诱导型一氧化氮合酶的表达,降低动脉粥样硬化小鼠一氧化氮水平,防治动脉粥样硬化[15]。对动脉粥样硬化(AS)大鼠实施脑缺血再灌注手术,用微动脉夹夹闭两侧颈总动脉,补阳还五汤能够显著降低 AS 大鼠血清 TC、TG、LDL-C 的水平,对实验动物主动脉及脑组织形态学检验还表明,补阳还五汤组大鼠内皮细胞完整无脱落,中膜平滑肌细胞轻度增生,排列较高脂手术组整齐;补阳还五汤组与高脂手术组比较神经元细胞大小较一致,细胞核浓缩轻,染色质轻度深染,较均匀,核呈梭形,核周空晕小,脑皮质有少量出血,偶见毛细血管萎缩,血管周围腔隙小,海马回区神经元细胞核轻度浓缩,无变性坏死及炎细胞浸润,证实补阳还五汤一方面通过提高脑组织 SOD、GSH-px 活性，减轻脑组织的脂质过氧化反应，抑制脑水肿形成，另一方面还可以通过调节血脂阻止脑动脉硬化病变的发生和发展，而减轻缺血再灌注时的脑组织损伤[16]。

（5）对神经损伤的保护作用：将 SD 大鼠 C3-C 右侧红核脊髓束（RST）横断后，分别以补阳还五汤连续灌胃 8 周，用 BDA 顺行束路示踪方法检测轴突再生情况，采用自发性直立探究行为学测试方法评判前肢运动功能的恢复：灌服补阳还五汤组的大鼠在损伤 RST 的尾侧可见少量的 BDA 标记纤维，伤侧前肢使用率明显高于对照组（$P<0.01$）。结果表示补阳还五汤能促进大鼠横断的红核脊髓束轴突再生及部分功能修复[17]。

3. 其他作用

（1）抗炎作用：采用大鼠足跖注射弗氏完全佐剂形成佐剂性关节炎（AA），观察补阳还五汤对大鼠超敏反应与左右足跖厚度、血清肿瘤坏死因子（TNF-α）、白细胞介素-2（IL-2）、循环免疫复合物（CIC）的含量及超氧化物歧化酶（SOD）活性的变化，结果提示，补阳还五汤 260g 生药/（kg·d），连续 15 天能抑制大鼠足肿胀的程度，对大鼠胸腺指数和脾脏指数有升高作用；并能降低 TNF-α、IL-2、CIC 和 PGE 含量及抑制超氧化物歧化酶（SOD）活性的释放（$P<0.001$）。补阳还五汤能抗佐剂性关节炎（AA）并能降低致炎因子和相关炎症介质，其抗炎机制可能是通过抑制 TNF、IL-2、CIC 和 PGE 含量及提高超氧化物歧化酶（SOD）的含量而发挥抗炎作用[18]。

（2）抗肝损伤作用：给小鼠 iv 卡介苗（BCG）5×106 个菌/鼠，11 天后再 iv 脂多糖 7.5g/只，制备免疫性肝炎模型；再用四氯化碳（CCl_4）和硫代硫酰胺（TAA）制备急性肝损伤模型。补阳还五汤连续给药 11 天，每天 1 次，结果能明显降低免疫性肝炎及急性肝损伤模型小鼠血清 ALT、AST（$P<0.01$）；使 SOD 的活性升高，MDA 含量明显降低，提示补阳还五汤对抗肝细胞损伤，改善肝脏功能，对肝脏具有一定程度的保护作用[19]。

【主治】脑卒中后遗症，症见半身不遂，口眼歪斜，苔白脉缓，或脉细弱无力。

【现代应用】

1. 脑卒中　补阳还五汤治疗气虚血瘀型脑卒中后遗症 34 例，治疗组总有效率 94.1%，对照组总有效率 85.3%[20]。用补阳还五汤治疗脑梗死，每日 1 剂，水煎服，均分 2 次。两组均治疗 6 周后观察疗效。治疗组治愈率、总有效率均明显高于对照组，补阳还五汤还可有效降低脑梗死患者的神经功能缺损评分，疗效优于单纯西药治疗[21]。

2. 冠心病心绞痛　应用补阳还五汤治疗冠心病无症状性心肌缺血，结果表明给药组能减少无症状性心肌缺血的发作次数与缩短无症状性心肌缺血持续时间，同时还能降低心率和收缩压，降低心肌耗氧量，并对各种期前收缩也有较好疗效，且患者耐受良好，未见明显毒副作用[22]。补阳还五汤对缓解心绞痛，减少发作次数，缩短发作时间，改善心电图及临床症状有明显的疗效：治疗 74 例，显效 22 例（29.0%），有效 48 例（64.9%），无效 4 例（5.4%），总有效率 94.6%；对照组 42 例，显效 19 例（23.8%），有效 22 例（52.4%），无效 1 例（19%），总有效率 76.2%[23]。

3. 肺心病　补阳还五汤加减治疗老年肺心病 30 例，显效 21 例；有效 7 例[24]。在西药治疗的基础上，口服补阳还五汤治疗 20 例老年急性发作期的慢性肺心病患者 1 个月，观察其治疗前后外周血 T 淋巴细胞亚群及右室功能的变化，并与 20 例纯使用西药治疗的老年患者进行对照，治疗后老年肺心病患者的外周血 T 淋巴细胞亚群和右室功能明显改善[25]。

4. 慢性肾炎、糖尿病肾病　补阳还五汤治疗 35 例原发性慢性肾炎，观察尿检及症状的改变，总有效率为 91.4%[26]。补阳还五汤加味，1 日 1 剂，水煎分 2 次服，2 个月为 1 疗程，共 2 个疗程。治疗组治疗后 UAER（尿白蛋白排泄率）较对照组及治疗前均显著下降[27]。对 50 例糖尿病肾病Ⅲ期病人，使用补阳还五汤合六味地黄汤进行治疗，治疗前后比较，治疗组在微量尿白蛋白定量、总胆固醇及血液黏度等项目上具有较好的治疗作用[28]。

5. 斑秃　采用补阳还五汤治疗斑秃 30 例，痊愈 19 例，显效 5 例，有效 4 例，无效 2 例，总有效率为 93.3%[29]。

6. 雷诺病　雷诺病是血管神经功能紊乱所引起的肢端小动脉痉挛性疾病，运用补阳还五汤加减治疗雷诺病患者 50 例，痊愈 28 例，显效 19 例，无效 3 例，有效率为 94%[30]。

7. 过敏性紫癜　补阳还五汤治疗过敏性紫癜 90 例，痊愈 72 例（80%），显效 18 例（20%），病程最短者 1 周，病程最长 1 个月[31]。

8. 带状疱疹后遗神经痛　用血府逐瘀汤与补阳还五汤加减治疗带状疱疹后遗神经痛 72 例，每日 1 剂，早晚分服。2 周为 1 个疗程，3 个疗程后观察疗效，共治愈 57 例，有效 10 例，无效 5 例，治愈率 79.17%，总有效率 93.06%。用药时间最短为 1 个疗程，最长为 4 个疗程，多在 7～10 剂后即见效[32]。

主要参考文献

[1] 段泾云．补阳还五汤对免疫功能低下小鼠作用的影响．陕西中医，1986，(10)：466

[2] 张晓丹，等．补阳还五汤与黄芪对心力衰竭豚鼠强心作用的比较．中国心血管杂志，2005，10(6)：421

[3] 谢人明．补阳还五汤对心脏功能及心肌营养性血流影响的实验研究．中药通报，1987，(2)：51

[4] 王晓霞．补阳还五汤对急性缺血性脑血管病血液流变学部分指标的影响．山东中医杂志，1998，17(6)：25

[5] 张华，等．用补阳还五汤对小鼠的耐缺氧及抗疲劳试验．浙江医科大学学报，1993，22(2)：66

[6] 赵燕玲，等．补阳还五汤对脑缺血再灌注后脑梗死体积及病理学改变的影响．中国中医药信息杂志，2007，14(2)：41

[7] 王新高，等．补阳还五汤对脑缺血再灌注大鼠皮质神经细胞凋亡的影响．中国比较医学杂志，2005，15(6)：363

[8] 储利胜，等．补阳还五汤对脑缺血后中性粒细胞浸润及 ICAM-1 表达的影响．浙江中医药大学学报，2006，30(5)：456

[9] 尹天雷，等．补阳还五汤对脑缺血模型大鼠脑组织 NGF 及 PI3 K/AKT 信号转导途径的影响．中国中医药科技，2008，15(1)：24

[10] 肖洪彬，等．补阳还五汤对老龄大鼠血液流变学的影响研究．中药药理与临床，2007，23(5)：21

[11] 蔡光先，等．超微补阳还五汤对气虚血瘀证模型大鼠血液流变学的影响．湖南中医杂志，2007，23(3)：95

[12] 唐映红，等．补阳还五汤及其有效组分生物碱和苷对动脉血栓形成大鼠抗凝系统活性的影响．中国实验方剂学杂志，2007，13(6)：39

[13] 刘芳芳，等．补阳还五汤减方对豚鼠内耳微循环障碍的影响．中国中西医结合耳鼻咽喉科杂志，2001，9(4)：157

[14] 张红珍，等．补阳还五汤对动脉粥样硬化模型主动脉基质金属蛋白酶表达量的影响．中国中医急症，2008，17(5)：649

[15] 孙学刚，等．中药补阳还五汤对动脉粥样硬化小鼠诱导型一氧化氮合酶表达的影响．中药药理与临床，2006，22(1)：10

[16] 王海涛,等．补阳还五汤对动脉粥样硬化大鼠脑缺血再灌注损伤的影响．中国老年学杂志,2003,23:116

[17] 陈安,等．补阳还五汤对大鼠脊髓损伤后红核脊髓束再生及功能修复的影响．神经解剖学杂志,2007,23(6):589

[18] 杨威,等．补阳还五汤对诱导性佐剂关节炎大鼠的药理作用研究．中药材,2008,31(9):1405

[19] 肖柳英,等．补阳还五汤对小鼠免疫性肝炎及急性肝损伤的保护作用研究．中医研究,2005,18(6):13

[20] 蔡粉桃,补阳还五汤治疗气虚血瘀型中风后遗症 34 例．甘肃中医学院学报,2009,26(1):19

[21] 张利军,等．补阳还五汤治疗脑梗死临床疗效观察．中医药导报,2009,15(1):23

[22] 胡水勋,等．补阳还五汤治疗冠心病无症状性心肌缺血 31 例临床观察．中国中医药科技,2004,11(1):49

[23] 王建斌,补阳还五汤加味治疗冠心病心绞痛 74 例．实用中医内科杂志,2009,23(1):32

[24] 王宝龙,等．补阳还五汤加减治疗老年肺心病 30 例．内蒙古中医药,2008,(6):72

[25] 闰琪,等．加味补阳还五汤对老年慢性肺心病患者细胞免疫功能和右心室功能的影响．中国老年学杂志,2003,23:680

[26] 张灿伟,等．补阳还五汤治疗慢性肾脏病的研究进展．中医药导报,2007,13(11):21

[27] 刘小菊,等．补阳还五汤加减治疗早期糖尿病肾病 58 例．浙江中医药大学学报,2009,33(1):19

[28] 谢明剑．补阳还五汤合六味地黄汤对糖尿病肾病血流变、微量尿白蛋白等的影响．现代中医药,2006,26(6):9

[29] 魏静．加味补阳还五汤治疗斑秃 30 例．陕西中医,2008,29(7):831

[30] 王艳馨．补阳还五汤治疗雷诺病 50 例．河南中医,2008,28(11):85

[31] 冯保华．补阳还五汤治疗过敏性紫癜 90 例临床观察．中国社区医师．医学专业半月刊,2008,10(19):124

[32] 刘惠芸．血府逐瘀汤与补阳还五汤加减治疗带状疱疹后遗神经痛 72 例．中国民间疗法,2007,15(12):28

失　笑　散

本方来源于《太平惠民和剂局方》,由蒲黄、五灵脂组成。

【功效与药理】

1. 活血祛瘀　失笑散活血祛瘀的功效,主要与其对心血管系统与血液系统的影响有关。

(1)抗心肌缺血:祝氏用大鼠冠脉结扎法及乳鼠心肌细胞原代培养法观察黄芪失笑散对 CK-MB、cTNI 含量的影响。结果:黄芪失笑散各剂量组的 CK-MB、cTNI 含量明显低于模型组($P<0.01$),说明黄芪失笑散具有抗心肌缺血作用[1]。祝氏研究黄芪失笑散大剂量在鸡胚绒毛尿囊膜(chrioallantoic membrane,CAM)一级及二级血管数目上均与阳性组间比较无显著性差异($P>0.05$),说明黄芪失笑散具有显著促血管生成作用[2]。

(2)降血脂、抗动脉粥样硬化:黄芪失笑散能明显降低血清 TC、TG、LDL-C 含量,与模型组比较有显著差异($P<0.01$),作用与氟伐他汀组相当($P>0.05$)。主动脉病理形态学观察提示黄芪失笑散能有效的保护内皮细胞结构完整[3]。

(3)抗血小板聚集:本方对大鼠血小板聚集有明显抑制作用,给药 4 小时后,对血小板功能有非常显著的影响,5 分钟血小板聚集抑制率为 28.8%,与阿司匹林比较,两者对血小板聚集功能的影响无显著差异。

2. 散结止痛　失笑散散结止痛的功效,主要与其镇痛及对子宫的影响有关。

(1)镇痛:用微囊的制备技术将加味失笑散制成微囊贴剂,通过与吲哚美辛的药效学实验比较,来评定加味失笑散微囊贴剂在治疗疼痛方面的作用。结果发现加味失笑散微囊贴剂对扭体法或催产素造模致痛的小鼠及豚鼠的镇痛作用显著[4]。

(2)对子宫的影响:临床研究表明,本方既能收缩子宫而有利于子宫复旧及恶露排出,又能缓解平滑肌痉挛而有助于痛经、产后腹痛及胸腔疼痛的缓解[3,4]。

3. 其他作用

(1)降压:给家兔耳静脉注射本方4g/kg,注射后10~30分钟时血压下降数值与给药前相比有非常显著的差异,表明本方有降压作用,但其降压效果不如溴化六甲双铵作用强和持久[1]。

(2)镇静:腹腔注射给予本方,可使小鼠自发活动的次数明显减少,给药前平均每分钟活动次数为(41.22±1.95)次,给药后为(8.36±1.15)次,表明本方有明显的镇静作用[1]。

(3)提高缺氧耐受力:小鼠腹腔注射,减压耐缺氧实验结果表明,给药组存活12只,对照组存活3只,差异显著[1]。

【主治】瘀血内滞引起的小腹急痛,月经不调,产后恶露不行,痛经等。

【现代应用】

1. 冠心病　失笑散加味治疗冠心病患者,生蒲黄、五灵脂(醋制)按1∶1作成散剂,每日20g,分3次服用,14天为一疗程。第一疗程完后,停药3~5天,继续服用第二疗程,用药后次日疼痛明显好转,次数减少,持续时间由8~10分钟缩短为1~2分钟,第5日患者精神改善、缺氧消失,食欲增加,15天后疼痛完全消失[5]。另有失笑散治疗心绞痛收到满意疗效的报道[6,7]。

2. 痛经　失笑胶囊治疗原发性痛经中医辨证属于气滞血瘀型者86例,结果痊愈26例,显效30例,有效21例,无效9例,总有效率89.5%[8]。用失笑散加味治疗痛经,于经前2~3天服用,5~7剂为一疗程,服3~6周,显效72例,有效34例,无效2例[9]。文献报道,参芪失笑散治疗痛经、闭经、崩漏及产后病也有满意疗效[10]。

3. 崩漏　失笑散加味治疗崩漏113例,其中治愈93例,好转15例,无效5例,治愈率82.3%,好转率13.3%,总有效率为95.6%[11]。失笑散加味治疗72例崩漏,发病时间最长57天,最短14天,治愈55例,好转5例,无效4例,疗程一般5~6天[12]。

4. 子宫内膜异位症　以失笑散加味治156例子宫内膜异位症,结果有效率为82.25%[13]。另有报道,失笑散加味治疗30例子宫内膜异位症,结果痊愈12例,显效16例,无效2例[14]。治疗宫外孕、不孕症、人工流产、输卵管结扎术后疼痛也均有疗效[15]。

5. 慢性胃炎　用失笑散治疗慢性胃炎,服用7剂,胃痛明显减轻,时有嗳气泛酸,加味海螵蛸、旋覆花,服药21剂,胃痛症状基本消失。上方加减治疗两个疗程,经胃镜检查,显示胃体、窦部、球部仅见轻度浅表炎症,病理活检胃窦部黏膜基本正常,继续服药5剂其余症状消失[16]。

6. 病毒性肝炎　以失笑散加味治疗病毒性肝炎200例,其中急性病毒性肝炎139例,治愈112例,占80.6%;好转27例,占19.4%。慢性肝炎61例,治愈28例,占45.9%;好转23例,占37.7%;无效10例,占16.4%。临床治愈率为70%,总有效率为95%。此方加味治疗后,肝、脾回缩,肝功能恢复及临床症状消除均收到满意疗效[17]。

7. 非化脓性肋软骨炎　用失笑散治疗非化脓性肋软骨炎(瘀血阻滞型)12例,经用本方外治,1~2日疼痛消失者10例;1周内肿胀、压痛全部消失。治疗中未见不良反应,随访未见复发[18]。

8. 上消化道出血 失笑散加味治疗上消化道出血 106 例，平均止血天数为 4.9 天[19]。

主要参考文献

[1] 祝光礼，等．黄芪失笑散抗心肌缺血的实验研究．中华中医药学刊，2007，(11)：2233

[2] 祝光礼，等．黄芪失笑散对鸡胚绒毛尿囊膜促血管生成实验研究．中华中医药学刊，2007，(12)：2462

[3] 祝光礼，等．黄芪失笑散对大鼠动脉粥样硬化的保护作用．中华中医药学刊，2008，(03)：1614

[4] 石富娟，等．加味失笑散微囊贴剂的药效学研究．陕西中医，2008，(1)：95

[5] 秦玉梅．失笑散在心脑血管病的应用，中药通报，1986，11(5)：57

[6] 吴锦梅，等．失笑散药理及临床进展．陕西中医，1995，16(7)：324

[7] 孟祥生．53 例冠心病辨治小结．吉林中医药，1982，(4)：27

[8] 张丽君，等．失笑胶囊治疗原发性痛经 86 例．湖北中医杂志，1997，19(4)：18

[9] 印玉琪．活血化瘀治疗痛经 108 例观察．新疆中医，1986，(1)：32

[10] 李春华．参芪失笑散在妇科运用的体会．北京中医，1988，(1)：40

[11] 常丽雪．清经失笑散治疗崩漏 113 例小结．山东中医杂志，1983，(3)：19

[12] 张敏．清经失笑散治疗崩漏 72 例．内蒙古中医药，1995，14(4)：6

[13] 黎培毅，等．中西医结合治疗宫外孕的探讨——附 164 例分析，实用妇产科杂志，1987，(2)：97

[14] 邵公权．活血祛瘀法治疗子宫内膜异位症 156 例临床分析及实验探讨．上海中医药杂志，1980

[15] 林君玉．失笑归竭汤治疗子宫内膜异位 30 例小结．江苏中医，1990，11(8)：14

[16] 盛为民．应用失笑散治疗慢性胃炎 30 例报告．中医药学报，1991，(3)：31

[17] 赵鑫．茵陈失笑散治疗病毒性肝炎 200 例．湖北中医杂志，1985，(5)：17

[18] 张长顺．失笑散外治非化脓性肋软骨炎．江苏中医，1988，(6)：35

[19] 张明亮．上消化道出血 106 例辨证论治体会．湖南中医学院学报，1986，(3)：33

桃红四物汤

本方来源于《医宗金鉴》，由熟地黄、当归、芍药、川芎、桃仁、红花组成。

【功效与药理】

1. 养血活血 桃红四物汤养血活血的功效与其影响血液流变学、抗血管生成、抗心肌缺血的作用有关。

(1)对血液流变学的影响：加减桃红四物汤醇提物可改善冰水加肾上腺素复合因素所致寒凝血瘀模型小鼠的微循环状态，使凝血时间延长[1]。桃红四物汤对“定量化重力击打法”建立的血瘀证模型大鼠血清中 PAF 浓度的时相性变化具有一定的干预作用，可使 PAF(血小板活化因子)浓度峰值提前出现，有类似于 PAF 受体拮抗剂的作用[2]。桃红四物汤可减少血瘀证损伤模型大鼠血清中 TNF-α(肿瘤坏死因子)、IL-1β(白细胞介素-1β)、IL-8(白细胞介素-8)的含量，但作用时相不同[3]。桃红四物汤能显著延长大鼠的 OT(体内血栓形成时间)及 CT(凝血时间)，能显著降低血瘀大鼠的全血比黏度、血浆比黏度及血清比黏度[4]。

(2)抗血管生成：桃红四物汤可使鸡胚绒毛尿囊膜(CAM)模型的血管数目、血管面积和血管面积相对比值明显减少，从而表明其具有抗 CAM 血管生成的作用[5]。

(3)抗心肌缺血：桃红四物汤能显著提高冠状动脉结扎急性心肌缺血模型犬缺血组织 SOD 活性，同时降低 MDA 含量，心肌细胞坏死明显减少，表明其对缺血心肌有保护作用[6]。

2. 其他作用

(1)促进股骨头修复:桃红四物汤能促进典型激素性股骨头缺血性坏死模型兔股骨头局部微血管的生长,改善股骨头局部血运,可促进激素性股骨头缺血坏死模型鼠股骨头局部TGF-β1(转化生长因子)mRNA 的转录水平,从而促进坏死股骨头的修复。治疗组空缺骨陷窝数减少,骨小梁增多、增密[7,8]。桃红四物汤可使醋酸泼尼松龙加间断立位制备的大鼠典型激素性股骨头缺血性坏死模型股骨头局部血管数目明显增加,从而促进股骨头局部微血管的生长,改善股骨头局部血运,促进坏死股骨头的修复[9]。

(2)镇痛:桃红四物汤可使缩宫素所致痛经模型大鼠痛阈显著提高,扭体次数显著减少,扭体发生率降低,子宫组织 $PGF_{2\alpha}$(前列腺素 $F_{2\alpha}$)含量显著降低,大鼠血浆 β-EP(血浆 β-内啡肽)含量显著,从而表明其具有明显的镇痛作用,可调节大鼠血浆 β-EP 及子宫组织前列腺素分泌[10]。

(3)抗肿瘤:桃红四物汤可使小鼠 B16 黑色素瘤体积减小、重量减轻,VEGF(血管内皮生长因子)和 KDR/FLK-1(血管内皮生长因子受体 2)表达及 MVD(肿瘤微血管密度值)均较生理盐水组明显降低。表明其抗肿瘤机制可能与抗血管生成作用有关[11]。

(4)促进骨折愈合:加味桃红四物汤能够诱导骨髓基质干细胞在培养早期 HIF-1(骨髓基质干细胞早期促缺氧诱导因子)和 VEGF(血管内皮生长因子)的分泌,从而在骨折早期改善骨折断端周围微循环,改善局部血氧,达到促进骨折愈合作用[12]。

(5)抗肝纤维化:用桃红四物汤对 CCl_4 引起的肝硬化模型有良好的抗肝纤维化作用,可明显降低肝表面结节形成率和腹水形成率,降低 AST、ALT 活性;组织学经 VG 染色后,用免疫荧光技术显示Ⅰ、Ⅱ型胶原,经薄层色谱扫描仪测定,显示胶原纤维沉积总量和Ⅰ、Ⅱ型胶原量均明显降低[13]。

【主治】妇女经期超前,血多有块,色紫稠粘,腹痛等。

【现代应用】

1. 脑卒中　加味桃红四物汤治疗脑卒中 60 例,其中男 42 例,女 20 例,脑出血 30 例,脑梗死 25 例,梗死合并出血者 5 例。入院时有不同程度神志障碍者 15 例,合并高血压 48 例,糖尿病 21 例,感染者 9 例。结果基本治愈 13 例,显效 29 例,好转 17 例,有效率 96.7%[14]。

2. 慢性前列腺炎　以桃红四物汤合八正散治疗慢性前列腺炎患者 60 例,分为治疗组和对照组各 30 例,对照组口服氧氟沙星一周,同时口服前列康;治疗组口服中药汤剂,有效率为 93.3%;对照组有效率为 86.7%[15]。

3. 银屑病　采用加味桃红四物汤治疗血瘀型银屑病,治疗者共 43 例,结果痊愈 9 例,显效 18 例,好转 9 例,无效 7 例(其中 2 例因疗效不明显,1 例因皮肤发红、脱屑而中断治疗),总有效率为 83.72%[16]。80 例银屑病患者,随机分为 2 组,对照组患者采用口服阿维 A 胶囊,总有效率为 82.5%。对照组 40 例血瘀型银屑病患者,经过阿维 A 胶囊治疗 1 个疗程,总有效率为 62.5%[17]。

4. 痛经　加味桃红四物汤治疗 55 例原发性痛经患者,未婚 50 例,已婚 5 例,月经周期正常,经期正常,主要表现为月经期下腹部剧痛难忍,结果治愈 34 例,有效 15 例,无效 6 例[18]。

5. 黄褐斑　桃红四物汤合麻杏薏甘汤加减治疗黄褐斑 70 例,总有效率 94.3%[19]。桃红四物汤加味治疗面部黄褐斑 96 例,痊愈 96 例,1 疗程痊愈 12 例;2 疗程痊愈 52 例,3 疗程以上者32例。1年以上2年内复发者5例,3年未复发者91例[20]。

6. 脑卒中后抑郁症 采用加味桃红四物汤治疗128例缺血性脑卒中后抑郁症患者,将患者随机分为2组,治疗组67例,对照组61例,对照组使用氟西汀(百优解),治疗组采用加味桃红四物汤治疗,结果治疗组痊愈23例,对照组痊愈15例[21]。

7. 类风湿性关节炎 桃红四物汤加减治疗本病68例,随机分为2组,对照组口服予双氯芬酸,治疗前后X线片征象:结果总有效率86.11%[22]。

8. 头痛 用桃红四物汤加味治疗本病68例,治愈61.8%,总有效率达94.1%[23]。以桃红四物汤加减、治疗偏头痛40例,随机分为对照组和治疗组,对照组发作期以罗通定口服,间歇期以尼莫地平口服,治疗组治愈12例,显效11例,有效14例,无效3例[24]。

9. 肝硬化腹水 采用桃红四物汤治疗肝硬化腹水110例患者,随机分为中西医结合治疗组和西医对照组。治疗组60例,对照组50例,总有效率88.33%[25]。

10. 腰腿痛 腰腿痛患者288例,男190例,女98例,结果显效196例,好转68例,有效14例,无效10例,有效率为95.2%[26]。

11. 骨质增生症 用桃红四物汤合四虫散治疗膝关节骨质增生症36例,临床治愈(膝关节活动时疼痛及摩擦音消失)25例,显效(膝关节活动时疼痛及摩擦音消失,但上下楼梯或上下坡路时仍感有轻度疼痛)8例,好转(症状均存在,但稍有减轻)3例,总有效率100%[27]。桃红四物汤加减治疗骨质增生症63例,结果临床治愈42例,好转21例[28]。

12. 哮喘 用桃红四物汤加减治疗小儿咳嗽变异性哮喘64例,总有效率96.87%[29]。

13. 慢性肾小球肾炎 桃红四物汤加减治疗42例慢性肾小球肾炎患者,经3个疗程的治疗,痊愈12例,显效19例,好转11例[30]。

14. 过敏性紫癜 运用桃红四物汤与泼尼松联合治疗过敏性紫癜患者48例,总有效率为96%[31]。

15. 雷诺氏病 采用桃红四物汤治疗雷诺氏病44例,患者经治疗后全部临床治愈。病程1年以内者35例,平均治疗30～60天;1年以上9例,60～80天治愈6例,4个月以上治愈3例。所有治愈者均随访1年,未有复发[32]。

16. 崩漏 以桃红四物汤为基本方加减治疗患者280例:热扰冲任、迫血妄行加大黄炭、黄柏炭、黄芩炭;脾虚气陷、统摄无权加黄芪炭、地黄炭;气滞血瘀而致加用香附炭、益母草、三七粉;阳虚偏寒加艾叶炭、炮姜炭;暴崩急症以防气血暴脱加血余炭、煅牡蛎。每日1剂,7日为1个疗程,共治疗3个疗程,随访6个月后统计疗效。结果痊愈250例,好转23例,无效7例,总有效率97.4%[33]。

主要参考文献

[1] 徐立,等. 加减桃红四物汤醇提物对寒凝血瘀模型小鼠微循环和凝血时间的影响. 江苏中医药,2008,40(11):121

[2] 蓝肇熙,等. 损伤血瘀证中PAF变化及桃红四物汤对其干预的实验研究. 四川中医,2007,25(10):9

[3] 蓝肇熙,等. 桃红四物汤对大鼠损伤血淤证的影响. 华西药学杂志,2008,23(3):286

[4] 韩岚,等. 桃红四物汤活血化瘀作用的实验研究. 安徽中医学院学报,2007,26(1):36

[5] 王淑美,等. 桃红四物汤及其拆方对血管生成的影响. 中药药理与临床,2005,21(4):4

[6] 张国民,等. 桃红四物汤抗急性心肌缺血的实验研究. 中医药学刊,2003,21(9):1425

[7] 齐振熙,等. 桃红四物汤对激素性股骨头缺血坏死局部微血管密度的影响. 中国中医骨伤科杂

志,2008,16(4):31

[8] 齐振熙,等.桃红四物汤对激素性股骨头缺血坏死大鼠 TGF-β1mRNA 转录的影响.福建中医学院学报,2009,19(1):40

[9] 齐振熙,等.桃红四物汤干预激素性股骨头缺血坏死组织局部微血管密度的变化.中国组织工程研究与临床康复,2009,13(11):2040

[10] 刘冬,等.桃红四物汤治疗原发性痛经实验研究.安徽中医学院学报,2009,28(2):46

[11] 王淑美,等.桃红四物汤Ⅱ号抑制小鼠 B16 黑色素瘤生长及 VEGF,K DR/FLK-1 表达.中国中药杂志,2005,30(23):1866

[12] 陈德喜,等.加味桃红四物汤对骨髓基质干细胞体外诱导的实验研究.世界中西医结合杂志,2009,4(1):18

[13] 宋家武,等.血府逐瘀汤分解方抗肝纤维作用的研究.中西医结合肝病杂志,1995,(2):23

[14] 李海涛.加味桃红四物汤治疗脑卒中 60 例.光明中医,2008,23(6):779

[15] 李占新.八正散合桃红四物汤治疗慢性前列腺炎临床观察 60 例.中国民康医学,2007,19(7):533

[16] 张朝勃.加味桃红四物汤治疗血瘀型银屑病.山西中医,2008,24(11):60

[17] 陈励.桃红四物汤加减治疗银屑病 40 例临床观察.光明中医,2009,24(6):1078

[18] 吴燕.加味桃红四物汤治疗原发性痛经 55 例.中西医结合与祖国医学,2009,25(3):1022

[19] 刘妍妍.桃红四物汤合麻杏薏甘汤加减治疗黄褐斑 70 例.实用中医药杂志,2009,25(3):155

[20] 罗贵明.桃红四物汤加味治疗面部黄褐斑 96 例.中国民族民间医药杂志,2007,86(5):154

[21] 王锡敏.加味桃红四物汤治疗缺血性脑卒中后抑郁症 67 例疗效观察.中国民族民间医药,2009,16(7):110

[22] 尚娟.桃红四物汤加减治疗类风湿性关节炎.中国中医基础医学杂志,2007,17(1):555

[23] 张应德.桃红四物汤加味治疗血管神经性头痛 68 例总结.湖南中医杂志,2006,22(3):9

[24] 宁红雨.辨证治疗高血压病 40 例临床观察实用.中医内科杂志,2007,12(3):54

[25] 彭卫.桃红四物汤加味治疗肝硬化腹水的临床观察.光明中医,2006,21(4):28-30

[26] 管从军.桃红四物汤加味治疗腰腿痛 288 例.河南中医,2007,27(3):68

[27] 李曼蓉.桃红四物汤合四虫散治疗膝关节骨质增生症 36 例.实用中医药杂志,2005,21(2):81

[28] 陆汝.桃红四物汤加减治疗骨质增生症 63 例.河北中医,2006,28(8):595

[29] 刘光西.桃红四物汤加减治疗儿童咳嗽变异性哮喘疗效观察.山东中医杂志,2006,25(2):93

[30] 王琨.桃红四物汤加减治疗慢性肾小球肾炎 42 例.河南中医,2005,25(8):67

[31] 卢秀峨.桃红四物汤与强的松联合治疗过敏性紫癜的疗效观察.河北医药,2005,27(4):307

[32] 龙宽斌.桃红四物汤治疗雷诺氏病 44 例.中国民间疗法,2006,14(10):34

[33] 朱秀芬,等.桃红四物汤加减治疗崩漏 280 例.河北中医,2008,30(6):596

生 化 汤

本方来源于《傅青主女科》,由当归、川芎、桃仁、干姜、甘草组成。

【功效与药理】

1. 化瘀生新　生化汤化瘀生新的功效,主要与其补血、影响血液流变学、止血作用有关。

(1)补血:生化汤可明显提高失血性血虚模型小鼠红细胞和血红蛋白含量[1]。通过对生化汤补血作用的研究,得知生化汤能有效地提高失血性贫血小鼠的红细胞和血红蛋白;对环磷酰胺所致的小鼠骨髓有核细胞减少有明显的改善作用,对骨髓的造血功能也有明显的促进作用[2]。

(2)对血液流变学的影响:生化汤可显著降低肾上腺素加冰水应激所致血瘀模型大鼠的全血低切黏度、高切黏度及全血还原黏度、毛细管血浆黏度、红细胞压积、红细胞聚集指数、红细胞变形指数和红细胞电泳指数[3]。模型动物的 ICAM-1(血管内皮细胞黏附分子-1)、VCAM-1(血管细胞黏附分子)、PECAM-1(血小板-内皮细胞黏附分子),均较对照组表达增多[4]。通过观察生化汤及生化丸对血瘀证大鼠的作用,发现其可明显降低正常大鼠的全血比黏度、全血还原黏度、红细胞聚集指数、红细胞电泳指数等一系列指标,提示生化汤具有一定改善血液流变性及血液瘀滞状态的作用。同时通过生化汤对 ADP 诱导大鼠的血小板聚集率、血小板黏附率以及红细胞数、血小板数、血红蛋白浓度影响的观察,发现生化汤可抑制血小板的聚集和黏附且呈现一定量效关系;对于正常大鼠,生化汤能显著降低血小板聚集百分率及血小板黏附率,提高血小板抑制百分率,从而进一步说明了生化汤具有活血化瘀的功效。运用免疫组织化学和 RT-PCR 方法,观察了生化汤不同剂量对血瘀证模型大鼠血管内皮细胞几种黏附分子及诱生型一氧化氮合酶(iNOS)表达的影响,结果提示生化汤对血瘀证大鼠血管内皮细胞黏附分子蛋白及 mRNA 的表达,尤其是 mRNA 的表达,呈现出了明显的量效关系,从分子生物学和分子免疫学角度阐明了生化汤治疗血瘀诸证的作用[5-6]。

(3)止血:采用大鼠离体子宫运动实验及玻片法和断尾法观察了新生化口服液对大鼠子宫运动和小鼠出/凝血时间的影响,发现新生化口服液对大鼠离体子宫收缩蠕动有明显促进作用,可使离体子宫收缩频率增加,收缩幅度升高;可明显缩短小鼠出/凝血时间,并增加子宫收缩幅度及收缩频率,说明它可通过提高子宫肌壁张力,减少充血,缩短凝血时间,促进增生过厚的子宫内膜迅速剥脱而止血[7]。

2. 温经止痛　生化汤温经止痛的功效主要与其对子宫的影响及止痛作用有关。

(1)对子宫的影响:生化汤与缩宫素对怀孕末期家兔子宫平滑肌电活动影响的对比研究结果表明,生化汤提取物能明显增加怀孕末期家兔子宫体的肌电活动,但对子宫颈的肌电活动作用不明显,说明生化汤提取物能显著提高怀孕末期家兔子宫平滑肌的兴奋性,引起子宫收缩,发动分娩,但对子宫颈作用不明[8]。

(2)止痛:小鼠灌服生化汤液高剂量(50g/kg)中剂量(20g/kg)均可使雌激素增重之子宫重量减轻,还可对抗雌激素引起的子宫充血,增生肥厚,使子宫重量明显减轻。小鼠一次灌服大剂量生化汤液(50g/kg),可显著抑制腹腔注射醋酸引起的扭体反应[9]。

【毒理研究】急性毒性实验表明,生化汤水煎醇沉液给小鼠灌胃的最大耐受量为 49.2g/kg,腹腔注射给药的最大耐受量为 32.8g/kg;将新生化口服液按最大给药浓度小鼠灌胃给药,连续观察 7 天,小鼠未见死亡发生,也未见明显异常反应,计算得小鼠 1 日给药最大耐受量为临床成人用量的 800 倍,表明该药安全系数较大[10]。长期毒性实验以 1.23g/kg 和 2.46g/kg 剂量的生化汤给大鼠灌胃 14 天,对动物的生长发育、体重、肝功能、肾功能和血常规无明显影响,对心、肝、脾、肺、肾、肾上腺、卵巢和子宫的形态学观察也未发现有明显毒性损害作用[11]。

【主治】产后瘀血腹痛。恶露不尽,小腹冷痛。

【现代应用】

1. 阴道出血　对 115 例流产后阴道出血患者给予消炎生化汤治疗,并将具有同样病史的 115 例患者作为对照。结果治疗组药流后阴道出血量多于正常月经的仅为 18 例,明显少于对照组的 32 例[12]。用生化汤加味治疗血瘀型崩漏 36 例,结果有效率为 92%[13]。用生化汤加味(生化汤加红花、益母草、焦山楂等),随症加减,治疗人工流产术后阴道出血 80 例,所治病例全部有效[14]。用生化汤加味(生化汤加枳壳、赤白芍、益母草等)治疗此病 45 例,治愈率为 95.56%[15]。

2. 痛经　以肉桂生化汤治疗 81 例痛经患者，有效率达 90.12%[16]。100 例痛经患者口服生化汤加味，全部有效[17]。

3. 宫外孕　采用生化汤加味治疗陈旧性宫外孕 36 例，治愈 33 例[18]。

4. 葡萄胎　对 15 例葡萄胎患者给予加味生化汤兼定期清宫，15 例仅予清宫作为对照。结果发现，中药组尿妊免试验转阴较对照组提前 16d[19]。

5. 输卵管梗阻不孕症　生化汤具有活血化瘀、温经通络之功效，临床报道以生化汤加益母草、山楂、香附、续断治疗此病 60 例，结果妊娠者 50 例，输卵管较前通畅者 6 例，无效者 4 例[20]。

6. 闭经　以苍附导痰汤合生化汤治疗 12 例因抗精神病药物引起的闭经患者，结果有效率达 91%[21]。

7. 产后尿潴留　用生化汤治疗产后尿潴留患者 30 例，结果 30 例患者全部治愈，其中 11 例均于服药 2 天后治愈[22]。

8. 产后发热　生化汤治疗 48 例产后发热患者，有效率为 91.7%。随访 1 个月，未见病情复发或加重[23]。

9. 产后子宫复旧不全　产后子宫复旧不全患者 48 例，采用生化汤进行治疗，其中自然分娩(包括侧切)20 例，剖宫产 28 例，口服中药 3 天内阴道流血停止，症状消失者 20 例；3 天以上、7 天以内阴道流血停止，症状基本消失者 9 例；7 天以上阴道流血仍未停止，但临床症状缓解者 15 例；7 天以上阴道流血仍未停止，临床症状未见缓解者 4 例。总有效率为 91.7%[24]。

主要参考文献

[1] 宋金春，等．生化汤补血作用的研究．中国药师，2006，9(1)：5

[2] 宋金春，等．生化汤补血作用的研究．中国药师，2006，9(1)：5

[3] 宋金春，等．生化汤对大鼠血液流变性的影响．中国药学杂志，2006，24(3)：1855

[4] 胡小勤，等．生化汤对血瘀证大鼠血管内皮细胞黏附分子表达的影响．中成药，2006，28(9)：1330

[5] 宋金春，等．生化汤对大鼠血液流变性的影响．中国药学杂志，2005，40(24)：1856

[6] 胡小勤，等．生化汤对血瘀证大鼠血管内皮细胞黏附分子表达的影响．中成药，2006，28(9)：1330-1331

[7] 李喜香，等．新生化口服液药效学研究．中成药，2000，22(10)：737

[8] 洪敏，等．生化汤提取物对孕末期家兔子宫肌电活动的影响中国中药杂志，2003，28(12)：1162

[9] 陈君丽，等．生化汤的提取工艺及药理实验研究．临床医学工程，2009，16(4)：50

[10] 姜建萍，等．生化汤实验研究进展．中药材，2008，31(10)：1590

[11] 杨奎，等．生化汤的药理、毒理学研究．中药药理与临床，1995：25

[12] 杨子琦，等．消炎生化汤治疗药物流产后阴道出血 115 例．辽宁中医杂志，2002，22(5)：275

[13] 李丽莉．生化汤加味治血瘀型崩漏 36 例疗效观察．中国实用医学研究杂志，2005，4(2)：225

[14] 孙前林，等．生化汤加味治疗人工流产术后阴道出血 80 例．河南中医，2006，26(6)：36

[15] 昌信芳，等．加味生化汤治疗人工流产术后阴道出血．湖北中医学院学报，2002，4(4)：42.

[16] 殷振海，等．"肉桂生化汤"治疗痛经 81 例临床观察．江苏中医药，2005，26(2)：27

[17] 蒋丛玉，等．生化汤加味治疗原发性痛经 100 例报告．贵阳中医学院学报，2007，29，(1)：31

[18] 沈开金．生化汤加味治疗陈旧性宫外孕 36 例．安徽中医学院学报，2000，19(1)：27-28

[19] 钱平，等．加味生化汤促使葡萄胎患者 HCG 转阴 30 例临床观察．湖南中医杂志，1998，12(6)：6

[20] 于先美，等．加味生化汤治疗输卵管梗阻不孕症 60 例．河北中西医结合杂志，1998，7(2)：223

[21] 张美茹,等. 苍附导痰丸合并生化汤治疗抗精神病药引起的闭经. 天津中医,2001,18(1):47
[22] 安莲英. 加味生化汤治疗产后尿潴留 30 例. 四川中医,2008,26(5):81
[23] 王子玲. 生化汤治疗产后发热 48 例. 河南中医,2006,26(3):67
[24] 杨文斌. 益气生化汤治疗产后子宫复旧不全 48 例. 辽宁中医杂志,2005,32(1):60

桂枝茯苓丸

本方来源于《金匮要略》,由桂枝、茯苓、丹皮、桃仁(去皮尖)、芍药组成。

【功效与药理】

1. 活血化瘀　桂枝茯苓丸的活血化瘀功效,主要与其对血液系统及心脑血管系统的影响有关。

(1)改善血液流变性:①降低血黏度。本方 6g/kg 口服给予家兔 1.5 小时后,家兔全血还原比黏度、全血比黏度及纤维蛋白原浓度均明显降低,红细胞电泳时间减少。对"激素性血瘀证"的实验大鼠病理模型用本方临床用量的 10、20、40 倍口服,能使血液黏度得到改善。对倍他米松引起的小鼠血瘀模型,桂枝茯苓丸可降低血浆纤维蛋白原和红细胞膜的唾液酸含量,并可使红细胞膜内外两侧唾液酸酶活性的定位分布正常化,从而降低血粘度[1-3]。对动脉硬化症、高血压等患者,本方可使在各种切变率下的血液黏度均下降,血浆黏度变化不大,而纤维蛋白原、血细胞比容及血压等有降低趋势。其降低血液黏度的机制可能和红细胞变形性及红细胞内黏度有关。②改善红细胞变形能力。通过对老龄大鼠的研究发现,老龄大鼠高比重的红细胞增加,变形能力降低,而本方能抑制其变形能力下降,给老龄大鼠负荷胆固醇,使红细胞变形能力再降低,本方仍有明显的抑制其降低之功能。利用脑卒中易发性高血压自发性大鼠(SHRSP)对本方进行研究,在 SHRSP 中,在血压上升的同时,其红细胞变形能力显著降低,给予本方后,血压上升被抑制,红细胞变形能力明显被改善。

(2)抗血小板聚集:本方水煎剂 500mg/ml 或 250mg/ml 对胶原或 ADP 所引起的血小板聚集率有明显的抑制作用。100%桂枝茯苓丸稀释至 50%和 25%,对部分凝血活酶时间(APTT)有轻度抑制作用,表明本方对血凝及血小板系统抑制作用强,而对纤溶系统作用较弱,有助于改善血瘀证之血液高凝、高聚状态。本方 900mg/kg、300mg/kg、100mg/kg 大鼠口服,连续 3 天,对细菌内毒素引起的弥散性血管内凝血(DIC)具有一定的预防作用,能明显降低纤维蛋白原、纤维蛋白降解产物、凝血酶原时间、部分凝血酶时间、血小板及有纤维素沉着的肾小球百分率,并呈量效关系,而等量的单味药则无此作用,表明本药抗 DIC 的效果是五味中药的综合效应。

(3)抗缺血:对大鼠脑缺血再灌注模型,桂枝茯苓丸加味(加川芎、泽泻)可降低脑组织中谷氨酸(Glu)、天冬氨酸(Asp)、甘氨酸(Gly)、丁-氨基丁酸(GABA)及 Ca^{2+} 含量,对脑胶质细胞及胶质细胞突起肿胀均有抑制作用,使细胞器功能恢复正常[4-6]。同时本方也可抑制脑缺血和再灌注后的过氧化反应,使红细胞、脑组织及线粒体中的超氧化物歧化酶(SOD)、丙二醛(MDA)含量降低[7,8]。其作用机制之一是桂枝茯苓丸可抑制细胞凋亡基因 c-fos 及 Bcl-2 表达[9,10]。另外亦可改善无症状性心肌缺血[11]。

(4)降血脂、抗动脉粥样硬化:对摄取高胆固醇饮食引起的动脉粥样硬化模型,桂枝茯苓丸可抑制早期胸主动脉、腹主动脉、基底动脉、大脑中动脉血管内皮细胞和外周 T 淋巴细胞、巨噬细胞黏附,降低血中总胆固醇含量[12]。桂枝茯苓丸加味可纠正老龄豚鼠实验性高脂血症 HDL 下降,LDL 升高的异常改变[13]。

(5)改善微循环:桂枝茯苓丸可改善小鼠耳廓微循环的动、静脉管径及血流速度[14]。

2. 缓消痞块 桂枝茯苓丸缓消痞块的功效，主要与其抗炎、抗肿瘤、抗肝纤维化的作用有关。

(1)抗炎：本方60g/kg口服或10g/kg腹腔注射，可抑制蛋清、甲醛等所致大鼠关节肿，半小时起效，持续时间在72小时以上，其强度相当于腹腔注射20mg/kg氢化可的松。若按此剂量连续给药7天，能显著对抗大鼠炎性棉球肉芽肿增生，提示本药对大鼠急性、亚急性、慢性炎症均有抑制作用，并能抑制组胺、5-羟色胺所致的毛细血管通透性增高。连续给药7天，未发现肾上腺呈显著变化，对去肾上腺大鼠的关节肿，仍有明显对抗作用，表明本方抗炎作用的主要途径不是通过垂体-肾上腺系统的调节，而是对炎症过程中的许多环节对抗作用所致[14]。

(2)抗肿瘤：本方2g同麦秆半纤维素B和卵白糖肽的葡萄糖液(WOG)混合口饲小鼠，共90天，对甲基胆蒽诱发皮癌的小鼠生存时间无延长作用，但能完全抑制脾的淀粉样变性；如果将本药与灵芝一起和WOG合用，则可使给药组小鼠生存时间明显延长。桂枝茯苓丸合用芍药甘草汤可改善高发乳癌小鼠SHN/Mei不规则的动情周期，显著延缓乳腺癌的生长，抑制胸苷激酶(TK)mRNA的表达[15]。

(3)抗肝纤维化、肝硬化：对四氯化碳所致肝纤维化大鼠，本方加味能使大鼠脾重减轻，血清ALT、AKP、LDH下降，以及肝组织病理改善和肝纤维化减轻[16]。对硫代乙酰胺诱导的大鼠肝硬化，桂枝茯苓丸加小柴胡汤可降低血清GOT、γ-球蛋白及胶原水平，提高血清ALB，降低大鼠由肝细胞损伤造成的纤维和伪小叶的形成[17]。

3. 调节内分泌功能 本方300mg/kg给予大鼠，连续14天，血浆黄体生成素(LH)和促卵泡激素(FSH)同对照组相比均有明显降低，胸腺嘧啶激酶(TK)活性和子宫湿重都有明显的降低，服用17β-雌二醇(E_2)后，TK活性和子宫湿重的增加分别为对照组的21倍和2.42倍，而同时服本药，可使E_2诱导子宫TK活性和子宫湿重的增加均有不同程度的降低，提示本药可能具有泌乳素释放激素(LHRH)类似物及弱抗雌激素的特性。对于"激素型血瘀证"模型鼠的肾上腺萎缩，血中皮质激素水平降低及ACTH试验反应性降低等有一定改善作用，认为本药可能对垂体-肾上腺皮质有一定保护作用[18]。但临床上发现妇产科患者服用本药后，卵泡素及雌二醇量增加，并认为临床疗效与其雌激素样作用有关[1]。

4. 其他作用

(1)镇痛：本方小鼠100g/kg口服或10g/kg皮下注射，可使小鼠热板致痛反应潜伏期明显延长，另外本方上述剂量对冰醋酸引起的小鼠扭体反应也有明显的抑制作用。本方及其单味药物芍药、丹皮、桃仁均有镇痛作用。

(2)镇静：本方100g/kg口服或10g/kg皮下注射，均可明显抑制小鼠的自发活动，同时也可提高巴比妥阈下剂量催眠小鼠翻正反射消失的百分率，并且可明显延长小鼠的睡眠时间，本方及其单味药桂枝、芍药及丹皮均有镇静作用。

(3)抑制子宫内膜异位：对小鼠子宫内膜异位模型，桂枝茯苓丸小剂量可降低宫内胸苷酸合成酶(TS)活性，维持正常发情周期、进食量和体重增加，而大剂量则作用不明显[19]。

(4)抑制热潮红：对脑室内给予黄体激素释放激素的大鼠热潮红模型，桂枝茯苓丸200mg/kg可明显抑制直肠温度升高[20]。

【毒理研究】桂枝茯苓丸皮下注射给药，小鼠半数致死量(LD_{50})为(82.0±10.9)g/kg。灌胃250g/kg剂量，腹腔注射(51.8±6.98)g/kg，25只小鼠无一死亡，并未出现明显毒性反应。

【主治】瘀血留结胞宫。妊娠胎动不安，漏下不止，血色紫暗、腹痛拒按等。

【现代应用】

1. 卵巢囊肿　应用本方加味治疗卵巢囊肿 37 例，其中 28 例痊愈，治愈率为 75.6%[21]。应用本方加味(桂枝茯苓丸加黄药子、鸡内金、水蛭、荔枝核、乌药)治疗卵巢囊肿 300 例，其中痊愈 255 例(85%)，好转 30 例(10%)，无效 15 例(5%)，总有效率为 95%[22]。

2. 子宫肌瘤　应用本方加味治疗子宫肌瘤 18 例，并随证加减，3 日服 2 剂，水煎服，2 月为 1 疗程，其中痊愈 12 例，好转 4 例，无效 2 例[23]。应用本方加味保留灌肠与口服治疗子宫肌瘤 40 例，并随证加减，其中痊愈 4 例，显效 14 例，有效 18 例，无效 4 例[24]。应用本方加味治疗子宫肌瘤 60 例急重症患者，其中痊愈 8 例，好转 47 例，无效 5 例，总有效率为 91.7%[25]。桂枝茯苓丸加减(桂枝、茯苓、丹皮、赤芍、三棱、鸡内金)治疗子宫肌瘤 40 例，结果治愈 30 例，有效 8 例，无效 2 例，总有效率 95%[26]。

3. 盆腔瘀血综合征　应用本方加味治疗盆腔瘀血综合征 22 例，随证加减，其中痊愈 18 例，显效 11 例，无效 3 例[27]。

4. 慢性附件炎　应用本方加减治疗附件炎 30 例，其中痊愈 16 例，显效 12 例，无效 2 例。应用本方丸剂(汤剂)为主治疗多囊肾 1 例，服汤剂 20 剂后，改服丸剂 3 个月即痊愈，另应用本方合泽泻汤治疗输卵管积水 1 例，共服 40 余剂后即愈[28]。

5. 子宫内膜异位症　应用本方为主随证加减治疗子宫内膜异位症 95 例，其中显效 36 例，有效 43 例，无效 16 例，总有效率为 83.2%[29]。应用加味本方随证加减治疗子宫内膜异位症 50 例，其中痊愈 29 例，显效 21 例，疗程最短者 3 个月，最长者 6～24 个月[30]。治疗子宫内膜异位症 32 例，结果痊愈 7 例，显效 15 例，好转 8 例，无效 2 例，总有效率 93.75%[31]。

6. 恶露不尽　应用本方合失笑散治疗人流后恶露不尽者 42 例，血虚者加当归、阿胶，脾虚者加党参、白术，肾阴虚者加枣皮、女贞子，其中 41 例服本方 1～2 剂后即愈，无效 1 例。应用本方加味(桂枝茯苓丸加蒲黄、益母草)治疗 1 例恶露不绝者，水煎服，3 剂后即愈[32]。

7. 闭经　彭氏用本方治疗闭经 20 例，方中加郁金、菖蒲、橘络。服药 1～3 剂来月经者 8 例，4～6 剂来月经者 7 例，无效 5 例[33]。

8. 妇科血症　应用本方随证加减可治疗多种妇科血症，有崩漏、子宫功能性出血、月经过多、倒经、老年性经水复来不止、胎漏、产生恶露、产后大出血等，服药 1～7 剂出现疗效。

9. 前列腺肥大　用加味本方汤剂(加橘核、牛膝、海藻、土鳖虫、黄芪)随证加减治疗前列腺增生 31 例，其中治愈 7 例，好转 21 例，无效 3 例，总有效率为 90.2%，疗程最短 21 天，最长 48 天，平均为 32.6 天[34]。应用中药煎剂(滋肾通炎丸、五味消毒饮、桂枝茯苓丸)直肠点滴治疗前列腺肥大 55 例，其中 7 例良性前列腺肥大患者应用本方化裁，煎服 300ml，每日 2 次，每次直肠点滴 150ml，其中痊愈 8 例，显效 5 例，以本方合五味消毒饮化裁直肠点滴治疗 15 例慢性前列腺炎，桂枝茯苓丸用法同上，五味消毒饮化裁方煎取 400ml，每日 2 次，每次 200ml 直肠点滴，其中痊愈 13 例，显效 2 例[35]。

10. 肠梗阻　本方加减治疗腹腔内黏连症 31 例，结果治愈 15 例，有效 14 例，无效 2 例，总有效率 93%[36]。

11. 血管炎　应用本方加减治疗变应性结节性皮肤血管炎 73 例，痊愈 37 例，显效 33 例，无效 3 例；应用本方加减治疗皮肤血管炎 30 例，23 例痊愈，5 例好转，2 例无效。

12. 蛋白尿　应用本方(丸剂改汤剂)合蜈蚣蛋治疗肾炎后蛋白尿 66 例，每日 1 剂，水煎两次取其汁600ml,分早晚2次服,同时,每日晨空腹服蜈蚣蛋1只,10天为1疗程,其中治愈54例,多数在2~3个疗程后即显效[37]。

13. 其他 应用本方为主随证加减治疗痛经、更年期综合征、绝育后腹痛、乳腺肿物、瘀血、发热,胎死腹中、乳腺增生、不孕症、产后腹痛,阑尾炎、甲状腺肿大、乳腺炎、腰痛、腿痛、斑替氏综合征、胶原性疾病、风疹块、黄褐斑、痤疮、丘疹、色素沉着,肺心病心衰,输尿管结石、癃闭等疾病也有一定疗效。

主要参考文献

[1] 王丹. 桂枝茯苓丸对糖皮质激素所致的瘀血模型小鼠的红细胞膜唾液酸酶异常的恢复作用[J]. 国外医学中医中药分册,2002,24(1):40.

[2] Nagai T. 桂枝茯苓丸对倍他米松所致小鼠红细胞唾液酸酶异常的改善作用. 国外医学. 中医中药分册,1998,20(1):37

[3] Nagai T. 桂枝茯苓丸对倍他米松所致小鼠红细胞膜唾液酸酶及唾液酸含量增加的改善作用. 国外医学. 中医中药分册,1997,19(1):38

[4] 张雨梅,等. 桂枝茯苓丸加减方对脑缺血再灌注过程中 Ca^{2+}、氨基酸水平的变化研究. 中国中药杂志,1998,23:(9):558

[5] 张博生,等. 中药复方对缺血鼠脑和血中氨基酸变化的影响. 中医药学报,1997,25(4):48

[6] 张博生,等. 中药复方对脑缺血鼠脑组织超微结构的影响. 江苏临床医学杂志,1997,1(5):318

[7] 张博生,等. 中药复方对脑缺血后自由基影响的实验研究. 辽宁中医杂志,1997,24(3):140

[8] 户田静男. 桂枝茯苓丸的组成生药对活性氧引起的脑脂质过氧化的抑制作用. 国外医学. 中医中药分册,1996,18(6):37

[9] 徐运,等. 药物影响缺血性鼠脑 c-fos、Bcl-2 基因表达的研究. 江苏临床医学杂志,1998,2(3):186

[10] 张博生,等. 桂枝茯苓丸对脑缺血再灌注后脑组织 c-fos 基因表达的影响,中国中医基础医学杂志,1998,4(1):27

[11] 李承功,等. 桂枝茯苓丸治疗无症状性心肌缺血临床观察. 江苏中医,1998,19(8):14

[12] 木村通郎. 当归芍药散、桂枝茯苓丸对摄食高胆固醇大鼠脑动脉早期病变的疗效. 国外医学·中医中药分册,1998,20(4):43

[13] 曲丽芳,等;中药复方对豚鼠老年高脂血症脂蛋白和免疫复合物的影响及相关研究. 中国实验临床免疫学杂志,1996,8(5):44

[14] 侯丽丽,等. 桂枝茯苓丸的药理实验研究. 河北中医,1997,(6):45

[15] Nagase J. 桂枝茯苓丸、芍药甘草汤对小鼠正常、癌前病变及癌变乳腺的影响. 国外医学·中医中药分册,1998,20(1):48

[16] 徐珊,等. 加味桂枝茯苓汤防治肝纤维化的研究,中国中医药信息杂志,1998,5(7):16

[17] Yamamoto M. 小柴胡汤、红参、桂枝茯苓丸和补中益气汤单独或联合给药对硫代乙酰胺诱导的大鼠肝硬化的抑制作用. 国外医学·中医中药分册,1998,13(4):170

[18] 板木忍. 桂枝茯苓丸对大鼠性腺的影响. 国外医学·中医中药分册,1988,10(4):45

[19] Mori T. 桂枝茯苓丸抑制小鼠子宫内膜异位的作用. 国外医药·植物药分册,1994,(4):169

[20] 岛村美智枝. 加味归脾汤、加味逍遥散及桂枝茯苓丸对大鼠热潮红模型的效果. 国外医药·植物药分册,1998,13(5):230

[21] 黄海清,白宝华. 桂枝茯苓丸治疗卵巢囊肿37例临床观察. 内蒙古中医药,1994,(4):15

[22] 王惠兰. 桂枝茯苓丸加味治疗卵巢囊肿临床观察,中医杂志,1994,35(6):355

[23] 张寿国. 桂枝茯苓丸加味治疗子宫肌瘤18例. 湖北中医杂志,1994,16(2):25

[24] 杜文华．桂枝茯苓丸保留灌肠与口服治疗子宫肌瘤 40 例．山东中医杂志，1993，12(2)：28
[25] 华占福，等．桂枝茯苓丸加味治疗子宫肌瘤 60 例临床观察．甘肃中医学院学报，1991，8(3)：23
[26] 杨渐．桂枝茯苓丸加味治疗子宫肌瘤 40 例．陕西中医，1998，19(2)：49
[27] 陈定生，等．桂枝茯苓丸加味治疗盆腔瘀血综合征 32 例临末观察．新中医，1991，23(6)：31
[28] 季明昌，等．经方桂枝茯苓丸治疗多囊肾与输卵管积水．浙江中医杂志，1994，29(1)：23
[29] 金季玲．加味桂枝茯苓丸治疗子宫内膜异位症 95 例．辽宁中医杂志，1994，21(6)：271
[30] 罗建华．加味桂枝茯苓丸治疗子宫内膜异位症 50 例．湖南中医杂志，1992，(6)：30
[31] 杜瑞玲．桂枝茯苓汤加味治疗子宫内膜异位症 32 例临床观察．中草药，1998，29(4)：255
[32] 张孔，等．张季高老中医运用桂枝茯苓丸经验介绍．新中医，1991，23(6)：4
[33] 彭慈荫．桂枝茯苓丸治疗闭经 20 例报告．贵阳中医学院学报，1992，14(2)：9
[34] 吴富成，等．加味桂枝茯苓汤治疗前列腺增生 31 例．辽宁中医杂志，1992，20(2)：35
[35] 余亚东．中药煎剂直肠点滴治疗前列腺肥大 55 例．江西中医药，1993，24(6)：24
[36] 蒋兰．桂枝茯苓丸治疗腹腔内黏连 31 例．中国中医急症，1998，7(4)：193
[37] 黄志华，等．桂枝茯苓丸配合蜈蚣蛋治疗肾炎后蛋白尿 88 例．陕西中医，1991，12(7)：307

大黄䗪虫丸

本方来源于《金匮要略》，由熟大黄、生鳖虫（炒）、水蛭（制）、虻虫（去翅足，炒）、蛴螬（炒）、干漆（煅）、桃仁、苦杏仁（炒）、黄芩、地黄、白芍、甘草组成。

【功效与药理】

1. 活血破瘀　大黄蟅虫丸活血破瘀的功效，与其对血液系统及心血管系统的影响有关。

(1)改善微循环：大黄蟅虫丸对给培他米松所致的血瘀症的症状明显减轻，血液流态以线流或线粒流为主，毛细血管开放数增加，口径增大，襻中红、白细胞聚集和附壁现象减少，表明本方有明显的改善血瘀证动物微循环的作用[1]。也可明显减轻脑缺血动物脑水肿，降低毛细血管通透性，改善因缺氧而致神经细胞损伤[2]。

(2)增加心肌营养血流量：本方对正常和垂体后叶素致心肌缺血小鼠心肌营养血流量影响的实验表明，本方可扩张冠状动脉，改善心肌微循环，而明显增加正常和心肌缺血小鼠心肌营养的流量[1]。同时又可抑制左室心肌肥厚[3]。

(3)改善血流变：本方使肾上腺素所致的“血瘀”动物模型全血和血浆黏度降低，细胞电泳时间缩短，并使动脉壁伊文斯蓝含量明显降低[4]。对临床高黏血症患者血液流变学各项指标均能使其下降，尤其使纤维蛋白原、血浆黏度、血细胞比容、全血黏度、血小板聚集率等明显下降[5]。

(4)抗血栓形成和抑制血小板聚集：本方有显著抑制 ADP 诱导的血瘀形成，降低血小板的黏附性和血小板聚集作用[4]。可明显延长电刺激破坏动脉壁内皮所引起的血栓形成的潜伏期；降低由血小板黏附和聚集而形成的血栓重量；提高大鼠动脉壁 6-keto-$PF_{1\alpha}$ 含量；降低血浆 TXB_2/PGI_2 比值[6]。对高分子右旋糖酐尾静脉注射大鼠急性血瘀模型，可显著增高血浆组织型纤溶酶原激活剂（t-PA），提高大鼠洗涤血小板内 cAMP 含量[7]。对 28 例老年慢性阻塞性肺疾病急性发作期患者血小板最大聚集率（MAR）及 Q 颗粒膜蛋白-140（GMP-140）水平，本方有明显降低作用；且可显著提高电泳率（EPM）水平，提示大黄蟅虫丸有抑制血小板活化作用，可减少肺动脉血栓形成和降低肺动脉高压[8]。

(5)抗动脉粥样硬化：本方能降低高脂血症患者和实验性高脂血症鹌鹑的 TG 和 TC，同时给药组动物动脉粥样硬化斑块面积明显减少，并加快其消退[9]。对血液透析病人，可降低

TC 和 TG，提高 HDL 水平[10]。

(6)改善糖尿病并发症：对老年糖尿病早期肾病期及有微血管病变患者，大黄䗪虫丸可明显降低尿白蛋白排泄率(UAER)、血小板最大聚集率(MAR)、空腹血糖(FPG)及 TXB_2/6-keto-$PF_{1\alpha}$ 比值，6-keto-$PF_{1\alpha}$ 水平，抑制血小板活化，并且对 TXA_2 与 PGI_2 平衡失调具有调节功效，从而降低了血栓形成和微血管损伤[11-13]。

2. 消癥

保护慢性肝损伤：本方可明显改善 DMN 诱导的肝纤维化大鼠的肝纤维化程度，降低血清 ALT、AST 水平[14]。此外，对肝内沉积的免疫复合物有消除作用；达到增强免疫功能，使乙型肝炎表面抗原(HBsAg)转阴。对牛血清白蛋白致大鼠免疫损伤性肝纤维化模型，可明显降低肝组织羟脯氨酸(HYP)及血清透明质酸(HA)，改善肝组织病理变化，其主要由于肝纤维组织的降解[15,16]。可不同程度改善慢性病毒性乙型、丙型重叠感染性肝炎患者肝功能 AST、ALT、TBIL、ALB、GLB、γ-球蛋白及 HA，提示本方有较好的抗肝损害及肝纤维化的作用[17]。

3. 其他作用　大黄䗪虫丸延缓慢性肾小球疾病，具有调脂，减轻炎细胞浸润、抑制系膜细胞增生和减轻间质纤维化[18]。

【主治】瘀血内停，腹部肿块，肌肤甲错，目眶黯黑，潮热羸瘦，经闭不行，小腹胀满。

【现代应用】

1. 慢性活动性肝炎、肝硬化　大黄䗪虫丸以每次 1 丸，1 天 3 次，共服 2 月～1 年，治疗慢性活动性肝炎 40 例，服后患者肝炎症状(乏力、腹胀、纳差等)减轻或消失，黄疸消退，肝脾明显回缩，肝功能有明显改善，有 70% 患者 sGPT 降至正常，64.5% 黄疸指数及胆红素恢复正常[19]。对慢性肝炎早期肝硬化加服联苯双酯，疗效较满意[20]。本方加减治疗肝硬化、肝腹水 50 例，用药后肝腹水全部消退，肝脾半数回缩[21]。大黄䗪虫丸合用促肝细胞生长素治疗慢性乙型肝炎 40 例，结果显效 15 例，有效 18 例；无效 7 例，总有效率 82.5%[22]。

2. 心脑血管病　姚憬等采用大黄䗪虫丸治疗椎基底动脉供血不足具有显著疗效[23]。大黄䗪虫胶囊治疗急性脑梗死 122 例，结果基本痊愈者 38 例，显效 25 例，有效 48 例，无效 11 例，总有效率 91%[24]。大黄䗪虫膏穴位贴敷治疗气滞血瘀型冠心病 30 例，结果痊愈 1 例，显效 19 例，有效 6 例，总有效率 86.7%，对照组为 71.86%[25]。

3. 肺癌、肝癌　大黄䗪虫丸加莪术、三棱等治疗 62 例原发性肺癌，显效 4 例，有效 34 例；存活 3 年以上 2 例，2 年以上 4 例，1 年以上 14 例。本方配伍阿胶治疗肝癌 2 例，也获疗效[21]。

4. 皮肤病　大黄䗪虫丸在治疗斑秃、脓肿性穿掘性头皮毛囊周围炎、痤疮、局限性硬皮病时，效果明显[26]。

5. 其他　高黏血症[27]、胆囊炎、肝囊肿[28]、卵巢囊肿[29]、宫外孕、子宫肌瘤、席汉氏综合征[30]、肠黏连、善饥多食症[31]、慢性肾小球肾炎、类风湿性关节炎、颈部淋巴结核、结核性腹膜炎、重症黄褐斑[32]、慢性前列腺炎[33]等症，以大黄䗪虫丸或再加减他药治之均收到满意效果。

【不良反应】临床偶有过敏反应，患者皮肤出现潮红、发痒，停药后即消[34]。初服时有的病例有轻泻作用，1 周后能消失。有出血倾向者可加重齿龈出血或鼻衄。

主要参考文献

[1] 张殿增，等．大黄䗪虫丸对血瘀证动物微循环的影响．西安医科大学学报，1994，15(1)：37

[2] 谢世平,等. 大黄蟅虫丸对实验性脑缺血影响的研究. 河南中医,1997,17(5):282

[3] 孔习德,等. 大黄蟅虫丸治疗左室心肌肥厚的临床研究. 河南中医,1996,16(5):296

[4] 刘清云. 大黄蟅虫丸对大鼠血液流变性的影响. 安徽中医学院学报,1991,10(2):53

[5] 唐丽,等. 大黄蟅虫丸治疗高粘血症 30 例临床观察. 天津中医,1995,12(1):18

[6] 张殿增,等. 大黄蟅虫丸对实验性血栓形成和 TXB_2/PGI_2 比值的影响. 西安医科大学学报,1993,14(4):319

[7] 佟丽,等. 大黄蟅虫丸对血瘀模型大鼠纤溶活性及血小板内环核苷酸含量的影响. 中药药理与临床,1995,11(5):8

[8] 李建生. 大黄蟅虫丸对老年 COPD 血小板功能的影响. 辽宁中医杂志,1997,24(4):161

[9] 张殿增,等. 大黄蟅虫丸抗动脉粥样硬化的实验研究. 实用中西医结合杂志,1992,5(3):135

[10] 陈桂兰,等. 大黄蟅虫丸对血液透析病人血脂及凝血机制的影响. 实用中医药杂志,1998,14(10):37

[11] 李建生. 大黄蟅虫丸对老年糖尿病早期肾病 TXB_2 和 6-keto-$PF_{1\alpha}$ 的影响. 辽宁中医杂志,1998,25(10):465

[12] 李建生,等. 大黄蟅虫丸对老年人糖尿病微血管病变患者血小板聚集和 TXB_2 及 6-keto-$PF_{1\alpha}$ 的作用. 河南中医,1996,16(3):153

[13] 李建生. 大黄蟅虫丸对老年糖尿病微血管病变血小板功能的影响. 辽宁中医杂志,1996,23(3):108

[14] 余涛. 大黄蟅虫丸对肝纤维化大鼠肝组织 AT1R 及其 mRNA 表达的影响. 江中医杂志,2009,44(9):638-639.

[15] 孙克伟,等. 大黄蟅虫丸抗大鼠免疫性肝纤维化研究. 中国中药杂志,1998,23(8):497

[16] 孙克伟,等. 不同中医治法抗免疫性肝纤维化作用的比较研究. 中西医结合肝病杂志,1998,(5):100

[17] 陈泽雄,等. 大黄蟅虫丸合辨证方药抗慢性病毒性肝损害及肝纤维化的临床观察. 新中医,1996,28(11):18

[18] 孙伟,等. 大黄蟅虫丸对改良阿霉素肾病肾硬化大鼠模型作用的实验研究. 中成药,2006,28(1):81

[19] 刘汉光. 浅谈大黄蟅虫丸的临床应用. 陕西中医,1991,12(6):242

[20] 李玉银. 大黄蟅虫丸治疗慢性肝炎早期肝硬化. 四川中医,1991,(3):29

[21] 程德新. 大黄蟅虫丸近 10 年的药理研究与临床应用. 北京中医杂志,1992,(2):40

[22] 谭道芬. 促肝细胞生长素与大黄蟅虫丸治疗慢性乙型肝炎 40 例疗效分析. 湖南中医杂志,1998,14(5):21

[23] 姚憬,等. 大黄蟅虫丸治疗椎基底动脉供血不足临床观察. 浙江中西医结合杂志,2006,16(1):1

[24] 迟兆富,等. 大黄蟅虫胶囊治疗急性脑梗塞 122 例. 山东中医学院学报,1995,19(5):321

[25] 张继芳,等. 大黄蟅虫膏穴位贴敷治疗冠心病. 中医药信息,1997,(2):21

[26] 刘冰. 大黄蟅虫丸在皮肤科临床的运用. 四川中医,2005.23(7):76

[27] 唐丽. 大黄蟅虫丸治疗高粘血症 30 例临床观察. 天津中医,1995,12(1):18

[28] 柯岩,等. 大黄蟅虫丸治疗肝囊肿. 中医药学报,1993,(3):10

[29] 王惠兰. 桂枝茯苓丸加味治疗卵巢囊肿临床观察. 中医杂志,1994,35(6):355

[30] 张国范. 大黄蟅虫丸治疗席汉氏综合征. 河南中医,1993,(4):163

[31] 石新会,等. 大黄蟅虫丸治善饥多食症. 新疆中医药,1993,(2):63

[32] 肖国良. 大黄蟅虫丸治疗重症黄褐斑. 中医药学报,1994,(1):52

[33] 曹俊岭,等. 大黄蟅虫丸的临床研究与展望. 中国药房,2006,17(6):464

[34] 刘汉平．大黄蟅虫丸致过敏反应一例．中国中药杂志，1991，16(12)：89

瓜蒌薤白白酒汤

本方来源于《金匮要略》，由瓜蒌实、薤白、白酒组成。

【功效与药理】

1．通阳散结　瓜蒌薤白白酒汤通阳散结的功效，主要与其对心血管系统的影响有关。

(1)对心脏的作用：本方≥1mg/ml浓度时使离体灌注的豚鼠心脏的冠状动脉扩张，冠脉流量明显增加。当药物浓度≥10mg/ml时可使离体心脏的收缩力明显减弱，心率明显减慢，量效关系成正比。垂体神经素使冠脉流量明显减少，并使心脏抑制，本方可拮抗其所致的冠脉流量减少，但对心脏抑制无明显的拮抗作用[1]。大鼠心功能试验证实瓜蒌薤白药对及单味药瓜蒌均可显著降低心率、动脉收缩压和平均压、左心室收缩压、dp/dtmax等心功能指标，薤白对上述指标有降低趋势[2]。瓜蒌薤白汤注射液5mg/kg腹腔注射对垂体后叶素引致的大白鼠和家兔心电图T波高耸有缓解作用，表明其对垂体后叶素引致的动物心肌缺血和心脏有保护作用。通过异丙肾上腺素诱发大鼠心肌缺血模型及结扎大鼠冠状动脉造成心肌缺血再灌注模型证实，瓜蒌薤白药对能显著降低心肌乳酸脱氢酶、磷酸肌酸激酶释放，减少脂质过氧化产物丙二醛的生成，保护机体抗氧化酶系统，缩小心肌梗死范围，对心肌缺血再灌注损伤有保护作用[3]。

(2)对离体主动脉条的作用：瓜蒌薤白白酒汤对正常大鼠主动脉平滑肌无明显松弛和收缩作用，但能明显拮抗去甲肾上腺素或氯化钾引起的主动脉平滑肌的收缩，其拮抗率在30%以上[1]。

(3)耐缺氧：不同剂量的瓜蒌薤白白酒汤均能延长正常小鼠和异丙肾上腺素所致心肌缺氧小鼠对常压缺氧的耐受能力，单味瓜蒌和薤白也显示相似的作用，且以薤白作用为强，两药合用有明显的协同作用[1]。不同工艺制备的瓜蒌薤白提取物(水提物及醇提物)，醇提物可明显延长小鼠在常压缺氧情况下的存活时间，而相同剂量的水提物则无效[4]。筛选4种不同配比组方的瓜蒌薤白白酒汤提取物，结果表明，4种提取物均能对抗异丙肾上腺素作用的小鼠常压缺氧作用，延长小鼠在常压低氧状态下的存活时间，同时均能对抗垂体后叶素所致大鼠急性心肌缺血，并得出瓜蒌与薤白的比例为1.5∶1时效果最佳[5]。

(4)对血小板聚集的影响：瓜蒌薤白白酒汤对ADP或胶原诱导的家兔和大鼠血小板聚集均有明显的抑制作用，并有一定的促解聚作用，其量效关系呈正比。大鼠腹腔给药剂量为10～20g/kg时，抑聚率为50%～60%。单味瓜蒌和薤白也有相似的作用，但均不如复方。三者对循环血液血小板计数无明显影响[1,2]。瓜蒌薤白水提物及醇提物均可抑制由ADP诱导的血小板聚集[4]。对瓜蒌薤白白酒汤作用的物质基础的研究表明，在药理活性指导下从活性部位中分离得到4个呋甾皂苷类、4个黄酮类、7个螺甾类等化合物，并测试了不同化合物对体外ADP、PAF及凝血酶等诱导的大鼠血小板聚集的影响，证实大部分化合物均具有抑制ADP及PAF诱导的血小板聚集活性[6]。

(5)降低血液黏度：瓜蒌薤白白酒汤≥10g/kg灌胃给药可使家兔全血比黏度降低，红细胞电泳加快，而对血浆比黏度和血细胞比容无明显影响。瓜蒌薤白药对及各单味药均有不同程度的降低红细胞压积和高、低切血液黏度的作用，大剂量作用尤为明显[2]。

(6)抗凝血：通过凝血实验、体外溶纤实验，研究加味瓜蒌薤白白酒汤对小鼠凝血时间和体外纤维蛋白重量的影响。结果表明，加味瓜蒌薤白白酒汤有抗凝和溶纤作用，能显著延长小鼠凝血时间和降低体外纤维蛋白重量，与阴性对照组比较有显著差异[7]。

(7)抗促癌：体外试验证实薤白的 20%乙醇提取物对 TPA 所致的 Hela 细胞磷脂合成增强有抑制作用(69.6%)；小鼠皮肤二阶段致癌试验观察发现，与对照组相比，薤白与瓜蒌薤白白酒汤有明显的抑制作用。小鼠肺二阶段致癌试验发现，薤白与瓜蒌薤白白酒汤显示皮肤致癌试验中同样的抑制作用。研究结果认为这种抗促癌作用与活血化瘀作用有关[8]。

2. 行气化痰　瓜蒌薤白白酒汤行气化痰的功效主要与其抗菌、祛痰以及防治肺纤维化作用有关。

(1)祛痰、抗菌作用：对呼吸道常见的致病菌大肠杆菌、肺炎双球菌、链球菌、铜绿假单胞菌、流感杆菌、变形杆菌有不同程度的抑制作用。薤白有止喘作用，对肺炎球菌、金黄色葡萄球菌、八叠球菌也有不同程度的抑制作用[9]。

(2)防治肺纤维化：通过比较不同方药对肺纤维化疾病模型初期阶段肺部病理损害和肺组织中肿瘤坏死因子-a 表达的影响，结果发现瓜蒌薤白汤减轻肺纤维化大鼠模型早期阶段肺泡炎的作用较为明显[10]。用平阳霉素复制大鼠肺纤维化模型后，每天灌胃瓜蒌薤白白酒汤，28 天后处死，瓜蒌薤白白酒汤组大鼠肺泡炎及纤维化程度明显低于模型组，肺组织及血清中 SOD 的活力均明显高于模型组，肺组织中血小板源生长因子-BB 表达均明显低于模型组[11,12]。

【主治】胸痹，胸中闷痛，甚至胸痛彻背，喘息咳嗽，短气，舌苔白腻，脉沉弦而紧。

【现代应用】

1. 冠心病　应用瓜蒌 30g，薤白 15g，丹参 15g，赤芍 15g，红花 15g，川芎 15g，降香 15g，随症加减，治疗冠心病心绞痛 104 例，每日 1 剂，4～6 周为 1 疗程。2 个疗程后，缓解心绞痛显效率为 36.5%，总有效率为 95.1%，改善心电图有效率为 40%[13]。应用全瓜蒌 30g，薤白头 6g，随症加减，治疗冠心病心绞痛 32 例，每日 1 例，1 月为 1 疗程，治疗总有效率为 87.5%[14]。

2. 心律失常、心肌炎、难治性心衰　以瓜蒌薤白为基本方的加味方剂治疗快速型心律失常 38 例，总有效率 86.9%；治疗病态窦房结综合征 10 例，显效 9 例；用瓜蒌薤白白酒汤合二陈汤加味治疗痰湿内阻型急性病毒性心肌炎，获全效[15]。应用加味瓜蒌薤白汤(全瓜蒌、薤白、黄芪、丹参、桂枝、地龙、甘草)治疗难治性心衰 42 例，每日 1 剂，4 周为 1 疗程。结果显效 12 例，有效 28 例，无效 2 例[16]。

3. 慢性阻塞性肺病　应用全瓜蒌 15g，薤白 12g，半夏 10g，杏仁 10g，菖蒲 6g，射干 10g，紫菀 10g，随症加减，治疗 40 例慢性支气管炎(单纯型 5 例、喘息型 35 例)并发肺气肿，3 周为 1 疗程，结果表明对咳、痰、喘、哮鸣音症状有较好的疗效，急性发作期总有效率为 87.5%，主要症状的显控率及急性期总有效率均优于以麻杏石甘汤为基本方的 30 例对照组[17]。

4. 陈旧性胸内伤　用瓜蒌薤白白酒汤灵活加减治疗不同病因造成的陈旧性胸内伤数百例：胸阳不振，气机闭阻型配枳实、木香、青皮、乌药、延胡索，胸阳不振，瘀血停积型合血府逐瘀汤加减化裁，胸阳不振，气虚不运型，合四君子汤加减治之，均取得了较满意的疗效[18]。

5. 消化道疾病　以瓜蒌薤白白酒汤为基本方，辨证用于急性胆囊炎、食管炎、十二指肠溃疡和食管损伤等消化道疾病，均能很快取得疗效[19]。运用加味瓜蒌薤白白酒汤治疗消化性溃疡 62 例，并设对照组 36 例。治疗组治愈 19 例，总有效率 83.87%；对照组治愈 10 例，总有效率75.00%。两组总有效率比较有显著性差异[20]。

6. 其他　瓜蒌薤白白酒汤加减临床用于治疗肋间神经痛、乳腺增生症、高脂血症等疾病获不同程度的疗效。

主要参考文献

[1] 贝伟剑,等. 瓜蒌薤白汤的药理作用. 中国医药学报,1989,4(5):21

[2] 陈彬,等. 瓜蒌薤白药对大鼠心功能及血液流变学的影响. 南京中医药大学学报,1996,12(2):26

[3] 陈彬,等. 瓜蒌薤白对大鼠心肌缺血及再灌注损伤的保护作用. 中国中西医结合杂志,1997,17(增刊):1

[4] 吴波,等. 瓜蒌薤白白酒汤提取物抗心肌缺血缺氧及最佳处方的筛选. 中草药,2000,31(11):844

[5] 曹红,等. 不同制备工艺的瓜蒌薤白提取物药效学比较. 中成药,2001,23(11):814

[6] 何祥久,等. 瓜蒌薤白白酒汤活性成分研究(Ⅱ):呋甾皂苷类成分. 沈阳药科大学学报,2003,20(2):107

[7] 吴雪茹,等. 加味瓜蒌薤白白酒汤抗凝和溶纤作用的实验研究. 时珍国医国药,2009,20(1):88

[8] 奥山彻. 关于天然药物资源预防化学致癌的研究. 国外医学中医中药分册,1996,18(6):40

[9] 贝伟剑. 瓜蒌薤白汤药理研究概况. 广西中医药,1986,(3):38

[10] 宋建平,等.《金匮要略》不同方药对肺纤维化模型早期阶段的影响. 中华中医药杂志,2006,21(11):692

[11] 宋建平,等. 瓜蒌薤白汤对肺纤维化大鼠肺组织及血清中超氧化物歧化酶活力的影响. 河南中医,2005,25(8):22

[12] 李瑞琴,等. 瓜蒌薤白汤对平阳霉素所致大鼠肺纤维化肺组织中细胞因子PDGF-BB表达的影响. 中国中药杂志,2008,33(22):2666

[13] 雷忠义,等. 加味瓜蒌薤白汤治疗冠心病心绞痛104例. 陕西中医,1983,4(4):23

[14] 杨晓兰. 瓜蒌薤白白酒汤加味治疗冠心病32例. 上海中医药杂志,1996,(8):10

[15] 何熹延,等. 瓜蒌薤白及其复方治疗心肺疾病和疗效原理研究概况. 陕西中医,1991,12(7):330

[16] 高鸿. 加味瓜蒌薤白汤加减治疗难治性心衰42例. 中国中医急症,2005,14(8):782

[17] 奚肇庆.《金匮要略》胸痹方在呼吸系统疾病中的应用. 南京中医药大学学报,1998,14(1):39

[18] 焦鼎九. 瓜蒌薤白白酒汤加减治疗陈旧性胸内伤. 四川中医,2005,23(4):82

[19] 淡成林. 瓜蒌薤白白酒汤治疗消化道疾病举隅. 四川中医,1990,8(10):30

[20] 张谈. 加味瓜蒌薤白汤治疗消化性溃疡62例临床观察. 江苏中医药,2007,39(3):24

四、活血化瘀方药的研究思路

中医血瘀证及活血化瘀研究,理论独特,源远流长,临床应用广泛,尤其对某些疑难病症疗效显著,故已成为中医药学、中西医结合研究的重要领域之一。其中血瘀证的现代认识和诊断的定量化,以及活血化瘀药物作用原理的研究是当前活血化瘀研究的重点课题。探究活血化瘀药物的作用原理是活血化瘀研究的关键所在。这将不仅促进传统医学的现代化,也将促进现代医学中有关理论和实践的发展。当前在中国以及日本等国,与血瘀证相关的心脑血管疾病在死因调查中占首位,发病率及致残率也都居高不下,特效防治方法的滞后与逐步老龄化社会需求形成较大的反差。活血化瘀另辟蹊径,独树一帜,其优势已初见端倪,今后无论对中医学还是现代医学的理论及临床实践将产生更为深远的影响。深入开展此类方药的现代研究,可从以下几个方面进行。

1. 加强不同证型"血瘀证"动物模型的研究　制备和选择合适的动物模型进行研究,对深入探讨活血化瘀方药的作用规律有重要作用。根据方药的主治症候以若干个病证结合的动物模型进行研究，更有利于阐明方药的药理作用。病证结合的动物模型是以中医的病因结合现代医学的病理研制中医病证结合的动物模型。针对血瘀证的不同证型，结合临床所治疾病，可从两方面进行研究：根据中医病因病机制论，建立血瘀证模型，如寒凝、外伤、热邪等所致的血瘀模型的进一步深入研究；以血液流变学异常为基础，复制血瘀证动物模型，如结扎方式引起的心脑血管供血不足模型、伤寒杆菌内毒素造成弥散性血管内凝血模型、光化学反应血栓模型等。

2. 注重传统古方的优化研究　活血化瘀方大都组成药味较多，有较长期而深厚的临床实践基础，采用现代科学方法，借助统计学方法，对处方的药物组成、用量、有效成分等，采用正交试验设计方案，通过反复多次的筛选试验，进一步优化组合，从而提高其组方的合理性与实效性。是推动临床疗效比较肯定的古方现代化进程的有效方法。“拆方”研究就是一种很好的尝试，如血府逐瘀汤原处方中 11 味药，经“拆方”筛选，精简为 6 味药，精制成血府逐瘀胶囊，在提高临床疗效的同时，降低了开发成本。

3. 有针对性地对不同证型进行研究　大多数活血化瘀方药对血液流变学指标、凝血与抗凝指标、血流动力学指标等均有一定的影响，近年来对活血化瘀方药的研究也主要集中在这些方面，特别是防治血栓和动脉粥样硬化，改善心肌供血不足及微循环障碍等方面的作用更为显著，虽较为系统，但对不同的血瘀证缺乏一定的特异性研究。为了避免盲目滥用活血化瘀方药，明确每一活血化瘀方药所能治疗的血瘀证体征，首先，应该以舌质紫暗、瘀斑、瘀点、舌腹静脉曲张、鱼子酱舌、皮肤瘀斑、腹部癥瘕、涩脉或无脉等体征为依据，进行血瘀证体征分型，解决血瘀证分型的客观性和可操作性；其次，探讨各种血瘀证体征与血液流变学指标、血流动力学指标、凝血与抗凝指标等实验室指标之间的关系，明确相应体征分型与现代常用血瘀证实验室观察指标之间的内在规律；再者根据现代常用血瘀证实验室观察指标分类总结活血化瘀方药药理研究结果，明确每一活血化瘀方药的药理作用侧重点；最后，根据每一方药的药理作用侧重点、血瘀证实验室指标与血瘀证体征之间的联系，寻找对相应血瘀证体征分型可能有效的药物。

4. 多系统、多角度、多层次综合进行研究　活血化瘀药的作用是多方面的，对机体的循环、血液、免疫、神经系统等都有明显影响。临床应用这类药物，常能取得“异病同治”的效果，特别是防治血栓和动脉粥样硬化，改善心肌供血不足及微循环障碍等方面的作用更为显著。活血化瘀方药的研究，应以中医药理论为指导，紧密结合临床实践，开展实验理论研究。近年来，活血化瘀的方药在心、脑血管疾病、肿瘤、肾脏疾病及儿科、妇科很多疾病中的应用日益受到重视。活血化瘀方药的药理研究应提倡多学科、多水平的研究，探讨活血化瘀及方药的实质和物质基础，并应加强毒理学和量效关系等方面的研究。在进行单味药和复方研究的同时，开展有效部位和有效成分的研究。许多活血化瘀药的研究在这方面进行了很好的探索，例如，丹参、川芎等，从有效成分的提取、分离，到新药产品的开发和临床应用都进行了大量的研究。因此，对活血化瘀药全方位的药理研究，开发出社会急需、疗效显著的新药，应是我们的研究目标和方向。

5. 活血化瘀方药实验设计要点　目前常用血液流变学、血流动力学和微循环观察等方法来研究活血化瘀药，包括器官血流、血流动力学、微循环方法、血液流变学、抗血栓、抗凝血、纤溶、调血脂及抗动脉粥样硬化等。由于活血化瘀药在心脑血管病的治疗中应用较广泛，以下介绍活血化瘀方药的实验设计要点：

(1)血液流变性相关指标检测

1)通过各种血液流变性测定仪测定全血比黏度、血浆比黏度、全血还原比黏度、血细胞比容(Hct)、红细胞沉降率(ESR)、红细胞聚集性测定、红细胞变形能力:人机体内红细胞直径平均为7～8μm,比毛细血管直径还大,因此红细胞通过毛细血管时必然发生变形。红细胞的变形能力主要取决于红细胞膜的弹性。当红细胞病变或老化时,变形能力减弱。变形能力减弱易导致微循环障碍。

2)血小板功能测定:血小板数量和功能与血栓形成关系密切。血小板数量测定:血小板数量多,易形成血栓;血小板黏附的测定;血小板聚集功能测定法:可分别采用比浊法、比值法及电镜法观察扩大型血小板(聚集血小板)所占比率;血小板释放反应测定法:血小板致密颗粒可释放5-HT、ADP、Ca^{2+}和TXA_2。其中5-HT可采用[^{14}C]-5-HT或[^{3}H]-5-HT测定,亦可用荧光光度法测定、HPLC电化学检测法,TXA的半衰期很短,很快代谢成稳定的TXB_2,可用放射免疫法测定之。

3)凝血因子测定方法:①凝血时间测定方法:主要观察对血液因子的影响。常用方法有试管法、毛细玻管法和玻片法,试管法通常用家兔或大鼠,需血1ml;毛细玻管法可采用小鼠,此法比较多用;玻片法,较粗糙,不准确。②凝血因子活力或含量测定方法:血浆复钙时间测定,测定内源性凝血系统有无缺陷;凝血酶原时间测定,是测定外源性凝血系统凝血功能。③纤维蛋白溶解实验:优球蛋白溶解时间测定、全血块溶解试验和体内溶栓试验。

(2)抗血栓形成试验

1)模型及方法:①动-静脉旁路血栓形成模型。实验用大鼠,麻醉后,分离颈总动脉和颈外静脉。在颈总动脉和颈外静脉之间接三段相连的聚乙烯管,中段放一段丝线,形成旁路动-静脉血流。②电刺激颈总动脉血栓形成法。实验常用大鼠,麻醉后分离一侧颈总动脉,将电极置于颈总动脉近心端,远心端置一温度传感器,在电刺激作用下形成血栓。③脑动脉血栓形成法。以复合血栓诱导剂诱发大鼠多发性脑血栓形成。④三氯化铁损伤大鼠大脑中动脉致单发脑血栓形成。⑤冠状动脉血栓形成法。⑥静脉血栓形成法。实验常用大鼠,麻醉后开腹,分离下腔静脉,于左肾静脉下方用粗丝线结扎下腔静脉,由于静脉血流阻断,血栓形成。⑦体外血栓形成方法(Chandler方法)。

2)观测指标:测量血栓重量与长度;测量血栓形成时间;脑血栓形成和冠脉血栓形成需测定梗死区面积或重量百分比,并作病理切片染色观察缺血性病理损伤程度。

(3)微循环检测

1)模型及方法:①高分子右旋糖酐兔眼球结膜微循环障碍模型。实验用家兔,用开睑器撑开左眼睑暴露球结膜血管,用聚光灯斜照球结膜以解剖镜观察视野,然后从右耳缘静脉快速推注10%高分子右旋糖酐(6～7ml/kg体重),5分钟后可见微循环障碍。观察血管口径、流速、流态、毛细血管网交点计数。②小鼠耳廓微循环障碍。取体重为(15±1)g的小鼠,肌内注射乌拉坦溶液0.7ml/100g(体重),麻醉后,固定在小鼠观察台上。耳廓去毛,调节耳托高度,使耳廓平展在耳托上,在耳廓之间和耳廓表面滴加液体石蜡。将观察台置于显微镜载物台上,调节冷光源适当亮度。在透射光下,用50～100倍镜观察小鼠微循环在给药前后的变化,对照组给生理盐水。分别记录给药后10分钟、20分钟、30分钟耳廓微循环A_2、A_3血管口径、血流速度和毛细血管开放量,以判断微循环改善情况。以前后变化值进行给药与对照组比较。③大鼠肠系膜微循环障碍。选取空腹12小时的大鼠,体重180～220g,用乌拉坦 1.4g/100g 肌注麻醉。将手术野毛剪净。分离颈动脉，连接压力换能器，以二导或四导生理记录仪监测血压，按 Chambers 法制备大鼠肠（一般选用回肠）系膜微循环活体标本，并均匀滴注克氏营养液，每 1 分钟保持（50±5）滴以保持活体标本的恒温、恒湿、恒 pH 和一定的离子浓度。用 Leitz 镜头（10×）和 CD-2 型彩色显微镜电视录像装置观测记录。在监测器屏幕上测定给药前后 A_3、V_3 的口径和血流速度的变化（血管口径采用显微镜测微尺在监测器屏幕上标定，或用视频光标血流计），并用生理记录仪同步记录血压的变化，判断微循环改善的情况。

2）观测指标：观察微血管口径、流速、流态、毛细血管网交点计数等。

（4）抗心肌缺血实验

1）心肌缺血或梗死模型：①整体实验：包括大鼠或狗冠状动脉结扎法；狗冠状动脉气囊法；狗冠状动脉灌流法；麦角新碱、垂体后叶素或异丙肾上腺素引起大、小鼠心肌缺血或坏死。②离体实验：包括心脏灌流，结扎冠状动脉；心脏灌流，低氧或无氧灌流；心脏、心肌片或培养心肌细胞的"缺血样损伤"。

2）冠状循环及血流动力学：用麻醉犬进行实验，自股动脉插入导管至左冠脉主干开口内，以麦角新碱 0.22mg/kg（溶于生理盐水 10ml 中），1min 内注入，可形成冠脉痉挛及心肌缺血。

3）观测指标：①形态学指标。缺血及梗死心肌的双重染色；显微镜或电子显微镜下的定量或半定量组织学观察。②生理指标。普通心电图或体表标测心电图 Σ-ST 及 N-ST 改变；心外膜电图；心功能及血流动力学；心肌耗氧量；氧利用率或耗氧指数等。③生化指标：CPK、LDH、、FFA、ATP、血小板聚集性、TXB_2、6-keto-$PGF_{1\alpha}$ 等变化；包括动脉血和冠状窦静脉血。④心脏病理学改变。

（5）抗脑缺血实验

1）离体实验：用高钾及其他激动剂（去甲肾上腺素或 5-羟色胺）引起家兔基底动脉及其他血管（主动脉或肠系膜动脉）收缩，求出所试药物抑制血管收缩的 IC_{50}。

2）在体实验：①耐缺氧实验：包括小鼠低压缺氧、大鼠缺氧性缺氧、组织中毒性缺氧、高碳酸性缺氧等。阳性对照药宜选用利多氟嗪（Lidoflazine）或氟桂利嗪（Flunarizine）。②全脑缺血实验：包括大鼠四脑动脉阻塞模型、大鼠三脑动脉阻断模型、阻断大鼠双侧颈总动脉加上放血或滴注易控性降压药（如 Arfonad 樟磺咪芬）、小鼠断头缺血法等。③局灶性脑缺血模型：包括大脑中动脉阻断法、沙土鼠一侧颈动脉结扎法、脑多发性梗死、电刺激家兔或大鼠的颈动脉引起局部损伤性血栓形成等。④脑卒中模型：选用 6～7 周龄脑卒中自发性高血压大鼠（SHRSP），每天饮一定量的 1%盐水，以促进脑卒中发生。观察指标为血压和心率、体重、脑卒中行为评分、组织学检查、存活时间及死亡率。⑤脑血管痉挛模型：给麻醉猫小脑延髓池内注入自身血液 0.2～0.3ml，以引起实验性脑血管痉挛，观察指标为软脑膜血管口径和/或血流量。

（6）降血脂实验

1）模型及方法：调血脂新药应作大鼠预防给药、家兔预防及治疗给药。包括大鼠脂代谢紊乱模型预防给药；家兔脂代谢紊乱预防给药；家兔脂代谢紊乱治疗给药；遗传性高脂血症家兔（WHHL）及其他病理模型。

2）观察指标：总胆固醇（TC）、甘油三酯（TG）、低密度脂蛋白胆固醇（LDL-C）、极低密度脂蛋白胆固醇（VLDL-C）、高密度脂蛋白胆固醇（HDL-C）、TC/HDL-C 或（LDL-C＋VLDL-

C)/HDL-C 比值。

(7)抗动脉粥样硬化实验

1)模型:主要是家兔动脉粥样硬化模型和鹌鹑动脉粥样硬化模型。

2)观察指标:一般情况和血清脂质的观察指标同调血脂药,对病变的观察指标应包括主动脉病变斑块的程度、冠状动脉病变的程度、肝系数、病变组织中脂质的含量等。

(吴清和　李　锐　黄　萍　荣向路　操红缨　周玖瑶
熊天琴　苗艳艳　黄兆胜　李淑雯　陈艳芬)

第 18 章

化痰止咳平喘药

一、概　　述

凡以排出痰涎,化除脏腑经络间痰结为主要作用的药物称为化痰药。以减轻或制止咳嗽,喘息症状为主要功效的药物称为止咳平喘药。

中医对痰的认识,有狭义和广义之分。狭义的痰,专指呼吸道咳嗽咯吐之痰,多见于上呼吸道感染、急慢性支气管炎、肺气肿、支气管扩张等肺部疾患。而广义的痰,则泛指停积于脏腑经络之间的病理产物,这类广义的痰证,表现十分复杂,如清代《类证治裁》所说:"随气升降,遍身皆到,在肺为咳,在胃为呕,在心为悸,在头为眩,在背为冷,在胸则痞,在胁则胀,在肠则泻,在经络则肿,在四肢为痹,变幻百端。"一般而言,痰浊滞于皮肤经络,则生瘰疬瘿瘤,常见皮下肿块、慢性淋巴结炎、单纯性甲状腺肿等病症;痰阻胸痹,则胸痛、胸闷、心悸,见于冠心病、心绞痛、高血压、心力衰竭等;若痰迷心窍,则心神不宁,昏迷、谵妄、精神障碍,见于脑血管意外、癫痫、精神分裂等。此外,如子宫肌瘤、前列腺增生、乳腺增生、胸软骨炎等,中医辨证亦多属痰结,治以化痰散结之法。

虽然现代《中药学》仅将化痰止咳平喘药分为化痰药和止咳平喘药两大类,但由于痰证范围太广,古人有"痰为百病之母"的说法,对于痰流于经络、肌肤所致的瘰疬瘿瘤、阴疽流注,或痰浊蒙蔽心窍所致的癫痫、惊厥中风之证,或痰火郁结所致的昏乱狂悖精神异常等,皆可选用相应的化痰药。因此,《中药学》中的化痰药其化痰作用亦各有特点,例如半夏、天南星、白附子,除燥湿化痰外,尚能消痞散结,用于瘰疬痰核,而半夏又兼能去胃中痰浊,降逆止呕,南星、白附子则长于熄风止痉。栝楼、竹茹、竹沥虽同能清热化痰,栝楼又能利气宽胸,用于痰热互结之结胸、胸痹,而竹茹更长于除烦止暖,竹沥能豁痰开窍,用治中风痰迷,痰热惊痫。青礞石质地重坠,善于下气消痰,用于顽痰咳喘之证,而兼能平肝镇惊,治疗痰热惊搐亦见奇功。总之,仅就中医临床应用,将本类药物统称为"化痰药",定义实欠明确。

正是由于痰有广义、狭义之分,而各类化痰药各有应有特点,故本类药物的药理作用亦可概分为两大类。

1. 治疗呼吸道的"痰"——对呼吸系统的影响

(1)祛痰作用:桔梗、前胡、川贝母、紫菀、皂荚、天南星、款冬花、蔊菜、满山红等煎剂或流浸膏均有祛痰作用,动物实验证实,这些药物都能增加呼吸道的分泌量,一般在给药 1 小时后作用达到高峰,其中尤以桔梗、前胡、皂荚作用最强,而款冬花相对较弱。家兔口服天南星煎剂后,增加呼吸道分泌的作用可持续 4 小时以上。从成分来看,以上药物除蔊菜含蔊菜素,满山红含杜鹃素外,其余药物的祛痰作用多与所含皂苷有关。皂苷能刺激胃黏膜或咽喉黏膜,反射性的引起轻度恶心,增加支气管腺体的分泌,从而稀释痰液而发挥祛痰作用。与皂苷祛痰作用不通,杜鹃素祛痰作用机制有二:①直接作用于呼吸道黏膜,促进气管粘液-纤毛运动，即增强呼吸道清除异物的功能。②黏痰溶解作用。可使呼吸道分泌物中酸性粘多糖纤维断裂，同时降低唾液酸的含量，黏液黏稠度下降，易于咯出。此外，牡荆中的β-丁香烯亦有溶解黏痰的作用。

单纯的祛痰，并未消除痰液产生的原因，现代医学研究认为，慢性支气管炎患者，支气管黏膜的粘液腺数量增加，这是由浆液腺转化而成，而慢性炎性刺激，又使大量纤维上皮细胞转化为杯状细胞，从而分泌大量难以咯出的黏液性痰。研究证实，许多杜鹃花科植物，如满山红、烈香杜鹃、小叶枇杷等的提取物，不仅有祛痰作用，而且能使实验性慢性支气管炎大鼠气管各段（尤其是细小气管）杯状细胞数目明显减少，浆液腺数目重新多于黏液腺，使痰液由黏液性痰转为易于咯出的以浆液为主的黏液浆液痰。此外，如桔梗、前胡、苦杏仁等的抗炎作用，也有利于缓解呼吸道炎症，减少炎性分泌物的产生。

（2）平喘作用：实验证实，浙贝母、葶菜、苦杏仁、款冬花、洋金花、旋覆花、枇杷叶等有一定的扩张支气管，改善通气功能，平喘作用。中药的平喘作用机制亦是多方面的。如浙贝碱能扩张家兔、猫支气管平滑肌，并抑制犬唾液分泌，其盐酸盐给家兔或猫滴眼，有扩瞳作用；马兜铃浸剂能对抗乙酰胆碱或毛果芸香碱所致支气管痉挛，但对 $BaCl_2$ 引起的平滑肌收缩无效；洋金花中所含的莨菪类生物碱的平喘作用等，均可能与 M 受体的阻断作用有关。款冬花醚提取物在小剂量下对支气管有扩张作用，加大剂量有升压作用，由于六羟季铵能对抗其升压作用，故推测其平喘机制与神经节兴奋有关。桔梗皂苷、款冬花醚提取物能抑制组胺所致豚鼠支气管痉挛，其作用可能与抗过敏有关。竹茹中含有抑制磷酸二酯酶成分，如 4-羟基苯甲醚、3，5-二甲氧基-4-羟基苯甲醛，可使支气管平滑肌内 cAMP 增高，从而降低平滑肌紧张性，并抑制肥大细胞释放过敏性介质，产生类似氨茶碱的平喘作用。至于虽不归入本章，但平喘作用确切的尚有麻黄碱类生物碱，主要通过拟交感作用，可兴奋 β_2 受体而平喘。

事实上，除直接抑制支气管痉挛可以缓解哮喘症状外，本类药物尚可通过其他一些作用，改善哮喘病人的唤起功能。

例如现代医学认为，分布在第 17 分支以下的小支气管、肺泡上的小动脉，在哮喘发作时，因肺泡缺氧，会发生痉挛，从而使肺毛细血管血流灌注量减少，从而影响血-气交换，这时单纯扩张支气管，引起通气与血流的比例失调。瓜蒌虽未见有明显的扩张支气管的报道，但其扩张微小动脉的作用十分明显，古人说瓜蒌“宣畅胸膈”，可能与本品促进肺血管循环，改善肺换气功能有关。

又如杏仁苷不仅能促进正常动物肺表面活性物质的合成，对静脉注射油酸所致呼吸窘迫症的家兔，亦能促进肺肺表面活性物质的合成，同时改善呼吸窘迫症状。

此外，通过强心作用改善心衰病人的呼吸困难症状，也是某些化痰平喘药的作用机制，如葶苈子，古人有“泻肺平喘”的记载，《金匮要略》用葶苈大枣泻肺汤治“喘不得卧”。而现代研究除证实所含毒毛旋花子配基等具有明显强心苷样作用外，并未发现葶苈子有任何止咳、平喘、祛痰作用，结合临床用葶苈制剂治疗充血性心力衰竭的事实，可以认为，葶苈的平喘作用，主要通过增加心肌收缩力，减轻心衰病人肺瘀血水肿状态而实现的。

（3）镇咳作用：半夏、苦杏仁、桔梗、款冬花、贝母、百部、满山红、紫菀等，均有程度不等的镇咳作用，动物实验证实，半夏、小叶枇杷（烈香杜鹃）、苦杏仁、百部等的镇咳作用都在中枢神经系统，但作用稍弱。虽不归入本章节，但镇咳作用较明显的甘草，其镇咳作用兼具中枢和外周，甘草皂苷抗炎、保护咽壁黏膜，可缓和咽喉刺激，减轻咳嗽反射的发生，甘草次酸亦为一个作用较强的中枢镇咳药。

(4)抗炎作用:半夏、天南星、桔梗、杏仁、枇杷叶、前胡等均有程度不等的抗炎作用。半夏抗炎与其糖皮质激素样作用有关;桔梗皂苷是桔梗抗炎的主要有效物质,是通过阻止 NF-κB(核转录因子 κB)的活性,减少 iNOS 和 COX-2 基因的表达,抑制 iNOS 和 COX-2 作用,从而发挥抗炎作用;杏仁的胃蛋白酶水解产物对棉球引起的大鼠肉芽肿炎症有抑制作用,而不抑制角叉菜胶引起的大鼠脚爪急性肿胀及佐剂所致大鼠关节炎一、二期损伤的发展,从杏仁中提得的蛋白质成分 KR-A 和 KR-B 都表现明显的抗炎作用。枇杷叶三萜酸是其主要抗炎的物质基础,抗炎作用与抑制致炎因子的表达有关。

2. 祛广义之"痰"　从现代研究看,流连于皮肤、经络、脏腑的痰,各有其病理生理特点。如痰湿,多指水液代谢失调,包括组织间隙积液和细胞水肿引起的器官组织功能障碍;痰饮多指腔道(如呼吸道、胃肠道、胸腹腔)积液;痰浊多指血脂增高,内脏脂肪沉积,病理产物和代谢产物在体内滞留;痰核多指组织的良性或恶性增生,炎性结节;痰窠多指纤维囊性变;经络老痰、脏腑停痰多指慢性纤维组织增生(如肝硬化)、慢性脓肿(如皮下结核性冷脓肿、金黄色性葡萄球菌或大肠杆菌引起的化脓性病灶),或指肢体或内脏功能障碍。因此,作为祛广义之痰的祛痰药,其药理学基础亦是多方面的,代表性作用有:

(1)抗肿瘤、消瘿瘤:半夏为消痞散结的要药,研究发现,其多糖组分有多形核白细胞活化作用和抗肿瘤作用,多种半夏炮制品的总生物碱体外对白血病细胞株 K_{562} 均有抑制作用,临床治疗子宫颈癌、食管、贲门癌性梗阻,亦有一定的疗效。同属植物掌叶半夏所含葫芦巴碱、β-谷甾醇亦有明显的抗肿瘤作用。化痰药中具抑瘤活性的尚有天南星、昆布、海藻、黄药子、猪牙皂等。缺碘会引起甲状腺肿,即中医所谓的"瘿瘤",海藻、昆布含碘较高,临床可用于单纯性甲状腺肿。海藻、昆布复方用于甲状腺瘤、甲亢亦有疗效。

(2)豁痰开窍与调节神经系统的功能:天南星、白附子长于化痰祛风止痉,临床用于癫痫和破伤风等证,天南星水煎液能提高动物电惊厥阈,对抗戊四氮、咖啡因、烟碱引起的惊厥,降低死亡率。白附子对小鼠实验性破伤风有预防和治疗效果,此外,半夏厚朴汤常用于治疗梅核气(咽喉部异物感、癔球症),可能与其调节神经系统功能有关。

(3)化痰宣痹与心血管活性:中医认为,痰浊阻痹心窍,心阳不振,而致胸痹,症见喘息咳唾,胸背痛,心下痞,瓜蒌薤白白酒汤、瓜蒌薤白半夏汤等,尤为治疗胸痹症的重要方剂,研究发现,瓜蒌提取物有较强的扩张冠状动脉,提高心肌抗缺氧能力,抑制血小板聚集,抗心律失常作用,这是治疗胸痹症的药理学基础。此外,前胡、浙贝母、川贝母、桔梗等亦有一定的扩冠、降血压作用。

(4)降血脂作用:中医认为"肥人多痰",提示"痰证"与脂肪代谢异常亦有一定的关系。《本草求真》谓海藻"久服令人瘦"。现代研究证实,海藻、昆布、海带所含褐藻酸、多糖对高脂血症动物有明显的降血脂作用,并能减轻动脉粥样硬化的发生。

纵观化痰方药的研究现状,化痰止咳平喘药存在如下不足:

(1)同类方药比较研究不足:在传统中医药理论方面,由于"痰"的内涵太广,故化痰方药种类繁多,各有其应有的特点,但现代药理研究中同类方药特异性研究较少,即使针对有形之痰的止咳化痰平喘药,其效价强度、效度和作用特点的研究缺乏对比性研究。

(2)痰证动物模型研究缺乏:由于痰有有形之痰和无形之痰之分,临床表现多样,有关"痰证"的病理研究则显得相对薄弱,除呼吸道之痰可结合现代药理进行止咳、平喘、祛痰试验外,对广义之痰研究甚少,目前研究多采用病的动物模型进行研究,固然部分的揭示了本类药物的部分药理作用,但由于痰证动物模型的缺乏,不同化痰止咳平喘药个性特征的研究少见。

(3)无形之痰研究不足:目前本类药物研究中针对呼吸道有形之痰研究较多,但针对无形之痰的研究显得比较薄弱,因此现代药理对本类药物的研究,应开拓思路,除阐明其对呼吸系统的作用机制外,对心血管系统、神经系统、抗肿瘤作用的研究尚需加强。

二、常用药物

(一)化痰药

半　夏

本品为天南星科植物半夏 *Pinellia ternata*(Thunb.)Breit. 的干燥块茎。半夏块茎含挥发油,β-谷甾醇(β-sitosterol),胆碱(coniine)、葡萄糖苷、多种氨基酸、皂苷、辛辣性醇类、左旋麻黄碱等生物碱及少量脂肪,淀粉等。还从半夏中分离出一种结晶性蛋白质-半夏蛋白Ⅰ等。半夏味辛,性温,有毒。归脾、胃、肺经。

【功效与药理】

1. 燥湿化痰　本品辛温而燥,为燥湿化痰之要药,善治各种湿痰病证。《医学启源》云:"治寒痰饮冷伤肺而咳。"《主治秘要》云:"燥胃湿,化痰。"本品的这一功效,主要与其对呼吸和消化系统的作用有关。

(1)镇咳、祛痰:半夏最主要的药效之一是镇咳、祛痰作用,动物实验证明生半夏、姜半夏、明矾半夏的煎剂灌服,对电刺激猫喉上神经或胸腔注入碘液引起的咳嗽具有明显的抑制作用,药后30分钟生效,可维持5小时以上[1]。半夏生品、新老法制品粉末混悬液灌胃,对小鼠氨熏所致的咳嗽有不同程度的抑制作用[2],且半夏水提物的镇咳作用明显强于醇提物,野生半夏明显优于栽培半夏[3]。

(2)对胃肠道的影响:半夏能显著抑制胃液分泌,抑制胃液酸度,其水提醇沉液能降低游离酸和总酸酸度,并能抑制胃蛋白酶活性,对急性胃黏膜损伤有保护和促进恢复作用[4]。有研究表明,姜矾半夏和姜煮半夏对大鼠胃蛋白酶活性及胃液中 PGE_2 的含量无明显影响,而生半夏则能明显降低大鼠胃酸和胃蛋白酶的活性,显著减少胃液中 PGE_2 的含量,对胃黏膜损伤较大,姜制后可以消除生半夏对胃肠黏膜的刺激,保护胃黏膜正常功能。同时,半夏能抑制乙酰胆碱、组胺、氯化钡所引起的肠道收缩,对鹌鹑回肠松弛作用及抗组胺作用的成分是麻黄碱。生半夏能明显促进小鼠胃肠道的运动,而姜矾半夏、姜煮半夏灌胃却可减缓胃肠运动[5]。

(3)抗实验性胃溃疡:半夏水煎醇沉液对大鼠幽门结扎性溃疡、吲哚美辛性溃疡及应激性溃疡的有显著的预防或治疗作用,此外还能显著抑制小鼠盐酸性溃疡及吲哚美辛-乙醇性溃疡的形成,对水浸应激性溃疡也有一定的抑制作用[6,7]。

(4)抗腹泻作用:清半夏75%乙醇提取物5g/kg 和15g/kg,能拮抗蓖麻油和番泻叶引起的小鼠腹泻,显著抑制醋酸所致小鼠腹腔毛细血管通透性亢进,对小鼠胃肠的推动运动无明显影响[8]。

2. 降逆止呕　半夏为止呕要药。各种原因的呕吐,皆可随证配伍用之,对痰饮或胃寒呕吐者尤宜。

半夏加热炮制或加明矾、姜汁炮制的各种制品,对阿扑吗啡、洋地黄、硫酸铜引起的呕吐,都有一定的镇吐作用,上述三种催吐剂的作用机制不同,而半夏都可显示镇吐作用,由此推断其镇吐机制可能和中枢与外周均有关。半夏中的生物碱对顺铂、阿朴吗啡致水貂呕吐均有抑制作用，可能是其镇吐作用的有效成分[9]。半夏的各种制剂经灌服或皮下给犬、猫等，对阿朴吗啡、洋地黄引起的呕吐都有止吐作用[10]。犬、猫、鼠等动物实验均证明制半夏有镇吐作用，生半夏则有催吐作用，但半夏粉在 120℃焙 2～3 小时，即可除去催吐成分，而不影响其镇吐作用，半夏催吐和镇吐分别属于两种不同成分所致。

3. 散结消肿　本品内服或外用，可治瘿瘤、痰核及痈疽肿毒，现亦用于癌症。故《主治秘要》谓本品有“消肿散结”之功。

半夏蛋白、多糖、生物碱均具有抗肿瘤作用。半夏各炮制品总生物碱对慢性髓性白血病细胞(K562)有抑制作用[11]，从半夏中提取到的多糖具有较强的网状内皮系统激活活性，能抑制肿瘤的发生和增殖，对 S_{180}、H_{22}、EAC 三种瘤株引发的实体瘤瘤重均有不同程度的抑制作用，可诱导 SH-SY5Y、PC_{12} 细胞凋亡、抑制 PC_{12} 的生长、增殖，可能通过诱导肿瘤细胞凋亡产生抗癌作用[12]。从鲜品半夏中分离得到一组活性蛋白，其 30％硫酸铵沉淀部分抑制 Bcl-7402 细胞的生长，有较强的促肿瘤细胞凋亡作用[13]。半夏醇提取液能抑制人结肠癌细胞(HT-29)、直肠癌细胞(HRT-18)和肝癌细胞($HepG_2$)生长，延长腹水模型小鼠的生存时间，并能抑制荷瘤小鼠瘤体生长，说明其具有抗肿瘤作用[14]。制半夏水煎液具有抑制基质金属蛋白酶(MMP-16)活性的作用，发挥其阻止肿瘤的生长和转移的作用[15]。

4. 其他作用

(1)抗生育和抗早孕：半夏蛋白皮下注射达到一定剂量时(30mg/kg)具有明显的抗早孕效果，抗孕率达到 100％。半夏蛋白抗早孕的作用部位在子宫内膜，半夏可引起内源性孕酮下降而造成早孕小鼠流产，并可通过外源性绒毛膜促性腺激素或孕酮逆转其作用[16]。子宫内注射半夏蛋白 500μg，其抗兔胚胎着床率达 100％，其机制可能是半夏蛋白结合在子宫内膜腺管的上皮细胞膜上，改变了细胞膜生物学行为所致。

(2)抗心律失常：用柱层析分离法得到的半夏提取物 0.56～0.88mg/kg 醇溶剂，静脉注射对氯化钡引起的犬室性心律失常有明显的对抗作用。

(3)降血脂：半夏可以阻止或延缓食饵性高脂血症的形成，并对高脂血症亦有一定的治疗作用，其中对降低总胆固醇(TC)和低密度脂蛋白胆固醇(LDL-C)的作用较明显[17]。

(4)镇静、镇痛作用：半夏能抑制中枢神经系统，具有一定程度的镇痛、抗惊厥作用。口服清半夏醇提物 5g/kg 和 15g/kg 能显著地延长小鼠对热痛刺激甩尾反应的潜伏期，减少由醋酸引起的小鼠扭体反应次数[6]。掌叶半夏超临界 CO_2 乙醇萃取物($SEE\text{-}CO_2PP$)能对抗青霉素诱发惊厥行为和痫样放电，具有抗惊厥作用[18]。同时，半夏、钩藤生物总碱 4∶1配伍时抗惊厥呈现协同作用[19]。采用阈下和阈上剂量戊巴比妥钠致小鼠睡眠法，发现大剂量的生半夏醇提取物能明显延长戊巴比妥钠小鼠睡眠时间，具有显著的镇静催眠作用[20]。

此外，半夏还具有抗炎，抑菌，抗氧化等作用。半夏生物碱类成分是抗炎作用的主要有效部位之一，对二甲苯致小鼠耳廓肿胀、醋酸致小鼠毛细血管通透性的增加以及大鼠棉球肉芽肿的形成均有明显的抑制作用[21]。半夏细粉对大肠杆菌、金黄色葡萄球菌、铜绿假单胞菌抑制效果比较明显，其中对金黄色葡萄球菌的抑制效果最好，对真菌作用不明显[22]。半夏中的 β-谷甾醇对氧自由基具有较强的抑制作用，对油脂也有较强的抗氧化作用，有作为天然油脂抗氧化剂的潜力[23]。

【毒理研究】

急性、长期毒性：小鼠灌胃给药生半夏混悬液的 LD_{50} 为 42.7g/kg，小鼠腹腔注射半夏

浸膏的 LD_{50} 为生药 325mg/kg。生半夏混悬液 9、4.5、2.25g/kg 小鼠灌胃给药，各组均显著地抑制小鼠体重增长，且有死亡。生半夏引起中毒的靶器官主要是肝、肠和肾脏，病理学检查未见明显病理形态学改变[24]。

生殖毒性：生半夏粉 9g/kg 灌胃，对妊娠雌性大鼠和胚胎均有非常显著的毒性，而相同剂量的制半夏粉与对照组无明显的差异，但是制半夏汤剂 30g/kg(相当于临床常用量的 150 倍)则能引起孕鼠阴道出血，胚胎早期死亡数增加，胎儿体重显著降低，生半夏汤剂 30g/kg 对大鼠妊娠和胚胎的毒性与制半夏汤剂无差异[25]。

黏膜刺激性：用生半夏混悬液给家兔点眼后，均有不同程度眼结膜水肿、水泡、眼睑轻度外翻；给家鸽服用后引起呕吐，解剖鸽嗉囊，可见黏膜有不同程度的出血；给小鼠服用后失音，解剖喉部有明显水肿和充血[26]。

致畸、致癌、致突变：生半夏、姜半夏、法半夏的水煎剂腹腔注射均有致畸作用，以生半夏最为明显，其致突变频率与丝裂霉素接近。采用骨髓细胞染色体分析技术，观测两种制半夏的致突变作用发现二种半夏注射剂诱发致突变频率明显高于空白组，与致突变剂丝霉素 C 相近，提示两种炮制半夏对小鼠遗传物质具有损害作用。近年发展起来的小鼠骨髓与胎鼠肝脏血微核分析作为手段，检测发现姜半夏不仅能致母体细胞遗传物质的改变，而且还可通过胎盘屏障对胎儿细胞有诱变作用[27]。

【主治】痰多咳喘，痰饮眩悸，风痰眩晕，痰厥头痛，呕吐反胃，胸脘痞闷，梅核气；生用外治痈肿痰核。

【现代应用】

1. 妊娠恶阻　将半夏 30g 用清水淘洗数遍至无味为度，置清洁无药味的砂锅内，文火煎煮 45 分钟，去渣取清汤约 100ml，调入已研好的山药末 30g，煎 3～4 沸，成粥糊状，调入白砂糖适量，稍冷后频频食之，每次量由小渐增，每日 1 剂，并可随症加用他药[28]。

2. 甲状腺肿瘤　生半夏 10g，随证加味，水煎 15 分钟以上，隔日或 2～3 日 1 剂，连服 20 剂。治疗甲状腺肿瘤 91 例，痊愈(超声波检查及局部检查肿物消失)48 例，有效(肿物缩小 1/3 以上)15 例，无效 28 例，总有效率为 69.2%。治愈者最多服药 135 剂，最少 25 剂，平均 71 剂[29]。

3. 宫颈糜烂　将生半夏洗净晒干，研粉过筛，装瓶备用。治疗时先将宫颈糜烂面分泌物擦净，用带线棉球蘸半夏粉适量，紧贴宫颈糜烂面，线头露阴道外，24 小时后自行取出。每周上药 1～2 次，8 次为 1 疗程。上药时如药粉撒在阴道壁上，应立即用生理盐水棉球擦净，否则会产生烧灼感甚至引起水泡[30]。

4. 急性乳腺炎　生半夏、葱白等量，共捣为泥，做成枣核大小的栓剂，塞入健侧鼻腔，30 分后取出栓剂，每日 3～5 次。治疗期间嘱患者多饮开水。用药 1～2 日后症状、体征消失，排乳通畅者 32 例；症状基本消失，硬块明显缩小，能正常哺乳者 3 例[31]。

5. 小儿腹泻　半夏捣烂研极细末，患者就诊时，取适量药末，用白酒调湿，敷于穴位上，覆盖纱布，外用胶布固定，每日更换 1 次，一般 3 次即愈[32]。

6. 急慢性化脓性中耳炎　生半夏研末溶于米酒或 50%酒精中(1 份半夏，3 份酒精)浸泡 24 小时以上，取上层澄清液滴耳。用时，先用双氧水洗涤外耳道，然后滴入药液数滴，每日 1～2 次[33]。

7. 外伤出血　生半夏末 3g 散布伤口，不足两分钟血止。又撒少许，纱布包，3 日换药时伤口渐合，数日后伤口愈合，瘢痕细小[34]。

8. 治疗癫痫　采用鲜半夏浸入冷水中半个月，每日换水 1 次，去除上浮之泡沫，然后置砂锅内煮沸。立即取出以冷水冲洗淘净，连续煮沸 3 次，晒干研末后装入胶囊，共治疗 12 例，痊愈 5 例，显效 5 例，无效 2 例[35]。

9. 治疗产后尿潴留　将生半夏及大蒜 2 瓣，加水少许，敷于脐中及关元穴，治疗 11 例，结果均获治愈，其中治疗 1 次痊愈者 7 例[36]。

【不良反应】生半夏对口腔、喉头和消化道黏膜有强烈刺激性，人误服后可引起口腔、舌、喉充血、肿胀，甚至溃烂，大剂量可抑制中枢神经系统和心脏传导系统，严重者可因喉头水肿、呼吸困难、抽搐等并发窒息而死亡。误食生半夏可使口腔和舌咽产生麻木、肿痛，张口困难，胃部不适，恶心及胸前压迫感等，严重可使呼吸迟缓而不整，痉挛，最后麻痹而死亡[37]。对以口腔、舌、喉发痒，疼痛，流涎为临床表现的急性半夏中毒，应迅速洗胃以清除尚未吸收的毒物，及时予以生姜等解毒，对有抽搐者给予止痉，以及其他对症支持治疗[38]。

主要参考文献

[1] 李仪奎，等．中药药理学．北京：中国中医药出版社，1992．157

[2] 汤玉姝，等．半夏炮制前后药效的比较．中成药，1994，16(9)：21

[3] 白权，等．不同产地半夏祛痰镇咳作用比较．中国药理学通报，2004，20(9)：1059

[4] 刘守义，等．半夏抗溃疡作用机制的实验研究．辽宁中医杂志，1992，(10)：42

[5] 吴皓，等．半夏姜制对动物胃肠道功能的影响．中国中药杂志，1994，19(9)：535

[6] 沈雅琴．半夏的镇痛、抗溃疡和抗血栓形成作用．中国生化药物杂志，1998，19(3)：141

[7] 刘守义，等．半夏抗溃疡的实验研究．中药药理与临床，1993，9(3)：27

[8] 沈雅琴．半夏的抗腹泻和抗炎作用．中药药理与临床，1998，14(2)：29

[9] 王蕾．半夏生物碱含量测定及止呕研究．中国药理学通报，2005，21(7)：864

[10] 肖培根，等．新编中药志．北京：化学工业出版社，2002：372

[11] 陆跃鸣，等．半夏各炮制品总生物碱对慢性白血病细胞(K562)的生长抑制作用．南京中医药大学学报，1995，11(2)：54

[12] 赵永娟，等．半夏多糖抗肿瘤作用研究．中国药理学通报，2006，22(3)：368

[13] 付芸，等．半夏蛋白抗肿瘤活性组分的提取分离．中国中医药信息杂志，2007，14(1)：45

[14] 郑国灿．半夏提取液的抗肿瘤性研究．四川中医，2004，22(9)：9

[15] 戈宏焱，等．制半夏抑制基质金属蛋白酶活性及抗肿瘤机制的实验研究．时珍国医国药，2008，19(12)：2838

[16] 游素碧，等．半夏蛋白研究进展．科技情报开发与经济，2006，16(16)：165

[17] 洪行球．半夏降血脂作用研究．浙江中医学院学报，1995，19(2)：28

[18] 陈靖京，等．掌叶半夏超临界 CO_2 乙醇萃取物的抗惊厥作用．中国药理学与毒理学杂志，2007，21(6)：449

[19] 成银霞，等．半夏生物总碱和钩藤生物总碱抗小鼠、大鼠惊厥的协同作用．中国药学，2007(16)：139

[20] 詹爱萍，等．半夏、掌叶半夏和水半夏对小鼠镇静催眠作用的比较研究．中药材，2006，29(9)：964

[21] 周倩，等．半夏药材中总生物碱部位抗炎作用的研究．南京中医药大学学报，2006，22(2)：86

[22] 王桂芳．半夏有效部位提取物对常见细菌及酵母样真菌的体外抑菌实验的研究．药物研究，2009，2(4)：1588

[23] 刘慧琼，等．半夏中 β-谷甾醇的抗氧化作用研究．广东药学院学报，2004，20(3)：281

[24] 杨守业，等．半夏炮制对小白鼠急性、亚急性和蓄积性毒性研究．中成药，1988，(7)：18

[25] 杨守业,等. 半夏对大白鼠妊娠及胚胎的毒性研究. 中西医结合杂志,1989,9(8):481
[26] 李国亮. 半夏的毒性及临床应用. 中草药,1999,30(2):156
[27] 王小红,等. 姜半夏致突变性实验研究. 江苏中医药,2002,23(8):42
[28] 王明庆. 生半夏治疗妊娠恶阻. 四川中医,1998,16(1):50
[29] 陈婉竺. 生半夏为主治疗甲状腺肿瘤 91 例. 福建中医药,1992,23(2):39
[30] 张翠英. 生半夏粉治疗宫颈糜烂 60 例. 河南中医,2001,21(4):52
[31] 曲华清. 半夏葱白栓塞鼻治疗急性乳腺炎 38 例. 中国民间疗法,2003,11(3):19
[32] 康红. 生半夏外用治疗小儿腹泻. 中医杂志,2001,48(3):137
[33] 许颖富. 半夏的临床新用. 光明中医,2006,21(11):43
[34] 杨文山. 半夏外用止血生肌祛瘀消瘢. 中医杂志,2001,42(2):75
[35] 王玉平. 半夏粉治癫痫. 中医杂志,2001,42(2):73
[36] 袁泉. 半夏外用治疗产后尿潴留. 中医杂志,2001,42(2):75
[37] 贾俊斌,等. 误食生半夏中毒 11 例报道. 中国乡村医生杂志,1999,15(3):44
[38] 张在其. 急性生半夏中毒 14 例临床分析. 中国乡村医生杂志,2000,6:39

天 南 星

本品为天南星科植物天南星 *Arisaema erubescens* (Wall.) Schott.、异叶天南星 *Arisaema heteropyllum* BL.、东北天南星 *Arisaema amurense* Maxim. 或虎掌 *Pinellia pedatisecta* Schott 的干燥块茎。天南星属植物块茎大都含有三萜皂苷,安息香酸(benzoic acid),淀粉,D-甘露醇等。天南星含 0.419%的氨基酸,0.596%的β-谷甾醇和钙、磷、铝、锌等 21 种无机元素。异叶天南星含 0.1227%的氨基酸,0.477%的β-谷甾醇和钙、磷、镁、铝、锌等 21 种无机元素。虎掌含多种生物碱和环二肽类化合物,天南星味苦、辛,性温,有毒。归肺、肝、脾经。

【功效与药理】

1. 燥湿化痰　本品苦辛温燥,功能燥湿化痰,治疗湿痰壅肺之咳嗽痰稠等证。天南星煎剂 1g/kg 灌胃,对麻醉兔有明显的祛痰作用,可能与其所含皂苷有关。采用小鼠酚红排泄法进行实验,初步结果表明,天南星水剂及掌叶半夏水剂口服有祛痰作用[1]。

2. 祛风止痉　本品善祛风痰,尤能解痉,其祛风止痉功效主要体现在以下几方面:

(1)抗惊厥作用:天南星具有一定的抗惊厥作用,不同品种天南星的抗惊厥作用不同。小鼠腹腔注射天南星水浸剂 3g/kg,可明显对抗士的宁、戊四氮及咖啡因引起的惊厥,但不能对抗电休克的发作,同时发现高温可能会破坏天南星水提取液中的抗惊厥有效成分[2]。腹腔注射天南星煎剂,能提高兔的电惊厥阈,降低戊四氮、咖啡因和士的宁对小鼠所致的惊厥率及士的宁的死亡率,但不能防止小鼠或大鼠最大电休克发作。

(2)镇静、镇痛作用:天南星煎剂有明显镇静作用,能延长戊巴比妥钠催眠作用时间,虎掌南星生、制品浸剂 0.2ml/10g(10g/kg)腹腔给药能明显减少小鼠自主活动和有明显协同戊巴比妥钠催眠作用,生、制品无明显差异[3]。小鼠热板法表明天南星有明显的镇痛作用,且天南星生品、果实、炮制品的镇痛效果较好,制南星、胆南星无明显镇痛作用[4]。

3. 散结消肿　本品辛散,有散结消肿之功。生南星中的 D-甘露醇结晶有抑瘤活性。体外对 Hela 细胞有抑制作用,对小鼠实验性肿瘤包括肉瘤 S_{180},HCA 实体型,鳞状上皮子宫颈癌都有明显的抗癌作用。天南星提取物对肝癌 SMCC-7221 细胞增殖有显著抑制用,能诱导 SMMC-7721 细胞程序性凋亡,诱导细胞凋亡的机制可能是通过激活特定的传导通路 caspase 途径[5]。另外,天南星与马钱子配伍的水提液在一定剂量下对小鼠移植性肿瘤

H_{22}生长具有明显的抑制作用，且毒副作用较小[6]。

4. 其他作用

(1)抗菌作用：天南星块茎的醇提物对革兰阴性菌，大肠埃希菌、鸡大肠杆菌、猪大肠杆菌和革兰阳性菌，金黄色葡萄球菌、藤黄微球菌、腊状芽孢杆菌、短小芽孢杆菌均有抑制作用，可使细胞的细胞壁缺失，细胞膜破裂，成为颗粒状残体而致死，作用机制可能是天南星中的皂苷成分，抑制了菌体分裂所需的蛋白或酶类[7]。

(2)抗氧化作用：南星块茎分得 2 种生物碱均能不同程度地清除超氧阴离子自由基，抑制肝线粒体脂质过氧化和膜 ATP 酶反应，虎掌南星醇提取液对亚油酸自动氧化的抑制率为 96.1%，与其抗氧化性能呈正比，能显著增强小鼠 GSH-Px（谷胱甘肽过氧化物酶）和 CAT（过氧化氢酶）活性[8]。

(3)对心血管的作用：天南星中的两种生物碱 S_{201}、S_{202} 对犬的离体心房和乳头肌收缩力及窦房结频率均有抑制作用，并能拮抗异丙肾上腺素对心脏的作用。但对冠脉血流量和冠脉阻力无明显作用。掌叶半夏碱乙（腺嘌呤合成品）对犬、猎及大鼠均有降压作用，而对心率无明显影响，冠脉流量无变化，心肌耗氧量有降低趋势，左室作功明显减少[9]。虎掌南星的二酮哌嗪类生物碱能对抗乌头碱所致实验性心律失常，而其氯仿部分的作用更为显著，并能延长心肌细胞的动作电位的有效不应期[10]。

此外，天南星还有祛痰，抗炎等作用。家兔灌胃天南星煎剂能显著增加呼吸道黏液分泌，认为是由于本品含有皂苷，对胃黏膜具有刺激性，因而在口服时能反射性地增加气管或支气管的分泌液。天南星复方三生针对组织水肿胀，炎性渗出以及毛细血管通透性增高均有抑制作用，其既能直接产生抗炎作用，又能通过提高垂体-肾上腺系统功能而发挥抗炎作用。

【毒理研究】

生南星对口腔、咽喉及皮肤有很强的刺激性，可使兔眼结膜出现明显的水肿反应和小鼠腹膜刺激引起的扭体反应[11]。

小鼠按 20g/kg 的剂量一次性灌胃给予东北南星生品 50%的混悬液，小鼠均未发生中毒或死亡。日总剂量达 60g/kg，连续 7 天，亦不引起小鼠死亡或中毒[12]。天南星醇浸膏给小鼠皮下注射，可使动物因惊厥而死。天南星水浸液小鼠腹腔注射的 LD_{50} 为 13.5g/kg。掌叶半夏混悬液 10g/kg 或水提液 120g/kg，灌胃小鼠，动物无死亡。掌叶半夏混悬液 6g/(kg·d)、水提液 30g/(kg·d)，灌胃小鼠连续 21 天，与对照组相比，其外观、体重及心、肝、脾、肺、肾及十二指肠等动物脏器的组织学检查均未见明显异常。

【主治】顽痰咳嗽，风痰眩晕，中风痰壅，口眼㖞斜，半身不遂，癫痫，惊风，破伤风。生用外治痈肿，瘰疬，蛇虫咬伤，跌打损伤。

【现代应用】

1. 宫颈癌　采用阴道局部应用及口服汤药相结合的疗法治疗 105 例。内服药物：鲜南星 15 克逐渐增加到 45 克煎汤内服；局部用药：采用栓剂或针剂，栓剂每个含生药 50 克，塞在宫颈管内；针剂：每支 2 毫升，含生药 10 克，每日或隔日 4 毫升，注入宫颈及宫旁组织。平均疗程为 3～4 个月，近期治愈 20 例，显效 46 例，有效 16 例，有效率为 78%[13]。

2. 冠心病　南星、生半夏水泛为丸，每服 3.5g，1 日 3 次，治疗 50 例冠心病，其中稳定性、劳累性心绞痛 31 例，心律失常 16 例，陈旧性心肌梗死 3 例[14]。

【不良反应】天南星不良反应主要表现在对口腔、咽喉及皮肤黏膜有很强的刺激性。误食可致咽喉烧灼感、口舌麻木、水肿流涎、张口困难，口黏膜糜烂以至坏死脱落等症状，严重者窒息，继而中枢神经系统受到影响，出现头晕心慌、四肢麻木，甚至昏迷、窒息、呼吸停止，有的可能引起智力发育障碍等[15]。全身反应有头昏、心慌、四肢发麻，呼吸开始缓慢不均，而后麻痹，严重者昏迷、窒息或惊厥，最后呼吸麻痹至死亡。

主要参考文献

[1] 赫炎，等．胆南星不同炮制品的药效和毒性实验研究．中药材，1997，20(9)：459

[2] 毛淑杰，等．天南星(虎掌南星)抗惊厥作用探讨．中药材 2001，24(11)：813

[3] 毛淑杰，等．天南星(虎掌南星)生、制品镇静抗惊厥作用比较研究．中国中药杂志，1994，19(4)：218

[4] 刘纯，等．天南星及炮制品镇痛作用与毒性相关性的实验观察．北华大学学报，2001，2(6)：495

[5] 杨宗辉，等．天南星提取物诱导人肝癌 SMMC-7721 细胞凋亡及其机制的实验研究．中国老年学杂志，2007，27(2)：141

[6] 张蕻，等．马钱子天南星对小鼠移植性肿瘤 H22 的抑瘤作用．中国药物与临床，2005，5(4)：272

[7] 王关林，等．天南星的抑菌作用及其机制研究．畜牧兽医学报，2004，35(3)：280

[8] 张企兰，等．虎掌南星、白附片抗氧化作用实验研究．中草药，1996，27(9)：544

[9] 郑虎占，等．中药现代研究与应用(第 1 卷)．北京：学苑出版社，1997：848

[10] 秦彩玲，等．有毒中药天南星的安全性和药理活性的研究．中草药，1994，25(10)：527

[11] 吴连英，等．天南星(虎掌南星)生、制品毒性比较研究．中国中药杂志，1997，22(2)：90

[12] 杨中林，等．东北南星不同炮制品的毒性及刺激性研究．中成药，2001，23(2)：101

[13] 江苏新医学院编．中药大辞典，上册．上海：上海人民出版社，1977. 332

[14] 唐荣华．生半夏、生南星治疗冠心病 50 例临床观察．中草药，1989，20(4)：10

[15] 于智敏，等．常用有毒中药的毒性分析与配伍宜忌．北京：科学技术文献出版社，2005：200.

桔　梗

本品为桔梗科植物桔梗 *Platycodon grandiflorum*(Jacq) A. D. C 的干燥根。含多种皂苷，主要为桔梗皂苷(platycodin)，另外还含有菊糖、植物甾醇等。桔梗味苦、辛，性平。归肺经。

【功效与药理】

1. 宣肺化痰，止咳利咽　本品辛散苦泄，功能宣肺化痰止咳，凡外邪犯肺，肺气失宣的咳嗽，不论风寒、风热者均可应用；又能宣肺利咽，善治咽喉肿痛，且能祛痰排脓，用于肺痈咳喘脓痰。本品的上述功效主要表现在以下方面：

(1)祛痰与镇咳：用麻醉犬灌服桔梗水煎剂 1g/kg，呼吸道黏液分泌量显著增加，对麻醉猫也有明显的祛痰作用，可维持 7 小时以上。桔梗皂苷 D 和 D3(单体皂苷)在体内和体外均能增加大鼠和小鼠呼吸道黏蛋白的释放，毒副作用较小，从而发挥更好的祛痰作用[1]。桔梗水提物 750mg/kg 腹腔注射，在机械刺激豚鼠气管黏膜实验中，镇咳效果达 60%。桔梗皂苷亦有镇咳作用，其镇咳 ED_{50} 为 6.4mg/kg(相当于 LD_{50} 1/4 量)。桔梗水煎液可通过增加肺部血管活性肠肽(VIP)、肠三叶因子(TFF3)的表达量，从而改善肺部疾病，发挥祛痰镇咳作用[2,3]。

(2)抗炎：桔梗皂苷对各种炎症模型均有较强的抗炎作用，桔梗皂苷通过阻止 NF-κB(核转录因子 κB)的活性，减少 iNOS 和 COX-2 基因的表达，抑制 iNOS 和 COX-2 作用，从而发挥抗炎作用[4]。桔梗水提物对脂多糖(LPS)诱导的人肺腺癌细胞(A549)中 NF-κB p65 转位有抑制作用，也能降低 NF-κB、抑制因子 I-κB 的表达[5]。

2. 其他作用

(1)降血糖作用：正常家兔灌服桔梗水或乙醇提取物 200mg/kg，可使血糖下降，水和醇提取物 500mg/kg 连续 4 日灌服，对实验性四氧嘧啶糖尿病家兔有降血糖作用，降低的肝糖原在用药后恢复，且能抑制食物性血糖升高，醇提取物的作用较水提取物强。桔梗醇提物能降低链佐星致糖尿病小鼠的高血糖，其机制可能是通过调节组织糖脂代谢或修复胰岛 β 细胞使胰岛素分泌改善有关[6]。

(2)降血脂作用：桔梗可影响血清和肝脏中的脂质代谢。高脂血症大鼠食用含 5% 和 10% 桔梗粉的饲料 3 周，能显著降低血清和肝脏脂肪浓度，降低血清中总胆固醇（TC）、甘油三酯（TG）和低密度脂蛋白（LDL）浓度，升高高密度脂蛋白（HDL）的浓度，同时降低肝脏 TC、TG 的浓度[7]。同时，桔梗还具有抗肥胖作用，通过桔梗皂苷类成分抑制胰脂肪酶活性，从而抑制对食物脂肪的吸收[8]。

(3)免疫调节作用：桔梗水提物可显著刺激小鼠腹腔巨噬细胞增生，抑制细胞增殖，剂量依赖性地促进一氧化氮（NO）、肿瘤坏死因子-α（TNF-α）的产生，同时对白介素（IL）-1β 和 IL-6 也有升高作用[9]。桔梗多糖能诱导鼠巨噬细胞株 RAW264.7 中 NO 的产生和 iNOsmRNA 表达，通过 TLR_4/NF-κB 信号通路产生作用，桔梗多糖也可诱导 TNF-α 的释放[10]。另外，桔梗还具有调节特异性免疫应答的作用，能显著提高多克隆抗体 IgM 的产生和 B 细胞的增殖[11]。

(4)对中枢神经作用：腹腔内、脑室内和鞘内注射对小鼠甩尾、扭体和福尔马林实验有剂量依赖性的抗伤害性感受作用，这种效应与脊髓上的 γ-氨基丁酸（GABA）、N-甲基-D-天冬氨酸（NMDA）和 non-NMDA 受体有关[12]。桔梗皂苷 50、100、200mg/kg 灌胃能抑制小鼠自发性活动，延长环己巴比妥钠的睡眠时间，呈明显的镇静作用。

(5)抗氧化作用：桔梗石油醚部分具有抑制脂质过氧化，清除强氧化剂 1-二苯基-2-苦肼基自由基（DPPH）、超氧化物和 NO 自由基，具有抗氧化作用，其作用强度与二丁基羟基甲苯（BHT）和丁基羟基甲氧苯（BHA）相当[13]。

(6)抗肿瘤作用：桔梗菊粉给 ICR 系雌性小鼠于 1 周中间日灌胃，然后接种艾氏腹水癌细胞，接种后 30 日每日口服或腹腔给予菊粉组分，测定肿瘤重量与对照组比较，其抑制效果达 30%～40%。对腹水型肿瘤小鼠也有相同作用。

另外，桔梗还具有保护肝损伤、抗消化性溃疡、降血压、扩张血管等作用。桔梗水提物能抑制四氯化碳诱导的肝毒性，其机制可能与阻断肝药酶对四氯化碳的生物激活以及清除氧自由基有关[14]。麻醉犬动脉内注射桔梗皂苷 100～400μg，能显著降低后肢血管和冠状动脉的阻力，增加其血流量，其扩张血管作用优于罂粟碱。大鼠十二指肠注入粗桔梗皂苷 25mg/kg，可防止大鼠消化性溃疡的形成，与皮下注射阿托品 10mg/kg 作用相当。

【毒理研究】小鼠灌服桔梗煎剂的 LD_{50} 为 24g/kg，兔灌服本品煎剂 40g/kg，于 24 小时内 5 只全部死亡。桔梗皂苷灌胃小鼠、大鼠 LD_{50} 分别为 420mg/kg 和大于 800mg/kg，腹腔注射则分别为 22.3mg/kg 和 14.1mg/kg，豚鼠腹腔注射 LD_{50} 为 23.1mg/kg。

【主治】咳嗽痰多，胸闷不畅，咽痛，音哑，肺痈吐脓，疮疡脓肿。

【现代应用】

1. 肺炎　桔梗 15g，鱼腥草 36g，煎成 200ml，1 次服 30ml，每日 3～4 次。治疗肺炎 28 例，均为细菌感染。其中 26 例治愈，X 线阴影 5～22 天内吸收，平均 9.4 天，白细胞恢复正常 3.9 天。如与抗生素同用可起协同作用。

2. 急性扁桃体炎 桔梗10g,生地30g,麦冬12g,甘草5g,水煎服,每日1剂。治疗急性扁桃体炎50例,结果45例全身情况恢复正常,局部炎症消失。

3. 声带小结 生炒桔梗、生煨诃子各5g,生炙甘草2g,生熟地6g,水煎服,每日1剂,治疗声带小结36例,显效18例,有效14例,无效4例。

4. 变异性心绞痛 桔梗、贝母、巴豆,按3∶3∶1比例粉碎,取药末装小旱烟锅内,点火吸烟,每次1～3锅,每日三次连续治疗[15]。

5. 流行性出血热 桔梗、川贝母、巴豆(去皮去油),各3g,共研磨成细粉,每日一次,1次服1g,治疗219例危重型出血热严重急性肾衰患者,治愈199例(90.9%)[15]。

【不良反应】桔梗口服一般无毒副作用,偶见恶心、呕吐,重者可见四肢出汗、乏力、心烦。桔梗能导致局部组织兴奋,接触性皮炎及溶血作用。同时桔梗也是一种中枢神经系统的抑制剂,可导致低血压休克。

主要参考文献

[1] Shin CY, et al. Platycodin D and D3 increase airway mucin release in vivo and in vitro in rats and hamsters. Planta Med, 2002, 68(3): 221

[2] 黄颖,等. 桔梗对COPD大鼠不同组织肠三叶因子(TFF3)mRNA基因表达的影响. 中国中医基础医学杂志, 2009, 15(1): 69

[3] 郭明章,等. 桔梗对慢性阻塞性肺疾病大鼠不同组织血管活性肠肽(VIP)含量的影响. 中华中医药学刊, 2009, 27(4): 714

[4] Kim YP, et al. Inhibition of prostaglandin E2 production by platycodin D isolated from the root of platycodon grandiflorum. Planta Med, 2001, 67(4): 362

[5] Lee JH, et al. Anaqueous extract of Platycodi radix inhibits LPS-induced NF-kappaB nuclear translocation in human cultured airway epithelial cells. Int J Mol Med, 2004, 13(6): 843

[6] 郑杰,等. 桔梗醇提物对链尿菌素致糖尿病ICR小鼠血糖影响研究. 食品科学, 2006, 27(7): 236

[7] 高云芳,等. 桔梗总皂苷对大鼠高脂血症的影响. 中草药, 2000, 31(10): 764

[8] 郑毅男,等. 桔梗抗肥胖机理试验研究. 吉林农业大学学报, 2002, 24(6): 42

[9] Choi CY, et al. Augrnentation of macrophage functions by an aqueous extract isolated from Platycodon grandiflorum. CancerLett, 2001, 166(1): 17

[10] Yoon YD, et al. Toll-like receptor 4-dependent activation of macrophages by polysaccharide isolated from the radix of Platycodon grandiflorum. Int Immuno-pharmacol, 2003, 3(13-14): 1873

[11] Han SB, et al. Polysaccharide isolated from the radix of Platycodon grandiflorum selectively activates B cells and macrophages but not T cells. Int Immuno-pharmacol, 2001, 1(11): 1969

[12] Choi SS, et al. Antinociceptive mechanisms of platycodin D administered intracerebroventricularly in the mouse. Planta Med, 2002, 68(9): 794

[13] Lee JY, et al. Antioxidant activity of phenylpropanoid esters isolated and identified from Platycodon grandiflorum A. DC. Phytochemistry, 2004, 65(22): 3033

[14] Lee KJ, et al. Protective effect of platycodi radix on carbon tetrachloride-induced hepatotoxicity. Food Chem Toxicol, 2002, 40(4): 517

[15] 宋立人,等. 现代中药大辞典,下册. 北京:人民卫生出版社, 2001: 1651

川 贝 母

本品为百合科植物川贝母 *Fritillaria cirrhosa* D. Don、暗紫贝母 *Fritillaria unibracteata* Hsia et K. C. Hsia、甘肃贝母 *Fritillaria przewalskii* Maxim. 或棱砂贝母 *Fritillaria delavayi* Franch. 的干燥鳞茎。前三者按性状不同分别习称"松贝"和"青贝",后者习称"炉贝"。川贝母中含有青贝碱(Chinpeimine),松贝碱甲(Sonpeimine)和松贝碱乙,还含川贝母碱(Fritimine)和西贝素(Sipeimine)。暗紫贝母含有蔗糖和松贝宁(Songbeisine)。甘肃贝母含有岷贝碱甲(Minpeimine),岷贝碱乙(Minpeiminine)。棱砂贝先后分离出西贝母碱(Imperialine),棱砂贝母碱(Delavine),棱砂贝母酮碱(Delavinone),川贝酮碱(Chuanbeinone),棱砂贝母芬酮碱(Dalafrinone)等。尚报道含有自炉贝碱(Beilupeimine),炉贝碱(Fritiminine)。川贝母味苦、甘,性微寒。归肺、心经。

【功效与药理】

1. 清热润肺,化痰止咳　川贝母性寒味微苦,能清肺泄热化痰,又味甘质润能润肺止咳,尤宜于内伤久咳、燥咳、热痰之症,正如《本草汇言》所言:"贝母,开郁、下气、化痰之药也,润肺清痰,止咳定喘,则虚劳火结之症,贝母专司首剂。"

(1)镇咳祛痰:小鼠灌胃川贝母流浸膏 50g(生药)/kg,小鼠呼吸道酚红排泌量显著增加,同时增加气管腺体组织分泌,使痰液黏度下降而达到祛痰作用,加之川贝母对平滑肌的松弛作用也有利于痰液排出与减轻咳嗽,其总皂苷部分可能是祛痰的有效成分[1]。酚红排泌法和氨水引咳法实验结果证明,灌胃湖北贝母总生物碱 57mg/kg 对小鼠有明显祛痰作用,腹腔注射有镇咳作用,伊犁贝母和棱砂贝母的总生物碱分别一次性灌胃给药,具有明显的镇咳、祛痰作用,组织培养川贝和野生川贝均具有显著的镇咳、祛痰作用[2,3]。小鼠灌胃川贝母生物碱 11.3mg/kg 及 56.5mg/kg,对二氧化硫刺激引起的咳嗽无明显镇咳作用,而酚红排泌祛痰试验证明其有非常显著的祛痰作用。

(2)平喘:不同来源的川贝母醇提物注射后能明显增强小鼠耐缺氧能力,并具有扩张小鼠离体肺、支气管作用,栽培瓦布贝母可明显升高小鼠肺脏 cAMP 水平,并有明显的平喘作用[4]。川贝母中的生物碱对卡巴胆碱引起的豚鼠离体气管收缩有较强的抑制作用,能使卡巴胆碱的量效曲线向右移动,提示其平喘作用很可能是通过作用于气管壁 M 受体而起到舒张气管的作用。同时,气管痉挛会导致咳嗽,因此贝母碱抑制 M 受体的同时也起到了一定的镇咳作用[5]。

(3)抑菌:体外抗菌试验表明川贝醇提取物 2g(生药)/ml 在 1∶100～1∶10000 浓度时对金黄色葡萄球菌和大肠杆菌有明显抑菌作用,川贝母碱水浸剂(1∶25)在试管内对星形奴卡氏菌有抑制作用,能抑制星形奴卡菌生长。伊犁贝母对流感嗜血杆菌、金黄色葡萄球菌、肺炎球菌等多种细菌有不同程度的抑制作用。

2. 其他作用

(1)对胃肠道的作用:西贝母碱对离体豚鼠回肠、兔十二指肠及在体犬小肠有剂量依赖性松弛作用,能对抗乙酰胆碱、组胺和氯化钡所致的痉挛,此与罂粟碱的解痉作用相似。湖北贝母醇提取物和总碱对离体豚鼠回肠有松弛作用,平贝母总碱皮下注射或腹腔注射 15mg/kg 或 30mg/kg,对大鼠结扎幽门性溃疡、吲哚美辛型溃疡及应激性溃疡都有抑制作用,胃蛋白酶活性抑制可能是其抗溃疡作用机制之一。

(2)对心血管的作用:猫静脉注射川贝母碱 4.2mg/kg 可引起血压下降,并伴有短暂的呼吸抑制。犬静注西贝母碱可引起外周血管扩张,血压下降,猫静脉注射湖北贝母总碱 30mg/kg,只有短时中等度降压作用,并伴有心率减慢。4 种贝母生物碱(FH_1～FH_4)对离体豚鼠及大鼠心肌、兔胸主动脉条和蟾蜍坐骨神经干生理效应的影响,表明 FH_1 与 FH_4 具有正性肌力、负性频率和舒张血管作用,其作用机制与 β 受体激动剂和强心苷均不同[6]。川贝母中的胸苷和腺苷可抑制由血小板活化因子(PAF)诱导的血小板聚集,发挥抗血栓形成的作用。静脉注射川贝母碱产生持久性血压下降,伴以短时的呼吸抑制,增强豚鼠离体子宫的收缩,抑制离体兔肠。

此外,川贝母总生物碱对小鼠移植肝实体瘤具有明显的抑制作用,肿瘤抑制率与相同剂量的5-FU相当。川贝母总碱对兔瞳孔有明显扩张作用,其作用强度与阿托品间无显著性差异。兔静脉注射川贝母碱可使血糖增高,并维持2小时以上。川贝醇提取物和湖北贝母醇提取物灌胃能明显提高小鼠耐受常压缺氧的能力,存活时间明显延长。

【毒理研究】川贝母的急、慢性毒性实验表明,慢性毒性致使动物气管及支气管有杯状细胞增生、增多。小鼠川贝母碱的最小致死量为40mg/kg,兔为12～15mg/kg,大鼠静脉注射西贝母碱 LD_{50} 为148.4mg/kg。

【主治】肺热燥咳,干咳少痰,阴虚劳嗽,咯痰带血。

【现代应用】

肝硬化腹水:川贝母15g,制甘遂(醋炒要连珠者)15g,共为细末。清晨空腹时用大枣20枚煎汤送服,每周2～3次。腹水消失后,服用补中益气丸。有上消化道出血、心脏病、身体虚弱及高热者勿用[7]。

【不良反应】川贝母所含生物碱成分为节后抗胆碱药物,能阻断乙酰胆碱作用,过量使用可引起中毒,表现为副交感神经抑制,出现头昏,口干咽燥,面颊潮红,口齿不清,继而出现意识障碍,从而呈谵妄状态,伴有精神运动性兴奋,言语及动作增多,躁动不安,皮肤潮红,瞳孔散大,对光反射消失,呼吸急促等症状。

主要参考文献

[1] 姚丽娜,等. 湖北贝母、鄂北贝母、紫花鄂北贝母生物总碱对呼吸系统的药理作用. 同济医科大学学报,1993,22(1):47

[2] 朱丹妮,等. 组织培养川贝母化学成分和药理作用的研究. 中国药科大学学报,1992,23(2):118

[3] 徐惠波,等. 伊犁贝母和梭砂贝母生理活性的初步比较. 中国中药杂志,2000,25(7):391

[4] 莫正纪,等. 引种栽培瓦布贝母、浓蜜贝母与野生川松贝母的药理作用比较研究. 中国中药杂志,1998,23(1):14

[5] 周颖,等. 五种贝母甾体生物碱对豚鼠离体气管条M受体的拮抗作用. 中国药科大学学报,2003,34(1):58

[6] 冯秀玲,等. 四种贝母生物碱对离体心肌、血管及神经生理效应的影响. 中药药理与临床,1999,15(2):11

[7] 王晓杰. 用川贝母组方治疗肝硬化腹水. 中医杂志,2004,45(6):410

浙 贝 母

本品为百合科多年生草本植物浙贝母 *Fritillaria thunbergii* Miq 鳞茎。含浙贝碱(Verticine)、去氢浙贝母碱(Verticinone)、贝母醇等。浙贝母味苦,性寒。归肺、心经。

【功效与药理】

1. 清热化痰,降气止咳　本品功似川贝母而偏苦泄,《本草纲目拾遗》中记载:"解毒利痰,开宣肺气,凡肺家夹风火有痰者宜此。"又云:"大治肺痈、肺痿、咳喘……最降痰气。"本品的这一功效主要体现在两方面:

(1)镇咳:浙贝母碱和去氢浙贝母碱皮下注射或灌胃4mg/kg,对氢氧化铵引咳小鼠、机械刺激引咳豚鼠和电刺激喉上神经引咳猫均有显著镇咳作用。腹腔注射浙贝母醇提物4g

生药/kg 能明显降低咳嗽强度，减少咳嗽次数，但作用不如川贝母和皖贝母[1]，但也有小鼠二氧化硫引咳实验表明浙贝母的镇咳作用略强于川贝母。

(2)解痉：浙贝母醇提物有松弛离体豚鼠气管平滑肌作用，其所含的浙贝甲素能明显加快兔和猫离体肺灌流液流出速度。浙贝甲素和浙贝乙素对卡巴胆碱引起的豚鼠离体气管条收缩均有明显抑制作用，可能是通过作用于气管壁 M 受体而舒张气管[2]。

2. 其他作用

(1)对中枢神经系统的作用：浙贝母碱和去氢浙贝母碱皮下注射 2mg/kg，可使小鼠单位时间内的活动次数明显减少；灌胃 4mg/kg 使戊巴比妥钠引起的睡眠率提高，睡眠时间延长；皮下注射 1mg/kg 可抑制醋酸所致扭体反应[3]。

(2)对平滑肌的作用：浙贝母碱 1∶100000 浓度可使兔离体小肠收缩加强。而浙贝醇 4×10^{-3}g 生药/ml 对乙酰胆碱引起的豚鼠回肠收缩有明显松弛作用。1∶100000 的浙贝母碱可使兔离体子宫收缩加强，已孕子宫比未孕子宫敏感，阿托品不能消除其加强子宫收缩的作用，但预先使用双苄胺能减弱或消除其对子宫的作用。

(3)对心血管的作用：狗(5～10mg/kg)、猫(1～3mg/kg)、兔(10mg/kg)静脉注射较大剂量的浙贝甲素都可以起到降压作用。浙贝甲素、浙贝乙素和贝母新碱具有血管紧张素转换酶抑制活性，半数抑制浓度分别为 312.8μM、165.0μM 和 526.5μM[4]。以灌胃形式给予大鼠浙贝母水煎剂 5g 生药/kg，在低切变率时明显降低全血黏度，抑制红细胞聚集指数，提高红细胞变形能力，但在高切变率时明显增加全血黏度，从而发挥降血脂的作用[5]。

(4)抗菌：浙贝母水提物和醇提物对 6 株幽门螺杆菌有抑制作用，最低抑菌浓度(MIC)都约为 60μg/ml[6]。浙贝甲素通过抑制细菌细胞膜上主动外排泵，增加耐药金葡菌内抗生素的蓄积，发挥逆转细菌耐药作用[7]。浙贝甲素 0.1mg/ml 对真菌啤酒酵母突变型 GL7 和威克海姆原藻的抑制率分别为 27.4%和 29.6%，而浙贝乙素则分别为 25.9%和 17.9%[8]。

(5)抗肿瘤：当浙贝母水提物剂量增至 1.60g/kg(灌胃形式)时明显抑制小鼠移植 Lewis 肺癌增重，抑瘤率为 22.4%，同时明显降低荷瘤小鼠的胸腺脏/体比。浙贝乙素能抑制 3 种人骨髓性白血病细胞系(HL-60，NB4，U937)增殖，IC_{50} 分别为 7.5μM、15.2μM 和 17.4μM，对白血病细胞表现出抑制增殖和诱导分化为成熟细胞的作用[9]。浙贝甲素在体外能抑制急性白血病细胞膜 P 糖蛋白高表达，增加癌细胞内抗癌药物浓度而逆转白血病细胞多药耐药活性[10]。

此外，浙贝母还具有抗炎、抗溃疡、抗腹泻等作用。浙贝母 75%乙醇提取物 0.8g 生药/kg 和 2.4g 生药/kg，都有显著的抗炎作用。浙贝母醇提取物具有显著抗胃溃疡形成作用，可对抗水浸应激性溃疡、盐酸性溃疡形成及吲哚美辛-乙醇性溃疡的形成。浙贝母 75%乙醇提取物对蓖麻油所致的小肠性腹泻和番泻叶所致的大肠性腹泻均有明显减少腹泻次数的作用。

【毒理研究】豚鼠皮下注射浙贝母碱和去氢浙贝母碱 4mg/kg，可使少数豚鼠出现四肢颤动，6mg/kg 出现惊厥死亡。兔静脉注射浙贝母碱最小死量为 10mg/kg，猫为 8～10mg/kg，静脉注射后 15 分钟出现瞳孔中等程度扩大，四肢无力，60 分钟后出现震颤、惊厥、呼吸困难、死亡。小鼠静脉注射浙贝母碱和去氢浙贝母碱最小致死量为 9mg/kg。

【主治】风热或痰热咳嗽，肺痈吐脓，瘰疬瘿瘤，疮痈肿毒。

【现代应用】

1. 慢性咽喉炎　浙贝母、法半夏按 2∶1 比例研为细末备用。临床使用每次 10g，每日 2 次，饭后用温开水送服，疗程为 30 天[11]。

2. 冻疮　取浙贝母、冰片各研成粉末，按 9∶1 比例混合均匀，加适量温开水调成糊状，敷于患处，用消毒纱布固定，24 小时更换，一般 2～4 次可痊愈[12]。

【不良反应】浙贝母中所含去氢浙贝母碱具有中枢抑制作用，如食用过量，则可引起呼吸抑制、瞳孔扩大、震颤、惊厥、甚至呼吸衰竭而死亡。

主要参考文献

[1] 汪丽燕，等．皖贝母与川贝母和浙贝母止咳、祛痰的药理作用比较．安徽医学，1993，14(3)：57

[2] 周颖，等．五种贝母甾体生物碱对豚鼠离体气管条 M 受体的拮抗作用．中国药科大学学报，2003，34(1)：58

[3] 钱伯初，等．浙贝母碱和去氢浙贝母碱的镇咳镇静作用．药学学报，1985，20(4)：306

[4] Oh H，et al. Angiotensin converting enzyme (ACE) inhibitory alkaloids from Fritillariaussuriesis. Planta Med，2003，69(6)：564

[5] 蒋文跃，等．化痰药半夏、瓜蒌、浙贝母、石菖蒲对大鼠血液流变性的影响．中医杂志，2002，43(3)：215

[6] Li Y，et al. In vitro anti-Helicobacterpyloriaction of 30 Chinese herbal medicines used to treat ulcer diseases. J Ethnopharmacol，2005，98(3)：329

[7] 李仝，等．浙贝母对呼吸系统耐药金黄色葡萄球菌逆转作用的临床研究．北京中医药大学学报，2001，24(5)：51

[8] 王理达，等．13 种生药提取物及化学成分的抗真菌活性筛选．中草药，2001，32(3)：241

[9] Pae HO，et al. Differentiation-inducing effects of verticinone，an isosteroidal alkaloids isolated from the bulbus of Fritillaria ussuriensis，on human promyelocytic leukemia HL-60 cells. Biol Pharm Bull，2002，25(11)：1409

[10] 胡凯文，等．浙贝母碱逆转白血病细胞多药耐药的研究．中华血液学杂志，1999，20(12)：650

[11] 周汉清．贝母散治疗慢性咽喉炎效好．中医杂志，2004，45(7)：491

[12] 周红元．浙贝母冰片外治冻疮效佳．中医杂志，2004，45(7)：491

(二)止咳平喘药

苦 杏 仁

本品为蔷薇科植物山杏 *Prunus armeniaca* L. ansu Maximix.、西伯利亚杏 *Prunus sibirica* L.、东北杏 *Prunus mandshurica* (Maxim.) koehne 或杏 *Prunus armeniaca* L. 的干燥成熟种子。苦杏仁中含脂肪油约 50%，苦杏仁苷(Amygdalin)约 3%，蛋白质及多种游离氨基酸。此外，尚含有苦杏仁苷酶(Amygdalase)、苦杏仁酶(Emulsin)及樱苷酶(Prunase)。苦杏仁味苦，性微温，有小毒。归肺、大肠经。

【功效与药理】

1. 降气止咳平喘

(1)镇咳、平喘、祛痰：本品所含苦杏仁苷在下消化道被肠道微生物酶分解或被杏仁本身所含苦杏仁酶分解，产生的氰氢酸和苯甲醛对呼吸中枢有抑制作用，能使呼吸加深，咳嗽减轻，痰易咳出[1]。苦杏仁炮制品小鼠灌胃 0.4g/kg、0.8g/kg，有显著的祛痰作用，豚鼠灌胃 0.8g/kg，有显著的镇咳及平喘作用。生苦杏仁、炒苦杏仁对枸橼酸致咳的豚鼠模型有明显的止咳平喘作用，两者相比无显著性差异[2]。苦杏仁苷 200μmol/L 对体外高氧损伤的早产鼠肺泡Ⅱ型细胞（AECⅡ）模型有一定的保护作用，主要机制是通过增加肺表面活性物质蛋白的表达，从而增加肺表面活性物质起效[3]。

（2）抗炎：杏仁的胃蛋白酶水解产物对棉球引起的大鼠炎症肉芽肿有抑制作用，而不抑制角叉菜胶引起的大鼠脚爪急性肿胀及佐剂所致大鼠关节炎一、二期损伤的发展，但是对佐剂引起的关节炎鼠，给药 2 个月能延长优球蛋白溶解时间，并抑制结缔组织的增殖。杏仁水溶性部分没有上述活性。从杏仁中提得的蛋白质成分 KR-A 和 KR-B 都表现明显的抗炎作用。对大鼠角叉菜胶性足跖肿胀，KR-A 和 KR-B 灌胃的 ED_{50} 分别为 13.9mg/kg 和 6.4mg/kg。

2. 润肠通便　杏仁含油脂而质润，味苦而下气，故能润肠通便，用于肠燥便秘。

3. 其他作用

（1）对消化系统的作用：苦杏仁苷在经酶作用分解形成氢氰酸的同时，也产生苯甲醛，苯甲醛在体外，以及在健康者或溃疡病者体内，均能抑制胃蛋白酶的消化功能。不同剂量的苦杏仁苷对小鼠应激性胃溃疡模型、大鼠醋酸烧灼型胃溃疡模型、大鼠幽门结扎型胃溃疡模型均有良好的治疗作用，表现为溃疡面积明显缩小，溃疡指数降低[4]。同时，苦杏仁苷可以显著抑制慢性胃炎大鼠胃蛋白酶活力，对胃黏膜都有一定的保护作用，对大鼠慢性胃炎及慢性萎缩性胃炎有较好的防治作用[5]。

（2）镇痛作用：杏仁的胃蛋白酶水解产物对醋酸引起的小鼠扭体有抑制作用。小鼠热板法和醋酸扭体法证实苦杏仁苷皮下注射 100～800mg/kg，有镇痛作用，且无耐受性。小鼠给予苦杏仁苷后无竖尾反应及烯丙吗啡诱发的跳跃反应[6]。

（3）抗肿瘤作用：苦杏仁苷具有良好的抗肿瘤作用，被用作治疗癌症的辅助药物。苦杏仁苷水解生成的氰氢酸和苯甲醛对癌细胞呈现协同性杀伤作用，另外苦杏仁苷能帮助体内胰蛋白酶消化癌细胞的透明样粘蛋白被膜，使体内白细胞更易接近癌细胞，并吞噬癌细胞。苦杏仁苷加 β-葡萄糖苷酶可明显提高抗癌效力，研究发现 β-葡萄糖苷酶/苦杏仁苷前药系统对裸鼠人结直肠癌移植瘤有明显的抑制作用，有效激活苦杏仁苷前药发挥抗肿瘤作用[7]。苦杏仁苷被 β-葡萄糖苷酶特异性激活后具有导致大肠癌 LoVo 细胞出现以凋亡为主的作用，其主要作用机制可能是 Bax 基因表达水平升高与 Caspase-3 酶活性增加[8]。

（4）调节免疫功能作用：通过大鼠免疫性萎缩性胃炎模型、佐剂性关节炎模型研究发现，苦杏仁苷能抑制异常状况下机体的超敏反应，增强巨噬细胞的吞噬功能，具有调节免疫功能的作用[9]。苦杏仁苷能显著促进植物血凝素（PHA）诱导的人外周血 T 淋巴细胞增殖，并可促进经 PHA 刺激的外周血淋巴细胞分泌 IL-2 和 γ-IFN，而抑制其分泌 TGF-β1，从而发挥免疫增强作用[10]。

此外，苦杏仁苷还具有抗脑缺血、抗氧化、抑制肝肾纤维化等作用。苦杏仁苷能明显提高脑缺血状态下细胞色素氧化酶的活力，改善能量代谢，延长细胞生存时间，促进组织细胞代谢及功能恢复和组织修复。苦杏仁苷醇提物及苦杏仁苷能抑制自由基生成，清除 DPPH，抑制脂质氧化而达到抗氧化作用。100mg/L 苦杏仁苷能明显抑制肾脏成纤维细胞的增殖[11]，苦杏仁苷 3mg 腹腔注射能明显延缓肾间质纤维化的进程，发挥其抗纤维化的作用[12]。

【体内过程】苦杏仁苷在人体内的药动学过程符合开放二室模型。静脉给药的分布半衰期为 6.2 分钟，平均消除相的半衰期为 120.3 分钟，平均清除率为 99.3ml/min。给家兔静脉注射苦杏仁苷 500mg/kg，用 GC 及 UV 测定血液中水解产物苯甲醛含量，药-时曲线符合二室开放模型。体内消除快，$t_{1/2\beta}$为 43 分钟。48 小时尿中排出原形药占 62%。给家兔静脉注射苦杏仁苷 500mg/kg，其生物半衰期 $t_{1/2\alpha}$为 3.4 分钟；$t_{1/2\beta}$为 4.95 分钟，在 48 小时内家兔尿中排泄量为注入剂量的 71.4%。苦杏仁苷在人体内主要以原形从尿中排泄。

【毒理研究】苦杏仁苷小鼠静脉注射 LD_{50} 为 25g/kg，大鼠静脉注射为 25g/kg，腹腔注射为 8g/kg，最大耐受量：小鼠、兔、犬、肌内注射均为 3g/kg，灌胃为 0.075g/kg，人静脉注射为 5g（约 0.07g/kg）[13]。

【主治】咳嗽气喘，胸满痰多，血虚津枯，肠燥便秘。

【现代应用】

1. 慢性气管炎　取带皮苦杏仁与等量冰糖研碎混合，制成杏仁糖，早晚各服 9g，10 天为一疗程。治疗 124 例，基本治愈 23 例，显效 66 例，好转 31 例，无效 4 例，总有效率为 96.8%。对咳、痰、喘都有治疗作用，一般服药后 3～4 天见效。

2. 急慢性呼吸道感染　取苦杏仁、生半夏等份为末，贮瓶密封备用。用时根据年龄大小，取杏、夏末适量，大蒜白头去根须及外皮少许，捣烂和匀成糊状。先用温水洗脚，后取蚕豆粒大药糊外敷两足涌泉穴，用胶布固定。早晚各更换 1 次，连用 3 天为 1 疗程。小儿如足下有灼热感时可提前取下，发泡者勿须挑破，用紫药水外涂即可。使用本法时停用他药，经治外感咳嗽 116 例，1～2 疗程。结果：急性上呼吸道感染 20 例，显效 15 例，有效 4 例，无效 1 例；急性气管炎、支气管炎 76 例，显效 66 例，有效 9 例，无效 1 例。

3. 外阴瘙痒　杏仁 150g，炒枯，研成细粉，加麻油 75g，调成糊状。用时先取桑叶煎水冲洗外阴、阴道，然后用杏仁油糊涂擦，每日 1 次，或用带线棉球蘸杏仁油糊塞入阴道，24 小时后取出。治疗 136 例，有效率约 90%，平均用药 4～7 次痒止。

4. 蛲虫病　取连皮杏仁 30 粒，脱脂药棉 6～10 块，将连皮杏仁研泥，加入沸水淹药面一指深，文火煎浓液，当患者夜间自觉肛门发痒时，将浸湿药棉塞入肛门内，次日晨取出。共治疗 50 余例，80% 均取得满意疗效，一般 3～6 次即可治愈，20% 因肛门脓肿、脱肛、痔漏无效[14]。

5. 黄水疮　将苦杏仁若干枚火煅存性，然后研磨成黑色油状。在常规消毒下，揭去患部痂皮，用生理盐水棉球浸，将患部渗出液蘸干净，然后涂以苦杏仁油。每日换药 1 次。应用本方治疗 25 例，结果均获痊愈。若皮损面积过大，应配合应用抗生素治疗[15]。

【不良反应】大量口服苦杏仁、苦杏仁苷均会严重中毒，其机制主要是氰氢酸与细胞线粒体内的细胞色素氧化酶 Fe^{3+} 起反应，从而抑制酶的活性，使组织细胞呼吸受阻，导致死亡。中毒症状有眩晕、头痛、呼吸急促、恶心、呕吐、发绀、昏迷、惊厥等，若治救不当可致死亡。此外还可表现在心电图 T 波改变、房性期前收缩，停药后以上反应均可消失。

主要参考文献

[1] 李熙民，等．苦杏仁苷药代动力学及其毒理初步研究．新药与临床，1986，5(3)：141

[2] 李贵海，等．不同炮制对苦杏仁毒性及止咳平喘作用的影响．中国中药杂志，2007，32(12)：1247

[3] 常立文，等．苦杏仁甙对高氧暴露早产鼠肺泡Ⅱ型细胞的保护作用．中华儿科杂志，2005，43(2)：118

[4] 蔡莹，等．苦杏仁苷对实验性胃溃疡的作用．中国药科大学学报，2003，34(3)：254

[5] 邓嘉元，等．苦杏仁甙对大鼠慢性胃炎的药效学研究．中国药科大学学报，2002，33(1)：45

[6] 朱友平，苏中武，李承祜．苦杏仁的镇痛作用和无身体依赖性．中国中药杂志，1994，19(2)：105

[7] 连彦军，等．抗 CEA 单抗-β-葡萄糖苷酶耦联物/苦杏仁甙前药系统对裸鼠结直肠癌移植瘤的疗效观察．华中医学杂志，2005，29(1)：49

[8] 连彦军，等．β-葡萄糖苷酶激活苦杏仁苷诱导 LoVo 细胞凋亡及活性对 Bax 与 Bcl-2 基因表达和 Caspase-3 的影响．肿瘤防治杂志，2005，12(6)：413

[9] 方伟蓉，等．苦杏仁苷对佐剂性炎症影响的实验研究．中国临床药理学与治疗学，2004，9(3)：289

[10] 郭君其，等．苦杏仁甙与人淋巴细胞产生细胞因子效应的初步观察．中国免疫学杂志，2008，1(2)：135

[11] 郭君其，等．苦杏仁甙抑制成人肾脏成纤维细胞的增殖．中国组织工程研究与临床康复，2008，12(18)：3575

[12] 郭君其，等．苦杏仁甙抑制大鼠肾脏纤维化的实验研究．实用医学杂志，2007，23(17)：2628

[13] 郭小庆．有毒中草药大辞典．天津：天津科技翻译出版公司，1992.292

[14] 李银寿．杏仁杀蛲虫，四川中医，1984，(04)：64

[15] 李雪枝，等．苦杏仁油治疗黄水疮．中医杂志，1986，27(1)：58

紫　菀

本品为菊科多年生植物紫菀 *Aster tataricus* L. F. 的干燥根及根茎。紫菀含紫菀苷(Shionoside)，紫菀酮(Shionone)，紫菀氯环五肽(Astin)A、B、C，无羁萜(Friedelin)，表无羁萜醇(Epifriedelinol)，挥发油等。紫菀味辛、甘、苦，性温。归肺经。

【功效与药理】

1. 润肺化痰止咳　本品甘润苦泄，辛温而不燥，长于润肺下气，开肺郁，化痰浊而止咳。凡咳嗽无论新久。寒热虚实，皆可用之。《本草正义》："紫菀柔润有余，虽曰苦辛而温，非燥烈可比。专能开泄肺郁，定咳降逆，宣通窒滞，兼疏肺家气血。凡风寒外束，肺气壅塞，咳呛不爽，喘促哮吼，及气火燔灼，郁为肺痈，咳吐脓血，痰臭腥秽诸症，无不治之；而寒饮蟠踞，浊涎胶固，喉中如水鸡声者，尤为相宜。"

(1)祛痰作用：紫菀(主要为紫菀皂苷)的祛痰作用除直接或间接刺激支气管腺体的分泌外，还可增强纤毛的摆动频率[1]。紫菀生品及酒洗、蜜炙、清炒、蒸制、醋炙等不同炮制方法的饮片均能增加小鼠气管酚红排泌量和大鼠气管排痰量，且蜜炙饮片作用最明显，呈一定的量效关系[2]。紫菀水煎剂 10、20g/kg 均表现出明显的祛痰作用，紫菀酮 100、300mg/kg、表木栓醇 300mg/kg 也表现出明显的祛痰作用，表明上述两种单体为紫菀祛痰的有效成分[3]。在酚红排泄实验中，紫菀 90%乙醇部位作用最好，可以促进痰液的分泌；而家鸽纤毛运行实验中，紫菀的 90%乙醇溶液作用最好，可以促进家鸽气管收缩，表明紫菀发挥祛痰作用是由多个成分共同作用的[4]。

(2)镇咳作用：紫菀水煎剂对小鼠氨水致咳呈现一定的抑制作用，紫菀浓度为 8.23mg/ml 对组胺引起豚鼠气管收缩有明显抑制作用，同时发现甘草与紫菀配伍，可以显著提高其止咳平喘功效[5]。紫菀生品及蜜炙后，对浓氨水喷雾法，二氧化硫刺激法所致的小鼠咳嗽模型有抑制作用，且经蜜炙后止咳效果更佳，也说明紫菀与蜂蜜能产生协同作用[6]。

2. 抑菌抗病毒作用　紫菀煎剂体外实验对痢疾杆菌、伤寒杆菌、副伤寒杆菌、大肠杆菌、变形杆菌和铜绿假单胞菌等均有抑菌作用，紫菀 1：50 和 1：100 浓度体外试验分别对人型和牛型结核杆菌有抑制作用。紫菀乙醇提取物水溶液和脂溶性总生物碱提取物在体外对巴氏杆菌和链球菌的抑菌作用明显[7]。

3. 其他作用　紫菀氯环五肽 A、B、C 对小鼠 S180 有明显抑制肿瘤生长的作用，紫菀水提取物对移植性实体肉瘤 S_{180} 瘤株的增殖有较好的抑制作用，对起源于上皮组织肝癌HepA瘤株的增殖几乎无作用，说明紫菀水提取物对不同起源的实体肿瘤有选择性[8]。紫菀中的槲皮素和山柰酚有显著的抗氧化活性，在1g/L的剂量下，对脂质过氧化物的抑制率分别约为91.0%和91.4%，对超氧化自由基产生的抑制率分别约为98.6%和97.3%[9]。

【毒理研究】从小鼠灌胃后2.5小时内死亡率观察，紫菀挥发油的毒性大于蹄叶橐吾挥发油，其最小致死量约为333g/kg[10]。紫菀水煎液口服有较强的急性毒性和致肝损伤作用，紫菀的 LD_{50} 为54.1g/kg，能够显著升高血清及肝匀浆中各项生化指标的含量和肝重系数，导致肝组织形态明显改变[11]。

【主治】痰多咳喘，新久咳嗽，劳嗽咳血。

【现代应用】治慢性支气管炎、百日咳。

【不良反应】紫菀皂苷有很强溶血作用，其粗制剂不宜静脉注射。

主要参考文献

[1] 童瑾，等．雾化吸入紫菀及远志提取物对慢性阻塞性肺疾病痰液特性的影响．中国呼吸与危重监护杂志，2004，3(6)：384

[2] 吴弢，等．不同炮制方法的紫菀饮片祛痰作用的实验研究．上海中医药大学学报，2006，20(3)：55

[3] 卢艳花，等．紫菀祛痰镇咳作用及其有效部位和有效成分．中草药，1999，30(5)：361

[4] 李娜，等．紫菀、款冬配伍中紫菀的祛痰研究．中国临床药理学与治疗学．2009，14(2)：159

[5] 李岩，等．紫菀与甘草对豚鼠气管作用研究．中医药信息，1999，1(4)：47

[6] 周日贵，等．紫菀炮制后对小鼠止咳作用的影响．湖南中医药导报，2000，6(4)：56

[7] 唐小武，等．紫菀有效成分分析及生物碱的提取与体外抑菌研究．中兽医医药杂志，2006，1(1)：17

[8] 贺志安，等．紫菀水提取物体内抗肿瘤作用．新乡医学院学报，2006，23(4)：332

[9] NG T B, et al. Antioxidant activity of compounds from the medicinal herb Aster tataricus. Comp Biochem Physiol Part C，2003，136(2)：109

[10] 李茁，等．山紫菀与紫菀镇咳祛痰作用的实验研究．沈阳药学院学报，1987，4(2)：136

[11] 张建伟，等．紫菀、款冬及其配伍的毒性及药效学研究．中国临床药理学与治疗学，2007，12(4)：405

枇　杷　叶

本品为蔷薇科植物枇杷 *Eriobotrya japonica*（Thunb.）Lindl. 的干燥叶。枇杷叶中含有苦杏仁苷（Amygdalin）、酒食酸（Tartaric acid）、柠檬酸（Citric acid）、苹果酸（Malic acid）、山楂酸（Maslinic acid）等。枇杷叶中含有倍半萜糖苷：枇杷倍半萜糖苷甲、乙、丙（Eriobotryanosides A、B、C），鞣质，维生素B和C等。鲜叶中含挥发油0.045%～0.108%，主要成分为橙花叔醇（Nerolidol）和金合欢醇（Farnesol）。枇杷叶味苦，性微寒。归肺、胃经。

【功效与药理】

1. 清肺止咳

(1)平喘镇咳：枇杷叶提取物对二氧化硫刺激法所致小鼠咳嗽及对枸橼酸喷雾所致的豚鼠咳嗽均有明显的止咳效果，枇杷苷Ⅰ、总三萜酸和熊果酸可能为其止咳的有效成分[1]。枇杷叶三萜酸（TAL）可缩短对氨水引起小鼠咳嗽潜伏期，减少咳嗽次数，同时能显著增加小鼠气管内酚红排出量，具有一定的祛痰作用，TAL灌胃给药能使磷酸组胺和氯乙酰胆碱混合液引起的豚鼠喘息潜伏期明显延长，并可对抗组胺引起的支气管收缩，增加离体豚鼠支气管肺泡灌流量，提示 TAL 能对抗乙酰胆碱、组胺等过敏介质引起的气管、支气管收缩而发挥平喘作用[2]。

(2)抗炎作用：枇杷叶三萜酸对二甲苯诱导的小鼠耳肿胀、冰醋酸诱导的小鼠腹腔毛细血管通透性实验、角叉菜胶诱导的大鼠足爪肿胀、棉球诱导的大鼠肉芽肿和福氏完全佐剂诱导的大鼠佐剂性关节炎模型所致炎症，均有一定的抑制作用[3]，其抗炎作用主要是通过降低 TNF-α、IL-1、NF-κB、PGE_2 及 LTB_4 等致炎因子的表达水平，抑制 iNOS 的 mRNA 表达，降低 iNOS 蛋白表达水平而发挥作用[4]。

2. 其他作用

(1)抗肿瘤：枇杷叶中提取的熊果酸对 S_{180} 细胞呈细胞毒和抗肿瘤作用[5]。枇杷叶中多酚类，尤其是 procyanidin oligomer(原花青素类低聚物)可以有效地抑制肿瘤启动和引发[6]。枇杷叶提取物的水部分有强大的抗人口底鳞癌细胞(HSC-2)和人唾液腺肿瘤细胞(HSG)的作用[7]。

(2)降血糖：枇杷叶乙醇提取物对家兔有明显的降血糖作用，从枇杷叶甲醇提取物中得到的倍半萜葡萄糖苷和多羟基三萜烯苷，不仅对遗传性糖尿病小鼠，还对正常小鼠均有很好的降血糖作用，其机制可能是刺激胰岛 β 细胞释放胰岛素而起到降血糖的作用。

(3)免疫调节作用：TAL 能改善环磷酰胺诱导的免疫低下小鼠碳廓清指数(K 值)和吞噬指数(α 值)的降低，提高其血清 IgM 和 IgG 的生成，增加脾细胞溶血素的产生，增强免疫功能低下小鼠的迟发性变态反应[8]。

此外，枇杷叶中熊果酸成分可抑制鸟氨酸脱羧酶和 S-腺苷甲硫氨酸脱羧酶的活性，使得多胺成分降低，抑制了淋巴系白血病 Molt 4B 细胞的增殖，从而发挥抗白血病作用。此外，枇杷叶中的水溶性多糖，可以延长小鼠游泳模型小鼠的游泳时间达 37.4%，提示其能明显提高小鼠的抗疲劳能力[9]。

【主治】肺热咳嗽，气逆喘息，胃热呕逆，烦热口渴。

【现代应用】

1. 慢性支气管炎　以枇杷叶提取物小叶枇杷素治疗慢性支气管炎 212 例，其中口服组 100 例，每次 0.2g，每日 3 次，连服 20 天，有效率 93%，显效以上占 58%。气雾组每次喷药 30ml，每日 1 次，10 次为一疗程，有效率 93.8%，显效以上占 60%。

2. 蛲虫病　用鲜枇杷叶刷去背毛，洗净，加水，煮沸 1 小时，将煎液浓缩过滤，每 200ml 药液含生药 100g。服药对象为 5～7 岁儿童，治疗 122 例。每人临睡前及次晨空腹时，各服药液 100ml，15 日后复查虫卵。结果阴转率 67.2%，肛周成虫阴转率为 78.85%，肛周虫减少率为 88.14%。服药后有 8 人恶心，1 人呕吐，1 人口淡乏味，3 人上腹不适，21 人稀便。一般无需处理即可渐消。部分服药前胃肠功能较差，服香砂六君丸、姜汤或盐酸山莨菪碱(654-2)片剂，可使反应缓解。

3. 过敏性紫癜　用鲜枇杷叶 50g(刷去毛)，或干枇杷叶 30g，水煎酌加单晶糖少许，分 2 次服，每日 1 剂，儿童剂量酌减。7 日为 1 个疗程。本组 38 例经服药 1～2 个疗程后痊愈 13 例，显效 19 例，有效 3 例，无效 3 例[10]。

【不良反应】枇杷叶中的苦杏仁苷在消化道内被微生物酶逐渐分解产生微量的氢氰酸，在常规剂量下不致于引起机体中毒，服用大剂量枇杷叶时则可能产生中枢抑制的中毒现象。此外，服用未去毛之枇杷叶，可引起咳嗽加剧，喉头水肿，痉挛等症状。

主要参考文献

[1] 王立为,等.枇杷叶抗炎和止咳作用研究.中草药,2004,35(2):174

[2] 葛金芳,等.枇杷叶三萜酸的镇咳祛痰平喘作用.安徽医科大学学报,2006,41(4):413

[3] 葛金芳,等.枇杷叶三萜酸的抗炎作用.安徽医科大学学报,2007,42(2):174

[4] 孟晓明,等.枇杷叶三萜酸对慢性支气管炎大鼠肺泡巨噬细胞一氧化氮合酶及一氧化氮表达的影响.安徽医科大学学报,2008,43(2):189

[5] 曹摘孜.枇杷叶中熊果酸的抗肿瘤作用.生药学杂志,1995,49(2):19

[6] Takashi Yoshida, et al. Antitumor constituents from the leaves of Eriobotrya japonica. Bio Industry, 2003, 20(2): 27

[7] Hideyuki Ito, et al. Polyphenols from Eriobotrya japonica and Their cytotoxicity against Human Oral Tumor cell Lines. Chem Pharm Bull, 2002, 48(5): 687

[8] 葛金芳,等.枇杷叶三萜酸的免疫调节作用研究.中国药理学通报,2006,22(10):1194

[9] 黄爱萍,等.枇杷叶多糖对小鼠抗疲劳能力的影响.福建果树,2006,137:13

[10] 黄金丁.枇杷叶治疗过敏型紫癜38例,中国民间疗法,2005,13(1):49

前 胡

本品为伞形科植物白花前胡 *Peucedanum praeruptorum* Dunn 或紫花前胡 *Peucedanum decursivum* Maxim. 的干燥根。白花前胡含香豆精类化合物:外消旋白花前胡(praeruptorin)A(即 Pd-Ⅰa)、B(Pd-Ⅱ),右旋白花前胡素 C、D、E,右旋白花前胡素Ⅰb(Pd-Ⅰb)、Ⅲ(Pd-Ⅲ)等;香豆精糖苷类化合物等。紫花前胡中含有香豆精类化合物:紫花前胡素(decurisidin),紫花前胡素 C-Ⅰ、Ⅱ、Ⅲ、Ⅳ、Ⅴ(Pd-C-Ⅰ、Ⅱ、Ⅲ、Ⅳ、Ⅴ),紫花前胡素Ⅰ(AD-Ⅰ),紫花前胡苷元(nodakenetin),香豆精糖苷类化合物:紫花前胡苷等。前胡中尚含有钙、铜、铁、钛、锶等微量元素。前胡味甘、辛,性微寒。归肺经。

【功效与药理】

1. 降气化痰,宣散风热　前胡辛能发散,苦可泄降,寒能清热,故《别录》谓其"主痰满,胸胁中痞,心腹结气,风头痛,去痰下气,治伤寒寒热。"《本草纲目》:"清肺热,化痰热,散风邪。"

(1)祛痰平喘作用:采用小鼠呼吸道酚红冲洗法,大鼠毛细玻管排痰法发现灌予不同品种前胡水煎液都有祛痰作用,其中白花前胡、紫花前胡等效果较好。白花前胡丙素和紫花前胡苷可能是白花前胡和紫花前胡祛痰作用的有效成分[1-2]。白花前胡石油醚提取物能够抑制乙酰胆碱及 KCl 引起的家兔气管平滑肌收缩,其中 Pd-Ia 对家兔离体气管平滑肌的松弛作用与钙拮抗剂维拉帕米相似,具有较强的平喘作用[3]。

(2)抗炎作用:紫花前胡甲醇提取物对炎症初期反应的小鼠血管通透性亢进有明显的抑制作用。白花前胡总香豆素组分 100mg/kg 能显著抑制二甲苯引起的小鼠耳廓肿胀,抑制大鼠蛋清性足跖肿胀,且在致炎后 3h 抑制作用最强,持续 6h 以上[4]。

(3)抗过敏作用:白花前胡素 A,紫花前胡素 C-Ⅲ、Ⅳ均可抑制刀豆球蛋白 A 和磷脂酰丝氨酸诱发的大鼠肥大细胞组胺的释放,其 IC_{50} 分别为 79μmol/L、100μmol/L、102μmol/L、73μmol/L,此作用似与其阻滞肥大细胞钙内流有关。

(4)抗菌、抗病毒作用:白花前胡挥发油在试管内对金黄色葡萄球菌的生长有较强的抑制作用,对大肠杆菌也有一定的抑制作用[5]。前胡煎剂在鸡胚中能抑制流感病毒的增殖。

2. 对心血管系统的影响

(1)对血流动力学影响：紫花前胡和广西前胡水提物能有效改善血液流变学障碍，降低血液的“血凝”状态，紫花前胡中的紫花前胡苷能够降低兔血小板聚集[6]。前胡甲素 Pd-Ia 对血小板聚集也有明显的抑制作用，是血小板活化因子类血小板聚集抑制剂。白花前胡提取物(PPD)能显著降低不同切变率下的全血粘度，降低血管阻力，改善红细胞的变形性和聚集性，并对麻醉大鼠肺循环有明显改善作用[7]。白花前胡还能改善野百合碱诱导肺动脉高压大鼠红细胞的病理性聚集，降低肺循环各切变率下的表观及还原黏度，从而改善肺微循环[8]。

(2)抗心律失常作用：前胡 E 素能够对离体豚鼠心房呈频率依赖性正性肌力作用，并且对右心房自发性收缩节律和肾上腺素诱发的异位自律性有抑制作用[9]。应用全细胞膜片钳制方法观察白花前胡甲素对豚鼠心室肌单细胞迟发性外向钾电流的影响，结果认为白花前胡甲素能促进 K^+ 通道开放，其抗心律失常作用可能与促进 K^+ 外流有关[10]。白花前胡甲素(终浓度分别为 5μmol/L 和 50μmol/L)灌流液能缩短豚鼠心肌细胞的动作电位时程和慢反应动作电位时程，其抗心律失常作用可能与阻滞钙离子内流、阻断钙通道的作用有关[11]。

(3)抗心肌缺血：白花前胡及其有效成分白花前胡甲素可显著提高大鼠急性心肌缺血再灌注时血清中超氧化物歧化酶(SOD)的活性，减少脂质过氧化物分解产物丙二醛(MDA)的生成，从而发挥抗心肌缺血的作用[12]。白花前胡及白花前胡甲素(Pd-Ia)可降低心肌缺血再灌注性损伤，抑制受损心肌细胞的凋亡刺激蛋白 Fas、凋亡促进蛋白 bax 及凋亡抑制蛋白 Bcl-2 的表达，提高 Bcl-2/bax 的比率，且 Fas、bax、Bcl-2 与血清 IL-6 水平呈密切的线性正相关[13]。白花前胡甲素可保护心肌缺血再灌注时心肌超微结构，其机制可能与减轻心肌缺血再灌注时心肌细胞内 Ca^{2+} 超载和激活 ATP 敏感性 K^+ 通道有关[14]。白花前胡及其有效成分白花前胡甲素均可降低心肌缺血-再灌注损伤时血清中乳酸脱氢酶(LDH)、天门冬胺酸氨基转换酶(AST)，肌酸激酶(CK)、同工酶(CK-MB)的活性，呈剂量依赖趋势，且白花前胡浸膏的作用比前胡甲素对心肌的保护作用强[15]。同时，白花前胡与 Pd-Ia 十二指肠给药能抗麻醉开胸猫急性心肌梗死的作用，表现为增加冠脉流量，降低左室舒张末压、心率、心肌耗氧量等[16]。白花前胡丙素能明显延长异丙肾上腺素所致小鼠缺氧条件下存活时间，降低细胞死亡率，显著抑制 H_2O_2 和 $Na_2S_2O_4$ 损伤引起的心肌细胞 LDH 释放，并提高细胞中 SOD 浓度，对缺氧小鼠及缺氧心肌细胞有明显的保护作用[17]。白花前胡丙素对培养的缺血/再灌注乳鼠的心肌细胞具显著的保护作用，可抑制钙内流，通过逆转钠钙交换蛋白 mRNA 的水平增高而产生保护作用[18]。

(4)抗心衰：白花前胡提取液含药血清能够有效缩小内皮素(ET-1)促发的体外培养肥大心肌细胞表面积，降低肥大心肌细胞搏动频率，抑制肥大心肌细胞蛋白质含量与心房利钠肽(ANP)的表达，抑制肥大心肌细胞凋亡以及改善 Bcl-2/Bax 蛋白表达的失衡状态[19,20]，其作用机制可能为抑制细胞信号转导 JNK 通路中重要的核转录因子 c-Jun 蛋白的表达，降低心肌细胞对高浓度 ET-1 刺激的反应性，而发挥心肌保护作用[21]。此外，白花前胡能有效改善腹主动脉缩窄所致心衰大鼠心脏重构过程中的左心室壁向心性肥厚和心系数增加，调节心肌凋亡相关蛋白 Bcl-2 与 bax 的表达，降低血压及血清 IL-6 水平[22,23]。白花前胡中的前胡丙素(Pra-c)对高血压伴左心室肥厚所致左室顺应性损害有改善作用，可使左室舒张末期压(LVEDP)下降，心脏收缩功能改善，心脏供血增加等。在预防与逆转左室肥厚的同时，降低左室胶原含量，改善左室 Na^+-K^+-ATP 酶、Ca^{2+}-ATP 酶的活性，有利于防止高血压心肌重构及其并发症[24]。

(5)扩血管作用:前胡甲、乙、丙及 E 素均具有扩血管作用,以前胡丙素(Pra-c)作用最强,研究发现前胡丙素不仅具有钙拮抗作用,还能抑制血管紧张素Ⅱ致体外培养大鼠血管平滑肌细胞(SMCs)肥厚,其机制与提高 NO 含量、主动脉 AT_1 受体反应性下降有关[25]。前胡丙素在降低血压时还可防止主动脉肥厚,体外实验也显示前胡丙素可防止细胞肥厚,阻滞平滑肌细胞内钙升高和对 KCl 和去甲肾上腺素反应的正常化,对肾型高血压大鼠缺氧肥厚的主动脉血管平滑肌 NO 有促进作用[26]。白花前胡乙素(Pra-B),其通过作用于外周血管内的 DA1 受体,使平滑肌松弛,从而降低大鼠的血压[27]。白花前胡提取物在较高浓度时(50mg/kg)能有效抑制野百合碱诱导的肺动脉高压大鼠肺动脉压升高及肺血管对 5-羟色胺的收缩反应,减轻肺组织损伤程度[28]。临床口服白花前胡提取物可使缺氧性肺动脉高压患者血浆内皮素-1 水平下降,从而降低肺动脉高压[29]。

3. 其他作用　前胡丙素(Pra-C)在 10～30mg/L 浓度时可引起 HL-60 肿瘤细胞凋亡,凋亡程度随前胡甲素的浓度增加而增加。HL-60 肿瘤细胞经 Pra-C 作用 24 小时后有明显的线粒体膜电位降低和细胞色素 C 减少,总细胞和线粒体的 Bax 蛋白增加,依赖半胱天冬酶的 Bcl-2 裂解加强,Pra-C 诱导的 HL-60 细胞凋亡的发生与其上调促进凋亡基因 Bax 和下调抑制凋亡基因 Bcl-2 的表达有关。Pra-C 除了可以诱导肿瘤细胞凋亡外,还可以逆转肿瘤细胞的多药耐药性。Pra-C 不但在逆转耐药株 KB-Vl 肿瘤细胞对阿霉素、紫杉醇、嘌呤霉素、长春碱等药物的耐药性时作用明显,还可以增加阿霉素等药物在肿瘤细胞中的积聚,并通过下调肿瘤细胞 P-糖蛋白的表达和减少细胞内 ATP 来抑制肿瘤细胞增殖[30]。

【主治】风热咳嗽,痰多,痰热喘满,咯痰黄稠。

【现代应用】感冒咳嗽、气管炎等,常配伍薄荷、牛蒡子、桔梗等。

主要参考文献

[1] 刘元,等. 中药前胡类祛痰药理作用比较. 湖南中医药导报,1997,3(1):41

[2] 刘元,等. 白花前胡丙素和紫花前胡苷祛痰作用研究. 时珍国医国药,2009,20(5):1049

[3] 关福兰,等. 白花前胡甲素对高钾、乙酰胆碱收缩的离体家兔气管平滑肌的作用. 中国医科大学学报,1994,23(6):549

[4] 王德才,等. 白花前胡总香豆素解热镇痛抗炎作用的实验研究. 中国中医药信息杂志,2004,11(8):688

[5] 孔令义. 白花前胡挥发油成分的研究. 沈阳药学院学报,1994,11(3):201

[6] 孟宪丽,等. 不同品种中药前胡药理作用研究. 中药药理与临床,1997,13(1):35

[7] 洪洋,等. 白花前胡对大鼠血流动力学和流变学作用研究. 中国医学物理学杂志,2001,18(3):176

[8] 周荣,等. 白花前胡对肺动脉高压大鼠肺循环血液流变学及血流动力学的影响. 中国医科大学学报,2001,30(5):325

[9] 吴晓冬,等. 前胡 E 素对离体豚鼠心房和兔主动脉条的作用. 南京铁道医学院学报,1996,15(4):250

[10] 王丽娟,等. 白花前胡甲素对豚鼠单一心室肌细胞迟发性外向钾电流的影响. 中国药理与毒理杂志,1995,9(3):192

[11] 冯婉玉,等. 白花前胡甲素对豚鼠心肌细胞电生理特性的影响. 中国药学杂志,1998,33(11):660

[12] 姜明燕,等. 白花前胡及前胡甲素对大鼠急性心肌缺血/再灌注损伤时血清中 SOD,MDA 的影

响．中国药学杂志，2002，37(8)：623

[13] 常天辉，等．白花前胡及前胡甲素对心肌缺血再灌注大鼠 IL-6 水平及 Fas、bax、Bcl-2 蛋白表达的影响．中国医科大学学报，2003，32(1)：1

[14] 姜明燕，等．大鼠急性心肌缺血-再灌注损伤时心肌超微结构的变化与白花前胡及前胡甲素的保护作用．沈阳药科大学学报，2004，21(1)：59

[15] 姜明燕，等．中药白花前胡及其有效成分前胡甲素对大鼠急性心肌缺血/再灌注损伤时血清酶活性的影响．中国药学杂志，2004，39(6)：475

[16] 姜明燕，等．中药白花前胡对麻醉猫急性心肌梗死的保护作用．中国医科大学学报，2004，33(1)：22

[17] 郑皓，等．白花前胡丙素对实验性心肌缺血损伤的影响．中国新药与临床杂志，2007，26(6)：409

[18] 奚群英，等．前胡丙素对缺血/再灌注过程中心肌细胞膜钙调节蛋白的影响．心脏杂志，2008，20(5)：513

[19] 涂乾，等．白花前胡提取液含药血清抗 ET-1 诱发体外培养心肌细胞改变及 ANP 表达作用的研究．浙江中医杂志，2006，41(4)：230

[20] 涂乾，等．白花前胡提取液含药血清对 ET-1 诱发体外培养心肌细胞肥大及凋亡的影响．山东中医杂志，2006，25(5)：342

[21] 涂乾，等．白花前胡提取液含药血清抗内皮素 1 诱发心肌细胞肥大的实验研究．湖北中医学院学报，2006，8(2)：5

[22] 涂欣，等．白花前胡提取物对腹主动脉缩窄大鼠心室重构及 Bcl-2、Bax 蛋白表达的影响．中国临床药理学与治疗学，2004，9(4)：394

[23] 周丽莎，等．白花前胡提取液抗心力衰竭机制研究．山东中医杂志，2004，23(5)：300

[24] 饶曼人，等．前胡香豆素组分对心脏肥厚大鼠心脏血流动力学、心肌顺应性及胶原含量的影响．中国药理学与毒理学杂志，2002，16(4)：265

[25] 饶曼人，等，前胡丙素对 AngⅡ致离体血管平滑肌细胞肥厚及胞内钙、NO 含量和信号转导的影响．药学学报，2002，37(1)：5

[26] 饶曼人，等．前胡丙素对高血压大鼠血管肥厚、细胞内钙、胶原及 NO 的影响．药学学报，2001，36(3)：165

[27] 郭永强，等．前胡乙素对肾型高血压大鼠血管反应性的影响．山西临床医药杂志，2000，9(7)：510

[28] 杨春光，等．白花前胡对肺动脉血管的收缩作用．中国公共卫生，2004，20(5)：567

[29] 王秋月，等．白花前胡提取物对缺氧性肺动脉高压病人血浆内皮素-1 的影响．中国医科大学学报，2001，30(1)：28

[30] Wu JY, et al. Reversal of multidrug resistance in cancer cells bypyranocoumarins isolated from Radix Peucedani. Eur J Pharmacol，2003，473(1)：9

洋　金　花

本品为茄科植物白曼陀罗 *Datura metel* L. 的干燥花。本品含莨菪烷型生物碱 0.12%～0.82%，其中东莨菪碱(Scopolamine)为 0.11%～0.15%、莨菪碱为 0.01%～0.37%，还含有阿托品。洋金花味辛，性温，有毒。归肺、肝经。

【功效与药理】

1. 平喘止咳　常用于哮喘咳嗽，尤宜于寒性哮喘。

慢性气管炎患者使用洋金花治疗后，不但痰量减少，痰液变稠，而且容易咳出。动物实验亦见洋金花能加强正常动物和模型动物的“排痰”功能。这一方面是由于抑制了黏液的过度分泌，另一方面是由于改善了纤毛运动，从而有利于痰的排出。洋金花生物碱具有抑制呼吸道腺体分泌，松弛支气管平滑肌的作用。这是药物作用于效应细胞的M胆碱受体，阻滞乙酰胆碱作用的结果。

洋金花主要成分东莨菪碱，在特定剂量时对呼吸中枢有抑制作用，而更多研究发现，东莨菪碱在一定剂量范围内有呼吸中枢兴奋作用和恢复血压作用。不仅能阻断M乙酰胆碱受体，也能阻断N乙酰胆碱受体，其作用在肺，能解除血管痉挛，使四肢血管扩张，压力减低，使肺内的血液转移到四肢及其他部位，改善肺部呼吸。洋金花注射液可完全拮抗乙酰胆碱引起的离体豚鼠平滑肌的收缩作用，大剂量亦可拮抗组胺所致收缩作用，对实验性气管炎大鼠的气管黏液腺有抑制作用，杯状细胞显著减少，发挥一定的祛痰作用。

2. 麻醉止痛，解痉止搐

(1)对行为的影响：小剂量东莨菪碱0.1～0.2mg/kg，腹腔注射能使小鼠自发活动减少，大剂量(40mg/kg)使活动增加[1]。人肌内注射或静脉滴注洋金花总碱后，表现出头昏、眼皮重、不想说话、肢体无力、站立不稳、嗜睡等中枢抑制作用，继后出现一系列的兴奋现象，如睁眼、抬头、谵语等，然后进入麻醉状态。人口服东莨菪碱0.65mg，可使精神活动减弱，2.0mg可引起健忘，4.5mg则发生幻觉、健忘、定向力障碍；若肌注5～50mg可导致昏迷、可延长乙醚、巴比妥类药物的麻醉时间。

(2)抗惊厥、癫痫作用：洋金花中的主要生物碱成分东莨菪碱有明确的抗惊厥、抗癫痫作用。东莨菪碱具有中枢抗毒蕈碱样作用，能抑制中枢神经元、促进大脑皮层神经元自发电活动的同步化作用。采用东莨菪碱单独用药或者与纳洛酮联用可以阻滞电刺激杏仁核的癫痫点燃作用，用东莨菪碱预处理的动物电刺激杏仁核的癫痫点燃作用明显延缓，同时还可改善癫痫后脑水肿状况[2,3]。洋金花对直接电刺激大鼠皮层惊厥模型大鼠后发放行为有明显的抑制作用，使癫痫大鼠惊厥阈值明显增高，可能是通过其中枢抗胆碱作用以及多靶点效应来实现抗惊厥作用的[4]。东莨菪碱对利多卡因致小鼠惊厥有拮抗作用，延长利多卡因中毒小鼠惊厥的潜伏期，缩短持续期，降低死亡率[5]，其作用机制可能是东莨菪碱作用于大脑皮质和皮质下结构，阻断大脑皮质与脑干网状结构具兴奋作用的M1胆碱受体，也可能与其阻断中枢α受体及影响5-HT的活性有关[6]。

(3)对条件反射的影响：大鼠皮下注射东莨菪碱0.05～100mg/kg，能不同程度阻断回避性条件反射和二级条件反射，与阿托品相比较，东莨菪碱影响二级条件反射及条件反射较强，阿托品则较弱。

(4)对痛觉的影响：东莨菪碱等抗胆碱药在小鼠扭体反应中不影响吗啡镇痛，但以主要有高级中枢参与的嘶叫或定向咬为指标时，则可加强吗啡的镇痛作用。在大鼠甩尾测痛中东莨菪碱不影响吗啡镇痛，但在夹尾测痛中能加强其作用。东莨菪碱能加强哌替啶的镇痛作用，提高家兔(钾离子透入法)、小鼠(热板法、电刺激小鼠尾法)的痛阈。毒扁豆碱与东莨菪碱的镇痛作用关系有双相表现：先协同，后拮抗。毒扁豆碱能抑制AChE，使脑内ACh迅速增加，加强胆碱功能，增加镇痛作用，此时与东莨菪碱有协同作用，可能是由于M-胆碱能受体参与作用的结果，随后的拮抗作用，可能是由于AChE增加到临界水平，足以与东莨菪碱竞争M-胆碱能受体，解除东莨菪碱的阻滞作用，恢复中枢M-胆碱系统的功能有关。抑制中枢M-胆碱能受体的作用可能是东莨菪碱镇痛作用机制的主要环节[7]。

(5)与神经递质及受体的相互影响：东莨菪碱及其类似物的中枢抑制作用，与其阻断中枢M-胆碱受体有关。东莨菪碱和樟柳碱注入家兔侧脑室所致翻正反射消失，可为毒扁豆碱所拮抗。东莨菪碱、樟碱和阿托品能拮抗乙酰胆碱、毒扁豆碱、槟榔碱和毛果芸香碱引起的脑电去同步化反应，反之，毒扁豆碱亦对抗上述三种抗胆碱药所致脑电同步化反应。毒扁豆碱能拮抗莨菪碱和阿托品对条件反射的影响。东莨菪碱等破坏学习行为，减弱记忆能力尤其近记忆，亦可为毒扁豆碱、槟榔碱等所拮抗。

东莨菪碱和阿托品均可使脑组织乙酰胆碱(Ach)含量减少。大鼠腹腔注射东莨菪碱和阿托品0.63mg/kg，脑中乙酰胆碱含量可减少31%。作用在给药后60分钟为强，120分钟时恢复正常。拟肾上腺药如去甲肾上腺素、肾上腺素、异丙肾上腺素、去氧肾上腺素(侧脑室注射)和苯丙胺(静脉注射)均能拮抗东莨菪碱的中枢抑制作用，使东莨菪碱所引起的家兔翻正反射消失持续时间显著缩短，抑制程度变浅。脑电也由高压慢波短暂地转为低压快波。东莨菪碱剂量稍大，亦可使去甲肾上腺素、肾上腺素所致家兔兴奋活动和脑电惊醒反应不再出现。

东莨菪碱中枢抗肾上腺素能作用可能与阻断α受体有关。激动α受体与M胆碱受体均可使细胞中cGMP增多，cAMP减少，揭示此两种受体可能存在某种共性。东莨菪碱用于麻醉的主要作用部位在皮层下(侧脑室周围灰质)而非大脑皮层，而将东莨菪碱直接注入杏仁核和边缘中脑区等处，明显抑制大鼠逃避性条件反射。这些结果均表明：东莨菪碱可能也作用于膈区-海马-边缘系统。

总之，东莨菪碱类结构的药物选择性地作用于大脑皮层、海马、脑干网状结构等处，阻断M胆碱受体，也可能阻断α肾上腺素能受体，从而影响意识、学习记忆等功能活动。

3. 其他作用

(1)对心脏的作用：洋金花生物碱在小剂量时兴奋迷走中枢使心率减慢，剂量较大时，则阻断心脏M胆碱受体，使心率加快。小剂量东莨菪碱有拟迷走作用，可明显改善自主神经指标，能改善犬急性心肌梗死后早期的交感迷走平衡[8]。东莨菪碱能使离体缺血再灌注大鼠心功能得到明显改善，有利于心肌细胞结构的保存，对心肌的保护作用显著，其可能机制是通过下调再灌注后iNOS mRNA表达，降低iNOS活性，抑制NO的异常合成与分泌；或通过阻断M受体抑制cNOS的活性，将NO的正常分泌维持于低水平，从而总体上保持心肌组织内的NO含量接近于缺血前的水平[9]。东莨菪碱能够延长移植手术中供心低温缺血保存时间，其机制可能为阻断M受体发挥正性肌力作用，调节心肌组织内NO含量，降低ICAM-1水平，从而减轻较长时间低温缺血保存后所造成的缺血再灌注损伤，促进移植后心功能的恢复[10]。

(2)对脑的保护作用：东莨菪碱有减轻或改善脑缺血再灌注损伤的作用，其机制与保护再灌注脑组织超氧化物歧化酶活性、减少脂质过氧化物丙二醛的生成，从而对Na^+-K^+-ATPase产生保护作用有关[11]。东莨菪碱对脑缺血的改善作用还与改善脑微循环，稳定脑细胞膜的通透性，对大脑皮质产生镇静作用，同时兴奋呼吸中枢，从而改善大脑的缺氧状态有关[12]。东莨菪碱对创伤性脑损伤、弥散性脑损伤也有保护作用。脑外伤早期脑血流速度减慢，搏动指数增加，东莨菪碱能降低搏动指数，提高血流速度，可缓解脑血管痉挛，增加脑血流；而东莨菪碱对弥散性脑损伤的作用是多种机制作用的结果，其一为改善脑微循环，纠正缺血缺氧所致的神经元代谢紊乱，从而减轻脑水肿和继发性脑损害；二是抗炎、保护血管内皮作用，可减少有害化学介子的释放，阻止脂质过氧化反应；三是钙离子拮抗作用；此外还可以通过改变TNF和IL的基因表达，降低在血及脑组织中的含量，从而起到脑保护作用[13]。

(3)对血管的作用：一般治疗剂量的洋金花生物碱对血管无明显影响，但能明显对抗拟胆碱药引起的血管扩张。大剂量时亦能拮抗去甲肾上腺素的收缩血管作用。东莨菪碱不影响高钾引起的家兔主动脉环收缩，却可明显减弱去甲肾上腺素、组胺及5-羟色胺分别引起的血管收缩，且这种抑制作用不依赖于血管内皮，东莨菪碱可能通过对上述膜受体的非选择性阻断作用，或作用于受体激活后细胞内信号转导过程的某一环节而发挥扩血管作用[14]。东莨菪碱还能减轻油酸致大鼠急性肾功能衰竭时肾小球和肾小管周围毛细血管的损伤，改善了肾组织缺血，同时使肾小管上皮细胞坏死数减少，对肾微血管损伤亦具有保护作用[15]。

(4)对微循环的影响：洋金花生物碱有改善微循环的作用。休克病例使用中药麻醉后显示四肢转暖，脉压增宽，尿量增加等一系列微循环灌流改善的表现。甲皱微循环观察，发现休克病人使用中麻后，停滞的血流重新活跃起来，流速加快，减少的管襻数也逐渐增加，视野显得清楚，在休克的动物亦可见相似情况。洋金花生物碱改善微循环的作用，可能与其抗儿茶酚胺有关。

洋金花可使大鼠气管的微循环血管扩张。在形成急性和慢性气管炎的过程中，如注射东莨菪碱可明显减轻气管微循环的障碍。在每天吸入二氧化硫之前注射东莨菪碱，可减轻或阻止肺血管通透性的增加。

(5)对体温的影响：洋金花总碱或东莨菪碱在中麻时，病人周围血管扩张，体表温度比麻醉前提高，而体温绝大多数下降1～3℃，少数甚至可降4～5℃，无1例升高，这是由于周围血管扩张，散热量增加所致，但是术后2～6小时，体温出现回升，回升体温大都在37.8～38.5℃之间，甚有个别高达39或39.1℃，因此在中麻后要警惕高热的发生；可是也有报道认为中麻对体温影响不大，即使在海南岛盛夏高温季节，甚至在原有发热病人也可顺利开展中麻。

(6)对药物成瘾的戒断作用：东莨菪碱可减轻吗啡戒断症状，吗啡戒断症状的产生与中枢胆碱能神经元中乙酰胆碱相关，东莨菪碱可在受体水平阻断胆碱能作用，同时提高胆碱酯酶的活性，加快乙酰胆碱的降解，起到治疗作用[16]。最初认为东莨菪碱能提高成瘾大鼠停用吗啡后血清结合吗啡浓度的作用，可能是通过刺激肝脏微粒体对吗啡的代谢，增加吗啡排泄而实现的[17]。而后发现，长期使用吗啡可使脑内纹状体(ST)、伏隔核(NAC)的中枢多巴胺转运蛋白(DAT)呈上调性变化，东莨菪碱的介入可阻止吗啡依赖时上述脑区D2受体的下调，提示东莨菪碱的作用可能与其影响到DA能系统的功能活动有关[18]。东莨菪碱对于吗啡戒断症状可减轻但不能完全缓解，主要是通过阻断IP_3-Ca^{2+}途径，降低吗啡依赖小鼠海马细胞内游离Ca^{2+}含量，从而提高痛阈、减轻躯体依赖和戒断症状[19]，而东莨菪碱对小剂量的吗啡诱发的条件位置性偏爱重现行为有抑制作用，可能与其抑制大鼠杏仁核cAMP反应元件结合蛋白(p-CREB)和c-Fos蛋白表达有关[20]。

(7)对胆碱酯酶的作用：精神病患者应用洋金花麻醉治疗后次晨的血中胆碱酯酶活力的变化与给药途径有关，以静脉注射给药血胆碱酯酶活力平均值有显著提高，而肌内注射给药时不明显。精神病患者肌内注射洋金花总碱10mg麻醉后3小时，发现毒扁豆碱3mg或4mg的催醒效果最佳，这时血中胆碱酯酶活力下降也最明显，但是，麻醉过程中，患者的血电解质(Na^+、K^+、Cl^-、Ca^{2+})均无明显变化。

(8)散瞳和调节麻痹：临床应用后均见中度以上的瞳孔散大，视物模糊，这是由于抗胆碱作用所致，大多数病人在24～48小时后自行恢复，无需处理。东莨菪碱的作用时间较阿托品短。采用洋金花总生物碱制剂可供局部滴用。用5%～50%洋金花滴眼进行扩瞳实验，证明20%洋金花比1%阿托品扩瞳力强。扩瞳作用在点药后10分钟开始最大持续4小时，

3～4天瞳孔恢复正常，对眼及远视力无影响。

【体内过程】

洋金花生物碱能迅速从消化道吸收。大鼠灌服^{3}H-东莨菪碱后15分钟，即能从血浆中测得药物，结扎胆总管的大鼠在体肠段内注入^{3}H-东莨菪碱溶液，发现药物从肠道消失很快，而且完全，以肾浓度最高，肝次之，大鼠静注^{3}H-东莨菪碱在肺内浓度最高，肾次之，其次是肝、胃、肠、心、脑、睾丸、血浆和脂肪，静注后30分钟内药物浓度平均约为血浆浓度的3倍。在脑内以纹状体、大脑皮层、海马的药物浓度较高，膈区次之，而间脑、低位脑干及小脑浓度较低。^{3}H东莨菪碱的药代动力学符合二室模型。大鼠静注^{3}H-东莨菪碱后48小时内，从尿中排出的总放射性物为给药剂量的62%，其中原形药为12%，绝大部分在给药后8小时内排出，尤以第1小时排出最多。约占总排出量的一半。48小时内经胆汁排出的放射性物为给药剂量的25%，说明相当部分为肠道再吸收了。从尿、粪排出的总放射性物约为给药量的87%，表明药物排泄也较完全。静注1小时内无论尿、粪或胆汁中排出的原形药物仅占排出总放射量的1/5～1/4，说明^{3}H-东莨菪碱在体内大部分迅速被代谢。离体组织温孵实验结果表明，肝脏是大鼠代谢东莨菪碱的主要脏器，代谢活性很高。东莨菪碱的代谢有较大的种属差异和个体差异，兔代谢能力最强，猫较弱，犬最差。

口服阿托品，在肠道迅速吸收，1小时后即达峰效，约3～4小时作用消失。吸收后很快离开血液而分布于全身组织，也能通过胎盘进入胎儿循环。阿托品从其他黏膜也可吸收，用同位素^{14}C标记的阿托品约占13%～15%，其余的代谢物尚不清楚。在粪便及其他分泌物包括乳汁中仅有少量发现。

【毒理研究】洋金花注射液小鼠的LD_{50}为8.2mg/kg，洋金花总碱犬静注的LD_{50}约为75～80mg/kg，2.5mg/kg给犬静注1次，3日后处死，其13种主要脏器与对照组比较，未见明显的形态学差异。

经洋金花总碱处理的体外细胞，或者治疗的病人SCE率均有非常显著的增加，这反映了洋金花总碱能诱发DNA损伤。由它处理的体外细胞染色体畸变率增加亦非常显著。洋金花总碱还能使小鼠骨髓多染红细胞微核率非常显著增加，表明洋金花总碱能诱发染色体严重损伤。

【主治】哮喘咳嗽，脘腹冷痛，风湿痹痛，小儿慢惊，外科麻醉。

【现代应用】

1. 麻醉　麻醉方法除以洋金花总碱0.08～0.1mg/kg或氢溴酸东莨菪碱0.06～0.1mg/kg静滴外，还可用口服、灌肠、肌注、穴位注射（耳穴、鼻穴）及耳根非穴位等给药途径进行麻醉，效果相似。青光眼患者禁用本品麻醉，心动过速及心肺功能代偿不全，肝、肾严重损害，高热病人亦应慎用。

2. 精神分裂症　方法：①每晚或隔日用洋金花注射液肌内注射1次，首次2mg，以后逐渐增至6～8mg，个别病人达15mg。②每晚用本品2～4mg，加入10%葡萄糖20ml缓慢静注。③配合口服氯丙嗪200～300mg/d，个别重症者可用至450mg。如注射本品后现烦躁不安，可服10%水合氯醛15ml，或肌注苯巴比妥钠0.2g。用药15～20次为1疗程，一般1～2疗程可见效。结果：治愈34例，显效15例，进步11例，无效25例。认为静脉注射见效快，副作用小，剂量比肌注减少一半。

3. 慢性支气管炎　用洋金花注射液每5日肌注1次，一般注射4～5次，每次注射液中含东莨菪碱0.5～1mg，根据病人年龄、性别、体质强弱等情况，用量略有不同。共治慢性支气管炎 120 例，临床控制率 70%，显效率 17%。

另用洋金花 15g、纯 60 度粮食白酒 500ml。先将洋金花研为极细末，将其倒入 500ml 白酒内摇匀，密封存放 7 天后开始服用。每日 3 次，每次服 1～2ml，最大剂量不超过 2ml。服 500ml 为一疗程，若服一疗程后不愈者，可按上法连续服用[21]。

4. 小儿瘫痪　用东莨菪碱作穴位注射，剂量为 0.01～0.05mg/kg 体重，每日 1 次，30 次为 1 疗程；必要时于停止治疗 7～10 日后进行第二疗程，上肢主穴取肩髃，手三里、四渎、内关，下肢主穴取伏兔、健膝（髌骨上 3 寸）、足三里、三阴交；颈项不能直取天柱。治疗散发性脑炎及脊髓灰质炎后遗瘫痪 115 例，结果：痊愈 2 例，显效 26 例，好转 74 例，无效 3 例。用东莨菪碱作穴位注射或肌注的 165 例中，治疗期间出现视力模糊、谵语、消瘦、呕吐、纳呆、烦躁、皮疹、尿频或尿潴留、肢体乱动、关节痛、头痛、颜面苍白者 74 例，均于减少药量后消失。强直性脊椎炎用洋金花注射液（每毫升含生药相当于东莨菪碱 0.5mg）或口服酊剂（每 10 毫升含生药相当于东莨菪碱 0.5mg），每晚睡前肌注或口服酊剂 1 次，成人每次从 0.5～1.0ml（酊剂量 5～10ml）开始，以后每 3～5 天增加药量直至每天注射 7ml（酊剂量 55～60ml）为止，一般以 3 个月为一疗程。结果，34 例中，显效 21 例，有效 10 例，无效 3 例。一般于用药 15～20 分钟后可出现口干、眼花等副作用；有时在睡眠时无意识地起床或下床活动，于次日明显减轻或消失，可事先应用地西泮或三溴合剂预防。

5. 哮喘　洋金花全草和细辛等中药浓缩提取为浸膏，加渗透剂制成胶布橡胶皮膏，根据中医辨证选穴敷贴，常用穴道有膻中、天突、鸠尾、大椎、陶道、定喘、肺俞、膈俞等，24 小时更换 1 次，用此法治疗临床哮喘病人 48 例，总有效率 87.4%[22]。

6. 急性软组织损伤　干洋金花 50g，加白酒 500ml（50%酒精亦可），放入玻璃瓶内盖严，浸泡 3 周后即可使用。用棉花或纱布蘸药适量，反复擦摩患处，每次 15 分钟，每日 2 次。3 天为 1 疗程[23]。

【不良反应】中药麻醉用于精神病患者的治疗中，发现不论口服或注射洋金花均出现恶心、呕吐，并发现 1 例胃出血，1 例由喉头痉挛引起的呼吸抑制。另在 47 例的治疗中发现 4 例心电图有程度不同的心肌损害迹象。中药麻醉并用芬太尼、氯胺酮和并用卡巴胆碱时，在术中发生心脏停搏各 1 例，以及中药麻醉使用催醒剂时发生循环骤停 1 例，中药麻醉下为肝癌病人行肝叶切除术后发生四肢、腹壁静脉炎 1 例。据统计，东莨菪碱对成人的致死量约为 100mg，幼儿约为 10mg，但在中药麻醉过程中麻醉剂量的东莨菪碱不抑制呼吸、循环等主要生命中枢，对肝、肾功能亦无损害。

主要参考文献

[1] 卞同华，等．小鼠的吗啡成瘾及脾细胞免疫功能的变化．上海免疫学杂志，1996，16(3)：142

[2] 王立涛，等．东莨菪碱等对大鼠杏仁核点燃模型的影响．中国药物依赖性杂志，2005，14(1)：30

[3] 霍红梅，等．东莨菪碱对大鼠癫痫持续状态后脑水肿的影响．中国临床神经科学，2002，10(3)：253

[4] 牛争平，等．洋金花对电刺激大鼠惊厥行为的影响．中西医结合心脑血管病杂志，2005，3(10)：880

[5] 毛姗姗，等．东莨菪碱对利多卡因中毒小鼠惊厥和死亡率的影响．徐州医学院学报，2007，27(9)：612

[6] 戴体俊．麻醉药理学．第 2 版．北京：人民卫生出版社，2005：87

[7] 洪庚辛，等．东莨菪碱镇痛作用的研究．生理学报，1984，36(2)：149

[8] 杨汉东，等．小剂量东莨菪碱对犬急性心肌梗死早期迷走神经张力的影响．中国心脏起搏与心电生理杂志，2002，16(1)：80

[9] 刘中民，等．东莨菪碱在心肌再灌注损伤中的作用．同济大学学报(医学版)，2002，23(2)：86

[10] 范慧敏，等．东莨菪碱对大鼠供心的保护作用．华中科技大学学报(医学版)，2007，36(3)：363

[11] 张丽娅，等．东莨菪碱对兔脑缺血再灌注 Na^+-K^--ATPase 活性的影响．中国病理生理杂志，2000，16(1)：67

[12] 马玉玲，等．东莨菪碱对急性脑缺血再灌注损伤保护作用的研究．济宁医学院学报，2002，25(2)：18

[13] 高凯．东莨菪碱对大鼠弥漫性脑损伤的脑保护作用研究．中国冶金工业医学杂志，2005，22(2)：107

[14] 刘书勤，等．东莨菪碱扩血管作用机制研究．数理医药杂志，2004，17(6)：528

[15] 吴广礼，等．樟柳碱、东莨菪碱、山莨菪碱对急性肾衰大鼠肾微血管损伤的保护作用．微循环学杂志，2002，12(1)：6

[16] 王黎光，等．东莨菪碱对吗啡致小鼠依赖性作用的研究．中医药学刊，2003，21(5)：684

[17] 周文华，等．东莨菪碱对大鼠血清和尿吗啡浓度的影响．中华医学杂志，1995，75(1)：5

[18] 林岩松，等．东莨菪碱对吗啡依赖大鼠脑多巴胺转运蛋白及 D2 受体的影响．中华核医学杂志，2004，24(3)：152

[19] 王黎光，等．东莨菪碱抗吗啡依赖作用与海马细胞内钙的关系．中国应用生理学杂志，2006，22(3)：307

[20] 赵永娜，等．东莨菪碱对吗啡诱发条件位置性偏爱呈现大鼠杏仁核 p-CREB 及 c-Fos 表达的影响．中国临床药理学与治疗学，2008，13(1)：89

[21] 刘康平．自制洋金花酊剂治疗慢性支气管炎 100 例．成都中医学院学报，1993，16(1)：24

[22] 魏中海，等．洋金花止喘膏治疗哮喘 48 例．中医药研究，1994(1)：31

[23] 俸世林．洋金花酒治疗急性软组织损伤 125 例．人民军医，1994，10(6)：78

三、常 用 方 剂

三子养亲汤

本方来源于《韩氏医通》，由白芥子、苏子、莱菔子组成。

【功效与药理】

1. 降气化痰，止咳平喘

(1)平喘、镇咳、祛痰：三子养亲汤(方中三药以 1∶1∶1 比例按水煮醇沉法制备)4.5g/kg 和 9g/kg 灌胃能明显延长豚鼠乙酰胆碱引喘的潜伏期，对抗乙酰胆碱、组胺引起的气管平滑肌收缩，该方能显著提高小鼠血浆 cAMP/cGMP 比值，这可能是其平喘的机制之一。拆方研究显示，紫苏子、白芥子、莱菔子都有一定平喘作用，且紫苏子对复方平喘作用贡献较大，全方的平喘作用优于各单味药，在临床应用中，增加紫苏子的用量可以起到更好的平喘作用[1]。三子养亲汤的水提物、醇提物、醚提物对浓氨水刺激诱导的小鼠咳嗽均有明显的镇咳作用，三子养亲汤水提物的小剂量有明显的祛痰作用，三子养亲汤醇提物大剂量和醚提物小剂量对 4%氯乙酰胆碱诱发的豚鼠哮喘则有明显的预防作用[2]。三子养亲汤的镇咳有效成分较分散，极性较小的成分可能占有比例较大；而祛痰的有效成分则水溶性较强，极性也偏大；平喘成分则脂溶性较强，极性较小[3]。三子养亲汤中的饮片炮制后入药，其药效明显优于生品直接入药，炮制品在复方中，能更好地显示出综合调节作用的优势[4]。

(2)抑菌：三子养亲汤 1∶4 浓度对金黄色葡萄球菌、白色葡萄球菌、乙型链球菌、铜绿假单胞菌和白喉杆菌均有一定抑制作用。

2. 消食　三子养亲汤水煎液对小鼠肠道输送功能有明显的抑制作用，可使食物在小肠中停留时间延长。此作用有利于营养物质的吸收，可能是本方消食的机制之一。

3. 其他作用　三子养亲汤(苏子 60g，莱菔子 90g、白芥子 45g，水煎浓缩为 200ml)每日灌胃 0.6ml，连续 4 天，可明显抑制小鼠甲状腺对^{131}I的吸收率。其中苏子、白芥子对大白鼠甲状腺^{131}I吸收率的抑制作用较明显，白芥子的作用稍强，而莱菔子则无此作用。本方与甲硫氧嘧啶合用，可使大鼠甲状腺湿重显著增加，两者之间有明显的协同作用。

三子养亲汤口服液 5g/(kg·d)拌在食物中喂养 20 天，能明显降低家兔实验性肺动脉高压。

小鼠灌胃三子养亲汤后 1 小时，对巴豆油所致耳部炎症无明显抑制作用。

【毒理研究】小鼠分别 1 次灌胃三子养亲汤 120g/kg、白芥子 80g/kg、苏子 250g/kg、莱菔子 200g/kg 均未见死亡。三子养亲汤腹腔注射 LD_{50} 为(41.5±1.5)g/kg。

【主治】痰壅气滞，咳嗽喘逆，痰多胸闷，食少难消。

【现代应用】

1. 顽固性咳嗽　本方水煎浓缩加蜜口服，每次 10ml，每日 2 次，7 天为 1 疗程。治疗 40 例，患者年龄 19～80 岁，其中 60 岁以上老人 15 例；病程 15 天～12 年，其中 3 个月～1 年 5 例，1 年以上 14 例。3 个疗程后，显效(服药 3～5 天咳嗽停止，症状消失)25 例占 62.5%，有效(服药 3～5 天咳嗽明显减轻，第二疗程结束咳嗽基本消失)15 例，占 7.5%，总有效率 100%[5]。

2. 肺心病急性发作期肺动脉高压症　以三子养亲汤冲剂结合西药治疗 37 例，10 天为一疗程。另设单用西药的 35 例患者为对照组。结果显效 21 例，占 58.75%，好转 13 例，占 35.14%，无效 3 例，占 8.01%，总有效率 72.53%，优于单用西药的对照组。治疗后动脉血气 PaO_2、超声心动图、肺阻抗血流图及肺阻抗微分图等指标改善，中西药合用组亦较单纯西药组明显[6]。三子养亲口服液(45ml 中含莱菔子、苏子、白芥子各 15g)每次 15ml，每日 3 次，连服 20 天为一疗程，治疗肺心病迁延期痰浊阻肺证病人 30 例，发现该方能明显降低肺动脉高压，并能降低肺血管阻力，从而减少心肌耗氧量，使病人的心肺功能得以改善[7]。

3. 高脂血症　三子养亲汤加味治疗高脂血症 47 例，其中男 29 例，女 18 例。每日 1 剂，水煎服，连服 1 月。服药期间停用其他降血脂药物，正常饮食，1 个月后临床控制 7 例，显效 11 例，有效 25 例，无效 4 例，有效率为 91.5%[8]。

4. 血胸　对少量积血(500ml 以下)，无明显症状，X 线检查仅肋膈角消失者，用本方煎服，3 次/日，连续服 6 日即可。中量血胸(500～1000ml)和大量血胸(1000ml 以上)需给予闭式胸膜腔引流，同时运用三子养亲汤可以帮助积血吸收，避免脓胸，使肺的气机顺畅，宣发、肃降功能正常，改善胸闷、气急等临床症状[9]。

5. 肺炎　三子养亲汤方，苏子 5g，莱菔子 7g，白芥子 4g，葶苈子 5g 水煎后，多层纱布过滤取汁进行超声雾化吸入，每次 30ml，持续 30min，治疗小儿喘憋性肺炎 58 例，有效率 96.6%[10]。

主要参考文献

[1] 冯宝民，等. 三子养亲汤平喘量效关系的研究. 大连大学学报，2006，27(6)：56

[2] 梁文波，等. 三子养亲汤镇咳、祛痰、平喘作用的药理研究. 中药药理与临床，2003，19(2)：11

[3] 赵红，等．三子养亲汤剂型改革的探讨．辽宁中医杂志，2003，30(4)：313
[4] 隋利强，等．三子养亲汤的镇咳、祛痰作用研究．中医药导报，2009，15(2)：81
[5] 沈顺琴，等．三子养亲汤止咳祛痰疗效观察．中药通报，1985，11(8)：56
[6] 郭传永，等．中西医结合治疗肺心病急发期肺动脉高压 37 例临床观察．云南中医杂志，1991，12(6)：14
[7] 郭传永，等．三子养亲汤治疗肺心病肺动脉高压 30 例临床观察．实用中西医结合杂志，1994，7(8)：501-503
[8] 朱红霞．三子养亲汤加味治疗高脂血症 47 例．河南中医，2002，22(6)：28
[9] 王敏．三子养亲汤在血胸治疗中的运用．四川中医，2002，20(6)：49
[10] 陈英桂．中药雾化吸入治疗小儿喘憋性肺炎 58 例．吉林中医药．2004，24(10)：37

四、化痰方药的研究思路

1. 开展同类方药的比较研究　针对本类药物化痰、止咳、平喘作用，开展同一动物模型基础上的对比研究，揭示不同方药的作用强弱和作用特点的比较研究，为临床合理选药提供依据。

2. 开展“痰证”动物模型的研究　迄今为止，许多中医疾病皆比较成功地复制出相应的动物病理模型，但有关“痰证”的病理研究则显得相对薄弱，除呼吸道之痰可结合现代药理进行止咳、平喘、祛痰试验外，对广义之痰研究甚少。进一步的研究应与中医理论、中西医临床密切结合，首先从理论上较准确地界定中医痰证的定义，再通过临床资料探讨痰的现代科学内涵，复制痰证动物模型。

3. 加强化痰方药对呼吸系统疾病的治疗学机制研究　就作用强度而言，化痰方药的镇咳、祛痰、平喘等作用，多数不及西药。但必须看到，中药祛痰平喘复方在呼吸系统疾病治疗中，仍具有不可忽视的地位。现代医学已认识到呼吸系统疾病不能局限在呼吸器官的研究上，无论致病因子有多复杂，疾病都是发生在人体抵抗力减弱的时候，呼吸道局部病变的发生和全身抵抗力密切相关。有关全身调节功能对呼吸系统的影响，目前已发现自主神经系统失调，免疫病理变化，内分泌功能紊乱等，在哮喘、慢支、肺尘埃沉着病等发病过程中占有一定地位，并有一些共同点。因此，研究本类方药的药理作用，除重点考察其对呼吸系统的作用及作用机制外，需同时针对病因进行多方面研究，如改善肺换气功能，调节免疫功能，对内分泌的影响等，以全面说明本类方药的治疗学机制。

4. 化痰方药对肺外疾病的治疗学机制研究　由于中医“痰证”范围甚广，除呼吸系统外，一些心血管系统、消化系统、神经精神系统疾病和部分肿瘤的中医病因病机，均与“痰浊”有关。例如对一氧化碳中毒性精神病，用涤痰开窍配以芳香化浊之法治疗，取得一定疗效。从目前的中药药理研究来看，除极少数化痰药已阐明其心血管活性（如前胡），抗肿瘤活性（如半夏），降血脂作用（如海藻），抗惊厥作用（如天南星）外，多数未能联系中医临床，阐明其治疗学机制，此方面的研究有待加强。

5. 针对化痰止咳平喘方药的实验研究，提出以下设计要点　一般而言，宣肺化痰方药应考虑镇咳、平喘、祛痰方面的试验；和胃化痰方药应考虑镇吐及消化系统功能的试验；祛风痰方药宜进行镇静、安定、抗惊厥等中枢试验；消痰散结方药应进行抗炎、抑菌、抗感染，必要时进行抗肿瘤试验。以下主要介绍宣肺化痰为治疗功效的实验设计要点，其他各类化痰药的研究要点，请参看本书各相应章节。

(1)镇咳作用：可用二氧化硫、浓氨水或枸橼酸等化学刺激剂引咳，初步观察药物镇咳作用强度和持续时间，一般选用小鼠和豚鼠。若受试药物镇咳作用十分突出，或不疑其为中枢镇咳药，还可进行豚鼠或猫的电刺激引咳试验。

(2)祛痰作用：小鼠气管段酚红试验常用于祛痰作用初筛，此外，还可选用大鼠毛细管排痰量试验，离体、在体气管纤毛运动试验等。对于治疗慢性支气管炎的受试药物，还应观察其对模型动物气管上皮细胞病理形态，及杯状细胞性质和数量的影响。

(3)平喘作用：离体试验常选用气管螺旋条、气管容积等方法，观察受试药物对正常气管平滑肌有无松弛作用，对组胺、乙酰胆碱等有无解痉作用。整体试验可选用致喘剂给豚鼠喷雾致喘及肺溢流试验。

(4)抗过敏和免疫调节作用：致敏豚鼠肺组织慢反应物质(SRS-A)测定试验，致敏豚鼠肺支气管灌流试验等。对补肾平喘的受试药物还可进行血浆皮质激素水平测定及一般免疫学指标观察。

(5)其他：针对受试药物功效特点，还可进行一些抗炎、抗病原微生物试验。

(王家葵　马世平　厉璐帆　徐世军)

第19章

安神药

一、概　　述

以安定神志为主要功效的药物称为安神药。安神药主要用于心气虚、心血虚或心火盛及其他原因所致的心神不宁，烦躁易怒，失眠多梦，头晕目眩，健忘，惊风，癫痫等证，具有与现代医药学中的镇静催眠药、抗癫痫药、抗抑郁药和抗焦虑药相似的作用与用途。

人的精神、意识、思维活动虽可分于五脏，但主要归属于心主神明的生理功能，即心主神志，或称心藏神。如果心主神志的生理功能异常，可出现精神意识思维活动的异常，可出现失眠、多梦、神志不宁，甚至谵狂，或出现反应迟钝、健忘、精神萎靡，甚至昏迷，不省人事等临床表现。此外，中医理论认为肝也与精神活动有关。若肝血不足，则魂不守舍，可出现惊骇多梦、卧寐不安、梦游、梦呓，甚至出现幻觉症状。

根据药物来源及性能的特点，将安神药分为两类。一类称重镇安神药，为质地沉重的矿石类，如朱砂为天然的辰砂矿石，主要成分为硫化汞。磁石为氧化物类矿物磁铁矿的矿石，主要成分为四氧化三铁，其中含氧化亚铁31%，三氧化二铁69%。琥珀为古代松科植物的树脂埋藏地层中经多年凝结而成的碳氢化合物，多呈不规则的粒状、块状、钟乳状及散粒状。龙骨、龙齿为古代多种大型哺乳动物的骨骼化石、牙齿骨骼化石。矿物药质重性降，“重则能镇”，“重可去怯”。《本草纲目》记载朱砂能“镇心定惊”。《本草求真》记载“重可去怯，磁石铁粉之属是也。故怯则气浮，宜重剂以镇之”。《本草经疏》记载“小儿惊痫，心气怯，痰热盛也，(磁石)咸能润下，重可去怯，是以主之”。另一类称养心安神药，为植物药材，如酸枣仁、柏子仁、远志、合欢皮等。《本草纲目》记载酸枣仁“味甘而补，辛而能润，……宜乎滋养之剂用之”。《滇南本草》记载远志“养心血，镇惊，宁心。”《本草汇言》记载合欢皮“甘温平补，有开达五神，消除五志之妙应也”。茯神也具有宁心安神的功效，《药性论》记载茯神可治疗“心神惊掣，虚而健忘”。故这类药物具有养心血，安心神的作用。

安神药的主要药理作用有：

1. 镇静催眠作用　安神药具有“安神”、“除烦”、“去怯”、“益智宁神”等功效。酸枣仁皂苷和黄酮类成分是酸枣仁镇静催眠作用的有效成分。实验证明酸枣仁对多种实验动物(小鼠、大鼠、家兔、猫、犬)都显示出有镇静催眠作用，无论白天或夜间，无论是正常生理状态或是咖啡因引起的兴奋状态均可使动物的自发活动次数减少。柏子仁霜20g/kg及生柏子仁20g/kg对小鼠腹腔注射，与阈下剂量的异戊巴比妥钠有显著的协同作用。柏子仁乙醇提取物250mg/kg、500mg/kg给小鼠灌胃给药有明显的镇静作用。大鼠灌胃朱砂50g/kg后可使其脑电图频率减慢，波幅增大，表明朱砂对中枢神经系统有抑制作用。琥珀含琥珀酸，结晶得率可达7.8%。琥珀酸对中枢神经系统具有抑制作用，能明显减少小鼠自发活动，延长戊巴比妥钠引起的小鼠睡眠时间。磁石与异戊巴比妥钠有协同作用，能延长其对小鼠的睡眠时间。茯神 10～20g/kg，灌胃给药，使动物呈现明显镇静作用，其水煎液对小鼠腹腔注射可对抗苯甲酸钠咖啡因引起的动物兴奋作用。

2. 抗惊厥作用　安神药有"镇心定惊"、"止惊悸"的功效。朱砂、酸枣仁、远志、琥珀酸等均有抗惊厥作用。朱砂 10g/kg 给小鼠灌胃给药，连续 7 天，能使安钠咖引起的惊厥时间推迟 1 分 20 秒，有明显的抗惊厥作用。酸枣仁和远志能对抗戊四氮或士的宁所致的惊厥。琥珀酸也有抗惊厥作用，以琥珀酸对大鼠、小鼠、豚鼠、兔、猫和狗腹腔注射后能保护动物对抗高压氧、电休克和听源性惊厥。抗惊厥作用与提高脑内 γ-氨基丁酸(GABA)含量有关。

目前认为在中枢神经系统中存在着兴奋性氨基酸谷氨酸(GA)和抑制性氨基酸 γ-氨基丁酸(GABA)，它们是作用于中枢同一受体的一对内源性调节物质，控制着机体精神运动活动。GABA 广泛存在于中枢各部位，但含量很不一致。灰质高于白质，黑质与纹状体是脑中含 GABA 最多的部位。有试验证明 GABA 是大脑皮层部分神经元及小脑皮层普肯耶细胞的抑制性递质。近代研究发现癫痫病人的大脑皮层中 GABA 减少或缺乏。现有的抗癫痫药作用大多与 GABA 有关，如苯巴比妥、苯妥英、去氧巴比妥、乙琥胺等均具有类似 GABA内酯的环状结构——乙内酰胺，可提高脑内 GABA 含量。丙戊酸钠则能抑制 GABA 脱氢酶，减少 GABA 代谢，以增加脑内 GABA 的浓度，因而具有抗癫痫作用。地西泮可使 GABA 受体对 GABA 的亲和力增强 10 倍，具有显著抗癫痫作用。中药白胡椒的胡椒碱，经人工合成并从衍生物中发现的 3,4-次甲二氧桂皮酰哌啶(商品名"抗痫灵")，天麻中的香草醛，石菖蒲中的 α-细辛醚，均具有 1,4-二丁烯结构(GABA 受体的活性中心为 1,4-二丁烯结构)，可增强 GABA 能神经活动。

实验证明，33%的石菖蒲混悬液 10mg/kg 灌胃给药，30 分钟后可使小鼠对戊四氮的惊厥率从 93%降到 60%。小鼠腹腔注射 α-细辛醚 140mg/kg，能抗 Toman 最大电惊厥发作法引起的电惊厥，能对抗注射戊四氮 38mg/kg 所致阵挛性惊厥。应用 α-细辛醚治疗癫痫大发作 90 例，有效率 83.3%，显效 50%；对原发性和继发性癫痫的显效率分别为 77%和 31.2%，认为 α-细辛醚有与苯妥英相似的疗效，尤其对于病程短的大发作疗效更佳，可作为癫痫初发患者的首选药物之一。中药黑胡椒的主要化学成分胡椒碱(Piperine)具有抗惊厥作用，能拮抗小鼠电刺激引起的癫痫和肌肉松弛。

3. 其他作用　安神药对中枢神经系统具有抑制作用是其共性，各种药物还有其本身的特点，如安神药中远志所含皂苷能刺激胃黏膜，反射性地促进支气管分泌液增加而显示祛痰作用。琥珀酸具有抗菌、抗溃疡、抗眼镜蛇毒、抗过敏反应、升高大鼠和兔的白细胞数等作用。柏子仁具有益智作用，其水及乙醇提取物在跳台试验中对东莨菪碱所致的动物记忆存储障碍有改善作用，对电惊厥休克所致的记忆巩固障碍有明显改善作用；水提物还可改善乙醇诱导的记忆获得障碍。朱砂具有抗心律失常作用，家兔灌胃朱砂 0.6g/kg，对心率无影响，但能明显缩短氯仿-肾上腺素和草乌注射液所致的心律失常持续时间。合欢皮冷水提取液对妊娠 5～6 月及足月妊娠子宫均有兴奋作用，可使收缩力、幅度变化增加 20%以上，频率变化减少 1 倍，运动形式与缩宫素近似。

安神药的现代研究中，以单味药物治疗神经衰弱、精神分裂症、躁狂抑郁症等中枢神经系统疾病的疗效常常不够理想，因此这类药物中单味药的临床应用研究报道少，而单味药及复方的药理研究相对较多。在单味药物中仅酸枣仁的研究较为深入，如研究酸枣仁对睡眠时相的影响，观察到酸枣仁水煎液灌胃给药可使大鼠睡眠总时间和慢波睡眠深睡期明显增长。以酸枣仁水溶性成分 SZ_1 和 SZ_2 20mg/kg 对大鼠腹腔注射，均可使大鼠觉醒时间减少，对总睡眠时间和慢波睡眠无明显影响。在酸枣仁镇静催眠作用有效成分研究方面,以往认为是其皂苷类成分,国内学者研究认为酸枣仁皂苷A并无中枢抑制作用。而酸枣仁总黄酮可明显抑制小鼠的自发活动,加强戊巴比妥钠、硫喷妥钠及水合氯醛对中枢神经系统的抑制作用,并拮抗咖啡因诱发的小鼠精神运动性兴奋,故认为酸枣仁总黄酮是其中枢抑制作用的主要有效成分。

我国学者还从传统分类不属于安神药的药物中研究发现有许多中药具有较好的中枢抑制作用。例如:①延胡索及其有效成分消旋四氢帕马丁(延胡索乙素)和左旋四氢帕马丁(颅痛定),除了具有较强的镇痛作用,还具有较好的镇静催眠和抗惊厥作用。对犬皮下注射延胡索乙素5～20分钟后,出现镇静安定,不逃避和驯服等外观行为的改变,30分钟后出现嗜睡,持续约80分钟,但感觉仍存在,且易被惊醒。延胡索乙素对猴也有增强环己巴比妥钠的催眠作用,还能对抗咖啡因和苯丙胺的中枢兴奋作用。延胡索乙素能对抗戊四氮所致的惊厥,但却增敏士的宁所致的惊厥,对电休克无对抗作用。延胡索乙素神经药理的特点就是快速的镇静、催眠作用并伴有明显的同步化高压慢波的脑电图变化,因而认为延胡索乙素可能是属于新类型的中枢抑制剂。重庆医科大学用左旋延胡索乙素和酸枣仁研制成"速效枣仁安神胶囊",对小鼠灌胃给药0.25g/kg,10分钟后出现镇静催眠效果,30分钟达高峰,以后作用逐渐减弱,至240分钟仍有显著效果。用该胶囊治疗失眠症202例,显效100例(占49.50%)有效70例(占34.65%),无效32例(占15.84%)。②黄花败酱为中药败酱草,为常用清热解毒药物,具有清热解毒,消肿排脓,祛瘀止痛的功效。研究发现黄花败酱根具有较好的镇静催眠作用,从根茎和根得到的液汁提取物、干燥根提取物和挥发油,经小鼠试验具有镇静催眠作用,而提取物的非挥发性部分无此作用。用黄花败酱根的20%液汁浸膏、干浸膏剂、挥发油胶囊治疗失眠为主要症状的神经衰弱综合征均有效,以含挥发油胶囊的作用较强,临床观察406例,表明三种制剂均无明显毒副作用。这些制剂与合成的镇静催眠药相比有其优点。③天麻具有镇静、抗惊厥、镇痛等作用。遵义医学院对天麻的中枢抑制作用机制进行了深入的研究,采用荧光法测定了天麻对大鼠丘脑、皮层、脑干和纹状体四脑区内多巴胺含量及释放的影响。结果发现天麻注射液5g/kg腹腔注射可使皮层的多巴胺含量明显减少,其他三脑区的多巴胺含量也有降低。在离体脑片孵育皮层、脑干和纹状体的人工脑脊液中的多巴胺含量明显增多,说明使多巴胺的释放增多。另外,还观察到天麻注射液能使大鼠丘脑、皮层、脑干和杏仁核四脑区内的去甲肾上腺素含量减少,其中以杏仁核区减少最为明显。在离体四脑区脑片孵育的人工脑脊液中的去甲肾上腺素的含量则明显增加。初步认为天麻的镇静作用可能与其降低脑内的多巴胺和去甲肾上腺素的含量有关。④金针菜,又名黄花菜,是家庭日常素食菜肴之一。应用金针菜治疗肝炎具有消退黄疸的作用,同时发现对肝病患者失眠症具有较好的疗效。实验证明金针菜具有镇静催眠作用,应用光电活动测定仪测定,对小鼠灌胃给予金针菜的水提取物或乙醇提取物50g生药/kg,均可使小鼠的自发活动明显少于对照组,其中以水提取物的作用尤为明显,镇静作用起效快,持续时间较长。应用金针菜冲剂每次服1包(相当于生药30g),1日2次,连续服药1个月,治疗失眠症112例(其中肝炎病人103例),治愈41例(占36.61%),显效39例(占34.82%),有效14例(占12.50%)。在金针菜冲剂与常规镇静催眠药的疗效比较观察中,疗程均为1个月,金针菜冲剂治疗30例,总有效率达90%;而常规镇静催眠药(安定、养血安神糖浆)治疗30例,总有效率为63.34%,前者的疗效明显高于后者。

二、常用药物

酸枣仁

本品为鼠李科植物酸枣 *Ziziphus jujuba* Mill. var. spinosa(Bunge) Hu ex H. F. Chou的干燥成熟种子。酸枣仁含大量的脂肪油(约31.8%,油中含8种脂肪酸)、多种氨基酸(总量约为31.55%)、3种中性皂苷(酸枣仁皂苷Jujuboside A、B、Ⅺ)、阿魏酸和两种黄酮类成分(Spinosin和Zivulgarin)、多糖、三萜化合物(白桦酯醇、白桦酯酸)、维生素C等。酸枣仁味酸、甘,性平。归肝、胆、心经。

【功效与药理】

1. 养心安神

(1)镇静、催眠作用:酸枣仁水煎液及其皂苷、黄酮化合物、酸枣仁油均具有镇静催眠作用。以酸枣仁水煎醇沉液20g/kg对小鼠连续灌胃5天,用改良抖动笼法试验能明显地抑制苯丙胺中枢兴奋作用,使小鼠的自主活动次数与活动强度均明显降低,且与硫喷妥钠或戊巴比妥钠的中枢抑制作用有明显协同作用[1]。酸枣仁总皂苷能减少老年阴血亏虚型失眠症候模型大鼠脑内兴奋性氨基酸毒性作用,减轻谷氨酸及γ-氨基丁酸参与的迟发性神经元损害。制作老年阴血亏虚型失眠症候大鼠复合模型。造模4周后开始灌胃酸枣仁总皂苷15g生药/(kg·d)和30g生药/(kg·d),连续3周。结果模型组睡眠剥夺48小时后,大鼠大脑皮层及下丘脑组织谷氨酸及γ-氨基丁酸含量均明显升高,且谷氨酸/γ-氨基丁酸的比例增高,经酸枣仁总皂苷干预后谷氨酸及γ-氨基丁酸均明显下降,且趋于正常范围[2]。

(2)对睡眠时相的影响:应用睡眠脑电描记方法观察到大鼠每日分2次灌胃炒酸枣仁水煎液1g/只,连续3天,大鼠每天慢波睡眠深睡的平均时间明显增加(增加116.3%),深睡的发作频率亦明显增加(增加89.0%),每次发作的持续时间亦趋延长(延长31.6%),慢波睡眠的脑电波幅度明显增大,频率变慢。每天总睡眠量增加(增加26.0%),总睡眠的每次发作持续时间延长95.6%,但总睡眠的发生频率减少36.3%。对慢波睡眠中的浅睡阶段和快波睡眠无影响。表明炒酸枣仁主要影响慢波睡眠的深睡阶段。对20例失眠症患者进行睡眠脑电描记观察到,患者的慢波睡眠Ⅰ期(SWS_1)和快波睡眠(PS)接近正常,主要是慢波睡眠Ⅱ期(SWS_2)和总睡眠时相(TS)明显减少,而炒酸枣仁恰好能增加SWS_2和TS,而对PS和SWS_1无明显影响,因而对失眠症的治疗针对性强[3]。运用多导睡眠描记方法观察到大鼠腹腔注射酸枣仁有效成分SZ_1和SZ_2各20mg/kg,均可使大鼠觉醒时间减少,总睡眠时间和慢波睡眠深睡期明显增多,而对快波睡眠无明显影响。例如,与给药前1天相比,SZ_1和SZ_2给药后睡眠总时间分别增加17.2%和20.0%。慢波睡眠分别增加17.4%和21.9%,其中慢波深睡期分别增加48.8%和138.2%,而觉醒显著减少,分别减少19.0%和27.3%。SZ_1和SZ_2是从生的酸枣仁中提取而得,具有促睡眠作用,也支持酸枣仁生用和炒用均有促睡眠作用的观点[4]。

(3)安定作用:雄性猫皮下注射2%盐酸吗啡溶液20mg/kg,经1小时后都出现躁狂及兴奋现象,乱跳,往返不停地转动,走路不稳,并有时出现攻击行为,3小时后上述症状更明显。猫腹腔注射50%酸枣仁水煎液3g/kg,对吗啡引起的躁狂有显著对抗作用,动物出现安静嗜睡现象[5]。

(4)镇痛、抗惊厥作用:小鼠腹腔注射酸枣仁水煎液5g/kg,经热板法试验有镇痛作用,镇痛作用持续3小时以上。小鼠腹腔注射酸枣仁水煎液5g/kg,可对抗士的宁所致的惊厥,显著降低小鼠的死亡率。

(5)增强学习记忆能力:利用地西泮记忆损伤小鼠模型,并采用跳台法和避暗法研究酸枣仁油对小鼠学习记忆的影响。在跳台实验中酸枣仁油可使地西泮记忆损伤小鼠跳台错误潜伏期延长、错误次数减少;采用避暗实验能使正常小鼠进入暗室错误潜伏期延长、错误次数减少。该研究证明酸枣仁油具有促进小鼠学习记忆能力的作用,并初步推断酸枣仁油对学习记忆的加强作用可能与对抗中枢系统 GABA 含量有关[6]。

(6)抗抑郁作用:酸枣仁总生物碱具有抗抑郁作用。小鼠灌胃酸枣仁总生物碱 5、10、20mg/kg,连续 14 天,进行拮抗小鼠的利舍平诱导体温下降实验、悬尾应激实验和空场实验等抑郁模型考察酸枣仁总生物碱的抗抑郁活性。结果酸枣仁总生物碱能缩短小鼠悬尾的不动时间,3 个剂量组之间存在剂量依赖关系。在拮抗利舍平引起的体温下降实验中,给予酸枣仁总生物碱 1 小时后能有效地拮抗小鼠体温下降。空场实验表明各组间小鼠自主活动无显著性差异[7]。

(7)降温作用:对 1 日龄三黄雏鸡饲喂添加酸枣仁提取物 1000g/吨的饲料,分别于饲喂 1、14、35、42 日龄时测量鸡直肠温度,饲喂 35、56 日龄时称取体重。结果酸枣仁组鸡平均体温在 14、35、42 日龄时显著低于热处理组;35、56 日龄酸枣仁组平均日增重显著高于热处理组。表明酸枣仁提取物具有防暑降温功能,能降低热环境下雏鸡体温,促进增重[8]。大鼠腹腔注射酸枣仁水煎液 5g/kg 有明显降温作用,给药后 3 小时作用最明显,经 22 小时后仍未恢复正常。给药后 3 小时,其平均体温从给药前的 37.9℃下降至 33.9℃,而对照组从 37.9℃变化至 38.6℃。

2. 对心脑血管系统的影响

(1)抗心律失常作用:酸枣仁醇提物的水溶液静脉注射能明显对抗氯化钡和改善乌头碱诱发的大鼠心律失常的心电图变化,也能明显改善垂体后叶素引起的大鼠心肌缺血的心电图变化。大鼠静脉注射氯化钡溶液 4mg/kg 后立即出现以双相性室性心动过速为主的心律失常波形,对照组恢复窦性节律所需时间平均为 5.7 分钟。待出现心律失常后静脉注射酸枣仁水溶液 2g/kg,恢复窦性节律的时间为 0.31 分钟,观察至 10 分钟,没有出现心律失常波形。酸枣仁水提物具有预防及治疗乌头碱、氯仿、氯化钡诱发的动物心律失常作用。给小鼠腹注射酸枣仁水提物 12.5g/kg,可使乌头碱诱发的室性期前收缩出现时间推迟,动物存活时间延长。

(2)抗心肌缺血作用:麻醉大鼠预先腹腔注射酸枣仁水溶液 4g/kg,对静脉注射垂体后叶素注射液(0.5U/kg 或 0.75U/kg)所致的心肌缺血性心电图变化有显著改善作用。应用原代培养心肌细胞观察到,酸枣仁总皂苷 33μg/ml 能明显减轻缺氧缺糖、氯丙嗪和丝裂霉素 C 所致心肌细胞释放乳酸脱氢酶,对上述损伤具有保护作用。

(3)改善脑缺血作用:利用结扎大鼠两侧颈总动脉造成大鼠不完全性脑缺血模型,于造模前 3 天开始每日腹腔注射酸枣仁总苷 5~20mg/kg,连续 3 天,能减少缺血脑组织含水量及 MDA(丙二醛)含量,使脑组织中 SOD(超氧化物歧化酶)、CK(肌酸激酶)及 LDH(乳酸脱氢酶)活性增高,乳酸含量下降,脑神经细胞损伤减轻,对缺血性脑损伤具有保护作用。在光镜下见假手术组细胞形态结构正常,脑缺血组约 60%神经细胞变性、坏死(细胞水肿,核固缩),软脑膜及脑实质血管充血,部分血管周围腔隙变宽,而酸枣仁总皂苷组神经细胞损伤较轻,仅约 40%神经细胞变性、坏死,软脑膜及脑实质血管轻度充血[9]。用线拴法制备大鼠大脑中动脉闭塞再灌注损伤模型,于术前 30 分钟及术后每天腹腔注射酸枣仁皂苷 A20mg/kg。

造模后 12、24、48 小时及 4、7 天给药时间点测定，酸枣仁皂苷 A 组各观察时间点缺血侧脑海马区谷氨酸及细胞凋亡均明显降低，而 γ-氨基丁酸在各时间点均明显升高[10]。

(4)降血压作用：酸枣仁能预防大鼠肾性高血压形成。酸枣仁醇提物的水溶液及酸枣仁总苷对大鼠、犬和猫均有明显的降压作用。麻醉大鼠静脉注射酸枣仁醇提物的水溶液 2g/kg 后在 30 秒钟内出现明显降压作用，血压从 18.4kPa 降至最低水平 9.6kPa，平均下降 47.8%；麻醉犬静脉注射 1g/kg 后 5 分钟，平均血压从 19.0kPa 降至 4.5kPa，降压百分率为 76.3%，而降至最低时为 2.4kPa，降压百分率为 87.4%；麻醉猫静脉注射 1g/kg 后血压迅速下降，从 15.1kPa 降至 7.5kPa，降压百分率为 50.3%。酸枣仁总苷静脉注射可明显降低麻醉大鼠和猫的血压，腹腔注射对麻醉大鼠亦有明显降压作用。例如麻醉大鼠静脉注射 32mg/kg，血压从原水平的 17.1kPa 降至最低值 8.7kPa，平均降低 49%，2 小时后血压逐渐恢复；而腹腔注射 64mg/kg 后约 20 分钟血压开始缓慢下降，平均约 2.5 小时血压降至最低值为 10.9kPa，降压百分率为 39.1%，观察 5 小时血压逐渐恢复，但未达到原水平。麻醉猫静脉注射酸枣仁总皂苷 16mg/kg 后，血压降至最低时平均为 11.4kPa，降压百分率为 44.2%，2 小时后基本恢复至原水平。

(5)降血脂，抗动脉粥样硬化：大鼠腹腔注射酸枣仁总皂苷 64mg/kg，每日 1 次，连续 20 天，可显著降低正常饲养大鼠的血清胆固醇量(TC)和低密度脂蛋白胆固醇(LDL-C)，显著升高高密度脂蛋白胆固醇(HDL-C)和高密度脂蛋白胆固醇第 2 亚组分(HDL_2-C)；并能显著降低高脂饲养大鼠的血清甘油三酯(TG)，显著升高 HDL_2-C。灌胃酸枣仁油 2.5ml/kg 连续 53 天，可明显降低日本种雄性鹌鹑高脂饲料所致高脂模型的血清 TC、TG、低密度脂蛋白(LDL)水平，肝脂肪性亦明显减轻。病理切片检查发现，酸枣仁油组心瓣膜和心内膜疏松增厚的动物数明显减少[11]。动脉粥样硬化是原发性高血压产生的重要病理因素之一，而血管平滑肌细胞的异常生长、增殖在动脉粥样硬化的发生、发展中起着关键性的作用。巨噬细胞条件培养液可促进兔主动脉血管平滑肌 sis 基因的表达，同时促进血管平滑肌细胞的分裂增殖，而酸枣仁皂苷 A 能通过抑制上述效应，减少平滑肌细胞分泌于细胞周围的血小板生长因子，使得血小板生长因子促平滑肌细胞本身及内皮细胞、成纤维细胞等的增殖效应减弱，进而抑制动脉粥样硬化的形成和发展[12]。

(6)改善血液流变性：对大鼠灌胃酸枣仁油 2.5ml/kg，连续 5 天，可明显抑制 ADP 诱导的大鼠血小板聚集反应，而酸枣仁浸膏则无明显影响。通过大鼠皮下注射肾上腺素法复制出了血瘀证模型并观察了酸枣仁总皂苷的影响。实验发现大、中剂量的酸枣仁总皂苷能显著降低血瘀证大鼠的全血黏度、血浆黏度，使纤维蛋白原含量减少，降低体外血栓长度、湿重、湿重指数，证实酸枣仁皂苷具有去纤、降黏、抗血栓形成的作用，对于因血液流变学改变和体外血栓原因引起的缺血性脑卒中具有一定的防治作用。

3. 其他作用

(1)增强免疫功能及抗放射性损伤：酸枣仁能增强小鼠的细胞免疫和体液免疫，并使小鼠受抑制的细胞免疫功能恢复正常。小鼠灌胃酸枣仁的石油醚-乙醚-乙醇浸膏 5g/kg，每日 1 次，连续 20 天，能明显增强小鼠的细胞免疫功能，使淋巴细胞的转化值(用 ^{3}H-TdR 掺入法)明显高于对照组，并能明显促进抗体的形成，使 50%溶血值(HC_{50})明显高于对照组。亦能明显增强小鼠的单核巨噬细胞的吞噬功能，给药组的炭粒廓清速率较对照组增加 360.6%，吞噬指数较对照组增加 67.97%。能明显增强小鼠迟发性超敏反应，并能拮抗环磷酰胺引起的小鼠迟发性超敏反应的抑制[17]。小鼠每天灌胃酸枣仁多糖 0.1g/kg，给药 16

天,能增强小鼠体液免疫和细胞免疫,并且对放射性损伤小鼠有一定保护作用。酸枣仁组淋巴细胞转化明显高于对照组。测定绵羊红细胞抗体半溶血的吸收度值(50%溶血值),酸枣仁多糖组明显高于对照组,表明酸枣仁多糖能明显促进抗体生成,对体液免疫有促进作用。给药16天后。将各组小鼠照射的$^{60}Co\gamma$-射线总剂量为870伦琴(为小鼠的致死剂量),照射后存活小鼠继续给药,照射后第5天测小鼠白细胞数,酸枣仁多糖有显著增加白细胞数的作用,并能增强小鼠单核巨噬细胞的吞噬功能。^{60}Co照射后1个月,对照组死亡率为100%,酸枣仁多糖组存活率为15.3%[13]。

(2)抗氧化:体外试验证实酸枣仁总皂苷在浓度为20μg/ml和80μg/ml,对兔肝匀浆MDA含量有剂量依赖性的减少作用,同时对肝匀浆SOD活性有明显升高作用。酸枣仁总皂苷也使家兔红细胞膜MDA含量呈剂量依赖性的减少作用[14]。利用小鼠尾静脉注射大肠杆菌内毒素诱导发热造成SOD下降的动物模型,发热小鼠无论是全血SOD活性或肝组织SOD活性都比正常动物明显下降。小鼠于注射内毒素前6天开始连续灌胃生酸枣仁或熟酸枣仁水煎液20g/kg,对内毒素所致发热小鼠SOD活性下降有保护作用,生酸枣仁的作用较强,熟酸枣仁的作用不明显[15]。

(3)抗肿瘤作用:酸枣仁油1.40ml/kg和0.35ml/kg对小鼠灌胃给药7天,具有明显的抗肿瘤作用,能明显延长艾氏腹水癌荷瘤小鼠的生存天数,生命延长率在50%以上。还能明显抑制荷瘤小鼠生命后期的体重增长。其原因是抑制了小鼠艾氏腹水癌的生长,使腹水减少的缘故[16]。

【毒理研究】小鼠灌胃300%酸枣仁水煎液15g/kg,48小时内无毒性症状,有显著镇静作用,动物活动极少。大鼠灌胃酸枣仁水煎液20g/kg,每日1次,连续30天,大鼠体重比给药前平均增加24%,而对照组增加13%,未见明显毒性反应。给药后动物呈现安静现象。

【主治】虚烦不眠,惊悸多梦,体虚多汗,津伤口渴。

【现代应用】

神经衰弱,失眠:用复方酸枣仁汤(炒酸枣仁18~90g,加滋养肝肾、镇惊安神药)治疗失眠、烦躁不安为主症的神经衰弱患者129例,服3~50剂,取得较满意的疗效。另外,用酸枣仁甘草合剂治疗失眠症60例,用量每剂45g,均加甘草4.5g,水煎,睡前顿服。另外,用炒酸枣仁粉6g,每晚睡前1小时许冲服。结果煎剂和粉剂对多数病人有一定镇静催眠的短期疗效。但对其他症状如头痛、头晕、烦躁等无明显的效果[17]。

主要参考文献

[1] 吴树勋,等. 酸枣(仁、叶、肉)与酸枣仁皂苷A对中枢神经系统作用的实验研究. 中国中药杂志,1993,18(11):685

[2] 张舜波,等. 酸枣仁总皂苷对老年阴血亏虚型失眠证候模型大鼠脑组织Glu及GABA含量的影响. 湖北中医学院学报,2009,11(2):19

[3] 朱国庆,等. 炒酸枣仁煎剂灌胃对大鼠睡眠的影响. 安徽医科大学学报,1990,25(7):1

[4] 朱国庆,等. 酸枣仁有效成分对大鼠多导睡眠描记的影响. 安徽医科大学学报,1991,26(3):165

[5] 郭胜民,等. 酸枣仁总皂苷中枢抑制作用研究. 西北药学杂志,1996,11(4):166

[6] 吴尚霖,等. 酸枣仁油对小鼠学习记忆的影响. 中草药,2001,32(3):246

[7] 朱铁梁,等. 酸枣仁总生物碱抗抑郁作用的实验研究. 武警医学院学报,2009,18(5):420

[8] 吴小林,等. 酸枣仁提取物对热环境下雏鸡体温与增重的影响. 中药材,2008,31(10):1548

[9] 黄志光,等. 酸枣仁总皂苷对大鼠脑缺血损害及脑组织生化指标的影响. 中国中药杂志,1996,21

(2):110

[10] 吴云虎,等. 酸枣仁皂苷A对大鼠脑缺血海马区氨基酸递质水平及细胞凋亡的影响. 浙江中西医结合杂志,2009,19(7):403

[11] 吴树勋,等. 酸枣油及酸枣浸膏药降血脂和抗血小板聚集作用的实验研究. 中国中药杂志,1991,16(7):435

[12] 陆晖,等. 中药酸枣仁在心脑血管病中的应用研究. 中西医结合心脑血管病杂志,2007,5(11):1105

[13] 郎杏彩,等. 酸枣仁多糖增强小鼠免疫功能和抗放射性损伤的实验研究. 中国药学杂志,1991,26(6):336

[14] 万华印,等. 酸枣仁总苷抗脂质过氧化作用. 中草药,1996,27(2):103

[15] 彭智聪,等. 酸枣仁对内毒素发热小鼠SOD降低的保护作用. 中国中药杂志,1995,19(6):369

[16] 王清莲,等. 酸枣仁油对艾氏腹水小鼠生存和体重的影响. 西安医科大学学报,1995,16(3):295

[17] 袁福如,等. 酸枣仁汤加味治疗室性期前收缩84例临床观察. 湖南中医杂志,1995,11(6):11

灵　芝

本品为多孔菌科真菌赤芝 *Ganoderma lucidum* (Leyss. ex Fr.) Karst. 或紫芝 *Ganoderma sinense* Zhao, Xu et Zhang 的干燥子实体。已从灵芝中分离出150余种化合物,可分为10大类:多糖类、核苷类、呋喃类、甾醇类、生物碱类、氨基酸(17种)及蛋白质类、酶类(13种)、三萜类、油脂类、无机离子(24种)及有机锗等。其中灵芝多糖和有机锗是重要有效成分。有机锗被认为是强有力的免疫增强剂,灵芝中有机锗的含量为800～2000ppm,比人参高4～6倍。灵芝味甘,性平。归脾、肺、心经。

【功效与药理】

1. 安神

(1)镇静、催眠作用:小鼠灌胃灵芝提取物150、450、1500mg/kg,连续30天,灵芝提取物在巴比妥钠睡眠潜伏期试验中,随着剂量的增大,入睡潜伏的时间逐渐缩短,其中高剂量组能显著缩短睡眠潜伏期。在延长戊巴比妥钠睡眠时间试验中三种剂量都能显著延长戊巴比妥钠睡眠时间;低剂量组能明显提高戊巴比妥钠阈下催眠剂量诱导的小鼠睡眠发生率[1]。

(2)抗惊厥作用:小鼠腹腔注射赤灵芝孢子粉水溶性提取物10g/kg和20g/kg后30分钟,可明显抑制对小鼠快速静脉注射莶碱1mg/kg所致的强直性惊厥。

(3)增强学习记忆能力:小鼠皮下注射5%D-半乳糖建立衰老小鼠模型,同时灌胃给予灵芝三萜类化合物1.4g/kg和0.35g/kg,每天1次,连续8周。结果与正常对照组相比,模型组小鼠学习记忆能力降低,脑组织总抗氧化能力、SOD活力下降,MDA含量增加。小鼠灌胃灵芝三萜类化合物后上述变化明显改善[2]。

(4)抗帕金森病作用:观察帕金森病动物模型黑质的超微结构及灵芝孢子粉对这些超微结构的影响,发现帕金森病组大鼠有较多的凋亡的神经细胞,线粒体嵴不清、内质网扩张。灵芝孢子粉预处理组存在轻度的线粒体嵴不清、内质网扩张见凋亡的神经细胞,从形态学上说明神经细胞的凋亡在帕金森病的发病机制中具有重要作用,同时灵芝孢子粉对黑质神经细胞具有保护作用。经立体定向向大鼠黑质部注入6-羟多巴建立帕金森病大鼠模型。先用灵芝孢子粉40g/kg灌胃3天,造模后继续灌胃4周。灵芝孢子组术侧黑质半胱氨酰天冬氨酸特异性蛋白酶-3(caspase-3)及其mRNA阳性神经元数量较帕金森病模型组明显降低。灵芝孢子能够降低caspase-3的表达,对帕金森病大鼠有脑保护作用。用6-羟多巴小鼠帕金森病模型对灵芝孢子油进行研究,发现能明显改善模型小鼠行为学,增加纹状体多巴胺及其代谢物含量，减少黑质多巴胺能神经元的损伤，认为灵芝孢子油可能具有减缓帕金森病变进程的神经保护作用。灵芝孢子粉可减轻脂多糖所致的多巴胺能神经元变性，可有效改善脂多糖所致大鼠的旋转行为，减少黑质多巴胺能神经元的损伤[3]。

（5）抗老年痴呆作用：大鼠双侧海马内一次性注射淀粉样多肽 25～35 片段（$A\beta_{25-35}$）制作阿尔茨海默病模型，建模后 24 小时开始给药腹腔注射 5g/L 灵芝多糖水溶液 50mg/kg，1 日 1 次，连续 7 天。1 周后进行 Morris 水迷宫检测大鼠空间学习记忆能力变化。发现灵芝多糖能明显改善阿尔茨海默病模型大鼠低下的空间学习记忆能力，显著降低模型大鼠海马组织 Caspase-3 和 FasL 基因的表达，而且灵芝多糖能明显改善模型大鼠脑组织海马 CA1 区神经元的退行性变化，对老年性痴呆大鼠学习记忆能力有增强和提高作用[4]。灵芝三萜类化合物对阿尔茨海默病模型大鼠具有增强清除自由基的能力，抗脂质过氧化及促进胆碱能神经系统功能的恢复。大鼠经侧脑室注射 $A\beta_{25-35}$ 2μl 制备阿尔茨海默病模型，术后次日开始灌胃给予灵芝三萜类化合物 0.25、0.5、1.0g/kg，每天 1 次，连续给药 20 天后检测。模型组脑组织中过氧化氢酶（CAT）活性降低，乙酰胆碱酯酶（ACHE）活性升高，SOD 活性降低，MDA 含量升高。三个灵芝三萜类化合物给药组脑组织中，CAT 活力均升高，ACHE 活力均下降，SOD 活性均升高，MDA 含量均降低[5]。

（6）抗癫痫作用：大鼠灌胃灵芝孢子粉 100、200、500mg/kg，连续 15 天后，腹腔注射戊四氮 35mg/kg 制备化学性点燃癫痫模型，结果孢子粉高剂量可显著抑制戊四氮化学点燃癫痫的发作[6]。灵芝孢子粉能有效降低癫痫大鼠模型大鼠皮质和海马区兴奋性氨基酸谷氨酸的含量，降低病变神经元兴奋性以达到抗癫痫作用，增强抑制性氨基酸 γ-氨基丁酸的表达，使神经元兴奋性减弱，抑制癫痫的发作。灵芝孢子粉能有效降低癫痫大鼠脑组织细胞因子 IL-1β 水平，使大鼠脑皮质与海马的原癌基因 c-fos 表达减弱，阳性细胞数减少，但与空白组比较表达仍增强。可见灵芝孢子粉具有抑制神经胶质产生 IL-1β 和降低脑内的 c-fos 基因表达而起到抗癫痫作用[3]。

（7）抗神经变性作用：PC12 细胞是目前广泛用来研究神经细胞功能、分化和凋亡的一种组织细胞培养模型。它可在神经生长因子（NGF）诱导下分化成神经元样细胞。研究表明，灵芝的水溶性提取物能明显地诱导 PC12 细胞分化，且能明显地抑制神经生长因子（NGF）依赖的神经元化 PC12 细胞凋亡。灵芝脂溶性提取物在浓度为 125～500mg/L 时均可诱导 PC12 细胞突起。灵芝提取物与低浓度的 NGF 合用时对 PC12 细胞的分化有明显的促进作用，荧光显微镜下 MAP2-阳性细胞增多，认为其能诱导 PC12 向神经细胞分化。灵芝多糖肽能促进氧化应激损伤 PC12 细胞的存活，抑制 H_2O_2 诱导的 PC12 细胞凋亡，对氧化应激损伤 PC12 细胞具有保护作用，其效果与神经生长因子相似[3]。

（8）抗运动神经损伤作用：建立机械损伤脊髓运动神经元的动物模型，发现灵芝孢子可以促进大鼠受损伤的脊髓运动神经元和脊髓背核神经元的存活。灵芝孢子对受损伤脊髓运动神经元的轴突再生也有明显的促进作用。灵芝孢子可促进受损伤脊髓运动神经元存活及其轴突再生相关的蛋白质，促进受损伤的神经元存活及其轴突再生。CRMP-2 和 FCP-β 是轴突再生密切相关的两种蛋白质，灵芝孢子可能通过调节蛋白质的表达，参与促进大鼠受损伤脊髓运动神经元存活及其轴突再生作用[3]。

（9）抗脑缺血作用：检测大鼠脑梗死区 rCBF、SOD、Na^+、K^+-ATP 酶活性，结果显示灵芝治疗组 SOD、Na^+、K^+-ATP 酶活性更高，rCBF 改善仅出现于梗死后第 5 天，且与梗死体积缩小和组织学恢复无关，认为保护 SOD、Na^+、K^+-ATP 酶可能是灵芝发挥其预防性保护的机制之一。从灵芝子实体中提取纯化出一种新甾醇类化合物(GS)对体外培养大鼠大脑皮层神经元缺血缺氧再灌注(I/R)损伤具有保护作用,体内实验观察到GS可降低局灶性脑缺血再灌注损伤(I/R)大鼠脑水肿的程度,改善神经运动功能障碍,减轻病理组织学改变,降低大脑组织MDA水平,升高SOD和Mn-SOD的活性,对脑缺血-再灌注损伤有明显的保护作用[3]。

(10)抗视网膜损伤作用:灵芝孢子油可能通过下调视网膜Caspase-3的表达,阻抑Ⅳ-甲基-Ⅳ-亚硝酸脲(MNU)诱导的视网膜外核层光感受器细胞凋亡的作用。大鼠于MNU造模前连续3天灌胃灵芝孢子油2g/kg,第3天一次性腹腔注射MNU 40mg/kg诱导的视网膜外核层细胞损伤模型,造模后继续给药。与空白对照组比较,MNU模型组1天、3天、7天视网膜Caspase-3表达显著增强。灵芝孢子油组第1天和第3天表达水平较MNU模型组显著降低。TUNEL法检测显示MNU造模后可见外核层细胞凋亡。灵芝孢子油组在第1天和第3天外核层细胞凋亡百分率显著少于对应的MNU模型组[7]。

2. 滋补强壮、延缓衰老　人体虚衰主要表现在机体活动能力不足,机体的多种生理、生化功能紊乱与减弱,尤其是免疫功能、骨髓造血功能、内分泌和代谢功能的紊乱及低下,机体抗病能力下降。

(1)延缓衰老作用:赤芝水提物能延长果蝇的平均寿命,但不延长最高寿限。赤芝多糖GLA、GLB、GLC对氧自由基的产生和红细胞脂质过氧化均有抑制作用,并对羟自由基有清除作用,也是灵芝延缓衰老的重要作用。细胞在衰老过程中,细胞核的变化及核内DNA复制合成能力降低在细胞衰老过程中具有重要地位。灵芝多糖对人胚肺二倍体细胞DNA合成具有促进作用,在细胞传代45代时,2种灵芝多糖使细胞核DNA合成率达82.76%和86.88%,均高于对照组的72.26%[8]。将人胚肺二倍体成纤维细胞(HDF)体外DMEM培养至24代时分组。灵芝多糖组(50、100、150mg/L)和衰老模型组自30代开始添加H_2O_2诱导HDF细胞衰老,直至38代。与青年组及对照组比较,衰老模型组细胞活力下降,β-半乳糖苷酶活性升高,Cyclin D1 mRNA表达升高,CDK4mRNA表达下降,p16表达升高,Rb磷酸化减少。与衰老模型组细胞比较,灵芝多糖中剂量和大剂量组细胞活力明显提高,而β-半乳糖苷酶活性显著降低,Cyclin D1 mRNA表达显著降低,CDK4mRNA表达显著升高,$p16^{INK4\alpha}$表达显著降低,Rb磷酸化显著增多,两剂量组作用差异无统计学意义。认为灵芝多糖可通过改变细胞周期调控因子CyclinD1/CDK4/$p16^{INK4\alpha}$进而调节Rb的磷酸化状态,发挥抗H_2O_2诱导的人胚肺二倍体成纤维细胞衰老作用[9]。

(2)抗应激作用:灵芝能提高机体对有害刺激的抵抗能力。如小鼠灌胃灵芝热水浸出物3.5g/kg,连续7天,能明显延长小鼠负重游泳的时间。灵芝可提高烫伤动物存活率和延长存活时间。大鼠灌胃赤芝浸膏1.5g/kg,每日2次,连续4天,使大鼠烫伤后在72小时生存率为91.3%,明显高于对照组的18.7%,提高近4倍;平均存活时间为57.78小时,亦明显长于对照组的20.62小时。

(3)增强肾上腺皮质功能:家兔灌胃赤芝浸膏1g/kg,每日2次,连续1～2周,明显升高血浆皮质醇含量。

(4)调节免疫功能:灵芝在提高机体免疫功能、抑制免疫损伤、增强体质、防治疾病方面具有广阔的应用前景。①增强免疫:灵芝可明显提高绵羊红细胞(SRBC)引起的血凝抗体(HA-Ab)效价,能促进特异性抗体产生。灵芝对刀豆蛋白A(ConA)诱导的脾脏T细胞增殖和脂多糖(LPS)诱导的脾脏B细胞增殖均有促进作用。表明灵芝既能提高细胞免疫,又能增强体液免疫。灵芝能增加巨噬细胞的吞噬活力，表明可促进非特异性免疫。灵芝明显促进小鼠外周血T淋巴细胞的非特异性酯酶染色率，表明其促进淋巴细胞向成熟T淋巴细胞转化，从而提高小鼠的细胞免疫功能。灵芝明显增加小鼠血清中溶血素的含量，表明其具有刺激B细胞分化增殖转变为浆细胞的功能，提高抗体水平，从而增强体液免疫功能。灵芝能提高体内自然杀伤(NK)细胞活性，在抗肿瘤和抗微生物感染中起着重要作用。②抑制免疫：在机体受到抗原刺激，免疫功能异常亢进时，灵芝具有抑制过高的免疫反应的作用，减少自身因素造成的免疫损伤。灵芝能明显抑制豚鼠Forssman皮肤血管炎症反应，缓解Forssman休克的体征变化，可使大鼠反向皮肤过敏反应的皮肤肿胀率显著减小，表明灵芝可抑制Ⅱ型变态反应。灵芝可明显抑制接触性皮炎、Arthus反应及迟发型变态反应(TDH)，对反应素引起的大鼠被动皮肤过敏反应也有轻度抑制作用，由此说明灵芝对Ⅰ、Ⅲ、Ⅳ型变态反应均有抑制作用。灵芝与适量环磷酰胺合用，能使小鼠移植心肌存活时间比单用环磷酰胺明显延长，也证明灵芝对免疫功能亢进确有抑制作用[10]。

(5)保护骨髓功能、抗放射损伤作用：灵芝能促进骨髓细胞蛋白质及核酸的生物合成，故能促进骨髓细胞的造血功能，并减轻$^{60}Co\gamma$射线照射对骨髓造血功能的损伤作用。大鼠灌胃赤芝浸膏1g/kg，每日2次，连续45天，可增加红细胞和血红蛋白的含量[12]。灵芝孢子粉1g/kg和2g/kg及灵芝口服液15ml/kg对小鼠灌胃给药，连续给药16天时开始用^{60}Co照射(总剂量870γ)，然后继续每天给药。照射后第5天检测发现灵芝可显著减轻$^{60}Co\gamma$-射线照射所致白细胞数减少的作用。Co870γ电离辐射引起的小鼠严重辐射病，对照组小鼠于1个月内全部死亡。灵芝可显著提高小鼠的存活率，上述灵芝给药组动物的存活率分别为27.27%、36.36%和35.00%[11]。

3. 保肝、解毒

(1)保肝作用：灵芝具有减轻CCl_4对肝脏的损伤、促进肝组织再生、促进肝脏蛋白质及核酸生物合成等作用。小鼠连续8天灌胃赤芝10g/kg，对CCl_4所致小鼠中毒性肝炎病理损害有保护作用。灵芝多糖D_6 74mg/kg给小鼠连续腹腔注射给药7天，使^3H-Leu(^3H-亮氨酸)掺入肝脏蛋白质的含量比对照组增加13.99%，也使^3H-UR(^3H-尿嘧啶核苷)掺入肝脏RNA的含量比对照组增加20.5%。小鼠灌胃灵芝肽60、120、180mg/kg，1周2次，2周后腹腔内注射D-半乳糖胺750mg/kg诱导小鼠肝损伤。观察到灵芝肽高剂量可显著降低小鼠血清丙氨酸氨基转移酶(ALT)、天冬氨酸氨基转移酶(AST)的活性和肝组织中MDA含量，提高肝组织中SOD的活力与谷胱甘肽(GSH)的含量，肝组织病理学镜检结果显示已接近正常组[12]。大鼠腹腔注射D-氨基半乳糖1g/kg造成急性肝衰竭模型，大鼠灌胃灵芝孢子粉2g/kg，1日2次，连续14天。灵芝孢子粉能调整肠道菌群失调，降低THF-a含量，提高血清肝细胞生长因子(HGF)含量，从而有效地改善肝功能。灵芝孢子粉同时具有保护肝脏细胞的功能，促进HGF的分泌，降低THF-α、促进肝细胞再生[13]。

(2)抗肝纤维化作用：用CCl_4诱导大鼠肝纤维化动物模型，同时灌胃破壁灵芝孢子粉悬浊液0.5g/kg和3.0g/kg，每天1次。破壁灵芝孢子粉明显减少肝脏胶原沉积，可以明显降低转化生长因子-β1(TGF-β1)和金属蛋白酶抑制因子-1(TIMP-1)的表达。破壁灵芝孢子粉下调TGF-β1，从而减少TIMP-1对胶原酶的抑制，加强胶原分解；可以通过抑制胶原合成和加强胶原分解而抗肝纤维化[14]。以CCl_4菜籽油溶液复制大鼠肝硬化模型，大鼠灌胃灵芝孢子粉悬浊液1.5g/kg和6.0g/kg，连续8周。模型组质量显著降低，肝湿质量、肝指数、脾指数显著增加；灵芝孢子粉两剂量组肝指数显著降低，两组肝脏汇管区有少量纤维组织增生，但未见假小叶结构[15]。

(3)解毒作用:灵芝能增加小鼠肝药酶活性,加强解毒功能,加速洋地黄毒苷、吲哚美辛等药物的代谢,减轻其毒性。灵芝多糖 D_6 74mg/kg 给小鼠腹腔注射给药 5 天,能显著增加小鼠肝匀浆细胞色素 P-450 的含量,比对照组增加 19.7%。赤芝孢子粉醚提物 20g/kg 灌胃给药及 10g/kg 腹腔注射给药,连续 3 天,均能明显减少小鼠因连续 6 天皮下注射吲哚美辛 10mg/kg 所致的死亡。

4. 益肺气

(1)镇咳,祛痰,平喘作用:灵芝孢子粉有延长哮喘豚鼠引喘潜伏期,降低气道阻力,减轻肺组织炎性病变,抑制肥大细胞释放类胰蛋白酶的作用。用 10%卵蛋白对豚鼠腹腔注射致敏,雾化吸入 1%卵蛋白诱导复制哮喘动物模型,灌胃灵芝孢子 1g/kg,连续 15 天。灵芝组的引喘潜伏期明显较哮喘模型组延长,呼气相气道阻力显著降低。哮喘豚鼠支气管肺泡灌洗液白细胞总数与嗜酸性粒细胞的比例较生理盐水组增高,肺组织炎性病变明显;灵芝组支气管肺泡灌洗液细胞总数与嗜酸性粒细胞的比例及肺组织炎性病变明显较哮喘模型组降低或减轻。哮喘模型组类胰蛋白酶染色阳性的肥大细胞计数明显较生理盐水组增多,主要分布在气道黏膜下,肺泡间隔及血管周围;灵芝组类胰蛋白酶染色阳性的肥大细胞计数较哮喘模型组显著减少[16]。

(2)抗慢性支气管炎作用:复方灵芝(含灵芝菌丝体和银耳孢子)浓缩液对大鼠每天灌胃 2ml,共 4 周,能显著促进实验性慢性支气管炎大鼠气管黏膜上皮再生修复作用。

(3)增高红细胞 2,3-DPG 含量:2,3-DPG(2,3-二磷酸甘油酸)是调节血红蛋白氧饱和度最重要而持久的因素,红细胞中 2,3-DPG 浓度愈高,血液流经组织时释放的氧气量也愈多,有助于组织获得较多的氧,增加机体抗病能力。大鼠灌胃灵芝液 5g/kg,连续 7 天,能增加大鼠红细胞中 2,3-DPG 含量。灵芝液在体外试验对健康人红细胞也有这种作用。

5. 助心充脉,益心气

(1)强心作用:灵芝在 0.01%~0.1%浓度时可使离体蛙心收缩幅度增大,高浓度(>1%)则呈现抑制心脏的作用。对家兔静脉注射灵芝 0.1g/kg,可使家兔在体心脏收缩幅度增强,这种增强作用在心脏受乙酰胆碱抑制时尤为明显。对戊巴比妥钠所致家兔在体衰竭心脏,腹腔注射赤芝酊或灵芝菌丝体乙醇提取物均有明显的强心作用,使心肌收缩力分别增加 41.1%和 42.7%。

(2)抗心律失常作用:灵芝具有良好的拮抗室性心律失常的作用。大鼠颈静脉注射 0.8%氯化钡溶液 2mg/kg 后立即出现典型的室性心动过速。注射氯化钡引起室性心律失常后,随即静脉注射 20%灵芝注射液 2ml/kg,可立即使室性心律完全消失。当药物作用消失重现室性心律失常时,再给予灵芝液仍然获得同样的高效。

(3)抗心肌缺血作用:小鼠腹腔注射野生紫芝酒水制剂 20g/kg、栽培赤芝酒水制剂 20g/kg 或人工发酵紫芝酒剂 15g/kg,可使小鼠心肌摄取 ^{86}Rb(^{86}铷)能力分别增加 28%、37%和 137%。小鼠腹腔注射野生紫芝水剂 10、20、30g/kg,^{86}Rb 摄取量分别增加 25.3%、31.7%和 44.8%。大鼠灌胃灵芝孢子粉 3.0、1.5、0.75g/kg,每天 1 次,连续 7 周,第 7 周始皮下注射异丙肾上腺素,以每天 20、10、5mg/kg 的递减剂量注射 3 天,再以 3mg/kg 的剂量注射 2 天,建立大鼠心肌缺血损伤模型。发现异丙肾上腺素模型组大鼠血浆和心肌组织 apelin(孤儿 G 蛋白耦联受体 APJ 的内源性配体)含量均显著下降,心肌组织中 apelin mRNA 水平表达显著下调。与心肌缺血模型组比较,灵芝孢子粉治疗组大鼠血浆和心肌组织 apelin 含量以及心肌 apelin mRNA 表达水平显著升高，同时，血中 NO 含量显著增加；心肌病理改变明显减轻。认为灵芝孢子粉抗大鼠心肌缺血损伤的机制可能与其上调心肌组织 apelin mRNA的表达，提高 apelin 水平有关[17]。

(4)抗动脉粥样硬化作用：对实验性高胆固醇血症家兔每日灌胃灵芝发酵浓缩液 1.6ml/kg，连续 10 周，对血清脂质无明显影响，但可使主动脉粥样斑块厚度及占动脉总面积的百分率均明显低于对照组。对照组斑块占主动脉总面积的 44%，其中厚斑块为 25.5%；灵芝组则分别为 24%和 12%，但远期效果较差。

(5)抑制血小板聚集与抗血栓形成作用：①抗血小板聚集：赤芝或紫芝子实体体外实验在浓度为 0.25、0.5、1.0mg/ml 对 ADP 诱导的家兔血小板聚集的最大抑制率分别为 21.16%、25.32%和 44.75%；对胶原诱导的血小板聚集的最大抑制率分别为 23.40%、29.06%和 45.12%。给家兔静脉注射灵芝注射液 1.5g/kg 10 分钟后，能明显抑制 ADP 和胶原诱导的血小板聚集作用，并可使聚集速度变慢。②抗血栓形成：大鼠灌胃灵芝浸膏 500mg/kg，连续 2 次，间隔 1.5 小时，对大鼠体外循环血小板血栓形成具有抑制作用，对大鼠动脉血在体外形成的血栓长度和湿重有减少作用。灵芝水溶液在浓度为 2～4mg/ml 与红细胞接触 15～30 分钟内，对老化的红细胞变形能力具有显著的治疗作用，可提高红细胞变形能力[18]。

6. 其他作用

(1)抗胰腺炎作用：灵芝孢子粉对重症急性胰腺炎具有一定的治疗作用。采用大鼠胆胰管逆行注射 5%牛磺胆酸钠造成重症急性胰腺炎模型，动物于术后即时开始灌胃给予灵芝孢子粉 2g/kg，1 日 2 次，连续 7 天。大鼠重症急性胰腺炎时血清淀粉酶含量和血浆内毒素水平均明显升高，胰腺组织损害严重。经治疗发现灵芝孢子粉与奥曲肽合用效果更好[19]。

(2)抗肌肉损害作用：实验性肌强直症小鼠血清醛缩酶活性增高，灵芝有明显降低作用。对 2,4-二氯苯氧醋酸(2,4-D)引起的实验性肌强直症小鼠，野生赤芝水制剂 3g/kg 有明显降低血清醛缩酶的作用，而人工栽培紫芝水制剂 30g/kg 降醛缩酶作用不明显。灵芝并非直接抑制该酶活性，而可能对 2,4-D 所致的肌肉损害有某种保护作用。经临床试用灵芝对进行性肌性营养不良、萎缩性肌强直及皮肌炎等症有一定的疗效。

(3)降血糖作用：小鼠灌胃灵芝孢子粉的乙醇提取物 200mg/kg，对静脉注射四氧嘧啶 100mg/kg 引起的糖尿病的形成有预防作用。对静脉注射四氧嘧啶后 24 小时给药则有治疗作用。小鼠灌胃 250mg/kg 可明显拮抗肾上腺素的升血糖作用；250、500、1000mg/kg 可拮抗外源性葡萄糖引起的血糖升高，对正常小鼠血糖也有一定程度的降低作用[20]。

(4)抗肿瘤作用：灵芝对动物移植性肿瘤具有抑制作用，可使瘤重减轻，生存时间延长，灵芝所含多糖是其抗肿瘤作用的重要有效成分。从灵芝中提取的 4 种多糖腹腔注射对小鼠 S_{180} 肉瘤的抑制率达 83.9%，半数动物肿瘤完全消退。从灵芝子实体提取得到一种含 4 种单糖和 18 种氨基酸的蛋白多糖，其剂量为 50mg/kg 时对小鼠 S_{180} 肉瘤的抑制率为 87.6%，15 只小鼠中 5 只的肿瘤完全消退。灵芝水溶性多糖(GL-1)腹腔注射 20mg/kg，共 10 天，对小鼠 S_{180} 肉瘤有显著抑制作用。从灵芝子实体中获得的两种多糖，腹腔注射可抑制小鼠 S_{180} 生长，半数抑制剂量(ID_{50})分别为 8.0 和 22.0mg/kg。从灵芝子实体中提取的灵芝多糖肽不但可抑制小鼠 S_{180} 肉瘤生长，还可显著抑制小鼠 Lewis 肺癌生长，50mg/kg 的剂量时抑制率为 55.5%。给 Balb/c 小鼠皮下接种 S_{180} 肉瘤后，灌胃灵芝提取物 5、10、20g(生药)/kg 或灵芝多糖 B 50、100、200mg/kg，共 10 天，均可抑制 S_{180} 生长，抑瘤率分别为 22.7%、

41.58%、60.89%和27.70%、55.83%、66.70%。灵芝多糖B还可增强抗肿瘤药环磷酰胺的抗肿瘤作用[21]。体外实验观察到高剂量的灵芝孢子粉对人肝癌细胞株HepG2细胞生长增殖具有直接的抑制作用,并呈剂量和时间依赖性,2500μg/ml作用72小时后,对细胞生长的抑制率最高可达51.4%。流式细胞术实验显示灵芝孢子粉浓度为3mg/ml时,可使肿瘤细胞生长G_2期减小;浓度为6mg/ml时,可使HepG2细胞出现明显的凋亡峰。认为灵芝孢子粉具有直接抑制肿瘤细胞生长的作用,并可作用于细胞周期的G_2期,高剂量的灵芝孢子粉还可使肿瘤细胞发生凋亡[22]。

(5)抗炎作用:灵芝对多种实验性炎症模型均有较强的抗炎作用。大鼠灌胃人工栽培紫芝2.5g/kg和5.0g/kg或天然紫芝5.0g/kg,连续3天,能显著预防角叉菜胶所致大鼠关节肿胀,其作用维持8小时以上。在以角叉菜胶致炎后开始灌胃紫芝,连续3天,使大鼠踝关节的肿胀同样受到明显抑制。人工栽培紫芝5.0g/kg给小鼠灌胃给药2天,对二甲苯所致小鼠耳廓肿胀有显著抑制作用。人工栽培紫芝3g/kg和5g/kg给小鼠灌胃3天,对角叉菜胶所致小鼠皮肤毛细血管通透性增高有显著降低作用。大鼠连续6天灌胃人工栽培紫芝3g/kg和5g/kg,可明显抑制大鼠棉球肉芽肿形成和渗出液中的白细胞游入,并使动物体重增加[23]。

(6)镇痛作用:小鼠灌胃灵芝的热水浸出物3.4、4.9、7.0、10g/kg,对醋酸所致的小鼠扭体反应抑制率分别为23.1%、43.5%、77.4%和92.7%,其中半数镇痛剂量(ED_{50})为4.98g/kg。小鼠灌胃灵芝的热水浸出物5g/kg和7.5g/kg,使30分钟、90分钟内的痛阈值显著提高,说明具有显著的镇痛作用[23]。

【毒理研究】灵芝浓缩液对小鼠灌胃测得LD_{50}为27.57g/kg,灵芝糖浆的LD_{50}为82.71ml/kg,灵芝浓缩液对小鼠肌内注射的LD_{50}为4.89ml/kg。

【主治】虚劳,失眠,咳嗽,气喘,消化不良。

【现代应用】

1. 神经衰弱　灵芝制剂对失眠及神经衰弱有较好的疗效,一般用药10～15天后即出现明显疗效。表现为睡眠改善,食欲、体重增加,心悸、头痛、头晕减轻或消失,精神振奋,记忆力增强,体力也增强。

2. 慢性支气管炎　用灵芝制剂治疗慢性支气管炎总有效率达80%左右,对喘息型病例的疗效较单纯型者为高[10]。

3. 急性高原不适应证　灵芝菌片或灵芝舒心片3片,口服,每日早、晚各1次,分别经225人和244人预防试用,有效率分别为98.6%和97.5%。

4. 冠心病及高脂血症　各种灵芝的多种制剂及发酵制剂具有较好的疗效。对冠心病心绞痛的有效率为56.2%～89.6%;心电图缺血性改善有效率42.4%～94.4%;心电图运动试验转阴率为41.3%～44.0%。灵芝制剂降低胆固醇的有效率为61.1%～90.9%;降低甘油三酯有效率为42.5%～73.3%;降低β-脂蛋白的有效率为30.9%～80.7%。

5. 克山病　用灵芝糖浆治疗潜在型及慢型克山病100例。用量:灵芝子实体糖浆相当于生药45g;灵芝孢子糖浆相当于生药0.2g(孢子),疗程3个月,有效率为90%。患者的自觉症状、心脏功能及心电图均有明显改善。孢子糖浆对慢型疗效好,而子实体糖浆对潜在型疗效较好。

6. 其他　灵芝片(每片含灵芝1g)可用于治疗白细胞减少症,同时改善患者头晕、乏力、失眠多梦等症状;赤芝孢子粉注射剂肌内注射可治疗萎缩性肌强直。

主要参考文献

[1] 江海涛,等. 灵芝提取物及复合制剂改善睡眠和免疫调节的研究. 食用菌,2009,(3):64

[2] 张珏,等. 灵芝三萜类化合物对衰老模型小鼠学习记忆的作用. 上海交通大学学报(医学版),2008,27(8):969

[3] 周子懿,等. 灵芝防治神经系统疾病的实验研究进展. 上海中医药杂志,2008,42(7):92

[4] 张跃平,等. 灵芝多糖对AD模型大鼠海马组织Caspase-3和FasL表达的影响. 中国组织化学与细胞化学杂志,2008,17(5):5

[5] 喻南慧,等. 灵芝三萜类化合物对AD模型大鼠脑组织中CAT,ACHE,SOD,MDA的影响. 贵阳医学院学报,2008,33(6):64

[6] 倪倍倍,等. 灵芝孢子粉在点燃模型的作用研究. 泰山医学院学报,2009,30(1):1

[7] 高杨,等. 灵芝孢子油对Ⅳ-甲基-Ⅳ-亚硝酸脲诱导的大鼠视网膜损伤中Caspase-3表达的影响. 中国药理学通报 2009,25(7):871

[8] 李荣芷,等. 灵芝抗衰老机制与活性成分灵芝多糖的化学与构效研究. 北京医科大学学报,1991,23(6):473

[9] 魏晓东,等. 灵芝多糖抗H_2O_2诱导的HDF细胞衰老及其机制的研究. 中国老年学杂志,2009,29(11):1347

[10] 秦葵,等. 灵芝免疫药理研究进展. 解放军药学学报,2003,19(5):360

[11] 余素清,等. 灵芝孢子粉对小鼠免疫功能的影响及抗^{60}Co辐射效应. 中国中药杂志,1997,22(10):625

[12] 石燕玲,等. 灵芝肽对小鼠半乳糖胺致肝损伤的保护作用. 食品科学,2008,29(5):416

[13] 杨玉红. 灵芝孢子粉对急性肝衰竭模型大鼠血清TNF-α及HGF的影响. 黑龙江医药科学,2009,32(2):6

[14] 李文斌,等. 灵芝孢子粉抗肝纤维化作用的实验研究. 中国老年学杂志,2008,28(6):537

[15] 陈宝田,等. 灵芝孢子粉对四氯化碳致大鼠肝硬化的干预作用. 安徽中医学院学报,2009,28(2):43

[16] 石敦义,等. 灵芝孢子对支气管哮喘豚鼠引喘潜伏期及类胰蛋白酶释放的影响. 中华哮喘杂志(电子版),2009,3(2):33

[17] 许平,等. 灵芝孢子粉对异丙肾上腺素致心肌缺血损伤大鼠apelin表达的影响. 中国病理生理杂志,2009,25(2):289

[18] 王珏瑛,等. 灵芝浸膏对实验性血栓形成及对人体红细胞变形能力的影响. 中成药,1992,14(3):28

[19] 蔡文辉,等. 灵芝孢子粉在治疗重症急性胰腺炎方面的作用. 浙江中医药大学学报,2009,33(1):50

[20] 章灵华,等. 灵芝孢子粉提取物对实验性糖尿病的防治作用. 中草药,1993,24(5):24

[21] 林志彬. 灵芝抗肿瘤活性和免疫调节作用的研究进展. 北京大学学报(医学版),2002,34(5):493

[22] 李琳,等. 灵芝孢子粉对HepG2细胞生长增殖和生长周期的影响. 中药材,2008,31(10):1514

[23] 万阜昌,等. 人工紫芝的抗炎镇痛作用研究. 中国中药杂志,1992,17(10):619

远 志

本品为远志科多年生草本植物远志 *Polygala tenuifolia* Willd. 或卵叶远志 *Polygala sibirica* L. 的干燥根。远志主要成分为皂苷类化合物、寡糖酯类、脂肪油、挥发油、糖类、无机金属,并含一种多巴胺受体的配基——四氢非洲防已胺。远志性温,味苦、辛,归心、肾、肺经。

【功效与药理】

1. 安神益智　《神农本草经》记载远志："利九窍，益智慧，耳目聪明，不忘，强志"。《别录》也有"定心气，止惊悸"的记载。远志具有宁心安神，开窍益智的功效，可用于心肾不交，失眠多梦，健忘惊悸，神志恍惚。

(1)镇静、催眠、抗焦虑、抗惊厥作用：采用自主活动实验与戊巴比妥钠协同催眠实验，观察到生远志与蜜远志均能显著减少小鼠的活动次数，亦能协同戊巴比妥钠呈现明显的催眠作用。远志通过不同条件蜜炙后，其安神功效仍然存在，并未受影响，蜜远志更为安全有效[1]。小鼠一次灌胃远志醋酸乙酯部位提取物15g/kg，能显著增加给予戊巴比妥钠阈下催眠剂量小鼠的入睡率，也能显著延长给予催眠剂量戊巴比妥钠小鼠的睡眠时间，并能显著减少小鼠的站立数和爬梯数，与地西泮组比较均无显著差异。提示远志对小鼠有中枢性镇静催眠作用和抗焦虑作用[2]。给小鼠腹腔注射戊四氮100mg/kg诱发惊厥，观察30分钟，记录小鼠阵挛性惊厥的发生率、发生惊厥的潜伏期、死亡时间和死亡率。小鼠腹腔注射远志醇提物8g/kg能降低小鼠惊厥发生率，并显著延长小鼠发生惊厥的潜伏期和死亡时间，降低死亡率，2g/kg和4g/kg剂量时无显著抗惊厥作用[3]。

(2)益智作用：远志能显著改善智力障碍和增加脑血流量。应用实验动物模型研究远志提取物对氢溴酸东莨菪碱所致记忆障碍、戊巴比妥钠所致方向辨别障碍及脑血流量的影响。小鼠灌胃远志提取物5、10g/kg，连续10天、20天后，小鼠由氢溴酸东莨菪碱所致的记忆障碍和由戊巴比妥钠所致的方向辨别障碍有显著的改善作用，并能明显地增加小鼠的脑血流量和供氧量[4]。远志皂苷单体PTM=16可改善东莨菪碱模型小鼠的空间学习记忆，其促智作用机制可能通过易化突触传递，增强突触可塑性，以及激活学习记忆通路的重要信号蛋白ERK，CREB及Synapsin Ⅰ等机制来实现。小鼠灌胃远志皂苷单体PTM-16剂量为0.125、0.5、2mg/kg时，可显著改善东莨菪碱所致的小鼠学习记忆障碍。通道式水迷宫测试，给药组潜伏期较模型组显著缩短，错误次数显著减少。在电生理实验中，脑室注射10^{-6} mol/L的PTM-16后，细胞外记录低频刺激(1/30Hz)引起的海马齿状回群峰电位(PS)幅值增长为给药前的200%以上，并维持1小时以上。且10^{-5} mol/L的PTM-16作用于PC12细胞2分钟，可显著增加细胞内p-ERK、p-CREB及P-Synapsin Ⅰ的等蛋白的磷酸化水平[5]。

(3)抗老年痴呆作用：远志皂苷对老年性痴呆的胆碱能系统功能减退有一定的改善和治疗作用。在大鼠脑内右侧基底核内联合注射β-淀粉样肽1-40片段(β-AP1-40)和鹅膏蕈氨酸建立大鼠拟痴呆模型。模型大鼠每天灌胃远志皂苷18.5、37.0及74.0mg/kg，连续60天后，远志皂苷能明显提高拟痴呆大鼠的学习记忆能力，显著升高脑内M受体密度和增强胆碱乙酰转移酶活性，能有效地抑制脑胆碱酯酶活性[6]。远志总苷可提高快速老化痴呆模型(SAM-P/8)小鼠的学习记忆能力，其作用机制可能与降低脑组织氧化损伤有关。SAM-P/8小鼠灌胃远志总苷50mg/kg，每日1次，连续30天。能明显提高SAM-P/8小鼠的学习记忆能力，缩短水迷宫方法到达目的地的时间；并显著提高脑组织总蛋白含量、总抗氧化能力、降低乙酰胆碱酯酶活性及血清中IL-2含量[7]。远志能改善阿尔茨海默病模型大鼠的学习记忆功能，其作用机制与有效降低胆碱酯酶活性有关。大鼠腹腔注射由生理盐水配制的0.96%D-半乳糖溶液5ml/kg，每日1次，连续6周致衰老合并颅内每侧缓缓注射1μl鹅膏蕈氨酸损毁大脑基底核神经元的方法复制阿尔茨海默病大鼠模型。于造模的同时每日灌胃远志水煎液10g/kg，造模后继续给药4周。以通道式水迷宫游出时间和错误次数为学习记忆评价指标，观察到模型组动物游出时间和错误次数显著高于正常组和假手术组，脑胆碱酯酶活性也明显增高。远志组游出时间和错误次数均显著低于模型组，脑胆碱酯酶活性也明显低于模型组[8]。采用双侧海马内一次性注射β-淀粉样多肽25～35片段(Aβ25-35)制作大鼠阿尔茨海默病模型。灌胃远志总皂苷33、66、132mg/kg，连续给药5周，采用水迷宫检测大鼠的学习记忆能力，远志总皂苷可使大鼠进入盲端的次数明显减少、游泳时间明显缩短，并使大鼠脑组织匀浆中胆碱乙酰转移酶(ChAT)活性增强，乙酰胆碱酯酶(AchE)活性降低。表明远志总皂苷对阿尔茨海默病模型大鼠的学习记忆能力减退具有改善作用，其作用机制可能与保护中枢胆碱能系统有关[9]。

(4)抗抑郁作用：实验表明慢性应激抑郁模型(选用慢性轻度不可预见性应激结合孤养造模)大鼠体重增加缓慢，敞箱实验中的水平运动、垂直运动得分、糖水消耗明显下降，而且其血清促肾上腺皮质激素释放激素(CRH)、促肾上腺皮质激素(ACTH)和皮质醇(COR)含量显著增加。对慢性应激抑郁模型大鼠灌胃2.8和5.6g/kg的远志提取物YZ-50，连续给药21天，均能有效改善慢性应激抑郁大鼠模型的行为学和神经内分泌变化。表明慢性轻度不可预见性应激结合孤养造模可使大鼠行为学及神经内分泌发生异常改变，引起抑郁状态，远志YZ-50对此具有不同程度的拮抗作用，发挥出一定的抗抑郁作用。在给予大鼠慢性应激刺激21天，造成应激抑郁模型后，通过检测表明模型组大鼠海马CA3区凋亡调控因子Bax蛋白的表达明显增加，而Bcl-2蛋白表达很弱。与模型组动物相比，远志提取物YZ-50的2.8g/kg和5.6g/kg组动物Bcl-2蛋白的表达均明显增加；Bax蛋白的表达均显著降低。认为远志提取物YZ-50能够提高慢性应激抑郁模型大鼠海马区CA3区Bcl-2蛋白的表达、抑制Bax蛋白的表达，调控Bcl-2/Bax比例而抑制神经细胞的凋亡，减少外界刺激对脑部神经元的损害，从而改善其抑郁状态[10,11]。PC12细胞株为大鼠嗜铬细胞克隆化细胞株，分化的PC12细胞有典型的神经细胞特征，以高浓度谷氨酸损伤PC12细胞模型模拟抑郁及焦虑症神经细胞损伤状态。远志中的寡糖酯类成分(西伯利亚远志糖A5和tenuifoliside A)对谷氨酸造成的PC12细胞损伤均有一定的保护作用，其机制可能为通过抑制谷氨酸诱导的神经细胞内ca^{2+}的释放，调节神经递质的释放[12]。

(5)保护神经细胞作用：凝聚态β淀粉样蛋白1-40(Aβ1-40)对培养的皮层神经细胞有一定的毒性效应，而远志皂苷对Aβ1-40引起的神经细胞毒性有明显的保护作用。以原代培养大鼠皮层神经细胞，用25μmol/L聚集状的Aβ1-40建立神经细胞损伤模型。与正常组相比，25μmol/L的Aβ1-40处理24小时，可使神经细胞的形态发生改变和活力显著下降，在显微镜下可见神经元失去贴壁能力或易脱落，突起变短。远志皂苷100、200μmol/L均能显著降低神经细胞的坏死百分率，减少乳酸脱氢酶(LDH)的释放，明显提高神经细胞的存活率[13]。以H_2O_2损伤PC12细胞(大鼠嗜铬细胞克隆化细胞株)为氧化应激损伤模型，远志皂苷能明显改善H_2O_2导致的细胞损伤。与H_2O_2处理组相比，20、10mg/L浓度下可使细胞存活率升高，LDH漏出量明显降低，降低MDA含量，提高SOD活性[14]。

2. 镇咳、祛痰 《神农本草经》记载远志"主咳逆伤中，补不足，除邪气"；《滇南本草》记载其"散痰涎"；《本草再新》记载其"行气散郁，并善豁痰"。远志具有祛痰的功效，可用于咳痰不爽之证。远志含皂苷，能刺激胃黏膜迷走神经，引起轻度恶心，因而反射性地增加支气管的分泌呈祛痰作用。采用酚红法和氨水引咳法考察了4个远志皂苷的祛痰和镇咳作用，结果发现其中一种为安神祛痰的主要成分，另外两种为镇咳作用的主要成分[15]。

生远志及蜜远志均不同程度呈现镇咳、祛痰作用。采用浓氨水喷雾引咳法和气管段酚红比色法，观察到蜜远志2、3、6号和生远志8g/kg和4g/kg以及蜜远志1号4g/kg均能显著减少小鼠的咳嗽次数；而生远志、蜜远志1、2、3、6号8g/kg及蜜远志1、2、3号4g/kg亦能显著增加气管酚红的分泌量[16]。

3. 增强免疫，延缓衰老 《日华子本草》记载远志："长肌肉，助筋骨"。采用淋巴细胞转化实验证明远志可增强机体免疫功能，能明显提高小鼠脾细胞对ConA的反应性。小鼠灌胃远志水煎液2g/kg，连续10天，于实验前24小时腹腔注射环磷酰胺30mg/kg。环磷酰胺使小鼠脾细胞对ConA的反应性明显降低，而远志能改善由环磷酰胺所致的小鼠脾细胞ConA反应性降低，说明远志水煎液可以改善正常小鼠淋巴细胞功能，有增强机体免疫功能的作用[17]。用D-半乳糖每天皮下注射D-半乳糖100mg/kg复制衰老小鼠，同时每天灌喂蛇床子、远志合剂1.17g/kg，分别于15、30、45天检测。发现蛇床子、远志合剂能显著提高红细胞中SOD活性，提高脑组织中Na^+、K^+-ATP酶活性及NO含量，提高睾丸线粒体中Ca^{2+}-ATP酶活性。表明蛇床子、远志合剂可通过提高体内抗氧化能力，从而保护细胞膜的完整性和功能的正常发挥，起到延缓衰老的作用。在给药30天时效果最佳[18]。

4. 补助心阳 《本草正义》记载远志"味苦入心，气温行血，而芳香清冽，又能通行气分。其专主心经者，心本血之总汇，辛温以通利之，宜其振作心阳"。远志皂苷具有抗心肌缺血作用，可减轻大鼠心肌缺血再灌注损伤，作用的机制可能和抗氧自由基的形成有关。结扎冠状动脉左前降支造成心肌缺血再灌注损伤模型，在缺血同时静脉缓慢注射远志皂苷26mg/kg，可以抑制大鼠血清中肌酸磷酸激酶(CPK)活性的升高和心肌组织中NO的形成，提高心肌组织中SOD的活力，减少大鼠心肌梗死的范围[19]。

5. 其他作用

(1)对消化系统的影响：生远志与姜远志均能显著抑制胃肠运动及消化功能，而其蜜炙品、甘草炮制品的抑制作用相对减弱。生远志、姜远志、甘草制远志4g/kg均能明显抑制胃排空，而蜜远志对小鼠胃排空无明显影响；生远志1.2×10^{-2}g/ml与蜜远志、炙远志相同给药浓度组比较，能显著抑制肠肌活动；生远志与姜远志4g/kg能显著抑制胃蛋白酶活性，蜜远志与炙远志组虽明显抑制胃蛋白酶活性，但两者与生远志比较则作用显著减弱[20]。远志必须炮制后才能用于临床，生远志口服后会出现病人咽喉不适、恶心呕吐等症状。生远志对胃黏膜具有一定程度的刺激性损伤作用，远志蜜炙后可降低其刺激性损伤作用。将小鼠灌胃生远志及蜜远志药液10g/kg，采用微循环检测仪观测小鼠胃黏膜血液循环。生远志能明显减慢血流速度，使集合毛细血管管径变小，明显减少单位面积的血管数及血管交叉数；与生远志组比较，蜜远志能明显加快血液流速，增大集合毛细血管管径，增多单位面积的血管数及血管交叉数，并能明显增加每秒血流量。认为蜜炙远志降低黏膜损伤机制之一，可能与其增加胃黏膜血液流速，扩张毛细血管平滑肌，提高每秒血流量，从而改善胃黏膜微循环，提高胃黏膜抗损伤和修复能的作用有关[21]。

(2)降压作用：对大鼠麻醉后左颈总动脉记录平均动脉压(MAP)，大鼠静脉注射远志皂苷2、4、8mg/kg及灌胃远志皂苷20、40mg/kg分别使MAP降低31%、37%、50%、21%和31%；以尾袖法测定清醒大鼠和肾性高血压大鼠收缩压，灌胃远志皂苷40mg/kg，使清醒大鼠和肾性高血压大鼠的血压分别于给药后60和90分钟降低38.0%和26.8%，并至少维持2和3小时。实验证实应用苯海拉明或切除双侧颈迷走神经合并静脉注射阿托品均不影响远志皂苷的作用，远志皂苷也不改变肾上腺素或结扎右颈总动脉所引起的升压反射。远志皂苷的降压作用与迷走神经兴奋，神经节阻断，以及外周肾上腺能，M 胆碱能和 H_1 受体无关[22]。

(3)抗诱变作用：远志对雄性生殖细胞遗传物质具有保护作用。采用小鼠精原细胞姐妹染色单体互换实验，小鼠一次性腹腔注射远志 0.5、1.0、2.0、4.0g/kg，同时腹腔注射 $Pb(CH_3COO)_2$ 40mg/kg。观察到铅能诱发小鼠精原细胞姐妹染色单体互换，远志对小鼠雄性生殖细胞遗传物质损伤的保护作用，可使铅诱发的小鼠精原细胞姐妹染色单体互换频率明显降低[23]。远志对环磷酰胺引起的小鼠体细胞遗传物质损伤具有防护作用。以小鼠骨髓嗜多染红细胞微核实验观察远志抗突变作用，小鼠灌胃远志 0.5、1.0、2.0、4.0g/kg，腹腔注射环磷酰胺 30mg/kg 诱发损伤，结果远志各剂量组的微核率显著低于环磷酰胺组[24]。

(4)兴奋子宫作用：对未孕大鼠腹腔注射不同剂量远志水煎醇沉液 0.02、0.04、0.08g/kg 后，子宫肌电均发生不同程度的增强，频率加快，持续时间延长，峰面积加大，用药后子宫肌电发生有规律的变化、爆发波频率，持续时间及峰面积先随时间的增加而迅速增加，给药后 0～20 分钟内达到最大值，然后随时间的增加逐渐减小，30～40 分钟后，子宫肌电基本恢复正常。给药后 0～30 分钟内爆发波频率持续时间、峰面积同对照组比较均显著增加。实验证实酚妥拉明、苯海拉明、维拉帕米、吲哚美辛等能全部或部分阻断其兴奋作用，但阿托品无明显影响。表明远志对大鼠子宫平滑肌电活动增强作用主要通过 H1 受体、L 型钙通道、α 受体发挥作用，也与前列腺素的合成与释放有关，而与 M 受体无关[25]。

(5)抗菌作用：将从远志中分离出的 4 种皂苷进行实验。采用纸片法，其中两种对大肠杆菌和金葡菌的生长有抑制作用，另外两种分别抑制变形杆菌和金葡菌，4 种均对甲副伤寒杆菌无作用[14]。

(6)杀灭精子作用：体外杀精子剂即阴道杀精子剂避孕具有使用简便、安全、有效，同时具有抗某些病原微生物的作用。远志提取液有很强的体外杀灭精子作用，远志提取液对小鼠精子和人精子的体外杀灭很快，平均为 0.10 分钟和 0.23 分钟，可能作为瞬间杀灭精子的中药制剂[26]。

【毒理研究】急性毒性试验，对小鼠灌胃给药的 LD_{50}：远志肉为 10.03g/kg，全远志为 16.95g/kg，木心用至 75g/kg 仍无死亡。

【主治】心肾不交，失眠多梦，健忘惊悸，神志恍惚，咳痰不爽，疮疡肿毒，乳房肿痛。

【现代应用】

1. 治疗急性乳腺炎　将远志 25g 用石岐米酒浸泡药面 15 分钟后加清水一碗文火煮沸 3 分钟，温热服，每天 1 剂，3 剂为 1 个疗程。结果，43 例均为哺乳期或断乳期妇女，服中药 1 剂有 21 例疼痛减轻，体温正常；服 2 剂 43 例疼痛基本消失，硬结明显缩小，体温全部降至正常；服 3 剂后 43 例均痊愈[27]。

2. 治疗阿尔茨海默型痴呆　《东医寿世保元·新定太阴人病应用要药二十四方》中的太阴人方剂，由远志、石菖蒲、猪牙皂角组成。现用远志 5g、石菖蒲 5g、猪牙皂角 1.5g，早晚空腹服 1 次，连续服用 3 个月，可治疗阿尔茨海默型痴呆[23]。

主要参考文献

[1] 王建，等．远志及其不同蜜炙品的镇静安神作用对比研究．江苏中医药，2007，39(6)：60

[2] 文莉，等．远志抗焦虑作用部位的筛选．中国中医药科技，2006，13(6)：401

[3] 李浩飞，等．五种养心安神中药的抗惊厥作用初探．2008，5(28)：19

[4] 马立本,等．远志提取物的促智作用研究．卫生职业教育,2008,26(12):128

[5] 薛薇,等．远志皂苷单体 PTM-16 的促智作用及机制的初步研究．中国药理通讯,2008,25(3):24

[6] 陈勤,等．远志皂苷对β-淀粉样肽和鹅膏蕈氨酸引起胆碱能系统功能降低的影响．药学学报,2002,37(12):913

[7] 田枫,等．远志总苷对快速老化模型(SAM-P/8)小鼠学习记忆能力的作用及其机理研究．老年医学与保健,2004,10(3):137

[8] 穆俊霞,等．中药远志对阿尔茨海默病大鼠模型学习记忆和胆碱酯酶活性的影响．世界中西医结合杂志,2007,2(1):18

[9] 曾辉,等．远志总皂苷对 AD 模型大鼠学习记忆及海马 AchE、ChAT 活性的影响．湖南中医药大学学报,2009,29(3):30

[10] 谢婷婷,等．远志 YZ-50 对慢性应激抑郁模型大鼠行为学及血清 CRH、ACTH 和 COR 的影响．解放军药学学报,2008,24(2):95

[11] 谢婷婷,等．远志 YZ-50 对慢性应激抑郁模型大鼠海马 Bax、Bcl-2 表达的影响．中国药物应用与监测,2008,5(6):14

[12] 涂海华,等．远志抗抑郁有效部位中寡糖酯单体的分离及活性研究．中国中药杂志,2008,33(11):1278

[13] 陈勤,等．远志皂苷对β淀粉样蛋白 1-40 诱导的体外培养皮层神经细胞损伤的保护作用．中国中药杂志,2007,32(13):1336

[14] 孙桂波,等．远志皂苷对 H_2O_2 诱导的 PC12 细胞损伤的保护作用．中药材,2007,30(8):991

[15] 彭汶铎,等．四种远志皂苷的镇咳和祛痰作用．中国药学杂志,1998,3(8):491

[16] 刘贤武,等．远志及其不同蜜炙品的镇咳祛痰作用对比研究．时珍国医国药,2006,17(1):2379

[17] 温得中,等．中草药远志对环磷酰胺所致小鼠遗传物质损伤的保护作用和淋巴细胞功能的增强作用．吉林大学学报(医学版),2006,32(1):71

[18] 李光植,等．蛇床子远志合剂对 D-半乳糖致衰小鼠的抗衰老作用．黑龙江医药科学,2004,27(3):44

[19] 郭健龙,等．远志皂苷对大鼠心肌缺血再灌注损伤的保护作用．黑龙江医药,2005,18(4):263

[20] 王建,等．远志不同炮制品对胃肠运动及消化功能的影响．中药药理与临床,2006,22(3、4):120

[21] 刘贤武,等．远志蜜炙前后对胃黏膜微循环影响的实验研究．江苏中医药,2009,41(2):73

[22] 彭汶铎．远志皂苷的降压作用及其机制．中国药理学报,1999,20(7):642

[23] 朱玉琢,等．中草药远志对实验性小鼠雄性生殖细胞遗传物质损伤的保护作用．吉林大学学报(医学版),2003,29(3):258

[24] 温得中,等．中草药远志对环磷酰胺所致小鼠遗传物质损伤的保护作用和淋巴细胞功能的增强作用．吉林大学学报(医学版),2006,32(1):71

[25] 徐敬东．远志增强大鼠子宫平滑肌峰电活动实验研究．中药药理与临床,2005,21(4):44

[26] 邱毅,等．中草药远志、川楝子、五味子提取液体外杀精子对比研究．中外健康文摘,2009,6(1):90

[27] 黄佛林．远志加米酒治疗急性乳腺炎 43 例．中国中西医结合杂志,1996,16(10):633

[28] 郑明昱．石菖蒲远志散治疗太阴人阿尔茨海默型痴呆．中国民族医药杂志,2010,(2):16

三、常用方剂

酸枣仁汤

本方出自《金匮要略》,由酸枣仁、茯苓、知母、川芎、甘草组成。

【功效与药理】本方具有补血调肝,养血安神,清热除烦的功效。

1. 养血安神

(1)镇静催眠作用：酸枣仁汤能显著减少小鼠自主活动次数，增加阈下剂量戊巴比妥钠所致小鼠睡眠只数，延长阈上剂量戊巴比妥钠所致小鼠睡眠时间，且其镇静、催眠作用呈现一定的剂量依赖性。酸枣仁汤可使失血性贫血模型及甲亢型阴虚模型小鼠的自发活动次数减少，戊巴比妥钠诱导的睡眠潜伏期缩短，睡眠时间延长，协同阈下剂量戊巴比妥钠诱导睡眠。用RIA法检测灌胃酸枣仁汤后小鼠脑组织内啡肽的含量，结果提示其镇静催眠作用可能与β-内啡肽(β-EP)和强啡肽A_{1-13}($DynA_{1-13}$)的升高有关[1]。酸枣仁汤低剂量对失眠大鼠慢波睡眠Ⅰ期(SWS1)睡眠时相有显著延长作用，对慢波睡眠Ⅱ期(SWS2)没有明显影响，中剂量能明显延长失眠大鼠SWS1和SWS2，高剂量对失眠大鼠SWS2有显著延长作用。表明酸枣仁汤对电刺激所致失眠大鼠的睡眠周期有影响，且随着剂量的变化作用不同[2]。

(2)增强学习记忆作用：小鼠灌胃酸枣仁汤64.9、12.98、25.96g/kg，1日1次，连续7天。经水迷路实验显示酸枣仁汤各组的迷路次数与回台时间均较对照组有所缩短，说明酸枣仁汤对正常小鼠的学习记忆有促进作用。跳台法证实酸枣仁汤可改善由东莨菪碱所致的记忆获得障碍及由乙醇造成的记忆再现障碍[3]。

(3)抗焦虑作用：采用国际通用的高架十字迷宫焦虑动物模型研究酸枣仁汤的抗焦虑作用，表明酸枣仁汤在7.5～15g/kg剂量范围内确有抗焦虑作用，以7.5g/kg剂量效果最优；并认为酸枣仁汤抗焦虑作用可能与增加血液及脑组织NOS含量，促进一氧化氮(NO)的生成，降低海马中去甲肾上腺素(NE)的释放，降低5-羟色胺(5-HT)功能，抑制海马中5-HT的合成，调节IL-1β、TNF-α等细胞因子水平，增加脑组织$GABA_A$受体量来提高$GABA_A$能的功能有关。以高浓度皮质酮诱导PC12细胞凋亡模拟焦虑症神经细胞损伤状态，通过激光共聚焦显微镜法检测[Ca^{2+}]i浓度，细胞化学染色法测定CaM及Caspase-3的表达，探讨酸枣仁汤含药血清对皮质酮诱导PC12细胞凋亡的钙信号转导通路的影响。发现皮质酮组细胞内[Ca^{2+}]i浓度、Caspase-3表达显著升高，酸枣仁汤含药血清组细胞内[Ca^{2+}]i浓度显著降低，细胞CaM表达明显下降，Caspase-3表达显著降低。认为酸枣仁汤含药血清可能通过减轻胞内钙超载，减少Ca^{2+}-CaM复合物的产生，减少Caspase-3表达，拮抗皮质酮诱导的PC12细胞凋亡，减少焦虑症可能伴有的高皮质酮状态对神经细胞的损伤，发挥抗焦虑作用[4]。

(4)抗抑郁作用：采用孤养结合慢性不可预见性温和刺激制备抑郁大鼠模型。模型大鼠出现了明显的行为学异常，脑内单胺类神经递质含量显著降低。酸枣仁汤高剂量组可显著提高抑郁大鼠的糖水消耗量，增加脑内单胺递质含量，认为酸枣仁汤的抗抑郁作用可能与增加脑内单胺类神经递质含量有关[5]。小鼠灌胃酸枣仁汤27、18、9g/kg，每日1次，连续2周，能明显缩短小鼠强迫游泳和悬尾不动时间，具有抗抑郁作用[6]。

2. 降血脂作用　大鼠喂高脂饲料28天，于第14天开始灌胃酸枣仁汤10、20、30g/kg，1日2次，连续14天，具有较好的降脂作用。在降低血清胆固醇(TC)、甘油三酯(TG)、低密度脂蛋白胆固醇(LDL-C)，升高高密度脂蛋白胆固醇(HDL-C)方面与氯贝丁酯相当，而在提高卵磷脂胆固醇酰基转移酶活性(LCAT)、血清SOD活性，升高载脂蛋白AI(APOAI)水平，降低载脂蛋白B(APOB)水平方面则明显优于氯贝丁酯。酸枣仁汤的降血脂药效是通过降低血清TC、TG、LDL-C，升高HDL-C含量，提高APOAI水平，降低APOB水平等多种作用的综合结果[7]。

【毒理研究】小鼠灌胃酸枣仁汤 50g 生药/kg，观察 7 日均无死亡及中毒表现。大鼠饲养给予酸枣仁汤 24.8、16.5、11.0g/(kg・d)，连续 45 日，除发现有镇静作用外，无任何异常表现，无动物死亡，剖检动物组织脏器均肉眼未见异常。主要脏器病理切片镜检示：大剂量组动物肝脏发现点状坏死病灶较对照组略多，肾脏皮质、髓质交界处有黏液管型，但未见炎症及坏死病变[1]。

【主治】虚劳虚烦不得眠、心悸盗汗、头目眩晕等症。

【现代应用】

1. 神经衰弱　用酸枣仁汤、枣仁甘草合剂与酸枣仁粉治疗神经衰弱 209 例有较好疗效[8]。

2. 失眠　重用主药酸枣仁汤治疗 180 例脑血栓患者所致失眠效果较好。酸枣仁 150g，茯苓 10g，川芎 5g，知母 10g，甘草 3g，水煎 2 次，每次 1 小时，浓缩为 500ml。每日 1 剂，分中、晚两次服用，疗程 30 天[9]。

3. 狂躁型精神障碍　用酸枣仁汤加减治疗脑出血急性期狂躁型精神障碍 32 例，总有效率 68.8%。用酸枣仁、茯苓、知母、黄连、大黄、甘草水煎服[10]。

4. 焦虑症　酸枣仁汤组(36 例)与多塞平组(30 例)均有显著疗效，两组疗效差异无显著性。酸枣仁汤组不良反应明显较少[11]。

5. 梅尼埃病　用酸枣仁汤治疗梅尼埃病 55 例，总有效率 100%[12]。

主要参考文献

[1] 林文泉，等．酸枣仁汤研究概况与思考．中华中医药学刊，2007，25(8)：1716

[2] 金阳，等．酸枣仁汤对失眠大鼠睡眠时相的影响．时珍国医国药，2008，19(6)：1355

[3] 段瑞，等．酸枣仁汤对记忆能力影响的实验研究．福建中医药，2003，34(1)：37

[4] 王欣，等．酸枣仁汤含药血清对皮质酮损伤的 PC12 细胞[Ca^{2+}]i、Caspase-3 的影响．山东中医药大学学报，2007，31(5)：425

[5] 杨新年，等．酸枣仁汤对抑郁模型大鼠行为学和脑组织单胺类神经递质的影响．河南中医学院学报，2007，22(4)：14

[6] 张业，等．酸枣仁汤对行为绝望小鼠模型的影响．中华中医药学刊，2007，25(10)：2136

[7] 张仲一，等．酸枣仁汤降脂作用的实验研究．江西中医药，2005，36(2)：58

[8] 俞昌正．中药复方酸枣仁汤、枣仁甘草合剂与酸枣仁粉治疗 209 例神经衰弱之疗效分析．中西医结合杂志，1982，2(7)：27

[9] 伊鹏杰．酸枣仁汤治疗脑血栓患者失眠 180 例疗效观察．中国当代医学，2006，5(24)：117

[10] 袁梦石，等．加减酸枣仁汤治疗脑出血急性期狂躁型精神障碍 32 例临床观察．湖南中医药导报，2004，24(6)：23

[11] 邹锦山．酸枣仁汤治疗广泛性焦虑症对照研究．中国民康医学，2006，18(8)：616

[12] 韩金华．大剂酸枣仁加味治疗梅尼埃病 55 例．光明中医，2001，16(2)：49

四、安神方药的研究思路

1. 进行安神方药的中枢抑制作用与改善脑功能作用的研究　根据安神方药的主要适应证研究与主治病症(证)有关的主要药效学和作用机制。

一般来说，主要研究安神方药的镇静作用、催眠作用、抗焦虑作用、抗惊厥作用、抗震颤麻痹作用、抗抑郁作用及改善智力作用等，对这些作用机制研究可作许多深入研究。例如酸枣仁具有镇静催眠作用，近年来研究发现酸枣仁对睡眠时相有影响。大鼠灌胃酸枣仁水煎液后可使大鼠睡眠总时间和慢波睡眠期明显增长，而对快波睡眠总时间无明显影响。这与大多数镇静催眠药（如巴比妥类）是不相同的，后者均使快波时相缩短，停药后有反跳现象、伴有多梦。天麻具有镇静、抗惊厥等作用，用荧光法观测到大鼠腹腔注射天麻注射液后，可使皮层的多巴胺含量减少，也使丘脑、脑干和纹状体三脑区的多巴胺含量降低。在离体脑干片孵育法中观测到天麻注射液可使皮层、脑干和纹状体的人工脑脊液中的多巴胺含量明显增多，表明天麻促使脑的多巴胺释放。还观察到天麻能使大鼠丘脑、皮层、脑干和杏仁核四脑区的去甲肾上腺素含量减少，其中以杏仁核减少最为明显，故认为天麻的镇静作用可能与其降低脑内的多巴胺和去甲肾上腺素的含量有关。总之可借用多种检测仪器和研究方法深入研究安神方药的多种中枢抑制作用及其作用机制。神经衰弱、精神分裂症、癫痫、抑郁症、失眠等疾病都伴有不同程度的智力障碍或低下。安神方药如天王补心丹可治精神恍惚、夜寐多梦、健忘多汗等证；柏子养心丸可治精神恍惚、夜寐多梦、健忘多汗等证；孔圣枕中丹可治健忘失眠、心神不安，常服令人大聪；酸枣仁汤可治虚烦不眠、头目眩晕等证；甘麦大枣汤可治精神恍惚、心中烦乱等。安神方药改善智能及改善脑功能紊乱的作用，是其治疗诸多精神障碍疾病的重要作用之一，应进行深入研究。

2. 联系中医药理论研究安神方药的药效作用　祖国医学认为“心主神明”，神是精神活动的总称，包括思维、意识和情志活动等。心主神明主要依赖于心血与心阴的作用，血与阴都有滋养心神的功能；其次心主神明与心气、心阳变化有关，气与阳对心神起着鼓动和振奋的作用。如心血不足，血不养心，可以导致心神不安，出现心悸、失眠、多梦等证。心脏主血与藏神两种功能之间又是相互关联的。生理上血液是精神活动的物质基础，精神活动能调节和影响血液循环。安神药中植物种子类药物，如酸枣仁、柏子仁等，质润滋养，故多有养心安神作用。安神方药治疗许多中枢神经系统的疾病，许多药物不仅仅通过中枢抑制作用而生效，因而不能简单地认为安神方药作用和西药中枢抑制药的作用是完全一致的。例如临床报道用天王补心丹为主治疗多神经性血液循环衰弱症218例，病程最短者6个月，最长者10年。临床诊断系根据患者有不同程度的心悸心慌、心前区不适，甚至疼痛、气短、乏力、头昏、易出汗、烦躁、失眠等主诉，并由心电多域频谱分析诊断系统对其心电信号及有关临床检查排除各类器质性心脏病。用天王补心丹口服，每次10～15g，连续服药1个月为1个疗程。结果服药2个疗程后，总有效率为98.6%，且服药期间未见任何毒副作用。提示天王补心丹对神经性血液循环衰弱症有显著而稳定的疗效。可见，天王补心丹可主治以阴亏内热为主的心神不安证，是不能仅用其具有镇静催眠等中枢抑制作用解释的。

3. 安神方药的药理试验设计要点与方法　祖国医学中安神药的主治病症（证）范围相当广泛，主要包括现代医学的精神分裂症、躁狂症、抑郁症、神经症、癫痫、失眠症、血管性痴呆等。这里仅就作为“镇静催眠作用”、“抗癫痫作用”、“抗抑郁作用”和“抗焦虑作用”的实验设计要点作简要介绍。

（1）镇静催眠作用的试验方法及动物模型：由于药物对中枢抑制作用的程度不同而可产生镇静作用或者催眠作用，即同一药物由于给药剂量大小不同，分别可以引起镇静或者催眠作用。一般选择大鼠、小鼠做实验。实验的主要内容有：

1）对正常动物外观行为观察。给予不同剂量的被试药物，观察动物是否出现活动减少、安静、闭目、嗜睡或睡眠（翻正反射消失），并观察量效依存关系。

2)对动物自主活动的影响的实验。自主活动测定是研究神经精神药物最简便和常用的实验方法,目前在对安神中药的研究中主要应用空场实验、洞板实验。A. 空场实验:即圆形空场或方形空场实验。记录动物总的走格数、站立次数和持续时间、静止和运动时间及其占总时间的百分比。具有安神作用的中药可显著减少小鼠在2分钟内的走格数(总的运动距离)和站立次数。B. 洞板实验:实验记录5分钟内鼠的钻头次数和钻头持续时间。钻头次数和持续时间这两个指标代表两种动机不同的探究性活动,实验时应同时记录两者。

3)协调平衡运动的实验。主要方法有牵引实验、爬杆实验、转棒实验、倾斜板实验。镇静药有中枢抑制作用,能降低动物肌张力,同时破坏平衡协调能力。以上实验对镇静药和有镇静作用的抗焦虑药敏感,常作为评价镇静药的辅助手段。除此以外,安非他明和阿扑吗啡诱导动物出现刻板动作和攀爬动作的实验也可以用来评价安神药的作用。注射安非他明和阿扑吗啡后,由于分别激活了黑质-纹状体和中脑边缘系统多巴胺通路而导致鼠出现刻板动作和攀爬动作。具有镇静作用表现出能使刻板动作和攀爬动作次数减少。

4)与巴比妥类药物的协同作用实验。①延长戊巴比妥钠所致小鼠的睡眠时间的实验,要做预实验掌握戊巴比妥钠的剂量,最好用恰能引起100%动物睡眠的最小阈剂量。实验时环境应安静,室温应在30℃左右,由于戊巴比妥钠受肝脏药酶代谢,如被试药物对此酶有抑制作用,也致睡眠时间延长。必要时应观察被试药物对肝药酶活性有无影响。②与戊巴比妥钠阈下催眠剂量的协同作用实验,要做好预实验摸准戊巴比妥钠的阈下催眠剂量,要使90%~100%小鼠翻正反射不消失的戊巴比妥钠最大阈剂量。给被试药物后一定时间,腹腔注射戊巴比妥钠,凡在30分钟内动物翻正反射消失达1分钟以上者,表示该动物发生睡眠。用χ^2检验测定给药组与对照组入睡动物数的差别。③再入睡实验,给予睡眠剂量的戊巴比妥钠使动物睡眠,在醒来后立即给予被试药物,观察动物是否又进入睡眠状态。如给药组出现阳性结果的动物数明显多于对照组,表明被试药物确有中枢镇静催眠作用。上述实验中必须严格区分是由于药物在安全剂量范围内产生的镇静催眠作用,还是药物毒副作用引起的中枢抑制作用。对于研究滋养心神功能的作用,除了上述主要实验外,还应适当加做一些阐明其功效特点的药效学实验。如方药中含补益气血之药物较多者,还可造成动物贫血模型观察药物有无升高红细胞数或血蛋白含量的作用等。

(2)抗癫痫作用的试验方法及动物模型:抗癫痫作用筛选实验:可选择最大电休克发作、戊四氮最小阈发作等抗惊厥作用实验及神经毒实验等初步评价药物的抗惊厥作用。

1)最大电休克发作(MES)实验。以雄性小鼠为宜,用电休克仪两电极可采用齿纹夹(亦称鳄鱼夹)以生理盐水湿润后,分别夹于小鼠两耳,然后通电,以后肢强直性伸展作为最大电休克发作指标。一般采用50Hz,0.2秒,12.5~15mA引起对照组小鼠100%发生休克。由于各实验室动物种系及饲养条件等差异,用以上电刺激参数不一定达到预期效果,应适当调整参数。我们曾用药理生理多用仪作小鼠电休克实验,对照组小鼠100%产生电休克,通电后立即出现,一般持续10秒钟左右,然后小鼠恢复正常,不出现死亡。计算给实验药物后的ED_{50}。

2)戊四氮最小阈发作(MET)实验。小鼠皮下注射不同剂量戊四氮85~95mg/kg后,将每只动物单独放于玻璃罩中。以给药后30分钟内出现阵挛性发作(胡须、下颌骨及前肢产生阵挛性发作)3秒钟以上作为阳性指标。求出CD_{97}(97%动物产生阵挛性发作的剂量，即为最小阈发作剂量)，而后观察被试药物对抗 MET 的作用强度，求出 ED_{50}。

3)神经毒实验。应用转棒法实验、平衡实验和倾斜板法实验等。其中最常用转棒法，即将小鼠放在水平的旋转棒上，动物为了保持躯体平衡不致跌落，必须保持四肢肌肉的协调运动，并被动向转棒反方向走动。本实验前1日进行预选实验，以能在转棒上走动3分钟以上不跌落的动物供实验用。给实验药物后3次实验均在1分钟内跌落者为有神经毒性反应。求出 TD_{50}(50%神经毒剂量，即50%动物跌落的剂量)。由于最大电休克发作(MES)和戊四氮最小阈发作(MET)要求出 ED_{50}，神经毒实验要求出 TD_{50}，最后要以保护指数(TD_{50}/ED_{50})评价被试物与已知阳性对照药物的优越性。因此，各项实验中被试药物及已知阳性对照药物的剂量组别、动物数等应按照测定 ED_{50} 或者 LD_{50} 的设计原则安排。除了上述实验外，还应根据中药方剂的功能特点增做相关实验。

4)建立癫痫动物模型，进行抗癫痫作用实验。已建立的癫痫动物模型有：大鼠青霉素癫痫模型；大鼠戊四氮癫痫模型；大鼠贝美格癫痫模型；海人酸皮下注射致大鼠癫痫模型；大鼠海人酸杏仁核点燃癫痫模型；海人酸侧脑室注射致大鼠慢性颞叶癫痫模型；海人酸海马注射致大鼠颞叶癫痫模型；海人酸海马注射建立大鼠颞叶癫痫模型；大鼠印防己碱点燃癫痫模型；大鼠马桑内酯点燃癫痫模型；大鼠创伤后癫痫模型；大鼠外伤性癫痫模型；铁离子致大鼠外伤后癫痫动物模型；大鼠戊四氮点燃癫痫模型；大鼠杏仁核电点燃癫痫模型；大鼠海马电点燃癫痫模型；兔海马电点燃癫痫模型；氯化锂-毛果芸香碱大鼠颞叶癫痫模型；氯化锂-毛果芸香碱致大鼠癫痫持续状态模型；氯化锂-毛果芸香碱致大鼠癫痫模型；毛果芸香碱癫痫模型及戊四氮点燃癫痫模型的比较；West 综合征大鼠模型；大鼠耐苯妥英和苯巴比妥钠杏仁核点燃癫痫模型；小鼠毛果芸香碱急性癫痫模型；用于癫痫研究的海马脑片离体模型等。在癫痫动物模型中常用的观测指标有：①行为学观察：参照 Racine 分级标准：0级，无反应；1级，节律性嘴和面部抽动；2级，点头或甩尾；3级，单肢抽动；4级，多肢抽动或强直；5级，全面性强直-阵挛发作；②脑电图(EEG)检测、单极项叶皮层脑电图检测；③脑组织病理学检查及脑海马区组织学观察；④动物死亡率。

(3)抗抑郁作用的试验方法及动物模型：目前已建立的抑郁症动物模型种类较多。可参考黄国钧、黄勤挽主编：《医药实验动物模型——制作与应用》，北京：化学工业出版社，2008.23-29。主要有：大鼠慢性轻度应激抑郁症模型；大鼠慢性温和应激抑郁症模型；大鼠行为缺损抑郁症模型；大鼠习得性无助抑郁症模型；大鼠获得性无助抑郁症模型；大鼠慢性利舍平孤养抑郁症模型；大鼠脑嗅球损伤抑郁症模型；大鼠脑卒中后抑郁症模型；大鼠更年期抑郁症模型；大鼠孤养抑郁症模型；大鼠强迫游泳行为绝望模型；大鼠利舍平拮抗模型；电刺激小鼠角膜诱发不动状态模型；苯丙胺强化电刺激小鼠角膜诱发不动状态模型；小鼠电击绝望状态模型；小鼠孤养抑郁症模型；小鼠强迫游泳行为绝望模型；小鼠悬尾模型；小鼠育亨宾增强模型；小鼠高剂量阿扑吗啡拮抗模型；小鼠阿扑吗啡强迫嗜咬模型；小鼠利舍平拮抗模型；小鼠左旋多巴奔跑模型；5-羟色胺酸诱发小鼠甩头行为模型。

(4)抗焦虑作用的试验方法及动物模型：焦虑症是一种具有持久性焦虑、恐惧、紧张情绪和自主神经活动障碍的脑功能失调。常伴有头昏、头晕、胸闷、心悸、呼吸困难、口干、尿频、出汗、震颤和运动不安等明显的躯体症状，是一种控制不住，没有明确对象或内容的恐惧，其紧张的程度与现实情况不符。常伴有运动性不安和躯体不适感。已建立的焦虑症动物模型主要有：小鼠吗啡依赖焦虑症模型；大鼠吗啡戒断综合征焦虑模型；γ-氨基丁酸受体活性测定方法。焦虑模型的实验测试方法:明暗箱实验和高架十字迷宫实验可以同时评价安神中药的镇静和抗焦虑作用,以明暗穿箱次数、总入臂次数来衡量动物自主活动,有镇静作用的药物能使两者减少。随着计算机的引入,以动物进入开臂远端的距离、运动速度和总移动路程作为评价自主活动的指标。

(黄国钧　黄勤挽　许润春)

第20章

平肝息风药

一、概　　述

凡具有平息肝风或潜阳镇静作用的药物，称为平肝息风药。主要用于肝阳上亢、肝风内动等证。

肝阳上亢、肝风内动所致内风诸病，多与脏腑病变有关。如阳邪热盛，热极动风，常见高热神昏，四肢抽搐等证；肝阳偏亢、肝风上旋，常见头目眩晕，面热目赤，甚至猝然昏倒，口眼㖞斜，半身不遂等。属于实证，常治以平肝息风，如用羚羊角、钩藤、石决明、天麻、牡蛎、菊花、白蒺藜等，多配伍清热、化痰、养血等药物，代表剂如镇肝息风汤、天麻钩藤饮。若温邪久留，灼伤真阴，虚风内动，则见筋脉拘挛，手足抽动等症；或下元虚衰、痰浊上泛、发为暗痱等，属于虚证，治宜补养息风。常用的补养药如地黄、白芍、鸡子黄、阿胶、巴戟天、肉苁蓉等，配伍平肝息风、清热或化痰开窍等药组成方剂，代表剂如大定风珠、地黄饮子。

现代医学认为，肝阳上亢、肝风内动与高血压、惊厥、癫痫等症相似。概括起来平肝息风药主要有以下药理作用。

1. 镇静、抗惊厥作用　天麻、钩藤、羚羊角、地龙、僵蚕、全蝎、牛黄、天麻钩藤饮、镇肝息风汤、大定风珠等有镇静和抗惊厥作用。能减少动物自主活动，增强戊巴比妥、硫喷妥钠、水合氯醛的中枢抑制作用，对戊四氮、咖啡因、士的宁、烟碱等所致惊厥有对抗作用。天麻、地龙等还有抗癫痫作用。

2. 降压　单味药如天麻、钩藤、羚羊角、地龙、蜈蚣、牛黄、罗布麻等，复方如天麻钩藤饮、镇肝息风汤、羚角钩藤汤等均有降压作用。现代药理研究表明，平肝息风药的降压作用可能涉及多个不同环节。如：①兴奋迷走神经：用切断迷走神经和阿托品阻断M胆碱系统兴奋方法，发现罗布麻、羚羊角的降压作用减弱。②抑制血管运动中枢：如地龙、钩藤、全蝎等。③扩张外周血管：钩藤、天麻、地龙均有此作用。如地龙通过体内感受器反射性引起内脏血管扩张，从而引起血压下降。④阻滞交感神经及神经节：电刺激猫内脏大神经使内脏小血管收缩，肾上腺素分泌增加，血压上升，钩藤总碱明显降低或阻断这种升压作用。⑤促进组胺释放和兴奋血管组织受体：例如罗布麻及其所含黄酮苷。⑥镇静以及利尿作用：如地龙。⑦对抗交感胺等升压物质作用或直接抑制心脏收缩，同时抑制血管运动中枢对抗肾上腺素的升压反应。

3. 其他　天麻、牛黄、羚羊角等具有较好的抗炎镇痛作用。羚羊角、地龙、羚角钩藤汤等具有良好的解热作用。地龙、蜈蚣、全蝎、僵蚕具有抗肿瘤作用；天麻可增强机体的免疫力，白蒺藜具有抗变态反应的作用。天麻对心肌缺血有保护作用，钩藤能够减小心肌收缩力，抑制血小板聚集。而地龙、天麻钩藤饮也具有抗血小板聚集、抗血栓形成的作用。另外，镇肝息风汤能抑制心功能。钩藤、地龙能调节胃肠平滑肌收缩；牛黄能够调节胆汁排泄；大定风珠具有保肝之功效。另外，地龙具有平喘、兴奋子宫的作用；牛黄、蜈蚣、僵蚕具有抗菌抗病毒作用；全蝎对骨骼肌有松弛作用；大定风珠能改善进行性营养性肌变性。

综上所述，平肝息风药潜阳镇静，息风止痉的功效主治主要与镇静、抗惊厥、降压、抗炎、抗血栓等调节中枢神经系统和心脑血管系统的药理作用有关；清肝热也与解热、镇静、抗惊厥等中枢系统的药理作用相关。可见平肝息风药"息肝风"、"平肝阳"、"清肝热"的科学内涵，主要与中枢神经系统的药理作用有关。

二、常用药物

天　麻

本品为兰科植物天麻 *Gastrodia elata* Blume 的干燥块茎。天麻必须通过与密环菌共生才能生长发育。天麻主要有效成分是天麻苷又称天麻素(Gastrodin)，含量约 0.3%以上；还有天麻苷元(Gastrodigenin)、香荚兰醇、香草醛、琥珀酸、对羟基苯甲醛、对羟基苯甲酸、对羟基苯甲醇、维生素 A 类物质、多糖及微量生物碱、多种氨基酸等。现已人工合成天麻素及其衍生物乙酰天麻素(Acetylgastrodin)。天麻味甘，性平，归肝经。具有息风定惊、镇静安眠功效，主要用于治疗头晕目眩、头风头痛、肢体麻木、失眠、惊风、癫痫等症。

【功效与药理】

1. 息风止痉　天麻功能息风止痉，为治肝风内动常用之药。用治肝风内动，惊风抽搐之证，不论寒、热皆可配用。《本草正义》中记载："盖天麻之质，厚重坚实，而明净光润，富于脂肪，故能平静镇定，养液以息内风，故有定风草之名。"天麻息风止痉的功效，主要与其对中枢神经系统的抑制作用有关。

(1)镇静：天麻的镇静催眠作用已被大量实验所证实。灌服天麻粉和超微粉(细胞破壁率≥95%)、腹腔注射天麻水浸剂 1～10g/kg，天麻素及其苷元或皮下注射天麻水提液 10～20g/kg，均能明显抑制小鼠自发活动，且可对抗咖啡因兴奋作用，其中天麻素、香兰素和香荚兰醇还可延长环己烯巴比妥钠等催眠药引起的小鼠睡眠时间或增加小鼠的入睡率。腹腔注射天麻多糖 100mg/kg，小鼠自主活动显著减少，并可增强氯丙嗪的抑制作用、对抗苯丙胺的兴奋作用[1]。正常成人服用天麻素或天麻苷元后出现脑电图 α 波指数减少，出现嗜睡波型，抑制自发活动[2,3]，推测可能是天麻素在人体内代谢为天麻苷元后起效。

(2)抗惊厥：给小鼠腹腔注射天麻水浸剂 5～10g/kg，天麻浸膏 24.3g/kg 可对抗戊四氮所致阵挛性惊厥，延长惊厥潜伏期，缩短痉挛时间，提高半数致惊厥量或降低死亡率。腹腔注射天麻多糖 100～200mg/kg，可延长戊四氮、士的宁所致小鼠惊厥潜伏期和缩短惊厥持续时间。以肌内注射马桑内酯造成家兔癫痫模型，静脉注射人工合成天麻素 300ng/kg，能延长癫痫发生的潜伏期，减轻大发作程度，缩短大发作时程，有加快其恢复过程和降低死亡率的趋势[4]。天麻醇提取液 10ml/kg 灌胃 14 天，可以缩短大鼠癫痫持续发作时间，减少海马 CA1、CA3 区锥体细胞及齿状回门区神经元的丢失[5]。天麻甲醇提取物的乙醚萃取部分可以保护红藻氨酸所致的小鼠神经细胞损伤，减轻惊厥程度[6,7]。但另有实验报道天麻素及苷元无抗士的宁和电惊厥作用。对可卡因诱发的癫痫抽搐，声源性癫痫无明显影响。

天麻及其有效成分对中枢抑制作用与抑制中枢神经系统中的受体相关酶有关。天麻苷元激动苯二氮䓬受体，天麻素则在体内先分解生成天麻苷元再发挥作用[8]。对羟基苯甲醛和香草醛则对 GABA 的代谢酶 γ-氨基丁酸转氨酶具有显著的抑制作用，导致 GABA 水平升高[9,10]。

(3)神经保护作用:天麻甲醇提取物的乙醚萃取部分可以保护沙鼠短暂局部缺血引起的海马神经细胞损伤[11]。天麻素可以显著减小中动脉闭塞所致的大鼠脑梗死体积和水肿体积[12];对脑缺血再灌注所致大鼠海马区具有显著抑制谷氨酸(Glu)水平升高,加速胞外GABA增加,从而降低缺血再灌注期间的Glu/GABA[13]。

天麻的神经保护作用机制与抗氧化有关。对羟基苯甲醇和香草醛是过氧自由基和羟自由基的有效清除剂,可以抑制大鼠脑匀浆、微粒体和线粒体的铁依赖脂质过氧化以及脱氧核糖、谷氨酸和2-氨基丁酸等损伤[14]。香草醛和对羟基苯甲醛可以增加脑缺血后的基因编码抗氧化蛋白PDI和1-Cyx Prx的表达[15]。

(4)改善学习记忆作用:天麻可以对抗东莨菪碱引起的小鼠避暗潜伏期缩短,改善东莨菪碱引起的学习记忆损伤[16,17]。对羟基苯甲醇可以延长环己酰亚胺引起大鼠避暗潜伏期,改善记忆巩固障碍[18],其改善学习的作用涉及到5-HT系统和多巴胺系统[19,20]。

(5)抗焦虑作用:天麻有明显的抗焦虑作用,对羟基苯甲醇和对羟基苯甲醛也有明显的抗焦虑作用,分别与5-HT系统和GABA系统有关[21]。

(6)抑制中枢神经系统作用机制研究:天麻及其有效成分能影响脑内儿茶酚含量。采用荧光法测定天麻对大鼠丘脑、皮层、脑干和纹状体四脑区多巴胺(DA)含量及释放的影响,结果发现天麻注射液5g/kg腹腔注射可使皮层的DA含量减少,其他三脑区的DA含量也有降低。在离体脑片法中观察到天麻注射液2.5ml可使皮层、脑干和纹状体的人工脑脊液中的DA含量明显增多[22]。同样采用荧光法测定天麻对大鼠丘脑、皮层、脑干和杏仁核四脑区去甲肾上腺素(NA)含量的影响,结果发现天麻注射液5g/kg腹腔注射可使四脑区的NA含量减少。运用离体脑片孵育法中观察到天麻注射液2.5g/kg可使四脑区的人工脑脊液中的NA含量明显增多[23]。腹腔注射天麻素300mg/kg,能显著增加大鼠大脑边缘区内去甲肾上腺素和边缘区、纹状体DA的代谢产物高香草酚的含量[24]。故初步认为天麻的镇静催眠、抗惊厥作用可能与其降低脑内DA、NA的含量有关,而脑内DA、NA含量的降低可能与天麻抑制中枢DA、NA能神经末梢对DA、NA的重摄取和储存有关[22,23,25]。

2. 平肝潜阳　本品有良好的平肝潜阳功效。用于肝阳上亢所致的眩晕、头痛等证。《珍珠囊》谓其能"治风湿眩晕头痛",其平肝潜阳功效主要表现在降压、镇痛、改善循环方面。

(1)降压:静脉注射:天麻注射液1g/kg,家兔的血压很快下降,总外周阻力最大降低了41.8%[26]。腹腔注射或十二指肠给药,大鼠降压持续时间超过3小时。给麻醉犬或猫静脉注射天麻液、天麻素及苷元,引起血压轻度下降。

(2)扩张血管:天麻的降压作用可能与扩张血管有关。离体兔耳灌流发现20%～40%天麻液注入1～15分钟后,流量明显增加,最大流量可增加2.7倍,天麻液尚能对抗肾上腺素引起的血管收缩反应,且扩张血管作用不受苯海拉明影响。兔主动脉条实验证明,天麻液(3.3×10^{-2}g)不能对抗去甲肾上腺素(6×10^{-7}mol),但能对抗KCl(40mmol)、5-HT(10^{-6}mol)引起的主动脉条收缩反应。

(3)增加脑血流量:腹腔注射、静脉注射天麻液均可不同程度地增加小鼠和家兔脑血流量。人工合成乙酰天麻素200mg/kg十二指肠给药,药后10～60分钟犬椎动脉血流量明显增加(15%～30%);兔颈内动脉血流量显著增加(24%～111%);同时心排出量无明显变化[27]。但另有实验证明,缓慢静脉注射天麻液0.48g/kg,20分钟后家兔脑血流图波幅度降低17.9%,血液流入容积速度逐渐减小[28]。这一作用有待于进一步研究分析。

(4)镇痛:用电击鼠尾法证明,腹腔注射天麻水醇提液5g/kg,镇痛率达41.4%。给小鼠皮下注射天麻 5g/kg 能对抗醋酸引起的扭体反应，在热板法试验中能提高痛阈值。有报道天麻或合成天麻素无明显镇痛作用。

(5)对心脏作用：天麻液、天麻苷及苷元对在位豚鼠、大鼠或家兔的心率有轻度减慢作用，并能增加心排出量，但不影响心肌收缩幅度；天麻液能使麻醉大鼠的心率减慢，一般心电图 P-R 间期、Q-T 间期延长，而 QRS 波变化不大；但天麻液、天麻苷及苷元对正常家兔心电图 T 波、S-T 段无影响。大鼠乳鼠心室肌培养，加入合成天麻素 2.5～25μg/ml，可使心肌细胞搏动频率加快，收缩力加强，节律规则；对心肌细胞形态无影响，但可使心肌细胞糖原、核糖核酸、脱氧核糖核酸的含量增加，琥珀酸脱氢酶(SDH)、乳酸脱氢酶(LDH)、ATP 酶活性增强，表明天麻素能促进心肌细胞的能量代谢[29]。

(6)保护心肌细胞：天麻液对脑垂体后叶素引起的大鼠急性心肌缺血有一定的保护作用。使 T 波、S-T 段及心律不齐得到明显改善。合成天麻素对丝裂霉素所致心肌细胞中毒性损伤有保护作用，可使心肌细胞变性减轻，坏死减少[30]。

天麻保护心肌细胞的作用可能与其增加心肌营养性血流量的作用有关。用 Langendorff 法以天麻液 1∶2000 进行豚鼠离体心脏灌流，冠脉流量先减少后增加，最高达给药前 181%。给小鼠静脉注射或皮下注射天麻液 5～20g/kg，心肌 ^{86}Rb 摄取量增加 73.3%～190%，表明天麻有显著增加心肌营养性血流量的作用。

3. 其他作用

(1)抗炎：给小鼠皮下注射天麻液 20g/kg，可明显抑制巴豆油所致的鼠耳肿胀，给药组小鼠耳肿胀度较对照组轻。皮下、腹腔注射天麻液 5g/kg 能抑制醋酸、5-HT、PGE_2 所致小鼠或大鼠皮肤毛细血管通透性增加，并能对抗琼脂、角叉菜胶、5-HT 所致足跖肿胀，表明其有抗炎作用[31]。

(2)促进免疫：腹腔注射天麻液每日 25mg/只，连续 4 日，可提高小鼠迟发型变态反应(DTH)，显著增强小鼠巨噬细胞的吞噬功能及血清溶菌酶活力，提高 PFC 值(溶血空斑法)和血清特异性抗体滴度(抗 SRBC 法)，给药组的免疫玫瑰花结形成细胞百分率明显高于对照组[32]。腹腔注射或灌服天麻多糖 50～100mg/kg，可提高小鼠血清溶血素和溶血空斑形成细胞的溶血能力，增加 T 细胞数，加速小鼠血中炭廓清速率和促进小鼠同种皮肤移植中对异体皮肤的排斥[33]。天麻多糖显著增强 $C_{57}BL$ 小鼠的胸腺重量，增强小鼠移植物抗宿主反应。在小鼠体内诱生干扰素[34]，提示天麻及其天麻多糖有促进机体特异性和非特异性免疫的作用。

(3)延缓衰老：天麻煎剂能缩短果蝇幼虫的发育期，延长成虫寿命，表明有抗衰老作用。小鼠球后注射 D-半乳糖 60mg/kg，50 天后造成亚急性衰老模型，同时口服天麻 4.8g/kg 能显著恢复 D-半乳糖衰老模型小鼠被动反应能力的下降，明显提高 RBC 中的 SOD 及皮肤羟脯氨酸含量，减少心肌脂褐质，对脑、肝组织脂褐质减少不明显[35]。给小鼠腹腔注射天麻煎剂，能使血中谷胱甘肽过氧化物酶(GSH-Px)的活性明显升高，而起到抗氧化、增强免疫的作用。

此外，野生与人工栽培天麻能显著升高小鼠皮肤温度。家兔腹腔注射天麻煎剂 5g/kg，有减慢呼吸的作用。天麻苷可增加家兔在位小肠平滑肌张力和收缩力。天麻多糖显著抑制离体大鼠或在位小鼠肝脏过氧化脂质的生成。天麻多糖促进 ^{3}H-Leu 对小鼠血清、肝脏蛋白的掺入和 ^{3}H-TdR 对小鼠骨髓 DNA 的掺入，表明有促进机体 DNA、蛋白质合成的作用[36]。天麻糖蛋白能提高胃溃疡小鼠 NO 含量，改善胃黏膜局部血液循环，增加养分供应及清除氧自由基，从而能起到保护胃黏膜的作用[37]。国外报道，天麻有抑制血小板聚集的作用[38]。

【毒理研究】

小鼠腹腔注射天麻浸膏的 LD_{50} 为 51.4～61.4g/kg，静脉注射天麻液的 LD_{50} 为 39.8(36.5～43.5)g/kg。大鼠灌胃的 LD_{50} 为 1.58g/kg，一次性皮下注射的 LD_{50} 为 1.8g/kg。犬缓慢静脉注射 LD_{50} 为 1.32g/kg，家兔腹腔注射天麻水煎剂 12g/kg，30 分钟后动物出现共济失调，心率加快，脑电波每秒出现 1～2 次慢波，多数动物在 48 小时内死亡。

给犬或小鼠灌服天麻素 14～60 天，动物血象、肝肾功能无显著变化，心、肝、脾、肺、肾等器官作组织切片，未见细胞变性。大鼠、小鼠受孕第 6～15 天的致畸胎试验表明，大鼠 ig 32.3与 64.5mg/(kg・d)，小鼠 ig 373 与 1490mg/(kg・d)乙酰天麻素，对大、小鼠胎仔无明显影响和致畸作用[39]。

【主治】眩晕眼黑，头风头痛、肢体麻木、手足不遂、破伤风等。

【现代应用】

1. 面肌痉挛　用人工栽培或野生天麻注射液治疗面肌痉挛 94 例，每天 0.24～0.48g，连续治疗 2～3 个月，大多数病例 1～2 周后发作减轻，近期疗效总有效率达 60%以上，尤对中年起病，口角提肌痉挛者效果佳，其中 10 例肌电图显示肌电频率改变与临床疗效平行。

2. 神经衰弱　用天麻密环菌片治疗阴虚阳亢症 45 例，对头晕、耳鸣、肢体麻木、失眠等的疗效达 60%～82%。以合成天麻素治疗神经衰弱 161 例，总有效率为 90.05%；对由脑部外伤、结核病、肝炎等引起的神经衰弱综合征 99 例，总有效率达 85.85%，尤对改善失眠、头痛效果好。以天麻素注射液治疗脑外伤后的神经衰弱症 66 例取得了良好效果。患者肌内注射 200mg 天麻素注射液，每日 2 次，5 天为 1 疗程，经治疗后总有效率达 97%。

3. 眩晕　用天麻注射液治疗各种眩晕综合征有效率达 92.2%，对梅尼埃病、药物性眩晕、天麻素联合灯盏花素治疗椎动脉供血不足性眩晕疗效好[40]。椎底动脉供血不足等有效率达 95.5%。

4. 神经痛　以天麻注射液治疗三叉神经痛、坐骨神经痛、眶上神经痛等 110 例，止痛有效率达 90%，治疗血管神经性头痛有效率达 67%～83%，能减轻头痛程度及持续时间，并提示其疗效与脑血流图波幅降低、脑血管收缩有关。用天麻注射液作穴位封闭治疗血管神经性头痛 35 例，10 次为 1 疗程，全部治愈率达 57.1%。用人工栽培天麻治疗多种神经痛，合成天麻素治疗血管神经性头痛均有一定效果。

5. 高脂血症　以天麻密环菌片治疗高脂血症 43 例，其中降高胆固醇血症的有效率达 82.6%，降低高甘油三酯血症的有效率达 75%，病人头昏、心慌等症状也有所改善。

【不良反应】临床用合成天麻素 25mg/片，每日 3～4 次，每次 1～3 片，349 例服用数周后测血压、脉搏、白细胞数、尿常规、肝功能均无明显不良反应，副作用轻微。

主要参考文献

[1] 饶光宇，等．天麻多糖的药理作用研究．中药药理与临床，1991，7(特刊)：35

[2] 邓士贤，等．天麻的药理与应用．云南医药，1980，(4)：48

[3] Wang X，Zhou M M. Extraction process of active ingredients from Gastrodia elate Bl. West China J Pharm Sci，2003，18(4)：269

[4] 柴惠霞，等．合成天麻对抗马桑内酯所致家兔癫痫的初步观察．四川医学院学报，1983，14(3)：288

[5] 王本国，等．天麻提取物在锂-匹罗卡品癫痫大鼠中的神经保护作用．中国康复理论与实践，2009，15(3)：203

[6] Kim H J, et al. Ether fraction of methanol extracts of Gastrodia elata, a traditional medicinal herb, protects against kainic acid-induced neuronal damage in the mouse hippocampus. Neurosci Lett, 2001, 314 (122): 65

[7] Hssieh C L, et al. Gastrodia elata Bl. mediates the suppression of nNOS and microglia activation to protect against neuronal damage in kainic acid-treated rats. AmJ Chin Med, 2005, 33(4): 599

[8] 郭正平，等．天麻素及天麻苷元作用机制的研究．华西医科大学学报，1991，22(1)：79

[9] Ha J H, et al. 42 Hydroxybenzaldehyde from Gastrodia elata Bl. is active in the antioxidation and GABAergic neuromodulation of the rat brain. Ethnopharmacol, 2000, 73(122): 329

[10] Ha J H, et al. In vitro effects of hydroxy-benzaldehydes from Gastrodia elata and their analogues on GABAergic neurotransmission, and a structure-activity correlation. Planta Med, 2001, 67(9): 877

[11] Kim H J, et al. Ether fraction of methanol extracts of Gastrodia elata, medicinal herb protects against neuronal cell damage after transient global ischemia in gerbils. Phytother Res, 2003, 17(8): 909

[12] Zeng X H, et al. A study of the neuroprotective effect of the phenolic glucoside gastrodin during cerebral ischemia in vivo and in vitro. Planta Med, 2006, 72(15): 1359

[13] Zeng X H, et al. A microdialysis study of effects of gastrodin on neurochemical changes in the ischemic/reperfused rat cerebral hippocampus. Biol Pharm Bull, 2007, 30(4): 801

[14] Liu J, et al. Antioxidant and pro-oxidant activities of phydroxybenzyl alcohol and vanillin: effects on free radicals, brain peroxidation and degradation of benzoate, deoxyribose, amino acids and DNA. Neuropharmacology, 1993, 32(7): 659

[15] Yu S J, et al. Gastrodia elata blume and an active component, p-hydroxybenzyl alcohol reduce focal ischemic brain injury through antioxidant related gene expressions. Biol Pharm Bull, 2005, 28(6): 1016

[16] HsiehM T, et al. The ameliorating effects of the cognitive-enhancing Chinese herbs on scopolamine-induced amnesia in rats. Phyt other Res, 2000, 14(5): 375

[17] Wu C R, et al. Effects of Gastrodia elata and its active constituents on scopolamine-induced amnesia in rats. PlantaMed, 1996, 62(4): 317

[18] HsiehM T, et al. Gastrodin and phydroxybenzyl alcohol facilitate memory cons olidati on and retrieval, but not acquisition, on the passive avoidance task in rats. Ethnopharmacol, 1997, 56(1): 45

[19] Hsieh M T, et al. Ameliorating effect of p-hydroxybenzyl alcohol on cyclohexi mide-induced impairment of passive avoidance response in rats: Interactions with compounds acting at 5-HT1A and 5-HT 2 receptors. Pharmacol Biochem Be, 1998, 60(2): 337

[20] Wu C R, et al. p-Hydroxybenzyl alcohol attenuates learning deficits in the inhibitory avoidance task: involvement of serotonergic and dopaminergic systems. Chin J Physiol, 1996, 39(4): 265

[21] Yoon B H, et al. Anxiolytic-like effects of Gastrodia elata and its phenolic constituents in mice. Biol Pharm Bull, 2006, 29(2): 261

[22] 黄彬，等．天麻对大鼠内多巴胺含量及释放的影响．贵州医药，1993，17(1)：14

[23] 黄彬，等．天麻对大鼠内去甲肾上腺素含量及释放的影响．贵州医药，1993，17(6)：331

[24] 刘国卿，等．天麻素对大鼠单胺神经递质的作用．中国药理通讯，1988，5(3)：19

[25] 吴慧平，等．天麻对实验性癫痫豚鼠脑内儿茶酚胺含量的影响．南京中医学院学报，1990，6(2)：113

[26] 赵国举，等．天麻注射液对心血管作用的进一步研究．中药药理与临床，1985，(创刊)：142

[27] 陈植和，等．乙酰天麻素对麻醉犬和兔的椎动脉和颈内动脉血流量的效应．中国药理学报，1987，8(4)：321

[28] 华兴邦，等．天麻对脑血流影响的实验研究．南京中医学院学报，1986，(1)：35

[29] 黄秀凤，等．合成天麻对体外培养乳鼠心肌细胞搏动及组织、化学变化的影响．中药通报，1986，

11(5):51

[30] 黄秀凤,等. 合成天麻素对心肌细胞中毒性损伤的保护作用. 成都中医学院学报,1990,13(2):27

[31] 于龙顺,等. 天麻抗炎效应的研究. 中草药,1989,20(5):19

[32] 陈怡敏,等. 天麻注射液对小鼠免疫功能的影响. 上海免疫学杂志,1988,8(5):337

[33] 罗桂英,等. 天麻多糖的药理作用研究Ⅱ. 中药药理与临床. 1991,7(特刊):37

[34] 朱丽玲,等. 天麻多糖在小鼠体内诱生干扰素的研究. 免疫学快报,1988,8(12):63

[35] 高南南,等. 天麻对D-半乳糖所致衰老小鼠的改善作用. 中草药,1994,25(10):52

[36] 刘亚萍,等. 天麻多糖的药理作用研究Ⅳ. 中药药理与临床,1991,7(特刊):40

[37] 卫自,等. 天麻糖蛋白对小鼠实验性胃溃疡的保护作用. 中药药理与临床,2007,23(6):34

[38] 深谷幸隆. 天麻的药理学研究(第3报). 日本东洋医学杂志,1994,44(5):157

[39] 熊建明,等. 乙酰天麻素对小鼠和大鼠胎仔的影响. 中国药理学报,1987,8(1):57

[40] 陈小芳. 天麻注射液联合灯盏花素注射液治疗椎基底动脉供血不足性眩晕的疗效观察. 天津药学,2009,21,(2):24

钩 藤

本品为茜草科植物钩藤*Uncaria rhynchophylla*(Miq.)Jacks.、大叶钩藤*Uncaria macrophylla* Wall.、毛钩藤*Uncaria hirsuta* Havil.、华钩藤*Uncaria sinensis*(Oliv.)Havil.或无柄果钩藤*Uncaria sessilifructus* Roxb.的干燥带钩茎枝。钩藤含多种吲哚类生物碱,主要有钩藤碱(Rhynchopylline),异钩藤碱(Isorhynchophylline)。另含去氢钩藤碱(Corynoxeine),异去氢钩藤碱(Isocorynoxeine)及小量柯南因(Corynantheine),毛钩藤碱(Hirsutine)等。生物碱含量以根及带钩枝较高,其根和茎总生物碱含量约为0.041%,钩藤碱占总含量的28%~50%。钩藤味甘,性微寒。归肝、心经。

【功效与药理】

1. 息风止痉 钩藤性微寒,具有良好的息风止痉功效,用于惊痫抽搐。《别录》中记载:"至小儿寒热,十二惊痫"。《药性本草》中记载:"治小儿惊啼,热瘛,客忤胎风。"钩藤息风止痉的功效,主要与其对中枢神经系统的抑制作用有关。

(1)镇静:钩藤及其有效成分具有镇静作用。给小鼠腹腔注射钩藤煎剂或醇提物0.1g/kg,能抑制小鼠自发活动,并能对抗咖啡因所致动物自发活动增强,但加大剂量无催眠作用,也不能加强戊巴比妥钠的催眠和麻醉作用。钩藤煎剂1g/kg腹腔注射,可降低大鼠大脑皮层兴奋性,使部分大鼠阳性反射消失,反射时间延长,而对分化抑制和非条件反射却无明显影响。

(2)抗惊厥:钩藤具有抗惊厥作用。钩藤注射液2ml/只对家兔连续4天腹腔注射,能显著对抗毛果芸香碱引起的癫痫,使癫痫发作次数、持续时间减少,发作间隔延长[1]。10%钩藤醇浸液每天0.5ml/100g或每天0.125ml/100g皮下注射,大剂量组治疗第8天能制止豚鼠的实验性癫痫反应发生,但易复发。连续3天给药能防止豚鼠致癫痫区剪毛引起的暴殄。绒毛钩藤碱80%乙醇提取物给小鼠灌胃,在0.16、0.32g/kg时,对中枢神经系统有抑制作用,有抗惊厥作用;在0.64g/kg时,对中枢神经系统有兴奋作用,无抗惊厥作用[2];1g/ml浓度的钩藤提取液能使癫痫大鼠海马脑片诱发场电位幅度明显下降,表现为对中枢神经系统的突出传递过程有明显的抑制效应[3]。

2. 清热平肝 钩藤性微寒,归肝、心经。既能清肝热,又可平肝阳。用于肝经有热,头胀头痛或肝阳上亢,头晕目眩等证。《本草纲目》曰"钩藤手足厥阴药也。足厥阴主风,手厥阴主火，惊痫眩晕，皆肝风相火之病，钩藤通心包于肝木，风静火息，则诸证自除。"钩藤之清热平肝之功，主要与其对心血管系统的调节作用有关。

(1)降压：钩藤[4]、钩藤总碱[5]及钩藤碱，对麻醉或不麻醉动物、正常或高血压模型动物、静脉注射或灌胃给药均有明显的降压作用。给麻醉犬静脉注射钩藤煎剂 0.05g/kg 或给麻醉兔静脉注射 2～3g/kg，血压均比原水平降低 30%～40%，持续 3～4 小时以上。给麻醉猫静脉注射钩藤煎剂 6.25g/kg、钩藤总碱盐酸盐 20mg/kg，每日 1 次，连续 15～20 天，血压于第 3～5 天开始下降，7～15 天降至最低。钩藤碱 20mg/kg 腹腔注射，当天血压即下降，用药 8 天，平均降压 24mmHg(约 3.2kPa)。有报道钩藤碱对家兔在短暂降压后，血压可长时间升高。钩藤、钩藤总碱合用双肼屈嗪十二指肠给药，1 小时降低清醒大鼠血压 23%，高血压模型大鼠血压降低 28%，降压幅度超过一药单用的加和，并能克服单用双肼屈嗪所致心率加快作用[6]。钩藤醇提取物对家兔的降压作用不强，其降压的主要成分为钩藤碱和异钩藤碱，此外，二氢柯南因碱也有降压作用[7,8]。

钩藤降压主要通过对血管运动中枢、外周神经及神经递质、心脏与血管功能等的调节作用得以实现。①对神经及神经递质的影响。钩藤的降压作用与抑制血管运动中枢，阻滞交感神经和神经节，抑制神经末梢递质的释放有关。钩藤煎剂及醇提物能抑制阻断颈总动脉血流的加压反应，不影响垂体神经素、肾上腺素、去甲肾上腺素、乙酰胆碱及烟碱对血压的作用。切断两侧颈迷走神经或用局部麻醉药阻断后会减弱钩藤的降压作用，而阿托品对钩藤的降压作用无影响。钩藤对离体兔耳灌流无作用，但使在体兔耳血管扩张，兔后肢血流增加，以上实验认为钩藤可能刺激心血管系统的感受器，通过迷走神经和窦神经，反射性地抑制血管运动中枢，使外周血管扩张而降压，较大剂量可能直接抑制了血管运动中枢。钩藤总碱、钩藤碱的降压机制与粗制剂相似，钩藤总碱椎动脉给药量相当于静注量的 1/13～1/10 仍获得同等降压效应，可阻断洛贝林的升压反应，阻断或降低电刺激内脏大神经所致的内脏小血管收缩及肾上腺分泌肾上腺素。②扩张或重塑血管。钩藤可以通过对神经及神经递质的作用间接扩张血管；此外还可以直接扩张血管，其直接扩张血管的作用与 Ca^{2+} 拮抗作用密切相关。离体家兔主动脉条实验证实钩藤碱和异钩藤碱能明显减少 KCl 溶液所致 ^{45}Ca 内流量，不影响去甲肾上腺素所引起的 ^{45}Ca 内流和外溢[9,10]。钩藤碱和异钩藤碱能够抑制 Ang Ⅱ介导血管平滑肌细胞增殖，其机制可能是阻滞血管平滑肌细胞 G_0/G_1 期向 S 期转化，并下调 AT_1 受体、NF-κB、Stat3、c-Myc、c-Fos 等蛋白表达以及 c-Myc mRNA 和 c-Fos mRNA 转录[11]。③抑制心脏。麻醉犬和猫静注钩藤碱 20mg/kg 可减慢心率、抑制心肌收缩力，降低心肌耗氧量。对离体和在体蛙心、兔心，钩藤碱也有抑制作用。离体豚鼠心房实验表明钩藤碱及异钩藤碱呈剂量依赖性减慢右心房自发节律，且不被阿托品阻断，还可抑制心房收缩力[12]。心率减慢，心排出量减少，一系列心肌指标降低，心室舒张末期延长，提示钩藤主要有效成分的复性频率、复性肌力作用参与其降压机制[6,13]。④对器官血流量影响。静注钩藤碱 5mg/kg、异钩藤碱 1mg/kg，开胸犬的冠脉流量显著下降。静注钩藤碱 10mg/kg 未开胸犬的肾血流量减少，但 5mg/kg 的异钩藤碱对肾血流量无影响。

(2)抗心律失常：现代研究表明钩藤具有抗心律失常作用。给麻醉大鼠静脉注射钩藤总碱 10～15mg/kg 可对抗乌头碱、氯化钡、氯化钙诱导的心律失常，除抑制异位起搏点外，对房室及室内传导、窦房结也有抑制作用。大鼠心电图及蟾蜍坐骨神经干动作电位的观察发现，钩藤总碱能剂量依赖性地延长 P-R、P-P、Q-T 间期，增宽 QRS 波群；异钩藤碱静脉注射 5、10mg/kg 能降低猫的心率，其效应与血药浓度呈正相关[14]；使蟾蜍坐骨神经干动作电位的幅度显著降低，其作用与奎尼丁相似[15]。离体豚鼠心房实验表明异钩藤碱在30μmol/L时能明显抑制肾上腺素诱发异位节律，10μmol/L可延长功能不应期[16]。采用心房起搏及希氏束电图方法观察异钩藤碱对麻醉兔心脏传导功能的影响。恒速静脉滴注1～16mg/kg异钩藤碱呈剂量依赖性减慢心率，延长窦房结恢复时间、窦房传导时间、心房-希氏束间期、希氏束-心室间期及心电图的P-R间期，其对心脏传导功能的影响可部分被异丙肾上腺素对抗，而不受阿托品的影响[17]。

用膜片钳全细胞记录的方法研究钩藤碱对大鼠和豚鼠心肌细胞上电压依赖性钾通道的影响。$CaCl_2$ 0.1mmol/L存在时，钩藤碱30μmol/L减少大鼠心肌细胞−40～60mV去极化时产生的瞬时外向K^+电流(I_A)30%，并减少−40～50mV去极化时，豚鼠心肌细胞延迟整流K^+电流(I_A)60%，而同样剂量的钩藤碱对大鼠和豚鼠心肌细胞的内向整流通道(I_{K1})无影响。提示钩藤碱的抗心律失常作用除了Ca^{2+}通道阻断外，与其K^+通道抑制作用有关[18]。在人体肠系膜动脉平滑肌细胞实验中，在内面向外式膜片下，钩藤碱可浓度依赖性地直接激活大电导钙激活钾通道，从而持续激活并作为超极化因素抑制L-型钙通道，减少电依赖的Ca^{2+}内流，维持血管平滑肌静息膜电位，调节血管平滑肌张力，进而起到调节血压的作用[19]。

3. 抑制血小板聚集和抗血栓形成

(1)抑制血小板聚集：静脉注射钩藤碱20mg/kg明显抑制花生四烯酸、胶原及ADP诱导的大鼠血小板聚集。钩藤碱对花生四烯酸诱导的TXA_2合成无影响，但抑制胶原诱导的TXA_2合成。钩藤碱可诱导血小板生成丙二醛，抑制血小板因子4释放[20～21]。0.325～1.30mmol/L时钩藤碱对ADP所致家兔血小板聚集有明显促进解聚作用，此作用较阿司匹林略强。进一步实验发现钩藤碱对正常血小板内cAMP浓度无明显影响，但显著抑制血小板聚集剂凝血酶及ADP所引起的血小板内cAMP浓度下降，另外钩藤碱还能改善红细胞变形能力[22]。异钩藤碱的抗血小板聚集作用与其抑制血小板外钙内流有关。异钩藤碱可浓度依赖性地抑制ADP和凝血酶诱导的家兔血小板聚集，其抑制作用强于阿司匹林[23]。

(2)抗血栓形成：小鼠腹腔注射25～100mg/kg钩藤碱，能降低ADP或胶原加肾上腺素所致小鼠死亡率；静注10～20mg/kg钩藤碱可抑制大鼠静脉血栓及脑血栓的形成。异钩藤碱体内给药可剂量依赖性地减轻血栓的湿重，且与其对ADP及Thr诱导的血小板聚集的抑制作用呈平行趋势，提示异钩藤碱的抗血栓作用可能与抑制血小板聚集有关[24]。

4. 调节平滑肌　钩藤煎剂17mg/ml可使豚鼠离体回肠张力短时降低，并能对抗组胺引起的收缩。钩藤碱对家兔离体肠管有抑制作用，对大鼠离体子宫则呈兴奋作用。豚鼠腹腔注射10mg/kg并口服40mg/kg钩藤总碱，可抑制组胺所致的支气管平滑肌收缩。

5. 其他作用　钩藤碱可使小鼠瞳孔缩小，离体犬隐静脉标本证明钩藤碱对α_1和α_2受体介导的效应均有非竞争性拮抗作用[25]。华钩藤中提出的钩藤总碱、柯南因碱等可阻断^3H-5-HT受体与大鼠脑膜的结合。毛钩藤碱抑制电刺激骨盆神经所致膀胱挛缩、并对分离出的蛙坐骨神经有局部麻醉作用。钩藤酸E诱导HepG2细胞死亡呈明显的时间和剂量依赖性[26]。钩藤碱能对抗脑缺血损伤，其作用与减少自由基、NO的生成，增强SOD活性有关[27]。

【毒理研究】

急性毒性：小鼠腹腔注射钩藤碱煎剂的LD_{50}为(29.0±0.8)g/kg。钩藤总碱小鼠灌胃

和腹腔注射的 LD_{50} 分别为(514.6±29.1)mg/kg 和(144.2±3.1)mg/kg。钩藤碱小鼠腹腔注射和皮下注射的 LD_{50} 分别为 162.2mg/kg 和 165mg/kg。

慢性毒性：钩藤煎剂 5g/kg 给家兔灌服，每日 2 次，连续 10 天，无明显症状，钩藤总碱每日 50mg/kg 给幼年大鼠灌服，连续 14 天，无明显毒性。每日 50mg/kg 或 100mg/kg 钩藤总碱连续 60 天，小剂量组除肾脏有轻度营养性障碍病变外，对动物生长发育、肝肾功能、血象均无明显的病变。

【主治】肝阳上亢，头目眩晕，肢体麻木；肝风内动，惊痫抽搐等。

【现代应用】钩藤及其有效成分主要用于治疗高血压，钩藤总碱片剂 20～40mg，个别 60mg，1 日 3 次治疗高血压 245 例，降压总有效率达 77.2%，尤以阴虚阳亢型高血压疗效显著，降压作用平稳持久。还可有效缓解高血压的各种症状，副作用小，新加钩藤片还可用于治疗高血压并左室肥厚[28]。

此外，钩藤及其复方还可用于更年期或老年性抑郁症，抑郁症伴有头疼、手足麻木等。

主要参考文献

[1] 郑开俊，等．钩藤对家兔癫痫模型电活动的调制．天津医药，2003，31(1)：35

[2] 麦笑琴，等．绒毛钩藤影响中枢神经系统的药理学研究．海峡药学，2009，21(2)：26

[3] 徐淑梅，等．钩藤对致痫大鼠海马脑片诱发场电位的影响．中国应用生理学杂志，2001，17(3)：259

[4] 冯蕾，等．天麻、钩藤等降血压作用的实验研究．中西医结合心脑血管病杂志，2004，2(2)：94

[5] 杨雅兰，等．大叶钩藤对自发性高血压大鼠血压和左心室肥厚影响的研究．中国现代医药杂志，2009，11(4)：58

[6] 孙安盛，等．钩藤碱、钩藤总碱合用双肼苯达嗪对清醒动物降压效应的研究．中国药理学通报，1996，12(6)：513

[7] 石京山，等．异钩藤碱的降压及血流动力学作用．中国药理学与毒理学杂志，1989，3(3)：205

[8] 刘贵，等．中药钩藤及其同属植物的研究概况．中国药学杂志，1991，26(10)：583

[9] 黄燮南，等．钩藤碱和异钩藤碱对 45Ca 转运的影响．中国药理学通报，1993，9(6)：428

[10] 开丽，等．粉防己碱，钩藤碱和维拉帕米对兔主动脉平滑肌细胞内外钙转运的作用．中国药理学与毒理学杂志，1995，9(3)：180

[11] 李运伦．钩藤碱和异钩藤碱抑制血管紧张素Ⅱ诱导血管平滑肌细胞增殖及相关机制．中国药理学通报，2008，24(1)：53

[12] 朱毅，等．钩藤碱和异钩藤碱对豚鼠心房的负电性变时和变力作用．中国药理学与毒理学杂志，1993，7(2)：117

[13] 石京山，等．钩藤碱和异钩藤碱麻醉犬血压及器官血流的作用．中药药理学报，1992，13(1)：35

[14] 余俊先，等．异钩藤碱对猫的心血管作用与血药浓度的关系．中国药理学与毒理学杂志，2002，16(3)：191

[15] 余丽梅，等．钩藤总碱对大鼠心电图和蟾蜍神经干动作电位的影响．贵州医药，1993，17(5)：274

[16] 朱毅，等．异钩藤碱对豚鼠心肌特性的影响．中国中药杂志，1995，20(2)：112

[17] 孙安盛，等．异钩藤碱对麻醉兔心脏传导功能的影响．中国药理学与毒理学杂志，1995，9(2)：113

[18] 王晓波，等．钩藤碱对大鼠和豚鼠心肌细胞钾离子通道的影响．药学学报，1994，29(1)：9

[19] 刘书宏，等．钩藤碱对人体肠系膜动脉平滑肌细胞大电导钙激活钾通道的影响．四川生理科学杂志，2007，29(3)：97

[20] 金若敏，等．钩藤碱对血小板聚集和血栓形成的影响．药学学报，1991，26(4)：246

[21] 陈长勋，等．钩藤碱对血小板聚集和血栓形成的抑制作用．中国药理学报，1992，13(2)：121

[22] 陈长勋，等．钩藤碱对血小板解集作用及红细胞变形运动的影响．现代应用药学，1995，12(1)：13

[23] 谢笑龙，等．异钩藤碱体外对家兔血小板聚集和胞浆游离钙离子浓度的影响．中国药理学与毒理学杂志．2008，22(2)：116

[24] 谢笑龙，等．异钩藤碱对血小板聚集与血栓形成的抑制作用．中国药理学通报，2007，23(12)：1636

[25] 孟宪丽，等．钩藤碱对 α2 和 α1 肾上腺素受体介导的效应的作用．中药药理与临床，1989，5(3)：8

[26] 赵明宏，等．钩藤酸 E 通过线粒体途径诱导 HepG2 细胞凋亡．解放军药学学报，2006，22(6)：415

[27] 胡雪勇，等．钩藤总碱抗实验性脑缺血的作用．中国药理学报，2004，20(11)：1254

[28] 田相同，等．新加钩腾片治疗高血压、逆转左室肥厚临床研究．中医杂志，2005，46(12)：921

羚 羊 角

羚羊角为牛科动物赛加羚羊 *Saiga tatarica* Linnaeus 的角。主产于哈萨克斯坦、塔吉克斯坦、乌兹别克斯坦、俄罗斯等国，在我国仅新疆、青海、甘肃等地有小部分产量。国务院颁布的《野生药材资源保护管理条例》将赛加羚羊定为一级保护野生药材物种[1]，近年来用羚羊角塞、黄羊角、山羊角、羊蹄角、鹅喉羚羊角、绵羊角、水牛角作为羚羊角的代替品。羚羊角含角蛋白、胆固醇、磷酸钙和若干微量元素等，其中角蛋白含量最高，其水解后得多肽物质和 16 种氨基酸（异亮氨酸、亮氨酸、苯丙氨酸、酪氨酸、丙氨酸、甘氨酸、丝氨酸、精氨酸、赖氨酸、缬氨酸、组氨酸、甲硫氨酸、脯氨酸、苏氨酸、谷氨酸及天冬氨酸）。羚羊角味咸，性寒。归肝、心经[2]。

【功效与药理】

1. 平肝息风　羚羊角有很好的平肝潜阳，息风止痉的作用，用于肝阳上亢所致的头晕目眩，惊风、癫痫所致的手足抽搐等症。为治肝风内动、惊痫抽搐的要药。故《本草纲目》谓其能“平肝舒筋，定风安魂”。羚羊角平肝息风的功效，主要与中枢神经系统和心血管系统有关。

(1)镇静：羚羊角外皮醇浸出液能降低小鼠朝向性运动反应，且缩短巴比妥及乙醚麻醉的诱导作用。腹腔注射羚羊角注射液，小鼠自发活动明显减少（吊笼法），并与巴比妥有协同作用[1]。给小鼠腹腔注射羚羊角醇提液 10g/kg、水煎液 4g/kg 或水解液 80mg/kg，延长硫喷妥钠的睡眠时间分别为 116%、103.3%和 104.85%。羚羊角醇提液还能延长水合氯醛的睡眠时间[3]。

(2)抗惊厥：羚羊角具有抗惊厥作用，给小鼠腹腔注射羚羊角醇提液 10g/kg 有抗电休克作用。给蟾蜍淋巴腔注入羚羊角水煎剂 0.1g/只，对咖啡因致惊的恢复率较对照组提高 1 倍，给小鼠灌服羚羊角水煎剂 10g/kg，能降低咖啡因致惊厥率和提高恢复率；但对士的宁所致惊厥无效[4]。另有报道羚羊角的硫酸水解液有抗士的宁作用，而氢氧化钠水解液则无拮抗作用。羚羊角外皮醇浸出液、羚羊角塞水提液能降低戊四氮、士的宁和电休克的敏感性[5]。小鼠预先灌服给药 2.2g/kg 连续 2 天，第 3 天给药后 1 小时腹腔注射戊四氮 0.09g/kg，与对照组比较，小鼠发生惊厥潜伏期由(38±8)分钟延长到(52±14)分钟，5 小时后小鼠的死亡率由 65%降到 25%。水提液经超滤分成不同分子量段后则无此作用[6]。

(3)镇痛:小鼠扭体法及热板法实验表明:腹腔注射 0.1g/10g,羚羊角或羚羊角塞水提液,能显著提高小鼠痛阈值,具有极显著的镇痛作用[2,6]。

(4)降压:羚羊角醇提液静注可使麻醉犬、猫血压分别降低 20%和 40%。给麻醉猫静注 50%羚羊角水煎液 2ml/kg,血压很快下降,继而回升,随后又下降,约维持 10 分钟,若切断两侧迷走神经,降压作用减弱。静注羚羊角提取液 1g/kg 亦可引起麻醉大鼠血压明显下降,30 分钟时血压仍低于给药前水平[7]。

(5)影响心脏功能:羚羊角水煎剂或醇提液小剂量可加强离体蟾蜍心脏收缩力,中剂量或大剂量抑制心脏。

2. 清热解毒　羚羊角性寒,具有很好的清热解毒功效。用于温热病壮热神昏、谵语、躁狂等证。《药性论》谓其:"能治一切热毒风攻注,中恶毒风卒死,昏乱不识人"。《别录》谓其"疗伤寒时气寒热,热在肌肤,温风注毒伏在骨间,除邪气惊梦,狂越僻语。"

羚羊角清热解毒功效主要表现在解热这个方面。给由伤寒、副伤寒甲乙三联菌苗所致的人工发热兔灌服羚羊角水煎剂 4g/kg,给药后 2 小时体温开始下降,6 小时后逐渐恢复正常。大鼠灌服 1.1g/kg 和家兔灌服 0.6g/kg 羚羊角原粉能显著抑制酵母所致大鼠和内毒素所致家兔发热,水提液作用不明显;原粉和水提液对牛奶和 2,4-二硝基苯酚等非感染性发热均无降温作用。

3. 其他作用　羚羊角外皮醇浸出液腹腔注射能增强小鼠耐缺氧能力;羚羊角对离体肠平滑肌有解痉作用。

【毒理研究】小鼠尾静脉注射羚羊角水解液 80mg/kg(相当于人用量 100 倍),羚羊角水煎液及醇提液 30g/kg 均未出现死亡,小鼠灌胃给予藏羚羊角水提取液,72 小时内观察死亡率 LD_{50} 为 28.69±5.77g/kg。以羚羊角煎剂 2g/kg 给小鼠灌胃,连续 7 天,除体重增长缓慢外,对食欲、大小便、活动等方面均无明显影响。

【主治】高热神昏狂躁;头痛眩晕;惊痫抽搐;目赤肿痛。

【现代应用】

1. 高热病　以羚羊角水解注射液治疗流感麻疹、小儿肺炎及其他热病 100 例,降温总有效率为 84%。用黄羊角与鹅喉羚羊角分别制成颗粒冲剂、糖浆剂、针剂进行临床疗效比较,治疗各种原因所致高热 329 例,结果前者总有效率为 80.34%,后者总有效率为 91.30%,大部分患者均在 48 小时左右体温降至正常[6]。羚羊角对原因不明的发热也有一定疗效。应用羚羊角治疗外感高热 200 例,发现其对细菌感染尤其对病毒性感染而引起的发热,有效率达 91%,并且该药退热作用缓和、持久、不易反复回升、无副作用[8]。

2. 癫痫　抑痫散(羚羊角粉、白花蛇、珍珠粉等药味组成)治癫痫 889 例,其中男 516 例,女 373 例,年龄从 2～63 岁,病程从 1～33 年,结果显效 580 例,好转 270 例,无效 39 例,总有效率高达 95.6%[9]。

3. 高血压　由羚羊角复方制成的降压口服液临床治疗高血压 102 例,总有效率 77.45%,下降值为 3.7/2.8kPa,疗效满意且无毒副作用[9]。

4. 其他　羚羊角可用于肝火上扰引起的眼球肿痛、头痛、头晕目眩等病症。

【不良反应】据临床报道,男孩因灌服 0.5g 羚羊角粉的 1/3 量,即致过敏反应,出现全身紫癜,吐血等,最后死亡;又有羚羊角注射液治疗上呼吸道感染 2 例,均于肌注 10 分钟后出现过敏性休克。

主要参考文献

[1] 陈长勋，等．藏羚羊角的部分药理作用研究．中成药，1990，12(11)：27
[2] 李凡，等．羚羊角同疗效药物鹅喉羚羊角药理研究．天津中医，1987，(6)：26
[3] 张华林，等．羚羊角及其代用品的研究进展．中药材，2003，26(12)：910
[4] 张保国，等．羚羊角与羚羊角塞的解热、镇惊、镇静作用．中药材，1995，18(5)：252
[5] 卢熀兴，等．羚羊角解热抗惊厥作用研究．中药药理与临床，2007，23(3)：56
[6] 王爱芳，等．羚羊角与其角塞的解热、镇痛、镇静作用．中成药，1993，15(9)：31
[7] 颜永朝，等．羚羊角胶囊治疗外感高热200例．中国中医药科技，1997，4(3)：146
[8] 林荣书，等．抑痫散治疗癫痫889例．陕西中医，1997，18(2)：53
[9] 徐文雄，等．降压口服液治疗原发性高血压102例疗效观察．中成药，1994，16(1)：26

全　　蝎

本品为钳蝎科动物东亚钳蝎 *Buthus martensii Karsch* 的干燥全虫。含蝎毒，多种胺及氨基酸类、胆固醇、磷脂酰胆碱和多种脂肪酸类。全蝎味咸、辛，性平，有毒。归肝经。

【功效与药理】

1. 息风止痉　全蝎味咸、辛，性平，有良好的息风止痉作用，用于急慢惊风、中风面瘫、破伤风等证。《开宝本草》谓其能"疗诸风瘾疹，及中风半身不遂口眼㖞斜，手足抽掣。"全蝎息风、止痉的功效，主要与中枢神经系统有关。

(1)抗惊厥：本品具有抗惊厥作用。早年实验研究即已发现全蝎对士的宁、烟碱、戊四氮等多种药物引起的小鼠惊厥有一定对抗作用。用河北产钳蝎及从粗毒中纯化的抗癫痫肽，观察其对抗咖啡因、贝美格、士的宁诱发的3种小鼠惊厥模型的作用，并与地西泮进行比较。结果表明，抗癫痫肽对抗咖啡因性惊厥的作用较强，惊厥发生率、惊厥程度、平均惊厥总持续时间、死亡率等4项指标均显著下降，明显优于地西泮；使贝美格性惊厥4项指标亦明显下降，但稍弱于安定；对士的宁性惊厥的作用强度与地西泮相似。对3种模型作用强度的顺序为咖啡因性惊厥＞贝美格性惊厥＞士的宁性惊厥。蝎毒的抗惊厥作用较抗癫痫肽弱，对3种模型作用强度顺序与抗癫痫肽相同[1]。

(2)抗癫痫：抗癫痫肽(AEP)可使头孢菌素诱发大鼠癫痫的潜伏期较对照组延长，发作强度减轻，癫痫发作平均总持续时间缩短；使马桑内酯诱发大鼠癫痫的潜伏期明显延长，发作强度明显减轻，死亡率由80%下降到0，发作平均总持续时间亦显著缩短。进一步研究发现，AEP对印防己毒素模型的作用与苯妥英相似，对青霉素模型的作用与抗痫灵相似。用整体大鼠和猫隔离皮层方法证明，AEP的抗癫痫作用依赖于单胺类神经递质的存在[2-4]。该作用可能与蝎毒或抗癫痫肽抑制高振幅放电有关。静脉注射蝎毒或抗癫痫肽，脑室内注射AEP对家兔皮层电图主频率和振幅均无明显影响，但对50μV以上脑皮层电图(ECOG)高振幅放电有明显抑制作用。

2. 通络止痛

(1)抗血栓形成：全蝎提取液对大鼠下腔静脉血栓形成有抑制作用，能减轻血栓重量；同时使部分凝血酶时间和凝血酶原时间均明显延长，抗凝血酶Ⅲ活性和纤溶酶原含量明显降低，提示其抗静脉血栓形成作用与抗凝及促纤溶作用有关[5]。但被B. tamulus蝎蜇伤致死的4例儿童和3例成人的尸检发现，所有脏器均有充血表现。

(2)镇痛：蝎身及蝎尾制剂，不论灌胃或静脉注射，对动物皮肤痛或内脏痛均有显著镇痛作用。用小鼠扭体法测得镇痛作用量效曲线，蝎身 ED_{50} 为0.65g/kg，蝎尾为0.128g/kg，蝎尾镇痛作用比蝎身约强5倍[6]。用小鼠扭体法、小鼠热辐射甩尾法、大鼠三叉神经诱发皮层电位法作为实验模型，分别代表内脏痛、皮肤灼痛、三叉神经痛，观察粗毒的镇痛效果。实验结果表明其具有较强的镇痛作用，并可能是通过作用于中枢与痛觉有关的神经元而发挥镇痛作用[7]。从蝎毒中提纯的蝎毒素-Ⅲ（TT-Ⅲ）是一种镇痛活性多肽，对多种疼痛模型均有很强的镇痛作用。用小鼠醋酸扭体法测得TT-Ⅲ的镇痛作用较粗制蝎毒强3倍，大大强于阿尼利定（安痛定）。侧脑室注射TT-Ⅲ 14μg/kg对皮层诱发电位N波的抑制率为82%±12%，与等剂量吗啡相似。TT-Ⅲ的镇痛作用依赖于脑内5-HT的存在[8]。

3. 解毒散结　全蝎味咸，具有解毒、软坚、散结之功，用于疮疡肿毒，瘰疬结核等证。全蝎的解毒散结之功效主要与抗菌杀虫、抗肿瘤等作用有关。

(1)抗肿瘤：本品具有抗肿瘤作用。全蝎的醇制剂在体外能抑制人肝癌细胞呼吸，其水提物和醇提物分别对人肝癌和结肠癌细胞有抑制作用。小鼠预防性灌胃给予蝎尾提取物每日500mg/kg，连续7日，可使接种的S_{180}肉瘤小鼠的瘤重较对照组显著减轻，治疗性灌胃给予同剂量蝎尾提取物连续7日，亦也明显抑制肉瘤的生长，但腹腔注射给予蝎尾提取物12.5mg/kg每日和灌胃给予蝎身提取物2.58mg/kg每日，连续7日，均未见抑瘤作用[9]。全蝎提取液4、8、12g/L对急性早幼粒细胞株（HL-60）细胞具有明显促进凋亡作用，分别为9.47%、12.56%和21.44%，呈明显量效关系，其机制与提高P_{53}基因的表达水平和降低Bcl-2基因的表达有关[10]。

(2)抗菌：早年曾报道全蝎水浸剂（1∶5）在试管内对奥杜盎氏小芽孢癣菌有抑制作用。

(3)杀虫：将全蝎醇提物与猪囊尾蚴置于15%猪胆汁水溶液中，在37℃进行体外培养，证实全蝎体外具有显著的杀灭猪囊尾蚴的作用，其不同的加工品和药用部位的灭囊尾蚴活性无显著差异[11]。

4. 其他作用

(1)影响心脏功能：静脉注射蝎毒0.5mg/kg，能使麻醉兔左心室内压及dp/dt升高；灌流液内加入蝎毒可使豚鼠离体心脏心肌收缩张力明显增加，同时引起心率减慢和心律不齐。蝎毒对心脏的这些作用主要是通过自主性神经递质实现的。静注蝎毒60mg/kg，能使大鼠血压升高，心肌收缩力增强，显著改善左心室收缩功能。其升压作用与肾上腺素α受体有关，正性肌力作用与肾上腺素β受体关系不大[12]。蝎毒亦能增加电诱发兔离体乳头肌的收缩幅度。但从蝎毒中提纯的抗癫痫肽对在体心脏影响不大，对豚鼠离体心脏则使心肌收缩张力明显减弱，心率明显加快。

(2)收缩血管：蝎毒能引起兔主动脉条明显收缩，作用强度约为去甲肾上腺素的1/5；能反转妥拉苏林和普萘洛尔的作用。2.5mmol氯化钙可引起蝎毒处理后的主动脉条明显收缩，维拉帕米可明显抑制甚至完全消除这种反应。说明蝎毒能增加兔乳头肌收缩力和引起主动脉条收缩，可能与其激活细胞膜Ca^{2+}通道，增加膜对Ca^{2+}的通透性有关。抗癫痫肽仅能使兔主动脉条轻微松弛，而蝎毒和抗癫痫肽均能使小鼠末梢血管收缩。

此外，本品还具有抗利尿、缩宫、催涎、促进胃液分泌、缓解原位性肾炎[13]等作用。

【毒理研究】

急性毒性试验：序贯法测得小鼠静脉注射蝎身煎剂的LD_{50}为6.148g/kg，蝎尾为0.884g/kg，蝎尾较蝎身毒性约大6倍。辽宁产蝎毒小鼠腹腔注射的LD_{50}为10.3mg/kg，河南和山东产蝎毒小鼠腹腔注射的LD_{50}为2.4mg/kg，河北产蝎毒小鼠静注的LD_{50}为2.79mg/kg，抗癫痫肽（AEP）对小鼠静脉注射的最大安全量为5.6mg/kg[14]。广州产蝎毒小鼠的LD_{50}为3.38mg/kg。给予麻醉兔静脉注射蝎毒0.5mg/kg,使动脉血压升高,心率减慢,心律不齐,呼吸频率减慢,终因呼吸停止而死亡。AEP 1.42mg/kg不论是静注还是脑室给药,对麻醉家兔动脉血压、心率和呼吸频率均无明显影响。

特殊毒性试验:蝎毒可影响细胞色素氧化酶和琥珀酸氧化酶系统,可使胎儿骨化中心延迟或消失,造成胎儿骨骼异常,有致畸作用。蝎毒对人血淋巴细胞无诱变作用,但具有明显的细胞毒性作用。

【主治】惊风抽搐,癫痫,半身不遂,口眼㖞斜,偏头痛,风湿痹痛、破伤风,淋巴结结核,风疹疮肿。

【现代应用】

1. 癫痫　全蝎治疗癫痫有可靠的疗效,实验研究亦证实其有较好的抗惊厥作用,如蜈蚣丸:全蝎、蜈蚣等量为末,制蜜丸,每服7.5～12克,每日2次,对癫痫有较好的疗效。

2. 急慢惊风　全蝎具有较强的息风止痉作用,高热抽搐明显时,首推全蝎。如治疗乙脑抽搐的止痉,炙全蝎、炙蜈蚣、炙僵蚕、明天麻等分研末,每服1～2克,每日2～3次,可息风止痉,控制抽搐。

3. 乳腺炎　取全蝎2只,馒头1个,用馒头将全蝎包入,饭前吞服。治疗乳腺炎308例,治愈307例,治愈率99.9%。

4. 乳腺小叶增生　取全蝎160克,纳入25个瓜蒌中,焙存性研细末,每服3克,日3次,连服1个月,用上方共治疗乳腺小叶增生243例,均获痊愈。

5. 痔疮　艾绒30克置瓦片上,有尾全蝎1～2只,尾向上埋藏艾绒中,将瓦片置于痰盂或大口瓦罐中,点燃艾绒,坐上熏烤,每日1次,3次为1疗程,一般1～2个疗程痔核萎缩枯掉。共治100例,痊愈96例,好转4例[15]。

6. 颜面神经麻痹　全蝎、白附子、僵蚕等分细研,每服2～3钱,开水冲服。

7. 其他　本品还可用治偏头痛、高血压、癌症、眼疾、耳疾、产后风、破伤风、癣证、狂犬病、小儿疳积、子宫下垂、支气管炎、急性扁桃体炎等。

【不良反应】有3例出生后2～10日的新生儿,服用中药汤剂内含全蝎3g,分3日频服后,均出现不同程度的呼吸抑制[16]。

主要参考文献

[1] 刘崇铭,等. 东亚钳蝎毒及其成分癫痫肽的抗癫痫作用. 沈阳药学院学报,1998,20(1):68

[2] 吴英良. 我国全蝎及其有效成分的药理毒理研究及临床应用进展. 中草药,1995,26(2):97

[3] 于家琨,等. 东亚钳蝎毒抗癫痫肽的作用及其药理作用. 沈阳药学院学报,1992,9(3):200

[4] 于家琨,等. 东亚钳蝎毒抗癫痫肽作用机制研究. 沈阳药学院学报,1993,10(2):55

[5] 彭延古,等. 全蝎提取液对大鼠下腔静脉血栓形成及凝血象的影响. 中药药理与临床,1993,9(6):32

[6] 刘崇铭,等. 全蝎镇痛作用的研究. 沈阳药学院学报,1993,10(2):137

[7] 刘崇铭,等. 东亚钳蝎毒镇痛作用研究. 沈阳药学院学报,1989,6(3):178

[8] 刘崇铭,等. 东亚钳蝎毒的提取物TiTyustoxin-Ⅲ镇痛作用及其机制研究. 沈阳药学院学报,1989,6(3):181

[9] 朱东亚,等. 蝎提取物对S_{180}肉瘤抑制作用的实验观察. 江苏医药,1990,16(9):513

[10] 庄海峰,等. 全蝎对人白血病HL-60细胞作用的研究. 天津中医药,2005,22(1):65

[11] 张贵君,等. 中药全蝎醇提取物体外抑制猪囊尾蚴活性的作用. 中国中药杂志,1991,16(5):302

[12] 龚剑平,等. 马氏钳蝎毒对大鼠左心室功能的影响. 第一军医大学学报,1992,12(30):239

[13] 郑智华,等. 全蝎注射液对大鼠原位性肾炎病理变化及血清 IL-1 的影响. 中国中西医结合杂志,1993,13(8):481

[14] 郝丽莉,等. 中药全蝎的研究进展. 中医药学报,1994,(5):49

[15] 杨成米. 全蝎治疗痔疮 100 例临床观察. 临床医学,1990,10(3):116

[16] 刘桂珍,等. 服过量全蝎煎剂致新生儿呼吸抑制报告. 中国中医杂志,1992,17(3):185

僵 蚕

本品为蚕蛾科昆虫家蚕 *Bombyx mori* Linnaeus. 4～5 龄的幼虫感染(或人工接种)白僵菌 *Beauveria bassiana* (Bals.) Vuill. 而致死的干燥体。用白僵蚕接种干蚕蛹使之发病而成蚕蛹,可代白僵蚕药用。主要含有蛋白质、脂肪,草酸铵、核苷、碱基类等成分。味咸、辛,性平。归肝、肺、胃经。

【功效与药理】

1. 祛风解痉 僵蚕具有良好的息风解痉之功,用于风内动与痰热壅盛所致的抽搐惊痫。《本经》谓其能"用治小儿惊痫,夜啼。"僵蚕祛风解痉之功主要与中枢神经系统功能有关。

(1)抗惊厥:僵蚕蛹水煎剂 20g/kg 和僵蚕水煎剂 22.5g/kg 灌胃均能明显对抗士的宁 0.65mg/kg 静脉注射所引起的小鼠强直性惊厥,显著降低士的宁引起的小鼠惊厥的死亡率,其中僵蛹的作用稍强于僵蚕。但对电休克、戊四氮及咖啡因引起的惊厥无效,与戊巴比妥钠无协同作用,对小鼠自主及被动活动亦无影响。该药的抗惊厥机制可能主要是降低了脊髓的兴奋性,但同时可能还作用于其他部位。因士的宁主要是一个作用于脊髓的中枢兴奋药,但在大剂量时对大脑皮层及脑干均有一定影响,而且僵蛹对癫痫大小发作也有部分疗效。该药抗惊厥的有效成分是草酸铵。在士的宁发作实验中,有机试剂萃取后的醇提液具有抗惊厥作用,对抗士的宁的物质主要是草酸铵;在尼可刹米及异烟肼发作实验中,氯仿及醋酸乙酯部位具有抗惊厥作用,而有机试剂萃取后的醇提液却不具有抗惊厥的活性,这说明在氯仿及醋酸乙酯部位还存在除草酸铵外的具有抗惊厥活性的物质[1]。僵蚕煎剂对氨中毒可能有促进作用,在临床上不适宜用于肝性脑病抽搐震颤者[2]。

(2)催眠:僵蚕醇水浸出液对小鼠、家兔均有催眠作用。小鼠灌胃 2.5g/kg 或皮下注射 0.25g/kg 与皮下注射苯巴比妥钠 50mg/kg 的催眠效力大约相等。

2. 化痰散结 僵蚕味咸,有解毒散结并化痰软坚之功,用于痰核、疔肿丹毒等证。《本草纲目》谓其能"散风痰核、瘰疬,失风、风虫齿痛,皮肤风疮,丹毒作痒,一切金疮,疔肿风痔"。其化痰散结之功主要与抗肿瘤,抗凝血等功效有关。

(1)抗肿瘤:僵蚕对小鼠肉瘤 S_{180} 有抑制作用。僵蛹 50%水煎液,每日给小鼠灌胃 0.2ml,连续 13 日,对小鼠肉瘤 S_{180} 的抑制率是 74.1%,但同时有小鼠体重降低的毒性反应。僵蚕醇提物对小鼠 ECA 肿瘤细胞的抑制率为 36%。体外可抑制人体肝癌细胞的呼吸,可用于直肠腺癌型息肉的治疗等[3]。柞蚕杀菌肽 D 对肿瘤细胞有杀伤作用,并认为杀菌肽有望成为新一代抗炎抗肿瘤药物[4]。

(2)抗凝:从僵蚕中分得一种蛋白体内外实验均具有较强的抗凝作用。大鼠注射该蛋白注射液(9、18、36mg/kg)后,大鼠血栓形成率明显降低,干重明显减轻,并呈量效关系,其部分凝血活酶时间(APTT)、凝血酶原时间(PT)、凝血酶时间(TT)均有延长,说明僵蚕对凝血酶-纤维蛋白原反应有直接抑制作用[5,6],每克生药分别相当于 1.08、13.47 和 14.5 单位肝素；由于因子Ⅹa是影响PT和APTT的共同因素，故僵蚕提取液除拮抗凝血酶外还可能具有抗因子Ⅹa的作用。由于肝素抗凝完全依赖于AT-Ⅲ，而僵蚕抗凝并不依赖于体内AT-Ⅲ[7]，对于缺乏AT-Ⅲ或分子异常或过分耗竭的疾病，僵蚕较肝素有更强的临床应用价值。僵蚕水提醇沉液在体内、体外均有较强的抗凝血作用。对模型动物注射僵蚕液后，其血栓重量明显减轻，纤溶酶原含量、纤溶蛋白原含量均减少，优球蛋白溶解时间明显缩短，表明僵蚕具有较强的促纤溶活性。最近研究发现，草酸铵具有抗凝活性[8]。僵蚕中某多肽类或氨基酸类成分可能是抗凝活性成分之一[9]。

(3)抗实验性糖尿病、降血脂：本品对家兔四氧嘧啶实验性糖尿病有效，组织学观察发现，僵蚕对四氧嘧啶型糖尿病家兔的胰腺细胞有修复作用[10]。

3. 其他作用　僵蚕对金黄色葡萄球菌、大肠杆菌和铜绿假单胞菌有轻度抑制作用，对G菌、霉菌有中等强度的抑制作用[11]。

【毒理研究】僵蛹水煎剂灌胃，观察24小时，小鼠的LD_{50}为(44.5±1.4)g/kg，剂量在35g/kg时开始出现中毒症状，表现为活动逐渐减少，伏地不动，部分动物出现发绀，10只中1只死亡。小鼠灌胃僵蛹水煎剂每日2g/kg(相当于成人每日服9g的10倍)连续给药22日，解剖肝、肾、脾未发现有明显异常变化。小鼠灌胃脱脂僵蛹每日20g/kg，连续给药15日，结果小鼠活动正常，血清胆固醇下降，肉眼和切片检查心、肝、脾、肾均正常。

【主治】中风失音，惊厥癫痫，头风失音，喉风，喉痹瘰疬，结核，风疮瘾疹，丹毒，乳腺炎。

【现代应用】

1. 癫痫　脱脂僵蛹片治疗癫痫，可使癫痫发作程度减轻，次数减少，其中对原发性癫痫和脑外伤所致的症状性癫痫疗效较好，对大、小发作均有效。

2. 糖尿病　僵蚕粉治疗原发性成人型非胰岛素依赖性糖尿病52例，取得满意效果。该类患者临床表现多尿、烦渴、多饮、多食善饥、疲乏消瘦、皮肤瘙痒等症状；化验尿糖呈阳性，尿量3000ml/日以上，血糖10mmol/L以上。患者每日服用僵蚕细末5g，1日3次，饭前用开水送服，2个月为1疗程。服药2个月至7年后显效(服药2疗程后症状消失，尿糖转阴，血糖降至6.67mmol/L以下)29例，无效2例，总有效率为98.1%[12]。

3. 流行性腮腺炎　该病51例服用僵蛹片，7日为1疗程。0.3g/片，成人每日20～30片，分3次服。小儿：3岁以下，3片/次；3～5岁，每次4片；大于5岁，每次6～8片，均为3次/日。一般服药1～2日退热，2～3日消肿。

4. 小儿遗尿症　34例该症患者服用僵蛹片(0.3g/片)，5～8岁，每次服3～4片；8～14岁，每次服4～6片，1日3次。3～6个月为1疗程，结果治愈29例，好转2例，无效3例[13]。

5. 其他　该药还可用于治疗上呼吸道感染，高胆固醇血症、外感发热、头痛、偏头痛等。

【不良反应】服僵蚕可发生过敏反应。僵蚕大剂量时易引起腹胀，僵蚕剂量不宜超过20g，由于僵蚕抗惊厥作用主要为草酸铵，其代谢易产生氨，肝性脑病患者应慎用，防止加重肝性脑病[14]。

主要参考文献

[1] 严铸云，等．僵蚕抗惊厥活性部位的初步研究．时珍国医国药，2006，17(5)：696

[2] 汤化琴，等．僵蚕煎剂对实验性氨中毒的影响初探．天津中医，1991，(3)：29

[3] 李军德．我国抗癌药概述．中成药，1992，14(2)：40

[4] 韩献萍，等．柞蚕杀菌肽D对宫颈癌SiHa细胞生成的损伤作用．肿瘤，1995，15(6)：472

[5] 彭延古，等．僵蚕抗凝成分 ACIBB 对实验性静脉血栓形成的影响．中药药理与临床，2007，23(1)：27

[6] 彭延古．僵蚕抗实验性静脉血栓及作用机制的研究．血栓与止血，2001，7(3)：104

[7] 彭延古，等．僵蚕抗凝血活性初步研究．湖南中医学院学报，2000，20(4)：18

[8] 赵建国，等．草酸铵对僵蚕抗凝作用的影响．时珍国医国药，2005，16(6)：468

[9] 彭延古，等．僵蚕抗凝活性研究部位中化学成分的初步研究．中国中医信息杂志，2008，15(5)：41

[10] 江苏无锡市第一医院．白僵蚕治疗糖尿病 35 例疗效观察及动物实验研究．中药药理与临床，1985，创刊号：209

[11] 毛宏德．白僵蛹中白僵菌素的分离和鉴定．中草药，1985，7：5

[12] 马风友．僵蚕粉治疗糖尿病 52 例．湖南中医杂志，1990，(5)：37

[13] 刘馨．僵蛹片治疗小儿遗尿症的疗效观察．宁夏医学杂志，1988，(5)：288

[14] 王居祥．论僵蚕的不良反应．时珍国药研究，1997，8(6)：567

地　龙

本品为钜蚓科环节动物参环毛蚓 *Pheretima aspergillum*（E. Perrier）或通俗环毛蚓 *Pheretima vulgaris* Chen、威廉环毛蚓 *Pheretima pectinifera guillelmi*（Michealsen）或栉盲环毛蚓 *Pheretima pectinifera* Michealse 的干燥体。地龙含 18 种氨基酸，其中以亮氨酸和谷氨酸的含量最高；含有蛋白种类丰富，脂类蛋白、抗微生物蛋白、溶血和凝血兼具的蛋白等；含各种酶类，纤溶酶、胆碱酯酶等；含有丰富的微量元素，铁、锶、硒、镁、锌、铜；含有花生四烯酸、琥珀酸等有机酸。还含有蚯蚓解热碱、蚯蚓素、蚯蚓毒素、黄嘌呤、腺嘌呤、次黄嘌呤、胆碱、磷碱、胆固醇、黄色素等成分。地龙味咸，性寒，归肝、脾、膀胱经，具有清热息风，通络，平喘，利尿功效[1]。

【功效与药理】

1. 清热息风定惊　地龙性味咸寒，能息风止痉，又善清热，用于壮热惊痫抽搐等证。《本草拾遗》谓其能“疗温病大热狂言，主天行诸热，小儿热病癫痫”。地龙的清热息风定惊之功主要与中枢神经系统及心血管系统有关。

(1)解热：地龙中的蛋白质经加热或受酶的作用分解后有解热作用。其解热的有效成分有蚯蚓解热碱、花生四烯酸、琥珀酸及某些氨基酸。动物实验证明蚯蚓水浸剂、蚯蚓解热碱对大肠杆菌内毒素及温热刺激引起的人工发热均有良好的解热作用。其中地龙水浸剂的作用较安替匹林、氨基比林、盐酸奎宁温和，与氨基比林同用解热作用迅速。其解热原理是影响体温调节中枢，它不但使散热增加，同时也增加体内的产热，因散热大于产热，故使体温下降[2,3]。

(2)镇静、抗惊厥：地龙有镇静、抗惊厥作用。地龙热浸液、醇提液对小鼠及兔均有镇静作用；对戊四氮或咖啡因引起的惊厥及电惊厥均有对抗作用，能使惊厥发生的潜伏期延长，使惊厥发生率和死亡率皆明显下降。小鼠腹腔注射 20g/kg 地龙乙醇浸出液的抗惊厥作用与腹腔注射苯巴比妥钠 20mg/kg 的作用相当，但对士的宁引起的小鼠惊厥无效，故认为地龙抗惊厥的作用部位可能在脊髓以上中枢神经。地龙中所含琥珀酸能延长戊巴比妥钠的睡眠时间，能保护动物对抗高压氧引起的惊厥，可对抗听源性惊厥，可使化学药物引起的惊厥出现时间明显延迟。故地龙抗惊厥作用可能与琥珀酸有关。

(3)降压：地龙的多种制剂具有确切的降压作用。广地龙热浸剂或乙醇浸出液 100mg/kg 静脉注射麻醉犬，并给正常大鼠及肾性高血压大鼠灌胃均观察到显著的降压现象。其口服降压特点是作用出现缓慢，口服后要 3～7 日起效；作用持久，停药后还能维持 1 周左右。

本品注射作用强，单次静脉注射800mg/kg地龙降压蛋白，或多次腹腔注射800、400mg/(kg·d)给药，连续28日，对自发性高血压(SHR)模型大鼠均具降压作用。其机制与地龙降压蛋白能显著降低SHR模型大鼠血浆、肾脏AngⅡ水平、减少SHR模型大鼠肾脏和心肌AT_1受体表达有关[4,5]。

(4)抗心律失常：地龙液注射对氯仿-肾上腺素、乌头碱、氯化钡及毒毛花苷G等所致的心律失常动物模型均有明显对抗作用，可使心律失常减轻，持续时间缩短；还发现其有抑制房室传导的作用，并证明地龙的抗心律失常和抑制心脏传导作用与其中所含钡离子无关。

2. 通络　目前认为地龙液中含有一种高效抗凝和促纤溶物质，该物质不能被抗凝血酶-Ⅲ抗体及鱼精蛋白中和，表明其活性表达不依赖于抗凝血酶-Ⅲ，与肝素及其类似物水蛭等抗凝物质不同。化学试验证明它不是糖类和蛋白质，而可能是一类耐热、耐碱的小肽或含双键的化合物[6,7]。

(1)抗凝、溶栓和改善血液循环：主要含氨基酸的地龙醇提取物给小鼠分别灌服0.30、0.55、1.10g/kg，连续3日，75分钟后用毛细玻管法测定凝血时间，发现其可显著延长小鼠凝血时间；用剪尾法测出血时间，发现其可显著延长小鼠尾尖出血时间；地龙醇提取物20、40、80mg/ml还能显著延长家兔离体血浆复钙时间，并呈现明显的量效关系[8]。地龙提取物(包括蚓激酶等)对体内的凝血系统和纤溶系统具有广泛的影响，能显著延长血液的凝血时间、凝血酶时间、凝血酶原时间，且呈明显量效关系；能降低血液的黏度，抑制血栓形成。地龙提取物可明显降低大鼠血小板黏附率，延长体内血栓形成和溶解体内血栓，并能增加大鼠脑血流量，减少脑血管阻力[9]。地龙体内溶栓成分主要有纤维蛋白溶解酶(纤溶酶)、蚓激酶、蚓胶质酶3种酶素。蚓激酶类似于组织型纤溶酶原激活剂(t-PA)，通过对酶蛋白和几种发光底物的作用研究发现，蚓激酶一方面对血纤溶酶的底物chromozmp和S-1151及t-PA专一性底物S-1181具有强水解作用。另一方面，它对纤维蛋白有特殊亲和力，不仅可水解含纤溶酶原的纤维蛋白，还水解不含纤溶酶原的纤维蛋白颗粒。蚓激酶只水解凝血因子Ⅰ和纤维蛋白，而不水解血清中其他酶(包括纤溶酶原和清蛋白)。因此，它可使体外的血栓形成时间延长，既抗凝又不影响止血，故有利于血栓的防治，可用于脑梗死的治疗[10]。地龙提取物还有提高小鼠红细胞变形能力，10倍成人用量(25mg/kg)作用最明显。蚓激酶具有抗凝、降低血小板黏附性、血液粘度以及扩张微血管、加快血流等改善微循环作用[11~12]。

(2)加速创面愈合：动物伤口模型试验表明，地龙不但有很强的活血化瘀作用，而且可促进肉芽组织中肌纤维母细胞增生，使合成功能活跃，分泌较多使伤口收缩的重要物质——肌动蛋白，促进伤口愈合。病理学检查表明地龙能促进肉芽组织中的成纤维细胞、毛细血管、胶原纤维和DNA的增长。电镜观察发现地龙组肉芽组织中的细胞生长旺盛[13]。

(3)抗肝纤维化：从地龙中提取的活性成分(主要含蚯蚓纤维酶和蚯蚓胶原酶)以25、25mg/kg灌服大鼠，连续8周，可以降低四氯化碳所致大鼠肝纤维化模型肝纤维化的程度，降低血中透明质酸和层黏连蛋白水平，降低肝细胞的损伤程度。其抑制大鼠肝脏纤维组织的形成可能与其显著降低肝组织α-平滑肌肌动蛋白(α-SMA)及转化生长因子-β_1，TIMP-1蛋白表达，促进MMP-13蛋白表达有关[14~16]。

3. 平喘　地龙有显著的舒张支气管作用，大白鼠和家兔气管肺灌流实验表明，地龙90%醇提浸膏能明显增加灌流量，并能对抗组胺及毛果芸香碱引起的支气管收缩。实验还证明，地龙对整体豚鼠的抗组胺作用强，20g/kg有效，而去蛋白质的水提液作用较差，30g/kg才有效，提示地龙平喘可能是综合作用的结果。该药平喘的有效成分是琥珀酸，次黄嘌呤，其中琥珀酸的作用大于次黄嘌呤，是地龙平喘的主要成分。对于卵清蛋白所致慢性哮喘小鼠，在雾化激发前30分钟给予地龙注射液20、40ml/kg灌服，结果40ml/kg组的气道平滑肌α-SMA及纤维连接蛋白(FN)的阳性表达、α-SMA mRNA及FN mRNA的表达均显著低于哮喘组。提示地龙抑制慢性哮喘模型小鼠肺组织中α-SMA及FN表达可能是其抑制哮喘气道重构的重要机制之一[17]。

4. 免疫增强作用　地龙肽2、10、20mg/kg给正常或免疫抑制小鼠灌胃7日，可明显提高正常淋巴细胞增殖率，增强巨噬细胞细胞毒效应，提高巨噬细胞和脾细胞分泌NO的水平，10mg/kg明显提高环磷酰胺引起免疫抑制小鼠的免疫功能[18]。体外实验表明，3种地龙肽(T、A、B)在低浓度时(0.1、1、10μg/ml)均能显著提高巨噬细胞的吞饮功能，但当其浓度增大到100μg/ml时，吞饮功能反而有所减弱。0.1、1、10μg/ml的地龙肽T可明显增强巨噬细胞的杀伤活性，使巨噬细胞分泌TNF-α的水平明显提高[19]。

5. 其他作用

(1)抗肿瘤：对移植了鼻咽癌细胞的裸鼠腹腔注射地龙蛋白组分Ⅲ，连续用药20天，结果裸鼠移植瘤的体积和重量均明显降低，瘤旁血管密度明显减少，金属基质蛋白酶9表达明显减弱。

(2)兴奋子宫平滑肌：地龙对离体和在体、已孕和未孕动物的子宫平滑肌均有兴奋作用。当剂量增大时，子宫平滑肌呈痉挛收缩。地龙提取物给麻醉兔1mg/kg静注，15～30分钟后子宫紧张度升高，维持1.5～3小时；给兔10～20mg/kg灌胃，15～30分钟后子宫收缩明显增加，作用维持7小时以上。大鼠离体子宫实验还证明，地龙注射液1ml(1g/ml)引起子宫收缩的反应较垂体后叶素标准品(0.01μg/ml)0.2ml引起的收缩反应强。

(3)抗氧化作用：使用地龙胶囊能够增加正常小鼠血中谷胱甘肽还原酶及超氧化物歧化酶活性，提示地龙胶囊有清除自由基，抗脂质过氧化的作用。

此外，本品还具有兴奋肠道平滑肌，降低血钙，抑制人结核杆菌、甲型链球菌等作用。

【毒理研究】广地龙热浸剂，小鼠静脉注射的LD_{50}为38.5g/kg。该制剂0.1g/kg连续给大鼠灌胃45天，未见毒性反应。地龙经水煮、醇沉、碱化与吸附等步骤而制成的地龙注射液，小鼠腹腔注射，观察48小时的LD_{50}为40.7g/kg[20]。各地地龙的含砷量不同，最高可达200ppm，超过世界各国药典的规定，而水洗可使地龙的含砷量降低1/2～2/3，提示炮制地龙一定要用水漂净。

【主治】高热狂躁，惊风抽搐，风热头痛，目赤，脑卒中、半身不遂，喘息，关节疼痛，小便不利，瘰疬。

【现代应用】

1. 癫痫　本品多种制剂治疗癫痫有良效。白颈蚯蚓，辰砂等组成，共捣为丸如绿豆大，金箔为衣，每服1丸，经50例验证，有较好疗效；50%地龙注射液肌注3～5次就能控制癫痫发作，有效率为85.7%[21]。

2. 精神分裂症　鲜地龙300余条与鲜鸡蛋炖熟当菜食可治精神分裂症。用地龙治疗110例精神分裂患者，分3组：粉剂30例，针剂50例，煎剂30例，60天为一个疗程，近期治愈率分别为18例、11例、2例，并认为鲜品比干品好[22]。

3. 高血压　干地龙40克，将地龙捣碎投入60%酒精100ml中，每日振荡2次，浸渍72小时以上备用。服用时过滤去渣，使成40%地龙酊。每次10ml，日服3次，对原发性高血压有较好疗效。地龙、臭梧桐合剂治高血压182例，总有效率达88.46%，血压完全降至正常者占46.7%,90%的病人治疗后头痛、头晕、心悸、失眠等症状得到减轻或消失。

4. 血栓性疾病　用生化方法从新鲜地龙中提取地龙液,制成瘫复康合剂,对高血黏度综合征和缺血性脑卒中患者38例进行治疗,总有效率为79%。以地龙蛋白水解酶制品"博洛克"治疗脑梗死患者303例,总有效率为93.7%,观察临床和血液流变学变化,其纤维蛋白原含量、优球蛋白溶解时间。全血黏度、血细胞比容、血小板聚集功能较治疗前显著降低。

5. 慢性支气管炎、支气管哮喘及百日咳　以广地龙有效成分为主药,辅以氯化铵等制成喘舒宁片,治疗支气管哮喘44例,有效37例,占84.09%。或取鲜地龙500克,置净水中1小时左右,洗净后加白糖150克搅拌,2小时后得大量渗出液过滤,至滤不出时加少量清水冲洗,得浸出液500ml,消毒冷却。每日2次口服,1~3岁10ml/次,4~6岁20ml/次,大于7岁30ml/次,连服7~10天,治疗百日咳16例,其中15例治愈[23]。

6. 流行性腮腺炎　用蚯蚓白糖液外敷治疗流行性腮腺炎170例,收到较满意的疗效。治法,取新鲜白头蚯蚓5~6条,弃去脏泥置碗中,加等量白糖搅拌,约半小时后即成糊状,用纱布蘸蚯蚓浸出液,外敷患处,约3~4小时换药1次,换药前洗净患处。

7. 其他　本品还可治疗湿疹、带状疱疹、荨麻疹过敏性疾病,偏瘫、乳房肿瘤、乳汁不通、慢性腰痛、急性软组织损伤、眩晕、吐血、尿血、消化性溃疡、癌症等病症。

【不良反应】临床应用时副作用少见,但应注意肾功能的变化。

主要参考文献

[1] 何欢,等. 地龙的主要成分及其作用的研究. 畜牧兽医杂志,2008,27(3):28

[2] 傅俊录. 地龙散对各型发热病人的退热作用. 陕西中医,1989,(3):138

[3] 张复夏,等. 蚯蚓的药理及其临床应用. 西安:陕西科学技术出版社,1987

[4] 李承德,等. 地龙降压蛋白对自发性高血压模型大鼠血管紧张素Ⅱ及AT1受体表达的影响研究. 中国药房,2008,19(24):1850

[5] 冯敏超,等. 地龙耐热蛋白对自发性高血压大鼠心肌血管紧张素Ⅱ水平及血管紧张素Ⅱ-1型受体表达的影响. 现代中西医结合杂志,2007,16(26):3794

[6] 康春权,等. 地龙溶血栓酶经导管溶栓实验研究. 山西医药杂志,1991,20(1):31

[7] 李安国,等. 地龙提取液的新型抗凝活性. 湖南医科大学学报,1990,(2):112

[8] 何红,等. 地龙提取物的抗凝血作用. 中草药,2007,38(5):733

[9] 殷书梅,等. 地龙活性提取物的主要药效学实验. 中草药,2002,33(10):926

[10] 木海鸥,等. 地龙的药理研究概要. 中国药业,2007,16(1):61

[11] 吴畏,等. 地龙药理作用的研究新进展. 中药药理与临床,2002,18(2):48

[12] 张大禄,等. 地龙的纤溶、抗凝、溶栓和血流变作用研究. 中药材,2003,26(6):448

[13] 张凤春,等. 地龙对新西兰大白兔背部创伤愈合作用的机制研究. 中国药学杂志,1999,34(2):93

[14] 陆亚琴,等. 地龙2号抑制大鼠肝纤维化的研究. 胃肠病学及肝病学杂志,2004.13(3):225

[15] 陈洪,等. 地龙2号对肝纤维化模型大鼠肝星状细胞活化及TGF-β1蛋白表达的影响. 江苏中医药,2005,26(1):50

[16] 陈洪,等. 地龙2号对大鼠肝纤维化α-SMA、TGF-β13、MMP-1蛋白表达的影响. 胃肠病学和肝病学杂志,2005,14(2):156

[17] 王莉,等. 地龙对哮喘模型小鼠肺组织α-SMA及纤维蛋白的抑制作用. 中国病理生理杂志,2009,25(10):1964

[18] 唐小云，等．地龙肚对小鼠免疫功能的影响．中国医科大学学报，2003，32(1)：21
[19] 傅炜昕，等．免疫活性地龙肽的制备及其对小鼠巨噬细胞活性的影响．微生物学杂志，2008，28(1)：36
[20] 贺古林，等．地龙液提取抗凝血效量与毒量药动力学参数的估测．中国药学杂志，1992，(6)：336
[21] 姜波，等．地龙临床应用现状及展望．江西中医药，1994，(3)52
[22] 朱九群，等．地龙的临床应用进展．现代中西医结合杂志，2000，9(3)：205
[23] 鲁水保．地龙液治百日咳．中西医结合杂志，1990，(4)：231

牛 黄

本品为牛科动物牛 *Bos taurus domesticus* Gmelin 的胆结石。现有天然牛黄、人工培植牛黄与人工牛黄三种。其中人工牛黄是以胆酸、去氧胆酸、胆固醇、胆红素及磷酸钙、硫酸镁、硫酸亚铁等无机盐混合而成。天然牛黄与人工培植牛黄主要含胆汁酸、胆色素、胆固醇、肽类物质、氨基酸、黏蛋白、多种微量元素以及维生素 D、类胡萝卜素等。牛黄味苦、甘，性凉。归心、肝经。

【功效与药理】

牛黄性味苦凉，能清心开窍，用于温热病热入心包或中风、惊风、癫痫等痰热阻闭心窍所致的神昏、口噤等症。《别录》谓其能“疗小儿百病，诸痫热。”本品清心开窍之功主要与心血管及中枢神经系统有关。

1. 清心开窍

(1)镇静：本品对中枢兴奋药有拮抗作用，对中枢抑制药有协同作用。天然牛黄能对抗由咖啡因、樟脑和印防己毒素等引起的小鼠中枢兴奋症状，并可增强水合氯醛、乌拉坦、吗啡或巴比妥钠的镇静作用。其含有的牛磺酸具有中枢抑制作用，可减少小鼠的自主活动和踏轮活动，增强阈下剂量戊巴比妥钠对小鼠的催眠作用[1]。人工培植牛黄、人工牛黄、牛胆酸、胆酸钙等也有不同程度的镇静效果[2-5]。

(2)对心脏的影响：①强心。天然牛黄具有显著强心作用，对于离体蛙心、豚鼠心脏及猫心乳头肌等牛黄均能显著增强心肌收缩力，同时使心率增加。其强心成分为水溶性成分[4]。牛黄及胆酸对离体蛙、豚鼠和家兔心脏均表现强心作用，而去氧胆酸、牛磺胆酸钠、牛磺去氧胆酸钠及胆绿素则呈现心脏抑制作用。离体兔耳灌流实验证明，牛黄有扩张血管作用。牛黄及胆酸对豚鼠冠状血管有收缩作用，其中胆酸作用较弱[1]。②抗心律失常。天然牛黄具有调节心脏节律的作用。对于小鼠仔鼠培养心肌细胞牛黄能显著对抗高 Ca^{2+} 所致心律失常，牛黄也能使心律失常正常化，表明牛黄水溶性成分中含有调节心律失常的物质。由于在牛黄水溶性成分中牛磺酸的浓度为其他氨基酸的 10～100 倍，能竞争性抑制牛磺酸向胞内转移的β-丙氨酸能取消牛黄的抗心律失常作用，因而认为牛黄调节心脏活动的主要成分是牛磺酸[6]，能对抗肾上腺素、地高辛和洋地黄诱发的心律失常。

此外，牛黄还能抑制内毒素所致大鼠心率减少和心电图 ST 段升高等缺血性心功能紊乱[7]。

(3)抗凝血：天然牛黄对于胶原所致血小板聚集有弱的抑制作用；纤维蛋白平板法实验表明牛黄有强的纤溶活化作用[7]。

2. 平肝息风　牛黄性凉，有平肝息风止痉作用，用于温热病及小儿惊风，壮热神昏，痉挛抽搐等证。《本经》谓其：“主惊痫寒热，热盛狂痉。”其平肝息风之功效主要与中枢神经系统有关。

(1)抗惊厥:天然牛黄具有明显的抗惊厥作用,灌服或腹腔注射,牛黄可对抗樟脑、咖啡因、可卡因、印防己毒素、戊四氮等所致小鼠惊厥或延长惊厥潜伏期,且对后者的效果更为显著,但对士的宁所致惊厥,牛黄无任何对抗效果,牛黄抗惊厥作用具有上行性,以对樟脑、咖啡因所致皮层性惊厥抑制效果较强,对脑干性惊厥的抑制作用弱,对脊髓性惊厥无效。人工培植牛黄也具有相似作用[2-5]。

(2)降压:正常大鼠灌服、麻醉家兔静脉注射牛黄均有显著降压效果,人工培植牛黄静脉注射也能使兔血压降低[6]。对自发性肾高血压大鼠,灌服牛黄 0.1g/kg 即有显著而持久的降压作用。胆酸钙、去氧胆酸、胆红素、SMC(平滑肌收缩物质)以及牛硫磺均有不同程度和特点的降压作用[4],其中的牛磺酸更能降低原发性高血压大鼠的血压和延缓高血压的发展,但去氧胆酸钙对正常大鼠无明显降压作用。牛黄具有平稳降压的作用,并在降压的同时能通过抗脂质过氧化发挥脑保护作用[8]。

(3)解热:天然牛黄具有解热作用,人工培植牛黄也有类似效果。牛黄对正常大鼠体温无降低作用,但灌服 2g/kg 对酵母所致大鼠发热有明显的解热效果,腹腔注射 0.1g/kg 能使正常大鼠体温降低,并可显著对抗 2,4-二硝基酚对大鼠引起的发热[5]。动物试验提示,牛磺酸在下丘脑可能作为介质而调节体温。较大剂量牛磺酸的降温作用可能是由于扩散到与体温调节有关的其他脑区,且其含有的去氧胆酸亦有解热作用[1]。

3. 解毒

(1)增强机体免疫功能:牛黄可显著提高小鼠腹腔巨噬细胞的吞噬活性,人工牛黄作用与其相似[9]。

(2)抗炎:牛黄具有显著的抗炎作用。牛黄对醋酸所致小鼠腹腔毛细血管通透性亢进、多形核细胞游走及大鼠甲醛滤纸性肉芽组织增生均有强烈的抑制效果,其对醋酸致小鼠腹腔毛细血管通透性亢进的抑制活性为水杨酸的 47 倍、氢化可得松的 33 倍。牛黄的抗炎作用因配伍而有明显的变化,如牛黄、麝香以 1.5∶1 配伍,其抗炎与单用牛黄同;但这一配伍中加入 1 份蟾酥则抗炎效力大为增强,为水杨酸的 116 倍,为氢化可的松的 84 倍。国内研究也表明牛黄、人工培植牛黄具有显著的抗炎作用,它们灌服 1～2g/kg 和腹腔注射 0.1g/kg 对于二甲苯所致小鼠耳肿、二甲苯皮内注射所致小鼠皮肤通透性亢进、大鼠蛋清性脚肿及甲醛性脚肿,以及棉球所致小鼠肉芽组织增生均有明显抑制作用。体外培育牛黄抗炎作用不是通过垂体-肾上腺皮质系统,而是可能通过抑制炎症组织中致炎物 PGE 的生成而发挥作用的,此抗炎作用机制与天然牛黄相同[10]。其主要成分胆酸、去氧胆酸、SMC 以及牛磺酸等也具有不同程度和特点的抗炎活性[3-5]。

(3)抗病原微生物:体外实验中牛黄能使流行性乙型脑炎病毒直接灭活,于皮下感染乙脑病毒后 24 小时灌服牛黄,对小鼠的实验性感染有显著的保护效果,人工牛黄、去氧胆酸钠、胆酸与胆红素都具有一定的保护效果。但牛黄对脑内感染的乙脑病毒无效[11]。

4. 豁痰

(1)镇咳:小鼠氨雾引咳法证明胆酸、去氧胆酸等有明显镇咳作用,胆酸钠静脉注射 20ml/kg 还能明显抑制电刺激猫喉上神经所致咳嗽反应。

(2)祛痰:牛黄具有祛痰的作用。小鼠酚红排泌法均表明胆酸或去氧胆酸有祛痰的效果。人工牛黄在小鼠酚红排泌及犬气管痰引流实验中均表明有祛痰效果。

(3)平喘:离体豚鼠肺灌流法表明胆酸钠能扩张支气管,并对组胺、毛果芸香碱所致支气管痉挛,胆碱并喷雾所致豚鼠支气管痉挛有平喘效果[3]。

5. 其他作用

(1)对消化系统的影响:①调节肠平滑肌。牛黄有缓解痉挛作用,牛黄水提液可对抗乙酰胆碱所致小鼠离体小肠痉挛,牛黄粉剂及水不溶部分也有抗乙酰胆碱效果,去氧胆酸钠约为胆酸钠的这一效力的10倍,胆酸盐于肠道浆膜面产生抑制效果,但对黏膜面则可刺激豚鼠离体回肠收缩,剂量加大可致痉挛。胆红素较大剂量,对大鼠离体十二指肠及豚鼠回肠有兴奋作用。另SMC能兴奋豚鼠、小鼠离体小肠,其作用可被阿托品阻断,为毒扁豆碱所增强,作用与乙酰胆碱相似但较弱。由此可见,牛黄对肠道平滑肌的影响是其各组成分的综合结果[2-5]。②利胆。牛黄具有显著的利胆作用,其水提液0.1g/kg灌服即可使大鼠胆汁分泌明显增加。牛黄能松弛奥狄括约肌,又能使总胆管迟缓。对猪奥狄括约肌的松弛作用以去氧胆酸为强,胆酸盐次之。但SMC则反使括约肌收缩[2-5]。③护肝作用。体外培育牛黄可以明显减轻血吸虫病肝纤维化程度,可能通过影响ERK/C-los信号途径来干预血吸虫性门静脉高压性血管病变的形成,对肝纤维化具有改善和治疗作用[12]。④促进脂类物质吸收。牛黄主要成分胆汁酸盐能促进脂肪、类脂质及脂溶性维生素吸收[2-5]。

(2)耐缺氧和清除自由基作用:体外培育牛黄能提高动物机体耐缺氧能力,明显延长缺氧小鼠的生存时间,升高组织匀浆及血清中SOD活性,降低MDA含量,提示其具有清除机体氧自由基的能力,可减轻脂质过氧化作用对重要器官组织的损害[13]。

(3)抗肿瘤:人工牛黄对小鼠S_{180}及S_{37}有明显抑制作用,但对艾氏腹水癌实体型及腹水型均无作用[2-5]。肿瘤的发生除与细胞的增殖分化异常有关外,而且与细胞凋亡减少有关,体外培育牛黄能诱导人肝母细胞瘤HepG2细胞凋亡,但其机制,尚有待于进一步研究[14]。胆红素对W256瘤也有较好的抑制作用[15]。胆红素被氧化成胆绿素,成为一种有效的肝脏治疗药,在不破坏肝组织的情况下,有增殖新细胞的作用,可用于血清肝炎、肝硬变的治疗[16]。

(4)镇痛:去氧胆酸、牛磺酸均有一定镇痛作用,但牛黄、胆酸无镇痛效果。

【体内过程】牛磺酸在家兔体内的药动学特征属于二室模型,静注给药$t_{1/2d}=t_{1/2e}=38$秒;肌注吸收良好,维持时间较长;口服吸收不规则;故认为肌注是最佳给药途径。

【毒理研究】天然牛黄毒性较低,小鼠灌服的$LD_{50}>15$g/kg或20g/kg,每日灌服牛黄0.6g/kg连续6日无毒性表现,高血压大鼠每日灌服0.1g/kg连续15周也未见各重要脏器有病理变化。天然牛黄腹腔注射则有一定毒性,小鼠腹腔注射天然牛黄的LD_{50}为(675.8±152.1)mg/kg[5]。人工培植牛黄毒性相似,灌服时小鼠的$LD_{50}>15$g/kg,腹腔注射为(403.3±40.0)mg/kg[5]。牛黄各主要成分的LD_{50}为:小鼠口服胆酸为1.52g/kg,去氧胆酸为1.06g/kg,胆酸钠>2g/kg,去氧胆酸静脉注射为0.15g/kg,胆酸钠皮下注射为0.63g/kg。体外培育牛黄在试验剂量范围内各项诱变性试验结果均为阴性,初步显示其无致癌、致畸、致突变作用[17]。体外培育牛黄的LD_{50}为9g/kg,是其临床用量的1800倍,表明其具有一定的安全性。

【主治】热病神昏、谵语,癫痫发狂,小儿惊风抽搐、牙疳、喉肿、口舌生疮,痈疽,疔毒。

【现代应用】

1. 高热惊痫　牛黄制剂常用治疗高热,如醒脑注射液、牛黄醒脑Ⅰ号注射液,后者治疗支气管肺炎、上呼吸道感染等所致小儿高热105例,2日内退热者17例,占79.1%,3~5日内退热者17例,占16.2%,无效仅5例,总有效率95.2%;而以青霉素类抗生素治疗要加用退热剂,物理降温等患者,显效55%,有效40%,牛黄醒脑Ⅰ号治疗之显效率明显优于抗生素组[18]。

2. 急性呼吸道感染　急性肺炎、支气管炎、流感、上呼吸道感染等伴发热及局部炎症的疾病常用牛黄(实为人工牛黄)配制的多种成药治疗，如用人工牛黄片治疗小儿肺炎，小儿珍贝散治疗小儿支气管炎、支气管炎[19]。此外，牛黄还配伍止咳化痰药或其本身以治疗咳嗽痰多，如报道牛黄蛇胆川贝液或散治疗咳嗽有良好的效果，而用牛黄蛇胆川贝液疗效更佳[20]。

3. 其他　含牛黄的成分药甚多，应用也广，故有许多不同类型的疾病都曾用牛黄制剂取效，如六神丸可用于急性咽炎、扁桃体炎等五官科炎症；还可用于疔毒、痈肿等皮肤科疾病。牛黄醒脑液注射液可治疗新生儿和婴儿呼吸暂停症，抢救农药中毒也有较好效果。

【不良反应】多种牛黄制剂都曾报道过能引起多种不良反应，值得注意，如牛黄解毒片、牛黄上清丸、清开灵等引起药疹等过敏反应；牛黄解毒丸致消化道出血、血小板减少、过敏性休克及其他严重反应。

主要参考文献

[1] 赵文静．实用动物药研究．哈尔滨:黑龙江科学技术出版社，2003:280

[2] 杨继凡，等．人工培育牛黄与其他牛黄药理作用的比较．中药材科技，1984，(9):14

[3] 贺春阳，等．人工培养牛黄的药理作用．中草药，1988，19(5):21

[4] 袁惠南，等．活体牦牛人工培植牛黄药理作用的研究．天然产物研究与开发，1991，3(2):61

[5] 袁惠南，等．培植牛黄药理作用的研究．中国中药杂志，1991，16(2):105

[6] 高桥京子，等．动物生药牛黄对培养心肌细胞的作用．国外医学．中医中药分册，1988，10(1):41

[7] 松田秀秋，等．蟾蜍、牛黄、麝香对缺血性心障碍的作用．国外医学．中医中药分册，1983，(6):52

[8] 高欣，等．天然牛黄对自发性高血压大鼠收缩压的影响和脏保护作用．武警医学院学报，2008，17(16):48

[9] 吴铁，等．牛黄对小鼠腹腔巨噬细胞吞噬功能的影响．中草药，1984，(2):30

[10] 杜佐华，等．体外培育牛黄抗炎作用的实验研究．中药新药与临床药理，1996，7(1):27

[11] 金思源，等．天然牛黄及其主要成分的制剂对流行性乙型脑膜炎病毒实验感染的影响．中草药，1983，(12):20

[12] 梁志鹏，等．体外培育牛黄制剂对实验性血吸虫病家兔肝纤维化组织细胞外基质的影响．广东医学，2005，26(8):1044

[13] 蔡红姣，等．体外培育牛黄耐缺氧和清除氧自由基作用研究．中药药理与临床，2003，19(6):20

[14] 汪世元，等．体外培育牛黄诱导人肝癌 HepG2 细胞凋亡的实验研究．华中科技大学学报，2005，34(6):754

[15] 张能荣．胆红素生产方法的研究．生化药物杂志，1984，2(1):31

[16] 刘荣健，等．胆红素提取方法的新探索．河北师范大学学报，2002，28(1):78

[17] 徐以平，等．体外培育牛黄的诱变性研究．癌变·畸变·突变，2003，15(1):35

[18] 蒋燕青．抗生素与牛黄醒脑Ⅰ号治疗小儿高热 105 例疗效观察．北京中医，1991，(4):57

[19] 李大钦，等．人工牛黄在中成药配伍中的应用．中成药研究，1983，(2):24

[20] 赵仁庚，等．牛黄蛇胆川贝液的制备与临床应用．中国药学杂志，1989，24(9):556

三、常 用 方 剂

天麻钩藤饮

本方出自《杂病证治新义》。由天麻、钩藤、石决明、山栀、黄芩、川牛膝、杜仲、益母草、桑寄生、夜交藤、朱茯神等十一味药组成。本方为治疗肝厥头痛的常用方剂，具有平肝息风，清热活血，补益肝肾的功效，常用于肝阳偏亢，肝风上扰之证。

【功效与药理】

1. 平肝息风　本方为平肝降逆之剂，以天麻、钩藤、生决明之平肝祛风降逆为主。本方针对证为肝阳偏亢，风阳上扰，以致头部胀痛，眩晕；肝阳偏亢，影响神志，故夜寐多梦，甚至失眠。天麻钩藤饮的平肝息风功效目前研究认为主要与中枢神经系统及血管系统有关。

(1)降血压：本方对肾性、原发性、神经性高血压犬均有明显的降压作用。本方对丙酸睾酮所致高血压有显著的降压作用，并呈显著的量效关系，其最低起效剂量为 0.32g/kg，效应消退半衰期约为 1 小时，效应维持时间为 4 小时，体存血药浓度达峰时间为 2 小时[1]。本方可显著降低自发性高血压大鼠血压，逆转代偿阶段左室肥厚和心肌纤维化，降低心肌组织生长因子 IGF-1 的表达，从而有效抑制心肌纤维化，防止高血压心肌重塑[2]。

(2)镇静：用 200%本方水煎剂给予正常犬，胃管给药，每天 80ml，共 10～22 天，采用巴甫洛夫经典食物唾液条件反射方法进行实验，结果不影响正常犬的高级神经活动，但对高级神经活动发生障碍时，本方有一定的调节作用。小鼠实验表明灌服天麻钩藤饮，能抑制小鼠自发活动，并呈显著的量效关系，其最低起效剂量为 0.32g/kg，效应消退半衰期约为 1 小时，效应维持时间为 4 小时，体存血药浓度达峰时间约为 2 小时[3]。

2. 补益肝肾　本方在平肝息风、清热活血的同时还具有补益肝肾之功。本方针对证为肝阳偏亢，风阳上扰，肝阳偏亢则影响神志，故夜寐多梦，甚至失眠，睡眠不好又易导致肝肾亏虚，现代研究表明本方能抑制过氧化脂质的生成，天麻钩藤饮提取液体外给药能显著抑制大鼠肝、心、脑、肾组织过氧化脂质的生成，体内给药能显著抑制小鼠肝、心、脑组织过氧化脂质的生成，但其作用较维生素 E 弱[4]。

3. 清热活血　本方为平降之剂，在以平肝息风为主的同时配合清热活血，使肝经之热不致偏亢。现代研究表明，连续给动物口服天麻钩藤散，具有抗血小板凝聚，改善脑循环的作用，其作用与阿司匹林相似[5]。

【毒理研究】小鼠经灌胃给药，测得天麻钩藤饮水煎液 LD_{50} 为(58.04±5.67)mg/kg[6]。

【主治】肝阳上亢、肝风上扰所致的头痛、眩晕、失眠。

【现代应用】

1. 高血压　用天麻钩藤随证加减治疗 100 例高血压病患者，每日 1 剂，日服 2 次，14 天为 1 个疗程，完成 3 个疗程者计入观察病例。天麻钩藤饮具有明显的降低舒张压作用，显效 36 例，好转 56 例，有效率达 92%[7]。

2. 眩晕　以本方为主，随证加减治疗眩晕症 98 例，取得了较好疗效。患者以本方水煎、口服，1 日 2 次，服用 1～4 周，其中 65 例服药在 2 周内眩晕、视物不清、耳鸣、汗出等症状全部消失，治愈率为 66.33%；服 3～4 周，眩晕基本消失，有时视物清楚，无耳鸣汗出，但有时还有轻度眩晕 31 例，好转率为 31.63%。又有以本方随证加减治疗高血压眩晕 317 例，总有效率为 100%[8]。此外用本方加减治疗高血压眩晕、内耳性眩晕 78 例也有较好效果[9]。

3. 缺血性中风　以本方配合针灸治疗中风 50 例，总有效率为 96%。针刺取穴：上肢曲池、合谷、外关；下肢髀关、足三里、阳陵泉、风市、丰隆、三阴交、太冲等。

4. 面肌痉挛　用本方治疗面部肌肉痉挛 30 例，患者均以面肌不自主，不规则抽搐，强烈痉挛为特征，神经系统检查无阳性体征，服药后完全缓解 12 例（面肌痉挛抽搐完全停止 1 年以上），显效 10 例（偶有轻微发作），有效 7 例（发作次数明显减少）。

5. 其他　本方还可加减用治疗高血压、三叉神经痛、脑挫裂伤、更年期综合征等。

主要参考文献

[1] 赵智强，等．天麻钩藤饮等三方对小鼠自发活动效应的药效动力学研究．中药药理与临床，1999，15(1)：6

[2] 孙敬和．天麻钩藤饮对自发性高血压大鼠心肌纤维化的影响．广州中医药大学学报，2008，9(25)：438

[3] 赵智强，等．镇肝息风汤与天麻钩藤饮对小鼠自发活动抑制作用的药效动力学研究．南京中医药大学学报，1996，12(6)：23

[4] 杜贵友．天麻钩藤饮提取液对组织脂质过氧化作用的影响．中国中药杂志，1991，(8)：497

[5] 中山忍．天麻及钩藤散的药理学研究：对血小板凝集的抑制效果．国外医学．中医中药分册，1992，14(5)：48

[6] 赵智强，等．药物积累法探讨天麻钩藤饮等 3 方的体内毒效动力学．南京中医药大学学报，2009，16(5)：284

[7] 张志民，等．天麻钩藤饮治疗高血压病 100 例临床观察．中医药临床杂志，2005，17(5)：465

[8] 马振峰，等．天麻钩藤饮治疗高血压眩晕 317 例．中医函授通讯，1995，(5)：36

[9] 贾秀霞．天麻钩藤饮治疗眩晕 78 例．陕西中医学院学报，1996，(10)：28

镇肝息风汤

本方出自《医学衷中参西录》，全方由怀牛膝、代赭石、生龙骨、生牡蛎、生龟板、白芍、玄参、天门冬、川楝子、生麦芽、茵陈、甘草共十二味药组成。本方为治疗类中风的常用方剂，具有滋阴潜阳，镇肝息风的功效，常用于肝肾阴亏，肝阳上亢之证。

【功效与药理】

1. 镇肝息风、滋阴潜阳

(1)降压：本方原方及加减方对麻醉猫小肠给药均有显著的降压作用，按体重计算为成人的 3 倍时，于给药后 20 分钟出现显著的降压作用，效果最强时降低血压 3.87kPa（29mmHg），维持 40～100 分钟；加减方作用稍强，可使血压下降 5.80kPa（43.5mmHg），维持 80～100 分钟；对同一动物每隔 10～20 分钟重复给药，其降压幅度无显著异常，说明本方无快速耐受性，亦无蓄积作用[1]。镇肝息风汤的 10% 大鼠含药血清具有抑制 AngⅡ诱导的细胞增殖、骨桥蛋白 mRNA 的表达、Brdu 标记率增加，促使凋亡率升高的作用，从而改善血管重塑[2-3]。

本方之加减方（怀牛膝、代赭石、生龙骨、生牡蛎、白芍、玄参、天门冬、川楝子、夏枯草、钩藤、何首乌、夜交藤）降压作用较强。且不同剂型，降压作用有很大差异，煎剂作用快而强，冲剂、片剂作用较煎剂缓慢而持久[4]。

(2)镇静：本方加减方具有显著镇静作用，其注射液给小鼠腹腔注射 80g/kg，小鼠表现出闭目、低头、伏卧、自主活动减少。

(3)抗惊厥：镇肝息风汤加减方具有抗惊厥作用，其注射液给小鼠腹腔注射 40g/kg。能显著降低 1% 戊四氮 0.05ml/10g 所致的惊厥发生率，发生率为 24%，而对照组为 100%[5]。

2. 其他作用　本方可以通过降低 ICAM-1 和 NF-κB 蛋白表达抗脑缺血再灌注炎性损伤[6]。蛙心灌流实验表明，本方加减方对在体和离体蛙心有直接抑制作用，使心肌收缩力明显减弱[1]。

【主治】肝肾阴亏、肝阳上亢、气血逆乱所致头晕目眩，耳中蝉鸣，脑热心烦，肢体渐沉不利，口角渐形㖞斜，或眩晕颠仆，昏不知人等证。

【现代应用】

1. 高血压　用镇肝息风汤随证加减治疗 44 例阴虚阳亢型高血压(相当Ⅰ、Ⅱ期高血压)，有效率达 65.9%，患者服药后，阴虚阳亢、肝风内动，气血并走于上所致的高血压，头晕，头痛，目眩，不寐等症状逐渐减轻或消失。

2. 缺血性中风　用镇肝息风汤治疗缺血性中风 50 例，总有效率达 96%。临床上，医者根据患者病情随症加减。如痰热腑实者加大黄；肝阳暴亢者加生石决明、草决明；头胀痛，面潮红者加菊花、钩藤；阴虚风动者重用玄参、生地；痰多者加南星、半夏；痰沫蒙蔽者加菖蒲；瘀血阻络者加红花、全蝎。患者经过治疗后功能、语言、神志基本恢复正常，肌力达Ⅴ级以上，生活完全自理为痊愈共 15 例；功能、语言、神志明显改善，肌力提高为Ⅱ级以上，生活基本上自理为好转共 33 例；无效 2 例[7]。

3. 血管性头痛　以镇肝息风汤为基本方治疗血管性头痛 70 例，取得良好效果。其中对头痛骤发，风阳上旋者加钩藤、白芷；久痛入络，瘀阻经络者加丹参、川芎，每日 1 剂，浓煎分 3 次服，15 天为 1 疗程。1～2 疗程后，头痛及伴随症状消失，脑血流图恢复正常为痊愈共 23 例，头痛消失或明显减轻，发作次数显著减少，脑血流图好转。其疗效较阿司匹林、苯巴比妥、谷维素好[8]。

4. 小儿哮喘　用镇肝息风汤治疗哮喘患儿 50 例，其中男 28 例，女 22 例；年龄 5 个月至 3 岁 23 例，3～12 岁 27 例；病程最短 6d，最长 24d，有哮喘家族史 22 例。用本方水煎剂每日一剂，每日 4 次。临床控制 34 例(68%)，显效 9 例(18%)，好转 4 例(8%)，无效 3 例(6%)，显效率 86%[9]。

主要参考文献

[1] 郑有顺，等．镇肝息风汤加减方的药理研究．新中医，1981，(12)：46

[2] 吴艳霞，等．镇肝息风汤含药血清对人脐动脉平滑肌细胞增殖和凋亡作用的实验研究．中国中医急症，2006，15(9)：1009

[3] 孟云辉，等．镇肝息风汤对血管平滑肌细胞骨桥蛋白 mRNA 表达的影响．中国中医急症，2009，18(7)：1119

[4] 郑有顺，等．镇肝息风汤加减方不同剂型对猫血压的影响．第一军医大学学报，1982，2(4)：338

[5] 郑有顺，等．镇肝息风汤加减方的组方实验分析．第一军医大学学报，1982，2(4)：341

[6] 胡建鹏，等．三种中药复方对脑缺血再灌注大鼠脑组织 ICAM-1 和 NF-κB 表达的动态影响．中国中医急症，2007，16(5)：571

[7] 魏金凤．镇肝息风汤加减治疗中风 50 例．陕西中医，1995，16(9)：410

[8] 彭暾．镇肝息风汤加减治疗血管性头痛 70 例．中国中西医结合杂志，1989，9(9)：563

[9] 李建林，等．中风先兆证辨治举隅．中国中医急诊．2002，11(3)：230

四、平肝息风药的研究思路

平肝息风药多用于高血压、脑血管意外及其后遗症，还常用于温热病的热极生风，表现为颈项强直，甚则角弓反张，多见于乙型脑炎、流行性脑脊髓膜炎及其他急性传染病之高热惊厥。这些均属现代多见病证，实验研究时要注意结合本类方药的药理作用特点及中医功效着重进行以下几个方向的研究。

(一)平肝息风药的研究思路

1. 中枢抑制　本类方药如天麻、全蝎、蜈蚣等均具有镇静、镇痛、抗惊厥、抗癫痫等作用。临床上常用于癫痫、多种神经痛、脑血管意外所致的面瘫等后遗症，经中医辨证为肝风内动、肝阳上亢。在进行神经系统疾病用药研究时，要用平肝息风药配伍开窍醒脑、镇静安神、活血化瘀之品。在进行此类方药的研究时宜进行镇静、镇痛、抗惊厥、抗癫痫、催眠等方面试验。

2. 退热　温热病时热极生风可引起高热惊厥，本类方药大都具有解热、镇静、抗惊厥等作用，有的还具有抗菌、抗炎、抗病毒作用，对乙型脑炎、流行性脑脊髓膜炎及其他急性传染病之高热惊厥有很好疗效。临床上为增强其解热抗惊厥之功效常配伍清热药、镇静安神药、开窍药等，有时还依病因适当佐以解表药。在从事此类方药的药效学研究时宜进行解热、镇静、抗惊厥、抗菌、抗病毒、抗炎等试验。

3. 保护心脑血管　由于本类方药大多具有降压、扩张血管、抗血栓等作用，故用于高血压、脑血管意外的病证。临床上常随证配以活血化瘀、清热开窍的药物，有的需佐以滋阴补血药，对高血压引起的心烦难寐时还要给予安神药。在进行本类方药的药效研究时宜进行镇静、催眠、降压、抗血栓形成等试验。

(二)平肝息风药实验研究设计要点

平肝息风药实验研究时，一般要进行睡眠、镇静、催眠、抗惊厥、抗癫痫、退热和降血压等试验，也要进行相关病理模型的治疗实验研究，在进行各种药效学实验设计时应加强药效动力学的研究。对中药复方进行实验设计时，须考虑方中各药味的交互作用，大复方宜采用正交设计和均匀设计，小复方可采用析因设计等试验设计方法。为确保试验结果的可靠性，得出结论的正确性，各类实验必须有其特殊的注意：

1. 中枢抑制实验　一般包括镇静、催眠、抗惊厥、抗癫痫等试验。镇静试验主要是观察药物对动物自发活动的影响，方法很多：如自主活动仪法、洞板法、光电管法、抖笼换能器法等；用于抗惊厥、抗癫痫的实验性癫痫模型种类很多，如致惊剂诱发惊厥法、电惊厥法、精神运动性发作法、听源性发作法等，应根据需要选择。实验应注意：①镇静试验用动物应注意其对药物的反应存在着种属、性别、年龄等方面的差异性；②实验室环境必须具备安静、恒温、恒湿和自动光控设备，以确保条件的恒定；③实验动物必须预先放入实验仪器内适应几天，以消除动物在新环境中比较频繁的探究行为；④催眠试验除观察给药后小鼠是否出现安静、闭目、嗜唾或睡眠现象外，应用作用机制明确的典型的中枢抑制药为工具药，观察被测药物与已知药物的阈剂量是否有协同作用。

2. 降压试验　尽量选择清醒动物或高血压动物模型进行实验，观察被测药物对血压的影响。血压测定可分为直接测压法和间接测压法，直接测压法又称插管法主要用于急性试验和慢性试验，急性试验常选用犬、猫和大鼠；慢性试验则选用犬和大鼠。比较理想的方法是将无线芯片植入心血管系统，运用生理信号遥测系统动态观测包括血压在内的各种信号。间接测压法是一种非创伤性可供重复测定血压法，适用于研究实验性高血压的病理生理过程和药物治疗作用规律或降压药的筛选，如鼠尾法。

(陈　奇　余日跃　黄丽萍　周丽娟　李文宏
李　旭　张　鹍　吴素芬　彭金梅)

第21章

开 窍 药

一、概　　述

凡以开窍醒神、回苏通关为主要功效,用于闭证神昏,使昏迷病人神志苏醒的药物称为开窍药,因本类药物多具辛香走窜之性,故又称芳香开窍药。

窍闭证的主要表现为神志昏迷,牙关紧闭,按其兼夹症状,又有寒闭、热闭之分。症见痴呆淡漠,神志昏蒙,面色青淡,舌苔白腻,脉沉迟,为寒闭,宜用苏合香丸、菖蒲郁金丸、人马平安散等方温开。若症见谵妄昏蒙,惊厥抽风,身热面红,脉数舌红,为热闭,应以安宫牛黄丸、紫雪丹、至宝丹等方凉开。闭证神昏的病因病机比较复杂,从现代医学角度看,热邪内陷心包所致的"热闭",多类似于某些严重传染性或感染性疾病引起的休克,如流行性脑脊髓膜炎、流行性乙型脑炎、重症肺炎、化脓性感染所致败血症、中暑、肝性脑病和某些脑血管意外等;痰浊内盛,秽浊蒙蔽所致的"寒闭",多类似于脑血管意外、毒物中毒、肺性脑病及心源性疾病引起的休克等。此外,开窍方药还可用于各种原因所致的冠心病、急性脑病、癫痫、脑震荡后遗症和痴呆等。

一般而言,开窍方药多属于救急、治标、对症之品,故其主要药理作用皆与开窍醒神有关。中医有"心主神明"和"脑为元神之府"的认识,因此开窍方药的药理作用主要包括开脑窍和开心窍两个方面。

1. 开脑窍——对中枢神经系统的作用

(1)调节中枢神经系统的功能:麝香对中枢神经系统表现为兴奋与抑制的双重作用,小剂量兴奋中枢,大剂量则抑制中枢。用新生48小时内的大鼠大脑神经细胞进行体外培养,第一周麝香对培养的神经细胞突起的增长有促进作用,培养至第二周细胞生长则出现落后现象。麝香和麝香酮均能减少动物的自主活动,小剂量时能缩短动物戊巴比妥钠睡眠时间,而大剂量时则对阈下剂量的异戊巴比妥有协同作用。麝香有抗惊厥作用,人工麝香(麝香酮)悬液灌胃的小鼠能明显抑制由戊四氮引起的惊厥,同时能明显延长惊厥的潜伏期。安静状态下的家兔注射麝香水剂,首先引起大脑皮层脑电图短时间去同步,部分动物伴有行为躁动,这是大脑皮层兴奋的表现,而后波幅增高,前额区出现复合波群,与动物睡眠时脑电图的梭状发射相似,但波幅较高,持续时间亦较长。而此时家兔却处于清醒警戒状态,毫无困倦或嗜睡表现,同时也无痉挛或抽搐等中枢过度兴奋症状的出现。麝香的这一作用,可能正是其开窍醒神功效的药理学基础。此外,如石菖蒲既能回苏,又能对抗癫痫大发作。冰片、苏合香开窍醒脑,又能抗动物电休克。牛黄抑制大脑皮层,却兴奋呼吸中枢。至宝丹对抗烟碱、戊四氮惊厥,却增强士的宁的脊髓兴奋作用。开窍方药通过调节兴奋与抑制的平衡,使中枢神经系统的功能恢复正常状态,有利于昏迷病人的苏醒。

(2)脑保护作用:麝香对脑缺血、缺氧均有保护作用,该作用与降低缺血区脑组织中的天门冬氨酸，提高γ-氨基丁酸及甘氨酸的含量对抗兴奋性氨基酸的毒性以及促进神经干细胞的增殖等有关，麝香酮是其主要的药效物质基础。冰片亦有良好的脑保护作用，与提高脑组织抗氧化酶的活性，抑制脂质过氧化反应有关。麝香、冰片药对全脑缺血再灌注损伤大鼠也有明显保护作用，可降低脑缺血再灌注损伤时的兴奋性氨基酸神经递质天门冬氨酸含量，从而保护脑缺血后继发神经元的损伤。此外，如安宫牛黄丸、牛黄醒脑Ⅱ号，石菖蒲等，均能显著提高动物在常压或减压环境的存活时间，安宫牛黄丸能明显降低小鼠氧耗氧量。

(3)改善窍闭证的病因，有利于苏醒：有一些引起昏迷的病因在脑外，开窍药除直接对症苏醒治疗外，还能部分消除昏迷病因，有利于昏迷症状的改善。对高热或重度感染引起的惊痫昏迷。安宫牛黄丸、至宝丹、紫雪丹等凉开之品是临床常用制剂。牛黄、安宫牛黄丸等，在体外对流行性乙型脑炎病毒有直接的灭活作用，对乙脑病毒感染小鼠亦有一定的治疗作用。此外如清开灵注射液、牛黄醒脑注射液均有较为强大的退热作用，也有利于高热病人神志恢复正常。肺性脑病是肺部疾患引起二氧化碳潴留，脑缺氧后产生神经精神症状，病人神志恍惚、嗜睡、昏迷，临床使用菖蒲郁金汤、醒脑注射液、石菖蒲注射液（α-细辛醚）、安宫牛黄丸等，并配合抗感染治疗，可使该病的死亡率控制在15%以下。这除了药物的直接醒神作用外，与改善肺通气功能，纠正酸碱平衡紊乱有关。又如肝性脑病，其发病原因与肝细胞广泛坏死，肝功能衰竭，代谢失调，血氨增高，肝脏对芳香族氨基酸的腐败产物代谢力降低，大量毒胺物质在脑内形成假性神经递质，竞争性取代中枢神经系统内单胺递质的正常兴奋过程，引起神经系统功能障碍，导致昏迷。临床使用安宫牛黄丸对肝性脑病、重症肝炎患者治疗，其苏醒神志疗效肯定，对病人烦躁等症状，兼有持久的镇静效果。应用清开灵注射液，并配合西药，可使肝性脑病患者的死亡率由37%～90%，下降至17.1%。基础研究证实，清开灵的治疗原理，与其肝脏保护作用，促进肝细胞的修复，保证肝细胞的能量代谢，从而增强肝脏对毒物的转运处理，降低血氨水平有关。

(4)促进药物跨血脑屏障转运：冰片易通过血脑屏障，可在中枢神经系统定位蓄积和滞留较长时间。也可通过提高BBB通透性使脑组织中药物浓度提高，并可减少周围组织对药物的间隙饱和作用，从而提高脑脊液药物浓度。冰片可以促进亲水性物质如伊文思兰、庆大霉素、顺铂等和亲脂性物质如磺胺嘧啶、川芎嗪等透过血脑屏障。该作用与冰片促进血管内皮细胞生产NO和血-脑脊液屏障细胞连接松散有关。

2. 开心窍——对心血管系统的作用

(1)对心脏的影响：天然麝香对离体蟾蜍心脏有兴奋作用，但麝香酮对蟾蜍离体心脏呈抑制作用，而对在体蟾蜍心脏呈兴奋作用。蟾酥所含蟾毒配基类和蟾蜍毒素类化合物均有强心作用，能直接加强心肌收缩力，作用与抑制Na^+、K^+-ATP有关。

(2)抗心肌缺血作用：麝香有抗心肌缺血的作用，天然麝香能提高缺血再灌注兔心肌模型中超氧化物歧化酶(SOD)活性，降低丙二醛(MDA)含量，抑制氧自由基和脂质过氧化，而产生对心肌的保护作用。而人工麝香则可通过抑制CK及LDH的活性，减少心肌梗死面积，对大鼠急性心肌缺血具有保护作用。苏合香能使麻醉狗冠状窦血流量回升，减慢心率和减小心脏动-静脉血氧差。

(3)抑制血小板聚集：苏合香可使体外血栓形成长度缩短，重量减轻，明显延长体外血浆复钙时间，凝血酶原时间和白陶土部分凝血活酶时间，显著提高纤溶酶活性，桂皮酸是其主要药效物质基础。石菖蒲水提醇沉液能抑制血小板聚集，增强红细胞变形能力，挥发油和β-细辛醚有抑制血栓形成、抗黏、抗凝、溶解血浆纤维蛋白的作用。

(4)抗心律失常:石菖蒲挥发油对乌头碱、肾上腺素及氯化钡诱发的心律失常有对抗作用。

3. 抗炎　麝香无论口服、腹腔注射或静脉注射,对血管通透性亢进、白细胞游走和肉芽组织形成等炎症病理过程的三个阶段都有抑制作用,对急慢性炎症均有拮抗作用,多肽类物质是其抗炎的主要物质基础。冰片能显著抑制试验动物的急性炎症,其中异龙脑作用显著。蟾酥能抑制血管通透性,阻止感染病灶扩散,使红肿消退。

纵观开窍药的研究现状,我们认为目前研究存在诸多不足,今后应加强以下几方面的研究。

1. 温开和凉开方药的研究缺少特异性,应加强两者的比较研究　温开和凉开方药均以开窍醒神为基本功效,因此具有开脑窍、开心窍和抗炎等相同的药理作用,从目前情况看,对开窍药的研究很不平衡,麝香研究较多,其他药物研究相对较少,凉开方药偏重于神经药理,温开药物偏重于心血管药理,不够全面。但其间的差异性、或反映温开和凉开功效特点的药理作用研究尚显不足。

2. 加强开窍药单味、复方功效与有效部位和/或有效成分结合的研究　开窍方药既然能治疗闭症,从理论上讲就有其代表这一作用的物质基础(即有效成分),因此在研究开窍药单味、复方传统功效的同时,同步结合研究有效部位和/或有效成分,可为开窍药在临床上使用准确、量化提供理论依据。

3. 开窍方药中重金属效-毒关系研究不足,应加强评价重金属的效-毒系统性评价　如安宫牛黄丸组方中的朱砂、雄黄含 HgS 和 As_2S_2,但关于汞、砷效-毒关系的评价不足,尤其是系统安全性评价应加强。

二、常 用 药 物

麝　香

本品为鹿科动物林麝 *Moschus berezovskii* Flexor、马麝 *Moschus sifanicus* Przewalski 或原麝 *Moschus moschiferus* Linnaeus 成熟雄体香囊中的干燥分泌物。野麝在冬季至次春猎取,猎获后,割取香囊,阴干,习称"毛壳麝香";剖开香囊,除去囊壳,习称"麝香仁"。家麝直接从其香囊中取出麝香仁,阴干或用干燥器密闭干燥。麝香含有大环化合物:麝香酮(Muscone)、麝香吡啶(Muscopyridine)、降麝香酮(Normuscone)等;甾族化合物:3α-羟基-5α-雄甾烷-17 酮(3α-hydroxy-5α-androstan-17-one)、5α-雄甾烷-3,17-二酮(5α-androstan-3,17-dione)、睾酮(testosterone),雌乙醇(estradiol)等;长链化合物:胆固醇酯、脂肪酸酯等;还含有蛋白质、氨基酸及钾、钠、钙、镁、铝、铅、氯等无机成分。另外,麝香还含有一种 β-肾上腺素能增强物质。目前已定下结构的有麝香酯(musclide)A_1。麝香味辛,性温。有特殊香气。归心、脾经。

【功效与药理】

1. 开窍醒神　本品辛温芳香,走窜力甚强,能通关开窍,启闭醒神,为治疗神昏窍闭之要药。本品这一功效,主要与其对中枢神经系统的作用有关。

(1)对中枢神经系统的调节作用:麝香对中枢神经系统表现为兴奋与抑制的双重作用,小剂量兴奋中枢,大剂量则抑制中枢。用新生 48 小时内的大鼠大脑神经细胞进行体外培养,第一周麝香对培养的神经细胞突起的增长有促进作用,培养至第二周细胞生长则出现落后现象,这可能与麝香具有胶质成熟因子样作用,能促进胶质细胞的分裂和生长,从而间接抑制神经元的生长发育有关[1]。

麝香有抗惊厥作用，人工麝香悬液灌胃的小鼠能明显抑制由戊四氮引起的惊厥，同时能明显延长惊厥的潜伏期，具有很好的抗惊厥作用[2]。小鼠多次口服合成麝香酮后，能非常显著地缩短注射戊巴比妥钠后的睡眠时间[3]。

（2）脑保护作用：人工麝香与天然麝香对脑缺血、缺氧均有保护作用。采用大鼠可逆性大脑动脉梗死模型发现，天然麝香对脑组织含水量、梗死体积、神经元的损伤均有改善作用，可能通过抑制缺血区小胶质细胞增生介导的炎性细胞毒性反应所致的神经元损伤，减轻脑水肿，促进神经功能恢复。以天然麝香为主的麝香注射液，可能通过促进神经干细胞的增殖而对脑缺血区神经元的重塑活动，促使缺血梗死区的结构重建，从而起到脑保护作用[4]。人工麝香也可通过降低缺血区脑组织中的天门冬氨酸，提高 γ-氨基丁酸及甘氨酸的含量对抗兴奋性氨基酸的毒性，从而保护脑缺血后继发神经元的损伤[5]。夏鑫华等采用人工麝香配伍冰片对缺血再灌注大鼠的大脑皮质内突触的数量及形态进行了观察，发现麝香配伍冰片可有效防止脑缺血再灌注导致的皮质内突触数量的减少，对神经元突触超微结构有保护作用[6]。

麝香酮是天然麝香和人工麝香的主要药效成分。麝香酮使局灶性脑缺血模型大鼠海马神经元谷氨酸转运体 $EAAC_1$ 的基因表达下调，减少逆向转运，进而减轻脑缺血时谷氨酸神经毒性，发挥保护作用[7]。麝香酮拮抗 D-半乳糖腹腔注射造成的拟痴呆模型小鼠的学习记忆功能减退，并可提高其血清 SOD 活力，降低脑组织中升高的 MDA 含量[8]，显著升高东莨菪碱所致痴呆大鼠胸主动脉 ^{45}Ca 的摄取量，具有一定的抗痴呆作用[9]。麝香酮灌胃后 5 分钟或尾静脉注射 2 分钟即可透过血脑屏障进入中枢神经系统的各部位，随着时间的延长，各部分蓄积量逐渐增加。在大鼠体内麝香酮吸收快，发挥药效迅速，脑组织和血浆麝香酮的消除率常数分别为 0.56/h 和 0.45/h，表明麝香酮在脑内和血浆中消除快，这为麝香临床上用于急症提供了实验依据[10]。

（3）耐缺氧作用：天然麝香能增强动物对缺氧的耐受力，显著延长急性呼吸停止后脑电波存在时间，而对心电图存在时间、缺氧心电图出现的时间等无显著影响，说明麝香增强对缺氧的耐受力可能与其增强中枢耐缺氧能力相关。

体外实验研究发现麝香酮对二亚硫酸钠、氰化钠加缺糖造成缺氧损伤的 PC_{12} 细胞具有保护作用，能降低培养介质内乳酸脱氢酶（LDH），提高细胞存活率[11,12]。麝香酮对 SH-SY5Y 神经细胞缺氧/缺糖和再给氧损伤，具有显著的保护作用，可提高此模型的细胞存活率、凋亡率，减少 LDH 的释放[13]。

2. 活血散结　本品辛散温通，有活血通络，散结止痛之功，善治心腹疼痛、血滞经闭、难产死胎、癥瘕积块等证。

（1）对心脏的影响：天然麝香 0.5～2mg/ml 可使离体蟾蜍心脏收缩振幅加大，收缩力加强，心排出量增加。麝香酮对蟾蜍离体心脏呈抑制作用，而对在体蟾蜍心脏呈兴奋作用。从麝香中分离得到的激活蛋白激酶 C 的有效活性物 Musclid-A 具有比麝香更强的强心作用[14-16]。

（2）对心肌缺血的影响：麝香对实验动物冠脉血流量，既有增加又有影响不明显的实验报道，尚未取得一致结论。天然麝香能提高缺血再灌注兔心肌模型中超氧化物歧化酶（SOD）活性，降低丙二醛（MDA）含量，抑制氧自由基和脂质过氧化，而产生对心肌的保护作用[14]。而人工麝香则可通过抑制 CK 及 LDH 的活性，减少心肌梗死面积，对大鼠急性心肌缺血具有保护作用[17]。

(3)对β肾上腺素受体的影响:天然麝香含有能增强儿茶酚胺类β受体作用的物质,能选择性增强异丙基肾上腺素对心乳头肌的收缩作用,而对去甲肾上腺素收缩血管作用无影响。麝香有效成分所引起的β肾上腺素能增强作用,可能是由于激活腺苷酸环化酶和蛋白激酶两种途径引起的[16]。

(4)对子宫的作用:麝香对于家兔、大鼠以及豚鼠的离体子宫,均呈现明显的兴奋作用,妊娠的较非妊娠的更敏感,非妊娠的兴奋作用发生较慢且持久。麝香酮在不影响孕鼠正常生活和健康以及未出现任何神经系统异常的情况下,表现有抗着床和抗早孕的作用,且随孕期延长,作用更明显[18]。

(5)抗肿瘤作用:天然麝香对小鼠艾氏腹水瘤、鼠肉瘤 S_{37} 及 S_{180} 的细胞有抑制作用。对人体食管鳞癌、胃腺癌、结肠癌、膀胱癌的组织匀浆培养液,均显示出对肿瘤细胞的抑制作用[19]。麝香能明显延长乳腺癌实体瘤 BALB/C 小鼠寿命、缩小肿瘤[20]。麝香抗肿瘤作用的主要机制可能有:使细胞停止于增殖周期的某一时相,导致肿瘤细胞呼吸链受阻死亡;选择性诱导癌细胞凋亡;选择性地直接作用于肿瘤细胞的 DNA,抑制其分裂与增殖,并修复 DNA 的损伤[21]。

3. 消肿止痛　本品能通经络,透肌骨,散结消肿止痛,是外科要药,可用于痈疽恶疮,瘰疬痰核以及喉痹,口疮,牙疳等,外用内服均有良效。

(1)抗炎作用:麝香对炎症的早、中、晚三期均有明显效果,尤对早、中期作用较强。麝香抗炎的机制可能与兴奋下丘脑-垂体-肾上腺皮质激素系统有关:麝香水溶物可降低大鼠肾上腺内维生素 C 的含量,切除肾上腺则其抗炎作用消失;切除垂体,抗炎作用依然存在,说明其作用与肾上腺的完整存在密切相关[22]。麝香水溶物中分离出抗炎的有效成分麝香-1,可明显减少中性白细胞,抑制血小板活化因子的生成,抑制对乙酰转移酶的活性,降低细胞内钙水平,这可能是麝香抗炎的机制之一[23]。此外,抑制白三烯、趋化三肽及溶酶体的释放也是麝香抗炎作用的机制[24-26]。

动物急性和亚急性炎症的抗炎实验表明,麝香人工合成品和天然品的抗炎作用相当,在抗炎作用方面麝香人工合成品完全能替代天然品[27]。人工麝香酮通过降低人脐静脉内皮细胞表面的 ICAM-1、VCAM-1 和 CD44 表达而抑制中性粒细胞与血管内皮细胞黏附,从而抑制过度的炎症反应,促进创面的愈合[28]。

(2)对免疫功能的影响:麝香中的蛋白成分可能增加 IgM 抗体,增强小鼠免疫溶血反应。在抗原绵羊红细胞存在下,麝香能使实验小鼠的脾脏增大,天然麝香和天然牛黄合用,能增强对单核吞噬细胞的激活作用[29]。人工麝香具有显著降低退变颈椎间盘中 IgG 的使用,其作用原理可能与免疫调节作用和增强肾上腺功能,抑制血管通透性和抑制白细胞游出作用有关[30]。

4. 其他作用

(1)抗溃疡作用:麝香混悬液 200mg/kg 口服 7 天,对以浓冰醋酸直接涂抹大鼠胃壁诱发的实验性溃疡的溃疡面愈合,具有明显促进作用,较之胃膜素为优。这种作用的产生可能与其抗炎、生肌、镇痛、止血的作用有关系[31]。

(2)雄激素样作用:麝香含有雄甾酮,具有雄激素样作用。将大鼠去势后注射麝香醚提取物,能增加大鼠前列腺和贮精囊的重量。麝香醚提取物给去势雄性小鼠,则肾脏脂酶便转移成雄性。去势小鼠的颌下腺蛋白酶的低活性值,由于给予麝香成分而呈雄性的高活性值,而葡萄糖-6-磷酸脱氢酶由于麝香的雄激素样作用而降低其活性，所以麝香醚提取物有颇似睾酮那样的雄激素效果[32,33]。

【体内过程】小鼠灌胃或静脉注射后，^{3}H-麝香酮能迅速透过血脑屏障，进入中枢神经系统，灌胃后延髓分布量最高，其次为大脑、小脑和脊髓。随时间延长，各部位蓄积量逐渐增加。静脉注射分布量自高至低的顺序为小脑、大脑、延髓和脊髓，而且透过血脑屏障速度快，达峰值时间早，蓄积时间较长。不同给药途径在各主要脏器中的分布量也不同。灌胃后主要分布在肠、肝，其次为肾、心、脾、肺、肌肉。药物主要从肝、肾消除，肺也可能是排泄途径之一。^{3}H-麝香酮单次静脉注射其分布 $T_{1/2}$ 为 1.4 分钟，单次灌胃吸收 $T_{1/2}$ 为 12.6 分钟，所以该药吸收快，作用迅速[34,35]。有实验表明，麝香酮阴道给药后在子宫和卵巢中分布量比静脉注射或口服显著增加，并且孕鼠比未孕鼠更为明显，说明麝香酮对在位与妊娠子宫具有一定的吸收专一性，同时阴道给药为抗早孕的适宜给药途径[36]。

【毒理研究】麝香水剂小鼠腹腔注射 LD_{50} 为 331.1mg/kg。麝香酮小鼠静脉注射 LD_{50} 为 152～172mg/kg，腹腔注射 LD_{50} 为 270～290mg/kg，较大剂量麝香酮可使小鼠四肢伏倒、震颤、闭目、呼吸抑制而死亡。大鼠灌服麝香 60mg/kg、家兔服 62mg/kg，连续 15 日，体重、血液、肝、肾均未见异常改变。大鼠腹腔注射 27.78mg/kg，体重、各脏器和血象均无变化，剂量加大 1 倍，可见肝、脾增大，边缘厚钝，病理组织切片未见异常。狗肌内注射人工麝香酮注射液 400～800mg/kg，连续 14 日，结果所有动物食欲增强，行动自如，肝、肾功能和血象等均未发生异常。猴每只注射 1.2g，连续 2 日，未观察到毒性反应。

【主治】热病神昏，中风痰厥，中恶昏迷，经闭，难产死胎，心腹暴痛，痈肿瘰疬，咽喉肿痛，跌打损伤，痹痛麻木。

【现代应用】

1. 冠心病　病人心绞痛发作或有发作先兆时，口含（少数病人吞服）人工麝香含片（每片相当于麝香 45mg）1～2 片，119 例中大多数于用药 5～10 分钟见效，对憋气症状改善较好，缓解心绞痛的作用较硝酸甘油弱而缓慢。发病时口含麝香含片（30mg）对冠脉功能不全及供血不足造成的气短、胸闷疗效较好。通过对冠心病心绞痛 71 例的近期疗效观察，初步认为麝香酮含片及气雾剂对心绞痛、胸闷等症状的改善有一定的作用，有效率 61%，心电图疗效 21.2%～40.9%。两种制剂对劳力型Ⅱ级和劳力型的轻、中度心绞痛效果较好。

2. 外伤　麝香正骨水每次用药 2～3ml 涂擦患处，每日 3～4 次（对慢性骨伤疾患可配合推拿按摩或理筋手法）治疗跌打损伤、骨折、脱位、骨质增生、骨膜炎及急慢性关节炎等患者 360 例，结果显效（用药后局部疼痛迅速缓解，压痛、肿胀、瘀斑、麻木等症状与体征全部或大部消除，功能恢复比较快）39 例，疗程 3～90 天，平均 10 天左右[37]。

3. 慢性肝炎及早期肝硬化　将 5%麝香注射液注于双侧章门和期门穴，交替注射每次 2ml（相当于生药 100mg），7 天 1 次，4 周为 1 疗程。治疗 32 例，结果：患者各种症状消失显著，肝脾回缩较好，退黄效果明显；SGPT、黄疸指数及 A/G 值均恢复正常或改善；治前细胞免疫、体液免疫及补体 C_3 异常者多数恢复正常；治前 HBsAg 均阳性，治后转阴者 7 例，效价降低者 14 例[38]。

4. 支气管哮喘　麝香 1～1.5g 研细末，紫皮蒜 10～15 头（视年龄、体重而定），捣成蒜泥，在患者第 7 颈椎和第 12 胸椎棘突宽 8 分～1 寸的脊背中线长方形区域内清洁皮肤后先撒敷麝香，再将蒜泥覆于麝香上，60～75 分钟后，清洗局部，涂以硼酸软膏，再覆以塑料薄膜并以胶布固定。184 例中显效 23 例，好转 10 例，近期总有效率 99.4%[39]。

5. 恶性阻塞性黄疸　采用胆肠桥式置管内引流辅以麝香腹腔内置的治疗方法，共治疗10例，均采用灭菌处理的3g麝香放置腹腔内大网膜边缘部折叠法包裹，置于肿瘤旁相对固定。结果10例病人于手术后14～28日，临床症状消失出院；随访6～30个月，结果黄疸消退无发热者9例，无癌性疼痛者8例，生存期超过一年者9例，病人生活质量均有提高，2例存活已超过15及30个月[40]。

【不良反应】临床上有报道麝香中毒致急性肾衰竭，故临床应用以少量、短期为宜。大剂量麝香可引起急性造血功能障碍，新生儿口服麝香可引起中毒。肝、肾功能不全者慎用。麝香制剂静脉过量给药对心肌可能有潜在的损伤作用。孕妇忌用。

主要参考文献

[1] 姜秋颖，等．麝香对体外培养大鼠大脑神经细胞的影响．哈尔滨医科大学学报，1998，32(4)：247

[2] 朱秀媛．人工麝香的药理研究．医学研究通讯，1999，28(2)：20

[3] 郑希林．麝香药理及代用品研究近况．山东中医杂志，1991，10(2)：42

[4] 蒋振亚，等．麝香对大鼠实验性脑缺血神经元损伤的保护作用．中国中医药科技，2001，8(2)：96

[5] 刘亚敏，等．麝香、冰片对全脑缺血再灌注大鼠脑组织氨基酸类神经递质的影响．中药新药与临床药理，2002，13(4)：231

[6] 夏鑫华，等．麝香配伍冰片对局灶性脑缺血再灌注大鼠神经元突触超微结构的影响．江西中医学院学报，2008，20(1)：56

[7] 梁辉，等．麝香酮对急性脑缺血大鼠海马神经元谷氨酸转运体 $EAAC_1$ 基因表达的影响．中国中西医结合杂志，2003，23(6)：41

[8] 黄丽萍，等．麝香酮对D-半乳糖所致拟痴呆小鼠抗痴呆作用研究．江西中医学院学报，2002，14(1)：35

[9] 黄丽萍，等．麝香酮抗痴呆作用的药理学实验研究．江西中医学院学报，2002，14(4)：21

[10] 李瑾翠，等．麝香酮药代动力学研究．新药与临床药理，2000，11(14)：208

[11] 孙蓉，等．麝香酮对连二亚硫酸钠造成PC12细胞缺氧损伤的保护作用．中药药理与临床，2008，24(1)：15

[12] 孙蓉，等．麝香酮对氰化钠加缺糖致PC12细胞缺血损伤的保护作用．中药药理与临床，2007，23(6)：8

[13] 张壮，等．麝香酮对SH-SY5Y神经细胞缺氧/缺糖和再给氧损伤的保护作用．中国中西医结合急救杂志，2007，14(6)：340

[14] 郭纲琬，等．麝香和麝香酮毒性及其强心作用的研究．药学通报，1980，15(6)：281

[15] 李成福，等．麝香对缺血再灌注兔心肌氧自由基的影响．中国中西医结合杂志，1995，(特集)：15：21

[16] 陈福君．麝香研究的现状与展望．自然杂志，1991，14(5)：345

[17] 朱雪晶，等．人工麝香对抗动物心肌缺血的作用．中国药理学通报，2009，25(7)：951

[18] 张崇理，等．人工合成麝香酮对小鼠早期妊娠的影响．动物学报，1982，28(3)：242

[19] 李仪奎．中药药理学．北京：中国中医药出版社，1992，174

[20] 孟照华，等．皮下埋藏麝香对BALB/C纯系小鼠恶性肿瘤生长影响的实验研究．中国肿瘤临床，1998，25(11)：834

[21] 张亚兰，等．中药麝香抗肿瘤研究进展．畜牧与饲料科学，2009，30(4)：191

[22] 王本祥．现代中药药理学．天津：天津科学技术出版社，1997，1133

[23] 王文杰，等．麝香糖蛋白成分对大鼠中性白细胞血小板活化因子生成及细胞内钙水平的影响．中国中药杂志，2000，25(12)：73

[24] 王文杰,等.麝香糖蛋白成分对趋化三肽激活的大鼠中性白细胞功能的影响.中国医学科学院学报,1997,19(3):222

[25] 王文杰,等.麝香糖蛋白成分对白三烯B4激活大鼠中性白细胞功能的影响.中国中药杂志,1998,23(4):238

[26] 王文杰,等.麝香糖蛋白成分对中性白细胞趋化反应的抑制作用.中国中药杂志,2003,28(1):59

[27] 李涓,等.人工合成麝香和天然麝香的抗炎作用比较.时珍国医国药,2009,20(6):1508

[28] 何秀娟,等.麝香酮抑制血管内皮细胞与中性粒细胞黏附及其表面ICAM-1、VCAM-1和CD44表达.中药免疫杂志,2006,22,(2):148

[29] 朱秀媛,等.麝香的药理研究Ⅲ-麝香抗炎作用原理.中国医学科学院学报,1989,11(1):52

[30] 彭宝淦,等.人工麝香对退变颈椎间盘中免疫球蛋白的含量影响.中国中医骨伤科杂志,1999,7(1):7

[31] 姜平,等.麝香对大鼠胃溃疡的治疗作用.中草药,1986,17(10):454

[32] 金溶奎,等.麝香成分的生理效应.国外医学·中医中药分册,1981,3(3):176

[33] 金溶奎,等.麝香诱导的肾酯酶.国外医学·中医中药分册,1981,3(4):229

[34] 莫启忠,等.^{3}H-麝香酮在体内吸收、分布和排泄-中药麝香芳香开窍机制.中成药研究,1984,(7):1

[35] 戴荧兴,等.^{3}H-麝香酮动力研究-麝香芳香开窍机制的初步探讨.中成药研究,1984,(11):1

[36] 徐莲英,等.^{3}H-麝香酮阴道给药途径的探讨.中成药研究.1985,(3):5

[37] 王和鸣.麝香正骨水治疗伤患360例临床总结.福建中医药,1986,(3):16

[38] 徐承贵,等.麝香注射液穴位注射治疗慢性肝炎和早期肝硬化疗效观察.天津中医药,1987,(5):21

[39] 阮德贞.麝香敷贴治疗支气管哮喘一八四例的疗效观察.陕西中医,1983,4(3):10

[40] 周天敏,等.胆肠桥式置管内引流加麝香内置治疗恶性阻塞性黄疸.中国中西医结合外科杂志,1999,5(3):159

冰 片

冰片为龙脑香科常绿乔木植物龙脑香 *Dryobalanops ar omarica* Gaertn. F. 树脂的加工品,或龙脑香的树干经蒸馏冷却而得的结晶,称"龙脑冰片",亦称"梅片"。由菊科多年生草本植物艾纳香(大艾)Biumea balsamifera DC. 叶的升华物经加工而成,称"艾片"。现多用松节油、樟脑等,经化学方法合成,称"机制冰片"。

龙脑冰片含右旋龙脑(borneol),又含β-榄香烯、石竹烯等倍半萜,以及齐墩果酸、麦珠子酸、积雪草酸、龙脑香醇、古柯二醇等三萜类化合物。艾片含左旋龙脑。机制冰片为消旋混合龙脑。冰片味辛、苦,性微寒。归心、脾、肺经。

【功效与药理】

1. 开窍、止痛 本品芳香走窜,主入心经,功能开窍醒神,常用于热病神昏,中风窍闭以及惊痫等病。有良好的止痛作用。《本草纲目》中记载:"疗脑痛、齿痛"。《会约医镜》中记载:"治肢节疼痛。"

(1)中枢神经的调节作用:冰片既"镇静安神",又有醒脑作用。具体表现为冰片能缩短戊巴比妥钠、苯巴比妥钠持续睡眠时间,延长苯巴比妥钠入睡时间,表现出醒脑和兴奋作用。另一方面,冰片可以对抗苦味毒兴奋中枢神经的作用,延长惊厥潜伏期,起镇静抗惊厥作用,延长小鼠耐缺氧存活时间[1]。

(2)脑保护作用:冰片对小鼠实验性脑缺血有明显的保护作用,显著降低不完全脑缺血时小鼠的脑卒中指数，降低脑组织丙二醛含量，升高乳酸脱氢酶及超氧化物歧化酶活力，显示冰片可以通过提高脑组织抗氧化酶的活性，抑制脂质过氧化反应来达到保护脑组织免受损伤[2]。冰片能显著减少脑外伤时微血管内皮上ICAM-1表达，进而减少或消除脑损伤时白细胞与内皮细胞的黏附，对脑有一定保护作用[3]。由麝香、冰片两味中药组成的药物对全脑缺血再灌注损伤大鼠也有明显保护作用，降低脑缺血再灌注损伤时的兴奋性氨基酸神经递质天门冬氨酸含量，从而保护脑缺血后继发神经元的损伤[4]。

2. 清热消肿　本品苦辛微寒，能清热而散郁火，消肿而止痛，常用于咽痛喉痹，口舌生疮及痈肿等。

(1)抑菌：人工合成冰片对金黄色葡萄球菌、乙型溶血性链球菌、草绿色链球菌、肺炎球菌和大肠杆菌等在试管内均有明显抗菌作用，抗菌作用特点为低浓度抑菌，高浓度杀菌。亦有报道称单味冰片对包括金葡菌在内的6种细菌均无抑菌作用，但冰片与虎杖和地榆配伍后，可增强两味中药对变形杆菌的抑菌能力[5,6]。

(2)抗炎：冰片中的龙脑、异龙脑能显著抑制试验动物的急性炎症，其中异龙脑作用显著，可能是因为异龙脑脂溶性较高；两者均能显著抑制大鼠蛋清性足跖肿胀，还能显著抑制巴豆油所致的小鼠耳廓肿胀，可能与冰片具有拮抗前列腺素和抑制炎性介质释放的作用有关[7]。0.2～0.4g/kg天然冰片能明显对抗冰醋酸刺激引起的小鼠腹腔毛细血管通透性增加，抑制巴豆油所致的小鼠耳肿胀，天然冰片的抗炎作用比合成冰片明显[8]。

3. 影响合用药物的作用　冰片常作为“佐使药”、“引经药”配伍应用。该作用可能与影响其他药物的药代动力学即药物的吸收、分布、代谢、排泄有关。

(1)促进药物透过血脑屏障(BBB)：冰片可通过提高BBB通透性使脑组织中药物浓度提高，并可减少周围组织对药物的间隙饱和作用，从而提高血药浓度。冰片对顺铂(DDP)透过BBB具有促进作用，经过冰片的促透作用，DDP能够以较高浓度在小鼠脑中维持较长时间，这说明冰片对无机金属配合物同样存在着促透作用[9]。此外，冰片还能使BBB体外模型的细胞间紧密连接松散，从而加速物质经细胞间通道转运；并使BBB细胞吞饮小泡数量增多、体积增大，从而加速经细胞吞饮的物质转运[10]。同时，冰片有促使生理及病理情况下脑微血管内皮细胞生成一氧化氮(NO)的作用，其促进BBB开放与NO量增多有一定的关系[11]。

(2)促进药物透过皮肤黏膜：冰片本身能透皮吸收，并能促进其他药物的透皮过程。冰片在不同的溶剂中具有不同的透皮速率，细胞间脂质通道是冰片经皮渗透的重要途径，而皮肤的水合增强亦可促进冰片的渗透[12]。冰片促进透皮吸收的作用主要在角质层，可能是由于冰片改变脂质分子的排列和增加其流动性，另外冰片还能增加完整皮肤及其去角质层皮肤的贮库效应[12]。利用离体大鼠皮肤研究发现，冰片在1%、2%、3%浓度下均可显著促进胰岛素的透皮吸收，且以2%浓度作用最强，其渗透系数为不加冰片时的6.1倍[13]。在完整的皮肤，冰片明显促进盐酸川芎嗪的透皮吸收，当除去角质层后，冰片没有促透作用，提示冰片的促进作用主要在角质层，冰片与盐酸川芎嗪合用制成透皮制剂，撤药后能延长盐酸川芎嗪的作用时间[14]。

(3)促进药物透过口腔黏膜：一定浓度的冰片(0.12%)能显著促进胰岛素透口腔黏膜的吸收，但由于冰片水溶性极差，其剂量依赖性不很明显，即增加冰片的量不一定能成比例地促进药物的吸收[15]。

(4)促进药物透过胃肠道：灌胃冰片20mg/kg，能明显提高利福平的血药浓度和药时曲线下面积；在大鼠小肠标本给予冰片后30分钟再给予利福平，可显著增高利福平的吸收速率常数和每小时吸收速率，且随冰片悬液浓度(10、20、30mg/L)的增高而作用增强[16]。以冰片300mg/kg与尼莫地平同时灌胃给予小鼠，却发现冰片可使尼莫地平的达峰时间缩短，并加快其在体内的分布和消除，但并不能增加其吸收总量[17]。

(5)增加其他药物的血药浓度：大鼠服用冰片后能明显提高利福平的血药浓度，显著增加药时曲线下面积(*AUC*)，可能是冰片促进利福平在小肠的吸收，但也不能排除冰片减少利福平的体内分布所致[18]。冰片与尼群地平合用给家兔灌胃，能使尼群地平在家兔体内吸收过程中Cmax和*AUC*分别提高95%、88.7%，说明冰片与尼群地平合用后可促进后者在胃肠道的吸收[19]。

【体内过程】^{3}H-冰片单次静脉给药，其分布半衰期为2.8分钟，说明该药进入体内很快分布到有关器官和组织，迅速发挥药效。在体内分布主要集中于血流丰富的器官和组织，如心脏、肺、肝、肾、脑等。冰片灌服后5分钟即可通过血脑屏障并蓄积在中枢神经系统。^{3}H-冰片口服给药，消除半衰期为5.3小时，说明目前冰片的服法不会产生蓄积，但生物利用度较差。气相色谱研究表明冰片不会产生脑内蓄积现象，因脑与血清的冰片消除速率常数相近(0.182/h和0.166/h)，此外冰片在脑内浓度与血中浓度有较高的比值(3.5∶1)[20]。

【毒理研究】急性毒性试验表明，小鼠口服半数致死量(LD_{50})为3.06g/kg[21]。长期毒性试验表明冰片对动物无明显毒性作用。冰片的急性毒性试验表明l-龙脑和d-龙脑对外周血液指标和器官质量有影响；dl-异龙脑可引起肝损害；龙脑可使脑突触体碱性磷酸酶的米氏常数增加，表明对碱性磷酸酶有竞争性抑制作用，可能与其神经毒性作用有关；合成冰片中除含有龙脑物质外还含有大量的异龙脑，因其对碱性磷酸酶的竞争性抑制作用，故导致毒性增加。1.5g/kg合成冰片(约相当于《药典》推荐临床剂量600倍)可降低雄鼠生育率和体质量，降低F1代小鼠生长指数，天然冰片、合成冰片最大无毒性反应剂量分别为0.68g/kg、0.75g/kg[22]。

【主治】热病神昏，惊厥，中风，痰厥，气郁暴厥，中恶昏迷，目赤，口疮，咽喉肿痛，耳道流脓，痈肿。

【现代应用】

1. 头痛　将2～7mm大小的冰片置于0.6cm的胶布贴于耳穴，主穴取神门、脑、皮质下，前额及双鬓角痛加额、太阳；两侧及偏头痛加太阳、肝、胆；巅顶痛加顶、肝；枕后痛加枕、膀胱；风寒型加肺、兴奋点；风热型加扁桃体；肝阳型加肝、胆；肾虚型加肾、肝；气血亏虚型加心、脾；痰浊型加肺、脾。每次取主穴2～3穴，配穴1～2穴。嘱患者于每日三餐后及睡觉前半小时各按压穴位50下。如头痛发作可立即按压1～3分钟。外感性头痛贴压双耳，内分泌头痛贴单侧；顽固性头痛在神门、脑穴的耳背对应点上用冰片或王不留行籽加压。共治52例，痊愈34例占65.4%，显效10例占19.2%，好转8例占15.4%[23]。

2. 失眠　取米粒大小冰片，放在0.5×0.5cm^{2}胶布的中心，贴于双耳所选主、配穴上，按揉约1分钟，每晚睡前按揉3～5分钟。主配穴一般分为2～3组，交替使用。每次选主穴2个，配穴1～2个，3日更换1次，4次为1个疗程。结果：治疗100例，显效(睡眠时间恢复到每晚7～8小时，白天头脑清醒，精神饱满，情绪稳定，主要症状基本消失)40例；有效(睡眠时间增加到4～5小时，但睡态不稳，症状部分改善)48例，总有效率95.7%[24]。

3. 化脓性中耳炎　以梅核油治疗120例。梅核油(含冰片、核桃油)分Ⅰ、Ⅱ、Ⅲ号，冰片含量分别为2%、3%、20%。用药前先用干棉球擦拭耳道脓液，脓液较多者用3%双氧水清洗,然后滴入本品2滴,1日3次,至无分泌物后停用。用本品Ⅰ号治24例,Ⅱ号59例,Ⅲ号37例,7日为1疗程。经1～3疗程后,痊愈55例,明显好转12例,总有效率为97.06%。梅核油的最佳冰片浓度为20%[25]。

4. 癌症疼痛　冰片50g加入75%乙醇100ml中,配成50%冰片醇溶液,使用时用蘸有冰片醇溶液的棉球,在皮肤表面上以疼痛部位的中点为中心,向外行螺旋式涂擦至距离疼痛部位边缘0.5cm处为止。如用于肺癌患者止痛,可将药液涂在胸壁疼痛部位[26]。

5. 带状疱疹神经痛　取冰片5～20g研细粉后,用食用陈醋或白醋调研成糊状,用时以棉签蘸上述药液外涂于疼痛部位及周围1～1.5cm皮肤范围,每日涂2次或数次。在使用本方法时停服止痛及抗病毒等药物,用药时间以疼痛消失后终止,一般用药5～7天[27]。

6. 小儿急性扁桃体炎　大黄20g,冰片1g,研细末,每次取4g用米醋调成糊状摊于布上,贴敷脚心包扎8小时,每日1次。治疗2天痊愈16例,3天痊愈14例,4天痊愈18例,治愈率达96%[28]。

【不良反应】临床有使用冰片引起过敏性皮炎的报道。合成冰片直接作用于胃黏膜可显著降低胃黏膜跨膜电位和黏膜血流,但天然冰片无此不良反应[29]。局部应用时,冰片对感觉神经末梢有轻微刺激性。孕妇禁用。

主要参考文献

[1] 方永奇,等.芳香开窍药和祛痰药对中枢神经兴奋性的影响.中医药研究,2002,18(3):40

[2] 何晓静,等.冰片注射液对小鼠实验性脑缺血的保护作用.广东药学院学报,2006,22(2):171

[3] 赵保胜,等.冰片对大鼠脑微血管内皮细胞ICAM-1表达量的影响.中药新药与临床药理,2001,12(2):88

[4] 刘亚敏,等.麝香、冰片对全脑缺血再灌注大鼠脑组织氨基酸类神经递质的影响.中药新药与临床药理,2002,13(4):231

[5] 黄雪芳,等.甘草或冰片与虎杖和地榆配伍对其抑菌能力的影响.江西科学,1998,16(2):92

[6] 江光池,等.龙脑和异龙脑的抗炎作用.华西药学杂志,1990,5(3):190

[7] 孙晓萍,等.冰片抗炎镇痛作用的实验研究.中药新药与临床药理,2007,18(5):353

[8] 董先智,等.冰片对顺铂透血脑屏障促进作用的研究.中国药学杂志,2002,37(4):275

[9] 陈艳明,等.冰片对血脑屏障体外模型细胞间紧密连接和细胞吞饮囊泡的影响.中国中西医结合杂志,2004,24(7):63

[10] 赵保胜,等.冰片促血脑屏障开放与一氧化氮含量改变的关系初探.脑与神经疾病杂志,2001,9(4):207

[11] 程怡,等.冰片在不同溶剂载体中透皮速率的动力学特征.中草药,2000,31(8):607

[12] 许碧莲,等.冰片对盐酸川芎嗪促透作用的研究.中成药,2001,23(12):864

[13] 冯冠英,等.胰岛素体外透皮特性研究.国际医药卫生导报,2004,10(16):186

[14] 许碧莲,等.冰片对盐酸川芎嗪促透作用的研究.中成药,2001,23(12):864

[15] 吴庆知,等.冰片对胰岛素透黏膜吸收的促进作用研究.华中科技大学学报,2001,29(1):41.

[16] 吴寿荣,等.冰片对利福平大鼠小肠的吸收动力学影响.沈阳药科大学学报,2003,20(4):245

[17] 俞滢,等.GC-MS^n同时测定小鼠血浆中冰片和尼莫地平质量浓度.中国药学杂志,2006,41(16):1259

[18] 程刚,等.冰片对大鼠体内利福平药物动力学的影响.沈阳药科大学学报,2001,18(6):398

[19] 黎新荣,等.冰片及薄荷醇对尼群地平在家兔体内吸收的影响.中国医院药学杂志,2001,21(5):264

[20] 梁美蓉,等.冰片在大鼠血清和脑组织中的药代动力学特征.中药新药与临床药理,1993,

(4):38
[21] 胡利民,等. 天然冰片与合成冰片对小鼠的一般生殖毒性. 毒理学杂志,2006,20(4):275
[22] 何庆,等. 冰片口服制剂安全性的实验研究. 中国药师,2006,9(5):419
[23] 吴锡强. 冰片耳压治疗头痛(52例). 中国社区医师,1990,(3):47
[24] 吴锡强. 冰片耳压为主治疗失眠100例. 陕西中医,1999,20(3):131
[25] 刘叔林. 梅核油治疗化脓性中耳炎170例疗效观察. 中西医结合杂志,1990,10(2):93
[26] 孙治秋. 晚期癌症病人临床应用冰片酒止痛24例报告. 滨州医学院学报,1996,19(3):305
[27] 廖世军. 冰片加醋外用治疗带状疱疹神经痛68例报告. 河南实用神经疾病杂志,2003,6(3):82
[28] 韩勇. 大黄冰片膏治疗小儿急性扁桃体炎. 中国社区医师,2003,19(21):42
[29] 胡利民,等. 天然冰片、合成冰片对大鼠胃黏膜屏障影响的比较. 天津中医学院学报,2005,24(3):123

苏 合 香

本品为金缕梅科植物苏合香树 *Liquidambar orientalis* Mill. 的树干渗出的香树脂,经加工精制而成。本品含游离桂皮酸25%～30%,桂皮酸乙酯、桂皮酸苄酯等桂皮酸酯类约25%,并含乙基香草醛、苏合香烯(Styrene)、齐墩果酮酸(Oleanonic acid)、3-表-齐墩果酸(3-Epi-oleanolic acid)等。苏合香味辛,性温。归心、脾经。

【功效与药理】

通窍,辟秽,开郁,豁痰:苏合香辛温芳香,具通窍辟秽,开郁豁痰之功,既疗猝然昏倒,痰痫气闭之证,又治心腹猝痛,现常用于心血管疾病。《本草备要》云:"走窜,通窍开郁,辟一切不正之气。"《玉楸药解》云"治胀,气积血瘕,调和脏腑。"本品的上述功效,与其对血液和心血管系统的作用有关。

(1)对血液系统的影响:苏合香1mg/ml可使兔体外血栓形成长度缩短,重量减轻。明显延长体外血浆复钙时间、凝血酶原时间和白陶土部分凝血活酶时间,显著提高纤溶酶活性;苏合香2mg/ml能提高血小板内cAMP含量;苏合香100mg/ml灌胃家兔,给药后1小时、4小时后,能明显延长复钙时间、凝血酶原时间和白陶土部分凝血活酶时间.降低血浆纤维蛋白原含量,促进纤溶酶活性[1]。苏合香脂1.2mg/kg、顺式-桂皮酸0.6mg/kg对胶原和ADP诱导的兔、大鼠血小板聚集有显著抑制作用,桂皮酸的作用强于苏合香脂,顺式桂皮酸和反式桂皮酸的作用没有差别。大鼠腹腔注射桂皮酸200mg/只,对胶原和ADP诱导的血小板聚集有明显的抑制作用[2]。桂皮酸对ADP、花生四烯酸诱导的血小板聚集和释放均有显著的抑制作用。桂皮酸0.3g/kg可使大鼠血浆TXB_2水平有所下降,但对血浆6-keto-$PGF_{1\alpha}$水平无影响,从而证明桂皮酸是血栓素合成酶抑制剂[3,4]。广东产苏合香亦能抑制体内血栓形成,降低血液黏度和红细胞压积,降低血小板聚集率,抗心肌缺血及抗凝血促纤溶活性等作用,与进口苏合香作用相似[5]。

(2)对心血管系统的影响:苏合香能延长小鼠耐缺氧时间,使麻醉狗冠状窦血流量回升,减慢心率和减小心脏动-静脉血氧差[6]。

【主治】中风痰厥,猝然昏倒,胸腹冷痛,惊痫,温疟。

【现代应用】治冠心病、心绞痛及各种痛证等,用苏冰滴丸和苏合香丸。

主要参考文献

[1] 朱亮,等. 苏合香抗血栓作用. 中成药,1990,12(9):31
[2] 张文惠. 苏合香抗血小板聚集活性成分研究. 中草药,1985,16(3):16

[3] 周车鹰,等. 苏合香成分桂皮酸抗血小板作用研究(一). 北京中医学院学报,1990,13(4):43
[4] 周车鹰,等. 苏合香成分桂皮酸抗血小板作用研究(二). 北京中医学院学报,1990,13(4):49
[5] 莫志贤,等. 广东产苏合香对大鼠血液流变学的影响. 中药材,2003,26(11):804
[6] 江文德,等. 冠心苏合丸的药理研究及其简化制剂-苏冰滴丸的理论基础. 药学学报,1979,14(11):655

石菖蒲

本品为天南星科植物石菖蒲 *AcorluS talarinowii* Schott. 的干燥根茎。本品含挥发油,内有α、β、γ-细辛脑(Asarone)、二聚细辛醚(Bisasaricin)、顺式甲基异丁香油酚(Cis-methylisoeugenol)、榄香脂素(Elemicin)、细辛醛(Asarylaldehyde)、δ-毕澄茄烯(δ-cadinene)、百里香酚(Thymol)、肉豆蔻酸(Myristic acid)等。石菖蒲味辛、苦,性温。归心、胃经。

【功效与药理】

1. 开窍、醒神、益智　本品辛开苦燥温通,芳香走窜,不但有开窍宁心安神之功,且兼具化湿、豁痰、辟秽之效。开心窍、去湿浊、醒神志为其所长。故宜用治痰湿秽浊之邪蒙蔽清窍所致之神志昏乱。

(1)镇静作用:石菖蒲水煎剂及去油水煎剂可明显降低小鼠的自主活动度,并与阈下催眠剂量的戊巴比妥钠有显著的协同作用。当剂量大于25mg/kg时,则可对中枢神经造成广泛抑制,抑制程度与剂量相关,起效快,持续时间长。石菖蒲醇提物也可使动物安静、昏睡,石菖蒲氯仿提取物对猴等多种动物有镇静作用,强度与剂量相关。石菖蒲挥发油和水提取液灌胃给药对大鼠的脑电图产生良好的镇静效应。石菖蒲水煎剂、挥发油、醇提物、氯仿提取物、β-细辛醚均有镇静作用,而石菖蒲挥发油的镇静作用更强。石菖蒲挥发油还能够减弱麻黄碱的中枢兴奋作用,给予挥发油的主要成分β-细辛醚10分钟后大鼠方格间穿行次数明显减少,其对中枢神经的镇静作用可能是通过降低单胺类神经递质(包括儿茶酚胺类、吲哚胺类)及其主要代谢物含量所致[1~3]。

(2)抗惊厥抗癫痫作用:80年代就发现33%的石菖蒲混悬液及石菖蒲挥发油中的α-细辛醚具有抗惊厥作用。随后研究发现,石菖蒲的醇提取物、水提液同样具有明显的抗惊厥作用,能对抗大鼠、小鼠的最大电休克发作,延长二甲弗林、戊四氮、士的宁所致小鼠惊厥潜伏期,降低戊四氮引起的惊厥率、二甲弗林引起的小鼠死亡率及小鼠士的宁的惊厥反应[4,5]。石菖蒲挥发油、水提液、去油水煎液等不同部位均能明显降低谷氨酸钠所致的小鼠惊厥的发生率,明显缩短士的宁所致惊厥持续时间,表现出中枢抗惊厥的作用[6]。石菖蒲挥发油能明显缩短小鼠睡眠延续时间,延长士的宁、硫代氨基脲两种惊厥模型的惊厥潜伏期,降低士的宁惊厥模型的惊厥率及死亡率;β-细辛醚能延长两种惊厥模型的惊厥潜伏期;其他部位除水提液外均能延长士的宁惊厥模型的惊厥潜伏期;乙醚提取部位和正丁醇提取部位能降低士的宁惊厥模型的死亡率,增加硫代氨基脲惊厥模型的死亡率,说明石菖蒲影响中枢神经系统兴奋性的有效部位主要在挥发油[7]。

石菖蒲水溶部分具有抗癫痫作用,但药效的发挥只在某一范围内或某一单一剂量[8]。采用超临界CO_2萃取法提取出的石菖蒲总挥发油50mg/ml亦有良好的抗癫痫作用[9],而石菖蒲挥发油35mg/ml给海人酸(KA)建立的癫痫大鼠腹腔注射后,大鼠脑内海马γ-氨基丁酸(GABA)含量明显升高,谷氨酸显著降低,说明石菖蒲可通过调节癫痫大鼠脑内的兴奋性氨基酸与抑制性氨基酸的平衡而达到抗癫痫作用[10]。石菖蒲挥发油、水提液、去油水煎液能有效清除自由基、阻止过氧化物形成，减少 NO 的神经毒性，对脑细胞具有良好的保护作用[11]。此外，石菖蒲和 α-细辛醚可能通过增强 Bcl-2 表达，抑制幼鼠癫痫发作激发的海马神经元凋亡[12]，且 α-细辛醚对 MES、MST 及 Lithium-Pilocarpine 等 3 种模型均有明显的抗癫痫作用[13]。石菖蒲抗癫痫的作用可能与使脑内 c-fos 基因的表达受到抑制，降低海马神经元内 N-甲基-D-天冬氨酸受体 1（NMDAR1）的表达水平有关[14,15]。

（3）益智作用：石菖蒲水提醇沉液能明显促进正常小鼠的记忆获得和改善东莨菪碱、亚硝酸钠、乙醇造成的记忆获得、巩固和再现障碍，且石菖蒲各提取部位对小鼠正常学习功能均有促进作用，益智的有效部位是挥发油成分中的 α-细辛醚、β-细辛醚[16]。同时，石菖蒲水提醇沉液还可改善 $AlCl_3$ 所导致的痴呆大鼠学习记忆能力，使海马 CA3 区突触后膜致密性物质增厚，改善神经元细胞器的病理性进程，其机制可能与石菖蒲的神经元保护作用及突触可塑性有关[17]。石菖蒲提取物对 NIH 老年小鼠也有改善学习记忆作用，主要机制可能是降低了脑内乙酰胆碱酯酶活力，提高乙酰胆碱水平，增强 c-jun 基因表达[18]。石菖蒲水煎合剂对 D-半乳糖导致亚急性衰老模型小鼠脑功能衰退有治疗作用，能减轻氧自由基的损伤，增强学习记忆能力，防止脑组织萎缩[19]。体外研究发现，石菖蒲挥发油中的 β-细辛醚、α-细辛醚、丁香酚对 PC_{12} 细胞痴呆模型的钙离子有影响，能够保护神经细胞免受 Aβ 损伤[20]，而一定浓度石菖蒲水提液及其挥发油一定时间内能有效地阻止 Aβ25-35 由 α-螺旋向 β-折叠转化，从而起到抗痴呆作用[21]。

（4）脑保护作用：石菖蒲的挥发油、β-细辛醚、乙醚提取液、醋酸乙酯提取液、正丁醇提取液、水提取液六个有效部位均能降低缺血再灌注损伤大鼠脑含水量，减轻大鼠脑水肿程度[22]。石菖蒲挥发油、水提液、去油水煎液可使大鼠谷氨酸（GLU）水平显著降低，挥发油、水提液使天门冬氨酸（ASP）含量降低，GABA 含量未有明显变化，说明石菖蒲可降低兴奋性氨基酸的含量，减轻对神经元的损害，对脑细胞具有保护作用[23,24]。石菖蒲挥发油和其主要成分 β-细辛醚能提高小鼠血脑通透性和耐缺氧能力，增强大鼠脑皮质神经细胞和 Bcl-x 基因的表达，抑制大鼠脑皮质和海马神经细胞 Bax 基因表达，抑制大鼠神经细胞的凋亡[25]，其中 β-细辛醚对缺血后再灌注损伤动物的脑电有抑制作用，对 BALB/C 小鼠脑组织基因表达谱的影响证明其对脑组织多个靶基因有作用[26]。石菖蒲挥发油、β-细辛醚能降低高血脂大鼠脑组织内皮素含量，升高降钙素基因相关肽浓度，能舒张血管，改善组织血液供应，改善脑缺血[27]。高剂量石菖蒲 1.78g/(kg·d) 能明显降低脑缺血大鼠脑含水量和丙二醛（MDA）水平，抑制脑组织细胞凋亡，增加超氧化物歧化酶（SOD）含量及谷胱甘肽过氧化酶（GSH-Px）活性[28]。

（5）抗抑郁作用：通过悬尾实验和强迫游泳实验发现石菖蒲具有抗抑郁作用，并推断抗抑郁成分的有效部位主要存在于水提液和醇提液中，其机制与石菖蒲中的 α-细辛醚能提高小鼠全脑单胺类物质 5-羟色胺（5-HT）的含量，阻断中枢 5-HT 等单胺类递质的重摄取有关[29]。此外，石菖蒲醇提物 400mg/kg 对实验性抑郁亦具有抑制作用，并可对未预知慢性应激所致脑肠肽 VIP、SP 含量变化产生明显影响[30]。

2. 化湿、豁痰、行气

（1）解痉平喘：石菖蒲中含有多种解痉平喘成分，α-细辛醚能完全对抗乙酰胆碱引起的豚鼠气管和肠道平滑肌收缩，对抗组胺（His）和 5-HT 的最低有效浓度为 10μg/ml，β-细辛醚对豚鼠离体回肠的解痉作用与吡拉明（抗组胺药）相当。α-细辛醚对鸽子在体气管和家兔离体气管均有明显增强纤毛运动的作用，且呈一定的量-效反应关系，具有明显的祛痰止咳作用。β-细辛醚、α-细辛醚显著延长卵蛋白雾化吸入致敏豚鼠哮喘发作潜伏期和跌倒潜伏期，其作用机制可能是两者直接与 His 受体结合或部分阻断乙酰胆碱与 His 受体结合有关[31,32]。

(2)对心血管和血液系统的作用：石菖蒲挥发油对乌头碱、肾上腺素及氯化钡诱发的心律失常有对抗作用，治疗量的石菖蒲挥发油能使大鼠心率明显减慢、P-R 间期延长，使体外培养的心肌细胞搏动频率减慢，提高心肌细胞活力 D(λ)值，这可能是石菖蒲挥发油抗心律失常的机制之一[33]。

石菖蒲水提醇沉液能抑制血小板聚集，增强红细胞变形能力，其作用机制可能是通过作用于血小板 cAMP 系统，增强腺苷酸环化酶(AC)活性，抑制磷酸二脂酶(PDE)活性，升高血小板内 cAMP 水平及降低血小板对致聚因子 ADP 的敏感性实现的，还与改善红细胞能量代谢有关。石菖蒲挥发油、β-细辛醚有抑制血栓形成、抗黏、抗凝、溶解血浆纤维蛋白的作用，其作用机制可能与其能延长凝血酶原时间(PT)，活化部分凝血活酶时间(APTT)，改善血液黏滞性，降低血脂及抗脂质过氧化等有关[34、35]。石菖蒲挥发油加冰片给高血脂大鼠灌胃给药后显示，石菖蒲可降低血小板 a-颗粒膜蛋白 CD62P 和溶酶体颗粒的膜蛋白 CD63 的表达率，抑制血小板活化，改善血小板的黏附聚集性，从而发挥改善高血脂症的作用[36]。

3. 其他作用

(1)对消化系统的作用：石菖蒲水提液对胃、十二指肠峰电振幅率、振幅以及十二指肠峰电发生率都有抑制作用，其作用是通过阻断胆碱能 M 受体及迷走神经非胆碱能受体实现的。石菖蒲去油煎剂、总挥发油、α-细辛醚、β-细辛醚均能抑制离体家兔肠管自发性收缩，拮抗乙酰胆碱、磷酸组胺及氯化钡引致的肠管痉挛，增强大鼠在体肠管蠕动及小鼠肠道推进功能，还可促进大鼠胆汁分泌，其中以总挥发油的作用最强，去油煎剂最弱[37]。利用大鼠胃平滑肌条观察到石菖蒲可增大胃窦环行肌收缩波平均振幅和幽门环行肌运动指数，对大鼠的离体胃窦、幽门环行肌有兴奋作用[38]。

(2)抑菌作用：石菖蒲煎剂、α-细辛醚对金黄色葡萄球菌，肺炎双球菌有抑制作用。石菖蒲高浓度浸出液对常见致病皮肤真菌有抑制作用，石菖蒲中的甲基异丁香酚对金黄色葡萄球菌和肺炎球菌也有一定的抑制作用[39]。

此外，石菖蒲挥发油能提高正常小鼠血清 IgG 含量，增加正常小鼠胸腺重量，增强正常和免疫抑制小鼠的迟发型超敏反应，并有促进非特异性免疫功能的作用。采用连续递增皮下注射吗啡，建立吗啡依赖动物模型后，石菖蒲水煎剂对吗啡依赖大鼠的戒断症状均有不同程度的抑制作用，其中以 5g/kg 剂量组的作用最为突出[40]。

【体内过程】以荧光分光光度法定量研究其在动物体内过程以及口服和静脉注射的药动学模型和参数。提示该药口服肠胃吸收迅速($t_{1/2K\alpha}=0.08$hr)且完全($F=0.98$)，15 分钟血药浓度达高峰，血浆蛋白结合率 61%，并迅速分布于肝、肾、胆汁、心、脑、肺、脾等脏器，肝、肾浓度接近血浆，其余依次递降，部分由胆汁排泄后，仍经肠肝循环再吸收，最后主要随小便排泄。小部分药物可被肝脏代谢，体内半衰期约 3～4 小时，分布容积 0.38ml/kg。

【毒理研究】石菖蒲水煎剂小鼠腹腔注射 LD_{50} 为(53±2.5)g/kg。其挥发油小鼠皮下注射 LD_{50} 为 0.157ml/kg，腹腔注射 LD_{50} 为(0.23±0.023)ml/kg。α-细辛脑大鼠灌胃 LD_{50} 为 926mg/kg。挥发油中毒主要是兴奋脊髓。点样试验和掺入平板法试验一致证实 α-细辛醚为诱变阳性物质，能引起鼠伤寒沙门菌突变种 TA_{100}、TA_{98} 的突变。当剂量增至临床用量62倍时，对孕鼠有致畸作用，临床上应避免长期使用。

【主治】热病神昏，痰厥，健忘，耳鸣耳聋，脘腹胀痛，噤口下痢。

【现代应用】

1. 癫痫大发作　自制石菖蒲煎剂，每30ml含有石菖蒲干品9g，每次服10ml，每日3次，以30日为1疗程，可连续服用，如连续2年未再有癫痫大发作者，可停药。观察治疗60例，显效17例，有效28例，无效15例，有效率75%。

2. 小儿久咳不愈　用石菖蒲6～9g的水煎液治疗78例久咳不愈的小儿，结果有32例痊愈，38例有效，无效8例，总有效率为89.7%。

【不良反应】α-细辛醚给动物注射后7～8分钟出现爬行、身躯拉长、眼裂变小等外观行为学的改变，剂量加大，中毒症状严重者表现为呼吸困难，阵挛性抽搐。

主要参考文献

[1] 张家俊，等．中药酸枣仁、龙齿、石菖蒲对小鼠脑组织单胺类神经递质及其代谢物的影响．北京中医药大学学报，1995，18(6)：64

[2] 唐洪梅．石菖蒲不同部位对大鼠脑电图的影响．中成药，2003，25(11)：928

[3] 方永奇，等．石菖蒲对中枢神经系统兴奋-镇静作用研究．广西中医药，2001，24(1)：49

[4] 周大兴，等．石菖蒲醇提取物的抗惊厥作用．中国现代应用药学杂志，1999，16(2)：19

[5] 张信岳，等．石菖蒲的益智和抗惊厥作用研究．浙江中医学院学报，1999，23(2)：46

[6] 唐红梅，等．石菖蒲不同部位镇静抗致惊厥作用实验研究．中国实验方剂学杂志，2004，10(4)：45

[7] 吴启端，等．石菖蒲对中枢神经系统兴奋性的有效部位研究．医药导报，2002，21(7)：399

[8] 陈俐，等．石菖蒲水煎剂抗癫痫动物模型的药效学研究．广州医学院学报，2002，30(3)：13

[9] 陈俐，等．石菖蒲萃取挥发油抗癫痫药效研究．中药新药与临床药理，2003，14(3)：171

[10] 陈俐，等．石菖蒲挥发油对癫痫大鼠海马氨基酸含量的影响．中国中药杂志，2004，29(7)：670

[11] 唐洪梅，等．石菖蒲挥发油和水溶性成分对癫痫小鼠脑组织SOD、LPO、NO的影响．中国药师，2005，8(12)：983

[12] 杨立彬，等．石菖蒲及其有效成分α-细辛醚对癫痫幼鼠脑海马神经元凋亡的影响．中草药，2006，37(8)：1196

[13] 杨立彬，等．石菖蒲及其有效成分α-细辛醚对癫痫幼鼠海马区神经元N-甲基-D-天冬氨酸受体表达的影响．中草药，2007，38(11)：1670

[14] 苗静琨，等．石菖蒲α-细辛醚抗癫痫作用的实验研究．中国药理学通报，2008，24(12)：1660

[15] 李满，等．石菖蒲挥发油对美解眠致痫大鼠脑内c-fos基因表达的调控．中西医结合心脑血管病杂志，2009，7(1)：68

[16] 胡锦官，等．石菖蒲及其有效成分对学习记忆的实验研究．中药材，1999，22(11)：584

[17] 景玉宏，等．石菖蒲对学习记忆的影响及突触机制．中国中医基础医学杂志，2002，8(6)：38

[18] 吴宾，等．石菖蒲益智作用的物质基础及其机理研究．中医药学刊，2004，22(9)：1635

[19] 郑良朴，等．远志、石菖蒲水煎合剂D-半乳糖致小鼠衰老作用的实验研究．福建中医药，2002，33(4)：35

[20] Yoshifumi Irie，WingMingKeung. Rhizoma acori graminei and its active principles protect PC-12 cells from the toxic effect of amyloid-βpeptide. Brain Research，2003，963(1-2)：282

[21] 马艳喜，等．石菖蒲水提取液及挥发油对淀粉样β蛋白25-35二级结构的影响．中国病理生理杂志，2007，23(2)：352

[22] 李翎，等．石菖蒲系列提取物对大鼠脑缺血再灌注损伤的影响．中医药学刊，2003，21(2)：212

[23] 唐洪梅．石菖蒲对小鼠脑组织氨基酸类神经递质的影响．中药新药与临床药理，2004，15(5)：310

[24] 柯雪红，等．石菖蒲挥发油对脑缺血-再灌注脑中氨基酸的影响．中国老年学杂志，2003，23(5)：302

[25] 方永奇，等．石菖蒲对缺血再灌注脑损伤大鼠神经细胞凋亡的影响．现代中西医结合杂志，2002，11(17)：1647

[26] 方永奇，等．β-细辛醚对小鼠脑组织基因表达谱的影响．中药材，2003，26(9)：650

[27] 陈奕芝，等．石菖蒲挥发油、β-细辛醚对高血脂症大鼠血管舒缩与血小板活化的影响．中国中西医结合杂志，2004，24(S1)：1

[28] 吴启端，等．不同剂量石菖蒲对中枢神经系统影响的实验研究．中国药房，2005，16(9)：656

[29] 李明亚，等．石菖蒲对行为绝望动物抑郁模型的抗抑郁作用．中药材，2001，24(1)：40

[30] 陈文伟．石菖蒲、赤芍醇提取物对实验性抑郁及血管活性肠肽和P物质的影响．华西医学，2006，21(2)：321

[31] 李翎，等．β、α细辛醚及石菖蒲挥发油对支气管哮喘的药效对比观察．时珍国医国药，2006，17(11)：2137

[32] 徐建民．石菖蒲挥发油β-细辛醚对支气管哮喘的影响．广州中医药大学学报，2007，24(2)：152

[33] 吴启端，等．石菖蒲挥发油对心肌细胞形态学及细胞活力的影响．中药材，2009，32(2)：242

[34] 吴启端，等．石菖蒲挥发油及β-细辛醚的抗血栓作用．中药新药与临床药理，2008，19(1)：29

[35] 蒋文跃，等．化痰药半夏、瓜蒌、浙贝母、石菖蒲对大鼠血液流变性的影响．中医杂志，2002，43(3)：215

[36] 何玉萍，等．石菖蒲加冰片对高血脂大鼠血小板活化功能的影响．中国中医药科技，2003，10(6)：337

[37] 胡锦官，等．石菖蒲及其有效成分对消化系统的作用．中药药理与临床，1999，15(2)：16

[38] 李伟，等．水菖蒲和石菖蒲对大鼠离体胃平滑肌条作用的比较．甘肃中医学院学报，2000，17(4)：7

[39] 陈俐，等．石菖蒲药理作用的实验研究．广州医学院学报，2002，30(4)：1

[40] 刘秀平，等．石菖蒲水煎剂对吗啡依赖大鼠戒断症状的治疗作用．中国疼痛医学杂志，2007，13(3)：164

蟾　酥

本品为蟾蜍科动物中华大蟾蜍 *Bufo bufo gargarizans* Cantor 或黑眶蟾蜍 *Bufo melanostictus* Schneider 的干燥分泌物。蟾酥的主要成分是蟾毒配基类(Bufogenins)及其酯类即蟾酥毒类(Bufotoxins)。它们具有乙型强心苷元的结构。蟾毒配基有华蟾毒精(Cinobufagin)、蟾毒它灵(Bufotalin)、华蟾毒灵(Cinobufotalin)、蟾毒灵(Bufalin)、脂蟾毒配基(Resibufogenin)、远华蟾毒精(Telocinobufagin)等，其中中华蟾毒精含量最高，达7.2%左右。此外，还含有吲哚碱衍生物蟾蜍色胺(Bufotenine)、蟾蜍特尼定(Bufotenidine)、5-羟色胺及肾上腺素等。蟾酥味辛，性温，有毒。归心经。

【功效与药理】

1. 解毒、止痛　本品辛散善行，无论内服外用，均可解毒、消肿、止痛，常用于痈疽疔毒，瘰疬恶疮，咽喉肿痛，牙龈肿烂等症，正如《医学入门》所云："主痈疽疮肿，瘰病，一切恶疮顽癣。"

(1)抗炎作用：蟾酥有很好的抗炎作用，能抑制血管通透性，阻止感染病灶扩散，使红肿消退。蟾酥能抑制醋酸引起的小鼠腹腔毛细血管通透性增高。中华大蟾蜍耳后腺分泌物乙醇提取物(GA)对角叉菜胶性大鼠足肿有明显抑制作用[1]。蟾酥制剂对甲醛滤纸球引起的大鼠皮下肉芽肿有较强的抑制作用,它通过抑制毛细血管的通透性而减少炎性渗出,有利于消除炎症和肿胀而产生抗炎效果。

(2)止痛:蟾酥既能解毒消肿,又有良好的止痛作用,临床除用于痈疽肿块、喉痹等症的消散止痛外,也常用于牙痛及肌肉劳损、骨刺、关节炎等引起的疼痛,并可用作外科麻醉药。本品的这一功效,与其对中枢神经系统的作用有关。蟾酥镇痛的活性成分主要存在于氯仿提取物中,氯仿提取物中分离了 6 种活性成分均有镇痛作用,且具有一定的量效关系,其 0.4%浓度镇痛作用强于较低浓度的布洛芬[2]。

(3)抑菌作用:蟾酥总苷注射液对铜绿假单胞菌、卡他球菌、葡萄球菌、变形杆菌有抑制作用。蟾酥注射液能阻止金葡菌、甲型溶血链球菌感染病灶的扩散,使周围红肿消退,对一些抗生素不敏感或已产生耐药性的化脓性疾患亦有治疗效果。

(4)对免疫功能的影响:蟾酥具有增高小鼠脾脏溶血斑形成细胞(PFC)活性率,促进巨噬细胞吞噬功能以及增高血清溶菌浓度的作用。对蟾酥水溶性总成分的单体分离及其免疫药理学和分子生物学的研究发现,蟾酥能增强网状内皮系统吞噬功能,提高机体的非特异性免疫的作用。蟾酥不同溶剂萃取物水层(VB2)、醋酸乙酯层(VB4)及总水提蛋白层(VB6)体外可协同刀豆蛋白 A(Con A)促进脾淋巴细胞和腹腔巨噬细胞的功能,其机制可能与协同 Con A 促进 DNA 合成并活化 $CD4^+CD8^-$ T 细胞表达 CD8a 抗原、增加兼具辅助和细胞毒作用的 $CD4^+CD8^+$ T 淋巴细胞亚群的数量有关[3]。从蟾酥水溶性非透析部分中发现了促淋巴细胞增殖的物质,其有效成分之一为含 D-甘露糖、相对分子质量约 13ku 的糖蛋白,纯化后能提高脾细胞培养上清液中 IL-2 和 IL-12 的水平,增强 C3H/HeN 小鼠脾淋巴细胞的天然杀伤能力[4]。

(5)抗肿瘤作用:蟾酥及其有效成分具有抗肿瘤作用,其作用机制主要是以下几个方面:诱导肿瘤细胞凋亡、抑制肿瘤细胞增殖、促进或增强肿瘤细胞的分化、抑制肿瘤血管的形成以及逆转肿瘤多药耐药性等。

蟾酥诱导肿瘤细胞凋亡需要多信号途径的调节,目前的研究证明 Bcl-2,survivin,Bax,p53 基因和 Caspase 蛋白等在蟾酥有效成分诱导的多种肿瘤细胞凋亡过程中发挥着重要的作用。华蟾能通过抑制 Bcl-2,fasl 基因及活化 fas 基因的途径来抑制 U937 细胞生长并诱导凋亡[5]。不同浓度的脂蟾毒配基提取液能引起细胞线粒体膜电位下降,释放入胞质中的细胞色素 C 增多,促进半胱氨酸天冬氨酸蛋白酶 3 蛋白活化,抑制 Bcl-2 蛋白表达,从而诱导细胞凋亡[6]。脂蟾毒配基作用肝癌 Bel-7402 细胞后,Bcl-2 蛋白表达下调,Procaspase-3 蛋白减少,细胞色素 C 表达上调,并且呈时间浓度依赖性[7]。

蟾酥及其抗癌活性成分具有抑制肿瘤细胞生长或直接杀伤作用。蟾酥毒基对人肝癌细胞 Bel-7402、宫颈癌细胞 HeLa、乳腺癌细胞 MCF-7、胃癌细胞 BGC-823 和白血病 HL-60 细胞增殖都有明显抑制作用。$25g \cdot L^{-1}$华蟾酥毒基可抑制癌细胞芳香化酶 mRNA 的表达和雌二醇的合成,进而抑制癌细胞的增殖[8]。通过对蟾酥提取物对荷瘤小鼠肝瘤细胞形态观察,发现肿瘤细胞核膜皱缩、断裂,线粒体出现肿胀和空泡样改变,表明蟾酥提取物对肿瘤细胞有直接杀伤作用[9]。

蟾酥及其有效成分能够促进或增强肿瘤细胞的分化。人单核细胞性白血病细胞系 THP-1 加入蟾毒灵培养后,THP-1 可向趋向巨噬细胞样分化[10]。蟾毒灵主要通过抑制拓扑异构酶Ⅱ(TOPO-Ⅱ),蛋白激酶 A(PKA)和蛋白激酶 C(PKC)活性,下调酪蛋白激酶-2

活力，与细胞膜上的位点连接实现抑制 Na^+、K^+-ATPase，诱导肿瘤细胞分化[11]。此外，蟾毒灵可通过促进抑癌基因 $p21^{WAF1}$ 的表达而抑制细胞增殖，促进细胞分化[12]；还可通过下调 WT1(Wilms tumor 1)基因诱导 K562 细胞分化和凋亡。

血管新生是肿瘤生长、侵袭、转移过程的一个重要环节。华蟾酥毒基在体外可以抑制内皮细胞生长，在体内、外均可下调血管内皮生长因子和表皮生长因子的表达。此外，华蟾酥毒基对鸡胚尿囊膜及裸鼠肝癌移植瘤新生血管形成也具有抑制作用[13]。蟾毒灵可逆转白血病细胞对维 A 酸、依托泊苷(VP-16)等药物的耐药性，最近发现蟾毒灵克服肝癌 5-氟尿嘧啶获得性多药耐药的机制与改变 Bcl-xL/Bax 比值、激活耐药细胞线粒体参与的凋亡通路有关[14]。

2. 开窍醒神

(1)兴奋中枢作用：蟾酥水提物能使呼吸兴奋，使呼吸振幅增大，频率加快，呼吸兴奋作用为中枢性的。蟾力苏(脂蟾毒配基注射液)具有中枢性呼吸兴奋作用，可在一定程度上对抗全麻药和八角枫碱引起的中枢抑制。蟾蜍色胺是 5-羟色胺的衍生物，其药理作用与致幻剂麦角酰二乙胺(LSD)有某些相似，青年男子静脉注射 16mg，其“致幻”作用与麦司卡林(mescaline)相似，但其发生与消失更快，大鼠静脉注射蟾蜍灵(0.8mg/kg)可引起强直性惊厥，此时全脑的乙酰胆碱总含量降低。

(2)强心作用：蟾毒配基类和蟾蜍毒素类化合物均有强心作用，能直接加强心肌收缩力。脂蟾毒配基(RBG)对大鼠在体心收缩力有明显加强作用，并使心率减慢，恢复急性缺氧引起的心衰，对戊巴比妥钠和缺氧引起离体豚鼠心衰也有保护作用，降低离体犬心脏蒲肯野氏纤维的动作电位振幅和静息电位，减慢动作电位最大上升速率。蟾毒灵(蟾蜍灵)低浓度即能增强豚鼠离体心房收缩力，高浓度则可产生期外收缩。蟾酥和毒毛花苷元 G 增进犬心肌收缩力程度及作用时间过程基本相似。在一定范围内蟾酥的强心作用有浓度依赖性，并且在低浓度时就有显著的作用。多数认为蟾毒配基抑制心肌细胞膜上的 Na^+、K^+-ATP 酶，从而使心肌细胞内 Na^+ 浓度增高，Ca^{2+} 则通过 Na^+-Ca^{2+} 交换进入心肌细胞使心肌收缩力加强。而蟾酥的水溶性和脂溶性组分除了对小鼠心肌细胞膜抑制 Na^+、K^+-ATP 酶活性外，对 Ca^{2+}-ATP 酶和 Ca^{2+}-Mg^{2+}-ATP 酶的活性也有抑制作用，用于强心治疗可首选脂溶性组分[15]。也有报道蟾酥是通过 α 肾上腺素受体起作用的，用 M 受体阻断剂阿托品和 β 受体阻断剂普萘洛尔均不能抑制蟾酥加强离体蟾蜍心脏的收缩运动，而抑制钾通道后蟾酥的强心作用减弱，表明蟾酥是通过抑制钾通道而发挥强心作用的[16]。通过特异的荧光标记物 Flu03 和实时荧光分光光度技术证实，加入中等量蟾酥乙醇提取液(400ng/ml)可引起心肌细胞内钙离子浓度升高，改变心肌细胞内钙的贮存，从而直接或间接地改变了 Ca^{2+} 浓度，而发挥强心作用[17]。普氏纤维(PE)电生理学作用表明，脂蟾毒苷元能逐渐降低动作电位幅值(APA)和静息电位(RP)，减慢动作电位最大上升速率，缩短动作电位时程(APD)和有效不应期(ERP)；并能增加舒张期去极化斜率，使自律性增高，有时可诱发自发节律。脂蟾毒苷元对 PF 的作用具有浓度依赖性。脂蟾毒苷元对同一动物心脏的不同组织和不同动物的相同心肌纤维有基本相同的作用。脂蟾毒配基使兔在体心脏的单相动作电位振幅呈双相性改变作用[18]。

蟾酥可使纤维蛋白原的凝集时间延长，其抗凝作用与尿激酶类似，可使纤维蛋白溶酶活性化，从而增加冠状动脉灌流量。蟾酥能增加心肌营养性血流量，改善微循环，增加心肌供氧，对因血栓形成所致的冠状动脉血管狭窄而引起的心肌梗死等缺血性心脏疾病有一定的疗效[19]。蟾酥还能明显改善血清及心肌丙二醛(MDA)、游离脂肪酸(FFA)、乳酸(LD)和超氧化物歧化酶(SOD)含量,显著升高心肌ATP活性($P<0.05$),提示其可能通过抑制脂质过氧化过程,并同时提高内源性抗氧化酶活性而减轻氧自由基对心肌的损伤[20]。

(3)升压和抗休克:蟾酥升高动脉血压作用与肾上腺素相似,其升压作用主要来自于周围血管的收缩,部分来自心脏作用,该作用可被α-受体阻断剂阻断。蟾毒配基类(BGs)对失血性休克大鼠有明显升压作用,其强度随剂量增大而增强。脂蟾毒配基(RBG)、华蟾毒灵(CBL)及蟾毒精等均具有显著的呼吸兴奋和升压等中枢性兴奋作用。

蟾酥醇提取物对内毒素血症所致休克有较好的疗效,可使兔动脉压明显升高。实验证明这一作用可能与外周血管阻力及每搏输出量增大有关。脂蟾毒配基对失血性休克大鼠有明显升压作用,其作用强度随剂量加大而增强;RBG还能明显升高麻醉开胸及失血性休克家兔的平均动脉压,对失血性休克兔的升压作用明显强于正常麻醉兔。蟾酥提取物可使休克组动物血浆纤联素(PFN)的减少较空白对照为轻,这有利于休克动物的复苏。蟾酥提取物还可使内毒素休克犬补体消耗减少,这对抗休克是有益的。此外,静脉注入蟾酥,可使家兔ADP诱导的血小板聚集程度与速度明显降低。说明蟾酥抗休克,可能主要与它具有强心、升压和抑制血小板聚集等作用有关[21]。

3. 其他作用

(1)抗肿瘤作用:蟾酥提取物(BTXs)明显增大S_{180}肉瘤小鼠组脾脏,并且可防止荷瘤小鼠机体胸腺重量下降。超微结构电镜观察结果显示,使用蟾酥提取物后,肿瘤细胞和核膜皱缩、断裂,线粒体出现肿胀和空泡样改变,表明蟾酥提取物对肿瘤细胞有直接杀伤作用。该药的抗肿瘤作用可通过增强机体免疫功能,抑制肿瘤细胞增殖、诱导分化、诱导细胞凋亡、直接杀伤肿瘤细胞等多途径、多环节的作用[22]。蟾蜍灵(bufalin)作用于早幼粒白血病HL-60细胞和肝癌SMMC7721细胞,具有显著细胞毒作用,形态学和DNA片段化检测证实蟾蜍灵诱导的细胞死亡以凋亡为主,细胞周期素依赖性蛋白激酶抑制因子(p21WAF1)表达显著升高,而增殖细胞核抗原(PCNA)表达显著下降,两者呈显著负相关[23,24]。蟾毒灵高(1.5mg/kg)、中(1mg/kg)、低(0.5mg/kg)剂量治疗组对裸鼠人肝癌原位移植模型有明显的抗肿瘤作用,其作用机制可能与上调Bax表达、诱导细胞凋亡有关[25]。体外实验条件下,脂蟾毒配基抑制人胃癌BGC-823细胞生长并诱导细胞发生凋亡,其诱导凋亡作用机制与线粒体通路有关。华蟾素2.5mg/ml可抑制体外培养的卵巢癌3AO细胞芳香化酶mRNA的表达和雌二醇的合成,抑制癌细胞的增殖[26]。

(2)对输精管的作用:华蟾毒精、蟾毒灵均可增强去甲肾上腺素(NA)所引起的大鼠输精管的收缩,输精管的节律性收缩随剂量增加起效时间提前,最高张力增加,显示出剂量依赖性收缩反应[27,28]。

(3)表面麻醉作用:蟾酥的80%酒精提取物有表面麻醉作用,局麻作用以蟾毒灵最强。吉田诚一等研究了10种蟾毒配基及蟾蜍毒素类化合物的表面麻醉实验,发现其局麻作用大部分较可卡因强。其中蟾毒灵的局麻作用较可卡因强30～60倍,较普鲁卡因强300～600倍,且麻醉有效期长,用药后无中枢中毒症状、无局部刺激作用,其作用机制与肌细胞的缓慢释放乙酰胆碱有关[29]。

【体内过程】蟾酥口服易吸收、作用发生及消失均快,无蓄积作用。给小鼠尾静脉注射^3H标记的脂蟾毒配基,测定不同时间各组织的放射性强度,发现以肝、肠浓度较高,其次为胃、心、肾、脑、肌肉。血浆半衰期短,仅7.5分钟。整体动物放射自显影表明胆囊、小肠上部内容物放射性最高，说明经胆汁排出较多，24 小时内尿排出较少（占注入量的 4.4%与 1.93%），而经粪排出较多（占注入量的 43.32%与 28.8%）。另有报道。蟾酥总苷注射液用相同方法测得的小鼠各组织含量以心脏最高，其次为脾、脑、肺、肝、肾。主要从肾排出，注射后 8 小时肾中含量最高，24 小时后几乎全部排出。蟾酥在体内的代谢还不太清楚。

【毒理研究】从蟾酥中提取的总成分，经急性毒性试验，LD_{50} 为 80.71mg/kg。其各种成分对小白鼠 LD_{50}（mg/kg）是：蟾酥为 41.0（静脉）、96.6（皮下）、36.24（腹腔），蟾毒灵为 2.2（腹腔），华蟾毒配基为 4.38（腹腔），蟾毒素对犬的 LD_{50} 接近 0.36（静脉），口服最小致死量接近 0.98。

低浓度的蟾酥使心脏收缩力增强，并使血压上升，这是蟾酥药用强心的基础，但当剂量达到 6mg/kg 时，可使家兔出现气急、烦躁，在麻醉状态下抽搐挣扎等现象，并可使心室停止跳动[30]。蟾酥醇提液 0.1ml 剂量具有轻微升压作用，2ml 剂量的醇提液具有强烈的升血压作用，但是，蟾酥葡萄糖研磨液 0.5ml 剂量却产生降压作用[31]。

【主治】痈疽疔疮，咽喉肿痛，牙龈肿烂，中暑吐泻，腹痛神昏。

【现代应用】

1. 心力衰竭　以蟾酥 4～8mg（胶囊装），饭后用冷开水送服，日服 2～3 次，治疗 2～3 级心力衰竭病人 13 例，其中 12 例均于用药后 2～48 小时内症状、体征有所改善（脉率减缓者 12 例，利尿作用显著者 4 例，水肿消失者 5 例，肝大缩小者 6 例），12 例肺部湿性啰音皆有改善，二联率及奔马律用药后消失，2 例心房纤颤 1 例消失，1 例无变化[32]。

2. 结核病　用蟾酥水溶性总成分注射液（每支 2ml，相当于蟾酥 10ml）治疗肺结核 59 例，每日总量 20mg，分 2 次肌注，3 个月为 1 个疗程，结果有效率为 82.3%，显效率为 57.8%[33]。

3. 顽固性呃逆　用华蟾毒素 2～4ml 肌注，每日 2～3 次，治疗 18 例顽固性呃逆，除癌肿病人用药 1～3 个月外，其他病例均用药见效后 3 天停药。结果 2 例注射 1 小时后减轻，1 天后消失，4 例注射 3 次后呃逆消失，9 例注射 2 天后消失，3 例注射 4 天后显著减轻[34]。

4. 恶性肿瘤　蟾酥水溶液总成分注射液（每支含新鲜蟾酥 10mg）20mg/次，每日 1 次肌注，3～6 个月为 1 个疗程，停药 1 个月后开始第 2 个疗程，治疗 164 例肺癌，总有效率为 67.07%，不但能缓解临床症状、缩小病灶、提高机体免疫功能，同时对于放、化疗所致白细胞、血小板下降等副作用均有改善[35]。

5. 表面麻醉

（1）用于扁桃体切除术：将蟾酥投入 75%乙醇中溶解，制成 1%～4%酊剂。每次用量按 25～50mg 生药掌握，用棉球蘸蟾酥酊（约 2.5～3.0ml）涂于咽后壁、咽前弓、咽后弓及扁桃体，共 2 次，涂药 3～5 分钟即可手术，术前应常规投予镇静剂、阿托品（注射）等；个别咽反射重者局部喷洒 1%蟾酥酊 1～2 次。经 150 例手术观察，结果表明，其表麻效果与普鲁卡因局麻相同，优良率达 98%；且无过敏反应，具有创口水肿轻、伪膜形成迅速、咽部功能恢复快等优点。

（2）用于拔牙：取蟾酥 15g，浸于 70%乙醇 200ml 中，1 周后过滤，与等量的 2%碘酒混合成蟾酥酊。先将病牙龈部擦干，再用棉签蘸蟾酥酊涂于病牙龈部及牙周袋内，约 3 分钟即可试拔，若感疼痛，可再涂 1～2 次后拔。共拔病牙 67 例，有效率 100%，优良率占 85%。

【不良反应】蟾酥皮制剂动物试验曾出现心肌出血，并可致鸽、犬呕吐。治疗量及注射速度适宜时，毒性较低。但速度太快，剂量偏大，则出现头昏不适，胸闷不安，口唇和四肢发麻,或上腹不适,恶心,呕吐。严重者可出现心悸、心慌,心律不齐。心电图可见房室传导阻滞,S-T段下降、T波变形等洋地黄所致心律失常的典型改变。有的可出现呼吸急促,精神迟钝,眼及口腔分泌物增多,或抽搐,惊厥,昏迷而死。蟾酥有使子宫收缩的作用,故孕妇禁用。

主要参考文献

[1] 张薇,等. 花背蟾蜍耳后腺分泌物的药效学研究. 沈阳药学院学报,1992,9(1):71

[2] 张薇,等. 蟾酥的镇痛活性成分. 沈阳药科大学学报,1998,15(4):269

[3] 姜峰,等. 蟾酥不同溶剂萃取物对小鼠免疫细胞功能的影响. 中国药理学与毒理学杂志,2008,22(1):63

[4] 王学勇. 蟾酥中含有免疫调节剂. 国际中医中药杂志,2006,28(3):15

[5] 张莉,等. 华蟾素诱导U937细胞凋亡及其作用机制. 肿瘤.2007,27(5):341

[6] 孟书聪,等. 脂蟾毒配基对人胃癌BGC-823细胞系细胞生长的干预效应术. 中国临床康复,2006,43(10):138

[7] 黄应申,等. 脂蟾毒配基通过线粒体途径诱导人肝癌Bel-7402细胞凋亡的研究. 中国肿瘤临床,2006,33(20):1141

[8] 王绍光. 华蟾素对卵巢癌3AO细胞芳香化酶表达的影响和意义. 中华妇幼临床医学杂志(电子版),2006,2(5):268

[9] 高瑞霖,等. 蟾酥提取物对荷瘤小鼠肿瘤细胞形态学实验研究. 中国临床康复,2006,35(10):142

[10] 高晓东,等. 蟾酥灵对HL-60/ADR作用的研究. 交通医学,2002,16(5):506

[11] 徐瑞成,等. 蟾蜍灵诱导白血病HL-60细胞分化及相关基因表达. 中草药,2002,33(2):151

[12] 陈小义,等. 蟾蜍灵对肿瘤细胞SMMC7721的细胞毒作用及生长相关基因表达的影响. 中国药理学与毒理学杂志,2001,15(4):293

[13] 王南瑶,等. 华蟾素联合三氧化二砷抑制鸡胚尿囊膜血管生成的实验研究. 临床肿瘤学杂志,2006,11(7):494

[14] 顾伟,等. 蟾毒灵对裸鼠人肝癌移植瘤的抑制作用及对Bcl-2和Bax蛋白表达的影响. 中西医结合学报,2007,5(2):155

[15] 陈才法,等. 蟾酥、蟾皮、蟾衣提取物对心肌细胞膜ATP酶的影响. 四川动物,2008,27(3):393

[16] 禹永春,等. 四乙基胺抑制蟾酥的强心效应. 延边大学医学学报,2001,24(3):164

[17] Bick RJ, et al. Effects of Chan Su, a traditional Chinese medicine, on the calcium transients of isolated cardiomyocytes: Cardiotoxicity due to more than Na^+、K^+-ATPase blocking. Life Sci, 2002, 72(6): 699

[18] 解景田,等. 脂蟾毒配基对犬和豚鼠心肌细胞反应性与后电位的影响. 中国药理学报,1985,5(3):169

[19] 苏永华,等. 蟾蜍制剂的药效作用研究评述. 北京中医药大学学报,2001,24(2):51

[20] 邵玲等. 低温及蟾酥对麻醉家兔心肌缺血再灌注损伤的保护作用研究. 中西医结合心脑血管病杂志,2005,3(2):134

[21] 朱远,等. 脂蟾毒配基对家兔血液动力学的影响. 中国药理学与毒理学杂志,1990,4(1):14

[22] 高瑞霖,等. 蟾酥提取物对荷瘤小鼠肿瘤细胞形态学实验研究. 交通医学,2006,20(4):376

[23] 徐瑞成,等. 蟾蜍灵诱导白血病HL-60细胞分化及相关基因表达. 中草药,2002,33(2):151

[24] 陈小义,等. 蟾蜍灵对肝癌细胞SMMC 7721的细胞毒作用及生长相关基因表达的影响. 中国药理学与毒理学杂志,2001,15(4):293

[25] 顾伟,等. 蟾毒灵对裸鼠人肝癌移植瘤的抑制作用及对Bcl-2和Bax蛋白表达的影响. 中西医结合学报,2007,5(2):155

[26] 王绍光．华蟾素对卵巢癌 3AO 细胞芳香化酶表达的影响和意义．中华妇幼临床医学杂志，2006，2(5)：268

[27] 韩永晶，等．蟾毒灵促进离体豚鼠输精管释放去甲肾上腺素．中国药理学报，1986，7(4)：314

[28] 韩永晶，等．华蟾蜍毒素对离体豚鼠输精管的作用．药学学报，1992，27(4)：252

[29] Watabe M, et al. Activation of AP-1 is required for bufalin-induced apoptosis in human leukemia U937cells. Oncogene, 1998, 16(6): 779

[30] 郑险峰，等．蟾酥对家兔动脉血压毒性作用的研究．牡丹江师范学院学报，2003，(2)：4

[31] 钱伟平．蟾酥对实验动物循环系统毒副作用的研究．浙江中医学院学报，2001，25(6)：80

[32] 高渌纹．实用有毒中药临床手册．北京：学苑出版社，1992

[33] 许长照．蟾酥水溶性总成分对肺结核病人免疫功能的影响．中医杂志，1981，22(8)：37

[34] 陈次和．华蟾素治疗顽固性呃逆的疗效观察．实用内科杂志，1985，(5)：245

[35] 蒋庭章，等．蟾酥水溶性总成分注射液治疗晚期肿瘤 218 例．南京中医学院学报，1988，(1)：22

三、常 用 方 剂

安宫牛黄丸

本方来源于《温病条辨》，由牛黄、郁金、犀角、朱砂、栀子、雄黄、黄连、黄芩、珍珠、麝香、冰片组成。

【功效与药理】

1. 开窍醒神　本方是凉开的代表方，临床常用于热盛神昏之证，其开窍醒神的功效与其对中枢神经系统的影响有关。

(1)镇静、抗惊厥：应用安宫牛黄丸混悬液灌胃或腹腔注射或用安宫牛黄丸制成Ⅰ、Ⅱ号注射液静脉注射，或用仿照安宫牛黄丸处方制备的牛黄醒脑注射液腹腔注射，均能减少小鼠的自主活动，出现安静现象，并显著增强戊巴比妥钠或硫喷妥钠对中枢神经系统的抑制作用，明显延长小鼠的睡眠时间。安宫牛黄丸对戊四氮所致小鼠惊厥的潜伏期延长，死亡率降低，亦明显抑制士的宁所致小鼠惊厥[1,2]。安宫牛黄丸 0.75、1.5、3.0g/kg 一次性给药与戊巴比妥钠 38mg/kg(小鼠催眠阈下剂量)合用，具有明显的协同镇静作用[3]。

(2)脑保护作用：安宫牛黄丸可保护血脑屏障，降低毛细血管通透性，提高脑组织对缺血缺氧的耐受性，从而保护脑组织。

安宫牛黄丸对治疗脑出血后脑水肿有一定作用，其机制可能是抑制星形胶质细胞上的水通道蛋白的产生，降低血脑屏障的通透性，从而减轻脑出血后脑水肿的发生[4,5]。采用立体定位技术制作脑出血模型，造模后脑组织出现严重血管损伤，致管腔变形狭窄，血管周边星形细胞突起严重水肿，内皮细胞核增大等现象，安宫牛黄丸灌胃给药后发现模型大鼠神经元、胶质细胞核膜完整清晰，无水肿，细胞器结构正常，大鼠自发性脑出血的继发性脑损害轻微[6]。安宫牛黄丸对脑出血急性期大脑保护作用的机制可能还在于增加脑内 NO 含量，升高 NOS 活性以及降低海马、皮质中单胺递质的含量，抑制兴奋性氨基酸的表达等[7,8]。安宫牛黄丸可显著提高红细胞变形指数，改善脑出血中血肿周围神经组织因血肿压迫而缺乏的血流供应，减轻周围神经组织的缺血。同时，对于安宫牛黄丸全方和简方(不含朱砂和雄黄)的研究发现，全方与简方对大鼠脑组织损伤均有一定的保护作用，全方的疗效有优于简方的趋势[9,10]

安宫牛黄丸对各种原因引起的昏迷均有较好的复苏作用。安宫牛黄丸可使大鼠乳鼠大脑皮层神经内钙离子浓度明显增高，对氯化铵诱导的氨昏迷家兔，能减轻或抑制其精神症状和皮层脑电图恶化，并降低动物死亡率。氨中毒主要是肝脏和脑组织解毒功能障碍，提示安宫牛黄丸可降低血氨，增强肝脏解毒功能，安宫牛黄丸对中枢神经元具有活化作用，能活化脑干、丘脑及皮层的神经元，激活脑干网状上行激活系统，使用 c-fos 原癌基因表达产物免疫组化法发现，安宫牛黄丸对皮层神经元可能还有直接的激活作用[11]，进一步研究表明朱砂以及雄黄可通过影响 NE，5-HT 系统的功能来发挥脑电激活促清醒作用，推测朱砂、雄黄可能是安宫牛黄丸脑电激活促清醒作用的重要活性物质基础之一[12]。

此外，安宫牛黄丸还可通过促进脑血管生成及脑神经元的再生，促进缺血后 SGZ 的神经细胞增殖，而发挥改善脑组织损伤的作用。

2. 清热解毒　安宫牛黄丸既能开窍，又善清热解毒，对闭证之热盛者尤为适宜。该方的这一功效主要表现在以下几方面：

(1)解热：安宫牛黄丸腹腔注射，对细菌内毒素所致家兔发热有明显的降温作用，给药后 1 小时与对照组相比有极为显著的差异，维持时间可达 5～6 小时。对伤寒三联菌苗所致家兔发热，在注射菌苗后 60 分钟、家兔体温升高最明显时，以安宫牛黄注射液静脉给药，可使体温迅速下降。安宫牛黄丸全方与简方均显示出了一定的解热作用，但简方无论在解热作用强度还是在解热作用持续时间上均弱于安宫牛黄丸全方，但两者之间无显著性差异[1,3]。

(2)抗炎：安宫牛黄丸对大鼠蛋清性踝关节肿胀有显著抑制作用，在给药后 1～4.5 小时(致炎后 0.5～4 小时)作用最为显著，对二甲苯所致小鼠耳部炎症亦有明显抑制作用，表明该方对血管通透性增加期的炎症具有抑制作用[1,2]。

3. 其他作用　安宫牛黄丸能增强小鼠腹腔巨噬细胞的吞噬功能，提高小鼠常压耐缺氧能力，对家兔有降压作用。此外，本方灌胃尚能提高白血病小鼠 L_{7212} NK 细胞活性，使 L_{7212} 小鼠脑膜白血病模型的脑膜白血病细胞浸润程度减轻，提示本方可用于白血病的治疗[13,14]。

【主治】温热病，热邪内陷心包，高热烦躁，神昏谵语，以及中风昏迷、邪热内闭者。

【现代应用】

1. 流行性乙型脑炎　在一般治疗基础上加用安宫牛黄丸，加入温水内制成汤剂由胃管内注入。剂量：小于 3 岁一次 1/4 丸；4～6 岁一次 1/2 丸；6 岁以上一次一丸，每日一次，用至热退及神志清醒为止。治疗 34 例，从平均热程，意识障碍持续时间，住院天数，后遗症发生率，病死率几方面进行观察，安宫牛黄丸组疗效较一般治疗组平均热程，意识障碍持续时间及住院天数缩短，后遗症及病死率低[15]。

2. 儿童危重型病毒性脑炎　以安宫牛黄丸口服，每次 0.5～1 丸，每日 2 次，连用 3～7 天为一疗程，同时配合西医综合疗法，治疗 42 例，痊愈 40 例，死亡 2 例，治愈率 95.24%，病死率 4.76%；对照组 20 例单用西医综合疗法，痊愈 14 例，死亡 6 例，治愈率 70.0%，病死率 30.0%。治疗组的疗效明显优于对照组[16]。

3. 颅脑损伤意识障碍　对 256 例颅脑损伤意识障碍患者在用西医常规治疗的同时，加用安宫牛黄丸鼻饲，每次 1 丸，每日 2 次，持续一周。结果 185 例苏醒，有效率 72.9%。观察表明，当意识障碍处于 5～6 度(嗜睡，一给刺激就能清醒，呼叫能睁眼，甚至能执行简单命令)时，用药后效果最好，意识障碍达 7 度以上(昏迷，给刺激不能清醒)和脑疝形成患者用本方无效[17]。

4. 肝性脑病　对门脉高压症术后肝性脑病患者在应用西药的同时，加用安宫牛黄丸 1 粒水化鼻饲，每天 2～3 次，治疗 49 例，治愈 37 例，占 75.51%，死亡 12 例，占 24.49%。而单用西药的对照组 29 例患者，治愈 15 例，占 51.7%，死亡 14 例，占 48.28%。平均昏迷时间和住院时间，治疗组亦明显少于对照组[18]。

5. 脑血管意外 以本方为主治疗脑卒中急性期患者 36 例，其中脑出血 12 例，脑梗死 18 例，脑出血合并脑梗死 6 例，均见有神昏或智昧。方法：安宫牛黄丸溶于 10～15ml 温水中，轻者每次半粒灌服，重者每次 1 粒鼻饲，每日 2 次，连用 3～7 天，并用清开灵 40ml 静滴，每日 1 次。病重者加用脱水剂以降低颅内压。结果：中经络神昧者 16 例全部显效（用药3～7 天，神志清醒，偏瘫肢体肌力提高 2～3 度）；中及脏腑神昏者显效 2 例，有效（用药 3～7 天，神志清醒，偏瘫肢体未恢复）13 例，无效（死亡）5 例；脑梗死者显效 2 例，有效 4 例，无效 2 例；脑出血者显效 2 例，有效 7 例，无效 3 例；脑出血合并脑梗死者显效 2 例，有效 4 例。无效死亡病例均为年老、出血量多或梗死面积大者[19]。

6. 晚期肺癌发热 以本品治疗热闭心神型晚期肺癌高热患者 25 例，结果实验中的治疗组显效 10 例，占 40.0%，有效 12 例，占 48.0%，无效 3 例，占 12.0%，总有效率 88.0%，对晚期肺癌高热患者有减轻痛苦、改善症状等功效[20]。

7. 败血症 以本品治疗败血症 150 例，1 次/天，每次 1 丸，且联合应用抗生素。结果口服安宫牛黄丸 2 天后即有见效，平均 5 天，治愈 98 人，显效 29 例，总有效率为 98%[21]。

【不良反应】安宫牛黄丸中含有朱砂和雄黄，朱砂主要成分为硫化汞，不宜超量或持久服用，尤其肝、肾功能不正常者，更不宜服用，以免造成汞中毒而加重病情。与亚硝酸盐类、亚铁盐类同服可生成硫代砷酸盐，可使疗效下降。同理，与硝酸盐、硫酸盐类同服，可使雄黄所含的硫化砷氧化，增加毒性。

主要参考文献

[1] 刘启泰．两种安宫牛黄丸药理作用的研究．中成药研究，1982，(5)：23

[2] 康毅．安宫牛黄丸(针)的药理研究．天津医学院学报，1984，8(3)：6

[3] 叶祖光，等．安宫牛黄丸及其简化方的药效学研究．中国中药杂志，2003，28(7)：636

[4] Manley GT, et al. New insights into water transport and edema in the central nervous system from phenotype analysis of aquaporin-4 null mice. Neuroscience, 2004, 129(4): 983

[5] Doczi T, et al. Regulation of water transport in brain oedema. Ideggyogy Sz, 2005, 58(9-10): 298

[6] 付宪文，等．安宫牛黄丸对脑出血大鼠脑组织超微结构的影响．河北中医药学报，2008，23(1)：39

[7] 杨文清，等．安宫牛黄丸对急性脑出血大鼠脑组织中一氧化氮合酶及单胺类神经递质的影响．中国中医急症，2009，18(1)：83

[8] 付宪文，等．安宫牛黄丸对大鼠自发性脑出血模型血肿周围脑组织氨基酸表达及超微结构的影响研究．河北医学，2007，13(2)：224

[9] 赵雍，等．含与不含朱砂和雄黄的安宫牛黄丸对大鼠局灶性脑缺血的影响．中国中西医结合杂志，2002，22(9)：684

[10] 方芳，等．安宫牛黄丸全方及简方对大鼠脑出血损伤的影响．北京中医药大学学报，2007，30(9)：611

[11] 高峻钰，等．安宫牛黄丸对大鼠中枢神经元的活化作用．中国中医基础医学杂志，1998，4(3)：30

[12] 朱坤杰，等．安宫牛黄丸及重金属组分对内毒素脑损伤大鼠大脑皮层单胺类递质的影响．中国中药杂志，2007，32(10)：949

[13] 陈泽涛，等．传统急救中成药对 L_{7212} NK 细胞活性的影响．山东中医学院学报，1995，(4)：254

[14] 陈泽涛，等．传统急救中成药对 L_{7212} 小鼠脑膜白血病防治作用的病理观察．中国实验方剂学杂志，1996，(4)：15

[15] 甘大春. 安宫牛黄丸治疗流行性乙型脑炎34例疗效观察. 黔南民族医专学报,2001,14(1):30

[16] 王强. 加用安宫牛黄丸治疗儿童危重型病毒性脑炎42例. 中西医结合实用临床急救,1997,4(11):521

[17] 张桂湘. 安宫牛黄丸结合高压氧治疗重型颅脑损伤256例临床疗效观察. 华北煤炭医学院学报,2009,11(4):521

[18] 谢锐光,等. 安宫牛黄丸治疗门脉高压症术后脑病49例临床观察. 中国中西医结合杂志,1988(6):37

[19] 傅志慧,安宫牛黄丸治疗脑卒中急性期神昏的临床观察. 中医急症,1993(12):33

[20] 熊春荣,等. 安宫牛黄丸治疗热闭心神型晚期肺癌高热患者25例. 现代诊断与治疗,2005,(增):10

[21] 王肖蓉,等. 安宫牛黄丸治疗败血症的体会. 河南医药信息,2002,10(11):70

四、开窍方药的研究思路

开窍方药多属于救急、治标、对症之品,主要用于窍闭神昏的急救,此外还广泛用于心脑血管疾病的治疗,如冠心病、脑梗死、痴呆等,如何深入开展这类药的研究,提出如下一些思路。

(一)开窍方药的研究思路

1. 理法方药结合进行系统设计　遵循中医药理论,按理法方药四位一体的研究模式,即结合窍闭神昏证的病因、病机、临床症候特点和治法特点,选择开窍药中的代表方和代表药,如凉开方药中的安宫牛黄丸、至宝丹、紫雪丹等;温开方药中的苏合香丸等等。首先依据其窍闭神昏的主要症状和兼夹症状(如高热烦躁、惊厥等)和致病因素(如高热、中毒、脑出血等)来设计实验指标,从中枢神经兴奋与抑制、脑保护、心保护、血脑屏障的跨膜转运及抗炎等方面进行研究,使得试验结果能阐释其"醒神开窍"作用:其次,根据不同方药的个性特征和临床应用特点,有针对性的设计,如针对石菖蒲"益智"功效设计改善学习记忆功能的研究等。研究中,还应注意病证结合、方证对应和方病对应的研究模式,选择针对性强、灵敏度高的指标与方法,进一步探索其作用规律、作用特点。

2. 开展温开和凉开方药的比较研究　由于中医"闭证"动物模型的缺乏,研究实践中主要采用"病"的动物模型来揭示开窍方药的药理作用,这样虽然部分揭示了开窍方药的共性特征,如两者都有脑保护、抗炎等作用,但个性特征无法显现。因此在研究设计中,可根据"方证对应"的思路,采用同一疾病动物模型同时开展温开和凉开方药的比较研究,揭示代表方药的个性特征,对于临床合理使用更具指导价值。

3. 开展复方(方剂)、单味、有效部位、有效成分与药效相结合的研究　采用中药化学与方剂学的知识与手段,通过全方拆方、组方规律的系统研究,发现其独特的作用与物质基础。研究中可采用流程指纹图谱技术,通过复方指纹图谱和单味、有效成分、有效部位指纹图谱的比对分析,结合药效学结果,进行谱效分析,找出或确定针对"开窍醒神"功效的药效物质基础。

4. 开展含重金属代表复方的效-毒系统性评价研究　安全是作为药物的核心和灵魂。作为开窍醒神代表方如安宫牛黄丸,因其组方朱砂和雄黄含有汞和砷,安全性受到质疑。诸多药效研究表明,朱砂和雄黄是安宫牛黄丸药效相关性组分,但同时诸多研究表明朱砂、雄黄易于在肝肾蓄积引起毒性反应,因此在"辨证论治、辨证施药和方证对应"理论的指导下,采用现有安全性评价的方法和手段,系统评价其量-效-毒之间的关系,对于临床合理使用有重要意义。

5. 开展系统的作用机制研究　虽然中医传统理论仅将本类方药视为应急，对症的治标之品，但结合现代研究，开窍方药针对引起窍闭证的病因，如缺氧、中毒、感染、高热等，亦有部分对因治疗的作用。因此，在进一步研究中，可拓宽思路、从对症，对因两方面探索本类方药开窍醒神的治疗学原理。

(二)针对不同类型“闭症”的开窍方药实验设计要点

根据开窍方药临床应用的不同侧重点，以下分别介绍两类开窍方药研究设计要点：

1. 以开窍醒神为主要功效方药的研究设计　本类药物的主要药效学试验，侧重于考察药物对中枢神经系统的影响。但应该明白本类药物并不等同于中枢兴奋药或苏醒药，故受试药物的中枢效应，既可以是兴奋，也可以是抑制，关键在于使处于异常状态的神经系统功能恢复正常水平，除此之外，针对受试药物作用特点，可选择昏迷的病因学指标进行观察。

(1)中枢作用：小鼠自主活动观察；对催眠镇静药物的协同或拮抗作用观察；对中枢兴奋药(咖啡因、戊四氮、苯丙胺、士的宁等)的协同或拮抗作用观察。如认为受试药物有明显的中枢兴奋作用，则应注意该药物是否会因其惊厥，反之，若有抗惊厥作用，则应进一步在不同的惊厥模型上观察药效。

(2)对中枢神经血、氧、能量供应的影响：观察受试药物是否对缺血、缺氧或能量代谢障碍等因素所致脑组织损伤有保护作用。常压、减压、化学毒物抗缺氧试验；脑缺血试验；缺血缺氧脑组织的病理学及组织化学检查等。

(3)其他相关试验：如针对肝性脑病的保肝试验；针对肺性脑病的肺通气换气功能试验；针对心源性休克的心功能试验；针对尿毒症昏迷的肾功能试验；针对感染性休克的抗病原微生物、抗病毒、解热试验等。以上试验应结合受试药物的适应证灵活选择。

2. 以开心窍为主要功效方药的研究设计　本类药物研究设计要点侧重于抗心肌缺血、改善心功能及心脏的血流动力学，降低心肌耗氧量。具体设计方案可参看本书活血化瘀药一章有关项下的介绍。

(马世平　王家葵　厉璐帆　徐世军)

第22章

补虚药

一、概　　述

凡能补充物质，增强功能，提高机体抗病能力，消除虚弱症候的药物，称为补虚药，亦称补益药或补养药。

气、血、阴、阳是中医学对人体组成物质和功能的高度概括，当机体物质不足或功能低下时则产生虚证。虚证分为气虚、血虚、阴虚和阳虚四种类型。补虚药也相应分为补气药、补血药、补阴药和补阳药四类。补气药的主要功效是益气健脾、敛肺止咳平喘，如人参、黄芪、甘草及四君子汤等；补血药能促进血液的化生，主要用于治疗血虚证的药物，常用的补血方药有当归、白芍、何首乌、熟地及四物汤等；补阳药主要用于补益肾阳，代表方药有鹿茸、淫羊藿、补骨脂及肾气丸等；滋阴药具有滋养阴液、生津润燥等功效，多用于热病后期及某些慢性病中出现的肺阴虚、胃阴虚及肝肾阴虚等，主要有沙参、麦冬、枸杞子及六味地黄丸。

补虚药的药理作用广泛，不同类型的补虚药既有相似的药理作用，也有各自的特点。补虚药主要的药理作用如下：

1. 对机体免疫功能的影响　补益药对机体天然免疫系统和获得性免疫系统都有广泛的影响。早期研究表明补虚药对免疫功能的影响包括：增加免疫器官胸腺或脾脏重量，对抗免疫抑制剂引起的免疫器官萎缩；增强巨噬细胞的吞噬功能，升高外周白细胞数并对抗放疗、化疗引起的白细胞减少；增加外周血T淋巴细胞数，提高E花环形成率和T淋巴细胞酯酶染色阳性率，促进T淋巴细胞转化增殖，增强T细胞功能；促进抗体生成。另外，某些补虚药具有抑制免疫功能的作用，如沙参多糖降低淋巴细胞的增殖转化，对小鼠迟发型超敏反应有显著抑制作用。还有一些补虚方药具有免疫增强和抑制的双相作用。如六味地黄汤明显提高老龄小鼠T、B淋巴细胞转化功能和巨噬细胞活性，但能预防烫伤大鼠过度炎症反应，拮抗巨噬细胞吞噬活性及脾脏淋巴细胞转化增殖，显示免疫抑制作用。补虚药免疫调节的另一途径是通过调节神经内分泌免疫网络，从整体宏观水平对免疫功能发挥调节作用。神经内分泌免疫调节网络是一个由神经递质、神经肽、激素与细胞因子所介导的神经、内分泌、免疫三大系统相互作用与调节的网络环路。神经内分泌免疫调节网络从整体水平上维持机体稳态及正常生理功能，这与祖国医学的“阴阳气血，脏腑功能”平衡的整体观具有高度的一致性。近年来通过检测下丘脑-垂体-性腺及肾上腺轴的终末激素、下丘脑神经递质及下丘脑有关酶(蛋白激酶A、蛋白激酶，下丘脑单胺氧化酶、胆碱酯酶)、靶腺以及免疫组织(脾、胸腺)的变化，系统研究了补虚药对内分泌、免疫系统以及中枢神经系统的作用，提示中药对神经内分泌免疫网络的调节作用表现在：既可通过下丘脑-垂体-内分泌腺(肾上腺、甲状腺和性腺等)轴参与调节机体的免疫功能，又可通过调节免疫系统，改善下丘脑-垂体-内分泌腺(肾上腺、甲状腺和性腺等)轴的功能。如人参皂苷可以通过垂体-肾上腺通路参与调节机体由于应激而致的免疫功能抑制，还可通过抑制中枢神经肽促肾上腺皮质激素释放因子的外周淋巴器官效应，使免疫细胞功能得以恢复。

2. 对神经内分泌系统的影响　大多数虚证患者有不同程度的内分泌功能减退，病理可见内分泌腺体发生变性或萎缩，垂体前叶、肾上腺皮质、甲状腺、睾丸或卵巢均呈现不同程度的退行性变化。补虚药具有改善内分泌功能的作用。

(1)增强下丘脑-垂体-肾上腺皮质轴功能：肾阳虚病人多数伴有下丘脑-垂体-肾上腺皮质轴功能减退，很多补益药都能增强该系统功能，如补气药人参、黄芪、白术、甘草，补血药熟地黄、当归、何首乌，补阴药玄参、生地黄、知母，补阳药巴戟天、淫羊藿、鹿茸、杜仲，以及生脉注射液等均有促进肾上腺皮质分泌功能的作用。

(2)增强下丘脑-垂体-性腺轴功能：补虚药鹿茸、紫河车、补骨脂、冬虫夏草、淫羊藿、人参、刺五加等均有兴奋性腺轴功能的作用。如淫羊藿流浸膏具有雄激素样作用；鹿茸中的雌二醇具有雌激素的作用；人参及人参皂苷具有兴奋垂体分泌促性腺激素样作用。

(3)调节下丘脑-垂体-甲状腺轴功能：甲状腺激素的主要作用是促进物质与能量代谢，促进生长和发育过程。老年人及阳虚患者多伴有甲状腺功能减退，补益药，特别是温肾助阳药能增强垂体-甲状腺分泌系统的功能。紫河车、人参具有增强甲状腺轴功能的作用；人参及补阳药附子肉桂合剂具调节甲状腺轴功能的作用；人参能防治小鼠由甲状腺素引起的“甲亢”症和6-甲硫氧嘧啶导致的“甲低”症。

3. 对神经系统功能的影响　补虚药对神经系统的作用主要是提高学习记忆功能，如人参、黄芪、党参、何首乌、枸杞子等可显著提高正常小鼠的学习记记的能力，改善学习记忆过程的三个阶段：记忆获得、记忆巩固和记忆再现。对东莨菪碱、樟柳碱、戊巴比妥钠所致的小鼠记忆获得障碍，蛋白质合成抑制剂环己酰亚胺、亚硝酸钠引起的小鼠记忆巩固障碍以及40%乙醇导致的小鼠记忆再现不良均有明显的对抗作用。补虚药对神经系统功能影响作用环节有：调节大脑皮层的兴奋与抑制过程，使过度紧张和过度衰弱的神经功能得以恢复；改善神经递质传递功能；提高脑组织抗氧化酶活性，抗氧自由基损伤；改善大脑的血氧和能量供应；增加脑内蛋白质合成，促进大脑的发育，改善学习记忆功能。

4. 对物质代谢的影响　补虚药与物质代谢及能量代谢关系密切，一方面补虚药含有大量营养物质可补充营养，纠正缺失，如四物汤富含维生素B_{12}、叶酸、多种氨基酸、多种微量元素等，为红细胞和血红蛋白生成提供必需的原料。另一方面，补虚药可影响物质代谢过程。

(1)促进蛋白质和核酸合成：临床阳虚患者和各种虚证动物模型均有体重下降，蛋白质、RNA和DNA含量低下的特点。研究表明人参中的蛋白质合成促进因子及人参皂苷对生发活动旺盛的组织(如睾丸、骨髓等)的DNA、RNA及蛋白质的生物合成有促进作用；黄芪能促进血清和肝脏蛋白质的更新；四君子汤加黄芪明显改善大黄致脾虚动物肝脏合成RNA的能力。

(2)调节糖代谢：枸杞子、麦冬、六味地黄汤等对多种原因引起的大鼠或小鼠高血糖均有降低作用，并能减轻多种糖尿病并发症的症状，如枸杞既能降糖，又能补肝明目，对抗糖尿病大鼠视网膜组织氧化损伤，六味地黄汤可通过降低四氧嘧啶高血糖大鼠坐骨神经山梨醇含量，从而减轻糖尿病神经病变的症状。有些补虚药具有双向调节血糖的作用，如黄芪多糖能明显对抗肾上腺素引起的小鼠血糖升高和苯乙双胍致小鼠实验性低血糖。人参对四氧嘧啶或链脲佐菌素引起的小鼠高血糖有明显的降低作用，对注射胰岛素而降低的血糖又有回升作用。

(3)改善脂质代谢:人参、当归、何首乌、枸杞子、淫羊藿以及六味地黄汤能改善脂质代谢的作用,降低高脂血症家兔血清胆固醇和甘油三酯的含量,并能减少脂质在主动脉壁的沉着。

5. 对心血管功能的影响　心血管疾病常用补虚药防治。补虚药对心血管功能的影响比较广泛而且复杂。补气药在一定剂量范围内可产生正性肌力作用,如人参、党参、黄芪、生脉散、参附汤等均具有强心、升压、抗休克的作用。多数补虚药具有调节血压作用,如人参及生脉散均显示双向调节血压作用,升压或降压作用与剂量及机体状态有关,黄芪、刺五加、淫羊藿、当归、杜仲等有扩张血管和降低血压的作用。人参、党参、当归、淫羊藿、补骨脂、麦冬、女贞子等有抗心肌缺血作用,能扩张冠脉、增加冠脉血流量、改善心肌血氧供应,提高心肌抗缺氧能力,缩小心肌梗死面积;甘草、淫羊藿、冬虫夏草、当归、麦冬、生脉散具有抗心律失常作用。

6. 对造血功能的影响　补血药、补气药、补阴药促进造血功能作用显著。如人参、党参、黄芪、菟丝子、鹿茸、熟地黄、灵芝、何首乌、当归、四物汤等对失血性贫血、缺铁性贫血、溶血性贫血有一定的补血作用,不仅能明显升高红细胞数和血红蛋白含量,还能有效地修复化学药品及放射线对造血组织的损伤,促进骨髓造血干祖细胞的增殖。

7. 对消化系统功能的影响　现代研究认为脾气虚证是以消化系统分泌、吸收和运动功能障碍为主的全身性适应调节和营养代谢失调的一种疾病状态,与现代医学中功能性消化不良、慢性胃炎、溃疡病及慢性腹泻等诸多消化系统的慢性疾病相似。多数补气药及补气方能促进和调节胃肠运动。如人参、党参、黄芪、白术、甘草、四君子汤等均能促进小肠吸收功能,调节胃肠道平滑肌运动,并有抗溃疡,保护胃黏膜的作用。

8. 抗自由基损伤　自由基参与许多疾病的病理生理过程,自由基介导的自由基连锁反应具有病理损害作用。如人参二醇皂苷抗脑缺血损伤与降低脑组织中脂质过氧化产物丙二醛(MDA)有关;甘草黄酮对抗多种实验性肝损伤的作用机制之一是降低肝脏丙二醛含量,减少肝组织还原性谷胱甘肽的消耗。许多补虚药都有延缓衰老的作用,抗氧化损伤是其重要途径之一。如人参、黄芪及四君子汤均有清除自由基及提高超氧化物歧化酶(SOD)活性作用,鹿茸提取物可明显降低老化小鼠脑和肝组织中的MDA含量。

9. 抗肿瘤　人参、刺五加、黄芪、甘草、大枣、白术、党参、当归、枸杞子、补骨脂、冬虫夏草、鹿茸、天冬、女贞子、龟甲、紫河车等对实验性动物肿瘤有不同程度的抑制作用。

综上所述,补虚药的药理作用非常广泛,与补充人体物质不足,增强功能,提高机体抗病能力,消除虚弱症候功效相关的药理作用主要有:提高机体免疫功能、调节中枢神经系统及内分泌功能、促进物质代谢、增强某些器官和系统的功能、抗氧化损伤、抗肿瘤等。

(一)补气药

凡具有补气功能,用于治疗气虚证的药物或方剂,称为补气药或补气剂。常用补气药有人参、党参、黄芪、白术、甘草等,补气剂有四君子汤、参苓白术散、补中益气汤、生脉散等。大多数补气药性味甘温,归脾、肺、胃经。

补气药最主要的功效是益气健脾,此外,不同的补气药兼具其他不同功效:人参,大补元气;黄芪,补气升阳、益卫固表;白术,燥湿利水;山药,益肺阴、补肾;甘草,润肺止咳、缓急止痛。四君子汤、香砂六君子汤、参苓白术散、补中益气汤均为补气健脾方剂,而生脉散则以益气生津、敛阴止汗功效见长。补气药及补气剂主要用于脾肺气虚、中气不足,甚或中气下陷等证。本类药通过益气健脾而使脾胃之气健旺,运化复常,资生气血;通过益肺气而止咳平喘；通过升举阳气而治中气下陷、久泻脱肛、子宫下垂等证。另外，人参大补元气而用于气虚欲脱，脉微欲绝之证。黄芪益卫气固表，用于表虚自汗。白术燥湿利水，用于痰饮水肿等证。

中医理论认为，气为人之根本，气有五个功能：气对人体的生长发育、各脏腑的生理活动，血的生成和运行等均产生推动和激发作用；气是人体热量的来源；气能护卫全身的肌表，防御外邪的入侵；气能固摄血液、汗液、尿液、唾液、胃液、肠液和精液等；气所产生的气化作用，推动体内物质代谢和能量代谢过程。结合现代医学理论，气包括了神经体液的调节功能，物质和能量代谢，机体的免疫功能及其他防御功能。气也包括了机体各器官系统的生理生化功能。气虚指元气耗损，功能失调，脏腑功能衰退，抗病能力下降的病理状态。

补气药对机体的神经内分泌功能、免疫功能、血液及造血功能，物质代谢和机体的适应能力等均有明显的调节作用。补气药除有上述药理作用外，尚有以下特点：

1. 对消化系统功能影响　脾气虚弱导致气血运化失常，可见纳食不化，脘腹胀满，便溏泄泻，与现代医学中功能性消化不良证、慢性胃炎、溃疡病及慢性腹泻等症相似。补气药对胃肠道功能的调节作用包括以下几个方面。

(1)促进小肠吸收功能：利用木糖吸收实验可以观察补气药对小肠吸收功能的影响。木糖为五碳糖，口服吸收后不被肝脏代谢，测定血或尿中木糖的含量，可确定小肠对木糖的吸收程度。四君子汤、六君子汤、参苓白术散、补中益气汤等均能促进小肠吸收功能。参苓白术散可促进麻醉家兔小肠对水分和氯离子的吸收。小鼠灌胃补中益气汤后，小肠吸收^{3}H-葡萄糖的作用明显增强。

(2)对胃肠运动功能的影响：脾宜升而胃宜降，脾胃气虚则通降失调，可见脘腹胀闷、便溏泄泻等证。多数补气药及补气剂均能调节胃肠运动功能。党参液可使豚鼠离体回肠平滑肌张力升高，收缩幅度变大，频率减慢，并有一定的量效关系，对5-HT引起的回肠收缩有明显拮抗作用。党参水煎醇沉液灌胃，能显著拮抗束缚水浸引起的大鼠胃电及胃机械活动的紊乱。白术水煎液对家兔离体肠管收缩活动的影响，与肠管所处状态有关，当肠管活动处在兴奋时，呈抑制作用；当处在抑制时，则呈兴奋作用。由肾上腺素引起的家兔离体肠管紧张性降低，生山药及其炮制品均有拮抗作用，可使肠管恢复节律性收缩活动。甘草及甘草总黄酮成分FM100对胃肠平滑肌有解痉作用，并能拮抗Ach、组胺及氯化钡引起的肠管痉挛。补气剂作用与单味补气药相似。四君子汤对离体家兔十二指肠有抑制作用，对Ach、氯化钡等引起的家兔和豚鼠离体回肠收缩均有对抗作用，而对肾上腺素所致的家兔及豚鼠小肠收缩活动抑制却有明显兴奋作用。四君子汤给小鼠灌胃对正常小鼠的胃肠运动影响不显著，但能对抗新斯的明的兴奋作用。加味四君子汤能明显对抗利舍平引起大鼠小肠移行性肌电复合波(Migrating Myoelectric Complex，MMC)周期活动紊乱。四君子汤对利舍平致胃肠激素水平紊乱也有明显调整作用。香砂六君子汤灌胃、参苓白术散静脉注射、补中益气汤皮下给药对动物胃排空、小肠推进功能等均有一定影响。总之，补气剂对整体胃肠活动影响与给药途径，用药剂量及动物种类等因素有关，但以调整病理性活动紊乱作用为主。

(3)抗溃疡及胃黏膜保护作用：补气药人参、党参、黄芪、白术、甘草以及补气剂四君子汤、香砂六君子汤、补中益气汤等均有显著的抗实验性胃溃疡如幽门结扎性溃疡、阿司匹林性溃疡及应激性溃疡等。补气药抗溃疡作用被认为与抑制胃酸分泌、降低胃蛋白酶活性有关。此外，党参、白术及香砂六君子汤等对乙醇、NaOH、吲哚美辛等损伤剂引起的胃黏膜损伤均有保护作用，进一步研究发现，此种胃黏膜保护作用与该类药增加胃黏膜血流量、PGE_2含量及胃壁结合黏液量等有关。

2. 对免疫功能影响　大多数补气药皆有增强机体免疫功能的作用，直接作用于免疫系统，通过影响免疫应答的各环节、不同的靶细胞及作用靶点发挥免疫调节作用。补气药免疫调节作用不仅局限于T细胞、B细胞、NK细胞、巨噬细胞等细胞水平的调节，对抗原、抗体、补体活化片段、协同刺激分子受体等分子水平也具有调节作用。如人参、党参、黄芪等对机体天然免疫系统和获得性免疫系统都有广泛的影响：刺激机体的各种免疫活性细胞的成熟、分化和繁殖；促进抗体形成；活化补体系统的经典途径及变更途径。补气药免疫调节的另一途径是通过调节神经内分泌免疫网络，从整体宏观水平对免疫功能发挥调节作用。如人参皂苷可以通过垂体-肾上腺通路参与调节机体由于应激而致的免疫功能抑制，还可通过抑制中枢神经肽促肾上腺皮质激素释放因子的外周淋巴器官效应，使免疫细胞功能得以恢复。

3. 对代谢的影响　人参各种提取液均能促进RNA合成，也能促进睾丸及骨髓等器官DNA的合成。人参皂苷能促进蛋白质的合成，使^{3}H-亮氨酸掺入率增加。黄芪多糖能明显增加小鼠脾脏与肝脏中RNA、DNA及蛋白质的合成。补中益气汤和生脉散对肝细胞DNA、RNA的合成有明显促进作用，补中益气汤对蛋白质的合成也有促进作用。

不同的补气药对血糖的影响不同。人参皂苷对四氧嘧啶引起的大鼠血糖升高有明显降低作用，并呈明显的量效关系，人参糖肽对正常小鼠、四氧嘧啶及链脲佐菌素引起的高血糖小鼠均有明显的降低血糖和肝糖原作用。白术浸膏及煎剂对家兔或大鼠有降血糖作用。党参给家兔灌胃产生升高血糖作用，对小鼠因注射胰岛素引起的低血糖反应有对抗作用，但对肾上腺素引起的高血糖反应未有影响。黄芪既能降低因葡萄糖或肾上腺素所致高血糖，又能升高苯乙双胍所致的低血糖，显示双向调节作用，但对正常血糖无明显影响。

4. 抗应激　补气药具有抗应激，提高机体适应能力，即适应原样作用。人参、党参及补中益气汤对缺氧、高温、低温及辐射刺激引起的应激反应均有明显的对抗作用，并有显著的抗疲劳作用，能延长小鼠负重游泳时间。

5. 对心血管系统作用　有强心、抗心肌缺血、抗心律失常、扩张冠脉和降血压等作用。

6. 健脑益智　人参与党参能改善小鼠的学习记忆过程，对东莨菪碱（或樟柳碱）、环己酰亚胺及40%乙醇引起的记忆获得、巩固和再现障碍均有改善作用。人参还能提高人的反应和抗疲劳能力。

由上可见，补气药通过影响消化系统的吸收运动功能、增强机体免疫和神经内分泌功能、促进代谢、延缓衰老、提高机体的适应能力、强心降压、改善血液流变性及造血功能，以及健脑益智等药理作用，产生补脾益气、固表祛邪，以及推动机体的气化过程等功效。

（二）补血药

凡能补血，并主要用于治疗血虚证的药物，称为补血药或补血剂。

常用补血药有当归、熟地黄、何首乌（制）、白芍、阿胶、龙眼肉等。补血剂有四物汤、当归补血汤、归脾汤及炙甘草汤。大多数补血药性味甘、温。归肝、脾、肾经。补血养血是该类药的主要功效。补血剂常以补血药为主，配伍人参、黄芪、甘草等补气药使用，故多数补血剂能益气补血生血。补血药用于血虚诸证。

血虚证是由于血液不足或血的濡养功能减退而出现面色萎黄、嘴唇及指甲苍白、头晕眼花、心慌心悸、神疲乏力、手足麻木屈伸不利以及月经量少、色淡、经期延后甚至闭经等症状。现代医学中的贫血、心血管疾病、神经衰弱以及妇科疾患，是常见的血虚证的表现。

补血药或补血剂除上述药理作用外，尚有以下作用特点：

1. 改善骨髓造血功能　当归、何首乌、阿胶以及四物汤、当归补血汤、归脾汤等均能显著地促进骨髓造血功能，当骨髓的造血功能因化学物质或辐射被抑制后，刺激骨髓造血功能的作用更加突出。当归多糖对正常小鼠的红细胞、血红蛋白及股骨有核细胞总数无明显影响，仅使白细胞及网织红细胞增加，当小鼠骨髓造血功能被$^{60}Co\gamma$ 射线照射或注射盐酸苯肼抑制后，当归多糖不仅能改善外周血象，而且可使小鼠脾脏内源性造血灶数及骨髓有核细胞数明显增加，促进贫血小鼠粒、单系祖细胞和晚期红系祖细胞的生成。阿胶对$^{60}Co\gamma$ 射线照射与苯肼注射合用引起的贫血及放血引起的失血性贫血，均可改善外周血象。何首乌对骨髓粒-单系祖细胞、红系祖细胞、造血干细胞均有明显促进作用。四物汤和当归补血汤对甲基纤维素注射、苯肼注射、X线照射等引起的贫血有不同程度的对抗作用，明显升高血红蛋白及红细胞数量。

2. 抗缺氧　白芍、阿胶及炙甘草汤能显著延长小鼠在常压或减压缺氧状态的存活时间，降低耗氧量。利用亚硝酸钠、异丙肾上腺素、结扎双侧颈总动脉和常压缺氧的方法，形成小鼠缺氧模型，四物汤水提醇沉液腹腔注射显示不同程度的抗缺氧作用。当归补血汤水煎剂灌胃，可显著延长小鼠常压缺氧后的生存时间、延长小鼠断头后呼吸动作的持续时间。

3. 对心血管功能的影响　当归有显著的扩张冠状动脉、降低心肌耗氧量作用，并能增加心肌营养性血流量，缩小结扎冠脉所致心肌梗死面积。当归补血汤对体外培养的心肌细胞缺糖缺氧性损伤有直接保护作用，减少心肌细胞乳酸脱氢酶（LDH）的释放，减少心肌细胞搏动频率，降低氧消耗量，而对心肌细胞收缩力有增强作用。炙甘草汤对大鼠缺血再灌注引发的心肌损伤有保护作用，能缩小心肌梗死面积，减少心肌肌酸激酶及乳酸脱氢酶的释放，减少脂质过氧化物生成，并能降低心律失常的发生率。

当归及炙甘草汤有明显的抗心律失常作用，对药物、电刺激或缺血再灌注引起的动物不同类型的快速型心律失常有明显的对抗作用，能降低心律失常的发生率或提高致心律失常药物用量。

补血药对血流动力学的影响各有不同。当归可使在体蟾蜍心脏的心房收缩力减少而心室收缩力增加，对血管和血压的作用则受动物种类和药物成分的影响。白芍总苷对血管有扩张作用，并使血压下降。阿胶注射液对动物失血性休克，组胺或内毒素引起的血压下降均有对抗作用。当归补血汤十二指肠给药，对麻醉大鼠的血压有显著提高作用。

4. 保肝　当归、白芍、何首乌及当归补血汤具有补血养肝功效，对四氯化碳、D-半乳糖胺等引起的肝损伤有保护作用，能降低血清转氨酶、减轻肝细胞变性坏死的程度。补血药保肝作用机制可能与增加肝糖原，抗氧化以及改善肝脏微循环等作用有关。

5. 其他

（1）增强学习记忆功能：血虚可引起神思恍惚、失眠健忘等症，四物汤及归脾汤均有补血养心功效，能增强学习记忆能力。四物汤可改善东莨菪碱引起的大鼠空间认识障碍。归脾汤加味对乙醇、电损伤及老龄小鼠学习记忆障碍有明显改善作用，并对神经衰弱和顽固性失眠有一定治疗作用。

（2）延缓衰老、抗氧化：何首乌延缓衰老作用显著，不仅提高老龄小鼠血中超氧化物歧化酶（SOD）和GSH-PX活性，抑制脑内B型单胺氧化酶（MAO-B）活性，而且能显著延长老年鹌鹑的寿命。熟地黄对家蚕的龄期、体重、身长和食量等没有明显影响，但能提高小鼠血清中还原型谷胱甘肽过氧化物酶（GSH-PX）活性，降低血清中过氧化脂质含量。四物汤对臭氧（O_3）造成的衰老动物模型，能改善其体力下降及防御能力降低，提高血清SOD活性，降低脑内MAO-B活性，并使脂质过氧化物（LPO）含量下降。当归补血汤能降低小鼠肝内

LPO含量。

(3)对子宫收缩活动的影响:血虚可引起月经不调、崩漏等妇科病。当归挥发油对离体子宫的收缩有抑制作用,当归非挥发性成分对离体子宫有兴奋作用。二种成分静脉注射给药对在体子宫均显示兴奋作用。白芍总苷对子宫自发收缩活动无明显影响,但可增强催产素引起的大鼠子宫收缩反应。

此外,当归与白芍还具有一定的镇痛抗炎作用,当归与四物汤具有抗放射作用等。

综上所述,补血药补血养血功效主要以改善骨髓造血功能、抗心肌缺血、抗心律失常,以及保肝、免疫调节、增强学习记忆、抗氧化及延缓衰老等药理作用为基础。

(三)补阴药

凡具有滋养阴液,生津润燥等功效,治疗阴虚证的药物或方剂,称补阴药或补阴剂。

常用补阴药有沙参、麦冬、天冬、石斛、玉竹、黄精、百合等。以清肺养阴,滋阴润肺作用显著,并有益胃生津、清心安神等功效;枸杞子、墨旱莲、女贞子、龟板等滋补肝肾作用明显。补阴药多数性味甘寒,归肝、肾、肺经。补阴剂常用六味地黄丸、左归丸、大补阴丸、补肺阿胶汤等,具有滋补肝肾或滋阴补肺功效。沙参、麦冬、天冬、玉竹、黄精及百合等,可治疗肺阴虚所引起的咳嗽咳血、舌干口渴等证,用于肺虚热盛,咳嗽气喘,咽喉干燥等证。枸杞子、墨旱莲、女贞子、龟板等则用于治疗肝肾阴虚而见头晕目眩、腰膝酸软、须发早白等证;龟板、鳖甲滋阴潜阳,用于阴虚阳亢或热病伤阴虚风内动。枸杞子、女贞子和石斛因补益肝肾而有明目功效。沙参、麦冬、石斛、玉竹尚可养胃生津、治疗胃阴不足之证。

阴虚是指机体精、血、津液等物质不足,滋养、宁静功能减退,常见为肺阴虚、胃阴虚、肝阴虚和肾阴虚。由于阴液不足,不能制约阳气,出现阴虚内热、阴虚火旺和阴虚阳亢的各种症状,如咽干口燥、舌红少苔、目干涩昏花、眩晕以及腰膝酸痛、五心烦热、心烦失眠、骨蒸潮热、脉细数无力等证。

补阴药的主要药理作用如下。

1. 对免疫功能影响

(1)增强机体免疫功能:麦冬、枸杞子、女贞子、黄精、龟板、鳖甲以及二至丸等均有明确的增强免疫功能作用。麦冬、枸杞子、女贞子及二至丸可使免疫器官胸腺或脾脏重量增加,巨噬细胞吞噬功能增强,对环磷酰胺引起的吞噬能力下降有明显对抗作用。枸杞子、女贞子对细胞免疫和体液免疫均有促进作用,增强ConA诱导的淋巴细胞转化,使E花环形成率及溶血空斑形成率增加。六味地黄丸能显著增强老龄小鼠的免疫功能,使淋巴细胞的转化增殖反应加强,促进人扁桃体细胞自发干扰素及病毒诱发的干扰素产生,对抗氢化可的松引起的免疫器官萎缩。本方对正常小鼠免疫器官重量、吞噬细胞功能及血清抗体水平均无影响,但能明显减轻小鼠迟发型超敏反应,显示免疫抑制作用。

(2)抑制机体免疫功能:沙参多糖对细胞免疫及体液免疫均有抑制作用,使溶血空斑形成率降低,淋巴细胞增殖转化过程减弱。对小鼠迟发型超敏反应有显著抑制作用,并能抑制小鼠同种植皮排斥反应。百合能抑制小鼠迟发型超敏反应,天冬抑制淋巴细胞溶血空斑的形成。

2. 抗应激　许多补阴药及补阴剂具有抗应激作用。麦冬、枸杞子、女贞子、百合、墨旱莲、龟板、鳖甲,以及六味地黄丸、七宝美髯丹等均能延长小鼠在缺氧环境中存活时间。枸杞子、百合、中华鳖多糖及一贯煎等均具有抗疲劳作用,延长小鼠游泳时间。六味地黄丸不仅能提高机体抗缺氧及抗疲劳能力,而且还有抗低温、抗氢化可的松致肾上腺皮质萎缩作用。

3. 对代谢的影响

(1)降血糖：枸杞子、六味地黄丸及二至丸可明显地降低正常动物血糖以及肾上腺素和四氧嘧啶等引起的小鼠血糖升高。麦冬、黄精、玉竹对血糖影响呈双向性，即在降血糖作用前有短暂的血糖升高过程，据认为与所含糖分有关。此三种补阴药均能显著对抗四氧嘧啶或链佐星等引起的家兔或大鼠血糖升高。

(2)降血脂：枸杞子、女贞子、黄精和玉竹能降低高脂血症家兔血清胆固醇、甘油三酯及脂蛋白的含量，女贞子、黄精、玉竹及龟板可使高脂饮食引起的家兔主动脉粥样硬化病变减轻。六味地黄丸对正常大鼠血清胆固醇、甘油三酯无明显影响，但可使实验性高脂血症家兔血清胆固醇及甘油三酯含量明显降低，并能减轻模型动物肝脏内脂肪沉积。本方对实验性高脂血症大鼠可明显增加高密度脂蛋白胆固醇量，提高 HDL-C/TC 比值，有利于防治动脉粥样硬化。

4. 延缓衰老、抗氧化　六味地黄丸能延长家蝇的存活时间，具有延缓衰老的作用。女贞子、黄精和六味地黄丸均有显著的抗脂质过氧化及提高超氧化物歧化酶(SOD)作用。枸杞子多糖对四氯化碳引起的小鼠肝脏脂质过氧化损伤有明显的保护作用。

5. 保肝　枸杞子、女贞子、墨旱莲、六味地黄丸、二至丸及一贯煎具有保肝作用，对四氯化碳引起的大鼠或小鼠肝损伤，可使其 SGPT 明显下降，肝细胞变性坏死减轻。枸杞子和女贞子还能促进肝细胞再生，肝糖原增加，肝细胞超微结构明显改善。

6. 对心血管功能影响　不同的补阴药对心血管功能的影响有明显差异。麦冬适当剂量对离体蟾蜍心脏、体外培养的乳鼠心肌细胞具有增加收缩力和减慢心率作用。麦冬总皂苷能对抗实验性心律失常，降低因结扎冠状动脉引起的室性心律失常的发生率。对家兔因结扎冠状动脉引发的心肌梗死有保护作用。麦冬注射液能明显改善失血性休克大鼠左心室功能，并产生抗休克作用。北沙参及玉竹对离体蟾蜍或蛙心脏，小剂量产生兴奋作用，大剂量抑制心脏的收缩。女贞子、黄精与墨旱莲均能对抗垂体后叶素引起的心肌缺血。六味地黄丸有明显的降压作用和抗心律失常作用。

7. 对造血功能影响　女贞子、百合及墨旱莲促进骨髓的造血功能，对环磷酰胺引起的小鼠白细胞减少有明显保护作用，可使外周血白细胞增加。女贞子用于预防和治疗肿瘤患者因放疗和化疗所致的白细胞减少，获一定疗效。给小鼠灌胃鳖甲胶液，能增加血红蛋白含量。

8. 其他作用　麦冬、女贞子、黄精、天冬及鳖甲尚具有抗菌或抗恶性肿瘤作用；百合有止咳祛痰平喘和催眠作用；龟甲对生殖功能有一定影响；北沙参有解热镇痛作用等。

综上所述，补阴药滋养阴液功效的药理作用基础主要包括对免疫功能影响、降血糖、降血脂、抗氧化、促进造血功能及提高机体的抗应激能力和保肝作用等，并对心血管系统功能产生影响。

(四)补阳药

凡能补人体之阳气，用于治疗阳虚证的药物称补阳药或助阳药，主要用于治疗肾阳虚证的方剂称补阳剂。

常用补阳药有鹿茸、淫羊藿、补骨脂、菟丝子、巴戟天、仙茅等，补阳剂有肾气丸、右归饮等。补阳药多数性味甘温，入肝肾经。补阳药以补肾壮阳为主，另有益精血、强筋骨及祛寒除湿等功效。补阳药多用于治疗阳痿、尿频、宫冷不孕以及腰膝冷痛、筋骨无力证。一些补阳药尚具有补肺气功效，如冬虫夏草、蛤蚧、紫河车等用于肺虚咳喘。补骨脂、益智仁、菟丝子等用于脾肾阳虚引起的泄泻。

阳虚是指机体阳气虚损，功能减退或衰弱，热量不足之证。阳虚以脾肾阳虚为主，而肾阳又为诸阳之本，故肾阳虚在阳虚中占重要地位。肾阳虚可见畏寒肢冷，腰膝酸软或冷痛，阳痿早泄、宫冷不孕、白带清稀、夜尿增多及脉沉苔白等。肾阳虚诸证与现代医学中性功能障碍、遗尿证、慢性肾炎水肿及神经衰弱、风湿性关节炎等病症相似。

补阳药除上述药理作用外，尚有：

1. 对性功能及性激素的影响　大部分补阳药对动物的性功能及性激素分泌产生影响。

(1)雄激素样作用：鹿茸精可促进成年大鼠的前列腺、贮精囊及包皮腺的生长，鹿茸乙醇提取物可使老化小鼠血浆睾酮含量增加。淫羊藿提取物及蛤蚧醇提取物连续用药可使小鼠前列腺、精囊及肛提肌重量增加，并可使睾丸增重和分泌增加。蛤蚧醇提物还能使雄果蝇的交配潜伏期缩短，交配时间延长。

(2)雌激素样作用：鹿茸、淫羊藿和蛤蚧除雄激素样作用外，兼有雌激素样作用，可使雌性小鼠卵巢和子宫的重量增加，使去卵巢小鼠出现动情期，卵巢中 HCG/LH 受体特异结合力明显提高。补骨脂、菟丝子、巴戟天、海马及蛇床子等均有类似的雌激素样作用，除使雌性器官重量增加外，并使性活动能力加强。

肾气丸及右归丸可使小鼠精囊腺和前列腺重量增加，垂体中尿促性素(卵泡刺激素)明显增加。该方还能明显提高老年大鼠体内雌激素及睾酮含量，增加大鼠附睾尾的精子数和活动精子的百分率。右归丸对肾阳虚引起的生长卵泡数减少有逆转作用，促进初始卵泡向生长卵泡发育的过程。

2. 对免疫功能影响　鹿茸、淫羊藿、冬虫夏草、仙茅、杜仲、蛤蚧、紫河车、沙苑子以及锁阳等均有增强免疫功能作用，使大鼠脾脏重量增加，巨噬细胞吞噬功能增强，对环磷酰胺引起的免疫抑制或氢化可的松制造的肾阳虚模型大鼠免疫功能降低，有明显对抗作用。多数补阳药还能增强细胞免疫及体液免疫，促进淋巴细胞的增殖分化过程，提高血清抗体水平。肾气丸与右归饮也显示有明显的增强免疫功能作用。

3. 对代谢的影响　阳虚则水液及物质代谢过程出现障碍。许多补阳药对糖代谢、脂质代谢有明显影响，少数药对 Na^+、K^+-ATPase 的活性也产生影响，但对水盐代谢影响的研究极少。

(1)糖代谢：鹿茸、淫羊藿及蛤蚧对糖代谢有一定影响。鹿茸精可增加大鼠脊神经组织的氧消耗，促进糖的酵解过程，增强糖酵解所需己糖激酶、醛缩酶等活性，但对糖的有氧氧化过程无明显影响。淫羊藿提取物及蛤蚧醇提取物对四氧嘧啶引起的小鼠血糖升高有降低作用。肾气丸对小鼠四氧嘧啶性糖尿病作用不明显，但对自发性糖尿病 KK-CA 小鼠有较强的降血糖作用，本方给老龄大鼠灌胃，能降低血糖，改善血糖耐量曲线。肾气丸及济生肾气丸用于治疗糖尿病，可使病人症状得到明显改善。沙苑子可使大鼠肝糖原增加，产生保肝作用。

(2)脂肪代谢：淫羊藿与骨碎补对高脂血症家兔均有降脂作用，使血清胆固醇及甘油三酯含量降低，骨碎补并能预防和治疗主动脉壁粥样硬化斑块的形成。肾气丸能改善大鼠脂质代谢，促进胆固醇代谢，并可降低糖尿病患者血清胆固醇及甘油三酯水平。

(3)核酸及蛋白质代谢：鹿茸水提取物能促进蝌蚪和小鼠的生长，鹿茸乙醇提取物可明显促进老化小鼠肝肾 RNA 及蛋白质的合成，但对 DNA 合成未见明显影响。菟丝子或仙茅水提取物还可显著提高细胞膜 Na^+、K^+-ATP 酶活性。

4. 抗应激　鹿茸、淫羊藿、冬虫夏草、巴戟天、仙茅及右归饮均有不同程度的抗应激作用，增强机体的适应能力。鹿茸精、淫羊藿、仙茅及右归丸能显著提高小鼠抗疲劳能力，延长小鼠游泳时间，另外对高低温、缺氧引起的应激反应，也有不同程度的对抗作用。

5. 对心血管功能影响　不同补阳药对心血管功能产生不同影响，淫羊藿、补骨脂及冬虫夏草能明显扩张冠状动脉，增加心肌血流灌注。杜仲降压作用显著，但也受给药途径、给药剂量及动物种类影响。淫羊藿具有扩冠、降压、抗心肌缺血和抗心律失常等多种心血管作用。沙苑子总黄酮能减慢心率，抑制去甲肾上腺素引起的大鼠主动脉条收缩，产生明显降压作用。沙苑子水提醇沉液静脉注射可使脑血流量明显增加。鹿茸、杜仲等对心肌收缩力的影响报道不一致。

6. 对神经系统的影响　鹿茸和右归丸能显著增强小鼠学习记忆功能，对药物引起的学习记忆障碍有改善作用。冬虫夏草、仙茅及杜仲有镇静催眠作用，减少小鼠的自主活动，协同巴比妥类的催眠作用。冬虫夏草尚具有抗惊厥作用，仙茅具有镇痛作用。

此外，鹿茸、补骨脂、冬虫夏草还具有抗恶性肿瘤作用；鹿茸、巴戟天、杜仲、蛤蚧等具有抗炎作用；补骨脂、骨碎补等具有一定抑菌作用。

综上所述，补阳药补肾壮阳功效的药理作用基础包括改善性功能、增强免疫功能、延缓衰老、促进代谢及改善心血管和神经系统功能等作用。

补虚药的药理作用十分广泛，迄今所取得的研究成果不仅揭示了补虚药传统功效的药理作用基础，也推动了中西医结合理论的研究和发展。

1. 中医证的研究与补虚药的验证作用　辨证施治是中医的精华所在，证本质的研究直接影响到中医药研究的发展，如何在中药药理的实验研究中体现辨证施治是一个难度极大的理论和技术问题。40年来，一些虚证模型已初步建立，补虚药的药理作用研究对虚证模型起到药物验证作用。根据中医苦寒伤脾胃的理论，以大黄造成脾虚动物模型，动物出现食欲不振、腹胀、便溏、活动减少、耐寒力降低等一系列虚寒症状。用四君子汤治疗后，可使动物的耐寒能力增强，腹胀减轻，动物死亡率降低，说明大黄造成的脾虚动物模型是基本符合中医药理论的。又如以皮质酮造成肾阳虚动物（大鼠）模型，大鼠注射皮质酮后，血浆皮质酮、ACTH 含量明显下降，淋巴细胞对 ConA 刺激反应被抑制，补肾方右归饮对该模型大鼠的神经递质、内分泌激素及免疫功能具有整体调节作用，验证了皮质酮肾阳虚动物模型的科学性。

2. 补虚药作用的实质与名方研究　据统计，中药方剂的研究中，补益类占总方数的24.5%，居第一位。一些补益类名方的研究积累，逐步揭示了补益药作用的实质。补中益气汤是益气补脾的代表方，结合中医药理论进行了大量深入的药理作用研究，现已基本明确，脾虚证是以消化系统功能障碍为主的、累及神经分泌免疫网络的全身性的病理状态。补中益气汤对胃肠运动及胃分泌有调节作用。对胰腺及胰蛋白排出量均有增加作用；能促进正常小鼠及大黄脾虚小鼠对^{3}H-葡萄糖的吸收；对实验性溃疡及急性胃黏膜损伤等有良好的保护作用。其作用机制包括抑制胃的运动和分泌、维持胃黏膜的血流量，提高胃壁结合黏液含量和胃黏膜 Na^{+}、K^{+}、Mg^{2+}-ATP 酶的活力，以及提高正常和病理状态下胃黏膜前列腺素（PEG_2）、环磷酸腺苷（cAMP）水平。以上的系统研究，初步阐明了补中益气汤益气健脾、治疗脾虚证的药理学基础。四君子汤、生脉液、当归补血汤、六味地黄丸及四物汤和八珍汤等的研究，也获得了相似的成就。

3. 补虚药与益智、延缓衰老、抗痴呆　随着老龄化社会的到来，衰老与延缓衰老药、痴呆与抗痴呆药的研究受到极大关注。人参、黄芪、何首乌、淫羊藿、女贞子、黄精等单味药，以及四君子汤、生脉液、六味地黄丸、肾气丸、右归饮等，在不同程度上显示了延长寿命、抗氧化、清除自由基、提高抗氧化酶活性、改善衰老动物脑及其他脏器的超微结构等作用，并通过提高机体免疫功能，促进代谢，增强内分泌系统功能等途径，起到延缓衰老作用。该类药还能提高动物学习记忆能力。因此，补虚药的研究在该领域占有重要地位，具有比较广阔的开发前景。

4. 促进中医药理论的发展　补虚药的研究还促进了脾胃学说、衰老学说、病证结合研究等中医药理论的发展。

现有补虚药的研究尚存在一些不足。

1. 虚证动物模型的复制方法有待规范，尚需建立可靠的模型评价标准　虚证动物模型的研制为虚证的本质和补虚方药的研究提供了研究工具。虚证模型的造模方法主要有模拟中医传统病因建立动物模型（如控制饮食法塑造气虚模型）、采用西医病因病理复制动物模型（如糖皮质激素法塑造阴阳虚证动物模型）。在所涉及的脏腑虚证模型中，脾气虚、肾阴虚、肾阳虚模型相对较多，而肾气虚、肝血虚、脾阴虚、心阳虚等模型相对较少。脏腑兼证的模型较少，病证结合的模型也较少，这与临床相对复杂的症候是不相一致的，加大症候相兼模型和病证相兼模型的研究深度和广度，是今后研究的方向。

中药是对证治疗，这和化学药物的治病原理是不同的。寻求现代医学病症和中医辨证分型之间的内在联系，建立中医症候的客观综合指标体系，复制出符合该指标体系的中医症候动物模型，已成为现代中药药理研究中迫切需要解决的问题之一。目前对虚证不同证型的判断缺乏严格的界定标准。如脾气虚证和脾阳虚证的区别，肾气虚证和肾阳虚证的区别等，没有具体的量化标准，使证型的类别显得模棱两可、含糊不清，这就使得不同的实验室建立各自的模型标准，模型缺乏客观、严谨、公正性。因此，有必要对虚证不同证型的相关指标进行全面的评价，形成统一的标准体系，用现代科学技术的手段塑造出更符合中医临床的虚证动物模型。

2. 各类补虚药的研究缺少特异性　各类补虚药均以补虚为基本功效，因此具有许多相同的药理作用，其间的差异性、或反映不同补虚药功效特点的药理作用研究尚显不足。如补气药以补益脾肺之气为主，补气药对消化系统功能的影响是其益气健脾的主要药理学基础，但补益肺气的作用研究极少，其功效特点难以确定。又如各类补虚药有免疫增强作用，其间是否存在差别，尚不清楚。综合运用整体动物疾病模型、病证结合模型以及利用多种生物学等方法建立的细胞模型进行中药功效相关的系统药理作用研究，可进一步阐明各类补虚药之间作用的差别。

3. 与临床研究相结合进行补虚方药整体药效评价尚待深入　补虚药的药理作用广泛，研究难度大还表现在同一味药或同一方剂可用于多种疾病的治疗，同一病证又可选用不同方药，使补虚药的研究存在重复或偏置的现象。从整体功效入手，与临床研究相结合，探讨补虚药的药理作用是十分必要和重要的。如金匮肾气丸主治肾阳不足所致的腰膝酸痛，少腹拘急，半身以下常有冷感，小便不利或尿频，以及痰饮，脚气，消渴等证。近年来临床研究发现许多新的治疗作用，其治疗范围涉及神经、内分泌、免疫、消化、循环、呼吸、泌尿、生殖等多个系统，涵盖内、外、妇、儿、口腔、眼、耳、鼻、喉、皮肤、老年病等多个学科的众多疾病，充分体现了中医独具特色的异病同治法则。在临床研究基础上，对金匮肾气丸的药理作用进行了全面的评价，结果表明金匮肾气丸具有提高机体免疫功能、抗衰老、抗突变、抗辐射损伤、调节神经体液、改善心血管功能和血糖、血脂代谢等多方面的作用，这些研究不仅为金匮肾气丸的临床应用提供了科学的实验证明，也为客观、全面评价金匮肾气丸的药效打下基础。因此，将药理学研究结果扩大到临床研究中去，并在临床研究中丰富和发展，是揭示补虚方药药理作用机制不可缺少的重要环节。

4. 补虚药作用的物质基础和作用机制研究尚待深入　补虚药作用的物质基础和作用机制研究取得很大进展。许多单味药的研究已经进入有效部位研究水平，由于中药化学成分的复杂性，传统的提取分离手段步骤多、选择性差，加之中药在炮制、煎煮过程中存在着动态化学变化和新成分的生成，导致阐明中药药效物质基础的难度很大，目前还很难判定这些成分就是药物的主要有效成分，所含有效成分口服后能否达到体内有效浓度，也是很难说明的问题。补虚方药成分复杂性制约了机制研究的深入，使多数补虚药的作用研究限于整体和器官水平。利用现代高效色谱手段及其联用技术进行中药全成分范畴的系统分离和分析，建立多个生物活性或药理活性指标同时跟踪筛选，采用模式识别和人工神经元网络等方法，进行化学物质量变、质变与药效变化的相关性研究，是补虚药药理作用物质基础研究的发展方向。只有逐步突破补虚药研究的难点，才能最终形成完整的补虚药药理理论。

二、常 用 药 物

(一)补气药

人　参

本品为五加科植物人参 *Panax ginseng* C. A. Meyer 的干燥根。其主要有效组分为人参皂苷(Ginsenosides)，多数是达玛烷型皂苷，按苷元分为三类：人参二醇类、人参三醇类和齐墩果酸类等。人参二醇类主要有：$Ra_{1\sim3}$、$Rb_{1\sim3}$、Rc、Rd、Rg_3，其中 Rb_1 为活性较强的二醇类人参皂苷；人参三醇类主要有：Re、Rf、Rg_1、Rg_2、Rh_1，其中 Rg_1 为活性较强的三醇型人参皂苷；齐墩果酸类有 Ro。人参中的糖类成分有人参多糖(ginseng polysaccharides)、单糖、寡糖。此外，人参还含有多肽类化合物、氨基酸、蛋白质、酶、有机酸、生物碱、挥发油、微量元素等。人参味甘、微苦，性微温。归心、肺、脾经。

【功效与药理】

1. 益气固脱　人参具有大补元气、益气固脱的作用，用于气虚欲绝，脉微欲绝的危重症候。《本草新编》谓人参为“补气之圣药，活人之灵苗”，《本草经疏》谓其：“能回阳气于垂绝，却虚邪于俄顷”。人参这一作用主要表现在增强心功能、抗休克、扩张血管、改善心肌缺氧和保护心肌等方面。

(1)强心、抗休克：人参治疗量有增强心功能作用，可增加心肌收缩力、减慢心率、增加心排出量和冠脉流量。人参皂苷在增强麻醉猫心肌收缩力的同时，可使冠脉血流量增加、动静脉氧分压降低，而对血压影响不明显。其强心作用机制与促进儿茶酚胺的释放及抑制心肌细胞膜 Na^+、K^+-ATP 酶活性有关，增加细胞内 Na^+，促进 Na^+-Ca^{2+} 交换，使 Ca^{2+} 内流增加。人参皂苷 Rg_2 静脉注射能改善心功能不全兔的血流动力学，加快戊巴比妥钠致心力衰竭兔 HR，升高 SBP，DBP，MAP，LVSP 及 ±dp/dtmax，具有强心作用[1]。采用冠状动脉分支结扎法复制犬缺血性心源性休克模型，人参皂苷 Rg_2 能增加心源性休克犬平均动脉压、心排出量；降低总外周阻力、心外膜电图 ST 段升高的总 mV 数和 ST 段升高等于或大于 2mV 的电极数；缩小心肌梗死范围；减少血清磷酸肌酸激酶(CPK)、乳酸脱氢酶(LDH)和天冬氨酸转氨酶(AST)的活性，降低心肌耗氧指数、心肌氧摄取率。结果提示人参皂苷 Rg_2 对犬急性心源性休克具有一定的治疗作用[2,3]。人参大剂量时则减弱心肌收缩力和减慢心率。人参对各种原因造成的休克有防治作用。人参皂苷可延长过敏性休克和烫伤性休克动物的生存时间,增加失血性循环衰竭动物心脏收缩力和频率,提高心源性休克家兔存活率。

(2)降压:研究证明各种人参皂苷对血管的影响不同,其中 Rb_1 和 Ro 使兔耳血管扩张,而 Rg_1 则无作用。对去甲肾上腺素引起的血管收缩,Rb_1 和 Ro 能使其扩张,而 Rg_1 也不能对抗。对氯化钙引起的血管收缩,Rb_1、Ro 和 Rg_1 均能使其扩张。近期研究表明,人参根的水提物可诱导培养大鼠血管平滑肌细胞(VSMC)中一氧化氮(NO)的形成,可能通过 NO 介导的信号传导通路调节 VSMC 的细胞功能[4]。

(3)抗心肌缺血、抗心律失常:人参提取液能提高小鼠耐常压缺氧能力和耐亚硝酸钠中毒缺氧的能力。人参注射液对垂体后叶素引起的心肌缺血有改善作用。人参皂苷可能是人参抗缺氧作用的有效成分,腹腔注射人参皂苷可明显延长小鼠在不同低压缺氧环境的存活时间,其作用有量效关系。人参皂苷可缩小结扎家兔冠脉前降支致心肌梗死模型的心肌梗死范围,促进缺血性损伤心肌的恢复。人参二醇组皂苷可减轻心肌缺血程度和缺血范围,缩小心肌梗死面积。人参皂苷 Rb_1、Re 和 Rg_2 有拮抗心肌缺血再灌注损伤后的细胞凋亡作用,且 Rb_1 抑制心肌细胞凋亡的作用较 Re 更好。结扎大鼠左冠状动脉前降支制备急性心肌梗死模型,人参皂苷 Rb_1 能有效抑制急性心肌梗死大鼠的心室重构,降低左室重量指数、左室截面直径、Ⅰ型胶原含量及左室舒张末压(LVEDP)、左室梗死面积[5]。人参皂苷 Re 可通过抑制心肌中性粒细胞(PMNs)的浸润和活化,抑制 PMNs 释放髓过氧化物酶(MPO),减轻心肌缺血再灌注损伤。离体实验也证明人参总皂苷及其组分 Rb_1、Ro 对乳鼠心肌缺氧、再供氧及心肌缺血再灌流引起的损伤有保护作用。除人参皂苷外,人参茎叶黄酮也有抗心肌缺氧作用。

人参皂苷对多种原因引起的各种心律失常如期前收缩、心动过速、心室颤动、心室扑动与室性停搏等均有明显的保护作用。人参皂苷中抗心律失常活性作用的成分有 Re、Rb、Rh、Rg、Ro 等。现已发现人参皂苷的抗心律失常作用与钙通道阻滞作用有关。人参二醇组皂苷 Rg_1 对大鼠心肌细胞 L、T 型钙通道有阻滞作用,Rh_1 显著抑制 L、T 型钙通道的活动,使其开放频率减少与开放时间缩短。此外,人参可减轻心肌肥厚和重构的发展,其作用环节有:氧自由基可能参与心室重构的发生发展过程,人参皂苷有对抗氧自由基损伤的作用;人参皂苷 Rb_1 能降低肾素活性和血管紧张素Ⅱ(AngⅡ)的含量,减轻或逆转 AngⅡ对心脏的重构作用。

(4)抗脑缺血损伤:人参皂苷对脑缺血损伤有保护作用。人参皂苷可明显降低脑缺血引起的海马锥体细胞损伤,延长被动回避实验的反应潜伏期,阻止迟发性神经元死亡。在脑室内注入人参皂苷可以保护致死性脑缺血损伤的海马 CA_1 区神经元,提高缺血再灌注后海马齿状回细胞的数量。人参皂苷 Rg_3 对缺血脑神经细胞线粒体损伤有保护作用,人参皂苷 Rb_1 与 Rg_1 可促进神经元突起再生,增强神经元抗损伤与凋亡的能力。人参皂苷单体成分对缺血培养的小鼠胎鼠皮层神经细胞具有保护作用,且呈浓度依赖性。人参皂苷抗脑缺血缺氧损伤的可能机制是:①提高神经细胞抗氧化能力:神经系统中富含磷脂,易受活性氧簇(ROS)的攻击引起神经系统功能退化。人参皂苷可促进转录因子 AP_2 转录,AP_2 的结合位点在 SOD 启动因子上,通过此结合位点促进 SOD 的表达,并通过 SOD 抑制氧自由基产生而起到抗衰老及突变的作用。人参皂苷可促进 Cu/Zn-SODmRNA 的表达,诱导谷胱甘肽过氧化物酶产生,对抗铁及 H_2O_2 引起的不饱和脂肪酸过氧化反应,保护神经细胞。②抗兴奋性氨基酸毒性、抑制钙超载：人参皂苷可以对抗谷氨酸(Glu)的兴奋毒性，抑制缺氧时脑组织γ-氨基丁酸(GABA)的耗竭，显著增加培养液中多巴胺能神经元轴突的长度和数量，促进细胞的存活。人参皂苷通过抑制细胞外Ca^{2+}内流，减轻细胞内的钙超载，保护缺血神经元。③抗凋亡作用：人参皂苷Rb_1、Rb_3、Rg_1明显改善大鼠缺血再灌注24小时后的神经行为学评分，下调活化的半胱天冬酶-3(Caspase-3)蛋白表达。④抗脑缺血所致的炎症反应，抑制白细胞浸润和黏附分子表达。

2. 安神益智　人参具有补气安神益智之效，为治疗气血亏虚的失眠、健忘的良药。《本经》谓其能"安精神，定魂魄，止惊悸……开心益智"。人参的安神益智功效主要表现在促进学习记忆方面。

人参对多种化学药物造成实验动物学习记忆获得、巩固和再现障碍均有明显的改善作用。人参水提取物可对抗腹腔注射氢溴酸樟柳碱所引起的小鼠记忆获得障碍。对于蛋白质合成抑制剂环己酰亚胺和亚硝酸所致的小鼠记忆巩固不良，腹腔注射人参有明显拮抗作用。人参皂苷对电休克、药物、脑缺血和应激等多种学习记忆障碍模型的学习记忆缺损有明显的保护作用，其中以人参皂苷Rg_1和Rb_1的作用最强。人参皂苷Rg_1对电击足底结合噪声致慢性应激性认知障碍有保护作用，其机制可能是通过调节海马细胞内的钙浓度，防止海马神经细胞丢失，增加海马内NO[6]。人参皂苷Rg_1可改善全脑缺血对沙土鼠被动回避记忆能力造成的损伤，提高动物的空间学习记忆能力，增加海马区新生功能细胞的存活率，保护CA_1区神经元细胞免受缺血性损害[7]。人参皂苷Rg_1对β-淀粉样肽[βAP,(25～35)]所致小鼠学习记忆障碍有改善作用，其对胆碱能系统的影响是Rg_1改善学习记忆功能的重要作用机制之一[8,9]。人参皂苷Re能对抗自然衰老引起的记忆获得障碍，增强麻醉大鼠海马齿状回突触传递[10]。目前认为人参改善学习记忆作用与以下环节有关：①保护神经细胞，抑制神经细胞的凋亡和坏死。②增加脑血流量、改善脑能量代谢：人参皂苷静脉注射能显著增加实验性脑缺血模型大鼠的脑血流量，增加兔脑对葡萄糖的摄取，减少乳酸、丙酮酸含量和乳酸/丙酮酸的比值，减少葡萄糖无氧酵解，促进其有氧氧化。③促进脑内物质代谢：人参可促进脑内蛋白质、核糖核酸(RNA)和脱氧核糖核酸(DNA)的合成。④提高脑内单胺类神经递质活性和胆碱能神经系统的功能：人参可促进脑内合成单胺类递质的前体物质苯丙酸透过血脑屏障，有利于中枢多巴胺(DA)和去甲肾上腺素(NA)的合成。人参皂苷Rg_1、Rb_1能增加脑内神经递质乙酰胆碱(Ach)的合成和释放，提高胆碱乙酰基转移酶活性，抑制胆碱酯酶，提高中枢M受体的密度。⑤促进脑神经细胞发育，促进突触传递：人参皂苷Rg_1、Rb_1可增加动物脑重及大脑皮层厚度，增加海马CA_3区锥体细胞的突触数目，提高海马区神经元功能，提高突触效能和结构的可塑性。

3. 扶正益气　人参甘温，能益气生津，扶正祛邪，治诸不足。李时珍称人参"治男妇一切虚证，发热自汗，眩晕头痛……"。人参扶正益气功效主要与造血、免疫及抗应激系统有关。

(1)增强造血功能：人参通过促进骨髓DNA、RNA、蛋白质及脂质的合成，促进骨髓细胞的有丝分裂、刺激骨髓的造血功能，增加正常及贫血动物红细胞、白细胞和血红蛋白含量。当骨髓受到抑制时，人参增加外周血细胞数的作用更为明显。采用Co^{60}照射，注射环磷酰胺、氯霉素复合造模建立贫血小鼠模型，人参总皂苷可增加贫血小鼠骨髓有核细胞和红细胞总数、促进血红蛋白、血小板的回升[11]。进一步研究表明人参总皂苷可通过直接和(或)间接途径刺激造血，从蛋白水平和基因转录水平上促进各系造血祖细胞的增殖分化[12]。人参总皂苷能显著刺激粒细胞-巨噬细胞系造血祖细胞(CFU-GM)增殖,促进胸腺及脾细胞的粒细胞和巨噬细胞集落刺激因子(GM-CSF)蛋白和mRNA表达。经人参总皂苷诱导制备的大鼠骨髓巨噬细胞和人单核细胞株的培养上清液可显著提高大鼠和人的髓系多向造血祖细胞(CFU-Mix)、粒细胞-巨噬细胞集落形成单位(CFU-GM)和红细胞系集落形成单位(CFU-E)的集落产率;提高红细胞生成素(EPO)、粒细胞和巨噬细胞集落刺激因子(GM-CSF)、白介素-3(IL-3)、白介素-6(IL-6)的蛋白表达水平;EPO、GM-CSF、IL-3的mRNA水平也显著提高。人参多糖GPS对髓系造血干(祖)细胞的增殖分化有明确的调控作用,这可能与其上调造血微环境中的基质细胞分泌造血生长因子(HGF),调节血细胞的生成有关。

(2)提高免疫功能:人参皂苷具有调节机体免疫功能的作用。人参皂苷Rg_1能增加正常小鼠脾脏、胸腺的重量,增强巨噬细胞的吞噬功能,同时能提高正常大鼠血清中IL-2及补体C_3、C_4的含量[13]。人参皂苷在体内和体外对创伤失血性休克大鼠免疫功能抑制均有一定的改善作用。人参皂苷(GS)预处理3天后进行大鼠创伤失血性休克模型的复制,GS可改善创伤失血性休克大鼠脾淋巴细胞和巨噬细胞的免疫功能,表现在脾淋巴细胞增殖能力增强,脾细胞IL-2产生、IL-2R表达增加,巨噬细胞MHC Ⅱ抗原表达、TNF α释放及巨噬细胞的吞噬能力明显提高;一定浓度范围内的GS(1～100μg/ml)在体外应用对创伤失血性休克大鼠1d,脾淋巴细胞和巨噬细胞的功能也有不同程度的改善作用[14]。人参皂苷和人参多糖对网状内皮系统(RES)吞噬功能有刺激作用[15]。人参花总皂苷(GS)在体外可促进小鼠脾脏天然杀伤细胞活性,并可在ConA存在下诱生干扰素(IFN)和白细胞介素-2(IL-2)等[16]。人参三醇皂苷(PTGS)可促进PHA活化的淋巴细胞的各种IL的诱生,并延长各IL的分泌高峰[17]。人参皂苷的免疫增强尚可通过神经内分泌系统的间接作用而得到实现[18]。人参皂苷在海马区直接与皮质酮受体结合,启动垂体-肾上腺通路的长反馈负调节通路,产生免疫增强作用[19]。人参皂苷Rg_1能明显提高老年大鼠脾淋巴细胞cAMP和cGMP水平,且Rg_1所表现的环核苷酸增高的量效关系与淋巴细胞增殖实验和IL-2活性测定实验的量效关系十分相似,认为Rg_1选择性提高老年大鼠免疫功能的分子机制与提高脾淋巴细胞cAMP和cGMP水平有关[20]。

(3)抗应激:人参能提高小鼠耐缺氧、耐疲劳的能力,降低血浆和组织中的MDA,增加红细胞SOD活性。人参根总皂苷对热应激和噪声应激所致小鼠直肠温度和血清皮质酮水平升高及脑内5-HT、NE和Ach含量降低均有对抗作用。

(4)抗肿瘤:人参对肥大细胞瘤、白血病、骨肉瘤、恶性淋巴瘤等肿瘤的生长均具有明显的抑制作用,可诱导肿瘤细胞凋亡、分化以及抑制肿瘤细胞的转移、扩散等。人参抗肿瘤作用的机制:一方面可能是通过影响肿瘤细胞的增殖、分化和凋亡等途径实现的,另一方面通过增强机体免疫功能而起到的抗肿瘤作用。人参多糖能增强巨噬细胞吞噬能力并诱导白介素-2(IL-2)、干扰素-γ(IFN-γ)mRNA的表达,增强LAK、NK、CTL细胞的活性,提高机体抗肿瘤的能力。人参皂苷可增强NK细胞的活性,同时又可促进NK细胞分泌IFN和IL-2。20(S)-人参皂苷Rg_3抑制B16黑色素瘤的生长,其机制可能是通过抑制肿瘤内血管生成及阻止肿瘤细胞进入分裂期来发挥作用的[21]。人参皂苷Rh_1较其前体Rg_1具有更强的整体和离体抗肿瘤作用。人参皂苷Rg_1和Rh_1对小鼠宫颈癌-14(U14)有明显的抑制作用;人参皂苷Rh_1对艾氏腹水癌(EAC)也有明显抑制作用,但人参皂苷Rg_1和Rh_1对肉瘤-180(S_{180})和肝癌腹水型(HepA)无抗肿瘤作用。离体实验证明,Rg_1对HeLa细胞的增殖有明显的抑制作用,Rh_1对A375-S2、T98G和HeLa三种肿瘤细胞均有明显抑制作用[22]。人参

皂苷 Rh_2 可抑制小鼠前胃癌 MFC 细胞增殖，可使 MFC 细胞周期阻滞在 G_0/G_1 期而抑制细胞活性，这一过程可能与细胞周期依赖激酶（CDK）抑制蛋白 p27kip1 升高、细胞周期蛋白 cyclinD1 含量降低有关[23]。

4. 益气活血　人参益气活血功效主要表现在改善血液流变学和抗血栓形成作用。人参皂苷可抑制 ADP、凝血酶、花生四烯酸诱导的血小板聚集，对凝血酶诱导的纤维蛋白原转化为纤维蛋白有剂量依赖性抑制作用。人参抑制血小板聚集作用的机制是通过激活腺苷酸环化酶和抑制磷酸二酯酶活性，使血小板内 cAMP 含量升高，同时抑制血小板内环氧酶和血栓素 A_2 合成酶，还可能是由于 Ca^{2+} 拮抗作用[24]。人参能够抑制动脉粥样硬化形成，也是其抗血栓形成的机制之一。

5. 强身延年　《本经》谓人参"补五脏……久服轻身延年"，人参益寿延年的功效与其延缓衰老、抗氧化关系最为密切。

离体实验证明，人参皂苷可促进高代龄人胚肺或纤维细胞（ZBS）增殖，降低单胺氧化酶活性。人参皂苷 Rg_1 可对抗三丁基过氧化氢诱导的 WI38 细胞衰老作用，其作用可能与改变 p16、cyclin D、CDK4 的表达有关[25]。人参甲醇提取物中的麦芽醇、水杨酸、香草酸有明显的抗脂质过氧化作用。麦芽醇不仅能捕捉自由基，还可以降低膜蛋白分子中巯基的外露，从而稳定了膜蛋白的结构。人参根或人参茎叶皂苷均能增加大鼠血清 SOD 和过氧化氢酶（CAT）活性，并能降低脂质过氧化物的含量。人参皂苷 Rg_1（$GSRg_1$）可提高 H_2O_2 诱导的 PC_{12} 细胞氧化损伤时细胞存活率，减轻细胞内 DNA 单链损伤及羰基蛋白含量，其作用呈剂量依赖关系。提示 $GSRg_1$ 可通过降低 H_2O_2 对 PC_{12} 细胞内 DNA 和蛋白的氧化损伤而起到对神经细胞的保护作用[26]。人参皂苷 Rg_1 可抑制 MPP^+ 诱导的 SHSY5Y 细胞凋亡，其作用机制可能是通过清除 ROS、调节 Bcl 2、Bax 蛋白表达水平起作用[27]。

6. 其他作用

（1）降血糖作用：人参皂苷对四氧嘧啶高血糖大鼠有降血糖作用，并呈明显量效关系。人参多糖（或糖肽类）是人参中另一类降血糖成分。人参多糖为杂多糖，由于提取方法不同，其分子量也不相同，并且都含有一定量的多肽类物质[24]。中国学者从人参中提得分子量为 6900 的人参糖肽对正常小鼠和四氧嘧啶及链佐星所引起的高血糖小鼠皆有降低血糖和肝糖原作用。进一步研究证明，该糖肽的降血糖作用乃由于该糖肽首先与 β 受体结合，通过 cAMP 将信息传至肝细胞致使磷酸化酶活性升高，导致肝糖原降低。cAMP 亦将信息传至线粒体，使苹果酸脱氢酶、琥珀酸脱氢酶、柠檬酸合成酶及细胞色素氧化酶等参与糖氧化过程的酶活性升高，使糖的氧化利用加快，导致血糖降低。该人参糖肽不增加血乳酸含量，表明其对无氧糖酵解无明显影响[27]。

（2）促进核酸和蛋白质合成：人参皂苷是人参促进肝细胞核 RNA 合成的有效成分，其中人参皂苷 Rb_2 的作用最强。可增加大鼠肝细胞核 RNA 合成速率。人参皂苷 Rb_1 能维持小鼠支持细胞的存活，并在适当浓度范围内可以明显促进支持细胞的增殖，而人参皂苷 Rg_1 对支持细胞的增殖无明显影响。

（3）降血脂作用：红参提取物，人参皂苷均能减少高胆固醇饲养大鼠血清总胆固醇、甘油三酯和非酯化脂肪酸，升高血清高密度脂蛋白胆固醇，降低动脉硬化指数。人参的降血脂作用与人参促进脂质代谢，影响胆固醇及血中脂蛋白的合成、分解、转化、排泄有关。

（4）抗溃疡和抗炎：人参多糖对多种实验性大鼠胃溃疡均有抑制作用。采用大鼠烫伤面积为 30％总体表面积，深度为Ⅲ度，烫伤后 12 小时经腹腔注射内毒素 5mg/kg 予以"二次打击”，用放射配体法研究人参皂苷对肝胞液糖皮质激素受体（GR）结合活性和外周血白细胞GR结合容量的影响，结果表明，烫伤和内毒素“二次打击”后肝胞液糖皮质激素受体GR的结合活性和外周血白细胞GR结合容量显著下降，人参皂苷能提高创伤后脓毒症大鼠肝胞液GR的结合活性和外周血白细胞GR结合容量，拮抗炎症反应[28]。

（5）保肝作用：人参皂苷Ro对半乳糖胺和四氯化碳诱导的大鼠原发性肝细胞中毒有抑制作用。人参皂苷CK小剂量对CCl_4致慢性肝损伤具有一定的保护作用，其作用可能与抗氧化有关[29]。

（6）保护肾功能：夹闭大鼠双肾动脉造成急性缺血/再灌注（I/R）肾损伤模型，人参皂苷Rb_1减少肾小管坏死面积；减轻肾功能损害；加速小管上皮细胞的修复[30]。建立大鼠单侧输尿管梗阻（UUO）模型，人参皂苷Rg明显抑制UUO大鼠肾小管上皮细胞中Bax蛋白表达，促进PCNA蛋白表达；抑制肾间质和肾小球中TGF-β_1蛋白表达。结果提示，G-Rg_1可能有抑制梗阻肾小管上皮细胞凋亡、促进上皮细胞增殖、抑制间质纤维化和肾小球硬化的作用[31]。

（7）改善性功能：人参皂苷Rb_1可改善小鼠性功能，增加小鼠交配次数，提高血清睾酮浓度、阴茎海绵体组织中cGMP及NO水平；还可提高离体兔海绵体组织cGMP浓度。结果提示，Rb_1改善小鼠性功能作用可能通过提高雄激素水平、激活NO/cGMP通路而起作用[32]

人参功效很多，还如明目、止烦躁、消食开胃、杀金石药毒，满心火、消痰水、止渴生津、益气止血、补五脏、止呕秽、止滑泻等，古代医籍论述详备。

【体内过程】

1. Rg_1的药物动力学　Rg_1在胆汁中排泄较在尿中排泄快，4小时胆汁累积排泄量为给药量的57.2%。100μg/kg灌胃给药，15分钟后大鼠血清中就有Rg_1，半小时达高峰0.9μg/ml，6小时测不到Rg_1。灌胃15分钟后，胃和小肠内Rg_1量分别为给药量的42.3%±1.6%和35.6%±4.3%，30分钟后Rg_1大部分移入小肠，4小时后大肠内药物达到56.7%±8.5%，6小时小肠几乎没有Rg_1而大肠则存留52.2%±2.7%。24小时尿、粪积累排泄量分别为给药量的0.4%±0.04%和41.2%±2.6%，6～12小时尿粪排泄量分别与尿类总排泄量的57%和71%。24小时胆汁累积排泄量为给药量的1.1%±0.1%。给药2～4小时胆汁排泄量最多，为胆汁累积排泄量的34.1%，经计算Rg_1在大鼠消化道吸收率为1.9%。

2. Rb_1的药物动力学　按5mg/kg给大鼠静脉注射Rb_1，5分钟后，血清药物浓度为（83.3±12.9）μg/ml，1小时后血药浓度缓慢降低，72小时血药浓度为（1.1±0.03）μg/ml，$t_{1/2\alpha}$为11.6分钟，$t_{1/2}$为14.5小时。静脉注射5分钟，肾、心及肝中浓度分别为（9.0±1.6）μg/g，（5.3±0.9）μg/g及（2.9±0.6）μg/g，其后上述组织浓度的降低与血清浓度降低大致平行。给药24小时心、肝药物浓度分别为（2.1±0.4）μg/g及（0.8±0.2）μg/g。48小时肾脏浓度为（0.77±0.3）μg/g。静脉注射5分钟，肺浓度为（3.3±0.5）μg/g，30～60分钟达高峰，而后缓缓降低，24小时为（1.8±0.04）μg/g。脑及脾组织中Rb_1浓度均降至0.5μg/g。在其他时间均未测到Rb_1。Rb_1在尿和胆汁中的排泄量：48小时Rb_1在尿中大部分已排泄，于给药后120小时尿中浓度为0.5μg/ml，累积排泄量为给药量44.4%。胆汁中排泄主要在给药后12小时内，24小时累积排泄量为给药量的0.83%。

【毒理研究】吉林白参100g/kg口服给药，小鼠2天后出现活动少、进食少、毛发竖直、眼睛上睑下垂、眼球突出、会阴部污秽、缺乏知觉的中毒症状，以后恢复正常，人参急性毒性

LD_{50} >100g/kg。人参在高剂量(20.0g/kg)时可以明显增加小鼠骨髓微核数，在正常剂量下对小鼠骨髓微核数无影响。人参在高剂量(20.0g/kg)时明显增加了小鼠精子畸变率，但仍较安全；低剂量人参能减少小鼠的骨髓微核数和畸形精子数[33]。人参皂苷 Rb_1 口服给药、腹腔给药、静脉给药的 LD_{50} 分别大于 5000mg/kg、1208mg/kg、498mg/kg。人参皂苷 Rb_2、Rc、Rd、Rf、Rg 腹腔注射的 LD_{50} 分别为 30mg/kg、410mg/kg、324mg/kg、1340mg/kg、1250mg/kg，Re 口服给药、皮下注射、静脉给药的 LD_{50} 分别大于 1000mg/kg、1500mg/kg、130mg/kg。给大鼠连续 14 天腹腔注射人参皂苷 80mg/kg，给狗连续 21 天口服人参茎叶皂苷 200mg/kg 未见毒性反应，对动物体重增长，血常规，生化指标及心、肝、脾、肺、肾及肾上腺等均无明显影响。

体外实验研究将整个大、小鼠胚胎置于不同浓度的人参皂苷 Rg_1 中培养，并在 48 小时培养期末对它们的生长及分化情况进行评分。结果发现培养在浓度为 50mg/ml Rg_1 中的小鼠胚胎和培养在浓度为 30mg/ml Rg_1 中的大鼠胚胎，在总的形态学评分方面均显著下降，具体表现为弯曲度和前后肢评分显著降低，心脏也有所损伤。此外，整个胚胎的生长也受到影响，表现为身长和头长的减少[34]。将体外培养大鼠胚胎于不同浓度的人参皂苷 Rc 和 Re 中，结果表明培养于 50mg/ml Re 中的胚胎其形态学评分中位数与空白对照组相比显著下降，此外，其体节数、卵黄囊直径和身长与对照组相比也均减少[35]。培养于 30mg/ml 人参皂苷 Rb_1 中的大鼠胚胎与空白对照组相比，形态学评分中位数及弯曲度和前后肢评分均显著下降，此外，胚胎身长、体节数目也显著减少。培养于 50mg/ml Rb_1 中的胚胎的病态改变则更为明显[36]。

【主治】劳伤虚损、食少倦怠、眩晕、头痛、阳痿、尿频、消渴、妇女崩漏、小儿惊悸、多梦纷纭、滑泻久痢、发热自汗、吐血、咳血、下血及中暑、脑卒中等。

【现代应用】

1. 休克　参附汤加味，联合西药抢救急性心梗合并泵衰竭处于休克状态患者 81 例，可降低死亡率，升高血压，减轻肺水肿，改善微循环。

2. 心律失常　独参注射液可用于治疗房、室性期前收缩。单味人参加极化液治疗病窦综合征 67 例，痊愈者 42 例(62.69%)，有效者 16 例(23.88%)，无效者 9 例(13.43%)，总有效率为 86.57%[37]。

3. 贫血　贫血患者每天服用人参提取物 60～120mg，不但能增强骨髓造血功能，而且能改善病人的全身倦息，食欲不振，眩晕、心悸等症状。

4. 高脂血症　红参粉使高脂血症患者血中总胆固醇、甘油三酯、游离脂肪酸及过氧化脂质均显著下降，高密度脂蛋白胆固醇升高，动脉硬化指数下降。

5. 糖尿病　糖尿病病人口服红参，不但有降血糖作用，而且对耳鸣、手足发冷、多饮等症状也有改善作用。

6. 肿瘤　人参对胃癌、肠癌的治疗效果较好，对肝癌效果较差。用药患者的一般情况改善。在放疗同时用人参多糖静脉点滴，放疗期间未出现白细胞降低[38]。

7. 病毒性肝炎　人参多糖与清开灵联合应用治疗 120 例病毒性肝炎，总有效率为 87.09%[39]。

8. 弱精子症不育　高丽人参软化后切成薄片蒸服，每天服用 3～4g，连续治疗 25～30 天为 1 个疗程，其中完成 1 个疗程者 54 例，2 个疗程者 22 例。结果受孕 16 例(21%)，其中第 1 个疗程孕 7 例，第 2 个疗程孕 9 例，随访流产 2 例[40]。

主要参考文献

[1] 孙文娟，等．人参皂苷 Rg2 对兔戊巴比妥钠心力衰竭的影响．中国现代应用药学，2004，21(06)：442

[2] 刘洁，等．人参皂苷 Rg2 对犬急性心源性休克的治疗作用．中国病理生理杂志，2001，17(9)：913

[3] 吕文伟，等．人参皂苷 Rg2 对急性心源性休克犬心肌的保护作用．吉林大学学报(医学版)，2004，29(4)：392

[4] 王柯慧，编译．中药人参、黄芪、黄芩水提物增加血管平滑肌细胞 NO 与 cGMP. 国外医学杂志．中医中药分册，1996，18(2)：39

[5] 李朋，等．人参皂苷 Rb1 对急性心肌梗死大鼠心室重构的影响．实用心脑肺血管病杂志，2006，14(2)：118

[6] 胡圣望，等．人参皂苷 Rg1 对慢性应激大鼠空间学习记忆能力的影响．解剖学研究，2004，26(1)：29

[7] 申丽红，等．人参皂苷 Rg1 对脑缺血沙土鼠神经干细胞存活率和学习记忆能力的影响．2004，2(1)：6

[8] 王晓英，等．人参皂苷 Rg1 对β淀粉样肽 2535 侧脑室注射所致小鼠学习记忆障碍的改善作用及其机制．药学学报，2001，36(1)：1

[9] 赖红，等．人参皂苷对老龄大鼠海马结构胆碱能纤维的影响．解剖学杂志，2006，29(2)：249：251

[10] 赵莹，等．人参皂苷 Re 促进自然衰老大鼠学习记忆作用及其机制的研究．中药新药与临床药理，2007，18(1)：20

[11] 吕艳，等．人参总皂苷和西洋参茎叶总皂苷对贫血小鼠造血影响的比较．成都中医药大学学报，2005，28(2)：35

[12] 王建伟，等．人参总皂苷体外诱导 CD34＋造血干/祖细胞增殖的作用．解剖学杂志，2006，29(4)：430，449

[13] 王卫霞，等．人参皂苷的免疫调节作用及其应用．中华中医药杂志．2005，20(4)：234

[14] 刘靖华，等．人参皂苷对创伤失血性休克免疫功能的调节作用．第三军医大学学报，2000，22(4)：324

[15] 张远强，郭鹞．人参对巨噬细胞影响的定量细胞化学研究．病理生理学学报，1995，1(4)：22

[16] 骆和生，罗鼎辉主编．免疫中药学．北京：北京医科大学中国协合医科大学联合出版社，1999.26

[17] 田志刚，杨贵贞．人参三醇皂甙对人白细胞介素 4 基因表达的促进效应．中国药学杂志，1992，27(1)：10

[18] 沈玲，张均田，刘文心等．人参增强免疫研究新进展．中草药，1996，27(8)：499

[19] 李晓玉，李俊主编．免疫药理学新论．北京：人民卫生出版社，2004.229

[20] 刘文心，张均田．人参皂甙 Rg1 对老年大鼠免疫调节作月的机制分析．药学学报，1996，31(2)：95

[21] 辛颖，等．20(S)-人参皂苷 R 够抑制肿瘤生长的作用．吉林大学学报(医学版)，2006，32(1)：61

[22] 陈声武，等．人参皂苷 Rh1 和 Rg1 抗肿瘤作用的研究．吉林大学学报(医学版)，2003，29(1)：25

[23] 吴歌，等．人参皂苷单体 Rh2 对小鼠前胃癌 MFC 细胞的增殖抑制作用．吉林大学学报(医学版)，2008；34(1)：101

[24] 江岩，等．人参二醇组皂甙与人参三醇组皂甙对培养心肌细胞钙通道的阻滞作用．中国中药杂志，1992，17(3)：172

[25] 金建生，等．人参皂苷 Rg1 抗衰老作用可能与改变 p16、cyclin D、CDK4 的表达有关．中国临床药理学与治疗学，2004，9(1)：29

[26] 王蕾，等．人参皂苷 Rg1 对过氧化氢诱导 PC12 细胞氧化损伤的保护作用．上海中医药杂志，

2005,39(9):56

[27] 方芳,等. 抗氧化作用可能是人参皂苷 Rg1 抗细胞凋亡的机制. 中国临床药理学与治疗学,2002,7(5):412

[28] 郭淑华,等. 人参皂苷 Rb1 和 Rg1 对小鼠睾丸支持细胞增殖的影响. 河北师范大学学报(自然科学版),2009,33(2):251

[29] 钱民河,等. 人参皂苷对创伤后脓毒症大鼠糖皮质激素受体的影响. 河北医药,2005,27(12):883

[30] 张雷明,等. 人参皂苷 CK 对四氯化碳致大鼠慢性肝损伤的影响. 时珍国医国药,2006,17(1):38

[31] 黄晓光,等. 人参皂苷 Rb1 对大鼠急性肾小管损伤的保护作用. 临床医药实践杂志,200615(8):579

[32] 柯昌兴,等. 人参皂苷 Rb1 对大鼠急性肾小管损伤的保护作用. 临床泌尿外科杂志,2005,15(4):579

[33] 王晓英,等. 人参皂苷 Rb1 对小鼠性功能的改善作用及其机制探讨. 药学学报,2000,35(7):492

[34] 杜迎刚,等. 人参安全食效性研究. 安徽农业科学,2008,36(25):10954

[35] LIU P, YIN H, XU Y, et al. Effects of ginsenoside Rg1 on post implantation rat and mouse embryos cultured in vitro. Toxicol In Vitro,2006,20(2):234

[36] CHAN LY, CHIU P Y, LAU T K. Embryotoxicity study of ginsenoside Rc and Re in vitro rat whole embryo culture. Reprod Toxicol,2004,19(1):131

[37] CHAN L Y, CHIU P Y, LAU T K. An in-vitro study of ginsenoside Rb1-induced teratogenicity using a whole rat embryoculture model. Hum Reprod,2003,18(10):2166

[38] 陈岩菊,等. 人参多糖在肿瘤放射治疗中升白细胞观察. 中医药学报,2004,32(2):55

[39] 黄普,等. 联合应用人参多糖与清开灵治疗病毒性肝炎 120 例. 医学信息,2006,19(7):1232

[40] 仇仁良,等. 人参治疗弱精子症不育疗效观察. 现代中西医结合杂志,2008,17(10):1515

西 洋 参

本品为五加科植物美洲人参 *Panax quinquedfolium* L 的干燥根。主要有效成分为西洋参皂苷-R_1(Quinquenoside-R_1),人参皂苷(Ginsenoside),还含有挥发油,树脂及亚油酸甲脂等 11 种脂肪酸。西洋参味甘、微苦,性凉。归心、肺、肾经。

【功效与药理】

1. 补气生津　西洋参味甘性凉,具有良好的补气生津作用,用于气阴两伤之证,为治疗气阴耗伤的烦倦、口渴之要药。《医学衷中参西录》谓"西洋参性凉而补,凡欲用人参而不受人参之温补者,皆可以此代之。"西洋参补气生津的功效主要表现在改善心功能,增强免疫,抗应激等作用。

(1)改善心功能:西洋参对垂体后叶素导致的家兔心肌缺血有改善作用,减少家兔 T 波峰值增高百分数,对抗 ST 段抬高。还可以明显扩张冠状动脉,增加冠脉流量,同时减慢心率,减少心肌耗氧量。西洋参茎叶总皂苷能改善心肌梗死大鼠缺血心肌的能量代谢[1],降低实验性心梗犬左室内压最大下降速率和心室内最大上升速率,减少左室舒张末期压升高幅度,减少心肌氧耗[2]。西洋参叶总皂苷具有抗缺血心肌损伤的作用,抑制急性心肌梗死后大鼠心肌细胞凋亡,下调 Fas 蛋白表达,上调 Bcl-2 蛋白表达[3]。此外,西洋参茎叶皂苷使心肌细胞内 Ca^{2+} 浓度有下降趋势;明显抑制高钾引起的心肌细胞 Ca^{2+} 浓度升高[4]。西洋参茎叶三醇组皂苷(PQTS)具有负性肌力和负性频率作用,对缺血再灌注损伤心肌的保护作用与抑制心肌脂质过氧化反应有关,可降低心肌组织中的氧化脂质(LPO)、游离脂肪酸

(FFA)、乳酸(LA)含量，提高超氧化物歧化酶(SOD)活性，抑制再灌注性心律失常的发生[6,7]。西洋参二醇组皂苷抗缺血再灌注损伤的机制为钙拮抗剂样作用[5,8]，作为心脏停搏液的添加剂，可降低移植心脏心肌细胞内钙含量，降低受体鼠血清中CK、CK-MB活力[9]。西洋参叶20s-原人参二醇组皂苷(PQDS)能增加心肌营养性血流量，对大鼠急性心肌缺血具有保护作用[10]；延长异丙肾上腺素致小鼠在常压缺氧状态下的存活时间[11]；也可减轻垂体后叶素诱发的大鼠急性心肌缺血心电图变化程度，缩小心肌梗死面积，降低血清CK、LDH活性，并使血清NE、ACE含量和血浆R活性减少[12]。其机制可能与其纠正心肌缺血时FFA代谢紊乱，对抗氧自由基引发的脂质过氧化反应，增强体内抗氧化酶活性及增加心肌供血有关[13]。西洋参皂苷单体P-F11有正性肌力作用，其机制可能与心室肌上的钙通道有关[14]。

(2)增强免疫功能：西洋参总皂苷促进肺癌病人免疫功能，增强NK细胞及LAK细胞活性[15]。西洋参茎叶皂苷可提高慢性肺源性心脏病(CPHD)患者细胞免疫功能，升高$CD3^+$、$CD4^+$T细胞和CD4/CD8比值，降低$CD8^+$，且能促进T细胞分泌细胞因子IL-2，促进IFNγmRNA表达[16]。西洋参叶皂苷(PQS)对乳腺癌放疗患者的细胞免疫功能有明显的增强作用。增加患者外周血白细胞计数和淋巴细胞转化率[17]。

(3)抗应激作用：西洋参口服液，西洋参总皂苷均能延长小鼠游泳时间，减少小鼠运动后血乳酸、肝糖原消耗量和血清尿素氮，表明西洋参有明显增强运动耐力和解除疲劳的作用[18,19]。西洋参口服液可明显降低小鼠在高温环境下的死亡率，抑制小鼠在高温环境下口腔温度的升高[18]。西洋参口服给药或腹腔注射给药均能明显延长小鼠在缺氧条件下的生存时间，具有明显抗缺氧作用[19]。腹腔注射西洋参皂苷可降低大鼠肾上腺中维生素C含量，并减轻幼年小鼠因注ACTH引起的胸腺和脾脏的萎缩，提示西洋参皂苷能促进肾上腺皮质激素的分泌，二醇苷可能是抗应激的有效成分。

2. 养阴清热　西洋参微苦性凉，有较好的养阴清热功效，可治肺虚咳嗽、咽干口渴、虚热烦倦等症。《本草从新》谓其能“补肺降火、生津液、除烦倦、虚而有火者相宜。”

西洋参复方可明显改善甲亢型阴虚小鼠的虚弱症状，提高小鼠体重，增加进食量和进水量。此外，西洋参能促进正常家兔的唾液分泌，对抗阿托品的抑制唾液分泌的作用。西洋参养阴作用与其降低cAMP和提高cGMP的作用、提高副交感神经兴奋性、减少激素分泌，降低能量代谢有关。西洋参可降低高脂饲料喂养加链脲佐菌素法复制胰岛素抵抗大鼠脂肪组织中Resistin基因的表达[20]。西洋参还能通过增强胰岛素抵抗大鼠骨骼肌GLUT-4 mRNA的表达，发挥快速转运葡萄糖的作用而对胰岛素受体InsR后抵抗有改善作用[21]。西洋参叶20s-原人参二醇组皂苷(PQDS)对大鼠糖尿病肾病有保护作用，降低血糖，减少系膜细胞增生，保护肾脏细胞的超微结构，改善肾脏病理损害[22]。

3. 清心安神　西洋参具有清心安神的功效，可以治疗虚烦失眠，精神不安等症。《本草从新》谓其“治肺火旺……固精安神。”

(1)镇静、催眠、抗惊厥作用：西洋参皂苷可降低小鼠的自发活动，与异戊巴比妥钠有协同催眠作用，不仅提高入睡率，缩短入睡时间，还显著延长睡眠时间。西洋参皂苷的镇静作用与其所含人参皂或Rb_1有关，人参皂苷Rb_1能使肌力减弱，减少动物的自发活动，对抗电刺激和化学刺激引起的痉挛。西洋参皂苷对皮下注射戊四氮和士的宁引起的惊厥均有抑制作用。

(2)促进记忆作用：西洋参茎叶总皂苷可拮抗樟柳碱和戊巴比妥钠引起的记忆障碍。西洋参皂苷促进记忆的作用可能与其主要成分人参皂苷 Rb_1 增加海马回中的神经递质乙酰胆碱(Ach)的释放,调节神经因子促进轴突生长和延长神经细胞存活期有关。

(3)对心血管系统的作用:结扎大鼠腹主动脉的方法建立压力超负荷性心室重构模型,西洋参茎叶总皂苷可降低模型大鼠血管紧张素Ⅱ、内皮素、血栓素 A_2 含量,升高前列环素,改善血管内皮功能,抑制由于血管内皮功能紊乱所致的心肌肥厚[23,24]。西洋参叶 20s-原人参三醇组皂苷(PQTS)对大鼠心肌缺血再灌注损伤具有明显保护作用,缩小心肌梗死范围(MIS),降低血清天冬氨酸氨基转移酶(AST)、乳酸脱氢酶(LDH)、心肌型肌酸激酶同工酶(CK-MB)及丙二醛(MDA)含量,升高超氧化物歧化酶(SOD)、谷胱甘肽过氧化物酶(GSH-Px)活性,使血栓素 A_2(TXA_2)水平下降,增高血浆前列环素(PGI2)及 PGI_2/TXA_2 比值[25]。

4. 其他作用

(1)降低血脂和抗脂质过氧化:西洋参茎叶皂苷能纠正高脂血症大鼠脂蛋白-胆固醇代谢的紊乱,抑制高脂饮食和失血引起的脂质过氧化反应,从而保护了细胞膜和亚细胞膜结构和功能。西洋参茎叶皂苷还可对抗黄嘌呤-黄嘌呤氧化酶阴离子自由基发生系统对离体培养的大鼠心肌细胞的氧化损伤。西洋参茎叶总皂苷、人参皂苷 Rc、Rb_1、Rb_2 对胰脂肪酶活性均显示很强的抑制作用[26]。

(2)抗肿瘤:西洋参有效部位有抗肿瘤活性和免疫调节作用。其抗肿瘤作用可能与激活体内免疫系统有关[27]。

【主治】咽干口渴、烦倦低热、喘咳痰血、肺虚久嗽、失血劳伤。

【现代应用】西洋参现代多用于治疗体质衰弱、衰老、久病等引起的疲倦无力、五心烦热、腰膝酸软、心悸不安、气短乏力、咽干口渴、喘咳痰血等多种疾病。具有明显的抗疲劳和延缓衰老的作用,对疲倦无力,自汗、脱发、老年斑、便秘、性欲减低等衰老症状均有一定疗效。

1. 弱精子症 西洋参有提高精子活力作用,治疗弱精子症有一定疗效[28]。

2. 慢性疲劳综合征(气阴两虚型) 采用西洋参饮片代茶饮的治疗方法,14 天为 1 疗程,对慢性疲劳综合征(气阴两虚型)有良好的治疗效果[29]。

3. 病毒性心肌炎 西洋参根粉 40mg,用温水冲服,每日 3 次口服,也可将西洋参粉装在空心胶囊中,每日 3 次,每次 1 粒口服既可提高机体抗病能力,又能恢复心肌细胞正常功能[30]。

主要参考文献

[1] 王承龙,等. 西洋参茎叶总皂苷对急性心肌梗死大鼠心肌能量代谢的影响. 中华老年心脑血管病杂志,2005,7(5):341

[2] 吕忠智. 西洋参茎叶皂苷对家兔实验性心肌梗死的保护作用. 白求恩医科大学学报,1990,16(3):229

[3] 殷惠军,等. 西洋参叶总皂苷对急性心肌梗死大鼠心肌细胞凋亡及凋亡相关基因表达的影响. 中国中西医结合杂志,2005,25(3):232

[4] 关利新,等. 西洋参茎叶皂苷对大鼠心肌细胞 Ca^{2+} 内流的影响. 中药药理与临床,2004,20(6):8

[5] 刘玉梅,等. 西洋参二醇组皂苷注射液的研制及临床研究. 中国药学杂志,1997,20(10):45

[6] 曹霞,等. 西洋参茎叶三醇组皂苷对大鼠离体心脏的作用. 中草药,2003,34(9):827

[7] 曹霞,等. 西洋参茎叶三醇组皂苷对缺血再灌注损伤心肌的保护作用. 中国老年学杂志,2004,24(7):654

[8] 曹霞,等. 西洋参茎叶三醇组皂苷对离体缺血再灌注损伤心肌的影响. 中国老年学杂志,2003,23(11):721

[9] 孙承军,等. 西洋参二醇组皂苷对鼠心异位移植后心肌缺血再灌注损伤的保护作用. 中国中西医结合外科杂志,1999,5(4):262

[10] 翟丽杰,等. 西洋参叶 20s-原人参二醇组皂苷对小鼠心肌营养性血流量的影响. 人参研究,2004,4:2

[11] 武淑芳,等. 西洋参叶 20s-原人参二醇组皂苷抗实验性心肌缺血作用及其机制. 中国药学杂志,2002,37(2):200

[12] 安钢力,等. 西洋参叶 20s-原人参二醇组皂苷对鼠实验性心肌缺血的保护作用. 吉林中医药,2005,25(1):48

[13] 睢大,等. 西洋参叶 20s-原人参二醇组皂苷对犬急性心肌梗死的保护作用. 中国中药杂志,2001,26(6):416

[14] 张文杰,等. 西洋参皂苷单体 P-F11 对大鼠血流动力学心室肌细胞动作电位的作用. 人参研究,2002,14(3):21

[15] 何维,等. 人参皂苷 Re 西洋参总皂苷对肿瘤病人免疫功能的影响. 中医药学报,1993,(1):51

[16] 许力军,等. 西洋参茎叶皂苷对 CPHD 患者细胞免疫功能的影响. 中国药理学通报,2004,20(8):901

[17] 王春刚,等. 西洋参叶三醇组皂苷对乳腺癌放疗患者外周血免疫细胞免疫球蛋白、补体水平及淋巴细胞 CD4、CD8 和 CD25 表达的影响. 吉林大学学报(医学版),2005,31(2):287

[18] 严晴山,等. 人参、西洋参、三七的总皂苷抗应激作用的比较. 同济医科大学学报,1987,31(3):171

[19] 张树臣. 中国人参与西洋参药理作用的比较. 中医杂志,1980,(10):35

[20] 李冀,等. 西洋参活性部位对胰岛素抵抗大鼠 resistin 基因 mRNA 表达的影响. 中医药信息,2009,26(6):21.

[21] 李冀,等. 西洋参治疗胰岛素抵抗大鼠活性部位对骨骼肌转运蛋白-4mRNA 表达的影响. 中医药学报,2009,37(5):9.

[22] 臧晓峰,等. 西洋参叶 20s-原人参二醇组皂苷对糖尿病肾病大鼠肾功能及肾脏结构的保护作用. 吉林大学学报(医学版),2007,33(5):845

[23] 范宝晶,等. 西洋参茎叶总皂苷对心肌肥厚大鼠血管内皮功能的影响. 中国老年学杂志,2009,29(7):811

[24] 王伟,等. 西洋参茎叶总皂苷对大鼠实验性心室重构的影响. 中国老年学杂,2008,28(18):1785.

[25] 李智,等. 西洋参叶 20s-原人参三醇组皂苷对大鼠心肌缺血再灌注损伤的保护作用. 吉林大学学报(医学版),2009,35(1):51.

[26] 郑毅男,等. 西洋参皂苷对高脂肪食小鼠脂肪和胰脂肪酶活性的影响. 吉林农业大学学报,2005,27(5):519.

[27] 史艳宇,等. 西洋参有效部位的抗肿瘤作用研究. 中国药理学通报,2005,21(1):75

[28] 廖敦,等. 西洋参治疗弱精子症 62 例疗效观察. 中国实用医药,2009,4(15):174

[29] 牛春霞,等. 西洋参治疗慢性疲劳综合征(气阴两虚型)27 例. 现代中医药,2008,28(02):22

[30] 林艳,等. 西洋参粉治疗病毒性心肌炎 13 例. 护理研究,2004,18(04):296

党 参

本品为桔梗科植物党参 *Codonopsis pilosula*(Franch.)Nannf. 或川党参 *C. tangshen* Oliver、绿花党参 *C. nervosa*(chiff)Nannf. 的干燥根。主要含有糖类如葡萄糖(Glu-cose)、菊糖(Inulin),党参苷(Tangshenoside),党参碱(Codonopsine),挥发油,还含有黄酮类、甾

类、脂肪、氨基酸及微量元素等物质。党参味甘，性微温。归脾、肺经。

【功效与药理】

1. 补中益气　党参性平味甘，有补中益气之功。可用于脾失健运，中气不足之证，为治疗肺脾气虚的要药。《本草从新》中记载："主补中益气、和脾胃、除烦渴。中气微弱，用以调补，甚为平妥。"党参的这一功效主要表现在其对消化系统、免疫系统、应激反应系统的作用。

(1)对消化系统作用：党参是调节脾胃功能的有效中药之一，对消化系统具有多重作用。

1)调整胃肠运动：党参可调节肠道运动，使离体豚鼠回肠张力升高或先降后升、收缩幅度增大、频率变慢；对5-HT引起回肠收缩有拮抗作用；但对Ach引起的回肠收缩则无明显作用[1-4]。党参还能提高严重烫伤豚鼠胃泌素和胃动素的含量，调节烫伤后的胃肠动力[5-6]。

2)抗溃疡作用：党参具有抗胃溃疡和黏膜损伤的作用。预防幽门结扎、醋酸致溃疡，促进溃疡愈合；抑制胃液、胃酸分泌及胃蛋白酶活性；防止应激大鼠胃组织中组胺下降；对5-HT无明显影响[7,8]。党参不同提取部位可调控小肠上皮细胞的增殖[9]。党参粗多糖提取物可对抗由压力、醋酸和氢氧化钠所致的胃溃疡，对幽门结扎型和吲哚美辛引起的胃溃疡也有一定疗效。党参多糖以外的其他糖类成分也可能含有多种或多类抗胃黏膜损伤活性成分。

3)保肝作用：党参花粉可减轻CCl_4中毒小鼠肝脏粗面内质网扩张、脱颗粒，线粒体肿胀、脂褐质增加等病理变化，减轻肝脂肪变性及肝坏死，显著减少肝细胞间Disse腔胶原纤维[10]。

(2)增强免疫系统作用：党参能促进外周血单个核细胞$CD2^+$细胞的增长[11]，党参水提液可增强鼠J774巨噬细胞的吞噬活性[12]。党参多糖对C57BL/6小鼠腹腔巨噬细胞吞噬功能有一定的激活作用，增加小鼠免疫器官脾脏、胸腺重量，促进正常脾淋巴细胞及刀豆蛋白A刺激淋巴细胞增殖，这种作用在一定浓度内与剂量成正比[13,14]。党参多糖可增强正常小鼠抗体生成。分别用羊红细胞(SRBC)和卵清蛋白为抗原给小鼠注射后，党参多糖可提高SRBC抗体生成水平和卵清抗体生成水平[15]。党参多糖对体液免疫有较强促进作用，小剂量给药时对细胞免疫有促进作用；升高溶血性血虚模型小鼠外周血Hb；促进^{60}Co-γ射线照射后小鼠内源性脾结节生成，但对骨髓细胞DNA合成的促进作用不显著[16,17]。

(3)抗应激作用：党参改善低氧血症，纠正呼吸性酸中毒，维持酸碱平衡，为治疗呼吸窘迫综合征(RDS)提供了理论依据[18]。

2. 益气养血　气血同源，益气可以养血，《本草正义》中记载："养血而不偏滋腻"。近代药理学研究表明党参益气养血功效主要表现在对造血系统及血液系统、心血管系统的影响。

(1)对血液系统影响：党参煎剂可明显增加红细胞数与血红蛋白含量，降低白细胞数。党参水浸膏、醇浸膏或饲以党参粉均可增加家兔红细胞数而减少白细胞数。党参注射液缩短血浆复钙时间，抑制ADP诱导的家兔血小板凝集，对其解聚有增强作用，其作用强度随浓度增加而增强。党参注射液可明显降低家兔全血比黏度及血浆比黏度，抑制体内外血栓形成，并能降低高脂饲料喂养家兔LDL、TGs、胆固醇。用猪肺微粒体作为环氧酶TXA_2合成酶和PGI_2合成酶的供酶体，通过放射免疫测定，党参100mg/kg时仅明显抑制TXB_2合成，对6-酮-PGF1a合成无明显影响，当剂量为300mg/kg时，TXA_2和PGI_2合成均被抑制[19]。党参水提醇沉液可降低大鼠全血黏度，醚提液能提高大鼠纤溶总活性，总皂苷可显著降低TXB_2含量而不影响其前列环素合成，党参多糖对脾脏代偿造血功能有促进作用，对骨髓造血功能无明显增强作用[20-23]。

(2)对心血管系统影响：党参对晚期失血性休克家兔可回升动脉压，降低中心静脉压，减慢心率，延长生存时间。党参注射液可对抗垂体后叶素引起的大鼠急性心肌缺血.党参水提醇沉物灌胃给药和党参注射液腹腔注射对异丙肾上腺素引起心肌缺血有保护作用。党参可提高小鼠心肌糖原、琥珀酸脱氢酶和乳酸脱氢酶的含量，说明党参改善心肌能量代谢是其补气强心的作用机制之一。

3. 安神益智　党参具有较好安神益智作用，多用于失眠，健忘，烦躁等脑失䒳养证，《得配本草》中记载："党参能佐枣仁安心。"其安神益智作用表现在镇静、催眠、抗惊厥及促进学习记忆等方面。

(1)镇静、催眠、抗惊厥作用：党参具有镇静催眠作用，有效成分是党参的水溶性部分。党参注射液腹腔给药，可明显延长士的宁、戊四氮所致惊厥时间，对小鼠激怒反应无明显影响[24]。

(2)促进学习记忆：党参水溶液能提高小鼠学习记忆获得的能力。党参乙醇提取物可对抗东莨菪碱所致记忆获得障碍，拮抗环乙酰亚胺所致小鼠记忆巩固障碍，改善乙醇所致小鼠记忆再现不良[25]。机制可能与增加脑组织蛋白质合成和脑组织中 5-HT 含量有关[26]。

(3)抗脑损伤作用：党参多糖对硫代硫酸钠致神经干细胞损伤有明显的保护作用。降低神经干细胞死亡率和乳酸脱氢酶漏出率[27]。以原代培养的大鼠大脑星形胶质细胞进行缺氧缺糖再给氧处理，党参总皂苷、党参皂苷 L_1 抑制星形胶质细胞的坏死，降低细胞 LDH 漏出率，但对凋亡过程无保护作用[28,29]。

4. 其他作用

抗脂质过氧化作用：党参多糖能使 D-半乳糖致衰老模型小鼠胸腺指数和脾脏指数升高，血清和肝组织中 MDA 明显下降及 SOD 活力明显上升，肾组织中 GSH-PX 活力及 NOS 活力明显升高。党参多糖可降低四氧嘧啶诱导的糖尿病小鼠血糖和血清胰岛素水平，提高糖尿病小鼠血清 SOD 的活性，减少 MDA 产生；对氢化可的松琥珀酸钠诱导的小鼠胰岛素抵抗有改善作用[30,31]。

【毒理研究】小鼠腹腔注射党参注射液的 LD_{50} 为(79.21±3.60)g/kg。连续 13 天给大鼠每日每只皮下注射 0.5g，无毒性反应。连续 15 天给兔每日每只腹腔注射 1g，谷丙转氨酶含量没有变化，也无毒性症状。党参碱腹腔注射的 LD_{50} 为 666～778mg/kg。党参地下部分的总苷对小鼠灌胃的 LD_{50} 为 2.7g/kg。

【主治】脾肺虚弱，气短心悸，体倦乏力，食少便溏，虚喘咳嗽，内热消渴等证。

【现代应用】

1. 造血系统疾病　本品用于治疗贫血、白血病和血小板减少症等，单服或配伍用均有一定疗效。

2. 冠心病　参芪注射液可增加左心室功能不全患者左心室收缩力及左心室排血量。

3. 急性高山反应　给 42 名世居平原汉族男性青年于进西藏前 3 日开始口服复方党参片，对减轻高山反应急性期症状、稳定机体内环境、改善血液循环功能、加快对低氧分压环境适应性均有良好作用[32]。

4. 其他　用复方党参注射液治疗神经症患者有一定疗效。

主要参考文献

[1] 郑天珍,等. 补气类中药对大鼠离体胃平滑肌运动的影响. 兰州医学院学报,1998,24(3):1

[2] 李伟,等. 党参、枳实对大鼠胃肌条收缩活动的影响. 中国中医基础医学杂志,2001,7(10):31

[3] 郑天珍,等. 党参对动物小肠推进运动的实验研究. 甘肃中医学院学报,2001,18(1):19

[4] 郑天珍,等. 党参对动物在体胃运动的影响. 兰州医学院学报,2000,26(4):1

[5] 王少根,等. 党参对小鼠Ⅲ度烫伤早期胃肠动力的影响. 安徽中医学院学报,1999,18(6):50

[6] 王少根,等. 党参对严重烫伤豚鼠肠道的保护作用. 中国中西医结合急救杂志,2005,12(3):144

[7] 孙家邦,等. 党参预防梗阻性黄疸所致急性胃黏膜损害的作用机制. 中华外科杂志,1995,33(2):101

[8] 李林,等. 党参等中药对胃黏膜的快速保护作用. 中国医师杂志,2001,3(2):112

[9] 张子理,等. 党参、黄芪、白术、甘草提取部位对小肠上皮细胞增殖的影响. 中药药理与临床,2002,18(1):10

[10] 肖家诚,等. 从超显微结构看党参花粉对肝损伤的保护作用. 中国中药杂志,1989,14(3):42

[11] 钟志敏,等. 检测党参等中药在体外对人单个核细胞的作用. 广州医药,1999,30(3):49

[12] 贾泰元,等. 党参对鼠J774巨噬细胞吞噬活性的增强效应. 时珍国医国药,2000,11(9):769

[13] 王敏,等. 党参及其复方对亚急性衰老模型小鼠IL-2影响的研究. 湖北中医杂志,2004,26(7):6

[14] 曹丽,等. 党参多糖对鸡IL-2活性和淋巴细胞增殖反应的促进作用. 调查研究,2004,(1):3

[15] 张晓军,等. 党参多糖对小鼠免疫和造血功能的影响. 中药新药与临床药理,2003,14(3):174

[16] 陈克克,等. 党参多糖的研究进展. 现代生物医学进展 2007,7(4):635

[17] 杨光,等. 党参多糖对小鼠免疫功能的影响. 中药药理与临床,2005,21(4):39

[18] 白娟,等. 党参治疗呼吸窘迫综合征的实验研究. 甘肃中医学院学报,1993,10(3):49

[19] 王硕成,等. 党参对血栓素 A_2 和前列腺素合成的影响. 中西医结合杂志,1990,10(7):391

[20] 陈克克. 中药党参的研究概况. 西安文理学院学报,2008,11(2):33

[21] 廖家祯,等. 党参益气强心、活血化瘀作用的研究. 北京中医学院学报,1992,15(5):69

[22] 王硕仁,等. 党参益气、强心活血化瘀作用的研究. 中药药理与临床,1994,10(1):32

[23] 林谦,等. 党参治疗冠心病心气虚证的研究体会. 北京中医学院学报,1994,17(2):18

[24] 潘思源,等. 党参提取物对小鼠中枢神经系统的影响. 中草药,1987,18(7):19

[25] 张磊,等. 党参益智作用研究. 中药药理与临床,1990,6(6):9

[26] 徐秋萍,等. 党参复方对化学药物所致小鼠记忆损伤的改善作用. 中药药理与临床,1989,5(2)25

[27] 武冰峰,等. 党参多糖对神经干细胞硫代硫酸钠损伤的保护作用. 时珍国医国药,2008,19(2):280

[28] 闫彦芳,等. 党参总皂苷抗缺氧缺糖再给氧诱导大鼠星形胶质细胞损伤的作用. 北京中医药大学学报,2006,29(12):826

[29] 张壮,等. 党参皂苷L1对抗缺氧缺糖再给氧诱导大鼠星形胶质细胞损伤的作用. 中国临床康复,2006,10(27):28

[30] 傅盼盼,等. 党参多糖对糖尿病小鼠胰岛素抵抗的改善作用. 时珍国医国药,2008,19(10):2414

[31] 许爱霞,等. 党参多糖抗衰老作用机制的实验研究. 中国现代应用药学,2006,23(8):729

[32] 孙建昌,等. 复方党参片对急性高山反应的预防作用. 四川中医,1989,9(1):13

黄　芪

本品为豆科植物黄芪(膜荚黄芪,东北黄芪)*Astragalus membranaceus*(Fisch.)Bge,蒙

古黄芪 *A. membranaceus* Bge. var. mongholicus(Bge.)Hsiao 或其他同属相近植物的干燥根。黄芪中含多糖成分：两种葡萄糖 AG-1、AG-2 和两种杂多糖 AH-1 和 AH-2。黄芪味甘，性微温。归肺、脾二经。

【功效与药理】

1. 补中益气　黄芪性甘温，为补气之要药。其补气作用与其增强免疫功能，强心作用，及对肠胃功能的影响有关。

(1)对免疫功能的影响：黄芪可有效调节机体的免疫功能。①对细胞免疫的影响：黄芪注射液可明显增加荷瘤小鼠的 T 淋巴细胞总数与辅助性 T 淋巴细胞数。黄芪多糖能上调 IL-2mRNA 和 IL-2RmRNA 基因转录表达，恢复 IL-2 和 IL-2R 水平，达到调节淋巴细胞的作用[1,2]，对博莱霉素致肺纤维化大鼠的肺组织具有保护作用，调节 Th1/Th2 型细胞因子平衡及 NO 代谢[3]。②对体液免疫的影响：黄芪能提高受环磷酰胺抑制小鼠的血清凝集素、溶血素抗体的水平；对抗泼尼松龙致免疫器官的萎缩及外周白细胞的减少，促进抗体生成，诱导小鼠脾细胞产生 IFN-γ。支气管炎、慢性肾炎等慢性感染性疾病患者注射黄芪后，血液中的免疫球蛋白 IgG、IgA、IgM 的含量明显升高，可使感冒易感者呼吸道黏膜的主要保护性抗体 IgA 含量明显升高[4]。黄芪多糖能促进 B 细胞的增殖分化，提高正常与免疫功能低下动物的血清抗体水平，增加脾脏抗体形成细胞的数量，促进免疫球蛋白 IgG 的产生。③对巨噬细胞的调节作用：黄芪可提高辐射小鼠单核巨噬细胞系统功能。黄芪皂苷甲有增强巨噬细胞酶蛋白合成系统功能，促进溶酶体生成和巨噬细胞表面 Fc 受体的增加。黄芪多糖能促进巨噬细胞 NO 合成，显著增强小鼠腹腔巨噬细胞对黑色素瘤细胞的杀伤作用。黄芪多糖及黄芪水煎液可使大鼠血小板中 cAMP 增加，cGMP 降低，升高 cAMP/cGMP 比值，增强吞噬细胞的吞噬功能[5,6]。④对细胞因子的影响：黄芪和黄芪多糖体外对正常小鼠 IL-2 活性无明显影响，提高大黄脾虚模型小鼠 IL-2 活性，辅助自发性免疫疾病模型 MRL/Ipr 小鼠淋巴细胞产生较高活性 IL-2，降低 MRL/Ipr 小鼠脾细胞培养上清液中肿瘤坏死因子(TNF)的活性[7]。黄芪多糖呈浓度和时间依赖性地抑制 LPS 诱导小肠上皮细胞 IEC-6 分泌 TNF-α、IL-8 等细胞因子的 mRNA 的表达水平，并能降低 NF-κB 的表达活性，其对 LPS 所致的肠道损伤具有保护作用[7]。⑤对补体系统的影响：黄芪多糖对正常豚鼠补体无明显影响，但能促进眼镜蛇毒因子(CVF)处理后豚鼠补体下降、吞噬率下降的恢复[8]。⑥对红细胞免疫功能的影响：黄芪可明显增加正常小鼠红细胞 C_3b 受体花环形成率和红细胞免疫复合物的花环形成率，提高红细胞免疫黏附促进因子，降低抑制因子[7]。黄芪还可显著提高老年人红细胞免疫功能，这可能与促进红细胞表面 C_3b 受体的表达，改善免疫黏附调节因子的紊乱状态有关。黄芪还能增加人红细胞膜脂流动性，增加膜蛋白中 α-螺旋的含量，调节膜表面电荷[8]。

(2)对胃肠道的影响：黄芪有促进小肠氧化代谢的作用[9]；增强小肠(主要是空肠)运动和平滑肌紧张度；改善脾虚型肠易激综合征模型大鼠的胃肠推进功能，增加大鼠十二指肠最大收缩力和最小舒张力[10]。

(3)对心脏的影响：黄芪注射液通过抑制氧自由基的产生、改善心肌舒张功能而发挥拮抗心肌再灌注损伤作用；黄芪多糖可改善糖尿病心肌病变仓鼠心肌的胶原沉积，减少心肌血管紧张素Ⅱ(AngⅡ)生成[11,12]。采用缩窄大鼠腹主动脉建立心肌肥厚模型，黄芪注射液呈剂量依赖性抑制模型大鼠左心室质量指数的增加，减轻模型大鼠心肌胞外基质过多沉积，改善心肌细胞受压萎缩或空泡变性的程度，抑制心衰大鼠左心室组织中胶原蛋白Ⅰ的表达[13]。黄芪注射液干预治疗还能逆转肾血管性高血压大鼠左心室肥厚及心肌纤维化[14]。黄芪甲苷可显著提高柯萨奇病毒B3(CVB3)扩张型心肌病(DCM)小鼠的生存率、有效地缩小扩大的左室内径及增加心脏功能；抑制DCM小鼠心肌组织胶原沉积异常增多，降低小鼠心肌磷酸化p38MAPK表达[15]。黄芪皂苷和黄芪多糖是黄芪抗病毒性心肌炎的主要成分。黄芪抗病毒性心肌炎的作用机制可能是：①抑制氧自由基，抗心肌脂质过氧化损伤；②降低细胞内游离钙浓度，减轻钙超载；③调控病毒性心肌炎心肌组织Fas、FasL、Bcl-2等相关凋亡基因转录[16]；④减少病毒性心肌炎心肌组织单核细胞趋化蛋白-1(MCP-1)表达，减轻病毒性心肌炎中心肌穿孔素介导的细胞毒性作用和炎症反应[17-19]。此外，黄芪还可降低线粒体氧自由基水平、减轻线粒体钙超载，从而改善缺血再灌注心肌的线粒体结构及功能，发挥心肌保护作用，且其很可能通过线粒体ATP敏感性钾通道发挥作用[20]。

2. 补气生血，补气行滞　黄芪为补气之圣药，用黄芪可补气养血，起祛瘀散结之效。其作用主要表现在对血液系统及血液流变学的影响。

(1)促进造血功能：黄芪能防治因辐射而造成的外周血白细胞，骨髓有核细胞数量的减少，促进造血干细胞的分化和增殖，并能预防腹腔巨噬细胞因辐射而致的吞噬功能下降[21]。黄芪多糖对造血系统的作用机制是：保护和改善骨髓造血微环境；促进外周造血干细胞的增殖和动员；促进内源性造血因子的分泌等[21,22]。

(2)调节血压：黄芪对多种动物均有降压作用。黄芪的降压成分为黄芪皂苷甲。黄芪皂苷甲颈外静脉给药对麻醉大鼠可引起明显的降压作用。动物血压降至休克水平时，黄芪又可使血压上升且保持稳定，对血压具有一定的双向调节作用[23,24]。

(3)对血液流变学的影响：黄芪注射液可提高冠心病患者红细胞钠泵活性，增加红细胞对氨基酸、葡萄糖的摄取，提高或恢复红细胞功能。黄芪合剂对老年瘀证患者的血液流变性具有明显的改善作用；降低全血黏度，尤以低切和高切下降明显；对抗凝血酶Ⅲ活性及其抗原含量均有增高趋势。

3. 益卫固表　黄芪甘温，主补肺脾之气，肺气旺，则表固汗止。其作用主要表现提高机体免疫力和抗病毒等方面。

黄芪可以增强下丘脑-垂体-肾上腺皮质轴的功能，改善Th1和Th2型细胞因子的平衡，调节支气管哮喘反复发作模型大鼠神经内分泌免疫(NEI)网络的紊乱[25]。黄芪注射液可能通过降低Bax/Bcl-2细胞比例抑制细胞凋亡，减轻脂多糖所致大鼠急性肺损伤[26]。平滑肌肌动蛋白-α(α-SMA)及纤维连接蛋白(FN)为气道重构的重要标志物，以腹腔注射0.02%鸡卵清蛋白(OVA)和1%OVA雾化吸入建立慢性哮喘模型。黄芪可抑制模型小鼠肺组织中α-SMA及FN表达，推测抑制α-SMA及FN的表达可能是黄芪抑制哮喘气道重构的重要机制之一[27]。黄芪多糖可抑制哮喘大鼠的气道炎症，降低肺泡灌洗液总细胞数及嗜酸性粒细胞计数，抑制IL-3的表达[28]。

4. 强身延年　中医认为肾气虚和脾气虚是造成衰老的主要原因。黄芪为补气之圣药，益脾气，补肺气，故认为其有抗衰老作用。

黄芪可提高受辐射小鼠存活率，当衰老动物服用黄芪后，肠道内双歧杆菌菌量增加，调整肠道菌群。黄芪提取液在嫩蛹期浸泡蚕蛹能延长雌、雄蛾平均寿命[29]。黄芪总苷(AST)及黄芪甲苷(ASI)能改善糖皮质激素诱导衰老前期模型大鼠的记忆功能，降低肝和脑中MDA和GSSG含量，升高GSH、SOD和CAT活性，促进脾淋巴细胞增殖和提高IL-2活性[30]。黄芪多糖能增强高脂血症大鼠肝脏和血液的抗氧化能力，减轻高脂饮食导致的氧化损伤。黄芪多糖还能通过提高中枢儿茶酚胺的水平，升高因衰老而下降的SOD水平，降低血浆脂质过氧化物含量，减少脂褐素形成，清除细胞中已形成的脂褐素，而减少多种老年人疾病的发生。

5. 其他作用

(1)抗肿瘤：黄芪能增强树突状细胞的功能，直接刺激NK细胞，还可通过增加自然杀伤细胞因子的释放间接杀伤肿瘤细胞[31]。黄芪对紫杉醇抑制肿瘤血管生成和移植肿瘤转移有一定的增强作用。明显减少移植瘤内的微血管密度，肺脏转移瘤个数，延长小鼠的存活时间[32]。

(2)抗辐射：黄芪总黄酮对辐射所致的免疫系统损伤有一定的保护作用，还具有改变免疫细胞能量代谢和促进淋巴细胞分裂的功能。

(3)抗疲劳和抗氧化损伤：黄芪能够有效抑制脂质过氧化反应，提高机体在不同功能状态下的抗氧化能力，减轻骨骼肌损伤，从而延长大鼠运动时间，推迟疲劳的发生。黄芪能够促进无氧代谢相关酶LDH和HK活性的升高，减缓运动过程中其活性的降低，提高机体无氧代谢能力；增加大鼠机体有氧代谢酶SDH、MDH的活性，减缓其活性下降速率及增加其恢复，维持更长的运动时间。黄芪有效部位能抗力竭运动引起的自由基损伤。明显提高大鼠心肌组织和肝脏中超氧化物歧化酶活性，明显降低丙二醛的含量[33]。黄芪总苷预防给药可以减轻运动性疲劳大鼠胃黏膜损伤指数，降低MDA含量，升高SOD活性，增加胃泌素基因表达，并能提高一次性力竭游泳大鼠脑组织的ATP酶活性[34]。黄芪总苷对水浸-束缚应激大鼠胃黏膜损伤有保护作用，其保护机制可能与调节胃黏膜褪黑素受体，并参与抗氧自由基损伤有关[35]。经腹分离兔肠系膜上动脉并夹闭2小时后松夹，复制肠系膜上动脉闭塞性休克动物模型，黄芪注射液通过抗脂质过氧化稳定细胞膜，改善红细胞膜微黏度，减轻组织损伤，延缓休克的发展[36]。黄芪对慢性应激引起的大鼠生长受抑有缓解作用，对其脑内单胺类神经递质有部分调节作用，增加纹状体中DA含量，降低前额叶中DA含量[37]。

(4)保肝：黄芪、黄芪注射液、黄芪总黄酮对对乙酰氨基酚等所致的肝损伤有一定的保护作用。黄芪注射液可显著降低肝损伤小鼠血清丙氨酸氨基转移酶(ALT)和天门冬氨酸氨基转移酶(AST)的含量。黄芪抗肝纤维化的机制可能是：①改善患者肝脏蛋白质合成功能，保护肝细胞膜；②抗肝细胞脂质过氧化，减少层黏连蛋白产生；③防止肝窦毛细血管化；④抑制肝星状细胞增殖和胶原蛋白的合成，减少了胶原纤维在肝脏内的沉积[38-40]。

(5)治疗糖尿病及并发症：黄芪多糖可以改善糖尿病KKAy小鼠肝脏脂肪变性，其机制与减少高糖高脂的肝毒性和GSK3β的表达及活性，改善胰岛素抵抗有关。黄芪多糖干预则可明显改善链脲佐菌素(STZ)致糖尿病大鼠肾脏远端小管和集合管主细胞的超微结构病变；降低肾脏髓质水通道蛋白2mRNA的表达。TNF-α参与糖尿病大鼠的发病过程，黄芪多糖可降低TNF-α的过高表达，减少胰岛β细胞Caspase-3的表达，抑制胰岛β细胞凋亡。黄芪多糖可以显著改善2型糖尿病大鼠胰岛素抵抗，主要表现为降低血糖、升高胰岛素敏感指数，其作用机制可能与增强心肌组织中解耦联蛋白2(UCP2)与腺苷酸活化蛋白激酶(AMPK)的表达，改善2型糖尿病大鼠能量代谢等途径有关。黄芪多糖还可改善肥胖胰岛素抵抗(IR)大鼠模型胰岛素敏感性，增加葡萄糖输注率。以大鼠胰岛β细胞-RINm5F为研究对象，STZ诱导细胞破坏，黄芪注射液预处理组能显著减少细胞培养液中NO水平，保护β细胞分泌胰岛素，抑制细胞凋亡和促进细胞的增殖。

【主治】气虚乏力，食少便溏，中气下陷，久泻脱肛，便血崩漏，表虚自汗，气虚水肿，痈疽难溃，久溃不敛，血虚萎黄，内热消渴。

【现代应用】

1. 消化性溃疡　黄芪200g，白及100g，炙甘草100g，研极细末，每餐饭前20分钟服用5g，1个月1疗程，治疗胃溃疡29例，治愈14例，显效6例，有效4例，无效5例，总有效率82.7%。

2. 肝炎　黄芪治疗慢性肝炎，肝郁脾虚型38例和肝、肾阴虚型26例，有效率分别为92.1%和88.5%。

3. 呼吸系统疾病　黄芪水煎服配合抗感染治疗儿童反复呼吸道感染有效；黄芪注射液辅助治疗肺心病；丹参和黄芪注射液联合应用治疗阻塞性肺病。

4. 循环系统疾病　黄芪注射液辅助治疗慢性心力衰竭、病毒性心肌炎、缺血性心脏病、脑梗死。在对症治疗基础上采用加单味药黄芪50g，早晚各1次口服，疗程1个月，治疗慢性心肌损害有效。

主要参考文献

[1] 刘端勇，等．黄芪多糖调节小鼠小肠黏膜淋巴细胞因子的表达．中国中医基础医学杂志，2008，14(9)：692

[2] 郝钰，等．黄芪多糖对淋巴细胞的影响．免疫学杂志．2003，3(16)：444

[3] 张毅，等．黄芪多糖对肺纤维化大鼠血清中Th1/Th2细胞因子平衡、NO水平的影响．中国老年学杂志，2009，29(10)：1185

[4] 刘莎，等．黄芪的免疫调节作用及现代应用．国际中医中药杂志，2006，28(4)：2031

[5] 刘启，等．黄芪免疫药理学研究进展．中国中医药杂志，2004.2(6)：321

[6] 张永祥主编．中药药理学新论．北京：人民卫生出版社，2004.384

[7] 袁媛，等．黄芪多糖对LPS损伤小肠上皮细胞的保护作用．世界华人消化杂志，2008，16(1)：15

[8] 韩梅．应用黄芪提高老年人的红细胞免疫功能．哈尔滨医科大学学报，1991，25(3)：210

[9] 李绍芝，等．黄芪对在体小肠和离体小肠黏膜耗氧量的影响．湖南中医学院学报，1996，16(2)：44

[10] 王光明，等．黄芪对脾虚大鼠胃肠道动力的作用．中药药理与临床，2008，24(1)：54

[11] 方晟．黄芪对心血管疾病作用的药理研究进展．湖南中医药导报．2004；10(3)：70

[12] 金露，等．黄芪注射液对大鼠离体心脏缺血再灌注损伤的保护作用．中西医结合心脑血管病杂志．2006；4(4)：311

[13] 苏丹，等．黄芪注射液对压力过载性左心室肥厚大鼠心肌胶原蛋白Ⅰ、Ⅲ表达的影响．中国药房，2009，20(3)：163

[14] 姚丽梅，等．黄芪注射液对肾性高血压大鼠左心室肥厚的逆转作用研究．中国中西医结合杂志，2009，29(10)：918

[15] 申锷，等．黄芪甲苷改善扩张型心肌病小鼠左室重构与磷酸化ρ-38MAPK相关性的实验研究．上海医学，2007，30(1)：172

[16] 刘唐威，等．黄芪对小鼠病毒性心肌炎细胞凋亡及Bcl-2/bax基因转录的影响．广西医科大学学报．2003；20(6)：823

[17] 蔡珊珊，等．黄芪对柯萨奇B3病毒性心肌炎小鼠单核细胞趋化蛋白-1表达的影响．武汉儿学学报(医学版)，2009，30(3)：307

[18] 蒋丽敏，等．黄芪对实验性心肌炎心肌穿孔素和Fas配体mRNA表达的影响．国外医学儿科学分册．2003；30(2)：111

[19] 蒋丽敏，等．黄芪对心肌炎心肌穿孔素及外周血 TNF-α 的影响．中国当代儿科杂志．2003；5(6)：527

[20] 王小燕，等．黄芪预处理对家兔心肌缺血再灌注后心肌线粒体结构及功能的影响．西安交通大学学报(医学版)，2008，29(3)：329

[21] 张仲平，等．黄芪多糖对体外人骨髓造血祖细胞生成的影响．中药药理与临床．2000，16(1)：16

[22] 翁玲，等．黄芪多糖对小鼠骨髓及外周血造血干细胞的增殖及动员作用．基础医学与临床，2003，23(3)：306

[23] 陈治奎，等．黄芪对自发性高血压大鼠的降压作用．中药新药与临床药理．2003；14(3)：372

[24] 陈治奎，等．黄芪对自发性高血压大鼠血压的急性效应．中国实验诊断学．2003；7(5)：403

[25] 董竞成，等．黄芪对哮喘大鼠神经内分泌免疫网络相关指标的影响．中国中西医结合杂志，2007，27(7)：619

[26] 顾俭勇，等．黄芪注射液对脂多糖致大鼠急性肺损伤后细胞凋亡的保护作用．中国新药与临床杂志，2007，26(3)：212

[27] 王莉，等．黄芪对小鼠哮喘模型肺组织 α-SMA 及 FN 的抑制作用．山东大学学报(医学版)，2009，47(11)：42

[28] 江茵，等．黄芪多糖对哮喘大鼠气道炎症及 IL-3 表达的影响．中国现代医学杂志，2009，19(12)：1779

[29] 马宝俊，等．黄芪抗衰老作用的家蚕实验方法．中国老年学杂志，2008，28(13)：1280

[30] 李维祖，等．黄芪总苷及黄芪甲苷对糖皮质激素诱导衰老大鼠氧自由基代谢的影响．中国中药杂志，2007，32(23)：2539

[31] 郝钰，等．黄芪多糖对淋巴细胞的影响．免疫学杂志．2003．3(16)：444

[32] 柏长青，等．黄芪、党参提取物增强紫杉醇抑制肿瘤血管生成和转移的实验研究．细胞与分子免疫学杂志，2008，24(4)：375

[33] 阿拉木斯，等．黄芪总苷对运动性疲劳大鼠胃黏膜胃泌素基因表达及氧自由基含量的影响．西安体育学院学报，2009，26(4)：461

[34] 李爽，等．黄芪总苷对一次性力竭游泳大鼠脑组织三磷酸腺苷酶活性的影响．中国康复医学杂志，2009，24(7)：641

[35] 王艳蕾，等．黄芪注射液对兔肠系膜上动脉闭塞性休克脂质过氧化损伤的防治及其机制．世界华人消化杂志，2008，16(18)：2040

[36] 张峰，等．黄芪对应激大鼠生长和脑单胺类神经递质含量的影响．山东大学学报(医学版)．2008，46(7)：645

[37] 周贤，等．黄芪注射液对 CCl4 诱导的大鼠肝纤维化的防治．重庆医科大学学报．2005；30(1)：50

[38] 赵丽娟，等．黄芪注射液对 D-半乳糖胺所致小鼠急性肝损伤的保护作用．吉林大学学报(医学版)．2003；29(3)：280

[39] 周贤，等．黄芪注射液对肝纤维化抑制作用的实验研究．中华肝脏病杂志．2005；13(8)：575

[40] 宋少刚，等．黄芪总提物对体外脂多糖刺激的枯否细胞基质金属蛋白酶-9 活性的影响．中国临床药理学与治疗学．2003；8(5)：564

白 术

本品为菊科苍术属植物白术 *Atractylodes macrocephala* Koidz 的干燥根茎。主要成分为苍术醇(Atractylol)、苍术醚(Atractyloxide)、杜松脑(Juniper camphor)、苍术内酯(Atractylenolide)、羟基苍术内酯(Hydroxyatractylodide)、倍半萜烯酮(Sesquiterpenelon)、β-桉醇(β-eudesmol)、茅苍术醇(Hinesol)、脱水苍术内酯(Anhydroatractylolide)、果糖(Fructose)、菊糖(Synanthrin)。白术味甘、苦，性温。归脾、胃经。

【功效与药理】

1. 补气健脾　白术味苦甘性温，入脾胃二经。《本草经疏》中记载："术，其气芳烈，其味甘浓，其性纯阳，为安脾胃之神品。"现代医学研究其补气健脾的作用主要表现在对胃肠功能及免疫功能的影响。

(1)对胃肠功能的影响：白术能增强小肠平滑肌收缩幅度、收缩频率，改善小肠平滑肌耐缺氧能力，通过影响空肠 AchE、SP 阳性神经的分布促进肠道运动[1]。白术可以预防运动应激性胃溃疡，其保护机制可能与降低大鼠胃组织中自由基含量，增强 SOD 活性和提高 HSP70 的表达有关[2]。白术可改善肝硬化大鼠胃肠运动功能，其机制与调整肠道组织中胃动素(MTL)、胆囊收缩素(CCK)、血管活性肠肽(VIP)及生长抑素(SS)的含量，改善胃窦肌间神经丛氮能神经分布有关[3,4]。白术对大鼠胃肌电紊乱具有一定调节作用，其机制可能与增加胃窦肌间神经丛 P 物质的分布，减少血管活性肠肽、一氧化氮合酶的分布有一定关系[5]。白术能扶植肠道正常菌群生长，促进肠黏膜损伤修复。增加盐酸林可霉素致肠道微生态失调模型大鼠肠道双歧杆菌(BS)、乳酸杆菌(LBS)，降低肠杆菌[6]。白术挥发油可促进正常小鼠和阿托品预处理小鼠的胃肠运动[7]。白术丙酮提取物经十二指肠给药对幽门结扎大鼠胃液分泌量有抑制作用，对胃蛋白酶活性有抑制倾向，抑制盐酸-乙醇所致大鼠胃黏膜的损伤。

(2)对免疫功能的影响：白术能提高免疫抑制动物细胞体外培养存活率，增加 T_H细胞，提高 T_H/T_S比值，纠正 T 细胞亚群分布紊乱状态，可使低下的 IL-2 水平显著提高，并能增加 T 淋巴细胞表面 IL-2R 的表达[8]。白术多糖组分 PAM 对小鼠脾淋巴细胞免疫功能具有调节作用，在一定的浓度范围内能单独激活或协同 ConA/PHA 促进淋巴细胞转化，提高 IL-2 分泌的水平[9]。

2. 利水退肿　《唐本草》中记载：白术"利小便"。《日华子本草》中记载："消痰，治水气，利小便。"故本品有利水退肿之功效。白术水煎剂和流浸膏灌胃或静脉注射对大鼠、家兔、犬具有明显而持久的利尿作用。研究证实其有效成分为 β 桉叶油醇，能很强地抑制 Na^+、K^+-ATP 酶的磷酸化反应。

3. 益气安胎　《医学启源》载：白术有"安胎"之功。《本草正义》中记载："东垣谓白术主安胎，盖谓妊娠养胎，依赖脾土，术能健脾故也。"白术对子宫平滑肌具有直接作用，且安胎成分可能主要是脂溶性的[10]。

4. 其他作用

(1)对神经系统的影响：双白术内酯能提高痴呆模型小鼠海马脑区的乙酰胆碱(Ach)含量，且呈剂量依赖性关系。白术及白术多糖均能提高小鼠学习记忆，提高小鼠脑及肝的 SOD 活力，降低脑、肝 MDA 及脑中脂褐素含量[11]。白术多糖可以提高 D-半乳糖致衰大鼠大脑皮质神经细胞抗氧化酶的活性，降低自由基代谢产物的含量，减少 DNA 损伤，具有一定的抗衰老作用[12]。

(2)抗肿瘤：白术对小鼠 S_{180} 肉瘤组织具有抑制作用，可促进肿瘤细胞的凋亡及坏死。白术挥发油能明显阻止癌性恶病质鼠体重下降，增加其摄食量，延缓肿瘤生长。升高血清 IL-2 降低 TNF-α[13]。C_{57} BL/6 小鼠接种 Lewis(小鼠肺腺癌)建立癌性恶病质动物模型。白术挥发油具有明显的抗癌性恶病质的作用，其机制可能与其能抑制肿瘤生长、调节血清细胞因子 TNF-α、IL-6 的异常升高有关[14]。

【主治】脾虚食少，腹胀泄泻，痰饮眩悸，水肿，自汗，胎动不安。

【现代应用】

1. 肝病　白术可用于治疗肝硬化腹水、迁延性肝炎、原发性肝癌。

2. 小儿流涎症　生白术可治疗婴幼儿流涎。

3. 梅尼埃病　麸炒白术、泽泻、炒薏苡仁防治梅尼埃病人有效。

主要参考文献

[1] 朱金照,等. 白术对大鼠肠道乙酰胆碱酯酶及P物质分布的影响. 中国现代应用药学,2003,20(1):14

[2] 王小梅,等. 白术对运动应激性溃疡大鼠胃组织中自由基含量及HSP70表达的影响. 天津体育学院学报,2008,23(5):453

[3] 朱金照,等. 中药白术对肝硬化大鼠肠动力及胃肠激素的影响. 第二军医大学学报,2005,26(11):1307

[4] 朱金照,等. 白术对肝硬化大鼠胃动力和氮能神经分布的影响及意义. 世界华人消化杂志,2005,13(15):1846

[5] 朱金照,等. 中药白术对大鼠胃肌电紊乱调节作用的机制探讨. 第三军医大学学报,2003,25(8):698

[6] 罗艳春,等. 黄芪、白术、枳壳对大鼠肠道微生态失调的调整作用. 中国老年学杂志,2009,29(12):1485

[7] 陈镇,等. 白术挥发油对小鼠胃肠功能的影响. 中国实验方剂学杂志,2009,15(8):66

[8] 余上才,等. 枸杞子和白术免疫调节作用的实验研究. 上海免疫学杂志,1994,14(1):12

[9] 毛俊浩,等. 白术糖对小鼠淋巴细胞功能的调节. 免疫学杂志,1996,12(4):233.

[10] 周海虹. 白术提取物对子宫平滑肌作用的研究. 安徽中医学院学报,1993,12(4):39

[11] 徐丽珊,等. 白术及白术多糖对小鼠学习记忆和抗氧化作用的影响. 科技通报,2003,19(6):513

[12] 马庆华,等. 白术多糖对D-半乳糖致衰大鼠神经细胞抗氧化作用研究. 中国老年学杂志,2006,26(12):1658

[13] 蔡云,等. 白术挥发油对癌性恶病质小鼠血清细胞因子TNF-α、IL-2的影响. 陕西中医,2006,27(11):1432

[14] 邱根全,等. 白术挥发油治疗癌性恶病质的实验研究. 西安交通大学学报(医学版),2006,27(5):477

山　药

本品为薯蓣科薯蓣 *Dioscorea opposita* Thunb. 的块茎,山药块茎中含皂苷,黏液质,胆碱(Choline),尿囊素,多巴胺(Dopamine),山药碱(Batasine),止杈素(Abscisim),淀粉(16%),淀粉酶,糖蛋白,维生素C,3,4-二羟基丙乙胺,多酚氧化酶,甘露聚糖(Mannan),植酸(Phyticacid)及17种以上氨基酸,其中以精氨酸、谷氨酸、天冬氨酸含量较高。山药味甘,性平。归脾、肺、肾经。

【功效与药理】

1. 健脾养胃　《本草纲目》中记载:"山药,益肾气,健脾,止泄痢、化痰涎、润皮毛。"山药味甘,性平,既能补气,又能养阴,作用和缓。为平补脾胃常用之品。

山药能抑制小鼠胃排空运动;抑制大、小鼠肠管推进运动,对氯化乙酰胆碱、氯化钡引起离体大鼠回肠的强直性收缩作用也有明显的拮抗作用;增强大鼠小肠吸收功能,抑制其血清淀粉酶的分泌,但对胆汁分泌及胃液分泌均无明显影响。提示其健脾作用可能是通过影响神经递质乙酰胆碱的作用及对小肠平滑肌的直接作用而缓解胃肠运动功能的亢进[1]。山药粥对灌服食醋致脾虚大鼠模型有一定的改善作用[2]。

2. 补肾涩精　《医经溯洄集》记载："干山药，虽能入于太阴经，然其功亦能强阴，且手太阴为足少阴之上原，原既有滋，流岂无益，"肺为肾母，虚则补其母，益肺即补肾，有金水相生之妙，经益肾强阴，故可治虚损劳伤，消渴等症。

山药灌胃预处理能减轻肾脏缺血再灌注损伤大鼠肾小管细胞凋亡指数，增加增殖细胞抗核抗体（PCNA）表达，促进受损肾小管的再生修复和重建，有效保护了肾功能[3]。山药有降血糖作用。山药水煎剂可以降低正常小鼠的血糖；对抗肾上腺素、葡萄糖引起的小鼠血糖升高；对四氧嘧啶引起的小鼠糖尿病有预防及治疗作用。山药多糖可降低四氧嘧啶糖尿病小鼠血糖和血脂含量，提高肝糖原和心肌糖原含量，促进糖尿病小鼠体重的恢复[4,5]；山药多糖可降低四氧嘧啶模型糖尿病大鼠血糖，增加胰岛素分泌、改善受损的胰岛 B 细胞功能[6]。能抑制血小板的异常激活和聚集[7]。

3. 补益肺气　山药色白入肺，甘温补虚，润皮毛，化痰涎。具有温补而不骤，微香而不燥，循循有调肺之功。其作用表现在对免疫功能的影响。

山药多糖可明显提高小鼠腹腔巨噬细胞的吞噬百分率和吞噬指数，增强小鼠淋巴细胞增殖能力，提高小鼠外周血 T 细胞百分比，促进小鼠抗体生成，增强小鼠炭粒廓清能力。表明山药多糖具有一定的免疫功能增强作用[8]。山药多糖能提高环磷酰胺致免疫功能低下小鼠腹腔巨噬细胞吞噬能力，增加溶血素和溶血空斑的形成，促进淋巴细胞转化，提高外周血 T 淋巴细胞比率[9]。山药粗提液对小鼠脾脏、胸腺组织结构有一定的保护作用，增加亚急性衰老小鼠胸腺指数、脾指数，提高胸腺皮质/髓质比例，及脾白髓比例[10]。

4. 其他作用

（1）抗氧化作用：山药能提高 D-半乳糖所致衰老模型大鼠脑中的超氧化物歧化酶（SOD）、谷胱甘肽过氧化物酶（GSH-PX）的活性，降低氧化产物丙二醛（MDA）的含量。山药多糖具有明显的体外和体内抗氧化活性，对活性氧自由基具有良好的清除作用，可抑制小鼠肝匀浆脂质过氧化反应[11]。山药蛋白多糖具有明显的体外抗氧化作用，其体外抗氧化能力与蛋白多糖浓度呈正相关性[12]。腹腔注射山药多糖 RP 可以增加 D-半乳糖所致代谢衰老模型小鼠体内谷胱甘肽过氧化物酶、过氧化氢酶、超氧化物歧化酶和脑 ATP 酶的活性，并降低过氧化脂质、脂褐质含量以及脑单胺氧化酶 B 活性。

（2）抗肝损伤作用：山药多糖能降低 CCl_4 损伤小鼠血清 ALT、AST 活性，对小鼠肝、肾、心肌、脑组织体内外有抗氧化作用，尤其对心肌、肾脏、肝脏抗氧化作用较强[13]。山药水提物对四氯化碳造成的化学性肝损伤具有保护作用，减轻肝组织损伤坏死，减少粒细胞浸润，降低血清 ALT、AST 活性和肝组织中 MDA、TNF-α、IL-1β 含量，升高肝组织中 SOD 活性，并呈现一定的剂量依赖关系[14,15]。

【主治】脾虚食少，久泻不止，肺虚咳喘，肾虚遗精，带下，尿频，虚热消渴。

【现代应用】

1. 溃疡性口腔炎　单味怀山药配以冰糖治疗溃疡性口腔炎 50 例有效[12]。

2. 小儿疳积　山药内金饼（怀山药、鸡内金、面粉适量加入红糖、芝麻）治疗小儿疳积有效[13]。

3. 婴幼儿腹泻　生怀山药熬成粥状，治疗婴幼儿腹泻 104 例，75 例痊愈，18 例好转，11 例有效[14]。

主要参考文献

[1] 李树英,等. 山药健脾养胃作用的研究. 中药药理与临床,1994,(1):19

[2] 彭成,等. 大鼠脾虚造模及山药粥对其影响的实验研究. 成都中医学院学报,1990,13(4):38

[3] 张亚,等. 山药对大鼠肾缺血再灌注损伤的保护作用. 江苏医药,2008,34(8):809

[4] 何云. 山药多糖降血糖作用的实验研究. 华北煤炭医学院学报,2008,(4):448

[5] 郜红利,等. 山药多糖对糖尿病小鼠降血糖作用. 中国公共卫生,2006,22(7):804

[6] 张忠泉,等. 山药多糖对大鼠血糖及胰岛释放影响的研究. 上海中医药杂志,2003,37(10):52

[7] 何云,等. 山药多糖对糖尿病大鼠胰岛素及血小板数的影响. 河北北方学院学报(医学版),2009,26(1):29

[8] 徐增莱,等. 淮山药多糖的免疫调节作用研究. 时珍国医国药,2007,18(5):1040

[9] 苗明三. 怀山药多糖对小鼠免疫功能的增强作用. 中药药理与临床,1997,13(3):25

[10] 郑素玲,等. 山药对老龄小鼠免疫器官组织结构的影响. 中国老年学杂志,2007,27(19):1881

[11] 相湘. 山药的抗衰老作用研究. 医药论坛杂志,2007,28(24):109

[12] 王丽霞,等. 山药蛋白多糖体外抗氧化作用的研究. 现代生物医学进展,2008,8(2):242

[13] 孙设宗,等. 山药多糖对小鼠肝、肾、心肌和脑组织抗氧化作用的研究. 现代预防医学,2009,36(8):1445

[14] 陈培波,等. 山药水提物对化学性肝损伤的保护作用. 现代预防医学,2009,36(13):3437

[15] 刘伟萍,等. 山药水提物对四氯化碳所致小鼠急性肝损伤的改善作用. 郑州大学学报(医学版),2008,43(5):885

甘　草

本品为豆科植物甘草 *Glycyrrhiza uralensis* Fisch. 或同属植物胀果甘草 *G. inflata* Bata. 和光果甘草 *G. Glabra* L. 等的干燥根或根状茎。甘草的化学成分主要有三萜皂苷类和黄酮类,前者包括甘草皂苷(Glycyrrhizin)。又名甘草酸(Glycyrrhizic acid)和甘草次酸(Glycyrrhetinic acid)。后者包括甘草苷(Liquiritin)、异甘草苷(Isoliquiritin)、新甘草苷(Neoliquiritin)、异甘草素(Isoliquiritigenin)等。还从甘草皮质部提得异黄酮类的 FM_{100}、甘草利酮(Licoricone)、甘草黄酮(FG)及含苷元和糖蛋白的复合物 LX。此外还含有阿魏酸、甘草酸单胺(AG)、多种氨基酸、糖类及微量元素。甘草味甘,性平。归心、肺、脾、胃经。

【功效与药理】

1. 益气补中　甘草甘温性平,为益气补中的良药,可用于心脾气虚、脾胃气虚、正气虚损诸证。故《日华子本草》谓其"补五劳七伤,一切虚损,……益精养气。"甘草益气补中,扶正固本作用主要与其对消化系统、免疫系统、抗病毒、抗肿瘤作用有关。

(1)消化系统作用:①抗溃疡作用。甘草对结扎大鼠幽门形成的实验性溃疡有明显抑制作用,降低胃液量、总酸度和游离酸度;甘草粉使辛可芬致消化性胃溃疡犬出现溃疡减轻和瘢痕化;甘草对醋酸诱发的大鼠慢性胃溃疡不仅能抑制胃酸的分泌,还能促进溃疡的愈合。甘草总黄酮成分 FM_{100} 是甘草抗溃疡的有效成分,能抑制结扎幽门致大鼠胃溃疡形成,减少乙酰胆碱和组胺引起的胃液分泌。给形成瘘管的大鼠腹腔注射 FM_{100},可使胃液分泌减少,但对组胺脱羧酶活性和血中促胃泌素的浓度均无明显影响。结果提示,FM_{100} 抑制胃液分泌的机制不是抑制促胃泌素的释放或使组胺酸脱羧酶失活的缘故,可能系其对胃内壁细胞的直接作用。②调节平滑肌运动。甘草对胃平滑肌有解痉作用。甘草解痉作用的有效成分主要是黄酮类化合物。FM_{100} 和异甘草素等黄酮化合物对乙酰胆碱、氯化钡、组胺引起的肠管痉挛性收缩有显著解痉作用。近期研究表明，甘草可能是肠黏膜P-糖蛋白的轻度抑制剂[1]。③保肝作用。甘草有抗多种实验性肝损伤作用。甘草水提取物可抗五氯硝基苯造成的肝损伤。甘草黄酮组分能降低四氯化碳致急性肝损伤小鼠血清丙氨酸转氨酶(ALT)、乳酸脱氢酶(LDH)活性及肝内丙二醛(MDA)含量，也可抑制乙醇引起的小鼠肝脏丙二醛含量的增加和还原性谷胱甘肽的耗竭。甘草酸通过抗炎、抗脂质过氧化、调节免疫和稳定溶酶体，抑制肝纤维化大鼠肝组织Ⅰ型、Ⅲ型前胶原表达等作用，减轻肝细胞坏死，抗肝纤维化，促进肝细胞再生[2]。甘草皂苷在机体内水解成甘草次酸而呈保肝作用。甘草皂苷可抑制ConA所致血浆ALT活性增高，对卡介苗(DCG)与LPS所致的免疫性肝毒性损伤大鼠肝细胞有保护作用[3]。在对表达乙肝表面抗原(HBsAg)的人肝癌细胞系PLC/PRF/5的研究中发现，甘草皂苷可抑制HBsAg分泌[4]。甘草皂苷可抑制通过补体经典途径和旁路两条激活途径而导致的细胞溶解，而对免疫附着没有影响，提示甘草皂苷对病毒性肝炎的抗炎机制与其阻断C5或补体级联反应的后期步骤有关[5]。进一步研究表明，甘草皂苷、甘草次酸能抑制四氯化碳引起的实验性肝硬化，降低血清ALT水平、血清γ-球蛋白和肝胶原蛋白含量，减轻间质炎症，抑制肝纤维组织增生。甘草皂苷对幼龄大鼠肝纤维化有明显治疗及预防作用[6]。甘草皂苷能延缓、降低镉引起的血清转氨酶的升高，显著减轻肝细胞肿胀、坏死及肝线粒体、滑面内质网病变的程度，明显减少了染镉初期镉在肝脏的蓄积。

(2)对免疫系统的影响：①调节细胞免疫功能：甘草酸可显著抑制T细胞的过度激活；调节T细胞释放细胞因子，保持Th_1/Th_2平衡；抑制TNF-α介导的细胞毒作用[7]。另外，甘草酸对体外培养的胸腺细胞增殖有抑制作用，此作用并不表现为细胞毒性，可能为对细胞DNA转录水平的抑制[7]。甘草皂苷可选择性地增强辅助T淋巴细胞的增殖能力和活性，使$CD4^+$细胞增加，$CD8^+$细胞减少[8]。但有实验表明甘草皂苷是小鼠T淋巴细胞凋亡的选择性诱导剂[9]。甘草多糖在环孢素或环磷酰胺介导的T淋巴细胞抑制状态下，能提高T淋巴细胞的转化率。甘草黄酮增加荷瘤(S_{180})小鼠血液中白细胞总数、淋巴细胞总数及$CD4^+/CD8^+$ T细胞比值[10]。②调节体液免疫功能：甘草多糖能诱导B细胞分化，并促进B细胞合成及分泌，但T细胞在甘草多糖诱导B细胞分化中未显示重要作用。是一种T细胞非依赖的B细胞多克隆活化剂。然而对羊红细胞诱导的初次抗体应答，甘草多糖却产生抑制作用。③调节细胞因子：甘草皂苷可调节多种细胞因子的分泌，促进淋巴细胞产生IL-2、IFN-γ，抑制IL-4、IL-10的生成。促进细菌脂多糖诱导腹腔巨噬细胞产生IL-12p40和IL-12p70，并呈剂量相关[11]。④抗变态反应作用：甘草明显减轻卵蛋白致敏哮喘模型小鼠肺组织的炎症病理变化，增加哮喘小鼠血清IFN-γ，降低血清IL-4。提示甘草可通过提高Th_1细胞因子水平，抑制Th_2细胞因子水平，从而纠正哮喘Th_1/Th_2失衡，减轻气道炎症，降低气道高反应性，减轻哮喘的症状或减缓哮喘的发作[12]。甘草制剂对过敏性休克小鼠呈明显的保护效应，降低去肾上腺动物过敏反应的发生率和死亡率。由于甘草中的甘草酸在结构上与糖皮质激素相似，在体内可延缓皮质激素的代谢，且对下丘脑-垂体-肾上腺轴无明显影响，故作为皮质激素的替代治疗，甘草酸除有糖皮质激素样作用外，还可以直接抑制补体活化，降低循环免疫复合物水平[13]。

(3)抗病毒：甘草皂苷在较高浓度(但不产生细胞毒)可抑制病毒的复制[23]，也可抑制SARS冠状病毒(SARS-CoV)的复制[14]。通过角膜接种单纯疱疹病毒-1(HSV-1)而罹患疱疹脑炎的小鼠，腹腔注射甘草皂苷可抑制其大脑HSV-1的复制，同时增加存活率[15]。研究表明甘草皂苷除对病毒颗粒的直接作用外，还可通过诱生干扰素、增强自然杀伤细胞及巨噬细胞功能而达到抗病毒效果[16]。甘草次酸可终止寄生于B淋巴细胞的潜伏期卡波济肉瘤相关疱疹病毒(KSHV)的复制,选择性地诱导KSHV潜伏感染的细胞凋亡,其作用机制可能是通过下调与潜伏相关的核抗原(LANA)活性,以及上调病毒周期蛋白表达[17]。

(4)抗氧化:甘草水提液对慢性肾功能不全大鼠具有保护肾功能的作用,其作用机制与抗肾脏氧化应激作用有关。可降低模型大鼠24小时尿蛋白、肌酐;增加内生肌酐清除率及血清、肾组织匀浆中硒谷胱甘肽过氧化物酶(SeGSHPx)活性;减少丙二醛(MDA)及中晚期氧化蛋白终产物(AOPPs)含量[18]。甘草水提液对小鼠长期吸烟所造成的支气管肺组织病理损害有保护作用,通过增加肺部的SOD活性,降低MDA含量,在肺部发挥抗氧化作用[19]。甘草黄酮(FG)具有抗脂质过氧化作用。体外实验证明,FG可明显抑制小鼠肝匀浆在温孵过程中丙二醛(MDA)升高;对碱性二甲基亚砜或黄嘌呤/黄嘌呤氧化酶系统生成的O^{2-}有明显抑制作用;对PMA刺激多形核白细胞释放O^{2-}及OH·也有明显的清除作用[31]。

2. 祛痰止咳 甘草具有良好镇咳祛痰,润肺去痨作用,是治肺痿咳嗽的常用药,《名医别录》中记载"温中下气,烦满短气,伤脏咳嗽"之良药。

甘草煎剂,甘草能促进痰液分泌和支气管纤毛运动,延长肾上腺素对气管的扩张作用,抑制致敏豚鼠肺组胺及慢反应物质(SRS-A)的释放,对反复应用异丙肾上腺素引起的豚鼠β受体数减少有抑制作用。甘草黄酮(FG)、甘草流浸膏(EG)及甘草次酸(GA)对氨水、二氧化硫引起的小鼠咳嗽均有镇咳作用。甘草次酸对5-HT等物质引起的支气管痉挛有保护作用。甘草次酸胆碱盐皮下注射能抑制豚鼠吸入氨水所致咳嗽,且对电刺激喉上神经所致的咳嗽也有明显的镇咳作用。甘草皂苷(GL)对脂多糖(LPS)诱导脓毒血症引起的急性肺损伤具有保护作用,可减轻肺泡毛细血管屏障的损伤[20]。甘草黄酮能改善LPS引起的小鼠肺部炎症,降低肺组织中的髓过氧化物酶(MPO)活性,抑制肿瘤坏死因子-α(TNF-α)、白细胞介素-1β(IL-1β)的mRNA表达以及TNF-α蛋白水平[21]。

3. 解毒作用 《名医别录》谓其"能安和草石而解诸毒也",历代医家公认甘草为"和诸药,解百毒"之品。

甘草对误食毒物(毒蕈),药物中毒(敌敌畏、喜树碱、顺铂、咖啡因、巴比妥)均有一定的解毒作用,能缓解中毒症状,降低中毒动物的死亡率。甘草与附子合煎口服可减小附子毒性,部分原因是其可减少附子中有毒生物碱的煎出。但甘草酸及甘草次酸并不能减少附子中有毒生物碱的煎出,而可能与有毒生物碱结合,延缓其在胃肠道吸收,发挥一定的减毒作用[22]。甘草苷可以减低由乌头碱导致的大鼠心肌细胞LDH释放;拮抗由乌头碱引起的心肌细胞钙离子通道编码基因Cav1.2 mRNA表达升高和钾离子通道编码基因Kv4.3 mRNA表达降低。提示甘草苷与乌头碱配伍可以减轻乌头碱的毒性作用,这可能与甘草苷改善了乌头碱对心肌细胞钾、钙离子通道编码基因的异常表达有关[23]。

4. 其他作用

(1)抗肿瘤:甘草既具有直接杀伤癌细胞的作用,又具有保护正常细胞防其癌变的作用。甘草次酸及其衍生物3-氧-18-α甘草次酸对大鼠Oberling-Guerin骨髓瘤、小鼠白血病均具有抑制作用。甘草皂苷可预防DEN诱发的肝癌前病变,并有明显剂量效应;预防黄曲霉、多氧化联苯,3′-甲基-4-二甲基-氨基偶氮苯致小鼠肝损害及肝癌;抑制N-乙基-N′-硝基-N-亚硝基胍致小鼠十二指肠腺癌;还可以抑制子宫颈癌细胞生长。

(2)对神经保护作用:甘草醇提物(EEG)对东莨菪碱造成的学习记忆障碍大鼠的学习记忆能力有明显的改善作用[24]。甘草苷能够抑制β-淀粉样蛋白(Aβ)25-35位氨基酸片段

(Aβ25-35)及谷氨酸的神经毒性，且能够特异性抑制乙酰胆碱酯酶活力，可能对阿尔茨海默病的预防或治疗具有一定研究价值[25]。采用慢性应激加孤养制备慢性应激抑郁模型，甘草苷可以改善抑郁模型中快感缺乏的症状，并能对抗绝望行为，提高机体超氧化物歧化酶活性，减少丙二醛的生成[26]。

(3)皮质激素样作用：皮下注射乌拉尔甘草水提物能抑制巴豆油致小鼠耳廓炎症，醋酸致小鼠腹腔渗出性炎症及棉球肉芽肿。甘草皂苷对大鼠甲醛性足肿胀有明显抑制作用。甘草水提物对去肾上腺小鼠没有抗炎作用，说明其抗炎作用与垂体肾上腺皮质功能有关[22]。甘草流浸膏和甘草皂苷对艾迪生病均有治疗作用，对轻型艾迪生病人，甘草制剂具有去氧皮质酮样治疗作用。但甘草制剂对重症艾迪生症病人和两侧肾上腺切除大鼠均无改善水电解质平衡作用。表明只有在盐皮质激素(醛固酮)和糖皮质激素(氢化可的松)存在条件下，甘草制剂才表现出皮质激素样作用。甘草具有皮质激素样作用机制，可能是甘草次酸抑制了肝中$\triangle^4$-5β-还原酶，从而延缓了皮质激素代谢速率，延长了皮质激素作用时间及作用强度[27]。

(4)抗心律失常：炙甘草提取液对氯仿诱发小鼠室颤、肾上腺素诱发家兔心律失常、乌头碱诱发的大鼠心律失常、氯化钡和毒毛旋花子苷K诱发豚鼠心律失常均有抑制作用，并能减慢心率、延长麻醉大鼠心电的P-R和Q-T间期[28]，18β-甘草次酸可抑制氯仿-肾上腺素诱发家兔室性心律失常，延长氯化钙所致的大鼠室性心律失常出现的时间，部分对抗异丙肾上腺素的心率加快作用[29]。炙甘草注射液对毒毛花苷G、乌头碱、地高辛、氯化钙致心肌细胞节律紊乱，有明显的对抗作用，推测炙甘草具有慢钙通道的阻滞作用[27]。炙甘草能提高心肌细胞的ADP酶，降低cAMP含量，促进ATP分解而不能增加ATP合成[30]。

(5)降血脂：甘草皂苷可降低实验性高脂血症家兔血浆胆固醇、甘油三酯含量。小量甘草皂苷(2mg/d)可使实验性动脉粥样硬化家兔的血胆固醇降低，动脉粥样硬化程度减轻。大量(20mg/d)能抑制大动脉及冠状动脉粥样硬化的发展。更大剂量(40mg/d)时反而无效。离体实验证明甘草皂苷可抑制微粒体胆固醇的形成。

【毒理研究】家兔连续40天口服甘草浸膏，血中钠含量明显增加，肾上腺功能低下，并稍有萎缩；给豚鼠连续42天口服2g/kg甘草浸膏，每天给药1次，给药组体重比对照组稍有增加，肾上腺重量降低。小鼠皮下注射甘草浸膏的LD_{100}为3.6g/kg，甘草皂苷给小鼠皮下注射的MLD为1g/kg，甘草次酸小鼠腹腔注射的LD_{50}为308mg/kg。

【主治】脾胃虚弱，倦怠乏力，腹痛便溏，肺痿咳嗽，心悸气短，咽喉肿痛，痈疽疮疡，解药毒及食物中毒(生用)。

【现代应用】

1. 内分泌系统疾病

(1)艾迪生氏病：甘草浸膏可使患者体力增强，血钠增加，血压升高及皮肤色素沉着减退。但对重症患者需同时伍用皮质酮才能奏效。甘草皂苷和甘草次酸也同样有效。

(2)尿崩症和席汉氏综合征：甘草粉对尿崩症有一定疗效。甘草粉同时配伍甲睾酮、甲状腺素、葡萄糖及维生素等，对席汉氏综合征及产后脑垂体前叶功能减退症有较好疗效。

2. 胃及十二指肠溃疡　甘草浸膏、甘草粉对胃及十二指肠溃疡有一定疗效。

3. 传染性肝炎　甘草煎液治疗传染性肝炎有一定疗效。

4. 艾滋病　甘草提取物使6例艾滋病毒(HIV)感染者淋巴细胞中的T_4/T_8比例升高。

甘草中抑制 HIV 有效成分为甘草皂苷。甘草皂苷注射液(SNMC)使重症艾滋病人 T_8 细胞升高[31]。

5. 其他　甘草制剂滴耳对鼻前庭炎,外耳湿靡,耳廓冻疮均有较好疗效[32]。甘草酸钠溶液、甘草次酸混悬液及甘草浸膏滴眼治疗疱疹性角膜炎,角膜结膜炎及束状角膜炎患者有效。生甘草 20～30g 水煎,治疗过敏性紫癜有效[33]。

【不良反应】甘草流浸膏在临床用于治疗胃溃疡时,常发生血压增高、水肿、头痛、眩晕、心悸、血钾降低。甘草皂苷每日剂量超过 500mg,连服 1 个月,即可产生假醛固酮症[34]。口服甘草锌致口腔灼热 1 例,低血钾瘫痪 1 例,引发哮喘 1 例,甘草皂苷引起精神症状 1 例[35],非哺乳期妇女泌乳 2 例[36]。

主要参考文献

[1] 姚红卫,等. 甘草提取液对肠黏膜 P-糖蛋白的作用. 南方医科大学学报,2009,29(8):1571

[2] Van Rossum T G, Vulto A G, De Man R A, et al. Review article: glycyrrhizin as a potential treatment for chronic hepatitis C. Aliment Pharmacol Ther, 1998, 12(3): 199

[3] Okamoto T, Okabe S. Development of anorexia in concanavalin A-induced hepatitis in mice. Int J Mol Med, 2001, 7(2): 169

[4] Sato H, Goto W, Yamamura J, et al. Therapeutic basis of glycyrrhizin on chronic hepatitis B. Antiviral Res, 1996, 30(3): 171

[5] Fujisawa Y, Sakamoto M, Matsushita M, et al. Glycyrrhizin inhibits the lytic pathway of complement-possible mechanism of its anti-inflammatory effect on liver cells in viral hepatitis. Microbiol Immunol, 2000, 44(9): 799

[6] 陈绍兵,等. 甘草甜素对幼龄大鼠实验性肝纤维化疗效的研究. 第三军医大学学报,2007,29(23):2261

[7] 许秋霞,等. 甘草的药理作用概述. 实用中医药杂志,2005,21(7):451

[8] Zhang Y H, Kato M, Isobe K, et al. Dissociated control by glycyrrhizin of proliferation and IL-2 production of murine thymocytes. Cell Immunol, 1995, 162(1): 97

[9] Yoshikama M, Matsui Y, Kawamoto H, et al. Effects of glycyrrhizin on immune-mediated cytotoxicity. J Gastroenterol Hepatol, 1997, 12(3): 243

[10] 刘强,等. 甘草黄酮对荷瘤(S_{180})小鼠免疫细胞数量的影响. 中华中医药杂志,2007,22(12):904

[11] 何景华,等. 甘草多糖对小鼠巨噬细胞吞噬功能的影响. 中医药学刊,2003,21(2):255

[12] 吕小华,等. 甘草对慢性小鼠哮喘模型气道炎症及外周血 Th_1/Th_2 失衡的影响. 中国临床药理学与治疗学,2006,11(5):533

[13] Dai J H, Iwatani Y, Ishida T, et al. Glycyrrhizin enhances interleukin-12 production in peritoneal macrophages. Immunology, 2001, 103(2): 235

[14] Morgenstern B, Bauer G, Chandra P, et al. Glycyrrhizin, an active component of liquorice roots, and replication of SARS-associated coronavirus. Lancet, 2003, 361(9374): 2045

[15] Sekizawa T, Yanagi K, Itoyama Y, et al. Glycyrrhizin increases survival of mice with herpes simplex encephalitis. ActaVirol, 2001, 45(1): 51

[16] Shibata S. A drug over the millennia: pharmacognosy, chemistry and pharmacology of licorice. Yakugaku Zasshi, 2000, 120(10): 849

[17] Curreli F, Friedman-Kien A E, Flore O. Glycyrrhizic acid alters Kaposi sarcoma-associated herpes virus latency, triggering p53-mediated apoptosis in transformed B lymphocytes. J Clin Invest, 2005, 115

(3):642

[18] 张瑞斌,等．甘草水提液对慢性肾衰大鼠肾功能的影响及机制研究．山东大学学报(医学版),2008,46(10):994

[19] 陈志东,等．甘草水提液对吸烟小鼠肺组织超氧化物歧化酶和丙二醛的影响．时珍国医国药,2007,18(7):1666

[20] 李玮伟,等．甘草甜素对大鼠脓毒血症引起的急性肺损伤的保护作用．临床麻醉学杂志,2009,25(9):803

[21] 管燕,等．甘草黄酮对肺部炎症小鼠细胞因子表达和氧化反应的调节作用．中草药,2009,40(8):1254

[22] 徐姗珺,等．甘草与附子配伍减毒的有效成分及作用环节研究．中成药,2006,28(4):526

[23] 董晞,等．甘草苷对乌头碱致心肌细胞损伤的保护作用．中华中医药杂志,2009,24(2):163

[24] 崔永明,等．甘草醇提物对大鼠学习记忆障碍的影响．中国老年学杂志,2008,28(12):1055

[25] 刘睿婷,等．甘草苷的神经保护及对胆碱酯酶的抑制作用．中国新药杂志,2008,17(7):574

[26] 赵志宇,等．甘草苷对慢性应激抑郁模型大鼠的抗抑郁作用．中国临床康复,2006,10(27):69

[27] 金敏,等．甘草次酸药理作用的研究进展．医学综述,2009,15(11):1712

[28] 李新芳,等．18β-甘草次酸钠对实验性心律失常的影响．中国中药杂志,1992,17(3):176

[29] 夏炎兴,等．炙甘草注射液对离体心肌细胞药物性节律失常的对抗作用．浙江中医学院学报,1993,17(5):35

[30] 夏炎兴,等．炙甘草抗心律失常的实验研究．中国中医药科技,1994,1(4):29

[31] 朱云龙．抗艾滋病中药和天然药的开发研究．中国中药杂志,1991,16(12):707

[32] 江德胜,等．甘草酊治疗耳鼻部类症 108 例观察．中国中西医结合杂志,1992,12(6):372

[33] 杨孟考．单味生甘草治疗过敏性紫癜 41 例报告．中国社区医师,2005,21(22):36

[34] 黄巧珍,等．甘草的毒副作用．中药药理与临床,1991,7(特刊):122

[35] 高希斋,等．甘草甜素引起精神症状 1 例．新药与临床,1994,13(1):54

[36] 石维福．甘草甜素致非哺乳期妇女泌乳 2 例．新药与临床,1994,13(2):123

刺 五 加

本品为五加科植物刺五加 *Acanthopanax senticosus*(Rupr. et Maxim.)Harms 的干燥根及根茎。刺五加根含有刺五加苷 A、B、C、D、E(eleutheroside A、B、C、D、E),即胡萝卡苷(Daucosterin)(A),紫丁香苷(Syringoside)(B),乙基-α-D-半乳糖苷(ethyl-α-D-galactoside)(C),刺五加苷 D 和 E 皆是紫丁香树酯酚的二葡萄糖苷,两者是异构体。刺五加味辛、微苦,性温。归脾、肾、心经。

【功效与药理】

1. 补肾安神　刺五加性温,归心肾两经,有较好的补肾安神功效,用于肾精亏虚,心神不宁之证。《名医别录》谓其"补中益精,坚筋骨,强志意。"《本草纲目》谓其能"进饮食,健气力,不忘事。"刺五加补肾安神功效主要与其对中枢神经系统作用有关。

刺五加可促进小鼠脑内蛋白质、DNA、RNA 的生物合成,防止脑衰老及增强记忆。刺五加对单胺氧化酶-B(MAO-B)有抑制作用,降低老年大鼠纹状体、中脑和延髓的 MAO-B 活性,结果表明,刺五加可能通过影响某些脑部位 MAO 及其同工酶的活性,改善神经系统功能,增强学习记忆功能。采用 4-血管阻断改良法制备血管性痴呆(VD)大鼠模型,避暗回避试验和跳台试验等行为学测试表明刺五加皂苷能明显改善 VD 模型大鼠学习记忆等认知功能,并减轻海马 CA_1 区神经元丢失[1]。刺五加苷总提取物 ETS 能明显改善喹啉酸致衰老模型大鼠学习记忆能力,并呈明显的剂量依赖趋势,其作用机制可能与以下因素有关:增强海马胆碱能神经功能，活化海马神经元胆碱乙酰化酶，加速ACh的合成；增强SOD活性，加速氧自由基的清除，减轻海马神经元损伤；抑制MAO活性，减少儿茶酚胺的代谢，改善脑功能活动[2]。刺五加有效部位对MPTP致C57BL/6小鼠帕金森病(PD)模型有脑保护作用，增强γ-氨基丁酸(GABA)、黑质酪氨酸羟化酶(TH)的阳性表达，而对海马区胶质原酸性蛋白(GFAP)则无影响[3]。刺五加多糖能够增强DNA修复基因OGG1mRNA的表达，并对海马神经元氧化损伤有保护作用[4]。

2. 益气固本　刺五加性温善补，具有益气固本的功效。《雷公炮炙论》谓其"阳人使阴，阴人使阳"的作用。刺五加益气固本功效主要与其对免疫系统，应激系统和对物质代谢的作用有关。

(1)增强免疫功能：刺五加根乙醇提取物可增强小鼠网状内皮系统吞噬炭粒的功能。刺五加苦杏仁苷水溶液能增强小鼠在安静、饥饿和冷冻状态下腹腔巨噬细胞的吞噬功能[5]。在T细胞受到其他刺激因素如植物血凝素或氢化可的松作用时，刺五加注射液可显著增加淋巴细胞Ea花环形成百分率和淋巴细胞转化率[6]。刺五加多糖可增加幼年小鼠及荷瘤小鼠脾脏重量，抑制荷瘤小鼠肿瘤生长，增加脾脏巨噬细胞数，并可减少由环磷酰胺引起的脾萎缩；促进异基因骨髓移植小鼠免疫功能，增强异基因移植小鼠对刀豆蛋白A和细菌脂多糖(LPS)的增殖反应；增加rIL-2激活的杀伤细胞(LAK)抗肿瘤活性[7]；明显增强细胞毒T淋巴细胞(CTL)杀伤靶细胞的活性，同时对小鼠全脾细胞及去T细胞后的脾细胞有促有丝分裂作用，并能促进ConA刺激的小鼠脾细胞分泌白细胞介素-2(IL-2)。刺五加多糖对S_{180}白血病细胞系有促干扰素诱生作用，刺五加苷B及D和E也具有干扰素促诱生作用[8]。

(2)抗应激作用：刺五加水浸膏及醇浸膏能增加小鼠对高温和低温的耐受力，可降低高温或低温应激刺激引起的小鼠死亡率。刺五加可增强机体抗辐射应激的能力，刺五加乙醇提取物对X线照射引起的白细胞减少有显著的预防作用，对遭受一次急性X线照射或多次慢性照射大鼠，刺五加有延长生命、保护骨髓和胸腺组织作用。刺五加还可提高机体对磷酸二甲苯酚酯和士的宁的解毒能力。刺五加口服液可提高红细胞膜Na^+、K^+-ATP酶活性，对调整机体细胞代谢有一定作用。

(3)对代谢的影响：

1)对能量代谢和糖代谢影响。刺五加对糖的有氧代谢、无氧代谢均有一定的影响，在静止状态促进肌肉和肝中糖原的合成，在运动状态促进糖的代谢。刺五加能增加正常家兔肌肉和肝中糖原，升高血糖及血清中无机磷。刺五加苷能预防长时间游泳大鼠肌肉中ATP、糖原减少，对乳酸、丙酮酸的增加均有部分阻止作用，通过有氧氧化为肌肉活动提供能量。刺五加煎剂能增加小鼠肌肉中琥珀酸脱氢酶(SDH)、苹果酸脱氢酶(MDH)活性，还能提高氧化酶活性并增加其有氧代谢的代谢率。

2)对蛋白质和核酸代谢的影响。刺五加对蛋白质、DNA和RNA的生物合成有促进作用[9]。大鼠皮下注射刺五加提取物后，能使游泳2小时大鼠肌肉中蛋白水解酶活性增强，血中总氮和氨含量升高，尿素氮含量增加。在静止状态下，刺五加能降低水解蛋白酶活性，减少肌肉中氨、残余氮含量，增加谷酰胺含量，表明刺五加对蛋白代谢起到一定的调节作用。腹腔注射刺五加总皂苷能刺激部分肝切除小鼠肝细胞的再生能力，促进DNA合成及肝细胞有丝分裂。

3)对脂质代谢的影响。刺五加提取物能使游泳2小时大鼠血中没酯化的脂肪酸、磷脂及血中总脂肪含量增高，增加肌肉中脂肪量。刺五加可抑制雌性豚鼠肝细胞微粒体及小肠黏膜羟甲基戊二酰辅酶A还原酶(HMGR)活力,增加肝脏微粒体胆固醇7α-羟化酶活性,提高胆固醇在肝脏中的生物合成。刺五加叶皂苷对实验性高脂血症大鼠的TGs、总胆固醇(TC)、VLDL-C有降低作用,升高HDL及亚组分HDL_2的作用。

3. 活血通络　刺五加味辛性温,有活血通络作用,可用于治疗血脉不通、气血瘀阻之证。《药性论》谓其"能破逐恶风血……主多年瘀血在皮肌"。刺五加活血通络功效主要表现在对心血管及血液系统作用。

(1)对血液系统的影响:刺五加可改善血液流变性、抑制血小板聚集、抗血栓形成。刺五加提取物对花生四烯酸(AA)、腺苷二磷酸(ADP)诱导的血小板聚集有明显的抑制作用,并能抑制花生四烯酸诱发的血小板血栓烷B_2(TXB_2)的生成[10]。刺五加茎叶乙醇提取物对胶原、肾上腺素诱导的小鼠血栓形成具有保护作用,能明显延长小白鼠断头后的喘气时间及小白鼠双侧颈总动脉结扎后的存活时间[11]。刺五加提取液、刺五加茎叶醇提取液可抑制ADP、胶原诱导的血小板聚集,延长家兔血浆复钙时间,降低细胞内钙浓度。刺五加叶皂苷能明显改善高脂血症大鼠的血流状态,降低全血高切变率及低切变率黏度,血沉和血沉方程常数,尚能明显防止高脂血症大鼠血小板的形态改变,抑制血小板聚集。

(2)对心脑血管系统的影响:①抗心肌缺血作用:刺五加能减轻异丙肾上腺素造成的大鼠心肌超微结构的损伤。对垂体后叶素、异丙肾上腺素致大鼠心肌缺血心电图的ST段偏移有对抗作用,保护SOD活性和减少MDA生成。刺五加茎叶皂苷可降低冠脉阻力,降低血压,减慢心率,增加实验性心肌梗死犬心肌血流量;降低左室压力(LVP)、心室内压最大下降速率(-dp/dtmax)及左室舒张末期压(LVEDP)升高幅度;同时减少心肌耗氧量及心肌耗氧指数[12]。刺五加茎叶皂苷(ASS)可以增加小鼠心脏^{86}Rb摄取率,增加心肌营养性血流。刺五加提取物(EC)对NE、KCl及$CaCl_2$收缩兔主动脉条的量效曲线呈非竞争性拮抗作用,提示EC扩血管作用机制可能与其钙通道阻滞有关。②抗心律失常作用:刺五加浸膏可降低室颤和室性心动过速发生率。刺五加茎叶总皂苷对乌头碱所致大鼠心律失常能推迟其出现时间,但不能转复窦性心律;对氯化钡所致大鼠多源性室性心动过速有明显的预防和治疗作用;亦能提高毒毛花苷G诱发豚鼠心律失常及心室纤颤的用量。③降压作用:刺五加根提取液有扩张血管作用,增加兔耳灌流流出量。刺五加醇提液可降低麻醉兔与猫血压,重复给药无快速耐受现象。刺五加总黄酮亦有降压和扩张末梢血管的作用。刺五加不但具有降压作用,还能使猫的低血压恢复正常,并能使肾上腺素引起的高血压兔血压降至正常范围。

(3)抗脑缺血作用:刺五加对缺血性脑血管病有一定的疗效[13],其主要表现为:①扩张血管:改善大脑供血状况,降低脑组织耗氧量,增加脑组织对缺血缺氧的耐受性;②清除自由基:刺五加能明显抑制机体内自由基产生,显著增加机体SOD活性;③改善血脂代谢及血液流变学,改善血小板黏附功能,降低血黏度;④钙通道阻滞作用:刺五加皂苷的单体Sc1、Sc3、Sb均具有钙通道阻滞作用。

4. 强身延年　刺五加具有较好的强身延年作用,为养老保健佳品。《本草蒙筌》谓其"坚筋骨健步,强志意益精,轻身延年,长生不老,真仙经药也。"刺五加强身延年功效主要与延缓衰老作用,抗氧化作用有关。

刺五加水煎液可明显延长果蝇寿命。刺五加能增加冷暴露大鼠机体SOD活性,提高红细胞膜抗氧化系统作用,减轻MDA对机体的损伤;显著提高老龄小鼠红细胞、心脏中SOD活性,降低血清、心脏中过氧化脂质(LPO)含量[14]。刺五加粉喂22月龄大鼠2个月后,红细胞脂质过氧化物降低,Na^+、K^+-ATP酶活性升高[12]。刺五加多糖可提高模拟失重大鼠腔骨生长速率，提高大鼠股骨硬度、增强股骨抵抗外力的强度，提高钙、磷和蛋白质在骨中的百分含量，促使大鼠恢复期骨钙的沉积[15]。

5. 其他作用

(1)抗病原体、抗肿瘤：刺五加多糖可减轻感染人型结核菌Ⅱ37RO豚鼠脾、肺病变程度，减少腰丛淋巴结肿胀程度，表明刺五加有一定的抗结核感染作用。刺五加多糖(ASPS)可抑制小鼠肉瘤 S_{180} 细胞，人白血病 K_{562} 细胞体外增殖；用化学致癌物(3′-me-DAB)诱发大鼠肝癌，刺五加多糖可推迟肝脏发病时间，降低肝细胞 γ-谷氨酰基转移酶(γ-GT)阳性强度。刺五加皂苷对肝癌细胞株 Tak ahasi、Hep-3B 有较强的抑制肿瘤细胞增殖和阻止 DNA 的合成作用。刺五加皂苷对肺癌细胞株亦有明显抑制作用。

(2)抗炎：刺五加地上茎浸膏抑制二甲苯致小鼠耳部炎症、大鼠甲醛性、角叉菜胶性足跖肿胀和大鼠棉球肉芽组织增生，还可抑制佐剂致大鼠足部早期渗出性炎症和后期迟发变态反应性炎症。

(3)对内分泌系统的影响：刺五加既能阻止促肾上腺皮质激素(ACTH)引起的肾上腺增生，又能减少由可的松引起的肾上腺皮质萎缩；既可防止甲状腺素引起的甲状腺肥大，又可防止甲基硫脲嘧啶引起的甲状腺萎缩；既能使食物性及肾上腺素性高血糖降至正常，也可使胰岛素引起的低血糖恢复。刺五加对性腺功能起着一定的调节作用。刺五加提取物及刺五加苷 B、B_1、E 均能增加雄性幼鼠体重、精囊和前列腺重量。预防去势大鼠精囊和前列腺萎缩。刺五加根的干粉能促进成年和老年大鼠的生殖能力，刺五加叶制剂既能防止兔进食氧化葵花籽油造成的性功能低下，又能防止雌兔的自然流产和死亡。

【毒理研究】刺五加流浸膏灌胃 LD_{50} 为 14.5g/kg。小鼠腹腔注射刺五加总黄酮的 LD_{50} 为 89.8mg/kg。

【主治】脾肾阳虚、体虚乏力、食欲不振、腰膝酸痛、失眠多梦等。

【现代应用】

1. 神经衰弱症、精神抑郁症　刺五加的片剂、酊剂治疗神经症，可消除全身虚弱、头痛、睡眠不良、食欲不振等症状。刺五加注射液治疗抑郁症有效。

2. 冠心病　刺五加总黄酮制成的哌克昔林胶囊对冠心病有较好的治疗效果，能缓解冠心病、心绞痛，降低胆固醇、甘油三酯。

3. 周围血管病　刺五加注射液治疗血栓闭塞性脉管炎，对患者肢体血流、微循环、纤维蛋白原等检测均有较好改善作用。

4. 高脂血症　刺五加、香薷制成合剂治疗高脂血症，可降低血清中 β-脂蛋白(β-LP)、高密度脂蛋白-胆固醇(HDL-C)，升高 HDL-C/TC 比值和 HDL-C/LDL-C(低密度脂蛋白-胆固醇)比值，降低动脉硬化指数。

5. 白细胞减少症　刺五加片治疗因放射治疗、化疗引起白细胞减少的肿瘤患者有效。

6. 脑血管病　刺五加注射液可增加脑部血流量，改善脑细胞供氧，降低血液黏稠度，对动脉硬化和脑血栓形成有很好的预防和治疗作用[16]；刺五加注射液有利于脑梗死急性期病人肢体瘫痪恢复，降低血液黏度和促进脑生物电恢复正常活动，还可用于糖尿病并发脑梗死[17,18]；刺五加注射液联合降纤酶治疗急性脑梗死，可改善血液流变学指标及血脂代谢；刺五加注射液联合丹参注射液、黄芪注射液治疗脑出血病人有效，三药联合可纠正脑缺氧、改善血液流变学、恢复脑部再灌注，对脑血管意外有效[19]；刺五加注射液治疗中老年眩晕有效，可明显扩张冠状动脉和脑血管[20]。

7. 其他　刺五加根治疗风湿性关节炎，可改善症状和缓解疼痛。刺五加片剂治疗急性高原反应有效。

主要参考文献

[1] 葛许华，等．刺五加皂甙对大鼠血管性痴呆防治作用的研究．卒中与神经疾病，2004，11(6)：353

[2] 马杰，等．刺五加的药理作用研究概况．河北中医药学报，2007，22(3)：45-47

[3] 杨婷婷，等．刺五加有效部位对C57BL/6小鼠PD模型GABA、TH、GFAP影响的实验研究．中成药，2009，31(11)：1662

[4] 刁波，等．刺五加多糖对氧化损伤大鼠的海马神经元OGG1 mRNA表达的影响．中国老年学杂志，2009，29(4)：396

[5] 赵余庆，等．刺五加中苦杏仁甙对应激状态下小鼠腹腔巨噬细胞吞噬功能的影响．中医药研究，1988，(6)：42

[6] 冯作化，等．女贞子、刺五加对T细胞促进作用的实验研究．中国免疫学杂志，1986，2(2)：88

[7] 曹广文，等．枸杞子多糖、黄芪多糖、刺五加多糖和鼠伤寒杆菌内毒素多糖对LAK活性的调节作用．第二军医大学学报，1992，13(3)：206

[8] 杨育成，等．多糖类及刺五加苷类的干扰素促诱生效应．中草药，1990，21(1)：27

[9] 叶春艳，等．人参、三七、刺五加和五味子对小鼠学习记忆影响的比较研究．中国林副特产，1994，30(3)：10

[10] 刘玉兰，等．刺五加茎叶乙醇提取物对血栓形成及缺氧的保护作用．沈阳药学院学报，1992，9(4)：290

[11] 杨秋生，等．血栓素 B_2 的高效液相荧光测定及刺五加提取物的抗血小板作用．首都医学院学报，1991，12(3)：171

[12] 马丽娜，等．刺五加茎叶皂苷对急性心肌梗死犬血流动力学和氧代谢的影响．中国药学杂志，1994，29(11)：654

[13] 韩丽雅，等．刺五加注射液治疗急性脑梗死的临床与实验研究．中国中西医结合杂志，1998，18(8)：472

[14] 李福全，等．刺五加对老龄小鼠SOD活性和LPO含量的影响．佳木斯医学院学报，1992，15(6)：10

[15] 史之祯，等．刺五加对模拟失重大鼠骨丧失的改善作用．航天医学与医学工程，1990，3(1)：1

[16] 秦培森，等．刺五加注射液联合降纤酶治疗急性脑梗死疗效观察．中成药，2001，23(7)：500

[17] 陈庆华，等．刺五加注射液与消栓灵治疗脑梗死的比较．中华综合医学杂志，2001，2(1)：20

[18] 武艳英，等．刺五加注射液治疗脑梗死60例．陕西中医，2002，23(2)：125

[19] 圣洪平，等．刺五加注射液治疗脑梗死疗效观察．广西中医药，2002，25(1)：19.

[20] 陆德安，等．刺五加注射液治疗中老年眩晕的疗效观察．中国中医药信息杂志，2001，8(2)：64

(二)补阳药

鹿　茸

本品为梅花鹿 *Cervus nippon* Temminck 或马鹿 *C. elaphus* L. 的未骨化幼角。鹿茸中含有多种氨基酸，最多者为脯氨酸、赖氨酸和丙氨酸。其乙醇提取物中含溶血磷脂酰胆碱(Lysophosphatidyl choline. LPC)，正丁醇提取物中含尿嘧啶、次黄嘌呤、尿嘧啶核苷、烟酸及肌酐。鹿茸尖部多胺含量较高。此外，鹿茸中尚含有硫酸软骨素A、神经节苷酯、雄激素、雌二醇及生物活性肽等。鹿茸味甘，性温。归肝、肾经。

【功效与药理】

1. 温肾壮阳　鹿茸具有较好的温肾壮阳作用，常用于治疗肾阳不足，精血亏虚的阳痿早泄、宫寒不孕、头晕耳鸣、腰膝酸痛等证。《本经逢原》谓其"专主伤中劳绝,腰痛羸瘦,取其补火助阳、……固精摄便,下元虚人,头旋眼黑,皆宜用之。"鹿茸温肾壮阳功效主要与其对生殖系统的作用有关。

鹿茸兼有雄激素和雌激素样作用。鹿茸乙醇提取液可使大鼠睾丸精原细胞数目增多,生精细胞层数增多,可使老化小鼠血浆睾酮含量明显增加,但对正常小鼠血浆睾酮含量的影响不明显。鹿茸精促进未成年雄性大鼠前列腺、贮精囊和包皮腺的生长,也能促进去势大鼠前列腺、精囊和包皮腺的生长。对未成年雌性小鼠皮下注射鹿茸精可促进子宫的发育,增加卵巢重量,还可使去势大鼠子宫、阴道代偿性增生。研究认为鹿茸的雄激素作用并非介导内源性雄激素的生成,可能是通过诱导颌下腺生理活性物质的活性。这些生理活性物质介导雄激素及各种类固醇激素与甲状腺激素的调节,而呈现出雄激素样作用。此外,鹿茸可兴奋垂体性腺轴,使雄性激素和生长素分泌增加[1,2]。

2. 益精补气 鹿茸有较好益精补气作用,用于气虚精亏,血少髓空之证,是强壮之剂,为治疗虚损劳伤的常用药。《本草新编》谓其"益气滋阴,扶肢体羸瘦,强志坚齿。"鹿茸益精补气功效主要与其对免疫系统,应激系统的作用有关。

(1)增强免疫功能:鹿茸精可增强正常小鼠和氢化可的松、环磷酰胺所致免疫功能低下小鼠的巨噬细胞吞噬功能[3],鹿茸多糖腹腔注射也可增强小鼠网状内皮系统的吞噬功能,但灌胃给药无效。鹿茸提取物可增强甲氨蝶呤(MTX)致免疫功能低下小鼠迟发性超敏反应,增加脾细胞的 RFC(玫瑰花结细胞)数量[4]。

(2)抗应激作用:鹿茸精可延长小鼠游泳时间,增强抗疲劳、耐低温、耐高温能力[5],鹿茸精的抗应激作用可能与其增强肾上腺皮质功能有关,给药后引起肾上腺重量增加和维生素 C 含量降低[6]。对于应激性溃疡及结扎胃幽门引起的胃溃疡,鹿茸多糖具有明显的抑制作用,机制可能是由于鹿茸多糖抑制胃酸分泌。此外,鹿茸精可对强力应激引起家兔行动不安、兴奋状态以及脑电图、肌电图和眼球震颤电图的变化均有明显的改善作用。此外,对受损伤家兔颈髓部的己糖酸激酶、甘油磷酸激酶、GPT 等酶活性降低也有改善作用。

3. 强筋健骨 《本草纲目》谓其"生精补髓,养血益阳,强健筋骨,治一切虚损。"历来用于"补羸瘦,壮筋骨",鹿茸强筋健骨功效主要与其促进核酸和蛋白质生物合成有关。

(1)促进核酸和蛋白质合成:鹿茸制剂可使大鼠体重明显增加[7]。鹿茸水提取物可明显增加快速老化小鼠肝脏蛋白质的含量。鹿茸乙醇提取物能促进老化小鼠肝、肾组织的蛋白质和 RNA 的合成,但对^{3}H-胸腺嘧啶核苷掺入肝和肾组织的 DNA 无明显影响。对脑、心和睾丸组织的蛋白质、RNA 和 DNA 合成的影响不显著。鹿茸提取物促进 RNA 和蛋白质合成主要由于其刺激 RNA-聚合酶Ⅱ活性的缘故[8],鹿茸中促进核酸和蛋白质合成的有效成分是多胺类物质[9]。另外鹿茸精可增加大鼠脊神经的氧消耗,增加呼吸商值,促进糖酵解,机制为增加与酵解过程有关的酶的活性,如己糖激酶、醛缩酶、甘油激酶等。对创伤引起的神经功能障碍有良好的恢复作用。

(2)促进骨生长:鹿茸中含有的活性物质能够促进骨细胞增殖,并可通过多种机制治疗骨质疏松。鹿茸多肽 PAP 是鹿茸中提取的一种多肽类生物活性因子,为鹿茸的主要活性成分。PAP 由 68 个氨基酸组成,相对分子质量为 7200,主要含有缬氨酸、丙氨酸、赖氨酸和甘氨酸,不含半胱氨酸,具有促进软骨细胞的增殖和抗软骨细胞传代老化的作月[10]。PAP 能够抑制软骨细胞老化相关 β-半乳糖苷酶的表达、促进软骨细胞增殖、减少软骨细胞 G_1 期细胞含量、促进软骨细胞表型,通过下调软骨细胞 P16、pRb、CychnD 的表达、上调软骨细胞

EZF、CDK4、端粒酶的表达来达到抑制软骨细胞退变老化的作用，且其抗退变老化作用优于硫酸氨基葡萄糖[11]。PAP还能通过促进MSCsⅡ型胶原与GAG的表达来促进MSCs定向软骨细胞分化，同时通过抑制Caspase-3 mRNA的表达及其蛋白酶活性来阻止或逆转软骨表型化MSCs的凋亡[12,13]。鹿茸的氯仿提取物CE-C和鹿茸总多肽TVAP对骨质疏松都有治疗效果。CE-E能够抑制小鼠骨髓培养中被NF-κB配基受体激动剂(RANKL)和巨噬细胞集落刺激因子(M-CSF)激活的破骨细胞的分化，抑制破骨细胞前体细胞中ERK、PKB/Akt和Ⅰ-κB的活性。同时CE-C还能抑制分化的破骨细胞的再吞活性，从而调节骨再吸收作用，达到治疗骨质疏松的目的[14]。TVAP则通过促进维A酸大鼠成骨细胞快速增殖，使骨形成大于骨吸收，预防和控制维A酸大鼠骨丢失，使受损的骨小梁得到部分重建，逆转维A酸所致大鼠股骨松、质骨骨量降低和骨密度下降，达到治疗骨质疏松的目的[15]。

4. 强身延年 鹿茸历来被认为是滋肾补阳，益精生血的滋补之品，有较好的强身延年之功。《神农本草经》谓其:"益气强志，生齿不老"，鹿茸强身延年的功效主要与其抗氧化作用有关。

鹿茸乙醇提取物可明显降低老化小鼠脑和肝组织中丙二醛含量，而对正常小鼠组织中丙二醛含量影响不明显。鹿茸乙醇提取物对四氯化碳和乙醇中毒所引起的小鼠和大鼠肝、血浆中丙二醛含量升高也有明显抑制作用[16]。在NADPH再生系统存在条件下，鹿茸乙醇提取物对四氯化碳诱发离体小鼠肝微粒体丙二醛的生成有明显抑制作用。可使SAM-P小鼠线粒体总SOD、Cu/Zn-SOD及Mn-SOD活性均明显升高，且呈明显的量效关系。但对正常小鼠SOD活性影响不明显。鹿茸对单胺氧化酶(MAO)的活性有一定的影响，鹿茸提取物对加速老化小鼠(SAM-P)和正常小鼠肝和脑组织线粒体B型单胺氧化酶(MAO-B)有明显抑制作用。

5. 其他作用

(1)对心血管系统的影响:离体实验表明，鹿茸精对豚鼠心房收缩有轻度抑制作用;对离体家兔心脏运动和心搏动数均有一过性轻度抑制，而对冠脉流量无明显影响;用含有鹿茸精洛氏液灌流离体大鼠心脏时，可使冠脉流量增加，心缩幅度增大和心率减慢。整体实验表明，鹿茸精静脉注射可引起麻醉猫血压一过性降低，2分钟后血压恢复，其中降压活性物质为溶血磷脂酰胆碱。结扎左冠状动脉前降支法制备心肌缺血动物模型，鹿茸多肽能减少模型大鼠心肌梗死面积，降低S-T段抬高，降低血清CK、LDH、AST活性，血清及心肌组织MDA含量，增加血清及心肌组织SOD活性[17]。在大鼠急性心肌缺血后期，鹿茸醇提物可通过影响心肌组织中一氧化氮(NO)及降钙素基因相关肽(CGRP)含量来保护受损心肌[18]。

(2)对中枢神经系统的影响:鹿茸对学习和记忆功能有一定的影响，用跳台逃避反射和食物迷宫等实验方法证明，鹿茸精可明显增强小鼠学习和记忆功能。鹿茸磷脂类化合物可增强学习和记忆力，加速条件反射的建立。对乙醇和樟柳碱引起的小鼠学习和记忆功能障碍有明显的恢复作用[19]。鹿茸醇提物能够易化海马CA_1区长时程增强，具有潜在的促智作用，而鹿茸水提物则无此作用[20]。鹿茸组分中的LRE具有抗抑郁药样的神经保护功能，LRE可以促进5-羟色胺1A受体与其特异性激动剂[^3H]8-OH-DPAT结合，促进率达80%，并且具有量效关系[21]。鹿茸中存在大量的神经生长因子(NGF)、胰岛素样生长因子-1(IGF-1)。NGF是典型的靶源性神经营养因子，调节神经元的表型及神经元的连接，参与神经再生。IGF-1能增强神经元的分化，可作为肌源性神经营养因子促进神经元突起生长，刺激细胞增殖、分化、成熟和存活。利用凝胶过滤、离子交换色谱及C18反相柱色谱等方法，鹿茸中分离纯化得到1个单体多肽化合物CNT14。CNT14在治疗神经系统损伤性疾病及阿尔茨海默病方面具有一定前景。现已根据CNT14的一级结构，成功合成具有活性的合成多肽CNT14。鹿茸精和鹿茸多肽VAP都通过多因子协调作用诱导干细胞向神经细胞分化。鹿茸精能诱导骨髓间充质干细胞成为神经细胞，并有轴突和树突出现，多个神经元之间可形成网络。鹿茸多肽VAP可明显促进神经干细胞向神经元分化，提高分化细胞数量，并呈一定的剂量依赖性[22-24]。鹿茸多肽还能促进脊髓损伤大鼠运动功能的恢复，且呈剂量依赖性，主要机制是通过抑制Nogo的表达，使Bcl-2表达上调，Caspase-3、Bax表达下调，抑制脊髓神经元细胞凋亡，促进损伤脊髓的修复。

【毒理研究】亚急性毒性实验表明，给大鼠按3ml/kg，9ml/kg，27ml/kg连续84天腹腔注射鹿茸精时，9ml/kg和27ml/kg剂量组引起明显的纤维性腹膜炎。血液和生化学检查表明，大剂量鹿茸精可引起血红蛋白、红细胞容积、血总蛋白及白蛋白/球蛋白比值轻度降低。但使雌性大鼠血中碱性磷酸酶和SGOT活性增高。

【主治】虚劳羸瘦、神疲乏力、眩晕耳聋、目暗、腰膝酸痛、阳痿滑精、子宫虚冷、崩漏带下等。

【现代应用】

1. 血液病　鹿茸血酒对血小板减少症、再生障碍性贫血、白细胞减少症等引起的眩晕，头痛、乏力、齿龈出血、鼻衄、失眠等症状和血象均有改善。

2. 低血压　鹿茸精对原发性低血压症的眩晕、头重、头痛、失眠和恶心等有明显疗效。

3. 治疗宫颈糜烂　鹿茸的脱毒、祛腐生肌作用对宫颈糜烂有较好疗效[25]。

4. 治疗化疗后骨髓抑制　采用常规化疗方案，加用鲜鹿茸粉，对化疗后的骨髓抑制有较好的疗效[26]。

5. 治疗顽固性鼓膜穿孔　鹿茸多肽治疗顽固性鼓膜穿孔有效。在烧灼治疗后，于鼓室内及鼓膜表面填充浸有少量鹿茸多肽的吸收性明胶海绵做支架，滴鹿茸多肽于残余的鼓膜边缘。治愈15例，好转10例，无效5例，总有效率为83.33%[27]。

6. 其他　鹿茸对脑部外伤，头颈部外伤后遗症有效。另外还可以用于脑神经外科。以及胆石症、高脂血症、神经症、更年期综合征、甲状腺功能低下、风湿性关节炎等。

主要参考文献

[1] 离云瑞，等．鹿茸精注射液性激素样作用的实验研究．中药药理与临床，1990，6(2)：23

[2] 陈雪龙，等．鹿茸的药理作用及其研究进展．四川畜牧兽医，2008，1：29-30

[3] 王本祥，等．鹿茸多胺对小鼠肝细胞RNA聚合酶活性的影响．药学学报，1990，25(9)：652

[4] 吴深涛，译．鹿茸对甲氨蝶呤引发的免疫功能低下的影响．黑龙江中医药，1993，(2)：40

[5] 杨明，等．全价鹿茸精药理作用的研究 I. 中药药理与临床，1992，8(4)：27

[6] Zhang ZQ, et al. Purification and partial characterization of antiinflammatory peptide from pilose antle of cervus nippon Ternminck. Acta. Phavnaceutica Sinica，1992，27(5)：321

[7] 陈晓光，等．鹿茸提取物促进老年小鼠核酸和蛋白质合成作用及机制的研究．中药药理与临床，1991，7(4)：21

[8] Wang B X. et al. Stimulationg effect of Deer Antler extract on protein Synthesis in Senescffice-Accel-erated mice in vivo. Chern. Phann Bull，1988，36(7)：2593

[9] 王本祥，等．鹿茸有效成分对小鼠肝脏RNA和蛋白质合成的影响．药学学报，1990，25(5)：321

[10] 陈晓东,林建华. 鹿茸多肽对大鼠软骨细胞增殖的影响. 包头医学院学报,2008,24(2):114-116

[11] 林建华,等. 鹿茸多肽对软骨表型化骨髓间充质干细胞凋亡的影响. 中国修复重建外科杂志,2006,20(4):427-430

[12] 修忠标,等. 鹿茸多肽对兔骨髓间质干细胞体外软骨表型诱导分化的影响. 中国骨伤,2007,20(1):31

[13] Li Y J,KimTH,KwakHB,et al. Chloroform extract of deer antler in-hibits osteoclast differentiation and bone resorption. J Ethnopharma-col,2007,113:191-198

[14] 段冷昕,等. 鹿茸总多肽对维A酸致骨质疏松大鼠的防治作用. 中国药学杂志,2007,42(4):264

[15] Wang B X,et al. Inhibition of Lipid peroxidation by Deer Antler(Rokujo)extract in Vivo and in Vit-roo J med phann Soc. WAKAN-YAKO,1988,5:123

[16] 陈晓光,等. 鹿茸提取物对老年小鼠衰老指标的影响. 中药药理与临床,1992,8(2):17

[17] 陈晓光,等. 鹿茸多肽对大鼠心肌缺血损伤的保护作用. 中国中药杂志,2009,34(15):1971

[18] 王皓,等. 鹿茸醇提物对心肌缺血后期心肌组织NO与CGRP含量的影响. 辽宁中医杂志,2009,36(7):1232

[19] 徐惠波,等. 鹿茸神经节甙酯对小鼠学习记忆功能的影响. 中国药理学通报,1991,7(5):385

[20] 贺文彬,等. 鹿茸醇提取物对大鼠海马长时程增强的易化作用. 中药新药与临床药理,2009,20,(5):401

[21] 贺文彬,等. 鹿茸影响5-羟色胺系统的初步研究. 中药新药与临床药理,2008,19(1):5

[22] 陈东,等. 鹿茸多肽对胎大鼠脑神经干细胞体外诱导分化的实验研究. 解剖学报,2004,35(3):240

[23] 赵汉宁. 鹿茸精诱导大鼠骨髓间充质干细胞分化为神经元样细胞. 现代医药卫生,2007,23(1):3

[24] 陈东,等. 鹿茸多肽对胎大鼠脑神经干细胞体外诱导分化的实验研究. 解剖学报,2004,35(3):240

[25] 牛煜,等. 鹿茸治疗宫颈糜烂临床观察. 辽宁中医杂志,2005,32(6):560

[26] 段绿化. 鲜鹿茸粉治疗化疗后骨髓抑制38例临床观察. 浙江中医杂志,2007,42(6):334

[27] 王丽鸣. 鹿茸多肽治疗顽固性鼓膜穿孔30例. 新中医,2004,36(10):59

淫 羊 藿

本品为小檗科植物淫羊藿 *Epimedium brevicornum* Maxim、箭叶淫羊藿 *Epimedium Sagittatum* Maxim、柔毛淫羊藿 *Epimedium pubescens* Maxim 等的干燥地上部分。箭叶淫羊藿茎叶含淫羊藿苷(Icariine)、去氧甲基淫羊藿苷(Des-o-methy-icariine)、β-去氢淫羊藿素(β-anhydroicaritin),还含有木兰素,异槲皮素和金丝桃苷等。淫羊藿味辛、甘,性温。归肝、肾经。

【功效与药理】

1. 温肾壮阳　淫羊藿味辛、甘,性温,具有较好的温肾壮阳作用,多用于真阳亏虚的阳痿遗精,筋骨痿软之证。淫羊藿温肾壮阳作用主要与其对生殖系统作用有关。

(1)对生殖系统的影响:淫羊藿可促进垂体-性腺轴功能,淫羊藿水煎液增加睾丸、肛提肌重量和雌性大鼠腺垂体的重量,升高雄性小鼠血浆睾酮(T)含量,修复大鼠睾丸间质细胞损伤,维持睾丸曲精管上皮正常生精周期。淫羊藿水煎液可改善氢化可的松所致阳虚大鼠症状,增加前列腺、贮精囊、肛提肌、海绵球肌、子宫、肾上腺及胸腺的重量,升高血浆睾酮和雌二醇的水平。淫羊藿可减轻化疗造成的附睾损伤,对生殖功能具有保护作用[1]。淫羊藿及淫羊藿苷具有雌激素样作用,且其促雌激素受体阳性细胞系(MCF-7)细胞增殖作用可能是通过雌激素受体(ER)介导产生的[2]。淫羊藿多糖及淫羊藿苷是淫羊藿性激素作用的主要物质基础。淫羊藿多糖可提高促卵泡激素水平。低剂量淫羊藿苷可以增加幼龄大鼠子宫重量,升高血清雌激素和降低血清睾酮,高剂量淫羊藿苷并不能继续增加血清中的雌激素含量,但可以持续增加血清睾酮的含量[3]。淫羊藿苷明显促进离体培养的大鼠睾丸间质细胞睾酮的基础分泌,直接刺激卵泡颗粒细胞分泌雌二醇,高剂量时还能促进肾上腺皮质细胞分泌皮质酮。淫羊藿苷能提高阴茎海绵体内cGMP浓度,与NO-cGMP信号通路有关[4,5]。并提示该作用与增强阴茎海绵体平滑肌松弛作用有关。淫羊藿总黄酮对D-半乳糖致大鼠睾丸损伤有明显的改善作用,其机制可能与促进睾酮释放及干预MMPs有关[6]。

(2)对蛋白质、核酸合成的影响:研究证明中医"阳虚"的本质之一是核酸代谢低下,选用核苷酸还原酶抑制剂羟基脲制造"阳虚"动物模型,淫羊藿可促进^{3}H-TdR掺入DNA,促进DNA生物合成,其作用可能是由于:淫羊藿中含有一种激活核苷酸还原酶的生物活性因子;或者通过调节细胞核DNA复制及RNA、蛋白质的合成功能;也可能通过调节线粒体的亚微结构而改善细胞能量代谢。不同剂量的巫山淫羊藿和柔毛淫羊藿可降低阳虚小鼠血浆中的中分子物质(MMS),并能显著升高血浆中巯基含量,而MMS的提高和巯基含量的减少可能是造成"阳虚"的机制之一,说明增高巯基,降低MMS可能是淫羊藿补肾助阳的作用机制。此外,采用地塞米松造成"阳虚"动物模型,发现模型组动物的Na^+泵活性有下降趋势,而与淫羊藿同用,可使Na^+泵活性回升到正常值。表明淫羊藿纠正阳虚的作用机制可能与促进蛋白质合成,改变Na^+、K^+-ATP酶的生物活性等作用有关。淫羊藿总黄酮可以促进肾阳虚大鼠甲状腺激素的分泌,较大剂量明显能抑制其促甲状腺激素的分泌,且对肾阳虚大鼠下丘脑、甲状腺组织中钙调蛋白基因的表达有显著的抑制作用[7]。

2. 补气益精 淫羊藿具有较好的补气益精作用,是益精填髓,扶正固本常用药。《本经》谓其能"益气力、强志"。

(1)调节免疫功能:①对免疫器官的影响。淫羊藿多糖可以引起胸腺缩小,脾增大,脾有核细胞明显增多。但口服给药一般不发生胸腺缩小,特别是老龄动物胸腺缩小者,口服后可使胸腺重量明显增加。淫羊藿苷对胸腺影响不明显,但可使小鼠脾脏显著增大,脾有核细胞数明显增加,从而达到促进(抗原激活的)淋巴细胞增殖作用。此外,淫羊藿多糖有刺激骨髓造血细胞DNA合成的作用,可以抑制抗艾滋病毒药物齐多夫定(AZT)对骨髓造血功能的抑制。②增强巨噬细胞功能。淫羊藿、淫羊藿多糖和淫羊藿黄酮均可明显促进小鼠巨噬细胞的吞噬活力。进一步的研究表明,淫羊藿无论复方或单味药对巨噬细胞受体功能状态均有一定增强作用,这种增强作用在机体正常状态下并不显著,而当应用免疫抑制剂如氢化可的松时其作用明显表现出来,提示淫羊藿可能是通过影响Fc受体介导的巨噬细胞的某些免疫功能起作用。淫羊藿苷可促进辐射小鼠免疫功能的恢复,提高小鼠腹腔巨噬细胞吞噬百分率和吞噬指数作用。促进小鼠脾脏淋巴细胞转化功能和NK细胞活性。③调节T淋巴细胞。淫羊藿可增加活性淋巴细胞E花环率,但不能提高总E花环率。淫羊藿水煎剂在高浓度时抑制活性E花环形成细胞和总E花环形成细胞。淫羊藿可减轻哮喘大鼠气道炎症,抑制肺组织调节激活正常T细胞表达和分泌细胞因子(RANTES)蛋白、单核细胞趋化蛋白3(MCP-3)表达[8]。淫羊藿多糖能够促进T细胞增殖,对小鼠淋巴细胞具有有丝分裂原样作用。淫羊藿苷显著促进刀豆蛋白A(ConA)诱导的脾淋巴细胞增殖。淫羊藿总黄酮对免疫抑制小鼠ConA诱导的T淋巴细胞转化效应也有促进作用,对泼尼松引起的小鼠脾细胞内的cAMP升高、cGMP及cGMP/cAMP比值降低有拮抗作用,提示淫羊藿总黄酮增强模型小鼠免疫功能的作用可能是通过升高 cGMP 和降低 cAMP 的环节实现的[9]。淋巴细胞过度凋亡及对凋亡刺激易感性增高是衰老免疫稳态失衡的重要分子机制之一，针对细胞凋亡进行有效干预将有助于衰老免疫稳态的重建。淫羊藿总黄酮可抑制老年大鼠脾淋巴细胞过度凋亡，纠正老龄大鼠 Th_1、Th_2、Th_3 类细胞因子之间的比例失衡，重塑 Th_1、Th_2、Th_3 细胞免疫调节网络的良性平衡。进一步研究表明，淫羊藿总黄酮可激活老年大鼠 Rel/NF-κB/IB/IKK 及其相关信号转导途径，最终经由 IBε、IBα 的调节，使 NF-κB 在适度范围上调，这可能是淫羊藿总黄酮重建 T 淋巴细胞凋亡平衡免疫稳态、延缓免疫衰老的重要机制之一。④调节 B 淋巴细胞。淫羊藿不但可以增强正常小鼠的体液免疫功能，而且还可以对抗环磷酰胺的免疫抑制作用。淫羊藿多糖对 B 细胞有刺激增殖的作用，增加裸鼠脾细胞的 DNA 合成，提高 SRBC 免疫小鼠溶血素抗体水平，且表现为量效关系。淫羊藿苷也具有促进抗体生成作用。淫羊藿多糖和淫羊藿黄酮类虽然都能增强体液免疫功能，但它们的作用机制不同。淫羊藿多糖通过对脾脏抗体生成细胞的影响，既增加抗体生成细胞数，又促进浆细胞产生抗体，而总黄酮类成分则通过影响免疫调节网络中的抑制性成分（可降低抑制性 T 细胞的功能）来发挥作用。⑤调节细胞因子。淫羊藿水煎剂可增强正常人、肾小球肾炎、慢性肾功能不全患者外周血淋巴细胞 IL-2 受体表达，诱导干扰素的产生，其中以 IFN-γ 为主。淫羊藿多糖能使小鼠胸腺和脾脏细胞合成 IL-2 增多。淫羊藿多糖对人 IL-2 活性的影响有显著的剂量依赖关系，在低浓度时促进 IL-2 活性，高浓度反而抑制 IL-2 活性。淫羊藿苷可显著降低小鼠血清 TNF-α、IL-6 的水平，减少小鼠中性粒细胞表面黏附分子 CD11b 的表达，减轻小鼠肺部炎症细胞浸润[10]。淫羊藿苷可协同 PHA 诱导扁桃体单个核细胞产生IL-2、IL-3 和 IL-6，且呈剂量依赖关系[11]。

（2）抗骨质疏松：淫羊藿水提物（ESE）能明显提高双侧卵巢切除大鼠的血清碱性磷酸酶活性，增加血清钙的浓度，抑制小梁骨隔离的数目，明显促进骨形成。淫羊藿水提液通过抑制去势后大鼠松质骨基质中破骨细胞的生成，阻止了由于雌激素缺失引起的骨丢失及骨质疏松症的发生[12]。摘除卵巢法结合低钙饲料建立大鼠骨质疏松症模型，淫羊藿总黄酮能明显提高模型大鼠股骨表观面密度和骨密度，其部分机制可能为淫羊藿总黄酮促进骨组织核心结合因子 α1（Cbfal）表达，从而调节骨形成[13]。淫羊藿总黄酮对维 A 酸致大鼠骨质疏松有明显的防治作用[14]，可改善和提高被动吸烟大鼠骨密度、椎骨力学性能、股骨结构力学性能和材料力学性能，且骨密度与骨生物力学指标之间存在明显的相关性[15]。①对骨髓间充质干细胞（BMSCs）成骨性分化的影响。淫羊藿苷可明显促进羊骨髓间充质干细胞增殖，增加 S 期和 G2/M 期细胞数量；随着淫羊藿苷浓度的增加，促细胞增殖活性降低，100μmol/L 淫羊藿苷表现为明显的抑制细胞增殖作用。淫羊藿苷呈剂量依赖性促进羊骨髓间充质干细胞碱性磷酸酶活性和骨钙素表达。10、100μmol/L 淫羊藿苷诱导钙化结节形成能力优于 0.1μmol/L 和 1μmol/L 淫羊藿苷[16]。②促进成骨细胞的增殖与分化。淫羊藿煎液能促进体外培养的成骨细胞的增殖与分化。淫羊藿苷可明显促进体外培养大鼠成骨细胞碱性磷酶的活性及Ⅰ型胶原蛋白的表达，但在同一实验中并未发现淫羊藿苷对成骨细胞增殖作用的影响[17]。淫羊藿多糖能提高体外培养的小鼠骨髓细胞增殖率和 DNA 合成率[18]。淫羊藿总黄酮能促进体外培养大鼠成骨细胞增殖及分化成熟，促进矿化结节形成[19]。淫羊藿苷能促进成骨细胞增殖，可抑制分化早期成骨细胞内碱性磷酸酶（ALP）活性，而对分化晚期成骨细胞内 ALP 活性具有促进作用，表明淫羊藿苷对成骨细胞增殖和分化具有不同的调节作用[20]。用淫羊藿苷对地塞米松诱导的成骨细胞进行干预，发现淫羊藿苷可以逆转地塞米松抑制的成骨细胞分化，并认为这种作用的分子机制可能与丝裂原激活的蛋白激酶途径有关[21]。淫羊藿苷可明显促进成骨细胞骨保护素(OPG)mRNA的表达，抑制细胞核因子-κB受体活化因子配体(RANKL)mRNA的表达。应用UMR-106成骨细胞株，观察EKF对成骨细胞株增殖情况的影响。结果表明淫羊藿有明显促进体外培养成骨样细胞增殖的作用，且高浓度作用较低浓度有所增强[22]。同时淫羊藿苷可降低脂蛋白脂酶及脂肪酸结合蛋白的表达量，脂肪细胞脂滴的数目也明显减少，抑制骨髓基质干细胞(BMSCs)向脂肪细胞转化。③对破骨细胞的影响。在观察淫羊藿对兔骨折愈合作用时发现，淫羊藿能提高破骨细胞的活性及数量，加速血肿及坏死组织的吸收，加速骨痂的改建。体外培养的大鼠骨髓细胞在1,25$(OH)_2$VitD_3的作用下可分化形成破骨细胞，但若在培养液中加入淫羊藿水提物，则骨髓细胞就不能分化为破骨细胞，说明该提取物可通过抑制破骨细胞的产生而降低骨吸收活动，从而具有抗骨质疏松作用[23]。运用体外分离、培养兔破骨细胞，观察淫羊藿对破骨细胞的作用，发现淫羊藿可诱导破骨细胞凋亡，抑制骨吸收[23]。通过观察淫羊藿提取液对体外培养大鼠破骨细胞形态、大小、胞核数目、TRAP染色等方面均未产生明显变化，说明淫羊藿对已分化成熟的破骨细胞并不产生直接影响；运用淫羊藿煎液治疗妇女绝经后骨质疏松，发现淫羊藿对破骨细胞有直接抑制作用[24]。

3. 强身延年　淫羊藿是常用的延年益寿药物，具有强筋骨壮腰膝作用。其延年益寿作用主要与其延缓衰老、抗氧化作用有关。

淫羊藿水提液对大鼠心、肝、脑和肾匀浆过氧化脂质的生成有显著的抑制作用。淫羊藿黄酮能使D-半乳糖致亚急性衰老模型小鼠T和B淋巴细胞增殖反应显著增强，并提高小鼠肝脏总SOD的活性、减少肝组织过氧化脂质的形成和心、肝等组织的脂褐素形成。淫羊藿黄酮具有明显的抗运动性疲劳作用，延长小鼠负重游泳时间；降低疲劳小鼠血清中肌酐和尿素氮含量；抑制小鼠肝组织MDA的产生，并在体外对羟自由基具有显著抑制作用。采用果蝇全基因组寡核苷酸芯片研究EF延缓衰老的机制。淫羊藿总黄酮能下调老年果蝇呼吸链相关酶而上调自由基清除酶基因，下调蛋白分解酶基因，能上调促进细胞周期、抗凋亡、免疫相关基因。提示EF通过减少自由基的产生，增加自由基的清除，减少蛋白分解，促进细胞增殖，恢复免疫功能、对抗凋亡而发挥延缓衰老的功效[25]。淫羊藿总黄酮可能通过抑制人二倍体成纤维细胞2BS细胞p16基因表达，促进磷酸化Rb蛋白的产生，从而延缓衰老细胞端粒长度的缩短，具有延缓细胞衰老的作用[26]。在衰老进程中，大鼠淋巴细胞的凋亡率随增龄而逐渐升高，淫羊藿总黄酮可能通过提高NF-κB的活性和诱导P65高表达来抑制淋巴细胞凋亡从而延缓免疫衰老进程[27,28]。进一步研究表明，淫羊藿总黄酮的提前干预可对增龄进程淋巴细胞中核转录因子NF-κB信号通路跨膜受体基因mRNA表达产生一定的良性影响，尤其是对Ripk2的作用最为显著，这可能是EF作用的重要靶点之一[29]。

4. 其他作用

(1)对心血管系统的影响：淫羊藿注射剂能明显增加豚鼠冠脉流量，并可对抗垂体后叶素所致急性心肌缺血。淫羊藿提取物对实验性心肌缺血犬心肌产生保护作用。减少缺血程度，降低缺血范围，缩小缺血心肌的梗死面积，降低血清中磷酸肌酸激酶、乳酸脱氢酶的活性，降低血清中游离脂肪酸、过氧化脂质含量，提高超氧化物歧化酶、谷胱甘肽过氧化物活性[30]。淫羊藿苷对异丙肾上腺素致大鼠急性心肌缺血有一定的保护作用。有效对抗心电图T波和J点的变化，降低血清乳酸脱氢酶(LDH)、丙二醛(MDA)和一氧化氮(NO)的含量，降低心脏指数和心肌梗死面积[31]。采用左冠状动脉前降支(LAD)两步结扎复制犬急性心肌梗死模型，淫羊藿总黄酮注射液能显著缩小犬心肌梗死范围，降低血清游离脂肪酸（FFA）和乳酸（LA）水平，剂量依赖性降低乳鼠心肌细胞凋亡率，同时可减少DNA梯带形成[32]。此外，淫羊藿总黄酮可降低正常和应激高血压（SIH）大鼠平均动脉血压[33]。

（2）抗脑损伤作用：淫羊藿苷可缩短三氯化铝诱导的痴呆大鼠在定向航行实验中逃避潜伏期及搜索距离，增强鼠脑皮层及海马 Na^+、K^+-ATPase、Ca^{2+}-ATPase活性[34]。淫羊藿苷可以改善淀粉样β蛋白片段25-35海马内注射所致AD模型大鼠的学习记忆能力，其作用可能与其增加AChE和ChAT表达，促进胆碱能递质系统功能的恢复，以及增强SOD和GSH-PX等自由基清除酶活性，降低NOS活性，减少NO释放有关[35]。淫羊藿苷还可改善快速老化小鼠SAMP8的学习记忆能力，提高血清E2水平[36]。淫羊藿苷明显减轻缺氧和缺糖/复氧和复糖致神经细胞损伤、凋亡，减少乳酸脱氢酶释放，抑制细胞内游离钙离子浓度的升高。采用Fe/VitC作为氧自由基生成系统诱导线粒体损伤，选择线粒体肿胀度、MDA含量和呼吸链复合体酶活性作为线粒体损伤的检测指标，观察到淫羊藿苷可保护脑线粒体，防止氧化损伤，这对改善氧应激状态下脑的能量代谢障碍有一定意义[37,38]。

【毒理研究】淫羊藿浸膏小鼠腹腔注射的 LD_{50} 为36g/kg，小鼠静注淫羊藿水浸膏片中提取的非氨基酸部分的 LD_{50} 为（56.8±2.7）g/kg。Wistar大鼠灌胃淫羊藿总黄酮1.0，2.0和4.0g/kg，1次/天，连续12周，逐日观察动物行为、外观及大小便，每2周测食物消耗量1次，每周及停药后2周称体重1次，给药12周后和停药2周后各查每组10只大鼠血液学指标、血生化指标，并测脏器系数，同时对主要脏器进行病理学检查。结果显示淫羊藿总黄酮无明显的长期毒性[39]。

【主治】遗精阳痿、筋骨痿软、风湿痹痛、麻木拘挛、神疲健忘等。

【现代应用】

1. 冠心病　淫羊藿片能改善心绞痛患者症状及心电图。

2. 高血压　淫羊藿浸膏片治疗高血压患者有效。

3. 阳痿　淫羊藿，菟丝子配合其他疗法治疗阳痿有效。

4. 神经衰弱　3%淫羊藿煎剂离子透入法治疗神经衰弱患者有效；淫羊藿制剂（浸膏片、总黄酮片和单体淫羊藿苷片）改善失眠症状。

5. 绝经后骨质疏松症　淫羊藿水煎服，可改善或减轻绝经后骨质疏松症患者的症状或体征。

6. 其他　用单味淫羊藿丸治疗慢性支气管炎，对咳嗽、咳痰、喘息均有改善。抗麻痹注射液（淫羊藿、桑寄生）肌注对脊髓灰质炎急性期有效。淫羊藿冲剂对具有典型气虚症状的白细胞减少症患者有升白作用。淫羊藿浸膏片口服合用维生素E 3g静注，可提高病毒性心肌炎的疗效。

主要参考文献

[1] 曹英强，等．淫羊霍对环磷酰胺致大鼠附睾结构和功能改变的拮抗作用．中华男科学杂志，2008，14(2)：184

[2] 于燕，等．淫羊藿提取物的雌激素样作用研究．西安交通大学学报（医学版），2009，30(3)：373

[3] 王大伟，等．淫羊藿及淫羊藿苷在小鼠体内雌激素样作用的实验研究．北京中医药大学学报，

2009,32(3):164

[4] 陈良柱,等.淫羊藿药理学研究进展.动物医学进展,2008,29(增):33

[5] 李富盛,等.淫羊藿抗应激药理作用和机制研究进展.中药材,2008,31(5):780

[6] 刘浩然,等.淫羊藿总黄酮对D-半乳糖致衰老大鼠睾丸病变的干预作用.中华中医药杂志,2009,24(5):599

[7] 许兰芝,等.肾阳虚大鼠下丘脑-垂体-甲状腺轴内分泌及钙调蛋白基因表达与淫羊藿总黄酮的干预.中国临床康复,2006,10(11):138

[8] 谢瑾玉,等.淫羊藿对哮喘大鼠肺组织RANTES及MCP-3表达的影响.中国中西医结合杂志,2008,28(3):238

[9] 刘小雨,等.淫羊藿总黄酮(EF)对老龄大鼠Th1、Th2、Th3细胞的调节作用.中国免疫学杂志,2005,21(8):42

[10] 吴金峰,等.淫羊藿苷拮抗脂多糖炎症模型的体内和体外研究.中国中西医结合杂志,2009,29(4):330

[11] 赵勇.淫羊藿苷协同诱生IL-2、IL-3和IL-6作用的研究.中医中药与免疫,1996,1:43

[12] 叶纯,等.淫羊藿水提液对去势大鼠松质骨的影响.中国临床解剖学杂志,2008,26(1):87-90.

[13] 季晖,等.淫羊藿总黄酮对摘除卵巢大鼠骨质疏松症的防治作用.中国骨质疏松杂志,2001,7(1):4~8.

[14] 马慧萍,等.淫羊藿总黄酮对大鼠试验性骨质疏松生化指标的影响.中国药理学通报,2003,19(2):187

[15] 刘文和,等.被动吸烟大鼠骨量与骨生物力学指标的相关性及淫羊藿黄酮的干预效应.中国组织工程研究与临床康复,2008,12(20):3905

[16] 吴涛,等.淫羊藿苷促进羊骨髓间充质干细胞的增殖和成骨分化.中国组织工程研究与临床康复,2009,13(19):3725

[17] 刘素彩,等.淫羊藿苷对大鼠成骨细胞增殖与分化的影响.中国中医基础医学杂志,2001,7(8):28

[18] 刘福春,等.淫羊藿多糖对羟基脲所致"阳虚"动物骨髓细胞DNA合成率的影响.中国中药杂志,1991,16(10):620

[19] 李勇,等.淫羊藿总黄酮对体外培养成骨细胞的影响.中国药科大学学报,2002,33(1):48

[20] 王俊勤,等.淫羊藿苷对体外培养成骨细胞增殖和分化的影响.中国临床康复,2002,6(9):1307

[21] 刘尚全,等.淫羊藿苷逆转地塞米松抑制成骨细胞分化及其机制.中华内分泌代谢杂志,2006,22(3):218

[22] 秦腊梅,等.4味中药对体外培养成骨样细胞增殖的影响.中国实验方剂学杂志,2002,8(2):18

[23] 郑洪军,等.淫羊藿对体外培养破骨细胞的影响.中华实验外科杂志,2000,17(5):460

[24] 赵丽娜.淫羊藿防治骨质疏松临床效果评价.现代中西医结合杂志,2003,12(9):922

[25] 沈自尹,等.淫羊藿总黄酮延长果蝇寿命及其分子机制.中国老年学杂志,2005,25(9):1061

[26] 胡作为,等.淫羊藿总黄酮保护衰老细胞端粒长度缩短的实验研究.中国中西医结合杂志,2004,24(12):1094

[27] 夏世金,等.核因子-κB调控老年大鼠脾淋巴细胞凋亡及淫羊藿总黄酮对其影响.中国老年学杂志,2008,28(2):105

[28] 刘小雨,等.衰老进程中大鼠淋巴细胞凋亡率的比较研究及淫羊藿总黄酮的干预作用.中国免疫学杂志,2007,23(9):803

[29] 刘小雨,等.增龄进程淋巴细胞核转录因子κB相关基因表达及淫羊藿总黄酮的调控作用.中医杂志,2008,50(1):66

[30] 张丽君,等.淫羊藿提取物对犬急性心肌缺血的保护作用.中华老年心脑血管病杂志,2006,8

(11):765

[31] 潘志伟,等. 淫羊藿苷对异丙肾上腺素致大鼠急性心肌缺血的影响. 中国药理学通报,2007,23(5):622

[32] 黄秀兰,等. 淫羊藿总黄酮注射液保护缺血心肌的实验研究. 中国新药杂志,2007,16(21):1754

[33] 付立波,等. 淫羊藿总黄酮对大鼠动脉血压影响及其机制的实验研究. 中国应用生理学杂志,2007,23(1):115

[34] 罗勇,等. 淫羊藿苷减轻铝诱导的大鼠学习记忆减退并增强皮质及海马 Na^+-K^+-ATPase、Ca^{2+}-ATPase 活性. 中药药理与临床,2008,24(3):24

[35] 聂晶,等. 淫羊藿苷对淀粉样β蛋白片段 25-35 所致大鼠学习记忆障碍的改善作用. 中国药理学与毒理学杂志,2008,22(1):31

[36] 周伟勤,等. 淫羊藿苷改善快速老化小鼠 SAMP8 学习记忆功能及与血清雌激素水平相关性研究. 中国实验方剂学杂志,2009,15(9):38.

[37] 李梨. 淫羊藿苷对缺血/再灌致神经元损伤的保护作用研究. 四川生理科学杂志,2004;26(4):175

[38] 李梨,等. 淫羊藿苷对氧自由基所致大鼠脑线粒体损伤的保护作用. 中国药理学与毒理学杂志,2005;19(5):333

[39] 李冬梅,等. 淫羊藿总黄酮的长期毒性研究. 中国实验方剂学杂志,2008,14(7):60

补 骨 脂

本品为豆科植物补骨脂 *Psoralea corylifolia* L. 的种子。含有香豆精、黄酮和挥发油类化合物。主要包括:补骨脂素(Psoralen)、异补骨脂素(Isopsoralen)、补骨脂甲素(Coryfolin)、补骨脂乙素(Corylifolinin)、异补骨脂双氢黄酮(Isobavahin)、补骨脂查尔酮(Bavachalcone)、补骨脂异黄酮(Corylin)、柠檬烯(Limonene)、萜品醇-4(Terpineol-4)等。此外还含有 K、Mn、Ca、Fe、Zn、Cu、Sr 等多种微量元素。补骨脂味苦、辛,性大温。归肾、脾经。

【功效与药理】

1. 温肾助阳　补骨脂大温,可温肾助阳,用于阳痿、腰膝冷痛。《本草纲目》记载:补骨脂可"治肾泄,通命门,暖丹田"。

(1)对骨形成和性激素样作用:补骨脂水提物对骨转换的影响可能包括抑制骨吸收和促进骨形成两方面,而且对雌激素依赖性骨丢失具有防治作用,对血脂代谢也有一定的调节作用[1]。补骨脂水煎剂可升高去卵巢骨质疏松大鼠骨密度、血清 1,25-二羟基维生素 D3、骨钙素水平,降低血清肿瘤坏死因子 α 水平[2]。采用体外成骨细胞试验法,将补骨脂的系统溶剂提取物作用于新生大鼠颅骨成骨细胞,通过检测成骨细胞的增殖率及碱性磷酸酶(ALP)的含量,筛选出补骨脂醋酸乙酯提取物和乙醇提取物均能促进大鼠颅骨成骨细胞 ALP 活性及其增殖[3]。补骨脂异黄酮和补骨脂二氢黄酮可以促进成骨细胞的增殖,抑制骨的吸收;补骨脂丙酮提取液的非极性部分能增加大鼠骨强度,提高血中无机磷酸盐水平,经分析证实,其作用成分为补骨脂油脂部分[4]。补骨脂种子提取物饲喂佝偻大鼠模型,对于骨折、骨质疏松和相关病症具有治疗作用[5]。补骨脂具有雌激素样作用,补骨脂干粉可增加雌鼠阴道角化,此作用为可逆性。使成熟雌鼠阴道开放,持续喂 33～77 天,能伤害成年雌鼠生育力,但改变正常饮食后一周即可恢复。同样药物剂量给雄鼠喂饲 46 天无明显影响[6]。补骨脂的水提液灌胃给雄性大鼠 56 天,发现鼠睾丸体重比明显高于对照组,精子数量比对照组高,但精子的活性却比对照组低,RT-PCR 和 Western blotting 的结果表明,补骨脂是通过诱导环磷酸腺苷应答元件调节器的表达来影响精子的聚集和再生能力[7]。通过小鼠子宫增重法筛选出补骨脂雌激素样作用的活性部位为补骨脂酚[8]。采用MTT细胞增殖实验及流式细胞术检测补骨脂等6味中药活性成分对雌激素受体阳性细胞系乳腺癌MCF-7增殖的影响,发现补骨脂素、异补骨脂素等成分对MCF-7细胞增殖具有明显的促进作用,升高MCF-7细胞增殖指数,增加S期细胞的比例[9]。

(2)抗肿瘤:研究证明,补骨脂及其部分化学成分可以通过抑制拓扑异构酶Ⅱ和DNA聚合酶、细胞毒性等不同机制发挥抗肿瘤活性。补骨脂中的抗癌成分补骨脂素和异补骨脂素,对人胃癌细胞、人肝癌细胞、人白血病细胞、人前列腺癌细胞、人食管癌细胞、人肺癌细胞等有代表性的人癌细胞株均具有一定程度的抑瘤活性,进一步对抑瘤活性结果最为突出的胃癌模型的体内抗癌作用研究发现,补骨脂素具有抗癌活性,而无明显毒性作用[10]。研究表明,补骨脂素可抑制多种小鼠肉瘤、艾氏腹水瘤、肝癌等的生长;对人红白血病细胞株K_{562}、人淋巴白血病细胞株Raji和人早幼粒细胞白血病细胞株HL-60均有一定程度的杀伤作用;对乳腺癌细胞EMT6的生长有明显抑制作用,可使EMT6细胞膜消失,线粒体减少或变性,内质网肿胀空泡化;降低氨基甲酸乙酯诱发肺腺癌小鼠肺组织的支气管及肺泡上皮增生性改变,增加肺腺癌小鼠腹腔吞噬指数和E-玫瑰花环形成百分率。初步显示其广谱抗肿瘤活性[11-13]。当补骨脂素被365nm波长光激发后,能与细胞内DNA双链形成交联,并释放单态氧等活性物质,使其抗肿瘤活性得到显著增强。补骨脂素与DNA光化学反应的第一步是嵌入DNA碱基对之间,然后在紫外线照射下,补骨脂素在其3,4或4',5'位上与DNA的嘧啶碱基形成加合物,部分加合物再与DNA的另一链的嘧啶碱基作用,转化为链间交联[14]。从236种植物的266种提取物中筛选出补骨脂中的细胞毒活性成分补骨脂定,其对胃癌细胞SNU-1和SNU-16的IC_{50}值分别为53μg/ml和203μg/ml[15]。补骨脂抽提剂R3在无细胞毒浓度下可作为耐药调变剂,使具多药耐药(MDR)表型的人乳腺癌细胞MCF-7阿霉素(adr)耐药效应逆转,且与MDR主要调变剂之一的维拉帕米(VPL)有协同作用。免疫细胞化学研究显示,R3可能是通过抑制P-糖蛋白(Pgp)的功能,增加细胞内药物浓度,从而调控MCF7adr耐药性[16]。补骨脂种子能抑制50%以上的实体肿瘤A549细胞粘连[17]。肿瘤转移过程牵涉到细胞脱落、浸润、迁移运行、着床、新生血管生成等。PI3K/AKT信号转导通路作为细胞生长、增殖和抗凋亡的重要调节因素,在引起恶性肿瘤化学治疗和放射治疗抗拒中起着非常重要的作用。补骨脂素加UVA(长波紫外线)可抑制白血病细胞株NB4、HL-60、K562的生长,并诱导其凋亡。补骨脂素和异补骨脂素可诱导人体胃癌细胞凋亡。异补骨脂查耳酮可通过线粒体途径诱导神经母细胞瘤中凋亡细胞的死亡,且对正常细胞没有影响。补骨脂提取物促进细胞凋亡从而抑制肿瘤转移的作用可能与抑制PI3K/Akt信号转导途径有关[18]。

(3)对心血管系统的影响:补骨脂乙素具有强心和扩张冠状动脉,增加冠脉血流量的作用。扩张大鼠、豚鼠、兔、猫等动物的冠状动脉,对抗脑垂体神经素对冠状动脉的收缩,但对总外周血管阻力影响不大。增强豚鼠、大白鼠的心肌收缩力,兴奋蛙心,对抗乳酸引起的蛙心心力衰竭。增加犬冠脉血流量,降低冠脉阻力,增加每搏心排出量及做功量,心肌耗氧量则增加不明显。补骨脂乙素可明显增加实验性心动过缓家兔的心率,其强度可与阿托品相当。补骨脂甲素开环生成的查耳酮也有扩张冠脉的作用[19]。

2. 抗菌作用　补骨脂提取物具有抗幽门螺杆菌作用,用于治疗幽门螺杆菌感染引起的胃炎、消化性溃疡等疾病,尤其对活动性胃炎、胃糜烂、胃溃疡及十二指肠溃疡有良好的治疗作用。补骨脂种子提取液体外对金葡菌、耐青霉素葡萄球菌等的生长均有抑制作用，新补骨脂异黄酮能抑制新型隐球菌、烟曲霉和金葡菌，补骨脂中的二氢黄酮与补骨脂酚能直接抑制Simian病毒40(SV-40)DNA聚合酶的复制。平碟培养法实验证实：补骨脂素及异补骨脂素对某些细菌如狗小孢子菌、红色毛癣菌、须癣毛癣菌、金黄色葡萄球菌、白色念珠菌、乙型链球菌、大肠杆菌、铜绿假单胞菌等只有在加黑光照射下才产生较强的抑菌作用，认为补骨脂素类为光敏性物质，在黑光下被激活，使菌体细胞核内两个胸腺嘧啶分子牢固结合，甚至难以修复而达到抑菌效果[19,20]。

3. 其他作用

(1)致光敏和增加皮肤色素作用：补骨脂乙醇提取物对酪氨酸酶有明显的激活作用，而酪氨酸酶是人体内黑色素合成的关键酶，因此认为补骨脂系通过提高酪氨酸酶的活性使黑色素的生成速度和数量增加[21]。补骨脂中补骨脂素、异补骨脂素均能促进皮肤黑色素的新生，尤其是补骨脂素活性较强，口服后，增加皮肤对紫外线的敏感性，经UVA照射，可与表皮角质层细胞的DNA形成光加合物，抑制DNA合成，减低表皮细胞的过速增生，其用于银屑病治疗的疗效已为临床所肯定[22]。

(2)细胞毒样作用：补骨脂对HEp-2细胞株有较强的毒性(IC_{50}值为22μg/ml)，对A549有细胞毒性(IC_{50}为68μg/ml)。补骨脂醋酸乙酯萃取物对HT-29及MCF-7细胞株呈明显的细胞毒性，从中分离出的补骨脂定对HT-29及MCF-7细胞株呈很强的毒性(IC_{50}值分别为0.3和0.4μg/ml)，异补骨脂素对两者有较弱的细胞毒性[23]

【体内过程】

1. 补骨脂素药物动力学　给小鼠1次灌胃补骨脂素50mg/kg，属于一室模型，测定小鼠血清中补骨脂素 $t_{1/2}=3.64$ 小时，$Ka=4.04/h$，$k=0.17/h$，$C_{max}=3.77mg/L$，$AUC=26.52mg \cdot h/L$。给小鼠灌胃补骨脂素50mg/kg的绝对生物利用度为62.09%。给小鼠1次尾静脉注射补骨脂素后，属于二房室模型，数学模型为 $C=9.83e^{0.55\tau}+3.05^{-0.138\tau}$，血浓峰值($t_{1/2}$)=11.70mg/L，$AUC=42.72mg \cdot h/L$[24,25]。

2. 8-甲氧补骨脂素药物动力学　给小鼠口服250mg/kg 8-甲氧补骨脂素后，该药可自胃肠道很快地吸收，1小时后血中浓度达高峰，在血中的生物半衰期为6小时。分布以皮肤最多，肝脏次之，能通过血脑屏障。48小时内总排泄量只有1.13%，主要排泄途径是尿，其次是粪便[25]。

【毒理研究】

在紫外线照射下，8-甲氧基补骨脂可引起某些哺乳类动物细胞表现型的变异(引起细胞生长特征发生形态学的变化)，并且可在某些哺乳动物的细胞中刺激产生内源性鼠白血病病毒。8-甲氧补骨脂素在1.0μg/ml浓度下，加长波紫外线照射下，诱发的人体外周血淋巴细胞姐妹染色单体交换频率发生变化，补骨脂素和异构补骨脂素无此作用。

补骨脂素作为光敏剂，可能造成眼干、急性角膜和结膜细胞毒性，尤其引人注目的是，补骨脂素作为抗癌剂可引发正常细胞发生基因突变，最终导致肿瘤的发生[28]。小鼠急性毒性实验测得的补骨脂总油、补骨脂酚和异补骨脂素的口服 LD_{50} 分别为：(38.0±3.5)g(生药)/kg；(2.3±0.18)ml/kg和(180±29.6)mg/kg。

【主治】阳痿遗精、遗尿、尿频、腰膝冷痛、肾虚作喘、五更泄泻。

【现代应用】

1. 皮肤疾病　补骨脂素联合长波紫外线照射作为光化学疗法治疗银屑病、白癜风等皮肤病有效。8-甲氧补骨脂素片口服结合长波紫外线+窄谱中波照射治疗寻常性斑块型银屑病有效[26]。

2. 白血病　补骨脂素在逆转白血病多药耐药方面有一定的作用。补骨脂素胶囊降低患者外周血 P-170 糖蛋白表达，推测补骨脂素逆转白血病细胞多药耐药机制可能是作用于 P-170 糖蛋白，使其外排泵功能减弱，致使细胞内化疗药物浓度升高而提高化疗疗效[27]。

3. 慢性支气管炎　扶正固本丸（补骨脂、党参、紫河车等）治疗慢性支气管炎有效。

4. 子宫出血　止血灵片（补骨脂、赤石脂等），每次服 6 片，每日 3 次，治疗各种妇科出血有效。

主要参考文献

[1] 邓平香，等．补骨脂对去卵巢大鼠骨转换及血脂代谢影响的实验研究．新中医，2005，37(7)：94

[2] 蔡玉霞，等．补骨脂水煎剂对去卵巢骨质疏松大鼠骨代谢的影响．中国组织工程研究与临床康复，2009，13(2)：268

[3] 杨荣平，等．补骨脂提取物对体外培养新生大鼠颅骨成骨细胞的影响．中国新药与临床药理，2007，18(1)：32

[4] 罗艺晨，等．中药补骨脂的研究进展．中兽医学杂志，2007，(5)：49

[5] 曹金一，等．补骨脂药理作用与现代应用研究进展．中药药理与临床，2008，24(6)：89

[6] 刘树人．补骨脂的药理研究进展．中医药信息，1992，(3)：15

[7] Woong Mo Yang，Mun Seog Chang，Seong K yu Park. Effects of Psoralea orylifolia on the cAMP-responsive element modulator(CREM) expression and spermatogenesis in rats. Journal of Ethnopharmacology，2008，117：503

[8] 寿清耀，等．补骨脂雌激素样作用有效成分研究．中药新药与临床药理，2007，18(6)：425

[9] 赵丕文，等．六种中药活性成分植物雌激素作用的比较研究．中国药学杂志，2007，42(24)：1852

[10] 郭江宁．补骨脂抗氧化与抗癌活性成分的研究．沈阳药科大学，2004：58

[11] 杨易灿，等．补骨脂提取物对诱发性肺腺癌作用的实验研究．中西医结合杂志，1987，7(2)：736

[12] 吴少华，等．补骨脂素体内外抗癌活性的实验研究．中国中药杂志，1998，23(5)：303

[13] 陆泽华，等．补骨脂素加紫外光照对人白血病细胞株的抑制作用．中国药理学报，1993，14(suppl)：28

[14] 魏康，等．pBA322DNA 与 8-甲氧基补骨脂素光化学反应部位的碱基顺序特异性．生物化学杂志，1986，2(1)：83

[15] Yang YM，Hyum JW，Sung MS，et al. The cytotoxcity of psoralidin from Psoralea corylifolia. Planta Medica，1996，62：353

[16] 刘叙仪，等．中药 R3（补骨脂抽提剂）对耐阿霉素人乳腺癌细胞 MCF-7adr 多药耐药的逆转．中国肿瘤临床，1997，24(5)：325

[17] Ahn BZ，Yoon YD，Lee YH，et al. Inhibitory effect of Bupleuri radix saponins on adhesion of some solid tumor cells and relation to hemolytic action：screening of 232 herbal drugs for anti-cell adhesion. Planta Medica，1998，64：220

[18] 蔡宇，等．补骨脂提取物对 PI13K/Art 信号通路影响的实验研究．数理医药学杂志，2009，22(1)：72

[19] 辛丹，等．补骨脂及其相关化学成分的药理与毒理研究进展．辽宁中医药大学学报，2009，11(7)：70

[20] 罗艺晨，等．中药补骨脂的研究进展．中兽医学杂志，2007(5)：49

[21] 张仲源，等．补骨脂在外治中的应用．中医外治杂志，1997(4)：38

[22] 曹金一,等．补骨脂药理作用与现代应用研究进展．中药药理与临床,2008,24(6):89

[23] 辛丹,等．补骨脂及其相关化学成分的药理与毒理研究进展．辽宁中医药大学学报,2009,11(7):70

[24] 黄熙,等．高效液相色谱法测定全血中补骨脂素的浓度．第四军医大学学报,1991,12(3):210

[25] 黄熙,等．补骨脂素房室模型拟合及生物利用度．第四军医大学学报,1991,12(5):349

[26] 杨海珍,等．8-甲氧补骨脂素治疗寻常性斑块型银屑病随机双盲平行对照临床研究．中国临床药理学杂志,2004,20(1):34

[27] 蔡宇,等．补骨脂素胶囊对急性白血病多药耐药逆转作用的临床观察．中国中医药科技,2002,9(1):53

[28] 曹金一,等．补骨脂药理作用与现代应用研究进展．中药药理与临床,2008,24(6):89

肉　苁　蓉

本品为列当科植物肉苁蓉 *Cistanche deserticola* Y. C,Ma 的干燥带鳞叶的肉质茎。肉苁蓉中含有 D-甘露醇、β-谷甾醇、肉苁蓉苷(cistanoside A、B、C、D、E、F 等)、麦角甾苷(Acteoside)、琥珀酸、甜菜碱、β-谷甾醇-β-D 葡萄糖苷、京尼平苷酸(Geniposidic acid)、8-表马钱子酸葡萄糖苷、多种氨基酸、肉苁蓉多糖,肉苁蓉中还含有性激素类似物睾酮和雌二醇,K、Na、Ca、Zn、Mn、Cu 等微量元素。肉苁蓉味甘、咸,性温。归肾、大肠经。

【功效与药理】

1. 温肾壮阳　肉苁蓉性温味甘咸,归肾经,具有良好的温肾壮阳作用,常用于肾精亏虚,肾元不固等证。《本草备要》谓其"补命门相火,滋润五脏,益髓筋,治五劳七伤,绝阳不兴,绝阴不产,腰膝冷痛,崩带遗精。"《本草汇言》谓其"养命门,滋肾气,补精血之药也。"肉苁蓉温肾壮阳作用主要与其对生殖系统的功效有关。

肉苁蓉可促进卵巢孕激素分泌,增强雌激素和孕激素受体的表达,抑制卵巢及间质的 IL-2 受体表达。提示,肉苁蓉可能参与了大鼠下丘脑-垂体-性腺轴功能的调节。肉苁蓉有激活肾上腺释放皮质激素的作用,可增强下丘脑-垂体-卵巢的促黄体功能,提高垂体对 LRH 的反应性及卵巢对 LH 的反应性,而不影响生殖周期的内分泌平衡。下丘脑是机体控制内分泌活动的一个重要的神经结构,下丘脑内的单胺类神经递质通过垂体和各靶腺对机体各器官起着重要调节作用,肉苁蓉可升高下丘脑 NA 水平和 DA/DOPAC 比值。NA 有促黄体生成素释放激素的作用。低剂量 NA 可以易化雌性大鼠的性行为。因此,肉苁蓉对周围靶腺的影响,不单纯是对垂体的直接作用,而且是对下丘脑单胺类神经递质的作用[1]。

肉苁蓉苷对悬吊应激致雄性小鼠的性功能低下有对抗作用,肉苁蓉中含有的苯丙基糖苷类化合物肉苁蓉苷(cistanoside)A 和 Cs-5 等提取部位能明显增加负荷小鼠舔吻、爬跨、交配及射精等性行为的频率;减少小鼠的错误行为,表明这些物质能提高小鼠的性功能和记忆力。

2. 补肾益精　肉苁蓉味甘,微温,补而不峻,故有从容之称。《神农本草经》谓其"主五劳七伤,补中……养五脏,强阴,益精气"。肉苁蓉补肾益精的功效主要与其对免疫系统作用有关。

肉苁蓉的水提液可增加免疫器官(胸腺、脾脏)重量,使^{3}H-TdR 的掺入淋巴细胞的量增多,提高淋巴细胞转化率,增强小鼠腹腔吞噬细胞的吞噬能力,使巨噬细胞内 cAMP 上升而 cGMP 下降,从而使 cAMP/cGMP 比值升高。同时它能增加小鼠抗体分泌细胞功能及脾细胞对绵羊红细胞 IgM 空斑形成细胞(PFC),且与剂量呈正相关[2]。肉苁蓉多糖能增加小鼠脾、胸腺淋巴细胞的增殖反应,体外实验,可单独和协同ConA、PHA促进小鼠胸腺淋巴细胞增殖,提高小鼠脾淋巴细胞分泌IL-2的能力,对小鼠胸腺T细胞有功能调节作用[3]。

3. 强身延年　肉苁蓉可补肾阳益精血,有强身延年作用。《药性本草》谓其"益髓,悦颜色,延年,大补壮阳"。肉苁蓉强身延年作用主要与促进代谢增强体力,抗氧化延缓衰老有关。

(1)促进代谢、增强体力:肉苁蓉水煎液可使小白鼠游泳时间延长,降低负荷运动后血清肌酸激酶升高幅度。电镜观察显示肌糖原丰富,运动后线粒体数目增多,体积增大、嵴完整,未见空泡状巨线粒体形成。提示肉苁蓉能够增加糖原储备,减少运动后肌肉蛋白质分解,促使线粒体发生适应性肥大与增生以满足肌肉收缩和康复所需要的能量。羟基脲致小鼠阳虚模型,肉苁蓉可增强阳虚动物体力,提高肝、脾DNA的合成水平。

(2)抗氧化、延缓衰老:肉苁蓉可延长果蝇的寿命、半数致死天数和最高寿命。新疆肉苁蓉可改善衰老小鼠肝细胞核线粒体体积缩小,以及大脑皮质中央前回血管基底膜增厚等超微结构的变化[4]。肉苁蓉的醇提物能抑制大鼠的脑、肝、肾、睾丸组织过氧化脂质的生成,并呈现良好的量效关系。从肉苁蓉的水溶液中提取出的多糖和D-甘露醇,能显著延长动物的皮肤衰老,增加动物皮肤羟脯氨酸的含量,使胶原纤维含量增加,皮肤的弹性增强[5]。肉苁蓉苯乙醇苷降低D-半乳糖致衰老模型小鼠的学习、记忆的错误次数,学习反应期缩短,延长记忆潜伏期。提高小鼠血清、脑SOD活力,降低肝脏、血清MDA含量。具有提高学习记忆能力、抗氧化和提高机体免疫力的作用[6]。管花肉苁蓉麦角甾苷抗衰老作用与拮抗自由基损伤,增强衰老小鼠心和脑组织端粒酶活性和机体免疫功能有关。可降低D-半乳糖衰老小鼠心、肝和脑组织中丙二醛(MDA)含量,升高端粒酶活性,增强淋巴细胞增殖反应、腹腔巨噬细胞吞噬功能和外周血IL-2含量[7]。肉苁蓉多糖能明显延缓实验性衰老小鼠肺的生理性退化与细胞形态学蜕变。使用臭氧(Ozone,O_3)吸入致肺衰老模型,肉苁蓉多糖能明显延长衰老小鼠耐缺氧时间,提高血清中SOD活力、降低MDA含量,延缓衰老小鼠肺细胞线粒体、板层小体等超微结构的蜕变[8]。此外,肉苁蓉多糖能提高D-半乳糖致衰大鼠肝脏ATP酶活性、肝线粒体膜流动性及呼吸链复合体Ⅰ+Ⅲ、Ⅱ+Ⅲ活性,显著降低肝线粒体MDA含量、磷脂酶A2(PLA2)活性[9]。

4. 润肠通便　肉苁蓉咸润,能润燥滑肠,故可医治津枯肠燥便秘。《玉楸药解》中记载:"肉苁蓉滋木清风,养血润燥,善滑大肠,而下结粪。"《本草求真》中记载:"气专润燥,是亦宜于便闭"肉苁蓉润肠通便的功效主要与调节大、小肠运动有关。肉苁蓉的水溶液能提高小鼠小肠推进功能,增强肠蠕动,抑制小鼠大、小肠对水分的吸收,缩短小鼠排便时间。可引起大鼠胃底条和豚鼠回肠条的收缩,该作用能被阿托品所抑制。肉苁蓉所含主要有效成分之一甜菜碱与胆碱结构极为相似,故肉苁蓉润肠通便的机制与胆碱有关。另有实验证明,肉苁蓉润肠通便的有效成分为无机离子和多糖类[10]。

5. 其他作用

(1)中枢神经系统作用:迄今为止,从肉苁蓉属植物中分离出来近70种化合物,主要包括苯乙醇苷类、环烯醚萜及其苷类、木脂素及其苷类以及生物碱、糖类等其他成分。其中,具有神经保护作用的单体有4个,即类叶升麻苷、松果菊苷、管花苷B和紫葳新苷。可能含有上述单体成分的非单体成分如肉苁蓉总苷、苯乙醇苷类和多糖类等也显示出神经保护活性[11]。肉苁蓉水煎液能增加正常大鼠5-羟色胺、多巴胺、3,4-二羟基苯醋酸及5-羟基吲哚醋酸比值;升高可的松致阳虚大鼠多巴胺含量;提高利舍平化小鼠下丘脑NE、纹状体DA

和脑干 5-HT 的含量，降低 5-羟基吲哚醋酸含量。肉苁蓉乙醇提取物能增加大鼠下丘脑去甲基肾上腺素和 5-羟基吲哚醋酸的含量，提高去甲肾上腺素与二羟基苯醋酸的比值，对纹状体二羟基苯醋酸也有一定增加作用。①抗凋亡作用。凋亡在神经退行性病变中起重要作用。紫葳新苷、管花苷 B、类叶升麻苷均具有抗神经毒剂 1-甲基-4-苯基吡啶离子（MPP+）诱导小脑颗粒细胞凋亡的作用。肿瘤坏死因子 α（TNF-α）可致 SH-SY5Y 神经元出现典型细胞凋亡特征，管花苷 B 能减轻 TNF-α 诱导的神经细胞凋亡。类叶升麻苷抗神经元凋亡的机制在于抑制半胱氨酸蛋白酶（Caspase）3 的活性。苯乙醇苷类可通过抑制 Caspase-3、Caspase-8 减轻大鼠小脑颗粒细胞凋亡，并对 MPTP 致 C57 小鼠黑质多巴胺能神经元损伤具有保护作用。肉苁蓉另一有效成分松果菊苷也具有抗凋亡的作用[11]。②对脑缺血再灌注损伤的保护作用。脑缺血再灌注损伤与 ROS 大量形成、细胞内钙超载及一氧化氮（NO）生成过多有关。肉苁蓉总苷可缩小脑缺血再灌注 24 小时小鼠脑梗死范围，保护海马 CA_1 区细胞形态，减少神经元凋亡[9]，肉苁蓉总苷能有效增强脑缺血再灌注组织中的 SOD 活性、减少 MDA 含量，降低 NOS 的活性，提示肉苁蓉阻抑缺血再灌注损伤机制主要在于清除氧自由基及减轻脂质过氧化对脑组织的损害[12,13]。③改善学习记忆作用。肉苁蓉能提高细胞 α3 及 α7 烟碱型乙酰胆碱受体亚单位蛋白质表达水平；并能对抗 Aβ25-35 引起的 α3 和 α7 受体亚单位蛋白质水平降低；同时能减弱 Aβ25-35 引起的细胞损伤和脂质过氧化水平升高。提示肉苁蓉能对抗 Aβ25-35 的神经毒性作用，在 AD 的治疗中可能起到一定作用[14]。肉苁蓉总苷可提高三氯化铝（$AlCl_3$）皮下注射致拟阿尔茨海默病（AD）模型小鼠及 β-淀粉样肽所致 AD 小鼠学习记忆能力，其作用机制可能与其增强自由基清除酶活性，防止脂质过氧化作用，及抑制脑细胞凋亡有关[15,16]。此外，肉苁蓉总苷还可改善氢化可的松导致的肾阳虚小鼠学习记忆障碍作用[17]，防治双侧颈总动脉结扎大鼠认知功能障碍，其作用机制除与增强自由基清除酶活性，防止脂质过氧化反应，抑制细胞凋亡有关。还可能与通过抑制 AchE 活性，维持脑内乙酰胆碱（Ach）的正常水平有关[18]。

（2）抗应激：肉苁蓉可增加负荷运动小鼠肝糖原含量，降低 LDH5 同工酶活性，对肝脏具有保护作用[19]。采用盲肠结扎穿孔术复制感染性休克大鼠模型，肉苁蓉提取物对模型大鼠胸腺细胞有保护作用，其机制可能是提高 ATP 酶活力，维持了细胞线粒体膜电位，增强实验性感染性休克大鼠线粒体能量代谢功能[20,21]。

【主治】阳痿，不孕，腰膝酸软，筋骨无力，肠燥便秘。

【现代应用】

1. 老年慢性便秘　肉苁蓉治疗老年慢性便秘有效。

2. 子宫肌瘤　肉苁蓉有较好的消子宫肌瘤的作用。

主要参考文献

[1] 陈亚琼，等．补肾中药对雌性大鼠性腺轴形态和功能的影响．第四军医大学学报，1995，16(4)：304

[2] 姜勇男，等．草苁蓉对小鼠抗体分泌细胞的影响．延边医学院学报，1992，15(3)：170

[3] 曾群力，等．肉苁蓉多糖的纯化及其对 T 细胞功能调节的研究，浙江医科大学学报，1998，27(3)：108

[4] 孙云，等．新疆肉苁蓉对小鼠衰老模型肝和大脑皮质影响的投射电镜观察．中药新药与临床药理，1997，8(1)：30

[5] 王晓雯，等．肉苁蓉总甙对小鼠组织的抗氧化作用，中国中药杂志 1998，23(9)：554

[6] 玄国东，等．肉苁蓉苯乙醇苷对 D-半乳糖致衰老模型小鼠的抗衰老作用研究．中药材，2008，31

(9):1385

[7] 张洪泉,等.管花肉苁蓉麦角甾苷对衰老小鼠端粒酶活性和免疫功能的影响.中国药理学与毒理学杂志,2008,22(4):270

[8] 孙云,等.实验性衰老小鼠肺功能和超微结构的变化及肉苁蓉多糖的影响.中国药理学通报,2002,18(1):84

[9] 徐辉,等.肉苁蓉多糖对衰老大鼠肝线粒体保护作用的研究.中国老年学杂志,2008,29(9):866

[10] 张百舜,等.肉苁蓉的通便作用,中药材,1992,15(7):33

[11] 景富春,等.肉苁蓉的神经保护作用研究进展.时珍国医国药,2006,17(10):1878

[12] 王晓雯,等.肉苁蓉总苷对清醒小鼠脑缺血再灌注致海马CA1区脑组织损伤的保护作用.卒中与神经疾病,2003,10(6):325

[13] 孟新珍,等.肉苁蓉总苷对清醒小鼠脑缺血再灌注损伤的保护作用.中国临床神经科学,2003,11(3):239

[14] 齐晓岚,等.肉苁蓉对抗β-淀粉样肽神经细胞的毒性作用研究.中国医院药学杂志,2008,28(6):440

[15] 罗兰,等.肉苁蓉总苷对三氯化铝致小鼠学习记忆障碍的保护作用.中国新药与临床杂志,2007,26(1):33

[16] 刘凤霞,等.肉苁蓉总苷对β-淀粉样肽所致阿尔采末病小鼠模型学习记忆的影响及其机制.中国药理学通报,2006,22(5):595

[17] 皋聪,等.苁蓉总苷对氢化可的松致肾阳虚小鼠学习记忆功能的影响[J].中国中医基础医学杂志,2005,11(5):330

[18] 罗兰,等.肉苁蓉总苷对双侧颈总动脉结扎大鼠学习记忆功能影响及其机制探讨.中国新药与临床杂志,2007,26(6):401

[19] 赵锡安,等.肉苁蓉对负荷运动小鼠肝脏保护作用的探讨.内蒙古大学学报(自然科学版),2007,38(3):311

[20] 尹刚,等.肉苁蓉对感染性休克大鼠肝线粒体能量代谢的影响.中药药理与临床,2008,24(3):69

[21] 肖莉,等.肉苁蓉对败血症大鼠胸腺细胞的保护作用.中国病理生理杂志,2005,21(2):386

冬虫夏草

本品为子囊菌麦角科虫草属冬虫夏草 *Cordyceps sinensis* (Berk.)Sacco 的子座及其宿主蝙蝠蛾科昆虫虫草蝙蝠蛾 *Hepialus armoricanus* oberthur 的幼虫尸体的复合体。近年来已用人工分离培养获得纯培养的冬虫夏草真菌。如人工虫草菌丝(Cordyceps sinensis ferment product,C_{s-4})、蚕蛹虫草[Cordyceps Militaris(L)Link(Antheraen Pernyi,CML)]、中国拟青霉(Paecilomyces sinensis S. Pnov. CN_{80-2})、蝙蝠蛾拟青霉(Paecilomyces hepiahi chen)、细脚拟青霉(Paecilomyces tenuipes(cpeck)Samson)、蔗蛾虫草等。虫草味甘,性温。归肺、肾经。

【功效与药理】

1. 益精壮阳　虫草性温味甘,有较好的益精壮阳作用,用于肾阳不足的阳痿遗精,腰膝疲软等证。故《药性考》谓其"秘精益气,专补命门"。虫草益精壮阳的功效,主要表现在其性激素样作用。

冬虫夏草具有雄性激素和雌性激素样作用。冬虫夏草可增加正常雄性大鼠体重、包皮腺、精囊、前列腺重量,提高血浆睾酮和皮质醇含量。冬虫夏草还能增加去势幼年雄性大鼠精囊、前列腺的重量。冬虫夏草还有促进兔睾丸的生精作用,增加兔睾丸重量指数及精子数。冬虫夏草还具有雌激素样作用,改善子宫内膜的功能,增加雌性大鼠受孕百分率和产子数。

2. 扶正益气 冬虫夏草能补益正气,扶正固本,如《本草纲目拾遗》谓其"补精益气,可抵人参"。虫草扶正益气功效主要与增强免疫功能有关。①对免疫器官的影响。冬虫夏草不但可使小鼠脾脏重量增加,而且能增加脾脏DNA、RNA及蛋白质含量,表明冬虫夏草可通过加速脾核酸和蛋白质更新速度,促进脾细胞的分裂、增殖,增强免疫力。此外,虫草可增加脾脏血流量,拮抗免疫抑制剂所导致的脾脏萎缩。体外研究表明,虫草水提液可剂量依赖性地刺激小鼠胸腺细胞增殖,体内给予冬虫夏草则小鼠胸腺明显萎缩,但是对免疫抑制剂可的松引起的胸腺萎缩,冬虫夏草则有明显的对抗作用,且不影响可的松的抗炎效果。②对单核-巨噬细胞系统的影响。冬虫夏草水提物可增强巨噬细胞的吞噬功能。虫草多糖可激活网状内皮系统及腹腔巨噬细胞的吞噬功能;能对抗可的松引起的腹腔巨噬细胞吞噬功能降低,而不降低可的松的抗炎作用。虫草制剂可增强小鼠单核巨噬细胞系统的吞噬功能,明显增加小鼠肝枯否细胞及脾巨噬细胞对胶体炭粒的吞噬活性[1,2]。冬虫夏草及人工培养菌丝均能增加小鼠脾系数,促进巨核细胞增殖。③对T、B淋巴细胞的影响。冬虫夏草能促进T、B淋巴细胞的分化、增殖,提高T、B淋巴细胞的功能,并可通过影响T细胞亚群来调节机体的免疫功能。冬虫夏草可增加正常大鼠外周血T淋巴细胞含量,同时增强小肠黏膜的免疫屏障功能使肠黏膜上皮内淋巴细胞的数量和$CD4^+/CD8^+$比例升高[3]。虫草水煮醇提液可提高小鼠外周血和脾脏T淋巴细胞亚群中的T_H细胞数和T_H/T_S比例,虫草水提物和醇提物可增加小鼠脾脏$CD4^+$、$CD8^+$、降低$CD4^+/CD8^+$的比例。虫草多糖能使胸腺中不成熟CD4、CD8双阳性细胞发育为成熟的单阳性细胞,从而增加胸腺中$CD_4{}^+$和$CD_8{}^+$的数量[4]。④调节NK细胞的功能。冬虫夏草水煎剂、醇提物可增强小鼠NK细胞活性,拮抗环磷酰胺对NK细胞活性的抑制。虫草水提取液呈剂量依赖性地增强正常人及活动期白血病患者的外周血NK细胞活性,促进外周血单核细胞表面CD16抗原的表达,提高其对靶细胞(K_{562})的结合力和杀伤K_{562}细胞的能力,但对缓解期白血病人体内NK细胞的活性则表现为抑制作用,因此,虫草对NK细胞具有双向调节作用。⑤对细胞因子的影响。冬虫夏草能刺激小鼠脾细胞分泌高滴度的IL-1和少量的IL-2。虫草多糖可单独或协同PHA诱导IL-2R的表达,促进可溶性IL-2R的生成,但对PHA诱生的IL-2、IFN-γ活性有选择性抑制作用。TGF-β1与肝纤维化程度关系密切,虫草菌丝可明显抑制TGF-β1和TGF-βR1的异常表达,同时下调肝窦星状细胞活化细胞骨架蛋白Dm的表达,抑制胶原的生成与沉积。提示虫草可能是通过阻断TGF-β的合成和激活而产生较好的抗肝纤维化作用。TNF-α主要是由活化单核巨噬细胞产生的细胞因子,是参与非特异性和特异性免疫的重要介质,冬虫夏草多糖在体外呈现剂量依赖性地刺激人外周血单核细胞分泌TNF-α的作用。

3. 补肺平喘 冬虫夏草甘平入肺,可治肾虚不足,肾不纳气的喘息咳嗽,《本草从新》谓其"保肺益肾,止血化痰,已劳嗽。"冬虫夏草补肺平喘作用主要表现在改善呼吸系统功能上。

冬虫夏草和虫草菌丝水提液可扩张支气管,增强肾上腺素扩张支气管作用。较小剂量对乙酰胆碱引起的豚鼠哮喘有保护作用,并与氨茶碱有协同作用,较大剂量腹腔注射时,能增加小鼠气管酚红分泌量。冬虫夏草水提液能降低急性呼吸窘迫综合征模型兔MDA水平,提高SOD水平,有抗脂质氧化作用。冬虫夏草菌粉在一定程度上抑制阻塞性肺气肿模型肺功能进行性恶化,改善其通气功能,阻止病理改变的进一步发展[5,6]。

4. 强身延年 冬虫夏草历来是滋补强壮的佳品,是强身健体,延年益寿的常用药。《本草纲目拾遗》谓“治诸虚有损，宜老人，与荤蔬作肴炖食或与鸭肉同煮则大补。”

脑组织内MAO-B随年龄变化可引起脑内儿茶酚胺含量紊乱，冬虫夏草菌丝体可抑制大小鼠脑内单胺氧化酶B型(MAO-B)活性，对延缓衰老和老年保健具有一定意义。拟青霉为天然冬虫夏草菌丝分离的新菌丝，能够提高小鼠肝组织SOD的含量，离体实验亦能提高肝匀浆SOD含量和抑制LPO的生成，并能提高谷胱甘肽过氧化物酶的含量。

5. 其他作用

(1)保护肾脏功能：冬虫夏草对药物、缺血造成的肾损伤有防治作用，可延迟尿蛋白的出现，降低尿素氮和血清肌酐含量，增加肌酐清除率，提高尿渗量。冬虫夏草能降低5/6肾切除大鼠肾小球硬化指数(GSI)，减少胶原Ⅳ、纤连蛋白(FN)表达；减少尿蛋白排泄，增加肾组织MMP-2mRNA表达，减少TIMP-2mRNA的表达[7]。冬虫夏草水提液减轻庆大霉素或环孢素A致急性肾功能衰竭大鼠的肾小管损伤程度。冬虫夏草提取液可逆转AngⅡ诱导的Klotho低表达，并抑制P53及P21的表达，从而抑制血管紧张素Ⅱ(AngⅡ)诱导的肾小管上皮细胞凋亡[8]。虫草菌丝可调节糖尿病肾病模型大鼠胱抑素(CC)和组织蛋白酶B(CB)的平衡，减少DN细胞外基质(ECM)的沉积[9]。从冬虫夏草子实体的甲醇提取物中分离得到的麦角甾醇类化合物，可改善IgA肾病模型小鼠的症状，抑制肾系膜细胞的增殖，减少系膜区IgA免疫复合物的沉积。冬虫夏草保护肾脏功能的作用可能与下列机制有关：降低血清尿素氮和肌酐含量，增加肌酐清除率；稳定肾小管上皮细胞溶酶体膜，防止溶酶体的破裂；促进肾小管内皮细胞生长因子的合成释放，使肾小管组织破坏减少而恢复加快；增加细胞外基质降解和减轻肾小球细胞外基质积聚；抑制肾系膜细胞的增殖，减少系膜区IgA免疫复合物的沉积[10]。

(2)抗肿瘤：冬虫夏草具有抗肿瘤作用，其活性成分多肽或蛋白质、核苷类衍生物、多糖类等均可明显增强机体对肿瘤细胞的抑制作用。虫草水提物对小鼠皮下移植Lewis肺癌的局部生长和自发肺转移有明显的抑制作用。虫草醇提物可明显抑制小鼠肺部瘤克隆的形成及由此所导致的肺重增加。虫草多糖明显抑制小鼠背部皮下接种S_{180}细胞的生长，并呈现量效关系。冬虫草提取液可以抑制IκBα的降解，从而抑制NF-κB活性并通过这种作用抑制体外培养的人结肠癌细胞株HT-9、SW480的增殖，并具有良好的剂量-效应关系[11]。目前认为冬虫夏草抑瘤机制可能是：冬虫夏草活性成分通过抑制核酸、蛋白质合成或葡萄糖跨膜转运直接抑制肿瘤细胞的生长，同时冬虫夏草多糖类成分能促进免疫细胞的增殖、分泌，增强免疫细胞的功能，通过宿主介导而发挥抗肿瘤作用。

(3)对心血管系统的作用：冬虫夏草能扩张冠状动脉，增加冠脉血流量，提高心脑组织对氧的摄取利用，改善心肌缺血，降低心肌耗氧量，并有抗氧化作用，可显著减轻乳鼠心肌细胞再给氧时细胞内脂质过氧化。冬虫夏草可延长乌头碱、氯化钡致大鼠心律失常的诱发时间，降低心律失常持续时间及严重程度。天然虫草醇提物和虫草提取物可增加心排血量和冠脉流量，具有抗心律失常及抗缺血再灌注损伤的作用，能提高窦性心动过缓及各种传导阻滞的窦房结自律性，加快房室传导；对快速型心律失常也能降低窦房结自律性，抑制快速异位起搏心律，改善心脏功能。冬虫夏草提取液对急性病毒性心肌炎有明显保护作用，其保护机制与诱导心肌iNOS表达，增加NO产生；并通过诱导病毒性心肌炎小鼠IFN-γ产生，调节细胞免疫功能对病毒性心肌炎有一定的治疗作用[12-14]。虫草腺苷有兴奋M受体及松弛血管平滑肌作用，可扩张血管，增加麻醉犬冠脉血流量，降低血压，并能逆转肾性高血压时所发生的心肌肥大[15]。此外，冬虫夏草菌粉能降低血浆黏度、胆固醇、B-脂蛋白、三酰甘油及纤维蛋白含量，改善血液流变学，提高 SOD 和卵磷脂胆固醇酯酰转移酶活力，减少脂质过氧化物的产生，从而预防高血脂，延缓动脉粥样硬化。

(4)抗炎作用：冬虫夏草能抑制多种急性炎症模型。虫草多糖体内给药明显促进佐剂性关节炎大鼠的 ConA 诱导的脾淋巴细胞增殖反应，促进脾淋巴细胞 IL-2 的产生。采用佐剂性关节炎大鼠的脾淋巴细胞体外给药培养中，虫草多糖既对模型大鼠低下的 ConA 诱导的脾淋巴细胞增殖反应有明显的促进作用，又能明显促进脾淋巴细胞 IL-2 的产生。

(5)保护肝脏功能：冬虫夏草对化学性肝损伤、免疫性肝损伤模型均有保护作用，使肝细胞变性和坏死得到明显改善和恢复。临床研究表明，虫草多糖能增强肝炎患者细胞免疫功能从而改善肝功能。

(6)抗器官移植排斥反应：冬虫夏草和虫草菌丝具有抗移植排斥反应作用。虫草菌粉可延长同种异体皮肤移植小鼠的移植皮片存活时间。虫草菌丝口服液可明显延长异位心脏移植大鼠的存活时间。

(7)抑制红斑狼疮：系统性红斑狼疮是多器官参与的自身免疫性疾病，其特征是产生大量的自身抗体，引起Ⅱ型和Ⅲ型变态反应，导致多器官组织损伤。冬虫夏草提取液能延长狼疮小鼠(NZB/NZWF1)的存活时间。冬虫夏草化合物 HI-A，可抑制狼疮小鼠自身免疫性疾病的进程，对并发症状淋巴结肿大和肾炎有显著改善作用。

【毒理研究】虫草腹腔注射的急性 LD_{50} 为 27.1g/kg。小鼠中毒症状是先抑制后兴奋，随后因痉挛和呼吸抑制死亡。长毒试验病理学检查，虫草有增高睾丸指数和生精作用，对心、肺、肝、脾、肾、脑垂体等组织未见明显的病理形态学改变。

【主治】久咳虚喘，劳嗽咯血，阳痿遗精，腰膝酸软等。

【现代应用】

1. 性功能低下症　冬虫夏草治疗性功能低下症有效。

2. 肾功能衰竭　冬虫夏草治疗慢性肾衰患者有一定疗效。

3. 心律失常　冬虫夏草胶囊治疗室性期前收缩、房性期前收缩有效，可调节心律，改善心功能，未见明显不良反应。

4. 慢性肝炎　冬虫夏草胶囊制剂治疗慢性迁延性肝炎 100 例，经治疗后 14 例显效，19 例好转，有效率 33%；慢性活动性肝炎 25 例，4 例显效，9 例好转，有效率 52%。

主要参考文献

[1] 王根维，等．冬虫夏草水提物对巨噬细胞吞噬功能的实验研究．山西医科大学学报，2002，31(1)：21

[2] 龚晓健，等．人工冬虫夏草对小鼠免疫功能的影响．中国药科大学学报，2000，31(1)：53

[3] 顾国胜，等．冬虫夏草对大鼠肠黏膜屏障免疫功能影响的研究．肠外与肠内营养，2008，15(6)：326

[4] 刘进，等．冬虫夏草对慢性阻塞性肺疾病大鼠 Th1/Th2 类细胞因子平衡的干预作用．中华结核和呼吸杂志，2003，26(3)：191

[5] 骆和生，罗鼎辉主编．免疫中药学．北京：北京医科大学中国协合医科大学联合出版社，1999，130

[6] 严冬，等．冬虫夏草对兔急性呼吸窘迫综合征的抗脂质氧化作用．浙江医学，2006，28(3)：187

[7] 马瑞霞，等．冬虫夏草对 5/6 肾切除大鼠肾脏皮质细胞外基质积聚的影响．中国老年学杂志，2008，28(6)：542

[8] 唐荣，等．冬虫夏草提取液对肾小管上皮细胞 Klotho 表达和凋亡的影响．中南大学学报(医学

版),2009,34(4):300

[9] 方华伟,等.冬虫夏草对糖尿病大鼠组织蛋白酶B及其抑制剂C表达的影响.中国老年学杂志,2009,29(7):782

[10] 马清泉,等.冬虫夏草的药理与临床研究进展.现代中西医结合杂志,2009,18(19):2353

[11] 黄浩,等.冬虫夏草提取液抑制结肠癌细胞增殖的研究.中药材,2007,30(3):310

[12] 龚晓健,等.人工虫草提取物抗心律失常作用的研究.中国药科大学学报,2001,32(3):221

[13] 朱照静,等.冬虫夏草醇提取液对实验性急性病毒性心肌炎的影响.中药药理与临床,2005,21(1):67

[14] 李锋,等.冬虫夏草提取液对实验性病毒性心肌炎小鼠免疫功能的影响.细胞与分子免疫学杂志,2006,22(3):321

[15] 吴秀香,等.冬虫夏草降压作用实验研究.锦州医学院学报,2001,22(2):10

(三)补血药

当 归

本品为伞形科植物当归 *Angelica Sinensis*(Oliv.)Diels 的干燥根。含挥发油及水溶性成分。挥发油的主要成分是藁本内酯(Ligustilide),其他有正丁烯内酯、当归酮、月桂烯以及蒎烯类等多种成分。水溶性部分含有阿魏酸(Freulic acid)、丁二酸、菸酸、尿嘧啶等。当归味甘,性温。归肝、心、脾经。

【功效与药理】

当归具有补血活血、调经止痛、润燥滑肠等功效。

1. 补血活血 当归补血活血,主治血虚萎黄、眩晕心悸等症。《景岳全书·本草正》记载"当归,其味甘而重,故专能补血;其气轻而辛,故又能行血。补中有动;行中有补,诚血中之气药,亦血中之圣药也。"当归补血活血功效既有促进机体造血功能,抑制血小板聚集和抗血栓、降血脂等对血液和造血功能的作用,也包括了抗心肌缺血、降血脂、改善器官血流量等作用。

(1)促进造血功能:当归可促进骨髓和脾细胞造血功能,显著增加血红蛋白和红细胞数。当归水溶液可使$^{60}Co\gamma$照射小鼠内源性脾结节数增加、脾脏和胸腺增重,促进骨髓和脾细胞造血功能的恢复,防止胸腺继发性萎缩,提高动物存活率,增加脾脏内源性造血灶形成,提高骨髓有核细胞计数;升高溶血性血虚模型小鼠血红蛋白,促进$^{60}Co\gamma$照射后小鼠骨髓细胞DNA合成[1]。当归多糖组能增加免疫诱导再生障碍性贫血(AA)小鼠骨髓单个核细胞计数,明显降低G_0/G_1期细胞百分率,提高细胞周期蛋白D2的表达水平[2]。采用当归多糖动员后小鼠外周血的WBC、Sea-1~+细胞数明显高于生理盐水组,而骨髓MNC和Sca-1~+细胞数却明显低于生理盐水组;骨髓MNC及Sca-1~+细胞表面CD49d表达下降;骨髓MNC表面CD44表达阳性率下降,但荧光强度无明显变化;骨髓Sca-1~+细胞表面CD44的表达与NS组无显著性差异。提示APS可能通过降低造血细胞表面的某些黏附分子的表达而产生动员效果[3]。进一步研究表明,当归多糖在促进正常造血过程中,可能在EpoR介导的信号转导过程中增强JAK2、STAT5的酪氨酸磷酸化发挥重要作用[4]。

(2)抗血栓形成:当归水煎剂能抑制胶原、二磷酸腺苷诱导的大鼠血小板聚集,特别是对胶原诱导的血小板聚集有较强的抑制作用,对花生四烯酸诱导的家兔血小板聚集的强弱顺序为正丁烯基苯酞>藁本内酯>阿魏酸。当归水浸膏提取物中5-羟基呋喃甲醛对胶原诱导的血小板聚集有抑制作用[5]。当归可促进纤溶过程,有明显抗血栓作用,延长凝血酶原时间、血栓形成时间,减少血栓长度及重量及血浆纤维蛋白原[6]。颈动脉放血复制大鼠失血性休克模型，微循环明显障碍，微血流变慢和血细胞聚集；经当归注射液治疗后，微循环改善，血黏度、血小板黏附率和聚集率降低，器官微区血流量增加[7]。以凝血时间、凝血酶原时间(PT)和白陶土部分凝血活酶时间(KPTT)等凝血功能指标研究发现不同产地的当归均有一定的延长凝血时间、PT 和 KPTT 的作用，其中岷当归的各方面作用较好[8,9]。当归多糖及其硫酸酯可延长凝血时间、凝血酶时间和活化部分凝血活酶时间，缩短出血时间。当归抑制高分子右旋糖酐引起的红细胞的聚集性增强，其机制可能是当归作为一个大分子占据红细胞表面大分子结合位点，或者是通过空间阻碍了大分子桥联，减少内皮细胞表面黏附分子的表达[10]；

(3)降血脂：阿魏酸添加到高脂饲料中喂饲，可显著抑制大鼠血清胆固醇水平的升高。复方当归液可使高脂模型家兔血清甘油三酯降低。当归注射液具有抗家兔主动脉粥样硬化形成的作用，这种作用与降低血清甘油三酯水平、抗脂质过氧化有关[11]。阿魏酸能抑制肝脏合成胆固醇的限速酶甲羟戊酸-5-焦磷酸脱羟酶，减少肝脏内胆固醇合成，降低血浆胆固醇含量，此为阿魏酸降胆固醇作用机制之一。

(4)对心血管的影响：当归具有抗心肌缺血作用。当归水提物能缓解垂体神经素引起的心肌缺血，增加小鼠心肌对^{86}Rb 的摄取能力，改善心肌营养性血流量。当归可明显减轻结扎冠状动脉左前降支致心肌梗死大鼠全心和左室相对重量，减少心肌细胞内肌酸激酶(CK)和乳酸脱氢酶(LDH)的释放，增强心肌凋亡相关蛋白 Bcl-2 的表达，减少 Bax 表达。减少心肌细胞凋亡[12,13]。麻醉狗结扎冠状动脉左前降支引起心肌梗死及心律失常，当归注射液可缩小心肌梗死面积，改善缺血性心电图。此外，当归对肾上腺素、乙酰胆碱引起的心律失常有一定对抗作用。当归对冠状血管、脑血管、肺血管及外周血管均有扩张作用。当归水提醇沉液静脉注射降低麻醉犬血压的同时增加外周血流量，降低血管阻力。给清醒肾型高血压犬静脉注射当归挥发油可引起血压明显下降，但对心率无明显影响。麻醉犬股动脉注射当归可增加股动脉血流量，大剂量能缓解去甲肾上腺素引起的血管痉挛和血流量减少。当归扩张外周血管作用不受β肾上腺素受体阻断剂普萘洛尔的影响；与甲氧明(α_1肾上腺素受体激动剂)合用不影响甲氧明减少麻醉犬血流量作用，提示当归的扩血管作用与α肾上腺素受体及β肾上腺素受体均无明显关系。

2. 调经止痛　《本经》中记载当归“主妇人漏下绝子，诸恶疮疡，金疮。”当归为妇科要药，是治疗月经不调、经闭痛经、崩中漏下等病的常用药。当归治疗作用的药理学基础不仅有其对子宫平滑肌收缩功能的调节作用，也涉及抗炎镇痛作用、改善血液流变学特性、增加器官血流量等多方面作用。

当归挥发油及阿魏酸具有抑制子宫平滑肌收缩作用，水溶性及醇溶性的非挥发性成分具有兴奋子宫平滑肌作用。当归挥发油对离体子宫的抑制作用迅速而持久，使子宫节律性收缩减少，可对抗当归挥发油对垂体神经素、肾上腺素等引起的子宫平滑肌收缩。当归醇浸膏兴奋子宫平滑肌，大剂量时会引发子宫强直性收缩。利用家兔子宫瘘管法记录在体子宫收缩活动，当归水煎液对未加压子宫收缩有轻度抑制作用，而当子宫内加压时，相同剂量的当归水煎液可使子宫收缩由无节律变为有节律，收缩频率减慢，但收缩力加强。当归对子宫平滑肌的抑制作用可能是其治疗痛经的药理学基础。对于崩中漏下等伴有子宫收缩不全的病理状态，当归可因其兴奋子宫作用而使之得到改善。当归油(含藁本内酯 70%)无论对正常未孕离体子宫还是对经缩宫素处理的离体子宫，都可呈剂量依赖性地缓解子宫平滑肌痉挛作用[14]。

3. 补五脏，生肌肉 《名医别录》言当归具有"补五脏，生肌肉"作用。药理学研究表明，当归对多种脏器功能均有调整作用，并有显著的免疫调节、平喘、保肝等广泛的药理作用。

(1)保肝作用：当归提取物对多种肝损伤模型具有保护作用，可减轻肝纤维化，提高肝细胞SOD和降低MDA。当归可防治实验性肝纤维化，降低四氯化碳诱导的大鼠肝纤维化模型大鼠血清Ⅲ型前胶原及血清转氨酶水平。小剂量当归可提高牛血清白蛋白(BSA)致大鼠免疫损伤性纤维化模型肝细胞SOD、降低MDA，升高肝细胞膜ATP酶活性。当归还能使对乙酰氨基酚致肝损伤小鼠丙氨酸转氨酶(ALT)和一氧化氮酶(NOS)趋于正常，同时降低MDA的浓度[15-17]。

(2)抗肺纤维化：大鼠气管内注入博莱霉素诱导肺纤维化后，当归注射液可降低模型大鼠肺系数，减轻肺泡炎症及肺纤维化，降低肺匀浆丙二醛(MDA)以及血、肺匀浆羟脯氨酸[30]；保护肺血管内皮细胞，改善肺内微循环，避免激素使用时引起的血液黏度增高；降低纤维化肺组织中结缔组织生长因子(CTGF)mRNA水平，间接抑制成纤维细胞增殖、分化，减少肺组织胶原蛋白Ⅰ(COL-Ⅰ)、胶原蛋白Ⅲ(COL-Ⅲ)沉积，减轻肺间质中α-平滑肌动蛋白(-αSMA)阳性表达及纤维化程度[18-20]。

(3)抗脑损伤：采用离体高分辨魔角旋转波谱(1H HR MAS NMR)技术检测，观察大、小脑波谱中胆碱(Cho)、肌酸(Cre)、N-乙酰天门冬氨酸(NAA)、γ-氨基丁酸(GABA)、谷氨酸(Glu)、天冬氨酸(Asp)、甘氨酸(Gly)等共振峰的变化。结果显示，除Cho，Glu，Asp升高，大鼠急性脑缺血时大多数代谢物含量均明显低于正常对照组，经当归治疗后其代谢物的含量会有所增加[29]。当归对一定时程缺氧的胚胎大鼠神经干细胞有一定保护作用[21]，可上调缺血性脑损伤大鼠脑组织血管内皮生长因子(VEGF)和层粘连蛋白(laminin)表达，促进血管生成[22]。当归提取物对电刺激或化学刺激所致血管舒张反应的增强作用可能与NO有关[23]。当归注射液及其分离组分Angi-S和Angi-Y均有抗脑缺血作用，升高结扎双侧颈动脉致缺血大鼠脑SOD活性、降低脑NO及血清内MDA含量；减少固缩神经细胞的数量[23]。当归多糖能显著促进短暂缺血性脑损伤大鼠血管生成素-2的表达[24]。当归内酯可降低缺血脑组织中iNOS表达量及其酶活性，对大鼠局部脑缺血损伤具有明显的保护作用[25]。

(4)抗肾脏损伤：当归对成年日本大耳白兔肾单纯缺血再灌注损伤具有保护作用，其机制可能与其对TNF-α、IL-6和bFGF等细胞因子的调控有关[26]。

(5)抗关节软骨损伤：对大鼠坐骨神经造成SeddonⅡ类损伤，当归注射液可延缓肌肉萎缩，增加肌肉组织中SOD含量，抗损伤作用机制可能与其改善肌肉血液循环有关[27]。采用家兔关节软骨细胞体外培养的方法，通过同位素示踪探讨当归的保护作用，结果显示，当归能促进软骨细胞DNA、蛋白多糖及胶原的合成，促进软骨细胞代谢。

(6)抗辐射损伤：当归对辐射损伤后的卵巢组织具有保护作用，可促进卵泡细胞的增殖与分化。同时当归还可促进和加速由于辐射引起的DNA合成抑制过程的恢复，或解除由辐射引起的物质代谢障碍[28]。用^{60}Co γ射线对小鼠进行小剂量亚慢性全身照射，当归多糖ASP3促进亚慢性辐射损伤小鼠的外周血白细胞数量，并能有效抑制PCE微核及精子畸形的形成，促进脾淋巴细胞转化及生长发育，降低睾丸组织的脂质过氧化水平，增强机体的辐射耐受性[29]。

(7)抗肿瘤：当归多糖对动物移植性肿瘤有一定的抑制作用，如对艾氏腹水癌、Lewis肺癌、腹水型肝癌等均有抑制作用，并能延长荷瘤小鼠的生存期。

(8)抗脂质过氧化：当归水提物能抑制化学发光体系，具有清除氧自由基的作用。当归炮制品可清除次黄嘌呤-黄嘌呤氧化酶系统产生的氧自由基和Fenton反应生成的羟自由基，并能抑制氧自由基发生系统诱导的小鼠肝匀浆脂质过氧化作用。当归多糖(ASP)可拮抗D-半乳糖致衰老小鼠脾脏萎缩、增强血清和脑组织SOD活力、减少MDA含量、提高GSH-PX活性、降低脑细胞凋亡指数[30]。提高大鼠运动能力，升高血清抗氧化酶(SOD、GSH-Px、CAT)活性，降低过氧化产物MDA含量。阿魏酸能减少超氧自由基和过氧化氢引起的膜脂质过氧化反应，降低丙二醛的生成，明显降低羟自由基及丙二醛的溶血作用。其机制是阿魏酸钠不仅可直接对抗过氧化氢和羟自由基，使之生成减少，还能与膜磷脂酰乙醇胺结合，使之不受自由基的侵袭。

4. 抗炎镇痛　《本草纲目》记载当归"治头痛，心腹诸痛，润肠胃筋骨皮肤"，《名医别录》认为当归"温中止痛，除客血内寒，中风痓，汗不出，湿痹。"当归抗炎镇痛作用可能是其上述功效的药理作用基础之一。

(1)抗炎、调节免疫功能：在小鼠肺部建立在体肉芽肿反应模型，当归注射剂可减小肺肉芽肿平均直径；另以虫卵建立体外肉芽肿反应模型，在培养液中加入当归制剂后可使感染鼠脾细胞的反应指数下降，说明当归可抑制由虫卵诱发的肉芽肿性炎症反应[31]。当归多糖(ASP)对免疫性结肠炎大鼠局部及全身免疫紊乱有一定调节改善作用，降低结肠黏膜损伤指数(CMDI)及MPO活性，下调IL-2、TNF-α活性及NO含量，增加TGFβ活性，改善T淋巴细胞功能状态，呈一定量效关系。当归多糖可升高放射损伤小鼠红细胞C3b受体花环率、外周血白细胞、血小板；当归多糖腹腔注射可以拮抗环孢霉素抑制小鼠脾脏T淋巴细胞增殖、NK活性和IL-2生成；对阿霉素诱导的大鼠血瘀证模型，当归多糖可升高其胸腺指数和脾脏指数，增加免疫球蛋白IgG、IgM、补体C5含量；当归多糖及其分离组分可以提高大剂量泼尼龙(PSL)所致免疫缺陷小鼠补体C3含量及单核吞噬细胞功能，对抗PSL致细胞、体液免疫功能的抑制，改善PSL抑制小鼠脾淋巴细胞IL-2分泌功能。采用不同浓度的乙醇对当归多糖进行分级沉淀得到的4个成分(AP-Ⅰ、Ⅱ、Ⅲ、Ⅳ)，研究其对小鼠脾淋巴细胞增殖及诱生INF-C的影响，结果发现其中AP-Ⅰ和AP-Ⅱ能明显促进体内外小鼠脾淋巴细胞增殖，诱导脾淋巴细胞分泌INF-C，增强INF-C的生物活性；结晶紫染色法和酶联免疫法的结果表明AP-Ⅱ体外诱生INF-C的量较高，AP-Ⅰ体内诱生的INF-C生物活性较强[32-38]。

(2)镇痛：当归多糖及其分离出的多种组分均有镇痛作用。当归多糖可显著抑制已烯雌酚、缩宫素和醋酸诱发的小鼠扭体反应，提高热板法所致小鼠痛觉反应的痛阈，作用强度与剂量有关[39]。当归水提醇沉所得总浸膏分离后得到4个部分，分别以小鼠扭体反应进行镇痛实验，结果表明总浸膏及其4个洗脱部位均有镇痛作用，其中水洗脱部分镇痛作用尤为突出，强于阿魏酸钠、总浸膏和另外3个洗脱部分，提示当归中起镇痛作用的主要物质除阿魏酸钠外，在水洗脱部分仍含有镇痛活性更大的物质[40]。

(3)抗惊厥：在高压氧中暴露20分钟后，大鼠脑中游离氨基酸的含量明显升高，使用当归后部分氨基酸(天冬氨酸、苏氨酸、丝氨酸、谷氨酸、甘氨酸、丙氨酸)含量保持在相对较低的水平，有些甚至低于正常组(苏氨酸、丝氨酸、谷氨酸)，说明高压氧条件下当归能够逆转脑内氨基酸类神经递质的异常改变，这可能是它延缓氧惊厥发生的作用途径之一。

【毒理研究】小鼠静脉注射当归的LD_{50}为100.6g/kg，另有报道为80g/kg；静脉注射当归挥发油1ml/kg可引起麻醉动物血压下降、呼吸抑制。当归乙醚提取物0.06ml/kg与0.02ml/kg静脉注射可分别引起犬及猫死亡。

【主治】血虚萎黄、眩晕心悸、月经不调、经闭痛经、虚寒腹痛、肠燥便秘、风寒湿痹、跌打损伤、痈疽疮疡。

【现代应用】

1. 心律失常 当归注射液、当归糖浆对冠心病引发室性期前收缩、病窦及房颤有一定疗效,但对房室及室内传导异常无效。

2. 血栓闭塞性脉管炎 当归注射液治疗30例血栓闭塞性脉管炎,可使患者症状及体征得到改善。

3. 肝硬化门脉高压及上消化道出血 当归注射液可显著降低肝硬化病人肝静脉嵌塞压(WHVP)和肝静脉压力梯度(HVPG)。降低肝静脉高切变率全血黏度和血浆比黏度。

4. 妇科病 单味当归及复方治疗痛经有效。当归芍药散治疗痛经,可使患者血液流变学特性明显改善,血中 $PGF_{2\alpha}$ 含量降低。当归芍药散治疗阴道出血有效。

5. 腰腿痛及肩周炎 当归注射液痛点注射、肌内注射、穴位注射腰背及臀部软组织治疗急性、慢性损伤以及寒湿所致的腰腿痛有效。当归注射液治疗继发性髋关节痛,当归注射液局部穴位注射治疗肩周炎有效。

6. 其他 当归注射液尚用于治疗偏头痛、慢性咽炎、慢性前列腺炎、阳痿、突发性耳聋、缺血性脑卒中及脑动脉硬化;当归粉治疗带状疱疹;当归乙醚提取物口服治疗哮喘及支气管炎。

主要参考文献

[1] 张晓君,等. 当归多糖的免疫活性和对造血功能影响. 中药药理与临床,2002,18(5):24

[2] 石清照,等. 当归多糖对免疫诱导再生障碍性贫血小鼠骨髓细胞周期蛋白D2表达的影响. 儿科药学杂志,2005,11(1):1

[3] 杜小丽,等. 当归多糖对小鼠造血细胞表面黏附分子表达的影响. 重庆医科大学学报,2008,33(3):274

[4] 宋姝丹,等. 当归多糖对K562细胞EpoR介导的信号转导通路研究. 生物技术,2009,19(2):15

[5] 夏泉,等. 当归的药理作用研究进展. 时珍国医国药,2004,15(3):164

[6] 杨铁虹,等. 当归多糖硫酸酯对凝血和血小板聚集的作用. 中草药,2002,33(11):1010

[7] 魏会平,等. 当归、川芎嗪注射液对失血性休克大鼠血液动力学的影响. 河北北方学院学报(医学版),2008,25(1):20

[8] 陆红,等. 不同产地当归对凝血功能影响对比实验研究. 浙江中医学院学报,2002,26(6):48

[9] 李敏,等. 不同产地当归对血小板聚集及凝血时间活性的比较. 中国中医基础医学杂志,2003,9(2):47

[10] 魏蕾,等. 当归对高分子右旋糖酐诱导人红细胞聚集性增强的影响. 微循环学杂志,2001,11(1):30

[11] 余追,等. 当归抗家兔主动脉粥样硬化形成的作用. 中国动脉硬化杂志,2000,8(1):46

[12] 上官海娟,等. 当归对心肌梗死后心肌细胞凋亡和心室重构的影响. 中国中西医结合急救杂志,2008,15(1):39

[13] 宋敏,等. 当归提取物对急性心肌梗死大鼠的保护作用. 医药导报,2009,28(10):1251

[14] 闫升,等. 当归油对大鼠离体子宫平滑肌收缩功能的影响. 中草药,2000,31(8):604

[15] 李青,等. 当归注射液对实验性大鼠肝纤维化的防治作用. 医学通报,2000,19(2):101

[16] 丁国建,等. 当归根提取物降低血吸虫性肝纤维化门脉压力的实验研究. 实用预防医学,2002,9

(6):580

[17] 陈斌,等. 当归抗大鼠免疫性肝纤维化的实验研究. 湖南中医学院学报,2002,22(4):1

[18] 蒋玉宇,等. 当归干预肺间质纤维化的作用途径研究. 辽宁中医杂志,2006,33(11):1501

[19] 郭广松,等. 当归对大鼠肺纤维化间质成纤维细胞的干预作用. 武汉大学学报(医学版),2007,28(5):560

[20] 蒋玉宇,等. 当归抗大鼠肺间质纤维化的实验研究. 中国微循环,2006,10(5):326

[21] 陈文学,等. 当归对大鼠缺血性脑损伤代谢物的影响. 中国康复医学杂志,2006,21(10):879

[22] 陈滟,等. 不同宫内缺氧时程对胎鼠神经干细胞增殖的影响及当归保护作用. 时珍国医国药,2009,20(7):1642

[23] 孟兰青,等. 当归对大鼠缺血性脑损伤再灌注后血管生成的影响. 中国康复医学杂志,2005,20(2):84

[24] 张建新,等. 当归提取物对神经刺激所致猪脑动脉反应的影响. 河北医药,2007,29(9):918

[25] 王智勇,等. 当归注射液及其分离组分 Angi-S 和 Angi-Y 对脑缺血大鼠的保护作用. 医药导报,2005,24(12):1092

[26] 胡晓琴,等. 当归多糖对大鼠缺血性脑损伤后血管生成素表达的影响. 中国康复医学杂志,2006,21(3):204

[27] 张光毅,等. 当归内酯治疗大鼠局灶性脑缺血的作用机制. 华西药学杂志,2006,21(2):114

[28] 李莉华,等. 兔肾缺血再灌注损伤 TNF-α、IL-6 和 bFGF 的变化及当归的影响. 中国病理生理杂志,2002,18(9):1119

[29] 孙元琳,等. 当归多糖对亚慢性辐射损伤小鼠的防护作用研究. 中国食品学报,2009,9(4):33

[30] 徐露,等. 当归多糖抗衰老作用的实验研究. 激光杂志,2008,29(4):89

[31] 谢可鸣,等. 当归对体内外血吸虫卵肉芽肿反应抑制作用的实验研究. 中国病理生理杂志,2002,18(9):1122

[32] 李晓勇,等. 当归多糖对结肠炎大鼠免疫功能的影响. 实用临床医学,2005,6(7):11.

[33] 奚瑾磊,等. 当归多糖及其中性组分对巨噬细胞分泌 TNF-A 的影响. 武汉大学学报(医学版),2002,23(1):21

[34] 单俊杰,等. 当归多糖对小鼠脾淋巴细胞增殖及诱生 INF-C 的影响. 药学学报,2002,37(7):497

[35] 洪艳,等. 当归多糖对放射损伤小鼠红细胞免疫功能和造血功能的保护作用. 医学临床研究,2002,19(1):31

[36] 洪艳,等. 当归多糖对放射损伤小鼠细胞免疫的调节作用. 武汉大学学报(医学版),2001,22(1):26

[37] 洪艳,等. 当归多糖对辐射损伤小鼠红细胞免疫黏附功能和 IL-2 的影响. 中华放射医学与防护杂志,2001,21(4):305

[38] 刘玉兰,等. 当归注射液对辐射损伤小鼠免疫功能的作用. 广东医学院学报,2002,10(5):334

[39] 乐江,等. 当归粗多糖镇痛作用的实验研究. 中国药学杂志,2002,37(10):746

[40] 杨瑜,等. 当归提取物的镇痛作用. 医药导报,2002,21(8):48

熟 地 黄

本品为玄参科植物地黄 *Rehmannia glutinosa* Libosch 干燥的块根(生地黄)炮制而成。主要含有梓醇(Catalpol)、地黄素(Relmannin)、桃叶珊瑚苷(Aucubin)、地黄苷(Rehmannioside)、益母草苷(Leonuride)等。与生地黄比较,熟地黄所含单糖量增加,而梓醇含量减少,此与炮制过程有关。熟地黄味甘,性微温。归肝、肾经。

【功效与药理】

1. 滋阴补血、益精填髓 《珍珠囊》记载熟地黄"主补血气,滋肾水,益真阴。"此功效与该药对机体免疫功能、内分泌功能的调节作用、对造血及血液系统影响及抗衰老等作用有关。

(1)对血液系统的影响:熟地黄多糖可促进机体的造血功能,对环磷酰胺致血虚小鼠骨髓有核细胞下降有明显的拮抗作用,并可促进小鼠脾结节的形成。熟地黄多糖还可明显对抗放射性损伤小鼠的全血细胞减少,提高放血、环磷酰胺并用致血虚大鼠血象[1,2]。

(2)对免疫功能的影响:熟地黄麦角甾苷能降低肾毒血清肾炎模型小鼠尿蛋白、尿素氮、总胆固醇;明显升高白蛋白。肾组织学检测发现肾小球基底膜增厚程度及肾小管蛋白管型均比模型组轻[3]。以放血与环磷酰胺并用致小鼠血虚模型为研究对象,熟地黄粗多糖可对抗动物胸腺和脾脏的萎缩,增加模型胸腺皮质厚度和皮质细胞数,增加脾小结大小和皮质细胞数,提高IL-2、IL-6、EPO的水平[4]。

(3)对内分泌的影响:给大鼠灌胃熟地黄水煎剂可使三碘甲状腺原氨酸(T3)致甲亢阴虚型动物血浆T_3降低,而T_4升高,并升高血浆醛固酮含量,减少饮水量及尿量,使体重减轻得到缓解。地黄低聚糖对正常大鼠血糖无明显影响,但可部分预防葡萄糖及肾上腺素引起的高血糖。地黄低聚糖可明显降低四氧嘧啶糖尿病大鼠高血糖水平,增加肝糖原含量,降低肝葡萄糖-6-磷酸酶活性[5]。

(4)抗氧化:熟地黄水煎液可明显增强血清谷胱甘肽过氧化物酶(GSH-Px)活性,降低过氧化脂质含量,但对超氧化物歧化酶(SOD)无显著的影响。地黄不同炮制品对大鼠肝脏皮质酮降解无影响,抗氧化可能是其抗炎机制之一[6]。

(5)抗脑损伤:熟地黄可改善谷氨酸单钠毁损下丘脑弓状核大鼠学习记忆能力,其作用机制可能与提高大鼠海马c-fos和NGF的表达有关[7]。熟地黄有抵抗老化进程中血清E_2浓度、脾细胞ER含量和成骨细胞PR含量下降这种生理性变化的功能,有一定的抗衰老作用[8]。熟地黄能改善D-半乳糖衰老模型大鼠学习记忆能力,提高模型大鼠脑组织SOD、NOS活性,减少MDA、LPO含量,减少大脑细胞衰老特异代谢产物SA-β-gal阳性表达细胞数。并能促进细胞周期从G_0/G_1期向S期进展,抑制海马CA_1区CDK抑制基因蛋白P53,P21,P16的表达,减缓脑细胞衰老的进程[9,10]。熟地黄能够减少$AlCl_3$拟痴呆模型小鼠跳台训练期、测验期错误反应次数并延长测验期触电潜伏期;降低模型小鼠脑内胆碱酯酶活性、Al^{3+}含量,并能使脑内Glu/GABA维持在正常水平,保护脑组织[11,12]。熟地黄对脑内注射Aβ1-40或雌激素缺乏所致的学习记忆障碍和海马神经元凋亡具有保护作用,能改善大鼠学习记忆功能和降低海马内Caspase-3的含量和活性,抑制细胞核DNA降解[13,14]。此外,用熟地黄水提液及熟地黄多糖给小鼠口服给药后观察到小鼠自主活动次数明显下降,熟地黄水提液与阈下催眠剂量的戊巴比妥钠及硫喷妥钠有协同作用,同时可拮抗异烟肼对小鼠的兴奋惊厥作用,说明熟地黄具有一定的中枢抑制作用[15]。

2. 其他作用

(1)抗溃疡:熟地黄液十二指肠给药,能明显抑制大鼠幽门结扎型胃溃疡的发生率和溃疡指数,抑制胃液量、总酸度及总酸排出量,且有一定的量效关系。熟地黄的抑酸作用强于干地黄。

(2)抑制上皮细胞增生:为探讨熟地黄治疗银屑病的作用机制,观察熟地黄水提取物对小鼠阴道细胞的增殖作用,结果表明,该药口服具有抑制上皮细胞有丝分裂的作用。

【主治】肝肾阴虚,腰膝酸软,骨蒸潮热,盗汗遗精,内热消渴,血虚萎黄、心悸怔忡,月经不调，崩漏下血，眩晕、耳鸣、须发早白。

【现代应用】熟地黄较少单独应用，常与人参、何首乌、白芍、黄连等配伍用于临床。

1. 糖尿病　黄连地黄汤治疗非胰岛素依赖型糖尿病属气阴两虚、燥热兼瘀血者有效，该方能显著改善糖尿病临床症状，对糖尿病多种并发症也有一定的疗效。

2. 银屑病　熟地黄注射液肌内注射银屑病有效。

主要参考文献

[1] 黄霞，等．熟地黄多糖对血虚模型小鼠的影响．中国中药杂志，2004，29(12)：1168

[2] 苗明三，等．怀熟地黄多糖对血虚大鼠血象及细胞因子水平的影响．中药药理与临床，2007，23(1)：39

[3] 熊玉兰，等．熟地黄麦角甾苷对小鼠肾毒血清肾炎治疗作用的研究．世界科学技术-中医药现代化基础研究，2006，8(5)：46

[4] 苗明三，等．熟地黄粗多糖对血虚模型小鼠胸腺和脾脏组织形态的影响．中华中医药杂志，2007，22(5)：318

[5] 张汝学，等．地黄低聚糖对实验性糖尿病与高血糖大鼠糖代谢的调节作用．中药药理与临床，1996，12(2)：14

[6] 史敏，等．鲜地黄、生地黄和熟地黄对大鼠肝组织皮质酮降解的影响．中国中药杂志，2009，34(22)：2969

[7] 崔瑛，等．熟地黄对毁损下丘脑弓状核大鼠学习记忆及海马 c-fos 和 NGF 表达的影响．中国中药杂志，2003，28(4)：362

[8] 高治平．熟地黄对雌性小鼠老化进程中雌、孕激素受体含量的上调作用．河南中医学院学报，2003，18(5)：31

[9] 安红梅，等．熟地黄对 D-半乳糖衰老模型大鼠脑衰老的作用研究．中药药理与临床，2008，24(3)：59

[10] 安红梅，等．熟地黄对 D-半乳糖衰老模型大鼠脑细胞周期蛋白表达的影响．中国药师，2008，11(10)：1145

[11] 沈云辉，等．熟地黄对拟痴呆模型小鼠记忆力的影响及机制研究．上海中医药杂志，2007，41(4)：67

[12] 崔瑛，等．熟地黄对动物学习记忆障碍及中枢氨基酸递质、受体的影响．中国中药杂志，2003，28(9)：862

[13] 李龙宣，等．熟地黄对去势大鼠海马神经元凋亡的抑制作用．华中科技大学学报(医学版)，2006，35(6)：751

[14] 李龙宣，等．熟地黄抑制阿尔茨海默病样大鼠海马神经元凋亡的作用．中华神经医学杂志，2006，5(1)：10

[15] 崔豪，等．熟地黄及其多糖中枢抑制作用研究．河南中医学院学报，2006，21(6)：18

白　芍

本品为毛茛科植物芍药 *Paeonia lactiflora* Pall. 的干燥根。主要成分包括芍药苷(Paeonif-lorin)、羟基芍药苷(Oxy-paeoniflorin)，芍药内酯苷(Albiflorin)，苯甲酰芍药苷(Benzoylpaeoniflorin)，芍药花苷(Peonin)及牡丹酚(Paeonol)。芍药苷的含量为 3.3%～5.7%。此外还含有挥发油及三萜类化合物等。白芍味苦、酸，性微寒。归肝、脾经。

【功效与药理】

平肝止痛，养血调经，敛阴止汗为白芍主要功效。

1. 平肝止痛 《本草备要》记载白芍:"补血,泻肝,益脾,敛肝阴,治血虚之腹痛。"《珍珠囊》言其用有六"安脾经,一也;治腹痛,二也;收胃气,三也;止泻痢,四也;和血脉,五也;固腠理,六也。"白芍平肝止痛功效与其保肝、镇痛及抗炎等药理作用有关。

(1)保肝:白芍水提取物对D-半乳糖胺所致肝损伤有明显保护作用,降低SGPT,减轻肝细胞变性坏死程度。白芍水提液体外对四氯化碳或D-半乳糖胺引起的原代培养大鼠肝细胞损伤具有保护作用,可降低肝细胞培养液中GPT。白芍醇提物对黄曲霉毒素B_1(AFB_1)引起的轻度大鼠急性肝损伤有预防或逆转作用,降低血清乳酸脱氢酶及血清乳酸脱氢酶同工酶的活性。白芍总苷可预防D-半乳糖胺或四氯化碳引起的肝损伤,对抗损伤剂引起的血浆GPT升高、血清白蛋白的下降及肝糖原含量降低,对肝脏形态学的病理变化有明显保护作用。白芍总苷(TGP)减轻猪血清诱导肝纤维化模型大鼠肝组织破坏,改善纤维化程度,减少胶原面积、NF-κB p65和TGF-β1表达,三者呈相关性,提示TGP抑制纤维化大鼠肝组织NF-κB和TGF-β1的表达可能是TGP的抗肝纤维化主要作用机制之一[1]。

(2)抗溃疡、解痉镇痛:白芍对大鼠应激性溃疡及幽门结扎引起的胃溃疡均有一定保护作用,此种作用常见于白芍与甘草合用,两者有协同作用。白芍安脾经、治腹痛、收胃气等功效除与其镇痛作用有关外,还与抗溃疡和解除平滑肌痉挛作用有关。白芍单用或与甘草合用,能抑制在体兔肠平滑肌的收缩活动,且合用效果显著。芍药苷对豚鼠离体小肠自发收缩活动有抑制作用,降低肠管紧张性。白芍还可抑制胃肠道电运动。白芍的有效成分白芍总苷及芍药苷均有一定的镇痛作用。白芍总苷呈剂量依赖性地抑制小鼠热板痛反应。利用小鼠扭体痛反应试验证明,白芍总苷能加强吗啡、可乐定的镇痛效果。但纳洛酮对白芍总苷的镇痛作用无明显影响,提示白芍总苷的镇痛作用与阿片受体无关。

2. 养血调经 白芍养血调经,常用于妇科疾病,具有调经、止痛、止崩漏作用。芍药苷对大鼠子宫平滑肌有抑制作用,可抑制催产素引起的子宫收缩。白芍水提取液可以抑制去卵巢大鼠肥胖,改善脂代谢紊乱,提高机体抗氧化能力[2]。

3. 补血、和血脉 白芍为补血之要药,具有补血及和血脉功效。白芍对血液系统及心血管系统的功能有一定影响。白芍提取物有抗血栓作用,能减轻血小板血栓的湿重,对ADP及花生四烯酸诱导的血小板聚集有抑制作用。白芍总苷对大鼠血小板聚集有抑制作用。

腹腔注射环磷酰胺的方法制造小鼠血虚模型,白芍水煎液可提高模型小鼠白细胞数、红细胞数、血红蛋白含量、骨髓有核细胞数及免疫器官脾脏、胸腺重量[3]。皮下注射盐酸肾上腺素及冰水浴复制大鼠血瘀证模型,栽培芍药、野生芍药和川赤芍均能明显改善降低全血黏度、还原血黏度和血浆黏度,使血浆中NO增加,ET降低[4]。白芍水溶物可明显延长异丙肾上腺素所致心肌缺氧的存活时间,对抗由垂体后叶素引起的大鼠心电图变化,增加小鼠心肌对^{86}Rb的摄取量,从而增加小鼠心肌的营养性血流量。白芍总苷本身对离体兔主动脉条无明显作用,但能显著增加NA对兔动脉条的收缩作用,使兔舒张压升高及心率减慢;酚妥拉明对其升压现象无阻断作用。

4. 固腠理 白芍配合桂枝等药,可以调和营卫,治外感风寒、表虚自汗而恶风。此固腠理之功效与其对免疫系统功能影响作用有关。

白芍提取物能抑制蛋清所致大鼠急性足肿胀和棉球肉芽肿。白芍总苷可影响佐剂性关节炎大鼠的滑膜细胞功能及脾细胞增殖反应,促进模型大鼠滑膜细胞分泌白介素I(IL-1)、肿瘤坏死因子(TNF)及前列腺素E_2(PGE_2)的功能恢复正常[5]。白芍总苷(TGP)可抑制慢性非细菌性前列腺炎(CAP)大鼠前列腺组织中 $CD4^+$ T 淋巴细胞等炎症细胞的浸润,降低 IL-6 等促炎症细胞因子的过高表达,对 CAP 具有治疗作用[6]。白芍总苷可通过调节血清中 TNF-α 及 IL-8 水平而起到治疗银屑病作用[7]。胶原性关节炎(CIA)大鼠滑膜组织中 G 蛋白耦联受体激酶 GRK2、GRK5、GRK6 的表达明显升高,白芍总苷降低 GRKs 表达可能是其治疗 CIA 的机制之一[8]。TGP 体外作用胶原性关节炎大鼠成纤维样滑膜细胞(FLS),可抑制其增殖和 PGE_2 产生,并进一步升高 cAMP 的水平[9]。

(1)对巨噬细胞功能影响:白芍水煎剂、白芍总苷可提高小鼠腹腔巨噬细胞的吞噬百分率和吞噬指数。白芍总苷抑制大鼠腹腔巨噬细胞产生白三烯 B4 的作用,作用呈剂量依赖关系。白芍总苷可抑制 LPS 诱导的巨噬细胞 NF-κB 的活化,其机制与抑制 IκBα 蛋白的降解,阻遏 NF-κB p65 蛋白的核转移和抑制 NF-κB 与 DNA 的结合密切相关[10]。此外,白芍总苷(TGP)抗炎作用与其通过抑制巨噬细胞 NF-κB 的活性,从而降低巨噬细胞 iNOS 的表达、减少 NO 产生密切相关[11]。

(2)对 T 细胞功能影响:白芍水煎液可拮抗环磷酰胺对小鼠外周血 T 淋巴细胞抑制作用,使之恢复正常水平。白芍总苷的免疫调节功能与 T 调节细胞关系密切。白芍总苷给小鼠腹腔注射能拮抗环磷酰胺引起的迟发型超敏反应低下,以及对抗环磷酰胺引起的脾细胞抗绵羊红细胞溶血素的减少,显示对 T_H/T_S 细胞比值的调节作用[11]。利用超适量免疫及 ^{60}Co 照射加输注受训胸腺细胞,分别诱导抑制性 T(T_S)细胞和辅助性 T(T_H)细胞,用单克隆抗体间接免疫荧光技术和过继转移系统,分别检测 T 细胞亚群的数目与动能。实验结果表明,白芍总苷对超适量 DNFB 诱导特异性 T_S 细胞有明显的促进作用。另外,白芍总苷亦可明显促进特异性 T_H 细胞的诱生。环磷酰胺可减少 T_S 细胞数目,增高 T_H/T_S 比值,白芍总苷可拮抗环磷酰胺的作用。

(3)对 B 细胞功能影响:白芍水煎液能促进脾细胞抗体生成,增强小鼠对绵羊红细胞的体液反应性。白芍总苷对环磷酰胺引起的抗体减少,有一定的恢复作用,但对正常小鼠抗体生成,或地塞米松引起的抗体生成抑制均无影响。

(4)对细胞因子的影响:白芍总皂苷对巨噬细胞产生白细胞介素的作用有明显影响。白芍总皂苷对脂多糖诱导的大鼠腹腔巨噬细胞产生白细胞介素 1 的功能,具有低浓度促进和高浓度抑制的作用,在 0.5～312.5μg/ml 的范围内,对脂多糖诱导的白介素 1 的产生呈钟形曲线关系,在 12.5～312.5μg/ml 范围内,吲哚美辛可对抗高浓度白芍总苷的抑制作用,提示白芍总苷对白介素 1 的抑制作用与其促进巨噬细胞释放 PGE_2 有关。白芍总苷对ConA 诱导的大鼠脾细胞产生白介素 1 的作用也具有双向调节影响。

5. 敛阴止汗、平抑肝阳　白芍配伍牡蛎、龙骨、柏子仁等,可以敛阴止汗;配伍生地、牛膝、代赭石等,能平抑肝阳。上述功效与其中枢镇静等作用有关。

(1)镇静、镇痛:芍药苷静脉注射给大鼠,可见到轻度的镇静作用。小鼠扭体反应试验证明白芍总苷可加强吗啡、可乐定抑制小鼠扭体反应,提示白芍总苷有镇痛作用。

(2)对学习记忆的影响:白芍总苷对东莨菪碱引起的小鼠学习记忆获得障碍有明显改善作用,但对亚硝酸钠引起的小鼠记忆巩固障碍及乙醇引起的记忆再现障碍均无明显影响。另有报道,白芍总苷能增强小鼠的短时记忆,但对长时记忆无明显影响。

(3)解热、降温:白芍总苷能剂量依赖性地降低小鼠和大鼠的正常体温,其降温作用受环境温度的影响。白芍总苷侧脑室注射,对大鼠产生明显的降温作用。芍药苷对人工发热的小鼠有解热作用,对小鼠正常体温也有降低作用。

6. 其他作用

(1)抗应激:白芍对大鼠应激性溃疡有明显保护作用,能提高机体对缺氧、高温应激的抵抗能力,使动物存活时间明显延长。

(2)抗糖尿病肾损伤:白芍总苷可降低链脲佐菌素(STZ)诱导糖尿病模型大鼠24小时尿白蛋白排泄率,肾小球平均容量;减轻肾小管-间质损伤指数,抑制肾组织ICAM-1及TGFβ1蛋白表达;下调肾小管-间质骨桥蛋白(OPN)、α-平滑肌肌动蛋白(α-SMA)及肾组织硝基酪氨酸(NT)表达;免疫荧光显示白芍总苷增加肾脏足细胞相关蛋白Nephrin表达。剂量依赖性降低肾组织TNF-α与NF-κB-p65蛋白表达。白芍总苷改善糖尿病大鼠肾损害机制可能部分与抑制肾组织的JAK/STAT信号通路激活有关,Western杂交显示白芍总苷给药8周可使肾组织磷酸化JAK2(p-JAK2)蛋白、磷酸化STAT3(p-STAT3)蛋白、1α(IV)型胶原蛋白表达下降[12-14]。

【体内过程】芍药苷静脉注射,体内分布广,排泄快,药动学符合二室模型。犬静脉注射$t_{1/2\alpha}$为6.29分钟,$t_{1/2\beta}$为133.4分钟,分布容积为539.2ml/kg,清除率为3.41ml/(kg·min)[12]。兔静脉注射$t_{1/2\alpha}$为5.92分钟,$T_{1/2\beta}$为66.0分钟,分布容积为516.8mg/kg,清除率为6.11mg/kg。给兔灌胃芍药苷,生物利用度为7.34%±4.15%,利用度较低。芍药苷主要以原形从肾脏排泄,胆汁及粪排泄量较少。

【毒理研究】白芍总苷给小鼠一次静脉注射或腹腔注射,LD_{50}分别为159mg/kg及230mg/kg。芍药苷给小鼠静脉注射和腹腔注射的LD_{50}分别为3530mg/kg及9530mg/kg。白芍总苷给大鼠灌胃50mg/(kg·d)、1000mg/(kg·d)、2000mg/(kg·d),连续给药30日及90日,除血小板数目增高外,动物体重、食量、血尿常规、肝肾功能等均无明显改变。重要脏器组织的病理学检查无明显毒性。

【主治】头痛眩晕,胁痛,腹痛,四肢挛痛,血虚萎黄,月经不调,自汗,盗汗。

【现代应用】

1. 乙型病毒性肝炎　白芍总苷可明显改善患者的一般状况,如食欲增加,乏力消失或好转。

2. 骨关节病变　白芍总苷可缓解类风湿关节炎患者症状,使之异常升高的免疫球蛋白(IgA,IgG)、类风湿因子(RF)、外周血IL-1水平,以及异常降低的外周血淋巴细胞增殖反应恢复。白芍总苷治疗强直性脊柱炎有效,胃肠道外的不良反应较少;白芍总苷的疗效可能与其抑制患者血清中TNF-α等促炎性细胞因子有关[15]。

3. 肌肉痉挛　白芍治疗肌肉性痉挛综合征、面肌抽搐有效。

4. 血小板减少性紫癜　口服白芍总苷治疗老年人慢性特发性血小板减少性紫癜有效,对有并存疾病的患者尤为适宜[16]。

5. 干燥综合征　白芍总苷(TGP)治疗干燥综合征39例,从治疗6个月时开始增加唾液流量,降低血清γ-球蛋白;Schirmer试验从治疗12个月开始明显改善[17]。

主要参考文献

[1] 路景涛,等. 白芍总苷对免疫性肝纤维化大鼠肝组织NF-κB和TGF-β1蛋白表达的影响. 中国药理学通报,2008,24(5):588

[2] 朱家恩,等. 白芍对去卵巢大鼠体重、血脂及抗氧化能力的影响. 中国老年学杂志,2009,29(2):135

[3] 何晓燕,等. 白芍对血虚小鼠补血作用的研究. 时珍国医国药,2009,20(4):999

[4] 王飞,等. 赤、白芍对血瘀证动物模型内皮功能及血液流变学的影响. 中药药理与临床,2009,25(4):40

[5] 王斌,等. 白芍总甙对佐剂性关节炎大鼠滑膜细胞功能和脾细胞增殖反应的影响. 中国药理学与毒理学杂志,1994,8(2):128

[6] 刘朝东,等. 白芍总苷对慢性非细菌性前列腺炎大鼠 $CD4^+$ T 淋巴细胞及 IL-6 的影响研究. 中国药房,2009,20(12):891

[7] 王玉英,等. 白芍总苷对静止期银屑病患者血清 TNF-α 及 IL-8 的影响. 现代中西医结合杂志,2009,18(18):2111

[8] 陈镜宇,等. 胶原性关节炎大鼠滑膜组织 G 蛋白耦联受体激酶的表达及白芍总苷对其的影响. 中国药理学通报,2008,24(6):715

[9] 常艳,等. 白芍总苷对 IL-1α 诱导胶原性关节炎大鼠成纤维样滑膜细胞功能的影响. 中国药理学通报,2007,23(2):185

[10] 陈刚,等. 白芍总苷对巨噬细胞核转录因子-κB 活化的影响及其机制研究. 中国中药杂志,2008,33(6):669

[11] 陈刚,等. 白芍总苷对巨噬细胞一氧化氮和诱导型一氧化氮合酶生成的影响及其机制研究. 中国免疫学杂志,2008,24(4):345.

[12] 方芳,等. 白芍总苷对糖尿病大鼠肾小管-间质损伤的保护作用及机制. 中国药理学通报,2008,24(3):369

[13] 袁亮,等. 白芍总苷对糖尿病大鼠肾脏保护作用及部分机制. 中国药理学通报,2007,23(6):821

[14] 苏静,等. 白芍总苷对糖尿病大鼠肾组织 JAK/STAT 信号通路的调节作用. 中国老年学杂志,2009,19(3):362

[15] 李志军,等. 白芍总苷治疗强直性脊柱炎的疗效及其机制探讨. 中药药理与临床,2009,25(3):68

[16] 罗文丰,等. 白芍总甙治疗老年人慢性特发性血小板减少性紫癜. 川北医学院学报,2009,24(2):135

[17] 王慧. 白芍总苷治疗干燥综合征的临床观察. 甘肃中医,2008,21(5):15

何 首 乌

本品为蓼科植物何首乌 *Polygonum multiflorum* Thunb. 的干燥块根。主要成分有磷脂,蒽醌类,葡萄糖苷类等。磷脂中卵磷脂为 3.7%。羟基蒽醌类衍生物在何首乌中含量达 1.1%。主要有大黄酚(Chrysophanol)、大黄酚蒽酮(Chrysophanol anthrone)、大黄素(Emodin)、大黄素甲醚(Emodin monomethyl ether)、大黄素-甲醚(Physcion)、大黄素 1,6-二甲醚(Emodin-1,6-dimethylether)、大黄素-8-甲醚(Guestin)、大黄酸(Chein)等,其中大黄酚与大黄素含量最多。葡萄糖苷为二苯乙烯苷,有 2,3,5,4′-四羟基二苯乙烯-2,3-二-O-β-D-葡萄糖苷(2,3,5,4′-tetrahydroxystilbene-2-O-β-D-glucoside),含量高达 1.2% 以上,为主要水溶性成分。其他葡萄糖苷还有 2,3,5,4′-四羟基-二苯乙烯-2,3-二-O-β-D-葡萄糖苷,即何首乌丙素、1,3-二羟基-6,7-二甲基酮-1-O-β-D-葡萄糖苷,即何首乌乙素以及 2,3,4,6-四羟基乙酰苯酮-3-O-β-D-葡萄糖苷(2,3,4,6-tetrahydroxyacetophenone-3-O-β-D-glucoside)。何首乌味苦、甘、涩,性温。归肝,心,肾经。

【功效与药理】何首乌具有补肝肾、益精血、乌须发、强筋骨功效。

1. 补肝肾、益精血 《本草备要》记载何首乌“补肝肾,涩精,养血祛风,为滋补良药。”何首乌为滋补良药,用于精血亏虚,头晕眼花等症,常与当归、枸杞子、菟丝子等合用。其补肝肾、益精血之功效与下述药理作用有关。

(1)促进造血功能:何首乌可促进小鼠粒系祖细胞(CFU-D)的生长。小鼠皮下注射首乌液可使植入体内扩散盒中的粒系祖细胞的产率增高。小鼠腹腔注射何首乌提取液 PM_2,可增加骨髓造血干细胞(CFU-S),还可提高小鼠粒-单系祖细胞产生率,并使骨髓红系祖细胞(BFU-E,CFU-E)值明显升高。何首乌提取物可使正常小鼠外周血网织红细胞比例上升。

(2)对免疫功能影响:何首乌能增加小鼠免疫器官重量,提高小鼠腹腔巨噬细胞的吞噬功能,增强T、B淋巴细胞功能。何首乌能增强老龄大鼠的免疫功能,增加溶血素抗体产生水平;增强腹腔巨噬细胞吞噬功能,NK细胞的细胞毒活性及T、B淋巴细胞的转化增殖活性[1]。

何首乌醇提物和水提物均能不同程度地增加老年大鼠胸腺胞浆蛋白和核酸的含量,提高胸腺重体重比值,促进胸腺细胞增生,延缓老年大鼠胸腺增龄性退化,从而提高老年机体胸腺依赖的免疫功能。何首乌提取物(PM_2)可显著提高由ConA诱导的正常小鼠胸腺、脾脏T淋巴细胞增殖反应;增加正常小鼠脾脏抗体形成细胞数。制何首乌中多糖类成分具有较好的免疫调节作用,可促进腹腔巨噬细胞吞噬功能,促进溶血素及溶血空斑形成,促进淋巴细胞转化[2]。何首乌及其所含的蒽醌苷能促进动物脾脏淋巴细胞增殖,提高细胞杀伤靶细胞的能力,提高脾细胞分泌活性;体外试验显示,可以增强淋巴细胞的增殖。

(3)降血脂、抗动脉粥样硬化:制何首乌醇提取物可降低老年鹌鹑的血浆甘油三酯(TG)和游离胆固醇水平(FC),抑制血浆总胆固醇和胆固醇脂的升高[5]。制何首乌的水提物可明显提高小鼠血清高密度脂蛋白胆固醇(HDL-C)及结合HDL-CPTC比值,降低TC水平,提示何首乌可提高机体运转和清除胆固醇的能力,降低血脂水平,延缓动脉粥样硬化的发展[3]。何首乌的2,3,5,4′-四羟基二苯乙烯-2-O-β-D-葡萄糖苷(TSG)能够有效控制高脂血症模型大鼠血清总胆固醇(TC)和低密度脂蛋白胆固醇(LDL-C)升高,降低动脉粥样硬化指数,增加低密度脂蛋白受体(LDLR)的表达[4]。

(4)保肝:生首乌及其制品可降低四氯化碳引起的肝大,降低肝重系数[5]。何首乌所含成分均二苯烯对过氧化玉米油所致大鼠脂肪肝和肝功能损害、肝脏过氧化脂质含量升高、血清谷丙转氨酶及谷草转氨酶升高等均有对抗作用,并使血清游离脂肪酸及肝脏过氧化脂质含量下降。在体外抑制由ADP和NADPH引起的大鼠肝微粒体脂质过氧化。

2. 延缓衰老 《开宝本草》记载何首乌具有"益气血,黑髭鬓,悦颜色,久服长筋骨,益精髓,延年不老"的作用。现代研究证明何首乌具有抗衰老作用。

(1)抗氧化损伤:给老年鹌鹑喂饲含首乌粉的饲料,明显延长生存时间(日),提高半数死亡鹌鹑平均生存时间。何首乌水煎浓缩液能降低老年小鼠脑、肝及血中丙二醛(MDA)含量,增强超氧化物歧化酶(SOD)活性,降低老年小鼠脑内MAO-B活性,提高脑组织中5-HT、NE及DA含量。何首乌能增加大鼠和急性脑缺血长爪沙鼠脑内基因Bcl-2基因的表达,提高脑细胞抗衰老能力[6];何首乌乙醇提取物可通过降低小鼠脑组织和肾组织的脂褐素含量,升高心肌ATP酶活性和肝脏SOD活性,有效对抗D-半乳糖所致的小鼠亚急性衰老。何首乌中的二苯乙烯苷类成分具有较强的体外抗氧化能力和清除活性氧作用,且具有良好的量效关系,是一种较强的抗氧化剂。用D-半乳糖注射小鼠致亚急性衰老模型,何首乌多糖能使模型小鼠血清和肝、肾组织中SOD,肝、肾组织中GSH-PX酶活力明显上升;血清、肝、肾组织中MDA及脑组织中LF明显下降[7]。含何首乌血清对2BS细胞具有抗衰老作

用，增加 2BS 细胞 SOD 与端粒酶活性[8]

(2)抗脑损伤：何首乌水煎液能使老年小鼠脑和肝中蛋白质含量明显增加，还能明显提高老年大鼠的外周淋巴细胞 DNA 损伤修复能力，调节中枢神经活动，延缓大脑的衰老[9]。何首乌明显改善 D-半乳糖致衰大鼠学习记忆能力，降低突触体内钙离子浓度，提高 P38 含量起到抗衰益智作用[10]。大鼠海马内注射 Aβ1-40 建立 AD 模型，何首乌可改善模型大鼠学习记忆能力，提高海马线粒体膜流动性，增高细胞色素氧化酶活性[11,12]。何首乌中的二苯乙烯苷对β淀粉样蛋白和过氧化氢所致神经细胞存活率下降及乳酸脱氢酶漏出增多有明显拮抗作用，具有神经保护作用[13]。采用 6-羟基多巴胺(6-OHDA)单侧脑内黑质致密部(SNC)和中脑腹侧被盖区(VTA)两点注射法制备 PD 大鼠模型后，二苯乙烯苷可改善 PD 大鼠的行为学改变，增加黑质-纹状体多巴胺及其代谢物含量并提高黑质多巴胺能神经元的残存率，对 PD 具有一定的神经保护作用[14]。用百草枯引起的黑质多巴胺系统损伤为模型，何首乌提取物可明显抑制小鼠自主活动数的减少和脑黑质内多巴胺神经元数目的降低，对百草枯引起的小鼠自主活动数减少、神经元损害有明显保护作用[15]。

(3)对内分泌系统的影响：何首乌对内分泌系统功能有促进作用。何首乌可使小鼠肾上腺重量明显增加。何首乌还有类似肾上腺皮质功能作用，对于摘除双侧肾上腺的小鼠，可使其应激能力明显提高，减少冷冻引起的小鼠死亡率。何首乌水煎浓缩液使老年小鼠肾上腺重量增加。复方首乌汤水提醇沉液可增加老年大鼠血中甲状腺素含量。

【毒理研究】生首乌小鼠灌胃 LD_{50} 为 50g/kg；制首乌用量达 1000g/kg 仍未见死亡发生；生首乌醇渗漉液腹腔注射 LD_{50} 为 2.7g/kg；制首乌醇渗漉液腹腔注射为 169.4g/kg。

【主治】精血亏虚、头晕眼花、须发早白、腰酸脚软、遗精、崩带等证。生首乌于久疟、痈疽瘰疬、肠燥便秘。

【现代应用】

1. 高脂血症　首乌片治疗高脂血症有效，治疗后血中胆固醇、甘油三酯及β-脂蛋白均有不同程度的降低。

2. 失眠　何首乌注射液肌内注射与复方何首乌片口服治疗失眠有效。

3. 血管性痴呆　何首乌浸膏片，每次服用首乌片 6 片，每天三次，连续服用 12 周。改善血管性痴呆患者症状[16]。

4. 其他　何首乌与夜交藤、红枣制成煎剂用于治疗精神分裂症；与甘草合用治疗疟疾；何首乌单用还可治疗多种皮肤病，如皮肤赘疣、女性白斑病变等。生首乌与生黄精合用治疗手足癣。

主要参考文献

[1] 熊平源，等．何首乌对老龄大鼠免疫功能的影响．数理医药学杂志，2007，20(2)：242

[2] 张志远，等．制何首乌多糖对小鼠免疫功能的影响．中医研究，2008，21(6)：18

[3] 陈万生，等．制首乌中 1 个新的四羟基二苯乙烯苷的结构鉴定及其心血管活性研究．药学学报，2000，35(12)：906

[4] 高瑄，等．何首乌二苯乙烯苷的调节血脂作用．中国中药杂志，2007，32(4)：323

[5] 刘成基，等．炮制何首乌对小鼠实验性肝损伤后肝脂代谢的影响．中国中药杂志，1992，17(10)：595

[6] 姚谦明，等．何首乌对脑细胞 Bcl-2 基因表达的影响实验性研究．现代临床医学生物工程学杂志，2002，8(2)：83

[7] 许爱霞,等. 何首乌多糖对氧自由基及抗氧化酶活性的作用研究. 中国药师,2005,8(11):900

[8] 李朝敢,等. 含何首乌血清对人胚肺二倍体成纤维细胞端粒酶活性的影响. 右江民族医学院学报,2008,30(4):527

[9] 宋士军,等. 何首乌的抗衰老作用研究. 河北医科大学学报,2003,24(2):90

[10] 张鹏霞,等. 何首乌对 D-半乳糖致衰大鼠的抗衰益智作用机制的研究. 中国康复医学杂志,2005,20(4):251

[11] 杨小燕. 制何首乌多糖对痴呆模型小鼠学习记忆能力及脑内酶β活性的影响. 药学进展,2005,29(12):557

[12] 侯德仁,等. 何首乌对 Aβ1-40 诱导的 AD 大鼠海马线粒体膜流动性及 COX 活性的影响. 中南大学学报(医学版),2008,33(11):987

[13] 张兰,等. 何首乌有效成分二苯乙烯甙对神经细胞保护作用的机制. 中国临床康复,2004,8(5):118

[14] 贾新,等. 二苯乙烯苷对帕金森病模型大鼠行为学及多巴胺能神经元的影响. 中国新药杂志,2008,17(9):748

[15] 李永梅,等. 何首乌提取物对百草枯引起的小鼠多巴胺神经元损伤的保护作用. 中国临床药理学杂志,2007,23(5):395

[16] 谭佩珍,等. 何首乌治疗血管性痴呆的疗效观察. 河南医药信息,2002,10(12):7

阿 胶

本品为驴皮经煎煮浓缩制成的固体胶,别名驴皮胶。阿胶中含骨胶原(Collagen),水解可得明胶、蛋白质及多种氨基酸。山东产阿胶的蛋白质含量为 84.94%,含有 18 种氨基酸,包括人体必需的 7 种氨基酸,其中含量较高的 3 种氨基酸是甘氨酸(13.36%)、脯氨酸(6.52%)及精氨酸(4.42%)。阿胶味甘,性平。归肺、肝、肾经。

【功效与药理】阿胶具有补血止血,滋阴润肺功效。

1. 补血 用放血的方法造成犬及家兔失血性贫血,阿胶可增加失血模型血白细胞、血小板、红细胞数。阿胶能对抗照射^{60}Coγ 射线及腹腔注射苯肼对小鼠造血功能的损伤,使血红蛋白及血细胞比容增长[1]。阿胶对化疗药吉西他滨致全血细胞下降动物模型的骨髓抑制具有一定的的治疗作用,且剂量与疗效之间存在正比关系[2]。体外消化液中提取的阿胶有效组分 A、B 能促进 3.5Gy137Se 全身辐射造模小鼠外周血白细胞和红细胞的升高,保护骨髓和脾造血干/祖细胞集落红系暴增式集落形成单位(BFU-E)、红系集落形成单位(CFU-E)、粒细胞巨噬细胞集落生成单位(CFU-GM),增加脾表面集落形成单位(CFU-S)数量和血清中粒-巨噬细胞集落刺激因子(GM-CSF)、IL-6 含量,降低骨髓细胞内 ROS 含量,提高血清内 SOD、GSH-Px 和肝脏内 SOD 含量[3]。阿胶有效组分 A、B 能促进 5-氟尿嘧啶制备的贫血模型小鼠外周血白细胞和红细胞的升高,促进骨髓和脾造血干/祖细胞集落 BFU-E,CFU-E,CFU-GM 的增加,提高外周血 GM-CSF,IL-6,EPO 的含量,降低负根造血因子 INF-γ、TGF-β 含量,刺激肝和肾 EPO 和 GM-CSF mRNA 表达。提示从体外模拟人胃、肠的消化系统能够分离阿胶有效补血活性成分[4]。

2. 和血止血 阿胶不仅具有止血功效,而且还有“和血滋阴”功效(见《本草纲目》),药理实验证明该药具有止血作用以及改善血液流变性和微循环作用。

(1)改善血液流变性和微循环:麻醉犬静脉注射灵杆菌内毒素后,全血相对黏度升高。如在静注内毒素前灌胃阿胶液,能对抗血黏度的升高。麻醉犬注射内毒素后,眼球结膜微循环发生改变,微动脉、微静脉及毛细血管内血流速度均明显减慢,甚至出现停流,最后引起动物死亡。阿胶可明显延长内毒素休克犬的存活时间,降低死亡百分率,此种作用可能与对抗病理性循环障碍有关[5]。

(2)止血:家兔灌胃阿胶可显著缩短 aPTT(激活的部分凝血酶原时间),并增加血小板数量。阿胶能使末梢血中血小板数增多,具有促进凝血的作用。

3. 滋阴润肺

(1)对肺损伤的保护作用:家兔静脉注射油酸后,肺泡及肺间质内出现乳白色斑点,以后斑点融合成索条状或片块状。阿胶液可对抗此种肺损伤,减轻家兔的肺水肿、肺出血与肺内白细胞浸润的程度。哮喘大鼠存在 Th2 型细胞优势反应,血液中 IFN-γ 水平显著降低;阿胶可减轻哮喘大鼠肺组织嗜酸性细胞炎症反应,降低血液 IL-4 水平,从而调节 Th1/Th2 型细胞因子平衡[6]。

(2)对肌肉、骨骼的影响:《别录》记载阿胶主"虚劳羸瘦,阴气不足,脚酸不能久立,养肝气。"给幼年豚鼠喂以葛巴二氏致肌变性 11 号(低蛋白)饲料,可发生类似人的营养性进行性肌变性症,将阿胶掺入饲料内喂饲动物,肌软、肢瘫症状逐渐减轻,尿中肌酐及肌肉肌酸含量均恢复接近正常水平。目前认为阿胶所含甘氨酸能促进钙的吸收,服阿胶者血钙浓度轻度增高,而凝血时间没有明显变化,认为阿胶有钙平衡作用。阿胶钙口服液可提高维 A 酸钙致骨质疏松症大鼠血清钙、磷含量,使已降低的 PLA 升高,增加股骨钙、磷含量和骨质密度。同样也可增加缺乏维生素 D 而致佝偻病模型大鼠血清钙、磷含量,降低 ALP 活性,升高股骨中 Ca、P 含量,X 光片显示骨质有明显改善。通过在大鼠胫骨打孔的方法建立单因素干扰模型,采用原位杂交方法,分析骨愈合过程中Ⅰ、Ⅱ、Ⅲ型前胶原 mRNA、转化生长因子 TGF-β1mRNA、骨形态发生蛋白 BMP-2mRNA 以及血管内皮生长因子 VEGF-mRNA 的表达情况。结果显示阿胶对骨折软骨形成早期具有促进骨诱导的作用,并对成骨细胞的增殖及合成活性有较大影响,调节骨愈合早、中期Ⅰ、Ⅱ、Ⅲ型前胶原 mRNA 和转化生长因子 TGF-β1mRNA 的表达[8]。

4. 其他作用

(1)抗应激:阿胶可提高对缺氧、寒冷、疲劳及辐射的耐受能力。延长小鼠在常压缺氧状态的存活时间,降低小鼠在－18℃条件下的死亡率,还能增强机体抗辐射(^{60}Coγ 射线一次照射)的能力,延长小鼠在 25℃水温下荷重游泳时间[7]。

(2)抗休克:麻醉猫反复放血致休克,阿胶溶液可使血压逐渐回升至正常水平。阿胶静脉注射对组胺引起的血压下降也有对抗作用,可使血压逐渐恢复至正常水平。麻醉犬静脉注射内毒素引起血压急剧下降,形成内毒素性休克,预先给犬灌胃阿胶溶液,可使血压回升。

(3)增强免疫功能:阿胶能提高机体特异玫瑰花率和单核吞噬细胞功能(提高吞噬百分率和吞噬指数),能对抗氢化可的松所致的细胞免疫抑制作用。阿胶溶液对脾脏有明显的增重作用,对胸腺略有减轻作用,可明显提高小鼠腹腔巨噬细胞的吞噬能力。

(4)增强学习记忆:天麻阿胶联合对染铅鼠脑一氧化氮及学习记忆的影响试验,发现两者均可显著提高染铅鼠游泳试验中直线达到平台次数以及小脑一氧化氮,而且合用效果更显著于任一药物单用。认为两者均可显著减轻铅对学习记忆的损害作用,尤其两药互用效果更为显著[9]。

【主治】血虚眩晕、心悸、肌痿无力、阴虚心烦不眠,虚劳咳喘或阴虚燥咳,吐血、衄血、便血、崩漏等。

【现代应用】阿胶具有明显的抗贫血作用,临床治疗治疗晚期肿瘤化疗后血小板减少症有效[10]。阿胶补浆(由阿胶、人参、熟地、党参、山楂组成)对失血性贫血及白细胞减少症有明显疗效,能增强骨髓造血功能。含阿胶的复方制剂还用于治疗流行性出血热休克、先兆流产、支气管扩张等病。

主要参考文献

[1] 夏丽英,等. 阿胶与新阿胶对小鼠^{60}Co照射所致造血损伤的治疗作用研究. 中成药,1992,14(1):1

[2] 吴宏忠,等. 阿胶对血虚证动物模型的作用. 中国临床药理学与治疗学,2007,12(4):417

[3] 吴宏忠,等. 阿胶有效组分对辐射损伤小鼠造血系统的保护作用研究. 中国临床药理学与治疗学,2007,12(4):417

[4] 吴宏忠,等. 阿胶酶解成分对贫血小鼠造血系统的保护机制. 华东理工大学学报(自然科学版),2008,34(1):47

[5] 姚定方,等. 阿胶对内毒素性休克狗血液动力学及微循环的影响. 中国中药杂志,1989,14(1):44

[6] 赵福东,等. 阿胶对哮喘大鼠气道炎症及外周血 Ⅰ型/Ⅱ型 T辅助细胞因子的影响. 中国实验方剂学杂志,2006,12(6):59

[7] 苗明三,等. 阿胶益寿颗粒对小鼠衰老模型的影响. 中国中药杂志,2004,29(8):817

[8] 董福慧,等. 四种中药对骨愈合过程中相关基因表达的影响. 中国骨伤,2006,19(10):595

[9] 李茂进,等. 天麻阿胶联合对染铅鼠脑一氧化氮及学习记忆的影响. 中国公共卫生,2002,18(3):284

[10] 魏东,等. 大剂量阿胶治疗晚期肿瘤化疗后血小板减少症的临床研究. 成都中医药大学学报,2002,25(1):232

(四)补阴药

南 沙 参

本品为桔梗科植物轮叶沙参 *Adenophora tetraphylla* (Thunb.) Fisch 或杏叶沙参 *Adenophora stricta* Miq 的干燥根。轮叶沙参的根中含沙参皂苷,杏仁沙参的根中含呋喃香豆精类。此外南沙参中还含有黄酮类化合物、多糖和多种微量元素。南沙参味甘,性微寒。归肺、胃经。

【功效与药理】

1. 养阴清肺,祛痰止咳 南沙参味甘微苦,性寒,因其甘润苦降,又入肺经,故能祛痰止咳。实验表明,轮叶沙参煎液对家兔有祛痰作用,作用强度弱于紫菀和天南星,但可维持4小时以上[1]。

2. 对免疫功能的影响 杏叶沙参煎剂可明显增加末梢血中和胸腺内淋巴细胞数和T-淋巴细胞数,并使腹腔巨噬细胞的吞噬百分率明显增高;但可降低脾脏淋巴细胞数及T细胞数。表明沙参可提高细胞免疫和非特异性免疫,但抑制体液免疫,具有调节免疫平衡的功能[2]。

3. 抗辐射作用 南沙参多糖(2000mg/kg或1000mg/kg,ig)对^{60}Co照射所致的小鼠遗传损伤[3]和免疫器官损伤[4]均有保护作用,可使染色体畸变率、外周血淋巴细胞微核数以及精子畸变率下降[3];0.5~2g/kg南沙参多糖(RAPS)给大鼠每天灌胃一次,连续14天,对由^{60}Coγ射线一次性全身照射有保护作用,可降低血清中MDA含量,提高红细胞中SOD含量和全血中GSH-Px活性以及大鼠50天存活率[5,6]。

4. 改善记忆障碍 南沙参多糖(RAPS)500~2000mg/kg每天灌胃一次共15天,可改善东莨菪碱、亚硝酸钠、乙醇所致小鼠学习记忆障碍，并可对抗乙醇引起的小鼠脑中 MAO-B 活性和 MDA 含量升高及 SOD 含量减少[7]。按照上述同样方法可观测到大鼠脑中 NE、DA、5-HT 含量增加，AchE 活性降低，血糖含量增加。其机制可能与影响脑中神经递质代谢及增加脑组织能量供应有关[8]。

5. 抗肝损伤　南沙参多糖水溶液(RAPS)，灌胃 0.1ml/10g，1 次/天，共 7 天，对 D-氨基半乳糖(D-Gal)诱导的实验性肝损伤小鼠有保护作用，能显著降低 AST、ALT、MDA 含量，并能提高肝损伤小鼠肝组织 SOD、GSH-Px 活性，明显减轻肝组织损伤。另一方面，还能明显降低 CCl_4 所致肝细胞损伤中培养液的 ALT 和 AST 含量，从细胞水平证实了 RAPS 对肝细胞的保护作用[9]。

6. 延缓衰老　给 2 年龄以上大鼠灌服南沙参水煎剂(浓度为 30%)，每天 5ml，连续 10 天，能明显改善老年大鼠血液的“粘”性和易“凝”的倾向，可使红细胞解聚，有明显的活血作用[10]，降低形成血栓的可能性，从而延长大鼠的寿命。南沙参多糖可降低老龄小鼠脂褐素和 MAO-B，提高与性功能有关的激素，还可延长果蝇寿命并提高果蝇的性活力[11]。

【主治】肺热燥咳，阴虚劳嗽，气阴不足，烦热口干。

【现代应用】

1. 慢性气管炎　每天 6～9g 水煎分服。治疗百日咳，可配百部、麦冬水煎服；对肺热咳嗽，可配桑叶、麦冬、杏仁、贝母、枇杷叶等水煎服[1,12]。

2. 迁延性肺炎　沙参、山药各 15g 水煎服，治疗迁延性肺炎。用药后主要症状及体征消失无反复[13]。

3. 冠心病和心肌炎　用益气养阴活血之三参汤(党参或太子参、丹参、南沙参)治疗多例老年冠心病和心肌炎患者。1 月后，除心绞痛症状基本控制及发作频率减少外，自觉体力增加，尚能解除胸闷、心悸感，ECG 改变也逐渐恢复正常[10]。

4. 慢性乙型肝炎　南沙参多糖 200mg，每日 3 次口服，共 24 周，治疗后患者 ALT、AST 降低[14]。

主要参考文献

[1] 江苏新医学院编．中药大辞典．下册．上海：上海科学技术出版社，1977．1560

[2] 黄晓洁，等．沙参对免疫功能的影响．沈阳药学院学报，1991，8(3)：204

[3] 刘青，等．南沙参多糖对受照射小鼠遗传损伤的拮抗作用．中药药理与临床，2001，17(6)：21

[4] 葛明珠，等．南沙参多糖对小鼠免疫器官辐射损伤的防护．中草药，1996，27(11)：673

[5] 唐富天，等．南沙参多糖对大鼠的辐射防护作用．中药药理与临床，2002，18(2)：15

[6] 杨永建，等．南沙参多糖对亚慢性辐射损伤的防护作用．中药药理与临床，2002，18(5)：21

[7] 张春梅，等．南沙参多糖改善化学品诱导小鼠学习记忆障碍的研究．中药药理与临床，2001，17(4)：19

[8] 张春梅，等．南沙参多糖改善东莨菪碱所致大鼠学习记忆障碍的研究．中药药理与临床，2001，17(6)：19

[9] 梁莉，等．南沙参多糖对 CCl_4 及 D-氨基半乳糖致急性肝损伤的保护作用．中药药理与临床，2008，24(4)：38

[10] 毛腾敏，等．老年血瘀证运用益气养阴活血法的实验研究．中药药理与临床，1987，3(4)：1

[11] 李春红，等．南沙参多糖抗衰老作用的实验研究．中国药理学通报，2002，18(4)：452

[12] 吴葆杰．中草药药理学．北京：人民卫生出版社，1983

[13] 阴健．中药现代研究与现代应用．第二册．北京：中医古籍出版社，1995

[14] 梁莉，等．南沙参多糖治疗慢性乙型肝炎30例疗效观察．中国药师，2008，11(3)：261

北 沙 参

本品为伞形科植物珊瑚菜*Glehnia littoralis* F. Schmidt ex Miq的根。北沙参的根和全草含有挥发油，根还含有生物碱和淀粉。果实含珊瑚菜素 phellopterin。此外，还有多种香豆素类成分和多糖(GLP)。北沙参味甘淡，性微寒，归肺、脾、胃经。

【功效与药理】

1. 调节免疫功能　北沙参多糖(GLP)具有免疫抑制作用，可抑制由SRBC(绵羊红细胞)致敏引起的小鼠脾脏PEC(溶血空斑形成细胞)反应并降低血清凝集素效价，对DNCB(2，4-二硝基氯苯)所致小鼠耳迟发型超敏反应以及PHA(植物血凝)、ConA(刀豆素)和PWM(美洲商陆分裂原)诱导的正常人血淋巴细胞体外增生均有一定的抑制作用，且在致敏前给药作用更明显。说明GLP对细胞免疫功能和T细胞、B细胞的增生均有抑制作用，作用环节可能在T细胞识别抗原的早期。

GLP对小鼠同种植皮排斥反应具有显著抑制作用，对小鼠免疫器官胸腺和脾脏重量无影响或略增重，并能提高小鼠同种植皮的成活率，较大量也不引起小鼠脾脏和胸腺萎缩。提示GLP仅对免疫应答有抑制作用，而对免疫器官影响不大。因此北沙参停药后，其免疫功能的恢复可能较快，这使GLP有可能成为抗器官移植排斥反应的药物[1,2]。

早年文献显示，北沙参可延长家兔抗甲胎球蛋白抗体的存在时间[3]，具有免疫促进作用。近年有文献报道，对于由甲状腺素和利舍平诱发的阴虚模型小鼠，GLP可显著促进其脾脏抗体生成细胞(AFC)的产生、小鼠迟发型超敏反应(DTH)，但GLP对阴虚小鼠腹腔巨噬细胞的吞噬率和吞噬指数无明显影响。表明GLP可增强阴虚模型小鼠的细胞免疫和体液免疫功能，而对非特异性免疫无明显作用[4]。

2. 其他作用

(1)解热镇痛：北沙参根的乙醇提取物可使伤寒疫苗引起的发热兔体温降低，并可轻度降低正常家兔的体温，另外还有镇痛作用(兔牙髓电刺激法)。叶的醇提取物作用较差，根的挥发油作用更差[5]。

(2)对心血管系统的作用：北沙参水浸液在低浓度时，能使离体蟾蜍心脏收缩力加强，浓度增加则出现心脏抑制直至心室停跳(此时心房仍可跳动)，但可恢复。对在体蟾蜍心脏的作用与离体相似。静脉注射北沙参可使麻醉兔的血压略升、呼吸加强。切断迷走神经后，上述作用仍然存在[5]。

(3)抗突变作用：北沙参水或乙醇浸出液对2-AF(二氨基芴)、2，7-AF(2，7-二氨基芴)及NaN_3(叠氮钠)诱导的鼠伤寒沙门氏菌组氨酸缺陷型突变株TA_{98}、TA_{100}的回复突变有良好的抑制效果，并具量效关系[6]。

【主治】肺热燥咳、虚劳久咳、骨蒸劳热、肌皮枯燥、阴伤咽干、口苦口渴等。

【现代应用】

1. 系统性红斑狼疮和白塞综合征　本病为自身免疫性疾病，其发病机制与体内免疫功能异常亢进有关，应用激素等免疫抑制剂可延缓其病程进展。系统性红斑狼疮等多属阴虚证，北沙参是最常用的治疗药物之一[2]。

2. 慢性肾炎蛋白尿及氮质血症　慢性肾炎蛋白尿19例(慢性肾炎普通型10例，肾病型5例，氮质血症4例)，氮质血症11例(慢性肾炎氮质血症9例，慢性间质性肾炎及肾动脉硬化各1例)单用北芪注射液治疗,疗程为2～6个月。治疗后慢性肾炎蛋白尿患者尿蛋白含量明显降低,氮质血症患者肾功能有所改善,BUN降低,但肌酐无明显下降。治疗后PHA皮试阳转率比治疗前明显提高,提示在促进细胞免疫功能方面可能起一定作用[7]。

【不良反应】一例患者在采收北沙参时接触北沙参0.5小时后,自感双手出现剧烈瘙痒及烧灼感,继而出现皮肤红斑、水疱,给予抗过敏药物口服治疗后痊愈。次年再采收北沙参时,双手出现与前次同样感觉和皮疹,而且症状及体征均较上年明显加重,并有少量渗液及结痂[8]。

主要参考文献

[1] 方新德,等. 北沙参多糖的免疫抑制活性. 药学学报,1986,21(12):931

[2] 方新德,等. 北沙参多糖对免疫功能的影响. 中药药理与临床,1987,3(4):24

[3] 钱瑞生. 中草药免疫促进剂. 中医杂志,1980,21(3):75

[4] 刘咏梅,等. 北沙参粗多糖的提取及对阴虚小鼠的免疫调节作用. 中国生化药物杂志,2005,26(4):224

[5] 江苏新医学院编. 中药大辞典·上册. 上海:上海科学技术出版社,1997,644

[6] 王中民,等. 北沙参抗突变实验研究. 上海中医药杂志,1993,(5):47

[7] 张德星,等. 北芪注射液治疗慢性肾炎蛋白尿及氮质血症30例. 上海中医药杂志,1984,(9):17

[8] 宋伟红,等. 北沙参致接触过敏性皮炎. 药物不良反应杂志,2005(3):231

麦　冬

本品为百合科多年生草本植物麦冬(旧称沿阶草)*Ophiopogon japonicus*(Thunb.) Ker-Gawl的干燥块根。麦冬中含有多种甾体皂苷,分别称为沿阶草皂苷(Ophiopogonin) A、B、C和D等、β-谷甾醇(β-sitosterol)、豆甾醇(Stigmasterol)、高异黄酮类化合物(Homoisoflavonoids),如6-醛基异麦冬黄烷酮A、B,甲基麦冬黄烷酮A、B等,麦冬中还含有麦冬多糖、β-谷甾醇、β-葡萄糖苷、氨基酸、维生素等。麦冬味甘、微苦,性微寒。归心、肺、胃经。

【功效与药理】

1. 滋阴益精　麦冬味甘,具有滋阴益精之功。可益精髓补正气,为治疗阴精亏虚的常用药。《名医别录》中记载:"强阴益精,消谷调中,保神,定肺气,安五脏,令人肥健。"《本经疏证》中记载:"麦门冬,其味甘中带苦,胃得之而能输精上行,肺得之而能敷布四脏,洒陈五腑……谷神旺而气随之充也。"麦冬滋阴益精作用主要与调节免疫功能和抗应激作用有关。

(1)增强免疫功能:麦冬具有免疫促进作用,能显著增加正常小鼠和环磷酰胺(CY)所致免疫抑制小鼠模型的脾脏重量、增强巨噬细胞的吞噬作用并对抗由CY所引起的小鼠白细胞减少,对模型小鼠的胸腺无明显影响,但显著增加正常小鼠的胸腺重量[1,2]。膨化后的麦冬对CY所致免疫抑制小鼠免疫功能没有影响[3]。麦冬多糖能增强小鼠炭粒廓清作用,还可刺激小鼠血清中溶血素的产生,对抗CY和^{60}Co γ照射引起的小鼠白细胞数下降,抑制S_{180}肉瘤和腹水瘤的生长[4],并增强兔血红细胞凝集率。麦冬汤提取物对脱颗粒促进剂所致小鼠腹腔内肥大细胞脱颗粒具有抑制作用,对肥大细胞中的组胺游离也有抑制作用。麦冬还可抑制迟发脱敏反应、小鼠耳异种被动皮肤过敏反应[5,6]和炎症反应。

(2)抗应激:麦冬有抗缺氧作用,能提高皮下注射异丙肾上腺素小鼠低压(负压460mmHg)、缺氧条件下的存活数。麦冬水煎剂、水提物I、山麦冬注射液及麦冬多糖均能提高小鼠耐缺氧能力[7]。另外,麦冬多糖及氨基酸有一定的抗疲劳作用。

2. 养阴益气 麦冬味甘，归心肺经，具有良好的养阴益气作用。为治疗心肺气虚，心气不足，血脉不畅的常用药。《本草汇言》中记载："麦门冬，消心润肺之药。主心气不足，惊悸怔忡"，《本草新编》中记载："麦门冬，泻肺中之伏火，清胃之邪火，补心气之劳伤。"麦冬养阴益气作用主要表现在对心血管系统作用上。

(1)改善心功能、抗心肌缺血：麦冬皂苷可明显增强离体蟾蜍心脏的心肌收缩力及增加心排出量。麦冬总皂苷及总氨基酸小剂量均可使离体豚鼠心脏收缩力增强，冠脉流量增加，大剂量则作用相反。麦冬能提高气阴两虚冠心病患者的心肌收缩力，保护心肌射血时的心泵功能，使每搏指数(SVI)、每搏做功指数(SWI)、心脏指数(CI)明显提高，左室舒张末期压(LVEDP)降低。在动物实验中，能改善 Vpm(dp/dt/LVP)、主动脉根部流量(SV)、心排出量(CO)及左心室做功(LVW)等指标，防止因结扎左冠状动脉前降支(LAD)而造成的心脏排血功能减退[8]。麦冬多糖(MDG-1)对大鼠和豚鼠离体心脏缺血再灌注损伤都有保护作用，可以增加离体心脏缺血再灌注后的冠脉流量，较快恢复心脏收缩幅度，抑制由缺血再灌注引起的心率加快[9]。麦冬注射液显著减慢体外培养的大鼠乳鼠心肌细胞团的搏动频率，增大搏动强度，在一定范围内，麦冬的负性频率作用随剂量增加而增强，并能有效的对抗肾上腺素β受体激动剂异丙肾上腺素对心肌细胞团搏动的正性频率作用和诱发心律失常作用。麦冬对抗异丙肾上腺素的作用可能是通过选择性阻断心肌细胞上的β_1受体实现的。山麦冬总氨基酸可对抗垂体神经素所致大鼠心电图急性缺血性改变。在异丙肾上腺素引起的心肌损伤大鼠，可对抗 ST 段升高，显著抑制心肌组织中磷酸肌酸激酶(CPK)的释放，降低血清 CPK 水平，保护心肌组织超氧化歧化酶活性，减少丙二醛生成。15mg/kg 明显抑制结扎冠脉所致心肌梗死模型大鼠血清 CPK 和和乳酸脱氢酶升高，降低血清游离脂肪酸水平，缩小心肌梗死范围[10]。但是也有报道认为麦冬多糖 MDG-1 对异丙肾上腺素引起的心肌损伤大鼠的心电图 ST 段位移无显著的影响，只是升高血浆 LDH 的活性[9]。近年有报道，在结扎冠脉的心肌梗死大鼠，尾静脉注射麦冬注射液能引起大鼠血流动力学变化，还可调节左室功能，而且起效快，但是对心率(HR)无影响[11]。山麦冬总皂苷(TSLSL)对实验性心肌缺血的影响基本同于山麦冬总氨基酸，其作用机制可能与防止心肌细胞脂质过氧化及改善脂肪酸代谢有关[12]。麦冬对肾血管结扎建立肾血管性高血压模型大鼠心室肌重构有一定的干预作用，可以降低大鼠心肌中的动脉血压(SBP)和左心室重量(LVW)、体重(BW)、左心室重量与体重比(LVW/BW)和胶原含量[13]。

(2)改善心肌代谢、保护心肌细胞：许多研究表明急性心肌梗死时 cAMP 和 cGMP 明显增加，这可能是由于心肌梗死对心交感神经末梢及肾上腺髓质释放和分泌大量儿茶酚胺，激活心肌细胞膜上的腺苷酸环化酶所致。麦冬可降低 cAMP 和 cGMP 的血浆浓度，并使得 cAMP/cGMP 比值下降，机制可能在于麦冬使梗死后心肌营养血流量增加，缺血缺氧的心肌细胞较快获得修复和保护，致使 cAMP 和 cGMP 释放减少，从而降低血浆中 cAMP 和 cGMP 的浓度，使比值恢复正常[14]。小鼠在常温 26°C 水中游泳 1 小时后可引起心肌缺氧，此时可见心肌细胞肿胀，肌原纤维及其他细胞成分间隙扩大，肌丝排列散乱，但肌节一般仍完整，糖原颗粒减少，横管肌浆网系统明显扩大；线粒体体积增大，嵴少而乱，基质透明度增加。麦冬注射液 0.5g/10g 腹腔注射连续给药 3 天，小鼠游泳 1 小时后心肌亚微结构变化明显减轻，大部分接近正常，线粒体变化不大。

(3)抗心律失常：麦冬对多种实验性心律失常有预防和治疗作用，麦冬注射液 0.6～1.0g/100g 于心律失常出现后立即静脉注射，能迅速使 $BaCl_2$ 引起的大鼠双向性心动过速或心室扑动转变成正常的窦性心律，作用持续时间短，心律失常可反复出现，再给麦冬仍然有效。静脉注射0.6g/100g对乌头碱诱发的大鼠室性心动过速等心律失常具有预防作用[15]。电生理实验使用接触电极和玻璃微电极技术观察麦冬总皂苷(OTS)对兔单相动作电位(MAP)及豚鼠乳头状肌细胞跨膜动作电位(TAP)的振幅(APA)，除极最大速率(Vmax)，复极10%，50%，90%的APD_{10}，APD_{50}，APD_{90}静息电位(RP)及有效不应期(ERP)的影响。结果表明OTS15mg/kg可明显降低兔MAP的Vmax，缩短其APD_{10}，APD_{50}，OTS 50μg/ml也使豚鼠乳头状肌细胞TAP的APA，Vmax明显降低，同时使ERP/APD的比值显著增大。OTS可能作用于心肌细胞的钠和钙通道，减少细胞外Na^+和Ca^{2+}的内流，进而使细胞自律性降低，传导减慢，有利于单向阻滞变成双向阻滞而消除折返激动。同时OTS又使ERP/APD的比值增大，ERP相对延长，有益于抗心律失常作用。此外OTS还明显缩短TAP的APD_{90}，缩短3期复极过程，因而可能还具有促进K^+外流的作用[16]。

(4)抗休克作用：麦冬注射液对失血性休克大鼠有改善左心室功能与抗休克作用，能逆转失血大鼠心脏功能的抑制，改善循环而使血压回升。麦冬注射液0.1ml/100g经舌静脉注射，可使左室内压(LVP)、左室内压变化率(dp/dt)、心力环及心肌最大收缩值(Vmax)均明显增大。另有一组失血大鼠于第1次静脉注射麦冬后5分钟时，再静注半量的麦冬(0.05ml/100g)，血压回升可维持15分钟，说明麦冬作用有量效关系，麦冬能逆转失血大鼠心脏功能的抑制，改善循环而使血压回升，这是抗休克的关键[17]。参麦稀释液可使失血性休克大鼠的血液血细胞比容(Hct)下降，血压回升，尿量增加，而肛温、呼吸等无影响。参麦稀释液有使血液进一步稀释的作用，使微循环内血液黏度降低，血流阻力变小，从而改善微循环[18]。

3. 清心除烦　麦冬还具有清心除烦之功效。特别对于阴虚血亏，有热者用之尤佳。《本草求真》中记载："麦冬气禀清肃，能于心中除烦，譬如人当盛暑，则燔灼不宁。若值秋风一至，则火热顿解而无燥郁不堪之候矣"。《日华子本草》中记载："治五劳七伤，安魂定魄"。麦冬清心除烦的功效主要与调节中枢神经系统功能有关。

麦冬煎液及其正丁醇粗提物、醋酸乙酯粗提物均有镇静作用。麦冬煎液及其总氨基酸对戊巴比妥钠阈下催眠量有协同作用[19]，能增强戊巴比妥钠的催眠作用。前者对氯丙嗪的镇静作用也有协同增强作用，能拮抗咖啡因引起的小鼠的兴奋作用。

4. 其他作用

(1)降血糖作用：麦冬多糖对正常小鼠的血糖以及葡萄糖、四氧嘧啶、肾上腺素所致小鼠高血糖均有降血糖作用[20]。麦冬多糖还能降低四氧嘧啶法复制妊娠糖尿病大鼠的血糖，但对血清胰岛素水平及体重无明显影响。其降低空腹血糖的机制可能与增加肝细胞对葡萄糖的摄取及增加肝糖原合成有关[21]。

(2)抗细胞凋亡：麦冬可拮抗脂多糖(LPS)所致的人脐静脉内皮细胞(HUVEC)凋亡，可明显升高LPS所致的Bcl-2表达降低，并缓解其所致的钙超载[22]。正丁醇、水和氯仿麦冬提取物，对H_2O_2诱导的HUVEC的凋亡也有拮抗作用[23]。

(3)抗脑缺血：分别于造模前10分钟及后2小时各尾静脉注射山麦冬总皂苷(TSL)1次，容量2ml/kg，对用三氯化铁局部涂抹损伤血管的方法诱导的大鼠大脑中动脉血栓所致局灶性脑缺血损伤具有保护作用，10、40mg/kgTSL可显著减少大鼠脑梗死范围，改善行为学障碍，降低nNOS阳性细胞表达率；20、60mg/kgTSL可使小鼠凝血时间及出血时间显著延长。TSL对缺血神经损伤的保护作用可能与抑制nNOS和抗凝作用有关[24]。

此外，麦冬能明显促进胃肠道推进功能。体外抗菌实验表明，麦冬粉对白色葡萄球菌、枯草杆菌、大肠杆菌及伤寒杆菌等均有较强的抑制作用。麦冬具有清除自由基作用，麦冬注射液对氟哌啶醇诱导老化大鼠抗氧化酶表达具有促进作用[25]。麦冬注射液还可提高衰老动物的学习记忆[26]。麦冬对遗传物质无诱变作用，在大剂量时，具有抗诱变作用[27]。麦冬多糖(POT)能拮抗乙酰胆碱和组胺混合液刺激引起的正常豚鼠和卵白蛋白引起的致敏豚鼠的支气管平滑肌收缩，具有平喘作用[6]。

【毒理研究】小鼠腹腔注射 1∶1 麦冬注射液观察 24 小时，LD_{50}为(20.61±7.08)g/kg。大叶麦冬注射液小鼠腹腔注射 LD_{50}为(134.34±12.50)g/kg。

【主治】肺燥干咳，虚劳咳嗽，津伤口渴，心烦失眠，内热消渴，肠燥便秘，咽干鼻燥。

【现代应用】

1. 冠心病　麦冬可改善冠心病心绞痛患者的症状，部分病人 ECG 也有好转[29]。另有心绞痛伴心功能不全的冠心病患者，用麦冬治疗能明显提高患者的心肌收缩力，保护心肌缺血时的心泵功能，主要表现在血液动力学参数得到改善。麦冬使冠心病患者肺毛细血管嵌压(Pulmonary capillary wedge pressure，PCWP)降低，揭示它能降低左室充盈压(LVFP)，降低心舒张期负荷，进而改善心肌血液灌注。

2. 急性心肌梗死　参麦注射液配合硝酸甘油静滴能有效地治疗急性心肌梗死，并对心律失常、心衰和休克也有较好的治疗作用。

3. 原发性低血压和房室传导阻滞　原发性低血压阴虚型用元参、麦冬各 30g，党参 15g，五味子 10g，陈皮、枳壳、炙甘草各 9g，可纠正低血压状态。房室传导阻滞患者用生麦饮(参麦饮)注射液 10～20ml，加 5%～10%葡萄糖或低分子右旋糖酐 200～300ml 静滴，7～14 日为 1 疗程，疗程间隔 3～7 日。

4. 高黏血症　用沙参、麦冬、玄参、黄芪、瓜蒌各 15g，首乌、丹参各 30g，海藻、昆布、赤芍、川芎各 12g，随证加减，每日 1 剂，水煎服，1 个月为 1 疗程。治疗后临床症状有不同程度的改善。血液流变学各项指标均有不同程度下降，胆固醇、甘油三酯及β脂蛋白明显下降；心搏出量及每搏血量均较前提高。

5. 干燥综合征　干燥综合征属不明原因的自身免疫性疾病，表现为泪腺、唾液腺等外分泌腺的慢性炎症，因腺体进行性损伤，致使分泌减少，引起干燥，类风湿关节炎患者常伴有继发性干燥综合征。另有些老人常见口干等，多为潜在性干燥综合征。用麦冬汤(麦冬、半夏、甘草、人参等)治疗取得一定的效果，特别是对病发初期的患者，效果更好[28]。

6. 慢性咽炎　以玄参 25g，生地 20g，麦冬、沙参各 15g，甘草 10g。阴虚火旺加知母、黄柏；咽部紧迫感加山豆根、马勃；咽部有异物感加射干、山慈菇；咽干加花粉、石斛；痰咳不易加海浮石、瓜蒌皮。每日 1 剂水煎服。本品每次 3～4 枚含服，每日 4 次，每次 20 分钟，2 周为 1 疗程，对小儿慢性咽炎有效[29]。

7. 肿瘤　参麦注射液对癌症患者的免疫功能有广泛的调节作用。应用参麦注射液结合化疗，对晚期肺、胃、大肠癌的化学药物抗癌疗效有一定的增强作用[30]。另外参麦液对化疗药物的急性、亚急性毒性反应有明显的减毒作用，化疗后参麦组外周血白细胞、血小板降低程度均明显低于对照组，消化功能障碍和机体免疫功能下降及心脏功能受损均低于对照组。

8. 呼吸系统疾病　麦冬汤可改善老年慢性呼吸系统疾病患者咳痰困难；麦冬、沙参、玉竹等为基本方可治疗燥咳；麦冬还可用来治疗咯血、喘息、肺不张等肺部疾病。

9. 乳头皲裂 麦冬 50g,研末,取适量麦冬末用食醋调成糊状,均匀地敷于患处,每隔 5 小时换药 1 次,3 天为 1 个疗程[31]。

【不良反应】部分患者于口服初期有腹胀、嗳气、大便增多等消化道症状,一般在两周后可自行消失。肌内或静脉注射均未发现不良反应。

主要参考文献

[1] 余伯阳,等. 湖北麦冬与浙麦冬质量的研究免疫活性比较. 中国中药杂志,1991,16(10):584

[2] 汤军,等. 麦冬多糖的免疫活性研究. 中国中医基础医学杂志,1998,4(9):44

[3] 王盛民,等. 膨化麦冬对环磷酰胺所致免疫抑制小鼠免疫功能的影响. 陕西中医,2006,27(3):368

[4] 余伯阳,等. 短葶山麦冬的药理活性研究. 中药材,1991,14(4):37

[5] 虞天锡,等. 麦冬对心肌缺血时心脏血液动力学影响的临床和实验研究. 上海中医药杂志,1985,(12):3

[6] 汤军,等. 麦冬多糖平喘和抗过敏作用研究. 中国现代应用药学杂志,1999,16(2):16

[7] 余伯阳,等. 短葶山麦冬皂苷 C 的药理活性研究. 中国药科大学学报,1994,15(5):286

[8] 徐强,等. 短葶山麦冬皂苷 C 对迟发变态反应及炎症反应的影响. 中国药科大学学报,1993,24(20):98

[9] 郑琴,等. 麦冬多糖 MDG-1 对鼠实验性心肌缺血的保护作用. 中国中西医结合杂志,2007,27(12):1116

[10] 高广猷,等. 山麦冬总氨基酸对大鼠实验性心肌缺血的保护作用. 中国药理学通报,1993,9(4):281

[11] 沈晓红,等. 麦冬注射液对心肌梗死后心力衰竭大鼠血流动力学的影响. 上海中医药杂志,2007,41(7):56

[12] 宋晓亮,等. 山麦冬总皂苷对实验性心肌缺血的影响. 中国药理学通报,1996,12(4):329

[13] 蒋凤荣,等. 麦冬对肾性高血压心室肌重构影响的实验研究. 江苏中医药,2006,27(9):74

[14] 李文萍,等. 麦冬注射液对实验性心肌梗死时环核苷酸代谢的影响. 中西医结合杂志,1989,9(2):100

[15] 韦德慧,等. 麦冬注射液的抗实验性心律失常和对离体心脏的作用. 中草药,1982,13(9):27

[16] 陈敏,等. 麦冬总皂苷抗心律失常作用及其电生理特性. 中国药理学报,1990,11(2):161

[17] 韦德慧,等. 麦冬注射液对失血性休克大鼠血压及左心室功能的影响. 第一军医大学学报,1989,9(1):7

[18] 陈晴晖,等. 参麦稀释液治疗失血性休克的实验研究. 广东医学,1993,19(6):339

[19] 莫正纪,等. 麦冬有效成分的研究. 华西医学杂志,1991,6(1):13

[20] 陈卫辉,等. 麦冬多糖对正常和实验性糖尿病小鼠血糖的影响. 中国现代应用药学杂志,1998,15(4):21-23

[21] 丘保华,等. 麦冬多糖对妊娠糖尿病大鼠血糖的影响. 暨南大学学报(医学版),2008,29(4):367

[22] 张旭,等. 麦冬药物血清对血管内皮细胞凋亡相关基因表达及胞内 Ca^{2+} 的影响. 中国病理生理杂志,2003,19(6):789

[23] 范俊,等. 麦冬不同提取部位对过氧化氢所致血管内皮细胞损伤的保护作用. 中国药理学与毒理学杂志,2007,21(2):131

[24] 邓卅,等. 山麦冬总皂苷对局灶性脑缺血损伤的保护及抗凝血作用研究. 中国药房,2007,18(30):2332

[25] 崔显念,等. 麦冬、VitC 对氟哌啶醇诱导老化大鼠抗氧化酶的影响. 天津医药,2007,35(4):275

[26] 刘杰书．麦冬注射液抗衰老作用机制研究．中国药房，2006，17(23)：1774
[27] 刘冰，等．麦冬的抗诱变研究．白求恩医科大学学报，1999，25(2)：129
[28] 后藤真．麦门冬汤治疗干燥综合征．国外医学·中医中药分册，1990，12(4)：54
[29] 徐彩霞．麦冬含服治疗小儿慢性咽炎临床观察．天津中医，2000，17(02)：46
[30] 惠岳林．参麦注射液对恶性肿瘤化疗增效减毒作用的临床研究．中国肿瘤，1995，4(4)：28
[31] 耿金凤，等．麦冬治疗乳头皲裂．中医杂志，2002，13(2)：157

黄　精

本品为百合科植物黄精 *Polygonatum sibiricum* Redoute.、滇黄精 *Polygonatum Kingiamum* Coll. et Hemsl. 或多花黄精 *Polygonatum Cytonema* Hua 等的干燥根茎。黄精根茎含黏液质，淀粉及糖分。多花黄精含毛地黄糖苷(Digitalis glycoside)以及多种蒽醌类化合物。叶含有牡荆素木糖苷和 5，4'-二羟黄酮的糖苷。黄精味甘，性平。归脾、肺、肾经。

【功效与药理】

1. 滋肾养阴　黄精味甘性平，具有较好滋阴益肾作用，用于肾阴亏虚，精髓不足之证。《本经逢原》谓其能"使五脏调和，肌肉充盛，骨髓坚强，皆是补阴之功"。黄精补养先天，滋养肾精的功效主要与促进免疫系统作用有关。

黄精能提高机体免疫功能，并促进 DNA 和 RNA 及蛋白质的合成[1]。其多糖类提取物可促进淋巴细胞转化。黄精多糖可使 ^{60}Co 照射小鼠脾脏重量显著增加，造血灶明显增多，小鼠脾、肝、心等脏器的 DNA 含量增加[2]。黄精、人参、淫羊藿的复方制剂能提高动物脾脏 T 细胞总数和外源胸腺依赖抗原的体液免疫水平，提示该制剂有增强细胞免疫功能的作用[3]。吴氏等报道[5]滋肾蓉精丸能使小鼠胸腺重量显著增加。

2. 补中益气　《名医别录》中记载："补中益气，除风湿，安五脏"，《本草正义》中记载："味甘而厚腻，颇类熟地……补血补阴而养脾胃是其专长"。黄精补中益气主要表现在强心而益心气，增强造血功能而补脾气。

(1)强心作用：0.15%黄精醇制剂使离体蟾蜍心脏收缩力增强，但对心率无明显影响，而 0.4%黄精醇或水液则使离体兔心心率加快。0.35%黄精水浸膏洛氏液给离体兔心灌流有明显的增加冠脉流量的作用；黄精醇制剂 0.2g/kg 可增加犬在位心脏冠脉流量，作用强度与氨茶碱 0.75mg/kg 相当，对股动脉、心率及中心静脉压无明显影响。黄精甲醇提取物(A)5mg/ml 能使大鼠心房的收缩力明显增加[4]。家兔静脉给予黄精溶液 1.5g/kg，有对抗垂体神经素所致急性心肌缺血的作用，给予小鼠腹腔注射黄精溶液 12g/kg，能使其耐缺氧能力明显提高。1%黄精赤芍注射液可显著增加豚鼠离体心脏冠脉流量，使心率减慢，对心肌收缩力仅有轻度抑制作用。向麻醉犬冠状动脉插管内恒速注入黄精赤芍注射液 15ml，也可显著增加冠脉流量，同时血压暂时性降低[5]。

(2)促进造血功能：以 1g/ml 的黄精糖浆，治疗 40 例白细胞计数低于 $4\times10^9/L$ 的患者，口服 10ml，每日 3 次，结果：白细胞计数比服药前增加 $2\times10^9/L$ 以上，11 例症状明显好转。尤其对于药物所致的白细胞减少患者，在不停服原用药物的情况下，黄精的升白作用表现显著。用黄精五味方防治化疗抑制骨髓造血功能的患者 51 例，煎汤内服，每日 1 剂，白细胞明显提高，总有效率为 76.5%，与输血、输白细胞和激素治疗相接近，而且中药组病人升白作用持续时间长，具有良好的升白作用。说明黄精可能有促进造血系统的作用[6]。用黄精水煎液 6g/kg 连续给小鼠灌胃 10 天，结果表明可提高红细胞膜 Na^+、K^+-ATP 酶活性[7]。这一作用可能与其促进造血功能有关。

3. 延年益寿　黄精滋阴润肺，补脾滋肾，用于滋补强身已有很长的历史。《本草纲目》中记载："补诸虚，止寒热，填精髓"。黄精的延年益寿作用主要与其延缓衰老、抗氧化作用、降血糖、降血脂及抗缺氧性坏死和凋亡等作用有关。

(1)延缓衰老及抗氧化作用：将黄精水提取液加入一般果蝇培养基中饲养果蝇，发现食用黄精组果蝇的飞翔能力大于一般培养基组，在高温下平均生存时间长于对照组，平均生存期延长了8%～9%，其中雌性果蝇生存期延长明显，相应的最高生存期亦有了很大的提高，表明黄精有延缓衰老作用[8]。黄精参与构成的复方亦有明显延长果蝇寿命的功效[9]。

生物体内产生的自由基与细胞的衰老和死亡关系密切。自由基可通过脂质过氧化反应，造成细胞膜损伤，或使蛋白质、核酸等大分子交联或氧化，使脂褐素在细胞中累积，使细胞的整合性和功能丧失。研究发现，给小鼠连续27天灌服黄精煎液，能明显降低心肌脂褐素的含量和提高肝脏中SOD活性[10]，黄精的水提醇沉的提取物灌胃给药后对小鼠低氧/复氧损伤有保护作用[11]，黄精复方康乐寿口服液能显著降低果蝇脂褐质含量，并能升高小鼠红细胞SOD的活性[12]。均显示黄精对延缓衰老有积极作用。在转基因小鼠实验中，黄精多糖溶液1ml(相当于生药30g/kg)灌胃给APP转基因小鼠，连续6周后，小鼠脑组织端粒酶活性显著升高，表明黄精多糖可通过提高组织细胞端粒酶活性而达到延缓细胞衰老和凋亡的效应，对预防和治疗老年性痴呆有一定的作用[13]。

(2)降血糖：给家兔灌服黄精浸膏可引起血糖暂时性增高，随后降低，前者可能是由于黄精浸膏中含有碳水化合物所致，但黄精浸膏能明显对抗肾上腺素所引起的血糖升高。黄精甲醇提取物(OM)可使正常及链佐星(STZ)和肾上腺素引发的血糖升高小鼠的血糖浓度均明显降低，认为其降糖作用可能与其抑制肝糖酵解系统的功能有关[4]。黄精水提液对正常人红细胞胰岛素受体的结合率无明显影响[14]。2ml/kg的黄精多糖连续腹腔注射12周，对STZ造成的糖尿病小鼠有降血糖作用，心、肾组织糖基化终产物受体mRNA的表达和受体/β-actin相对值明显降低，进而抑制糖基化终产物的结合位点，抑制与其受体结合后的一系列细胞生物反应，保护高血糖时受损的靶器官和组织[15]。

(3)降血脂：给实验性高脂血症家兔灌服100%黄精煎剂，每次5ml，连续3天，与对照组相比，在给药后10天、20天和30天甘油三酯(TG)、β-脂蛋白和血胆固醇(TC)均有明显下降。但另有实验报道：家兔饲以胆固醇的同时，肌注黄精注射液7.5克，未观察到降血脂作用。实验性动脉粥样硬化家兔每日肌注黄精、赤芍注射液2ml，连续给药6天，停药1天，共给药14周。结果给药组动物主动脉壁内膜上的斑块及冠状动脉粥样硬化程度均较对照组减轻。黄精的95%乙醇提取物也有明显降低TC和TG的作用[16]。黄精多糖溶于40ml饮用水，分2次于兔进食后喂服，连续一个月，1.6ml/kg的黄精多糖能显著降低高脂血症实验兔的血清TC、LDL-C、Lp(a)浓度和减少主动脉内膜泡沫细胞的形成[17]。

(4)抗缺氧性坏死和凋亡：黄精多糖对体外培养的新生大鼠大脑皮层神经细胞缺氧性凋亡有保护作用，黄精多糖能显著地降低缺氧复氧培养诱导的神经细胞凋亡率，增加缺氧的神经细胞Bcl-2蛋白的表达，减少Bax蛋白的表达，提高Bcl-2/Bax比值。而缺氧12小时后加入黄精多糖则无明显的抗凋亡作用[18]。文珠等研究认为，黄精多糖在6mg/ml以内对正常培养的神经细胞无明显毒性作用，在500～1.5mg/ml范围内随着浓度增加抗缺氧复氧培养诱导的神经细胞坏死和凋亡作用增大[19]。

4. 其他作用

(1)抗病原微生物作用:体外实验表明,黄精水提取液1:320对伤寒杆菌、金黄色葡萄球菌和抗酸杆菌有抑制作用。其1:10浓度对腺病毒和疱疹病毒有抑制作用。黄精煎剂对豚鼠实验性结核病分别于感染前、同时或感染后已发现淋巴结肿大时再给药,均有明显的抗结核作用,其疗效接近异烟肼。黄精醇提水溶液浓度>2%时,对多种真菌有抑制作用,如堇色毛癣菌、红色表皮癣菌等。黄精多糖对病毒有抑制作用,从接种病毒后5小时开始,在阴道内及外阴部涂抹黄精多糖(PD)乳膏,每天2次,连续给药9天,能明显治疗单纯疱疹病毒性豚鼠阴道炎,还能治疗单纯疱疹病毒引发的豚鼠外阴红肿、溃破等病变,并能显著降低感染HSV-2 Sav strain病毒的豚鼠阴道分泌物中病毒的毒力[20]。黄精多糖能显著提高病毒感染的非洲绿猴肾细胞(Vero cell)的活力[21]。

(2)抗抑郁及提高学习记忆:灌胃给予黄精多糖,对高速水平震荡、夹尾、4℃冷刺激、45℃热刺激、昼夜颠倒、禁食、禁水等7种刺激造成的小鼠慢性应激抑郁有拮抗作用,可显著改善行为学指标,其机制可能与提高脑内5-HT含量有关[22]。此外黄精乙醇提取物能促进正常小鼠的学习能力,并可改善东莨菪碱致小鼠学习记忆获得障碍[23]。

(3)抑制肾上腺皮质:黄精具有抑制肾上腺皮质的作用。临床上应用黄精煎剂、黄精片(含黄精和当归)和大承气汤加味,治疗皮质醇增多症有良好效果。

(4)影响环核苷酸含量:给小鼠按每只0.5g/0.6ml连续10天灌胃予以黄精,降低血浆cAMP和cGMP的含量,cAMP/cGMP略增大;黄精对脾脏cAMP含量无明显影响,但能增加cGMP的含量,cAMP/cGMP比值无明显变化[24]。

【主治】虚损寒热,肺痨咳血,病后体虚食少,筋骨软弱,头晕目眩,倦怠乏力等。

【现代应用】

1. 冠心病　黄精、赤芍制剂冠心病患者能减缓疼痛,改善冠状动脉供血,并有降低血脂作用。心脉宁注射液(黄精、丹参、生首乌等)静滴对心绞痛有效。黄精复方益气活血合剂治疗急性心梗有效。

2. 高脂血症　用黄精煎剂(黄精、生山楂、桑寄生)、降脂片(黄精、何首乌、桑寄生)、黄精降浊消脂汤(黄精、益母草、何首乌等16味中药)可降低高脂血症患者的胆固醇、甘油三酯和β-脂蛋白的含量,同时升高高密度脂蛋白水平[25]。

3. 高血压病　加味黄精四草汤水煎服,1剂/天,早晚各服200ml,1个疗程4周,可使阴虚阳亢型高血压病患者的头痛、眩晕耳鸣、心悸、失眠、烦躁、腰膝酸软等消失或减轻,血压下降,同时TC、TG、LDL下降,HDL上升[26]。

4. 糖尿病　黄精50g水煎服,每天1剂,分2次(饭后半小时)服用,疗程为1个月,用于糖尿病疗效较好[27]。降糖丸(黄精、红参、茯苓等)、三黄消渴汤随证加减对糖尿病有效。黄精为主的方药对气阴两虚型糖尿病效果为好。

5. 萎缩性胃炎　黄精健胃汤(黄精、石斛、白术等)煎取汁300ml,分2次服用,每天2剂,20天1个疗程,可使萎缩性胃炎患者临床症状基本消失或减轻,胃镜所见及黏膜组织学改变减轻或病变范围缩小,病理学检查胃黏膜固有腺体萎缩逆转[28]。

6. 不育症　服用黄精赞育丸(4粒/次,3次/天)3个月对肾精亏虚引起的少精、弱精不育症有疗效,可增加睾丸的生精功能,又可提高精液中精子活力,改善精子功能[29]。

7. 其他　黄精还用于肺结核、慢性支气管炎、百日咳、病态窦房结综合征、自主神经功能失调、慢性迁延性肝炎、癣菌病、脑功能减退等。

【不良反应】少数病人服用黄精糖浆后轻度腹胀,饭后服可避免。黄精粗制剂局部搽用时,未见不良反应。

主要参考文献

[1] 凌树森,等. 黄精对^{3}H-TdR掺入小鼠心肌等脏器的影响. 江苏医药,1982,(5):5

[2] 谈恒山,等. 黄精多糖的免疫激发作用. 中草药,1989,20(11):36

[3] 丁一明,等. 人参、淫羊藿、黄精等复方制剂免疫药理研究. 上海中医药杂志,1987,(4):46

[4] 加藤笃. 黄精的药理作用. 国外医学·中医药分册,1992,14(2):117

[5] 苏全胜,等. 黄精糖浆治疗白细胞减少症 40 例疗效分析. 中西医结合杂志,1989,9(2):102

[6] 金长娟,等. 黄精五味方升高白细胞作用临床初步观察. 上海中医药杂志,1993,(1):30

[7] 丁安荣,等. 黄精等六种补益药对小鼠红细胞膜 Na^+,K^+-ATP 酶活性的影响. 中成药,1990,12(9)28

[8] 徐志南,等. 黄精枸杞甘草对果蝇抗衰老作用的研究. 中医研究,1993,6(4):13

[9] 林一萍,等. 中医补益方剂对小鼠肝的抗脂质过氧化作用观察. 福建医药杂志,1992,14(1):32

[10] 刘中申,等. 黄精对小鼠超氧化物歧化酶和心肌脂褐素的影响. 中医药学报,1990,(3):44

[11] 文德鉴,等. 黄精提取物对小鼠低氧/复氧损伤的保护作用. 时珍国医国药,2008,19(4):959

[12] 陈依军,等. 珍珠"康乐寿"口服液抗衰老作用研究. 中国药学杂志,1989,24(7):407

[13] 李友元,等. 黄精多糖对 App 转基因小鼠大脑及性腺组织端粒酶活性的影响. 中国新药与临床杂志,2008,27(11):844

[14] 刘国良,等. 天花粉、黄精、玄参、知母水提液对正常人红细胞胰岛素受体的影响. 中西医结合杂志,1991,11(10):606

[15] Li YY,et al. Regulation of polygonati polysaccharide on expression of glycosylated end-product receptor mRNA in cardic and renal tissues of diabetic mice. Chinese Jounal Clinical Rehabilitation,2005,9(47):177

[16] 张融瑞,等. 黄精的几种不同溶剂提取物对大鼠的高脂血症的作用. 江苏中药,1988,(7):41

[17] 吴桑荣,等. 黄精多糖调脂作用的实验研究. 中国新药杂志,2003,12(2):108

[18] 胡国柱,等. 黄精多糖对新生大鼠大脑皮层神经细胞缺氧性凋亡的影响. 中药药理与临床,2005,21(4):37

[19] 文珠,等. 黄精多糖对神经细胞的毒性及抗缺氧性坏死和凋亡作用研究. 中药药理与临床,2006,22(2):29

[20] 辜红梅,等. 黄精多糖乳膏治疗单纯疱疹性豚鼠阴道炎的疗效研究. 应用与环境生物学报,2003,9(2):146

[21] 辜红梅,等. 黄精多糖的抗单纯疱疹病毒作用. 应用与环境生物学报,2003,9(1):21

[22] 陈辰,等. 黄精多糖对慢性应激抑郁小鼠模型行为学及脑内 5-HT 的影响. 山东医药,2009,49(4):39

[23] 孙隆儒,等. 黄精改善小鼠学习记忆障碍等作用的研究. 沈阳药科大学学报,2001,18(4):287

[24] 沃兴德,等. 补气药对 cAMP:cGMP 含量的影响. 浙江中医杂志,1984,19(5):232

[25] 朱磊. 黄精降浊消脂汤治疗高脂血症 84 例. 光明中医,2008,23(12):1959

[26] 王振东. 加味黄精四草汤治疗高血压病 35 例. 现代中医药,2006,26(5):3

[27] 张红,等. 单味中药黄精治疗 2 型糖尿病疗效观察. 新疆中医药,2007,25(5):41

[28] 李颖,等. 自拟黄精健胃汤治疗萎缩性胃炎 64 例. 实用中医内科杂志,2008,22(4):37

[29] 曾晔,等. 黄精赞育丸治疗男性少弱精不育症 45 例. 中国中西医结合外科杂志,2008,14(6):571

枸　杞

本品为茄科植物宁夏枸杞 *Lycium barbarum* L. 的干燥成熟果实。枸杞中含有甜菜碱(Betaine)，枸杞多糖(Polysaccharide of lycium barbarum，LBP)、氨基酸、粗脂肪、粗蛋白、维生素及微量元素等。枸杞味甘，性平。归肝、肾经。

【功效与药理】

1. 滋阴益气　枸杞味甘性平，有良好滋阴益气作用，用于肝肾阴虚、气虚精亏之证。多用来滋阴益气、扶正固本，《本草经集注》中记载："补益精气，强盛阴道"。《本草备要》中记载："润肺清肝、滋肾益气、生精助阳、补虚劳，强筋骨"。枸杞滋阴益气的功效，主要表现为增强免疫功能。

(1)增强非特异性免疫：连续3天给小鼠口服20g/kg 宁夏枸杞水提物，或按5g/kg 肌注给予醇提物，能明显促进网状内皮系统的吞噬功能，提高巨噬细胞吞噬率及吞噬指数。巨噬细胞数量增多、体积增大、伪足增多。枸杞糖缀合物(LbGp4，即分子量均一的糖缀合物)和枸杞糖链(LbGp4-OL，即用β-降解的方法除去 LbGp4 上的蛋白或肽成分解离下糖链)，对静息和活化的腹腔巨噬细胞的吞噬功能具有明显的促进作用，对巨噬细胞产生 NO、分泌 IL-1β 和 TNF-α 的含量及生物活性亦具有明显的促进作用，表明巨噬细胞是 LbGp4 和 LbGp4-OL免疫促进作用的靶细胞之一[1]。LBP 对环磷酰胺(CY)和^{60}Co 照射所致的白细胞数降低有明显升白作用，而对免疫器官的重量无明显影响，连续7天口服枸杞多糖10mg/kg，能显著增强小鼠腹腔巨噬细胞 C_3b 和 Fc 受体数量与活力，并能拮抗 CY 对巨噬细胞 C_3b和 Fc 受体的抑制作用[2]。枸杞多糖对外周血单核细胞具有激活作用，能增强单核细胞的吞噬作用，增加单核细胞胞质内溶酶体量，显著诱导单核细胞表达 TNF-α 和 IL-6[3]。枸杞子水煎剂尚可促进中性粒细胞吞噬活性，增加溶血空斑形成细胞(PFC)数。

(2)增强特异性免疫：①增强体液免疫。每天给 Wistar 大鼠灌服宁夏枸杞袋泡茶 2ml，共2周，可显著增加 IgM 含量，并使补体 C_4 含量增加。采用 $Al(OH)_3$ 佐剂诱导 BALB/C 小鼠产生血清高免疫球蛋白 IgE 的模型发现，口服枸杞子组小鼠血清抗 DNP IgE 水平较对照组低，说明它对 IgE 抗体应答有一定调节作用，可抑制小鼠 IgE 合成，枸杞水浸出液给小鼠灌胃，有明显促进抗体形成细胞的作用。枸杞粗多糖无论对正常小鼠还是对快速老化小鼠均明显促进小鼠脾细胞增殖反应和抗体生成反应，增强脾细胞产生抗体 IgG 的能力[4]。②增强细胞免疫。枸杞多糖(LBP)5mg/kg 连续7天腹腔注射可明显增加小鼠外周血 T 淋巴细胞百分数。20mg/kg LBP 灌胃一个月，对老年小鼠和 D-半乳糖致衰老小鼠能提高 T 淋巴细胞增殖和产生 IL-2、IL-2R 的能力[5]。枸杞多糖能够有效地降低老年大鼠 T 细胞的过度凋亡，而且可以下调促凋亡的 TNFR1mRNA 表达并上调抗凋亡的 Bcl-2mRNA 表达，从而改善老年大鼠 T 细胞过度凋亡的状态[6]。LBP 5～10mg/kg 腹腔注射，可明显增强 ConA 诱导的小鼠脾淋巴细胞增殖反应；但对 LPS 诱导的小鼠脾淋巴细胞增殖反应没有影响。表明 LBP 对 T 淋巴细胞有选择性的促进增殖作用，而对 B 淋巴细胞增殖无明显影响。按 5mg/kg 给予 LBP 连续7天腹腔注射，对超适量免疫诱导的 Ts 细胞的抑制抗体产生功能有明显增强作用，剂量增大至 25～50mg/kg，反降低 Ts 的作用功能，LBP(5～10mg/kg，腹腔注射)可提高小鼠脾脏 T 淋巴细胞的增殖功能，增强 T 杀伤细胞(CTL)的杀伤功能，亦可增强 NK 细胞的杀伤作用。上述剂量的 LBP 还可以拮抗环磷酰胺对小鼠脾脏 T 细胞、CTL 和 NK 细胞的免疫抑制作用。体外试验还证明，当培养液中浓度为 10～250μg/ml 时，LBP 可显著增强 IL-2 的促小鼠胸腺淋巴细胞增殖活性。枸杞能明显促进 ConA 活化的脾淋巴细胞 DNA 和蛋白质的生物合成，其促进 DNA 合成的最适浓度为 200mg/ml，合成高峰在 48 小时，并能明显增强 IL-2 的产生。给小鼠腹腔注射 LBP 后，可明显促进其脾细胞增殖，这种脾细胞经 IL-2 体外诱导后，用 ^{125}I-UdR 释放分析发现，LBP 组 LAK 细胞活性较对照组提高 26%～80%，IL-2 用量降低 50%。5×10^4 U 的 IL-2 体外注射可直接诱导出一定的脾细胞 LAK 活性，也可以提高小鼠脾细胞在大剂量 IL-2(6 000U1. 2×10^7 淋巴细胞/ml)冲击 1 小时的抗肿瘤活性。IL-2 和 LBP 合并使用可进一步提高快速 LAK 细胞的抗肿瘤活性，使之达到常规 LAK 水平，揭示 LBP 在体内不但可提高常规 LAK 活性并能提高快速 LAK 活性[7]。灌胃给予枸杞多糖(200、400、800mg/kg)，连续 10 天，对四氧嘧啶致糖尿病小鼠免疫功能有促进作用，可明显促进小鼠淋巴细胞增殖、调节 T 淋巴细胞亚群及提高 IL-1 和 IL-2 水平，使四氧嘧啶糖尿病小鼠免疫功能恢复接近正常[8]。枸杞多糖(LBP)可剂量依赖性地升高小鼠淋巴细胞内 cAMP 和 cGMP 的水平，50μg/ml 尚可升高 PMA 活化的脾淋巴细胞内 cGMP 的水平。另外，100μg/ml LBP 可增加 ConA 活化后的小鼠脾淋巴细胞膜上的 PKC 活性[9]。枸杞对未经活化的淋巴细胞没有诱导增殖的作用，对于分别经 PHA 和 PMA 活化的淋巴细胞增殖有显著的促进作用。LBP 增强免疫功能的机制可能部分是通过调节中枢下丘脑与外周免疫器官脾脏交感神经释放去甲肾上腺素等单胺递质及肾上腺皮质释放皮质激素等环节相互协调以及影响 cAMP/cGMP 系统以及促进 PKC 活性，此外，还有可能是作用于细胞膜，通过促进细胞膜的流动性及促进 ConA 活化的小鼠脾淋巴细胞胞浆内 PKC 从胞浆到胞膜的激活移位而实现的。

2. 强身延年　枸杞历来都是滋补长寿，美容驻颜佳品。《神农本草经》中记载“久服坚筋骨，轻身不老”。《本草新编》中记载“明耳目、安神，而适寒暑、延寿，添精固健”。枸杞强身延年的作用主要与其延缓衰老有关。

老年人服用枸杞子提取液合剂 20g/d，共 3 周，可见精神好转、食欲增加、睡眠改善以及性功能有所恢复。

利用细胞电生理方法，通过对爪蛙卵母细胞电学功能的测试，观察到自由基可使膜电学参数受损害，即膜功能受损，与自然衰老神经细胞膜的电学变化基本一致。枸杞通过清除自由基保护膜功能从而起到延缓衰老的作用。灌胃枸杞多糖能提高 D-半乳糖所致衰老小鼠体内 GSH-Px 和 SOD 活性，从而可以清除过量的自由基，降低 MDA 和脂褐素含量，起到延缓衰老的作用[7,8]。

LBP 对 D-半乳糖致衰老大鼠蛋白质氧化损伤具有保护作用，灌服枸杞多糖(10、50、100mg/kg)，连续给药 45 天，可明显降低羰基蛋白含量，增加谷胱甘肽(GSH)含量和增强谷胱甘肽转移酶(GST)活性，从而发挥抗衰老的作用[9]。枸杞色素油树脂还可延长果蝇半数死亡期、平均寿命、最高寿命，且可以降低脂褐素的含量[10]。

枸杞子能够提高 DNA 分子的修复功能，对抗遗传物质的损伤，也是延缓衰老机制之一。采用姊妹染色单体互换(SCE)和 AmeS 试验，发现加入 LBP 后丝裂霉素(MMC)所诱发的 SCE 频率明显降低，并能抑制二氨基芴(ZAF)在 TA_{100} 菌株的致突变活性($+S_9$)，提示 LBP 对某些遗传毒物所诱发的遗传损伤具有明显保护作用。31 例 60 岁以上健康老年人口服枸杞子后，各组 SCE 明显降低，自发 SCE 频率降至与青年人相近似，诱发 SCE 明显低于青年人，说明枸杞具有提高 DNA 损伤后修复能力，维护细胞正常发育，促进衰老细胞向年轻化方向逆转。

枸杞延缓衰老的机制可能是，有限的延长人二倍体成纤维细胞(2BS)寿命，并对衰老

2BS细胞c-fos基因转录有诱导作用,修复酶8-羟基鸟嘌呤糖苷酶的表达下降而发挥抗衰老的作用[11-13]。另外枸杞可增加小鼠皮肤羟脯氨酸含量,可延缓皮肤衰老。

3. 抗肿瘤作用　S_{180}荷瘤小鼠细胞免疫功能下降,LBP能升高其脾脏T淋巴细胞^{3}H-TdR的掺入值;T淋巴细胞增殖反应(RPI)从相当于正常的0.3%提高到24.3%,并明显促进NK活性和TNF分泌水平,对肝癌H_{22}荷瘤小鼠也有此作用[14,15]。以硅霜为基质加入枸杞涂抹在硫化钠脱毛处,能促进表皮郎格汉斯细胞(Langerhans cell,LC)数量增加,Ia抗原表达增强及促进皮肤真皮组织内胶原纤维、弹性纤维及DNA增生,从而提高皮肤的免疫防御功能,从而预防老化及抑制皮肤癌肿的发生[26]。10～20mg/kg LBP抑瘤率为31%～39%,与CY合用可提高CY的抑瘤率(从14%到54%),有明显协同作用,用枸杞子冻干粉混悬液和Cy联合治疗大鼠Walktr癌肉瘤256例,LBP对CY导致的白细胞减少有明显的保护作用,1周内白细胞数即有明显回升,第14天升至正常水平,提高机体免疫能力,减轻CY的毒副作用,促进机体造血功能的恢复。

4. 保肝作用　给大鼠长期饲喂含枸杞水提物(0.5%和1%)或甜菜碱的饲料对四氯化碳(CCl_4)引起的肝损害有保护作用,能抑制CCl_4引起的血清及肝中的脂质变化,降低谷草转氨酶的活性。小鼠灌服枸杞子浸液对CCl_4引起的肝损害亦有保护作用,如轻度抑制脂肪在肝细胞内沉积和促细胞再生,天冬氨酸甜菜碱亦对CCl_4中毒性肝炎有保护作用,甜菜碱的保肝作用可能与其作为甲基供体有关。LBP对CCl_4所致肝损伤有修复作用,对CCl_4所致的SGPT活性升高有明显的保护作用。连续灌服LBP 10周,对大鼠酒精性脂肪肝(AFL)也有防治作用,能抑制肝细胞色素P_{450} 2E1(CYP2E1)基因及蛋白表达,降低血清ALT、AST、γ-GT含量,提高GSH-Px、SOD活性,增加GSH含量,减少MDA产生,有效地防治AFL[16]。枸杞水煎剂对肝切除后的大鼠肝细胞分裂增殖有促进作用[22]。枸杞保肝的机制可能是通过减轻脂质过氧化反应以及保护肝脏的膜结构免受自由基的攻击[16-18]。

5. 增强造血功能　连续3天腹腔注射LBP 10mg/kg,可使正常小鼠骨髓中爆式红系集落形成单位(BFU-E)和红系集落形成单位(CFU-E)分别上升到对照值的342%、192%。外周血网织红细胞比例于给药后第6天上升到对照值的218%,并能促小鼠脾脏T淋巴细胞分泌集落刺激因子,提高小鼠血清集落刺激活性水平,在体外培养体系中,LBP对粒-单系祖细胞无直接刺激作用,但可加强集落刺激因子(CSF)的集落刺激活性。LBP可促进正常小鼠骨髓造血干细胞(CFU-S)增殖,明显增加骨髓单系细胞(CFU-GM)数量,促进CFU-GM向粒系分化。

6. 其他作用

(1)抗应激:枸杞总皂苷可显著增强小鼠耐受缺氧的能力以及延长小鼠游泳持续时间。宁夏枸杞可降低束缚应激大鼠血清皮质醇含量、增加行为活动和体重、升高血清TNF-α含量[19]。周氏等认为枸杞多糖能够调节下丘脑-垂体-肾上腺皮质(HPA)轴的适应性,降低皮质醇的过量释放,维持免疫功能稳定,调节心理应激水平[20]。

(2)降血脂:灌胃给枸杞多糖30天对下丘脑损伤性肥胖小鼠有减肥作用,显著降低下丘脑损伤肥胖小鼠的体重、李氏指数和脂肪指数;60mg/kg枸杞多糖-4可显著降低血清TC,各剂量组的血清TG含量均显著降低,20mg/kg和40mg/kg的枸杞多糖-4可显著提高血清HDL-C含量;并可显著减小脂肪细胞大小和增加脂肪组织内Acc mRNA的含量。枸杞多糖-4可通过调节机体的能量代谢达到降脂减肥的作用。枸杞可降低大鼠血胆固醇,并明显抑制灌饲胆固醇和猪油的家兔的血清胆固醇增高,但仅有轻微抗家兔动脉粥样硬化形成作用[21,22]。

(3)抗动脉粥样硬化:灌服2ml/kg枸杞籽油56天,对高脂膳食制备家兔动脉粥样硬化有显著拮抗作用,可增加实验家兔血浆中HDL-C、ApoA的含量,降低血浆中TC、TG、LDL-C、ApoB的含量,增强血清中SOD、GSH-Px、总抗氧化酶(T-AOC)的活性,降低血清中MDA的含量;降低PKC、MMP-2、MMP-9在血管中的表达[23]。除上述降血脂、抗氧化作用外,LBP还能降低血清TNF-α的含量;降低NF-κB、TNF-α分子在血管中的表达,减少脂质斑块的形成[24]。

(4)改善糖尿病病变:枸杞水提物、枸杞多糖及其养阴活血复方对葡萄糖、肾上腺素、四氧嘧啶、链脲佐菌素(STZ)诱导的多种高血糖模型动物的高血糖均有抑制作用,对正常小鼠和自发性高血糖小鼠也有明显降血糖作用[25]。并使空腹血糖、NO、MDA浓度、NOS活性明显下降,而空腹胰岛素水平和β细胞功能指数、SOD活性明显上升。LBP有效地抑制硝普钠(SPN)引起的胰岛细胞功能和氧化损伤指标的改变,能够提高胰岛细胞的抗氧化能力,改善胰岛细胞分泌功能,对外源性NO引起的胰岛细胞损伤有保护作用。枸杞多糖对高脂高糖+小剂量STZ诱导的2型糖尿病大鼠肾脏氧化应激损伤有改善作用,LBP能使尿素氮、肌苷、尿微量白蛋白、肾肥大指数降低,还可降低2型糖尿病模型大鼠血清AGEs-P及血浆HbAlc与肾脏中IL-8含量。枸杞多糖对α-葡萄糖苷酶具非竞争性抑制作用,0.4mg枸杞多糖对该酶抑制程度为52%,2.0mg的抑制率高达88%[26-29]。

(5)抗自由基损伤:枸杞水提液给小鼠灌胃16天,能明显提高小鼠心、肝、肺组织SOD、过氧化氢酶活性和总抗氧化能力。枸杞多糖(LBP3)能抑制由羟自由基(·OH)引起的多种氧化损伤现象,可使MDA生成量减少,保护肝线粒体膜的流动性,减轻肝线粒体的肿胀,对H_2O_2诱导小鼠血红细胞(RBC)溶血有抑制作用,还有强的·OH清除作用,从而起到保护生物膜系统的作用。枸杞的醇提取物和水提取物都具有较强的抗氧化作用,且枸杞醇提物清除自由基的能力要强于水提物[30]。在剂量上认为枸杞多糖清除·OH自由基的能力在0.25mg/ml为18.64%,在1.0mg/ml为87.29%,再增大浓度时清除能力呈下降趋势。

(6)增强性功能:灌胃LBP 10mg/kg可以提高半去势大鼠的性功能,能明显缩短阴茎勃起潜伏期、骑跨潜伏期,提高骑跨动物百分率;提高半去势大鼠血清睾酮(T)、降低雌二醇(E2)水平;提高其附性腺器官脏器系数、精子计数及活力。其机制可能是通过调节下丘脑-垂体-性腺轴功能起作用,而本身不具有雄性激素样作用[31]。枸杞还能通过抗氧化使受损的睾丸组织恢复到接近正常,灌胃1ml/100g LBP连续2周,对雄性大鼠温水浴致睾丸组织损伤有保护作用,可使睾丸损伤大鼠血清性激素水平升高;增加睾丸、附睾的脏器系数;提高大鼠睾丸组织SOD活性,降低MDA含量[32]。

(7)抗重金属离子中毒:灌胃给花粉枸杞液连续2周,对大鼠亚急性镉暴露损伤有拮抗作用,拮抗镉导致的脂质氧化,拮抗染镉大鼠尿12hγ-谷氨酰转移酶(γ-GT)和碱性磷酸酶(AKP)的增高趋势,使染镉大鼠肝镉含量明显降低,尿镉排出差值比对照组有明显增高趋势,说明花粉枸杞可能具有一定的促排镉作用[33]。蔡宇等做了一系列枸杞对染铅小鼠的研究,发现LBP具有脑功能的保护作用,可提高染铅小鼠海马区NO和NOS活性,改善染铅小鼠学习记忆,降低含铅量[34],对海马中儿茶酚胺含量上升有拮抗作用,可使肾上腺素和去甲肾上腺素水平显著下降[35]。

(8)抗辐射:枸杞多糖对长波紫外线(UVA)辐射致体外培养人皮肤成纤维细胞损伤有

保护作用，提高SOD活力，抑制MDA含量升高，降低LDH漏出量[36]。经口给予2g/ml枸杞汁和5%的枸杞粉饲料，对小鼠有抗辐射作用，可提高小鼠的存活率，降低肝及脾过氧化脂质(LPO)；白细胞及淋巴细胞受到一定保护；微核率降低，精子畸变率降低。以5%的枸杞粉饲料为佳，2g/ml枸杞汁也有明显效果。LBP对$^{60}Co\gamma$射线造成的小鼠细胞凋亡有拮抗作用，使辐射小鼠Bcl-2基因表达提高、Caspase-3 mRNA表达水平降低，骨髓细胞增殖活性提高，凋亡率降低[37]。

另外，枸杞水提物还具有降压，兴奋肠道，抗疲劳，保护心肌，煎剂有加快离体子宫收缩频率和强度，甜菜碱还有生长刺激等作用[38,39]。

【毒理研究】大鼠静脉注射甜菜碱2.4g/kg，未见毒性反应；小鼠腹腔注射25g/kg，10分钟内出现全身痉挛，呼吸停止。枸杞水提物小鼠皮下注射的LD_{50}为8.32g/kg，甜菜碱为18.74g/kg。

【主治】虚劳精亏，腰膝酸痛，眩晕耳鸣，内热消渴，血虚萎黄，目昏不明。

【现代应用】

1. 肿瘤　枸杞多糖(LBP)联合放疗对原发性肺癌有效。LBP还能提高和保护放疗患者的免疫功能。

2. 皮肤病　服用枸杞子粗提物胶囊(25mg/粒)早晚各2粒，2个月为一疗程，对银屑病的疗效较佳。

3. 老年保健　60岁以上老人每天口服宁夏枸杞子提取物100mg，4周为一疗程，2个疗程后，自觉体力增强，睡眠及食欲均有明显改善，男性老人夜尿减少，感冒次数减少，同时淋巴母细胞转化率明显增加，胆固醇显著降低。主要由枸杞子等组成的保健液治疗老年前期及老年期虚证有较好疗效，患者食欲、睡眠、握力、视力、手颤、肺通气功能、心电图都明显好转。枸橼酸甜菜碱可用于各种慢性肝病。睡前嚼服约30g枸杞对老年夜间口干症有效。给肥胖患者按每天30g枸杞子泡茶饮，服药1个月体重下降2.6～3.0kg，4个月后体重降至正常范围。

4. 其他　本品对紫外线照射造成的损伤也有拮抗作用，100例(79例健康人，21例肿瘤病人)，口服宁夏枸杞，每人每天50g，连续10天，可以明显增强人的遗传物质DNA损伤修复能力(DNAR)、SOD、CAT，降低LPO。还可以治疗男性不育症和轻症糖尿病。

【不良反应】过量服用枸杞可引起恶心、呕吐、腹痛、腹泻、精神不振、肌肉震颤、心率加快等反应。枸杞所含亚油酸可导致腹痛、腹泻。有报道六果枸杞含铅元素1%～2%。而铅元素对神经系统及肝脏都有毒性损害。另报道，六果枸杞可引起寒战、高热，使血压、血糖下降，呼吸兴奋等，故服用量不可过大[40]。

主要参考文献

[1] 李英杰，等．枸杞糖缀合物和糖链对小鼠巨噬细胞功能的影响．中国药理学通报，2005，21(11)：1304

[2] 曹淑彦，等．枸杞多糖对外周血单核细胞激活作用．中国医院药学杂志，2007，27(9)：1219

[3] 齐春会，等．枸杞粗多糖的免疫活性．中国药理学与毒理学杂志，2001，15(3)：180

[4] 陈智松，等．枸杞多糖对衰老小鼠IL-2、IL-2R的效应．中国免疫学杂志，2001，17：312

[5] 沈自尹，等．枸杞多糖调控老年大鼠T细胞凋亡及相关基因表达的研究．中国免疫学杂志，2002，18(9)：628

[6] 王玲，等．枸杞多糖对糖尿病小鼠模型免疫功能的影响．上海免疫学杂志，2000，20(3)：159

[7] 王建华,等．枸杞多糖延缓衰老的作用．营养学报,2002,24(2):189

[8] 梁杰,等．小鼠皮肤超氧化物歧化酶活性与枸杞多糖的干预．中国组织工程研究与临床康复,2007,11(36):7207

[9] 李晶,等．枸杞多糖对衰老大鼠蛋白质氧化损伤影响的实验研究．中国老年学杂志,2007,27:2384

[10] 孙高峰,等．枸杞色素对果蝇寿命及脂褐素的影响．中华预防医学杂志,2006,40(6):452

[11] 陈智松,等．枸杞多糖对衰老小鼠原癌基因 c-myc 表达的影响．中成药,2001,23(5):356

[12] 邹俊华,等．枸杞子对人成纤维细胞寿命及 c-fos 基因表达的影响．中国临床康复,2009(7):110

[13] 李晶,等．枸杞多糖对 D-半乳糖致衰老模型大鼠肝脏 DNA 修复酶 8-羟基鸟嘌呤糖苷酶表达的影响．中国临床康复,2006,10(7):102

[14] 朱彩平,等．枸杞多糖对肝癌 H_{22} 荷瘤鼠的抑瘤和免疫增强作用．营养学报,2006,28(2):182

[15] 何彦丽,等．枸杞多糖对荷瘤小鼠免疫抑制因子 VEGF、TGF-β1 水平的影响．中药药理与临床,2005,21(5):28

[16] 宋育林,等．枸杞多糖防治大鼠酒精性肝病的实验研究．中国中西医结合杂志,2002,22:141

[17] 张文学,等．枸杞对大鼠肝再生的影响．河南师范大学学报(自然科学版),2008,36(6):105

[18] 张红锋,等．枸杞多糖对四氯化碳和高糖致损伤大鼠肝细胞的作用．华东师范大学学报(自然科学版),2004,3:121

[19] 李宏辉,等．宁夏枸杞对束缚大鼠行为、体重和肿瘤坏死因子-α 水平的影响．卫生研究,2007,36(6):743

[20] 周健,等．枸杞多糖对大鼠心理应激的作用．工业卫生与职业病,2009,35(1):1

[21] 张民,等．枸杞多糖-4 的提取、分离及其对雌性下丘脑损伤性肥胖小鼠的减肥作用．营养卫生,2003,24(3):114

[22] 朱彩平,等．枸杞多糖对高脂血症小鼠血脂及脂质过氧化的影响．营养学报,2005,27(1):79

[23] 姜怡邓,等．PKC 和 MMPs 在枸杞籽油抗动脉粥样硬化中的作用和机制．华西药学杂志,2007,22(1):9

[24] 姜怡邓,等．枸杞籽油抗动脉粥样硬化的功效强度及作用机制的实验研究．中药材,2007,30(6):672

[25] 谭淑敏．枸杞降血糖作用的药效学研究．南方医科大学学报,2008,28(11):2103

[26] Huang C, et al. Protective effect of lycium barbarum polysaccharide and its compound recipe on pancreatic islet function in rats with streptozotocin-induced diabetes mellitus. Chinese Journal of Clinical ehabilitation. 2006,10(23):173

[27] 程燕,等．枸杞多糖对外源一氧化氮损伤下小鼠胰岛细胞功能的影响．第四军医大学学报,2008,29(19)

[28] 孙桂菊,等．枸杞多糖对 2 型糖尿病大鼠肾脏保护作用及其机制研究．营养学报,2006,28(1):47

[29] 田丽梅,等．枸杞多糖对 α-葡萄糖苷酶的抑制作用．华西药学杂志,2006,21(2):131

[30] 杨薛康,等．枸杞提取物的抗氧化作用．第四军医大学学报,2007,28(6):518

[31] 罗琼,等．枸杞多糖对雄性大鼠性功能及生殖功能的影响．营养学报,2006,28(1):62

[32] 黄晓兰,等．枸杞多糖对雄性大鼠睾丸组织损伤的保护作用．中国公共卫生,2003,19(9):1052

[33] 朱萍萍,等．花粉枸杞对大鼠镉中毒性损伤的拮抗作用．毒理学杂志,2005,19(3):270

[34] 黄美燕,等．枸杞多糖对染铅小鼠学习记忆的影响．中国临床康复,2005,9(28):126

[35] 蔡天革,等．枸杞多糖对染铅大鼠海马肾上腺素和去甲肾上腺素影响．中国职业医学,2006,33(2):139

[36] 宋琦如,等．枸杞多糖对长波紫外线辐射暴露的人皮肤成纤维细胞的影响．环境与健康杂志,

2007,24(8):586

[37] 李德远,等．枸杞多糖对慢性辐射小鼠细胞凋亡及 bcl-2 基因表达的影响．营养学报,2005,27(3):235

[38] 武剑,等．宁夏鲜枸杞原汁对抗运动性疲劳的研究．中国康复医学杂志,2008,23(7):643

[39] 徐顺霖,等．枸杞糖肽对缺氧及 KCl 诱导的心肌细胞钙超载的影响．中国中药杂志,2005,30(7):534

[40] 郝敏．枸杞所致不良反应 2 例报告．实用中医药杂志,2003,19(9):500

三、常用方剂

四君子汤

本方来源于《太平惠民和剂局方》,由人参、白术、茯苓、甘草组成。

【功效与药理】

1．健脾调胃　四君子汤有较好健脾调胃作用,用于脾失健运,脾胃不和之证,为治疗脾胃气虚之要药。故《医方集解》谓其能使"气足脾运,饮食倍进、则余脏受荫、而色泽身强矣。"四君子汤健脾调胃功效主要与其对消化系统作用有关。

(1)调节胃肠运动:四君子汤能抑制正常大鼠的胃肠推进功能,对利舍平或甲硫酸新斯的明所致胃肠运动亢进的大鼠,其抑制胃肠推进作用尤为明显,但对肌注阿托品的大鼠胃肠推进作用无明显影响[1]。该方可减少脾虚豚鼠在体胃肠肌电快波出现率及回肠的快波频率和振幅;对$^{60}Co\gamma$线照射致腹泻大鼠小肠移行肌电复合波(MMC)的缺乏有促进作用,减少腹泻大鼠数量[2];大黄煎液制备小鼠脾虚证模型后,本方能增加脾虚证小鼠的体重,促进消化道内食糜的消化和吸收,延长消化道内食糜平均滞留时间,降低胃排空速率,增加血清胃泌素,降低血浆胃动素含量,从而改善机体的消化吸收功能[3]。离体肠平滑肌试验表明,该方可抑制家兔十二指肠自发活动,拮抗乙酰胆碱引起的离体小肠的强直性收缩,也能部分解除肾上腺素所致肠道的抑制。四君子汤不同提取物对家兔离体肠管运动的影响有类似水煎剂的作用,以乙醇提取物的药理作用最强。

(2)促进消化和吸收:四君子汤可改善利舍平、大黄、饥饿等多种方法致脾虚模型的症状。保护胃黏膜细胞,调整胃肠激素分泌,促进胃肠道对营养物质吸收。增加脾虚小鼠胃主细胞内酶原颗粒的含量,升高血清 D-木糖和血浆促胃液素。促进脾虚动物上皮细胞微绒毛生长,使脾虚模型家兔代偿性升高的胰高血糖含量下降,改善消化吸收功能[4]。四君子汤可提高利舍平致脾虚大鼠血浆和小肠的胃动素含量,降低大肠 PGE_2 水平[5];抑制亢进的大肠运动,促进食物在肠道的消化吸收;对抗小承气汤合并半量饮食致小鼠小肠糖吸收功能低下,体重下降,自主活动能力减弱,促进胃肠推进,提示四君子汤具有纠正胃肠功能紊乱的作用。以大鼠小肠葡萄糖转运电位(PO)的方法研究四君子汤对小肠黏膜上皮细胞葡萄糖转运系统的影响,结果表明,以大黄致脾虚大鼠和以饥饿方法造成的气虚大鼠,其 PO 明显受到抑制,而四君子汤则有促进 PO 恢复的作用。

(3)抗胃溃疡:四君子汤对幽门结扎性溃疡、应激性溃疡、吲哚美辛性溃疡等多种模型均有保护作用,降低溃疡指数。促进醋酸法致慢性胃溃疡模型的溃疡愈合,降低胃酸、胃蛋白酶的排出量,还能增加幽门结扎法溃疡和醋酸慢性溃疡大鼠胃壁黏液糖蛋白含量[6]。

2．扶正益气　四君子汤是扶正益气、固本祛邪之要药。《医宗金鉴》谓其可"随证加减,无论寒热补泻、先培中土,使药气四达,则周身之机运流通,水谷之精微敷布,何患其药之不效哉！是知四君子为司命之本也。”四君子汤扶正益气作用主要表现在免疫系统作用上。

(1)对免疫系统的影响:用限制食量致营养不足的方法造成幼鼠胸腺萎缩,胸腺组织中DNA和RNA含量显著下降,本方可促进萎缩胸腺的恢复,增加胸腺皮质厚度、皮质髓质厚度比、单位面积胸腺细胞数及皮质细胞平均直径[7],促进DNA、RNA合成。本方能提高小鼠腹腔巨噬细胞功能,增强大黄致“脾虚”小鼠腹腔巨噬细胞吞噬活力。四君子汤水提液在体外不同程度地抑制人外周血中性粒细胞的黏附[8]。还可增加血清总补体活性及血清溶菌酶含量[9]。四君子汤对正常小鼠外周血T淋巴细胞数及非特异性酯酶阳性淋巴细胞比率无显著影响,但能拮抗环磷酰胺的免疫抑制作用,提高脾指数,促进胸腺细胞增殖、T淋巴细胞转化,抑制脾细胞凋亡[10];还可对抗地塞米松致小鼠外周血T细胞数量下降及氢化可的松抑制体外淋巴细胞增殖的作用,增强^{60}Co照射大鼠的迟发超敏反应,促进辐射损伤大鼠脾T细胞的增殖。复制大鼠脾气虚型慢性萎缩性胃炎模型,四君子汤可以增加胸腺指数和脾指数,调节慢性萎缩性胃炎大鼠外周血T淋巴细胞亚群数目,升高$CD3^{+}$、$CD4^{+}$阳性细胞数,减少$CD8^{+}$阳性细胞数,升高$CD4^{+}/CD8^{+}$比值,提高机体免疫功能[11]。应用细胞培养技术和RT-PCR法研究四君子汤对T细胞内PKC表达的影响。结果显示,脾虚PKCmRNA表达水平低于正常对照组,经四君子汤治疗后PKCmPNA表达水平上调[12]。四君子汤对处于不同免疫状态机体的体液免疫产生不同的效应,对正常小鼠血清抗SRBC抗体产生水平影响不大,用SRBC免疫小鼠并加用环磷酰胺后,本方显著提高抗体水平。此外,四君子汤对正常小鼠NK细胞活性影响不大,但可促进受环磷酰胺抑制的NK细胞、K细胞细胞毒活性的恢复,尤其对后者作用更明显。增加化疗时荷瘤小鼠的免疫器官重量,恢复血WBC水平,升高已降低的淋巴细胞转化率和NK细胞活性[13]。采用利舍平注射法复制脾虚证模型,四君子汤可增强脾虚模型T淋巴细胞活性,升高血清IgM的水平[14]。四君子汤对利舍平脾虚大鼠黏膜免疫功能有一定的调节作用,增加空肠内TGF-β表达,降低TNF-α表达,对PP结数量及其中的T淋巴细胞亚群无显著影响[15]。四君子汤还可提高慢性应激大鼠的免疫功能,改善模型大鼠的行为表现,增加旷场试验行为得分及挣扎次数,缩短其悬尾静止时间;并可提高脾细胞产生IL-2水平及淋巴细胞增殖试验刺激指数比[16]。建立小鼠HepA和S_{180}肉瘤动物模型,四君子汤能有效增强生物反应调节因子(IL-2和IFN-γ)的抗肿瘤活性,并能不同程度的提高T淋巴细胞的转化率、IL-2、IFN和NK细胞活性[17]。四君子汤治疗脾虚证患者2个月后,患者血清白细胞介素-4(IL-4)、白细胞介素-8(IL-8)、免疫球蛋白G(IgG)、免疫球蛋白A(IgA)水平均明显升高[18]。

(2)对血液系统的影响:四君子汤可提高失血致家兔贫血模型红细胞数、血红蛋白及网织红细胞。用环磷酰胺造成小鼠血小板减少和脾虚兼血小板减少症模型,本方可提高模型小鼠血小板数,缩短出血时间及保护肝脏的作用,说明该方有促进骨髓造血作用[18],四君子汤可克服SCM中抑制物质(或因子)的抑制作用,促使CSF_s分泌,提高循环CSF_s水平,进而刺激骨髓造血功能,促进粒/单巨噬细胞系及多向性骨髓祖细胞增殖,加速血细胞生成,成熟或释放。

(3)抗肿瘤与抗突变:本方煎剂对S_{180}荷瘤有抑制作用,延长腹水型S_{180}(A)小鼠的存活时间。用小鼠膀胱癌细胞接种于T739小鼠皮下,四君子汤可抑制小鼠膀胱肿瘤组织生长,诱导肿瘤细胞凋亡,增加死亡受体Fas及FasL的表达[19]。建立荷瘤小鼠(SRS-82瘤株)动物模型,四君子汤可以显著抑制荷瘤小鼠肿瘤生长[20]。

(4)抗应激:四君子汤可对抗常压致小鼠缺氧、亚硝酸钠中毒、氰化钾中毒和结扎颈总动脉致小鼠缺血、缺氧的作用，并能对抗异丙肾上腺素耗氧的影响，提示四君子汤可提高心肌和脑对缺氧的耐受力。四君子汤能增强脾虚小鼠的耐寒力和抗疲劳能力[21]，增加脾虚小鼠肝脏重量，增加大、小鼠肝糖原储量，促进脾虚大鼠肌糖原的恢复；对限制饲料小鼠的肝脏系数及肝脏RNA含量下降有明显改善作用。对过劳和饮食失节造成脾虚模型大鼠的能量供应不足，线粒体及氧化酶减少以及无氧酵解酶活性异常升高的变化有明显纠正作用[22]。

(5)抗脂质过氧化作用：利用荧光偏振技术和荧光法，观察四君子汤对小鼠红细胞膜流动性和血清过氧化脂质及肝组织脂褐素的影响，结果表明该方能降低红细胞膜荧光偏振度，即提高红细胞膜的流动性，减少血清过氧化脂质和肝脏中脂褐素的含量。对小鼠吸入臭氧诱发的自由基反应，四君子汤有促进自由基清除，增强超氧化物歧化酶活力，抑制和降低单胺氧化酶B和血浆、脑、肝脂质过氧化物形成的作用。采用D-半乳糖(D-gal)小鼠亚急性衰老模型，四君子汤能明显降低D-gal诱导衰老小鼠的跳台错误次数和迷宫测试潜伏期，改善衰老小鼠学习记忆能力；影响脑、胸腺和脾的指数；提高血清SOD和GSH-Px活性，减少心、肝、脑组织MDA含量；并能提高心、脑组织端粒酶活性，但对肝组织端粒酶活性无影响[23-25]。本方还可改善D-半乳糖致衰老模型大鼠空间学习记忆能力，降低衰老模型大鼠脑组织中NO、NOS水平[26]。此外，四君子汤可增强垂体-肾上腺皮质系统功能，明显对抗外源性激素对垂体-肾上腺皮质系统的抑制作用，使大鼠肾上腺组织中维生素C含量降低接近正常水平。

【主治】脾胃气虚的纳少、便溏、气短乏力、面色苍白等。

【现代应用】

1. 慢性胃炎　本方加枳壳，鸡内金，黄芪治疗慢性浅表性胃炎；本方合丁香柿蒂汤治疗胆汁反流性胃炎患者有效[27]。

2. 消化性溃疡　四君子汤加减治疗脾胃气虚型胃脘痛、胃及十二指肠溃疡、胃黏膜脱垂有效[28,29]。

3. 结肠炎　以本方加黄芪、当归、元胡、木香等制成健脾灵片剂，治疗慢性溃疡性结肠炎、肠道易激综合征有效[30]。

4. 慢性肝炎　以本方加柴胡、当归、白芍治疗慢性肝炎，用本方加黄芪为基础方治疗慢性活动性肝炎有效。

主要参考文献

[1] 黄树明，等. 四君子汤对大鼠肠推动的影响. 中医杂志，1988，(9)：61

[2] 陈国志，等. 加味四君子汤对脱泻大鼠小肠MMC的影响. 基础医学与临床，1995，15(增刊)：74

[3] 高云芳，姚洋. 不同剂量四君子汤对脾虚证小鼠消化和免疫功能的影响. 中草药，2007，38(4)：558

[4] 彭成，等. 四君子汤对消化、运动、吸收作用的实验研究. 中药药理与临床，1995，11(5)：6

[5] 任平，等. 四君子汤对脾虚模型大鼠胃泌素和前列腺素 E_2 含量的影响. 中药药理与临床，1994，10(6)：7

[6] 卞慧敏，等. 加味四君子汤抗大鼠实验性胃溃疡的作用及机制探讨. 南京中医药大学学报，1995，11(2)：78

[7] 李秋莲，等. 四君子汤对小鼠胸腺组织结构的影响. 辽宁中医杂志，1989，(3)：43

[8] 王乐，等. 四君子汤免疫药理作用的研究进展. 北京中医，1995，(3)：52

[9] 赵琳，等. 四君子汤对 ^{60}Co 照射大鼠免疫功能的影响. 中华微生物学和免疫学杂志，1987，7

(3):189

[10] 吴军，赵凤鸣，王明艳．四君子汤、六味地黄汤对环磷酰胺致小鼠免疫抑制的拮抗作用实验研究．四川中医，2007，25(10):12

[11] 邢燕玲，游俊．四君子汤对脾气虚型慢性萎缩性胃炎大鼠外周血T淋巴细胞亚群的影响．湖北中医学院学报，2007，9(2):15

[12] 郑爱华，李家邦，蔡光先，等．柴胡疏肝散、四君子汤对肝郁、脾虚病人Th细胞分化信号蛋白PKC表达的影响．贵阳中医学院学报，2003，25(4):14

[13] 李传刚，李墨林，舒晓宏，等．四君子汤对膀胱癌荷瘤小鼠化疗中免疫功能的保护作用．大连医科大学学报，2006，28(3):164

[14] 李家邦，陈松，李立新，等．四君子汤对脾虚证模型大鼠淋巴细胞功能的影响．成都中医药大学学报．2001，24(3):31

[15] 赵宁，张皖东，贾红伟，等．四君子汤对利舍平所致脾虚大鼠肠道黏膜TGF-β和TNF-α表达的影响．中国中医基础医学杂志，2007，13(1):44

[16] 梁尚华，路长林，邹军，等．四君子汤对慢性应激大鼠行为学及免疫指标作用的研究．成都中医药大学学报，2005，28(2):38

[17] 裘维焰，魏克民，李践，等．四君子汤增强生物反应调节因子抗肿瘤作用的实验研究．中国中医药科技，2007，14(2):82

[18] 温庆祥，古颖．四君子汤对脾虚患者免疫功能影响．北京中医，2006，25(4):239

[19] 李传刚，李墨林，舒晓宏，等．四君子汤通过Fas受体诱导小鼠膀胱癌细胞凋亡．肿瘤防治杂志，2005，12(20):1539

[20] 李乐红，等．"脾气虚"大鼠骨骼肌细胞化学研究．中国医药学报，1990，5(5):16

[21] 陈达理，等．四君子汤对荷瘤小鼠抑瘤和诱导肿瘤细胞凋亡的实验研究．山东中医杂志．2004，23(4):228

[22] 丛丽．四君子汤延缓衰老作用的现代研究进展．长春中医学院学报，2003，19(3):119

[23] 李海波，等．四君子汤抗衰老的药理作用研究．辽宁中医药大学学报，2006，8(5):49

[24] 成文利，等．四君子汤及拆方对D-半乳糖诱导衰老小鼠学习记忆调节作用的影响．中药材，2008，31(7):1039

[25] 杨靖，等．四君子汤对D-半乳糖衰老模型小鼠心、肝、脑组织MDA含量及端粒酶活性的影响．中国中西医结合杂志，2005，25(6):531

[26] 刘梅，等．四君子汤和右归饮对衰老大鼠学习记忆能力及自由基水平的影响．中药新药与临床药理，2006，17(3):164

[27] 吴培俊，等．丁香柿蒂汤合四君子汤治疗胆汁血流性胃炎的疗效观察．实用中西医结合杂志，1990，3(3):152

[28] 张道杰，等．四君子汤治疗脾气虚血胃肠病疗效评估．中国医药学报，1995，10(1):49

[29] 王松筠，等．四君子汤治疗胃黏膜脱垂30例．人民军医，1995，(1):36

[30] 陈治水．健脾灵片治疗慢性溃疡性结肠炎．中医杂志，1987，28(10):28

六 君 子 汤

本方来源于《妇人良方》，由人参、白术、茯苓、甘草、陈皮、半夏组成。

【功效与药理】

1. 益气健脾　六君子汤是在四君子汤基础上加陈皮、半夏组成，具有良好的益气健脾功效。这一功效主要与影响消化系统作用、调节免疫有关。

(1)调节胃肠道运动：六君子汤水提液可抑制家兔离体十二指肠自发活动，对乙酰胆碱或肾上腺素引起的离体十二指肠痉挛性收缩或抑制有拮抗作用；对寒热引起的肠管运动失常有明显的调整作用，可使低温环境中的离体肠管运动增强，高温状态下离体肠管的运动增强得以恢复[1]。香砂六君丸水提液皮下注射可明显抑制小鼠胃对甲基橙的排空作用。小肠推进试验表明，该方明显抑制小鼠小肠炭末推进距离，对抗新斯的明致小鼠小肠推进运动亢进，但本方对盐酸吗啡引起的小肠推进运动减慢无明显的影响。离体肠管运动试验表明，该方对乙酰胆碱、氯化钡引起家兔离体回肠强直性收缩均有拮抗作用，对组胺致豚鼠离体回肠痉挛性收缩也有拮抗作用[2]。

本方能明显改善胃排空功能，增加胃黏膜血流量，但其对消化道运动功能方面的作用机制不是直接作用于消化道平滑肌，促进乙酰胆碱释放，而是影响平滑肌毒蕈碱受体，作为M_1拮抗剂或者M_2激动剂起作用，还可能与Ca^{2+}等第二信使有关。大鼠灌胃该药后胃排空亢进，血清胃泌素升高，且胃前庭部的收缩运动亢进，张力增加，其收缩波形与外源性胃泌素引起的收缩运动相似。六君子汤能改善帕金森氏症患者不规则的胃排空运动，稳定血浆L-多巴的浓度，延长L-多巴作用的有效时程[3]，还能使脑脊液中单胺代谢产物(5-HIAA)浓度明显增加。其作用机制可能是：①改善左旋多巴在体内的吸收过程；②促进脑内5-羟色胺的代谢。

(2)抗胃黏膜损伤、抗溃疡：采用大鼠胃空肠吻合9周形成实验性反流性胃炎，香砂六君子汤能抑制胃黏膜水肿、充血及瘀血等病变，减轻炎症细胞浸润及腺体增生性改变，减少肠上皮化生的发生例数[4]。采用水杨酸钠灌胃诱发大鼠胃黏膜损伤的同时，再用“饥饱失常”、“劳倦过度”的方法制造出脾气虚证模型，香砂六君子汤有抗胃黏膜损伤，增加胃窦G细胞数，对胃肠内分泌系统有一定的调节作用[5]。香砂六君子汤十二指肠给药可显著增加大鼠胃壁结合阿利新蓝的量，提示该方有促进胃黏膜分泌作用[6]。本方提取剂(TJ-43)可减少胃黏膜表面的出血性病变，降低溃疡指数，增加胃黏蛋白的量，具有抗溃疡作用。

(3)调节免疫功能：六君子汤可提高正常小鼠、免疫抑制小鼠血清溶血素水平；提高腹腔巨噬细胞、脾细胞自发及经LPS刺激后产生的NO的水平；促进脾淋巴细胞增殖，增加脾细胞增殖的刺激指数(SI)；提高免疫抑制小鼠腹腔巨噬细胞吞噬能力[7]。

2. 其他作用

(1)抗肿瘤作用：本方对Lewis肺癌的皮下生长，肺转移癌形成有明显的抑制作用，可延长带瘤小鼠的存活时间，提高巨噬细胞的吞噬指数和吞噬百分数，同时也使NK细胞活性增强。表明其抗肿瘤作用可能是通过提高机体免疫功能而发挥作用。给膀胱癌患者口服六君子汤，结果表明，服药前后白细胞、淋巴细胞等未见明显变化，但诱导/辅助T细胞、抑制细胞毒T细胞、抑制诱导T细胞、杀伤细胞活性发生变化。表明六君子汤具有生物反应调节剂(BRM)的作用。

(2)抗炎作用：采用改良烟熏、气管滴加脂多糖及中医证型造模法复制脾气虚型慢性阻塞性肺疾病(COPD)大鼠，六君子汤可改善模型动物气道病理，减轻上皮细胞变性坏死、炎细胞浸润及肺大泡数量。还可降低核因子κB和γ-谷氨酰半胱氨酸合酶在支气管和肺泡上皮细胞、平滑肌细胞以及炎性细胞表达[8,9]。

【主治】脾胃气虚兼有痰湿证，如不思饮食，恶心呕吐，胸脘痞闷，大便不实，或咳嗽痰多稀白等症。

【现代应用】

1. 胃炎、消化性溃疡　延芍六君子汤治疗胃脘痛[10]，六君子汤加味治疗脾虚气滞型胃痞[11]，急性及慢性胃炎急性发作期有效[12]。

2. 肝硬化　以归芍六君子汤治疗肝炎后肝硬化、药物性肝硬化、酒精性肝硬化症状均有不同程度的改善。

3. 慢性肾炎　香砂六君子汤治疗慢性肾炎氮质血症，经治疗后恶心呕吐症状消除，其他自觉症状显著好转[13]。

4. 慢性支气管炎　六君子汤加菟丝子、生姜、五灵脂、丹参治疗证属脾虚痰饮瘀阻型慢性支气管炎有效[14]。

5. 妊娠呕吐　用本方加味治疗妊娠恶阻 100 例取得较好疗效。

6. 肿瘤　以六君子汤为主方，随症加减治疗恶性肿瘤放疗副作用，未见有较重的全身反应发生，基本上完整地接受了放疗过程。食管癌术后患者给予六君子汤提取剂治疗，给药 4 周后的食欲不振、腹部胀满、腹部不适、恶心、呕吐、反流症状、吞咽困难、大便异常等术后主诉均得以改善。

7. 其他　香砂六君子汤加味治疗乳糜尿有效[15]。六君子汤加减治疗二尖瓣脱垂综合征有效[16]。

主要参考文献

[1] 林安素．六君子汤对家兔离体十二指肠运动的影响．南京中医学院学报，1989，(1)：36

[2] 邵庭萌，等．香砂六君丸对胃肠运动的影响及毒性．中药药理与临床，1990，6(2)：5

[3] Hlya，Y，胡素坤．六君子汤对外周 L-多巴/D-多巴治疗效果不稳定的帕金森氏病患者的作用．国外医学．中医中药分册．1992，14(6)：1

[4] 侯家玉，等．三种方剂水煎液对大鼠实验性反流性胃炎保护作用的研究．中国中药杂志，1992，(11)：682

[5] 谢海青，等．香砂六君子汤抗大鼠胃黏膜损伤并脾气虚证实验研究．云南中医学院学报，1992，15(3)：15

[6] 凤良元，等．香砂六君子汤对动物胃功能的影响．中西医结合杂志，1992，12(1)：35

[7] 张晓莉，唐小云，宋宝辉，等．六君子汤上调小鼠免疫功能的机制．细胞与分子免疫学杂志，2005，21(6)：784

[8] 张伟，邵雨萌，张心月．六君子汤治疗慢性阻塞性肺疾病的实验研究．山东医药，2006，46(32)：14

[9] 张伟，邵雨萌，张心月．六君子汤对慢性阻塞性肺疾病大鼠核因子 κB 和 γ-谷氨酰半胱氨酸合酶表达的干预作用．江苏中医药，2007，39(4)：57

[10] 韩向明，等．延芍六君子汤治疗 123 例慢性胃脘痛．安徽中医学院学报，1987，(1)：25

[11] 李学武．枳朴六君子汤治疗胃痞 78 例．陕西中医，1993，14(7)：298

[12] 姚同新．六君子汤治疗急性胃炎及慢性胃炎急性发作期的临床评价．国医论坛，1992，7(5)，47

[13] 范丽娟．香砂六君子汤加减治疗慢性肾炎氮质血症 30 例．辽宁中医杂志，1986(7)：26

[14] 周光英．六君子汤加味治疗慢性支气管炎 30 例观察．重庆医学，1994，23(5)：309

[15] 高松山，等．香砂六君子汤加味治疗乳糜尿 52 例．浙江中医杂志，1993，28(2)，55

[16] 李时朴，等．六君子汤加减治疗二尖瓣脱垂综合征 13 例临床观察．福建中医药，1994，25(2)：10

保　元　汤

本方来源于《博爱心鉴》，由黄芪、人参、炙甘草、肉桂、生姜组成。

【功效与药理】

1. 益气回阳　保元汤具有良好的益气回阳作用，常用来治疗真阳脱失、四肢厥冷、脉微欲绝之证。《医宗金鉴》中记载："血脱须补气、阳生则阴长、有起死回生之功，故名之为保元也。"又谓"方用黄芪保在外一切之气，甘草保在中一切之气，人参保上、中、下、内、外一切之气,诸气治而元气足矣。”保元汤益气回阳作用主要表现在其抗休克作用上。

本方可降低大肠杆菌内毒素致大鼠休克死亡率,保护内毒素所致心电图改变,缩短QRS综合波宽和P-R间期,降低T波电压。本方抗内毒素性休克的机制可能与其改善外周循环,增加冠脉流量及轻度的升压作用有关[1]。通过病理变化观察抗休克作用,模型组小鼠100%发生瘀血,其中以肝、脾、肺、肾常见;64%发生坏死,主要见于小肠和肝脏;33.3%发生肝窦微血栓;给药组动物仅有肝、肺、肾轻度瘀血和间质性炎症,个别有变性和坏死,未见微血栓。说明本药具有保护内脏、抗休克的作用。切除肾上腺、垂体或用大剂量氯丙嗪、戊巴比妥处理动物,则保元汤抗休克作用消失,提示其保护作用是通过增强肾上腺皮质功能而实现的。

2. 益气扶正 《删补名医方论》中记载:“治男妇气虚之总方也”。保元汤具有保守元气,扶正固本之功,常用于虚损劳怯,元气不足之证。保元汤益气扶正作用主要与其增强免疫功能有关。

本方对于内毒素致小鼠网状内皮系统清除功能抑制有显著保护作用。对胰岛素性低血糖大鼠的网状内皮系统活性抑制也有对抗作用,同时升高血糖含量,缩短清除炭粒时间。本方能显著提高小鼠腹腔巨噬细胞的吞噬指数,并能提高^{51}Cr释放率。在实验性自身免疫性肝病的研究中发现,保元汤可增加T淋巴细胞集落数,升高T淋巴细胞生成功能。进一步研究发现,高浓度保元汤明显抑制T淋巴细胞在有丝分裂作用下DNA合成,低浓度有促进T淋巴细胞增殖作用。观察本方对增生性肾炎(CGN)脾肾两虚型患者T细胞集落(TL-FU)及T细胞亚群作用发现,该方能使T细胞亚群分布恢复平衡,拮抗血清免疫抑制因子,提高T细胞的增殖分化能力,增强细胞免疫功能。

3. 其他作用

(1)对心血管系统的影响:本方能明显提高急性心肌梗死犬的每搏与每分钟冠脉流量。用同位素^{90}锝积率法测定其心脏射血分数、上腔静脉-肺动脉循环时间,本方能增加冠心病患者心脏射血分数,延长上腔静脉-肺动脉循环时间.表明本方能改善心泵功能,有利于心肌梗死及内毒素休克的救治[2]。本方可改善阳虚患者外周循环,使外周搏动性血流量增加,但不改变心率和血压,说明本方在增加心脏泵血功能的同时,不增加心肌耗氧量。

(2)改善血液系统功能:保元汤可提高对苯、辐射致再障小鼠CFU-GM、CFU-E、BFU-E的产率;MTT法结果也提示保元汤对射线损伤的小鼠骨髓具有刺激造血的作用[3]。

(3)改善肾功能:保元汤可显著降低肾切除大鼠血清Scr,BUN的含量[4]。保元汤可降低慢性肾功能衰竭(CRF)患者的血清肌酐,升高血红蛋白.对抗CRF血清对正常骨髓红系集落形成的抑制作用,且Hb与红系集落形成呈正相关,与血肌酐呈负相关,提示保元汤改善CRF贫血与提高红系造血祖细胞增殖、分化能力及降低血肌酐有关[5]。保元汤降低慢性肾炎患者尿蛋白、血肌酐、脂质过氧化物(LPO),升高血清白蛋白及血红蛋白含量[6]。

【主治】虚损劳怯,元气不足之证。如倦怠乏力,少气畏寒;小儿痘疮,阳虚气陷,血虚浆清,不能发起灌浆者。

【现代应用】

1. 冠心病、心肌梗死 本药对冠心病、心肌梗死有较好的治疗作用,增加冠心病患者的心脏射血分数,改善阳虚型心肌梗死患者的外周循环。保元汤加川芎、丹参等治疗冠心病心绞痛,治疗后心悸怔忡、胸痛、胸闷、气短乏力、头晕、畏寒肢冷,自汗或冷汗等临床症状均显著好转。

2. 血液系统疾病　本药治疗白细胞减少症有效[7]。

3. 肾脏疾病　保元大黄汤治疗慢性肾衰，能保护肾功能，改善疲劳乏力、腰膝酸软、纳差、性功能障碍和精神抑郁症状。

4. 其他　本方在防治术后肠麻痹和肠粘连方面具有一定的作用。

主要参考文献

[1] 胡绍添，等．保元汤对内毒素性休克动物的影响．中西医结合杂志，1983，3(1)：39

[2] 张家鹏，等．保元汤对冠心病患者心脏射血分数的影响．中医杂志，1982，23(10)：68

[3] 喻红，等．保元汤对再障小鼠骨髓造血细胞的刺激增殖作用．中成药，2001，23(5)：353-355

[4] 高一鹏．保元汤对大鼠肾衰模型的影响．实用中西医结合杂志，1993，6(10)：596

[5] 金一平，等．保元汤对慢性肾衰患者红系祖细胞的作用及临床疗效观察．中国中西医综合杂志，1992，12(8)：461

[6] 金一平，等．保元汤对慢性肾衰患者血清脂质过氧化物水平和维生素 E 含量的影响．中国中西结合杂志，1993，13(3)：158

[7] 王海，等．保元汤治疗白细胞减少症 120 例．北京中医杂志，1992，(2)：33

生　脉　散

本方来源于《内外伤辨惑论》，由人参、麦冬、五味子组成。

【功效与药理】

1. 回阳救逆，补虚固脱　《内经》中记载："大气积于胸中，则肺主之。"本方作用主要有改善心功能，增加冠脉流量，抗心肌缺血，调整心肌代谢，降低耗氧量，保护心肌细胞，改善微循环，抗休克，调节血压，抗心律失常等。

(1)改善心功能：本方可使家兔离体心室乳头肌收缩力明显增强，收缩幅度增大，并可提高心肌细胞兴奋性，延长不应期，降低自律性，提高麻醉兔心脏的收缩幅度。血流动力学研究表明，本方可增强心脏泵血功能，在改善心脏功能、增加心排出量的同时，对心脏前负荷及收缩敏捷度影响不明显，但可轻度降低外周阻力[1]。生脉散注射液可使扩张型心肌病患者，原发性扩张型心肌病伴慢性心衰患者以及冠心病伴有气虚患者的心肌收缩力增加，收缩幅度增强，心排出量增加，改善受损心脏的收缩功能及左心室的顺应性，降低左室舒张压，减少心肌耗氧量。增加患者运动耐量，但不增加心肌耗氧量[2,3]。给慢性充血性心衰(CHF)患者静脉推注生脉液后，患者心脏的收缩及舒张功能指标明显改善，且左室收缩功能的改善与心衰严重程度有关，重度心衰患者改善更明显，而患者心率、血压无明显变化，说明应用生脉液后不引起心肌耗氧量的增加[4]。生脉液能提高冠心病及急性心肌梗死(AMI)患者左室射血分数，改善 AMI 患者左室功能，延长 LVET，缩短 ICT，减小 PEP/LVET 比值，增大 LVET/ICT 比值，使 MET、MST、IRP、SF、RF 有所延长，SF/RF 稍有增大，HR 明显减慢，BP 略有下降，心肌耗氧量(MVO_2)明显降低。应用心导管(Swan-GanZ 热稀释气囊导管)观察本方对 AMI 患者血流动力学的影响，给药后可提高心排出量(CO)，心率(HR)无明显变化，增加搏出量(SV)，降低体循环血管阻力(SVR)，增加心脏每搏作功，HR 与收缩压乘积略有减少[5]。

(2)抗心肌缺血：生脉散煎剂延长大鼠缺血心脏的存活时间和大鼠自腹主动脉剪断出血至心脏停搏的时间。生脉液可降低急性心肌梗死犬左心室舒张末期压，升高心内膜下区灌流压。从家兔左心室一次采全血的三分之一，造成急性心肌缺血的动物模型，本药可使心肌缺血的心电图变化恢复正常。也可预防结扎冠状动脉左前降支(LAD)家兔心电图的各项指标变化，降低梗死心肌的绝对重量及梗死心肌占全心室心肌重的百分数[8]。生脉散注射液可降低急性心肌梗死患者左心室舒张末期压，升高心内膜下区灌注压，改善急性缺血区心肌血流量，从而改善氧的利用[3]。用异丙肾上腺素及常压缺氧的方法造成小鼠急性心肌缺氧，生脉液可使心脏中的脱氧核糖核酸(DNA)合成率显著提高，此作用可被普萘洛尔减弱，因此认为本药提高心肌 DNA 的作用可能是通过 β 受体而起效的。这一作用对促进心肌细胞恢复及保护缺氧条件下的心肌细胞都很重要。体外实验研究表明，丝裂霉素(MMC)可使心肌细胞释放至培养基中之乳酸脱氢酶(LDH)量显著升高，而加入生脉液则可显著对抗 MMC 这一毒性。整体实验中也可见 MMC 可使小鼠心肌超显微结构明显改变，生脉液可显著拮抗 MMC 所致小鼠心肌的超显微结构改变，特别是对肌原纤维及细胞核之损伤有明显保护作用。由于 MMC 对 DNA 合成的抑制可能是造成心肌损伤的主要机制，故可认为生脉液对抗 MMC 所致心肌细胞 DNA 合成抑制作用，是其抗 MMC 致心肌损伤的主要机制之一[8]。本方可改善心肌能量代谢，明显提高严重缺氧心脏的 ATP 含量，降低 ADP/O 比值及呼吸控制指数(RCI)值，即生脉液能降低氧化磷酸化效率和解耦联作用。复方生脉针剂(生脉散加附子)可使缺氧小鼠(模拟 8000 米高度缺氧 1 小时)血液中 2,3-DPG 含量较单纯缺氧组明显升高，说明本方还能通过增加全血 2,3-DPG 水平来达到增强机体耐缺氧能力[9]。本方也可提高正常大鼠全血、红细胞、血红蛋白的 2,3-DPG 含量，对于缺氧状态 8 小时的动物，本方不仅可显著提高血中 2,3-DPG 含量，还能显著提高血液 PaO_2、SaO_2，使 $PaCO_2$ 明显降低。冠心病患者红细胞 2,3-DPG 含量明显高于正常人，注射本药后可使其 2,3-DPG含量明显降低，且 PaO_2、SaO_2 明显增加，$PaCO_2$ 明显降低。这一结果说明，在缺氧时本方不仅可以调节 2,3-DPG 的浓度，还可使红细胞的摄氧、带氧的能力提高，从而提高机体的耐缺氧能力[10]。

(3)保护心肌细胞：生脉散对心肌细胞缺氧后再给氧造成的损伤有较好的防治作用，使心肌酶活力明显恢复，可能还具有提高线粒体呼吸链功能，改善细胞能量代谢活动，抑制氧自由基生成和抗脂质过氧化作用[11]。显著降低含氧灌注心肌、缺氧心肌大鼠 MDA 含量，并能降低缺氧后再给氧心脏的 MDA 含量。本方也能降低含氧灌注和缺氧再给氧灌注大鼠离体心肌过氧化脂质 MDA 含量，还能增高老龄小鼠心肌、肝脏 SOD 活性。

核素标记的放射自显影方法研究本方对结扎家兔冠状动脉前降支及大鼠腹腔注射脑垂体素造成心肌梗死动物模型的作用，表明生脉散可促进损伤心肌 DNA 的合成，加速损伤心肌的修复[12]。生脉液静脉注射，对结扎冠状动脉前降支犬的左心室收缩期与舒张期的末梢冠脉压力均无明显改变，明显降低左心室舒张末期压，升高心内膜下区灌流压。由于心内膜下区心肌需要较大的血流量及供氧量，而急性缺血心肌内膜下区灌流压是舒张期末梢冠脉压力与左心室舒张末期压之差，本药可使后者降低，从而使心内膜下区灌注压显著升高，说明可改善急慢性缺血心肌的血流量[13]。

(4)改善微循环、抗休克：本方对大分子右旋糖酐(HMWD)所致微循环障碍和弥散性血管内凝血有较好的保护作用，降低大鼠死亡率。静脉给药可明显对抗 HMWD 引起的全血比黏度及血细胞比容的升高，升高血小板计数、纤维蛋白原含量。结果显示本药不仅可改善微循环，还可阻止血管内 DIC 的产生[14]。

本方对多种实验性休克都有保护效果。可使烧伤犬休克出现时间明显推迟，维持血压，延长死亡时间[15]；对剪断股动脉造成家兔失血性休克，明显延长其存活时间，缩短动物出血时间，减少出血量；显著提高静脉注射橄榄油致休克家兔的存活率，降低休克状态下的中心静脉压；延长热水烫伤小鼠休克死亡的存活时间，提高烫伤后不同时间的存活率；还可延长剪断腹主动脉致急性失血大鼠的心脏停搏时间；延长剪断肠系膜动脉致肠缺血性休克家兔的存活时间；对大肠、痢疾或金黄色葡萄球菌所致的小鼠致死性感染也有明显的保护作用，降低动物死亡率；采用内毒素合并D-氨基半乳糖造成大鼠感染性休克模型，生脉注射液对休克动物有一定的保护作用，使血压维持在一定水平[16]；生脉散注射液对内毒素所致的小鼠休克死亡也有保护作用，降低死亡率，延长死亡时间，其作用与兴奋网状内皮系统吞噬活性有关[17]。生脉散可升高失血性休克大鼠血浆糖皮质激素含量，提高肝细胞糖皮质激素受体结合容量和受体特异结合位点，增加糖皮质激素受体解离常数。结果提示，生脉散增强休克时糖皮质激素受体的功能为其抗休克的机制之一[17]。本方对高血压患者可使其血压降低，而对休克等低血压状态则可使其升高，对正常血压多无明显影响。

(5)抗心律失常：生脉散口服液能对抗电刺激下丘脑引起的心律失常及氯化钙引起的大鼠、小鼠心室颤动[18]。本药的酒精沉淀物亦有明显的对抗脑垂体神经素引起的家兔心律失常的作用。

2. 益气活血　气为阴，火为阳，气与血有阴阳相随，互为滋生，互为依存的关系。气之于血，有推动、化生、温煦、统摄的作用。本方以人参补气，即所以补肺，肺朝百脉，肺气充，则百脉通。本方的补气活血的作用主要表现在增强免疫功能，增强垂体肾上腺皮质功能，改善血液流变性的作用。

(1)增强免疫功能：生脉注射液增加大鼠外周血白细胞、嗜中性及单核细胞、淋巴细胞和淋巴细胞酸性α-萘酚醋酸酯酶(ANAE)阳性细胞数；可激活单核-巨噬细胞系统(MFS)的吞噬功能，并可显著抑制家兔皮肤被动过敏反应(PCA)；提高小鼠网状内皮系统(RES)对胶体惰性炭粒的吞噬能力，增高吞噬指数K及吞噬系数a，增加脾脏重量。对胶体炭粒封闭RES的小鼠，本方激活RES的作用不受阻断。内毒素可损害RES，降低其吞噬活性，本方对内毒素所致RES损害有保护作用，增强小鼠吞噬活性[16]。此外，本方对荷瘤动物RES也有明显的激活作用。生脉注射液可抑制IgE抗体引起的过敏介质释放，但对健康人血清免疫球蛋白无明显影响，给药前后血清中IgG、IgA、IgM无明显差异。生脉散口服液也能显著改善机体免疫功能和刺激骨髓造血功能。用注射给予环磷酰胺的方法形成小鼠白细胞减少模型，生脉散可增加模型小鼠外周血白细胞、网织红细胞、骨髓有核细胞数，提高淋巴细胞转化指数，升高肿瘤坏死因子-α(TNF)、白细胞介素-6(IL-6)活性[18]。

(2)增强垂体-肾上腺皮质功能：生脉液可降低正常大鼠肾上腺中维生素C含量，此作用随给药次数的增加而减弱，但血浆皮质酮含量却明显高于对照组，同时其腺垂体中ACTH含量也较高，提示本药连续注射对正常动物不仅能使血浆皮质类固醇保持高浓度，提高腺垂体ACTH的合成和释放过程，而且还能使腺垂体有较多的ACTH储备。本药在兴奋肾上腺皮质功能的同时，不引起胸腺萎缩、肾上腺增大或萎缩，因此不会出现因胸腺萎缩而造成机体免疫功能抑制。这也是有别于ACTH肾上腺皮质激素及其他许多兴奋肾上腺皮质功能中药及合成药的特点之一[19]。生脉液能降低大鼠外周血白细胞糖皮质激素受体(GCR)的含量。糖皮质激素参与靶细胞中GCR的"反向调节"，因此本药引起的GCR含量降低可能是内源性糖皮质激素水平升高后导致"反向调节"的结果[20]。

(3)改善血液流变性、抗血栓形成：冠心病患者口服本药后，可使ADP诱导的血小板黏附率(PAGT)明显降低，血浆β凝血球蛋白(BTG)、6酮前列腺素F1a(6-Keto-PGF1a)、血栓素B_2(TXB_2)也都明显下降，血小板第4因子(PF_4)、TXB_2/6KPGF$_{12}$比值无明显变化。表明本药对血小板聚集及释放功能有抑制作用，其作用部位可能在环加氧酶或其以上部位。生脉液对外凝及内凝系统均有抑制作用，延长血浆凝血酶原时间及凝血酶原消耗时间，还能抑制家兔体外血栓形成时间，减轻血栓湿重，减少血栓长度，有一定的促纤溶作用[21]。用食饵性动脉粥样硬化(AS)模型研究生脉散对家兔主动脉内膜AS斑块形成的影响，结果表明，本药对AS斑块中内膜增生、结缔组织生成和脂质沉积均有明显的抑制作用。喂饲法建立高脂血症大鼠模型，生脉散可降低大鼠血浆胆固醇(TC)、甘油三酯(TG)，升高高密度脂蛋白(HDL-C)，减少MDA含量，增强SOD及GSH-Px活性，降低血液黏度、红细胞和血小板聚集能力[22]。相关研究表明，生脉散口服液能够调节血脂代谢、改善血流状态、清除氧自由基，对高脂血症和心血管系统疾病有一定的治疗作用。

3. 其他作用

(1)抗炎：生脉散对角叉菜胶及蛋清所致大鼠足肿胀有明显抑制作用。但切除双侧肾上腺后，对大鼠蛋清性足肿胀的抑制作用完全消失。生脉注射液对组胺致小鼠及家兔皮肤毛细血管通透性增加有抑制作用，对^{60}Co-γ射线全身照射致小鼠毛细血管通透性增加亦有显著的对抗作用，并能促进人体皮质醇的分泌(但不影响体内糖皮质激素分泌的昼夜节律)，降低血浆中PGE的水平[17]。

(2)改善肝功能：在犬肝缺血再灌注损伤实验中，本方能降低肝组织中MDA及ALT，减少肝细胞变性、坏死程度，升高SOD活性。

(3)镇静、解热、镇痛：生脉散对中枢兴奋药有不同程度对抗作用，提高咖啡因、戊四氮的半数致死量。对士的宁、戊四氮所致小鼠惊厥无明显对抗作用，但能延长士的宁惊厥小鼠的死亡时间，延长戊四氮致惊厥的潜伏时间。生脉散对小鼠运动协调性和肌力无明显影响，但能显著减少其自主活动数，并具有量效关系与时效关系。本方能加强戊巴比妥钠和水合氯醛对中枢神经系统的抑制作用，延长两者致小鼠的睡眠时间，与苯丙胺合用，有明显的拮抗作用。生脉饮口服液能明显提高小鼠的耐高温和耐低温能力，降低高温和低温环境小鼠的死亡率。生脉散及其醇沉物对正常大鼠及家兔体温均无明显影响。但能降低家兔注射伤寒甲乙三联菌苗(0.5ml/kg)所致的发热。生脉注射液能明显减少醋酸致小鼠扭体次数。

(4)抗突变及抗癌：生脉散可降低由环磷酰胺引起的小鼠骨髓微粒率升高，降低香烟烟雾吸入引起的小鼠微核升高，抑制香烟烟雾引起的肺组织严重炎症。生脉液对移植性肿瘤的生长无明显抑制作用。但若用本药液预先处理癌细胞，然后再接种于小鼠右腋皮下，同时腹腔给药，结果发现本药对艾氏腹水癌(EAC)、小鼠肉瘤180(S-180)的生长有十分明显的抑制作用[20]。

(5)抗氧化：建立大鼠脑缺血-再灌注模型，用生脉散及其各种拆方配伍的水溶液十二指肠注入进行干预。用电子自旋共振(ESR)技术测定羟自由基清除率，用改良的硫代巴比土酸(TBA)测定过氧化脂质(MDA)，用DTNB直接显色法测定谷胱甘肽过氧化物酶(GSH-Px)。结果显示，生脉散能明显清除脑缺血-再灌注损伤过程中产生的丙二醛，对羟自由基有良好的清除作用，并提高脑组织及血浆中的GSH-Px的活性。生脉散的拆方配伍也有清除自由基、防治缺血-再灌注引起的脑损伤，但作用均比生脉散全方弱。结果提示，生脉散可以通过抗氧化、清除自由基来干预缺血-再灌注损伤引起的脑组织损伤[23]。^{60}Co γ射线一次性全身照射，建立肠辐射损伤模型，生脉散可提高十二指肠、空肠和回肠段的孤腺存活率，减少肠组织丙二醛(MDA)含量，提高GSH-Px及SOD活性，升高IL-2、IL-4、IL-6、IL-11水平。

【主治】暑热汗多，耗气伤液。体倦气短，咽干口渴，脉虚细。久咳肺虚，气阴两伤。呛咳少痰，气短自汗，口干舌燥，苔薄少津，脉虚数或脉虚细。

【现代应用】

1. 急性心肌梗死　生脉注射液治疗急性心肌梗死有效，缓解心前区疼痛和乏力[24,25]。

2. 休克　生脉散注射液有强心作用，能增加心肌糖原和核糖核酸含量，改善缺血心肌的合成代谢[26]。生脉注射液治疗感染性休克患者，明显改善或消除冷汗、惊厥、发绀、呼吸加快、心率加快等症状[27]。

3. 低血压　本方加味治疗低血压、高原低血压有效[28,29]。

4. 心律失常　应用生脉散注射液治疗病窦综合征、房室传导阻滞有效[30]。以生脉散为主治疗心律失常，对急性心肌梗死并发Ⅰ、Ⅱ、Ⅲ度房室传导阻滞、窦性心动过缓、窦性心动过速疗效较好[31,32]。

5. 肺心病　应用生脉饮治疗肺心病并发高黏血患者有效[30]。生脉饮口服可明显改善肺心病患者气喘、咳嗽、咯痰、心悸症状，减少感冒次数及肺心病发作次数[33]。

6. 克山病　加味生脉散配合电针穴位治疗克山病有效。

7. 心力衰竭　在强心、利尿剂基础上加用生脉液治疗充血性心力衰竭 50 例，显效 28 例，有效 18 例，无效 4 例（其中 2 例死亡），总有效率 92%[34,35]。

8. 心肌病　生脉散加味治疗心肌病，能改善扩张型心肌病患者左室收缩功能及提高运动耐量[36]。

主要参考文献

[1] 张尊仪，等．生脉注射液对麻醉动物血流动力学及心肌耗氧的影响．华西药学杂志，1986，(2)：86

[2] 燕纯伯，等．生脉液对心肌病左心室收缩功能的影响-用收缩时间间期和超声心动图评价．四川医学院学报，1983，14(4)：377

[3] 廖家桢，等．生脉散对冠心病心绞痛患者左心室功能的影响．中医杂志，1981，22(6)：424

[4] 张均华，等．生脉散注射液对急性心肌梗死不同血流动力学分型的效应．中华内科杂志，1985，(11)：651

[5] 何友作，等．生脉液对慢性充血性心衰的急性血流动力学作用的超声心动图研究．四川中医，1993，(5)：11

[6] 张多能，等．生脉液对心肌梗死疗效的实验研究．四川医学院学报，1984，15(2)：131

[7] 周敏．生脉散加味对离体大鼠心肌缺氧、缺氧后再灌注损伤的影响．中药药理与临床，1988，4(3)：19

[8] 李连达，等．生脉液对丝裂霉素 C 心肌细胞毒性作用的影响．中国药理通讯，1984，1(3、4)：162

[9] 李慕琴．抗心梗合剂、复方生脉针增强机体缺氧耐力作用机制的初步探讨．中药通报．1983，8(2)：37

[10] 廖家桢，等．生脉散对红细胞 2，3-二磷酸甘油酸作用的初步研究．中药药理与临床，1986，2(1)：25

[11] 姚睦，等．心肌细胞再给氧损伤机制及生脉散防治作用的实验研究．中华医学杂志，1988，68(6)：313

[12] 季亚民．生脉散对实验性心肌梗死修复作用的影响(摘要)．中西医结合杂志，1985，5(6)．346

[13] 李锐松，等．生脉液对急性心肌梗死犬的血流动力学的影响．中医杂志，1983．24(1)：72

[14] 宋荣顺．生脉散对大分子右旋糖酐所致微循环障碍和弥散性血管内凝血的影响．辽宁中医杂志，1984，(12)：36

[15] 鲁开化,等．生脉注射液、桃红四物注射液对犬烧伤休克的防治作用．中药药理与临床,1987,3(3):4

[16] 丁永芳,等．生脉注射液对感染性休克大鼠血压的影响．时珍国医国药,2008,11(2):22

[17] 廖泽云,等．生脉散对小鼠免疫和造血功能影响．中国公共卫生,2007,23(9):13

[18] 楚延,等．生脉注射液对内源性糖皮质激素水平的影响．中成药研究,1983,(10):25

[19] 邓文龙,等．生脉注射液的药理作用研究．中药药理与临床,1987,3(1):22

[20] 叶松柏,等．生脉注射液对大鼠外周血白细胞糖皮质激素受体(GCR)含量的影响．中药药理与临床,1988,4(2):28

[21] 许青援,等．生脉注射液对家兔体外血栓形成及凝血系统功能的影响．中西医结合杂志,1986,6(7):428

[22] 廖泽云,等．生脉散对实验性高脂血症大鼠血液流变学及抗氧化作用的实验研究．辽宁中医杂志,2007,34(10):1478

[23] 丰平,等．生脉散抗氧化、清除自由基作用研究．中药药理与临床,2006,(22):18

[24] 严复圭,等．中药治疗急性心肌梗死 36 例．陕西中医,1992,13,(9):389

[25] 任风梧,等．生脉注射液治疗冠心病心绞痛 52 例临床观察．黑龙江中医药,1995,(2):32

[26] 陆江,等．生脉注射液治疗慢性心力衰竭疗效观察．中西医结合心脑血管病杂志,2008,2(10):1142

[27] 张泰怀,等．生脉注射液治疗感染性休克．中西医结合杂志,1983,3(1):10

[28] 王风桥,等．生脉散加味治疗低血压 112 例．河北中医,1993,15(2):11

[29] 邹恂达,等．生脉散治疗高原低血压 30 例临床观察．人民军医,1984,(6):34

[30] 蒲绥春,等．生脉散静滴治疗房室传导阻滞 30 例临床报告．湖南中医杂志,1994,10(2):11

[31] 周约伯．生脉散治疗心律失常 36 例的临床观察．天津医药,1983,(1):43

[32] 吴德诚,等．生脉散注射对心率缓慢型心律失常的疗效观察．成都中医学院学报,1981;(2):52

[33] 哈孝圣,等．生脉饮治疗肺心病并发高黏血症疗效观察．天津医药,1992,(4):27

[34] 金焱．生脉散治疗呼吸系统疾病的临床及实验研究概况．山东中医杂志,1995,14(5):286

[35] 白玉莲,等．生脉散静滴治疗病窦综合征 50 例临床报告．中医药研究,1995,(1):27

[36] 何友作,等．生脉液在充血性心力衰竭治疗中的作用．四川中医,1992,(6):29

四 物 汤

本方出自《太平惠民和剂局方》,由当归、川芎、白芍及熟地四味药组成。

【功效与药理】该方是治疗各种血虚证的基础方,具有补血调经功效。

1. 补血　四物汤为补血方中之基本方剂,用于血虚诸证。四物汤富含维生素 B_{12}、叶酸、氨基酸、多种微量元素等,促进小肠对铁、铜、锌等微量元素的吸收,为红细胞和血红蛋白生成提供必需的原料。对实验性急性失血性贫血、缺铁性贫血、溶血性贫血动物模型均有一定的补血作用,不同程度增加红细胞、血红蛋白、网织红细胞,四物汤还可提高血虚大鼠肝脾 ATP 酶活性和血虚小鼠红细胞膜 ATP 酶活性,使红细胞恢复正常形态和功能[1-4]。此外,四物汤还能有效修复化学药品及辐射对造血组织的损伤,促进环磷酰胺、^{60}Co-γ 射线照射所致血虚证小鼠骨髓造血干祖细胞、外周血细胞的恢复。骨髓的造血功能主要受集落刺激因子、白介素、红细胞生成素三类造血生长因子调节。研究发现,四物汤能显著提高正常和血虚小鼠红细胞生成素水平;刺激细胞因子 IL-1 生成;升高环磷酰胺、^{60}Co-γ 射线照射小鼠骨髓造血祖细胞集落形成单位数量,包括粒系-巨噬系集落形成单位、红系集落形成单位、爆式红系集落形成单位及混合系集落形成单位。临床研究证实,血虚证患者经四物汤治疗后,红细胞膜的 Na^+、K-ATP 酶,Ca^{2+}、Mg^{2+}-ATP 酶活性明显增高[5-9]。

2. 活血

(1)抗凝血、抗血栓形成：四物汤具有较强的抗凝血和抗体内外血栓形成作用，延长活化部分凝血酶时间、凝血酶原时间、凝血酶时间。其作用环节包括：抑制血小板聚集；减少血栓素 B_2、血管性假血友病因子等具有促凝活性物质的浓度；促进 PGI_2 和 6-酮-前列腺素 $F_{1\alpha}$ 释放；增加组织型纤溶酶原激活因子含量。目前研究发现体内凝血过程和病理性血栓形成的关键是组织因子(tissue factor，TF)途径启动，组织因子途径抑制物(tissue factor path way inhibitor，TFPI)是组织因子途径调节物，能抑制 TF 启动的外源性凝血，在培养的牛肺动脉血管内皮细胞上测定四物汤对血管内皮细胞分泌 TF、TFPI 影响的结果表明：四物汤抑制血管内皮细胞分泌 TF，促进血管内皮细胞分泌 TFPI，通过抑制组织因子途径而表现抗血栓形成作用[10-12]。

(2)改善血液流变学、改善微循环：四物汤对微循环和血液流变学有一定的影响，扩张小鼠耳廓和肠系膜的动脉和静脉，且对动脉的作用更强，四物汤对去甲肾上腺素引起的动脉收缩效应有拮抗作用。四物汤水提物对人结膜微循环和血液流变学参数也有影响，明显缩小红细胞聚集柱的最大直径(DEA)，明显降低中切应率和高切应率时全血黏度，对低切应率时的全血黏度稍有降低作用，但对血清黏度及红细胞变形无明显改变[13]。

(3)改善心功能：四物汤活血调血的功效与其心血管系统活性有一定关系，四物汤能对抗乌头碱、氯仿、氯化钡诱发的大鼠心律失常，预防急性心肌缺血。升高正常大鼠左心室收缩压峰值、左心室压力上升及下降最大速率、心内压在 5.33kPa 时心肌纤维收缩速度，但对平均动脉压、等容收缩压、心率等改变不显著，提示四物汤可增加心肌收缩性能，改善心脏泵血功能[14,15]。

(4)降血脂：四物汤有降脂作用，明显提高大、小鼠高密度脂蛋白胆固醇，降低低密度脂蛋白胆固醇、甘油三酯含量，且降低甘油三酯的作用稍强。提示该方能减少胆固醇在肠道的吸收，加速胆固醇在体内的转化，增加高密度脂蛋白对血中胆固醇的转运。从而降低冠心病和动脉粥样硬化的危险[16,17]。

3. 其他作用

(1)免疫调节：四物汤对免疫系统功能具有调节作用。提高正常小鼠脾脏和胸腺指数，对抗辐射、环磷酰胺致脾脏和胸腺重量降低；提高小鼠的抗体滴度、T 淋巴细胞酯酶染色阳性率和腹腔巨噬细胞吞噬百分率；增加刀豆球蛋白 A 诱导小鼠脾细胞数目，增强 T 细胞功能。细胞因子在免疫细胞增殖、活化，调节机体免疫功能中发挥重要作用，四物汤能促进脂多糖激活巨噬细胞产生 IL-1，增加小鼠脾细胞分泌白介素-6(IL-6)、白细胞介素-2(IL-2)，提高淋巴细胞 IL-6mRNA 的表达水平。目前研究发现四物汤抗辐射损伤作用与其免疫调节作用有关，四物汤对 ^{60}Co 照射小鼠的体液免疫、细胞免疫及非特异性免疫功能下降有明显保护作用，可促进电离辐射损伤小鼠的红细胞免疫功能及骨髓干细胞增殖能力的恢复[18-22]。

(2)调节子宫平滑肌：最近的研究显示，四物汤对子宫的作用取决于子宫的功能状态，对兴奋的子宫呈现抑制作用，而对处于抑制状态的子宫则显示兴奋作用。四物汤加减方(当归、川芎、白芍、枸杞、香附、甘草等)体外对离体大鼠子宫自发运动有明显抑制作用，降低收缩频率及子宫肌张力。本方十二指肠给药对家兔在位子宫的收缩频率有明显抑制作用，但对肌张力无明显影响。

(3)抗自由基损伤：四物汤抑制臭氧在小鼠体内诱发的自由基反应，降低脑组织单胺氧化酶活性和血浆、脑、肝脂质过氧化物形成，增强小鼠血清超氧化物歧化酶活力，促进自由基消除，有延缓衰老的作用。

(4)改善学习记忆：四物汤对东莨菪碱引起的空间记忆障碍有剂量依赖性的逆转作用。反复夹闭大鼠双侧颈总动脉结合腹腔注射硝普钠降低血压的方法制备拟血管性痴呆大鼠模型，四物汤能提高血管性痴呆大鼠的学习记忆能力；提高 SOD 和 GHS-Px 活性，降低 AchE 的活性。结果提示，改善胆碱能神经功能、减轻自由基损伤可能是四物汤改善血管性痴呆的机制之一[23]。

(5)抗缺氧及抗放射：四物汤对亚硝酸钠、异丙肾上腺素、结扎双侧颈总动脉以及常压缺氧等方法形成的小鼠缺氧模型有不同程度的对抗作用。四物汤对^{60}Co照射引起的小鼠免疫功能低下也有明显的对抗作用。

(6)抗衰老作用：四物汤对臭氧造成的实验性衰老模型有一定对抗作用，明显改善衰老模型出现的体力下降、御寒能力降低和对缺氧的耐受能力降低。四物汤抗衰老作用与其抗自由基损伤作用有关。

此外，四物汤还有抑制血管平滑肌增殖及收缩离体主动脉条等作用。

【体内过程】四物汤给家兔灌胃的药动学过程符合一室开放模型，吸收半衰期为 0.37 小时，消除半衰期为 0.40 小时，达峰值时间为 0.56 小时。

【毒理研究】小鼠口服或腹腔注射四物汤甲醇提取物 2g/kg，未见死亡发生。小鼠口服或腹腔注射其水提物 0.5g/kg，未见死亡发生，但腹腔注射 1.0g/kg，死亡率达 60%，说明水提物毒性较大。

【主治】冲任虚损，经水不调，脐腹疼痛，崩中漏下。血瘕块硬，时发疼痛。妊娠胎动不安，血下不止，及产后恶露不下，结生瘕聚，少腹坚痛，时作寒热。

【现代应用】

1. 头痛　四物汤加味治疗神经性头痛及血管性头痛均有效。

2. 妇产科病　以四物汤为基本方，随证加减，治疗胎位不正、痛经、月经不调等常见妇产科病，均取得比较满意的疗效。另外对盆腔炎、黄体功能不全、不全性流产等也有效。

3. 其他　以四物汤辨证加味治疗坐骨神经痛、关节滑膜炎、眼外伤前房出血、过敏性紫癜、荨麻疹及扁平疣等皮肤病，皆有一定疗效。

主要参考文献

[1] 张跃林，刘茹，李军，等．部分补益剂对小白鼠失血性贫血治疗的实验观察．陕西中医学院学报，1986，9(2)：40

[2] 李爱媛，赵一．四物汤对青蒿琥酯所致网织红细胞降低的防治研究．中医药研究，1996，21(4)：59

[3] 袁久荣，朱建伟，李成韶，等．四物汤对两种血虚动物模型补血作用的比较．山东中医药大学学报，1999，23(5)：383

[4] 路晓钦，高月，谭洪玲，等．四物汤及其单药对血虚证小鼠造血的改善作用及其机制初探．中国中医基础医学杂志，2002，8(2)：38

[5] 卢兖伟，袁久荣，孙兆贵，等．四物汤及各单味药的含药血清对粒系-巨系造血祖细胞集落(CFU-GM)的影响．山东中医药大学学报，2000，24(5)：385

[6] 马增春，高月，刘永学，等．四物汤对环磷酰胺所致血虚证小鼠造血细胞作用的研究．中国实验方剂学杂志，2001，7(5)：13

[7] 高月，马增春，陈鹏，等．四物汤及其各单药对辐射小鼠骨髓造血的调节作用．中药新药与临床药

理,2001,12(5):336

[8] 路晓钦,高月,刘永学,等. 四物汤对辐射小鼠造血功能影响的初步探讨. 中国中医药科技,2002,9(4)216

[9] 何东初,刘玉茂,陈如泉. 血虚证患者红细胞膜 ATPase 及四物汤对其影响的研究. 辽宁中医杂志,1996,23(11):483

[10] 文志斌,李俊成,何晓凡,等. 四物汤对实验性血栓形成的影响. 中国危重病急救医学,1997,9(3):139

[11] 邓春雷,廖春梅. 四物汤对体外血栓形成的影响. 湖南医学高等专科学校学报,2001,3(2):1

[12] 邓春雷,陈熙. 四物汤对血管内皮细胞分泌组织因子及其抑制物的影响. 南华大学学报医学版,2001,29(2):120

[13] 白树平,管喜文,龚传美,等. 四物汤对小鼠耳廓-肠系膜微循环的影响. 微循环学杂志,1997,7(4):37

[14] 赵光东,王永才,陈广祥. 四物汤的抗实验性心律失常作用. 临床军医杂志,1994,6(3):144

[15] 李铁军,郑钦岳. 四物汤对正常大鼠心脏功能的影响. 第二军医大学学报,1995,16(3):241

[16] 黄世领,龚传美,管喜文,等. 四物汤对正常动物胆固醇和甘油三酯的影响. 中药药理与临床,1998,14(1):18

[17] 黄世领,彭涛,龚传美,等. 四物汤对正常动物高密度脂蛋白胆固醇和低密度脂蛋白胆固醇的影响. 解放军医学高等专科学校学报,1999,27(1):37

[18] 郑钦岳,曹尉尉,曹颖瑛. 四物汤增加小鼠脾细胞分泌 IL-6 及促进 IL-6mRNA 的表达. 第二军医大学学报,1998,19(3):290

[19] 白树平,龚传美,管喜文. 四物汤对小白鼠免疫功能的影响. 中药药理与临床,1998,14(2):11

[20] 陈如泉,梁毅,欧敏. 血虚证红细胞免疫功能和变形性淋巴细胞转化功能及自由基代谢的研究. 中西医结合实用临床急救,1999,6(4):151

[21] 章亭,谭允育,潘彦舒. 四物汤对红细胞免疫及骨髓干细胞增殖能力的影响. 北京中医药大学学报,2000,23(1):36

[22] 杨勇,容蓉,卢兖伟,等. 四物汤及其各单味药对小鼠自由基代谢及免疫功能影响的比较研究. 山东中医药大学学报,2002,26(4):299

[23] 李子清,喻凯,赵焕英. 四物汤对血管性痴呆大鼠的认知功能及脑组织中 AchE、SOD、GSH-Px 活性的影响. 中药药理与临床,2007,23(3):4

当归补血汤

本方出自《内外伤辨惑论》,由黄芪、当归二味药物组成。

【功效与药理】

1. 补气生血　黄芪补脾肺之气,以益生血之源;当归益血和营,以使阳生阴长,气旺血生。又能益气养血而退热,补气养血而利于生肌收口。

当归补血汤能提高正常小鼠红细胞数及血红蛋白数,对动物实验性溶血性贫血及失血性贫血均有明显的保护作用,可使 X 线照射与苯肼腹腔注射制成小鼠溶血性贫血模型红细胞数量和血红蛋白含量增加。对环磷酰胺所致的白细胞和血小板减少有促进其恢复作用,并增加网织红细胞和骨髓有核细胞数。其中,以芪归 5∶1 配伍作用优于两药等量配伍和单味药作用[1]。采用乙酰苯肼和环磷酰胺联合造成小鼠的血虚状态,当归补血汤能增加模型小鼠的红细胞、白细胞、骨髓有核细胞,改善网织红细胞在外周血中的比例及骨髓超微结构,并能延长模型小鼠的游泳时间、升高体温、提高血浆 cAMP/cGMP 比值[2]。当归补血汤能够促进骨髓细胞增殖并抑制其凋亡,促进抗凋亡基因 Bcl-2 和促细胞增殖基因 cmy-c mRNA 表达。

当归补血汤的多糖组分和非多糖组分均能显著增加乙酰苯肼与环磷酰胺致血虚小鼠红细胞数、减少网织红细胞数；多糖组分可显著增加血虚小鼠的白细胞数。与等剂量非多糖组分相比，当归补血汤多糖组分作用更强。多糖部分中的当归多糖能促进血虚动物骨髓有核细胞 DNA 的合成，增加骨髓有核细胞数量，提高骨髓造血细胞的总量，并刺激造血干/祖细胞集落形成，加快血细胞的分化与成熟，促进血虚动物外周血细胞数量恢复正常。黄芪多糖虽能够增加血虚动物的骨髓有核细胞数量，但对骨髓有核细胞 DNA 合成和造血干/祖细胞集落形成却无明显影响，由此看来当归多糖对血细胞生成的直接影响大于黄芪多糖，补血作用较强。在非多糖部分中，阿魏酸、黄芪异黄酮、黄芪异黄烷、黄芪甲苷、黄芪皂苷等成分在不同浓度时均有促进造血功能的作用，其中以阿魏酸的作用最为显著，它能通过促血虚动物骨髓有核细胞 DNA 合成而增加骨髓有核细胞的数量，其作用强于其他非多糖成分。当归补血汤含药血清对小鼠骨髓粒系-巨噬系集落形成单位(CFU-GM)的增殖有促进作用，且呈量效正相关；单味当归水煎液的含药血清亦有明显的促进作用，等剂量条件下单味当归比当归补血汤的作用高近 1 倍，而单味黄芪的含药血清却表现抑制作用，提示当归补血汤刺激粒系-巨系造血祖细胞增殖的作用主要源于当归。在体外培养体系中有无外源性集落刺激因子两种情况下，等剂量的当归、黄芪、当归补血汤 1∶5 和 1∶1 的含药血清均能明显促进红系集落形成单位(CFU-E)、爆式红系集落形成单位(BFU-E)的增殖，归芪 1∶5 的作用强于 1∶1 的作用。上述研究结果提示，当归、黄芪对不同的造血祖细胞的作用各有侧重，共同调节机体的造血、补血功能。

2. 益气养血

(1)保护心肌细胞：当归补血汤对心肌细胞缺糖缺氧性损伤有直接保护作用，减少乳酸脱氢酶(LDH)释放，使大部分心肌细胞核正常，少数核粒稍有内褶，染色质均匀分布，粗面内质网及糖原颗粒丰富，仅部分线粒体肿胀、嵴少[3]。大鼠皮下注射 D-半乳糖(D-gal)，结扎冠状动脉左前降支，造成衰老大鼠急性心肌缺血模型，当归补血汤提高血清 VEGF 浓度，促进 VEGF 表达，增加缺血心肌微血管密度和冠脉侧支血管生成，对缺血心肌具有保护作用[4]。采用高脂饲料，同时用一次性静脉注射牛血清白蛋白的方法复制兔动脉粥样硬化模型，当归补血汤可降低实验动物 TC、LDL 及丙二醛(MDA)的含量，升高 SOD 活性，并可减少主动脉粥样硬化斑块面积及厚度。

(2)对心功能影响：当归补血汤水煎液提高大鼠动脉收缩压、舒张压、平均动脉压、心肌张力-时间指数，对心率无明显影响。当归补血汤可增加小鼠心肌环磷酸腺苷(cAMP)含量，而对环磷酸鸟苷(cGMP)含量无明显影响，升高 cAMP/cGMP 比值，该方正性肌力作用可能与此有关。体外给药，当归补血汤可减慢培养的心肌细胞搏动频率，并使搏动振幅明显升高。

(3)抗血栓和抑制血小板聚集：①抗血栓。当归补血汤注射液可明显降低大鼠体内血栓形成率。②抑制血小板聚集。当归补血汤于体外对人血制备的血小板血浆及大鼠体外血小板聚集均有抑制作用。当归补血汤抑制血小板聚集作用与影响体内花生四烯酸代谢有关，该方能提高血浆 6-Keto-$PGF_{1\alpha}$ 的浓度，降低血浆 TxB_2 的浓度，升高 6-Keto-$PGF_{1\alpha}$/TxB_2 比值[5,6]。

(4)保肝：当归补血汤对四氯化碳所致小鼠肝损伤有明显保护作用，降低 SGPT，减轻肝细胞点状坏死及气球或脂肪样变性，明显缩小坏死灶[7]。大剂量氢化可的松造成大鼠肝脏损伤，肝脏的超微结构发生改变，核和粗面内质网受到损害，线粒体肿胀、融合，功能下降，基质颗粒减少，细胞内正常钙代谢调节发生障碍。当归补血汤加味人参对大鼠肝损伤有保护作用，可使线粒体数量增加，线粒体形态趋于正常，基质颗粒增加，以及粗面内质网密集平排。当归补血汤保肝作用可能与其抑制肝脏过氧化脂质（LPO）生成有关。小鼠灌胃当归补血汤能降低小鼠肝细胞 LPO 含量[8]；当归补血汤含药血清可抑制肝组织 LPO 生成，具有一定的量效关系和时效关系[9]；体外对温浴和 Fe^{2+} 诱导条件下小鼠肝匀浆 LPO 生成有抑制作用。

（5）对免疫功能影响：当归补血汤水煎剂及醇提剂对正常小鼠腹腔巨噬细胞功能有明显增强作用，能提高巨噬细胞的吞噬百分率和吞噬指数。本方还能明显提高溶血素血清抗体的效价，对小鼠腹腔巨噬细胞的 FC 受体及 G_3b 受体均有明显的刺激作用，增加 B 淋巴细胞和 T 淋巴细胞数。当归补血汤能提高 ICR 小鼠红细胞 C3 受体花环率，降低 CIC 受体花环率，还能对抗泼尼松龙引起的 C3 受体花环及 CIC 受体花环形成的抑制作用，且复方作用优于单味黄芪或当归作用[10,11]。

3. 其他作用　当归补血汤可延长小鼠常压缺氧下存活时间，延长断头后呼吸持续时间，显示抗缺氧作用。当归补血汤可升高环磷酰胺或乙酰苯肼引起的小鼠血浆 Fe、Cu 元素含量。

当归补血汤对化疗药物 5-氟尿嘧啶（5-Fu）抗小鼠 H_{22} 肝癌具有增效减毒作用。提高 5-Fu 对小鼠肝癌 H_{22} 的抑瘤率，对抗化疗药物致脾脏、胸腺萎缩，白细胞（WBC）、血小板（PLT）和骨髓有核细胞减少，降低化疗后 H_{22} 小鼠脾脏 NO 和小肠 MDA 的含量[12]。

【主治】劳倦内伤，气弱血虚，阳浮外越。肌热面赤，烦渴欲饮，脉洪大而虚，以及妇人行经、产后血虚发热头痛，或疮疡溃后，久不愈合者。

【现代应用】

1. 放化疗引起骨髓抑制　在应用利血生或鲨肝醇的基础上加用当归补血汤治疗，比单用生血药者减轻骨髓抑制。

2. 白细胞减少症及血小板减少性紫癜　本方加味治疗原因不明的白细胞减少症，可使外周血白细胞数明显增加；治疗慢性原发性血小板减少性紫癜有效。

3. 溃疡性结肠炎　本方治疗慢性溃疡性结肠炎有效。

4. 功能性子宫出血　当归补血汤随证加味治疗 50 例功能性子宫出血患者，结果崩血停止，月经周期正常，持续 1 年内无复发者 42 例，3 个月后复发者 6 例，其余 2 例无效。

5. 产后非感染性发热　当归补血汤随证加减治疗产后非感染性发热 50 例，每日 1 剂，最长疗程为 14 日，50 例患者均治愈[13]。

主要参考文献

[1] 陈玉春，等．当归补血汤作用机制的探讨．中国中药杂志，1994，19(1)：43

[2] 金若敏，等．血虚模型动物制备及当归补血汤的作用研究．中成药，2001，23(4)：269

[3] 陈家畅，等．当归补血汤对培养乳鼠心肌细胞缺糖缺氧损伤保护作用的超微结构研究．中成药，1990，12(2)：25

[4] 雷燕，等．当归补血汤煎剂对实验性心肌梗死衰老大鼠缺血心肌的促血管生成作用．中国中医基础医学杂志，2005，11(12)：892

[5] 滕佳林，等．当归补血汤补气作用机理探讨．中药药理与临床，1994，(5)：4

[6] 许俊杰，等．当归补血汤对人及大鼠血小板聚集性的影响．中药药理与临床，1990，6(5)：40

[7] 龚梅芳，等．当归补血汤对小白鼠四氯化碳所致肝损害的保护作用研究．北京中医杂志，1993，(1)：54

[8] 陈淑冰，等．当归补血汤抗自由基作用的研究．中药药理与临床，1995，(1)：6

[9] 阴祯宏，等．当归补血汤抗自由基作用的药效动力学研究．中国实验方剂学杂志，1999，(1)：24

[10] 殷金珠，等．加味当归补血汤及枸杞子对 T_H 细胞缺陷小鼠的实验治疗．北京医科大学学报，1994，26(1)：10

[11] 马世平，等．当归补血汤对红细胞免疫功能的影响．中药药理与临床，1990，(4)：4

[12] 陈鹊汀，等．当归补血汤对化疗药物 5-Fu 增效减毒的实验研究．北京中医药大学学报，2007，30(11)：757-759

[13] 回慧，等．当归补血汤加味治疗产后非感染性发热 50 例．湖北中医杂志，1993，(2)：8

炙甘草汤（又名复脉汤）

本方出自《伤寒论》，由甘草、生姜、人参、生地黄、桂枝、阿胶、麦门冬、麻仁和大枣组成。

【功效与药理】 益气滋阴，补血复脉 《伤寒论》中记载："伤寒，脉结，心动悸，炙甘草汤主之。"《医宗金鉴》中记载："今病伤寒，不因汗下而心动悸，又无饮热寒虚之证，但拒结代不足之阴脉，即主以炙甘草汤者，以其人平日血气衰微，不任寒邪，故脉不能续行也。此时虽有伤寒之表未罢，总以补中生血复脉为急，通行营卫为主也。"

1. 抗心律失常 本方是历代医家治疗心律失常的主要方剂，现代药理研究发现该方对多种实验性心律失常有明显的对抗作用。炙甘草汤能降低氯仿诱发的小鼠室颤发生率；显著缩短乌头碱诱发大鼠室性心律失常持续时间，降低室速和室颤的发生率；对无水乙醇所致大鼠心动过缓和房室传导阻滞有明显的抑制作用；还可对抗氯仿、$BaCl_2$ 诱发的"血虚"大鼠的心律失常，对抗乌头碱致"阴虚"和"脾虚"大鼠心律失常[1-4]。炙甘草汤对结扎左冠状动脉前降支致急性心肌缺血诱发大鼠心律失常有明显的保护作用，降低室性期前收缩、室速心律失常总发生率；缩小冠状动脉结扎再灌注麻醉狗的心肌梗死面积，减少心律失常发生率，减少心肌磷酸肌酸激酶（CPK）、乳酸脱氢酶（LDH）及脂质过氧化物 MDA 的含量，改善心肌钙的平衡[5-7]。使用心肌单相动作电位技术观察到炙甘草汤能显著降低左冠状动脉前降支结扎再灌注麻醉猫的心律失常，缩短触发活动时程和幅度，减少血清 CPK 和 LDH，增加缺血再灌注区心肌组织 SOD 活性，降低 MDA 的含量[8]。

2. 对心肌电生理特性的影响 运用在体大鼠心脏心外膜心肌细胞单向动作电位技术，观察到炙甘草汤总提物及炙甘草汤有效成分甘草酸单铵盐、人参总皂苷、麦冬总皂苷能明显降低缺血再灌注诱发的离体大鼠心脏触发活动发生率，抑制再灌性心律失常的出现，对缺血再灌性心肌损伤有显著保护作用，且有效成分配伍的效应与剂量呈一定的正相关性。拆方研究发现甘草酸、人参总皂苷和麦冬总皂苷合用能明显降低大鼠离体右心房肌自律性和左心房肌兴奋性，延长大鼠离体左心房肌功能不应期，抑制肾上腺素诱发大鼠离体乳头状肌自律性和心律失常。而缺少这 3 种成分的炙甘草汤作用明显低于炙甘草汤全方，结果表明甘草酸、人参总皂苷和麦冬总皂苷为炙甘草汤中抗心律失常的主要有效成分及部位[9]。应用微电极技术及单相动作电位技术观察到炙甘草汤明显延迟毒毛花苷 G 所致豚鼠触发性离体及在体心肌触发活动的发生，降低触发活动的幅度和发生率，并提高触发性心肌细胞 Na^+、K^+-ATP 酶活性，提示炙甘草汤抑制毒毛花苷 G 所致触发活动的发生可能是通过提高 Na^+、K^+-ATP 酶活性而实现的。采用标准微电极技术观察离体豚鼠乳头肌动作电位，发现炙甘草汤及有效成分（甘草酸单铵盐、人参总皂苷、麦冬总皂苷）能防治组胺对 APD50（AP 复极 50%的间期）和 APD90（AP 复极 90%的间期）缩短，防治组胺诱发的早后除极

(EAD)、迟后除极(DAD)和触发性心律失常[9,10]。用血清药理学方法进行单个心室肌细胞的分离和膜片钳全细胞记录,研究炙甘草汤含药血清对兔心肌细胞动作电位及L型Ca^{2+}通道电流的影响。结果显示,炙甘草汤含药血清可延长兔心室肌细胞动作电位,抑制L型Ca^{2+}通道电流且呈浓度依赖性作用增强,这可能就是炙甘草汤抗心律失常作用的机制之一[11,12]。

左室流出道是心脏上的另一个具有潜在起搏能力的部位,其电位特征与窦房结优势起搏细胞相似,一些心脏疾病如左、右心室特发性室速、期前收缩等心律失常都与流出道的结构、形态和功能有密切的关系。利用常规的玻璃微电极细胞内记录方法,观察到缺血缺氧时左心室流出道慢反应自律细胞动作电位时程(APD)、50%复极化时间(APD50)和90%复极化时间(APD90)均明显缩短,4相自动去极速度(VDD)及自发放电频率(RPF)显著变慢,并出现心律不齐;在缺血缺氧灌流液中加入炙甘草汤可明显延缓APD、APD50和APD90,并能使VDD及RPF逐渐加快,结果提示炙甘草汤对缺血缺氧导致的左心室流出道慢反应自律细胞的异常电生理所致的心律失常有明显疗效,心室流出道组织可能是炙甘草汤及其有效成分的抗心律失常作用的最佳靶点,其作用机制可能是由于激活L型Ca^{2+}通道电流或阻滞K^+通道电流所致,延长ADP将延长心动周期,从而减慢自动起搏,降低自律性。此外,由于炙甘草汤可能阻滞K^+外流,使K^+外流进行性衰减,因而使4期去极化速度加快,自发放电频率加快,这可能与纠正缺血缺氧所致的心律失常有关[13]。

3. 抗心肌损伤　出生4周的雌性SD大鼠给予多柔比星建立扩张型心肌病(DCM)大鼠模型,炙甘草汤可改善模型大鼠心功能,减轻心肌组织病理学病变,降低动物死亡率;超声心动图提示,炙甘草汤可明显增加左室射血分数(LVEF)、心率(HR),降低左室收缩末期容积(LVES)、舒张末期容积(LVED)、左室收缩末期内径(SD)、左室舒张末期内径(DD);抑制RAAS系统的过度激活,降低血浆神经体液因子AngⅡ、ET、ANP,对扩张型心肌病有明显治疗作用[14]。阿霉素为抗肿瘤药,心脏毒性较大,可引起心律失常、心肌缺血。炙甘草汤能缓解阿霉素的心脏毒性[15]。

4. 促进心肌核酸的合成与抗缺氧　炙甘草汤能增加小鼠耐缺氧能力,提高小鼠的存活率[16]。提高心肌DNA的合成率,增加小鼠心室肌^{3}H-TdR掺入率。

【主治】气虚血弱,出现结代脉、心悸气短;虚劳肺痿,干咳无痰或咳痰不多,痰中带有血丝,形体消瘦气短,虚烦眠差等证。

【现代应用】

1. 心律失常　炙甘草汤治疗冠心病心律失常,在改善心绞痛症状的同时,能使房性及室性期前收缩停止或减少。炙甘草汤加丹参和苦参组成齐律汤治疗室性期前收缩30例,25例用药后室性期前收缩消失,3例期前收缩次数减少,总有效率为93.3%。炙甘草汤治疗老年特发性病态窦房综合征12例,可使心率提高5%或10%以上,其中8例随访1～3年,病情稳定[17−20]。

2. 冠心病、心绞痛　炙甘草汤加减方治疗冠心病心绞痛150例,有显著疗效。

3. 低血压　用本方治疗慢性低血压,可使血压明显提升[21]。

炙甘草汤加减方还用于治疗消化性溃疡及顽固性失眠等病症。

主要参考文献

[1] 黄成惠. 炙甘草汤加减方治疗期前收缩的体会. 广西中医药,1991,(2):19

[2] 连晓媛,等. 炙甘草汤抗心律失常实验研究. 中药药理与临床,1993,(6):1

[3] 李萍,等. 炙甘草汤注射液对正常及"阴虚"大鼠心律失常影响的实验研究. 中药药理与临床,1994,(4):5

[4] 林秀珍,等. 炙甘草汤对正常及脾虚大鼠乌头碱心律失常的影响. 中草药,1992,(12):635

[5] 沈玲,等. 炙甘草汤对离体心肌生理特性的影响. 中药药理与临床,1994,(6):1

[6] 连晓媛,等. 炙甘草汤对心肌缺血再灌注损伤的保护作用. 中药药理与临床,1994,(5):6

[7] 胡因铭,等. 炙甘草汤对离体大鼠心肌缺血再灌注实验研究. 中国实验方剂学杂志,1995,(1):18

[8] 朱若凯,等. 炙甘草汤及有效成分配伍对猫缺血再灌心脏触发活动及心肌损伤影响. 中国实验方剂学杂志,2001,7(6):27

[9] 张永祥. 中药药理学新论. 北京:人民卫生出版社,2004:415

[10] 马建伟,等. 炙甘草汤对缺血缺氧心室乳头肌细胞电生理效应的研究. 陕西中医,2007,28(6):748

[11] 周承志,等. 炙甘草汤含药血清对兔心肌细胞动作电位的影响. 中国中医基础医学杂志,2006,12(5):335

[12] 周承志,等. 炙甘草汤含药血清对兔心肌细胞钙电流的影响. 北京中医药大学学报,2007,30(7):468

[13] 马建伟,等. 炙甘草汤对缺血缺氧心室乳头肌细胞电生理效应的研究. 陕西中医,2007,28(6):748

[14] 肖俊会,等. 炙甘草汤对扩张型心肌病SD大鼠心功能影响的实验研究. 时珍国医国药,2007,18(10):2477

[15] 李瑞之,等. 炙甘草汤缓解阿霉素心脏毒副作用. 中国中药杂志,1995,(1):57

[16] 宫曙光,等. 炙甘草汤、二参通脉汤的药理作用. 药学实践杂志,1995,(1):42

[17] 李艺辉,等. 炙甘草汤不同剂量及煎煮方法对冠心病心律失常疗效观察. 中国中西医结合杂志,1994,(9):552

[18] 汪晓芳,等. 齐律汤治疗虚证性室性期前收缩84例临床观察. 中医杂志,1995,(10):605

[19] 余斌,等. 炙甘草汤治疗室性期前收缩30例. 辽宁中医杂志,1992,(12):23

[20] 韩益民,等. 炙甘草汤治疗老年特发性病态窦房结综合征. 中国中西医结合杂志,1995,(6):330

[21] 陈亚军. 炙甘草汤加减治疗慢性低血压50例. 四川中医,1995,(9):20

十全大补汤

十全大补汤出自《太平惠民和剂局方》,由人参、肉桂、川芎、地黄、茯苓、白术、炙甘草、黄芪、当归、白芍组成。

【功效与药理】

1. 益气扶正　十全大补汤具益气扶正功效,为治疗正气亏虚、气血不足的最佳方药,益气以扶正,扶正以固本。《太平惠民和剂局方》谓其"治男子、妇人诸虚不足,五劳七伤,不进饮食,久病虚损,时发潮热……平补有效,养气育神,醒脾止渴,顺正辟邪,温暖脾肾,其效不可具述"。十全大补汤益气扶正功效,主要与其对免疫系统功能的影响有关。

十全大补汤对免疫器官具有保护作用,对抗化疗药物阿霉素、喜树碱、FT-207等对小鼠免疫器官的损伤,使胸腺、脾脏萎缩得到明显改善[1-3]。十全大补汤作为一种新的生物反应调节剂(BRM)促进荷瘤宿主受抑制的免疫功能恢复,诱导抗体生成,增加B细胞有丝分裂,增强吞噬细胞活性;提高腹腔注射MMC(丝裂霉素)小鼠的吞噬细胞功能;可促进EL-4白血病小鼠低下的吞噬细胞杀菌活性恢复。全身感染肠道沙门氏菌实验表明,十全大补汤明显延长带瘤小鼠生存时间[4]。醋酸氢化泼尼松导致的免疫低下小鼠模型,本方提高小鼠腹腔吞噬细胞的吞噬百分率及吞噬指数，增加胸腺重量[5]。制备雄性小鼠肠淋巴集结细胞悬液，以 IL-2R 阳性细胞作为活化 T 细胞，以 FCM 法测定，结果发现十全大补汤可提高肠淋巴集结中活化 T 细胞，因此认为本方也可作用于肠淋巴集结细胞，使 T 细胞活化，从而促进肠淋巴集结生成骨髓细胞增殖因子[6]。免疫细胞因子实验发现，十全大补汤可活化构成肠道免疫系统的淋巴集结中的 T 细胞、IL-6 等细胞因子生成，并且本方透析性多糖-木质素复合物、粗多糖组分即含有阿拉伯半乳聚糖的多糖均具有这种活性[7]。

2. 益气养血　十全大补汤气血双补，为益气养血良方，是治疗气虚血亏，久病体虚、面色萎黄的要药。《成方便读》中记载："八珍并补气血之功，固无论关。而又加黄芪助正气以益卫，肉桂温血脉而和营。且各药得温养之力，则补性愈足，见效愈多。"十全大补汤益气养血的功效，主要表现在其对血液系统的作用上。

十全大补汤能增加血细胞和改善血液循环。改善水浸拘束及负荷应激致大鼠血栓前凝血状态[8]。提高失血性或缺铁性贫血症动物血红蛋白、红细胞的含量，拮抗环磷酰胺对骨髓造血功能的抑制作用，保护骨髓内有核细胞及血白细胞，并增加中性粒细胞，延长小鼠持续性游泳时间及增加动物体重。提示该方剂之气血双补作用可能与该方剂健脾补肾因而增强骨髓造血功能有密切关系[9]。另外，本方可促进放射线致造血功能障碍的恢复，增加骨髓细胞 CFU-Sd_{14}、CFU-dg 和 CFU-GM 计数[10]。

3. 其他作用

(1)抗肿瘤：十全大补汤可明显抑制 Ehrlich 腹水瘤的生长；改善荷瘤鼠的一般状态，增加体重；抑制脾内 B 淋巴细胞的增殖；增强 T 淋巴细胞的增殖及 TNF-α 和 IL-6 的分泌；表明其可通过调节荷瘤小鼠的免疫功能而发挥抗肿瘤的作用[11]。将经本方活化的腹腔巨噬细胞注射给荷瘤小鼠，可使肺转移癌的结节数量明显下降。该方抑瘤作用可能与激活 C_3 补体，生成肿瘤坏死因子(TNF)，活化网状内皮系统及抑制肝脏的药物代谢酶系统等有关[12]。本方与抗癌药并用，不仅能增强其抗肿瘤作用，能有效地对抗其毒副作用。十全大补汤与丝裂霉素 C(MMC)共用，可延长荷瘤小鼠的存活期，增加 MMC 的 LD_{50}，增强 MMC 对白血病细胞的细胞毒作用，刺激免疫反应，激活巨噬细胞的吞噬功能，增强小鼠抗羊红细胞反应。对 MMC 致小鼠白细胞、血小板减少，体重减轻以及睾丸、胸腺、脾萎缩，十全大补汤有显著拮抗作用[13]。十全大补汤对顺铂的毒性亦有明显抑制作用，并能减轻顺铂的肾毒性，抑制 BUN 的上升[14]。还可明显改善化疗所致 TA2 移植性乳腺癌小鼠白细胞下降和血红蛋白的减少，增强脾内 T 淋巴细胞的增殖，调节 B 淋巴细胞增殖，提高荷瘤小鼠脾细胞 IL-2、IL-6、TNF-α 的分泌，抑制肿瘤的生长[15]。本方亦能对抗 MMC、阿糖胞苷(Ara-C)、甲氨蝶呤(MTX)等化疗药物的骨髓抑制作用，减轻血红蛋白、白细胞、血小板的下降，缩短白细胞低下的持续时间，促进白细胞增殖[16]。十全大补汤可抑制乳癌化疗患者白细胞尤其是粒细胞和淋巴细胞的减少，保护骨髓功能[17]。对于多种癌症(包括肺癌、胃癌、肠癌等)，化疗并用本方均能获得类似结果。

(2)抗氧化：给 4 周龄雄性大鼠混合喂饲十全大补汤提取物 13 周后，分别置于大气和氧暴露，检测血浆及脏器的过氧化氢酶、谷胱甘肽过氧化物酶(GSH-Px)、α-生育酚、胆固醇、磷脂、过氧化脂质等，结果显示十全大补汤对氧化应激有抑制作用，能抑制脂类过氧化物(LPO)增加，保护还原型谷胱甘肽(GSH)免受 MMC 和脂多糖(LPS)的影响[18]。

(3)抗应激：十全大补汤能延长小鼠的耐缺氧时间与游泳时间[19]。在负荷强制游泳试验时有抗疲劳作用。增加饥饿小鼠的肝糖原含量。取出禁食 48h 的 Wistar 大鼠的上段小肠，制成翻转囊，在黏膜侧（外侧）的葡萄糖溶液中加入十全大补汤液，结果表明本方能促进小肠吸收葡萄糖，并且在葡萄糖的代谢过程中产生 ATP，作为细胞的能量被用于促进细胞的功能[20]。本方能调节中枢神经功能活动，提高机体适应性，增强对各种有害刺激的防御能力以及增加蛋白质 RNA、DNA 的生物合成，促进机体代谢。

（4）抗骨质疏松：卵巢摘除诱发的骨质疏松症大鼠 BMD（骨盐密度）、BMC（骨盐含量）均减少。十全大补汤可促进 BND、BMC 的恢复[21]。

【毒理研究】用本方甘草 1.5g，其余 9 药各 3.0g 1 剂，用水 285ml 于 100℃煎煮 1 小时，滤过，干燥得干粉 2.3g，给小鼠或大鼠灌服时之 $LD_{50}>15g/kg$。

【主治】气血两亏、面色萎黄、精神倦怠、气短、心悸、失眠、头晕、四肢乏力、疮疡不敛、妇女崩漏等。

【现代应用】

1. 肿瘤辅助治疗　抗癌药与十全大补汤联合治疗晚期癌症，改善食欲不振、水肿，增加体重、血清蛋白，减轻皮肤干燥、口腔炎等副作用[23-25]。

2. 贫血及纠正手术后低蛋白血症　本方适用于气血虚亏所致贫血[26]。外科手术患者，十全大补汤术后服用 10 天可增加白蛋白（A），白蛋白（A）/球蛋白（G）、血红蛋白（Hb）、红细胞（RBC）和血小板（PLT）等值，表明本方有纠正术后低蛋白血症及贫血之功效，并有利于纠正体内氮平衡，这对手术后患者康复有积极意义。

3. 慢性萎缩性胃炎　本方加减治疗慢性萎缩性胃炎有效[27]。

4. 梅尼埃综合征　十全大补汤加味治疗梅尼埃综合征 27 例。结果治愈 23 例（自觉症状消失，能正常工作，半年无发作）；显效 3 例（自觉症状消失，能工作，但遇风寒感冒、劳累或情绪激动后发作）；无效 1 例（自觉症状无明显减轻）[28]。

主要参考文献

[1] 王艳，等．十全大补汤抗衰老作用的实验研究．中成药，1993，15（2）：40

[2] 李凤云，等．大补冲剂对肿瘤化疗药物增效作用的研究．中成药，1993，15（11）：45

[3] 舒晓奋，等．十全大补汤与十全大补口服液对小鼠免疫指标的作用比较．中国中药杂志，1993，18（3）：174

[4] 韩丰富．日本对十全大补汤抗癌机制的研究．齐鲁中医药情报，1989，17（3）：12

[5] 舒晓奋，等．十全大补丸与十全大补口服液对小鼠免疫指标的作用比较．中国中药杂志，1993，18（3）：174

[6] 齐元福摘译．十全大补汤激活肠淋巴细胞集结 T 细胞．国外医学·中医中药分册，1998，20（1）：34

[7] 贺玉琢译．十全大补汤对肠道免疫生成细胞因子的调节作用．国外医学·中医中药分册，1999，21（3）：57

[8] 李天庆译．补益剂在现代医疗中的应用．国外医学·中医中药分册，2001，23（3）：143

[9] 王永汉，等．十全大补口服液益气养血作用实验观察．中成药，1989，11（5）：31

[10] 池原进，等．十全大补汤对放射损伤造血系统恢复的促进作用．国外医学·中医中药分册，1988，10（2）：54

[11] 曹志然，等．十全大补汤对荷瘤鼠脾细胞增殖、IL-6 及 TNF-α 水平的影响．上海免疫学杂志，2002，22（6）：370

[12] 耿长山．日本对中药复方免疫药理学研究的窥视．中成药，1989，11（5）：44

[13] 饭岛治，等．十全大补汤对抗癌药物毒副作用的减轻作用．国外医学·中医中药分册，1988，10

(2):54

[14] 涉谷清,等. 汉方药对抗癌剂副作用的减轻作用. 国外医学·中医中药分册,1987,9(2):48

[15] 曹志然,等. 十全大补汤对移植乳腺癌小鼠化疗的减毒增效作用. 军医进修学院学报,2007,28(5):358

[16] 李敏,等. 扶正固本法防治癌症化疗毒副作用的临床观察. 实用肿瘤学杂志,1994,8(4):48

[17] 安达勇. 十全大补汤作为支持疗法对进行性乳癌的疗效研究. 国外医学·中医中药分册,1991,13(4):46

[18] 王柏余,等. 十全大补汤国内外研究及其应用. 中成药,1991,13(10):30

[19] 樊湘红,等. 十全大补颗粒剂的药理研究. 湖南中医杂志,1994,10(2):49

[20] 李天庆译. 补益剂在现代医疗中的应用. 国外医学·中医中药分册,2001,23(3):143

[21] 千叶康司. 十全大补汤对鼠卵巢摘除引起实验性骨质疏松症的效果. 国外医学·中医中药分册,1991,13(4):42

[22] 周金黄,等. 中药药理学. 上海:上海科学技术出版社,1986.147

[23] 王柏余,等. 十全大补汤国内外研究及其应用. 中成药,1991,13(10):30

[24] 黄倬伟,等. 十全大补汤药理研究及现代应用近况. 中医药信息,1992,(2):14

[25] 邓文龙,等. 十全大补汤研究进展. 中成药研究,1987,(12):34

[26] 冷方南. 中国基本中成药(一部). 北京:人民卫生出版社,1988,213

[27] 英金全. 十全大补汤加减治疗慢性萎缩性胃炎54例. 河北中医,1987,(6):16

[28] 蒋必生. 十全大补汤加味治疗美尼尔氏综合征. 广西中医药,1987,(1):14

八 珍 汤

八珍汤源自《正体类要》,由当归、川芎、白芍、熟地黄、人参、白术、茯苓、炙甘草八味中药组成。

【功效与药理】

1. 益气　本方主要由四物汤和四君子汤组成,四君子汤是扶正益气、固本祛邪之要药。《医宗金鉴》中记载:"随证加减,无论寒热补泻、先培中土,使药气四达,则周身之机运流通,水谷之精微敷布,何患其药之不效哉!是知四君子为司命之本也。"八珍汤扶正益气作用主要表现在免疫系统上。

八珍汤水煎液可提高小鼠巨噬细胞吞噬率,增加吞噬指数;增强绵羊红细胞(SRBC)致小鼠迟发型超敏反应,提高其外周血抗绵羊红细胞抗体(SRBC-Ab)含量及血清溶菌酶含量,升高脾指数、脾细胞溶血素(HS)含量[1]。提示八珍汤可促进正常小鼠的细胞免疫、体液免疫和非特异性免疫功能。利用$^{60}Co\gamma$射线一次性全身照射造成小鼠骨髓损伤和免疫低下,观察八珍汤对受照小鼠骨髓细胞增殖能力、相关细胞因子产生能力的影响。结果显示,受照后第7天,小鼠骨髓细胞增殖能力、腹腔巨噬细胞产生IL-1、脾细胞产生IL-2的能力下降。八珍汤可促进受照小鼠骨髓细胞增殖,提高腹腔巨噬细胞产生IL-1、脾淋巴细胞产生IL-2、IL-3的能力[2]。八珍汤可对抗"阳虚"小鼠的胸腺萎缩,但对脾脏及体重无明显影响,对阳虚小鼠的溶血素抗体生成低下、空斑形成细胞溶血能力下降及淋巴细胞转化降低有明显的保护作用。此外,还可显著提高"阳虚"小鼠的血清凝集素水平[3]。迫使大鼠连续游泳两周,造成大鼠气虚模型,八珍汤可促进气虚大鼠红细胞免疫功能,提高模型大鼠红细胞C_3b受体花环率,降低循环免疫复合物花环率[4]。此外,八珍汤还具有增强老龄机体红细胞免疫功能的作用,老龄小白鼠的红细胞C_3b受体花环率(RBC-c_3bRR)显著低于低龄者,而老龄小白鼠的循环免疫复合物花环率(RBC-ICRR)则明显高于低龄者。八珍汤可提高老龄小白鼠RBC-c_3bRR,降低RBC-ICRR[5]。

2. 补血　张秉成曰“夫人之所赖以生者，血与气耳。故一切补气诸方，皆从四君化出；一切补血诸方，又当从此四物而化也。补气者，当求之脾肺；补血者，当求之肝肾。地黄入肾，壮水补阴，白芍入肝，敛阴益血，二味为补血之正药。然血虚多滞，经脉隧道，不能滑利通畅，又恐地、芍纯阴之性，无温养流动之机，故必加以当归、川芎辛香温润，能养血而行血中之气者以流动之。总之，此方乃调理一切血证是其所长。”八珍汤补血作用主要表现在对血液系统的影响上。

八珍汤能对抗乙酰苯肼造成的大鼠血红蛋白(Hb)、红细胞(RBC)、白细胞(WBC)及血清微量元素(TE)的下降[6]；降低强迫游泳致气虚大鼠的全血黏度；以失血法造成“血虚”小鼠模型，八珍汤能缓解血虚症状，增加红细胞、血红蛋白。八珍汤对环磷酰胺致小鼠白细胞及骨髓有核细胞下降有明显的保护作用，可促进骨髓细胞增殖，对模型小鼠骨髓造血组织容量、血窦容量及巨核细胞数的减少有明显的恢复作用，并可抑制脂肪组织容量的增加[7]。对环磷酰胺所致犬造血功能损伤，八珍汤可促进粒系、巨噬系集落形成单位(CFU-GM)、红系集落形成单位(CFU-E)和红系爆式集落形成单位(BFU-E)产率的形成；增加骨髓有核细胞数；对混合集落形成单位(CFU-MIX)、巨核系集落形成单位(CFU-MEG)也有不同程度的刺激增生作用[8]。八珍汤能提高正常小鼠和大鼠的血清红细胞生成素(EPO)，促进正常和血虚大鼠脾条件培养液中EPO样生长因子的生成[9]。经八珍汤诱导制备的巨噬细胞、脾细胞、肺条件培养液和骨骼肌条件培养液均能促进血虚小鼠骨髓细胞增殖，骨髓基质细胞分泌肿瘤坏死因子(TNF)[10]。运用细胞学和免疫学实验方法，并采用动态时间点取样实验和对同一时间点取样进行生物统计学处理相结合的方法，研究八珍汤对小鼠脾淋巴细胞的增殖能力以及相关造血细胞因子产生能力的调节恢复作用，结果表明八珍汤可明显促进小鼠脾淋巴细胞的增殖，增强SCM(脾条件培养液)和LCM(肺条件培养液)中的CSFs活性，亦可提高腹腔巨噬细胞产生IL-1和脾细胞分泌IL-2的能力。提示八珍汤对造血系统的调控作用可能与直接或间接刺激造血微环境的基质细胞分泌正性和负性造血生长因子有关[11]。

【主治】气血两虚，失血过多，心悸气短，四肢倦怠，头晕目眩，烦躁作渴等症。

【现代应用】

1. 眼科疾病　以八珍汤辨证加味治疗末梢神经炎、哺乳期球后视神经炎、原发性玻璃体变性混浊症有效[13,14]。

2. 皮肤病　以八珍丸每次2丸加复方丹参片3～5片，每日早晚各服1次，治疗色素性紫癜性皮肤病有效[16]。

3. 白细胞减少症　42例癌症患者按中医辨证分成肺阴虚、脾肾虚、脾胃虚、气虚及气血两虚等型，再投以八珍汤辨证加减治疗。结果各证型的白细胞数、血红蛋白、血小板数明显上升[18,19]。

主要参考文献

[1] 谭允育，等．四物汤、八珍汤对正常小鼠免疫功能影响的实验研究．中国实验临床免疫学杂志，1993，5(6)：43

[2] 祝红焰，等．八珍汤对^{60}Co照射小鼠骨髓细胞及相关细胞因子影响的实验研究．中国免疫学杂志，2000，16(2)：81

[3] 龚维桂，等．八珍颗粒剂对小鼠免疫功能的影响．浙江省医学科学院学报，1993，4(2)：1

[4] 陈英，等．八珍汤对气虚大鼠红细胞免疫功能作用的实验研究．中成药，2002，24(5)：369

[5] 潘洪平,等．八珍汤对红细胞免疫功能作用的实验研究．中国现代应用药学杂志,2001,18(4):279

[6] 龚跃新,等．四君子汤、四物汤和八珍汤治疗血虚大鼠的实验研究．山西中医,1992,8(4):32

[7] 罗霞,等．八珍汤和鸡血藤对环磷酰胺所致小鼠骨髓造血微环境损伤的影响．四川大学学报(自然科学版),2006,43(2):441

[8] 高月,等．加味八珍汤对环磷酰胺致狗造血功能损伤的作用．中药新药与临床药理,1997,8(3):152

[9] 陈玉春,等．八珍汤对红细胞生成素影响的动物实验研究．上海中医药杂志,2000,(4):45-46

[10] 淳泽,等．八珍汤对血虚模型小鼠造血调控因子影响的实验研究．生物医学工程学杂志,2004,21(5):727

[11] 江南,等．八珍汤对小鼠造血细胞因子影响的研究．四川大学学报(自然科学版),2003,40(2):159

[12] 王道庆,等．八珍汤加味治疗末梢神经炎 13 例．浙江中医杂志,1992,27(12):537

[13] 起会,等．八珍汤治疗哺乳期球后视神经炎 14 例．辽宁中医杂志．1990,14(12):26

[14] 杨振宇．八珍汤加味治疗云雾移睛 26 例．中国中医眼科杂志,1993,3(1):28

[15] 薛丽梅．八珍汤加减纠正臀位妊娠 32 例报告．北京中医,1994,(5):20

[16] 谭升顺,等．中药治疗色素性紫癜性皮肤病 42 例报告．中医杂志,1986,27(4):46

[17] 孙作山,等．八珍汤加减用于外科手术后患者恢复的观察．中西医结合杂志,1990,10(5):319

[18] 向跃前,等．八珍汤加味治疗放疗化疗所致白细胞减少．湖南中医杂志,1989,5(4):12

[19] 马玉抽,等．八珍汤对抗癌药物所致的血象下降的升血作用效果观察．河南中医,1988,增刊:33

六味地黄丸(原名地黄丸)

本方出自《小儿药证直诀》,由熟地黄、山萸肉、干山药、泽泻、茯苓、丹皮组成。

【功效与药理】

1．滋补肝肾　该方是补阴代表方之一,具有滋阴补肾功效。肾为先天之本,肾主骨生髓,髓海不足,则腰膝酸软、头晕目眩、耳鸣耳聋。六味地黄丸对肾、肝、脾三阴并补,而以补肾阴、益精髓为主。与该功效有关的药理作用较为广泛。

(1)对免疫功能的作用:本方能使正常小鼠脾脏淋巴细胞数量增多,胞质增加,淋巴细胞增生分裂,功能活跃;腹腔巨噬细胞的吞噬功能增强,巨噬细胞吞噬率和吞噬指数提高,腹腔巨噬细胞表面 Ia 抗原表达的阳性率增加;提高正常大鼠和阴虚大鼠巨噬细胞的 ADCC 活性[1]。糖皮质激素制备肾阴虚小鼠模型,六味地黄汤能提高肾阴虚小鼠的免疫功能,拮抗胸腺和脾脏萎缩,且呈剂量效应关系;增加半数溶血值,巨噬细胞的吞噬率、吞噬指数以及 T 淋巴细胞的刺激指数;拮抗糖皮质激素诱导脾 T 淋巴细胞凋亡[2-4]。六味地黄丸具有一定对抗环磷酰胺的免疫抑制作用,使环磷酰胺抑制小鼠的胸腺、脾脏重量,血清特异性抗体水平和淋巴细胞转化功能恢复[5]。还可增强亚硝胺诱瘤小鼠单核吞噬系统的吞噬功能,促进骨髓干细胞和淋巴细胞组织增生,改善机体防御功能[7]。

六味地黄丸可调节红细胞免疫功能。促进白细胞游走因子产生,提高正常小鼠红细胞 C3b 受体花环率,对抗泼尼松龙降低红细胞 C3b 受体花环率的作用。六味地黄丸可显著提高肝肾阴虚证患者 C3b 受体免疫功能,有效促进红细胞免疫复合物的清除。这可能是本方治疗肝肾阴虚、显著改善症状、体征的重要机制之一。2 型糖尿病患者在经饮食、运动和(或)降糖西药基础上加服六味地黄丸,红细胞 C3b 受体花环率(RBC-C3bR)、红细胞免疫复合物花环率(RBC-ICR)、红细胞免疫黏附促进率(RIAER);降低循环免疫复合物(CIC)、红细胞免疫黏附抑制率(RIAIR)升高,结果表明六味地黄丸能明显改善糖尿病患者红细胞免疫功能[8]。创伤小鼠经六味地黄汤治疗后，红细胞 C3b 受体（RBC-C3bR）花环率、红细胞免疫复合物（RBC-IC）花环率和 RBC 免疫黏附促进因子（RFER）活性升高，而 RBC 免疫黏附抑制因子（RFIR）活性降低，表明六味地黄汤对创伤引起的红细胞免疫功能抑制有恢复作用，可纠正和防治创伤机体的免疫功能紊乱[9]。此外，六味地黄汤还有助于预防烫伤后过度炎症反应，防止多器官功能不全综合征的发生。可拮抗烫伤大鼠腹腔巨噬细胞吞噬活性，脾脏淋巴细胞转化增殖，IL-2、IL-6 分泌，NK 细胞活性，以及烫伤引起的腹腔巨噬细胞分泌 TNF[10]。运用空肠弯曲杆菌致敏小鼠的方法制备成小鼠自身免疫模型研究，结果显示，六味地黄汤可减轻空肠弯曲杆菌致敏小鼠的肝脏组织慢性炎症反应，降低血清抗核抗体和抗双链 DNA 抗体水平；对模型小鼠增高的抗体生成反应和脾细胞增殖反应具有明显的调节作用。表明六味地黄汤对空肠弯曲杆菌致敏小鼠自身免疫性病理变化具有改善作用[11]。

本方对细胞免疫反应有不同程度的促进作用。六味地黄软胶囊可改善环磷酰胺致成年及幼年小鼠免疫功能，提高 T 细胞数量，尤其是 CD3 阳性细胞，提高脾细胞天然杀伤活性，降低迟发型超敏反应[6]。结核患者在常规使用抗结核药治疗的同时加服六味地黄丸，治疗后 $CD3^+$、$CD4^+$ 显著升高，$CD8^+$ 变化不大，$CD4^+/CD8^+$ 比值明显升高，提示六味地黄丸对结核患者 T 细胞亚群的变化有恢复作用。复发性口疮（RAU）患者 T 淋巴细胞亚群平衡失调，六味地黄丸对 RAU 患者外周血 T 淋巴细胞亚群有显著的调节作用，可使 $CD3^+$、$CD4^+$ 显著提高，而对 $CD8^+$ 无明显影响，从而有效地纠正了 $CD4^+/CD8^+$ 比例失调。恶性肿瘤患者化疗中加服六味地黄丸，治疗后 $CD8^+$ 明显下降，$CD4^+/CD8^+$ 比值上升，表明六味地黄丸辅助化疗可促进机体细胞免疫功能增强。研究表明自身免疫性疾病的发生与 Th1 和 Th2 的平衡失调有密切关系。Th1 和 Th2 分泌的细胞因子是不同的，Th1 主要分泌 IFN-γ 和 IL-2，Th2 主要分泌 IL-4 及 IL-10。佐剂性关节炎（AA）大鼠脾细胞 IFN-γ、IL-4 及 IL-10 mRNA 表达水平明显降低，IL-2mRNA 表达水平明显升高，六味地黄汤后对 AA 大鼠脾细胞 IFN-γ、IL-2、IL-4 及 IL-10 的异常表达具有明显的纠正作用，其中增高 IFN-γ mRNA 表达的作用尤为明显，提示六味地黄汤对 AA 大鼠 Th1 和 Th2 亚群的功能紊乱具有调节和恢复平衡的作用。六味地黄汤活性部位 3A 可提高荷瘤小鼠脾脏 $CD4^+$ 及 $CD8^+$ 亚群比例；对快速老化小鼠 SAMP8 $CD4^+$ 及 $CD8^+$ 细胞数均有一定的提高作用；对环磷酰胺处理小鼠脾脏 T 细胞 $CD8^+$ 亚群的降低、Th1 功能失调具有恢复作用，提高脾细胞 IFN-γmRNA 的表达水平，因此 T 细胞可能是 3A 发挥调节作用的靶细胞之一[12]。Notch 信号转导通路对 T 细胞的分化进程具有重要影响，在 Notch 通路上的 Notch 受体、早老蛋白（Presenilin，PS）1、早老蛋白 2、人分裂加速因子（Human enhancer of split，HES1）等信号分子的作用较为重要，它们表达水平的改变可直接影响并反映 Notch 信号的激活程度。六味地黄汤可明显促进正常小鼠胸腺细胞 PS2、HES1 基因的表达；降低 SAMP8 的 PS2、HES1 基因表达水平，提示六味地黄汤对免疫功能处于不同状态的个体影响不同，对正常小鼠，可增强 Notch 信号强度，促进胸腺淋巴细胞向 T 抑制性细胞分化；对免疫老化的 SAMP8，能够降低 Notch 信号强度，抑制胸腺淋巴细胞向 T 抑制性细胞的过早分化[13]。

本方具有增强体液免疫的功能，对环磷酰胺（Cy）处理小鼠、肉瘤 S_{180} 荷瘤小鼠等免疫功能低下模型小鼠的抗体生成反应有明显改善作用；可降低空肠弯曲杆菌（CJ）致敏小鼠血清抗核抗体和抗双链 DNA 抗体的水平，提示六味地黄丸（汤）可通过改善体液免疫来纠正机体的免疫性病理变化[14]。六味地黄丸与硝苯地平联合治疗阴虚阳亢型高血压患者，可降低高血压患者血清 IgG 水平。六味地黄丸可使恶性肿瘤化疗患者血清免疫球蛋白 IgA、IgG、

IgM 含量明显升高；六味地黄汤活性部位 3A 对 SAMP8 脾细胞分泌 IgG 的能力有明显的促进作用，六味地黄多糖 CA4-3 是六味地黄汤中的免疫活性多糖，单独应用 CA4-3 对分离的 B 淋巴细胞增殖反应具有促进作用，对 B 细胞有丝分裂原 LPS 诱导的裸鼠（无胸腺小鼠）脾细胞的增殖反应亦有明显的协同促增殖作用；CA4-3 单独应用及与 LPS 合用均能提高无胸腺小鼠脾细胞产生抗体 IgG 的水平；同时 CA4-3 可使分泌 IgG 细胞数目明显增加，提示 CA423 可促进 B 淋巴细胞增殖、分化进而增加抗体[13]。

抗免疫细胞凋亡。免疫细胞凋亡的异常将严重影响机体免疫系统的功能。六味地黄汤可使环磷酰胺致免疫低下小鼠胸腺细胞 G_0、G_1 期细胞明显减少，S 期细胞明显增多，G_2、M 期细胞变化不明显；拮抗环磷酰胺所诱导的脾细胞凋亡。六味地黄汤还能够抑制糖皮质激素诱导的胸腺淋巴细胞和脾脏淋巴细胞凋亡[15]。

（2）延缓衰老：中医理论认为肾虚是衰老的主要原因，六味地黄丸滋阴补肾，有延缓衰老的作用。该方能延长家蝇的存活时间，其延缓衰老的作用环节可能包括以下几个方面。①改善自由基代谢。随年龄的增长，机体清除自由基的能力逐渐减退，组织中的过氧化脂质（LPO）含量增加，最终导致组织器官功能及形态老化。老年小鼠（22 月龄）与青年小鼠（3 月龄）比较，肝与脑中 LPO 含量显著增加，红细胞过氧化氢酶（CAT）活性显著降低，红细胞超氧化物歧化酶（SOD）活性也有所降低。老年小鼠灌胃六味地黄汤共 4 周，与老年对照组小鼠比较，肝脏 LPO 含量明显降低，红细胞 CAT 活性显著升高，红细胞 SOD 活性虽也有所升高，但与对照组比无显著差异。六味地黄丸能延长家蝇的生存时间，同时对家蝇 SOD、脂褐素及蛋白质含量也有一定的改善作用。巨噬细胞活性自由基是巨噬细胞在吞噬异物时释放的高活性的杀菌物质，但其产生过量可引起机体组织的损伤，导致多种疾病的发生。小鼠水浸应激造成一定刺激后，腹腔巨噬细胞活性自由基产生亢进。六味地黄汤连续给药 3 日，可抑制水浸应激和异丙肾上腺素所致腹腔巨噬细胞活性自由基产生亢进。说明该方在促进机体免疫功能的同时也可降低产生亢进的活性自由基。②调整免疫功能。免疫功能低下是衰老的重要标志之一，给老龄小鼠（24 月龄）灌胃六味地黄汤 1.2g/（kg・d），连续 2 周，能明显提高老龄小鼠外周血淋巴细胞酸性酯酶（ANAE）阳性百分率，以及脾脏体外抗体形成细胞（PFC）数量。该方还能增加老年小鼠 T、B 淋巴细胞转化功能，增加巨噬细胞 Fc 及 C_3b 受体的活性。③对老年小鼠肾脏的保护作用。老年人肾脏功能及结构均发生改变，肾小球硬化，肾脏重量减轻，肾小球滤过率明显降低。另外，肾小球毛细血管基底膜增厚被认为是老化的重要指标。老年小鼠肾功能改变与人相似，出现肾小球系膜基质弥散性增生、肾小球 Bowman 囊扩张、毛细血管丛缩小、肾小球硬化、肾小球毛细血管基底膜增厚等病变。六味地黄汤连续给药 4 周，能显著改善上述病理变化，肾小球系膜组织明显减少，肾小球局灶性间质性炎症、肾小球硬化、肾小球 Bowman 囊扩张现象均减轻，肾小球毛细血管基底膜厚度明显变薄。④延缓皮肤衰老。老年小鼠表皮变薄，表皮细胞内出现空泡，真皮乳头低平，网织层纤维较多。灌胃六味地黄汤后，表皮相对增厚，真皮乳头增高，但网织层纤维变化不明显。进一步研究发现，六味地黄汤能使小鼠皮肤表皮 DNA 含量及真皮中多糖、蛋白质、胶原纤维、弹性纤维的含量均有不同程度的增加，改善了老化表皮细胞的再生能力，对抗了真皮组织的萎缩过程[16-19]。

（3）对生殖系统的作用：六味地黄丸对性器官的生长发育有一定的促进作用，增加幼年雌鼠卵巢、子宫重量，增加雄鼠睾丸、附睾及前列腺与体重之比，提高附睾精子数量。成年雄兔用药后交配次数明显增加。用醋酸棉酚建造生精障碍模型后，六味地黄汤可促进模型大鼠的精子发生，提高精子质量；对损伤的睾丸曲细精管有较好的修复作用；提高模型大鼠血清的NO、LH和T水平，降低FSH水平[20,21]。以肌内注射外源性皮质酮(CORT)导致小鼠下丘脑-垂体-卵巢(HPO)轴功能紊乱，六味地黄汤能明显纠正CORT小鼠血清雌二醇浓度的下降，同时能明显改善或纠正垂体LH及下丘脑GnRH水平的低下[22,23]。表明六味地黄丸可能通过调理下丘脑-垂体-卵巢轴的功能，使卵巢功能恢复，从而提高体内雌激素水平[24]。

(4)保肝：六味地黄丸对四氯化碳引起的小鼠肝损伤有明显保护作用，能降低小鼠SGPT。对硫代乙酰胺诱导的小鼠SGPT升高也有明显的降低作用。六味地黄丸中熟地黄、山萸肉及山药为"三补"，泽泻、丹皮、茯苓为"三泻"，拆方研究显示"三补"或"三泻"单用，未能显示明显的保肝作用[25]。

2. 其他作用

(1)抗心律失常：六味地黄丸提取物对氯仿诱发的小鼠心室纤颤及乌头碱诱发的大鼠室性心律失常均有对抗作用。对毒毛花苷G、异丙肾上腺素等药物诱发的多种心律失常也有效。六味地黄丸抗心肌肥厚及抗心律失常作用可能与其抗氧自由基作用有关[26]。

(2)降血脂，抗动脉粥样硬化：六味地黄丸能明显降低实验性高脂血症家兔血清胆固醇及甘油三酯含量，减轻肝脏的脂肪沉积。增加实验性高脂血症大鼠血浆高密度脂蛋白胆固醇(HLD-C)含量，提高HLD-C/TC的比值。此种作用可加速动脉壁胆固醇的转移，有利于动脉粥样硬化的防治。六味地黄丸提取物可降低高脂饲料喂养小鼠肝脏甘油三酯、总胆固醇含量，对心脏及主动脉各项脂质水平也有一定程度的降低。六味地黄丸对正常大鼠血清胆固醇及甘油三酯的含量无明显影响。

(3)降血糖：六味地黄丸可降低糖尿病模型大鼠血糖，对肾上腺素诱发的血糖升高也有对抗作用。动物胰腺全部切除后，六味地黄丸仍有降糖作用，提示该方降糖作用不是通过刺激胰腺β细胞分泌胰岛素而产生的[27]。六味地黄丸可改善早期糖尿病肾病(DN)气阴两虚证患者的症状与体征；抑制患者红细胞醛糖还原酶活性，降低尿白蛋白排泄率及血、尿β_2-微球蛋白，而对血糖、血压、血脂没有明显影响，提示六味地黄丸对早期DN有一定疗效，且不依赖于降糖、降压与降脂作用[28]。肾功能损害是影响血中同型半胱氨酸水平的一个重要因素。糖尿病患者当发生肾功能障碍时，可造成排泄同型半胱氨酸障碍，引起血中总同型半胱氨酸增加，蓄积引起高同型半胱氨酸血症。采用链脲佐菌素(STZ)腹腔注射法制备糖尿病大鼠并予以1%高蛋氨酸饲料喂养1个月，建立糖尿病大鼠高同型半胱氨酸血症模型。六味地黄丸能通过影响叶酸、Vit B_{12}水平，影响高同型半胱氨酸血症代谢，减少高同型半胱氨酸血症的发生[29]。采用四氧嘧啶给药造成大鼠的高血糖状态，六味地黄丸可降低糖尿病大鼠血糖及坐骨神经山梨醇含量，且呈一定的量效关系。结论：六味地黄丸通过抑制山梨醇的生成，减轻糖尿病神经并发症的症状[30]。

(4)抗应激：六味地黄丸具有抗疲劳作用，延长雄性小鼠持续游泳时间。本方还具有抗缺氧作用，可显著延长小鼠在低压缺氧状态下的存活时间，对异丙肾上腺素引起的缺氧也有明显的对抗作用，延长动物存活时间。对低温引起的应激反应，六味地黄丸也有对抗作用，降低小鼠死亡率。本方对高温刺激的对抗作用不明显。六味地黄丸抗应激作用可能与其促进肾上腺皮质功能有关。

(5)抗肿瘤：本方对恶性程度高，生长迅速的瘤株无直接作用，但能抑制多种化学诱变剂的诱瘤，促进骨髓干细胞和淋巴组织增生作用[31,32]。本方可抑制N-亚硝基肌氨酸乙酯和氨基甲酸乙酯诱发小鼠的前胃鳞癌和肺腺瘤，有效阻断人食管上皮细胞增重和癌变[33]。促进化学致瘤动物脾脏淋巴小结发生中心增生，提高瘤细胞内 cAMP 的含量；促进荷瘤机体单核吞噬系统的吞噬功能，促进骨髓干细胞和淋巴细胞组织增生；并在一定程度上维持荷瘤动物甲状腺功能，降低蛋白质分解，提高白/球蛋白比例，对肿瘤形成和荷瘤机体的生存具有某些作用[34]。通过对小鼠的微核及自发性肿瘤的影响试验，发现本方能够使正常的和化学物诱变动物骨髓复杂细胞微核出现率降低，经长期用药(60 周)，动物肿瘤的自发率明显降低。说明该方对突变和癌变有一定的防护作用[35]。

除上述作用外，六味地黄丸还能使实验性佝偻病模型雏鸡的钙磷代谢维持正常；降低肾阴虚病人血液中 cAMP、Zn、Cu 含量，改善肾阴虚症状；对抗氨基苷类引起的动物耳毒性等。

【毒理研究】中国仓鼠肺细胞染色体畸变实验中，无论是否存在体外活化，六味地黄汤的染色体畸变率均在正常范围内。Ames 实验显示，六味地黄汤对 TA_{97}、TA_{98}、TA_{100}、TA_{102} 四个菌株的作用均为阴性。给小鼠灌胃六味地黄汤 30.0g/kg、3.0g/kg、0.6g/kg，均无明显的生殖毒性。生殖期和敏感期给药，能增加胎盘重量，围产期给药，能促进胎鼠的生长。

【主治】肾阴亏虚，头晕耳鸣，腰膝酸软，骨蒸潮热，盗汗遗精，消渴等证。

【现代应用】

1. 糖尿病　六味地黄丸治疗成年轻、中型糖尿病 20 例，用药 3～6 个月，获临床控制者 12 例，有明显治疗效果者 8 例。

2. 肾病　六味地黄丸加用抗生素治疗肾盂肾炎有效[36]；用本汤剂治疗慢性肾衰，可改善症状，延长生存期[37]。

3. 更年期综合征　用本汤方加味治疗证属肝肾阴虚，冲任失调，月经紊乱并精神神经症状为主的更年期综合征有效。用其治疗男性更年期综合征 80 例，取得满意疗效，仅 4 例无效[39]。用本药丸治疗手术后绝经，自然绝经及更年期综合征有效，服药 3 个月症状改善。

4. 心血管系统疾病　该方合用白芍、首乌治疗冠心病缓解期病人，对改善腰膝酸软、耳鸣等症状有效。

5. 防治肿瘤　六味地黄口服液可明显减轻放、化疗引起的不良反应，减轻白细胞下降并提高机体的免疫功能。六味地黄汤加减治疗Ⅳ期胃癌患者，改善患者症状，增加食欲。

6. 促进骨折愈合　30 例骨折病人服用六味地黄丸 2～3 周后，一般情况明显改善，3～5 周后骨折基本愈合[40]。

7. 其他　六味地黄丸及其加减方治疗类风湿关节炎、系统性红斑狼疮、肾炎、肾病综合征等有一定疗效。对甲状腺功能亢进、医源性库欣综合征、肾功能衰竭，以及神经衰弱、不育症、习惯性流产等也有效。

主要参考文献

[1] 龚捷宁，等．六味地黄汤及拆方对大鼠巨噬细胞 ADCC 活性的影响．中国实验方剂学杂志，1997，3(6)：33

[2] 王秀荣，等．六味地黄汤对糖皮质激素肾阴虚模型免疫功能的影响[J]．河北医科大学学报，2005，26(11)：451

[3] 刘金元，等．六味地黄汤抗胸腺和脾脏萎缩作用的实验研究．江西中医学院学报，2005，17(1)：62

[4] 徐勤，等．六味地黄汤对糖皮质激素肾阴虚模型免疫器官淋巴细胞凋亡的抑制作用．广州中医药大学学报，2000，17(3)：207

[5] 李萍，等．六味地黄丸和地黄的免疫药理研究．中国免疫学杂志，1987，3(5)：296

[6] 周晓棉,等. 六味地黄软胶囊对成年幼年免疫低功能小鼠特异性免疫功能的影响. 沈阳药科大学学报,2005,22(3):213

[7] 姜廷良,等. 六味地黄汤对氨基甲酸乙酯诱发肺腺瘤的抑制作用. 中医杂志,1980,21(7):72

[8] 曹建恒. 六味地黄丸对乙型糖尿病患者红细胞免疫功能调节作用的影响. 新中医,2005,37(3):45

[9] 赵文,等. 六味地黄汤对创伤小鼠红细胞免疫功能的影响. 现代中西医结合杂志,2001,10(19):1813

[10] 徐瑶,等. 六味地黄汤对大鼠烫伤后免疫功能的影响. 中国实验方剂学杂志,2000,6(2):31

[11] 齐春会,等. 六味地黄汤对空肠弯曲杆菌所致自身免疫模型小鼠免疫功能的影响. 中国新药杂志,2001,10(9):668

[12] 杨胜,等. 六味地黄汤活性部位3A的免疫调节作用机制研究. 中国中西医结合杂志,2001,21(2):119

[13] 张永祥. 中药药理学新论. 北京:人民卫生出版社,2004,427

[14] 宋丽丽,等. 六味地黄方的免疫、抗肿瘤药理研究. 中成药. 2001,23(12):12

[15] 杜标炎,等. 六味地黄汤对糖皮质激素肾阴模型免疫器官淋巴细胞凋亡的抑制作用. 广州中医大学学报,2000,17(3):204

[16] 蒋莹,等. 六味地黄汤及其配伍对过氧化脂质及脂褐质含量的影响. 中国中药杂志,1991,(3):175

[17] 钱瑞琴,等. 六味地黄汤、八味地黄汤调整小鼠腹腔巨噬细胞活性自由基的机制研究. 中药药理与临床,1993,(5):4

[18] 陈真,等. 六味地黄煎剂"三补一泻"拆方组对肝脏的保护作用. 中国药科大学学报,1991,(1):39

[19] 刘宝林,等. 六味地黄汤及组方对小鼠血糖和肝糖原的影响. 中国中药杂志,1991,(7):437

[20] 敖宗华,等. 六味地黄汤对生精障碍模型大鼠的促生精作用研究. 陕西中医,2003,249(11):1050

[21] 尹光耀,等. 六味地黄汤对雄性大鼠生殖系统的影响. 中成药,2004,26(7):561

[22] 凌庆枝,等. 六味地黄汤抑制大鼠生殖细胞凋亡及其促进精子发生. 无锡轻工大学学报,2004,23(1):76

[23] 陈京萍,等. 六味地黄汤对老年阴虚大鼠学记忆能力的改善作用. 中药新药与临床药理,2001,12(4):282

[24] 杨兰英. 六味地黄丸治疗卵巢早衰的实验研究. 山西中医学院学报,2002,3(1):21

[25] 周金黄,等. 中药药理与临床研究进展(第三册). 北京:军事医学科学出版社,1995.206

[26] 周金黄,等. 中药药理与临床研究进展(第四册). 北京:军事医学科学出版社,1996,193

[27] 戴德哉,等. 六味地黄煎剂对心、肾、脑缺血的实验治疗. 中国药科大学学报,1990,(5):276

[28] 宋晓燕,等. 六味地黄丸对早期糖尿病肾病患者红细胞醛糖还原酶活性的影响. 中国中西医结合杂志,2004,24(12):1087

[29] 董滟,等. 六味地黄丸对糖尿病大鼠高同型半胱氨酸血症影响的实验研究. 四川中医,2002,5(11):18

[30] 梁萍,等. 六味地黄丸对糖尿病大鼠坐骨神经山梨醇含量的影响. 中成药,2001,23(10):732

[31] 赵良辅,等. 六味地黄汤对诱发和自发肿瘤的抑制作用. 中西医结合杂志,1992,(7):433

[32] 姜廷良. 六味地黄方防治肿瘤的实验和临床研究. 中药药理与临床研究进展(第一册). 北京:中国科学技术出版社,1992,212

[33] 李廷福. 中医药治疗肿瘤主要法则的理论和现代中药药理学研究结果. 中成药研究,1985,(2):30

[34] 路一平，等．地黄丸类成药的应用．中成药研究 1981，(10)：38

[35] 赵良辅，等．六味地黄汤对诱变和自发性肿瘤的抑制作用．中西医结合杂志，1990，10：433

[36] 朱正太，等．六味地黄丸治疗老年人慢性肾盂肾炎．实用中西医结合杂志，1992，5(6)：376

[37] 张甲岭，等．六味地黄汤重用山萸肉治疗慢性肾功能衰竭 12 例．实用中医内科杂志，1993，(3)：46

[38] 黄承胜．36 例慢性肾衰的中药辅助治疗．湖北中医杂志．1992，(5)：22

[39] 刑人璞．血安汤治疗原发性血小板减少性紫癜 50 例．北京中医药大学学报，1996，(2)：28

[40] 梅全喜．安宫牛黄丸及六味地黄丸的临床新用途．实用中西医结合杂志，1992，5(7)：408

二　至　丸

二至丸来源于《医方集解》，由冬青子(即女贞子)、旱莲草组成。

【功效与药理】

1．补肾养肝　二至丸具有较好的补肾养肝的作用，为治疗肝肾阴虚的要药。《医方集解》中记载："补腰膝，壮筋骨，强阳肾，乌髭发，价廉而功大"。女贞子、旱莲草并用，"可益上而荣下，强阴而黑发。"其补肾养肝功效与促进机体免疫功能和保肝作用等有关。

(1)对免疫系统的影响：二至丸能明显增加小鼠免疫器官重量，对抗免疫抑制剂环磷酰胺、泼尼松龙所致的胸腺、脾脏缩小；增加网状内皮系统的活性，提高小鼠炭粒廓清速率；增加小鼠血清溶血素抗体及脾细胞分泌抗体的功能。二至丸能增加绵羊红细胞(SRBC)所致的足肿胀度，但对 2,4-二硝基氯苯(DNCB)所致的接触性皮炎无明显影响[1,2]。二至丸水煎剂可提高正常小鼠迟发超敏反应(HR)值；增加 PHA 诱导的小鼠淋巴细胞转化；使免疫抑制状态小鼠 DHR 值回升。以上表明二至丸能从多方面促进机体的免疫功能。运用中药复方组合化学、血清药理学和细胞药理学方法，观察女贞子、墨旱莲系列提取物及其组合物对小鼠淋巴细胞和巨噬细胞的作用。研究表明，女贞子乙醇提取物加墨旱莲乙醇提取物(1∶1)是二至丸复方最强的免疫调节作用活性部位，协同 LPS、ConA 等有丝分裂原诱导的小鼠外周血、脾淋巴细胞增殖，升高小鼠腹腔巨噬细胞活性。提示这些组分均能激活 T 细胞及 B 细胞，具有丝裂原样作用，可以增强腹腔巨噬细胞的吞噬功能[3]。

(2)保肝作用：二至丸混悬液能明显对抗 CCl_4 所致的肝脏急性中毒，降低血清谷丙转氨酶。单味药女贞子煎液、墨旱莲煎液则作用不明显[4]。二至丸煎液能明显降低高脂血症家兔肝脏中胆固醇的含量，这一作用有利于防止脂肪肝的形成，保护肝脏。已经证实女贞子中的齐墩果酸具有护肝降酶，防止肝硬化作用。临床上齐墩果酸用于治疗黄疸型肝炎、慢性肝炎疗效确切，用药安全。国外有人研究墨旱莲的石油醚、苯、丙酮、乙醇和 50% 乙醇提取物对 CCl_4 所致肝损伤的保护作用，发现 50%乙醇提取物作用最强。墨旱莲乙醇提取物预处理可降低 CCl_4 诱导的黄溴酞滞留时间增加，降低 CCl_4 诱导的天门冬氨酸氨基转移酶、丙氨酸氨基转移酶和胆红素含量的增加，对蛋白质合成的影响不明显。墨旱莲中提取到的蟛蜞菊内酯，已证实有抗肝素活性及 5-脂氧合酶的选择抑制作用。

2．其他作用

(1)抗血栓形成：二至丸煎剂可抑制正常家兔实验性体外血栓的长度、湿重和干重。抗血栓形成可能与以下作用有关：改善血液流变性，降低正常家兔的血浆黏度及高脂血症家兔的全血黏度、全血还原黏度和红细胞电泳率；能抑制正常家兔 ADP 诱导的血小板聚集，还能促进已聚集的血小板解聚；提高正常家兔血清前列腺素(PGI_2)的代谢产物 6-酮-前列腺素 $F_{1\alpha}$(6-Keto-$PGF_{1\alpha}$)含量，但对血栓素 A_2(TXA_2)的代谢产物血栓素 B_2(TXB_2)影响不大，表示二至丸能使血清 PGI_2 含量升高，防止血小板在血管壁上黏附聚集并扩张血管。此外，本方煎剂能明显降低正常及高脂血症家兔血清过氧化脂质的含量。现认为过氧化脂质可损伤血管内皮细胞;抑制 PGI_2 合成酶,是导致动脉粥样硬化的因素之一。二至丸降低血清过氧化脂质含量作用,可能保护 PGI_2 合成酶而促进 PGI_2 的合成和释放[4,5]。

(2)降血脂:二至丸煎液可明显降低正常家兔及高脂血症家兔的血清甘油三酯。但对正常及高脂血症家兔的血清总胆固醇无影响,对高脂血症家兔的主动脉总胆固醇无明显影响[6]。

(3)耐缺氧:二至丸煎剂能延长正常和异丙肾上腺素所致缺氧小鼠的耐缺氧存活时间,提高正常和缺氧小鼠的耐缺氧能力[7]。

(4)镇静作用:本药有明显的镇静作用,可减少小鼠自发活动次数,升高脑内去甲肾上腺素和多巴胺含量。对5-HT和5-羟吲哚醋酸含量无明显影响。

【毒理研究】急性毒性试验测得小鼠腹腔注射 LD_{50} 为(13.84±1.05)g/kg。小鼠灌胃二至丸80g/kg未见死亡和中毒症状[6]。

【主治】肝肾阴虚所致的眩晕耳鸣、烦热失眠、吐血衄血、崩中漏下、遗精早泄、早年发白等。

【现代应用】

1. 妇科疾病 本方治疗功能性子宫出血、月经失调、子宫内膜腺瘤样增生、先兆流产、宫外孕继发性不孕症、黄体功能不全、闭经、月经稀少、更年期综合征有效[8-10]。

2. 肾脏疾病 小儿肾炎气阴两虚型用二至丸加味疗效满意;急性肾炎证属湿热蕴阻、气阴两虚者,可用二至丸合知柏地黄汤加车前子、生甘草[11];慢性肾炎肝肾阴虚血瘀型16例,用二至丸为基础,疗效尚佳。治疗肾病、肾病综合征,用二至丸疗效满意。另外可用于治疗慢性肾衰,慢性肾盂肾炎、肾虚血热型紫癜性肾病[12-14]。

3. 血液病 用二至丸为基本方治疗白细胞减少症、再生障碍性贫血、血小板减少性紫癜有效[15,16]。

4. 眼底病 用二至丸合知柏地黄汤治疗糖尿病视网膜病变、视网膜静脉阻塞症、糖尿病眼底出血及高血压、动脉硬化等造成的眼底出血。

5. 皮肤病 女贞子、旱莲草加当归、首乌、菟丝子制成的生发散,配合白信石合剂、七宝美髯丹治疗斑秃有效;用二至丸加味治疗黄褐斑常可获效。

主要参考文献

[1] 胡慧娟,等. 二至丸对免疫系统的影响. 中药药理与临床,1991,7(6):1

[2] 丁安伟,等. 二至丸及其处方炮制品的药理作用研究. 中国中药杂志,1992,17(9):531

[3] 姚干,等. 二至丸对小鼠淋巴细胞和巨噬细胞作用的活性组分构件研究. 时珍国医国药. 2006,17(10):9921

[4] 丁安伟,等. 二至丸及其处方炮制品的药理作用研究. 中国中药杂志,1992,17(9):531

[5] 莫莉莉,等. 二至丸滋阴作用的研究(一). 新中医,1990,22(11):51

[6] 白刚,等. 中药方剂研究与应用大全. 北京:中国科学技术出版社,1995.32

[7] 莫莉莉,等. 二至丸滋阴作用的研究(二). 新中药,1991,23(6):51

[8] 孙文墅. 张吉金副教授治疗子宫内膜腺瘤样增生经验介绍. 新中医,1992,24(12):40

[9] 朱文仙. 补肾安胎饮治疗胎漏96例疗效分析. 实用中医药杂志,1994,10(3):8

[10] 罗月中. 仙灵脾、紫河车为主治疗更年期综合征56例. 新中医,1994,26(12):42

[11] 申志强编. 中医肾脏病学. 郑州:河南科技出版社,1990,48

[12] 王俊国. 中西医结合治疗慢性肾炎的临床观察. 实用中西医结合杂志,1993,6(1):41

[13] 林伟华,等. 时振声教授治疗肾病经验举隅. 新中医,1994,26(6):1

[14] 申志强. 中医肾脏病学. 郑州:河南科技出版社,1990,120

[15] 周永明,等. 补肾活血法治疗老年原发性血小板减少性紫癜的临床观察. 中医杂志,1993,34(12):730

[16] 王卫中. 慢性特发性血小板减少性紫癜临床观察. 中医杂志,1993,34(4):229

肾 气 丸

本方来源于《金匮要略》,由干地黄、薯蓣、山茱萸、泽泻、茯苓、牡丹皮、桂枝、附子组成。

【功效与药理】

1. 温补肾阳　柯琴曰:"命门之火,乃水中之阳。""所云生火者,即肾家之少火,游行期间,以息相吹耳。若命门火衰,少火几于息矣。欲暖脾胃之阳,必先温命门之火,此肾气丸纳桂、附于滋阴剂中,是藏心于渊,美厥灵根也。"其目的在于"益火之源,以消阴翳。"本方补肾阳不足,主要表现在抗衰老,增强免疫功能等方面。

(1)抗衰老:肾气丸对青年小鼠肝组织过氧化脂质(LPO)和脑组织单胺氧化酶(MAO)无抑制作用,可抑制老年前期小鼠 LPO、MAO,提高免疫器官的重量,增加血液和脑组织中 SOD 含量[1]。本方能提高阳虚患者 SOD 活力,促进老年小鼠淋巴细胞 DNA 损伤后的修复,提高其抗辐射损伤能力,对抗环磷酰胺致小鼠 DNA 损伤;还能提高老年雌性大鼠血清雌二醇和老年雄性大鼠血清睾酮及睾丸重量;降低老年小鼠肾上腺和脑垂体细胞凋亡率;此外,肾气丸能改善脂质代谢,对食饵性高脂血症鹌鹑的高胆固醇和高甘油三酯血症的形成有一定的抑制作用,降低血清脂质氧化反应[2]。研究表明,这些作用可能均是肾气丸防止衰老、治疗多种老年病的重要机制。

(2)对免疫功能的影响:肾气丸可增强正常小鼠腹腔巨噬细胞的吞噬功能,提高吞噬率、吞噬指数;提高小鼠外周血淋巴细胞转化率;促进抗体产生,增加血清中抗体含量。体外实验见本方可提高小鼠巨噬细胞功能,并使溶血素抗体形成显著增加[3]。还能增强结核菌素反应,对结核菌素反应为阴性或可疑阳性的非免疫性疾病患者,服本方后结核菌素反应增强。另在 65 岁以上老人经辨证为八味丸证组,服本方后结核菌素反应也有明显的增强[4]。肾气丸能促进环磷酰胺抑制小鼠免疫和造血功能的恢复,增加胸腺重量,提高腹腔巨噬细胞的吞噬功能,提高溶血素含量,促进淋巴细胞转化功能,升高红细胞数[5]。采用放射免疫方法,测定醋酸氢化可的松致肾阳虚大鼠胸腺及脾脏环磷酸腺苷(cAMP)和环磷酸鸟苷(cGMP)含量,结果显示 cAMP 降低,cGMP 升高,cAMP/cGMP 比值降低,肾气汤能明显改善阳虚症状,并使上述环核苷酸的改变恢复至正常。结果提示,免疫器官环核苷酸的这种改变,是肾阳虚机体免疫功能异常的重要物质基础,肾气汤可通过环核苷酸发挥其治疗作用[6]。肾气虚弱、命火不足证患者经金匮肾气丸治疗后,血清 IgG、IgA 及 IgM 含量较治疗前出现上升趋势;血清补体 C_3、C_4 与总补体活性(CH_{50})较服药前明显上升;CD_3^+、CD_4^+-T 淋巴细胞及 CD_4^+/CD_8^+ 比值均较治疗前明显上升,CD_8^+ 淋巴细胞(%)则较治疗前明显下降,提示金匮肾气丸可有效纠正患者 T 淋巴细胞亚群的紊乱,并能防止老年人 IgG 低下,提高 IgM 及补体活性[7]。对主诉倦怠病人用本方后,可增加自然杀伤细胞活性的 CD16 和 CD57 阳性细胞数[8]。

(3)提高生殖功能:肾气丸促进幼龄雄性大鼠睾丸、附睾发育;促进糖原、DNA 和 RNA 合成;提高大鼠睾丸环磷酸腺苷(cAMP),增加血清睾酮;并能增加附睾尾的精子数和附睾尾活动精子百分率；提高生育末期小鼠睾丸激素、促卵泡激素水平；提高老年雄性大鼠血清睾酮及老年雌性大鼠血清雌二醇的含量；并可增加老年雄性大鼠双侧睾丸重量[9,10]。肾气丸可促进受损大鼠睾丸功能的恢复，增加大鼠附睾重量、精子数、活动精子百分率及睾丸组织环磷酸腺苷、血清睾酮量[11]；提高受损睾丸组织中的 cAMP 水平，说明肾气丸通过调节第二信使 cAMP 而起到调整内分泌功能，可能是其促进睾丸生精功能和性腺发育的作用机制之一。遵照劳倦过度、房事不节致肾气虚的经典中医理论，利用 Colldege 效应使小鼠频繁交配，通过强迫小鼠游泳以造成劳倦过度，诱发典型的肾虚模型，受试小鼠萎靡不振、畏寒怕冷、拱背少动、反应迟钝、饮食减少、皮毛无光泽、竖毛现象明显、腹部皮毛潮湿、阴囊皱缩、睾丸回升、睾丸组织乳酸脱氢酶(LDH)总活性及 LDH-X 同工酶相对活性都有显著降低，肾气丸治疗后，以上指标明显好转[12,13]。肾气丸可显著升高肾气虚弱、命火不足证男性患者的血清睾酮(T)水平，同时亦可使女性患者的血清雌二醇(E2)水平明显上升。这些研究为现代应用肾气丸治疗男性不育和女性不孕提供了一定的理论依据。

2. 其他作用

(1)对物质代谢的影响：本方可改善老年大、小鼠糖同化功能和胰岛素分泌功能。肾气丸提取物可降低高糖饮食大鼠血清甘油三酯、胰岛素，升高血清高密度脂蛋白。肾气丸可使清醒大鼠口服或静脉注射葡萄糖后，血糖的峰值呈轻度降低，机制研究表明，肾气丸有改善胰岛素分泌的作用。以尿中排泄的 C 肽作为胰岛素分泌的指标，观察肾气丸对糖尿病患者胰岛素分泌和糖尿病控制情况的影响，结果表明：给药后 6 个月、12 个月尿中 C 肽上升，停药后有下降趋势，但空腹血糖、果糖胺及体重未见变化。肾气丸降低高脂血症鹌鹑血清总胆固醇、甘油三酯及过氧化脂质含量。减轻高脂家兔肝脏损害程度，减小主动脉弓内膜粥样硬化斑块厚度。肾气丸长期服用有防止动脉硬化的作用，可降低喂以高脂饲料的自发糖尿病大鼠肾脏胆固醇沉积；自由饮用含肾气丸的饮水 12 个月后，可见喂以高胆固醇饲料小鼠肝、心、主动脉脂质及主动脉的 Ca、P、Mg 及^{45}Ca 结合量有降低倾向，胶原量降低。临床研究也显示，肾气丸可以降低健康老人血中的游离脂肪酸和动脉硬化指数，升高高密度脂蛋白胆固醇含量，对糖尿病患者也能降低血脂、血浆总胆固醇、甘油三酯的含量[14,15]。

(2)对心血管的影响：八味地黄口服液可延长小鼠常压缺氧存活时间；保护垂体后叶素致急性心肌缺血；降低氯仿所致小鼠室颤发生率；延长乌头碱致心律失常出现的时间；抑制大鼠血小板聚集功能。为现代应用八味地黄口服液防治心血管疾病提供了药理实验依据[16]。

(3)对神经体液的调节：肾阳虚证下丘脑-垂体-肾上腺皮质轴功能紊乱，并累及性腺轴及甲状腺轴，肾气丸可增高腺嘌呤致阳虚造模大鼠血清促肾上腺皮质激素(ACTH)的含量，上调垂体组织 ACTHmRNA 的表达。用羟基脲制成肾虚模型，出现动情周期紊乱，生殖器官萎缩，血清卵泡刺激素(FSH)、雌二醇(E2)水平下降；子宫腺体数目减少，卵巢次级和成熟卵泡数减少，生育能力下降。用肾气汤喂饲后，症状得到明显改善。此外，肾气丸能明显提高老年雌性大鼠血清雌二醇，老年雄性大鼠血清睾酮含量以及睾丸的重量[17]。临床研究发现，肾阳虚患者有下丘脑-垂体-肾上腺皮质系统的不同部位、不同程度的功能紊乱，肾气汤可促进下丘脑-垂体-性腺轴功能，为中医"肾主生殖"等理论提供科学依据[18]。

(4)对骨骼的影响：肾气丸能加速家兔实验性骨折后胶原的合成与分泌，促进钙盐沉积，加快骨折局部凝血块的吸收[19]。增加骨质疏松大鼠股骨重量，胫骨骨小梁面积和骨小梁宽度。采用连续酶消化法和机械分离法获得成骨细胞和破骨细胞，MTT 法测定成骨细胞增殖能力，骨吸收陷窝计数定量评价破骨细胞骨吸收活性。肾气丸血清可促进成骨细胞增殖作用，并能明显地减少骨吸收陷窝数[20]。

【主治】肾阳不足，腰痛腿软，下半身常有冷感，少腹拘急，小便不利，或小便反多，尺脉沉细，舌质淡而胖，苔薄而不燥，以及脚气、痰饮、消渴、转胞等证。

【现代应用】

1. 泌尿生殖系统疾病

(1)尿毒症：本方随证加减，配合西医药治疗尿毒症有效[21]。

(2)产后尿潴留：用本方或济生肾气丸加减治疗有效[21]。

(3)前列腺肥大：八味丸治疗前列腺肥大、膀胱颈部硬变、前列腺炎、神经性膀胱炎等前列腺综合征有效，改善排尿困难、尿频及夜尿多症状[22]。

(4)男性乳房发育症：对32例男性乳房发育症患者，本方加减水煎服，23例显效，7例好转，无效2例，总有效率93.7%。以病程短、年龄轻者效果更佳[23]。

2. 糖尿病　本方加人参对糖尿病患者有明显疗效，可减少胰岛素注射量[22]。

3. 白内障　本方对改善和阻止老年性白内障的发展有良好疗效。该方可使患者晶体的白色混浊减退，视力改善[21]。

4. 其他　对高血压、腹水、水肿、腰痛、骨质疏松、痛风性关节炎、肝硬化伴腓肠肌痉挛、荨麻疹的患者本方加减有一定的疗效[24-26]。

主要参考文献

[1] 姚晓渝，等．肾气丸抗自由基损伤的实验研究．中国药学杂志，1989，24(5)：283

[2] 余美娟，等．肾气丸对鹌鹑食饵性高脂血症和血清过氧化脂质的影响．中国药学杂志，1990，25(7)：419

[3] 刘叙仪．六味地黄丸及肾气丸对小鼠免疫功能的影响．中西医结合杂志，1990，10(12)：720

[4] 吉田浩，等．八味丸对人免疫系统的影响．国外医学·中医中药分册，1987，9(5)：1

[5] 冯璞，等．金匮肾气丸对免疫缺陷小鼠免疫造血功能的影响．中药药理与临床，1998，14(1)：9

[6] 周联．肾阳虚大鼠免疫器官环核苷酸改变及肾气汤对其影响．广州中医学院学报，1992，9(2)：76

[7] 常敏毅．附桂八味丸的现代应用与实验研究．国外医学·中医中药分册，1984，4：10

[8] 大野修嗣．八味地黄丸和补中益气汤对淋巴细胞的影响．日本东洋医学杂志，1994，4(5)：149

[9] 张柏丽，等．肾气丸对大鼠睾丸组织内DNA和RNA含量的影响．天津中医，1995，12(4)：30

[10] 刘红潮，等．肾气丸对幼龄雄性大鼠生殖系统的影响．天津中医，1997，14(6)：270

[11] 夏蓉西，等．肾气丸恢复受损睾丸功能的实验研究．中成药，1993，15(11)：25

[12] 李震，等．应用诱导劳倦过度、房事不节法建立肾阳虚模型的研究．山东中医学院学报，1994，18(6)：418

[13] 李震，等．应用诱导“劳倦过度、房事不节”法建立肾虚模型的研究．实用中西医结合杂志，1995，8(8)：585

[14] 张家玮，等．金匮肾气丸药理研究进展．浙江中医杂志，2001，36(9)：408

[15] 张瑞，等．肾气丸实验研究状况．中成药，2001，26(3)：235

[16] 张建新，等．八味地黄丸口服液药理作用研究．中成药，1994，16(3)：32

[17] 周英，等．脾虚和肾虚雌性大鼠生育能力的实验观察．广州中医药大学学报，1998，15(3)：195

[18] 程嘉艺，等．金匮肾气丸对老龄大鼠性激素水平的影响．中国中药杂志，1993，18(10)：619

[19] 王学礼，等．金匮肾气丸对家兔实验性骨折后骨痂生长的影响．实用中西医结合杂志，1991，1(11)：683

[20] 石印玉,等. 补肾中药防治原发性骨质疏松症的细胞学研究. 中医杂志,2001,42(10):621
[21] 黄保民. 肾气丸研究述要. 湖南中医学院学报,1983,(2):59
[22] 常敏毅. 附桂八味丸的现代应用与实验研究. 中成药,1990,12(3):38
[23] 马新生. 肾气丸加减治疗男性乳房发育症 32 例. 新中医,1994,26(3):31
[24] 李飞,等. 方剂研究文献摘要. 南京:江苏科学技术出版社,1981.419
[25] 伊藤隆,等. 长期汉方随证治疗难治性哮喘的效果. 日本东洋医学杂志,1992,43(1):43
[26] 高森成之. 八味地黄丸对肝硬化伴腓肠肌痉挛有效性的研究. 日本东洋医学杂志,1993,43(5):74

右 归 丸

本方来源于《景岳全书》,由熟地黄、山药、山茱萸、枸杞、鹿角胶、菟丝子、杜仲、当归、肉桂、制附子组成。

【功效与药理】

1. 温补肾阳 《难经》中记载:"其左者为肾,右者为命门。"元阳不足,先天禀衰,以至命门火衰。本方以桂、附加血肉有情之鹿角胶,以温补肾阳,填精补髓,熟地、山药、山茱萸、枸杞等滋阴益肾,诸药配伍,共具温阳益肾,填精补血,以收培肾中元阳之效。本方温补肾阳的功效表现在增强免疫、保护和调节脏器功能、抗衰老,调节激素含量等方面。

(1)增强机体免疫功能:本方能增强小鼠腹腔巨噬细胞对刚果红廓清作用。使氢化可的松造模小鼠血浆皮质醇含量升高,升高 cAMP,降低 cGMP,升高 cAMP/cGMP;还可升高血清溶血素含量、胸腺指数及腹腔巨噬细胞吞噬率。提示右归饮的疗效可能与其调节血浆皮质醇及 cAMP、cGMP 值,增强机体免疫功能有关。氢化可的松致"阳虚"大鼠模型,服用本方后能明显提高大鼠 T 淋巴细胞对 PHA 的反应性,使降低的溶血空斑数明显提高,延长体外脾细胞存活率。应用 6-羟多巴胺脑室注射造成大鼠中枢儿茶酚胺能神经元的免疫功能降低,右归丸具有对抗或恢复作用[1-3]。右归丸可阻抑氢化可的松致小鼠胸腺细胞凋亡,调节 Bcl-2/Bax 表达,使早期和晚期凋亡细胞所占的比率恢复到接近正常水平[4],抑制组织相容性复合体Ⅱ分子下调和黏附分子转录水平下降[5]。减轻髓鞘碱性蛋白(MBP)诱导的实验性自身免疫性脑脊髓炎(EAE)大鼠炎症反应、轴突损伤及髓鞘脱失,其机制可能与其调节细胞因子有关,右归丸可下调 EAE 急性期 NK 细胞水平与缓解期血浆 IL-1α,上调缓解期 INF-γ、TNF-α、IL-4 及 NK 细胞水平[6,7]。另外二方还可上调生长相关蛋白-43(GAP-43)及微管相关蛋白-2(MAP-2)、MBP 及神经丝蛋白-200(NF-200)的表达,促进轴突再生[8,9]。由此可见,本方除了直接作用于中枢,调节下丘脑-垂体的内分泌功能进而调控免疫反应的平衡之外,还可作用于脑神经,通过传出神经支配外周免疫器官靶细胞受体的直接调控作用,来维持机体免疫的自稳状态。

(2)对下丘脑-垂体-靶腺轴的调节作用:右归丸对下丘脑-垂体-靶腺(肾上腺、甲状腺、性腺等)轴有多层次调节作用,而此轴与中医肾阴虚或阳虚密切相关,因此左、右归丸通过参与下丘脑-垂体-靶腺轴的调节来改善机体的肾阴虚或阳虚状态。本方可提高氢化可的松致肾阳虚大鼠血清睾酮水平;促进卵巢颗粒细胞分泌雌激素、孕酮,增加颗粒细胞内 cAMP 的浓度;调节阳虚大鼠卵泡细胞凋亡基因 Bcl-2、Caspase-3、Bax 表达;使血清促甲状腺素(TSH)、T4、三碘甲状腺原氨酸(T3)、3,3',5'-反三碘甲状腺原氨酸(rT3)、CRH、ACTH、皮质醇(Cor)恢复至接近正常水平[10-13]。皮质酮皮下注射造成动物 HPA 轴抑制模型,以模拟在 HPA 轴上的肾阳虚功能状态,右归丸能提高 HPA 轴功能[14]。用左旋谷氨酸钠(MSG)皮下注射,造成大鼠皮层、海马、下丘脑神经细胞凋亡数增多,而左归丸可减少左旋单钠谷氨酸大鼠神经细胞凋亡[15]。右归丸可明显升高丙硫氧嘧啶(PTU)致甲状腺功能减退症(甲减)大鼠骨骼肌葡萄糖转运蛋白-4(GluT-4)mRNA 表达水平,加快骨骼肌对葡萄糖的转运,改善骨骼肌细胞的能量代谢[16];促进其甲状腺滤泡细胞 Bcl-2 表达,抑制 Bax 的表达,恢复 Bcl-2/Bax 的平衡[17];升高血清 T_3、游离 T_3;显著提高血清超氧化物歧化酶(SOD)活力,纠正氧化与抗氧化的失调[18]。

(3)对中枢神经系统的影响:右归丸可提高自然衰老大鼠海马 DG、CA_1 和 CA_3 区 GRmRNA 的表达[19];不同程度降低海马区 Asp、Glu、Gly、GABA 及杏仁核部位 Asp、Glu 及 Gly 的含量;提高下丘脑 N-甲基-D-天门冬氨酸受体(NMDAR1)、GABA 受体(GABAARα1)蛋白的表达[20,21]。结果表明右归丸通过纠正老年大鼠海马和杏仁核脑区氨基酸类神经递质的紊乱状态,使兴奋性和抑制性氨基酸这两大类递质最终趋向平衡,从而有助于改善大脑边缘系统,延缓机体衰老。采用原位杂交技术,观察各组大鼠大脑切片海马各分区(DG、CA1、CA_2、CA_3)BDNFmRNA 表达变化。结果显示,衰老大鼠海马各分区的 BDNFmRNA 表达减弱,而右归丸能不同程度地提高老年大鼠海马 DG、CA_1、和 CA_3 分区 BDNFmRNA 的表达。提示,老年大鼠的学习记忆功能退化与学习记忆相关的基因 BDNF 表达异常有关。而温补肾阳方药右归丸能通过提高 BDNF 基因的表达,进而改善老年大鼠的学习记忆功能[22]。

(4)抗衰老:对脑内单胺氧化酶的影响。脑内单胺类神经调节作用下降与单胺氧化酶 B(MAO-B)活性上升是引起脑功能衰老的主要原因之一。右归丸能降低青、中、老龄的小鼠脑线粒体 MAO-B 活性,能使 25 月龄老龄大鼠脑干的 MAO-B 活性降至 4 月龄青年大鼠的水平,但对大脑皮质 MAO-B 的活性无明显作用[23,24]。右归丸可降低老龄小鼠肾羟脯氨酸、心羟脯氨酸,并可使老龄大鼠的尿蛋白降至青年期水平。升高羟基脲造成"阳虚"小鼠的血清镁含量[25-27];血浆肾素活性(PRA)及醛固酮(PA)的降低与衰老也有一定的关系,肾小球旁细胞的β-肾上腺素能受体-腺苷酸环化酶系统损伤,可导致β受体敏感性降低。右归丸能提高老年大鼠肾小球旁器细胞的β-肾上腺素能受体的敏感性。

2. 其他作用

(1)对环核苷酸的作用:右归丸通过影响其肝、肺组织环核苷酸含量,来调节不同月龄小鼠的代谢水平,从而影响其肝、肺功能[28]。右归丸能使青年组(5 月龄)小鼠肝组织 cAMP 含量降低,中年组(8 月龄)含量增高,老年组(16 月龄)保持不变。右归丸能使青年组 cGMP 含量降低,老年组的含量升高,而中年组的含量变化不明显。此外,用氢化可的松造成阳虚小鼠模型,右归饮煎液升高阳虚小鼠 cAMP,降低 cGMP,升高 cAMP/cGMP 比值[29]。

(2)抗应激作用:小鼠负重游泳耗竭实验结果表明,右归饮能显著延长小鼠游泳耗竭时间。

(3)对小鼠学习记忆的影响:跳台实验表明本方有对抗东莨菪碱造成的小鼠记忆获得障碍的作用。

(4)对血小板聚集的影响:右归饮能明显抑制 ADP 诱导的大鼠血小板聚集。

(5)对实验性肝损伤的保护作用:右归饮对 CCl_4 引起的 SGPT 升高,肝组织过氧化脂质升高有明显抑制作用。

【主治】肾阳不足,命门火衰。久病气衰神疲,畏寒肢冷;或阳痿遗精,或阳衰无子;或大便不实,甚则完谷不化;或小便自遗,或腰膝软弱,下肢水肿等。

【现代应用】支气管哮喘　本方加减对季节复发性哮喘患者作补肾预防有效。

主要参考文献

[1] 施玉华．中药复方对小白鼠氢化考的松模型肝组织化学研究-右归丸及补中益气丸的研究．中医杂志，1983，(5)：62

[2] 章玉正，等．右归丸对免疫细胞的调节作用．上海中医药杂志，1985，(6)：47

[3] 汪丽亚，等．中药复方对小白鼠氢化考的松模型的腹膜细胞作用．上海中医药杂志，1984，(3)：45

[4] 郭钰琪，等．右归丸对糖皮质激素诱导的胸腺细胞凋亡的保护作用．中国免疫学杂志，2008，24(3)：228

[5] 周宪宾，等．右归丸对糖皮质激素诱导小鼠胸腺树突状细胞表型变化的作用．中国中西医结合杂志，2008，28(5)：431

[6] 樊永平，等．滋阴与温阳对实验性变态反应性脑脊髓炎大鼠病程及血浆细胞因子的影响．北京中医药大学学报，2008，31(3)：171

[7] 叶明，等．左归丸与右归丸对 EAE 大鼠淋巴细胞亚群和 NK 细胞的影响．中华中医药杂志，2009，24(3)：310

[8] 王蕾，等．补肾对脑脊髓炎大鼠生长相关蛋白-43 及微管相关蛋白-2 的影响．首都医科大学学报，2007，28(6)：748

[9] 王蕾，等．左归丸和右归丸对实验性变态反应性脑脊髓炎大鼠髓鞘及轴突再生的影响．中国实验方剂学杂志，2008，14(4)：42

[10] 刘天成，等．右归丸对肾阳虚大鼠下丘脑-垂体-性腺轴影响的实验研究．吉林中医药，2007，27(4)：56

[11] 徐晓娟，等．右归丸对肾阳虚大鼠卵巢细胞 Caspase-3、TNF-α、Bcl-2、Bax 表达的影响．中国中医基础医学杂志，2005，11(7)：503

[12] 陈津岩，等．右归丸对肾阳虚证大鼠激素水平变化的影响．临床论著，2008，5(4)：44

[13] 徐晓娟，等．右归丸水提液对小鼠卵巢颗粒细胞雌激素、孕酮分泌的影响及机制．四川中医，2006，24(5)：22

[14] 薛莎，等．右归丸对家兔肾阳虚证生化指标及皮质醇的影响．中医杂志，2001，42(7)：434

[15] 高唱，等．左旋单钠谷氨酸致肾阴虚模型大鼠神经细胞凋亡的变化．中国医药学报，2003，18(12)：719

[16] 贾锡莲，等．右归丸对实验性甲状腺功能减退大鼠骨骼肌 GluT4 mRNA 表达水平的影响．中医杂志，2006，47(9)：698

[17] 贾锡莲，等．右归丸对实验性甲减大鼠甲状腺滤泡细胞凋亡相关因子 Bcl-2/Bax 表达的影响．山东中医杂志，2007，26(10)：706

[18] 贾锡莲，等．右归丸减轻甲状腺功能减退模型大鼠体内自由基过氧化损伤的机制探讨．天津中医药，2008，25(3)：225

[19] 戴薇薇，等．左归丸、右归丸对老年大鼠海马糖皮质激素受体 mRNA 表达的影响．中药药理与临床，2003，19(10)：1

[20] 戴薇薇，等．左归丸、右归丸对老年大鼠海马、杏仁核氨基类和单胺类神经递质含量变化的影响．中国老年学杂志，2006，26(8)：1066

[21] 康湘萍，等．左归丸、右归丸对老年大鼠下丘脑氨基酸类神经递质受体表达的影响．中药药理与临床，2007，23(3)：6

[22] 戴薇薇，等．补肾方药对衰老大鼠海马学习记忆相关基因 BDNF 及其受体 TrkB mRNA 表达的影响．中华中医药杂志，2008，23(4)：296

[23] 赵伟康，等．还精煎对老年大鼠脑内单胺氧化酶活性及单胺类神经递质含量的影响．还精煎的临床实验研究(上海)，1984，83

[24] 莫启中,等．还精煎对不同月龄小鼠线粒体单胺氧化酶活性的影响．还精煎的临床实验研究(上海),1984,78

[25] 毛良,等．还精煎与右归丸对若干衰老指标的影响．还精煎的临床实验研究(上海),1984:107

[26] 毛良,等．还精煎延缓衰老的实验研究．上海中医药杂志,1986,(6):46

[27] 李菊仙,等．右归丸对肾阳虚动物血清中某些微量元素的影响．中成药研究,1984,(12):43

[28] 宫斌,等．还精煎对不同月龄小鼠肺、肝组织中环核苷酸含量的影响．还精煎的临床实验研究(上海),1984,92

[29] 李贵海．右归饮温阳作用的实验观察．中国中西医结合杂志,1990,(9):547

四、补虚方药的研究思路

(一)补虚方药的研究思路

补虚方药是中药中所含品种最多,作用、应用最广的一类药,如何开展对这类方药的研究,提出以下思路。

1. 对主要作用进行深入研究　补虚药功效主治广,共同的药理作用很多,在进行某一类药或某一味药的药理作用研究时,应抓主要作用开展研究。例如:

(1)补气药:补气药主要功效是益气健脾、敛肺止咳平喘;主要用于脾肺气虚、中气不足。其主要作用特点是:①益气健脾增强消化系统功能。中医理论认为脾为气血化生之源,脏腑经络之根。脾失健运、胃纳呆滞,则饮食减少、水谷不消、脘腹胀满、大便溏泻以致全身神疲肢软。补脾是五脏补益中最常用的方法之一。脾胃功能与现代医学中消化系统功能关系密切,因此研究补脾药对消化系统功能的影响是探讨补虚药作用本质的重要方面。补虚药对消化系统功能影响的研究方法包括补虚药对各种实验性胃炎、胃及十二指肠溃疡模型的改善作用;对胃黏膜屏障功能的保护作用;对胃、肠平滑肌运动功能的影响;对胃肠消化、吸收功能的影响,包括对胃、肠、胰腺、胆汁分泌功能的影响。具体模型与方法的应根据每味药的功能主治进行合理选择。②温中下气,润肺去痨,改善呼吸系统的功能。肺主一身之气,司呼吸。肺吸入自然界的清气(饱和氧的新鲜空气),呼出浊气(饱和代谢产物 CO_2 之气)。此与现代医学中肺是气体交换器官,通过呼吸作用,向全身输送氧,调节代谢,接纳各组织器官的代谢产物 CO_2 排出体外,维持机体生理平衡。肺气亏虚则肺换气功能障碍,全身氧代谢障碍,CO_2 滞留血中可导致组织酸中毒。呼吸系统局部症状为咳、痰、喘、炎,全身多出现物质代谢、能量代谢障碍,免疫功能低下等反应。根据上述反应适当选择试验方法与指标进行研究。③扶正固本,增强机体免疫功能。气能护卫全身肌表,防御外邪入侵,正气存内,邪不可干,邪之所凑,其气必虚。在进行补虚药对免疫功能影响研究时,应在免疫功能低下的虚证模型上进行。各类补虚药对免疫功能有增强作用,但以补气药最为突出。故在补气药药理作用研究时应重视对免疫功能作用研究。

(2)补血药:补血药的主要功效是补血养血,主要用于血虚证。血虚多因失血过多,或脾胃虚弱,血液生化之源不足,或因血瘀阻滞,新血不生,血脉不通所致。临床表现为面色苍白或萎黄,唇、舌指甲色淡而无华,头晕、心悸、失眠,手足发麻,脉细弱无力等,与现代医学中的贫血颇相似,常用补血药治疗。根据阴阳互根的原理,补血药常与人参、黄芪、甘草等补气药配伍应用,补血药药理作用研究常侧重于:①补血作用。采用各种血虚证动物模型,观察药物对骨髓造血细胞,外周血细胞数量的影响。②抗缺氧作用。补血药可通过增加对血液的营养与濡润作用,提高机体抗缺氧能力。药理试验可通过小鼠在常压或低压缺氧条件下,观察药物对小鼠生存率或生命延长率的影响。③对心血管功能影响。常观察补血药对心肌营养血流量，心肌耗氧量，冠脉流量，心梗范围，心律失常发生率，心肌酶活性的影响及观察体外培养心肌细胞对缺糖缺氧损伤有无对抗作用等研究。④补血养肝作用。常观察补血药对四氯化碳、D-半乳糖等引起的肝损伤有无改善作用。

（3）补阳药：补阳药主要用于肾阳虚证，中医理论认为肾藏有“先天之精”，为脏腑阴阳之本，生命之源，故称肾为“先天之本”。其主要生理功能为藏精，主生长、发育、生殖，故中医的肾包括了泌尿生殖系统和神经内分泌系统的功能。肾阳虚患者临床常见畏寒肢冷、腰膝酸软、阳痿早泄、宫冷不孕等性功能减退症状。补阳药的主要作用是提高性功能、延缓衰老、改善神经系统功能：①对性功能和性激素的影响。多种补阳药对去势大鼠能促进性器官的发育，提高血中性激素水平，增强性功能。②延缓衰老。许多补阳药能延长衰老动物的寿命，增加老化动物的性功能、免疫功能、物质代谢能力，并具有抗脂质过氧化作用。增强衰老模型小鼠的学习记忆，改善脑功能等。

（4）补阴药：亦称滋阴药，临床主要用于治疗阴虚证。阴虚指机体精、血、津液亏虚不足，滋养能力减退。由于阴液不足，不能制约阳气，常出现阴虚火旺、阴虚燥热等症候。阴虚证代表病证为消渴病，由于情志失调、饮食不节等诱因导致脏腑阴虚燥热，津液输布失调的一种病证。临床以烦渴、多饮、多尿、多食、疲乏、消瘦为典型症状。病情严重者可并发心痛、眩晕、脑卒中、痈疽等。主要见于现代医学中糖尿病及其并发症。药理研究应根据其各方药的功效主治适当选作。对本病的药理作用应侧重于：①对物质代谢的影响。本病主要表现在糖代谢、脂代谢紊乱。制备高血糖病理模型，研究滋阴方药如六味地黄丸等对糖代谢、脂质代谢的影响。②对微循环的影响。本病发展晚期，因血糖、血脂升高，常有血液流变学异常，引起微循环障碍，导致糖尿病肾病、糖尿病坏疽等。③清热解毒。增强机体免疫功能、抗感染。

阴虚证所含病种很多，临床表现各不相同，药理研究应根据不同方药的功效及临床主证重点选做。

2. 建立虚证动物模型　各种虚证动物模型的建立对促进补虚方药的药理研究进展是至关重要的。

（1）补虚药的药理研究必须采用适当的虚证动物模型。按照中医辨证施治原则“虚则补之”，凡是正气虚衰的患者宜用补虚药治疗。药理试验证实，补虚药的药理研究宜采用相应的虚证动物模型，正常动物属阴阳平衡、正气不虚的机体，因此对许多临床病人有效的补虚药在正常动物身上进行研究时常得不到应有的结果。

（2）病和证模型兼用有益于研究补虚药的作用。近些年来国内开展了虚证模型的研究，建立了一些“阳虚”、“阴虚”、“血虚”、“脾虚”、“肾虚”等模拟临床虚证的动物模型，并在这些“虚证”动物模型上进行了补虚药药理作用研究，取得了一些可喜的成果。如参芪注射液对气虚证小鼠免疫反应的研究表明，“气虚证”动物模型，免疫指标比正常动物普遍低下，在施以补虚-参芪注射液之后，多项免疫指标明显回升，而对正常动物则不如虚证模型动物升高明显。

（3）常见的“虚证”动物模型。为了探讨“虚证”的本质，研究补虚药的作用，自60年代开始对“虚证”模型开始建立和研究，80年代结合现代医学进展，研究工作更为深入。从神经内分泌、物质代谢、免疫学、受体学说、第二信使水平、微量元素以及组织形态学等方面研究动物“虚证”模型的变化和补虚方药的作用。建立了多种“虚证”动物模型。

1）气虚证动物模型：模拟复制中医气虚动物模型是阐明补气中药作用机制的主要途径，

近年来气虚证动物模型的研究有了很大的发展，造模方法多样化，但总体上以采用疲劳的方法为主，劳则耗气，此法符合中医理论，在疲劳的基础上加用限食、泻下的方法，可使气虚证候更明显。近几年来在各种脏腑气虚证中脾气虚证的造模方法最多，形式多样化，目前研制的脾气虚动物模型有以下几种：①泻下法制造气虚动物模型：主要用大黄和番泻叶，二药均属苦寒药，多用则伤脾胃。②破气苦降加饮食失节法：根据中医有关“脾虚忌下、降泄、破气”的理论，以破气苦降的厚朴三物汤（厚朴、枳实、大黄）加饮食失节法复制脾气虚模型。③过劳加饮食失节法：根据中医有关“劳则气耗”及“饮食失节、寒湿不适，则脾胃乃伤”的理论，通过游泳或在跑步机上跑步消耗体力，造成过劳损伤加饮食失节法复制脾气虚模型。④利舍平模型：根据临床脾虚病人常见交感神经功能低下，副交感神经功能偏亢，用利舍平耗竭儿茶酚胺的作用模拟上述表现。⑤X线照射：该造模思路是放疗副作用临床表现以中医脾虚、气虚为主，腹部X线照射可致吸收不良综合征，该证与中医脾气虚证关系密切，同时，X线照射引起的肌肉萎缩及血小板减少而致的各种出血也都是中医脾气虚证的典型病理产物。

心气虚动物模型常在疲劳、控食等的基础上使用普萘洛尔或垂体后叶素，这两种药物大剂量对心脏具有负性效应，可抑制交感神经对心脏的兴奋性刺激，造成心肌缺血，在心功能受到抑制的状况下使心功能进一步下降，使心气进一步被耗损，同时将气虚定位于心。也有研究者用睡眠剥夺的小站台法，模拟中医理论的“惊”和“劳”等致病因素，造成大鼠心率加快和血压降低，心率变异功率谱的低频段增大，与中医所述心气虚证的主要表现心悸及脉象“细弱、细数”相似，同时还可造成情绪不稳，探究反射增加，记忆障碍等情志方面改变，以模拟心气虚证动物模型。此外还通过高脂饮食、免疫定向损伤、多次少量放血的方法造成心气虚模型。在具体的动物模型评价方面，则分别以心率异常表示心悸，呼吸频率异常推测胸闷，力竭性游泳时间缩短和心功能的每搏输出量、每分输出量、心脏指数下降表示乏力。另外，反映心脏的收缩和舒张功能的变化亦可用于心气虚证模型的评价。

肺气虚证动物模型，可以分为二型：一是单纯型，即使用某种方法造成动物出现符合肺气虚证的病理生理变化。如采用二氧化硫、香烟、锯末等进行烟熏以伤肺脏，耗损肺气。二是病证结合型，即结合现代医学的病制作成既符合某种特定的病又符合肺气虚证的动物模型。如慢性支气管炎和肺气虚证结合、肺气肿和肺气虚证结合等。

在众多的造模方法中虽然脾气虚证较多，心气虚及肺气虚的造模方法亦不少见，但单纯气虚证较少，而肾气虚证和脏腑气虚兼证则更少见。补气药的研究方法，除了气虚动物模型外，还应结合中医对气的认识：气具有温煦、推动、防御、固摄、气化、营养等多种生理功能以及国内对“气虚”的实验研究成果来考虑研究方法，特别应注意补气方药的功能与主治，设计具体内容，在研究中应用现代最新方法，如神经递质及受体的测定、钙调蛋白的测定以及与代谢有关的各种酶活力的测定等方法，必将对气虚方药的研究提供有价值的资料。

2）血虚证动物模型：常用于补血药的研究，血虚的动物模型复制成功的指标是：动物外周血红细胞数减少，血红蛋白含量降低，或使动物骨髓抑制，造血干细胞及祖细胞数量减少。血虚证动物模型的制作方法有多种。最早始于70年代的放血疗法，此后相继有放射损伤，化学损伤，营养性饥饿等方法造成的血虚证模型。其方法各有其优缺点，如放血疗法可有效降低外周血中全血细胞的数量，但放血量难以精确控制，模型间有很大差别；失血法和溶血法致血虚模型均在降低外周血液的红细胞、血红蛋白，不影响造血功能；化学损伤性模型多采用环磷酰胺所致的白细胞减少性贫血模型，虽方法简单，但环磷酰胺对红细胞的作用不如其对白细胞的影响明显，而且给药剂量及给药次数若控制不好，便不能完全反映其病理本质;辐射损伤法造模影响骨髓造血功能,不仅使骨髓造血细胞减少,也使外周血细胞减少,是比较好的一种造模方法,但照射剂量是此模型的关键所在,因照射剂量小达不到损伤要求,而剂量大,骨髓造血损伤严重受抑,中医药治疗难以逆转。近几年对血虚证模型的研究,以综合造模为主,如采用乙酰苯肼和环磷酰胺分次给药的方法联合造成血虚证模型,另一种综合造模法采用放血,控制饮食和劳倦的方法进行。研究补血药时可根据补血药的功能、主治、药理作用特点选用至少两种模型进行药物药效学评价。与补血药补血养血功能密切相关的实验指标包括外周血细胞计数,心功能检测,血液流变学检测,微量元素的含量,免疫球蛋白检测,淋巴细胞转化试验,红细胞膜酶,红细胞免疫,T淋巴细胞,白细胞介素-2,骨髓造血祖细胞,细胞周期,细胞凋亡,CD_3^+、CD_4^+ 细胞表达。

3)阴虚动物模型:与阳虚证比较,相对方法较少,主要用糖皮质激素及甲状腺素造模。甲状腺激素造模主要根据临床上甲状腺功能亢进患者多数出现阴虚症候,对动物给予大剂量甲状腺素造成"阴虚",如以甲状腺干粉喂饲家兔形成甲状腺功能亢进模型;用左甲状腺素钠给小鼠皮下注射,形成类阴虚动物模型;番泻叶加甲状腺片应用法制备脾阴虚证模型;甲状腺素加东莨菪碱法制备阴虚型记忆获得性障碍模型,甲状腺素加亚硝酸钠法制备阴虚型记忆巩固性障碍模型;甲状腺素加免疫损伤法制备阴虚型血小板减少性紫癜模型。从60年代开始就用大剂量肾上腺皮质激素造成动物虚损现象。目前从激素的长效与短效、用药时间长短、停药与否等方面来判别肾阳虚与肾阴虚属性。短程大剂量皮质激素使动物体内皮质激素突然升高,制备皮质激素"阴虚"模型,4～5天处死动物,动物血浆cAMP水平相对升高,cAMP反应性升高,用滋阴泻火药生地、龟板、知母等使之降低,而助阳药附子、肉桂则使之恶化。研究发现补肾药对大鼠下丘脑-垂体-肾上腺皮质轴功能有保护作用,这种保护作用在激素应用的早期(7天)以滋肾阴中药为好,在后期(30天)以温补肾阳的中药为好。

4)阳虚证动物模型:创建于20世纪60年代,具体症候涉及心阳虚、肺阳虚、脾阳虚、肾阳虚,以及两证相兼和部分病证结合的阳虚模型,肾阳虚模型是建立最早的中医症候动物模型,在所有报道的阳虚模型中所占比例最大,约为80%;而心阳虚、肺阳虚及脾阳虚模型报道较少。肾阳虚造模方式主要分病理造模和病因造模,且以病理造模多见。肾阳虚证病理动物模型主要有以下几种,第一种,肾上腺皮质功能受抑制模型:①用大剂量的激素使实验动物出现"耗竭"的现象,常用的药物如可的松、氢化可的松、地塞米松和皮质酮等。运用这一模型进行补肾中药的作用机制及肾本质的研究。②氨基导眠能模型,氨基导眠能可使类固醇激素合成受阻,同时还影响皮质激素的降解代谢,造成肾上腺皮质功能及性腺轴功能减退。③肾上腺切除法,包括肾上腺次全切除和双侧肾上腺全切,通过手术造成肾上腺皮质功能低下的病理改变。第二种,甲状腺功能受抑制模型:通过喂服甲状腺激素合成抑制剂,如丙硫氧嘧啶、甲巯咪唑等硫脲类药物所造模型的病理改变既有垂体、甲状腺、肾上腺、性腺及内脏器官的实质病变和功能降低,又有胸腺、脾脏等免疫器官病理和功能损害,在症状、体征上基本与临床肾阳虚证病人相符。第三种,性腺功能受抑制模型:①腺嘌呤药物灌胃或腺嘌呤喂饲法,高浓度的腺嘌呤代谢产物对肾脏及睾丸生殖细胞及间质细胞有直接毒性作用。用腺嘌呤喂养大鼠诱导的阳虚证模型,可见睾丸组织萎缩,大部分曲精管退行性病变,各级精细胞变性,血睾酮含量明显降低,具备肾阳虚证的临床表现。②用雷公藤多苷直接作用于精子和精母细胞,出现血浆雌激素升高和雄激素下降的改变,根据其模型的病理表现将其作为男性肾(阳)虚不育症模型。③去势法,用手术切除雄性动物双侧睾丸或雌性动物双侧卵巢,雄性动物去势模型多用于以提高生殖功能为主要作用的壮阳方药的药理学研究,雌性动物去势模型则多用于肾虚骨质疏松、肾虚痹证的研究。④性激素应用法，对雄性动物应用雌激素，对雌性动物应用雄激素，模拟临床老年人性激素相对平衡破坏，即下丘脑-垂体-性腺轴功能衰退性激素相对平衡破坏，其病理改变是男性阳痿、早泄和女性无排卵等肾虚病症的内分泌基础。

运用传统病因病机学说中的致病因素作为诱发因素，使实验动物在该因素作用下产生中医理论上成立的相关病症，这种模型被称为病因模型。肾阳虚证病因动物模型有：①恐伤肾致肾（阳）虚动物模型，主要有猫吓鼠、人吓猫及爆竹吓狗等方法，造成的病理损害以生殖腺损伤最为显著。②老年鼠肾阳虚模型，属生理性肾阳虚模型，此模型可用于填精补肾中药延缓衰老作用的研究。③频繁交配或强迫游泳模型，采用频繁交配或强迫游泳加腹腔注射雄激素造成的模型，可见模型动物肾上腺、睾丸等器官萎缩，血睾酮皮质醇减少，性交配力下降，用金匮肾气丸药物反证，认为是房劳-疲劳致肾阳虚的模型。④先天肾虚动物模型，筛选初生 3 天内，体重显著不足的动物，或利用中医恐伤肾理论用恐吓孕鼠造成子鼠先天肾虚。从肾阳虚证的造模方法可以看出，病理造模的方法远远多于病因造模。因病因造模符合中医理论，适用于中医药基础与临床的研究，尽管其方法不多，但有很好的发展前景。总之，选择合理的动物症候模型和研究方法，对深入探讨补虚药的作用规律有重要的作用。

3. 补虚方药药理作用特点与其有效部位、有效成分的复杂性密切相关

（1）药理作用的多效性：其他类中药相比，补虚方药有效部位和有效成分更为复杂，使其多效性的药理作用更加突出。许多补益方药的作用涉及机体的多个部位：神经内分泌系统、免疫系统、血液系统、循环系统及物质能量代谢系统等。如研究发现人参中含有皂苷，目前已分离得到人参皂苷 20 余种，此外还含有挥发油、有机酸、多糖、多肽，其作用各不相同，要想搞清其药理作用，必须对其有效部位、有效成分进行分离、提取，再分别进行药理研究。研究中必须严格控制好从药材到分离提取的所有过程对有效成分含量影响的各种因素，才能得到稳定的可重复的实验结果，这是一个十分庞大的系统工程。

（2）关于补虚药的调节作用：中药的双向调节作用突出表现在补虚药和理气药的药理作用，如人参对低血压休克患者可使血压回升，而对高血压患者常表现为降压作用。双向调节作用机制虽未完全搞清，对具体药物应具体分析，补虚药的多成分性往往是其最根本的原因。当作用相反的两个成分同时作用于机体时，机体的反应在很大程度上取决于当时机体的功能状态。当机体功能状态处于兴奋时，对抑制性成分反应强；反之对兴奋性成分敏感性高，反应性高。曾有报道，不同类型的人参皂苷对中枢和心血管系统产生相反的作用。所以这不同类型的皂苷就是人参对神经系统、心血管系统双向调节作用的物质基础。

此外，补虚药量效关系的复杂性（常常不能表现出典型的线性关系）和药理作用的相对不稳定性均与其有效成分的复杂性、多样性和变异性有关。

（二）补虚方药主要药效试验设计要点

补虚药主要药效设计要点要根据主治，即适应证，参考其功效。补虚药所涉及的病种很多，适应证很广，不可能一一介绍。且一种疾病病因和所表现的症候常常又比较复杂，单用虚证不能完全概括，治疗也不能单采用补虚治法，还需配合其他治法。在此仅举几例以虚证为主的适应证简述其主要药效学研究的设计要点。

1. 治疗脾虚泄泻方药的试验设计要点　脾虚证常表现为脾胃功能不足，升降出入功能失衡，表现为水谷不消，胃肠运动功能亢进，大便溏泻、清稀。治疗应以运化水谷、健脾益气为主要原则，主要药效设计应考虑：

(1)健脾益气:首先应建立脾虚泄泻动物模型①采用生大黄等泻下药给小鼠或大鼠灌胃,连续8～10天,可造成"脾虚"模型。②给小鼠连续皮下注射利舍平,每天1次,连续10～14天,可造成脾虚模型。③用饮食失节,过食肥甘法造成动物脾虚模型。观察动物在一定时间内排出湿粪总粒数、重量,同时记录排湿粪动物数,也可以体重、体温、抗应激能力为指标,观察比较受试药的补脾作用。

(2)运化水谷:主要是肠功能方面的试验。①小肠推进运动测试。采用正常小鼠或大鼠,以炭末或墨汁为指示剂,观察受试药对小肠推进运动的影响。②口服或皮下注射拟胆碱药新斯的明造成小肠推进功能亢进动物模型。观察受试药物对小肠运动亢进有无抑制作用。③在体肠运动试验。常用家兔或大鼠肠管悬吊法或内压测定法,观察受试药物对在体肠运动的影响。④小肠吸收功能测试。观察受试中药对木糖吸收或^{3}H-葡萄糖吸收的影响。

(3)扶正固本:①免疫功能测定:对"脾虚"模型小鼠或免疫功能低下小鼠,选作2～3项非特异性及特异性免疫指标进行测试,比较受试药对小鼠免疫功能的影响。②抗应激试验:采用寒凉、温热、缺氧、疲劳等应激试验,观察受试药物的抗应激能力。

(4)祛邪作用:根据受试药物作用适当选择体内外抗菌、抗病毒试验。以体内试验为主。重点选作肠道致病性细菌或病毒,如大肠杆菌、痢疾杆菌、沙门氏菌,对主治婴儿腹泻的药物可选用肠道轮状病毒进行体内试验。体外试验仅供参考,观察受试药物的抗菌抗病毒作用。

(5)其他:解痉试验、止痛试验及抗炎试验,可根据被试药物的作用性质适当选作。在进行脾虚泄泻主要药效设计时,要根据受试药物的功能主治对上述方法进行合理选择。如针对脾胃虚弱证可重点选择(1)、(2)、(3)项;湿热证可重点选作(3)、(4)、(5)项。

2. 治疗胃脘痛方药主要药效试验设计要点　胃脘痛多由于脾胃虚弱、中气不足、肝气犯胃所致,常表现为饮食不消、脘腹疼痛,相当于现代医学中急、慢性胃炎,消化性胃溃疡、十二指肠溃疡,肠炎等。中医治疗常用补中益气,调理肠胃,疏肝解郁,行气止痛等治法,其主要药效设计应考虑:

(1)补中益气:抗消化性溃疡试验。首先应建立各种急、慢性实验性消化性溃疡模型。①急性溃疡模型:应激性胃溃疡大鼠模型,禁食不禁水12小时,于末次给药后1小时束缚于铁丝笼内(21～23)±1℃冷水中浸泡6～7小时后处死,剖腹取胃,测溃疡指数,进行统计分析;幽门结扎型溃疡模型,实验用大鼠,末次给药1～2小时,手术结扎幽门,禁食禁水18小时后处死,收集胃液,测量胃液量、游离酸、总酸、胃蛋白酶活性,同样计算溃疡指数;药物诱发胃溃疡或胃黏膜损伤实验,皮下注射利舍平,灌胃脱氧胆酸钠或一定浓度的乙醇,均可造成药物性胃溃疡,通过各种方法测量其溃疡指数和病理改变,组间比较,观察受试药物的作用。②慢性胃溃疡模型。醋酸烧灼致慢性胃溃疡模型,实验用大鼠禁食不禁水12小时,乙醚麻醉,开腹取出胃、十二指肠,在胃体部与幽门窦交界处用微量注射器将10%醋酸0.05ml注入浆膜下,术后连续用药12天,观察药物对溃疡指数和溃疡愈合率的影响。

(2)活血化瘀:气滞血瘀是引起胃黏膜损伤的病因之一,可采用激光血流仪测定胃黏膜血流量,观察被试药的活血作用。此类实验应采用天宝宁等活血药作阳性对照药。

(3)对幽门螺杆菌的影响:近些年来研究发现溃疡病的发生与幽门螺杆菌的感染有关,可从慢性胃炎或胃溃疡患者胃黏膜中分离得到幽门螺杆菌,进行体内、外抗菌试验,观察受试药物的抑菌作用。

(4)其他:必要时还应进行止痛(醋酸扭体法)和止血实验(如出血和凝血时间的测定)。

注意事项

①溃疡模型较多,应根据受试药物作用特点,选用适当模型进行实验。

②制备模型成功与否与动物禁食情况、浸水温度、造模用药剂量有关。故在造模时应严格掌握好实验条件。

③对禁食时间较长的动物需要单笼饲养,并将鼠笼架起,使动物不能接触大便,以保证禁食完全。

3. 治疗血虚证方药的主要药效试验设计要点　血虚多因失血过多或需求过盛所致。《景岳全书·血证》云:血液"灌溉一身,无所不及,故凡为口窍之灵,为四肢之用,为筋骨之柔和,为肌肉之丰盛,……无非血之用也,是以人有此形,惟赖此血。"由此可见,血是一切脏气功能活动的物质基础,血运失调将引起脏腑病变、虚损。补血药的研究方法主要制备好血虚证的病理模型。一般采用大鼠、小鼠或家兔等动物造模,常采用下列方法造模,并应用下列一些指标用来观察受试药的作用。

(1)失血法:常采用小鼠,尾部断尾放血法,断尾后将断尾浸入37℃的温水中,使小鼠失血0.5ml,即可使外周红细胞和血红蛋白明显下降;也可采用眼眶采血法。观察受试药对失血小鼠外周血象的影响。不足之处,小鼠失血无论剪尾法或眼眶取血均不够精确。

(2)溶血法:用乙酰苯肼造模,可破坏红细胞,造成溶血。如采用大鼠于第1、4、7天皮下注射2%乙酰苯肼,首次剂量为200mg/kg,以后2次减半。小鼠用2%乙酰苯肼6mg/只,皮下注射。均可造成溶血性血虚模型,由于注射乙酰苯肼后红细胞变形,膜碎片干扰,显微镜下计数较为困难。采用测血细胞比容方法较为准确。组间对比观察受试药的作用。失血法、溶血法,着眼点均在外周血液的红细胞、血红蛋白含量降低,不影响造血功能。

(3)营养不良法:营养不良致血虚,是人工方法造成造血物质缺乏,最多见的是缺铁性贫血,采用刚离乳的大鼠,饲以缺铁性饲料,合用放血法,以加速模型形成速度,隔日尾部放血10滴,两周可形成缺铁性贫血模型,外周血红细胞和血红蛋白均明显下降。用铁剂或含铁中药治疗,可使血液红细胞数和血红蛋白恢复正常。

(4)辐射损伤法:常用小鼠,全身用^{60}Co-γ射线3.5Gy照射,可使造血干细胞和祖细胞数目减少,造成血虚模型。这种贫血在一定程度上与再生障碍性贫血相当,于照射前、后给受试药,照射后一定时间处死,取股骨骨髓分别培养测定CFU-E(红系祖细胞,外周红细胞前身),CFU-GM(粒系祖细胞,外周白细胞由此发育而来)数量,反映受试药对造血功能的影响。采用辐射损伤法用^{60}Co-γ射线照射损伤骨髓,影响骨髓造血功能,其不仅影响红细胞,也影响白细胞和血小板的生成,不仅使骨髓造血细胞减少,也使外周血细胞减少。

(5)化学药品损伤法:主要形成外周白细胞减少模型,常用抗癌药环磷酰胺造模。小鼠以环磷酰胺100mg/kg腹腔注射1次,4天后即可使小鼠外周白细胞明显下降。大鼠采用灌胃或注射环磷酰胺2～3次,也可造成白细胞减少血虚模型。其他抗癌药如丝裂霉素、马利兰等均可造成白细胞减少模型。

上述模型为血虚证的主要模型,研究补血药时可根据补血药的功能、主治、作用性质,适当选用。

(6)其他:此外在研究补血药时根据被试药功能主治和药理作用特点,适当选作:①药物对免疫功能的影响。②药物抗应激作用。③药物对机体物质和能量代谢的影响等。

4. 补肾壮阳方药主要药效试验设计要点　补肾壮阳药主治肾虚阳痿、早泄等性功能障碍。通常可分为两类:一类为功能性疾病,仅有性交功能障碍,不伴有内分泌、性腺、生殖系统等器质性疾患，治疗阳痿后可有正常生育能力；另一类则为器质性疾患，既有性交功能障碍，又有生育功能障碍，需要两方面兼治，才能恢复正常的性功能及生育能力。其主要药效设计要点如下：

（1）壮阳试验：常选用成年雄性大鼠，通过手术方法摘除睾丸，待恢复后，分组给药，连续给药3周，阳性对照药可选用丙酸睾酮，中药可选用阳春口服液等，试验指标可选用①电刺激器刺激阴茎敏感部位，记录阴茎勃起潜伏期。②处死动物后称取包皮腺、精囊、前列腺及肛提肌重量，计算脏器指数，并进行组间比较。

（2）交配试验：选用成年雄性和雌性大鼠进行配对交配试验，观察其扑捉潜伏期，扑捉次数，扑捉百分率；射精潜伏期，射精次数，射精百分率。各给药组分别与模型组进行比较。

（3）补肾试验：制备肾阳虚动物模型，用大剂量糖皮质激素，如氢化可的松给小鼠皮下注射，连续给药7～9天，观察指标为体重、体温、自主活动、抗应激能力。与模型组进行对比，观察被试药的作用。

（4）生精试验：试验用成年大鼠造成肾虚精少模型，给药适当时间后，观察精子数量、精子活动度、活精子百分率等指标，进行组间 t 检验。

对主治肾虚阳痿方药，重在壮阳试验，主要药效学试验应以补肾试验、壮阳试验、交配试验为主要试验。证明该药对性功能有治疗作用是主要的，其他试验和指标均为辅助试验。

若新药以补肾生精为主，主治男性不育症，则应着重新药对精子数量与质量的影响，以及对生殖腺、性激素水平的影响。

补肾壮阳，生精类中药，宜首选"肾虚"动物模型，并借鉴生殖药理试验方法和指标，进行主要药效学研究。

（孙建宁　徐秋萍　侯家玉　赵　晖
洪　缨　李欣志　张硕峰　郝颖智）

第23章

收 涩 药

一、概　　述

凡以收敛固涩为主要功效，治疗气血精津滑脱散失之证的药物称为收涩药。本类药物大多性味酸涩，分别具有敛汗、止泻、固精、缩尿、止带、止血、止嗽等作用。

收涩药主要用治气血精津滑脱散失之证。由于滑脱症候的病因和发病部位的不同，就表现出有自汗、盗汗、肺虚久咳、遗精滑泄、小便失禁、久泻久痢和崩漏带下等不同症候。气血精津是营养人体的重要物质，既不断被消耗，又不断得到补充，维持相对的平衡状态，以保持人体功能正常。气血精津一旦消耗过度，正气虚亏，则导致滑脱不禁，甚至可以危及生命。古人认为收敛药酸涩有固脱和收敛耗散的作用。《本草纲目》记载："脱者，气脱也、血脱也、精脱也、神脱也，脱则散而不收，故用酸涩温平之药，以敛其耗散。"

收涩药的应用属于中医治则中的一种，称"固涩法"。应用收敛固涩药物，只是治病之标，能及时敛其耗散，防止因滑脱不禁而导致正气虚衰，变生他证。但滑脱症候的根本原因是正气虚弱，故需与相应的补虚药物配合应用，以达到标本同治的目的。根据滑脱证病因及发病部位不同，主要分为：①自汗证、盗汗证：常用益气固表药黄芪，益阴敛汗药牡蛎、麻黄根、玉屏风散、牡蛎散；②肺虚久咳症：常用敛肺止咳药五味子、罂粟壳、乌梅、九仙散等；③泻痢症：常用涩肠止泻药赤石脂、肉豆蔻、诃子、五味子、四神丸、桃花汤等；④遗精、遗尿症：对肾虚遗精，常用补肾涩精药沙苑子、莲须、芡实、金锁固精丸；对肾虚遗尿，常用固肾止遗药桑螵蛸、益智仁、缩泉丸等；⑤崩漏、带下症：常用固崩止带药椿皮、黑荆芥、赤石脂、固经丸、完带汤等。

收涩药的适应证广，其药理作用涉及机体多种功能。收涩药的主要药理作用如下。

1. 收敛作用　收涩药中多数味酸、涩，如五味子、乌梅、五倍子、椿皮、石榴皮、诃子、赤石脂、禹余粮、罂粟壳、莲子、莲须、莲房、荷叶、芡实、山茱萸、金樱子、覆盆子、乌贼骨等。此外具有收敛止血功效的止血药中，如紫珠、仙鹤草、白及、棕榈炭、花蕊石、藕节、明矾等亦味酸、涩。按中医理论认为酸涩能收敛。《儒门事亲》记载："凡酸味亦同夫涩者，收敛之意也。"中药化学研究表明，酸味药物中除含有酸性成分外，还含有鞣质。鞣质又称单宁或鞣酸，为一类分子比较大可与蛋白质结合成不溶于水沉淀的多元酚类衍生物的总称。收涩药中多数药物含有大量鞣质，如五倍子含 84.3%，诃子含 35.5%，石榴皮含 50.2%，裸花紫珠含 41%，五味子的个别品种鞣质含量可高达 60%～77%。鞣质具涩味，故收涩药的涩味大多由此而来。研究表明当鞣质与烧伤表面、局部出血组织、胃肠黏膜、胃溃疡面等部位接触后，能与组织蛋白质结合生成不溶于水的化合物(鞣酸蛋白)沉淀或凝固于组织表面形成致密的保护层，有助于局部创面止血、促进创面愈合、保护局部创面受伤组织免受刺激，故鞣质具有止血、止泻、治烧伤等作用。明矾、赤石脂、禹余粮所含的铝、铁、锰、钙等无机盐也有明显的收涩作用。药物的收涩作用还能使某些脏器黏膜表面增厚变粗糙，使其润滑性降低，内容物通过时较为滞涩。

2. 镇咳作用　收涩药中的五味子、乌梅、五倍子、罂粟壳都具有敛肺的功效，可用于无痰或少痰的肺虚久咳。五味子对氨水喷雾所引起的动物咳嗽有镇咳作用，五味子醚提取物、挥发油和五味子素均有镇咳作用，五味子醇乙（gomisin A）对机械刺激所致的豚鼠咳嗽反应，其半数有效量（ED_{50}）为 572mg/kg，其镇咳作用强度约为盐酸吗啡的 1/10。五味子还具有祛痰作用，可增加小鼠气管内的酚红分泌量。罂粟壳含有吗啡、可待因和罂粟碱。吗啡、可待因有强大的镇咳、镇痛作用，在一般药理学书籍中都有详细记述。

3. 止泻作用　本类药物中的乌梅、五倍子、椿皮、石榴皮、诃子、肉豆蔻、赤石脂、禹余粮、罂粟壳、金樱子具有涩肠止泻的功效，而莲子、芡实则能补脾止泻，五味子能收涩止泻，故可用于久泻大便滑脱不禁、脱肛等证。它们的止泻作用与下列作用环节有关。

（1）收涩保护作用：含鞣质多的收涩药，如乌梅、诃子、五倍子、石榴皮、椿皮等，可因其鞣质能使肠黏膜的蛋白质沉淀凝固而在肠黏膜表面形成保护层，呈现出轻微的局部麻醉止痛作用，对肠内有害物质的刺激不敏感，因而出现止泻作用。药物的收涩保护作用亦减轻溃疡的形成并促进溃疡愈合。对 10%冰醋酸所致豚鼠溃疡性结肠炎模型，用复方五倍子溶液灌肠给药后，溃疡数和溃疡面积比对照组明显减少。用椿皮浸液灌胃治疗大鼠脾虚型溃疡性结肠炎模型，使该模型脾虚症状减轻，大鼠体重恢复，结肠溃疡和水肿面积减少。

（2）吸附毒物作用：赤石脂为多水高岭土，主要成分为水化硅酸铝；禹余粮为褐铁矿，主要成分三氧化二铁。赤石脂禹余粮汤常用于治疗下焦不固、肠滑不禁的久泻久痢，它们在肠内能吸附肠内毒素、细菌及其代谢产物，减少其对肠道黏膜的刺激而呈现止泻作用。

（3）抑制肠蠕动作用：诃子、罂粟壳、五味子中尚含具有解痉作用的有效成分，能抑制肠蠕动，加强止泻作用。如用 80%乙醇从诃子干果中提取的诃子素有解痉作用。罂粟碱可提高胃肠平滑肌及括约肌张力，减少蠕动。五味子醇甲（schizandrin）和五味子醇乙（gomisin A）静脉注射给药，对大鼠自发活动有抑制作用，并能拮抗毛果芸香碱引起的胃运动亢进作用。小鼠和豚鼠离体回肠实验中，该两种成分对乙酰胆碱、组胺、尼古丁所致的肠肌兴奋性收缩活动均有抑制作用。

（4）抑制肠道致病细菌：本类药物中的乌梅、五倍子、石榴皮、诃子、金樱子等对多种肠道致病细菌有抑制作用，对肠道感染疾病（菌痢、肠炎等）能消除病因，缓解症状而止泻。

由于石榴皮、诃子、乌梅等都有较好的涩肠止泻、抗菌等作用，单味药物应用也取得较好的疗效。如用石榴皮的水煎液口服，治疗急性菌痢 50 例，近期治愈 49 例，具有较好的退热，缓解腹痛和里急后重症状，以及使大便恢复正常的时间缩短等作用；治疗阿米巴痢疾 40 例，追访半年，均无任何症状，其中 36 例连续粪检 3 次均为阴性。用 20%诃子水煎液作保留灌肠，同时口服诃子肠溶胶囊，治疗菌痢 25 例，痊愈 23 例，对发热、腹泻、里急后重、腹痛等都有较好的缓解效果。用乌梅（压碎）和香附的水煎液口服，治疗菌痢 50 例，治愈 48 例。用乌梅、山楂等量水煎液口服，治疗小儿腹泻 50 例，有效率为 92.5%。乌梅肉治疗慢性肠炎效果亦佳。用五倍子、藿香制备的片剂治疗菌痢 123 例，治愈率为 72.36%。

4. 抑制腺体分泌作用　本类药物常具有敛汗、固精、止带的功效。如五味子、五倍子、浮小麦、糯稻根须、麻黄根、山茱萸具有敛汗止汗的功效，可用于自汗、盗汗。五味子、五倍子、莲子、芡实、山茱萸、金樱子、桑螵蛸、覆盆子、乌贼骨具有止带的功效，可用于妇女赤白带下。目前，关于收涩止汗、固精、缩尿、固经、止带等功效的药理作用研究尚少。收涩药中的鞣质等收涩成分同样可使汗腺及消化道、生殖器官的分泌腺细胞的蛋白质凝固引起分泌抑制，产生黏膜干燥。此外，收涩药中的某些非收涩成分对腺体的分泌也有抑制作用，如用麻黄根的水煎液对大鼠灌胃给药，能使足跖部汗液分泌减少，并发现麻黄根的生物碱能抑制低热和烟碱所致的发汗作用。五味子醇甲对大鼠的胃液分泌有抑制作用。

5. 止血作用　收涩药中的五倍子、椿皮、赤石脂、禹余粮、乌贼骨、刺猬皮、石榴皮、明矾等具有收涩止血的功效，可用于崩漏下血、肺胃出血、便血、痔漏出血、创伤出血等。这类药中的鞣质等成分的收涩作用，可使出血创面的蛋白质凝固，成为不溶解的化合物，能阻塞小血管，并形成一层被膜覆盖于出血创面起保护、止血作用。同时小血管也被压迫收缩、血液凝结而奏止血功效。有的收涩药物可通过影响血液的凝血因子，如石榴根皮水浸液给家兔灌胃给药后有促进血液凝固的作用。用五倍子粉治疗拔牙出血，以及用复方五倍子液（五倍子、诃子、明矾）治疗上消化道大出血均收到较好的止血疗效。

6. 抑菌、抗病毒作用　收涩药中的乌梅、诃子、石榴皮、五倍子、金樱子，对金黄色葡萄球菌、链球菌、肺炎球菌、伤寒杆菌、痢疾杆菌、变形杆菌、铜绿假单胞菌等有抑制作用。用诃子的水煎液口服及含漱或喷射鼻腔和咽喉部治疗白喉带菌者 20 例，用药后经连续 3 次以上喉拭培养阴转时间平均为 6～9 天。乌梅、石榴皮、诃子对多种皮肤癣菌有抑制作用。鸡胚试验表明，石榴皮、金樱子对流感病毒也有较强的抑制作用，如石榴皮水煎液在 0.1mg 生药/ml 浓度下仍有抑制此病毒的作用。

收涩药的现代研究不平衡，对五味子、乌梅、诃子、罂粟壳等单味药物的研究较多较深入，而对固涩方剂的研究则很少。对五味子治疗肝炎的研究开始至今已有 30 余年，其研究深入而广泛。五味子的保肝降酶作用先从临床上发现，随后进行有效成分研究，发现了新的有效成分五味子丙素。在化学结构研究的基础上对五味子丙素进行人工合成，通过药理筛选试验发现合成五味子丙素的中间体——联苯双酯对 CCl_4 中毒小鼠升高的谷丙氨酸氨基转移酶（ALT）活性有降低作用。随后进行的药理研究发现五味子和联苯双酯对多种化学性肝损伤动物模型均具有保护作用。并深入地研究了五味子和联苯双酯诱导肝微粒体酶 P_{450}，改变致癌苯并芘的代谢图像及其代谢物与 DNA 相结合图像等作用机制。通过临床研究肯定了联苯双酯对病毒性肝炎的降酶和改善主要症状的疗效。从联苯双酯的发现过程中可见到，当我们进行药理研究时发现有苗头的有效成分一定要反复试验，充分证实它是否具有某种作用，不要轻易放弃。收涩药的药理研究方面，对其收涩、止血、止泻、解痉、抑菌、治烧伤等作用研究较早较深入，而对其敛汗、缩尿、涩精、固经止带等作用研究甚少。

根据收涩药的研究现状，今后有待加强以下方面的研究：

1. 加强“滑脱证”动物模型的研究　目前尚未建立适合的动物模型来研究药物的敛汗、缩尿、涩精、固经、止带等作用，故收涩药的上述作用得不到研究，几乎为空白。

2. 加强新药制剂研究　收涩药的止血、治烧伤的作用较好，而消化道溃疡出血、子宫出血、烧烫伤都是常见病、多发病，应在研究单味药和古方的基础上，研制出高效的新药制剂供临床应用，为人类健康作出贡献。

二、常用药物

五味子

本品为木兰科植物五味子 *Schisandra chinensis* (Turcz.) Baill 或华中五味子 *S. Sphenanthera* Rehd. et Wils. 的干燥成熟果实。前者习称“北五味子”，后者习称“南五味子”。五味子主要成分为联苯环辛烯型木脂素，含量达18.1%～19.20%，其中包括五味子素(Schizandrin，五味子醇甲)、去氧五味子素(Deoxyschizandrin，五味子甲素)、γ-五味子素(γ-Schizandrin，五味子乙素)、伪-γ-五味子素(Pseudo-γ-schizandrin)、五味子醇(Schizandrol)、五味子酚(Schisanhenol)，以及五味子丙素、五味子醇乙、五味子酯甲、酯乙、酯丙、酯丁、酯戊。此外，含挥发油约3%，从挥发油中分离173种化合物，已鉴定29种化合物。含多糖59.93%及17种以上氨基酸和16种以上微量元素。五味子味甘、酸，性温。归心、肾经。

【功效与药理】

1. 敛肺滋肾 《本经》记载五味子“主益气，……补不足，强阴，益男子精”，故五味子敛肺滋肾的功效与改善呼吸功能、抗矽肺、延缓衰老、性激素样作用、升高白细胞数、抗氧化、抗应激、强壮、调节机体免疫等药理作用密切相关。

(1)改善呼吸功能：五味子能“敛肺气”、“宁嗽定喘”。五味子水煎液静脉注射，对正常家兔、麻醉家兔和犬都有明显的呼吸兴奋作用，使呼吸加深加快，并且能对抗吗啡的呼吸抑制作用。小鼠灌胃五味子水煎液0.5ml(22mg生药)，1日1次，连续7天，不仅使小鼠气管腺内PNA(花生素)和DBA(双花扁豆素)结合的中性黏多糖明显减少，而且使酸性黏多糖也相应减少，从形态学和组织化学检查结果证实五味子的酸性成分有祛痰作用[1]。将戊巴比妥钠致肺气耗散兔注射100%五味子水煎液0.5ml/kg观察其敛肺作用，其兴奋呼吸作用温和，呼吸频率略为增加，振幅高，律齐，呼吸显示深而略快，这样既可减轻呼吸肌负荷，又可降低耗氧量，增加通气量，维持时间长，对改善呼吸衰竭极为有利[2]。

(2)抗矽肺作用：五味子乙素对二氧化硅致大鼠肺损伤具有保护作用。用非暴露气管法建立大鼠二氧化硅矽肺模型，灌胃给予五味子乙素80mg/(kg·d)，连续3、7、14、21天。取其肺组织测定肺指数，光镜观测其病理切片，紫外分光光度计检测大鼠肺组织匀浆中羟脯氨酸(HYP)、丙二醛(MDA)、谷胱甘肽(GSH)的含量变化。发现五味子乙素对矽肺病理形态学有明显的改善作用，可以显著降低染矽大鼠的肺指数，显著降低肺组织匀浆中羟脯氨酸和MDA含量，提高GSH含量[3]。

(3)延缓衰老作用：五味子多糖可拮抗因衰老所致小鼠胸腺和脾脏的萎缩，使衰老小鼠已萎缩的胸腺及脾脏明显增大变厚，胸腺皮质细胞数及脾淋巴细胞数明显增加，脾小结增大，使衰老小鼠已退行性变的神经细胞恢复正常，且可使神经细胞胞体增大。

(4)性激素样作用：五味子能加强睾丸和卵巢内的RNA和PAS(糖原)合成，改善组织细胞的代谢功能，促使生殖细胞的增生及促进卵巢的排卵功能。用北五味子粉1g/kg给30～36月龄的家兔喂饲30天，使雌性和雄性家兔的生殖器官(卵巢的卵泡细胞或睾丸精原细胞、精母细胞及精子细胞)内RNA均较同龄对照组增多，其中以对雄性动物的作用较为明显。五味子组雄性动物睾丸和雌性动物卵巢中各级生殖细胞胞浆内红色颗粒状物的糖原均较对照组显著深染并增多，使胞浆膜酶5′N(5′-核苷酸酶)和ATP酶(磷酸腺苷酶)活性增高，溶酶体标记酶ANAE活性偏低。以上改变尤以雄性动物的酶化学活性与低龄(3月龄)动物较相近[4]。小鼠灌胃50%北五味子水煎液0.1ml/只，1日2次，连续30天，可使雄性小鼠的附性器官(精液囊)重量与体重的比值为$(4.912\pm0.880)\times10^{-3}$，较对照组的$(3.570\pm1.049)\times10^{-3}$明显增加。

(5)升白细胞作用：小鼠灌胃北五味子粗多糖100、200、400mg/kg，每天1次，连续4天，能明显对抗环磷酰胺150mg/kg所致小鼠外周血白细胞的减少。对照组小鼠注射环磷酰胺后第4天外周血白细胞总数迅速下降，下降率为73.3%，而北五味子粗多糖三种剂量组的下降率分别为43.3%、30.6%和29.7%，与对照组比较，其降低程度显著减轻，均有显著统计学意义[5]。

(6)调节机体免疫功能：①抑制免疫。用五仁醇经灌胃、腹腔注射等不同给药途径对小鼠抗体分泌细胞均有明显抑制作用，同时，小鼠脾特异抗原结合细胞数也明显下降，其作用时相可能在免疫应答的启动阶段而通过细胞毒作用抑制免疫反应。五仁醇的作用强度与剂量相关，小剂量时未见有免疫增强作用，在一定药物剂量下，五仁醇免疫抑制作用非常强，临床用于病毒性肝炎治疗时，可能是由于其免疫抑制作用，减少肝细胞的免疫损伤，而使转氨酶下降[6]。②增强免疫。五味子有与人参相似的适应原样作用，能增强机体对非特异性刺激的防御性能。将人体外周全血做体外培养，经五味子油乳剂(从五味子仁中提取精制而得)作用后，发现五味子油乳剂对^{3}H-TdR掺入人体外周血淋巴细胞DNA合成有明显促进作用[7]。小鼠腹腔注射环磷酰胺150mg/kg第4天后，其胸腺和脾脏重量均明显降低。小鼠灌胃北五味子粗多糖100、200、400mg/kg，每天1次，连续4天，能明显对抗环磷酰胺免疫抑制所致小鼠胸腺和脾脏重量减轻，表明其具有增强免疫功能的作用。正常小鼠灌胃五味子粗多糖100mg/kg和200mg/kg，连续7天，能明显增加正常小鼠胸腺和脾脏的重量，提示其具有延缓胸腺退化和增强单核巨噬细胞系统吞噬功能的作用。并且两剂量组均可显著增强小鼠静脉注射胶体炭粒的廓清速率，提示其对小鼠网状内皮系统吞噬功能有明显的激活、增强作用[6]。

(7)抗氧化作用：体外实验结果表明五味子酚在5×10^{-6}mol/L时对Fe^{2+}-VitC引起的脾淋巴细胞GSH(还原型谷胱甘肽)含量降低有明显的抑制作用，且能阻抑Fe^{2+}-CyS(半胱氨酸)引起的MDA生成增加，改善细胞的流动性。用扫描电镜观察到五味子酚在5×10^{-4}mol/L时可逆转引起的脾淋巴细胞表面微绒毛褶皱减少、细胞变形等病理改变。体内高氧分压应激损伤小鼠实验表明，灌胃给予五味子酚20mg/kg，连续8天，可逆转脾淋巴细胞SOD活性代偿性增高，并提高脾淋巴细胞内GSH含量。表明五味子酚对氧自由基损伤脾淋巴细胞有保护作用[8]。

(8)抗应激作用：五味子具有提高机体对环境的适应力和防御能力的作用。如对小鼠灌胃北五味子粗多糖100mg/kg和200mg/kg，连续3天，能明显提高小鼠常压耐缺氧能力；并有增加体力的强壮作用，使小鼠负重游泳时间比对照组显著延长。

2. 宁心安神

(1)镇静催眠作用：测定小鼠自主活动记录及与戊巴比妥钠阈下催眠剂量协同作用的方法评价镇静催眠作用。结果可知五味子10g/kg全果95%醇提取物具有显著的镇静、催眠作用。五味子果仁4g/kg的作用也较显著，而相应果皮6g/kg剂量的作用较轻微，需增大数倍剂量才有镇静催眠作用。说明五味子果皮和果仁均具有镇静催眠作用，两者有协同作用，但果仁是五味子镇静催眠作用的主要活性部位[10]。采用大鼠皮层脑电图描记技术，对埋好记录电极的大鼠在术后恢复1周后，开始灌胃五味子水煎液2.25g/kg，每天1次，连续7天。末次给药30分钟后记录脑电和肌电。结果五味子水煎液能延长正常大鼠总睡眠时间(TST)，在睡眠时相上表现为明显延长大鼠慢波睡眠Ⅱ期(SWS2)，对慢波睡眠Ⅰ期(SWS1)和快波睡眠(FWS)无影响。认为五味子水煎液具有改善睡眠的作用[11]。

(2)改善智力作用：五味子在适当剂量时对健康人的中枢神经系统各部位所进行的反射性反应有兴奋与强壮作用，能改善人的智力活动，提高脑力工作效率。在健康男青年试验，以5分钟穿线入针，听发报机的正误率或长距离赛跑为指标，服用五味子素5mg，对这些需要集中注意力、精细协调动作、灵活性和耐力的活动，都有改善作用。五味子改善智力的作用机制可能与其促进脑内RNA和蛋白质的合成、降低脑单胺氧化酶B型(MAO-B)活性影响神经递质含量、减轻神经细胞凋亡、提高脑的供血供氧及能量改善等作用有关。例如用五味子按成人剂量的20倍剂量碾碎成粉末后与普通饲料以1∶3混合并加工成条状饲喂老年(22月龄)大鼠2个月后，能使其下丘脑、纹状体和小脑等脑区MAO-A和MAO-B(单胺氧化酶A型和B型)下降，使下丘脑MAO-A活性下降21%，使纹状体和延髓MAO-B活性也下降达20%。说明五味子可能通过改变某些脑区MAO及其同工酶活性，影响单胺类递质水平而改善神经系统功能[12]。小鼠灌胃五味子提取物0.10、0.20、0.40g/kg，每天1次，连续15天。应用跳台法测定，五味子提取物可以延长东莨菪碱记忆获得障碍小鼠的跳台潜伏期，减少错误次数。认为五味子提取物对东莨菪碱所致的小鼠学习记忆障碍有明确的改善作用[13]。

(3)保护脑神经细胞作用：五味子通过抗氧化损伤、抑制神经细胞凋亡、促进脑内蛋白质生物合成等作用而保护脑神经细胞功能。①抗氧化损伤：五味子酮、五味子乙素、五味子二醇在体外浓度分别为100μmol/L、10μmol/L、1μmol/L时对维生素C-NADPH诱发的脑微粒体的脂质过氧化均有显著的抑制作用。五味子酮在100μmol/L和10μmol/L及五味子乙素和五味子二醇在100μmol/L时，对Fe^{2+}-半胱氨酸诱发脑微粒体MDA生成也有显著抑制作用。五味子对处于氧应激状态的脑细胞有保护作用，有希望成为一种比较理想的保护脑细胞的药物[14]。②抑制神经细胞凋亡：五味子酚和丹酚酸A对H_2O_2引起的神经细胞凋亡具有保护作用。培养的Wistar胎鼠脑神经细胞经H_2O_2损伤后，其电泳后DNA条带呈典型的凋亡所致的梯状分布，加入五味子酚和丹酚酸A(终浓度为10μmol/L)所保护的神经细胞，其DNA梯状分布的条带明显减弱，表明发生凋亡的细胞数减少[15]。③促进脑内蛋白质合成：小鼠腹腔注射五味子2、3g/kg，连续3天，可促进脑内蛋白质生物合成，使含量增加，其含量分别为3.10%、3.89%，高于正常对照组的2.87%；3g/kg剂量组可明显促进小鼠脑内DNA和RNA和生物合成，其含量分别为(1.38±0.11)μg/mg和(6.18±0.32)μg/mg，均显著高于正常对照组的(1.12±0.11)μg/mg和(5.52±0.23)μg/mg[16]。

(4)抗脑缺血作用：在阻断家兔双侧颈总动脉和椎动脉的同时经股动脉放血降压以造成急性完全性脑缺血模型后。再灌注后对照组动物股动脉血SOD活性随再灌注时间延长而呈进行性下降，五味子提取物组动物的变化则刚好相反，组间同期值差异有显著性。对照组动物静脉血和大脑皮层SOD活性分别为245.40U/ml和1.2816U/mg脑组织，而五味子提取液组SOD活性比对照组明显升高，分别为490.49U/ml和3.2231U/mg脑组织。对照组再灌注1、2、3小时动脉血MDA含量明显增高，而五味子提取液组呈进行性显著下降，五味子提取液组动物大脑皮层含水量亦较对照组明显降低[17]。

(5)抗老年痴呆作用：采用侧脑室立体定向注射淀粉样多肽25～35片段($A\beta_{25-35}$)的方法建立大鼠阿尔茨海默病的动物模型，并用五味子酮灌胃进行干预。结果五味子酮组大鼠的逃避潜伏期较模型组缩短，而且其脑组织CAT、SOD、GSH-Px活力较模型组大鼠显著增高。五味子酮组大鼠短期学习记忆能力较阿尔茨海默病样大鼠有明显改善，海马内NF-κB及iNOS表达较阿尔茨海默病样大鼠有明显减少。认为五味子酮可通过提高大脑内抗氧化酶系统活性及NF-κB信号转导通路在阿尔茨海默病发病中具有保护作用[18,19]。

(6)抗心肌缺血作用：五味子乙素对缺血再灌注的大鼠心肌有明显的保护作用，在增强心肌收缩力的同时，使心肌舒张时间延长。心肌舒张时冠状血管处于舒张状态，因此可增加冠状动脉血流量，从而延缓心肌缺血的时间，增加心肌细胞的耐缺氧能力。试验证明这与心肌组织及心肌线粒体谷胱甘肽抗氧化系统亦有密切关系。五味子乙素还可明显减轻阿霉素引起的心肌超微结构的改变，延长小鼠寿命，改善阿霉素急性心肌损伤大鼠的心脏功能，通过其抗氧化作用减轻对心脏的毒性[20]。

3. 生津止渴

(1)增强唾液腺功能：雄性小鼠每日灌胃五味子水煎液 0.5ml(22mg 生药)，连续 7 天，用辣根过氧化酶(HRP)标记小鼠唾液腺的凝集素受体的变化和用免疫组化技术观察唾液腺内免疫球蛋白的反应强度的变化。结果表明，五味子可使颌下腺内 PNA(花生素)受体、DBA(双花扁豆素)受体显著增加，IgG 明显增多，酸性黏多糖也高于对照组。提示五味子与促进唾液腺内半乳糖和乙酰胺半乳糖的合成以及增强机体免疫功能有关。实验中还发现五味子对舌下腺和腮腺均无影响，可见其对颌下腺的作用是有专一性的。对照组中 DBA 受体仅局限于腮腺的闰管及浆液性腺泡，以及舌下腺的黏液性腺泡内，而五味子组却扩布到颌下腺的闰管及浆液性腺泡内，且呈强阳性反应。研究表明闰管不仅有运送唾液的功能，其上皮还有分泌作用。五味子使颌下腺的颗粒管内出现了 DBA 受体(对照组无该受体)，这些受体的出现可能有利于颗粒管内分泌物的形成，为唾液的分泌成分提供糖基(半乳糖)。五味子使小鼠颌下腺内 IgG 浆细胞较对照组显著增多。免疫球蛋白在唾液内的增加，无疑对保护口腔卫生和防止病原入侵是有意义的，此结果支持了津液有抗病能力的理论[21]。

(2)降血糖作用：从五味子中分离得到 α-葡萄糖苷酶抑制剂，药理实验表明具有良好的降糖作用，能明显降低正常及四氧嘧啶糖尿病小鼠的血糖，降低肾上腺素引起的高血糖，并提高正常小鼠的糖耐量[22]。

4. 其他作用

(1)保肝、利胆：五味子仁醇提物及五味子甲素、乙素、丙素、醇甲、醇乙、酯甲、酯乙对化学毒物(CCl_4、硫代乙酰胺)引起的动物肝细胞损伤有明显保护作用，可抑制转氨酶的释放，使谷丙氨酸氨基转移酶(ALT)活性降低。五味子粗多糖、五味子酚、木酚素 A(gomisin A)等也有类似保肝作用。如小鼠灌胃北五味子粗多糖 200mg/kg 和 400mg/kg，每天 1 次，连续 7 天，可使 CCl_4 肝损伤小鼠 ALT 活力显著降低，并可使 CCl_4 肝损伤小鼠肝糖原含量显著升高[23]。小鼠灌胃北五味子粗多糖 200mg/kg 和 400mg/kg，每天 1 次，连续 6 天，具有显著促进小鼠胆汁分泌的作用。

(2)降脂减肥：采用饲喂高脂饲料的方法建立小鼠肥胖模型，小鼠灌胃五味子多糖 50、100、200mg/kg，每天 1 次，连续 35 天，能明显降低肥胖小鼠体重、脂肪重量指数、总胆固醇、甘油三酯、低密度脂蛋白、血糖含量，对肥胖小鼠血清中高密度脂蛋白有明显的升高作用，证明北五味子多糖具有明显的降脂减肥作用[24]。

(3)抗骨质疏松症：成骨细胞是骨转换过程中的主要功能细胞，能分泌类骨质，促进骨形成，能促进骨形成的药物可治疗骨质疏松症。五味子 75%醇提取物对体外大鼠成骨细胞的增殖和分化具有促进作用。采用血清药理学方法，对体外培养的大鼠成骨细胞以 MTT 法进行细胞增殖测定、以 PNPP 法测定碱性磷酸酶(ALP)活性、以茜素红染色进行矿化结节计数。结果培养 48 小时的 10%、15%和培养 72 小时的 5%、10%五味子 75%醇提取物血清组的细胞增殖速度较对照组显著增快；培养 48 小时的 10%、15%和培养 72 小时的 10%五味子 75%醇提取物血清组的 ALP 活性较对照组显著增加；培养 2 周的矿化结节计数显示，

10%五味子75%醇提取物血清组显著多于对照组[25]。

(4)抗过敏：五味子成分木酚素A有抗过敏作用，以50mg/kg和100mg/kg腹腔注射能抑制小鼠耳同种PCA实验中伊文思蓝染料的外漏。50mg/kg在过敏前1小时给药，可发生最强抑制PCA作用；试验前4小时给药抑制PCA作用很小。木酚素A 100mg/kg可抑制大鼠的被动皮肤过敏试验(RCA)的皮肤肿胀。还能抑制大鼠被动性Arthus反应和苦基氯(PC)诱发的小鼠接触性皮炎[26]。

(5)抗肿瘤：用体外细胞培养^{3}H-TdR渗入法培养42小时，γ-五味子素在99μg/ml浓度时，对小鼠腹水型肝癌细胞、小鼠180-V癌细胞和人胚肺成纤维细胞DNA合成的平均抑制率分别为85%、76%和50%[27]。小鼠在接种肉瘤S_{180}或肝癌H_{22}瘤株次日开始给药，腹腔注射五味子粗多糖40、20、10mg/kg，或灌胃五味子粗多糖400、200、100mg/kg。每天1次，连续7天。五味子粗多糖高剂量和中剂量可以显著延长肝癌H_{22}荷瘤小鼠的存活时间。腹腔注射五味子粗多糖40、20mg/kg可以显著延长小鼠肉瘤S_{180}荷瘤小鼠的存活时间，并对肉瘤S_{180}瘤重具有显著抑制作用，瘤重抑制率分别为45.40%和36.14%；低剂量对瘤重抑制率仅为28.10%[28]。

【体内过程】用小鼠急性死亡率法估测五味子水煎液的药代动力学参数，按一级动力学消除，呈一房室模型分布，$t_{1/2}$为10.18小时[29]。以丙米嗪或利多卡因为探针药物，采用体内代谢的方法研究五味子对大鼠肝微粒体细胞色素P450的影响。表明五味子对大鼠肝微粒体细胞色素P450有诱导作用，且与剂量及诱导时间有关[22]。

【主治】久咳虚喘，津伤口渴，消渴，自汗盗汗，遗精滑精，久泻不止，心悸，失眠。

【现代应用】

1. 支气管哮喘　五味子30～50g，地龙9～12g，鱼腥草30～80g，水煎2次，得药液250ml，于下午4时、8时分2次服。治疗重度哮喘50例，经7个月至2年观察，达临床控制者47例[30]。

2. 盗汗、自汗　五味子、五倍子各100g，共研末，过筛，加入70%乙醇适量，调成糊状如鸽蛋大敷在肚脐正中，上盖以塑料薄膜及纱布，以胶布固定，24小时换药1次，治疗盗汗、自汗50例，2～8次见效，总有效率91%，尤宜小儿使用[31]。

3. 谷丙氨酸氨基转移酶(ALT)升高　五味子粉5g，加蜂蜜制成丸，每丸重10g，每服1丸，每日3次，15～20天为1疗程。治疗抗精神病药物引起的ALT升高者100例，治疗后ALT全部降至100单位以下。

主要参考文献

[1] 万集今，等．用酶标凝集素研究五味子对小白鼠气管和肺内支气管糖蛋白分布的影响．福建中医药，1990，21(6)：42

[2] 刘宗香，等．五味子的药理实验．天津中医，1986，3(3)：28

[3] 李曙芳，等．五味子乙素对二氧化硅致大鼠肺损伤的保护作用．中国比较医学杂志，2009，19(5)：30

[4] 彭国瑞，等．五味子对家兔泌尿生殖系统酶组织化学的影响及其抗衰老作用的初步观察．上海中医药杂志，1989，(2)：43

[5] 李岩，等．北五味子粗多糖对环磷酰胺所致小鼠免疫功能低下的保护作用．白求恩医科大学学报，1995，21(6)：583

[6] 龙振洲，等．五仁醇对小鼠抗体分泌细胞及特异玫瑰花环形成细胞的抑制作用．中华医学杂志，

1984,64(8):369

[7] 李民,等．五味子油乳剂对胸腺嘧啶核苷掺入淋巴细胞 DNA 的影响．中草药,1993,14(4):31

[8] 李莉,等．五味子酚对氧自由基损伤小鼠脾淋巴细胞的保护作用．药学学报,1997,32(3):178

[9] 黄治森,等．五味子三种成分的抗氧化作用．中国药理学与毒理学杂志,1990,4(4):275

[10] 徐亚杰,等．研究五味子不同活性部位对镇静催眠的影响．山西医药杂志,2009,38(8):764

[11] 黄莉莉,等．五味子对自由活动大鼠睡眠时相的影响．中药药理与临床,2007,23(5):126

[12] 姜旭淦,等．刺五加和五味子对老年大鼠脑单胺氧化酶及其同工酶活性的影响．中药药理与临床,1991,7(3):16

[13] 徐博,等．北五味子提取物对东莨菪碱所致学习记忆障碍的作用．中国中医药现代远程教育,2008,6(10):1166

[14] 黄治森,等．五味子三种成分对脑细胞的保护作用．贵阳医院学报,1991,16(4):301

[15] 李莉,等．五味子酚和丹酚酸 A 对 H_2O_2 引起大鼠脑神经细胞凋亡的保护作用．中国药理学与毒理学杂志,1996,10(2):92

[16] 叶春艳,等．人参、三七、刺五加和五味子对小鼠脑内蛋白质生物合成的影响．中成药,1993,15(6):30

[17] 刘忠民,等．兔脑缺氧-复氧性损伤与五味子提取液的保护作用．中草药,1996,27(6):355

[18] 吕建勇,等．华中五味子酮对 Alzhimer 病样大鼠学习记忆及脑组织 CAT、GSH-Px、SOD 表达的影响．中国药理通讯,2007,24(2):53

[19] 于方,等．华中五味子酮对阿尔茨海默病样大鼠学习记忆及海马内 NF-κB、iNOS 表达的影响．中国药理通讯,2007,24(2):53

[20] 黄丽．五味子乙素的药理研究进展．甘肃医药,2008,27(6):8

[21] 万集今,等．天花粉和五味子对小鼠唾液腺内凝集素受体和免疫球蛋白作用的研究．福建中医药,1989,20(3):15

[22] 苏明威,等．五味子药理作用研究进展．中国药师,2009,12(7):960

[23] 睢大賀,等．北五味子粗多糖保肝作用的药理研究．吉林中医药,1995,(1):37

[24] 高晓旭,等．北五味子活性多糖降脂减肥作用的研究．食品工业科技,2008,(11):248

[25] 赵文君,等．甘肃产华中五味子对成骨细胞成骨能力的影响．中国中医药信息杂志,2009,16(2):32

[26] 李长义译．五味子成分 ComisinA 的抗过敏作用．国外医学·中医中药分册,1991,13(6):11

[27] 刘力生,等．γ-五味子素对癌细胞 DNA、ATP 和核蛋白代谢的影响．中国药理学报,1984,5(2):130

[28] 王艳杰,等．五味子粗多糖对 H22、S_{180} 荷瘤小鼠抑制作用的实验研究．中医药信息,2007,24(5):64

[29] 栾丽君,等．用动物急性死亡率估测鱼腥草、五味子药代动力学参数．中国医科大学学报,1992,21(3):183

[30] 宋志琪,等．“新三味”治疗重度哮喘 50 例．中医杂志,1988,29(9):47

[31] 成志荣．双五子糊剂外治盗汗 50 例．中药通报,1986,11(5):58

山 茱 萸

本品为山茱萸科植物山茱萸 *Corus officinalis* Sieb. et Zucc. 的成熟果肉。所含主要成分可分为:①有机酸及其酯类:没食子酸、苹果酸、酒石酸;②五环三萜酸及其酯类:2α-羟基熊果酸、齐墩果酸(oleanolic acid)、熊果酸(ursolic acid)等;③环烯醚萜类:马鞭草苷(verbenalin,即山茱萸苷,comin)、莫诺苷(morroniside)、马钱子苷(loganin)、獐牙菜苷(sweroside)、7-氧-甲基莫诺苷(7-O-methylmononiside)、7-脱氢马钱苷(7-dehydrologanin)、脱水莫诺苷元(dehydromorroniaglycone)、山茱萸新苷(comuside);④鞣质类(16种):特里马里Ⅰ、特里马里Ⅱ、异诃子素、水杨梅素D、椋木鞣质等;⑤其他成分:β-谷甾醇、5,5-二甲基糠醛醚、5-羟甲基糠醛。山茱萸味酸、涩,性微温。归肝、肾经。

【功效与药理】

1. 敛汗固脱 《汤液本草》中记载:"滑则气脱,涩剂所以收之,山茱萸止小便利,秘精气,取其味酸涩以收滑也。"脱证表现为血压骤降,面色苍白,大汗淋漓,神情淡漠或烦躁,与现代医学的休克类同。

(1)强心作用:对麻醉开胸猫同步观察各项心功能指标,以山茱萸注射液2~8g/kg静脉注射,能升高动脉收缩压(SBP)、舒张压(DBP)及平均血压(MBP)、左心室内压(LVP)及左心室内压上升速度峰值(dp/dt_{max})、心肌收缩成分的缩短速度(Vce-cpip),缩短从0到dp/dt峰值的时间[t-(dp/dt_{max})],降低总外周血管阻力(TPVR),明显增加心排出量(CO)、心脏指数(CI)和每搏量指数(SI)。表明山茱萸注射液能增强心肌收缩性,提高心脏效率,扩张外周血管,明显增强心脏泵血功能,使血压升高而有利于休克的治疗[1]。

(2)抗休克作用:山茱萸注射液有抗休克的作用,能显著延缓大鼠和家兔晚期失血性休克的血压下降,延长其存活时间。将大鼠从股动脉缓慢放血,血压降至5.33kPa形成动物休克模型,在静脉注射5%葡萄糖氯化钠溶液的同时,加入山茱萸注射液2ml(8g生药)/kg,并静脉注射全部失血量,4小时动脉平均血压超过9.33kPa为治疗有效。结果6只大鼠有效,无效2只,而对照组同样静注葡萄糖氯化钠溶液和全部失血量,但全组大鼠均无效。在家兔失血性休克[血压稳定在5.33kPa,在静脉补液和(或)药]及补回全部失血量,以2小时血压大于9.33kPa为有效,结果对照组有效率2/10只(20%),静注山茱萸2.5ml(10g生药)/kg组有效率为5/6只(83.33%)[2]。

(3)抗心律失常作用:山茱萸能明显延长乌头碱诱发大鼠心律失常的潜伏期,降低氯化钙致大鼠室颤的发生率和死亡率,明显提高乌头碱诱发大鼠离体左室乳头肌节律失常的阈剂量,且对乌头碱和氯化钙诱发的大鼠左室乳头肌收缩节律失常有明显的逆转作用。山茱萸在抗心律失常的同时,有强心作用,这使它能在心血管急症的治疗中发挥独特的作用[3]。

(4)抑制血小板聚集、抗血栓形成:山茱萸醇提液在1.25、2.50、5.00mg/ml浓度时,对ADP诱发的血小板体外聚集有明显的抑制作用,抑制率分别为22.6%、30.3%、58.9%。家兔耳缘静脉注射山茱萸醇提液0.5g/kg和1g/kg,对ADP诱发的血小板聚集也有明显抑制作用,抑制率分别为19.0%和32.1%,并有不同程度降低正常家兔全血黏度的作用[4]。山茱萸环烯醚萜苷具有抑制血栓形成和抗凝血的作用。大鼠灌胃20、60、180mg/kg,连续7天,均能明显抑制动-静脉旁路实验大鼠血栓形成,减轻血栓干重和湿重,缩短体外血栓实验大鼠血栓长度,减轻其干重和湿重。取兔抗凝血,分离血浆,加入不同剂量山茱萸环烯醚萜苷(10、20、40mg/ml)。结果山茱萸环烯醚萜苷高、中浓度可明显延长凝血酶时间(TT),高浓度可明显延长凝血酶原时间(PT),三种浓度均显著延长活化部分凝血活酶时间(APTT)[5]。

2. 补益肝肾 山茱萸具有补益肝肾,壮元气,泌精,益阳道,添精髓,明目,强力等补益功效。

(1)增加血红蛋白含量:小鼠自由饮服山茱萸水煎液6ml/kg,连续60天,能明显增加血红蛋白含量,给药组平均为(144.44±0.47)g/L,明显高于对照组(124.85±0.10)g/L[6]。

(2)抗疲劳、抗缺氧作用:小鼠自由饮服山茱萸水煎液60天后,其负重游泳时间较对照组延长64.33%，并能提高抗缺氧能力[6]。

(3)延缓衰老作用：观察山茱萸炮制增效活性部位对老年小鼠骨髓细胞微核(MN)的影响。老年组小鼠微核率较青年组高，反映了DNA的损伤情况。老年组小鼠灌胃山茱萸(炮制品)石油醚萃取部位(0.079g/kg)和山茱萸水煎液(10g/kg)，每天1次，连续30天，均可使老年小鼠骨髓细胞微核率较老年对照组显著降低，显示均具有延缓衰老作用，其抗衰老作用可能与提高机体抗DNA损伤或提高对DNA损伤修复的能力有关[7]。老年小鼠组与青年对照组相比，脑匀浆中一氧化氮(NO)、一氧化氮合酶(NOS)、乙酰胆碱酯酶(AchE)较青年组明显升高，总抗氧化能力(T-AOC)、超氧化物岐化酶(SOD)、乙酰胆碱转移酶(ChAT)较青年组明显降低，说明了老龄小鼠抗氧化能力下降，脑组织自由基水平升高，与衰老有一定的关系。山茱萸(炮制品)几种溶剂萃取部位用药组尤其是山茱萸制品石油醚萃取部位有一定的改善作用，表现出较好的生物活性[8]。山茱萸多糖对D-半乳糖致衰大鼠具有抗脑老化及增强学习记忆能力的作用。采用D-半乳糖诱导大鼠衰老模型，灌胃山茱萸多糖0.14、0.28g/kg，连续30天。衰老模型组脑组织丙二醛(MDA)、脂褐素(LF)含量、单胺氧化酶B(MAO-B)活性较青年组明显增加，而学习记忆能力及超氧化物歧化酶(SOD)活性明显低于青年组；不同剂量山茱萸多糖组学习记忆能力及SOD活性明显高于衰老模型组，而MDA、LF含量、MAO-B活性显著低于衰老模型组，以山茱萸多糖大剂量组效果更为显著。认为山茱萸多糖可通过提高机体抗氧化能力、抑制脂质过氧化、提高老化相关酶活性发挥抗脑老化作用，并提高大鼠学习记忆能力[9]。

(4)改善肾阳虚证：雄性大鼠连续7天皮下注射醋酸泼尼松龙0.5ml/100g体重制备肾阳虚动物模型，停用6天后检查。在大鼠造模同时灌胃给予山茱萸提取物10、5、2g/kg，连续13天。山茱萸提取物高剂量和中剂量可使肾阳虚大鼠下丘脑钙调蛋白(CaM)mRNA的表达量显著减少，高剂量可使下丘脑促肾上腺皮质激素释放激素(CRF)分泌显著增多[10]。

(5)抗骨质疏松症：SAM-P/6小鼠为快速自然老化骨质疏松模型动物，该小鼠长骨皮质外侧吸收亢进，内侧形成相对迟缓，从而造成低骨量骨质疏松，且血、尿生化分析提示为高周转型骨质疏松。SAM-P/6小鼠灌胃山茱萸水提液5g生药/kg，每天1次，持续2周。与模型对照组比较，其抗疲劳能力显著增强，骨钙、骨磷含量显著增加，甲状旁腺素含量显著降低，骨密度显著增高[11]。山茱萸总苷对去势后大鼠的骨生物力学指标有良性调整作用。大鼠去势术后第4天开始灌胃山茱萸总苷3.56、2.16、1.08g/kg，每日1次，每周6次，连续3个月。山茱萸总苷各剂量组最大载荷、最大应力、最大变形和伸长率均明显优于模型组。如连续2个月，山茱萸总苷3个剂量组的骨密度明显优于模型组，血中雌二醇(E_2)含量、血中碱性磷酸酶(ALP)活性及骨钙素(BGP)含量较模型组均明显提高，同时尿中脱氧吡啶啉(Dpd)含量明显降低，但血钙(Ca)、血磷(P)无明显变化[12,13]。

3. 对中枢神经系统的影响

(1)增强学习记忆能力：小鼠自由饮服山茱萸水煎液60天后，其平均到达迷宫终点取食所需的时间比对照组明显缩短，缩短率为41.03%。小鼠灌胃山茱萸提取物1.78、5、15g/kg，连续5天，注射东莨菪碱1mg/kg，20分钟后进行Morris水迷宫测试，连续测试5天后，结果山茱萸提取物均能显著缩短记忆障碍模型小鼠搜索平台时间和搜索距离，各剂量组的学习成绩均显著优于模型组。M-胆碱能受体结合力测定结果显示山茱萸提取物高剂量能提高模型小鼠脑组织中M-胆碱能受体结合力[14]。

(2)保护神经作用：用H_2O_2损伤神经SY5Y细胞培养模型观察山茱萸中的莫诺苷神经

保护作用。在1～100pmol/L浓度范围内均可增加SY5Y细胞的MTT代谢率，10pmol/L是增加细胞活性的最适浓度，可以增加SY5Y细胞的MTT代谢率、细胞轴突长度、胞体面积和细胞计数；显著减少乳酸脱氢酶的释放率，降低细胞膜破损程度。莫诺苷3个剂量可减少活性氧的释放，显著抑制氧化损伤后一氧化氮(NO)及氧自由基(ROS)产生，提高谷胱甘肽(GSH)和超氧化物歧化酶(SOD)含量。对H_2O_2损伤神经SY5Y细胞具有抗凋亡作用。同时具有神经营养作用，显著提高神经生长因子(NGF)及脑源性神经营养因子(BDNF)的表达水平，并升高细胞膜电位，降低细胞内钙离子浓度。可见，莫诺苷可能通过抑制细胞去极化，降低细胞钙超载，降低活性氧生产，增加细胞小分子抗氧化物质和抗氧化酶活性减小自由基损伤，从而达到抑制细胞凋亡，增加神经营养作用这个途径产生神经保护作用[15]。

(3)抗老年痴呆作用：在阿尔茨海默病发病过程中，蛋白磷酸酶与蛋白磷酸激酶活性异常是一个非常重要的因素。蛋白磷酸酶活性降低可引起细胞骨架组装的障碍。观察山茱萸环烯醚萜苷对蛋白磷酸酶抑制剂冈田酸拟阿尔茨海默病细胞模型tau蛋白过度磷酸化水平和细胞微管的影响。将山茱萸环烯醚萜苷与人神经母细胞瘤细胞系SK-N-SH细胞预孵育24小时，再用冈田酸10nmol/L与SK-N-SH细胞共孵育6小时。结果正常SK-N-SH细胞铺展良好，冈田酸模型组细胞变圆，突起断裂；tau蛋白ser-199/202和ser-404位点磷酸化水平较正常对照组明显增高，非磷酸化水平下降；冈田酸模型组细胞微管平均面积较正常对照组明显减少。山茱萸环烯醚萜苷100和200mg/L给药组细胞形态基本恢复正常，tau蛋白ser-199/202和ser-404位点磷酸化水平较冈田酸模型组明显下降，非磷酸化水平升高，细胞微管平均面积比模型组明显增大。可见山茱萸环烯醚萜苷能够抑制神经细胞tau蛋白过度磷酸化，保护细胞微管结构，可能具有治疗阿尔茨海默病的应用前景[16]。山茱萸活性成分山茱萸羟甲基糠醛对蛋白磷酸酶抑制剂冈田酸致神经细胞骨架系统损伤具有拮抗作用。用不同浓度的HMF与人神经母细胞瘤细胞系SK-N-SH细胞预孵育24小时，弃去培养液，加100nmol/L的冈田酸损伤4小时检测。结果山茱萸羟甲基糠醛(12.5～200μg/ml)与SK-N-SH神经细胞预孵育能明显拮抗冈田酸致细胞存活率的下降，使损伤的微管、微丝结构基本恢复正常。可见山茱萸羟甲基糠醛能够拮抗蛋白磷酸酶抑制剂致神经细胞损伤，其机制与保护细胞骨架系统有关[17]。

(4)抗脑缺血作用：山茱萸环烯醚萜苷具有保护局灶脑缺血大鼠神经功能的作用。用大脑中动脉栓塞(MCAO)法制作局灶缺血再灌大鼠模型，并于缺血后3小时分别灌胃给予山茱萸环烯醚萜苷20、60、180mg/kg。结果缺血后7天、14天和28天，山茱萸环烯醚萜苷中剂量和大剂量明显降低神经功能缺损评分，促进了神经功能恢复。缺血后14天和28天，山茱萸环烯醚萜苷中剂量组和大剂量组大鼠脑室下层的Brdu阳性细胞的数目和Nestin阳性细胞的密度显著增加。缺血后28天，中剂量组和大剂量组大鼠纹状体半影区Brdu阳性细胞的数目显著增加[18]。

4. 调节机体免疫功能　山茱萸不同组分的免疫效应不同，即使同一类组分间其作用也不相同。

(1)免疫抑制作用：明显抑制小鼠淋巴细胞转化，25mg/ml的总苷抑制80%的淋巴细胞转化；0.5mg/只对小鼠腹腔注射，连续5天，使小鼠淋巴细胞转化率降低12%～14%，使LAK细胞(由NK等细胞转化为广谱杀肿瘤的淋巴因子激活的杀伤细胞)生成降低34%～63%，也抑制白细胞介素-2(IL-2)的产生，平均下降20%左右[19]。山茱萸总苷能明显抑制移植心脏排斥反应，对小鼠连续6天腹腔注射500mg/kg，明显延长小鼠移植心肌存活时间，给药组平均为(17.4±6.7)天，明显长于对照组的(9.2±1.2)天。山茱萸总苷与环孢霉素A有协同作用，剂量为400mg/kg，连续8天腹腔注射，使环孢霉素A在10mg/kg连续腹腔注射4天的基础上，由平均存活15天延长到19天[20]。

(2)免疫增强作用：小鼠腹腔注射山茱萸所含的熊果酸0.25mg/只，连续5天，则使淋巴细胞转化率最高提高65%，使IL-2生成提高60%以上，使LAK细胞生成增高50%～100%。熊果酸能抑制白色念珠菌和红色念珠菌生长，体内给药后能促进淋巴细胞转化、IL-2产生和LAK细胞生成，其抗感染免疫的效应值得受重视。山茱萸中的马钱子素对免疫反应有双向作用，体外对淋巴细胞转化的影响，在高浓度(0.062～0.5mg/ml)时为抑制作用，但在低浓度(0.016～0.031mg/ml)时显示促进作用。马钱子素在体内使小鼠淋巴细胞产生IL-2能力提高，0.5mg/只连续腹腔注射5天，可使小鼠淋巴细胞产生IL-2能力提高80%[19]。

5. 其他作用

(1)降血脂、降血糖作用：小鼠每日灌胃山茱萸醇提液20g/kg，连续7天，可明显地降低正常小鼠的血糖、血清总胆固醇和甘油三酯的含量，而10g/kg也可使小鼠血清甘油三酯明显降低。四氧嘧啶高血糖小鼠灌胃山茱萸醇提液20g/kg和10g/kg，连续3天，可使血糖水平明显降低。20g/kg组血糖平均值从20.63mmol/L降至15.98mmol/L，10g/kg组则从20.74mmol/L降至20.39mmol/L[4]。小鼠腹腔注射四氧嘧啶150mg/kg；次日空腹12小时后再注射四氧嘧啶100mg/kg构建糖尿病模型。每天灌胃山茱萸提取物200mg/kg，连续10～30天。小鼠血糖第10天、20天、30天均明显下降，说明山茱萸提取物有显著的降血糖作用，且随着用药时间的延长，降血糖作用更加明显[21]。

(2)抗炎作用：小鼠灌胃山茱萸水煎液5g/kg和10g/kg，连续5天，对醋酸引起的小鼠腹腔毛细血管通透性增加均有明显抑制作用。10g/kg和20g/kg对小鼠连续灌胃5天，能显著抑制二甲苯所致小鼠耳廓肿胀。5g/kg对大鼠连续灌胃5天，对蛋清所致大鼠足垫肿胀具有明显抑制作用，但对角叉菜胶所致足垫肿胀仅在致炎后1小时有显著抑制作用。5g/kg和10g/kg对大鼠连续灌胃7天，能显著抑制大鼠棉球肉芽组织增生，对胸腺及肾上腺重量有明显降低作用，对大鼠炎症组织内PGE含量无影响。提示其抗炎作用机制可能与兴奋垂体-肾上腺皮质系统功能有关[22]。

【主治】眩晕耳鸣，腰膝酸痛，阳痿遗精，遗尿尿频，崩漏带下，大汗虚脱，内热消渴。脱证(休克)，功能性子宫出血，复发性口疮等。

【现代应用】

1. 脱证(休克)　脱证指征为血压骤降，面色苍白，大汗淋漓，神情淡漠或烦躁，心悸头晕，部分恶心欲吐，舌质红或深红，脉细数，或芤虚。单用山茱萸90～120g，加水煎煮2次，取汁200ml，混匀，首服1/3药量。余药视病情好转情况分多次治疗，病愈则止。治疗57例，痊愈52例，好转5例[23]。

2. 复发性口疮　用干山茱萸400g，碾成末备用。每晚睡前取山茱萸粉末10g，加陈醋调成糊状，分别置于2块3cm×3cm干净纱布中心，敷贴于双足涌泉穴处，次日晨起揭去洗净。10日为1疗程，连续4个疗程。每个疗程间隔10日。治疗92例，病史为1～15年不等，显效26例(3～5年内不复发)，有效54例(1～3年内不复发)，无效12例(1年内不复发)[24]。

主要参考文献

[1] 胡小鹰，等．山萸肉注射液对猫心功能和动力学的影响．南京中医学院学报，1988，(3)：28

[2] 马允慰，等．萸肉注射液对晚期失血性休克疗效的实验观察．南京中医学院学报，1988，(2)：30

[3] 闫润红，等．山茱萸抗心律失常作用的实验研究．山西中医，2001，17(5)：52

[4] 刘保林，等．山茱萸醇提物对实验动物血糖、血脂和血小板聚集的影响．中国药科大学学报，1992，23(1)：19

[5] 张丽，等．山茱萸环烯醚萜苷对血栓形成和凝血功能的影响．中药新药与临床药理，2008，19(5)：364

[6] 臧连碧，等．山茱萸抗衰老实验研究．浙江中医学院学报，1993，17(5)：34

[7] 王明艳，等．山茱萸炮制增效活性部位对老年小鼠骨髓细胞MN影响的研究．亚太传统医药，2009，5(6)：7

[8] 王明艳，等．山茱萸炮制增效活性部位对老年小鼠大脑衰老影响的研究．中医药信息，2009，26(5)：30

[9] 金红，等．山茱萸多糖对衰老模型大鼠学习记忆能力影响的研究．中国老年学杂志，2009，29(12)：1467

[10] 蒋淑君，等．山茱萸提取物对肾阳虚大鼠下丘脑-垂体-肾上腺皮质轴的影响．滨州医学院学报，2008，31(3)：179

[11] 崔维利，等．山茱萸水提液防治骨质疏松的药效学研究．时珍国医国药，2007，18(5)：1123

[12] 王惠明，等．山茱萸总甙对去势大鼠骨生物力学影响的实验研究．吉林中医药，2007，27(6)：49

[13] 李平，等．山茱萸总苷对去势大鼠骨代谢和骨密度影响的实验研究．天津中医药，2007，24(4)：315

[14] 叶翠飞，等．山茱萸提取物对记忆获得性障碍模型小鼠及M-受体的影响．中国药理通讯，2007，24(2)：14

[15] 王文，等．山茱萸有效成分莫诺苷神经保护作用及机制研究．中国药理通讯，2008，25(3)：27

[16] 褚燕琦，等．山茱萸环烯醚萜苷对蛋白磷酸酶抑制剂冈田酸拟阿尔采末病细胞模型的作用．中国药理学通报，2006，22(8)：960

[17] 张如意，等．山茱萸羟甲基糠醛对冈田酸致神经细胞形态及细胞骨架损伤的保护作用．中药新药与临床药理，2008，19(6)：417

[18] 姚瑞芹，等．山茱萸环烯醚萜苷对局灶脑缺血大鼠神经发生的影响及其机理的研究．中国药理通讯，2008，25(3)：27

[19] 赵武述，等．山茱萸成分的免疫活性研究．中草药，1990，21(3)：17

[20] 赵武述，等．山茱萸总苷抑制免疫的体内效应及其对移植心脏存活的延长．中华微生物学和免疫学杂志，1995，15(5)：325

[21] 高大威，等．山茱萸活性成分的鉴定及降糖效果的研究．黑龙江畜牧兽医，2008，(12)：92

[22] 代岳，等．山茱萸对炎症反应的抑制作用．中国中药杂志．1992，17(5)：307

[23] 安俊义，等．重用山萸肉救脱证57例临床探讨．中国中医急症，1994，3(5)：214

[24] 刘智敏．山茱萸湿敷涌泉穴治疗复发性口疮．新中医，1992，24(3)：16

三、常 用 方 剂

玉 屏 风 散

本方出自《丹溪心法》，由黄芪、白术、防风组成。

【功效与药效】

1. 益气固表　玉屏风散用于表虚不固，自汗恶风，或体虚易感风邪者。全方补中有散，散中有敛，与其具有调节机体免疫功能、增强肾上腺皮质功能、抗应激、延缓衰老等作用有关。

(1)调节机体免疫功能：玉屏风散及其方中主药黄芪对小鼠脾脏抗体形成细胞即溶血空斑实验(PFC)有明显的双向调节作用。小鼠灌胃玉屏风散水煎液30g/kg，每天1次，自免疫刺激前1天或2天起，至PFC试验前1天止。结果显示玉屏风散全方及主药黄芪均对PFC呈双向调节作用，即对照水平偏低者，用药后高于对照，对照水平偏高者则相反，用药后低于对照。细胞内环核苷酸变化很可能是细胞水平调节免疫的一种机制。拆方研究证实黄芪对小鼠脾脏cAMP、cGMP含量及两者比值的影响也呈双向调节作用，而且在黄芪对PFC数及cAMP、cGMP含量影响的相互关系实验可见黄芪使PFC升高，cAMP大多升高，而cGMP则大多降低。χ^2检测显示它们之间分别呈逆相关及正相关。看来药物对免疫反应的调节作用与它对免疫细胞中环核苷酸含量的影响是有关的[1]。有文献综述了玉屏风散调节机体免疫功能的作用环节如下[2]。①对免疫器官影响：玉屏风散煎剂能有效改善由环磷酰胺所导致的小鼠脾脏重量指数、胸腺重量指数的下降，使之基本恢复到正常水平。电镜下对照组胸腺组织中淋巴细胞的数量减少，细胞核的间隙明显扩张，胞浆中有空泡，说明出现内质网扩张，溶酶体残余增多，提示上皮样网状细胞退化。玉屏风散煎剂组中淋巴细胞发育良好，细胞密度增大，上皮样网状细胞亦未见异常，并多见淋巴细胞分裂相。②对单核巨噬细胞的影响：玉屏风散总提物及其总多糖能对抗环磷酰胺所致的小鼠腹腔巨噬细胞吞噬功能的减弱。小鼠灌胃玉屏风散30～90分钟时相的血清对小鼠腹腔巨噬细胞均具有显著活化作用，其吞噬百分率和吞噬指数均显著高于对照组。③对自然杀伤细胞(NK)的影响：血清药理学实验结果表明，1小时时相的玉屏风散含药血清对NK细胞活性有增强作用。60例病毒性心肌炎患者在治疗前NK细胞活性平均为(9.75±5.44)%，服用玉屏风散为主的中药2～3月后复查，NK细胞活性显著提高，平均提高至(23.23±10.88)%。④对体液免疫的影响：玉屏风散水煎服能使反复上呼吸道感染病人的血清免疫球蛋白IgA由治疗前(1.82±0.07)g/L显著上升为(2.32±0.06)g/L。对腹腔内注射环磷酰胺的免疫抑制小鼠，玉屏风散能显著提高其IgG和IgG_1数值，而对IgG_2、IgG_2b、IgG_3均无显著影响。玉屏风散能使绵羊红细胞血空斑数(PFC)基础水平偏低的增高，偏高的降低，呈现双向调节作用。⑤对细胞免疫的影响：玉屏风散对风寒刺激导致的小鼠末梢血中T淋巴细胞非特异性酯酶(ANAE)阳性率下降有预防作用。反复发作呼吸道感染的患儿血清可溶性白细胞介素-2受体(SIL-2R)水平下降，CDs下降，CD_3^+、CD_4^+、CD_4^+/CD_8^+增高。对哮喘患儿用玉屏风颗粒治疗可使CD_4^+/CD_8^+比值明显下降，纠正了哮喘患儿体内T淋巴细胞亚群的失调。小鼠连续14天灌胃玉屏风散多糖，可恢复注射适量环磷酰胺所降低的CD_4^+/CD_8^+比值。⑥对红细胞免疫的影响：红细胞具有很强的免疫黏附功能，通过此种功能可清除血液循环中的免疫复合物(IC)，促进吞噬、捕获抗原及增强机体的免疫力。玉屏风散能明显提高免疫抑制小鼠红细胞的黏附功能，提高C3b受体花环形成率，有效地降低IC花环形成率。⑦对迟发型超敏反应的影响：迟发型超敏反应(DTH)实验是反映机体细胞免疫功能的一个经典指标。玉屏风散多糖能显著对抗2,4-二硝基氟苯所致的迟发型超敏反应的减弱。小鼠连续14天灌胃玉屏风散多糖，可对抗注射适量环磷酰胺引起的迟发型超敏反应减弱。⑧对免疫细胞因子的影响：含玉屏风散的含药血清对小鼠IL-2产生的促进作用，1小时时相血清的作用最为明显。小鼠连续14天灌胃玉屏风散多糖，可恢复小鼠注射适量环磷酰胺所致的外周血IL-1、IL-2浓度的降低。

(2)增强肾上腺皮质功能:玉屏风散能改善氢化可的松所致的阳虚小鼠模型的阳虚症状和增强其肾上腺皮质功能。对小鼠肌内注射0.5%氢化可的松0.2ml,连续7天,造成阳虚模型,灌胃玉屏风散20g/kg治疗10天。结果给氢化可的松后80%小鼠出现少食、倦怠、竖毛,7天后毛色暗淡,体重减轻,阴囊水肿,有死亡。玉屏风散给药组小鼠食欲、活动度及应激能力均有改善,体重显著增加。玉屏风散小鼠血浆皮质醇含量为(0.38±0.052)ng/ml,明显高于生理盐水组(0.24±0.065)ng/ml;肾上腺占体重的百分比为(1.468±0.300)mg/g体重,显著重于生理盐水组(0.653±0.141)mg/g体重[3]。

(3)延缓衰老作用:老龄(15个月龄)小鼠每日饮服含10%原药汁加味玉屏风散(由黄芪、白术、防风、麦冬等组成,制成浓度为0.42%水煎液药汁),连服3个月。结果显示,加味玉屏风散能改善微循环,提高血浆TSOD活性和Cu,Zn-SOD活性,并增加了红细胞和血红蛋白含量,提高了血液的带氧能力,从微循环的自由基的角度证实加味玉屏风散具有延缓机体衰老的作用。例如服药小鼠尾部微循环的血流状态中线流24只(占96%),多于对照组的2只(占7.7%);服药组流速为0.61μm/s,比对照组的0.37μm/s明显增快;服药组小鼠血TSOD活性、Cu,Zn-SOD活性及血RBC数、Hb含量分别为296.25U/ml、205.53U/ml及4.98×10^{12}/L、158.4g/L,均明显高于对照组,对照组分别为195.43U/ml、105.29U/ml及4.29×10^{12}/L、147.8g/L[4]。老龄(15个月龄)小鼠每日饮用含10%加味玉屏风散(由黄芪、白术、防风、麦冬等组成)药汁的药液连续3个月。对照组小鼠卵巢皮质变薄,原始细胞及卵母细胞逐渐减少,白体吸收能力减弱;睾丸曲细精管管壁变薄,层次减少,各级生精细胞减少,表现出与衰老的性腺组织学特征完全一致,反映了性腺功能低下。而服用加味玉屏风散后的老龄小鼠的卵巢仍可见多个始基卵泡(发育的卵泡)和处于不同发育阶段的生长卵泡;睾丸的曲细精管结构完整,层次丰富,有较多的不同发育阶段的各级精母细胞并可见成熟精子。表明加味玉屏风散有改善性腺功能,延缓性腺衰老的作用[5]。

2. 其他作用

(1)抗肝纤维化作用:玉屏风散活性多糖对CCl_4所致大鼠肝纤维化有明显防治作用,其机制可能与抑制氧自由基的生成有关。采用大鼠皮下注射四氯化碳(CCl_4)诱导肝纤维化模型。造模同时开始灌胃玉屏风散活性多糖30、60、90mg/kg,每天1次,疗程12周。结果玉屏风散活性多糖能显著降低肝纤维化大鼠肝脏、脾脏重量指数,并降低血清中升高的ALT、AST活性及MDA含量,升高降低的GOD活性,降低肝组织羟脯氨酸(Hyp)含量。病理组织学和电镜检查结果显示高剂量组和中剂量组肝脏组织结构明显改善,肝纤维化增生程度减轻,并明显抑制肝组织中TGF-β1、TIMP-1、collagenal(Ⅰ)、collagenⅢ表达,显著升高MMP-13的表达发挥抗纤维化作用[6]。

(2)对肾炎的病理修复作用:对家兔静脉注射羊抗兔肾小球基底膜抗血清造成肾炎模型。家兔每日服食含玉屏风散4.5g(相当于生药14.67g)的饲料。结果显示,家兔肾炎模型组肾小球出现囊腔闭塞,小管上皮颗粒状变性,间质水肿。玉屏风散治疗组服药7周(造型后9周)后对肾炎病理修复有显著好转,好转率达83.33%,明显优于对照组。家兔造肾炎模型后2周即出现血肌酐含量上升,以后继续上升,但经玉屏风散治疗3周、7周后(即造型后5周、9周)均使其明显下降。玉屏风散治疗组家兔尿蛋白恢复较快,造型5周、9周时,治疗组家兔尿蛋白正常率分别为57.1%和83.3%,而对照组分别为37.5%和66.7%[7]。

(3)抑菌作用:采用SO_2刺激法制备小鼠慢性支气管炎模型。在小鼠复制慢支模型的同日开始灌胃加味玉屏风散(黄芪、焦白术、当归身、防风按3∶2∶2∶1的比例组成)口服液,小鼠每次0.5ml，1日2次，连续40天。观察加味玉屏风散对小鼠气管黏膜在吸入铜绿假单胞菌气溶胶后黏附的细菌数量及气道黏膜病变的影响。在扫描电镜下见到服药的慢支模型鼠的气管黏膜表面病变及黏附的细菌数远少于不服药者，气管组织匀浆黏附细菌定量培养计数亦相应显著减少。提示细菌黏附与气管黏膜受损密切相关，加味玉屏风散可能通过保护气管黏膜上皮或减轻气管黏膜损伤而对抗细菌黏附[8]。

(4)抗病毒作用：先经鸡胚尿囊腔感染（接种）流行性感冒病毒A/京科1/68(H_3N_2)病毒株15EID_{50}或30EID_{50}感染量置于35℃孵育1小时，再将玉屏风口服液（黄芪、防风、白术按2∶1∶2比例，1g生药/ml）经鸡胚尿囊腔给药0.1ml或者先将玉屏风口服液0.1ml注入鸡胚尿囊腔，孵育1小时后再感染流行性感冒病毒（感染量相同）；或者将玉屏风口服液与病毒同时注入鸡胚尿囊腔（将药液0.1ml注入鸡胚尿囊腔并立即注入15EID_{50}或30EID_{50}病毒液）。结果表明鸡胚尿囊腔给药时，对流感病毒均有抑制作用，各实验组病毒血凝试验阳性率均低于病毒对照组。在经鸡胚卵黄囊给药，尿囊腔感染病毒（异途径给药）即先感染病毒（15EID_{50}或30EID_{50}）1小时后再将药液0.2ml注入鸡胚卵黄囊，也有明显抑制流感病毒的作用。将玉屏风口服液实验鸡胚阴性尿囊液再接种于鸡胚尿囊腔育传3代后，除个别血凝转阳外，绝大部分均为阴性。可见玉屏风口服液在鸡胚内不仅是抑制流感病毒，而且能灭活病毒[9]。玉屏风散能调节小鼠免疫功能，对单纯疱疹病毒角膜炎有明显疗效。通过单纯疱疹病毒1型(HSV-1)感染60只小鼠60只眼（玉屏风散组、模型对照组各30只）的角膜建立小鼠单纯疱疹病毒角膜炎模型，实验组小鼠灌胃玉屏风散水煎剂，每日一次在裂隙灯下角膜荧光素染色检查小鼠角膜上皮炎的愈合情况及角膜的混浊度，并测定小鼠血清白细胞介素-2(IL-2)的水平，同时行眼球组织病理学检查。结果玉屏风散组小鼠角膜混浊度明显低于模型对照组。玉屏风散组小鼠单纯疱疹病毒角膜炎治愈率75%，对照组治愈率30%，两组比较差异有显著性。玉屏风散组小鼠第14天、第28天血清IL-2含量显著高于模型对照组及空白组。玉屏风散组小鼠角膜组织病理检查显示在第7天、第14天、第28天角膜炎症反应程度较模型对照组轻[10]。

【主治】表虚自汗，易感风邪，感冒，病毒性心肌炎，慢性肾炎，过敏性鼻炎，盗汗症，小儿夏季热等。

【现代应用】

1. 呼吸道疾病　应用玉屏风散片剂治疗210例慢性支气管炎患者，每次口服7片，1日2次，每10日为1个疗程，连续6个疗程。治疗组的未感冒及流感发病例次少于对照组。治疗组各项临床症状明显改善者达70.1%～88.6%，而对照组仅为21.2%～55.6%，两者差异非常显著。治疗组患者血清免疫球蛋白G，T-淋巴细胞转化率、E-玫瑰花结形成率、PHA皮试各项指标均明显增长，而对照组则无明显改变[11]。用玉屏风散糖浆预防小儿呼吸道感染，每天服玉屏风散糖浆（每15ml相当于黄芪3g、防风1g、白术1g），服药2个月。98例服药后唾液SIgA升高者33例(33.7%)，服药期及服药后3.5个月上呼吸道感染发病率分别是8.2%和3.0%，对照组分别为31.3%和21.3%，认为本方有提高人体SIgA的效果，用药后可使上呼吸道感染的发病率降低[12]。

2. 病毒性心肌炎　口服玉屏风散（15g，1日2次）和生脉饮（10ml，1日2次），治疗2～3个月。结果发现治疗前80%患者有NK细胞活性降低，其中24例患者低于14%，15例患者低于10%。治疗后NK细胞活性普遍上升，由治疗前的12.26%升高至31.99%，同时患者的临床症状如心悸、胸闷、乏力、低热和关节酸痛等有明显改善，心电图明显改善。治疗前有窦性心动过速者5例，治疗后均获缓解；治疗前频发室性期前收缩者22例，治疗后14例期前收缩消失，5例改善；治疗前窦房传导阻滞者3例，治疗后2例消失[13]。

主要参考文献

[1] 易宁育，等. 中医扶正方剂玉屏风散的药理研究. 中药通报，1981，6(1)：32

[2] 王亮，等. 玉屏风散的免疫效应研究. 甘肃中医学院学报，2008，25(5)：48

[3] 孙蓉，等. 加味玉屏风散对阳虚小鼠肾上肾皮质功能的影响观察. 天津中医，1988，(6)：7

[4] 李超英，等. 加味玉屏风散对老龄小鼠微循环及血浆SOD活力影响的实验研究. 中国中西医结合杂志，1993，13(7)：426

[5] 耿延，等. 加味玉屏风散对老龄小鼠卵巢睾丸的影响及组织学观察. 河北中医，1994，16(2)：20

[6] 王佳佳，等. 玉屏风散活性多糖对实验性肝纤维化的防治作用及机制研究. 中国药理通讯，2009，26(2)：55

[7] 陈梅芳，等. 玉屏风散治疗实验性肾炎的研究. 中西医结合杂志，1986，6(4)：229

[8] 沈水浩. 加味玉屏风散对慢性支气管炎鼠气管黏膜表面细菌黏附的对抗作用. 中国中西医结合杂志，1992，12(11)：677

[9] 邻莉玲，等. 玉屏风散口服液在鸡胚内对流感病毒的抑制作用. 江西中医药，1989，20(6)：40

[10] 凌受良，等. 玉屏风散治疗实验性小鼠单纯疱疹病毒性角膜炎的观察. 南华大学学报. 医学版，2009，37(3)：271

[11] 刘克明. 防感冒片的疗效观察. 上海中医药杂志，1987，(2)：18

[12] 吴葆德. 古方玉屏风散防小儿上呼吸道感染疗效观察. 新医学，1984，15(6)：298

[13] 陈曙霞，等. 玉屏风散及生脉饮对柯萨奇B病毒性心肌炎的疗效观察. 中西医结合杂志，1990，10(1)：20

四、收涩方药的研究思路

以收涩药为主的古方固涩剂治疗疾病，是中医治法之一，称为“固涩法”。但古方固涩剂的现代研究甚少，其研究思路如下：

1. 深入研究固涩剂的代表方剂和单味药物的药理作用　固涩剂根据作用不同分为固表止汗、敛肺止咳、涩肠固脱、涩精止遗、固经止带等五类，而代表方剂如玉屏风口服液、四神丸、固经丸等已被我国药典收载，在临床上广泛应用确有较好的疗效。

由于固涩剂主要适用于体质虚弱和病程延久者，因而开发研制这类新药也有广阔的前景。但目前对收涩药和固涩剂的止汗、涩精、止遗、止带功效的药理作用研究几乎为空白。不能从药效学研究和评价收涩药的某些作用及评价固涩剂在组成、作用及作用机制的科学性，也影响了新药制剂的开发研究。

2. 收涩方药药理作用的试验方法及动物模型　建立动物病理模型对研究药物作用极其重要。对药物的止汗、涩精、止遗、止带等作用的研究几乎为空白，其根本的原因就是尚未建立这些病证的病理动物模型，妨碍了研究工作的进行。要建立上述病理动物模型的难度也相当大，要广大医药科技工作者共同努力完成，应注意以下几方面问题：

(1)动物模型复制：由于固涩剂主要用于体质虚弱(虚证)和病程延久者，许多中药对正常动物和病理动物的作用不同，故建立动物模型应该应用虚证动物再复制某种病证模型。例如出汗有自汗和盗汗之分，自汗者属阳虚为主，盗汗者属阴虚为主。研究固表止汗作用宜选用阳虚证或阴虚证动物模型的基础上，可考虑应用拟胆碱药毛果芸香碱等兴奋汗腺的作用，使汗液分泌量增加或影响汗腺上皮细胞形态变化，观察固表止汗剂的拮抗作用。

(2)观察指标选择:除了生理作用的观察外,还应从腺体、器官、组织的生物化学(能量代谢)、组织化学、组织形态学方面进行研究,只有了解到出汗、遗精、遗尿、带下发生的病理变化,才能观察评价药物的治疗作用。例如麻黄、麻黄桂枝、毛果芸香碱等具有促进汗液分泌作用的药物,可使大鼠足部汗腺上皮细胞形态学结构发生变化,使空泡汗腺数所占比例明显增加。反之,在研究收涩药的止汗作用时,是否可观察对正常动物或毛果芸香碱所致汗腺功能亢进模型有拮抗作用?是否使空泡汗腺数的比例减少?又例如在研究五味子的"生津"功效时,用辣根过氧化酶(HRP)标记小鼠唾液腺的凝集素受体的变化和用免疫组织化学技术观察唾液腺内免疫球蛋白的反应强度的变化,发现五味子可使颌下腺内PNA(花生素)受体、DBA(双花扁豆素)受体显著增加,IgG明显增多,酸性黏多糖也高于对照组。五味子可使DBA受体的分布扩展到颌下腺的闰管及浆液性腺泡内,且呈强阳性。而闰管不仅有运送唾液的功能,其上皮细胞还有分泌作用。五味子使颌下腺的颗粒管内出现了DBA受体(对照组无此受体),这些受体的出现有利于颗粒管内分泌物的形成。总之,应采用多学科的先进检测技术才能观察评价收涩药物的诸如止汗、敛肺、涩肠、涩精、止遗、止带等作用及其作用机制。

(3)免疫功能、抗应激实验:固涩剂主要用于体质虚弱(虚证)和病程延久者,常应研究药物的扶正固本作用(增加机体免疫功能)。可选用细胞免疫、体液免疫及非特异性免疫功能的指标进行实验。由于后者方法简单,结果可靠,已广泛用于中药的研究中,可优先选用。例如小鼠腹腔巨噬细胞吞噬(鸡红细胞、细菌)功能测定,小鼠网状内皮系统吞噬功能测定(血液炭粒廓清试验,血液刚果红染料颗粒廓清试验);用比色法测定绵羊红细胞所致小鼠溶血素抗体生成的指标显示体液免疫功能等。抗应激作用实验,常用小鼠进行抗疲劳(游泳试验)、抗缺氧、耐寒冷、耐高温、抗放射损伤等试验方法进行。进行这些实验时,一定要注意各组动物的体重、性别一致性原则,否则差异大,易造成错误的结果。耐寒冷和耐高温试验以死亡作指标判断结果,动物互相拥挤踩压可影响结果的准确性。应用恒温、定时处理动物前后测定动物体温,以体温变化作为指标判定结果的方法较好。

(4)抗过敏作用实验:可选用动物被动皮肤过敏试验,抗过敏介质试验等。

(5)止汗作用实验:祖国医学认为汗液乃阳气蒸腾津液所化,属阴液的一部分,自汗盗汗损伤津液,久则常致气血两虚,形体消瘦,卫外不固,易感外邪,又因津能载气,若自汗盗汗太过,可能引起阳气无所依附而外越,因此自汗盗汗,除对因治疗外,还必须加用固表止汗的收涩药物,以固肌表、实腠理、止汗液。动物实验中可选用烟碱、毛果芸香碱等药物以兴奋汗腺分泌作用,即造成"出汗"的动物模型,定量测定汗液的分泌量,观察固表止汗剂应用后拮抗汗腺分泌的作用。也可以汗腺上皮细胞形态变化作为观察指标。如果可能的话,最好加做对虚证动物的止汗作用试验。

(黄国钧　黄勤挽　许润春)

第24章

其他药

一、概　述

中药的药理学研究内容十分丰富，有的中药药理作用很广泛，目前尚不能按传统中药分类恰当的归入本书某一章节，如银杏叶、绞股蓝、沙棘、冬凌草、三尖杉等。又如杀虫解毒药大蒜、涌吐药常山、和解方剂小柴胡汤、逍遥散、大柴胡汤、四逆散、痈疡剂金黄散以及具有养血柔肝、柔肝舒筋功效的方剂当归芍药散、芍药甘草汤等，本书未专列成章，这些方药通过近代研究，阐明了其药理作用、作用机制及临床应用规律，而且发现了许多新作用和新用途，涉及心血管系统、消化系统、抗肿瘤以及妇科用药等诸多方面，故均归入其他药一章中。此外，尚有部分临床常用外用药也纳入本章，如硫磺、蛇床子、土槿皮等。

二、常用药物

大　蒜

大蒜为百合科葱属植物蒜 *Allium. sativum* L. 的干燥鳞茎，主要成分有糖类，氨基酸类，脂质类，含硫化合物，多种维生素及微量元素等。大蒜主要的生物活性物质是含硫化合物，高达三十多种，其中最主要的是二烯丙基硫化物，二烯丙基二硫化物即大蒜素(Garlicin. Allicin)又名大蒜新素(allitride)。此外，还有蒜制菌素(Allistatin)、大蒜配糖体(Glucominol)、阿霍烯(Ajoene)等，尚含蒜酶、水解酶、聚果糖苷酶、反果糖苷酶、转化酶、过氧化酶及各种低聚肽类等。大蒜味辛辣，性温。归脾、胃、肺经。

【功效与药理】

1. 止痢杀虫、解毒消肿　大蒜止痢杀虫之功效，主要与其抗菌、抗病毒、杀虫作用有关。

(1)抗菌作用：大蒜为植物广谱抗生素，具有杀菌力强、抗菌谱广、生物学性能良好和刺激性小、无毒副作用等特性。大蒜制剂对化脓性球菌、葡萄球菌、脑膜炎球菌、肺炎双球菌、结核杆菌、痢疾杆菌、伤寒杆菌、副伤寒杆菌、大肠杆菌和霍乱弧菌等多种致病微生物均有杀灭或抑制作用，这些细菌虽然对青霉素、链霉素、氯霉素、金霉素容易产生耐药性，但对大蒜制剂不易产生耐药性[1]。大蒜对幽门螺杆菌的抑制作用随其浓度升高而增强。大蒜素稀释至1∶85000至1∶125000的浓度仍可抑制大肠杆菌、葡萄球菌、伤寒杆菌、副伤寒沙门氏杆菌、痢疾杆菌、肺炎双球菌、炭疽杆菌、链球菌、霍乱弧菌、白喉杆菌等革兰阳性及阴性细菌。大蒜素抗菌的原理在于大蒜素分子中的氧原子与细菌生长繁殖所必需的半胱氨酸分子中的巯基相结合，或使巯基酶失活而抑制其生长和繁殖[2]。大蒜素即使在亚抑制浓度下也能氧化硫氢基团，干扰细胞内电子通过二硫氢基降解酶的传递反应，导致细胞休眠或死亡。大蒜素有很强的抗真菌作用，对曲霉菌，新生隐球菌，念珠菌等有强大的抑菌和杀菌活性[3]。大蒜能抑制白色念珠菌的菌丝生长和影响 SIR_2 基因表达，使其表达下调，SIR_2 被称为无声信息调节基因(Silent Information Regulator),在酵母细胞中,这种基因通过抑制即关掉整段的基因组来控制寿命长短[4]。

(2)抗病毒作用:体外试验表明,大蒜提取物 0.15mg/ml 时,可杀灭流感病毒 B,0.015mg/ml 时可杀灭疱疹病毒。大蒜素能裂解内毒素,临床证明,1∶25 大蒜稀释液能完全抑制巨细胞病毒生长,对正常细胞的生长无明显影响。在大蒜提取物中显示抗病毒活性的成分为硫代亚磺酸盐,进一步用高效液相色谱分析表明大蒜提取物中主要的硫代亚磺酸盐为大蒜素[2]。制品中大蒜素及其他硫代亚磺酸盐的含量越高,则抗病毒效果越好。

(3)抗寄生虫作用:采用直接接触法和熏蒸法,纯大蒜液在试管内 10～25 分钟,大蒜挥发成分在 90～180 分钟内,可全部把滴虫杀死;0.5%大蒜滤液作用 5 分钟后,能使阴道滴虫丧失活力。大蒜浸出液对恙虫病、立克次氏体有明显杀灭作用。大蒜水浸液在体外有杀灭阿米巴原虫作用,且紫皮蒜较白皮蒜效果好。印度发明一种大蒜合成油,能杀灭蚊虫的幼虫,对家蝇、毛毛虫、蚜虫的杀灭率也较高。

2. 活血化瘀、祛痰通络　大蒜活血化瘀、祛痰通络之功效,主要与其对血液系统和心血管系统作用有关。

(1)改善血液流变性和抗血栓形成:在开放试验中接受大蒜片剂的病人血浆粘稠度和血细胞比容值均有下降。同样给 0.9g,5 小时后皮肤毛细血管灌注增加 55%,平均红细胞柱的直径(代表小动脉直径)增加 8.6%。大蒜可增加纤维蛋白溶解活性,健康成人食脂肪餐加服大蒜汁,使纤维蛋白原下降 10%,胆固醇降低 7.1%,凝血时间和纤维蛋白溶解活性分别增加 22%和 15%,给家兔喂饲高胆固醇饲料,纤维蛋白溶解活性在 3 个月内降低 34%,4 个月内下降 45.3%,而同时喂饲大蒜则纤溶活性升高,2 个月提高 42.9%。从大蒜油中分离出的丙二烯一硫化物、丙二烯二硫化物、甲二烯丙基三硫化物(MATS)、二烯丙基三硫化物(DATS)均有抗血小板聚集作用,其中以 MATS 最强,DATS 次之。大蒜素可降低由 ADP 和肾上腺素等诱导的人血小板聚集作用。阿霍烯的硫化物(E,Z)-ajoene 具有强烈抗血小板聚集作用。可抑制各种诱导物包括钙离子载体 A23187 引起血小板聚集,防止在体外人工表面或猪的损伤动脉壁上高切率(1690/s)和低切率(212/s)下的血栓形成,可能是 ajoene 能抑制纤维蛋白原的黏附。高浓度 ajoene 影响 vwF 因子黏附于 GPⅡb/Ⅲ受体上,而不限制 GPIb 介导的血小板聚集,所以 ajoene 对预防急性血管壁损伤的血栓形成有益。给狗静推 15mg/kg 的 ajoene 20 分钟后可抑制血小板的聚集作用。研究表明在家兔高血脂症和动脉硬化模型上,大蒜精油能降低凝血因子Ⅶ的活性及血浆丙二醛水平。用大蒜液对小鼠通过腹腔注射及尾静脉注射,用毛细玻管法及玻片法观察对凝血时间的影响,结果表明大蒜精油能明显延长凝血时间。大蒜精油能影响血小板聚集,表现在[5]:①抑制血小板 AA 代谢;②升高血小板 cAMP;③改变血小板膜理化性质,影响血小板摄取和释放;④抑制血小板膜纤维蛋白原受体,削弱与纤维蛋白的结合;⑤影响血小板巯基,改变血小板功能。通过上述机制而达到完全抑制血小板内环氧化酶系统,减少 TXA_2 的生成,而影响血小板聚集作用,延长凝血时间[6,7]。

(2)钙拮抗作用:离体实验证实大蒜直接松弛平滑肌和心肌,大蒜汁可抑制由去甲肾上腺素诱导的大鼠和猪的主动脉环收缩,也可抑制由乙酰胆碱和组胺诱导的猪气管平滑肌收缩,抑制大鼠空肠和回肠的自发运动,浓度依赖性地抑制大鼠离体心的收缩力,大蒜对收缩过程的影响机制可能为:①可拮抗肾上腺素、胆碱、组胺受体;②拮抗依赖细胞外 Ca^{2+} 和细胞内 Ca^{2+} 的收缩。其降压作用与直接松弛平滑肌有关。大蒜至少对 $CaCl_2$ 及去甲肾上腺素诱导的大鼠主动脉条的收缩有抑制作用且呈量效关系，对血管平滑肌作用与已知的钙拮抗剂维拉帕米相似，表明大蒜素可能具有钙拮抗活性。

(3)降血脂及抗动脉粥样硬化[8,9]：大蒜素明显降低喂以高脂饲料小鼠血清TC，TG及LDL-C水平，提高HDL-C含量，与剂量呈正相关。大蒜素有显著的降血脂效应，其机制一方面可能是促进了脂蛋白之间的代谢与转化，另外可能是因为抑制了肠道胆固醇的吸收、减少了肝脏胆固醇的合成、促进了血清和肝脏甘油三酯的分解[10]。大蒜精油对喂饲胆固醇所致家兔高胆固醇血症和高甘油三酯血症有明显的抑制作用，并维持β/α脂蛋白于正常水平。可使血清总胆固醇、游离胆固醇和酯化胆固醇的升高受到抑制，尤以降低酯化胆固醇明显。对主动脉、肝脏中胆固醇含量也有显著降低作用，并可显著抑制动脉粥样斑块的形成。大蒜素能使动脉及肝脏cAMP水平接近正常，是通过增加脂质分解，抑制胆固醇和脂肪酸合成的关键酶系统而发挥作用的。研究[11]发现，大蒜中有机硫化物(1,2-DT)能阻止前脂肪细胞分化和抑制脂肪细胞分泌炎症因子，肥胖本身就是一种慢性炎症状态，因此大蒜中有效成分有可能成为一种新型抗肥胖保健品。

(4)清除自由基：大蒜素显著提高了机体内SOD活性，有效清除致病致老的自由基，同时大蒜素显著降低了体内MDA含量，表明大蒜素能稳定细胞膜结构，具有抗氧化作用，减轻脂质过氧化对内皮细胞的损伤，而且这种作用呈一定的量效关系[12]。将大蒜的抗衰老作用与人参做比较，发现蒜氨酸体外抗氧化活性优于人参，体内实验证明：大蒜在肝脏抑制过氧化物歧化酶的活性亦优于人参。大蒜油和大蒜辣素浓度为0.1mg/ml时，可显著抑制$Vc/FeSO_4$引发的肝线粒体膜脂质过氧化，使过氧化产物丙二醛明显减少。大蒜素注射液1mg/kg对缺血再灌注大鼠可降低MDA水平。将鼠肝制成匀浆加大蒜原汁，用脂质过氧化测定和超氧阴离子测定法检测大蒜的抗氧化活性，结果大蒜原汁能显著抑制丙二醛的生成，清除超氧阴离子自由基和羟自由基，其中40μL时对肝匀浆MDA的抑制率达91.11%，说明适量大蒜原汁能有效地抑制脂质过氧化，阻止自由基损伤[13]。大蒜油具有如下抗氧化性能[14]：①提高红细胞内SOD活力；②降低红细胞中的MDA的含量；③提高血液中谷胱甘肽过氧化物酶的活力。

3. 化癥消积 《中药大辞典》中记载，大蒜能“消癥积”，现代研究其具有抗肿瘤作用。

(1)阻断亚硝胺合成[15]：鲜大蒜有提高机体免疫功能、阻断致癌物亚硝胺的合成和阻断致癌物硝基甲基亚硝基胍的致畸损伤，触杀体外胃癌细胞株的作用，并能增强胃肠道巨噬细胞的功能，抑制硝酸盐还原菌的生长和亚硝酸盐的产生，防止胃癌与直肠癌的发生，机制是大蒜中的硫基化合物与亚硝酸盐产生硫代亚硝酸酯类化合物，从而阻断亚硝胺的合成。另外，大蒜具有降低胃内亚硝酸盐含量和抑制硝酸盐还原菌的作用。大蒜提取液在体外模拟胃液条件下能明显阻断二甲基亚硝胺(DMNA)、二乙基亚硝胺(DENA)和二丁基亚硝胺(DBNA)的化学合成，大蒜液的剂量与DENA和DBNA的合成量呈显著的负相关，其原理在于大蒜有效成分能消除反应液中的亚硝酸盐。串珠镰刀菌可以促进亚硝胺诱发食管癌，大蒜不但能明显阻断串珠镰刀菌对DMNA合成的促进作用，同时还能抑制串珠镰刀菌的生长；大蒜提取液0.5g/ml还可阻断大肠杆菌、肠球菌对DENA和DBNA合成的促进作用。并可阻断大肠杆菌使NO_3^-还原为NO_2^-的作用。大蒜液抑制亚硝胺合成的作用经历一个增强、减弱、再增强的过程，但以成熟新鲜大蒜抑制作用最强。新鲜大蒜较保存期大蒜抑制亚硝胺合成的作用较强，应当加强对大蒜的保鲜处理[16]。

(2)抑瘤作用[15]：大蒜素对胃癌、结肠癌、肝癌、肺癌、前列腺癌、乳腺癌、卵巢癌、胃腺癌、白血病等多种肿瘤均有明显抑制作用，它在 100μmol/L 浓度下能明显抑制肿瘤细胞增殖，并诱导肿瘤细胞凋亡，对正常细胞则无此作用[17]。大蒜素可抑制人结肠癌 LoVo 细胞增殖，具有明显量效和时间依赖性，大蒜素能够诱导 LoVo 细胞凋亡，作用 24h 其诱导凋亡率随着药物浓度的递增具有增高趋势，作用 48h 其诱导凋亡作用峰值浓度为 8μg/ml 后再继续增加浓度凋亡率反而下降[18]。抗肿瘤作用机制：大蒜液及大蒜提取物对大鼠腹水肉瘤及小鼠艾氏腹水中的癌细胞，有抗有丝分裂的作用。对细胞周期的影响：大蒜素能有效抑制人胃癌细胞 BGC-823 中 cyclin D1 蛋白的表达和增加 p27kipl 蛋白的表达。由于 cyclin D1 蛋白的减少使细胞 cyclin D1-CDK4 复合物形成减少，而 p27kipl 蛋白的增加可抑制 CDK 的活性，两者共同作用将细胞生长阻滞于 G_1 期[19]。大蒜素作用于 SGC-7901 和 BGC-823 两种人胃癌细胞，可致细胞周期发生明显变化，主要表现为 G_0-G_1 期细胞减少，G_2-M 期细胞增多，细胞生长阻滞于 G_2-M 期，其机制是减少 CDC2 和 Cyclin B 蛋白的表达[20]。对 Caspase 蛋白表达的影响：大蒜素可通过增强肿瘤细胞中 Caspase-3、Caspase-8 和 Caspase-9 蛋白的表达，抑制肿瘤细胞的生长，诱导癌细胞凋亡小体的形成和核固缩[21,22]。

(3)增强免疫功能：大蒜水提物剂量 0.5g/kg 能显著提高小鼠腹腔巨噬细胞的吞噬功能，提高整个巨噬细胞系统对刚果红染料颗粒从血中的清除率。以生、熟大蒜汁分别喂养大鼠 8 周，结果显示：生、熟食组 NK 细胞活性、T 淋巴细胞功能和 IL-2 活性均高于对照组($P<0.01$)。但生食组与熟食组比较，除 IL-2 活性前者高于后者外($P<0.05$)，NK 细胞活性和 T 淋巴细胞功能则无差异性[23]。免疫力低下小鼠的胸腺指数和脾指数都随灌服大蒜油剂量的增加而升高，腹腔巨噬细胞的吞噬能力得到了提高，小鼠血清过氧化氢酶(CAT)活性明显提高，血清 MDA 含量明显降低[24]。

4. 下气消谷　《唐本草》中记载：大蒜能“下气消谷，……”，可能与保肝及对物质代谢的影响有一定关系。

(1)保肝：大蒜可增加小鼠肝细胞中的谷胱甘肽 S-转移酶的活性，从而提高肝脏的解毒能力。大蒜素对化学性肝损伤的保护作用机制是可抑制脂质过氧化物对膜结构的损伤，可通过提高肝脏环腺苷酸的水平，调节脂质代谢膜转运及细胞增殖，并增加酶的活性，使血脂水解增加，生物合成降低，维持血清、肝、肾的脂蛋白及甘油三酯在正常范围内，从而防治脂肪肝[25]。采用二甲基亚硝胺(DMN)诱发大鼠肝纤维化模型，发现大蒜素能明显降低实验性肝纤维化大鼠的血清丙氨酸转氨酶(ALT)和谷草转氨酶(AST)水平，表明大蒜素对 DMN 所致肝损伤具有保护作用。大蒜提取物对乙酰氨基酚、氨基半乳糖/脂多糖、四氯化碳引起的肝损伤具有抗氧化及增强肝细胞的解毒作用[26-28]。

(2)降血糖：不同剂量的大蒜素在治疗的不同时间均可使血糖浓度降低。大蒜素的降血糖作用主要是通过提高胰岛素水平来实现。大蒜素可促进胰岛细胞和 R 细胞增殖，使内源性胰岛素分泌增加而发挥降血糖作用。另据报道[29,30]，大蒜素能降低糖尿病大鼠的血糖，其效果以 60mg/kg 最佳；采用链脲佐菌素作为诱导剂，通过多次小剂量注射加特殊膳食诱导获得 2 型糖尿病模型，实验表明大蒜素有降血糖作用，其效果与剂量呈正相关。用 0.25g/kg 大蒜浸出物喂饲四氧嘧啶糖尿病大鼠，结果乙醇浸出物、乙醚浸出物血糖平均下降 18.9%±2.3%和 17.9%±2.4%($P<0.01$)，乙醚浸出物与甲苯磺丁脲组血糖平均下降 26.2%±3.2%和 29.3%±3.3%($P<0.001$)。大蒜的乙醚浸出物降糖效应相当于甲苯磺丁脲的 82.5%。用含大蒜基础饲料(5%)喂养 18 天，大蒜组血糖水平显著降低，并增加血浆胰岛素和肝糖原水平。Adoga 等用 50mg 大蒜精油加入饲料喂养链脲菌素糖尿病大鼠 28

天，血糖下降64%，并认为除可延长胰岛素半衰期以外，主要与刺激胰岛素合成和分泌增加有关。糖尿病性白内障是糖尿病常见的并发症，是醛糖还原酶活性增加，葡萄糖转化成山梨醇在晶体内堆积，发生一系列病理性改变导致晶体混浊。有研究报道大蒜的提取物具有降血糖和抗氧化作用，可延缓糖尿病性白内障的发展趋势[31]。

5. 其他作用　β淀粉样蛋白在大脑里的过量堆积是导致阿尔茨海默病"罪魁祸首"之一。大蒜可以抑制β淀粉样蛋白的聚集和沉积，在预防和延迟老年痴呆症的发生和发展具有重要的价值[32]。

【体内过程】小鼠静脉注射^{35}S标记的合成大蒜素溶液(0.15%)0.15ml，10分钟后测得大蒜素在各组织浓度，其中以肺中浓度最高，以下依次为心、肠、血液、脂肪、脑、肌肉、脾及肝。大蒜辣素在体内代谢较快，静脉注射10分钟内已有大部分变为水溶性代谢产物，很快分布于全身各脏器。大部分代谢产物由尿排出，少部分由粪排出。口服后各脏器总放射性在给药后4小时达高峰，8小时含量为高峰时的一半。

【毒理研究】大蒜油小鼠静注LD_{50}为134.9mg/kg，天然或合成大蒜新素小鼠静注的LD_{50}为70mg/kg，口服为600mg/kg。兔注射0.15%大蒜素3ml/kg，每天2次连续注射10周后处死，未观察到对肝、脾、肾上腺、肺等器官的病理改变。

给成熟雄性大鼠长期喂以蒜油，发现大蒜油能抑制睾丸中类固醇合成酶的表达，抑制睾丸激素分泌和精子发生改变，还有可能启动细胞凋亡程序引起生殖细胞(精母细胞和精子细胞)死亡[34,35]。

【主治】饮食积滞，脘腹冷痛，水肿胀满，泄泻，痢疾，疟疾，百日咳，痈疽肿毒，白秃癣疮，蛇虫咬伤等。

【现代应用】

1. 高脂血症及动脉粥样硬化　用大蒜精油在20名健康人和68名伴高血脂症冠心病患者观察8个月，对健康人和冠心病病人都有明显的降脂作用。给261名高脂血症患者每日0.8g蒜粉4个月，胆固醇为250～300mg/dl之间的患者降脂效果最佳。

2. 感染性疾病

(1)肺炎：口服大蒜浸剂(取生大蒜6～9g，捣碎，冲入沸水60ml，浸泡1小时，去渣，分3次口服)。治疗小儿真菌肺炎28例均痊愈。

(2)百日咳：以20%大蒜浸出液加白糖，每次10～15ml口服，治疗百日咳210例，有效率85%。用大蒜泥敷贴脚底涌泉穴治疗百日咳有效。

(3)白喉：用大蒜3～5g置75%酒精中3～5分钟，捣烂如泥，取2cm×2cm消毒纱布垫涂上蒜泥约1～2g贴双侧合谷穴，绷带固定，经4～6小时局部可有痛痒及灼热感，8～10小时表面出现水泡，用消毒针刺破拭平，涂以甲紫，消毒纱布包好以防止感染，一般8～10小时咽喉病灶明显缩小以至消失，伪膜逐渐脱落，治疗16例均痊愈。

(4)痢疾：用大蒜浸出液灌肠或制成大蒜糖浆口服，或食生大蒜，有报告以大蒜保留灌肠治疗急性菌痢130例，治愈126例；以大蒜液保留灌肠并每日以紫皮大蒜一头分3次生食治疗阿米巴痢疾100例，治愈率88%。用大蒜注射液治疗70例婴儿腹泻，1～3天显效56例，其中多数患儿用过抗生素和消化药等无效而改用大蒜。

(5)尿路感染：以20%大蒜注射液200ml加入5%葡萄糖500ml静滴，男性患者外加局部用药20%大蒜液4ml加1%普鲁卡因2ml作前列腺内注射，另以20%大蒜液10ml加20%利多卡因2ml混合经塑料导管注入尿道内，并压迫尿道口10分钟，局部用药隔天1次，

7 次为 1 疗程，治疗真菌性慢性尿道感染 4 例痊愈，另外淋菌性尿道感染 25 例，痊愈 20 例。

(6)阴道炎：对霉菌性阴道炎合并滴虫性阴道炎中，治愈率达 68.46%；另有 14 例霉菌性阴道炎合并腹泻经 2 周治疗后痊愈。在 73 例糖尿病合并霉菌性阴道炎患者中 31 例合并高血压、高血脂，经 2～3 个疗程后症状明显改善[33]。

(7)结核病：用大蒜治疗肠结核 30 例，剂量为每次 10～25g，1 天 3 次，4 个疗程共计 14 个月。结果 30 例均有效，并且多数病例远期疗效巩固。

(8)皮肤病：大蒜取汁擦患处，治疗头皮白癣 35 例，有效 23 例。用独头大蒜治疗 31 例疥疮患者均治愈。大蒜糊外敷治疗寻常疣 100 例，均获痊愈。大蒜外用治疗跖疣 54 例共 168 个，有效率 88.9%。大蒜捣泥外敷还可治疗冻伤、烧伤、花斑癣、股癣和牛皮癣、斑秃、秃顶、脚气等。

【不良反应】

1. 刺激性　局部应用大蒜液有较强刺激性，口服直接刺激胃黏膜，反射性地引起胃液中盐酸上升，可使胃蠕动增强。大蒜注射液长期在某一部位静滴，易致静脉炎；大蒜油用于皮肤及直接灌肠有局部刺激和坏死发生；接触大蒜的职业工人可发生哮喘及接触性皮炎，但使用大蒜提取物或大蒜油未见上述现象发生的报告。

2. 胃肠道、血液系统　医用大蒜制品唯一的不良反应是胃肠不适、恶心和腹泻，发生率约 10%，在建议的剂量范围内应用大蒜一般无任何严重副作用或毒性。高浓度大蒜汁可引起红细胞溶解，给家兔静注大蒜的水溶性成分或挥发油可使血中的红细胞和血红蛋白减少，多食生大蒜会引起贫血。

3. 药物相互作用　大蒜与抗凝剂可发生相互作用，增加出血机会，与华法林、阿司匹林等药同服时，应慎用，若有手术，应于术前 7～10 天停用[6]。

主要参考文献

[1] 苏凤贤，等．大蒜素的杀菌及其在食品中的防腐保鲜应用研究进展．中国调味品，2006，(6)：15

[2] 宋卫国，刘开启，等．大蒜化学成分及其抗菌活性机制研究进展．园艺学报，2004，31(2)：263

[3] Serge Ankri. David Mirelman. Antimicrobial properties of allicin from garlic. Microbes and Infection. 1999，2(1)：125

[4] Low C F；et al. Inhibition of hyphae formation and SIR2 expression in Candida albicans treated with fresh Allium sativum(garlic)extract. Journal of applied microbiology. 2008，105(6)：2169

[5] 高健，等．大蒜油对心血管作用研究现状．社区医学杂志，2007，5(15)：53

[6] Tattelman Ellen. Health effects of garlic. American family physician，2005，72(1)：103

[7] Chang L K；Whitaker D C. The impact of herbal medicines on dermatologic surgery. American Society for Dermatologic Surgery，2001，27(8)：759-63

[8] MaryAnn O'Hara，et al. Review of 12 Commonly Used Medicinal Herbs. *Arch Fam Med*，1998，7：523

[9] Ackermann RT，et al. Garlic shows promise for improving some cardiovascular risk factors. Arch Intern Med. 2001，161(6)：813

[10] 张庭廷，等．大蒜素降血脂作用及其机制研究．中国实验方剂学杂志，2007，13(2)

[11] Keophiphath Mayoura；et al. 1，2-Vinyldithiin from Garlic Inhibits Differentiation and Inflammation of Human Preadipocytes. Journal of Nutrition. 2009，139(11)：2055

[12] 刘浩，等．大蒜素抗氧化延缓衰老作用的实验研究．中国老年学杂志，2006，26(2)：252

[13] 段耀华，等．大蒜抗氧化活性的初步研究．护理研究，2005，19(2)：227

[14] 郭尽力．大蒜油的抗氧化作用研究．烟台大学学报(自然科学与工程版),2005,18(2):130

[15] Omar,et al. Anticarcinogenic and anti-tumorigenic effect of garlic and factors affecting its activity: a review. Pharmacognosy Reviews,2007,1(2):215

[16] 王建国,等．大蒜在不同时期抑制亚硝胺合成的研究．营养学报,2002,24(2)

[17] 胡玉熙,等．大蒜素药理作用研究的最新进展．药学进展,2007,31(11):481

[18] 刘扬清,等．大蒜素对结肠癌 LoVo 细胞增殖的影响．临床肿瘤学杂志,2009,14(2):139

[19] 兰泓,等．大蒜素对人胃癌细胞 BGC-823 cyclinDl 和 p27kipl 表达的影响．癌症,2003,22(2):1268

[20] 柳星,等．大蒜素对人胃癌细胞 SGC-7901 及 BGC-823 G2/M 期的阻滞调节机制．世界华人消化杂志,2005,13(20):2409

[21] Oommen S,et al. Allicin(from garlic) induces caspase-meciated apoptosis in cancer cells. Eur J Pharmacol. 2004,485(1-3):97

[22] Omar,et al. Anticarcinogenic and antitumorigenic effect of garlic and factors affecting its activity: a review. Pharmacognosy Reviews. 2007,1(2):215

[23] 钟越,等．蒜汁对大鼠免疫功能的影响研究．第四军医大学吉林军医学院学报,2003,25(2):74

[24] 秦粉菊,等．大蒜油对衰老小鼠与免疫力低下小鼠作用的研究．安徽农业科学,2007,35(3):738

[25] 刘进,等．大蒜素软胶丸综合治疗脂肪肝疗效观察．广西医药,2004,26(6):862

[26] M. Anoush,et al. The Protective Effects of Garlic Extract Against Acetaminophen-Induced Oxidative Stress and Glutathione Depletion. Pakistan Journal of Biological Sciences,2009,12:765

[27] Hesham A. El-Beshbishy Aqueous garlic extract attenuates hepatitis and oxidative stress induced by galactosamine/lipoploysaccharide in rats. Phytotherapy research,2008,22(10):1372

[28] Tomomi Hosono-Fukao,et al. Diallyl trisulfide protects rats from carbon tetrachloride-induced liver injury. The Journal of nutrition,2009,139(12):2252

[29] 刘浩,等．大蒜素对糖尿病大鼠血糖的影响．中国临床康复,2004,8(24):4264

[30] 刘浩,等．大蒜素对 2 型糖尿病大鼠血糖的干预效应．中国临床康复,2006,10(31):73

[31] T. Naga Raju,et al. Effect of methanolic extract of *Allium sativum*(AS) in delaying cataract in STZ-induced diabetic rats. Journal of Ocular Biology,Diseases,and Informatics,2008,1:46

[32] Bala Gupta Veer;et al. Garlic extract exhibits anti-amyloidogenic activity on amyloid-beta fibrillogenesis: relevance to Alzheimer's disease. Phytotherapy research,2009,23(1):111

[33] 韩旭,等．大蒜素胶囊治疗念珠菌性外阴、阴道炎 618 例临床观察．哈尔滨医科大学学报,2004,38(4):378

[34] Imen Hammami et al. Chronic crude garlic-feeding modified adult male rat testicular markers: mechanisms of action. Reproductive Biology and Endocrinology,2009,7:65

[35] Imen Hammami,et al. The inhibitory effects on adult male reproductive functions of crude garlic (Allium sativum) feeding. Asian Journal of Andrology,2008,10:593

银 杏 叶

本品为银杏科银杏属植物银杏(又名白果树、公孙树、鸭掌树等)*Ginkgo biloba* L 的干燥叶。银杏叶约含 160 多种化学成分,主要有效成分为黄酮类和萜烯内酯类化合物。黄酮类化合物达 40 多种,含量约为 5.91%,主要有槲皮素(quercetin)、银杏双黄酮(Ginkgetin)、异银杏双黄酮(Isoginkgetin)、7-去甲基银杏双黄酮(白果黄素 bilobetin)等。萜烯内酯类化合物,占 5.0%~7.0%,可分为二萜类和倍半萜类,其中二萜类主要有银杏内酯(Ginkgolide)A、B、C、M、J 等,占 2.8%~3.4%,倍半萜类主要有白果内酯(Bilobalide),占 2.6%~3.2%。此外,还含有酚类、微量元素、氨基酸、生物碱等[1]。银杏叶味甘、苦、涩,性平。归肺、肾经。

【功效与药理】

1. 益心敛肺　银杏叶能治疗胸闷心痛，心悸怔忡、痰喘咳嗽等证。现代研究表明银杏叶具有改善心脑血管功能及平喘等作用。

(1)对脑的保护作用：①扩张脑血管。银杏叶注射液，可显著扩张猫和狗的脑血管，增加脑血流量，降低脑血管阻力。1.0g/kg 静注使猫的脑血管阻力指数明显降低，给药后 1、3 分钟最明显。2.0g/kg 可显著增加脑血流量，以给药后 5、10、15 分钟最明显，作用可维持 30 分钟。给狗注射 0.25g/kg、0.5g/kg 亦可显著增加脑血流量，作用可持续 30 分钟以上。②调节脑组织能量代谢。银杏叶提取物(GbE)对沙鼠结扎一侧颈动脉造成的脑缺血模型和三乙基锡(Triethyltin)细胞毒损伤的大鼠脑水肿模型具有抗脑缺血与脑水肿作用，能防止缺血缺氧引起的氧化磷酸化脱耦联反应，保持细胞内线粒体的正常呼吸，阻止脑缺血造成的细胞膜的离子转运紊乱，从而防止细胞内的 Ca^{2+} 超负荷与脑细胞的损伤。体外脑组织培养试验表明，0.05mg/ml 和 0.25mg/ml 的银杏叶总黄酮可显著降低营养液中葡萄糖含量，提示银杏叶总黄酮可促进脑组织对糖的利用能力。断头小鼠脑中三磷酸腺苷(ATP)及磷酸苷酸(PC)水平在小鼠断头 30s 后明显下降，乳酸(LA)水平显著增加，而预先连续 7 天口服 GbE(60mg/kg 或 120mg/kg)的断头小鼠的 ATP、磷酸肌酸(PC)减少及乳酸(LA)增加不显著，并且呈量效关系。③对神经细胞的保护作用。创伤性颅脑损伤大鼠经银杏内酯治疗后，神经功能明显改善，病理改变减轻，脑组织含水量及丙二醛(MDA)、NO 含量明显降低，银杏内酯减轻脑水肿、保护脑组织与早期抗氧化应激、降低 NO 的产生有关[2]。GbE 还有增强神经细胞活力，减少 LDH 释放，减轻细胞核形态的改变及 DNA 的断裂，减少神经细胞凋亡的作用[3]。目前人们普遍认为细胞 Ca^{2+} 超载是细胞死亡的最后通路，细胞内 Ca^{2+} 超载可以引起一系列的功能障碍。脑缺血后神经元兴奋性提高，谷氨酸含量剧增，过量的谷氨酸可加重神经元损伤。银杏叶提取物和银杏内酯 B 能够保护小鼠神经元对抗谷氨酸的损伤，阻止谷氨酸诱发的 Ca^{2+} 的升高，对抗谷氨酸神经毒性，保护神经元免受其损伤。用 2.5μg/ml 银杏叶黄酮苷作用于小鼠大脑皮层细胞和人海马细胞，2 天后，再用 100μmol/L 谷氨酸处理 5 分钟，在形态学和生化指标上可见它们对谷氨酸的敏感性下降，提示银杏叶黄酮苷可能是谷氨酸受体的拮抗物。银杏叶提取物还能逆转谷氨酸诱发的下丘脑弓状核神经元核面积的减少[4]。④防止脑缺血再灌注损伤。银杏叶提取物 0.2g/kg 给大鼠连续灌胃 8 天，可明显改善大鼠急性脑缺血再灌注损伤。对照组 10 分钟后皮层脑电图仅恢复至正常的 46.6%，60 分钟时为 67.0%，而给银杏叶提取物组 10 分钟后即恢复至正常的 93%，30 分钟完全恢复正常。给双侧颈总动脉结扎后再灌注的沙土鼠灌胃银杏叶提取物 4 天，可明显增强海马 CA_2 区神经元存活数。银杏叶提取物亦可使夹闭左侧大脑中动脉后 48 小时的大鼠脑梗死面积明显减小，梗死中心区和周边区含水量以及钠和钙含量均明显降低。术前 1 小时腹腔注射 Gb761，能减轻大鼠局灶性脑缺血再灌注后缺血性脑损伤，保护作用可能是通过降低 Caspase-9、Caspase-3 活性实现的，并具有剂量依赖性。⑤抗脂质过氧化。银杏叶可使缺血大鼠脑中的 SOD 活性明显增加，MDA 明显下降，表明银杏叶能清除自由基，防止细胞膜的脂质过氧化。GbE 静脉注射给药可降低双侧颈总动脉结扎造成不完全性脑缺血模型大鼠的脑梗死区重量、脑含水量，增强脑组织中 SOD 的活性，减少 MDA 的含量，并可降低脑毛细血管通透性，表明 GbE 对实验性大鼠脑缺血具有保护作用，并有抗脂质过氧化的作用[5]。

以上研究结果表明，银杏叶提取物抗脑缺血作用与改善能量代谢障碍、对抗酸中毒、拮抗兴奋性氨基酸毒性和自由基损伤、阻止缺血后炎症反应的发生、减少神经细胞凋亡、抑制神经细胞内钙超载等有关。

(2)抗心肌缺血作用：银杏内酯和银杏叶提取物均能对抗异丙肾上腺素所致大鼠心肌MDA的升高，提高缺血心肌的SOD活性，银杏内酯抑制心肌细胞释放乳酸脱氢酶(LDH)、磷酸肌酸激酶(CPK)，减轻心肌组织损伤程度较银杏叶提取物强，提示银杏内酯与银杏叶提取物抗心肌缺血的作用机制有所不同。目前认为银杏叶提取物对心肌缺血的保护作用主要与抗氧自由基和正性肌力作用有关[6,7]；银杏内酯还能拮抗血小板活化因子(PAF)引起的心肌电生理改变及超微结构损伤[8]，抑制PAF激活的中性粒细胞的功能和平滑肌细胞增殖、降低细胞内钙离子等[9]，因此银杏内酯抗心肌缺血的作用除与抗氧自由基有关外，可能还与抑制PAF的上述作用有关。采用结扎大鼠冠状动脉所致心肌缺血损伤模型，银杏内酯能明显减轻心肌损伤，降低心肌缺血大鼠血清LDH和CPK活力及MDA含量，表明银杏内酯对结扎大鼠冠状动脉所致心肌缺血损伤具有明显的保护作用[10]。银杏叶总黄酮可明显降低结扎家兔冠状动脉前降支造成急性心肌梗死心电图中ST段异常抬高的总幅度以及病理性Q波的出现数，并显著抑制心肌组织CPK释放，使心肌梗死范围明显缩小，表明银杏叶总黄酮对结扎家兔冠状动脉前降支造成急性心肌梗死具有明显的保护作用[11]。银杏叶水提物1.0～2.0g/kg静脉注射，还可降低麻醉猫的心肌耗氧量。对大鼠、豚鼠离体再灌注心脏的心功能参数没有影响，但可显著减弱再灌注期心室纤颤强度，可保护肥大心脏缺血心肌，减少心律失常的发生[12]。

综上所述，对异丙肾上腺素致大鼠心肌缺血模型、结扎兔、大鼠冠状动脉前降支造成急性心肌梗死模型，EbG、银杏内酯均能明显减轻心肌损伤，降低LDH和CPK活力及MDA含量，缩小心肌缺血范围，降低心肌耗氧量，并改善心脏缺血再灌注损伤引起的室性心律失常、心功能障碍以及心肌、血管内皮结构损伤，从而起到对心肌缺血性损伤的保护作用。

(3)扩张血管、降压：用银杏总黄酮灌流，能扩张兔、大鼠、豚鼠下肢血管，增加灌流量。对正常大鼠、肾性高血压大鼠和自发性高血压大鼠均有明显降压作用。体外试验表明，银杏叶水提物(黄酮含量0.95mg/ml)、醇提物(黄酮含量1.9mg/ml)和单黄酮山柰酚、槲皮素及银杏内酯B均能抑制正常人血清血管紧张素转换酶，使血管紧张素Ⅱ生成减少，其抑制率水提取物组62.5%，醇提取物82.5%，山柰酚、槲皮素和银杏内酯B分别为74%、53%和57%，IC_{50}分别为0.80mg/ml，1.1mg/ml和1.0mg/ml，但体内实验表明银杏总黄酮的扩张血管作用可能是通过抑制缩血管物质内皮素(ET)而发挥体内扩张血管作用，而与血管紧张素转化酶(ACE)无关[13]。大鼠蛛网膜下腔出血后脑血管痉挛时一氧化氮与内皮素(NO/ET)比值降低，给予GbE后症状改善，NO/ET的比值升高，提示GbE通过调节NO/ET的比值，对血管痉挛所致脑缺血有防治作用[14]。

(4)缓解肺动脉高压和平喘作用：银杏内酯B可明显降低低氧所致大鼠的平均肺动脉压(mPAP)、肺血管阻力(PVR)、右心室重量(RV)与左心室+室间隔重量(LV+S)的比值、肺小动脉管壁厚度占外径的百分比(MT%)和管壁面积占血管总面积的百分比(MA%)，表明银杏内酯B能降低低氧所致肺动脉高压、右心室肥厚和肺血管重建[15]。气道高收缩反应性是哮喘的一个重要特征，血小板活化因子(PAF)则是收缩支气管的重要物质，银杏内酯是天然PAF受体拮抗剂。给豚鼠吸入卵蛋白或PAF后，豚鼠血浆和支气管肺泡灌洗液PAF含量明显高于正常组，而预先腹腔注射银杏内脂B 20mg/kg，两项指标均未见升高。给药后还可降低豚鼠吸入乙酰胆碱的气道高反应性改变(气道压力和气体流速)。组织病理学检查发现,给药组的嗜酸性粒细胞明显低于吸入卵蛋白或PAF对照组,而炎性细胞浸润,气道上皮细胞损伤、脱落,黏液分泌增加,气道平滑肌收缩等改变均明显减轻[16]。

2. 活血止痛　银杏叶活血止痛功效与其抑制血小板聚集、抗血栓及镇痛等作用有关。

(1)抗血小板活化因子、抑制血小板聚集:PAF是迄今发现的最有效的血小板聚集诱导剂,参与多种疾病如过敏反应、炎症、休克、缺血和器官移植排斥的发生发展。银杏内酯是天然PAF受体拮抗剂,能抑制血小板活化因子与其受体结合,抑制血小板聚集,降低血液黏度,减少血栓形成,具有抗过敏、抗炎、抗休克作用,对缺血损伤及器官移植的排斥反应亦有保护作用[17]。在银杏内酯A、B、C、M、J中,银杏内酯B的抗PAF选择性和活性最强,IC_{50}为0.82μmol/L。银杏内酯B是花生四烯酸诱导的血小板聚集和血栓素A_2形成的弱抑制剂,可竞争性的拮抗PAF与受体结合,防止PAF诱导的血小板聚集和血栓素增加。兔静注异银杏双黄酮对ADP、胶原诱导的血小板聚集也有明显抑制,并明显降低血浆纤维蛋白原的含量[18]。

(2)抗血栓形成:银杏叶黄酮能对抗胶原-肾上腺素所致的小鼠体内血栓形成。体外血栓的形成试验表明异银杏双黄酮给大鼠静注后,血栓长度、血栓湿重、干重均明显低于对照组,等效剂量为阿司匹林的1/600。大鼠动静脉回路形成的血栓的重量亦明显低于对照组。

(3)镇痛作用:皮下注射银杏叶总黄酮可显著减少冰醋酸引起的小鼠扭体反应次数,明显延长小鼠舔足潜伏期。腹腔注射银杏叶总黄酮可显著抑制甲醛致小鼠疼痛反应,侧脑室注射银杏叶总黄酮50mg/kg可明显抑制小鼠温浴法缩尾反应潜伏期,银杏叶总黄酮100mg/kg可降低小鼠血清和脑组织MDA、PGE2含量,并能升高脑组织中NO的含量[19]。银杏叶总黄酮皮下注射和侧脑室注射均可显著延长小鼠舔足潜伏期,因此认为其镇痛作用可能有中枢神经系统参与,其机制可能与抑制PGE_2合成和脂质过氧化及促进脑组织一氧化氮释放有关。

3. 延年益智

(1)延缓衰老:小鼠灌胃银杏叶总黄酮15.6mg/(kg·d),连续8天,能增强耐力,明显延长小鼠耐缺氧生存时间,还可使饥饿的小鼠的存活时间明显延长[20]。银杏总内酯可减少D-半乳糖衰老小鼠肝脏及心肌组织中脂褐素(LF)的含量,升高肝脏组织中的羟脯氨酸(Hyp)的含量,提高脑组织中GSH-Px的活性,降低脑组织中NO、MDA的含量,还能明显减少自然衰老模型小鼠脑神经细胞凋亡的数目,表明银杏总内酯有明显的延缓衰老作用,其作用机制可能与抗氧化、抑制NO生成及细胞凋亡有关[21]。老年性痴呆和老年性记忆减退患者的脑内M胆碱受体减少,而突触后受体改变可引起衰老、痴呆者的脑胆碱能神经功能降低。老年性Fisher大鼠长期口服银杏叶提取物,海马区M受体密度增加。GbE761能提高血管性痴呆(VD)模型大鼠空间学习记忆能力及大鼠脑内突触素表达,表明GbE761增加海马结构表达可能是其改善学习记忆障碍的重要机制[22]。

(2)增强免疫功能:银杏叶可提高抗绵羊红细胞抗体生成水平及溶血素生成,增强小鼠巨噬细胞吞噬功能,提高吞噬指数[23],小鼠淋巴细胞活性显著增强,提高小鼠中性粒细胞吞噬杀伤活性。

(3)改善学习记忆:银杏叶水提取物及乙醇提取物能明显改善由$NaNO_2$或东莨菪碱引起的记忆损害。改善成年小鼠、大鼠记忆保持的作用。老龄大鼠(26月龄)的阳性条件反射的学习记忆试验中,银杏叶提取物的促智效果与人参提取物相似[24]。通过

N-甲基-D-天冬氨酸(NMDA)单侧损伤大鼠以破坏胆碱能神经,采用Y型迷宫法检测动物空间辨别学习记忆能力,利用放射化学检测皮层胆碱乙酰转移酶(CHAT)活力,研究表明银杏内酯A对胆碱能损伤记忆功能具有恢复作用,且能防止CHAT活力降低[25]。银杏叶提取物能改善大鼠的学习能力,促进记忆的保持,其机制与影响中枢胆碱能神经有关。

4. 其他作用

(1)抗炎作用:银杏叶总黄酮能抑制二甲苯致小鼠耳廓肿胀和蛋清致大鼠足趾肿胀,并使血清MDA量减少,足趾组织中MDA、NO和PGE_2含量也下降,表明银杏叶总黄酮有一定的抗炎作用,其抗炎作用与抑制PGE_2和NO合成及脂质过氧化有关[26]。

(2)抗菌和抗病毒作用:银杏叶水煎液对金黄色葡萄球菌、痢疾杆菌及铜绿假单胞菌均有抑制作用,其抗菌的有效成分为连有不同烃基侧链的漆树酸。银杏酸对革兰阳性菌的抑菌效果尤为显著,对蜡状芽孢杆菌、枯草芽孢杆菌和金黄色葡萄球菌也有很好的抑制作用,而对大肠杆菌等革兰阴性菌无抑制作用,抑菌活性随浓度和作用时间的增加而加强[27]。银杏叶提取物(GbE)对柯萨奇B族Ⅲ型病毒($CoxB_3$)有较强的抑制作用,抗$CoxB_3$作用与药物浓度呈剂量依赖性。

(3)保肝作用:银杏叶总黄酮能明显降低小鼠四氯化碳(CCl_4)肝损伤模型血中sGPT和肝脏MDA含量[28]。银杏叶总黄酮对40%乙醇(0.15ml/10g)造成的肝损伤亦有明显保护作用,sGPT、肝脏MDA含量明显降低,升高肝脏谷胱甘肽含量[29]。

(4)降血脂:银杏提取物和银杏黄酮能明显降低高脂血症大鼠的血清总胆固醇、甘油三酯水平、肝脏甘油三酯和胆固醇含量,对高脂血症大鼠具有明显的治疗作用[30]。

(5)对消化系统的影响:银杏叶提取物能降低胃黏膜损伤模型大鼠溃疡损伤指数,使胃黏膜组织及血清中NO含量显著提高,表明银杏叶提取物对胃黏膜有保护作用机制可能与促进胃黏膜细胞合成、释放内源性NO有关[31]。

【体内过程】大鼠口服^{14}C标记的银杏叶提取物,至少有60%被吸收,约1.5小时血药浓度达高峰。在体内呈二室模型分布。腺体、神经组织、眼部分布较多,半衰期约4.5小时。给药后3小时自肺排出16%,72小时从肺、肾排泄量分别为38%和21%[32]。

【毒理研究】小鼠急性毒性试验表明:口服银杏叶提取物(配制成最高浓度,达20%)最大耐受量为临床用量的2000倍;腹腔注射银杏提取物LD_{50}为1.5g/kg。大鼠长期毒性试验按黄酮含量分别灌胃4g/kg、8g/kg,连续8周,结果血液、生化各项指标如血红蛋白、白细胞、血尿素氮、谷丙转氨酶均在正常范围内,脏器指数与正常组比无明显差异,恢复期给药组肝脏/体重比值升高[20]。致突变实验表明:银杏叶乙醇提取物(含5%以上的总内酯和24%以上的总黄酮(内含槲皮素10.31%,山柰素10.50%和异鼠李素3.19%),提取物剂量7.5g/kg,小鼠微核试验结果阴性;平板掺入法Ames试验,剂量在14.9~1862.5μg/皿(3.6~474μg总黄酮/皿)时,TA98和TA97a的回变菌落数,不论加S_9与否,均依剂量而增加,加S_9者更甚,且有1个或2个剂量的诱发回变菌落数超过对照值的两倍,提示该提取物含有移码突变的致突变物,主要是槲皮素和山柰素[33]。

银杏的毒性主要是因为其外果皮及叶中含有的烷基酚和烷基酚酸类可能具有致过敏、致畸变作用,其主要毒性成分4'-甲氧基吡哆酸为维生素B拮抗剂,抑制大脑中的谷氨酸转化为氨基丁酸,而后者是脑细胞功能恢复的一种中枢性介质[34]。

【主治】胸闷心痛,心悸怔忡,痰喘咳嗽,泻痢、白带。

【现代应用】

1. 冠心病　用银杏叶制剂每次2片(40mg/片)，每日3次，服用1月，治疗冠心病心绞痛284例，心绞痛缓解率90.1%，缺血性心电图好转率77.6%。

2. 脑缺血、脑血栓　300例缺血性脑血管病患者，口服GbE 40mg(相当于银杏黄酮9.6mg，银杏内酯2.4mg)2片，Tid，4周为一疗程，头昏、头痛、眩晕、恶心、呕吐、偏瘫、偏身感觉障碍症状及血液流变学均有明显改善，总有效率93.3%[35]。银杏叶注射液治疗脑梗死疗效较好，治疗组显效率(86.7%)明显高于对照组(68.3%)，治疗组神经功能缺损程度积分较治疗前显著降低[36]。

3. 高脂血症　高脂血症患者193例，分为3组，分别服银杏叶冲剂(1包/天)、胶囊(1粒/天)和口服液(1支/天)，连续28天，结果3组患者的总胆固醇(TC)和甘油三酯(TG)均显著下降。

4. 支气管哮喘、慢性气管炎　97例支气管哮喘患者分为治疗组51例，服银杏叶口服液；对照组46例服氨茶碱，结果治疗组服药4周时疗效低于氨茶碱，服药8周时疗效与氨茶碱相似，总有效率治疗组78.4%，对照组71.7%，两组疗效相似[37]。58例慢性支气管炎患者服用银杏叶口服液10ml/次，每日2次，连续服用30天，咳嗽，气急，胸闷，咽痛，鼻塞，乏力和舌质，舌苔，肺部听诊等症状、体征有所改善，总有效率93.2%。

5. 糖尿病　糖尿病患者31例，其中30例为非胰岛素依赖型，糖尿病肾病分期Ⅰ期14例，Ⅱ期16例，Ⅲ期1例。每日3次，每次1粒(每粒40mg)，服用8周，总有效率为90.32%。

6. 老年性脑功能减退、老年痴呆症　中度痴呆患者经短期静脉注射银杏叶提取物(GbE761)治疗，其认知功能和处理日常生活的能力均有所提高。对轻、中度老年性痴呆与多发性脑梗死痴呆有效，能使其脑电图恢复正常[38]。

【不良反应】临床应用不良反应较少，少数患者可引起恶心、腹泻、口干、眩晕及心悸；偶见剥脱性皮炎[39]、过敏性紫癜、出血[40]。

主要参考文献

[1] 顾学裘，等．银杏药学研究与开发．北京：中国医药科技出版社，2004

[2] 但建新，等．银杏叶提取物对大鼠创伤后脑细胞的保护作用．中国临床神经外科杂志，2008，13(1)：35

[3] 张艳，等．银杏叶提取物对神经细胞凋亡的保护作用．中国临床药理学与治疗学，2001，6(1)：25

[4] 朱俐，等．银杏叶提取物对谷氨酸神经毒性的拮抗作用．中国药理学报，1997，18(4)：344

[5] 沈明勤，等．银杏叶提取物对大鼠脑缺血的保护作用．中国药学杂志，2003，38(9)：673

[6] Naidu. MU. et. al. Protective effect of Gingko biloba extract against doxotubicin-induced cardiotoxicity in mice. Indian-J-Exp-Biol，2002，40(8)：894

[7] Kubuta Y et al. Safety of dietary supplements：chronotropic and inotropic effects on isolated rat atria. Biol Pharm Bull，2002，25(2)：197

[8] Kecskemeti V et al. The role of platelet-activating factor(PAF) antagonists and nitric oxide in cardiac actions of PAF. Electrophysiological and morphological study. J Physiol Pharmacol，2000，5(4pt1)：723

[9] 周龙恩，等．银杏内酯G对大鼠中性白细胞花生四烯酸代谢酶和细胞内钙水平的影响．药学学报，2001，36(2)：92

[10] 高建，等．银杏内酯对结扎大鼠冠状动脉致心肌缺血的影响．中国新药杂志，2004，13(10)：887

[11] 刘赛,等. 银杏叶总黄酮对实验性心肌缺血的影响. 中山医科大学学报,1999,20(2):121

[12] 龙建军,等. 银杏叶提取物对心肌缺血再灌注微循环的保护作用. 微循环技术杂志,1996,4(3):121

[13] 耿秀芳,等. 银杏叶总黄酮对缩血管物质的影响. 潍坊医学院学报,2000,22(3):192

[14] 孙保亮,等. 脑血管痉挛鼠一氧化氮和内皮素的变化及银杏叶制剂的影响. 中华医学杂志,1999,79(3):228

[15] 穆穗云,等. 银杏苦内酯B对大鼠常压低氧性肺动脉高压的影响. 中华结核和呼吸杂志,1995,18(2):120

[16] 李树均,等. 银杏苦内酯B对哮喘豚鼠气道反应性和嗜酸性粒细胞的影响. 第四军医大学学报,1995,16(4):269

[17] 刘伟,等. 银杏叶提取物的药理作用及其在眼科疾病的临床研究进展. 国际眼科杂志,2008,8(8):1647

[18] 潘苏华,等. 异银杏双黄酮对兔血小板聚集和纤维蛋白原含量的影响. 安徽中医学院院报,1994,13(4):59

[19] 张黎,等. 银杏叶总黄酮镇痛作用及机制的探讨. 安徽医科大学学报,2001,36(4):263

[20] 赵学军,等. 银杏叶制剂对小鼠耐力、耐缺氧、寿命的影响及其毒性试验. 湖南医学,1996,13(2):73

[21] 董六一,等. 银杏总内酯对衰老模型小鼠的作用. 药学学报,2004,39(3):176

[22] 张兰英,等. 银杏叶提取物对血管性痴呆大鼠海马突触素表达的影响. 中国病理生理杂志,2008,24(1):40

[23] 李郁英,等. 银杏叶提取物对小鼠抗体生成作用和巨噬细胞吞噬功能的影响. 首都医学院学报,1995,16(2):106

[24] 陈长勋,等. 银杏叶提取物改善小鼠记忆作用的研究. 中国中药杂志,1991,16(11):681

[25] 高向东,等. 银杏内酯A对胆碱能神经功能损伤引起的SD大鼠学习记忆的促进作用. 中草药,2002,33(4):346

[26] 张黎,等. 银杏叶总黄酮抗炎作用及机制的探讨. 安徽医科大学学报,2001,36(5):350

[27] 杨小明,等. 银杏叶提取物和银杏酸的抗菌活性研究. 食品科学. 基础研究,2004,25(4):68

[28] 吴东方,等. 银杏叶总黄酮对化学性肝损伤的影响. 中草药,1997,28(6):348

[29] 吴东方,等. 银杏叶黄酮对肝MDA生成的影响. 中国中药杂志,1997,22(1):51

[30] 戴伟,等. 银杏提取物及银杏黄酮调节大鼠血脂的效果研究. 上海预防医学,2003,15(6):262

[31] 赵维中,等. 银杏叶提取物胃黏膜保护作用及对一氧化氮的影响. 中国中医药信息杂志,2001,8(11):36

[32] 顾学裘. 银杏药学研究与开发. 北京:中国医药科技出版社,2004

[33] 吴金龙,等. 银杏叶提取物致突变性研究. 癌变·畸变·突变,1996,8(4):217

[34] 田季雨,等. 银杏叶提取物化学成分及药理活性研究进展. 国外医学中医中药分册,2004,26(3):142

[35] 徐春丽,等. 银杏天宝治疗缺血性脑血管病300例临床观察. 中国医院药学杂志,2000,20(9):550-552

[36] 于淑晶. 银杏叶治疗脑梗死临床疗效观察. 中国现代药物应用,2008,2(23):94

[37] 孙福缸,等. 梵达浓缩银杏叶口服液治疗支气管哮喘的临床疗效观察. 药学实践杂志,1998,16(3):429

[38] Haase J et al. Effectiveness of brief infusions with Ginkgo biloba special extract EGB761 in dementia of the vascular and Alzheimer type. Z Gerontol Geriatr,1996,29(4):302-309

[39] 张卫,等. 口服银杏叶片出现剥脱性皮炎. 中国新药与临床,2000,19(2):157

[40] 崔志华,等. 银杏叶制剂与出血. 中国药师,2002,5(10):621

绞股蓝

绞股蓝系葫芦科绞股蓝属植物绞股蓝 *Gynostemma pentaphyllum*(Thunb)Makino 的全草或根状茎,又名七叶胆、公罗锅底。从绞股蓝中分离到80多种皂苷,绞股蓝皂苷(Gypenosides)基本化学结构为四环三萜的达玛烷型,其中4种与人参皂苷相同。各种绞股蓝皂苷的含量、组成比例与产地、采集时间、提取方法以及茎叶花根等不同部位有关,从1.3%~7.8%不等。此外,还含有氨基酸、糖类、甾醇、矿物质、微量元素、纤维素、胡萝卜素、脂肪、纤维、色素等。绞股蓝味苦,性寒。归脾、肺经。

【功效与药理】

1. 健脾益气 脾胃为气血生化之源,气与血密切相关,血的运行有赖气的推动作用,脾虚者气血生化乏源,可致心血亏耗。现代药理研究,绞股蓝皂苷对心脑血管系统和免疫功能有重要作用。

(1)对心脑血管系统的作用:①抗心肌缺血和改善心脏功能作用。静注绞股蓝皂苷40mg/kg对麻醉大鼠基础心功能无影响。大鼠结扎冠脉左前降支前给予绞股蓝皂苷可显著拮抗T值的延长,心室舒张末压(LVEDP)的升高和左室内压最大变化速率的降低,对实验性心肌缺血大鼠心脏舒张功能有明显保护作用[1]。心肌缺血再灌注损伤时,黄嘌呤-黄嘌呤氧化酶(X-XOD)系统产生氧自由基可使豚鼠心肌生理特性发生显著变化。乳头肌收缩力先升高而后迅速降低,功能不应期缩短,兴奋性提高,自律性升高。在X-XOD加入前5分钟给绞股蓝皂苷50mg/kg予以保护,能使乳头肌收缩高峰推迟,并抑制其负性肌力作用,反转其不应期、兴奋性与自律性改变[2]。大鼠和家兔冠状动脉结扎前30分钟和结扎后立即腹腔注射绞股蓝皂苷25mg/kg或50、100mg/kg,大鼠血清磷酸肌酸激酶(CPK)和乳酸脱氢酶(LDH)明显低于单纯结扎组,给药组缺血边缘区及心肌超微结构损伤明显减轻,大鼠和家兔心肌梗死范围均明显缩小,并可抑制心梗后游离脂肪酸(FFA)的释放,降低大鼠梗死心肌的丙二醛(MDA)的含量,保护心肌超氧化物歧化酶(SOD)、CPK活性。绞股蓝皂苷16mg/kg对由垂体后叶素引起心电图T波的抬高,S-T段下移有明显的改善作用。兔耳缘静脉注射1%绞股蓝皂苷50mg/kg,10分钟后静注内毒素200μg/kg,发现给药组动物平均动脉压(MP)、心室内压波峰值(PEAK)在4小时较内毒素组显著提高。由于左室收缩速度加快,使室内压波上升段的最大斜率(+SMAX)和室内压波下降段最大斜率(-SMAX)增加;由于动脉舒张压的升高,心室舒张完全,冠脉血流量增加,改善了心肌血液循环,使心力环面积(AREA)增加[3]。绞股蓝皂苷静注还对室颤有明显改善作用,这种作用可能与延长心室有效不应期有关,亦可能与其减慢心率(HR)、扩张冠脉及抗氧化作用有关。用离体蛙心和家兔进行的实验结果表明,绞股蓝皂苷对离体蛙心具有双向效应,小剂量(2.4mg/ml)兴奋,大剂量(4.0mg/ml)抑制心肌收缩力及心率。绞股蓝皂苷体外可逆性抑制大鼠心Na^+、K^+-ATP酶,并具浓度依赖性,IC_{50}为(52.07±6.25)mg/L。提示绞股蓝皂苷的强心作用可能与抑制Na^+、K^+-ATP酶有关[4]。②对脑缺血的保护作用。结扎犬脑基底动脉6小时后,脑干听觉诱发电位(BAEP),各波的峰潜伏期(PL)及峰间期(IPL)明显延长,脑干神经元形态结构发生缺血性改变(光镜及电镜下),脑干组织磷脂酶A_2(PLA_2)活性升高5.8倍,超氧化物歧化酶(SOD)活性降低58.8%。绞股蓝皂苷150mg/kg于结扎脑基底动脉前3小时经十二指肠造瘘管给药,绞股蓝皂苷能明显缩短PL及IPL的延长,神经元形态结构的缺血性改变明显减轻,使PLA_2活性降低72.4%,SOD活性升高1.84倍,其抗脑缺血损伤的作用与其降PLA_2活性和增强SOD活性有关[5]。静注绞股蓝皂苷(50mg/kg)对结扎双侧颈动脉造成脑缺血家兔亦有保护作用,明显改善缺血60分钟后的脑电图变化,降低血中LDH和CPK活性,改善缺血后脑组织形态学变化,并可显著降低再灌注大脑中MDA的水平,保护SOD和Na^+、K^+-ATP酶的活性,减轻脑组织水肿[6]。阻断大鼠基底动脉和两侧颈总动脉60分钟,然后恢复血供60分钟,在夹闭血管前15分钟腹腔注射绞股蓝皂苷注射液,能显著减轻脑细胞内水、Na^+含量,K^+向细胞外移动减少,明显抑制细胞内CPK和LDH释放,显著改善脑组织内乳酸积聚,MDA含量显著下降。③对血管血压的影响。绞股蓝皂苷5、10mg/kg静注可明显降低麻醉犬血压、总外周阻力、脑血管和冠状血管阻力、心率和心肌耗氧量,增加冠脉流量,使心脏张力-时间指数下降。对心肌收缩性能和泵血功能无明显影响,对脑血管血流量没有明显降低作用。绞股蓝皂苷1mg/kg静注,使麻醉犬的动脉收缩压、动脉舒张压、平均动脉压均显著上升,明显增加左室收缩压,左室内压最大变化速率显著升高,各指标于1～3分钟达峰值,5分钟开始恢复,30分钟恢复至给药前水平。绞股蓝皂苷20mg/kg静注,则出现心率减慢,动脉收缩压、舒张压、平均动脉压、室内压最大上升速率均下降,3～5分钟至最低值,10～30分钟逐渐恢复至给药前水平。给麻醉犬静注绞股蓝皂苷后,主动脉压、肺动脉压急剧下降,缺氧时,缺氧性肺血管收缩反应(HPV)显著减弱,给药后血浆丙二醛含量显著降低。绞股蓝皂苷还可减轻甚至逆转人与犬缺氧时心排出量的减少,表明绞股蓝皂苷对人及犬的HPV有抑制作用[7]。④降血脂、抗动脉粥样硬化作用。绞股蓝皂苷能明显抑制鹌鹑血清总胆固醇(TC)及低密度脂蛋白+极低密度脂蛋白(LDL+VLDL)-C水平的升高,提高高密度脂蛋白(HDL)-C/TC及HDL_2-L/LDL+VLDL-C比值,明显减少胆固醇,特别是胆固醇酯在动脉壁的沉积及脂质过氧化物的生成。电镜、光镜对动脉平滑肌形态学观察表明,绞股蓝皂苷可明显延缓动脉粥样硬化的发生发展。绞股蓝皂苷100mg/kg、300mg/kg可显著降低饮食性高脂血症大鼠血脂水平,并使全血黏度、血浆黏度下降,红细胞电泳时间缩短,改善血液流变性。绞股蓝皂苷150mg/kg除可降低高脂血症大鼠血清TC、甘油三酯,提高HDL浓度外,还可使肝脏、主动脉壁胆固醇含量下降,并可降低高脂血症大鼠血和肝脏过氧化脂质水平,提高SOD活性,提示绞股蓝皂苷具有降脂、预防动脉硬化形成的作用。200mg/kg、300mg/kg绞股蓝皂苷给药4天可抑制高脂血症小鼠血清中胆固醇和甘油三酯的升高,对肝脏脂变有保护作用,对高脂鹌鹑肝脏细胞体积增大,严重的弥散性脂变有明显的保护作用[8]。

(2)免疫调节功能:绞股蓝皂苷体内外均可明显提高Con A诱导正常小鼠、脾虚模型小鼠脾细胞产生的干扰素(IFN-γ)水平。环磷酰胺所致免疫低下的小鼠灌胃给予绞股蓝皂苷21天后,外周血T细胞活性,酯酶染色(ANAE阳性率),体液免疫(HC_{50})功能均有明显恢复,并能提高肝脏SOD活性,具有增强小鼠细胞免疫,免疫调节及清除自由基作用[9]。绞股蓝皂苷能提高外周血白细胞数目,增强其吞噬酵母多糖时的化学发光值,逆转小鼠由醋酸泼尼松而引起的白细胞数目减少和吞噬发光值的降低,提示吞噬发光值的增加不仅仅是由于提高了白细胞数目引起的,而更主要的是增强白细胞自身的吞噬能力[10]。绞股蓝皂苷对环磷酰胺、^{60}Co照射所致白细胞降低小鼠具有明显升高白细胞数的作用[11]。采用C_{57}BL/6J和BALB/C小鼠淋巴细胞混合培养,观察绞股蓝皂苷对淋巴细胞转化和DNA多聚酶Ⅱ活性的影响,结果小剂量(2.5～20mg/L)绞股蓝皂苷促进淋巴细胞DNA合成,而大剂量(>40mg/L)则呈相反作用。因此认为,绞股蓝皂苷能通过调节DNA多聚酶Ⅱ活性而调控淋巴细胞转化[12]。

2. 清热解毒 绞股蓝的清热解毒功效与抗肿瘤作用有关。

(1)绞股蓝具有良好的体外抑制肿瘤细胞和直接杀灭癌细胞作用:其直接的细胞毒作用可抑制肿瘤细胞生长繁殖。给予艾氏腹水癌(EAC)小鼠绞股蓝15～30天,可使EAC小鼠平均存活天数延长[13]。绞股蓝总皂苷对小鼠Lewis肺癌细胞、小鼠S_{180}肉瘤生长具有明显的抑制作用,使肿瘤生长延缓,肿瘤坏死比率(肿瘤坏死面积/肿瘤总面积×100%)显著增加,瘤周、瘤内淋巴细胞和巨噬细胞浸润明显增多,荷瘤鼠脾重明显增加。

(2)对癌前病变的作用:绞股蓝对正常细胞具有保护作用,尤其在尚未接触致癌物前服用可使细胞增强抗御致癌物刺激,具有防止癌变的作用。采用二甲基苯丙蒽(DMBA)诱导金黄地鼠颊囊癌前病变模型,用绞股蓝水煎剂喂服,经光镜观察发现,6周时比模型组癌变率降低,对涂药3周组远期观察有不典型增生逆转现象,对防止口腔白斑癌变有肯定效果。采用以γ-谷氨酰转肽酶阳性灶(GGT^+)为观察终点的二乙基亚硝胺(DEN)致大鼠肝癌前病变的模型,用体视学方法进行计量分析,结果绞股蓝皂苷组的GGT^+的面数密度(Na)、体密度(Vv)、数密度(Nv)与对照组比较有显著性差异,对DEN致肝癌发生有抑制作用[14]。

(3)抗诱变的作用:绞股蓝皂苷灌胃对环磷酰胺引起的小鼠骨髓细胞姊妹染色体互换(SCE)有抑制作用,并且有抗环磷酰胺导致的染色体畸变的作用。对环磷酰胺所致微核、精子畸变亦有抑制作用。以阿地平、柔红霉素、叠氮化钠、丝裂霉素C分别作为沙门诱变菌株TA97、TA98、TA100、TA102的诱变因子,以回变菌落数下降为指标,结果绞股蓝皂苷能拮抗以上4种诱变因子的诱变作用[15]。

3. 强身延年

(1)延长寿命,提高动物生存率:用0.5%绞股蓝提取液饲喂果蝇,可使雌雄蝇平均寿命分别延长18.5%和24.1%,在卵的孵育期开始给绞股蓝提取液,可缩短果蝇从卵羽化为成虫的时间,并且其平均寿命比成虫期(30日龄)开始给药有明显延长。因此,绞股蓝既促进了生长发育,又延缓了衰老过程[16]。用0.1%、1.0%绞股蓝皂苷喂养家蚕,对蛹的幼虫生长期,蚕蛹的羽化期和蚕蛾的生存期均有明显延长作用。以含有4%绞股蓝水提液的饲料喂老年小鼠,可使其4个月存活率为50%,而对照组为0[17]。对D-半乳糖造成的小鼠亚急性衰老模型,绞股蓝皂苷可提高衰老小鼠的学习逃避反应能力,降低脑内单胺氧化酶(MAO)、提高Na^+、K^+-ATP酶活性,表明绞股蓝皂苷能逆转小鼠因老化而产生的上述二种酶的变化,具有抗衰老作用[18]。

(2)抗脂质过氧化:老龄大鼠连续服用绞股蓝皂苷3个月,可明显改善学习记忆能力,降低老年大鼠血清、心、脑、肝组织过氧化脂质含量和脑脂褐质含量,血清羟脯氨酸含量明显降低,表明绞股蓝皂苷有阻止或抑制老年鼠胶原蛋白分解的作用[19]。绞股蓝总苷40mg/kg和20mg/kg连续用药20天,能升高大鼠红细胞SOD和全血GSH-Px酶活力,且能降低大鼠肾上腺皮质中VitC含量,表明绞股蓝总皂苷能增强老龄大鼠机体抗氧化能力及提高肾上腺皮质的功能[20]。

4. 其他作用

(1)抑制血小板聚集、抗血栓形成:绞股蓝体内外均能抑制不同诱导剂诱导的血小板聚集。绞股蓝0.25～2g/L在体外明显抑制花生四烯酸(AA)诱导的家兔血小板聚集和TXB_2释放,对家兔胸主动脉释放6-酮-PGF1α无影响,因此认为绞股蓝可减少TXA2合成,从而使PGI_2/TXA_2比值升高[21]。大鼠灌胃绞股蓝皂苷50mg/kg,100mg/kg和绞股蓝皂苷片100mg/kg 5天,对二磷酸腺苷(ADP)、花生四烯酸(AA)和胶原三种诱导剂诱导的大鼠血小板聚集抑制率分别为ADP:70.66%、73.83%、74.01%;AA:92.60%、94.50%、95.90%;胶原:78.30%、92.30%、93.65%。绞股蓝皂苷体外对血小板活化因子诱导的家兔血小板聚集也有显著抑制作用。绞股蓝皂苷灌胃对大鼠实验性脑血栓体外动脉血栓的形成和由ADP诱发的小鼠急性血栓形成均有显著地抑制作用,并呈量效关系[22]。

(2)保肝作用:绞股蓝能明显降低四氯化碳肝损伤大鼠的血清谷草转氨酶(SGOT)、血清谷丙转氨酶(SGPT)、白蛋白球蛋白(A/G)比率的升高,降低脂质过氧化物(LPO)含量和谷胱甘肽过氧化物酶(GSH-PX)活性,使胶原质降低33%,病理学观察亦发现肝胶原质变薄,证实绞股蓝有保护肝脏和抗肝脏纤维化作用[23]。采用四氯化碳造成原代培养大鼠肝细胞损伤模型,预先用绞股蓝皂苷处理肝细胞1小时,可明显减轻四氯化碳引起的肝细胞DNA合成速率降低,减少肝细胞转氨酶逸出,抑制培养液中MDA含量升高和SOD/MDA比值的缩小[24]。绞股蓝的水提取物可加快CCl_4诱导大鼠肝损伤的恢复,在肝小叶中心区的坏死总量和窦状隙充血、肝中央静脉周围的淋巴细胞和肝巨噬细胞的滤过,以及细胞边界模糊和气球样变性均被绞股蓝逆转[25]。

(3)镇静、催眠作用:绞股蓝皂苷可显著抑制正常小鼠自发性活动,也可抑制咖啡因引起的小鼠自发性活动增强,还能增强戊巴比妥钠催眠阈下剂量对小鼠的睡眠作用,延长戊巴比妥钠催眠剂量对小鼠的睡眠时间[26]。

(4)保护肾脏作用:绞股蓝皂苷能减轻大鼠被动型Heymann肾炎模型蛋白尿,降低血液黏度,提高抗氧化能力并改善肾功能。对灌服腺嘌呤所致的大鼠慢性肾功能衰竭、肾组织纤维化,绞股蓝皂苷不仅具有抗纤维化作用,而且可使肾功能明显改善,血浆内皮素和肿瘤坏死因子含量明显降低,血红蛋白量明显升高。单侧输尿管结扎(UUO)大鼠灌胃绞股蓝后,与用标准饲料喂养的大鼠相比,肾组织结缔组织生长因子(CTGF)、转换生长因子β1(TGF-β1)和α-平滑肌肌动蛋白(α-SMA)及肾小管间质损伤指数明显降低,表明绞股蓝能够抑制肾纤维化的进展从而保护肾功能[27]。绞股蓝皂苷对庆大霉素所致大鼠急性肾功能衰竭具有保护作用,对庆大霉素所致原代培养肾小管上皮细胞的损伤有保护作用,绞股蓝皂苷通过抗氧化、拮抗膜流动性下降,激活并保护膜Na^+、K^+-ATP酶活力,减轻DNA合成的抑制等机制,减轻庆大霉素肾毒性损伤[28]。

(5)降血糖作用:采用正常大鼠和四氧嘧啶糖尿病大鼠模型,绞股蓝可降低四氧嘧啶大鼠的空腹血糖及糖耐量,体外对α-淀粉酶有一定的抑制作用,其降糖机制可能与其刺激胰岛素的释放或促胰岛功能恢复,抑制α-淀粉酶,延缓碳水化合物在小肠的吸收有关[29]。用不同剂量的绞股蓝灌胃2型糖尿病大鼠,能使2型糖尿病大鼠神经生长因子(NGF)mRNA表达上调,提示绞股蓝能增加2型糖尿病大鼠NGF基因的表达,这可能是其防治神经病变(DNP)的机制之一[30]。

(6)抗应激:绞股蓝皂苷能明显提高小鼠常压缺氧、异丙肾上腺素作用下的缺氧、强迫游泳应激能力及大鼠急性心肌缺血应激能力,作用与人参皂苷类似[31]。绞股蓝皂苷具有对抗力竭运动后自由基的增多,提高SOD,GSH-Px的活性,从而保护细胞结构免遭破坏,改善红细胞的运氧功能。

(7)抗溃疡作用:绞股蓝皂苷对水浸造成的应激性胃溃疡有明显的保护作用[32]。大鼠醋酸性胃溃疡在给予冻干幽门螺杆菌(HP)后,灌胃给予绞股蓝皂苷后溃疡面积,黏膜内MDA生成减少,白细胞介素-8(IL-8),前列腺素E_2(PGE_2)水平下降,SOD活性提高,表明绞股蓝皂苷通过抑制炎症反应过程中IL-8、PGE_2、MDA生成,提高SOD活性而增强胃黏膜保护作用[33]。

【体内过程】大白鼠肌注绞股蓝总皂苷后体内分布于肾上腺、脑、心、肝、脾、肺等脏器为多。血药浓度出现双峰现象(1.8、6.0小时)。胆道排泄是绞股蓝皂苷体内排泄途径之一。体内双峰现象主要由肠肝循环引起。家兔肌注绞股蓝总皂苷的主要药动学参数表明具有吸收快、分布广、排泄慢等特点[34]。

【毒理研究】

小鼠灌胃绞股蓝总苷浸膏 LD_{50} 为4.5g/kg,腹腔注射 LD_{50} 为755mg/kg。

长期毒性试验表明大鼠给予绞股蓝提取液高剂量组(1800mg/kg)、中剂量组(1200mg/kg),低剂量组(600mg/kg),连续给药90天,病理切片观察心、肝、肾、肺、胃均无异常改变。脾脏有细胞免疫增强的形态学改变。胸腺亦有相同的改变。睾丸切片发现曲细精管管径普遍大于正常者,并出现曲细精管的生精功能增强。

绞股蓝皂苷对SD大鼠的胚胎毒性试验发现,剂量为100mg/kg及更高剂量组引起怀孕母鼠部分胚胎死亡,以中晚期死胎为主,部分胎鼠的胸骨、头颅骨发育障碍,部分胎鼠检出内脏出血,有明显的剂量反应关系。结果表明,高剂量的绞股蓝皂苷对孕鼠具有胚胎毒性。进一步用Ames试验检测,受试样品引起的TA98、TA100菌株的回复突变反应阳性,提示其胚胎毒性与致突变性可能有相关作用[35]。

【主治】诸虚证。

【现代应用】

1. 高脂血症　绞股蓝冲剂每次50g,每日2次,30天为1疗程,治疗高脂血症136例,所有患者治疗前4周停服影响血脂水平药物和激素类药物。结果显效42例(TC下降15%以上,TG下降30%以上,HDL-C升高0.3mmol/L以上),占30.9%;有效66例(TC下降5%~14%,TG下降10%~29%,HDL-C升高0.10~0.29mmol/L),占48.5%[36]。

2. 肿瘤　用绞股蓝皂苷片15mg/kg、30mg/kg、60mg/kg/日治疗Lewis肺癌原位肿瘤和肺转移肿瘤,原位肿瘤的抑制率分别为31.8%、45.2%、49.3%,且能明显减少肺转移集落数,有明显剂量依赖关系[37]。

3. 白细胞减少症　绞股蓝胶囊(每粒含绞股蓝皂苷20mg),治疗不明原因的白细胞减少症30例,每次3粒,每日3次,半月为1疗程,连服2个疗程。有效27例(白细胞比给药前增加 0.5×10^9/L以上,一般症状也明显改善,有效率为90%。

4. 乙型肝炎　绞股蓝冲剂治疗乙肝病毒携带和急慢性乙型肝炎200例,包括急性黄疸型、急性无黄疸型、慢性迁延型,慢性活动型和无症状病毒携带者。每日2次,每次25g,6个月为1疗程。结果Ⅰ级疗效52例(HB-sAg、HBeAg转阴,抗-HBs形成,肝功能正常,症状基本消失),占26%,Ⅱ级疗效139例(HBsAg阳性,HBeAg转阴,抗HBe形成,肝功能正常,症状基本消失),占69.5%,Ⅲ级疗效9例(HBsAg、HBeAg仍阳性,肝功能和症状无明显改善),占4.5%。Ⅰ+Ⅱ级疗效占95.5%。

5. 胃炎　151例慢性萎缩性胃炎患者口服绞股蓝冲剂10g/次,1日3次,3个月为1疗程。治疗结果,显效28例(胃黏膜颜色基本恢复正常,血管显露基本消失),好转57例(胃黏膜颜色由以白为主转为花斑状,病变部位缩小),无效58例(胃镜像无变化),加重8例(胃镜像加重),总有效率56.26%[38]。

6. 治疗早期糖尿病肾病　绞股蓝总苷对早期糖尿病肾病患者32例治疗24周后,尿微量清蛋白排泄率(UAER)、血肌酐(SCr)、尿素氮(BUN)、尿酸(UA)和尿转化生长因子β

(TGF-β)明显降低,同时三酰甘油(TG)、总胆固醇(TC)、低密度脂蛋白(LDL-C)明显下降、高密度脂蛋白(HDL-C)升高,表明绞股蓝总苷可降低早期糖尿病肾病蛋白尿、改善肾功能,还具有显著改善患者脂质代谢紊乱的作用[39]。

【不良反应】曾有对绞股蓝粉末过敏的报道:在开放条件下粉碎绞股蓝药材,致5人先后出现不同程度的四肢酸软乏力,头痛头晕、胸闷、发热,皮肤见散在栗粒样玫瑰色小疹等症状和体征。4例经对症治疗后痊愈,1例于发病16小时后自行痊愈[40]。

主要参考文献

[1] 周建政,等. 绞股蓝总皂苷和人参总皂苷对大鼠急性心肌缺血心脏舒张功能保护作用的比较. 中国药学杂志,1996,31(4):207

[2] 邱立波,等. 绞股蓝总皂苷对豚鼠心肌氧自由基损伤的保护作用. 中国药理学通报,1993,9(4):287

[3] 胡弼,等. 绞股蓝总皂苷内毒素损伤兔左室功能作用的实验研究. 中国药理学通报,1996,12(4):379

[4] 韩晓燕,等. 绞股蓝总皂苷对大鼠心、脑微粒体ATP酶活性的影响. 中国中药杂志,1996,21(5):299

[5] 李黔宁,等. 海风藤、氯桂嗪和绞股蓝对犬脑干缺血保护作用的对比研究. 中国神经精神疾病杂志,1996,22(2):88

[6] 王竹筠,等. 绞股蓝总皂苷对家兔急性不完全性脑缺血的保护作用. 中国药理学与毒理学杂志,1992,6(3):204

[7] 陈刚,等. 绞股蓝总皂苷对人及麻醉犬缺氧性肺血管收缩反应的影响. 中国病理生理杂志,1996,20(1):86

[8] 齐刚,等. 绞股蓝总皂苷对高脂血动物血清脂蛋白、肝脏及动脉粥样硬化形成的影响. 中国中药杂志,1996,21(9):562

[9] 林晓明,等. 银耳、茯苓、绞股蓝对小鼠免疫功能和清除自由基的作用. 北京医科大学学报,1995,27(6):455

[10] 龚国清,等. 绞股蓝总皂苷对小鼠外周白细胞数及其吞噬发光的影响. 中国药科大学学报,1992,23(2):100

[11] 魏云,等. 绞股蓝总皂苷升高白细胞作用探讨. 中草药,1993,24(7):382

[12] 廖瑞芳,等. 绞股蓝总皂苷对体外培养小鼠脾淋巴细胞转化及DNA多聚酶Ⅱ活性的影响. 中国药理学报,1995,16(4):322

[13] 王志浩,等. 绞股蓝对艾氏腹水癌的抑制作用及其机制. 肿瘤,1990,10(6):246

[14] 王辉云,等. 计量分析甘草甜素和绞股蓝总皂苷等对大鼠肝癌前病变的影响. 中山医科大学学报,1994,15(1):37

[15] 王迎进,等. 绞股蓝总皂苷在沙门菌试验中的抗诱变作用. 中国药理学通报,1995,11(1):43

[16] 陈钰,等. 绞股蓝对果蝇寿命的影响. 中国药理学通报,1987,3(6):340

[17] 周寿然,等. 绞股蓝抗衰老药效的实验研究. 中成药研究,1988,10(3):25

[18] 龚国清,等. 绞股蓝总皂苷对老化小鼠脑中MAO和Na^+,K^+-ATP酶活性的影响. 中草药,2001,32(5):426

[19] 高南南,等. 绞股蓝皂苷对大鼠学习记忆的改善作用. 中国老年学杂志,1995,15(6):359

[20] 章荣华,等. 绞股蓝总苷对老龄大鼠的抗氧化用观察. 中国现代应用药学,2000,17(4):306

[21] 李林,等. 绞股蓝提取物对家兔血小板聚集和花生四烯酸代谢的影响. 中国药理学通报,1989,17(4):213

[22] 齐刚，等．绞股蓝总皂苷对血小板聚集和血栓形成的影响．中草药，1997，28(3)：163

[23] 陈建武，等．绞股蓝在大鼠肝的抗脂质过氧化作用．中国临床药学杂志，2001，10(3)：160

[24] 胡宝春，等．绞股蓝总皂苷对原代培养大鼠肝细胞四氯化碳损伤的影响．衡阳医学院学报，1996，6(4)：268

[25] Chen JC，et al. Am Therapeutic effect of gypenoside On chronic liver injury and fibrosis induced by CCl_4 in rats. J Chin Med，2000，28(2)：175

[26] 冯冰红，等．绞股蓝总皂苷注射剂中枢抑制作用的初步研究．广东药学院学报，1995，11(4)：264

[27] 张永，等．绞股蓝总皂苷防治单侧输尿管结扎大鼠肾间质纤维化的实验研究．中国中西医结合肾病杂志，2005，6(7)：382

[28] 喻陆，等．绞股蓝皂苷对培养肾小管细胞庆大霉素损伤机制的探讨．中华肾脏病杂志，1996，12(2)：79

[29] 魏守蓉，等．绞股蓝多糖降血糖作用的实验研究．中国老年学杂志，2005，25(4)：418

[30] 包海花，等．绞股蓝总皂甙对2型糖尿病大鼠脑神经生长因子基因表达的影响．中国康复医学杂志，2006，21(4)：328

[31] 高应东，等．绞股蓝皂苷对鼠应激能力影响的效果评估．中国临床康复，2005，9(43)：109

[32] 薛富芝，等．绞股蓝的药理研究进展．中国中医药信息杂志，1998，5(6)：17

[33] 张青培，等．绞股蓝总皂苷对NCTC11637株HP延缓大鼠实验性胃溃疡愈合的治疗作用及其机制．中国药理学通报，1999，15(3)：225

[34] 李锐，等．绞股蓝总苷肠-肝循环研究．中药药理与临床，1993，9(1)：19

[35] 黄俊明，等．绞股蓝皂苷的胚胎毒性和致突变性研究．癌变．畸变．突变，1995，7(4)：244

[36] 杨匀保，等．绞股蓝冲剂治疗高脂血症的临床观察．安徽中医临床杂志，1996，8(4)：153

[37] 魏婉丽，等．绞股蓝总皂苷对Lewis肺癌的作用．西安医科大学学报，1995，16(4)：419

[38] 李佃贵，等．绞股蓝冲剂治疗慢性萎缩性胃炎151例．中西医结合杂志，1991，11(12)：713

[39] 张永，等．绞股蓝总苷治疗早期糖尿病肾病的临床研究．医药导报，2007，26(11)：1291

[40] 戴巧玲，等．绞股蓝粉尘致过敏反应报告．中国中药杂志，1989，14(12)：52

冬 凌 草

冬凌草为唇形科植物碎米桠 *Rabdosia rubescens*（Hemsl）．Hara，蓝萼香茶菜 *R. japonica*(Burm. f) Hara var. glaucocalyx(Maxim) Hara 及毛叶香茶菜 R. japonica Maxim 的全草。含有单萜、倍半萜、二萜及三萜等一系列萜类化合物，其中冬凌草叶中可分出五种贝壳杉烯骨架类型的四环二萜类化合物，即冬凌草甲、乙、丙、丁及戊素（Rubescensine A、B、C、D、E）。冬凌草精油中含有多种萜烯类化合物，此外，尚含黄酮及有机酸类。冬凌草味甘、苦，性微寒。归肺、脾、肾经。

【功效与药理】

1. 祛瘀散肿活血　冬凌草的祛瘀散肿活血功效主要与其抗肿瘤作用有关。

(1)抗肿瘤作用：冬凌草煎剂灌胃时对大鼠因饲以甲基苄基亚硝胺所致的食管上皮增生和癌变均有抑制作用。冬凌草甲素及乙素对人体肝癌细胞株 BEL-7402 及人体食管癌 109 细胞均有较强的杀伤作用，甲素及乙素对 BEL-7402 细胞株的 IC_{50} 均为 4mg/ml，它们的杀伤作用强度约为5-氟尿嘧啶的二倍。不仅可使 BEL-7402 细胞生长密度降低，细胞出现空泡变性，分裂指数降低，核内染色质缩成小块，并有核固缩式裂解现象，而且可抑制细胞再繁殖能力，在低浓度时，对 DNA 合成无明显影响，高浓度(8μg/ml)时，可明显抑制 ^{3}H-TdR 掺入 BEL-7402 细胞的 DNA 中[1]，离体实验证明冬凌草甲素对人胃癌(MGc80-3)细胞系的杀伤细胞作用与剂量、作用时间和细胞增殖状态有关，药物与指数期细胞作用 1 小时或 24 小时，半数存活剂量分别为 31μg/ml 和 12μg/ml，与坪期细胞作用分别为 80μg/ml 和 47μg/ml。冬凌草甲素 50μg/ml 作用 1 小时或 25μg/ml 作用 24 小时。对指数期细胞产生超过二个指数的杀灭效应，(存活率分别为 0.7%和 0.68%)[2]。复方冬凌草甲素浓度为 1μg/ml、0.5μg/ml、0.1μg/ml 时，其对体外培养的艾氏腹水癌细胞生长抑制率分别为 100%、98%和 59%[3]。冬凌草甲素腹腔注射 10mg/kg 时，对艾氏腹水癌、肝癌、肉瘤 S_{180} 腹水型及组织细胞肉瘤实体型有明显的抗肿瘤作用。使动物生存期延长 100%以上，并对上述肿瘤的瘤重抑制率在 40%～50%之间。以甲素 7.5mg/kg 和顺铂 0.4mg/kg 合并使用，隔日腹腔注射 1 次，可明显延长艾氏腹水癌和 S_{180} 荷瘤小鼠的生存时间，生命延长率分别为 266.0%和 121.2%，而冬凌草乙素按 10mg/kg 或 20mg/kg 腹腔注射时，对 S_{180}、艾氏腹水癌及肝癌腹水型等均有明显抗肿瘤作用，平均存活期延长 100%～200%，并可使部分动物长期存活，对 L_{615} 白血病亦有一定的抑制作用，但对肉瘤 37 实体型则无明显抗肿瘤作用[7]。

(2)抗肿瘤作用机制：①对肿瘤细胞 DNA、RNA 及蛋白质合成的影响。冬凌草甲素浓度为 10μg/ml、40μg/ml 时，其对 DNA 合成抑制率分别为 28%、40%[3]。按 15mg/kg 腹腔注射甲素，可明显抑制小鼠 L_{1210} 细胞 ^{3}H-TdR 掺入 DNA，给药后 3 小时及 6 小时，对 DNA 合成抑制率最明显，分别为对照组 56%和 55%。药后 9 小时，甲素抑制 ^{3}H-UR 和 ^{3}H-Leu 掺入到 RNA 和蛋白质的作用最明显，提示其对 DNA 合成的抑制先于 RNA 和蛋白质[4]。用甲素(0.5μg/ml)和博来霉素 A_5(20μg)联合应用，对小鼠体外 P_{368} 白血病、艾氏腹水癌细胞 DNA 合成有明显抑制作用。但不影响 RNA 和蛋白质合成[5]。甲素可能阻断了脱核苷酸底物聚合形成 DNA 的过程。而不影响胸腺嘧啶核苷的磷酸化[6]；如以甲素 15ng/kg 和博来霉素 A_5 3mg/kg 联合应用，于 5 日内每日分别腹腔注射 1 次，可明显抑制 ^{3}H-TdR 掺入艾氏腹水癌肿瘤组织 DNA，其掺入率仅为对照组的 30%[5]。可能是甲素抑制肿瘤细胞 DNA 合成，导致抑制 S 期细胞进入 M 期。从而使癌细胞的增殖受到抑制。②对细胞动力学的影响。采用放射自显影，显微分光光度数及流式细胞术等证明，冬凌草甲素对 ECA、L_{1210} 等肿瘤细胞的"指数生长期"及"坪期"细胞均有明显抑制作用，对细胞周期中(S 期，G、G2 及 M 期细胞)和非周期细胞均有不同程度的杀伤作用。因此冬凌草甲素可能为细胞周期非特异性药物，而对指数生长期和周期中细胞的作用更强。③抗突变作用。冬凌草甲素在细胞外阻断或灭活了诱变剂的诱变活性；冬凌草甲素通过某种作用机制阻断了诱变剂对靶分子的作用[6]。

(3)对食管平滑肌的影响：冬凌草对晚期食管癌患者能缓解吞咽困难症状，实验证明，其对食管张力有轻度抑制，对蠕动则无明显影响，在乙酰胆碱引起食管痉挛情况下，有明显解痉作用。

2. 清热解毒　冬凌草的清热解毒功效与抗菌作用、抗炎作用有关。

(1)抗菌作用：冬凌草醇制剂对金黄色葡萄球菌及甲型链球菌有明显抑制作用，抑菌浓度为 1∶128 及 1∶256。冬凌草甲素对乙型及甲型溶血性链球菌及肺炎双球菌的 MIC 为 1∶25600(39μg/ml)；对金黄色和白色葡萄球菌的 MIC 为 1∶6400；对痢疾杆菌、大肠杆菌的 MIC 分别为 1∶1 600 和 1∶800。冬凌草乙素对白色葡萄球菌的 MIC 为 1∶51200，对金葡菌为 1∶12 800；对甲型及乙型溶血性链球菌为 1∶6400；对伤寒杆菌、痢疾杆菌、变形杆菌的 MIC 分别为 1∶3200、1∶200 和 1∶1 600。

(2)抗炎作用：冬凌草煎剂及醇提取物对大鼠棉球肉芽肿均有抑制作用。

【体内过程】给小鼠灌服 ^{3}H 标记的冬凌草甲素，5 分钟即可在血中测出放射性，半小时后血中放射性达高峰，8 小时后放射性持续在低水平，给荷瘤小鼠腹腔注射 ^{3}H-冬凌草甲素，于给药后1小时测定，放射强度以胆囊、肠、肝、肾组织中最高；肺、胃、脾、胰、胸腺及食管组织中次之，肌肉、骨、肿瘤、心及脑组织中放射性最低；24小时后，肝、胰、胃及食管中仍有较高放射强度，其他组织则很低。腹腔注射^{3}H-冬凌草甲素，主要由尿及大便中排泄，其中大部分于给药后8小时内排出，灌服给药时，主要由粪便排出。给小鼠静脉注射非标记的冬凌草甲素，于静脉注射冬凌草甲素15mg/kg后1分钟，血中浓度下降，呈双向性[7]。小鼠按3.7×10^{7}Bq(1.23mg)/kg静脉注射^{3}H-冬凌草乙素，24小时内，放射性标记物自尿和粪中排泄量占总注射量的58.3%。血中放射性-时间曲线表明药代动力学似符合二室开放模型。以灌服和静脉注射^{3}H-冬凌草乙素血中放射性-时间曲线下面积计算生物利用度为65%[8]。

【毒理研究】冬凌草甲素腹腔注射时，对小鼠的LD_{50}为(55.8±5.7)mg/kg。每日给大鼠腹腔注射冬凌草甲素5mg/kg及10mg/kg，共给药10天，对大鼠体重、血红蛋白、白细胞、血小板计数以及肝、肾功能均无明显影响；犬每日静脉注射2mg/kg及4mg/kg，连用15天，对犬的骨髓、肝及肾功能亦无影响。冬凌草乙素腹腔注射时，对小鼠的LD_{50}为(4.51±6.7)mg/kg。给大鼠按10mg/kg和20mg/kg腹腔注射冬凌草乙素，连用10天，对大鼠骨髓、肝、肾功能无明显影响。组织学检查表明：除肝、肾有轻度瘀血外，其他脏器均无异常[12]。

【主治】癥瘕、咳嗽痰多。

【现代应用】

1. 肝痛　用冬凌草糖浆及片剂或冬凌草甲素治疗31例原发性肝癌，约有80%的病人肝痛和食欲减退等症状得到改善。经治疗后半年生存率为29.6%，1年生存率为12%。

2. 食管癌　采用冬凌单糖浆和片剂治疗早期食管癌76例，经过13～15年的随访，治疗后1、3、5、10、13和15年的生存率分别为100%、96.58%、84.02%、63.49%、50.13%和44.56%，而与同期普查中拒绝接受任何治疗的早期食管癌58例的1年、3年、5年、10年和13年的生存率(100%、51.25%、28.62%、11.45%和8.59%)相比，除第1年外，前者均高于后者。采用冬凌草制剂治疗中、晚期食管癌、贲门癌95例，总有效率为21.4%[9]。

3. 食管上皮增生　食管上皮增生是食管癌的癌前期病变，如不及时治疗，可有部分病人转变为食管癌，冬凌草制剂对食管上皮增生有治疗作用。

4. 急性化脓性扁桃体炎　用冬凌草片剂口服治疗急性化脓性扁桃体炎97例，2天内疼痛消失，体温和白细胞总数降为正常，总有效率为96.9%；此外，对急、慢性咽炎，慢性支气管炎，慢性盆腔炎亦有良好疗效。

5. 治疗白血病　冬凌草治疗小儿急性白血病28例(急性淋巴白血病15例)，急性细胞瘤4例，恶性网状细胞瘤4例，获完全缓解17例，总有效率为85.7%，生存期最长者3年2个月[10]。

6. 治疗腺性膀胱炎　采用手术加冬凌草浸液膀胱灌注治疗，取得较好的疗效[11]。

【不良反应】冬凌草毒性小，临床无明显不良反应，少数病人服用冬凌草制剂后出现轻度腹痛、腹胀、肠鸣及溏泻，个别病例出现恶心、呕吐，但很快消失。大量或滴注过速时出现口唇麻木、头晕、流泪、心烦等，停药后10～20分钟左右即可自行消失。

主要参考文献

[1] 葛明，等．冬凌草甲素和乙素对人肝癌BEL-7401细胞株杀伤作用的研究．药学通报，1981，16(5)：262

[2] 李学汤，等．冬凌草甲素体外杀伤细胞作用的特点．中国药理学报，1986，(4)：361

[3] 李瑛，等．冬凌草甲素对体外无细胞系DNA合成的影响．中国药理学报，1988，(5)：465

[4] 王锦英，等．用放射自显影术研究冬凌草甲素对L_{1210}细胞DNA、RNA和蛋白质合成的影响．中国药理学报，1987，(2)：164

[5] 寿马钢，等．冬凌草甲素和博来霉素A5联合应用对肿瘤和骨髓细胞DNA合成的影响．中国药理学报，1987，(1)：83

[6] 杨胜利，等．冬凌草甲素抗突变性研究．癌变·畸变·突变，2001，13(1)：8

[7] 林晨，等．H-冬凌草甲素在小鼠体内的吸收、分布和排泄．河南医学院学报，1981，16(4)：75

[8] 张覃沐，等．^{3}H-冬凌草乙素在小鼠体内的吸收、分布和排泄．河南医科大学学报，1990，(1)：13

[9] 王瑞林，等．冬凌草治疗食管癌、贲门癌95例临床疗效结果．肿瘤防治研究，1984，2：81

[10] 季宇彬．抗癌中药药理与应用．哈尔滨：黑龙江科学技术出版社，2000，490-493

[11] 吴卫华，等．中西医结合治疗腺性膀胱炎．四川中医，2006，12：66-67

[12] 张覃沐，等．冬凌草乙素药理作用之研究．河南医学院学报，1979，(1)：10

沙 棘

本品为胡颓子科植物沙棘 *Hippophae rhamnoides* L. 的干燥成熟果实。沙棘果实中含黄酮类(TFH)及萜类化合物，含量为24～25mg/100g，其中有槲皮素、异鼠李素、山柰酚及其苷类、杨梅酮、猪草苷、五倍子酸、儿茶酸、齐墩果酸、谷甾醇、豆甾醇、洋地黄苷、黄芪苷等，又含大量的维生素C、A、E及B_1、B_2、B_6、B_{12}、V_K和叶酸。另外，沙棘油(全果含油2%～5%、果肉含油3%～9%、种子含油9%～18%、叶含油约0.1%)中含脂肪酸有肉豆蔻酸、棕榈烯酸、棕榈酸、硬脂酸和油酸、亚油酸、反亚油酸、花生四烯酸、月桂酸、亚麻酸等。果肉、果汁、种子均含蛋白质，分离出18种氨基酸(包括8种人体必需氨基酸)。此外，还含有多种有机酸、皂苷、糖类及Mg^{2+}、Zn^{2+}、Cu^{2+}等15种微量元素。沙棘味酸、涩，性温。归肝、胃、大小肠经。

【功效与药理】

1. 补脾健胃　胃主受纳，脾主运化、主统血，为后天之本，气血生化之源，《内经》中记载："正气存内，邪不可干"。可认为沙棘补脾健胃功效与对消化系统、造血系统及免疫功能影响有关。

(1)抗胃溃疡作用：从沙棘油中分离出两种抗胃溃疡活性成分β-谷甾醇和葡萄糖苷(胡萝卜苷)[1]，对无水乙醇和阿司匹林引起的大鼠胃黏膜损伤有保护作用[2]。另外，沙棘油对大鼠醋酸型胃溃疡具有明显的保护作用。

(2)对造血细胞的作用：以造血细胞培养为手段，在粒系集落细胞培养体系中，将不同浓度的沙棘汁(HRJ)加入动物和人体培养基体系中，以不加HRJ为对照组，实验结果表明：在2%浓度时，动物组和人体组中集落中数值均大于对照组，约为对照组的1倍。HRJ对造血细胞的促生长作用与其富含维生素E、C、A以及各种氨基酸有关[3]。

(3)对免疫功能的影响：沙棘水煎剂对Wistar大鼠的胸膜指数、外周血淋巴细胞的百分率和绝对值、ANAE阳性细胞百分率、血清溶菌酶含量等均有明显提高作用，与辐射对照组比较差异显著[4]。沙棘粉具有显著增强小鼠特异性和非特异性免疫功能[5]。沙棘油可明显增强小鼠体液和细胞免疫功能，表现为免疫器官重量增加，血清半数溶血值，抗体效价和再次抗原刺激抗体效价增高，溶菌酶含量增加，巨噬细胞吞噬功能及对2，4-二硝基氯苯所致小鼠迟发性皮肤超敏反应增强。可增加大鼠补体和抗体水平。

2. 活血化瘀　沙棘的活血化瘀功效与其抗肿瘤和抗血栓形成等作用有关。

(1)抗肿瘤作用：口服沙棘汁能明显减轻小鼠荷瘤重量，激活荷瘤小鼠NK细胞和LAK细胞活性，并呈量效关系，HRJ对小鼠腹水肉瘤细胞的增殖有一定的抑制作用，500mg/kg时的作用较明显，并对小鼠骨髓瘤细胞，人急性粒细胞白血病细胞，小鼠T淋巴细胞中的DNA有明显的抑制作用[6,7]。对白血病细胞生长抑制作用的机制可能是其对DNA合成的解聚和抑制合成作用有关[8]。用昆明种小鼠骨髓嗜多染细胞(PCE)染色体的微核率(MN)和畸变率(CA)为观察指标，以先于和后于环磷酰胺(CY)腹腔注射不同浓度的沙棘油两种途径，观察沙棘油与细胞突变之间的关系，结果表明沙棘油具有明显的抗突变作用，呈良好的线性关系，且先于CY组，其抗突变作用更明显[9]。但有研究认为[10]硒化沙棘油脂肪酸和沙棘油脂肪酸虽均来自沙棘油，均具有明显的抗癌作用，但沙棘油却不呈现抗癌效果，说明游离的脂肪酸羧基可能与抗癌作用有密切关系，当硒与沙棘油脂肪酸化合后，抗癌作用进一步增强。另有研究发现HRJ能明显阻断致癌物二甲基亚硝胺及N-亚硝基吗啉在大鼠体内外合成。

(2)抗血栓形成：沙棘油能使家兔实验性血栓形成延迟，具有预防血栓形成作用和一定的抗凝作用。其作用方式是参与内源性凝血系统，具有促纤溶作用，明显降低纤维蛋白原的含量，这可能与沙棘油中含脂肪酸及甾体成分有关[11]。一次灌胃沙棘种油5g/kg、沙棘果油5g/kg，对去甲肾上腺素加胶原静注所致小鼠血栓形成，能显著降低动物死亡率，延缓症状出现时间，减轻形态学改变[12]。

3. 对心血管系统作用　现代研究，沙棘黄酮和沙棘油对心血管系统有多种药理作用。

(1)对心功能及血流动力学的影响：以戊巴比妥钠造成麻醉开胸犬心衰模型静脉注射TFH可明显增强心衰犬心脏泵功能和心肌收缩性能，并可明显改善心肌舒张性能，降低外周血管阻力和心肌耗氧量，证明TFH有抗心衰作用[13]。而口服TFH10mg/次，能使正常人的PEP/LVET、ICT/LVET及ICT值显著缩小，SV显著增加，TPR明显降低，C值增加，提示沙棘能增强正常人心脏收缩功能及泵功能[6]。

(2)抗心律失常：以TFH 50mg/L、100mg/L加入缺氧液内，对离体大鼠心脏可显著延长缺氧性心律失常出现时间，心脏导管注入TFH 1.0mg、2.0mg，对离体大鼠心脏有提高室颤阈值，延缓房室传导，减慢心率，减弱心肌收缩力和对抗由缺氧引起的心率减慢及心肌收缩力减弱的作用。还有轻度延长离体豚鼠左房功能不应期，明显对抗乌头碱诱发离体豚鼠右房节律失常的作用。另外，TFH可抑制毒毛花苷G诱发的心室肌振荡后电位，降低毒毛花苷G诱发的心室肌自发电活动频率和心室乳头状肌收缩力，其作用主要与影响细胞膜上的Ca^{2+}、K^{+}的转运有关[14]。15mg/L、30mg/L、60mg/L、120mg/L、240mg/L的TFH可剂量依赖地增强豚鼠离体乳头肌的收缩力，60mg/L、120mg/L TFH可显著降低由肾上腺素诱发的豚鼠离体乳头肌的自律性，延长其功能不应期和对其兴奋性无明显影响。TFH在100μg/ml浓度时，明显对抗培养心肌细胞团自发性搏动节律失常，并抑制$CaCl_2$、异丙肾上腺素对培养心肌细胞团的正性频率效应，使量效曲线最大反应降低。

(3)扩血管作用：TFH可明显对抗氯化钾、氯化钙和去甲肾上腺素对离体血管平滑肌的收缩反应，使量效曲线右移，还可明显抑制家兔主动脉条钙离子内流依赖性收缩、其血管扩张作用可能与阻滞钙通道有关[15]。

(4)降血脂：沙棘油5ml/kg喂饲高脂模型大鼠，使血清总胆固醇比对照组下降68.83%，提高大鼠血清HDL-C含量。但有实验表明，沙棘油虽有显著降低高脂大鼠血清甘油三酯($P<0.01$)和血清低密度脂蛋白胆固醇($P<0.05$)的作用，但对高脂大鼠血清总胆

固醇无降低作用($P>0.05$)[16]。灌胃给予高脂大鼠沙棘总黄酮(TFH)50mg/kg,16天后,大鼠血清TG和TC均明显降低($P<0.01$),HDL-C升高。TFH和山楂总黄酮对降低血脂和调理血脂蛋白有协同作用。

4. 其他作用

(1)抗氧化作用:40%的沙棘果汁0.1ml/kg灌胃给药6天,能明显增强正常和荷瘤小鼠GSH-Px活性,降低脂质过氧化物含量。沙棘果汁可显著降低大鼠体内脂质过氧化反应,增强机体抵抗过氧化损伤的能力,这种作用在经硒强化后尤为显著[17,18]。此外,还能抑制臭氧损伤后小鼠血中LPO升高,提高SOD活性[19]。TFH1.7mg/L对PMA刺激PMN生成的AOR有明显清除作用;0.03~3mg/L对黄嘌呤/黄嘌呤氧化酶系统生成的AOR有显著的剂量依赖性清除作用,而对光照核黄素产生的AOR清除作用较弱[20]。此外,硒强化沙棘油对吸烟所致脂质过氧化损伤有一定的保护作用。另外,沙棘能降低高脂血清损伤的平滑肌细胞内脂质过氧化物含量,减轻红细胞的损伤,保护细胞健康生长并促进其增生,其作用与维生素E相似[21]。

(2)保肝作用:沙棘籽油(石油醚提取制成乳剂)0.5g/kg喂饲小鼠4日,可减轻CCl_4腹腔注射引起的肝损伤。沙棘果油4.5g/kg、2.25g/kg对口服扑热息痛、CCl_4诱发肝损伤具有明显保护作用,可降低肝MDA和SGPT含量,对抗受损肝脏GSH的耗竭[22]。20%的沙棘果汁0.84g/kg及1.68g/kg对CCl_4、扑热息痛所致小鼠肝损伤的保护作用与沙棘果油相似。沙棘油和齐墩果酸两者联合用药对SC、CCl_4和饮食中加入猪油、胆固醇、酒精复制的大鼠肝损伤,均有不同程度的减轻作用,并能防止血中SGPT、γ球蛋白、丙二醛、羟脯氨酸的升高[23,24]。

(3)抗过敏作用:TFH多次腹腔注射能抑制小鼠的PCA(被动皮肤过敏)反应,说明TFH具有抗过敏作用。并发现其抗过敏作用环节可能是在抑制抗原的结合或抑制介质释放等环节上。

(4)对微循环的影响:沙棘油可使小鼠耳廓毛细血管及大鼠肠系膜毛细血管开放量及微动脉、微静脉管径明显增加,因此,沙棘油能改善小鼠耳廓微循环和大鼠肠系膜微循环[25]。

(5)对呼吸系统的作用:沙棘对慢性咽炎、支气管炎、哮喘等呼吸道系统疾病均具有很好疗效。沙棘中黄酮类化合物具有消炎及促进毛细血管血液循环的作用,其中成分之一是槲皮素,已经证明其具明显的祛痰、止咳、平喘作用,现已成为临床上治疗急、慢性支气管炎的主要药物成分。沙棘油有很强的杀菌作用,可以治疗咽喉炎、扁桃腺炎等上呼吸道慢性炎症[26]。

【毒理研究】灌胃沙棘原汁,对小鼠的LD_{50}为14.7g/kg(13.6~15.8g/kg),几无毒性[31],对大鼠的$LD_{50}>21.5$ml/kg,属无毒级。Ames试验、微核试验、精子畸形试验、两代大鼠90日试验、大鼠繁殖试验、大鼠致畸试验等,均未见到沙棘原汁有毒性和致突变、致畸等不良作用[32]。给小鼠灌服沙棘果油1ml/只1次,观察2周未见死亡,认为小鼠口服的$LD_{50}>45.0$g/kg[23]。小鼠喂饲沙棘籽油15、20、25g/kg,48小时未见死亡及异常。大鼠喂饲每日0.3g/kg,连续6个月,心电、肝肾功能、血象、体重及肝脏组织病理检查,与对照组无明显改变。

【主治】咳嗽痰多,消化不良,食积腹痛,跌打肿痛,瘀滞经闭等证。

【现代应用】

1. 急慢性肝炎　用沙棘制剂(糖浆10ml/次,3次/日和冲剂15g/日,3次/日)治疗慢性病毒性肝炎 156 例，总有效率分别为 98.8%、96.8%。用沙棘制剂治疗急性病毒性肝炎 132 例，退黄率达 100%，谷丙转氨酶复常率 98.5%，总有效率 100%。

2. 反流性食管炎　用沙棘籽油治疗反流性食管炎 80 例，总有效率 92.5%[27]。又有用沙棘油口服液治疗反流性食管炎 100 例，总有效率 92%[28]。

3. 高脂血症　通过沙棘黄酮口服液对 40 例高脂血症的临床疗效观察，可降低高脂血症患者的总胆固醇，甘油三酯，提高高密度脂蛋白，其对高脂血症患者的临床总有效率为 90%[29]。

4. 对抗鼻咽癌放疗副作用　从 40 例鼻咽癌患者的临床观察证明 LBD 型沙棘油能消除炎症，促进溃疡愈合，因此鼻咽癌患者在放疗期间服用 LBD 型沙棘油可预防口咽部的放疗反应[30]。

主要参考文献

[1] 肖蓉，等．沙棘油抗胃溃疡活性成分分离及其在各产地油中的含量．华西药学杂志，1996，11(2)：90

[2] 钟启新，等．沙棘油的成分对抗胃溃疡的实验研究．广东医学，1995，16(6)：405

[3] 孙志新，等．沙棘果对造血细胞作用的观察．青海医学杂志，1991，4(1)：1

[4] 李振海，等．沙棘对辐射损伤大鼠免疫功能及清除自由基酶活力的影响．佳木斯医学院学报，1996，19(4)：32

[5] 王玉珍，等．蒙药沙棘对小鼠免疫功能的影响．内蒙古医学杂志，1993，13(2)：8

[6] 郁利平，等．沙棘汁对荷瘤小鼠 NK 细胞活性及荷瘤小鼠生长的影响．中国免疫学杂志，1992，8(2)：119

[7] 郁利平，等．沙棘汁对细胞免疫功能及抑瘤作用的影响．营养学报，1993，15(3)：280

[8] 郁利平，等．沙棘汁对白血病细胞的杀伤作用．白求恩医科大学学报，1994，20(1)：39

[9] 于燕，等．沙棘油抗突变作用的实验研究．中国公共卫生学报，1995，14(3)：187

[10] 李宝林，等．硒化沙棘油脂肪酸体外抗癌作用的研究．癌症，1996，15(6)：469

[11] 许青媛，等．沙棘油对实验性血栓形成及凝血系统的影响．天然产物研究与开发，1991

[12] 郭景珍，等．沙棘种油沙棘果油抗小鼠血栓形成实验研究．中药药理与临床，1996，12(3)：30

[13] 吴英，等．沙棘总黄酮对急性心衰犬心功能和血流动力学的影响．中国中药杂志，1997，22(7)：429

[14] 于晓江，等．沙棘总黄酮对豚鼠心室肌电活动的影响．西安医科大学学报，1992，13(4)：343

[15] 于晓江，等．沙棘总黄酮对离体血管平滑肌的作用．西安医科大学学报，1990，11(4)：332

[16] 孙以方，等．沙棘油对大鼠实验性高血脂的影响．兰州医学院学报，1995，21(4)：205

[17] 句海松，等．沙棘总黄酮对活性氧自由基的清除作用．中国药理学通报，1990，6(2)：97

[18] 杨琦，等．硒强化沙棘果汁与沙棘籽油对大鼠机体脂质过氧化作用的比较．中国公共卫生学报，1996，15(1)：49

[19] 杨琦，等．硒强化沙棘果汁对大鼠机体脂质过氧化作用的影响．卫生研究，1995，24(5)：310

[20] 杨琦，等．硒强化沙棘果汁对大鼠红细胞膜脂质过氧化作用的影响．营养学报，1995，17(3)：284

[21] 崔香丽，等．硒强化沙棘油对吸烟所致氧化性损伤的保护作用．中华预防医学杂志，1996，30(2)：87

[22] 王宇，等．沙棘对高脂血清培养平滑肌细胞的保护作用．中国中药杂志，1992，17(10)：624

[23] 程体娟，等．沙棘果油的急性毒性及对实验性肝损伤的保护作用．中国中药杂志，1990，15(1)：45

[24] 马宏锐，等．沙棘油和齐墩果酸对大鼠肝损伤的保护作用．西北药学杂志，1996，11(2)：74

[25] 贾乘．沙棘总黄酮对大鼠血栓形成的研究．中医药学刊，2001，19：258
[26] 张瑞明，等．五味沙棘含片治疗慢性气管炎急性发作期患者的临床研究．华西医学，2001，15(1)：59
[27] 张莲芳，等．沙棘籽油治疗反流性食管炎临床观察．中国中西医结合杂志，1997，17(4)：229
[28] 李玺，等．沙棘油口服液治疗反流性食管炎100例．陕西中医，1996，17(6)：252
[29] 牛天福．沙棘黄酮口服液对高脂血症疗效的初步观察．沙棘，1997，10(1)：36
[30] 王永林．中成药LBD型沙棘油对鼻咽癌放疗副作用的治疗．第一军医大学学报．348
[31] 阮家超，等．沙棘的急性毒性及抗衰老试验．新药与临床，1995，14(6)：325
[32] 苏诚玉，等．沙棘原汁毒理学研究．卫生毒理学杂志．1990，4(1)：36

硫 磺

硫磺为自然元素类矿物硫族自然硫或含硫矿物经炼制升华的结晶体。主含98.0%以上的单质硫。硫磺性酸、温，有毒。归肾、大肠经。

【功效与药理】

1. 解毒杀虫止痒[1]：

(1)灭真菌、杀疥虫：硫磺与皮肤分泌液接触，可形成硫化氢及五硫磺酸，具有杀灭真菌及疥虫的作用。

(2)溶解角质、脱毛：以硫化钡为主的硫化物，有溶解角质及脱毛的作用；硫磺是角化促成剂和角层剥离剂，可以软化皮肤，减少皮脂分泌，并对皮肤有局部刺激作用。

2. 补火助阳通便　硫磺内服后，可在肠中形成硫化钾或硫化氢，刺激胃肠黏膜而促肠蠕动，使粪便软化而缓泻[1]。

【毒理研究】硫磺有毒，内服炮制后入丸散1～3 g；外用适量。尚未见相关毒理学报道。

【主治】外治用于疥癣、痤疮、皮肤瘙痒、脂溢性皮炎等；内服用于阳痿足冷，虚喘冷哮，虚寒便秘等。

【现代应用】

1. 皮肤病

(1)疥疮：复方硫磺霜与硫磺软膏分别治疗疥疮212例和144例，治愈率为85.38%和51.39%[2]。应用中药煎水外洗加15%硫磺软膏外擦治疗疥疮62例，治愈率可达95.16%[3]。

(2)痤疮：硫磺酊治疗28例痤疮患者的总有效率为87.5%[4]。0.1%他扎罗汀凝胶联合硫磺甲硝唑霜面膜倒模治疗面部囊肿性痤疮痊愈率39.39%，总有效率84.84%[5]。

(3)顽固性皮肤瘙痒：硫磺烟熏法治疗顽固性皮肤瘙痒症，有迅速祛风止痒的疗效，具有疗效好，见效快的特点[6]。复方硫磺霜治疗5种瘙痒性皮肤病共351例，疗效满意[7]。

(4)头皮脂溢性皮炎：用硫磺霜治疗脂溢性皮炎患者60例，痊愈38例，有效率93.3%[8]。

(5)进行性指掌角皮症：复方硫磺霜治疗76例进行性指掌角皮症患者，总有效率93.4%[9]。

(6)痱疖：采用硫磺软膏可取得治愈率为99.5%的良好效果[10]。

(7)寻常型银屑病：使用硫磺软膏治疗寻常型银屑病132例，痊愈89例[11]。

2. 慢性肾炎　以硫磺末口服为主，配合中西医治疗慢性肾炎属脾肾阳虚型者60例，完全缓解39例，总有效率91.7%[12]。

3. 慢性阻塞性肺病　采用以硫磺为主药的复方中药片剂治疗1462例慢性阻塞性肺

病，其中1131例以肾阳虚为主，197例以脾阳虚为主，134例以肺气虚为主，取得良好效果[13]。

4. 慢性结肠炎　慢性结肠炎一般用健脾温肾、涩肠止泻方法治疗，但对痼冷顽疾，久泻不愈之症，一般温阳药物奏效甚微，在此基础上配伍硫磺冲服，可取得比较满意的效果[14]。

5. 寒性病症　硫磺内服具有补火助阳、祛寒的作用，对治疗各类寒性病症具有独特功效[15]。

6. 顽固性网球肘　用硫磺灸加温针治疗顽固性网球肘58例，经2个疗程后，53例痊愈[16]。

【不良反应】硫磺膏外用时偶见皮肤刺激如烧灼感，或过敏反应如皮疹、瘙痒等。本品不可与铜制品接触，以防变质。不得与含汞(水银)制剂共用，否则易变质，且增加刺激性。

主要参考文献

[1] 陈洪铎．皮肤病学．第4版．北京：人民卫生出版社，1997

[2] 柴杰．复方硫磺霜治疗疥疮356例．中医外治杂志，2000，9(3)：55

[3] 姚少莲，等．中药煎水外洗加硫磺软膏治疗疥疮62例疗效观察．岭南皮肤性病科杂志，2006，4(13)：306

[4] 王思农．硫磺酊治疗青少年痤疮的临床观察．亚太传统医药，2009，5(5)：110

[5] 陈铁军．0.1%他扎罗汀凝胶联合硫磺甲硝唑霜面膜倒模治疗面部囊肿性痤疮．现代医院．2009，9(9)：43-44

[6] 冯章巧．硫磺烟熏法治疗顽固性皮肤瘙痒症．中国民间疗法，1996，总20(6)：36

[7] 阎满堂．复方硫磺霜治疗瘙痒性皮肤病351例．中医外治杂志，2004，13(1)：52

[8] 邢俊家，等．硫磺霜的制备及疗效观察．中国现代应用药学杂志，2006，23(7)：686-687

[9] 徐卫中．复方硫磺霜治疗进行性指掌角皮症疗效观察．实用医技杂志，2007，14(12)：1587

[10] 余善薪．硫磺软膏治疗痱疖196例．中国民间疗法，1998，总28(2)：55

[11] 阿比担．阿布都热依木．硫磺软膏配合维药治疗寻常型银屑病．中国民间疗法，1998，总28(2)：5

[12] 张峰．硫磺末治疗脾肾阳虚型肾炎60例疗效观察．光明中医，2007，22(2)：F0003-F0004

[13] 刘克明．硫磺对慢性阻塞性肺病疗效观察．辽宁中医杂志，1985，9(1)：17

[14] 李文钊．内服硫磺治疗慢性结肠炎体会．实用中医药杂志，1994，10(3)：27

[15] 耿丙政．生硫磺治疗久寒痼冷之顽疾的独特功效．中医药研究，1997，13(1)：37

[16] 卫海英．硫磺灸加温针治疗顽固性网球肘58例．浙江中医杂志，1998，33(9)：419

蛇　床　子

本品为伞形科蛇床属植物蛇床 *Cnidium monnieri* (L.)Cuss. 的干燥成熟果实。主要含有香豆素类化合物和大量的油酸、亚油酸及较高的挥发油。从蛇床子总香豆素中可分离得到6个单体，包括蛇床子素(Osthol)、佛手柑内酯(Bergapten)、异虎耳草素(Isopimpinellin)、花椒毒酚(Xanthotoxol)、花椒毒素(Xanthotoxin)、欧芹属素乙(Imperatorin)。其中蛇床子素含量最高，约占总香豆素的60%。蛇床子味辛、苦，性温，有小毒。归脾、肾二经。

【功效与药理】

1. 杀虫止痒　本品辛散祛风，苦温燥湿，外用燥湿杀虫止痒，主要与其杀菌、抗真菌、止痒及抗过敏等作用相关。

(1)杀菌作用：蛇床子对金黄色葡萄球菌、铜绿假单胞菌和大肠埃希氏菌三种细菌临床分离株杀菌效果明显，还能明显减弱金黄色葡萄球菌残余株的致病力[1,2]。蛇床子水溶液对金黄色葡萄球菌、耐药金黄色葡萄球菌、铜绿假单胞菌、变形杆菌有抑制作用，但不同产地的蛇床子对细菌和真菌的抑制作用有一定的差异。

(2)抗真菌作用:中草药抑制浅部真菌实验结果显示,蛇床子对8种致病性浅部真菌的平均MIC(最低抑菌浓度)为22.5%。蛇床子甲醇提取物对须发癣菌有较强的抑制作用,其有效成分中以蛇床子素作用最强,花椒毒酚具有显著的抗霉菌作用[3]。

(3)止痒作用:蛇床子甲醇提取液有明显抗瘙痒作用,其中可溶于氯仿的组分显著地抑制SP诱发的瘙痒反应[4]。选用豚鼠皮肤磷酸组胺致痒模型对蛇床子止痒主要有效成分进行筛选发现挥发油和石油醚提取物为主要有效成分,其中挥发油的止痒作用与拮抗组胺和抑制肥大细胞脱颗粒作用有关[5,6]。

(4)抗过敏:蛇床子外用能显著抑制豚鼠接触性湿疹模型的迟发型过敏反应。蛇床子70%的乙醇提取物和蛇床子素可以抑制二硝基氟苯和苦基氯引起的接触性皮炎[7]。

2. 温肾壮阳　本品入肾经,内服能温肾壮阳,该作用主要通过影响体内性激素水平及下丘脑-垂体-靶腺系统来实现。蛇床子还能提高阳虚小鼠的免疫能力和学习能力。

(1)性激素样作用:经放射免疫测定法测定蛇床子提取物中含有睾酮和雌二醇,蛇床子的激素样作用可能就是睾酮和雌二醇直接作用于靶器官而引起的[8]。目前,国外学者已从蛇床子中分离得到具有强壮益精的活性成分—苯并呋喃类衍生物及单萜类衍生物[9]。

(2)对下丘脑-垂体-靶腺的影响:蛇床子素既能拮抗丙硫氧嘧啶(PTU)的甲状腺抑制作用,预防"肾阳虚"证的出现,又能促进PTU所致甲减"肾阳虚"小鼠体内甲状腺激素水平的提高[10]。蛇床子素和蛇床子总香豆素具有保护和增强腺垂体-肾上腺皮质轴的功能[11]。

(3)对阳虚模型大鼠的影响:蛇床子素和蛇床子总香豆素能促进实验性阳虚大鼠的学习记忆功能,也能纠正精氨酸升压素和生长抑素的代谢异常,表明蛇床子素和蛇床子总香豆素的补肾壮阳作用与改善学习记忆能力有关,并与某些神经肽的代谢有关[12]。此外,两者均可增强肾阳虚小鼠的免疫功能[13]。

3. 祛风燥湿　本品内服能祛风燥湿,主要与其抗炎作用相关。蛇床子素和花椒毒酚可抑制二甲苯引起的小鼠耳廓肿胀及醋酸引起的小鼠腹腔毛细血管通透性增高,明显抑制小鼠肉芽肿。蛇床子素和花椒毒酚对角叉菜胶诱发的大鼠及切除双侧肾上腺的大鼠足肿胀有明显的抑制作用,花椒毒酚还可降低大鼠足肿胀部位炎症组织内PGE含量[14]。

4. 对心血管系统的作用

(1)抗心律失常作用:蛇床子总香豆素、蛇床子素对氯仿诱发的小鼠室颤、氯化钙诱发的大鼠室颤均有明显的预防作用,对乌头碱诱发的大鼠心律失常有明显的治疗效果。

(2)抑制心脏:蛇床子素显著抑制豚鼠离体心脏收缩力和收缩频率,明显降低离体心房肌的兴奋性和自律性,延长有效不应期[15,16]。

(3)扩张血管:离体实验表明,蛇床子素有松弛血管平滑肌的作用,其可使去甲肾上腺素、$CaCl_2$和高K^+除极化所致的家兔主动脉收缩量-效反应曲线右移,最大反应降低,其作用机制认为与钙拮抗有关[17]。此外,蛇床子素具有一定的降压作用[18]。

5. 对神经系统的作用

(1)镇静作用:蛇床子总香豆素对中枢神经系统有一定的抑制作用;蛇床子素可显著增强阈下催眠剂量戊巴比妥钠对小鼠的催眠作用[19]。

(2)对学习记忆的作用:蛇床子素能够促进小鼠学习记忆,显著改善小鼠记忆获得、巩固及方向辨别障碍[20]。

(3)局部麻醉作用:多种局部麻醉方法证明,2%蛇床子溶液有浸润及传导麻醉作用;它能显著增强阈下催眠剂量的戊巴比妥钠对小鼠的催眠作用[21]。

6. 其他作用

(1)防治骨质疏松作用:蛇床子总香豆素对类固醇性骨质疏松、维A酸诱导大鼠骨质疏松和去卵巢大鼠骨质疏松症均有明显的防治作用[22-24]。蛇床子素能促进新生大鼠成骨细胞增殖,促进细胞胶原蛋白及碱性磷酸酶的合成[25]。

(2)抗肿瘤作用:蛇床子水提取液在体内具有较强的抗肿瘤作用,能抑制肿瘤生长,并延长荷瘤动物生存天数[26]。

(3)抗氧化作用:蛇床子水煎剂对衰老小鼠有抗氧化作用,明显提高衰老小鼠脑和肝的谷胱甘肽过氧化物酶活性,降低丙二醛含量[27]。

(4)平喘作用:蛇床子总香豆素具有松弛由组胺、乙酰胆碱引起的支气管痉挛和直接舒张支气管的作用,此作用可被β受体阻断剂普萘洛尔所阻断,且有较强的祛痰作用[28]。

(5)杀精作用:蛇床子对人精子的表面形态和超微结构均有明显的破坏和损伤[29]。

【毒理研究】蛇床子醇提物及挥发油外用无明显皮肤刺激性和致敏作用[30]。蛇床子超临界提取物外用无明显急性皮肤毒性,无明显皮肤刺激性和致敏作用,但有一定皮肤光毒性[31]。蛇床子总香豆素豚鼠口服半数致死量为(2.44±0.05)g/kg。以18~22g小鼠静脉注射蛇床子素10ml/kg,序贯法计算出蛇床子素的静脉注射 LD_{50} 为65.2mg/kg[32]。

【主治】临床上以外用为主,外治滴虫性阴道炎,手、足癣感染等。也可用于阳痿,宫冷,寒痹腰痛。

【现代应用】

1. 阴道炎　蛇床子30~60g,苦参10~15g,煎水1000ml薰洗治疗滴虫性阴道炎123例,平均止痒时间为1~3天,治愈率91%。应用蛇床子洗剂治疗细菌性阴道炎103例,痊愈95例[33]。

2. 皮肤病

(1)湿疹:蛇床子素软膏局部外用治疗婴儿湿疹显效率为84.2%[34]。用蛇床子散外洗,治疗湿疹358例,有效率99%。

(2)手足癣:复方蛇床子洗剂治疗180例脚癣患者,有效率100%,治愈率88.3%[35]。

(3)荨麻疹:蛇床子注射液治疗41例荨麻疹患者,有效率为97.56%[36]。

(4)病毒性疱疹:用蛇床子散化疗治疗病毒性疱疹87例,有效率99%。

(5)神经性皮炎:以复方蛇床子贴膏治疗神经性皮炎60例,效果良好,且复发率低[37]。

(6)其他:蛇床子组成复方可外用治疗白癜风[38]、外阴白色病变[39]等,疗效显著。

【不良反应】蛇床子20g水煎服,出现舌麻,恶心呕吐,停药后上述症状消失[40]。少数患者服用蛇床子总香豆素后出现轻微口苦、嗜睡和胃部不适,停药后可消失。

主要参考文献

[1] 杨小红,等. 复方蛇床子水剂杀菌效果的研究. 广州医药,1997,28(5):14-15

[2] 杨小红,等. 复方蛇床子水剂对金黄色葡萄球菌凝固酶活性的影响. 新中医,2000,32(3):37-38

[3] 向仁德,等. 蛇床子化学成分的研究(Ⅰ). 中草药,1984,15(9):14

[4] Purusotam Basnet, *et al*. Inhibition of itchscratch response by fruit of *Cnidium monnieri* in mice. Biol Pharm Bull,2001,24(9):1012-1015

[5] 彭涛,等. 蛇床子止痒有效成分的筛选. 中国药物与临床,2002,2(5):283-285

[6] 周然，等．蛇床子挥发油止痒作用相关机制研究．中国药物与临床，2003，3(1)：9-11

[7] Matsuda H，et al. Antiallergic effects of cnidii monnieri fructus(dried fruits of Cnidium monnieri) and its major component，osthol. Biol Pharm Bull，2002，25(6)：809-812

[8] 赵澍，等．从含雌雄激素类似物的中药看中医的双相调节作用．北京中医学院学报，1998，11(6)：41-44

[9] 伊东宏．蛇床子的强壮和强精成分．国外医学中医中药分册，1991，13(3)：451

[10] 秦路平，等．Osthol 和 Icariin 对甲减小鼠血清甲状腺素的影响．第二军医大学学报，1998，19(1)：48-50

[11] 秦路平，等．蛇床子香豆素对肾阳虚模型大鼠腺垂体-肾上腺皮质轴功能的影响．中国中西医结合杂志，1997，17(4)：227-229

[12] 秦路平，等．蛇床子香豆素对肾阳虚模型大鼠学习记忆和神经肽的影响．第二军医大学学报，1997，18(2)：149

[13] 秦路平，等．蛇床子素和蛇床子总香豆素对肾阳虚小鼠免疫功能的影响．中国中西医结合杂志，1995，15(9)：547-549

[14] 连其深，等．花椒毒酚抗炎作用的实验研究．中草药，1998，29(2)：102-104

[15] 李乐，等．蛇床子素对豚鼠心房肌生理特性的影响．西安医科大学学报，1992，13(3)：227-230

[16] 李乐，等．蛇床子素对离体豚鼠心房肌的作用．中国药理通讯，1994，11(3)：28

[17] 李乐，等．蛇床子素对家兔主动脉条的钙拮抗作用．中国药理学通报，1992，6(3)：227-229

[18] 李乐，等．蛇床子素对麻醉开胸犬心电图和血流动力学的影响．中国药理学与毒理学杂志，1994，8(2)：119-121

[19] 连其深，等．蛇床子素镇静作用的研究．中国新药与临床药理，2000，11(4)：245

[20] 沈丽霞，等．蛇床子素对学习记忆的影响及其机制分析．药学学报，1999，34(6)：405-409

[21] 李乐，等．蛇床子素的局部麻醉作用．上海实验动物科学．1997，17(3)：133-136

[22] 谢华，等．蛇床子总香豆素对类固醇性骨质疏松的作用．中国药理学报，1994，15(4)：371

[23] 王萍，等．蛇床子总香豆素对维A酸诱导大鼠骨质疏松的影响．江苏中医药，2004，25(4)：54-55

[24] 张巧艳，等．蛇床子总香豆素对去卵巢大鼠骨质疏松症的作用．中国药学杂志，2003，38(2)：101-103

[25] 张巧艳，等．蛇床子素对新生大鼠颅盖骨成骨细胞功能的调节作用．中国药理学通报，2003，19(4)：384-387

[26] 周俊，等．蛇床子水提取液对小鼠 S_{180} 肉瘤的抑制作用．癌变·畸变·突变，2001，13(3)：160-163

[27] 李光植，等．蛇床子水煎剂对D-半乳糖衰老小鼠脑和肝组织中谷胱甘肽过氧化物酶，丙二醛活性的影响．黑龙江医药科学，1999，22(6)：111

[28] 陈志春，等．蛇床子总香豆素止喘作用机理探讨．中国中药杂志，1990，15(5)：48-50

[29] 张英姿，等．中药蛇床子对人类精子超微结构影响的研究．哈尔滨医科大学学报，1995，29(1)：221

[30] 刘明平，等．蛇床子有效组分皮肤毒理学研究．时珍国医国药，2009，20(9)：2171-2172

[31] 王永辉，等．蛇床子超临界提取物的皮肤毒理学研究．中国实验方剂学杂志，2007，13(12)：38

[32] 秦路平，等．蛇床子素和蛇床子总香豆素对肾阳虚大鼠血清甲状腺激素和促甲状腺激素的影响．中国中西医结合杂志，1996，16(9)：552-556

[33] 王旭．中药蛇床子洗剂治疗细菌性阴道病的临床观察．中国计划生育学杂志，2002，(8)：499

[34] 柯昌毅，等．蛇床子素软膏治疗婴儿湿疹38例．临床药学，2003，12(5)：67

[35] 周莲友，等．蛇床子洗剂的研制和临床应用．中药材，1996，19(8)：427-428

[36] 孔志凤，等．蛇床子注射液治疗荨麻疹41例疗效观察．辽宁中医杂志，2006，33(2)：195

[37] 王刚生,等．复方蛇床子贴膏治疗神经性皮炎60例．中国中西医结合杂志,1997,17(6):373

[38] 张鹏．自拟治银汤治疗寻常型银屑病50例．皮肤病与性病,2003,25(4):29

[39] 韩桂茹．蛇床子治疗外阴白色病变．中医杂志,2000,41(8):456

[40] 杨璐璐,等．服用蛇床子致不良反应1例．药学实践杂志,2001,19(4):274

土 槿 皮

土槿皮,又名土荆皮、金钱松皮、水松皮、荆树皮,为松科落叶乔木金钱松 *Pseudolarix kaempferi* Gord. 的干燥根皮或近根树皮。本品含有二萜类、三萜类、三萜内酯、甾醇类、鞣质、有机酸及挥发油等成分。土槿皮性辛、温、有毒,归肺、脾经。

【功效与药理】

1. 杀虫止痒　土槿皮最早见于清代赵学敏所著《本草纲目拾遗》,其杀虫止痒的功效主要与其杀真菌作用有关。土槿皮水提物对红色毛癣菌菌丝有明显的抑制作用,抑菌效果与浓度呈正相关[1]。土槿皮中药消毒剂对白色念珠菌的平均杀灭率均达99.90%以上[2]。土槿皮乙酸是土槿皮中的主要抗菌成分,尤其对念珠菌和球拟酵母菌有显著效果,对白色念珠菌有杀菌作用,其疗效和两性霉素相当[3]。

2. 抗肿瘤作用　土槿皮乙酸对K562[4]、LiBr[5]、HT1080[6]和HL-60[7]等肿瘤细胞的生长有明显的抑制作用。

3. 抗生育作用　土槿皮乙酸对培养的人蜕皮细胞有杀伤作用,其抗早孕的有效剂量能使妊娠大鼠的蜕膜细胞变性、出血和坏死[8,9]。

4. 抗血管生成作用　土槿皮乙酸能抑制血管生成及血管内皮生长因子诱导的促内皮细胞生存作用[10]。

【毒理研究】小鼠静脉给予土槿皮乙酸的 LD_{50} 为316mg/kg,出现痉挛,头颈部强直,5分钟左右痉挛缓解,呈无力迟缓状态,张口呼吸等中毒症状,3小时后逐渐恢复,死亡多在24小时内。大鼠灌胃给予土槿皮乙酸的 LD_{50} 为130mg/kg,中毒的主要症状为腹泻、厌食等[14]。高浓度的土槿皮酊可完全破坏家兔的胆囊黏膜,引起胆囊壁的慢性炎症和纤维化,使胆囊最终自截[15]。

【主治】手足癣、体癣、股癣等多种癣证。

【现代应用】复方土槿皮酊治疗股癣183例,169例基本痊愈[11];治疗花斑癣251例,总有效率99.2%[12];治疗角化过度型手足癣患者40例,32例痊愈[13]。

【不良反应】有强烈刺激性,不可口服,只可外用。勿用于面部,勿入眼部。

主要参考文献

[1] 唐金花,等．土槿皮对红色毛癣菌的抑菌作用及其超微结构的研究．辽宁师范大学学报(自然科学版),2005,28(3):399-341

[2] 刘军,等．土荆皮中药消毒剂杀灭白色念珠菌效果观察．中国消毒学杂志,2005,22(3):301-303

[3] Tan WF, et al. Pseudolarix acid B inhibits angiogenesis by antagonizing the vascular endothelial growth factor-mediated anti-apoptotic effect. Eur J Pharmacol,2004,499(3):219-228

[4] 张敏,等．土槿皮乙酸体外诱导K562细胞凋亡的研究．中草药,2002,33(6):533-535

[5] 姜孟臣,等．土槿皮乙酸对人黑素瘤细胞增殖抑制作用研究．中草药,2003,34(6):532-534

[6] 姜孟臣,等．土槿皮乙酸对人HT1080细胞系增殖抑制的体外研究．天津药学,2002,14(2):36-38

[7] 徐瑞成,等．土槿皮乙酸诱导HL60细胞凋亡及其与半胱氨酸蛋白酶-3活化的关系．实用癌症杂

志,2004,19(4):344-346

[8] 王伟成,等.土槿皮乙酸的抗生育作用.中国药理学报,1982,3(3):185-188

[9] 陈浩洪,等.人蜕皮细胞培养作为抗早孕药物筛选模型的研究.上海铁道大学学报,1998,19(11):1-3

[10] 谭文福,等.土槿皮乙酸抑制血管生成及 VEGF 诱导的促内皮细胞生存作用.中国药理通讯,2003,20(1):59-60

[11] 吴碧娣.自制复方土槿皮酊治疗股癣 183 例.浙江中医杂志,2003,38(4):162

[12] 黄香娇.自制复方土槿皮酊治疗花斑癣 251 例.黑龙江中医药,2002,(6):35

[13] 黄文阁,等.复方土槿皮酊治疗手足癣疗效观察.现代中西医结合杂志,2004,13(6):778

[14] 王伟成,等.土槿皮甲酸和乙酸抗早孕作用和毒性的比较.中国药理学报,1988,9(5):445-448

[15] 张丽,等.高浓度土槿皮酊自截兔胆囊的实验研究.江苏中医,1996,17(7):45

三、常 用 方 剂

金 黄 散

金黄散,又名如意金黄散,来源于《外科正宗》,由大黄、黄柏、姜黄、白芷、南星、陈皮、苍术、厚朴、天花粉、甘草组成。

【功效与药理】

1. 清热除湿,散瘀化痰　金黄散为中医外科疾患治疗之消法中一个重要的外用方剂。其清热除湿,散瘀化痰的功效,主要与其抗菌、抗溃疡作用有关。

(1)抗菌:金黄散对家兔感染伤口的治疗作用显示其具有一定的抗菌作用。金黄散在体外对某些常见的化脓菌有较强的抑制作用,但较抗生素弱,其中对溶血性链球菌最敏感;其他依次为金黄色葡萄球菌、铜绿假单胞菌、大肠杆菌[1-3]。用金黄散提取液与抗菌作用较强的 5-Fu 对照,进行抑菌试验,结果,金黄散提取液浓度在 10%以上有抑菌作用,300%金黄散液与 0.5%5-Fu 的抑菌作用相同[4]。

(2)抗皮肤溃疡:对冷冻家兔皮肤引起的溃疡,外敷本膏有明显的抗溃疡作用减轻局部疼痛、水肿、渗出物过多和继发性感染。

2. 止痛消肿　金黄散的止痛消肿作用与其镇痛、抗炎作用有关。传统应用于疮痈初起,红肿热痛,小儿丹毒,无名肿毒等病症。

(1)镇痛:本方具有明显的镇痛作用。小鼠热板法试验表明,能明显提高痛阈值。

(2)抗炎:金黄散有显著抑制小鼠棉球肉芽肿生长作用。对混合致炎剂所致的小鼠耳肿胀,用 6.3×10^{-3} g/ml 的金黄散外涂,有显著的抑制作用。

【主治】诸痈疽发背,诸般疔毒,跌扑损伤,湿痰流注,大头时肿,漆疮,火丹,风热天疮,肌肤赤肿,干湿脚气,妇女乳痈,小儿丹毒及一切恶外证。

【现代应用】

1. 蜂窝组织炎、乳腺炎、急性淋巴腺炎　用金黄散加凡士林、液体石蜡等制成膏剂局部外敷治疗乳腺炎,甲沟炎,静脉炎,痈疖,丹毒,淋巴腺炎,浅表蜂窝组织炎等共 100 例,总有效率 96%[4-6]。

2. 慢性前列腺炎　将前列腺治疗仪温度预热在 39~43℃之间,探头套上乳胶套,取适量金黄散膏涂于探头上部及顶凹部,将探头从肛门缓慢插入 7~8cm,治疗慢性前列腺炎 96 例,每日治疗 1 次,12 天为一个疗程,总有效率 95.8%[7]。

3. 重度褥疮　取 100ml 猪胆汁,10 克金黄散配制成糊剂备用,褥疮周围先用 2%碘酒,

75％酒精消毒皮肤后，去除坏死组织，再用生理盐水清洗疮面，然后取金黄散胆汁糊剂涂于疮面，厚度约0.4mm，纱布固定；开始每日2次，至疮面缩小，分泌物减少后，改为每日1次，结果27例病人均痊愈，平均愈合时间为27天[8]。

4. 阑尾周围脓肿　以大黄牡丹皮汤为基础方加减内服，并右下腹局部外敷金黄散配合西医抗生素疗法及支持疗法，治疗阑尾周围脓肿50例，无1例中转手术治疗，一般3～5天见效[9]。

5. 腮腺炎　将金黄散糊剂敷于患处纱布固定，每天换药1次，3天为一疗程，结果56例病人，3天治愈52例，4～6天治愈4例[10]；另有报道用金黄散外敷治疗流行性腮腺炎，疗效满意[11,12]。

6. 颌面间隙感染　用金黄散治疗颌面间隙感染、眶下间隙感染、嚼肌间隙感染颌下间隙感染、牙源性和儿童腺质性感染。以葱酒调金黄散糊剂湿敷，每日1次，合并脓肿者，切开引流，感染严重者，辅以消炎治疗，总有效率100％[4]。

7. 风湿性关节炎　取金黄散适量，加水调成稠糊状，摊于油纸上，厚约5～7毫米，面积略大于红肿处，外贴患处，每日换药1次，对于风湿性关节炎红肿热胀、剧烈疼痛、活动障碍者，经过外用金黄散膏剂1～3天后，红肿热痛即可大减[13]。

8. 疥疮　取金黄散100g、精制硫磺粉10g，用猪油混合均匀，涂搽于疥疮之上，每天1次，连续用药3～7天。应注意以下几点：①禁食烟、酒及刺激性食物；②用米泔水洗澡待干后，再搽本药，效果更佳；③每天换洗内衣、内裤；勤换被、褥。用此法治疗85例，经用药4～9次，全部治愈[14]。

9. 黄水疮　取金黄散适量，用白开水调敷患处，每日4～6次，药干后再用白开水点润。一般用药1小时后灼痛可止，经过1～3天后可疮消病愈。用上药治疗黄水疮患者312例，均在5天内全部治愈，且愈后不留瘢痕[15]。

10. 跌打损伤　将金黄散与鲜猪胆汁适量，调拌成糊状，摊在敷料上外贴患处。每日换药1次，连用7～12天。对跌打损伤、骨折、扭挫伤、筋肉肿痛等，效果颇佳[15]。

11. 原发性肝癌疼痛　取如意散适量，摊于油纸上，厚约2～3mm，周径略大于肿块，贴于肝区肿块上或疼痛处，48小时换药1次，2次为1疗程[16]。

12. 甲沟炎　取适量金黄散用蜂蜜调成稀稠适中的糊状，摊在制作好的敷料上，将药物直接敷于患处。用胶布固定牢固，隔日更换1次[17]。

13. 急性软组织损伤　用金黄散和万花油调成糊状敷于受伤部。每天或隔天换药1次，6天为1个疗程。急性损伤24小时内，需在患部喷上冷冻剂，再敷药并加压包扎。如果损伤超过24小时，患者敷上金黄散后，再以TDP灯照射30分钟，每日1次[14]。

【不良反应】金黄散只供外用，不可内服，外敷偶有引起过敏反应的报道[18]。

主要参考文献

[1] 刘云．金黄散和新金黄散药理比较研究．中成药，1993，15(7)：25

[2] 刘云．金黄散药理实验研究．华西药学杂志，1992，7(1)：56

[3] 李振英．金黄散在门诊外科的运用体会．实用中西医结合杂志，1996，9(4)：204

[4] 苏春平，苏波．如意金黄散．中成药，1996，18(8)：41

[5] 谢文利，等．如意金黄散乳膏的制备及其抗炎消肿作用研究．河北医学，1996，2(6)：554

[6] 张春玲，等．金黄散外敷配合抗生素治疗丹毒50例．实用中西医结合杂志，1995，8(9)：565

[7] 肖洲南，等．金黄散治疗慢性前列腺炎 96 例．辽宁中医杂志，1996，23(6)：266
[8] 石斐．如意金黄散加猪胆汁外敷治疗重度褥疮 27 例．浙江中医杂志．1995，30(5)：210
[9] 许灌成．中西医结合治疗阑尾周围脓肿 50 例临床观察．贵阳中医学院学报，1995，17(3)：22
[10] 周强中．金黄散外敷治疗腮腺炎临床观察．中成药，1995，17(8)：51
[11] 刘兴中．天仙金黄散外敷治疗流行性腮腺炎．浙江中医杂志，1996，31(8)：348
[12] 于淑云．如意金黄散外敷治疗流行性腮腺炎 258 例体会．承德医学院学报，1995，12(1)：55-56
[13] 永泉．如意金黄散的新用途．医药与保健，2002，8：18
[14] 梅全喜．如意金黄散的新用法．家庭中医药，2002，9(3)：51-52
[15] 林利华．如意金黄散的新用途．中医外治杂志，2004，13(4)：36
[16] 刘松敏，张晓霞．金黄散外敷治疗肝癌疼痛 20 例报道．哈尔滨医药，2000，20(1)：59
[17] 曹会锦，吕秋霞．金黄散治疗甲沟炎 29 例分析．中国误诊学杂志，2008，8(27)：6745
[18] 贾秀荣．如意金黄散外敷引起过敏反应 1 例．中医外治杂志，1995，4(1)：44

四 逆 散

本方始载于《伤寒论》，由柴胡、枳实、芍药、甘草组成，具有疏肝理气，调达肝脾的功效。

【功效与药理】

1．透邪解郁　四逆散主治“少阴病，四逆”，此证是因脾气素虚，外邪传入少阴而抑遏阳气不得于四肢。本方能使邪去郁解，气血调畅，清阳得伸，四逆自愈。现代研究与其对心血管系统、血液流变性以及抗病毒等作用有关。

(1)对心血管系统作用：①升压。兔静脉注射四逆散醇沉液 1g/kg，狗和猫静脉 0.5g/kg，能使正常动物血压升高且持续时间较去甲肾上腺素长。②抗休克。四逆散水煎醇沉液静注，对家兔及狗的内毒素性休克、心源性休克、中毒性休克及胰岛素性休克实验模型均有明显保护作用。

(2)改善血液流变性、抗血栓形成：四逆散醇提液对 ADP 诱导的血小板聚集有抑制作用，抑制率达 90%，并使兔体外血栓形成的长度缩短，血栓重量减少。此外，四逆散还能使高脂血症大鼠血清胆固醇、甘油三酯、低密度脂蛋白胆固醇和肝脏胆固醇明显降低。

(3)改善微循环：以本方煎液对轻中度脑动脉硬化患者的观察表明：四逆散能改善脑组织微循环，提高脑血流量，促进脑网状结构与大脑皮质的正常电活动。

(4)抗病毒、诱生干扰素：四逆散煎剂在细胞培养时具有一定抗 VSV 病毒作用，能直接灭活病毒、抑制病毒的繁殖并对病毒攻击细胞具有保护作用；四逆散对 NDN 诱生干扰素有促进作用，并具有直接诱生干扰素作用。

2．疏肝理脾　四逆散是调和肝脾，治疗肝胃(脾)气滞的基本方剂，其疏肝理脾的功效主要表现在对消化系统的作用方面。

(1)抗溃疡作用：四逆散对中断血运后恢复血运导致胃黏膜损伤的动物模型有清除超氧化物和羟自由基活性的作用，其抗氧化作用是防止胃黏膜损害的重要机制之一。四逆散对多种方法所致的急、慢性胃溃疡均有明显的治疗及预防作用。其作用机制可能与提高 6-酮-前列腺素 $F_{1\alpha}$(6-keto-$PGF_{1\alpha}$)、胃组织超氧化物歧化酶水平和降低胃液总酸度、抑制胃组织丙二醛水平有关。说明四逆散可能通过抑制损伤因子与增强防御因子两个环节发挥作用[1]。

(2)对胃排空及小肠推进功能的影响：采用炭末推进法研究表明，等比例配伍的四逆散水煎液能减弱正常小鼠小肠的推进作用，对新斯的明所致小鼠小肠推进亢进也有明显的对抗作用[2]。通过小鼠胃内色素残留率及小肠推进比，观察四逆散及其拆方对小鼠胃肠运动抑制和亢进模型的影响，结果显示四逆散既能拮抗阿托品引起的小鼠胃肠运动减弱，又能拮抗新斯的明引起的小鼠胃肠运动加速[3]。

(3)对慢性胃病脾虚兼肝郁证的胃电影响：将慢性胃病脾虚兼肝郁证患者10例随机分成2组。Ⅰ组为健脾疏肝组，服用四君子汤加四逆散，Ⅱ组为健脾益气组，服用四君子汤，观察它们对1小时胃电图的影响。结果表明：2组煎剂都能提高胃窦部胃电波幅值，改善该型患者胃运动功能；而Ⅰ组还能提高胃体部波幅值，因而对改善胃运动功能的作用略强于Ⅱ组。从一定程度上证实祖国医学“土得木而达之”的理论，有助于指导临床治疗。

(4)护肝作用：四逆散能抑制石胆酸灌胃造成肝损害小鼠血清ALT、AST的升高，显著降低TC、TG、LDL-C含量，提高血清HDL-C含量，并能使肝损害小鼠肝组织病理变化程度明显减轻。四逆散可降低血清转氨酶和调节脂质代谢，具有保护肝脏的作用[4]。

3. 其他作用　四逆散有效部位可以改善小鼠抑郁行为，具有一定的抗抑郁作用，其作用机制与增加突触间单胺类神经递质特别是五羟色胺的含量有关[5]。四逆散水煎液可显著延长肝郁脾虚型失眠大鼠的总睡眠时间(TST)，在睡眠时相上主要表现为延长慢波睡眠Ⅱ期(SWS2)和快动眼睡眠(REMS)，对慢波睡眠Ⅰ期(SWS1)没有显著的影响，并使觉醒时间显著减少[6]。

【毒理研究】小鼠静脉注射四逆散的LD_{50}为22.4g/kg。大鼠和家兔连续注射1/15 LD_{50}、1/6.4 LD_{50}、1/5 LD_{50}及1/3.2 LD_{50}的剂量时，可引起大鼠、家兔心电图P-R间期延长，大鼠T波高耸，传导阻滞，心率明显减慢，使家兔S-T段下移。

【主治】少阴病，四逆，其人或悸，或小便不利，或腹中痛，或泄利下重。

【现代应用】

1. 胆汁反流性胃炎　采用四逆散合平胃散加味治疗胆汁反流性胃炎50例，有效率为92%[7]。用四逆散加味治疗慢性萎缩性胃炎32例，总有效率87.5%[8]。

2. 消化性溃疡　四逆散加味治疗消化性溃疡40例，总有效率87.5%[9]。

3. 功能性消化不良　四逆散合理中汤加减治疗功能性消化不良，总有效率为90%[10]。

4. 肠激惹综合征　四逆散合痛泻要方加减治疗63例肠激惹综合征，总有效率为98%[11]。应用四逆散加味合四君子汤治疗溃疡性结肠炎33例，总有效率97%[12]。

5. 慢性乙型肝炎　四逆散加味治疗慢性乙型肝炎肝纤维化59例，总有效率为96.65%[13]。加味四逆散能使肝纤维化过程中升高的PCⅢ、HA、LN含量明显下降，能修复肝损害，改善肝功能，保护肝细胞，减轻肝纤维化的程度。

6. 胆囊炎、胆结石　四逆散合小陷胸汤加味治疗急性胆囊炎80例，总有效率95%。四逆散加味治疗慢性胆囊炎110例，总有效率86%。四逆散加减治疗胆结石症66例，总有效率97%[14]。

7. 急性乳腺炎　应用四逆散治疗急性乳腺炎患者46例，总有效率为91%[15]。

8. 化疗性呕吐　84例恶性肿瘤的联合化疗患者以中药四逆散与西药格拉司琼联合应用取得满意疗效，有效率为96.4%[16]。

9. 继发性不孕、排卵障碍性不孕　用本方加减治疗继发性不孕30例；结果痊愈15例，总有效率为93.6%。用归肾丸合四逆散治疗59例排卵障碍性不孕患者，总有效率为86%[17]。

10. 不射精性不育症、阳痿　四逆散加味治疗不射精性不育症36例，总有效率88.95%。四逆散加味治疗阳痿54例，总有效率94.4%[18]。

11. 慢性附件炎、痛经 慢性附件炎属于祖国医学的"带下"、"少腹痛"等范畴，用四逆散治疗慢性附件炎48例，收到良好效果。

12. 慢性血管紧张性头痛 四逆散加丹参、川芎治疗慢性血管紧张性头痛56例，总有效率为91%[19]。

主要参考文献

[1] 李冀，等．四逆散抗实验性胃溃疡的药效学及作用机制研究．中华中医药学刊，2007，25(7)：1317

[2] 王惠洁，等．四逆散对小鼠小肠推进功能的影响．山西中医学院学报，2007，8(1)：17

[3] 胡晨霞，等．四逆散对小鼠胃肠运动影响的拆方研究．中医药学刊，2004，22(5)：886

[4] 龚莉，等．四逆散对肝损害性小鼠保护作用的实验研究．江西中医学院学报，2008，20(6)：60

[5] 畅洪昇，等．四逆散有效部位对小鼠行为绝望和药物抑郁模型的作用．北京中医药大学学报，2006，29(7)：451

[6] 刘珊珊．四逆散对失眠大鼠睡眠时相的影响．中国医药导报，2008，5(15)：19

[7] 叶宗铭．四逆散合平胃散加味治疗胆汁反流性胃炎50例．河南中医，2005，25(2)：26

[8] 徐海燕．四逆散加味治疗慢性萎缩性胃炎32例．陕西中医，2001，22(1)：39.

[9] 宋家驹．四逆散加味治疗消化性溃疡40例．广西中医药，2004，(03)：32

[10] 高学清．雷福云．理中汤合四逆散加减治疗功能性消化不良临床观察．四川中医，2006，24(2)：521

[11] 程梅．四逆散合痛泻要方治疗肠激惹综合征63例．四川中医，2003，(11)：50

[12] 张炜．四君子汤合四逆散加味治疗溃疡性结肠炎附63例病例报告．成都中医药大学学报，2002，25(2)：8

[13] 孙守才，刘光炜．加味四逆散治疗慢性乙型肝炎肝纤维化的初步研究．陕西中医学院学报，2001，24(1)：46-47.

[14] 姜晶．四逆散在肝胆疾病中的应用与相关实验研究．吉林医学，2005，26(12)：1354

[15] 肖瑛，等．四逆散临床新用．江西中医药，2008，39(12)：29

[16] 许树才．四逆散与格拉司琼联合应用预防化疗所致呕吐84例报告．贵阳中医学院学报，2006，28(1)：16

[17] 张晓春．归肾丸合四逆散治疗排卵障碍性不孕症59例．山东中医杂志，2002，(7)：20

[18] 冯鑫．四逆散临床运用与实验研究近况．国医论坛，2002.17(3)：51

[19] 张涛．四逆散加味治疗慢性血管紧张性头痛56例．中国医药指南．2009，7(10)：77

当归芍药散

本方来源于《金匮要略》，由当归、芍药、茯苓、白术、泽泻、川芎组成，具有养血疏肝、健脾利湿、和血利水等功效。

【功效与药理】

1. 柔肝养血 妇女以血为主，气血是经、孕、产、乳的物质基础，气血失调可导致妇产科疾病。肝主藏血、性喜冲和条达，若肝失调达则冲任失调，也可导致经、带、胎、产诸病。因此，养血柔肝是中医治疗妇产科疾病的重要法则。这一功效与调节女性生殖系统功能的作用有密切关系。

(1)对子宫的作用：当归芍药散水煎醇提物可抑制大鼠离体子宫的自发收缩，对抗垂体后叶素、前列腺素 E_1 引起的子宫收缩加强，使子宫平滑肌完全舒张，保护垂体后叶素所致的大鼠痛性痉挛[1]。当归芍药散提取部位DSS2A2N230可显著抑制子宫平滑肌的自发性收缩；对缩宫素、前列腺素 $F_{2\alpha}$ 和乙酰胆碱引起的子宫平滑肌剧烈收缩有抑制作用；对缩宫素在无钙平衡盐溶液中引起的子宫平滑肌条持续收缩有显著抑制作用。提示 DSS2A2N230 可能主要通过抑制细胞内钙库释放而松弛子宫平滑肌，对子宫平滑肌收缩产生直接的抑制作用[2]。

（2）对卵巢的作用：当归芍药散使排卵前卵泡的雌激素浓度减少，黄体酮浓度增加，促进大鼠排卵前卵泡的排卵和黄体化，促进黄体产生并分泌黄体酮[3]。当归芍药散对大鼠卵巢趋化因子（CINC）的分泌有直接的促进作用，或通过促进白细胞介素-1 和肿瘤坏死因子 α 的分泌间接促进 CINC 分泌，从而促进排卵[4]。

（3）对妊娠的影响：子宫内局部高浓度的过氧化物抑制小鼠受孕能力，适当浓度的自由基是妊娠成功的必要条件，一氧化氮与子宫内膜的着床功能密切相关，而当归芍药散能通过清除过氧化物，从而改善受孕能力[5]。此外，当归芍药散能拮抗雷公藤对雌鼠生殖系统影响，雷络酯加当归芍药散组与雷络酯组相比性动周期完整、孕酮降低幅度小，卵泡发育良好，提示当归芍药散对于雌鼠生殖系统具有保护作用[6]。

2. 活血化瘀　妇产科疾病如月经不调、闭经、功能性子宫出血、妊娠中毒症等常有血瘀的症候。常用活血化瘀方药治疗。本方的活血化瘀功效与其对血液流变学、微循环及脂质代谢的作用有关。

当归芍药散对于血细胞的功能、血液中的成分、血管等均有改善或保护作用。它可以明显缩短出血时间，有促凝作用；此外，还可较好地调节高脂血症家兔脂代谢，抑制脂质在肝脏的沉积，改善血流变，降低血液黏度与红细胞的聚集性[7]。当归芍药散用于治疗通过核磁共振成像诊断为无症状性脑梗死患者，服药 4 周后，患者血压未见明显变化，但眼球结膜微循环随访 3 个月，血流量增加，血液黏度和红细胞变形能力改善[8]。高脂饮食的家兔，同时给予当归芍药散，其血清中胆固醇、甘油三酯明显降低，而高密度脂蛋白、载脂蛋白 E 则明显增高，同时还可抑制主动脉内膜脂质的沉着[9,10]。当归芍药散中活血化瘀药与利水渗湿药相互配合可更好地调节脂质代谢[11]。此外，当归芍药散能有效改善异常心电图，显著降低血清心肌酶含量，减轻心肌超微结构病理改变，可有效防治由异丙肾上腺素所致心肌缺血及缺血损伤，保护心肌细胞[12]。

3. 其他作用

（1）提高学习记忆能力：当归芍药散可改善多种原因所致的动物和人空间学习记忆能力的下降。可延长老年小鼠被动回避反射的潜伏期，改善去卵巢、抗胆碱药物所致大鼠空间辨别能力的下降，改善老年鼠平衡和协调运动功能[13]。延长反复缺血再灌注小鼠避暗、跳台试验的潜伏期[14]。此外，当归芍药散还可通过促进褪黑激素（MLT）的分泌[15]，部分改善去松果体后大鼠学习记忆能力下降[16]。

（2）清除自由基、抗氧化：当归芍药散可清除多个脏器组织的自由基，有抗氧化作用。当归芍药散能升高基底前脑、心肌、卵巢组织的超氧化物歧化酶（SOD）活性，降低脑海马、基底前脑、心肌组织丙二醛（MDA）含量[17]。此外，将当归芍药散含药兔脑脊液作用于 Aβ25-35 诱导的受损 PC_{12} 细胞，可明显提高细胞活性和胞内过氧化氢酶活性[18]。当归芍药散能明显改善 D-半乳糖诱导的亚急性衰老小鼠的学习记忆障碍，显著提高衰老小鼠和缺血/再灌损伤大鼠脑、血清中 SOD 活力，降低 MDA 含量[19]。

（3）对中枢神经系统的保护作用：将当归芍药散水煎后以 5%、10%、20%三种体积分数分别灌服家兔 1d 和 10d，发现 Aβ1240 处理者 PC_{12} 细胞活性和 α7 烟碱型乙酰胆碱能受体（α7nAchR）阳性细胞数明显小于空白脑脊液处理者；灌服 20%DSS 脑脊液处理者 PC_{12} 细胞

活性及 α7nAchR 阳性细胞数明显高于 Aβ1240 处理者。提示当归芍药散可能通过抑制 β2 淀粉样多肽的神经毒性作用而改善 AD 患者的学习记忆功能，机制为调节细胞 α7nAChR 表达[20]。此外，β-淀粉样蛋白（Aβ）的聚集和纤维沉积是 Alzheimer 病（AD）的主要病理特征，Aβ 是 AD 特征性病理改变之一老年斑（SP）中最重要的组分。Aβ 由其前体蛋白（APP）裂解而来，易聚集，且聚集物稳定，具有强的神经毒性[21]。在生理状态下的 Aβ 是可溶性的，病理状态下 Aβ 不可溶，沉积于 SP 中，与 AD 病程的发展密切相关。如能够有效地抑制 Aβ 的聚集和纤维化便能减轻 Aβ 的毒性作用，阻止或延缓 AD 神经病理进程。当归芍药散对 Aβ 纤维形成的抑制率为 91.38%，提示当归芍药散在体外有抑制 Aβ 聚集和纤维形成的作用[22]。

（4）对中枢胆碱能和肾上腺素能系统的调节作用：当归芍药散能提高各脑区 γ-氨基丁酸、丙氨酸、甘氨酸含量，促进巨噬细胞集落刺激因子的合成和释放，促进神经元的生长和成熟，抑制神经元凋亡。此外，当归芍药散可促进大鼠胆碱乙酰转移酶活性，提高海马齿状回 AchE 阳性神经纤维的数量，提高老年鼠海马突触数量，改善其突触后终末结构，促进大脑皮质、海马内胆碱能与肾上腺素能功能低下的恢复，降低老年鼠大脑皮质、海马、纹状体的谷氨酰胺代谢产物的浓度，提高雌性早老小鼠（SAMP8）这些脑区的 γ-氨基丁酸、丙氨酸、甘氨酸含量，保护谷氨酸盐诱导的小脑颗粒细胞死亡等作用[23]。中枢胆碱能系统及海马与机体的学习记忆密切相关，而中枢肾上腺素能系统和小脑与机体的学习运动学习和运动能力有关，当归芍药散促进这些脑区中枢胆碱能和肾上腺素能系统作用或许是其治疗老年性痴呆等的机制之一。

【主治】妊娠腹痛及妇女腹中诸疾痛。

【现代应用】广泛应用于治疗妊娠贫血，卵巢功能不全，不孕症及更年期障碍等妇科疾病。近年来越来越多地运用于治疗阿尔茨海默病、帕金森病以及脑血管病后遗症等病症。

1. 妇产科疾病

（1）痛经：当归芍药散治疗原发性痛经患者，总有效率 90%，经停药后 3 个月经周期随访发现，其远期疗效仍达 80.5%，同时当归芍药散能显著缓解原发性痛经伴随症状[24]。

（2）盆腔炎：当归芍药散治疗慢性盆腔炎 43 例，总有效率 90.7%[25,26]。

（3）妊娠坐骨神经痛：当归芍药散内服治疗妊娠坐骨神经痛 36 例，总有效率 97.22%[27]。

（4）输卵管积水：当归芍药散加减治疗输卵管积水 129 例疗效满意[28]。

（5）卵巢囊肿：以当归芍药散为基本方，治疗卵巢囊肿 20 例，总有效率达 85%[29]。

（6）乳腺增生：当归芍药散加味治疗 102 例乳腺增生症，总有效率为 91.2%[30]。

2. 循环系统疾病　以当归芍药散汤剂对 300 例血脂异常属痰瘀互结证患者治疗后总胆固醇、甘油三酯、低密度脂蛋白和中医症状积分有明显降低，高密度脂蛋白有明显升高，总有效率 92.7%[31]。

3. 神经系统疾病　用当归芍药散治疗属瘀血、水湿上犯，头部血络阻滞、脉络不通的血管性头痛效果较好[32]。

4. 消化系统疾病　当归芍药散加郁金和白花蛇舌草治疗艾滋病肝功能损害 48 例，总有效率达 85.42%[33]。根据脂肪肝病机“三实两虚”的特点，运用当归芍药散并以归芍比

1∶1.33来治疗，疗效满意[34]。当归芍药散治疗大量慢性非特异性结肠炎疗效满意[35]。

5. 泌尿生殖系统疾病　当归芍药散加味治疗慢性前列腺炎60例，总有效率高于前列康片对照组[36]。当归芍药散加味治疗尿路结石肾绞痛60例，效果明显[37]。当归芍药散加味治疗肾积水66例，总有效率为90.9%[38]。

6. 内分泌系统疾病　采用当归芍药散治疗毒性弥散性甲状腺肿(Graves病)40例，九成有效，不良反应发生率明显下降，还可降低复发率，对机体免疫功能紊乱有选择性调节作用[39]。

7. 老年性痴呆　临床给予老年性痴呆患者当归芍药散6个月后，智力和日常生活能力均可得到明显改善[40]。

主要参考文献

[1] 郭恒林，等．当归芍药散水煎醇提取物对大鼠子宫平滑肌的影响．中医药学刊，2002，20(1)：91

[2] 刘国云，等．当归芍药散活性部位DSS2A2N230对大鼠离体子宫平滑肌收缩的影响．中国药理学与毒理学杂志，2007，21(5)：427

[3] Usuki S. Effects of Chinese herbal medicines on progesterone scretion by corpus luteum. Jpn J Fertil Steri，1986，31：482

[4] 牛越贤治郎．当归芍药散及桂枝茯苓丸对大鼠卵巢细胞培养系卵巢趋化因子(CINC)分泌的影响[J]. 产妇人科汉方研究，2000，17：95

[5] 太田博孝．当归芍药散的清除过氧化物作用对受孕力的影响．国外医学中医中药分册，2001，23(4)：217

[6] 胡兵，等．当归芍药散拮抗雷公藤对雌鼠生殖系统影响的实验研究．时珍国医国药，2000，11(9)：775

[7] 阎艳丽，等．当归芍药散对高脂血症家兔脂代谢及血液流变学的影响．辽宁中医杂志，2005，32(2)：170

[8] 怡悦．当归芍药散对无症状性脑梗死患者球结膜微循环和血液流变学因子的影响．国外医学中医中药分册，2005，27(2)：110

[9] 张莉芳，等．当归芍药散对实验性动脉粥样硬化家兔血脂及主动脉平滑肌细胞凋亡的影响．中华实用中西医杂志，2005，14(18)：343

[10] 陈静，等．当归芍药散防治高脂血症的实验研究．天津中医药，2005，22(6)：493

[11] 宋晓宇，等．当归芍药散(汤剂)调节血脂异常大鼠脂质代谢组方作用的协同性研究．陕西中医，2007，28(2)：235

[12] 阎艳丽，等．当归芍药散及煎剂对异丙肾上腺素所致大鼠心肌缺血的影响．辽宁中医杂志，2006，3(9)：1203

[13] 林志宏，等．当归芍药散防治老年性痴呆的物质基础与作用机理研究Ⅰ-组方作用协同性与选择性研究．中国实验方剂学杂志，2002，8(1)：16

[14] 寇俊萍，等．当归芍药散对脑缺血再灌注所致记忆损伤模型小鼠的影响．中国现代应用药学，2001，18(5)：343

[15] 田荣波，等．当归芍药散抗衰老作用的松果体机制．中国中西医结合杂志，2008，28(5)：444

[16] 田荣波，等．当归芍药散改善老年大鼠学习记忆能力的松果体机制初探．中国病理生理杂志，2003，19(11)：1579

[17] 郑素霞，等．当归芍药散对拟血管性痴呆小鼠脑海马氧化损伤的影响．中华中医药学刊，2008，26(10)：2199

[18] 林志宏，等．当归芍药散对β-淀粉样蛋白致PC12细胞损伤的保护作用．中国药科大学学报，

2005,36(4):346

[19] 马世平,等. 当归芍药散的抗氧化作用研究. 中药药理与临床,2001,17(3):1

[20] 田建英,等. 当归芍药散神经保护作用的实验研究. 山东医药,2008,48(23):1

[21] Kajstura J,et al. Telomere shortening is an in Vivo marker of myocyte replication and aging. Am J Pathol,2000,156:813

[22] 李泽良,等. 当归芍药散抑制β-淀粉样肽1-42聚集和纤维形成. 解剖学研究,2005,27(4):263

[23] Komatsu M,et al. Different changes in concentrations of monoamines and their metabolites and amino acids in various brain regions by the herbal medicine/Toki-Shakuyaku-San between female and male senescence-accelerated mice(SAMP 8). Neuroch Neem-Res,1999,24(7):825

[24] 吴晓明,等. 加味当归芍药散治疗原发性痛经45例. 辽宁中医药大学学报,2006,8(5):91

[25] 张春贤,等. 当归芍药散治疗慢性盆腔炎43例. 长江大学学报(自科版),2006,6(2):252

[26] 张红,等. 当归芍药散治疗慢性盆腔炎30例临床观察. 浙江临床医学,2009,11(3):278

[27] 张凤娥,等. 中药治疗妊娠合并坐骨神经痛36例疗效分析. 中医药学报,2005,33(4):53

[28] 潘红燕. 当归芍药散加味治疗输卵管积水129例. 江西中医药,2007,5(5):44

[29] 刘涛,等. 当归芍药散加减治疗卵巢囊肿20例. 内蒙古中医药,2007,2(2):26

[30] 苏利霞,等. 当归芍药散加味治疗乳腺增生症102例疗效观察. 河南中医药学刊,2002,17(6):48

[31] 宋晓宇,等. 当归芍药散治疗血脂异常痰瘀互结证的临床观察. 河北中医药学报,2009,24(1):12

[32] 李防栋,等. 当归芍药散治疗血管性头痛47例. 中医药学刊,2005,23(4):755

[33] 黄凌,等. 当归芍药散治疗艾滋病HAART疗法肝功能损害48例. 中医研究,2007,8(8):55

[34] 邹芷均,等. 当归芍药散治疗脂肪肝探析. 辽宁中医杂志,2006,33(10):1263

[35] 高权国. 浅析当归芍药散对慢性非特异性结肠炎的治疗. 中医药信息,2006,23(1):39

[36] 禹云梅. 当归芍药散加味治疗慢性前列腺炎60例临床观察. 光明中医,2007,2(2):65

[37] 陈宝国. 当归芍药散加减治疗尿路结石肾绞痛60例临床观察. 江西中医药,2006,(2):28

[38] 杨晓媛,等. 当归芍药散加减治疗肾积水66例. 陕西中医,2008,29(8):974

[39] 杜积慧,等. 当归芍药散治疗Graves病40例疗效观察. 山东中医杂志,2007,1(1):26

[40] 高德义,等. 当归芍药散治疗老年性痴呆36例临床研究. 中国全科医学,2004,7(11):782

逍 遥 散

本方始载于《太平惠民和剂局方》,由柴胡、白芍、白术、茯苓、当归、甘草、生姜、薄荷8味药物组成。本方具有疏肝解郁、养血健脾的功效,为调和肝脾的代表方剂。

【功效与药理】

1. 疏肝解郁　本方为和解肝脾名方,其疏肝解郁的功效,主要与其保肝、调节胃肠功能、对中枢神经系统的影响及改善微循环等有关。

(1)保肝作用:逍遥散能明显降低四氯化碳(CCl_4)造成的小鼠急性肝损伤、盐酸D-半乳糖胺(D-GalN)造成的急性肝损伤以及小牛血清白蛋白(BSA)造成的大鼠肝脏免疫损伤[1,2]。对于四氯化碳所致急性肝损伤,能使血清转氨酶降低,减轻肝细胞之变性、坏死,抑制炎细胞浸润,减轻肝损伤模型小鼠肝小叶内糖原的破坏。在退行性病变恢复期中,能促使肝细胞再生[1]。用束缚大鼠或小鼠四肢限制其自由活动的方法造成动物"郁怒",模型动物肝组织、血浆MDA升高、SOD活性下降,而逍遥散组肝组织、血浆MDA明显下降、SOD活性明显升高[3]。逍遥散组其线粒体病变与模型组比较明显改善,基本接近正常[4]。

(2)对胃肠功能的影响:逍遥散可显著增加昆明种小鼠肠内容物的推进速度[5]。促进正常小鼠的小肠运动，对抗利舍平致脾虚小鼠小肠功能的亢进，明显改善体重减轻、便溏、萎缩、体温下降等脾虚症状，调节胃肠功能紊乱[6]。逍遥丸对兔肠平滑肌具有双向调节作用，对处于正常状态下的肠平滑肌呈现兴奋作用；对处于麻痹状态的肠平滑肌则可使其逆转，恢复小肠的正常蠕动；而肠平滑肌痉挛时，逍遥丸又有缓解痉挛的作用[7]。幽门螺杆菌（Hp）感染与慢性胃炎、消化道溃疡、胃癌密切相关[8]，体外抗 Hp 实验结果显示，当逍遥汤处理浓度达到 55mg/ml 时，杀菌率在 98.5%以上[9]。

(3)对中枢神经系统的作用：①镇静、镇痛、抗惊厥作用。逍遥散在给药后 60 分钟时能明显延长小鼠舔足时间[10]。逍遥散可明显减少醋酸所致小鼠扭体反应的扭体次数，提高小鼠热板法痛阈值，显示出明显的镇痛作用[5,11]。此外，逍遥散口服液灌胃给药后，可减少正常昆明种小鼠的自发活动，协同戊巴比妥钠的镇静催眠作用，对抗戊四氮所致小鼠惊厥，表现出明显的中枢抑制作用[1]。②抗焦虑和抗抑郁作用。从心理测验量表-症状自评量表（SCL-90）的 10 因子分析来看，逍遥散的主治与躯体化、焦虑、抑郁等方面的症状相似。用小鼠爬梯法、小鼠悬尾法和大鼠未预知的长期应激刺激法，制造焦虑和抑郁的动物模型，逍遥散有减少运动的作用；有抗慢性抑郁的作用，与丙米嗪相似[10]。采用自主活动、小鼠悬尾实验及强迫游泳等方法观察逍遥散和丹栀逍遥散抗抑郁作用，研究发现两方均能明显缩短悬尾及强迫游泳实验中小鼠的不动时间[12]。研究发现肝郁大鼠脑内 NE 和 DA 水平明显降低，逍遥散有增加其脑内 NE 和 DA 等神经递质的作用，提示逍遥散可能通过调节中枢单胺类神经递质改善临床症状[13,14]。

(4)改善微循环作用：TXB_2/6-keto-PGF1α 平衡失调是微循环障碍、导致瘀血机制的重要环节[8]。逍遥散具有降低肝郁大鼠血浆 TXB_2 浓度，提高 6-keto-PGF1α 水平，从而调节 TXB_2/6-keto-PGF1α 平衡；并有提高肝郁大鼠红细胞膜流动性作用，改善肝、胃微循环血流速度[15,16]。表明逍遥散对肝郁导致或诱发的血瘀倾向有防治作用。

2. 调节内分泌和平衡激素水平的作用 《临证指南医案》称逍遥散为女科圣药。在妇产科广泛应用，有调经总方之称。这可能与逍遥散能调节体内激素水平有关。

(1)对人垂体泌乳素的影响：人垂体泌乳素（PRL）是一种单纯的蛋白质激素，由垂体前叶泌乳滋养细胞所分泌。情绪异常，包括抑郁、急躁、惊恐等，可直接引起催乳素分泌的升高。有人认为 PRL 升高是肝郁患者的一个特异性指标。临床实验发现，经逍遥散加味治疗后，多数肝郁病人血中催乳素恢复到正常范围[17]。逍遥散对高催乳素血症亦有效[18]。

(2)对 β-内啡肽的影响：血浆 β-内啡肽（β-EP）是下丘脑、垂体分泌的一种神经内分泌激素，在应激反应时增高。β-内啡肽与脑啡肽、强啡肽合为阿片肽，其功能是内源性镇痛作用，它还介导应激对诸如情绪、精神状态的影响。慢性束缚应激时大鼠下丘脑 β-EP 含量明显上升，而逍遥散能逆转[19]。

(3)调节雌激素样作用：逍遥合剂对正常雌性小鼠、去势雌性小鼠有拟雌激素样作用，可显著性增加正常子宫、去势子宫的重量，并能促进雌二醇水平的提高[5]。可使未成熟雌性小鼠的子宫质量增加，但较己烯雌酚弱；有一定的诱发动情作用，可促进未成熟雌性间情期小鼠动情和阴道上皮细胞角化；大剂量组使大鼠精囊质量减轻，但比己烯雌酚作用弱。说明逍遥方有温和的雌激素样作用[1]。女性黄褐斑患者的血清中雌二醇（E_2）、促卵泡成熟激素（FSH）、促黄体素（LH）、PRL 显著高于正常对照组，雄激素（T）显著低于正常对照组。用逍遥散加味治疗后 E_2、FSH、LH、PRL 明显下降，T 明显上升。子宫肌瘤是妇科的常见病及多发病，研究表明，子宫肌瘤组织雌孕激素水平高于正常子宫肌层组织。体内雌孕激素水平的升高对子宫肌瘤的形成具有促进作用，可增加子宫动脉活力，诱导一氧化氮合成酶（NOS）活性，NOS又可特异地改变局部循环，扩张子宫血管，增加子宫肌瘤血供，从而促进肿瘤生长[20-22]。给子宫肌瘤大鼠模型服以逍遥丸，可降低模型大鼠血清 E_2、孕酮浓度及子宫匀浆NOS酶活力。提示逍遥丸有拮抗雌孕激素和子宫NOS的作用，这是逍遥丸治疗子宫肌瘤的作用机制之一[23]。

【主治】肝郁血虚脾弱所致的两胁作痛，头痛目眩，口燥咽干，神疲食少，或往来寒热，或月经不调，乳房胀痛，脉弦而虚者。

【现代应用】

1. 消化系统疾病

(1)慢性肝炎：以逍遥散加减治疗80例慢性乙型肝炎患者，总有效率80%。

(2)脂肪肝：以逍遥散加减治疗89例脂肪肝患者，总有效率为93%。此外，丹栀逍遥散加味能显著降低湿热内蕴型肥胖伴非酒精性脂肪性肝病患者体重指数（BMI）、腰臀比（WHR）、丙氨酸氨基转移酶（ALT）、门冬氨酸氨基转移酶（AST）、血清总胆固醇（TC）、甘油三酯（TG）、升高胰岛素敏感性指数（ISI），从而达到降脂、保肝降酶、改善胰岛素抵抗，预防高血压病、糖尿病等相关疾病的作用[24]。

(3)胆囊炎：以逍遥散加减治疗52例胆囊炎，总有效率为92.3%[25]。

(4)肠道易激综合征：采用加味逍遥散治疗64例肠道易激综合征，总有效率93.8%。

2. 妇产科疾病

(1)乳腺增生：对乳腺增生疗效颇佳。以本方为基础方，随证加减治疗108例乳腺增生，总有效率94.4%[26]。以加味逍遥散治疗100例乳腺增生，总有效率94%[27]。

(2)卵巢囊肿：以加味逍遥散治疗卵巢囊肿36例，总有效率94.44%[28]。以逍遥散加味治疗卵巢囊肿50例，总有效率96%[29]。

(3)更年期综合征：逍遥散有温和的雌激素样作用，对妇女更年期综合征当有较好疗效。以逍遥散加减治疗妇女更年期综合征60例，总有效率90%[30]。用丹栀逍遥散加减治疗更年期综合征126例，总有效率92.86%[31]。

(4)黄褐斑：以加味逍遥散治疗105例黄褐斑，总有效率达90.5%[32]。

(5)乳房胀痛：以加味逍遥散治疗经前乳房胀痛69例，总有效率94%[33]。

3. 高血压　以逍遥散加减治疗30例高血压6周，总有效率为86.6%[34]。

4. 糖尿病　以逍遥散治疗2型糖尿病105例，总有效率94.3%[35]。

5. 高泌乳素血症　以加味逍遥散治疗30例高泌乳素血症（HPRL）患者，总有效率90%，可显著降低HPRL患者的血清PRL水平，对相关激素有良性调节作用，可有效地改善HPRL患者的临床症状。

6. 神经症　以逍遥散加减治疗47例神经症患者，总有效率96%[36]。

7. 偏头痛　以逍遥散加味治疗34例中年女性偏头痛，总有效率94.1%[37]。

8. Graves病　以丹栀逍遥散加味治疗Graves病41例，总有效率100%[38]。

9. 抑郁症　以逍遥散治疗抑郁症32例，总有效率90.6%[39]。

主要参考文献

[1] 訾晓梅，等．逍遥口服液药效学研究．安徽中医学院学报，2000，19(6)：39

[2] 王静怡，等．逍遥散的药理研究．中国医院药学杂志，2002，22(8)：489

[3] 吕志平."肝郁"大鼠的脂质过氧化反应及逍遥散的保护作用.山东中医学院学报,1995,19(3):199

[4] 吕志平,等.肝郁动物模型肝细胞线粒体超微结构观察.湖南中医杂志,2000,16(5):61

[5] 王凯,等.逍遥合剂与功能主治有关的主要药效学研究.重庆中草药研究,2003,47(1):4

[6] 金若敏,等.中药逍遥片改善正常或脾虚小鼠肠运动相关功能.中国临床康复,2003,7(24):3316

[7] 周淑芳,等.逍遥丸对兔肠平滑肌作用的研究.河北中医,2006,28(2):144

[8] TimothyHS, et al. Development of a selective medium for isolation of Helicobacter pylori from cattle and beef samples. Appl Environ Microbiol,2000,66(2):723

[9] 刘波,等.5种中药制剂杀灭幽门螺杆菌的实验研究.中国新药杂志,2002,11(6):457

[10] 王静怡,等.逍遥散的药理研究.中国医院药学杂志,2002,22(8):489

[11] 黄莉,等.逍遥片保肝作用的实验研究.中成药,2003,25(6):473

[12] 吴丽丽,等.逍遥散和丹栀逍遥散抗抑郁作用的实验研究.中医研究,2003,16(3):14

[13] 陈泽奇,等.肝气郁结证病理生理学基础研究.中国现代医学杂志,2000,10(10):21

[14] 高萧枫,等.逍遥散和柴胡对慢性束缚应激肝郁模型大鼠脑内单胺类神经递质的影响.中药药理与临床,2005,21(2):6

[15] 吕志平,等.肝郁致瘀机理探讨.中医杂志,2000,41(6):367

[16] 吕志平,等."肝郁"大鼠血浆TXA2-PGI2水平与微循环变化及逍遥散作用.中国微循环,2000,4(3):160

[17] 王霞灵,等.加味逍遥散治疗肝郁患者高泌乳素血症的研究.湖北中医杂志,2003,25(3):8

[18] 李秀珍,等.逍遥散加味治疗高泌乳素症54例.中西医结合杂志,1991,11(1):439

[19] 陈家旭,等.慢性束缚应激大鼠下丘脑β-内啡肽变化及中药复方对其的影响.中国医药学报,2004,19(2):83

[20] 姜卫国.黄体酮在子宫肌瘤发生机制中的重要作用.国外医学·妇产科分册,1996,23(2):95

[21] 王莉.子宫和子宫肌瘤NOS的组织学定位.现代妇产科进展,1999,8(4):324

[22] homsen LL, et al. Nitric oxide synthase activity in human gynecological cancer. Cancer Res,1994,54(5):352

[23] 于英男,等.逍遥丸治疗性激素造模大鼠子宫肌瘤实验研究.黑龙江医学,2004,28(8):590

[24] 陈利群.丹栀逍遥散加味对肥胖伴非酒精性脂肪性肝病及胰岛素抵抗的影响.中西医结合肝病杂志,2008,18(1):21-22

[25] 刘艳.逍遥散加减治疗胆囊炎52例临床观察.长春中医药大学学报,2009,25(03):371

[26] 严宇仙,等.逍遥散加减治疗女性乳腺增生病108例.浙江中医药大学学报,2009,33(3):363

[27] 胡德慧.加味逍遥散治疗乳腺增生100例.陕西中医,2008,29(11):1471

[28] 张丽卿.等.加味逍遥散治疗卵巢囊肿36例.陕西中医,2008,29(7):787

[29] 高兴来.逍遥散加减治疗卵巢囊肿50例疗效观察.云南中医中药杂志,2004,25(4):59

[30] 王兴臣,等.逍遥散加减治疗更年期综合征60例.山东中医杂志,2006,25(12):822

[31] 倪苏侠.丹栀逍遥散加减治疗更年期综合征126例.实用中医药杂志,2005,21(4):211

[32] 王文达,等.加味逍遥散治疗黄褐斑105例.陕西中医,2009,30(7):870

[33] 蒲继明,等.加味逍遥散治疗经行乳房胀痛69例.陕西中医,2009,30(3):278

[34] 滕春霞.逍遥散加减治疗高血压病伴焦虑30例.湖南中医杂志,2009,25(1):44-45

[35] 刘宝驹.逍遥散加减治疗2型糖尿病疗效观察.四川中医,2005,23(2):44

[36] 王照程.逍遥散加减治疗神经官能症47例疗效观察.中医药学报,2009,37(1):57

[37] 王明.逍遥散加味治疗中年女性偏头痛34例.湖北中医杂志,2009,31(2):45

[38] 贾遇文.丹栀逍遥散加味配合西药治疗Graves病41例.中医杂志,2003,44(12):921

[39] 徐寅平.逍遥散治疗抑郁症32例.中医杂志,2009,50(6):525

芍药甘草汤

本方来源于《伤寒论》，由白芍、炙甘草组成。

【功效与药理】

1. 柔肝舒筋，缓急止痛　本方中白芍酸苦，归肝、脾经，有养营和血，缓急止痛的作用，甘草补中缓急。芍药甘草汤的柔肝舒筋、缓急止痛作用主要与其镇痛消炎，解除平滑肌、骨骼肌痉挛及保肝等作用有关。

(1)镇痛、抗炎作用：芍药甘草汤具有明显镇痛抗炎作用，其作用与抑制多种致痛因子、炎性因子有关。芍药甘草汤对小鼠扭体法及热板法，大鼠辐射热致痛均具有明显抑制作用[1]；对甲醛致痛模型动物Ⅰ相和Ⅱ相疼痛反应均呈现剂量依赖性抑制作用，明显降低小鼠血清及脊髓中 NO 浓度，并能使二甲苯所致小鼠耳肿胀程度明显减轻，肿胀抑制率为45.68%[2,3]。不同配伍比例的芍药甘草汤可使以催产素致大鼠子宫剧烈收缩所复制的痛经症模型大鼠子宫组织内皮素(ET-1)含量明显升高，NO 含量明显降低，血浆 β-内啡肽(β-EP)含量明显升高。芍药与甘草比例为 1∶3 时镇痛作用最佳[4,5]。提示芍药甘草汤对多种疼痛模型均具有明显的抑制作用。

采用冰醋酸致痛法，观察小鼠血清中脊髓 NO、$PGF_{2\alpha}$浓度较模型组明显降低，SOD 浓度较模型组明显提高，表明芍药甘草汤可以降低模型组动物血清中致炎因子的含量[6]。采用角叉菜胶诱发大鼠足肿胀和大鼠背部气囊模型、巴豆油混合致炎剂诱发小鼠耳肿胀模型以及鲁米诺化学发光法测定多形核白细胞(PMN)的发光强度。结果显示，芍药甘草汤对大鼠足肿胀、小鼠耳肿胀有显著抑制作用，能明显减少气囊炎性渗液中的前列腺素 E_2(PGE_2)、白细胞介素-6(IL-6)、NO，降低气囊模型大鼠血清皮质醇含量，芍药甘草汤药物血清和有效成分芍药苷能明显抑制激活的多形核白细胞(PMN)化学发光。说明芍药甘草汤有明显的抗炎作用，其抗炎作用机制部分在于抑制 PGE_2、NO、IL-6 的产生，抑制 PMN 产生氧自由基，可能还与影响下丘脑-垂体-肾上腺皮质轴有关[7]。

(2)解痉：平滑肌痉挛所致内脏疼痛是芍药甘草汤一个重要的适应证。对胃肠、胆囊、输尿管、子宫、膀胱及血管平滑肌均有松弛作用。通过小鼠小肠墨汁推进实验观察芍药甘草汤对正常、亢进及抑制状态下胃肠运动的影响，并采用兔离体肠管实验研究显示芍药甘草汤能显著性抑制正常和亢进状态的小鼠小肠运动，显著性抑制正常离体肠管的活动，并呈现一定的量效关系；对乙酰胆碱(Ach)、组胺、新斯的明(Neo)、氯化钡($BaCl_2$)等不同离体兔肠模型均具有显著性抑制作用，提示芍药甘草汤抑制胃肠运动的机制可能与抗胆碱样、钙拮抗、抗组胺有关，也可能与 α 受体有关[8]。采用改良吴氏法制作大鼠痉挛模型，然后予以芍药甘草汤不同剂量灌胃给药，每日 1 次，连续 3 周，能明显升高痉挛大鼠模型脑内甘氨酸(Gly)、γ-氨基丁酸(GABA)、5-羟色胺(5-HT)含量，明显增加上肢伸直幅度，降低肌张力[9]。

(3)保肝作用：芍药甘草汤对四氯化碳(CCl_4)引起的小鼠血清谷丙转氨酶(ALT)活性升高有显著的抑制作用，降低 CCl_4 中毒小鼠血清中丙二醛(MDA)含量。对对乙酰氨基酚和硫代乙酰胺所致的肝损伤小鼠血清中 ALT 和谷草转氨酶(AST)活性升高有明显的降低作用。对酒精所致的肝损伤小鼠血清中 ALT 和 AST 升高有明显的降低作用，同时降低肝组织中 MDA 含量，提高肝组织中超氧化物歧化酶(SOD)和谷胱甘肽过氧化酶(GSH-PX)活性。提示芍药甘草汤对小鼠急性肝损伤有明显的保护作用[10]。

2. 敛津液　津液，是机体一切正常水液的总称，包括各脏腑组织器官的内在体液及其正常的分泌物，如胃液、肠液等。芍药味酸，酸能收。本方的敛津液功能与其抑制胃酸分泌有关。芍药苷对大鼠的应激性溃疡有显著的抑制作用，牡丹酚也能抑制小鼠的应激性溃疡，并能抑制大鼠的胃液分泌。甘草及甘草总黄酮 FM_{100} 能抑制各种实验性胃溃疡的形成，使胃液量、游离酸度和总酸度下降，芍药苷与 FM_{100} 合用时能显著增强抑制胃液分泌的作用。

【主治】伤寒伤阴，筋脉失濡，腿脚挛急，心烦，微恶寒；肝脾不和，脘腹疼痛等。

【现代应用】

1. 疼痛　①胃脘痛。以芍药甘草汤治疗胃脘痛，效果显著[11]。②小儿腹痛。以芍药甘草汤加减治疗 42 例儿童功能性再发性腹痛，总有效率为 92.86%[12]。③足跟痛。以芍药甘草汤加味治疗 46 例足跟痛（跟骨刺或跟骨炎），1 周为一疗程，总有效率 97.8%[13,14]。④腰腿痛。以芍药甘草活血汤治疗 90 例腰椎间盘突出症腰腿痛患者，总有效率达 90%[15]。⑤肌肉痛。采用大剂量芍药甘草汤治疗 68 例普通型肌肉痛性痉挛症状均迅速减轻或消失，总有效率达 100%[16]。⑥偏头痛。以芍药甘草汤合虫类药治疗偏头痛 60 例，总有效率 91.67%[17]。⑦神经痛。治疗三叉神经痛者，可用芍药甘草汤大剂顿服[18]。⑧术后疼痛。以芍药甘草汤加减治疗食管支架术后疼痛 42 例，总有效率 95.2%[19]。⑨癌症疼痛。以芍药甘草汤为主治疗癌症晚期疼痛 40 例，总有效率 85%[20]。

2. 妇科疾病

(1)痛经及排卵障碍：以加味芍药甘草汤治疗痛经 30 例，疗效显著[21]。以芍药甘草汤与当归芍药散交替周期性疗法对希望妊娠的重症痛经患者诱发排卵，疗效明显[22]。

(2)高泌乳素血症：将 60 例 HPRL 型女性不孕患者随机分成治疗组和对照组，治疗组用芍甘汤颗粒剂治疗，对照组用溴隐亭治疗，结果显示两组总有效率无显著差别，且芍甘汤服用后未见肝肾功能损害及不良反应，且具有价廉、服用方便等优点[23,24]。

(3)高睾酮血症性不孕症：芍药甘草汤是未婚青年或不急于生育的妇女高睾酮血症性无月经患者的首选治疗药物。日本对睾酮(T)和 PRL 异常或呈正常高值的不孕患者用芍药甘草汤治疗。以芍药甘草汤治疗 34 例女性高雄激素不孕症，Diane-35 治疗 30 例女性高雄激素不孕症。结果显示芍药甘草汤组治疗各周期睾酮下降明显，与 Diane-35 组相比差异显著。第 4 周期的排卵率受孕率明显高于 Diane-35[25]。提示芍药甘草汤有更好的降睾酮、提高排卵率、受孕率的效果。

(4)黄体囊肿：对 31 例确诊为黄体囊肿患者中 26 例给予芍甘汤，其余 5 例给予非甾体抗炎药治疗观察。服用芍药甘草汤期间，未出现疼痛加重或形成新的黄体囊肿[26]。说明芍药甘草汤具有镇痛、促进血肿吸收、恢复排卵等功能，是保守治疗黄体囊肿的有效方剂。

3. 消化系统疾病　芍药甘草汤可用治如慢性萎缩性胃炎[27]、中老年慢性结肠炎、溃疡性结肠炎[28]、胃、十二指肠溃疡[29]、阑尾炎[30]及胆囊炎多种消化系统疾病，疗效显著。此外，临床还以之治疗急腹症[33]、便秘[31,32]等证，疗效较佳。

4. 神经肌肉系统病变　芍药甘草汤加薏苡仁治疗尿毒症末梢神经病变 30 例，总有效率 83.3%。芍药甘草汤加味治疗用于糖尿病神经病变所致疼痛、麻木患者及脑血管意外后遗症所致疼痛、麻木患者，症状全部缓解[33,34]。芍药甘草汤合活血效灵丹治疗肝病腿痛，疗效显著。芍药甘草汤加味治疗顽固性膈肌痉挛 35 例，治愈率 94.3%。

5. 呼吸系统疾病　芍药甘草汤对支气管哮喘缓解期患者免疫功能变化具有抗过敏作用[35]，能显著抑制支气管哮喘患者服用 β 受体激动剂出现肌痉挛[36]。且以芍药甘草汤为主治疗百日咳，疗效显著[37]。

6. 泌尿系统疾病　芍药甘草汤加味治疗泌尿系结石 35 例，总有效率为 95%[38]。芍药甘草汤加味治疗小儿遗尿症126例，总有效率97.6%。

7. 系统性红斑狼疮(SLE) 将42例PRL增高的SLE患者随机分为中药组和激素组各21例。中药组在常规剂量激素的基础上给予加味芍药甘草汤治疗，不用免疫抑制剂。激素组给予常规剂量激素及免疫抑制剂治疗。结果显示两组在SLE疾病活动性指数(SLE DAI)评分，实验室指标，激素用量比较等方面差异有显著意义。提示对PRL增高的SLE亚群病人加用中药加味芍药甘草汤可加快SLE病情的好转，减少激素用量和副作用[39]。

主要参考文献

[1] 洪建华，等．芍药甘草汤镇痛作用的实验研究．实用中西医结合临床，2008，8(5)：84

[2] 邱明义．附子汤、桂枝附子汤、芍药甘草汤镇痛抗炎作用比较研究．中国实验方剂学杂志，1999，5(4)：45

[3] 鄢顺琴，等．芍药甘草汤的镇痛作用机制．安徽中医学院学报，2001，34(6)：43

[4] 徐晓娟，等．不同配伍比例芍药甘草汤对痛经大鼠子宫组织内皮素和一氧化氮的影响．中医药信息杂志，2004，11(11)：973

[5] 徐晓娟，等．芍药甘草汤不同配伍比例对痛经大鼠β-内啡肽的影响研究．中国中医基础医学杂志，2004，10(6)：40

[6] 凤良元．芍药甘草汤镇痛作用及机制研究．中国实验方剂学杂志，2002，8(1)：23

[7] 朱爱江，等．芍药甘草汤的抗炎作用研究．天津医药，2009，37(2)：120

[8] 韩坚，等．芍药甘草汤对肠道运动的作用观察．广州中医药大学学报，2007，24(1)：55

[9] 田丰玮，等．芍药甘草汤对大鼠偏瘫痉挛模型神经递质的影响．中国中医急症，2009，18(2)：251

[10] 邸琳，等．芍药甘草汤对小鼠急性肝损伤的保护作用．中药药理与临床，2007，23(6)：4

[11] 苏启高．加减芍药甘草汤治疗胃脘痛．中医药临床杂志，2004，16(6)：532

[12] 孙永峰．芍药甘草汤治疗儿童功能性再发性腹痛疗效观察．山西中医，2008，24(10)：11

[13] 黄玉国．芍药甘草汤加味治疗足跟痛46例．实用中医药杂志，2000，16(12)：18

[14] 程振化，等．足跟痛点注射并加味甘草汤治疗足跟痛症．现代康复，2001，5(11)：100

[15] 赵铎．芍药甘草活血汤加减结合推拿治疗腰椎间盘突出症90例疗效观察．四川中医，2007，25(11)：80

[16] 范桂滨，等．大剂量芍药甘草汤治疗普通型肌肉痛性痉挛68例．中医药临床杂志，2007，19(3)：248

[17] 潘庆平．芍药甘草汤合虫类药治疗偏头痛60例．江西中医药，2003，34(246)：35

[18] 何永明．陈亦人教授运用芍药甘草汤的经验．上海中医药杂志，2004，38(1)：14

[19] 王国伟．芍药甘草汤为主治疗食管支架术后疼痛42例．实用中医药杂志，2000，16(11)：10

[20] 刘昭坤，等．芍药甘草汤为主治疗癌症晚期疼痛40例．新中医，1997，29(1)：32

[21] 黄钦，等．加味芍药甘草汤治疗痛经30例．中国中医急症，2002，11(6)：496

[22] 张丽娟．对希望妊娠的重症痛经患者应用芍药甘草汤与当归芍药散交替周期性疗法诱发排卵．国外医学．中医中药分册，2002，24(5)：288

[23] 徐吉祥．芍药甘草汤治疗高泌乳素血症型女性不孕症临床观察．中国中西医结合杂志，2003，23(8)：602

[24] 王芙蓉．丹栀逍遥散加味和芍药甘草汤治疗高泌乳素血症30例．山西中医，2002，18(2)：23

[25] 柴丰收，等．芍药甘草汤、芍药甘草汤加味及Diane-35治疗女性高雄激素不孕的疗效观察．中国优生与遗传杂志，2005，13(11)：106

[26] 本山觉，等．芍药甘草汤治疗黄体囊肿．国外医学·中医中药分册，2004，26(2)：103

[27] 吴晓虎，等．加味芍药甘草汤治疗慢性萎缩性胃炎90例．陕西中医，2008，29(9)：1186

[28] 张雪燕，等．芍药甘草汤在溃疡性结肠炎中的应用．辽宁中医学院学报，2004，6(4)：9

[29] 厉为广．芍药甘草汤加味治疗溃疡病170例．光明中医，1999，14(3)：35

[30] 陈敏．大剂量芍药甘草汤为主治疗阑尾炎40例体会．实用中医药杂志，1998，14(4)：18

[31] 徐晓荣，等．芍药甘草汤加减治疗气血虚弱型习惯性便秘60例．四川中医，1997，15(6)：30

[32] 黄昌惠．芍药甘草汤治疗老年性便秘96例．中国民间疗法，2003，11(5)：46

[33] 柽坤．芍药甘草汤用于糖尿病神经病变所致疼痛、麻木的效果．国外医学·中医中药分册，2003，25(4)：230

[34] 柽坤．芍药甘草汤用于脑血管意外后遗症所致疼痛、麻木的效果．国外医学·中医中药分册，2003，25(4)：230

[35] 彭素岚．中西医结合治疗支气管哮喘缓解期患者免疫功能的变化．中国中西医结合杂志，1999，6(1)：510

[36] 加藤元一．芍药甘草汤对于β受体激动剂治疗哮喘而出现肌痉挛疗效观察．汉方と最新治疗，1996，5(1)：57

[37] 张祥福．芍药甘草汤加味治疗百日咳33例．湖南中医杂志，1998，14(1)：48

[38] 赵而立．三金芍药甘草汤治疗泌尿系结石35例体会．中医药导报，2005，11(4)：27

[39] 殷发，等．加味芍药甘草汤治疗系统性红斑狼疮的初步报告．辽宁中医杂志，2009，36(4)：497

大柴胡汤

本方来源于《金匮要略》，由柴胡、黄芩、芍药、半夏、枳实、大黄、大枣、生姜组成。

【功效与药理】

1．和解少阳　少阳位居半表半里，《伤寒论》中以口苦、咽干、目眩为提纲；寒热往来亦为少阳病的特点之一。大柴胡汤和解少阳的功效，主要与其对消化系统的作用及抗炎免疫有关。

(1)保肝作用：大柴胡汤对 CCl_4 引起的雄性大鼠实验性肝损害，可抑制GOT、GPT、LDH的升高，保护线粒体中的ICDH(异柠檬酸脱氢酶)及 Na^+、K^+-ATP酶的活性，提高肝细胞中SOD活性，从而清除自由基，抑制由脂质过氧化引起的肝细胞损害，具有显著的保肝作用[1]。对于四氯化碳所致小鼠肝硬变，本方也有显著抑制作用，并可抑制脾指数增加和SGPT的升高，还可抑制纤维化的进程；对于D-半乳糖胺所致大鼠急性肝炎，本方能抑制SGPT的升高，效果与小柴胡汤相似，抑制率均为60%，单味柴胡抑制率为37%，而柴胡、半夏、黄岑、生姜、大枣5药共煎者抑制率为21%，表明本方保肝作用为各药之综合效果。

(2)利胆作用：大柴胡汤能显著增加麻醉犬的胆汁流量及豚鼠胆汁流量，并能著降低胆道括约肌张力，大柴胡汤不仅能解除胆管痉挛也能使弛缓的胆管提高紧张度，从而加强对胆汁的排泄，这种对胆管运动的双向调节作用，有利于胆石的排除[2]。研究结果还表明，将大柴胡汤运用于猕猴，观察利胆作用，发现大柴胡汤大剂量组促进胆汁分泌，而小剂量抑制胆汁分泌，因此大柴胡汤因剂量不同，利胆作用具有双向调节作用[3]。经正交试验分析，复方大柴胡汤各药的利胆作用和对括约肌张力的影响，以大黄、白芍利胆作用较强，柴胡、黄芩次之，单独用8味药均未能使胆道括约肌张力明显降低，且白芍、枳壳等还有升高作用，柴胡、白芍、黄芩、玄胡、大黄配伍时增加胆汁流量最多，柴胡、木香、玄胡者降低括约肌张力的效应最强。上述结果表明中医方剂组成药之间药效的交互影响甚为复杂，本方全方作用较各拆方作用为强。

(3)抑制胆石形成：给予形成胆固醇型结石的食物喂饲大鼠，大柴胡汤能明显地降低大鼠胆石形成率，并使胆石形成的体积明显减小，还能有效地降低血中甘油三酯；但对豚鼠的胆红素型结石的形成无明显的抑制作用[4]。这可能是种属差异，也可能因为大柴胡汤对不同成因的结石作用有所不同。

(4)对胃肠功能的影响：①对胃肠道平滑肌的作用。大柴胡汤对乙酰胆碱、氯化钡、组胺所致离体豚鼠回肠痉挛具有较强的抑制作用，表明本方具有显著的松弛平滑肌作用，从而有利于对"胸胁苦满"之解除[5]。②抗溃疡。大柴胡汤 20g/kg 经十二指肠给药对大鼠幽门结扎型胃溃疡模型有较好的防治作用，给药组胃壁黏液糖蛋白量明显升高，表明提高胃壁黏液蛋白量是大柴胡汤抗胃溃疡的机制之一；大柴胡汤对大鼠应激性胃溃疡有明显防治作用，用束缚水浸应激法复制大鼠应激性胃溃疡模型，大柴胡汤能明显降低模型大鼠胃黏膜病损程度及溃疡指数，降低模型大鼠血清胃泌素(GAS)和促甲状腺激素(TSH)含量[6]，减少大鼠应激性溃疡模型内皮素(ET)合成和分泌，降低血清 ET 含量，使 NO/ET 趋于平衡，还能增加血清中 6-K-PGF1α 含量，明显降低脂质过氧化物(LPO)水平，显著提高 SOD 的活力。大柴胡汤对大鼠应激性溃疡有明显的防治作用，其作用机制可能还与其抗氧自由基的作用、调节 NO/ET 平衡，增加前列腺素(PGI_2)含量有关[7,8]。

(5)抗炎作用：给大鼠造成佐剂性关节炎 2 个月后再注入酪蛋白，可引起腹部皮下结缔组织纤维束增生，压迫腹部表面，呈强直状态，类似"胸胁苦满证"。大柴胡汤对该病理模型的腹部皮下结缔组织中纤维束增生，具有显著的抑制作用；此外，对鹿角菜胶所致动物炎性水肿及葡聚糖所致鼠足趾肿胀，本方也具有显著抑制作用；对热烫伤性足趾肿胀也有一定抑制作用；对佐剂性关节炎有较强的抗炎作用。其对免疫性炎症的作用较对非特异性炎症为强[5]。

2. 内泻热结　本方系由小柴胡汤合小承气汤加味而来，所治病症兼有少阳及阳明证疾。如寒热往来，大便不解。其内泻热结功效与解热、泻下等作用有关。

(1)解热作用：本方对实验性发热动物具有明显的解热作用，其解热作用可能与抑制环氧化酶活性有关。给大鼠口服大柴胡汤 1.1g/kg，能明显降低血浆 PGE_2 含量，体外试验表明能抑制花生四烯酸转化为 PGE_2。

(2)泻下作用：本方中大黄有显著的泻下作用，配伍枳实，其泻下通腑，通下热结作用更强。

3. 其他作用

(1)降血脂及抗动脉粥样硬化作用：大柴胡汤能降低实验性雄性大鼠血浆胆固醇水平。用高胆固醇食物喂饲仓鼠，给予大柴胡汤 2 周后其血清胆固醇浓度明显低于对照组，第 8 周时，血清甘油三酯也明显降低。4 月龄的小鼠服用大柴胡汤，每日 0.4g/kg，并喂以含 5%胆固醇的饲料，观察 12 个月，本方可抑制钙在动脉沉积，并抑制胶原含量的增加。给大耳白兔喂饲胆固醇 6 个月，造成动脉粥样硬化模型，在此期间同服大柴胡汤，于第 6 个月采用无损伤光学体弹性模数测定法作为动脉粥样硬化间接评价指标，结果大柴胡可改善胆固醇所致的胸腔动脉硬化，能减少动脉硬化损伤区域总胆固醇和磷脂的升高，抑制羟脯氨酸增加[9]。大柴胡汤具有显著的抗家兔实验性动脉粥样硬化的作用，主要表现为血脂水平明显降低，减少主动脉内膜脂质斑块面积及斑块厚度，明显提高磷脂氢谷胱甘肽过氧化物酶、铜锌超氧化物歧化酶(Cu-Zn-SOD)活性，降低脂质过氧化物(LPO)含量，抑制平滑肌细胞表型的改变，阻抑原癌基因 C-myc 的表达，其抗 AS 可能与降血脂、抗氧化、影响平滑肌细胞表型和阻抑原癌基因 C-myc 的表达有关[10~12]。

(2)抑制血小板聚集作用：小鼠分别口服大柴胡汤、地塞米松，阿司匹林、吲哚美辛，对胶原诱发的血小板聚集有抑制作用，大柴胡汤在1小时和5小时呈现前弱后强的两个抑制峰，抑制率分别为45%和52%，而地塞米松，阿司匹林及吲哚美辛的抑制率分别为52%、48%和49%，比阿司匹林、地塞米松及吲哚美辛抑制高峰延后且持续时间长[13]。

【主治】少阳、阳明合病。症见往来寒热、胸胁苦满、呕吐不止，郁郁微烦、心下痞鞭或心下满痛、大便不解或协热下利、舌苔黄、脉弦数有力等证。

【现代应用】

1. 胆石症、胆囊炎、胰腺炎　大柴胡汤及其加减方对于胆石症(60例)、胆囊炎(120例)及胆囊切除后综合征(33例)等具有较好的疗效[14~16]。大柴胡汤加减方能够促进胆汁分泌，抑制肠内细菌，改善胆石症状。对伴有疼痛发作及结石直径5mm以下的病例，用大柴胡汤为主治疗可收到较好的排石效果，即使不能排石，亦有消炎溶石的作用[17]。此外，大柴胡汤还具有消炎止痛，利胆排蛔的作用，用大柴胡汤治疗胆道蛔虫病32例，总有效率为93.75%，治愈者平均服药15天[18]。加味大柴胡汤治疗急性胰腺炎136例，有效率达97.8%[19]。

2. 病毒性肝炎　用大柴胡汤加减方治疗急性黄疸型肝炎196例，结果痊愈179例，有效15例，无效2例，总有效率为98.47%。用大柴胡汤治疗肝功能检查异常，实证型的慢性活动性肝炎和初期肝硬化有效，可治疗脂肪肝、阻止肝组织纤维化进一步发展[20]。

3. 高脂血症和脂肪肝　大柴胡汤可以改善高脂血症患者血清脂质代谢，连续服用12周，血清总胆固醇降至6.22～6.75mmol/L为轻度改善，降至6.22～5.18mmol/L为中度改善，结果54例患者中，中度和轻度改善者占61%。TG在治疗3个月后明显降低；ApoA-1明显上升，ApoB及B/A-1的比值明显低下，因此大柴胡汤可通过调节载脂蛋白代谢，预防高脂血症患者动脉硬化性疾病发生[21~23]。运用大柴胡汤治疗脂肪肝53例，总有效率90.6%[24]。

4. 发热　用大柴胡汤治疗39例小儿高热，总有效率94.8%[25]。

5. 胆汁反流性胃炎、胃、十二指肠溃疡　用大柴胡汤加减治疗100例确诊为胆汁反流性胃炎的患者，治愈率为72%[26]。加味治疗胃下垂228例，总有效率达97.4%[27]。大柴胡汤加减治疗十二指肠球部溃疡34例，总有效率达94.1%[28]。

主要参考文献

[1] 伊藤浩行，等．大柴胡汤对四氯化碳所致肝损害的自由基产生和清除的影响．国外医学・中医中药分册，1995，17(1)：35

[2] 赵殿法，等．大柴胡汤的研究和应用．泰山医学院学报，1997，18(2)：126

[3] 俞丽霞，等．大柴胡汤利胆作用与剂量及时辰的关系．浙江中医学院学报，2000，24(4)：50

[4] 北山修，等．大柴胡汤对胆石生成模型豚鼠的效果．国外医学・中医中药分册，1995，17(1)：36

[5] 邓文龙．中医方剂的药理和应用．重庆：重庆人民出版社，1990：266

[6] 周艳艳，等．大柴胡汤对大鼠应激性胃溃疡的防治作用研究．中医药学刊，2006，24(6)：1056

[7] 罗丹，等．大柴胡汤对应激性溃疡大鼠血清内皮素(DT)和血清前列腺素 I_2(PGI_2)的影响．中华实用中西医杂志，2003，3(12)：1741

[8] 徐建民．大柴胡汤防治应激性溃疡的实验研究．World Health Digest，2007，4(6)：227

[9] 龚传美，等．大柴胡汤对动物体外血栓形成、血胆固醇肠系膜的影响．中药药理与临床，1991，7(特刊)：1

[10] 刘彤，等．大柴胡汤对AS家兔血管壁平滑肌细胞表型的影响．辽宁中医杂志，2003，30(3)：237

[11] 王凤荣,等. 大柴胡汤对高脂饮食所致兔动脉粥样硬化的保护作用. 中西医结合心脑血管病杂志,2007,5(1):36-38

[12] 王凤荣,等. 大柴胡汤对家兔实验性动脉粥样硬化的形成及PHGPX的影响. 中华中医药学刊,2007,25(3):454

[13] 邹建化,等. 小柴胡汤和大柴胡汤对胶原诱发血小板聚集和前列腺素合成的抑制作用. 国外医学中医中药分册,1987,9(1):21

[14] 何玉秀. 大柴胡汤加减治疗胆道疾病33例小结. 湖南中医药导报,1996,2(2):45

[15] 冯育林,等. 大柴胡汤配脂餐治疗胆囊炎胆石症60例临床观察. 实用中医内科杂志,1996,10(3):29

[16] 张宏民. 大柴胡汤加减治疗胆囊炎120例. 国医论坛,1996,11(3):22

[17] 森康昭,等. 大柴胡汤,茵陈汤合方治疗胆石症的经验. 国外医学·中医中药分册,1993,15(6):29

[18] 岳发元. 大柴胡汤治疗胆道蛔虫病32例. 云南中医中药杂志,1995,16(2):7

[19] 史一成,等. 加味大柴胡汤治疗急性胰腺炎136例. 实用中医药杂志,2001,17(2):9

[20] 高森成之,等. 大柴胡汤治疗实证体型慢性病毒性肝疾病的研究. 国外医学·中医中药分册,1993,15(5):38

[21] 清水正彦. 大柴胡汤对伴有更年期障碍的高脂血症的疗效探讨. 国外医学·中医中药分册,1996,18(4):33

[22] 张丽娟. 大柴胡汤对血清脂质代谢的影响. 国外医学. 中医中药分册,1995,17(2):32

[23] 胡表懿,等. 大柴胡汤降血脂作用的临床观察. 山东中医杂志,1995,14(1):12

[24] 闫奇,等. 大柴胡汤治疗脂肪肝53例. 四川中医,2002,20(4):46

[25] 张俊杰. 大柴胡汤治疗小儿高热39例. 中西医结合杂志,1990,10(3):167

[26] 孙恩和,等. 大柴胡汤治疗胆汁反流性胃炎. 黑龙江中医药,2007,42(6):40

[27] 张庆新,等. 大柴胡汤加味治疗胃下垂228例. 浙江中医杂志,1997,32(10):441

[28] 巴雅尔图. 大柴胡汤加减治疗十二指肠球部溃疡34例. 实用中西医结合杂志,1993,6(5):292

小柴胡汤

本方来源于《伤寒论》,由柴胡、黄芩、人参、半夏、甘草、生姜、大枣组成。

【功效与药理】

1. 和解少阳　小柴胡汤为和解少阳的主方,少阳经脉贯膈循胁,络肝属胆,当邪在少阳,经气不利,少阳相火郁而生热,可表现胸胁苦满、口苦、咽干、目眩等;胆热犯胃,胃失和降,则可见心烦喜呕,默默不欲饮食,这些症状常是肝胆与胃部疾病的主要临床表现。现代研究本方和解少阳的功效与其对肝胆系统和胃黏膜的保护作用有关。

(1)对急性肝损害的保护作用:小柴胡汤对多种化学物质所致急性肝损伤具有明显的降酶保肝作用。大鼠灌胃小柴胡汤连续6天,能明显降低CCl_4所致急性肝损伤引起血清sGPT(谷丙转氨酶)、乳酸脱氢酶升高[1,2]。采用D-半乳糖胺肝损伤大鼠模型,给予小柴胡汤3天后能明显降低sGPT,明显减轻病理学改变。小柴胡冲剂对乙酰氨基酚所诱导的小鼠肝损伤模型也可显著降低血清ALT活性,升高肝组织内还原型谷胱甘肽(GSH)水平。病理学检查肝细胞坏死面积明显减小,肝小叶结构较模型组清晰,炎症细胞浸润减轻[3]。

(2)对慢性肝损伤的保护作用:采用CCl_4引起的慢性肝损伤模型[5周龄雄性ddy系小鼠皮下注射0.04ml的CCl_4橄榄油(1∶1),每周2次,连续7个月],给予小柴胡汤,每月测定肝胶原量(总羟脯氨酸量),脾系数,sGPT,并做病理检查,研究结果表明小柴胡汤给药1、6、7个月,肝胶原量比对照组分别降低31%、36%和31%,脾系数比对照组降低13%～

15%，sGPT 2、4 个月时亦比对照组低；肝组织病理形态检查表明对照组第 1 个月出现纤维化，小柴胡汤组减轻，表明小柴胡汤能抑制 CCl_4肝硬化进程。给大鼠小柴胡汤 600mg/kg 3 个月，可明显抑制由 DMA（二甲基亚硝胺）和猪血清 PS 诱生的肝羟脯氨酸含量增高，并抑制凝血酶原时间的延长，不但能抑制肝细胞坏死，且能直接抑制肝纤维化的形成[4]。每日清晨用白酒、橄榄油、吡唑的混合液灌胃大鼠，酒的摄入量为 8～12g/(kg・d)，连续数周，小柴胡汤 1ml/100g（生药为 2g/ml）明显提高葡萄糖-6-磷酸酶、三磷酸腺苷酶、5'-核苷酸酶、山梨醇脱氢酶（SDH）和 SOD 活性，增加肝糖原，降低 sGPT、脂质过氧化物（LPO）、乳酸脱氢酶（LDH）、甘油三酯（TG）、总蛋白（TP），白蛋白（ALB）和 ALB/球蛋白（A/G）比值等[5]；光镜观察，对照组肝细胞明显肿胀，胞质疏松、气球样变，脂质内可见脂滴空泡，肝小叶中央区明显坏死，还有灶性坏死和点状坏死，间质内大量炎性细胞浸润。给药组肝脏的组织结构基本正常，偶见点状坏死，损伤程度明显减轻。电镜观察：肝损伤后肝细胞核不规则，核间隙扩张、不均；胞质疏松、细胞器数量明显减少；线粒体肿胀、变形，嵴消失，粗面内质网明显扩张、断裂，并有脱颗粒现象，胞质内可见脂滴空泡；贮脂细胞功能活跃，其内特有的脂滴空泡减少或消失；在窦间隙及肝细胞周围可见增生的胶原纤维。给药组肝细胞核规则，核仁清晰，胞质密度明显增高，少数线粒体有肿胀、变形改变，粗面内质网未见明显扩张、断裂、脱颗粒现象，与对照组相比损伤程度明显减轻[6]。大鼠喂饲添加了 0.1%乙硫氨酸制作的缺乏胆碱饲料造成的慢性肝损伤，给小柴胡汤 0.9g/kg，连续 8 周，肝表面的组织血流量明显增加，显著降低 sGPT、sGOT（血清谷草转氨酶），病理学检查表明增生性结节及卵圆形细胞浸润程度明显减轻[7]。

(3)体外肝细胞保护作用：把雄性大鼠肝切成长 5mm，厚 0.3mm 切片放入培养基中。在各培养基中分别加入二氯化二甲联吡啶（PQ）和小柴胡汤＋PQ，小柴胡汤可抑制 PQ 引起的 GOT 的逸出和过氧化脂质（LPO）的增加，亦可抑制组织学的病理变化。小柴胡汤中的三味药黄芩、甘草、柴胡均可分别抑制 GOT 的逸出。把肝微粒体加入 NADP、G-6-PD、G-6-P、$MgCl_2$产生 NADPH 的生成系统中，再加入小柴胡汤和 PQ，结果小柴胡汤可抑制由于 PQ 引起的肝微粒体脂质过氧化反应产生的 LPO，小柴胡汤中的黄芩、甘草、柴胡也可明显抑制脂质过氧化反应[8]。

(4)预防实验性胆结石形成作用：小鼠实验分为正常对照组、石胆酸组（小鼠喂饲含 2%石胆酸的饲料 36 周）、石胆酸同时加入 1%小柴胡汤组、只喂饲含 1%小柴胡汤的饲料组，结果表明，石胆酸组肝、脾脏器系数明显升高，两给药组则与正常组接近。石胆酸组胆总管管径显著扩张，达 18～27mm（平均 22.2mm），小柴胡汤＋石胆酸组为 5～11mm（平均 8.0mm），单独喂饲小柴胡汤组＜10mm，与正常组相同。石胆酸组小鼠均见胆管结石形成，重 2.9～9.9g（平均 6.3g），给药组未见有结石。胆汁中胆汁酸成分给药组以牛磺胆汁酸、熊脱氧甘氨胆酸、鼠胆酸及牛磺脱氧胆酸为主，石胆酸组以甘氨脱氧胆酸、甘氨石胆酸和牛磺脱氧胆酸为主。病理学检查，石胆酸组肝内胆管明显扩张，胆管上皮增生，门脉区胆管增生，细胞浸润，纤维组织增生，给药组门脉区胆管增生及纤维化均不显著[9]。

(5)对胃黏膜的保护作用：小柴胡汤十二指肠给药 10g/kg，2 小时后可显著增加大鼠胃壁结合阿利新蓝量，表明其具有促进胃黏液分泌的作用，但对人、鼠在体胃黏液 HCO_3^-分泌及草蛙离体胃黏液 HCO_3^-分泌均未显示促进作用。胃黏液-碳酸氢盐屏障是胃黏液自身保护作用的重要机制之一，胃黏液分泌和 HCO_3^-分泌是两个独立过程，小柴胡汤的胃黏膜保护作用可能与增加胃黏液分泌有关[10]。大鼠胃空肠吻合术后第 5 日开始给小柴胡汤，

29g/(kg・d),9周后,结扎幽门、贲门和吻合口两侧肠管,15分钟后将胃取下收To胃液,测pH值、胃内胆酸总量,肉眼观察胃黏膜病理改变,取胃窦部及吻合口周围胃黏膜组织光镜下观察组织学改变。结果给药组胃黏膜和吻合口充血、水肿明显轻于对照组,但对胃排空无明显影响。光镜下观察主要病理改变为炎性细胞浸润、腺体增生及肠上皮化生。给药组不能显著阻止病理学变化,但能显著减轻碱性肠液返流引起的炎性细胞浸润及腺体增生,能显著改变胃液pH值的升高,但胃内胆酸含量无明显影响[11]。

2. 抗炎解热作用

(1)抗炎作用:小柴胡汤0.68g/kg,小柴胡汤口服液0.68g/kg,0.85g/kg,3.4g/kg以及冲剂0.85g/kg,1.7g/kg,3.4g/kg灌胃给药7天,对角叉菜胶诱发的大鼠踝关节水肿有明显抑制作用,从3小时开始作用明显,3种剂型之间无明显差异。小柴胡汤冲剂5g/kg,12.5g/kg,25g/kg和口服液5.25g/kg对二甲苯导致的小鼠耳廓肿胀也表现出明显抑制作用[1,2]。本方对切除肾上腺大鼠的抗炎作用减弱,使血中皮质酮水平上升,表明抗炎作用与其兴奋肾上腺皮质功能有关,但也还存在不通过肾上腺的其他抗炎机制[12]。通过实验研究发现小柴胡汤能够诱导白细胞介素产生,该作用是其抗炎作用的基础[13]。

(2)对糖皮质激素受体的影响:应用放射配体结合法检测雄性大鼠肝细胞液的糖皮质激素受体(GCR)。试验分为正常组、小柴胡汤组(灌胃5g/只・天)、地塞米松组(0.2mg/只・天)、同时给予小柴胡汤和地塞米松组,结果表明与正常组比较,小柴胡汤组明显降低GCR量($P<0.01$),地塞米松+小柴胡汤组GCR量明显高于地塞米松组($P<0.01$)。由此认为,小柴胡汤具有双向调节作用,一方面本身有降调GCR的作用,另一方面使糖皮质激素对GCR的降调作用减轻[14]。

(3)解热:家兔灌胃小柴胡汤1.76g/kg,小柴胡汤口服液大剂量8.82g/kg,小剂量1.76g/mg,连续灌胃6天,静注2ml/kg腐败干草浸剂后引起的发热反应,观察1、3、5、7小时体温变化,结果表明3小时起各组有明显的退热作用,小柴胡汤组作用更明显[1]。

3. 其他作用

(1)抗肿瘤作用:体外试验表明小柴胡汤对11种不同分化程度的人肝、胆道系统癌细胞株有浓度依赖性抑制作用,特别是对胆囊、胆道系统腺癌细胞株作用明显。其作用机制是抑制细胞周期的G_0/G_1期。对具有产生AFP功能的肝癌细胞株KIM-1呈浓度依赖性减少单位细胞的AFP分泌功能,表明小柴胡汤具有直接抑制癌细胞增殖的作用[15]。

(2)增强免疫作用:①小柴胡汤提取物可增强小鼠特异性体液免疫功能及非特异免疫功能,具有显著提高小鼠炭粒廓清速率,显著增加溶血素生成的作用[16]。②诱导白细胞介素的产生,促进干扰素的分泌,提高NK细胞活性:小柴胡汤在Con A(刀豆素A)刺激下的单核细胞培养基中,能剂量依赖性地增强干扰素的产生,表明小柴胡汤协同ConA产生干扰素,具有免疫修饰活性。小柴胡汤能诱导人淋巴细胞产生γ-干扰素,能促进巨噬细胞生成白细胞介素-1(IL-1),干扰素对IL-1的生成也有辅助作用。IL-1产生后,IL-2的生成也加强,而IL-2又有利于γ-干扰素的生成。未添加Con A培养的末梢血单核细胞的上清液中未检定出IL-4,加小柴胡汤时,即可诱导IL-4产生。在BALB/c小鼠的脾细胞中添加ConA,在上清液中添加B9细胞后,IL-6生成明显增加,加入各浓度的小柴胡汤,该作用增强,但若单独用小柴胡汤而不用ConA,则无诱导作用[17]。小鼠腹腔注射小柴胡汤100mg/kg可使NK细胞活性上升,但200mg/kg却使NK细胞活性受到抑制。灌胃给予250mg/kg时,NK细胞活性也上升,并且抗羊红细胞抗体产生增加,但750mg/kg时反而减少。③对吞噬细胞功能影响:可明显提高腹腔巨噬细胞吞噬鸡红细胞的作用[1,2]。小柴胡汤醇提物促进小鼠巨噬细胞释放NO,这可能是小柴胡汤抗肝损害机制之一[18]。另有研究表明经小柴胡汤培养的大鼠肝脏枯否氏细胞的雌二醇受体量呈浓度依赖性增加,小柴胡汤在直接作用于巨噬细胞发挥免疫激活的同时,间接作用于枯否氏细胞,使雌二醇受体量增加,发挥免疫激活作用,提高抗病毒的能力[19]。

(3)降血脂、抗动脉粥样硬化作用:采用无损伤光学体积弹性模数测定法(Ev)作为动脉粥样硬化的间接评价指标。0.9g/kg小柴胡汤灌胃大耳白兔6个月,同时饲喂高胆固醇饲料,对照组血清胆固醇、磷脂含量在第8周时达到最大值,在给药16周后,小柴胡汤显示出抑制磷脂升高的趋势。20周时,小柴胡汤能抑制胆固醇引起的Ev值升高,24周时抑制作用更明显。大动脉硬化指数显示,小柴胡汤能减少动脉硬化损伤的区域。对照组内膜增厚、泡沫细胞聚集,出现严重的胶原血症,钙沉积和大量坏死物。小柴胡汤能有效地降低血浆胶原的上升,减少钙沉积及坏死物量,在动脉壁中层对动脉弹性层的撕裂现象有恢复作用。小柴胡汤对主动脉重量增加无明显影响,但可抑制动脉总胆固醇和磷脂的升高。对照组大动脉羟脯氨酸含量增加达正常2倍,小柴胡汤可抑制其增高[20]。

【主治】少阳病。寒热往来,胸胁苦满,默默不欲食、心烦喜呕。口苦,咽干,目眩,脉弦;并治妇人热入血室,暮则谵语,或疟发寒热等证。

【现代应用】

1. 急慢性肝炎和急慢性胆囊炎　100例急、慢性肝炎患者(急性35例,慢性65例)。治疗时根据临床指征、症候不同有所加减。3月后,显效64例(全部症状消失,肝功能正常)[21]。41例患者有慢性、急性和慢性肝炎急性发作,急、慢性胆囊炎,肝硬化,胆管结石等,给予小柴胡汤口服液每次20ml(相当于原生药量12.6g),每日3次,7天一疗程,观察1～2疗程,除肝硬化无效外,其余患者均有效[22]。80例乙肝HBe抗原阳性慢性肝炎患者用小柴胡汤治疗,肝功能改善50%,病毒学检查转化率为10%,血清反应阴性18.8%,HBe抗原降至1/2以下者13.8%[23]。慢性丙肝(HCV抗体阳性),GDT值异常的54例患者,小柴胡汤2.5g/次,每日3次,连用24周,服用期间停用其他药物。给药组GOT、GPT、γ-GTP、TTT、ZTT均明显降低,血清白蛋白明显增加。服用24周后,有效率高于12周,达45.3%,有9例GPT值转为正常,3例HCV抗体转阴[24]。

2. 渗出性胸膜炎　悬饮属现代医学所称之渗出性胸膜炎范畴,患者咳嗽引痛或胸胁胀满,气短不能平卧。42例患者中外感诱发者33例,内伤诱发者9例。X线检查左右侧胸腔积液分别为20例和22例。小柴胡汤每日1剂,42例患者临床症状全部消失,X线查亦未见积液,全部治愈。疗程最短22天,最长45天[25]。

3. 支气管哮喘　小柴胡汤对支气管哮喘也有明显疗效。28例哮喘患者用小柴胡汤治疗1年,其中21例属于类固醇依赖型重症难治性哮喘,有效率64.3%,其中类固醇依赖型的21例中,显效2例,有效11例,有效率61.2%。另外对支气管痉挛型、支气管痉挛伴过量分泌型、细支气管闭塞型等均有改善作用,有效率分别为33.3%、71.4%和83.3%[26]。

4. 胆汁反流性胃炎和胆汁反流性食管炎　胆汁反流性胃炎36例,小柴胡汤每日1剂,分2次服,随病有所加减,30天为1疗程。从治疗后第5天对上腹部疼痛者开始有效,到25天时,36例有疼痛感的患者有31例疼痛全部消失,另外嗳气、泛酸等症状也有明显改善。胃镜检查有33例胆汁反流消失。合并消化性溃疡的10例患者治疗后溃疡全部消失[27]。114例经胃镜确诊的胆汁反流性食管炎患者经小柴胡汤治疗后(辨证加减),总有效率90.3%[28]。

5. 地方性斑疹伤寒 小柴胡汤加减治疗地方性斑疹伤寒60例，1日1剂，服药两剂到5剂，结果痊愈45例(症状完全消失，外斐氏试验凝集效价在1∶80以下占75%)[29]。

6. 抑郁症 以小柴胡汤为主随证加减对90例抑郁症患者进行治疗。每日1剂，10日为1疗程，总有效率78.8%[30]。

【不良反应】

1. 间质性肺炎 有关这方面副作用的报道比较多，X胸片、病检和药理试验都证实与小柴胡汤有关，尤其是小柴胡汤与干扰素联用引起的间质性肺炎近年来受到重视[31~33]。

2. 药物性肝损伤 长期应用可导致黄疸，GPT、GOT升高，中老年患者多见[34]。

主要参考文献

[1] 杨军，等．小柴胡汤口服液药效作用的研究．中成药，1992，14(6)：26

[2] 戴静芝，等．小柴胡汤冲剂和口服液药理作用比较．中成药，1993，15(3)：142

[3] 吴希美，等．小柴胡冲剂对乙酰氨基酚肝损伤的保护作用及机制研究．中药药理与临床，1997，13(6)：8

[4] 祁忠焱，等．小柴胡汤治疗肝病的药理研究．医药导报，1997，16(2)：60

[5] 河福金，等．小柴胡汤对大鼠酒精性肝损伤防护作用的组化和生化研究．北京中医药大学学报，1997，22(1)：45

[6] 河福金，等．小柴胡汤对大鼠酒精性肝损伤的防护作用．中西医结合肝病杂志，1994，4(3)：19

[7] 栗原毅，等．小柴胡汤抑制慢性肝损害进展的效果：特别是用于摄取添加乙硫氨酸的缺乏胆碱食物大鼠模型．国外医学·中医中药分册，1994，16(2)：19

[8] 中村东一朗，等．小柴胡汤对二氯二甲联吡啶引起的肝损害的效果．国外医学·中医中药分册，1991，13(5)：40

[9] 王金科，等．小柴胡汤改善肝胆系统损害的实验研究．广西中医药，1995，18(2)：44

[10] 洪缨，等．小柴胡汤及香砂六君子汤对胃黏液-碳酸氢盐屏障功能影响的实验研究．中药药理与临床，1994，10(6)：3

[11] 侯家玉，等．三种方剂水煎液对大鼠实验性反流性胃炎保护作用的研究．中国中药杂志，1992，17(11)：682

[12] 彭怀仁，等．中华名医方剂大全[M]．北京：金盾出版社．1990：79

[13] 周真．小柴胡汤与肿瘤坏死因子、干扰素、白细胞介素关系的研究．中医研究，1999，12(6)：15

[14] 杨柳松，等．小柴胡汤对大鼠肝细胞液糖皮质激素受体的调节作用．中国病理生理杂志，1996，20(5)：522

[15] 沟口充志．小柴胡汤水溶性成分抑制人肝、胆道系统癌细胞株增殖作用的探讨．国外医学·中医中药分册，1994，16(1)：28

[16] 张磊，等．小柴胡汤提取物对小鼠的免疫增强作用研究．中药药理与临床，2002，18(1)：4

[17] 长谷川格，等．小柴胡汤对人末梢血单核产生IL-4以及小鼠脾细胞产生IL-6的影响．国外医学·中医中药分册，1992，14(1)：52

[18] 徐瑶，等．小柴胡汤对小鼠腹腔巨噬细胞释放NO的影响．中药新药药理与临床．2000，11(9)：289-291

[19] 沟口靖宏，等．小柴胡汤对枯否氏细胞质中雌二醇受体量的影响．国外医学·中医中药分册，1992，14(1)：12

[20] Masaomi umeda et al. 小柴胡汤和大柴胡汤对大耳白家兔实验性动脉粥样硬化的影响．国外医学·中医中药分册，1990，12(1)：21

[21] 李建功,等．小柴胡汤治疗肝炎 100 例．云南中医中药杂志,1996,17(3):33

[22] 孔秀娣,等．小柴胡汤口服液治疗肝胆疾病少阳证 41 例．安徽中医学院学报,1994,13(1):27

[23] 沟口靖宏,等．小柴胡汤的免疫激活作用以及对乙型慢性肝炎的效果．国外医学・中医中药分册,1991,13(5):39

[24] 冈部和彦,等．小柴胡汤对慢性丙型肝炎的临床效果．国外医学・中医中药分册,1995,17(2):30

[25] 彭治安．小柴胡汤治疗悬饮．湖南中医杂志,1987,3(2):12

[26] 谷崎胜朗,等．小柴胡汤治疗支气管哮喘的临床效果．国外医学・中医中药分册,1992,14(4):10

[27] 李康,等．小柴胡汤加味治疗胆汁返流性胃炎近期疗效观察．中医杂志,1983,24(5):41

[28] 姜龙盛,等．小柴胡汤治疗返流性食管炎 114 例．新消化病学杂志,1996,4(10):549

[29] 姜梅英,等．加味小柴胡汤治疗地方性斑疹伤寒 60 例．山东中医杂志,1987,6(2):24

[30] 李发明,等．小柴胡汤治疗抑郁症 90 例临床观察．山西中医,1996,12(2):10

[31] 荻原健英,等．小柴胡汤与干扰素并用引起间质性肺炎 1 例．国外医学・中医中药分册,1995,17(2):37

[32] 妹川史朗,等．小柴胡汤引起的药物性肺炎 1 例及文献报告病例的探讨．国外医学・中医中药分册,1993,15(2):28

[33] 村上和宪,等．慢性肝炎治疗过程中出现间质性肺炎与小柴胡汤的关系．国外医学・中医中药分册,1995,17(2):37

[34] 金航．日本汉方药制剂毒副作用的分析．国外医学中医中药分册,1997,19(3):62

(聂 红 孙学惠 唐春萍 时京珍 秦文玉
杨 丽 唐言利 覃仁安 蔡 颖)

附 录

中药新药药理和毒理学研究的基本要求

(一)中药新药概念及分类

1. 新药的概念

我国国家药品监督管理局颁布实施的《药品注册管理办法》规定:新药是指未曾在中国境内上市销售的药品。新药要经过研制、注册申请、审查批准,然后发给新药证书及生产批准文号,才可投放市场。

药品注册申请包括新药申请、已有国家标准药品的申请和进口药品申请及其补充申请。新药申请是指未曾在中国境内上市销售的药品的注册申请。已上市药品改变剂型、改变给药途径的,按照新药管理。已有国家标准的药品增加适应证,也按新药管理。

2. 新药的分类

《药品注册管理办法》规定中药、天然药物新药按注册分类分为9类:

①未在国内上市销售的从植物、动物、矿物等物质中提取的有效成分及其制剂。是指国家药品标准中未收载的从植物、动物、矿物等物质中提取得到的未经过化学修饰的单一成分及其制剂。

②新发现的药材及其制剂。是指未被国家药品标准或省、自治区、直辖市地方药材规范(统称"法定标准")收载的药材及其制剂。

③新的中药材的代用品。是指替代国家药品标准中药成方制剂处方中的毒性药材或处于濒危状态药材的未被法定标准收载的药用物质。

④药材新的药用部位及其制剂。是指具有法定标准的中药材原动、植物新的药用部位制成的制剂。

⑤未在国内上市销售的从植物、动物、矿物等物质中提取有效部位及其制剂。是指国家药品标准中未收载的从单一植物、动物、矿物等物质中提取的一类或数类成分组成的有效部位及其制剂。

⑥未在国内上市销售的由中药、天然药物复方制剂。包括:(6.1)中药复方制剂;(6.2)天然药物复方制剂;(6.3)中药、天然药物和化学药品组成的复方制剂。

⑦改变国内已上市销售中药、天然药物给药途径的制剂。是指不同给药途径或吸收部位之间相互改变的制剂。

⑧改变国内已上市销售中药、天然药物剂型的制剂。是指在给药途径不变的情况下改变剂型的制剂。

⑨仿制药。是指注册申请我国已批准上市销售的中药或天然药物。

(二)主要药效学研究要求

中药新药主要药效学研究应遵循中医药理论,运用现代科学方法,制定具有中医药特色的试验计划,根据新药的功能主治,选用或建立与中医"证"或"病"相符或相近的动物模型和试验方法，对新药的有效性做出科学的评价。为此主要药效学研究应考虑下面几个方面的问题：

1. 主要药效学研究设计依据和要求

中药具有成分复杂，药理作用广泛的特点，在实验设计时应根据新药主治(病或证)，直接证实主要药效的核心试验(或主要试验)为必作项目，可选作不同模型、方法、动物及给药途径的试验2～3项。而间接证实主要药效或次要治疗作用的外围试验(或辅助试验)为选作项目，可根据新药的特点，功能主治及已有的临床经验，酌情选作几个方面的药效试验，每个方面选作1～2项试验即可。一般情况下，绝大多数药物应以核心试验为主，是评价新药有效性的主要根据，适当配合辅助试验，有助于全面、准确的评价其有效性，但不可用外围试验取代核心试验。

2. 选择实验方法

药理实验方法主要分为在体试验和体外试验两大类，两者互相补充，可以从不同角度，不同深度研究中药新药药效，两种方法各有所长，体外试验包括离体器官、组织、细胞、酶、受体、细胞内信息及基因等实验。其可以按要求严格控制实验条件，具有重复性好、用药量少、节省动物等优点，且可排除体内神经体液等各种复杂因素的干扰，可进行直接观察，获得准确结果，所得结果较易分析。在1、5类中药新药的研制中，因含杂质较少，可以配合一定的体外试验。但在进行体外试验时，应充分估计到中药粗制剂中杂质和理化性质对实验结果的影响，如药液的酸碱度、各种电解质和鞣质等的干扰，所得结果常常不能真实反映临床疗效。例如在试管内抗菌作用较强的中药，常常在体内不一定表现出强大的抗菌作用；某些中药含有大量钾离子、钙离子，其粗制剂在麦氏浴槽中表现出对离体平滑肌、心肌有明显的药理活性，但口服后不一定产生相应作用。

体内试验也称在体试验，其比较接近于临床状态，适于综合性研究，所得结果较为可信，可以直接反映临床疗效。中医药学以整体思想体系为基础，重视宏观调控。中药具有多成分多靶点的特点，整体试验能较全面地反映药物的作用。特别是中药新药2类药材、6类复方制剂大多属粗制剂，更应强调以体内试验为主。要证实新药具有某种药理作用必须通过体内试验证明有效。体外试验仅起辅助作用。具体试验方法请参考相关方法学书籍。

近年来开展的中药血清药理试验方法是一种新的体外试验方法，其将受试药物经口给予动物后，取其血清作为药源加入体外反应系统中研究其药理作用。此种方法尽管目前仍存在很多问题，尚待解决，但对中药粗制剂的体外试验具有重要价值。严格说来，采用血清药理试验方法，给药方案需要进行大量的预试验，才能找出最佳给药方案。给药方案包括给药剂量，每天给药次数，连续给药时间，给药后采血时间以及血清中所含相关活性物质的灭活条件。根据近些年来所掌握中药有效成分大量药代动力学数据，提出通法如下：将受试药物每天给药两次，连续给药3天，末次给药后1小时采血；给药剂量为临床等效剂量。按此通法方案进行，理论上中药或其复方所含80%以上的成分于给药后1小时处于达到或接近峰值。血清中活性物质对所含药物作用有干扰，如何排除干扰是一项十分复杂的问题。一般排除酶活性及补体干扰，常采用56℃条件下放置30分钟，这是最简便的方法。但不能列为通法。因为干扰因素不同，排除干扰的条件差异会很大。

3. 选择动物模型和指标

研究药物的作用仅仅在正常动物身上进行还不够，还需要制备各种动物病理模型，因为病理模型模拟疾病状态，比正常机体更接近病人的功能状态，有些药理作用在正常动物身上观察不到，如抗胃黏膜损伤药，抗菌、抗病毒药，抗恶性肿瘤药，解热、镇痛、抗炎药等均必须在相应的病理模型上才能观察到相应的作用。因此，病理模型在新药研究中占有重要地位。病理模型的选择应首选符合中医临床证或病的动物模型。如研究补虚药对免疫功能的影响，应首选免疫功能低下的虚症模型，按照中医辨证施治原则"虚则补之"，凡是正气虚衰病人，才有免疫功能低下表现，用补益药可使其免疫功能增强。进一步根据药物类型，选择相应病理模型，如治疗脾虚症的新药，宜选用脾虚症的动物模型，治疗血虚证的新药，应选择血虚证的动物模型。但目前制造完全模拟中医病或证的病理模型尚有困难。现有模型与临床症候相距甚远，故研究中药新药也常常采用一般化学药物所常用的病理模型，如高血压、糖尿病、中风、冠心病、肝炎、肝硬化等病理模型。

观察指标应选用特异性强、敏感性高、重现性好、客观、定量或半定量的指标进行观察。如在治疗冠心病心绞痛的中药新药进行疗效研究时，制备心肌缺血模型时，可供选择的方法很多，其中以阻断小型猪或犬冠状动脉所致的局限性心肌缺血模型与临床更为相似，较为合理，且可定位、定量、定性、较准确地评价药效，可作为首选的实验模型。

4. 对不同类别新药的药效学研究要求

中药新药第1～5类、6(2)(3)类的主要药效研究，应从多方面证实其主要药效，以及较重要的辅助治疗作用。其中1类和5类新药，含杂质较少，应在更高的技术水平上，通过体内、体外多种试验方法论证其药效。

5. 实验动物

应根据各种试验的具体要求，合理选择实验动物，对其种属、品系、性别、年龄、体重、健康状态、饲养条件及动物来源，合格证号，均应按试验要求严格选择，并详细记录，要做到合理选择需注意下列问题：①选用与人体的结构、功能、代谢、疾病特点相近似的实验动物。如研究催吐药宜选用鸽子、犬、猫等动物，它们对呕吐反应敏感；不宜选用家兔和鼠类，因后者无呕吐中枢或无呕吐反应；再如进行降压药研究时，宜选用犬、猫和大鼠，它们对降压药反应较敏感，与人类接近；不宜选用家兔，因家兔血压不稳定，对有些药物不敏感。选用遗传背景明确，指标稳定且显著，解剖、生理特点符合实验目的要求的实验动物。②宜选用2-3种动物进行药效试验，动物模型与临床有区别，特别是中医证的模型与临床差异更大，因此"动物点头"临床不一定疗效就好。人与动物既有共性又有差异。如在不同种属动物身上均作出与临床疗效相似的结果，可信度就大。故在进行药效研究时不要只选用一种动物，用2～3种动物的实验结果可信度更大。此外，还应考虑实验动物品种、品系、质量，受试动物是否易得，是否经济、是否容易饲养和管理。如豚鼠易于致敏，对组胺非常敏感，适于做过敏试验；家兔对体温变化十分灵敏，常用于热原检查和解热试验；猫、狗、大鼠血压稳定，常作为血压试验；鸽子、狗、猫等动物对呕吐反应敏感，研究催吐药常选用这些动物；大鼠和狗常用于毒理学研究。不同品系动物对药物的敏感性也有差别。例如A、C3H、津白Ⅱ小鼠易致癌，AKR、DBA/2、L615易致白血病，C3H雌鼠乳腺癌自发率达90%，AKR小鼠白血病自发率达65%。

6. 受试药物

对受试药物的要求应注意下列问题：

(1)6类中药复方制剂处方必须固定，处方组成药味必须符合法定标准，且组方符合中医药理论，对中西药合方或方中含天然药材者，应进行组方分析。

(2)受试中药药材应经过生药专家鉴定，确定品种、产地、药用部位和采收季节。饮片炮制方法要固定。

(3)中药制剂生产工艺条件要经过严格的选择，选用最佳工艺条件，制剂应合格，稳定性好，质量可控，剂型和质量标准应与临床用药基本相同。如受给药容量的限制，药效试验可选用不含赋形剂的中药提取物。

此外，中药新药制剂应符合卫生标准，制剂来源、批号最好一致。

7. 对照

随机、对照和重复是科学实验基本原则。主要药效学试验设计时必须时时考虑。其中对照尤其重要。主要药效常需设下列对照组：

(1)正常对照组：又称"空白对照组"，指在正常条件下进行观察和对照。正常对照组必须与给药组进行相同溶剂的处理，如常用溶剂灌胃，用生理盐水注射。正常对照组设置目的，可用来与模型组对照观察造模是否成功；在药物作用下观察给药组指标是否恢复正常。如溶剂具有生物活性(如1%～2%吐温-80静脉注入，会引起血压下降)，应再设一生理盐水组。

(2)阳性药对照组：阳性药对照组可选用药典收载的，正式批准生产的中药或西药，如是中药则需注明批准文号，功能主治。西药可按试验的目的要求选用经典的，公认的药物，如抗炎试验常选用皮质激素类制剂或解热镇痛药；镇痛则选用罗通定、阿司匹林、吗啡等。中药应选用与受试新药主治、功效、给药途径基本一致的，每个实验可选用1～2个阳性对照药；每种阳性药可选用1～2个不同剂量。阳性对照药设置的目的，一是比较新药的作用特点，作用强度，起效快慢；二是验证所用方法和指标的可靠性，准确性，为此阳性药必须作出阳性结果，否则有理由怀疑所选方法和指标的可信度。

(3)模型对照组：除不用药以外，其他处理与给药组相同。如前所述，为证实药物的作用常需建立病和证的动物模型；如，欲观察清热药、解表药的解热作用，必须制备大鼠或家兔的发热模型。欲观察活血药的作用必须制备各种血瘀证的模型。在相应的动物模型身上观察药物作用，才能真正反映临床疗效。

如上所述，通常一个药效实验需设5～6个实验组，每组通常含10～14只动物(指大鼠或小鼠)。在进行分组时必须注意动物体重、性别的随机性。在需要分批进行实验时要注意各组动物之间的平行操作。主要药效实验常常需要重复。如抗肿瘤药物，其祛邪作用要求重复三批，降血糖实验也要求重复。只有药效重复性好的药物具有良好的开发前景。

8. 给药剂量和给药途径

因为中药新药复方制剂有效成分含量低，口服生物利用度受其他影响大，不易作出好的量效关系。根据技术要求各类新药主要药效试验至少应设三个剂量组。犬与猴等大动物可设2个剂量组，但每组动物数不少于8只，纯度比较高的1、5类中药新药应尽量作出量-效和时-效关系。

(1)剂量设计：合理的剂量设计在药效设计中占有重要的地位。在材料合格，模型和方法可靠的前提下，试验结果好坏在很大程度上取决于剂量设计是否合理。不同动物和人体对同一药物反应的敏感性差异很大，一般动物的敏感性比人小很多，其主要原因之一是动物个体小，单位重量下所占的体表面积大。所谓临床等效剂量，即指根据体表面积折算法换算的在同等体表面积(m^2)单位时的剂量。但体表面积不易直接测得，通过公式计算比较复杂，根据动物体重估算临床等效剂量比较容易，计算单位一般以公斤(kg)体重相当于生药量的克(g)数表示。不同实验动物和临床人用剂量，通常可采用下列简单公式计算：

$$d_B = d_A \times \frac{K_B}{K_A}$$

式中 d_B是欲求算的B种动物(包括人)的公斤体重剂量;d_A是已知A种动物(包括人)的公斤体重剂量;K_A和K_B是折算系数。不同动物剂量换算应遵循其换算系数,基本根据:人—1,犬、猴—3,兔、猫—5,大鼠、豚鼠—7,小鼠—9的折算系数为依据,推算出等效剂量。

中药新药一般来源于临床,已知其临床日用量可推算出人每公斤体重用量。如此,根据其体重折算系数不难求出每种动物的等效剂量。因为不同方法,不同指标,对药物反应敏感性不同,药效试验常需进行预试验。预试验应以等效剂量为标准进行预试。正式实验时常常以等效剂量作为中剂量,大、中、小剂量差为2～3的等比级数为宜。也可根据预试验,一般不论用何种方法选择有效剂量均应通过预试验找出最小有效量,再做正式试验。或根据急毒试验结果,凡能测出 LD_{50},可用其1/20～1/10作为有效剂量的预试。考虑长毒剂量设计,药效试验高剂量组应明显低于长期毒性试验的中剂量组,为此药效试验的高剂量组,不宜超过人用量的20倍(指大鼠试验)。

(2)给药途径:一般应采用与临床一致的给药途径。中药注射给药途径一般针对急重症,或口服给药吸收不规则,生物利用度较低,达不到治疗效果时采用。

(3)给药时间:主要参考临床用药疗程,以治疗给药方式为主体。镇痛药,退热药,治疗感冒的药物,有的疗程短,不超过3～5天,给药时间宜短,最好一次给药即见疗效。慢性病给药时间宜长,如萎缩性胃炎,给药周期在3～6个月。

(4)给药容量:应适宜,容量过小容易产生误差;容量过大,动物难于耐受。一般最大给药容量参考如下:小鼠禁食不禁水12～16小时,一次灌胃在0.2～0.4ml/10g体重;皮下(Sc)、腹腔(ip)和静脉注射(iv)不超过0.5ml/只。大鼠禁食不禁水12～16小时,一次用量一般为1～2ml/100g体重,最大不宜超过5ml/只;腹腔注射1.5ml/只;皮下和静脉注射不超过1ml/只;肌内注射0.4ml/只。兔和猫最大用量:灌胃20ml/次,皮下、肌内注射2ml/次,腹腔5ml/次,静脉10ml/次。

(5)给药方式:原则上采用治疗给药方式,先制作动物模型,造模成功后给药,观察药物的治疗作用,这种方式更符合临床;实验方法无法进行治疗给药的采用预防给药,预防给药常先给药几天,使药物在体内达到有效浓度后再进行试验,观察药物的作用。

9.实验结果的表达和统计分析

无论定量或定性实验结果,均要求列表表达。此与研究论文有别,论文可以用图表达,不用表。但新药药效研究资料必须有表,用具体统计所得实验数据列表说明,如认为数据表不足以表达清楚,可以附加图进一步说明。常用统计方法:定量资料:又称量反应资料,这种反应可用数量差异表示,如血压、尿量、体温、血液生化测定值等。组间比较多采用t检验方法统计分析。定性资料:又称质反应资料,机体对药物的反应只有“有”或“无”两种,如死或不死,惊厥出现或不出现等,试验结果常用百分率表示。统计分析可采用“卡方”检验。分级资料:也称为有序的计量资料,例如,药效的持续时间,病理程度按等级划分的资料,临床疗效按等级分组资料(痊愈、显效、好转、无效等)这些资料不宜用上述方法进行统计分析。常采用秩和法及Ridit法等非参数统计分析方法。统计结果列表说明。数据表内容通常包含实验分组、给药剂量、每组动物数、指标数据和统计结果显著性标示。最后要求试验负责人熟悉研究内容和结果,并按形式审查内容整理资料,在书写资料中注意避免文字和数据错误。

10.主要药效结果应达到的要求和研究中应掌握的原则

(1)主要药效结果应达到的几点要求:①为临床主治病或证提供科学依据,为此要求设计思路合理、指标明确且说明问题、模型选择针对性强、操作规范、数据完整、结果可信、统计真实、分析客观。②为临床合理用药(安全有效)提供最佳方案,如用药剂量、给药次数、给药时间提供参考资料。③能反映新药作用优势和特点,如作用强、显效快、毒性低、剂型新或可控制等。④对1、5类中药新药,最好能说明药物主要作用的环节和靶器官,如抗血栓药物应明确其作用是抑制血小板功能,抗凝血过程或对纤溶系统的影响。

(2)主要药效研究应掌握的要点:

1)实验材料:①被试药物。工艺路线合理,固定,制剂稳定,标准可控,药效,毒理和临床最好采用同一批号的药品。②动物。选合适的品种、来源、性别、体重和健康合格。避免因动物选择不当使试验失败。

2)模型和方法:选择标准应以反映药理作用的本质为前提。为此模型方法和指标必须与被试药的主治功能密切相关。主要药效必须围绕药物主治功能,避免与临床病或证脱节。

3)剂量与反应:设计好剂量,主要药效尽可能作出量效关系和时效关系。避免剂量过高,过低所带来的麻烦。

4)掌握好对照的要求和目的:特别注意选好阳性对照药,避免与临床对照药脱节或阳性药做不出阳性结果。

5)正确运用统计分析:应用统计学处理分析实验结果的概念应贯穿试验的始终,从实验设计到结果分析都要在统计学指导下进行,避免只考虑用数据去套公式。正确对待试验中的阴性结果,不能随意取舍。

6)认真整理实验结果,仔细核对实验数据作出明确分析与结论,按形式审查要求总结资料:避免机械照搬,繁琐和资料返工。为此应熟悉研究资料,掌握《新药审批办法》,掌握好新的精神和相关的参考书。此外还应熟悉新药的临床用法、用量和疗程。掌握好上述基本知识,才能进行合理的实验设计。完成主要药效全部实验和资料总结。

(三)一般药理学研究

一般药理学研究系指新药的主要药效以外的对某些重要器官系统的药理作用。仅1～5类、6(2)、6(3)类中药新药以及含有毒药材的复方制剂需要进行此方面的研究。一般药理研究内容主要包括神经系统、心血管系统和呼吸系统。目的是通过一般药理学研究,可以确定受试物非期望出现药物效应的情况,它可能关系到人的安全性;评价受试物在毒理学和(或)临床研究中观察到的药物不良反应和(或)病理生理作用;研究所观察到的和(或)推测的药物不良反应机制。通过一般药理学研究,可为长期毒性试验设计提供参考,为临床研究和安全用药提供信息,为开发新的适应证提供信息。

1. 一般药理学研究的基本内容

(1)受试物:一般药理学研究的受试物应能充分代表临床试验受试物和上市药品,因此受试物应采用制备工艺稳定、符合临床试用质量标准规定的样品,一般用中试样品,并注明受试物的名称、来源、批号、含量(或规格)、保存条件及配制方法等。如不采用中试样品,应有充分的理由。如果由于给药容积或给药方法限制,可采用原料药(提取物)进行试验。试验中所用溶媒或赋形剂应标明批号、规格、生产厂家。

(2)试验系统:

1)常用的实验动物。实验动物常用小鼠、大鼠、犬等。常用清醒动物进行试验。小鼠、大鼠应符合国家实验动物标准Ⅱ级及其以上等级要求,犬应符合国家实验动物标准Ⅰ级及其以上等级要求。如果使用麻醉动物,应注意麻醉药物和麻醉深度的选择。

2)常用的离体试验系统。离体系统可用于支持性研究(如,研究受试物的活性特点,研究在体试验观察到的药理作用的发生机制)。常用离体试验系统主要包括:离体器官和组织、细胞、亚细胞器、受体、离子通道和酶等。

(3)样本数和对照:为了对试验数据进行科学和有意义的解释,一般药理学试验动物数和离体样本数应十分充分。每组小鼠和大鼠数一般不少于10只,犬一般不少于6只。试验设计应考虑采用合理的空白、阴性对照,必要时还应设阳性对照。

(4)给药途径:给药途径与临床拟用途径一致。如采用不同的给药途径,应说明理由。

(5)剂量或浓度:

1)在体研究:在体的一般药理学研究应尽量确定不良作用的量效关系和时效关系(如:不良反应的发作和反应时间),至少应设三个剂量组。低剂量组应相当于主要药效学的有效剂量,高剂量应高于主要药效学的高剂量,以不产生严重毒性反应为限。

2)离体研究:离体研究应尽量确定受试物的量效关系。受试物的上限浓度尽可能不影响试验系统的理化性质和其他影响评价的特殊因素。

(6)给药次数和测量时间:一般应采用单次给药。如果受试药物的药理作用仅在治疗一段时间后才出现,或者多次给药非临床研究和临床试验结果出现安全性问题时,应根据这些作用合理设计一般药理学研究的给药次数。应根据受试物的药效学和药代动力学特性,选择检测一般药理学参数的时间点。

(7)观察指标:根据组织系统与生命功能的重要性,可选用相关组织系统进行一般药理学研究。一般药理学研究的目的在于研究受试物对生命功能的影响。心血管系统、呼吸系统和中枢神经系统是维持生命的重要系统,临床前一般药理学试验必须完成对这些系统的一般观察。当其他非临床试验及临床试验中观察到或推测到对人和动物可能产生某些不良反应时,应进一步追加对前面重要系统的深入研究或对其他组织系统的研究,并在申请生产许可之前完成。①中枢神经系统:直接观察给药后动物的一般行为表现、姿势、步态,有无流涎、肌颤及瞳孔变化等;定性定量评价给药后动物的自发活动及机体协调能力,观察药物与睡眠阈剂量和阈下剂量戊巴比妥钠是否具有协同作用。如出现明显的中枢兴奋、抑制或其他中枢系统反应时,应进行相应的整体或离体的进一步研究。②心血管系统:测定并记录给药前后血压(包括收缩压、舒张压和平均压)、心电图(包括QT间期、PR间期、QRS波、ST段和T波等)和心率的变化。治疗剂量出现血压或心电图改变时,应进行相应整体或离体的进一步研究。③呼吸系统:测定并记录给药前后的呼吸频率、节律和呼吸深度。治疗剂量出现明显的呼吸兴奋或抑制时,应进行相应整体或离体进一步研究。根据对中枢神经系统、心血管系统和呼吸系统的一般观察及临床研究、离体和在体试验或文献等,预知受试物可能产生某些不良反应时,应适当选择追加和补充一般药理学试验研究内容,以进一步阐明产生这些不良反应的可能原因。④其他:应在综合研究非临床和临床资料的基础上,再适当选择其他系统的研究项目。

(8)结果及分析:应根据详细的试验记录,对结果进行定量和定性统计分析,说明具体的统计方法和选择理由,同时应注意对个体试验结果的评价。根据统计结果,分析受试物的一般药理作用,结合其他的安全性试验、有效性试验及质量可控性试验结果,权衡利弊,分析受试物的开发前景。

(四)急性毒性试验要求

中药急性毒性试验是预测中药安全性的重要手段。通过急性毒性试验可了解中药的毒性反应,毒性强度。急性毒性试验(Acute toxicity testing)是指在一日内一次或多次应用受试药物给予动物后，短期内所产生的毒性反应及死亡情况。作为药物毒理学研究的重点之一，急性毒性试验是新药临床前毒理学研究的第一步，其结果不仅可以使我们了解新药的急性毒性强度，还可以为进一步的毒理学研究剂量设置提供参考，为临床用药的安全及监测提供依据，并提供有关药物可能毒性靶器官以及可能死亡原因的信息。通常以致死量表示，根据量效曲线，死亡率在50%处曲线的斜率最大，剂量稍有变化，死亡率变化较大。此点反应最灵敏，最准确，重复性好。因此常以动物半数致死量(50% of lethal dose 简称 LD_{50})作为衡量药物毒性程度的主要指标。药物的 LD_{50} 越小，反映药物的毒性越大。

1. 试验目的

(1)估测受试药物的毒性程度：LD_{50} 一般指动物一次给药后引起半数动物死亡的剂量。LD_{50} 能较准确的反映被试中药的毒性程度。中药毒性较低，常常无法求得 LD_{50}，特别是三类以上的粗制剂，此时可测定最大耐受量，即不引起动物死亡的最大剂量。

(2)观察受试药物毒性症状：急性毒性试验中，应密切观察并记录动物所出现的各种反应(症状)。神经系统反应如中枢抑制、活动减少、萎缩不动、或过度兴奋、躁动惊跳，步态异常，肌肉松弛或震颤等，自主神经系统症状，如流泪、流涎、腹泻、竖毛；呼吸系统反应，如呼吸频率、呼吸深度、呼吸性质异常。此外，如皮肤颜色、黏膜有无充血、发绀、苍白等均应仔细观察并记录。

(3)计算药物的治疗指数：治疗指数等于 LD_{50}/ED_{50} 之比值。治疗指数可提供新药粗略的安全范围。试验时应注意 LD_{50} 和 ED_{50} 的测定需在同种动物，同一受试药，同一给药途径试验条件下进行。否则没有意义。

2. 试验要求

(1)实验动物：由于所用动物数量大，用药剂量高，从经济节约考虑多用小鼠，也可用大鼠。应选用品种清楚，健康活泼，体重为20±2g，同批试验小鼠体重相差不超过2g，雌雄各半，来源于国家或省、市批准正规动物中心，并有合格证号。

(2)给药途径和容积：

1)给药途径：新药报批时，药政法规要求，对1、5等类新药，凡水溶性好的，急性毒性试验宜采用两种给药途径，其中一种为推荐临床用药的给药途径，另一种最好采用静脉注射给药测定 LD_{50}。有的制剂较粗，无法通过注射途径给药，可考虑只用一种灌胃给药途径。

2)给药容积：小鼠禁食(12～16小时)不禁水按体重计算，灌胃不超过0.4ml/10g体重，注射给药不超过1ml/只。大鼠禁食(12～16小时)不禁水，灌胃不超过3ml/只；腹腔注射1.5ml/只，静脉、皮下注射，不超过1ml/只。

(3)观察时间：不同药物的中毒症状出现早晚不同，如为代谢产物引起的毒性，出现时间可能较晚，因此，急性毒性试验观察时间至少一周，如遇迟发性或进行性反应时，还要适当延长。在此期间应特别注意动物的饲养和管理，以排除非药物因素引起的死亡。

(4)观察指标：给药后应密切注意动物的反应，并详细记录。除记录动物的死亡数外，还应记录死亡时间，死亡前症状表现，死亡立即尸检，记录所有病变。根据毒性反应。分析受试药中毒的靶器官。

(5)环境条件的控制：室温过冷过热都会影响药物的吸收，从而影响毒性反应。室温宜控制在20℃左右。动物的摄食量不仅影响对药物的反应，且影响体重，影响给药剂量，故要求给药前禁食一夜，以控制条件均一。

3. 测定方法

(1)LD_{50} 测定方法：LD_{50} 的测定方法很多，如加权回归机率单位法(Bliss法)，简单机率单位法，改良的寇氏法，机率单位一对数剂量绘图法，序贯法等。具体方法可参阅有关专著。Bliss法严谨、精确，但计算过于繁琐，过去难以操作，近年来由于电脑普及，此法值得推广。不同方法虽各有特点，实验设计也不完全相同，但除序贯法外，方法上大同小异。首先通过预试验找出动物全死和全不死的剂量，正式试验时在全死和全不死的剂量中再插入2～4个剂量组。给药后观察各组的死亡数并计算 LD_{50} 及其95%的可信限。

(2)最大给药量测定：中药毒性较低，常测不出 LD_{50}，可测其最大给药量。采用拟推荐临床试验的给药途径，以动物能耐受的最大浓度，最大容量(小鼠为0.4ml/10g体重)，一次或一日内连续给药2～3次(间隔6～8小时)给予动物。如用小鼠测试，动物数不得少于20只，雌雄各半，连续观察7天，详细记录动物的反应。动物体重变化是主要客观指标给药前、后应定期测量并记录，所得结果应列表进行统计分析。为此试验时应设空白对照组与给药组进行对比分析。还应计算总给药量(g/kg，按生药量折算)，并推算出相当于临床日用量的倍数，综合评价受试药物毒性大小。

(五)长期毒性试验

如果试品通过药效学试验和 LD_{50} 测定后，表明有实用价值，则可作长期毒性试验。

1. 试验目的

观察连续重复给药所产生的毒性反应。了解中毒开始时间及中毒时出现的症状，症状发展过程及停药后器官功能和病理损伤的发展及恢复情况。确定毒性反应的靶器官，明确毒副作用敏感的指标，为临床用药提供较为确切的无毒性反应的剂量，即无不良反应的最大剂量。确定安全范围，对安全范围小的中药新药应设计解救措施，为临床安全用药提供科学依据。

2. 试验材料

(1)动物：一般可用两种动物，啮齿类常用大白鼠，非啮齿类常用犬。大鼠年龄为6周，体重约80～100g，同批试验体重差异应控制在平均体重的20%范围内。动物数量则依据给药时间长短而定。如给药时间在3个月之内，一般每个剂量组用雌雄各10只；如时间长于3个月，每组动物则需增加到40只，按体重、性别随机分组，每笼不超过5只，雌雄分笼饲养。试验前应观察1周，记录体重和食量。对1～5、6(2)、6(3)类中药新药，或含有毒药材或大鼠长毒出现较严重毒性反应者常需作Beagle犬的长毒，犬年龄为4～6个月，体重约为6～8kg，每组至少6只，雌雄各半。

(2)受试药物：要求与主要药效学一致。

3. 试验方法与要求

(1)剂量与分组：大鼠长毒通常设三个剂量组，一个对照组。高剂量组原则上应使动物产生明显毒性反应，甚至个别动物死亡；低剂量组应采用临床等效剂量或略高于动物的有效量而不出现任何异常反应；中剂量组介于两者之间，且应高于主要药效学的高剂量组。组间剂量差采用等比级数为好。对照组，可考虑给常水，溶媒或赋形剂；注射剂可用注射用水作对照。

以上仅是剂量设计的一般原则，应当根据实际情况进行合理的剂量设计，如出现未预期的毒性反应或不出现毒性反应时，可在设计更长时间的长期毒性试验时适当调整剂量。

当受试物在饮食中或饮水中给予时，应能充分保证受试物的均一性、稳定性和定量摄入，提供相关的检测报告，并应根据动物生长和体重的变化情况而调整在饮食或水中的剂量。局部给药时，应尽可能保证给药剂量的准确性及与局部充分接触的时间。

(2)给药途径和容量：原则上应选择与推荐临床试验的给药途径一致。口服给药应采用灌胃法。不主张掺食或饮用法给药，因为难以保证剂量准确。

给药容量大鼠为 1～2ml/100g 体重，每周称重一次，并根据体重调节给药量，总量不应超过 5ml/(鼠·次)。各剂量组采用等容量不同浓度给药方法给药。

(3)给药周期：长毒试验给药时间通常为临床试验用药期的 2～3 倍。对有些疾病，如高血压、糖尿病、关节炎等需反复用药者，应按最长时间计算。大鼠最长为 6 个月；犬的长毒最长可达 9 个月，如此每组动物数应适当增加。

(4)观测指标：原则上，除了一般的观察指标外，还应根据受试物的特点、在其他试验中已观察到的某些改变，或其他的相关信息(如方中组成成分有关毒性的文献)，增加相应的观测指标。

1)一般观察：包括进食量、体重、外观体征和行为活动、粪便性状、给药局部反应等。

2)血液学指标：主要包括红细胞(RBC)计数、血红蛋白(Hb)含量、白细胞(WBC)计数、白细胞分类、、血小板(PLC)计数、网织红细胞计数和凝血酶原时间等。

3)血液生化学指标：天门冬氨酸氨基转换酶(AST)、丙氨酸氨基转换酶(ALT)、碱性磷酶酶(ALP)、尿素氮(BUN)、肌酐(Crea)、总蛋白(TP)、白蛋白(ALB)、血糖(GLU)、总胆固醇(T-CHO)、甘油三酯(TG)、总胆红素(T-BIL)、钾、钠、氯离子浓度等。上述监测指标均采用国际法定单位表示。

4)心电图：一般检查Ⅱ导联心电图。

5)尿液分析：尿液外观、pH 值、尿比重、尿糖、尿蛋白、尿胆原、尿胆红素、酮体、白细胞、潜血。

6)病理学检查：包括系统解剖、脏器系数测定和病理组织学检查。

Ⅰ系统尸解：应全面细致，发现异常器官应重点进行病理组织学检查并记录。

Ⅱ脏器系数：指每 100 克体重相当脏器的克数或毫克数。器官称重包括心、肝、脾、肺、肾、肾上腺、甲状腺、睾丸、附睾、卵巢、子宫、脑和胸腺等。

Ⅲ病理组织学检查：高剂量组和对照组动物及尸检发现异常器官检查要仔细。其他剂量组可取材保留，当高剂量组发现有异常病变时再进行检查。病理检查除上述各器官，再加脊髓、胰腺、膀胱、淋巴结、甲状腺、肾上腺、垂体、前列腺、食管、气管、胃、肠等以及给药部位和相关靶器官。

(5)指标观察时间：一般观察，每天一次，体重和进食量每周一次，其他各检测项目视给药周期长短而异，三个月以内者一般可在给药期结束后 24 小时，对以上各项指标做一次全面检查，留下部分(1/3～1/2)动物停药观察 2～4 周，做恢复期检查，以了解毒性反应的可逆程度和可能出现的延迟性毒性反应。给药周期在三个月以上者，可在试验中期、给药期限结束、恢复期做三批全面检查。对濒死或死亡动物应及时检查。

(六)特殊毒理试验

特殊毒理试验包括：致突变试验、生殖毒性试验和致癌试验。根据《新药审批办法》对各类型中药新药在特殊毒理试验方面要求如下：①第 1、2、4 类新药需报送特殊毒理试验资料及文献资料，对 3、5 类中药新药，所含药材均有法定标准(除＃所标示的情况外)可以不提供，否则必须提供；②如经现代试验研究证明某中药含致突变药材或成分，应提供致突变试验资料或详细文献资料；③避孕药、保胎药、性激素、调节生育药与影响子宫发育的药物，除按一般毒理学要求进行试验外，还应增做生殖毒性试验；④其他类新药，如在试验中发现有致突变阳性者，或有影响生殖或有细胞毒作用，致癌可疑者，均应补做相应试验。

1. 致突变试验　1、2、4 类中药新药，除按药理、毒理学要求进行试验外，还需做基因突变试验，染色体畸变试验及动物微核试验。由于中药制剂有其特殊性，如成分复杂，不溶物较多，溶解性较差，以及 pH 等问题，体外试验不能说明问题，可只做体内试验。

(1)基因突变试验：微生物回复突变试验(Ames 试验)；哺乳动物培养细胞基因突变试验；果蝇伴性隐性致死试验。

(2)染色体畸变试验：哺乳动物培养细胞染色体畸变试验；啮齿类动物显性致死试验；精原细胞染色体畸变试验。

(3)啮齿类动物微核试验：啮齿动物微核试验；程序外 DNA 合成试验；SOS 显色反应。

2. 生殖毒性试验

①一般生殖毒性试验；②致畸敏感期毒性试验；③围产期毒性试验。

3. 致癌试验

(1)短期致癌试验：①哺乳动物培养细胞恶性转化试验；②动物短期致癌试验—小鼠肺肿瘤诱发短期试验。

(2)动物长期致癌试验。

(七)制剂安全性试验

为了保证中药新药的质量和安全性，除进行必要的制剂理化性质检验外，还需要从药理学角度对制剂进行安全性检查，确保不良反应的强度不致超过规定限度。这类试验统称制剂的安全性试验。

制剂的种类不同，安全性试验要求不同，如根据中药注射剂过敏反应比例高的特点，进行全身主动过敏试验和被动皮肤过敏试验，并根据具体药物的作用特点选择适宜的过敏试验方法。静脉注射剂要求做静脉刺激性试验、过敏性试验、溶血试验和热原试验。肌内注射剂则要求肌肉刺激性试验，常用家兔股四头肌法。皮肤、黏膜外用药，则需做皮肤、黏膜刺激性试验和皮肤过敏试验，皮肤外用药还应进行光敏性试验。上述刺激性试验均应考虑一次及多次给药的观察。

中药新药安全性评价要求做到规范、真实，暴露的剂量足够大，无毒剂量明确，对临床可能出现的不良反应有警示性。

主要参考文献

[1] 国家药品监督管理局令第 28 号-药品注册管理办法．2007，10

[2] 中药、天然药物研究技术指导原则．中华人民共和国食品药品监督管理局，2005，7

[3] 国家药品监督管理局．中药新药研究技术要求．1999，11

[4] 陈奇主编．中药药理研究方法学．北京：人民卫生出版社，1993，9

[5] 李仪奎主编．中药药理实验方法学．上海：上海科学技术出版社，1991，6

[6] 徐叔云等主编．药理实验方法学．北京：人民卫生出版社，2002，1

[7] 王北婴，李仪奎主编．中药新药研制开发技术与方法．上海：上海科学技术出版社，2001，12

[8] 李仪奎．中药血清药理学实验方法的若干问题．中药新药与临床药理，1999，10(2)：95

[9] 周明眉，等．中药血清药理学的方法学研究——采血时间的确定及时效关系研究．中药药理与临床，1999，15(1)：43

[10] 刘锡玖，孙瑞元．新药申报技术资料中的毒性试验及剂量呼应的若干问题．中药新药杂志，94，3(1)：58

(孙建宁　徐秋萍)

中药索引

方剂索引

《中医药学高级丛书·中医外科学》（第2版）

《中医药学高级丛书·中医妇产科学》（第2版）

《中医药学高级丛书·中医儿科学》（第2版）

《中医药学高级丛书·中医眼科学》（第2版）

《中医药学高级丛书·中医耳鼻咽喉口腔科学》（第2版）

《中医药学高级丛书·中医骨伤科学》（上、下册）（第2版）

《中医药学高级丛书·中医急诊学》

《中医药学高级丛书·针灸学》（第2版）

《中医药学高级丛书·针灸治疗学》（第2版）

《中医药学高级丛书·中药炮制学》（第2版）

《中医药学高级丛书·中药药理学》（第2版）